实用外科解剖学

Practical Anatomy for Surgeons

第2版

编　著　金绍岐
主　审　夏穗生

世界图书出版公司
西安　北京　广州　上海

图书在版编目(CIP)数据

实用外科解剖学/金绍岐编著.—2版.—西安:世界图书出版西安公司,2007.2
ISBN 978-7-5062-8357-1

Ⅰ.实... Ⅱ.金... Ⅲ.外科学:解剖学 Ⅳ.R602

中国版本图书馆CIP数据核字(2006)第153171号

实用外科解剖学

编　　著　金绍岐
责任编辑　王　佳
封面设计　光辉岁月

出版发行　世界图书出版西安公司
地　　址　西安市北大街85号
邮　　编　710003
电　　话　029-87214941　87233647(市场营销部)
　　　　　　029-87235105(总编室)
传　　真　029-87279675　87279676
经　　销　全国各地新华书店
印　　刷　人民日报社西安印务中心
开　　本　889×1194　1/16
印　　张　48.25
字　　数　1570千字

版　　次　2007年2月第1版　2007年2月第1次印刷
书　　号　ISBN 978-7-5062-8357-1
定　　价　138.00元

序

五十余年的从医生涯,使我逐渐了解作为一名外科医生要想治愈疾病，不仅诊断要确切，还必须认清病灶的部位，否则便无法施行手术，切口位置无法选择，不知在何处下手。换言之，外科医生治病在确定诊断（定性）的同时或稍后，必须定位,知悉病灶的局部解剖学位置,才能加以处理,有望治愈。

从外科医生角度来诊治疾病，个人最深体会之一，是手术从一开始到全程都和局部解剖息息相关,连成一体。手术的目的是消除病灶，而不伤及无辜，即其他正常器官。如①切口与径路：都希望选用损伤最小、最方便、最快速到达病灶区域的切口；②进入病灶所在脏器，探知病灶的范围、深浅、体积、数量和邻近脏器的关系，以及病灶和重要出入管道、血供、神经、淋巴道的关系；③如原发病已出现并发症：漏与瘘、慢性出血、潜在性感染，也要了解其解剖定位与病变范围；④如为第二次手术，则还需了解上次手术造成的局部解剖的改变，主要是进路和手术野的粘连，病灶所在脏器的移位和破坏程度与范围；⑤此次手术的术式选用，切开或切除，对重要血管、神经、淋巴道处理，出入管道(如消化道、呼吸道、泌尿道)等的重建，所造成的局部解剖的变动。

如上所述，一般而言，外科疾病每一阶段的病变，必然造成局部解剖的变化，再加上治疗处理，三者所造成的变化是密切相连的，呈一体化，不能分割，而三者之间，则能相互影响和反馈，使我们可从一个病变认识另一病变，如我们可从外科局部解剖的变动测知外科病灶的演变与进程，而另一方面，也可从外科病灶的破坏，治疗带来的变动都可测知病灶周围局部解剖的变更。正符合成语所云“举一反三”,有利于外科治疗。

早在1990年,我有幸拜读本书第一版,结合当时我的临床实践在进行诊治病人时,应用本书知识,对了解病灶在脏器中定性、定位,到最后选定切口、进路,手术术式,切除病灶的同时,避免损伤和保护好残留和邻近器官,在恶性肿瘤时追踪转移和切断转移途径,本书起了有益的引导作用。本书经第四军医大学的孙传兴等九位临床专科教授的审修,现经修订再版,内容更加丰富,格外细致、全面、深入,配以各种呈现多种体位图像,并加详尽图注,与正文互相对照,介绍外科治疗前后局部解剖的先后变动,更符合临床实际。

本书对临床第一线领域的各级外科医生,进修生、研究生是一本绝妙的教材,也可以作为任何一级包括高级临床医师的绝好参考书,正是万里求一,即在身旁,恰如茫茫大海中捞到的银针,是金绍岐教授精心之作,为外科临床送来了入门春风,本书学术性、科学性、实用性、启示性、引导性、潜示性、展望性俱强,特此,衷心诚意郑重推荐。

夏穗生

2001.5.29

第二版前言

本书第一版于1987年由陕西科学技术出版社出版发行，曾荣获1988年11月评选1986、1987年西南西北地区优秀科技图书一等奖，颇受临床医师青睐，特别是外科医师。

解剖学为其他所有医学的基础，在内容、描述方式、繁简等方面，对在校学生与临床医师因需要不同而有异。在学校教学阶段，起始为系统解剖学或局部解剖学。在学完基础课，进入临床课学习之前，因需要，特别是手术学的需要，又安排有局部解剖学或局部解剖手术学。此阶段的教学内容，一般皆选择重点与临床常见病的诊断及治疗密切相关者，进行适当的联系，有利于学生了解应用解剖学，思考问题，为学习临床课奠定必需的基础。虽然如此，总的说仍然比较局限浅显，正式进入临床工作以后，特别是手术科，即明显不足要求，必须再自学加强。近1个世纪以来，临床学科发展迅速，愈趋深入细致，特别是各手术学科及影像学科，对局部解剖学的要求愈趋细致详尽，各专科对有关内容不厌其详。因而学生时代所用的解剖学教材，明显难于符合要求，必需另有符合实用要求的局部解剖学，或称外科解剖学、临床解剖学。本书第一版的内容，即以此为准，依笔者多年的外科临床工作及局部解剖手术学教学经验，选择编排内容，侧重于手术科的需要，经当时本校院各有关手术科的9位首席主任教授审核充实。学生参考时多难免有繁琐之感，但仍可按需要查阅。对于临床医师，多年来的反馈信息有限，总的说是认为详尽实用，不厌其详，年资愈高者愈如此。解剖学属于形态学范畴，虽然反复阅读，仍然难免有所遗忘，愈细微者愈如此。再年长的外科医师，工作中仍不时须要查阅复习有关的解剖学，概无例外。因此，本书第二版未作删节，仅在与临床联系方面有零星的增补。例如关于周围神经痛，一直是属于神经内科的范畴，参考书及文献中涉及的均很有限。笔者在近5年的门诊软组织伤病痛的患者中发现超过1000例为皮神经痛，包括全身所有的皮神经，约占接诊总人数的1/5，仅是依据解剖学在查体中确定，无需任何仪器检查，接受注射治疗者超过900例，绝大多数证实无误，余不详。对此本版中作了充实。

关于书中插图原本皆为笔者仿绘，有的并不理想，现已无力再作更换或增加，仅能依旧。另一方面，本书第一版出于1987年，当时纸张匮乏，印刷条件也远逊于今日，插图制的很不理想。本版在这方面得到了明显地改善，此有赖于世界图书出版西安公司的恰当安排，才能获得比较满意的效果。

本书再版，承蒙华中科技大学同济医学院夏穗生教授拨冗细致审阅修正并作序，特此致谢。

金绍岐

2007年1月于第四军医大学第一附属医院外科教研室

第一版前言

人体解剖学是一门重要的基础医学学科。由于其他基础医学及临床医学学科的需要，人体解剖学又分为系统解剖学及局部解剖学两大分支。

系统解剖学将人体按照各个系统分别加以叙述，这种方法可使初学者获得关于人体的比较完整的概念，为学习其他基础医学课程建立必需的解剖学基础。

局部解剖学按照人体自然区域的划分，由浅入深地叙述该区域内各系统结构或器官的相互关系，以适应学习临床课程或进行临床工作的需要。因此，我们学习局部解剖学必须以一定的系统解剖学知识为基础，局部解剖学专著必须以一定的篇幅复习系统解剖学的内容。

学习临床医学课程，或者进行临床医疗工作，如果仅具备系统解剖学的知识，是不能满足需要的，还必须具备有关的局部解剖学知识。例如：进行某项手术，就要熟悉手术部位的局部解剖学关系；手术学的教学也必须以局部解剖学为前导。因为局部解剖学是按照临床应用的要求来编排内容的，所以又可称为应用解剖学、外科解剖学、或者临床解剖学。

目前，以局部解剖学、应用解剖学、外科解剖学以及临床解剖学等命名的参考书或教材，在内容的选择、体裁以及与疾病的联系等方面，常有较大的差异。前两类偏重于单纯叙述局部解剖学。后两类则选择与疾病关系较为密切的局部解剖学内容，或者包括一些系统解剖学内容，同时联系一些有关的疾病，也可包括一些常见手术的主要操作程序或要点，借以阐明解剖学内容对于临床工作的重要性，便于阅读与理解。

编者在三十余年的局部解剖手术学教学与医疗工作中，深感缺乏一本密切联系临床的局部解剖学参考书。本书就是试图抛砖引玉，填补这一空白，以满足外科需要为主，兼顾其他临床学科，按照局部区划叙述解剖学，以求满足手术的需要，同时密切联系了有关疾病的发生、症状、检查、诊断及治疗原则，因此定名为《实用外科解剖学》。在内容的繁简方面，考虑了兼顾临床医生与医学院在校学生的需要，比较全面地叙述了局部解剖学。人体结构在不同的个体存在着一定的变异，这在临床上具有一定的重要性，本书对此亦有所叙述，并介绍了一些统计数字，以供参考。

本书使用的解剖学名词，基本上以中国解剖学会编撰的《中国人体解剖学名词》1982年第一版为准。在较常见的解剖学名词之后附以英文名称。书末附有解剖学术语索引，以方便读者查找。

解剖学属于形态学范畴，在阐述内容的同时需辅以相应的插图，以帮助理解。本书共有线条图1293幅。

要在现代解剖学知识的汪洋大海中精选出真正切合临床实用的内容，必须具备丰富的临床实践及教学经验。编者在这两方面均感不足，所选内容难免片面，幸赖第四军医大学孙传兴(外科教研室)、陆裕朴(矫形外科)、易声禹(神经外科)、蔡用舒(眼科)、刘乾初(耳鼻喉科)、丁鸿才(口腔颌面外科)、刘锟(胸外科)、秦尔斌(泌尿外科)、唐农轩(矫形外科)等九位教授拨冗对本书作了细致的审查修正，俾能较好地结合临床实际，特此致谢。

金绍岐

1986年5月于第四军医大学第一附属医院外科教研室

目　录

第一章
人体结构概述

第一节　解剖学的发展史及术语

解剖学的历史回顾

人体解剖学为最古老的西方医学，公元前500年始于埃及，后有希腊医生希波克拉底（Hippocrates，公元前460—前377年）开始教授解剖学，被后人视为解剖学的创始人，尊其为医学之父，写有几本解剖著作，其中有谓“身体自然结构是医学的开端(The nature of the body is the beginning of medical science)”，明确指出解剖学是医学的基础，无人能有疑义。解剖学一词由另一位希腊医生及哲学家阿里斯多德（Aristotle，公元前384—前322年）始用“anatome”而后定型。自从解剖学萌芽发展以后，其他现代基础医学及临床医学始得相继发展。然而由于时代的局限，在继后的一千多年，整个医学的发展仍然很缓慢。一直到16世纪，才出现了现代人体解剖学的奠基人韦萨留斯（Vesalius，1514—1564）。英国医生威廉哈尔维（William Harvey，1578—1654）在解剖学的基础上，首先发现血液循环的奥秘，从此开创了生理学。由于现代解剖学与生理学的确立，开创了医学的新纪元，其他各种医学专科才得以相继发展确立，整个医学的发展，在17世纪以后才得以迅猛向前，走向现代化。

在西医的发展过程中，临床医学最早是不分科的，后来逐步形成内、外两大科系。所以英语medicine一词既指医学，也指内科学。内科学(internal medicine)包括所有不需动手术的各科内容，在近1个世纪左右才又逐步分化成心血管(cardiovascular)、消化(digestive)、儿科(pediatrics)、传染(infection)、呼吸(respiratory)、内分泌(endocrine)、肾(nephrology)、神经精神病学(neuropsychiatry)等专科。

外科学(surgery)早先包括所有需做手术的各科。英语surgery一词，既意为外科，也意为手术。以后外科学又逐步分化成外科（surgery）、妇科（gynaecology）、产科（obstetrics）、眼科（ophthalmology）、耳鼻喉（otolaryngology）、牙科（dentistry）等。近半个多世纪以来，外科又分成普通外科（general surgery）、骨科（orthopedics）、泌尿外科（urology）、神经外科（neurosurgery）、心血管外科（cardiovescular surgery）、胸外科（thoracic surgery）、整形外科（plastics）、麻醉学（anesthesiology）、局解手术学（regional anatomy and operative surgery）等专科。

解剖学在发展过程中，又按其他医学专科的需要分为系统解剖学与局部解剖学。

系统解剖学(systemic anatomy)按继后所有基础医学及临床医学的需要，按身体各系统叙述，分有皮肤及附属器系统（integumentary system）、骨骼系统（skeletal system）、关节系统（articular system）、肌肉系统（muscular system）、神经系统(nervous system)、循环系统(circulatory system)、呼吸系统(respiratory system)、消化系统(digestive system)、泌尿系统(urinary system)、生殖系统(reproductive system)、内分泌系统(endocrine system)。

局部解剖学（regional anatomy）为依所有临床医学的需要，按身体分部由浅入深叙述各结构的相互关系。又因学习对象的不同而有不同侧重的内容及书写方式而有不同的命名。例如“局部解剖学”一般是解剖学叙述。应用解剖学(applied anatomy)、外科解剖学(surgical anatomy)、临床解剖学(clincal anatomy)、临床应用解剖学（clinically oriented anatomy）等，虽然命名各异，实质皆为密切联系临床应用所需的内容及描述方法，大同小异。本书定名为“实用外科解剖学”，实际上是沿用早有使用的“外科解剖学”一词，冠以“实用”二字，仅是将范围略为收缩而已，按前述的外科学发展过程，主要包括手术科所需的解剖学知识，兼顾其他非手术科的需要。

由上述历史发展来看可以充分说明解剖学的重要性。在任何时代的医学教育体系中，开始的基础课无例外是解剖学。学习人体解剖学，总是从尸体解剖开始，再过渡到活体解剖。学习尸体解剖学，多从系统解剖学开始，但在实际操作中仅能从局部解剖开始，这在教学伊始，多少存在着一定的矛盾。随着医学应用的需要，又必须从尸体解剖学过渡到活体解剖学，要求医生必须能从人体各部位的表面，透视到内部各结构的相互关系，从系统解剖学知识转换到局部解剖学知识。现今医学分科愈趋细微，基础医学需要的解剖学多以系统为主；临床医学的要求多以局部解剖学为主，所有的手术科、各种影像检查学科、超声检查科等，概无例外。非手术科所需的局部解剖学知识，仅是明显较少而不是不需。例如内科医生检查腹部时，必须对腹腔各脏器的位置及邻属关系有所了解；神经内科医生检查周围神经痛的病人时，必须对各神经的起源、行径、邻属关系及分布区等有所了解；除系统解剖学的知识以外，皆包括许多局部解剖学知识。对于CT、磁共振、超声检查等学科所需要的断层解剖学（tomographic anatomy, sectional anatomy）知识，仍然是以局部解剖学为基础。虽然任何部位的局部解剖学，皆必须是以系统解剖学为基础，但是仅从应用的观点看，局部解剖学的重要性更大于系统解剖学。从世界范围看，在正规的教学体系中，解剖学是医学入门的起始课，无论教的是系统解剖学还是局部解剖学，在学习临床课的稍前或同时，绝大多数皆设有局部解剖学或应用解剖学，或者局部解剖手术学一类的课程。因为初始教的系统解剖学或局部解剖学，均不足应付学习临床课的需要。此时期所学的内容至临床工作阶段又不能满足要求，各专科医生在工作中皆必须按需要而逐步深化局部解剖学知识，特别是手术科医生，这是前人的宝贵经验，不可忽视。本书内容的编排及繁简即依此为准。

解剖学术语

叙述局部解剖学，与系统解剖学不同的要点之一是要说明各解剖结构的相互关系，对于有关术语，应力求能明确而易于理解，避免含糊不清。例如在手术中对于解剖如果没有准确地了解，弄错了方位，不但难于顺利进行，甚至造成不必要的损伤。局部解剖学常用的一般术语并不很多，在文字方面也属于一般的基本概念，但是很重要。然而在有的书籍、文献中使用解剖学术语时仍可见有不妥之处。因此，本节进行简要地介绍。

解剖学体位（anatomical position）

描述身体任何部位，均以体位为依据。所谓的解剖学体位，指的是人体直立时头正位、眼前视、上肢依附于体侧而手掌朝前、下肢并列而足趾朝前，平卧面朝上的姿势亦如此。在活体上或尸体上，不论在何种姿势下，进行有关解剖学描述时，必须依据解剖学体位。

解剖学平面（anatomical planes）

进行解剖学描述基于通过解剖学体位的4种想象平面。

正中平面（median plane）：此为由前向后通过身体纵行正中线的想象平面，将身体分成左右两半。

矢状平面（sagittal plane）：通过身体与正中平面平行的直立想象平面，称为矢状平面。如果是通过正中平面的矢状平面，即称为正中矢状平面。如果是通过中线两侧的矢状平面，即称为正中旁矢状平面。

冠状平面（coronal plane）：此为通过身体与矢状平面垂直的想象平面，分身体为前、后部，随颅骨的冠状缝命名。冠状平面亦称额平面（frontal plane），因其常被用于描述通过前额部额骨的平面。

水平面（horizontal plane）：此为通过身体任何部位与矢状平面及冠状平面垂直的想象平面，亦称横平面，分身体为上、下部。须注意的是用横平面一词有时易产生误解，例如手的横平面即指的是水平面，而足部的横平面则是冠状平面。

身体切面（sections of the body）

描述身体内部某一部分常用不同切面。**纵切面**（longitudinal sections）为身体或某一部分的长轴方向，可为正中、矢状或冠状平面。**直立切面**（vertical section）与纵矢状切面相同，但不包括解剖学体位。**横切面**

(transverse section)为与身体或某一部位的长轴成直角的切面。**斜切面**(oblique section)指的是不与身体或某一部位的任何解剖学平面相同的斜行切面。

邻属关系(relationship)

前(anterior):表示在身体某一结构的前面或前方,例如脐在身体的前面,胸骨在心脏的前方。但是手掌的前面一般以掌面表示,足部下面一般以跖面表示。"前"与"腹侧(ventral)"通用。但是对于动物来说只用"腹侧"一词而不与"前"通用。

后(posterior):表示接近身体背部,与"背(dorsal)"通用,例如肾脏在肠道后方。但是描述手的后面或足的背面时一般用"背"。

上(superior):表示近头部一方,例如心脏在胃的上方。与"头侧(cephalic)"及"颅侧(cranial)"通用。嘴(rostral)侧有时被用的代替"前",意为靠近前端,例如描述脑部时,大脑额叶在小脑的嘴方。

下(inferior):表示靠近身体足的一端或身体下部,例如膈在心脏的下方。"尾侧(caudal)"与"下"通用,但仅在描述胚胎时采用。

内侧(medial):表示靠近身体正中面,例如小指在手的内侧。在口腔学习中习用mesial一词,与medial同意,意为朝向牙弓的正中线。形容牙面的方位有近中、远中、颊面、舌面及𬌗面等,不用内、外等不确定的词。

外侧(lateral):表示远离身体正中面,例如拇指在手的外侧。

桡侧(radial side):描述前臂的"外侧"常用桡侧一词。

尺侧(ulnar side):描述前臂的"内侧"常用尺侧一词。

胫侧(tibial side):描述小腿的"内侧"常用胫侧一词。

腓侧(fibular side):描述小腿的"外侧"常用腓侧一词。

内部(inner, internal, interior):表示某一结构的内部。

外方(external, exterior):表示趋向身体表面。例如说某一器官的外面或外方,不是指外侧。

中间(intermediate):表示在两结构的中间,例如说环指在中指与小指中间。

复合词(combined terms):表明方位常用复合词,例如"下内(inferomedial)"意为朝向足部及正中面。胸部X线照片时用的体位"后前位(posteroanterior)"指的是X线由后向前通过胸部,球管在后方,胶片在前方。

近侧(proximal):表示靠近躯干或起始点,例如说肘部在腕部的近侧,某肌肉的近端指的是其起点。

远侧(distal):指的是远离躯干或起始点。

浅处(superficial)或浅面:"浅处"指的是接近表面的部位,例如说肌肉在骨骼的浅处。"浅面(superficial surface)"指的是某结构浅的一面。但在汉语中"浅面"有时也指浅处,两者会被混用,要看描述的内容去体会究竟指的哪一意义。

深处(deep)或深面:"深处"指的是远离表面的部位,例如说骨骼在肌肉深处。"深面(deep surface)"指的是该结构深的一面。在汉语中"深处"与"深面"有时也会被混用,要看描述的内容去体会究竟指的是哪一意义。

中心(central):指的是接近或朝向中心部。

周围(peripheral):指的是远离中心的外围部分。

壁层(parietal layer):表示在体腔外壁的内面,例如胸膜壁层。

脏层(visceral layer):表示脏器表面层,例如胸膜脏层。

同侧(ipsilateral):指的是身体同一侧,例如说右手拇指与右脚踇趾是同侧。

对侧(contralateral):指的是身体对侧,例如说右手的对侧是左手。

意义不明的词(ambiguous term):一些意义含糊的词应避免使用,例如"在下""在上""前侧"等。特别是后一词时见于有关叙述解剖学的书籍中,难明指的是前方或是侧方。汉语中很少用"前侧"一词,前是前,侧是侧,指的是两个不同的方位,合在一起说"前侧",就难理解到底指的是前还是侧。如果指的是外侧或内侧与前面的中间部分,偏前者应以"前外"或"前内"表示,如果偏外或偏内者应以"外前"或"内前"表示。如果意为"前面"或"前方",不如即用这两个词较为妥帖。

表示运动(movement)用词

屈(flexion):所有活动关节皆有运动。屈是指构成关节的两骨间的角度变小,在矢状面多为向前屈曲,例如屈肘关节，但是屈膝关节则是小腿向后屈曲。描述踝关节的活动又有不同，足背向上称为背屈(dorsiflexion)，足底向后称为跖屈(plantarflexion)而不称为伸。

伸(extension)：连接两骨的关节在屈曲的姿势下使之伸直，加大两骨间的角度，称为伸。在矢状面上多为向后伸，但是伸膝关节则是小腿向前。伸直运动超过正常限度时称为"过伸(hyperextension)"。

外展(abduction)：肢体在冠状面上由身体正中矢状平面向外的活动称为外展运动。但是描述手指的外展或内收活动则是以中指的轴线为基准，描述足趾的外展或内收活动则是以第二趾的轴线为基准。

内收(adduction)：内收运动恰与外展运动相反，例如在冠状平面朝向正中矢状面上的活动。指与趾的内收轴线与外展相同。

对掌(opposition)：拇指朝向其他手指的运动称为对掌。

前伸(protrusion)：下颌向前及肩部向前皆称为前伸。

回缩(retrusion)：下颌及肩部在前伸的姿势下向后方运动皆称为回缩。

高举(elevation)：身体某一部分向上的活动称为高举，例如将手上举高过肩的活动。

下降(depression)：此为用以表示身体某一部分向下的活动。

环行(circumduction)：肢体可作环行活动，为伸、屈、外展及内收等多种运动的综合，例如肩关节可作环形运动。

转动(rotation)：此为身体一部分围绕自身长轴旋转的活动。内转为肢体前面朝向正中矢状平面的转动。外转为肢体前面离开正中矢状平面的转动。

内翻(inversion)：足底面转向内的活动称为内翻。

外翻(eversion)：足底面朝向外转的活动称为外翻。

旋前(pronation)：前臂由手掌朝前的姿势下转而朝内的活动称为旋前，为围绕桡骨长轴的转动。作一般描述时用"旋前"亦可，不会被误解。

旋后(supination)：此为手掌在旋前的姿势下，围绕桡骨长轴转向后的活动。作一般描述时用"旋后"亦可，不会被误解。

解剖学变异(anatomical variations)

人体解剖结构与形态，经前人研究，大体上早已基本定型。但是一般教科书上所载，仅是表达大多数情况，作为正常者，仅占60%～70%，其余皆有不同的变化，稍明显的变化即谓之变异，少数特殊的常称为异常(anomaly)。各种变异又因人种的不同而不尽相同，同一人种又因统计者所用标本数有所差距而又不尽相同，随着时间的推移，又不断会有新的变异发现。不论如何，临床工作者必须在熟知正常大多数解剖情况的基础上，尽可能多了解一些可能存在的变化。例如，皮肤的神经分布区范围在各科书中的描述并不完全相同，因为本来就存在着一定的差异，不能说谁对谁错，但皆可供参考，在检查周围神经痛(炎)时，只要能了解各皮神经的大体分布范围及常见的范围变化，即可作出正确的诊断与治疗。如果了解欠缺，在检查诊断时有可能因之而出现偏差或错误。在手术中遇有未了解的可能变异，即会有不同程度的麻烦，甚至于发生意外危险。

解剖学计量(anatomical measurement)

在描述解剖结构的长度、厚度、管径、距离、容积等均采用公制，但是有时可见到采用英制者，所列数据均以成人为准，对于身高过高或过低于常人及未成年人，因身高与成人有明显差距，应酌情估计数据。

第二节 上皮组织

皮　肤

结构

皮肤(skin)可分表皮及真皮两层。表皮由上皮细胞组成，紧密附着于真皮。真皮由致密结缔组织构成，与皮下组织之间没有明显的分界，两部分的结缔组织相互延续(图1－1，图1－2)。

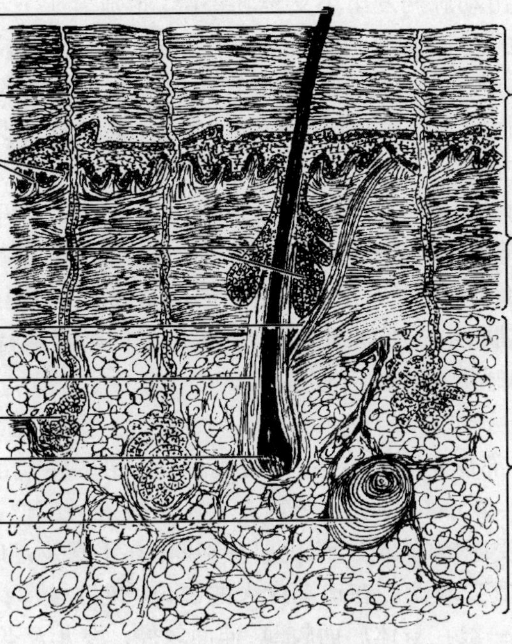

图 1－1　皮肤剖面

表皮 (epidermis)：表皮由复层鳞状上皮构成，厚度不一，浅面的角化层尤其如此。足底部的角化层远厚于其他部位。表皮厚的部位，可以明显分为角化层、透明层、颗粒层及生发层。有些部位，如头部及腹壁皮肤，可能仅有角化层及生发层。皮肤的色素集中在表皮的生发层中。成色素细胞位于表皮与真皮交界处。表皮层中不含血管，营养来自真皮的血管。感觉神经末梢主要或全部位于真皮层中。指甲、毛发、腺体等皆与表皮同源，但是毛发及腺体常伸入真皮层中，乳腺及腋窝的汗腺等大的腺体则伸入皮下组织中。表皮具有保护作用，一旦脱离后，真皮中的淋巴或血液即向外渗出，细菌即易于侵入，不能迅速愈合时则形成溃疡。

真皮 (dermis)：真皮可分乳头层及网状层，两层之间没有明显的分界。乳头层在浅部，由疏松结缔组织构成，主要是一些细的**胶原纤维** (collagenous fiber) 和**弹性纤维** (elastic fiber)，另有一些网状纤维。此层浅部形成大量乳头状突起，突入表皮。乳头内含有营养表皮的血管及神经终末结构。网状层由粗的胶原纤维束相互紧密交织形成。胶原纤维之间杂有弹性纤维。网状层与皮下组织之间没有明显的分界线，胶原纤维束由网状层伸入皮下组织中。

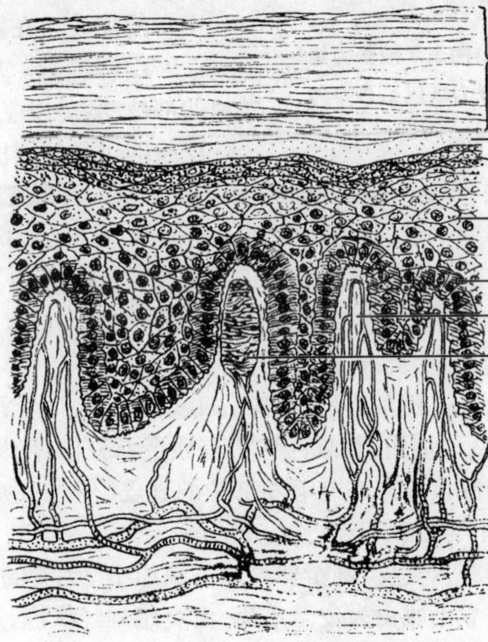

图 1－2　皮肤的表皮及真皮乳头层剖面

真皮的胶原纤维束与伴随的弹性纤维，有一定的排列方式，大致与皮肤表面平行。在任何部位，主要的纤维束皆互相平行，使皮肤表面形成细纹，称为**皮肤张力线** (Langer's line)，在老年人因弹性组织消失而特别明显。皮肤张力线的方向在身体各部不同，在肢体上大致纵行，在躯干则大致横行（图 1－3）。沿张力线切开皮肤后，伤口裂开的程度小，愈合后的瘢痕小。与张力线成垂直方向切开皮肤以后，伤口裂开的程度大，愈合后的瘢痕大。因此，所有浅部切口，应尽可能沿皮肤张力线切开。深部切口须考虑到血管、神经及肌肉的方向，以及是否可以获得良好的显露等因素，常不能兼顾到皮肤张力线的方向。

皮肤皱折多位于关节附近。皱折处的皮肤较薄，附着于深部的筋膜较紧。在有皮肤皱折的部位，张力线的方向即与皱折的方向一致。

血液及神经供应

浅皮血管神经位于皮下组织中，近皮肤处有若干小支进入真皮层。血管在真皮的网状层中形成皮肤的

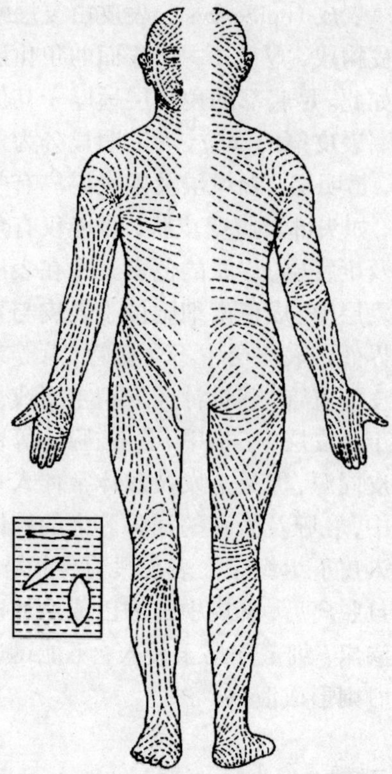

图 1-3 皮肤张力线，左下小图表示沿张力线切开伤口裂开的程度小，与张力线成垂直方向切开时裂开的程度大

动脉网，再由动脉网发出小支至乳头层，形成乳头下动脉网，再分出毛细血管。由毛细血管集合成静脉丛，再汇合成较大的静脉干。皮肤的颜色与真皮中毛细血管的数量及角化层的厚薄密切相关，毛细血管多及角化层薄的部位较红，毛细血管少及角化层厚的部位较白。

皮肤的淋巴管先在表皮与真皮交界处形成丛，再汇合成淋巴管，与皮下血管伴行。

皮肤的神经供应先在皮下层中形成基底丛，再由此从分出小支进入皮肤，组成不规则的丛。乳头层内的神经丛特别致密。四肢屈面的感觉神经供应较多。

厚度

人体各部皮肤厚度不一，取决于角化层及真皮层的厚度，一般约在 0.5～3 mm 之间。在承重或受压力较大的部位，真皮特别发达。在易受摩擦的部位，角化层特别厚。在手掌及足底等处，角化层较厚，真皮较薄。在运动度大的部位，皮肤较薄，以利于活动。真皮层一般在身体屈面较薄，伸面较厚。婴儿及老年人的皮肤皆较薄。

活动度及延伸度

正常的皮肤，在大部分区域内皆有一定的活动度，可以捏起。在手掌与足底部，皮肤附着于深部组织较紧，不易移动。皮肤松弛的部位，容易发生皮下积液或水肿。

皮肤的可延伸程度，与真皮的厚度及弹性有关，也与皮肤黏附于深部组织的程度有关。某一部位逐渐肿大或胀大时，表面皮肤可以随之延伸，但是真皮层易于受到损伤。例如在怀孕或有较多腹水时，腹壁皮肤即随之延伸，真皮层即有撕裂伤，腹壁出现若干红色裂纹，产后变为白色，称为孕妇纹。

皮肤的附属器

皮肤的附属器有腺体、毛发及指(趾)甲等。

皮肤的腺体有**汗腺**(sweat gland)及**皮脂腺**(sebaceous gland)。汗腺伸入真皮层深处，与皮下脂肪接触。大面积的真皮层损毁以后，例如烧伤，如果汗腺仍有残余部分保存，即可再生表皮，如汗腺完全损毁，创面即失去表皮再生的来源。皮脂腺仅分布在有毛发部位的真皮层内，一般皆开口于毛囊。在口唇、乳头、龟头、包皮及小阴唇等处，皮脂腺则不与毛囊相连。

毛发根部的毛囊斜行穿入真皮，甚至伸入皮下组织中。毛囊的感觉神经供应丰富。每一毛囊的深部皆有一平滑肌(立毛肌)附着。**立毛肌**由表皮至毛囊，由交感神经供应，遇寒冷刺激即收缩而使毛发竖立。

指(趾)甲为角质化的表皮。甲的基部(根部)中有特殊生长能力的部分称为甲基。甲所依附的部位称为甲床。甲床的侧面及基部以甲襞为界。甲襞与甲床之间的沟称为甲沟。拔除嵌甲时，必须将有嵌入一侧的甲基毁坏，使之不再生长，否则将会再长出，仍然形成嵌甲。而在因感染须拔除指(趾)甲时则不应损坏伤其甲基，以免影响再生。

植皮

人体皮肤可从一处切下移植到另一处，以达到整复的目的，称为植皮。植皮的种类依所取皮肤的厚度而可分表皮植皮、中厚度植皮及全厚植皮三种。

表皮植皮又称为替尔什(Thiersch)植皮，切除皮肤表面的一薄层，包括真皮的乳头层，平均厚度为 0.25 mm。此种植皮方法易于成功，但弹性差，且不耐磨。

中厚度植皮取皮的范围，包括表皮全层及一部分真皮，可以达到全皮厚度的 3/4，平均厚度为 0.3～0.66 mm。此种皮片包括较多的弹性组织，性质几乎与全厚皮相似，且较易生长，应用范围最广。

全厚植皮为植皮效果最好的一种，收缩程度较小，柔软有弹性，但是生长较为困难，在有感染的伤口更不易成功，且供皮区受限，取皮后需缝合或植薄皮覆盖。

黏　膜

上皮

黏膜(mucous membrane)分上皮及真皮两层。上皮层在不同部位依功能需要而有不同。在口腔、咽部及食管等处为复层鳞状上皮。消化道其他部分则为单层柱状上皮，愈向下则所含杯状细胞愈多，结肠黏膜上皮全为杯状细胞。呼吸道黏膜为柱状纤毛上皮，也含有杯状细胞，并含有黏液及浆液腺，有维持表面湿润的功能，纤毛有排除尘埃及黏液的功用。泌尿系统器官的黏膜为变移上皮，有防止尿液浸蚀的作用。身体所有腺管的上皮皆为单层柱状上皮。

真皮

黏膜真皮层的厚度及致密的程度不一，在胃肠道等具有扩张性的管道中多较厚而松弛，在输精管等无扩张性的管道中则多较薄而致密。全部消化道的黏膜真皮层中含有一层平滑肌，称为黏膜肌层。此层肌肉与管壁的肌肉层间有黏膜下层相隔。

在缝合胃肠道的手术中，须将黏膜内翻，如果仅对合黏膜层则难以愈合。

浆　膜

部位

胸、腹腔脏器多有一层**浆膜**(serous membrane)覆盖。在腹膜腔、胸膜腔及心包腔的壁、脏两层浆膜间皆有潜在的间隙。浆膜表面光滑，有组织液湿润。浆膜主要由结缔组织形成，浅面为一层扁平细胞。脏层浆膜多紧密附着于脏器，难于剥离。壁层浆膜借疏松蜂窝组织附着于体腔壁，较为松弛，在大多数部位皆易于剥离。

特性

各部位的浆膜因功能需要不同而各有其独特的生理功能。浆膜在有炎症时皆有产生粘连的特性，腹膜尤为显著。此种粘连特性有利于脏器创伤时及手术后的愈合。胃肠道各种缝合方法的基本要点，在于使黏膜内翻、浆膜面对合，目的为利用浆膜迅速产生粘连的特性，以保证迅速愈合而不致发生溢漏。另一方面，浆膜的粘连特性也有不利之处，例如腹腔内炎症或手术后，常因形成粘连而引起肠梗阻等恶果。

腹膜的血液供应极为丰富，每平方毫米约有 60 ~ 70 条毛细血管，抗感染及吸收能力强大，故腹腔内的炎症积液易于消退吸收。胸膜的血液供应不如腹膜，每平方毫米仅有 10 ~ 15 条毛细血管，抗感染及吸收能力均较差，有炎症时易于产生胸腔积液。

第三节　皮下蜂窝组织

结构

皮下蜂窝组织(subcutaneous alveolar tissue)又称为**浅筋膜**(superficial fascia)，由排列疏松的纤维束及脂肪小叶构成，其中含有供应皮肤的血管、淋巴管及神经。皮下组织中的纤维束连接皮肤与深部的深筋膜或骨骼。皮下蜂窝组织可分浅深两层。浅层主要为脂肪，在身体各部厚度不一，胖人可达数厘米，消瘦者则很薄。深层为一层膜性，无脂肪，含有弹性组织。浅深两层在身体绝大部分区域内皆紧密黏附，但如仔细剥离，特别是在腹前壁的下部，仍可分开。浅部的血管、淋巴管及神经，乳腺，表情肌，颈阔肌等，主要皆位于皮下组织的浅深两层之间。

皮下脂肪

皮下脂肪(subcutaneous fat)在身体各部的分布有所不同。阴囊及阴茎的皮下组织中不含脂肪。阴囊的皮下组织中含有一层肉膜。颈部的皮下组织中含有颈阔肌。阴囊肉膜、颈阔肌、掌短肌、头皮及面部浅层肌肉等,皆由脂膜高度分化发育形成。气性坏疽延及皮下组织时,仅可见于这些含有皮下肌肉的部位。

痈的扩散过程,与皮下脂肪的排列方式密切相关。在好发部位如颈后部及背部,皮下脂肪多排列成柱状,与结缔组织交错。感染先从一个毛囊底部开始,沿阻力较低的脂肪组织柱蔓延至深筋膜,再沿深筋膜蔓延到邻近许多脂肪柱,然后再穿入毛囊群而形成多个脓头。

脂肪有保护深部组织的功用,特别是在手掌及足底。足跟部的脂肪结缔组织有减缓冲击力的作用。坐骨直肠窝中的脂肪有支持直肠的功用。

脂肪组织含血管较少,抗感染能力低,在皮下脂肪层较厚的部位,创伤或手术切口的感染可能性均较大。

第四节 深 筋 膜

分布

深筋膜(deep fascia)又称为**固有筋膜**,由纤维结缔组织构成。身体的大部分,在皮下蜂窝组织层的深面,皆有一层深筋膜。由深筋膜向深处发出分隔,包裹肌肉或肌群、腺体及血管神经干等形成鞘状结构,并与深部筋膜相连续。包裹肌肉的筋膜形成肌肉鞘。包裹大血管神干的筋膜形成血管神经鞘。包裹腺体的筋膜形成筋膜囊。包裹肌群的筋膜可随肌肉的分层而分为浅层、中层及深层,各层之间借纤维性肌间隔相连。肌间隔分隔肌群,并进入深部附着于骨膜。深筋膜在跨过骨骼处即附着于骨膜。

身体各部深筋膜的厚薄与致密程度,所含脂肪、胶原纤维及弹性纤维的分量,以及坚强度等,皆因功能需要而有所不同。四肢及颈部的深筋膜比较发达。股部阔筋膜的髂胫束部分即特别发达而呈腱膜性。腹前外侧壁的深筋膜很薄而不易分清。在面前部则没有深筋膜。在无扩张度的部位,例如骨盆壁的肌肉表面,筋膜常较发达而呈明显的膜性,切开后可以缝合。在扩张度较大的部位,例如骨盆底及咽部肌肉的表面,筋膜常较疏松而不明显,因此邻近器官或其他结构能有活动的余地。有些部位的深筋膜有专门名称,如胸大肌筋膜及腋筋膜。在胸、腹腔的壁层浆膜外皆有一层筋膜,衬在肌肉的深面,胸腔内者称为胸内筋膜,腹腔内者称为腹内筋膜。腹内筋膜又因部位不同而分别称为腹横筋膜、肾筋膜、膈下筋膜、髂腰筋膜及盆筋膜壁层等。胸内筋膜及腹内筋膜,正常者很薄,邻近结构有病变时则常增厚,可达 1 cm 以上,有防止病变蔓延的作用。

深筋膜的深面,在某些部位形成某些肌肉的一部分起点或止点。筋膜与肌肉之间,除有肌肉起止点以外的部分,又借肌束膜相连,一般皆易于剥离。在有肌肉附着的部位,如果剥离筋膜,将损伤肌肉。在某些肌肉部位,例如三角肌及臀大肌,由深筋膜深面分出片状分隔,伸入肌束之间,加强筋膜与肌肉的结合,分离筋膜时较为困难。

四肢的血管神经束鞘,常与肌鞘的后壁相结合,并常与深面的骨膜相连。因此,肌肉收缩时对血管神经有较大的影响;骨折有移位时也可能使血管鞘移位而影响到血管,或压扁血管,或使破裂的血管变紧张而易于产生继发性出血。在血管神经束鞘中,动脉、静脉、神经之间皆有间隔分开。在肢体肌间隔及血管神经束走行的部位,深筋膜面上常具有淡白色的条纹,在这些部位切开深筋膜显露血管时不难寻找。

深筋膜很敏感,神经供应来自其浅面供应皮肤的神经。供应肌肉的神经,分支供应肌间隔,但不供应浅面的深筋膜。

不论在哪一部位进行手术,如果能了解该部位的筋膜与肌肉、血管神经或脏器的关系,沿筋膜进行分离,常可免除不必要的损伤,减少出血,加速手术进行。

筋膜间隙

在身体各部,筋膜与邻近的筋膜、肌肉、骨骼或脏器之间,构成一些**筋膜间隙**(fascial space),在临床上具有一定的重要性。筋膜间隙中含有疏松结缔组织及脂肪、其他结构或脏器。若干腱鞘及腺体包囊,也属于筋膜间隙。范围较大的血管神经束鞘也形成筋膜间隙。由筋膜附着于骨骼而形成的间隙,又称为**骨筋膜间隙**。有些间隙是封闭的,与邻近部位之间没有明显的通道。有的间隙是敞开的,借血管神经束的进出,与邻近部位相交通。外伤积血或炎症积脓,发生于封闭的间隙时易于局限,发生于开敞的间隙时则易向邻近的部位扩散。临诊上可根据这方面的知识,查得积血或积脓的来源或蔓延的方向,采取适当的引流切口。套式麻醉法也是根据筋膜间隙的解剖基础进行的,注射较大量的低浓度普鲁卡因至某一筋膜间隙中,药液即可在其中扩散,达到一定范围的麻醉效果。

第五节　韧　带

身体中大部分**韧带**(ligament)皆由胶原纤维组成,无弹性,不能延伸,如果经常受到过分牵扯,即延长而致关节异常活动。另有一类韧带由弹性纤维组成,具有弹性,例如脊柱的黄韧带及听骨的关节囊韧带。胸腹腔中的若干韧带,仅为浆膜皱襞包含一些疏松结缔组织形成,其中或有供应脏器的血管神经通过。身体中大部分韧带皆由排列有序的胶原纤维组成,损伤的修复为成纤维细胞增生修复过程。新增生形成的胶原纤维难如原来的胶原纤维排列有序。活动关节的韧带常发生扭伤,如未经适当治疗,可遗为慢性劳损,增厚疼痛,影响活动,可以持续经月或经年。治疗方法,以局部注射适量的糖皮质激素混悬液加麻药的效果较好。

第六节　骨　骼　肌

形　态

肌肉(muscle)

人体中约有434块肌肉。肌肉占体重的比例,在初生儿约为25%,在成人约为40%~50%。横纹肌的大小、形状及作用的变化很大;可细小而呈带状,例如舌骨下带状肌;可很宽阔,例如斜方肌;可呈扇形,例如胸大肌;也可很不规则,起点及止点皆可为多处。有的肌肉内部含有肌腱,形成一部分或大部分肌纤维的起止点。

肌腱(tendon)

肌腱的形状可以是圆的,也可以是扁的,或者呈腱膜性。扁腱与腱膜并无严格区分。肌腱与筋膜亦无严格区分。肌肉表面可呈腱性,形成肌肉的起点,因此有时称之为肌腱,有时则称之为筋膜。

结　构

肌肉

肌肉由大量的横纹肌纤维借结缔组织维系而成。供应肌肉的神经血管也有结缔组织包绕。肌肉的末端形成肌腱,通过肌腱附着于骨骼。肌肉表面及内部的结缔组织,主要为胶原纤维,但是也含有一些弹性纤维。围绕肌肉的结缔组织鞘称为**肌外膜**(epimysium),亦常称为该肌筋膜或肌鞘。肌外膜与肌腱的外膜相延续,但不一定与所在部位的深筋膜融合。肌外膜亦可呈腱膜性或腱性,并形成一部分肌纤维的起点。缝合切口的肌肉时,应连同肌外膜缝合,以免撕裂肌肉,因为无肌外膜的肌肉不能支持缝线。另外,不论缝合何种形式的肌肉,均不宜用单纯间断缝合法,以免割裂,一般均采用8字形或褥式缝合,以增加对合面,保证愈合。由肌外膜的内面发出一些分隔,伸入肌束之间,形成围绕肌束的**肌束膜**(perimysium),并随血管伸入肌束中,逐步分散,最后成为围绕每一肌纤维的纤细网状组织,称为**肌内膜**(endomysium)。

在不同的肌肉内,肌束的方向与肌肉牵引的方向关系有所不同。有的两者平行,例如带状肌。有的两者成角相交而形成半羽肌或羽状肌(图1-4)。在二者平行的肌肉中,肌束与肌肉等长。在羽状肌中肌束则较短,附着于肌肉内部的肌腱。肌纤维的长度不一定皆与肌束相等,有的可较短,末端可以附着于肌腱,或借结缔组织与其他肌纤维相连。人体肌纤维的长度一般不超过10~15 cm。

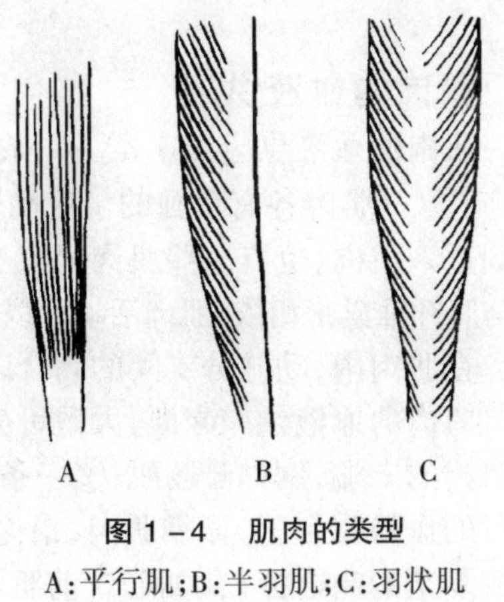

图1-4　肌肉的类型

A:平行肌;B:半羽肌;C:羽状肌

肌肉的作用效能,主要取决于肌纤维的排列方式,肌肉的形状则属次要。肌束由肌纤维排列形成。肌纤维与肌肉方向平行的肌肉,其收缩的程度与肌束缩短的程度相等。肌纤维方向不与肌肉方向平行的肌肉，两者收缩的程度即不相等。肌纤维斜行者收缩的功效差。肌肉的收缩范围取决于肌束的长度，一般可以缩短到休息时长度的1/2。肌肉的强度与肌束横断面的面积大小成正比。长的带状肌因肌束长而收缩范围大，但因截面的面积小而力量小。羽状肌由于肌束短，收缩范围小，但因截面的面积较大而力量较大。

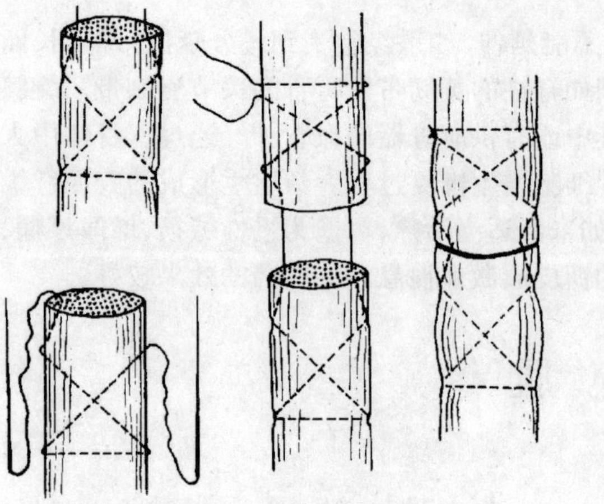

图1-5　肌腱缝合法

肌腱

肌腱主要由胶原纤维束平行排列组织形成。纤维束间含有成纤维细胞，外伤后有生成新纤维的作用。在大的纤维束间含有少量结缔组织，其中含有供应肌腱的血管、神经。腱外膜为一层薄而致密的纤维弹性膜，有时在肌腱的侧面较厚而松弛，其中可能含有主要的纵行血管。在肌腱通过腱鞘内的部分，腱外膜即与腱鞘的滑膜层相融合。大部分肌腱的末端附着于骨骼，一部分与骨膜融合，一部分伸入骨骼内并与其中的胶原组织相混。止于皮肤的肌肉，肌腱与真皮内的致密结结缔组织相混。

肌腱纤维的排列方式实际上并不完全平行，而是有所交织，使肌肉收缩的张力能够均匀地传到肌腱止点。虽然如此，对于肌腱断裂伤以用Bunnell方法缝合肌腱较好，不易撕裂肌腱(图1-5)。

滑囊及腱鞘(bursa and tendon sheath)

滑囊及腱鞘皆由滑膜形成，其结构与关节滑膜相似。滑囊与腱鞘的区别只是部位与邻属不同。**滑囊**位于肌肉或肌腱与其他结构之间，有利于肌肉或肌腱的活动，有的与关节腔相通，有的不通。有的滑囊出生时即已形成，例如肩峰下滑囊。有的滑囊是在出生后因摩擦而生成，其部位及生成的时间均不定。

腱鞘包绕肌腱形成管状，分内外两层(图1-6)。外层称壁层，较厚，包绕肌腱形成管状腔。内层称脏层，较薄而致密，贴附于肌腱而与外膜融合。内外两层在鞘的两端相延续，两层之间可有腱系膜相连。**腱系膜**(mesotendon)常附着于肌腱的深面，由双层滑膜包裹一些结缔组织形成，其中常含有至肌腱的血管及淋巴管。手指的屈肌腱鞘，壁层滑膜鞘的外面尚有一层纤维鞘，附着于指骨的内外缘及关节囊韧带，与骨骼合而形成一条骨纤维性管道。

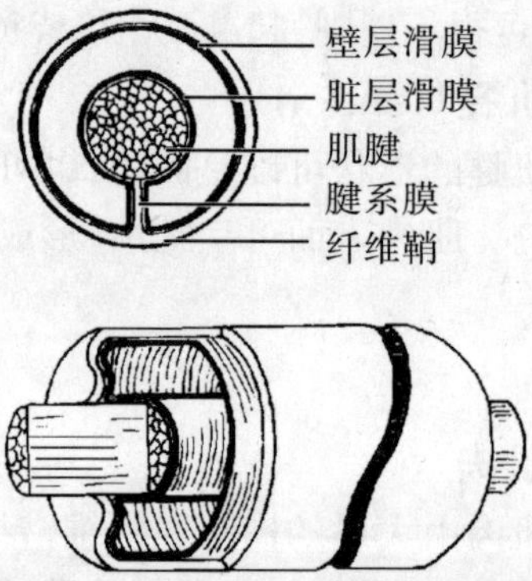

图1-6　腱鞘结构，上图为横断面；下图为侧面观，浓阴影区表示少面一段

血液供应

肌肉的血液供应

肌肉的血液供应很丰富。一条肌肉有一条或几条动脉供应。走在两条肌肉间的血管即分支供应该两条肌肉。每一肌肉各有单独的供应动脉，也就是进入一肌肉的动脉只供应此肌肉。供应肌肉的主要血管与神经一同进入肌肉，也有一些肌肉另有不与神经伴行的血管进入。血管、神经在肌肉内位于结缔组织中。毛细血管与肌纤维紧密相依，肌肉活动可以促进其中的血流。长期固定肢体可使血流减慢，可能成为肌肉发生变性的原因。在肌肉内，动脉分支间的吻合因不同的肌肉而有异，结扎一条主要动脉以后，不一定发生局限性坏死。

肌肉的血液供应来源，大致可分下列五种类型：①只有一条主干，分成数支由肌肉的上端进入，向下延伸至肌肉的末端，例如腓肠肌；②一条动脉主干分支进入肌肉的中部，再向远、近端分支，例如肱二头肌；③一条纵行的血管吻合干，紧靠肌肉，沿途分支进入肌肉，例如比目鱼肌及腓骨长肌；④多支血管进入肌肉，在其中形成复杂的吻合袢，例如胫骨前肌及趾长伸肌；⑤多支血管进入肌肉后互相间很少吻合，例如踇长伸肌。由此可见，有的肌肉侧支循环丰富，有的肌肉侧支循环较差，因而血管损伤后肌肉所受的影响各异。如果供应一肌肉的动脉只有一支，或者虽有数支而皆由一条动脉主干发出，当主干有病变或受伤时，肌肉将易受影响。如果供应一肌肉的动脉有几支，而且是起自不同的主干，当其中某一主干受伤以后，肌肉血液供应受影响的可能性就较小。紧密相邻的两条肌肉，其血液供应的形式并不一定相同。

肌腱的血液供应

肌腱的血液来源方式也很多，有的来自相连的肌肉；在无腱鞘包绕的部分常来自邻近蜂窝组织的血管；在有腱鞘包绕的部分常有几条血管，每一条动脉有两条静脉伴行；在肌腱通过一长段腱鞘的部分，表面常有一条主要纵行动脉；在肌腱附着于骨骼处，肌腱血管与骨膜血管间有吻合。在肌腱内部，动脉形成网状。

淋巴回流

肌肉中的淋巴管主要位于血管周围的结缔组织中，亦可紧邻肌外膜。肌腱中的淋巴管较多，形成网状。淋巴输出管随血管进行。

神经供应

神经纤维的种类

供应肌肉的神经为混合神经，**运动纤维**(motor fiber)约占60%，**传入纤维**(afferent fiber)约占40%。肌腱本身为不能收缩的组织，供应的神经全为传入纤维，主要传导肌腱的本体感受觉。肌肉的传入纤维，分本体感受觉及痛觉两种。本体感受觉的纤维起于肌梭，传导肌肉的感觉及反射。痛觉纤维主要与运动纤维伴行，亦可能与血管伴行。

神经进入肌肉的部位及在其中的分布

供应一肌肉的神经，必须到达每一条肌纤维。神经在肌肉内的分支方式与神经进入肌肉的部位以及肌束的长短与排列形式有关(图1-7)。一般说来，供应长肌肉的神经常在其中点或者近、中1/3交界处进入，然后再向远、近端分支。若干肌肉有两条以上的神经供应，在肌肉内部很少吻合。手术中分离肌肉或者切断肌肉时，应了解其供应神经的进入部位，力求避免不必要的损伤(图1-8)。

肌肉神经供应的脊髓节段分布

大部分肌肉的神经供应发自两条或更多的脊神经，但是对于准确的脊髓节段起源尚未完全了解。大致规律是：作用于一个关节前面的肌肉由相邻的两个脊髓节段分布，而作用于其后面的肌肉则由下两个脊髓节段分布。例如髋关节的屈、内旋及内收肌主要由第2、3腰神经分布，而伸、外旋及外展髋的肌肉则主要由第

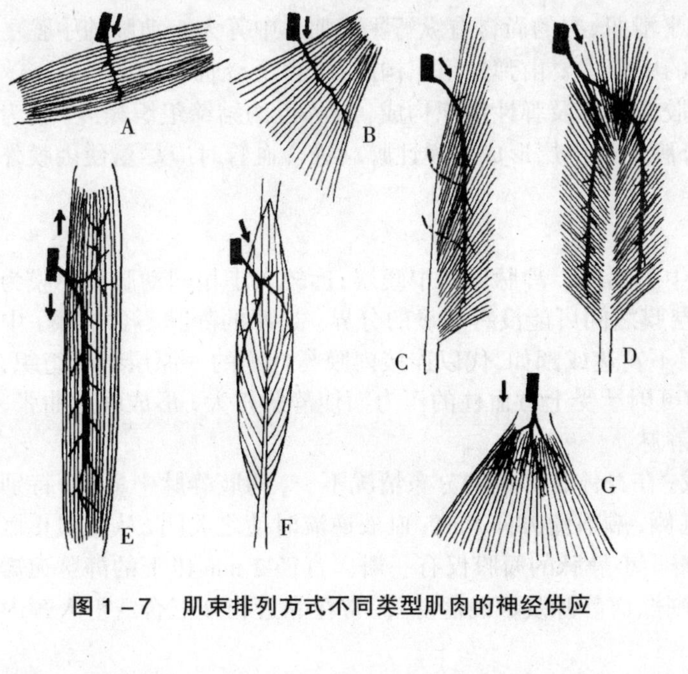

图1-7 肌束排列方式不同类型肌肉的神经供应

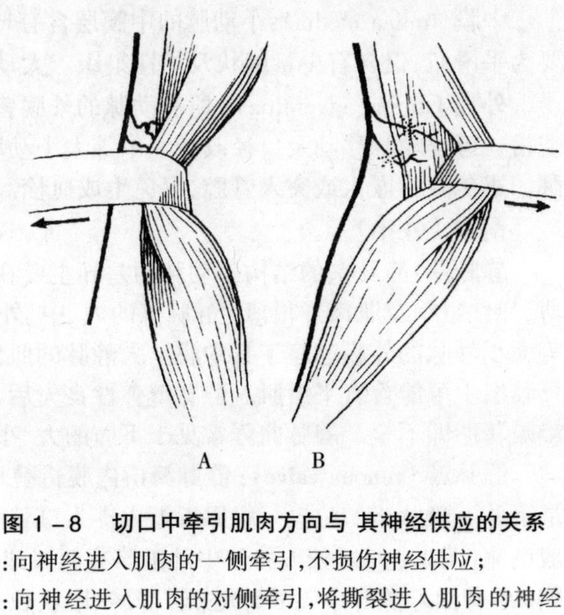

图1-8 切口中牵引肌肉方向与 其神经供应的关系

A：向神经进入肌肉的一侧牵引，不损伤神经供应；

B：向神经进入肌肉的对侧牵引，将撕裂进入肌肉的神经

4、5 腰神经分布。另一规律是:作用于一个关节的肌肉的神经起源,较其近侧关节低一个脊髓节段。例如屈髋肌由第 2、3 腰神经供应,伸膝肌由第 3、4 腰神经分布,足背屈肌由第 4、5 腰神经供应。

运动单元

脊髓灰质前角内一个 α 运动神经元的纤维进入肌肉以后,常分支供应许多肌纤维,作用时同时收缩,因而合称为一个**运动单元**(motor unit)。运动单元的大小因肌肉的不同而有很大差异,与肌肉作用的细致程度有关。例如在眼球的运动肌肉中,神经纤维与所供应肌纤维的数目比例约为 1:3,亦即一个运动单元一般不超过 3 条肌纤维;而在肢体的大肌肉中,一条神经纤维所供应的肌纤维数目,可能达到数百条或千条以上。一个运动单元的肌纤维并不是聚集在一起,而是与其他许多运动单元的肌纤维相交错。因此在患局限性神经性病变而萎缩的肌肉中,可以见到萎缩的肌纤维与正常的肌纤维及肥大的肌纤维交错排列,与进行性肌营养障碍等类病变所引起的肌萎缩不同。

损　伤

肌肉需有丰富的血液供应以维持氧及营养供应,需有神经供应以维持收缩。一肌肉神经供应丧失后即萎缩变细小。肌肉经常活动锻炼后可肥大,为肌纤维肥大而不是数目增加。**骨骼肌**的再生能力很有限,损伤后细胞核未破损者肌纤维仍可再生愈合,细胞核破坏者即不能再生,代以结缔组织修复。因此,肌肉的挫伤或撕裂伤主要皆为瘢痕愈合,切面虽经缝合,主要仍然是纤维性连接,形成瘢痕。在活动中骨骼肌常发生损伤,愈合过程中难免纤维化,特别是已变为慢性者,治疗方法之一是在受累的范围内广泛浸润适量的糖皮质激素混悬液加麻醉药,以减轻纤维化,效果较好。

心肌可应需要而肥大,但无增生。心肌损伤后即形成瘢痕组织,当此种组织坏死时即成为心肌梗死。

平滑肌可因需要而增生肥大,怀孕时子宫肌肉即增生肥大,肌纤维亦肥大。平滑肌的再生能力很强。

第七节　血　管

结　构

动脉(artery)

内膜(tunica intima):**小动脉**(arteriole)的内膜仅由一层内皮及内弹性膜组成。中等大小动脉的内弹性膜发育较好,与内皮层之间可能含有胶原纤维及其他弹性纤维。大动脉的内皮层外有一薄层结缔组织,内弹性膜可能不明显。

中膜(tunica media):小动脉的中膜层含有环行平滑肌,有的尚含有纵行平滑肌。中等大小动脉的中膜主要为平滑肌,仅含有少量网状及弹性组织。大动脉的中膜主要由弹性组织构成,所含平滑肌较少。

外膜(tunica adventitia):所有动脉的外膜皆由胶原纤维及弹性组织构成,与邻近的结缔组织相混,较为疏松,可容动脉移动及口径改变。中等大小动脉外膜的最内层形成外弹性膜。缝合血管时应尽量使内膜外翻。避免外膜嵌入或突入管腔,以免生成血栓。

静脉(vein)

静脉壁:静脉壁的结构与动脉的差异主要在于中膜不同。静脉壁的中膜层,远较大小相同动脉的中膜为薄,弹性组织及肌肉皆很薄。静脉壁的内、中、外三层膜之间可能没有明显的分界。最小的静脉不含中膜。中等大小静脉的外膜远厚于其中膜。大静脉的肌肉层不发达或阙如,代以连接内膜与外膜的一厚层结缔组织,外膜层中可能含有平滑肌。静脉壁弹性丧失后,即可因承受上方血柱的压力而使静脉扩大,形成静脉曲张,瓣膜功能即不全。静脉曲张常见于下肢的大、小隐静脉。

静脉瓣(venous valve):静脉瓣由内膜折叠形成,在身体各部位的分布情况不一,四肢静脉中最多,特别是下肢。静脉瓣的位置一般靠近汇入支入口处的远侧,顺血流方向开放,血液逆流时使之关闭,从而阻止血液倒流(图 1-9)。较大静脉中的瓣膜有两瓣或三瓣。小静脉的瓣膜仅有一瓣。直径 2 mm 以下的静脉无瓣膜。颅骨的导静脉中无静脉瓣。舌静脉、甲状腺上静脉、面静脉及颞浅静脉等,常在靠近相互汇合或汇入颈内静脉的开口处有瓣膜。颈内静脉的下端常有一静脉瓣,但功能常不全。在颈深静脉与椎静脉汇合处及椎静脉汇入头臂静脉处,皆有一静脉瓣。颈前静脉内无静脉瓣。颈外静脉在汇入锁骨下静脉处常有一功能不全的瓣膜,在锁骨上方 2.5~5 cm 处另有一瓣膜。头臂静脉、上腔静脉及下腔静脉,本身皆无瓣膜,但是在各汇入支的开口处皆有瓣膜。汇入奇静脉的肋间静脉开口处皆有瓣膜。汇入半奇静脉的肋间静脉开口处则无瓣膜。脊柱及脊髓的静脉丛,除汇入椎骨间静脉的主干以外,皆不含静脉瓣。总的说来,在头、颈、胸、腹各部的静脉中很少瓣膜,而且至成年时期功能多不全。

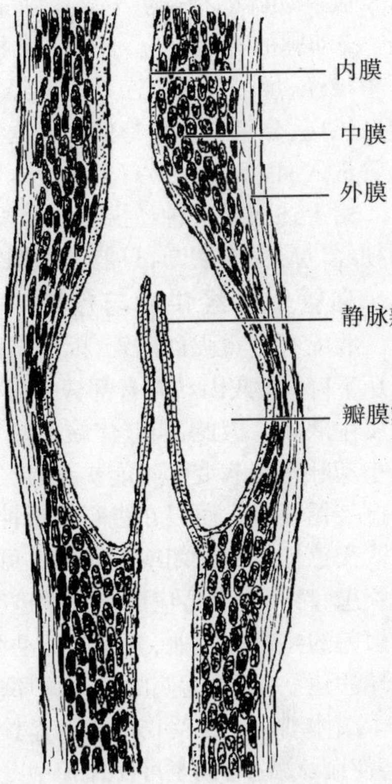

图 1-9 新生儿的大隐静脉纵切面,显示二叶静脉瓣

毛细血管

毛细血管(blood capillary)一般长约 0.5~1 mm,直径 7 μm 或稍大,仅由一层内皮形成。由于毛细血管是连接小动脉和小静脉的中间血管,所以管壁的结构是逐渐改变的。毛细血管接近小动脉的一段称为动脉毛细血管,接近小静脉的一段称为静脉毛细血管。

血管壁的血管

血管直径大于 1 mm 者,即有**管壁血管**(vasa vasorum)供应,来自邻近的小血管,进入外膜以后形成毛细血管网,在动脉壁中至多延伸至中膜的外层,而在静脉壁中则可延伸至内膜。大的动脉及静脉的外膜中含有网状淋巴管,与伴随血管进行的淋巴管相连。

神经供应

供应血管的神经类别

供应血管的神经含有传入纤维及交感神经纤维。传入纤维终于血管外膜,并分支至邻近的结缔组织中。交感神经纤维终于血管中膜。供应静脉的神经纤维较少于动脉。交感神经的作用是使血管收缩。随意肌内血管的神经供应,含有使血管收缩及舒张的两种纤维。

神经供应的来源

肢体动脉的神经供应,由邻近的神经干在不同平面发出,分段进入动脉,形成围绕动脉的神经丛。因此,肢体动脉的神经供应,并非完全来自动脉干起始部周围的神经丛,而是沿途不断另有分支参加(图 1-10,图 1-11)。

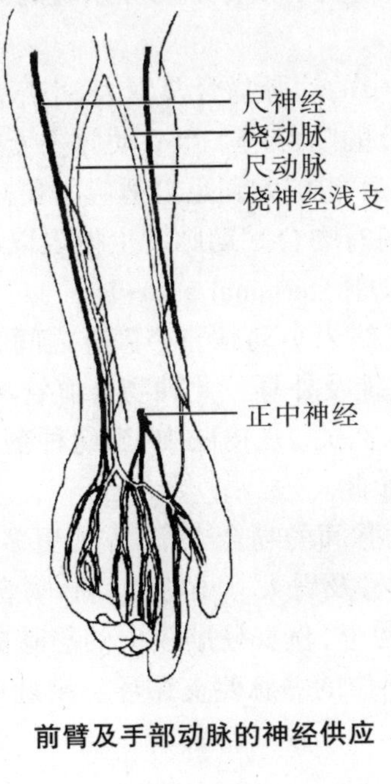

图 1-10 前臂及手部动脉的神经供应

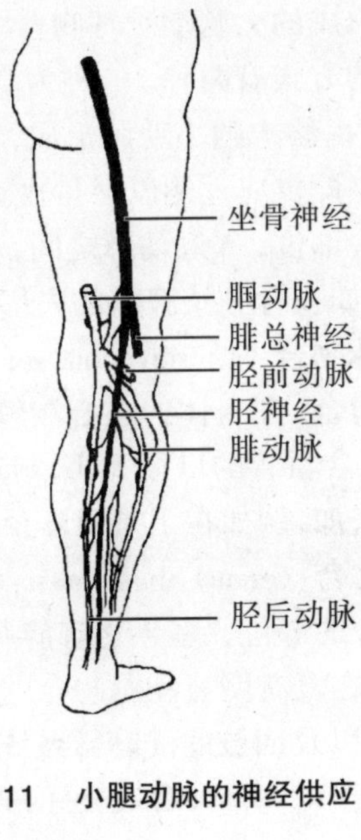

图 1-11 小腿动脉的神经供应

肢体动脉的神经供应来源并非恒定。例如肱动脉的神经供应，可以来自肌皮神经，也可以来自正中神经。桡动脉的神经供应,有的来自桡神经浅支,有的来自正中神经。掌浅弓的神经供应,桡侧部分及分支来自正中神经,尺侧部分则来自尺神经浅支。掌深弓及其分支的神经供应来自尺神经深支。足底内、外侧动脉的神经供应,分别来自伴行的足底内、外侧神经。也有人认为肢体动脉远侧段的神经供应较其近侧段为丰富。血管进入肌肉以后,另有来自进入肌肉内的神经分支参与供应。

由上述血管的神经供应的分段特征可以看出,在一处进行动脉周围交感神经切除术以后,并不能将远侧的神经供应完全切断,只能去掉切除部分远侧一小段血管的神经供应。

血管的神经供应与创伤

收缩程度愈强的血管,因受伤而收缩时较易使血流受阻,血压较高时才能使血流通过。当出血过多引起血压下降时,或因动脉有部分梗阻而使局部血压降低时,血管收缩的影响很大,血管受伤处远侧的肢体很容易发生缺血。因此,当肢体缺血疑与血管痉挛有关时,可行交感神经节封闭或切除术以解除痉挛。但是在肢体小动脉也有病变而不能扩张时,或者已无充分的侧支循环时,纵然切断肢体的交感神经供应,亦不能增加其血液循环量。所以在进行交感神经节切除术之前,应先进行封闭试验,如果有效,方可进行手术。

交感神经节封闭或切除术，可以阻断至肢体的全部交感神经。下肢的动脉硬化症及血栓闭塞性脉管炎等疾患,对其中有适应证的病例进行腰交感神经节切除术,多可获得良好的疗效。肢体主要血管干外伤以后所引起的痉挛性缺血,或在结扎动脉主干以后,进行交感神经节封闭或切除术,可以解除血管痉挛,促进侧支循环的建立,增加远侧的血液循环量,常可避免肢体坏死,或者延缓截肢或可降低截肢平面。

肢体动脉主干受伤或者为血栓堵塞时,动脉周围的神经丛即受到刺激,不仅可以引起血管主干的局部收缩,使血流减少,甚至可使血流中断,同时也常引起侧支循环血管发生不同程度的痉挛,使肢体远端的血液供应更为减少。因此,在处理血管创伤时,应先切除血管的挫伤部分,消除产生痉挛的原因。

肢体静脉主干发生血栓形成或血栓性静脉炎等急性梗阻时,血液回流受阻,肢体发绀及剧痛,并引起反射性血管痉挛。对于此类患者,应即行手术取出栓子,使用抗凝剂,再辅以脊柱旁交感神经封闭,以消除血管痉挛。

侧支循环与血管结扎

血管吻合

动脉吻合(arterial anastomosis):一条主要动脉的不同分支之间所形成的吻合,称为系统内吻合,例如肱动脉的分支在肘、腕及手部等处所形成的吻合。一条主要动脉的分支与另一主要动脉的分支之间的吻合,称为系统间吻合。例如属于颈动脉系统的大脑前、中动脉,与属于锁骨下动脉系统的大脑后动脉,通过前、后交通动脉所形成的大脑动脉环吻合。

吻合的方式有两种。一种为直接吻合,例如上、下唇中的动脉吻合及胃大、小弯的动脉吻合。另一种为潜在的吻合,由终末的小动脉形成,例如围绕肢体关节部分的吻合网。当一动脉主干突然闭塞时,此类潜在的吻合不能立即供应远侧以足量血液,必须经过一段时间,才能扩大到足以适应需要。

在一些部位,邻近动脉之间,只有终末毛细血管之间有吻合。动脉发生梗阻以后,供应区域内即发生缺血坏死,例如在肾脏及脾脏的内部。此种动脉称为**终末动脉**(terminal artery)。

动静脉吻合(arteriovenous anastomosis):一些部位在终末小动脉与小静脉之间存在着直接吻合,称为动静脉直接吻合,在身体的远心端较为发达,例如手指、足趾及外耳。此种吻合血管动脉侧的交感神经供应较为丰富。吻合血管的口径大小,与通过毛细血管的血流量有关。在皮肤中,当此种吻合血管开放时,即可使血流量大为增加,例如在手指及耳朵受冷后局部加温即可如此。

静脉吻合(venous anastomosis):静脉间的吻合远比动脉间的吻合丰富,方式更多,血流量也更大。一般在有动脉吻合的部位,多半也有静脉吻合,例如手部动脉弓及胃大、小弯的动脉吻合弓皆有伴行的静脉吻合弓。此外,在没有明显动脉吻合的部位也存在若干静脉吻合,例如硬脑膜中的静脉窦、颈浅静脉、奇静脉、胸腹壁静脉,以及四肢的浅静脉系统等,皆参与构成不同部位的静脉侧支循环。由此可见,静脉系统内的侧支循环通道较多于动脉,功效较好,亦易于建立。

侧支循环

身体某一区域内原有的血液供应来源断绝后，由其他动脉供应，称为动脉**侧支循环**(collateral circulation)。在创伤或手术中，有时须结扎一条大血管的主干，结扎后有的可能发生远侧供血不足甚至缺血坏死，而有的则不出现供血不足现象。此种不同后果取决于结扎部位的侧支循环是否充分。

侧支循环的类型：人体中的动脉侧支循环可分为四类。第一类为固有性的吻合，终身存在，例如掌浅弓及掌深弓。第二类为肌肉中的侧支循环，通过供应肌肉的一些无名小动脉及微细动脉之间的吻合。第三类为血管神经中的侧支循环，通过供应大血管或大神经的血管分支间的吻合。第四类为皮肤侧支循环，通过皮下组织中若干小动脉间的吻合。结扎一条动脉主干以后，最先起侧支循环作用的，主要为上述后三类吻合。因为此类血管皆位于疏松组织中，口径易于扩大。第一类的固有性吻合血管，口径虽然较大，但是皆位于腱膜及肌腱等较坚实的组织之间，难以很快扩张，需经过较长时期，才能扩大到起主要侧支循环的作用。

影响侧支循环的因素：某一部位的侧支循环是否充分，与解剖、生理及病理等各方面因素有关。

在解剖学方面，结扎动脉的部位与远侧的侧支循环是否充分有密切关系。例如结扎股动脉的部位，在股深动脉发出点以上者，侧支循环不够充分，足部或小腿以下坏死的发生率很高；在股深动脉发出点以下者，侧支循环即稍好，发生足趾坏死的机会较少。

侧支血管的口径、长度以及由主干发出的角度等，皆与侧支循环有密切关系。动脉有无异常也很重要。侧支血管愈细愈长者，血流通过时阻力大，不如短而粗的血管易于建立足够的侧支循环。侧支血管由主干发出的角度愈钝者，血流通过的速度愈慢，不如角度锐的有利于建立侧支循环。在某部位分支过小或无分支者皆不利于侧支循环，分支特别大，或有额外分支的副动脉时，皆有利于侧支循环。

在生理学方面，血管收缩，局部血压及不同部位的需要等因素，皆与侧支循环有关。血管收缩受神经支配。在血管外伤等局部刺激或中枢神经系统外伤等情况下，皆可发生血管痉挛，影响远侧的侧支循环。例如有严重脑挫伤合并血管伤时，侧支循环的恢复一般较差。在肾上腺素分泌过多时，大血管损伤后所能形成的侧支循环也较差。此外，身体各部对于血液中所需要成分的要求程度也不一致，例如手和脑即有很大差异。不同部位动脉系统的适应性也不同，在上肢突然结扎动脉以后可以不发生坏死，而在下肢突然结扎动脉以后则常发生坏死。

在病理学方面，有无动脉系统病变与侧支循环的建立亦有密切关系。患有动脉硬化症等病变时，侧支循环较难建立。年轻人的血管少有病变，适应性较大，较老年人易于建立侧支循环。在慢性动脉病变中，易于建立有效的侧支循环。而动脉突然发生闭塞后，则较难建立充分的侧支循环。

在创伤或某些病理状态下，需要结扎肢体动脉主干时，术后是否易于建立充分的侧支循环，尚与手术的时间有关。例如进行动脉瘤的手术时，可能已经建立了良好的侧支循环而不至于发生肢体坏死。而在急性创伤中结扎血管以后，由于侧支循环的血管不易很快扩大到所需要的程度，加以常存在显著的血管痉挛而严重地影响着侧支循环，故肢体远端缺血坏死的危险性较大。

结扎主要动脉干以后的坏死发生率

结扎主要动脉干以后的坏死发生率，许多统计结果的差异较大。出现差异的原因很多，例如个体解剖学差异、创伤的性质与严重程度、手术的时间与方法，以及有无辅助治疗等。此外，所统计的病例数目及分类方法不尽相同，也与结果差异有关。现介绍两组统计结果详见表 1 – 1。

血管创伤的修复

重要性

四肢动脉火器伤在战伤中较为常见，据二次世界大战中部分伤员统计，周围动脉占 1%；美军在侵朝战争中占 2.4%，在侵越战争中占 2.5% ~3.2%。血管伤的生命危险性较大，美军在侵越战争中血管伤的死亡率达 25%。由此可见，血管创伤的处理很重要。进行血管手术，一方面必须熟知有关部位血管神经的局部解剖学，另一方面必须掌握血管显露、结扎、缝合及移植等有关的外科手术基本理论及操作技术。近年来由于对战伤救治的组织及有关手术技术的进展，使截肢残废大为减少，死亡率也大为降低。断肢再植的手术，在我国首先获得成功，随即迅速普及。在此种手术中血管吻合占有很重要的地位。

表 1－1　动脉主干创伤结扎后的坏死或截肢率

动　　脉	低发生率%	高发生率%
锁骨下动脉	9	28.6
腋动脉	9	43.2
肱动脉	3	26
肱动脉(肱深动脉以上)		55.7
主动脉	100	66
髂总动脉	100	53.8
髂外动脉	13	46.7
股总动脉	21	81.1
股浅动脉	10	54.8
腘动脉	37	72.5
尺动脉	0	
桡动脉	0	
尺、桡动脉		39.3
胫前动脉		8.5
胫后动脉	0	13.6
胫前、后动脉		99.2
结扎肢体动脉以后的总截肢率		40.3

处理主要动脉干损伤的最理想方法是修复血管,恢复血流。结扎血管常因侧支循环不足而效果不好。对不同时期的动脉创伤处理效果,修复后的截肢率远低于结扎后的截肢率。例如美军处理肢体血管伤,在二次世界大战中以结扎为主的截肢率为 49%,在侵朝及侵越战争中以修复为主的截肢率为 13%。因此,应尽最大努力修复创伤的动脉主干。恢复血管通畅的手术方法,因损伤情况的不同而可行吻合或移植。

血管显露

处理血管外伤,早期不难在伤口内找到损伤的血管,但常须在损伤近侧上止血带以利于止血。在不便于上止血带的部位,常须先在伤口近侧的动脉投影线上另作切口,找出血管,上止血夹暂时止血,以便在伤口内处理损伤的血管。对于有感染的伤口,如发生继发性出血,局部止血失败时,在伤口内找寻出血的血管可能有困难,虽然能够找到结扎,以后也有再断裂的危险,因此必要时也可在伤口近侧的健康部位另作切口,找出血管主干结扎。此外,进行某些检查,例如心导管检查插管、动脉造影以及灌注药物,皆须在一定部位显露动脉。进行上述手术或检查,皆应熟悉血管的局部邻属、表面投影、侧支循环以及较为安全的结扎部位。各主要血管干的局部解剖学、主要部位的手术显露切口,以及不同部位结扎后的侧支循环,皆在有关章节中分述。

动脉修补

对于动脉未完全断裂的较大撕裂伤,如果仅作修补缝合,常使管腔狭窄,而且常因清创不够彻底而引起血栓形成,同时也由于血管壁的挫伤部分可能引起反射性的血管痉挛,不利于手术后远侧的血液循环。因此,即或动脉伤口不大,一般也不采取单纯修补缝合法,应将损伤的血管完全切断,切除有挫伤的部分,再行端对端吻合。

血管吻合

处理较大血管伤,理想的方法是进行端对端吻合。吻合损伤的血管时,先要切除血管损伤的部分,使缝合处有完整的血管内膜,防止吻合后形成血栓,且可避免因局部刺激而产生血管痉挛。治疗动静脉瘘或瘤,亦以采取切除吻合法为佳,手术效果远较其他方法为好。治疗假性动脉瘤也应采用切除吻合法。血管吻合处不应有张力。如果切除损伤或病变的血管以后,缺损过大,不能直接吻合时,可行血管移植,材料可取自身的静脉,常用的是大隐静脉,或用人造血管。

第八节　淋巴系统

组成

淋巴系统(lymphatic system)**由下列各部分组成：①淋巴管网**，由淋巴毛细管组成，引流所有组织及器官，在皮肤及黏膜内特别丰富；②引流淋巴管网的**小淋巴管**，位于蜂窝组织中，直径在 0.5～1 mm 之间；③**淋巴结**(lymph node)；④**大淋巴管**，汇入静脉系统；⑤**淋巴器官**，如脾脏、胸腺、扁桃体及增殖体等。在中枢神经系统内、骨髓内及无血管的结构中，皆无淋巴管。

淋巴管壁的结构

小淋巴管壁除有一层内皮外，仅有少量结缔组织及少数平滑肌细胞。淋巴管口径大于 0.2 mm 的，方可见到管壁分为内、中、外三层，但是其间没有明显的界限。淋巴管愈粗，管壁愈厚。胸导管的管壁含有发育较好的肌肉层。

淋巴流向

进入身体某部分的血液，并不全部经静脉回流，一部分形成组织液经淋巴管回流。一般说来，身体浅部淋巴管随静脉进行，深部淋巴管则伴随动脉走行。组织液首先进入淋巴管网，直至局部淋巴结。淋巴液在淋巴管内的流动方向，可因局部或远侧的压力而经不同的道路，直至有瓣膜的大淋巴管方有一定的流向。因此，在不同书籍中所叙述的淋巴回流途径常有不同。在临床上通过淋巴管蔓延的疾病，可能跨过淋巴结而不侵犯到淋巴结。淋巴管如有阻塞而扩大，瓣膜的功能可能不全而产生淋巴逆流，病变即可能随之逆向蔓延。

在身体若干部位，有的淋巴管直接汇入静脉。此种直接交通，在因病变或手术引起一部分淋巴系统损毁以后，有一定的重要性。例如在进行乳腺癌根治手术以后，腋窝淋巴结已完全被清除，但是不一定所有病人皆发生上肢水肿，是否发生水肿即取决于上肢的淋巴管与静脉间的直接交通如何。患癌肿时，可能在未侵犯到淋巴结以前即已发生全身广泛性转移，此种现象可能就是通过淋巴管直接汇入静脉的途径，而不必通过淋巴结。手术中显露一静脉时，有时虽然没有明显地伤到血管，也会有出血，此种现象也可能是由于伤到不易被注意的与静脉交通的小淋巴管所致。

皮肤的淋巴回流

全身皮肤的淋巴回流，可分 6 个区域，以身体中线分为左右两半，再各依锁骨平面及脐平面分为三部分(图 1－12)。头颈部皮肤的淋巴管汇入颈深淋巴结。颈深淋巴结的输出管形成颈干。右侧颈干汇入右淋巴导管。左侧颈干汇入胸导管。上肢及锁骨与脐平面之间躯干的皮肤淋巴管汇入腋淋巴结。腋淋巴结的输出管形成锁骨下干。右侧的锁骨下干汇入右淋巴导管，左侧者汇入胸导管。下肢及脐平面以下躯干的皮肤淋巴管汇入腹股沟淋巴结，再经髂淋巴结至腰淋巴干。左右腰淋巴干汇合成乳糜池。身体正中线皮肤的淋巴可以流向两侧。脐部的淋巴，可以流向两侧，可以流向腋淋巴结或腹股沟淋巴结。因此当脐部患有恶性肿瘤时，应检查两侧的腹股沟淋巴结与腋淋巴结，如果进行手术，也须切除此四处淋巴结。颈静脉切迹处的皮肤淋巴，可以流向两侧的颈深淋巴结或腋淋巴结。在身体正中线上，两侧皮肤的淋巴管之间虽有交通，但不多。

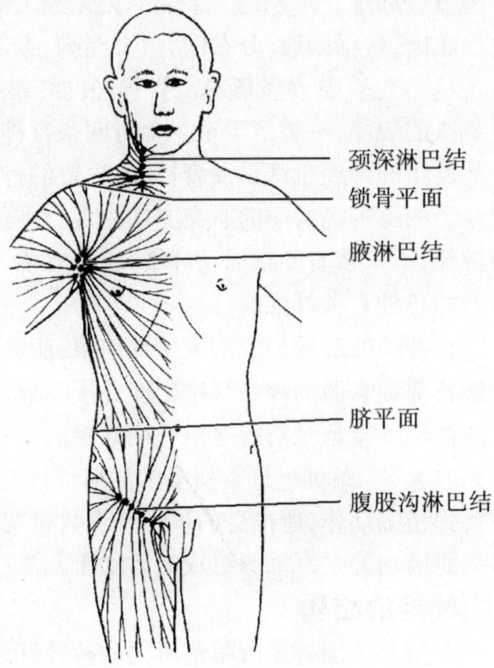

图 1－12　皮肤淋巴回流分区

深筋膜浅面淋巴丛

全身的深筋膜浅面皆有**淋巴丛**(lymphatic plexus)。皮肤及其附属器的淋巴管先汇入此丛。因此，在切除皮肤及其附属器的癌肿时，必须将有关部分的深筋膜一并切除。例如切除乳腺癌时必须将胸大肌筋膜完全切除；在截肢的手术中，也因此须将深筋膜连同皮肤一齐翻起，做成皮肤筋膜瓣，方可不影响皮肤的淋巴回流，不至于发生残肢端淋巴停滞。

深筋膜形成其浅面与深面淋巴系统间的屏障。淋巴管梗阻以后，引流区域内即可发生凹陷性水肿。淋巴管与静脉皆有梗阻以后，即可使皮下生成新的成胶原组织，形成实质性水肿。丝虫病患者的象皮肿，即为深筋膜浅面的组织增生。Kondoleon 手术为切除此种增生的组织及深筋膜，缝合皮肤以后使皮肤与肌肉接触，容浅面的淋巴能经深淋巴管回流。

第九节　周围神经系统

概述

周围神经系统（peripheral nervous system）包括脑神经与脊神经，其一端与中枢神经系统的脑或脊髓相连，另一端通过各种末梢装置与身体其他各器官、系统相连系。神经元依其功能可分感觉神经元、联系神经元及运动神经元，以**突触**相连。脊神经中尚含有交感神经节后纤维。有的脑神经与脊神经中尚含有副交感神经节后纤维。

感觉神经元（sensory neuron）的胞体位于神经节内。**神经节**属于周围神经系统。脊神经的神经节位于脊神经后根上。脑神经的神经节就位于神经上。神经节内的感觉神经细胞为单极细胞，轴突呈丁字形分叉。分叉的远心支参与组成周围神经。分叉的向心支传导冲动至大脑皮质的感觉中枢、小脑、脑干或脊髓，至脊髓者构成最简单的脊髓反射。

联系神经元（correlation neuron）的胞体位于中枢神经系统内，为感觉神经元向心轴突的分支围绕。传入与传出神经元之间的整合及协调作用，通过联系神经元在不同平面完成。传入、联系及传出神经元皆位于同一平面者，构成简单的反射弧；平面较高者在基底核内形成反射弧；平面最高者在大脑皮质内形成反射弧。

运动神经元（motor neuron）的胞体位于中枢神经系统内，在脑髓内者集合形成脑神经核，在脊髓内者集中在灰质的前角，轴突出中枢神经系统以后参与组成周围神经。

神经的组成

所有**脊神经**（spinal nerve）皆由一**前根**（anterior nerve root）（**运动根**）及一**后根**（posterior nerve root）（**感觉根**）合成，而后再分成前、后支。因而合成以后的神经干及前、后支，皆为混合神经，并含有来自交感神经灰交通支的节后纤维。后支供应背部的皮肤及肌肉，大体上按脊髓节段的次序分布。前支供应脊柱侧面及前部的皮肤与肌肉，包括四肢，分布的方式，在胸、腹部大体上按脊髓节段的次序分布，在其他部位则先组成神经丛，计有颈丛、臂丛、腰丛及骶丛。脊神经的纤维在神经丛内相互交错，因此由神经丛发出的神经干即不再存在脊髓节段的规律，一神经干至少含有两条脊神经的纤维，有的可能含有组成该神经丛全部脊神经的纤维。由神经丛发出的神经也都是混合神经，主要的神经干皆含有随意运动神经纤维、传入纤维及植物神经纤维。起自神经丛的皮神经及小的肌支亦均为混合神经。皮神经含有传入纤维及分布区内的植物神经纤维。供应肌肉的神经，不仅含有随意运动纤维，也含有传入纤维。较大的周围神经则更为复杂，含有供应皮肤、肌肉及深部结构的各种有关纤维。

脊神经的后根一般均大于其前根，所含神经纤维较多。随意运动神经纤维完全分布于随意肌，但是供应身体各部随意肌的神经纤维密度并不一致。一般说来，肢体肌肉位置愈靠近侧者，作用主要为粗动作，所接受的神经纤维数量与所含肌纤维数量的比例愈大，也就是少量的神经纤维支配大量的肌纤维，所组成的运动单元较大，一条神经纤维所支配的肌纤维数目可达一千条以上。愈远侧的肌肉，例如手内部小的肌肉，作用主要为精细动作，所接受的神经纤维数量与所含肌纤维数量的比例愈小，所组成的运动单元较小。供应眼球运动肌肉的神经纤维所组成的运动单元最小。

神经的结构

典型的周围神经由粗细不同的神经纤维及结缔组织构成。

神经纤维（nerve fiber, axon）：周围神经内的神经纤维分有**髓鞘**（myelin sheath）及无髓鞘两种。在光学显微镜下观察，有髓鞘神经纤维有一条轴突，外围有一层厚而软的白色髓磷脂鞘，最外为一层薄而坚韧的神经膜(图 1－13)。无髓鞘神经纤维仅由神经膜围绕轴突而成。**神经膜**由**雪旺**(Schwann)细胞形成。雪旺细胞具有保护作用，并能生成髓鞘。无髓鞘纤维部分或全部为雪旺细胞包绕。在有髓鞘纤维中相邻的雪旺细胞相接处，髓磷脂鞘即中断，轴突在此处呈半裸露状态，称为**郎飞**(Ranvier)结。两个郎飞结之间的髓鞘部分称为结间段。髓鞘的厚薄与轴突粗细成正比例。通过电子显微镜观察，已知周围神经的神经膜和髓鞘皆是雪旺细胞的一部分。髓鞘由雪旺细胞的胞膜包卷轴突作螺旋状盘绕并互相并合成同心圆形的板层结构而形成(图 1－14)。每个雪旺细胞仅形成一个结间段。雪旺细胞在螺旋盘绕的最外层留下的细胞核及胞浆即为神经膜。无髓鞘纤维为一条或多条轴突被包在一个雪旺细胞内，但后者的胞膜不作螺旋卷绕，不形成板层结构的髓鞘(图1－15)。

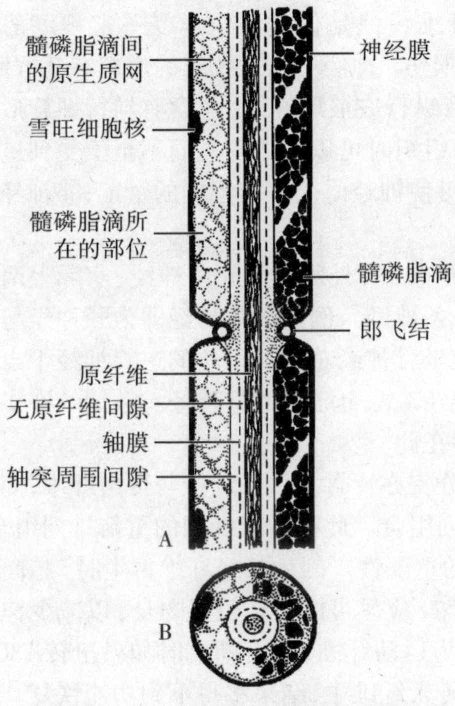

图 1－13 周围神经有髓鞘纤维模式图

A：纵切面；B：横切面；右侧半表示用锇酸染色后显示的髓磷脂，左侧半表示髓磷脂被溶解以后

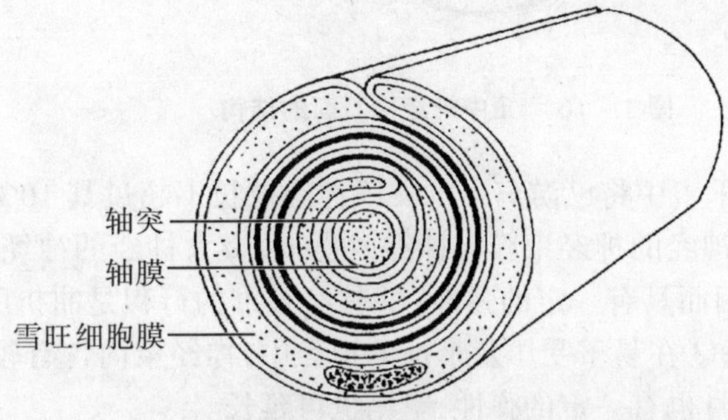

图 1－14 周围神经有髓鞘纤维的髓鞘构成模式图

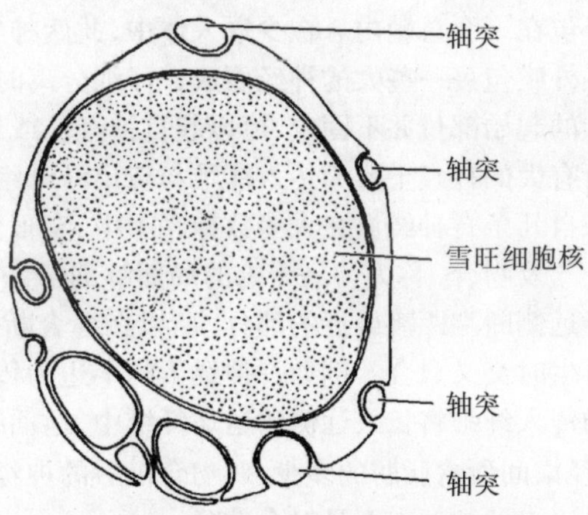

图 1－15 无髓鞘纤维与雪旺细胞的关系模式

神经纤维有无髓鞘与其粗细有关，粗者有髓鞘，细至一定程度以下即无髓鞘。有人研究动物的神经纤维，直径大于 2 μm 者皆有髓鞘，1～2 μm 之间者呈过渡状态，1 μm 以下者即无髓鞘。周围神经中的纤维粗细不一，最细的无髓鞘纤维直径不到 1 μm，最粗的有髓鞘纤维直径可达 18 μm。神经纤维粗者传导速度快，细者传导速度慢。有人测定，直径 6～18 μm 的纤维传导速度为每秒 60～120 m，称为 A 型纤维；直径 2 μm 以下的纤维传导速度为每秒 0.3～1.5 m，称为 C 型纤维；介乎 A、C 两型纤维之间者称为 B 型。一般说来，皮神经中所含的无髓鞘纤维，多于运动神经或者混合神经。例如尺神经深支中无髓鞘纤维与有髓鞘纤维的比例为 0.69∶1，而在尺神经浅支中两者的比例则为 2.12∶1。

周围神经中的纤维长短不一，因为运动神经纤维均起自中枢神经系统，传入神经纤维均起自紧邻中枢神经系统的神经节，但是至分布区的距离因部位不同而均有很大的差异，至足部的纤维在身材高的人可长达 1 m 以上。

周围神经中的纤维数目至中年以后即随年龄的增长而逐渐减少，结缔组织则逐渐增加。有人认为感觉纤维减少可能是由于神经节中的细胞消失所致。老年人的运动及感觉均不如年青时准确的原因，可能与此有关。

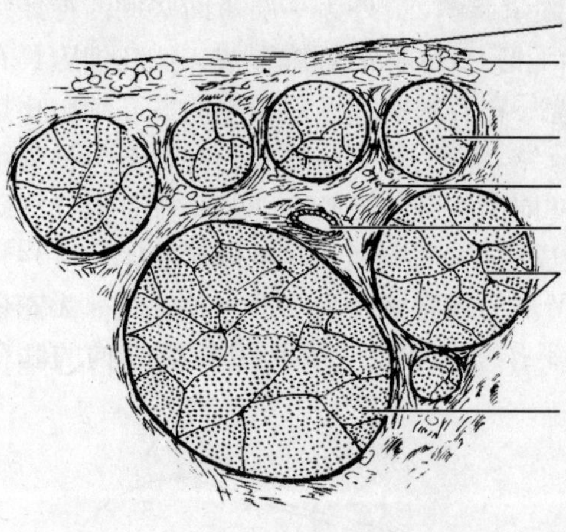

图 1－16　正中神经横断面的结构

结缔组织：围绕整个周围神经的结缔组织，称为**神经外膜**（epineurium），主要由胶原纤维组成，也含有一些弹性纤维，大部分纵行。由神经外膜深面发出分隔，伸入神经干的内部而将神经纤维分隔成若干大束。围绕大束的结缔组织称为**神经束膜**（perineurium）（图 1－16）。神经束膜再发出分隔，伸入大束的内部而将其分隔成若干小束。小的神经束内亦含有少量的结缔组织，围绕每一条神经纤维而形成**神经内膜**（endoneurium）。细小的神经分支所含的神经纤维不多，可以没有神经外膜，也可不分束，围绕神经的神经束膜薄而与神经内膜相延续。

参与组成神经干的结缔组织，虽然主要为无弹性的胶原纤维，但是仍然可以承受一定程度的牵扯。手术中将已游离出的一段神经拉长不超过其 10% 时，可无明显损伤。神经可以被拉长的道理有几方面：①小神经的神经束膜与神经内膜，以及大神经的神经外膜，不仅含有纵行波浪形纤维，也含有斜行螺旋形纤维，因而具有一定的弹性；②神经纤维的行程是曲折的，在牵扯结缔组织时可以使之变直而不至于受到过度牵扯；③在易于受压及牵扯的神经中，神经束内含有较多的脂肪，也可使神经耐受一定程度的牵扯；④神经纤维本身也有一定的弹性，髓鞘也可延长。

神经干内部的解剖：两条相邻的神经干可能为一个神经外膜鞘所包裹，外观上是一条神经，实际上两条神经的纤维在鞘内并不交错，分离一条神经时可以完全不伤到另一条神经。例如坐骨神经即为胫神经与腓总神经包在一个总鞘内。在少数人体中，此两神经是分开的，不形成坐骨神经总干。臂丛的主要神经干也是由神经外膜包裹一些大的神经而成，仔细分离时可以沿一些大的神经追踪至起始的脊神经。常见的许多神经分支的起始部位并不固定，可以起自神经丛或某一大分支，道理即在此。

所有大的神经干皆为传入纤维与传出纤维组成的混合神经，其分支亦皆含有传入纤维与传出纤维，而且常是来自几条脊神经。在大多数神经干中，有很多神经纤维重新排列组合。此种神经纤维的重新排列组合，包括分支及吻合，称为神经干内的局部解剖学，在临诊上具有一定的重要性。因为神经纤维再生时，趋向至神经干远侧断端距离最近的部分，所以在缝合断裂的神经时不能扭转，应尽可能对正位置吻合，以减少神经纤维再生时交叉愈合。例如一神经干的半边为传入纤维，另外半边为运动纤维，缝合断端时如果扭转 180°，近侧的传入纤维将长入远侧的运动纤维中，运动纤维将长入远侧的传入纤维中，结果将得不到功能恢复。此外，神经束间所含脂肪的多少，对吻合以后的神经纤维再生效果也可能有影响，脂肪多则使神经束分隔较远，吻合时原来的神经束不易对合准确。

神经的血液供应

在一条神经干的内部，有一些纵行的动脉供应神经纤维。在较大的神经干表面尚有一或两条纵行动脉，分支进入神经内。这些表面的动脉在不同平面有来自邻近动脉的分支加强（图 1－17）。在较小神经内部的动脉，有来自四周的结缔组织中的动脉小支加强。任何一条神经的血液供应来源皆不固定，常有几个不同来源。一动脉分支到达神经以后，即分为远、近两支，沿神经进行，与邻近的动脉分支吻合，成为动脉主干梗阻后的侧支循环通道之一。有人认为神经的血液供应在某一处受到影响时，可能影响神经的传导，甚至于使之完全阻断，神经纤维愈粗而传导愈快者，愈易受到影响。也有人不同意这种说法。一般皆认为当供应神经的血管有一支或数支中断以后，神经的功能仍可依靠在神经表面及内部的血管吻合来维持。神经干中的纵行动脉常可满足供应相当长的一段神经，可以允许分离较长的一段神

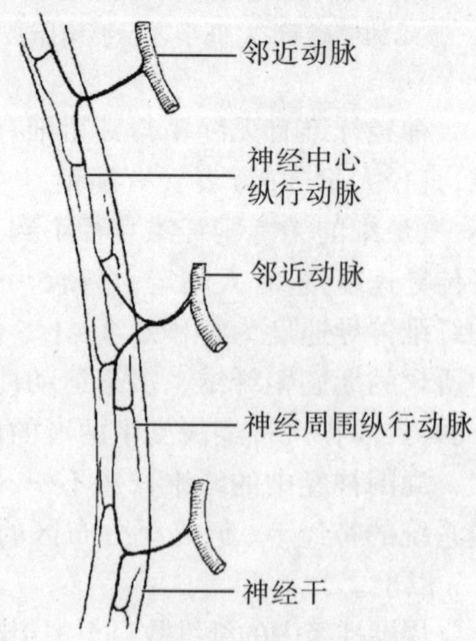

图 1－17　周围神经的血液供应

经而不影响其血液供应。有人发现剥除神经周围的结缔组织长达 15 cm 时，切断神经以后仍可见到出血。但也有人研究人体正中神经的血液供应，只在 6 ~ 8 cm 以内能有充分的血液供应。虽然如此，手术中仍应尽可能避免不必要的过长分离，对神经表面可以见到的纵行血管应该尽可能保留。

有人认为神经受压以后传导受影响的原因，主要是血液供应不足，而不是神经纤维直接受到影响。也有人认为供血不足与纤维直接受压均有影响，因为单纯缺血所引起的传导阻滞恢复快，而受压缺血所引起者恢复慢。某些神经对压力的耐受性大于另一些神经，一部分原因为二者所在部位的邻属关系不同，有的易于受到压迫；另一原因为神经中所含的脂肪性支持结构分量不同。例如腓总神经较其他神经易于受压，是由于其中所含脂肪性组织较少，而不是由于其血液供应量存在任何差异。

体壁的神经分布

体壁的神经供应，由脊神经按脊髓节段依次分布。每一脊神经出椎间孔以后随即分为前与后支（图1－18）。

后支（dorsal ramus）：脊神经后支向后走，一般再分为内外两支，供应脊柱与头颈部的伸肌及浅面皮肤。内、外侧支均供应肌肉。在胸 6 或胸 7 以上，内侧支分支供应皮肤，外侧支纯为肌支。在胸 6 或胸 7 以下则相反，外侧支分支供应皮肤，内侧支纯为肌支。所有脊神经后支皆不供应肢体的皮肤及肌肉。第一颈神经无皮支。末二颈神经及末二腰神经后支皆不供应躯干皮肤。下二骶神经及尾神经后支皆不分内外支。后支供应躯干皮肤的范围较肌肉为广，向外接近腋后线。

前支（ventral ramus）：脊神经前支分支供应颈部及躯干的侧面与前面皮肤。颈部仅有第 2、3、4 颈神经通过颈丛分支供应。第 5、6、7、8 颈神经及第 1 胸神经通过臂丛分支供应上肢皮肤。躯干皮肤由第 2 胸神经至第 1 腰神经依次分布。肋间神经各有一外侧支分布于侧面，各有一前支分布于前面。下 6 胸神经越过肋下缘供应腹壁皮肤。脊神经前支分支依次供应脊柱前面的屈肌，如头长肌、颈长肌、斜角肌、腰大肌、腰方肌及梨状肌等。全部胸神经及第 1 腰神经前支依次分支供应体壁的肌肉。每一肋间神经皆分支供应该肋间肌肉，下 6 胸神经延伸至腹壁供应腹壁肌肉。第 1 腰神经分出髂腹下及髂腹股沟神经，为供应腹壁的最低位脊神经。

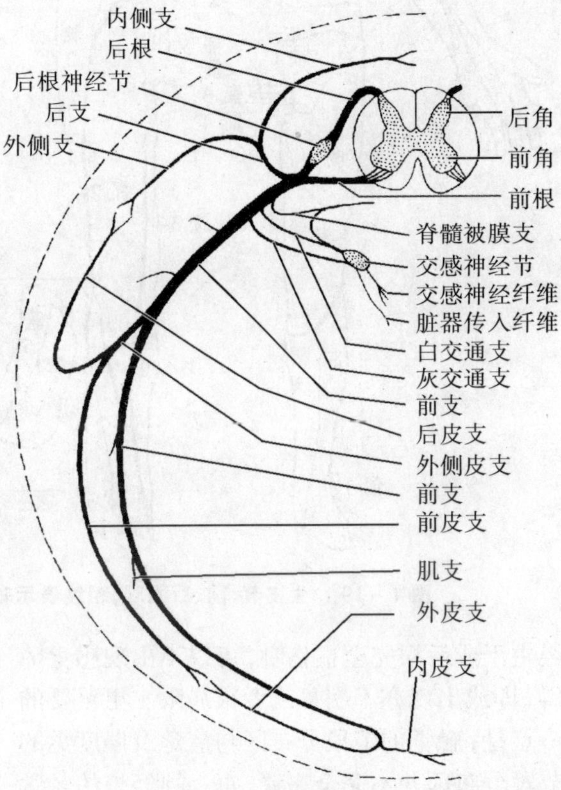

图 1－18 典型脊神经的分支

肢体的神经供应

某一脊神经的皮肤分布区称为**生皮节**（dermatome）（图 1－19，图 1－20）。在躯干部分相邻的生皮节有重叠，在肢体除轴线上以外亦皆如此。由不相连续的脊神经所分布的两个相邻生皮节的交界线，称为**轴线**（axial line），由躯干伸展至肢体。上肢的前轴线，由胸骨角起，沿第 2 肋软骨延伸至上肢的腕上部，可以头静脉的行程作为标志；后轴线由第 7 颈椎棘突起，向外延伸至上臂后面三角肌止点处。下肢的前轴线，由阴茎（阴蒂）根部起，跨过阴囊（阴唇），绕至股后面，向下经小腿后面至跟部，可以大隐静脉的行程作为标志；后轴线由第 4、5 腰椎间起，向外下曲行至股后面，下行跨过腓骨头至小腿后面中部，可以小隐静脉作为标志，进行低位腰椎麻醉或骶管内硬膜外麻醉时，很容易麻醉阴囊（阴唇）后 1/3 的皮肤，如果要使阴囊（阴唇）前 2/3 也获得麻醉时，麻醉平面即需再高 7 个脊髓节段。在轴线上相邻的生皮节之间没有重叠，临诊上检查皮肤感觉障碍区，测定神经损伤的脊髓节段平面时，应特别注意到这一点。

肢体皮肤及肌肉的神经供应皆通过神经丛。神经丛仅由脊神经前支组成，没有后支参加。脊髓的颈膨大部发出的神经组成臂丛，腰骶膨大部发出的神经组成腰骶丛。每一神经丛又分成前、后股，前股分支供应肢

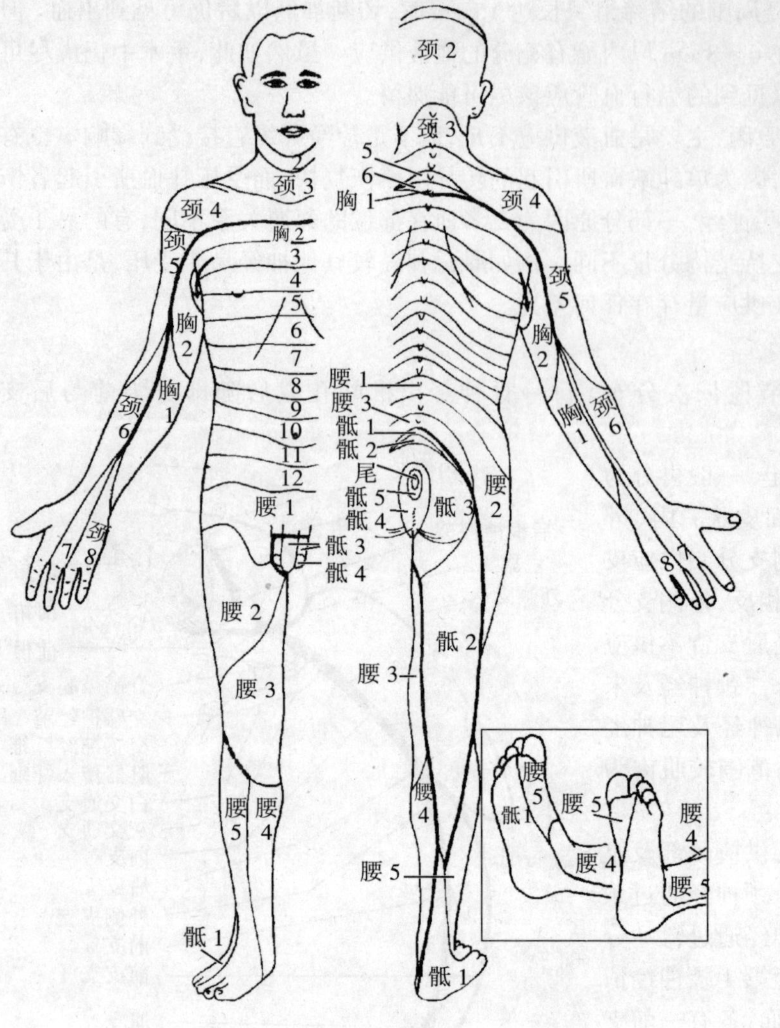

图 1－19　生皮节，前、后面观，粗线表示轴线

体的屈面，后股供应肢体的伸面。屈面皮肤的神经供应远较伸面为丰富，其感觉较为敏锐，尤以肢体远侧部分为显著。屈面肌肉的神经供应也较伸面的肌肉为丰富，其动作更快而细致。

皮肤神经供应的脊髓节段分布规律

周围神经中的**传入纤维**（afferent fiber），大部分分布于皮肤，一小部分至肌肉、肌腱、韧带中的结缔组织、筋膜、关节及骨骼等深部结构。皮肤的神经供应，大体上按脊髓的节段次序分布。相邻的节段分布区（生皮节）有所重叠。一般说来，任何一脊神经的皮肤分布区，皆为其相邻的近侧及远侧两脊神经重叠分布。例如第 4 胸节的分布区内，上半有第 3 胸节重叠分布，下半有第 5 胸节重叠分布。因此仅有一条脊神经主干或后根完全损伤时，可以不出现感觉障碍，即或出现亦不明显或者很局限。更重要的一点是，触觉的节段分布区与痛觉及温度觉的节段分布区并不完全一致，每一神经根的触觉纤维分布区的重叠范围略大于痛觉及温度觉纤维。如果仅有一条脊神经干或后根发生病变或损伤，仔细检查皮肤感觉时，常只能发现有限区域内出现痛觉减退的症状，很少出现痛觉丧失。而触觉则可能没有改变，因为触觉不如痛觉敏感。因此如怀疑某一节段神经有病变，例如疑为椎间盘突出的病例，检查痛觉时应注意及此。此外，在肢体分布区相邻的两条周围神经，分布区的重叠范围远较躯干为小，切断一条皮神经以后，常引起一定区域内感觉完全丧失，但不会大到整个分布区。由此可见，两条皮神经分布区之间的重叠范围，远小于相邻神经根分布区之间的重叠范围。各部位皮神经的分布范围详见各章节。

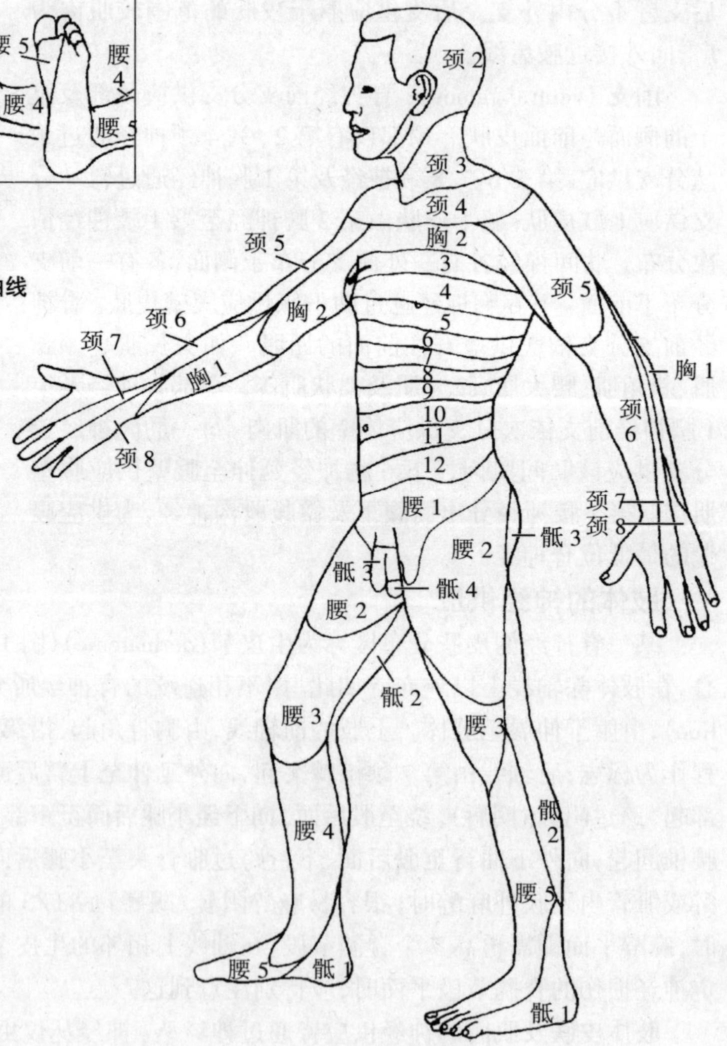

图 1－20　生皮节侧面观

脊神经的节段分布，可从图1－19及图1－20中看出，上肢桡侧的皮肤大致为第5、6颈脊髓节，尺侧的皮肤为第8颈节及第1胸节，乳头位于第4、5胸节，脐部位于第10胸节，腹股沟部为第1腰节，股部及膝部前面为第3、4腰节，足跟为第5腰节及第1骶节，股后面及小腿后面上部为第1、2骶节，会阴部为第3、4、5骶节。

肌肉神经供应的脊髓节段分布规律

邻近的各脊神经前根纤维，在神经丛及其分支中有所交错，因此大部分周围神经中皆含有几个脊髓节段起源的纤维。例如桡神经中即含有颈5～胸1各节的运动纤维。但是周围神经所供应的肌肉，又有明显的规律性节段分布。胚胎发生的早期呈节段性，各原始体节发育生成未来一定部位的结缔组织、骨骼、肌肉及皮肤，各体节又与原始的脊髓节段相关。在发育过程中此种节段排列在身体许多部分完全不留痕迹，然而在周围神经的感觉及运动分布方面却仍然保存如故。

横纹肌的脊髓节段分布规律性，特别表现在肋间肌的神经供应中。腹直肌的神经供应也是按照脊髓节段依次分布。其他肌肉的神经供应，大体上也表现此种规律。大部分肌肉的运动神经纤维，皆起自相邻的两个脊髓节，一些小的肌肉起自一节，一些大的肌肉起自三节或更多的节段。一条肌肉的运动纤维与传入纤维的脊髓节段起源常相同，但是也有例外，如膝腱反射的运动根为腰3，传入根则为腰4。作用于某一关节的一种主要运动肌肉，不论其部位如何，神经供应的脊髓节段起源皆相同，常为两节；对抗肌的神经供应起源亦常为两节，但是在顺序上则与前者相延续。因此可以认为在脊髓内具有关节的运动中心，趋向于占据四个节段。例如肘关节的运动中心为颈5～8，颈5、6供应屈肌，颈7、8供应伸肌。远侧关节的运动中心，常较近侧的关节低一节。例如髋关节的运动中心为腰2～5，膝关节为腰3～5及骶1，踝关节为腰4、5及骶1、2。

不同肌肉的神经供应脊髓节段起源，皆相当于发育过程中的相应体节。少数脊髓节段或前根发生病变时，仅影响到与其同体节发育形成的肌肉。而某一周围神经有病变时，则影响到其供应的所有肌肉。由此可见，对于运动障碍的病变，可以根据肌肉功能障碍的性质及范围来测定神经损害的部位。

神经病变

类型：神经病变的程度不一，轻微者可仅为暂时的缺血，对神经纤维的功能仅有暂时性影响，不至于发生解剖学改变。病变严重者可为完全被切断，断端有不同程度的回缩。神经受到过度牵扯的损伤，虽未断离，仍可有比较严重的损伤，在治疗上可能比切断伤更为困难。没有神经变性的病变称之为**神经失用症**，仅为神经纤维暂时失去传导功能。若干神经病变，神经纤维有的仅为暂时失去传导功能，有的则出现变性改变。这两种变化，不论单独存在或合并出现，常见的原因是受压及缺血。有的学者认为单独受压即可引起轴突变性，缺血只引起暂时的麻痹。而另一些学者则认为受压后引起的缺血为产生改变的实际原因。运动纤维较传入纤维更容易因受压或缺血而发生麻痹。一条神经只有一小段受压所产生的损伤，较轻于长段受压所产生的损伤。

对于暂时性的神经传导阻断，或者较严重的病变而神经未断离者，皆不需做手术。对于神经完全断离者则需行手术吻合，如有缺损，若不能通过游离神经或调节肢体姿势以补偿短缺时，即应行神经移植，以求能获得再生。神经断离与否，临诊上所表现的症状可能相同，因而单靠症状来决定是否需要进行手术常有困难。多有主张在有神经瘫痪的症状时，最好即行手术探查。

神经变性与再生：周围神经被切断以后，远侧段纤维即发生变性，髓磷脂及轴突均破坏而逐渐被吸收。约至伤后两周，雪旺鞘及神经内膜所形成的管状结构即变为空管。继而雪旺细胞增生，充填于管中。此种改变称为**华勒**(Waller)变性。神经的近侧段仅在残端有限的部分出现华勒变性。在神经被切断的残端有雪旺细胞向外生长，以图填补断端间的裂隙。如果裂隙过大而未能填补者，由近侧轴突向远端长出的再生纤维即不易通过而在近侧断端形成神经瘤，远断端形成神经胶质瘤。

周围神经的再生约在损伤第三周左右出现，开始为近侧断端的每一根神经纤维的残端长出若干分支。此种分支如果能进入远侧断端，即在神经内膜管中沿雪旺细胞的表面向下生长。一条内膜管中可有多至20条的再生纤维长入，但是仅有一条长大，其余均随即退化。再生的纤维长至内膜管分叉处亦即随之分叉生长。由此可见，神经内膜管及雪旺管对再生纤维有引导作用。神经再生时，常有若干神经纤维不能进入原来的神经内膜管而错入其他内膜管。有人认为有些周围神经再生以后出现运动及感觉失常的原因可能即在于此。此外，神经被切断以后，邻近的正常神经即受到刺激而长出侧支。这些侧支可以穿过神经鞘而长入邻近的已有变性的神经内膜管中，到达所供应的组织而起作用。

周围神经的再生速度每日约为 1 ~ 2 mm，平均约为 1.5 mm。但是再生的开始以及再生纤维到达供应组织以后的功能恢复过程，亦需要一段时间，其长短因病变的类型及修复方法的不同而有较大的差异，在仅有神经纤维变性的情况下较短，而缝合时对合不好或断端间有瘢痕形成者需时较长，有的学者认为在 40 ~ 50 d 之间，有的学者则认为需 80 ~ 160 d。因而估计功能恢复的时间，除应计算神经有病变的一段所需的再生时间以外，尚须加上此种时间。

影响神经再生的因素：神经再生的效果如何，与再生的纤维能否进入原来的通道有关。此外，伤口内有感染时，可在断端间形成瘢痕，或在神经周围发生纤维化，对于神经再生的效果亦有影响。因而在处理战伤时，对于断裂的神经采取二期缝合的原则，其理由之一即在于火器伤的损伤范围较大，不易避免感染。应先做好清创，待伤口愈合，瘢痕软化，关节恢复活动以后再行修复神经，以避免因感染妨碍神经再生。变性已久的神经，能够伸入远断端的神经纤维较少，一旦进入以后，其再生速度即与初变性的神经无所差异。神经断裂以后，远段即产生变性，但在形态上可持续 4 ~ 5 年不变。因此，缝合变性已久的神经，再生的纤维不易进入远侧残段的主要原因，可能为远断端有瘢痕形成；再生后功能不理想的原因，主要为神经干内有纤维化，以及原来供应的组织已发生萎缩，而神经纤维本身缺乏再生能力的可能性不大。然而临床医生多认为神经损伤几个月以后，变性的神经干即有明显的纤维化皱缩，影响再生。这可能是一种误解。

周围神经痛

神经痛（neuralgia）系指以某周围神经分布区疼痛为主要特征的一种临床诊断，由于周围神经根、神经节、神经丛、神经干或其分支的原发性或继发性损害而起。

神经痛可以有神经炎，也可无神经炎，不一定有病理改变。**神经炎**（neuritis）可以有神经痛，也可无神经痛，但必有病理改变。临床上常难于区分神经炎与神经痛。

关于皮神经痛，以往书籍中很少关注，文献中亦仅能见到个别报道，作者在短短的 4 年多接诊的患者超过 1 200 例，约占接诊的软组织伤病、痛的总病人数 1/5，包括全身各部位的皮神经。由此可见并不少见，一般多因不识而被忽视。

周围神经痛的病因，可为神经本身病变；可为脊神经后根在椎管内的行程受到压迫或刺激，如椎间盘突出症、肿瘤等；可为后根神经节的病变，如带状疱疹；可为神经节及合成混合神经通过椎间孔以后的行程中受到外因影响，如形成混合神经的部分、形成各神经干的部分、形成皮神经的部分，皆可因受到通过部位的肿瘤、炎症、骨性病变、肌肉痉挛或病变、筋膜挛缩或炎症、外伤等类刺激而出现神经痛。神经局部受压即可出现缺血、水肿及变性。

神经病变，如炎症，或神经受到刺激时的症状，主要是感觉改变，明显的是阵发痛觉症状，亦即神经痛为主要症状，慢性者常伴有麻木感或冷感。如果仅有一条脊神经根主干或后根完全损伤时，感觉改变可以不出现、不明显或很局限，因为在皮肤上相邻的节段分布区（生皮节）有所重叠。如果仅有一条脊神经根主干受伤，运动改变亦常不明显，因为绝大部分肌肉的神经支配皆源于两条以上的神经根，唯在慢性者可出现一定程度的支配肌萎缩。如果受累的是在神经丛或形成个别神经干以后的部分，症状常包括感觉与运动。如果受累的仅是所分出的皮神经，即仅有感觉改变，表现在该神经的分布区，而且基本上是接近全范围，因为两条皮神经分布区之间的重叠范围很小；此外，无任何发出点以上或以下神经干病变的其他体征。各皮神经的分布区详见各章节。

按上述，神经在不同部位的病变，原因不一，症状也不尽相同，仔细查询，多不难确定诊断，关键在于医生要了解周身各神经的起源、组成、分支、分布及功能，才能判定病变是在神经的哪一段，亦即判定是神经有关分布范围的病变，或是在神经的某条分支以下或以上的病变。同时又须了解神经行程中的邻属关系，了解与各神经有关的骨骼与体表标志，有关肌肉的起止、行径及表面定位，有关韧带筋膜的部位、形态及特征等，才易于按症状及体征判定病变是神经本身的病变，或是因神经在行程中某一处受到外在病变的影响所致。

供应肌肉的神经为混合神经。脊神经在前后根合成以后即成为混合神经，含有最终的皮神经。据此，周围神经干的病变，皆必累及肌支与皮支，所供应的肌肉出现相应的症状与体征，常见肌萎缩。但是肌肉疼痛的症状则不一定出现，如有也比较模糊，查体也很难确认，定位困难。

据笔者对神经痛病人的观察，发现所遇病例绝大部分皆为皮神经痛，病因不外乎是在行程中受到相邻的骨膜炎症、韧带或筋膜改变（如纤维织炎）的刺激所致，很少是神经本身的原发性病变。其他病因所致者，如椎间盘突出症、胸廓上口综合征等类病变，神经受到明显外界病变的压力而产生的疼痛，比较少见，一般情况下不难鉴别。皮神经痛的诊断要点是分布区疼痛，有的无疼痛，仅有冷或麻木感，针刺检查皮肤痛觉敏感或迟钝，所以一般仅用一注射针头检查痛觉即可。

针对上述的病因，治疗原则是消除使神经受卡压的纤维织炎或骨膜炎症。在所遇 1 200 余例中接受注射治疗者超过 1 150 例，采用糖皮质激素混悬液，如强的松龙（prednisolone），每次用量一般 25 mg，最多不超过 37. 5 mg，加适量的局部麻药，注射到估计神经受累的部位，一般 1 ~ 3 次，间隔 1 周，效果良好。对于具体的神经，详见各章节。从治疗效果看，上述病因分析，有所验证。但是在上述接受治疗的病例中，绝大多数是单发，亦即仅为某一条皮神经痛，另有少数病例是多发，亦即不止一条皮神经受累，可为 2 条、3 条，有的多至 5 条，互不相干。先治疗严重的，疼痛消失后再治较轻的。对于此类慢性患者皆辅以维生素 C 及 B 类药物口服，急性者不用。有的病人原严重的神经痛消失以后，3 ~ 4 周未治疗的轻度神经痛自动消失，可能与服药有关。有的不行，逐条神经注射而后痊愈。对于急性病例，注射数日内感觉完全恢复正常，在慢病例，疼痛消失后，感觉恢复多很慢，可迟至数周。按这种情况，笔者考虑皮神经痛的病因可能不完全是局部受到卡压所致，神经原已有某种生理改变，耐受性减低，易激惹性增加，在病因方面亦属值得注意的问题。

第十节　植物神经系统

中枢部分

植物神经系统（autonomic nervous system）亦称**自主神经系统**，包括**交感神经系统**（sympathetic nervous system）与**副交感神经系统**（parasympathetic nervous system）两大部分。此仅为其传出部分，对与其相应的传入部分，现只了解到脏器的传入纤维及冲动。

植物神经系统的中枢部分，已经肯定者，交感神经系统由脊髓的胸段及上 2 腰节发出，副交感神经系统由脑干及脊髓的第 2、3 或 3、4 骶节发出。因此，两个系统又可分别称为植物神经系统的胸腰系统及颅骶系统。

发出交感神经系统节前纤维的神经元胞体，位于脊髓的全部胸节及上 2 腰节的灰质侧角内（中间外侧柱）。发出副交感神经系统节前纤维的神经元胞体，分别位于脑干的几个核内及脊髓第 2 ~ 4 骶节的灰质侧角内。位于脑干中者有动眼神经的副交感核、面神经的上涎核、舌咽神经的下涎核及迷走神经的运动背核等四对。

植物神经系统的传入纤维终核，已知者仅有面神经、舌咽神经及迷走神经的脏器传入纤维所终止的孤束核，与口、咽、肺、心、食管、腹腔内的消化道上部及其腺体等处的传入纤维有关。交感神经传入纤维终于脊髓灰质的后角及中间带。

植物神经系统的中枢部分，除上述以外，第三脑室底的下丘脑与植物神经系统的活动有关。大致上其前部为副交感区，受刺激后可以引起膀胱收缩、胃肠活动增加、心跳减慢、血管扩张及出汗等反应。交感区的范围较广，主要在下丘脑的后外侧部，受刺激以后可以引起血压升高、心跳加速、瞳孔扩大、立毛、血糖增高及胃肠活动等反应。大脑皮质的某些部分、海马、丘脑的一部分、基底核、网状结构及小脑等处，对植物神经系统的功能均有影响，其作用途径主要可能通过下丘脑，再由此处发出传出纤维，与脑干及脊髓的植物神经系统中枢联系。此外，下丘脑又与垂体有联系而作用于内分泌系统。由此可以认为，植物神经系统的最高调节中枢可能在下丘脑。

周围部分的组成

植物神经系统的周围传出部分，由节前纤维、神经节及节后纤维组成。发出节前纤维的神经元细胞体位于脑干及脊髓的中枢部分。发出节后纤维的神经元胞体位于神经节中。

节前纤维（preganglionic fiber）为细的有髓鞘纤维，在一部分脑神经及脊神经中进行一短程以后即分离，单独集合在一起进入神经节。由脊神经至交感神经节的节前纤维形成**白交通支**。

神经节(ganglion)有的位于脊柱旁，有的围绕主动脉及其分支，有的位于供应器官的内部。神经节仅为传出道路上的中途站。在植物神经纤维由脑或脊髓至所供应结构的传出道路上，仅在上述三类神经节中的一处有细胞突触，不会多于一处，也不会没有细胞突触。唯一例外的是供应肾上腺髓质的节前纤维直接终于髓质中，中途没有突触，因为肾上腺髓质系由神经组织发育形成，本身可以代表一次突触及节后纤维。

节后纤维(postganglionic fiber)为中途站神经节中的神经元胞体发出的无髓鞘纤维。所有灰交通支皆由此类纤维构成。副交感神经的节后纤维很短。节后纤维随血管及脊神经分布于身体各部。

交感神经系统

节前纤维：由脊髓胸腰段交感神经中枢部分的神经元胞体发出的纤维，称为节前纤维，通过胸1～腰2脊神经的前根出脊髓，在脊神经前、后根联合以后又离开脊神经而形成**白交通支**(white ramus)，与脊柱旁交感神经节相连。节前纤维有的即终于脊柱旁交感神经节，有的则通过脊柱旁交感神经节而终于脊柱前神经丛(图1－21)，另有一些直接终于肾上腺髓质。

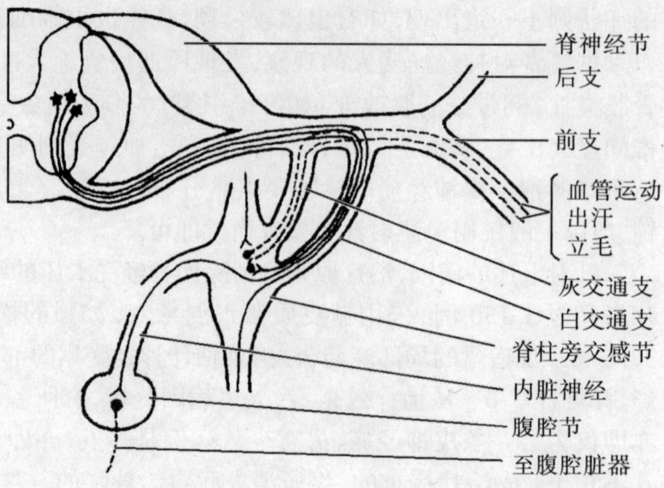

图1－21　交感神经的传出道路，实线表示节前纤维，虚线表示节后纤维

交感神经干(sympathetic trunk)：脊柱旁的交感神经节由颅底下方伸展至尾骨，相邻神经节间有纤维相连而形成神经节链。在第5腰椎平面以下，两侧的神经节间有横的联系。交感神经节与脊神经间有灰、白交通支相连。一般情况下，每侧有3个颈节、11个胸节、4个腰节及4个骶节，最低位者为两侧合成的1个**奇神经节**。节的数目并不恒定，相邻的神经节常相融合，例如颈下节常与第1胸节合而形成星状节。此外，常有少数节后纤维神经元胞体聚集在灰交通支上，形成中间节，特别是在颈部与腰部较为常见。

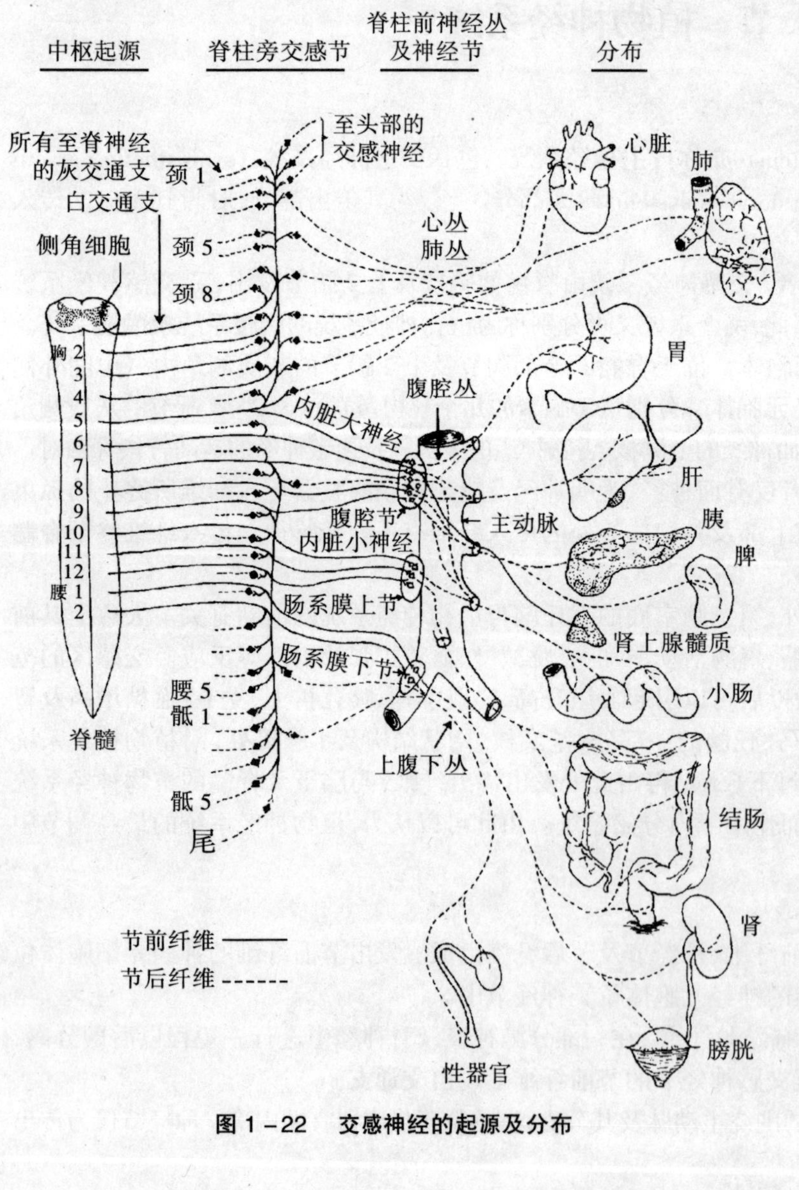

图1－22　交感神经的起源及分布

脊柱前神经丛(prevertebral plexus)：此类神经丛(含有神经节)包括心丛、肺丛、食管丛、腹腔丛、主动脉丛、肠系膜上丛、肠系膜下丛、肾丛、上腹下丛及骨盆丛(下腹下丛)。心丛位于主动脉弓的下面及后面。肺丛位于肺根的前后面。食管丛围绕食管。腹腔丛围绕腹腔动脉的起始部，在动脉的两侧形成两个大的腹腔节。主动脉丛依附于腹主动脉。肠系膜上丛围绕肠系膜上动脉的起始段。肠系膜下丛围绕肠系膜下动脉的起始段。肾丛围绕肾动脉。上腹下丛位于第5腰椎体前面。骨盆丛位于膀胱基部后外方。各种神经丛不仅含有交感神经纤维，也含有副交感神经纤维。

神经节的分支与节后纤维：由交感神经节发出的分支有两组，一组至肢体及体壁，一组至脏器(图1－22)。

至肢体及体壁的分支为神经节内胞体发出的节后纤维。节后纤维无髓鞘，组成**灰交通支**(gray ramus)至脊神经，随之分布。脊神经有白交通支相连者仅为胸1～腰2。由脊髓的交感神经中 枢发出的节前纤维通过上述各白交通支，有的即终于相应的神经节，有的则通过相应的神经节；后者在交感干内向上或向下进行，终于近侧或远侧的神经节，或是通过相应的神经节而组成至脊柱前神经丛的分支。终于颈部交感神经节的节前纤维起自脊髓胸上段。终于腰下部以下交感神经节的节前纤维起自脊髓胸下段及腰上段。每一脊神经均接收一条灰交通支。脊柱旁交感神经节的数目与脊神经并不相等，因而有的神经节仅发出一条灰交通支，有的则发出几条灰交通支。例如颈上节发出4条灰交通支至上4颈神经，颈中节发出两条灰交通支至第5、6颈神经，颈下节发出两条灰交通支至第7、8颈神经。颈下节又发出分支至锁骨下动脉的周围，形成锁骨下袢，沿动脉的分支分布，完全为节后纤维。

交感神经至脏器的分支可以分为几部分：①由颈上节发出至头部的分支，围绕颈动脉形成**颈动脉丛**，随动脉分布，完全为节后纤维，供应瞳孔开大肌及颈动脉分支的收缩神经。颈下节发出节后纤维随椎动脉分布；②颈交感神经节发出节后纤维至咽部、甲状腺及心丛；③上5个胸交感神经节发出节后纤维至食管丛、心丛及肺丛；④由第5～9胸交感神经节发出纤维组成内脏大神经，完全为节前纤维，到达腹腔丛，与其中的节后纤维神经元胞体发生突触。由第10～11胸交感神经节发出纤维组织成内脏小神经至腹腔丛，也完全为节前纤维，通过腹腔丛，主要至肾丛及肾上腺。第12胸交感神经节发出纤维形成内脏最下神经，终于主动脉丛或肾丛，亦为节前纤维。腹腔丛沿主动脉延伸形成主动脉丛、肾丛、肠系膜上丛及肠系膜下丛，由各丛发出的交感神经节后纤维随腹主动脉的各分支分布于腹腔内脏器；⑤由上部腰交感神经节发出脏支至上、下腹下丛，一半为节前纤维，一半为节后纤维。由上、下腹下丛发出的节后纤维，随血管分布于盆腔内脏器。

副交感神经系统

颅副交感神经(cranial parasympathetic nerve)：第Ⅲ、Ⅶ、Ⅸ、Ⅹ脑神经核中含有颅副交感神经的中枢部分。由第Ⅲ、Ⅶ、Ⅸ脑神经核发出的副交感神经节前纤维，随相应的脑神经进行，至有关的神经节（睫状神经节、翼腭神经节、下颌下神经节及耳神经节），与其中的运动神经元胞体发生突触。此类神经节皆有一运动根、一感觉根及一交感根。运动根即为进入神经节的副交感神经节前纤维。由各神经节内的运动神经元胞体发出的副交感神经节后纤维，通过神经节的分支分布于一定的部位。由第Ⅹ脑神经核发出的副交感神经节前纤维，走到所供应的器官壁内，与该处的运动神经元胞体发生突触。各脊柱前神经丛仅容迷走神经至脏器的节前纤维通过。副交感神经的节后纤维很短，神经元胞体在紧邻所供应的脏器附近或其壁内组成神经丛(图1－23)。

骶副交感神经(sacral parasympathetic nerve)：脊髓第2、3或第3、4骶节内含有骶副交感神经的中枢部分，由此处发出的节前纤维随第2、3或第3、4骶神经出脊髓，再离开脊神经，形成2～3条细的盆内脏神经，亦称勃起神经，进入位于骨盆侧

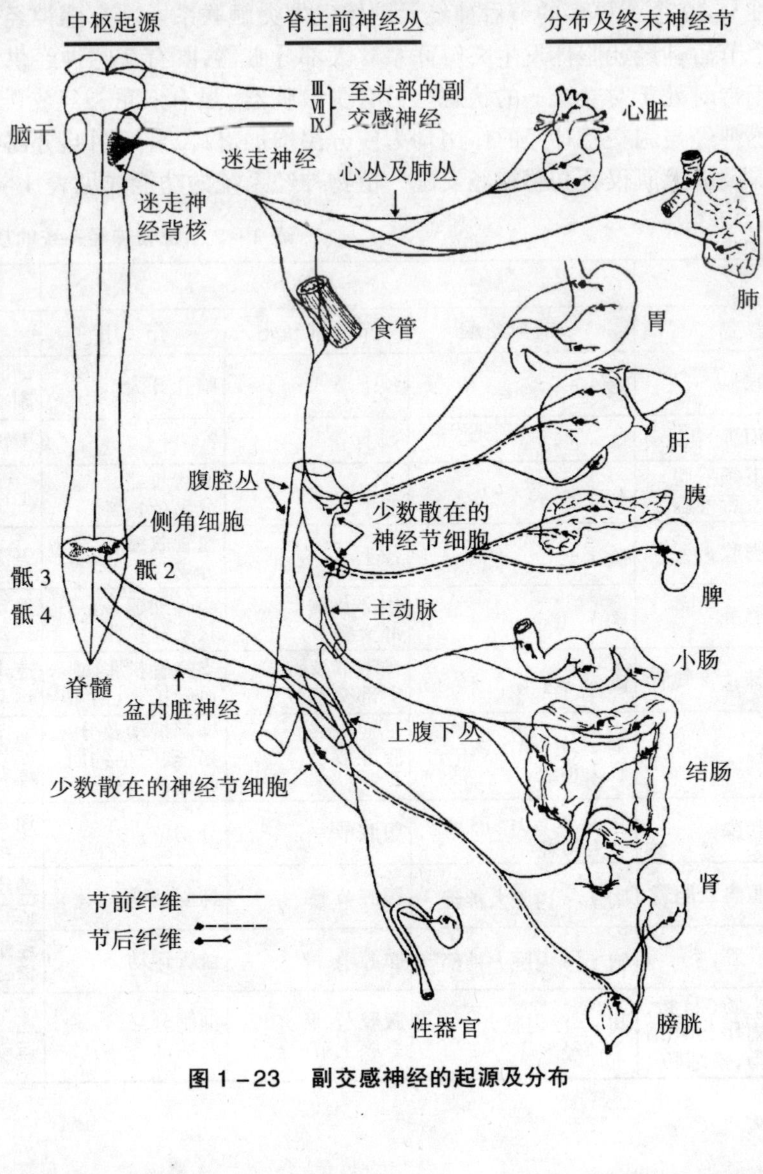

图1－23 副交感神经的起源及分布

壁与脏器间的骨盆丛，再分布到由泄殖腔发生形成的全部脏器（膀胱、子宫及直肠等），在脏器壁内与节后纤维神经元胞体发生突触。阴部神经中亦含有副交感神经纤维，分布于阴茎或阴蒂。

传入道路

交感神经传入道路（afferent pathway）：身体各部均有交感神经传入纤维，亦呈节段性分布于脏器及血管，绝大部分末端为游离的神经末梢，少数形成特殊的结构，例如在肠系膜中形成环层小体。传入纤维与至各部的传出纤维伴行，通过白交通支进入脊神经。在颈部、下腰部及骶部，有一些传入纤维通过灰交通支至交感干，在其中向下至胸段或向上至上腰段。传入纤维的神经元胞体位于脊神经的后根神经节内，向心纤维通过后根进入脊髓。在周围交感神经丛内的有髓鞘纤维有一些可能为传入纤维。对于交感神经传入神经元胞体向心纤维的行径所知不多，可能终于脊髓灰质的后角及中间带，冲动的一部分到达交感神经传出神经元，一部分在侧索内向上行，最终到达感觉中枢。

副交感神经传入道路：颅副交感神经的传入纤维随第Ⅶ、Ⅸ、Ⅹ脑神经进行。神经元胞体位于各神经的感觉神经节中，向心纤维与该脑神经核及下丘脑有联系，与感觉中枢间也有联系，例如味觉。迷走神经中没有传导痛觉的纤维。骶副交感神经的传入纤维通过勃起神经，神经元胞体位于第2、3或第3、4骶神经的后根神经节中。这一部分纤维传达盆腔脏器的痛觉冲动。由于股后部皮肤由第1、2、3骶神经的分支股后皮神经分布，因而盆腔脏器病变的疼痛可能牵涉至股后部，且可能被误为坐骨神经痛。

功能

一般功能：植物神经系统分布于身体的平滑肌及若干腺体，平滑肌包括血管壁、胃肠道、呼吸道及泌尿生殖系统的平滑肌与皮肤的立毛肌，心肌亦受植物神经系统支配。交感神经的作用比较广泛，一条节前神经纤维与20个或更多的节后神经元胞体发生突触联系。副交感神经的作用比较局限，一条节前神经纤维仅与1个节后神经元胞体发生突触联系。大部分脏器，既有交感神经供应，也有副交感神经支配，两者的作用相反，正常时处于对立统一的状态。另有少数脏器，虽有双重神经支配，但其作用却是协同的，例如供应涎腺的交感神经与副交感神经的作用均为使分泌增加，仅二者所引起分泌物的成分不同而已。躯干及四肢的血管、汗腺及立毛肌仅有交感神经支配。植物神经系统的功能详见表1－2。

表1－2　植物神经系统的功能

器　官	交感神经			副交感神经		
	节前神经元	节后神经元	作　用	节前神经元	节后神经元	作　用
眼	胸 $_{1、2}$	颈上节	瞳孔开大	动眼神经副交感核	睫状神经节	瞳孔收缩（对光调节反应）
泪腺	胸 $_{1、2}$	颈上节	?	上涎核	翼腭神经节	分泌
下颌下腺及舌下腺	胸 $_{1、2}$	颈上节	血管收缩，分泌（?）	上涎核	下颌下神经节	分泌，血管扩张
腮腺	胸 $_{1、2}$	颈上节	血管收缩，分泌（?）	下涎核	耳神经节	分泌，血管扩张
心脏	胸 $_{1\sim4(5?)}$	颈部及胸上部交感节	心跳加速，冠状动脉扩张	迷走神经运动背核	心丛	心跳变慢，冠状动脉收缩
肺及支气管	胸 $_{2\sim7(2\sim4?)}$	颈下节及胸上部交感节	支气管扩张，血管扩张（?）	迷走神经运动背核	肺丛及支气管丛	支气管收缩，分泌（?）
胃	胸 $_{6\sim9(5\sim11?)}$ 内脏大神经	腹腔节	抑制蠕动及分泌，幽门括约肌收缩（?）	迷走神经运背动核	胃丛	分泌，蠕动增加，幽门舒张
胰腺	胸 $_{6\sim9(5\sim11?)}$ 内脏大神经	腹腔节	分泌（?）	迷走神经运动背核	动脉周围丛	分泌胰液及胰岛素
胆囊及胆管	胸 $_{7\sim9}$ 内脏大神经	腹腔节	抑制蠕动	迷走神经运动背核	脏器内或附近神经丛	蠕动增加
肝脏	胸 $_{7\sim9}$ 内脏大神经	腹腔节	血管运动	迷走神经运动背核	肝丛	?
小肠，盲肠，阑尾，升结肠，横结肠	胸 $_{8\sim12}$ 内脏大小神经	腹腔节，肠系膜上节	抑制分泌及蠕动	迷走神经运动背核	肠系膜及黏膜下丛	分泌，蠕动增加

续表 1－2

器 官	交感神经			副交感神经		
	节前神经元	节后神经元	作 用	节前神经元	节后神经元	作 用
降结肠,乙状结肠,直肠	胸 12,腰 1、2	肠系膜下节,上腹下丛,骨盆丛	抑制分泌及蠕动	骶 2～4	肠系膜及黏膜下丛	分泌,蠕动增加
肾脏	胸 12,腰 1 (胸 11～腰 2?)	腹腔节,肾丛	血管运动改变	?		
肾上腺	胸 11～腰 1 (胸 10～腰 2?)	肾上腺髓质细胞	分泌	?		
输尿管及膀胱	腰 1、2(胸 11、12?)	上腹下丛,骨盆丛	血管收缩	骶 2～4	膀胱丛,输尿管丛	逼尿肌收缩
子宫	胸 12～腰 1	上腹下丛,骨盆丛	子宫收缩?	骶 2～4	骨盆丛	血管扩张
头、颈(皮肤,肌肉)	胸 2～4(5?)	颈中、上节	血管收缩,分泌汗液,立毛	无	无	
上肢(皮肤,肌肉)	胸 3～6(2～8?)	星状节,胸上部交感节				
下肢(皮肤,肌肉)	胸 10～腰 2 (胸 11～腰 2?)	腰下部及骶上部交感节				

立毛冲动及反射:交感神经受刺激时使立毛肌收缩,毛发竖立,皮肤出现鸡皮疙瘩。常见的刺激是寒冷,厌恶、尖锐噪音及精神刺激等因素均可引起。此类情况所引起的反射应通过大脑皮质及下丘脑。局部皮肤受刺激后所引起的反射仅通过脊髓。在脊髓胸 1～腰 2 之间有病变时即可能产生立毛反射改变。交通支及脊柱旁交感神经节有病变时亦可伴有立毛反射改变。切除星状节以后,同侧的面、颈及上肢范围内立毛反射应即消失。某一周围神经被切断以后,其皮肤分布区的立毛反射亦消失。

汗腺的神经供应:供应汗腺的神经纤维与供应立毛肌的纤维伴行,二者均具有胆碱能的作用。某一周围神经有病变时,刺激轻者可引起分布区内出汗过多,病变严重时即不出汗,皮肤干燥脱屑。此种现象常见于正中神经有病变时。交感神经节有病变时,分布区内亦不出汗。

血管运动纤维及反射: 交感神经血管运动纤维的作用为使血管收缩。至身体周围的纤维与供应立毛肌及汗腺的纤维伴行,大体上呈节段性分布。动脉、小动脉及小静脉均有交感神经供应,大脑血管亦不例外。较大动脉的起始段,如肱动脉及股动脉,有直接发自交感神经节干的纤维。肢体较远侧的交感神经供应,即来自邻近的伴行神经。供应动脉的交感神经围绕动脉形成神经丛,并深入动脉壁中,血管外膜中的神经纤维有一部分为有髓鞘纤维,肌层中含有细的无髓鞘纤维。毛细血管有很细的神经纤维伴行。交感神经系统及肾上腺对毛细血管无明显作用。毛细血管口径的变化并不与动脉及小动脉相一致,例如在开始发烧时,皮肤可因毛细血管收缩而呈灰白色,但同时可因小动脉扩张而发热。

中枢神经系统对周围血管舒缩具有调节作用。刺激中枢神经系统的某些部位,例如脑下部的网状结构、下丘脑以及大脑皮质的某些部位,可以引起周围血管扩张或收缩。交感神经对血管的作用主要为收缩。对于是否存在使血管舒缩的神经纤维曾有不少争论。目前一般公认的是精索及供应外生殖器的副交感神经中含有此种纤维。刺激周围神经可引起血管舒张的原因,在于其中所含交感神经纤维的一部分具有胆碱能的作用。此种纤维不仅供应汗腺,也有一部分供应血管,特别是肌肉中的血管。至于在心脏、皮肤及肠道上是否含有此种舒张纤维则尚未确知。当刺激供应血管的一束交感神经纤维时,使血管收缩的作用常特别显著。交感神经系统周围部分有病变时主要影响其血管收缩功能。在中枢神经系统的某些部位受到刺激时可以产生血管舒张的反应,因而可以认为,在正常情况下,收缩与舒张反应可以单独出现。

血管运动反射,在维持血压及对各器官供应血量的适当分配方面特别重要。通过脊髓的横行血管运动反射,表现为一手受寒冷刺激时,常引起双手的血管运动变化。在脊髓横断性病变以后的重新调整期,病变平面以下的血管运动反射常增加。脊髓病变在腰 2 以下者不出现血管运动改变。腰椎麻醉时常出现血压下降的原因,即为脊髓胸下段被麻醉以后,供应腹腔脏器的血管运动神经被麻醉,引起较大范围内的血管扩张并容纳较多的血量,以致周身的有效血液循环量相对减少。由于交感神经对于血管的作用是通过去甲肾上腺素,所以在进行腰椎麻醉的同时,如果皮下注射适量的麻黄素,即可防止血压下降。

毛细血管口径的变化主要受局部组织内的化学成分影响。当组织的代谢活动增强时,氢离子浓度增加,二氧化碳增加,促使毛细血管扩张,增加供血量,组胺亦有使毛细血管显著扩张的作用。

腹腔脏器神经供应的一般规律

供应腹腔脏器的交感神经节前纤维大部分通过内脏神经。由于供应同一脏器的节前纤维与传入纤维的脊髓节段起源相同,传入纤维也应通过内脏神经。上二腰神经中的节前纤维及传入纤维通过腰交感干的脏支、主动脉丛及其所分出的神经丛分布于腹腔及盆腔脏器。腹腔脏器的副交感神经供应,位于结肠脾曲以上者来自迷走神经,以下者来自骶副交感神经。

副交感神经供应: 迷走神经进入腹腔分支供应胃以后,即与交感神经丛混杂,终于消化道壁内的神经节。骶副交感神经终于降结肠以下及盆腔脏器壁内的神经节。一般说来,供应腹腔脏器的副交感神经的作用为促进腺体分泌及消化道的蠕动,交感神经的作用则为抑制分泌及蠕动、促进肾上腺素的分泌以及脏器血管收缩。不论直接刺激交感神经或副交感神经,所产生的结果并不恒定,而是取决于受刺激时的活动状况。例如进行迷走神经切断术,主要目的在于减少胃的分泌,但是有时会产生胃胀气及排空迟缓的不良后果。此种手术虽然切断大部分消化道的副交感神经供应,但是受到影响的主要是胃。此外,进行腹腔内交感神经切断术以后,其中所含的副交感神经难免同时被切断。

交感神经供应: 供应腹腔脏器的交感神经形成神经丛随血管分布。很少有进行神经丛的手术。进行胸腰交感神经节切除及内脏神经切除术可以比较完全地切除腹腔脏器的交感神经供应,可以产生局部或广大范围的血管扩张。由于同时切断肾上腺的神经供应,其血管收缩作用也受到控制。

供应腹腔脏器的交感神经节前纤维通过白交通支进入交感干以后,可以立即终于所进入的神经节,可以在交感干内上行而终于上一神经节,也可下行而终于下一神经节,或者仅通过交感干构成至脏器的内脏神经及腰交感干的脏支而终于脊柱前神经节。由各种神经节发出节后纤维至所供应的脏器。

脏器感觉与牵涉性疼痛: 从临床观点看,脏器传入纤维的重要性并不低于传出纤维。正常情况下由脏器传入的冲动很多不易被觉察,但有时则可传达到大脑皮质的感觉中枢,如饥渴,膀胱及肠道的充盈感觉等。脏器对触摸、刀割及冷热等不敏感。因此在局部麻醉下进行脏器的手术时,仅在壁层腹膜、胸膜或心包受到刺激时,或在牵扯肠系膜时,病人才有疼痛或不舒适的感觉。某些脏器的许多病变没有疼痛的症状,例如心内膜炎、肺结核及肾肿瘤等。而另一些脏器病变则可有剧痛,这些脏器必然有感觉纤维分布。产生此种疼痛的最常见原因是由于空腔脏器膨胀,引起脏器壁中的平滑肌强力收缩,亦即痉挛。例如患胆管或输尿管结石,可因梗阻而产生阵发性绞痛。此外,肝、脾等实质性脏器的包囊受到快速牵扯时,亦可产生疼痛感觉。心脏突然缺氧时可产生绞痛,其他器官亦可能有此种现象。脏器发生炎症时有的可有疼痛,可能是由于脏器壁的肌肉猛力收缩所致,例如膀胱炎或肾盂炎;另一些情况下则可能是由于壁层腹膜受到刺激所致。脏器疼痛的性质与身体浅部结构的痛觉有异,范围较广,并有向皮肤区域扩散的倾向,后者称为牵涉性疼痛。

大部分脏器的传入纤维随交感神经走行(图 1-24),神经元胞体位于后根神经节中,向心纤维经后根进入脊髓。脊髓节段分布区大体上与供应该器官的交感神经相同。切断内脏神经、相应的交通支或后根时,可以消除来自上腹部脏器的疼痛。但是也有一些病例,切断后根并不能获得满意的效果,其原因是可能尚有其他传入道路。其他脏器如降结肠、乙状结肠、直肠、膀胱颈、前列腺及子宫颈等处的传入纤维皆通过第 2~4 骶神经后根进入脊髓,并不通过交感神经。膀胱底及子宫底的传入纤维通过腹下丛及第 11 胸至第 1 腰神经后根进入脊髓,仍然通过交感神经。

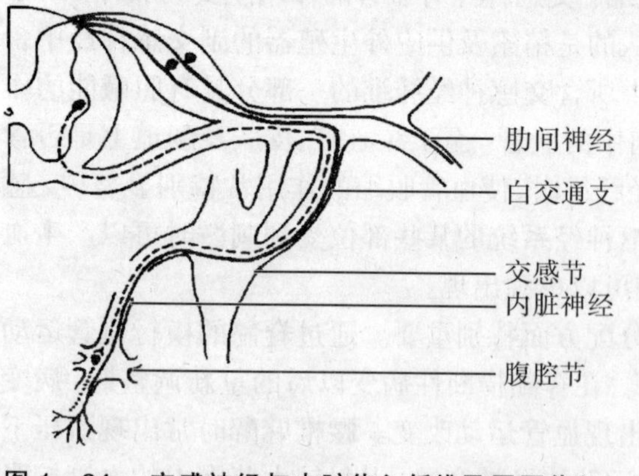

图 1-24 交感神经与内脏传入纤维及周围传入纤维的行径,实线表示传入纤维,虚线表示交感神经节前纤维,点线表示交感神经节后纤维

若干脏器的病变,常在身体表面一定区域内出现牵涉性疼痛。疼痛区域内的皮肤常有感觉过敏,也可能出现血管运动改变、立毛反射或反射性肌肉痉挛,但是此类症状并不一定与疼痛同时出现。总的说来,脏器的皮肤反应区,大体上是和供应该脏器的交感神经起源相同的脊髓节段分布区一致。例如与胃相当的生皮节为胸 6 ~ 9,亦即腹上区,主要在左侧,贲门端靠近侧,幽门端靠远侧,患胃溃疡时常出现腹上部疼痛。与肝脏及胆囊相当的生皮节为胸 7 ~ 9,位于腹上区右侧,患急性胆囊炎时出现右上腹部疼痛及肌肉痉挛;又由于右膈神经有分支参与供应肝脏及胆囊,因而常出现右肩部牵涉性疼痛。与阑尾及盲肠相当的生皮节为胸 10 ~ 12, 患急性阑尾炎时即出现右下腹部疼痛及肌肉痉挛, 并可能出现下腹部立毛反应。与肾脏相当的生皮节为胸 12 及腰 1,患肾绞痛时疼痛常向腹股沟部及睾丸扩散。与心脏相当的生皮节为胸 1 ~ 4,患心绞痛时疼痛部位常在胸前左侧上部及左上臂尺侧。疼痛觉传入纤维进入脊髓骶段的脏器,与其相当的生皮节即为相当的骶节。关于脏器病变时所产生牵涉性疼痛的反射传导途径,尚未完全了解,说法不一。

供应腹腔脏器的传入纤维的起源,有的为单侧,有的为双侧。位于正中线两侧的结肠,分别来自同侧的内脏神经及交感干。肝脏及胆囊主要来自右侧。胃及胰腺来自两侧的内脏神经。胃的幽门部主要来自右侧的内脏神经,贲门主要来自左侧的内脏神经。小肠来自两侧。肾脏及输尿管分别来自同侧。

关于血管的感觉问题, 前已述及供应血管的神经中含有传入的感觉纤维。临床上在结扎未经麻醉的动脉时常引起疼痛。实验中也可见到注射有刺激性的药液于未去神经的动脉中时,可以引起疼痛。并随即出现血压上升的现象。血管的感觉纤维仅随血管进行一短程,随后即离开而进入主要的神经干,神经元胞体位于后根神经节中。

病变症状

由于对植物神经系统的结构及功能的认识尚不完全, 所以临床上对该系统病变的了解很不足。虽然在许多病变中可因植物神经系统受累而出现一些症状, 但常不易肯定什么症状是由于植物神经系统本身病变所产生。现仅能重点述及植物神经系统的主要部位有病变时可能出现的有关主要症状。

下丘脑病变:此部有病变时常见的症状有:①尿崩症;②体温失调;③血管运动失调;④睡眠失调;⑤肥胖性生殖器退化;⑥消化道出血及溃疡。可能出现的症状有:①**霍纳**(Horner)**综合征**(瞳孔缩小,上睑下垂,面部血管扩张及不出汗);②情绪改变。颅底骨折可能伤到下丘脑,某些病例可能出现尿崩症。原发或继发肿瘤均可能影响到下丘脑。下丘脑的血液供应丰富,很少受到血管病变的影响。颈内动脉或大脑动脉环的肿瘤偶可压迫到下丘脑。常见下丘脑受累的情况是中枢神经系统感染,例如流行性乙型脑炎及脊髓灰质炎。有的慢性胃溃疡及十二指肠溃疡病例,在下丘脑中可以见到有多数小出血点。

脑桥及延髓病变: 这些部位有病变时, 可能阻断植物神经系统由脑至脊髓的传导束路。在急性病变中,病变平面以下同侧的植物神经系统反射可能消失,表现为不出汗、立毛反射消失及血管扩张等。待早期休克过后,由于失去中枢的调节机能,霍纳综合征即可能很明显,身体两侧温度及出汗差别逐渐消失,患侧的立毛反射增强。

脊髓病变: 脊髓第 3 腰节以上的病变如果累及侧索时, 植物神经系统的下行传导束可能被阻断, 一段时间以后,在某些病例中可以见到植物神经系统的脊髓反射增强。立毛反射为同侧性,血管运动反射及出汗反射为双侧性,因而在诊断方面的价值以前者为大。但是立毛运动失调的脊髓节段平面,与体表症状的节段平面并不完全一致。脊髓有横断性病变时,对膀胱的随意控制能力即告丧失。

脊髓胸上段病变常出现交感神经节前神经元受累的症状。例如上两胸节有病变时, 即出现同侧**霍纳综合征**。如果上 4 至 5 个胸节有病变时,尚可能另外出现同侧面部及上肢的血管运动、出汗及立毛反射消失等症状。如果病变在下部胸节及上部腰节,上述症状即出现在下肢。应注意者由于每一交感神经节接收来自几个脊髓节段的纤维,必须有几节脊髓出现病变,植物神经的脊髓反射症状始比较显著。另一方面由于在脊髓发生病变一时期以后,植物神经的局部反射即逐渐加强,血管运动及出汗反射减弱的症状将逐渐减轻。

脊髓骶部病变所产生的症状较为复杂,形成所谓的圆锥综合征。躯体症状包括骶中、下段的生皮节及生肌节。可能出现骨盆出口的肌肉软瘫,包括肛门外括约肌、膀胱括约肌、坐骨海绵体肌及球海绵体肌。感觉丧失区包括会阴全部,呈现所谓的鞍状麻木,如有疼痛则出现在骶生皮节的范围内。副交感神经节前纤维损伤的症状有膀胱、乙状结肠及直肠麻痹,尿潴留而不能自行排空,周围性刺激亦不能引起膀胱的收缩反射,无自发性排便,过一段时期以后可能出现自主性直肠。在男性尚另有不能勃起及射精障碍的症状,但是由于输精管及精囊的神经供应来自交感神经而仍可排出精液。

周围部分病变: 脊柱旁交感神经节有病变时所产生的症状,与脊髓侧角病变所产生的症状相似,但无躯体运动及感觉方面的症状。在交感干的中段有较多的神经节发生病变时才出现症状,而在颈段或腰段仅有很局限的病变即可出现症状。常见的是胸上段及颈下段或者星状节病变,同侧头颈及上肢不出汗、血管扩张及立毛反射消失,病变累及颈下节时即出现霍纳综合征。胸腹腔脏器的交感神经供应断绝以后常无明显症状。

脊神经丛或周围神经有病变时,在周围感觉神经分布区内出现交感神经损害的症状,例如节段性血管扩张、不出汗及立毛反射消失等。

植物神经系统的手术概述

切断交感神经传导道的手术方法,有动脉周围交感神经切除术、神经节切除术、交通支切断术及内脏神经切断术等。

动脉周围交感神经切除术: 此为显露动脉的一段,剥除其外膜,以去除其四周的交感神经丛。由于动脉的交感神经供应分段发自邻近的神经干,所以进行此种手术仅能暂时消除动脉远端的痉挛,对于周围血管疾患仅能获得暂时性疗效。在处理动脉外伤时,应尽可能剥除损伤的动脉外膜或切除动脉的挫伤部分,以消除血管远端及侧支循环血管的交感神经反射性痉挛。

神经节切除术或白交通支切断术: 此类手术可以完全切断有关区域内的交感神经供应,多用于治疗四肢的血管疾患。切断白通支的手术为节前纤维切断术。断交感干或切除交感节为节后纤维切断术。一般多认为节后纤维被切断以后的再生,较慢于节前纤维被切断以后的再生,而且较不完全。此外,也多有认为切断节后纤维以后,远侧供应区内的平滑肌,特别是血管,即对血循环中的肾上腺素敏感,单纯的节前纤维切断术以后则无此现象。例如使瞳孔扩大的交感神经节后纤维起自颈上节,临床上有时用肾上腺素溶液滴眼,观察瞳孔的反应,以鉴别颈交感神经的病变为节前纤维损伤或为节后纤维损伤。为节前神经元的病变,即病变在颈上交感神经节的近侧,则瞳孔的变化很轻微或无变化。如果病变在颈上交感神经节的远侧,瞳孔即显著扩大。此种对肾上腺素敏感度增加的现象,曾被认为是在进行节后纤维切断术以后,易于再发生血管痉挛的原因之一。但是也有人认为不论在节前或节后纤维切断术以后,均使手指的血管对肾上腺素的敏感度增加。也有人认为对肾上腺素的敏感度是逐渐减低的,在症状明显复发时可能已完全消失。

供应上肢的交感神经节前纤维,起自脊髓第3~6胸节,最高者可起自胸2,节后纤维发自上部胸交感节及星状节(图1-25)。切除**星状节**及第2、3胸交感节,亦即所谓典型的颈胸交感神经切除术,可完全切断上肢的交感神经供应。此种手术为节后纤维切断术(图1-26),用以治疗**肢端动脉痉挛症**(Raynaud病)时症状即易再发。因此,如果仅切断第2、3胸交感节的所有交通支,并在胸3以下切断交感干,即可不伤到供应上肢的节后纤维。但是手术后可因被切断的纤维再生而使症状复发,如果在切断上述交通支及交感干的同时,再在椎管内切断胸2、3前根,并将切断的交感干向上翻起包埋在一个丝质的套子内,即可避免再生(图1-27)。手术中保留星状节及第一胸白交通支的道理,在于不伤到通过该交通支扩大瞳孔的交感神经纤维,以期不出现**霍纳综合征**。手术中要切断第2、3胸交感节所有交通支的原因是手术野中难以辨认灰交通支与白交通支,故不得不全部切断。

供应下肢的交感神经节前纤维起自脊髓胸10~腰2节段,节后纤维发自下部腰节及上部骶节(图1-28)。切除第1、2腰交感节及其间的交感干,可将供应下肢的交感神经节前纤维完全切断(图1-29),用以治疗肢端动脉痉挛症、早期**血栓闭塞性脉管炎**(thromboangitis obliterans)及**灼性神经痛**(causalgic neuralgia)等疾患,均可获得一定的疗效。第2腰交感神经节的交通支方向朝上,第3、4腰交感神经节的交通支方向朝下,手术中可以据此加以辨认(图1-30)。手术中同时切除第3腰交感神经节的目的,仅在加大交感干间的空隙,以减免再生的可能。如果不切除交感神经节,而仅切断第1、2、3腰神经的所有灰交通支,同时在第3腰交感神经节以下切断交感干,亦可切断下肢的交感神经供应。采取神经节干切断术时,应注意此种手术方法为切断各神经节的所有灰白交通支,在男性作用于射精功能的交感神经主要通过第1腰交感节的白交通支,如果切除两侧的第1腰交感神经节,多数病人将永远丧失射精功能。因此,在进行两侧的腰交感神经节切除术时,应尽可能保留第1腰节。此外,前已述及在第5腰椎平面以下,两侧的交感神经节之间有横的联系,因而有人认为欲完全切断一侧下肢的交感神经供应,最好做两侧交感神经节切除术。

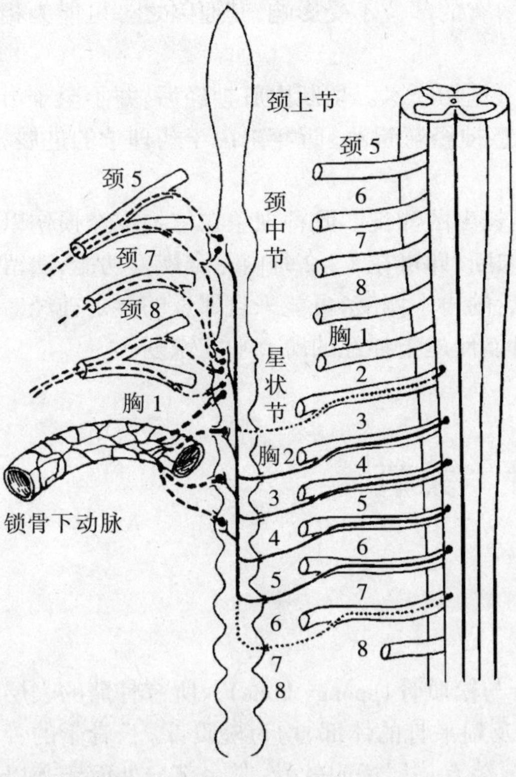

图 1－25　上肢交感神经供应的起源及行径，实线表示节前纤维，点状线表示可能出现的节前纤维，虚线表示节后纤维

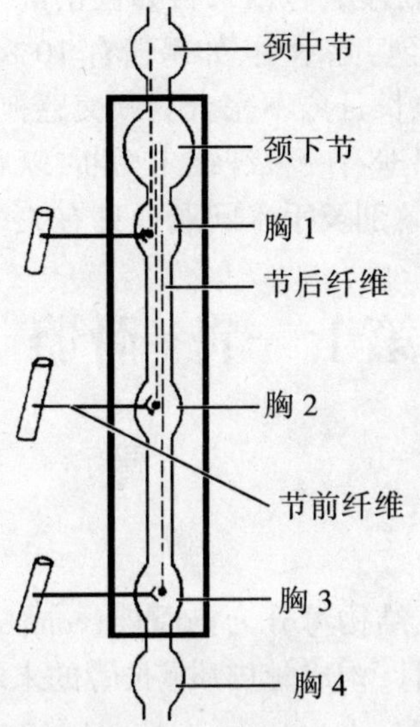

图 1－26　颈胸交感神经节切除术，粗线格内表示切除范围，伤及供应上肢的节后纤维

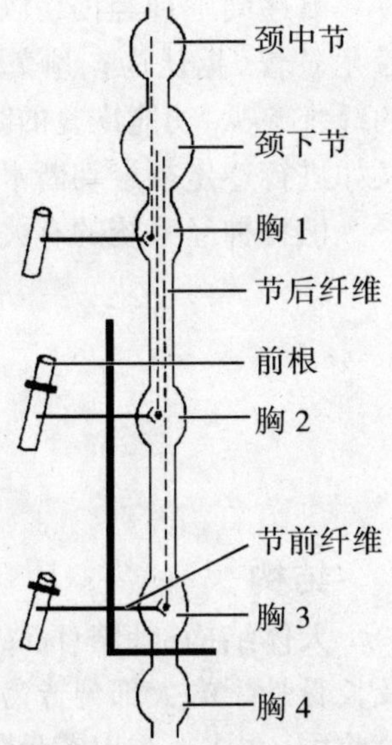

图 1－27　治疗肢端动痉挛症交感神经切断方法，粗线表示切断部位，不伤到供应上肢的节后纤维

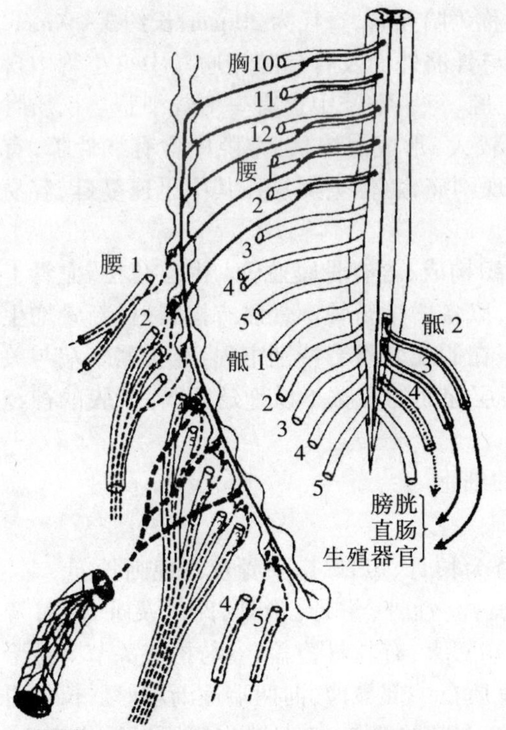

图 1－28　下肢交感神经供应的起源及行径，实线表示节前纤维，虚线表示节后纤维。图右侧起自脊髓骶节的表示供应盆腔脏器的副交感神经，点状线表示可能出现的节前纤维

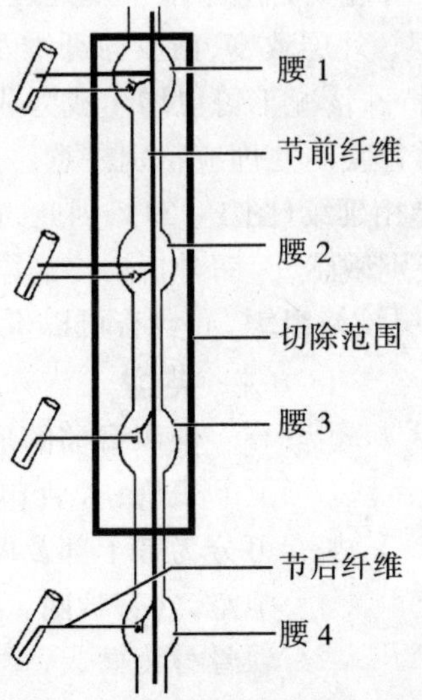

图 1－29　腰交感神经节切除术范围

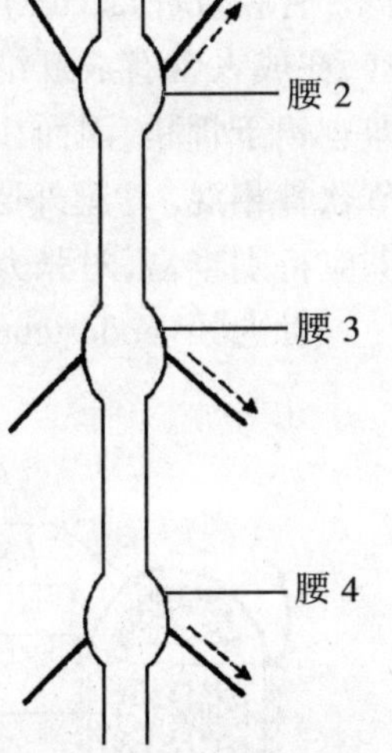

图 1－30　箭头表示腰交感神经节交通支的方向

进行交感神经节切除术以后,有时可见在其节后纤维分布区内有的部位不受影响,其原因之一可能为相应的脊神经后根上有中间神经节。

切断内脏的交感神经供应的手术,有内脏神经切断术及上腹下丛切断术。切断内脏神经后,并不至于出现明显的腹腔内脏器的症状。过去对若干病变曾有采用不同的交感神经切断术。近年来由于药理学的进展,这方面手术已少应用。

前述周围神经损伤以后的再生，包括来自邻近正常神经纤维长出的侧支。此种现象在植物神经损伤以后尤显著。据认为在颈交感神经切除术中,如果遗有10%的纤维未断,即可在1~2月内完全恢复功能,遗留的纤维愈少,功能恢复的时间愈长且愈不完全。颈交感神经切除后的再生侧支,可能来自邻近的迷走神经。又如进行迷走神经切断术,如果遗有一根纤维未切断,以后即有可能使迷走神经的所有功能恢复。

植物神经系统的有关局部解剖及手术问题详见有关章节。

第十一节　骨骼　软骨　关节

骨　骼

结构

大体结构:骨骼(bone)依其结构可分为**密质骨**(compact bone)与**松质骨**(spongy bone)。所有骨骼的表层及长骨骨干的大部分皆为密质骨,构成骨皮质。长骨的末端,短骨及扁平骨的体部,均为松质骨。长骨干的骨髓腔中,在成人充以**黄骨髓**(yellow bone marrow)。骨骼的关节面覆盖有一层透明软骨,其余部分外面皆盖以骨膜,骨腔的一面盖以**骨内膜**。

组织结构: 密质骨与松质骨的组织结构基本相似。密质骨表面紧邻骨膜的部分为一薄层与表面平行的骨板,深处主要由**哈弗**(Havers)系统组成。此系统由3~10层骨质围绕一中央小管形成同心圆的板状。各系统间含有层次不规则的骨质板,称为间质骨板。哈弗系统的中央管又称为哈弗管,直径为20 μm,长约3~9 mm,大体上沿骨骼的长轴排列,并且分支相互连接,穿过骨膜及骨内膜与骨骼外面及骨髓腔相通。中央小管中含有血管神经束、网状组织及成骨细胞。在骨板之间含有许多小的空腔,每一空腔中含有一个骨细胞。松质骨中亦含有骨板,这些骨板平行分叉而不是同心圆排列,骨板间空隙较大,形成海绵状,空隙中含有红骨髓,有产生红、白细胞的功能。骨骼为无伸缩余地的组织,有病变时易出现剧痛,急性炎症易在其中迅速蔓延,容易早期引起骨质坏死,因而患急性骨髓炎时应争取早期处理。

骨膜(periosteum)分内、外层。外层致密,由胶原纤维及弹性组织构成,含有骨膜血管。内层疏松,血管丰富,在成人含有成纤维细胞,在特殊情况下可以增生成为成骨细胞,以备增生新骨。骨骼有损毁时,新骨增生即有赖于骨膜,因而在手术中对骨膜的处理应特别注意。骨膜内层在骺线处附着特别牢固,至骨骼末端与关节软骨相混。骨膜外层与关节囊相延续(图1-31),因此,在骨膜两层深面的积脓不易蔓延至骺。骨膜的神经供应特别丰富,对张力或撕裂特别敏感,因而骨折后疼痛剧烈。

骨内膜(endosteum)为一薄层结缔组织,亦含有可以生成骨骼的细胞。

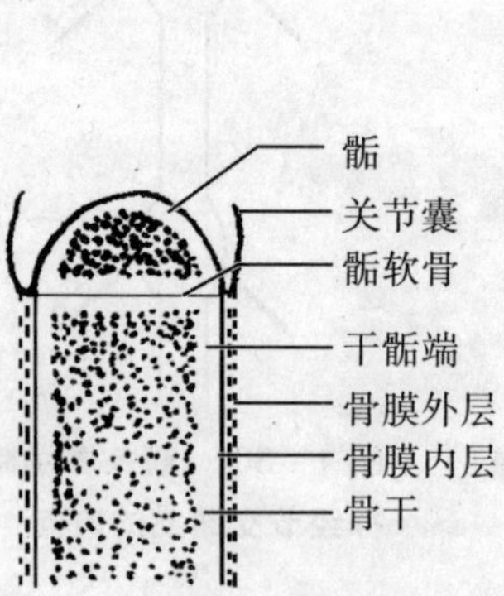

图1-31　骨骺与骺软骨及关节囊的关系

类型

依照骨骼的形状,可分为长骨、短骨、扁平骨及不规则骨。

长骨: 长骨包括四肢长骨、锁骨、掌骨、指骨、跖骨及趾骨等,皆可分为骨干部及两端。骨端膨大,有软骨覆盖,参与构成关节。骨干中空,含有骨髓。骨干的皮质在中部最薄,向两端逐渐增厚。长骨由软骨骨化而成，每一长骨皆在胚胎第2~3月时出现原发骨化中心，开始骨化；生后不久，一端或两端又出现继发骨化中心，开始骨化。例外的是锁骨不含骨髓腔，手(或足)的末节指(或趾)骨的远端皆不参与构成关节。

短骨: 短骨包括腕部的腕骨及足部的跗骨，由软骨骨化而成，生后不久即开始骨化。短骨大致呈方形,可分出六面。

扁平骨:扁平骨的结构为两层板状密质骨夹以松质骨。颅骨的大部分、胸骨、肋骨及肩胛骨等皆属于此类。扁平骨在初生时仅为一层骨板,几年以后始渐生成松质骨而将骨板分为两层。

不规则骨:不规则骨的形状不规则。脊椎骨即属于此类,颅骨中除扁平骨以外亦属此类,由松质骨及骨髓包以一层密质骨而成。

子骨(sesamoid):子骨为存在于某些肌腱中的小骨,无骨膜,其参与构成关节的游离面有关节软骨覆盖。髌骨为身体中最大的子骨。

副骨(accessory bone):有一些骨骼由几个骨化中心生成。有时有1个或几个骨化中心未与其他中心融合以致形成分离的小骨。也有时出现异常的骨化中心,形成分离的小骨。这两种小骨皆称为副骨。常见出现副骨的部位为头部、腕部及踝部。此类副骨在X线下易被误为骨折。但是副骨常两侧皆有,可同时检查两侧以鉴别之。副骨的边缘有一层密质骨,骨折片的边缘则无密质骨,亦可协助诊断。

长骨发育未完全以前的分部

长骨骨化未完全以前,可分为骨干、骺、骺软骨及干骺端四部分(图1-32)。

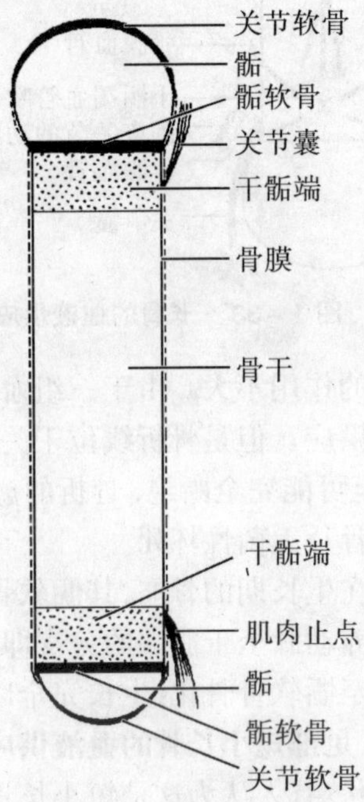

图1-32 长骨生长未完全以前分部

骨干(diaphyses):骨干呈管状,皮质由密质骨构成。皮质的内面有一层松质骨。管腔为骨髓腔,含有黄骨髓。骨干虽然中空,但是强度并不明显低于组成及粗细皆相同而不含空腔的实质性结构。任何长骨皆非笔直,常在不止一个平面上出现弯曲。在弯曲的凹面,骨皮质较厚于其他部分,骨的强度借此得以代偿。

骺(epiphysis):大部分长骨的两端至少有1个骺,有的有几个骺,每一端的骺中有1个盖以关节软骨,此骺有一部分或全部位于关节囊内。手足部较短的长骨仅一端有骺。骺由继发骨化中心形成。

骺软骨(epiphyseal cartilage):骨干的末端与骺间含有一片骺软骨。骨骼长度的增加,即由于此软骨板的增生使相邻的骺及干骺端骨质增加。骨化未完成前受到外伤时,即可能发生骺连同骺软骨与骨干分离。骺软骨已骨化后受到同样外力时,则可能发生关节脱臼。在老年人受到同样外力时,则易发生该骨颈部骨折。骺分离虽然属于骨折,但是因为断面平滑,易于复位,不似一般骨折因断端不整齐而不易复位。骺软骨移位后未能复位者,或者有损伤者,皆可能发生骨化,使长骨的生长停止,结果患肢较短于健侧。

干骺端(metaphysis):骨干紧邻骺软骨的部分称为干骺端,在临床上重要性较大。干骺端的血液供应丰富,为骨骼生长最活跃的部分,较骨干的其他部分为软弱,因而骺及骺软骨易在此处与骨干分离。肌肉、肌腱、关节囊及韧带多附着于干骺端或其邻近部分,使干骺端易受损伤。损伤即使很轻微,有时亦可成为骨髓炎等骨骼疾病的诱因。干骺端常有一部分位于关节囊内,因而干骺端的病变容易蔓延到关节囊内,关节内的病变也容易蔓延到骨干。较易发生感染的各骨骼及关节的关节囊反折线与骺线的关系,将在有关章节叙述。

长骨发育完全以后皆成为骨质结构,不再有骺、骺软骨及干骺端等分部。

血液供应

供应骨骼的血管,走到骨骼的管道中,无伸缩余地,因而骨折后或手术中骨断端的渗血皆不易停止;有急性炎症时亦不易有血管反应,容易发生局限性坏死。骨骼的血液供应来源,依其形状而有不同,本节仅述及长骨及扁平骨血液供应的一般规律,其他类型骨骼的血液供应将在有关章节中叙述。

肢体长骨的血液供应:供应长骨的血管,一般可以分为滋养动脉、骨膜血管及通关过节囊来的血管三组(图1-33)。

滋养动脉(nutrient artery)可为一条或数条,后者可来源于相邻的不同动脉。滋养动脉及其伴行静脉,在进入骨骼以前的行程比较曲折,因而可避免在运动时受伤。血管一般是斜行通过骨皮层,进入骨骼以后常分为两支,分别走向骨骼的两端并分支供应骨髓的大部分及骨皮质的深部,终支到达干骺端。

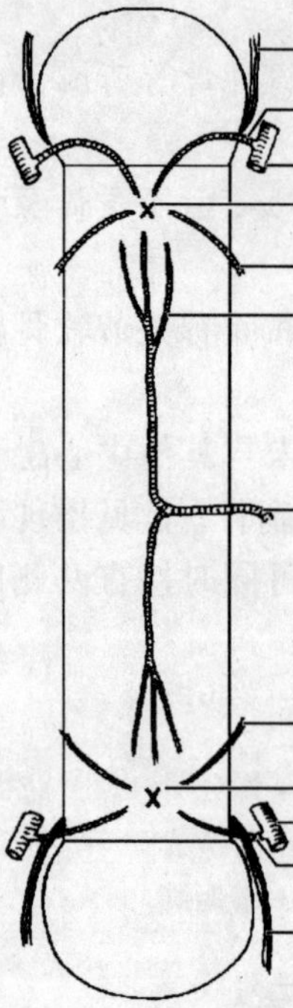

图 1-33 长骨的血液供应

骨膜的血液供应： 丰富，多认为此类血管尚发出小支供应骨皮质的浅部。另有人认为骨膜血管与骨皮质血管之间只有毛细血管联系，正常时血液由皮质流向骨膜，仅当皮质的供血量减少时血液始由骨膜流间皮质。

通过关节囊来的血管： 发自围绕关节的动脉网，于骨端穿过关节的纤维囊，在反折的滑膜与骨面之间向上或向下走向骨端。此类血管较来自骨膜的血管多而且大，因而位于关节囊内的骨骼部分，不论是骺或骨干，一般皆有较多的动脉入孔。由于关节囊内的骨骼部分出来的静脉，另有孔道，不似在骨干部分与动脉同经一孔，亦为形成这一部位孔多的原因。此类血管有时称之为干骺血管，分支供应骨端的骨质及骨髓。在骺线位于关节囊附着线以外(关节囊外)的骨端，通过关节囊来的干骺血管即主要供应骨骺部分，骺软骨存在时可能另有小的分支穿过骺软骨供应干骺端。在骺线位于关节囊附着线以内(关节囊内)的骨端，干骺血管即有较多的分支进入干骺端。

上述三组血管在干骺端相互吻合，由此可见干骺端的血液供应特别丰富。由三组血管的分布情况看，可见长骨的血液供应，大部分来自滋养动脉；骨膜血管供应的范围有限，在侧支循环方面所能起的作用不大。由于三组血管分散在许多部位进入，所以在某一处发生骨折，一般皆不至于影响到骨骼的血液供应。但是骨折线位于关节囊内者，例如股骨颈囊内骨折，小骨折片的血液供应或多或少会受到影响，甚至可能完全断绝，骨折的愈合即因血液供应缺乏的程度不同而有不同程度的延迟，甚至于不能愈合而发生小骨片无菌性坏死。

处在生长期的骨骼，其骺软骨上很少或无血管通过，供应骺的血管与供应骨干的血管之间即很少或无吻合。滋养动脉至干骺端的分支即为终末动脉，易因病变而发生栓塞，所以儿童患骨髓炎时易于首先发生在干骺端。至骺软骨骨化，生长完全以后，滋养动脉与干骺血管之间即建立吻合，不再出现上述临床现象。

手、足部短小长骨的血液供应： 此类骨骼仅一端有骺及干骺端，滋养动脉进入骨干后随即分为若干细支，形成丛状。有人认为这是短小长骨患结核等病变常由中部开始，而不像四肢长骨是由一端开始的主要原因。此类骨骼的血液供应，幼年时期主要来自滋养动脉；至成年以后即主要来自骨膜血管，滋养动脉的血液供应较不重要。此类骨骼骨骺端的血液情况供应情况与长骨相同(图 1-34)。

扁平骨的血液供应： 肩胛骨及髋骨等扁平骨的滋养动脉，进入骨骼以后即分支分散于骨骼的全部(图1-35)。此类骨骼来自骨膜血管的血液供应丰富，较为重要。

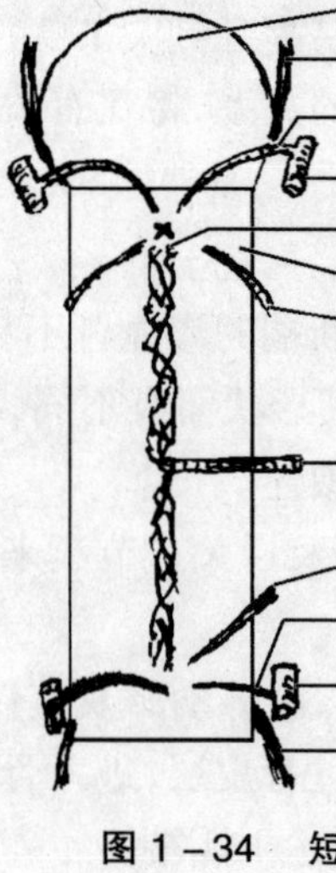

图 1-34 短小长骨的血液供应

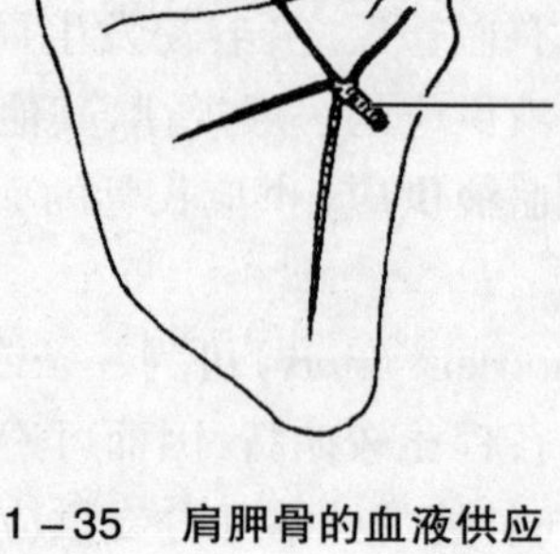

图 1-35 肩胛骨的血液供应

淋巴回流

骨膜中含有淋巴管,并伴随血管进入骨骼。

神经供应

供应骨骼的神经,含有传入的感觉纤维及交感神经纤维,伴随血管进入骨骼,伸入骨髓。神经纤维的功能主要为传导痛觉。骨折时的疼痛,主要为沿血管走在哈弗小管及骨髓中的神经受到刺激所致,注射麻药至骨折端即可止痛。患骨肿瘤时疼痛的原因也是如此。手术中钻松质骨时所引起的疼痛较密质骨为显著。骨骼疼痛除出现在局部以外,也常扩散或者牵涉至他处。

位于皮下部分的骨膜,神经供应来自供应皮肤的神经。深部骨膜的神经供应,来自邻近肌肉的神经分支。骨膜很敏感,特别是对于撕裂伤及张力。

骨骼的发育

骨化类型:骨骼由中胚层发育而成,先形成结缔组织或软骨,而后再骨化形成骨骼。直接由结缔组织骨化形成的骨骼称为**膜性骨**。先形成软骨而后再骨化的骨骼称为**软骨性骨**。

骨化中心(center of ossification):任何骨骼开始骨化的部位称为骨化中心(点)。不同的骨骼开始骨化的时间不同,但是绝大部分皆在胚胎第二月时开始骨化。许多骨骼为多个骨化中心形成。一骨骼有几个骨化中心出现于不同时期者,最早出现的1个称为**原发骨化中心**(原发骨化点),其他皆称为**继发骨化中心**(继发骨化点)。如果某一骨骼第一次即同时出现几个骨化中心,则均称之为原发骨化中心。绝大部分骨骼的原发骨化中心皆出现在胚胎时期,少数骨骼出现在出生以后。腕骨、除跟骨以外的跗骨,以及一些扁平骨,皆完全由原发骨化中心形成。所有长骨以及其他一些骨骼,皆有继发骨化中心。几乎所有继发骨化中心皆在出生以后出现,骨化方式与原发骨化中心相同。由原发骨化中心形成的部分称为骨干。由继发骨化中心形成的部分称为骺,因而继发骨化中心又称为骨骺中心。

膜性骨的骨化:颅顶部及面部骨骼,下颌骨及锁骨等,皆属于**膜性骨**(membrane bone)。膜性骨的骨化过程不经过软骨阶段,其他过程与软骨骨化相同。骨化由骨化中心开始,成骨细胞在结缔组织中增生形成骨骼。此类骨骼的再生力很小,例如颅顶部骨骼即无再生能力。此类骨骼少见发生急性化脓性骨髓炎,而发生结核之类慢性骨髓炎者则较多。

软骨性骨的骨化:大部分骨骼皆属于**软骨性骨**(cartilage bone)。在胚胎早期,先有间质组织聚集,大部分在第6周时变成透明软骨,略具未来骨骼的雏形,表面有骨膜覆盖。继后在透明软骨中出现原发骨化中心,骨化由此向两端进行。大部分长骨在胚胎第8周时开始骨化,至出生时骨干部分即已骨化完全,骨端仍为软骨性的骺(图1-36)。在胚胎时期的软骨骨化过程中,沿骨骼的全长有若干血管进入,以后血管的数目随骨化过程的进展而日趋减少,最后仅遗有早先供应骨化中心的动脉形成该骨的滋养动脉。

骺部于一定时期出现继发骨化中心,进行骨化。一骨端的继发骨化中心可以不止1个。当骨干和骺的骨化接近完全时,两部分之间仍然存在着一层未骨化的软骨,称为骺软骨。骺软骨的边缘在骨骼的表面形成一道粗糙线,称为**骺线**(epiphyseal line)。在X线下所见的软骨透明区也称为骺线。在骺软骨的两侧,骨骼继续增长,骨干的一侧(亦即干骺端)生长较快。至骨骼长到充分长度以后,骺软骨即骨化,骨干与骨骺融合,生长即停止。骺与骨干融合以后,在骨骼的表面仍可见到较为粗糙的骺线,在骨骼的剖面上也可见到骨质密度较大的骺线,但是在X线下不再见到骺线。

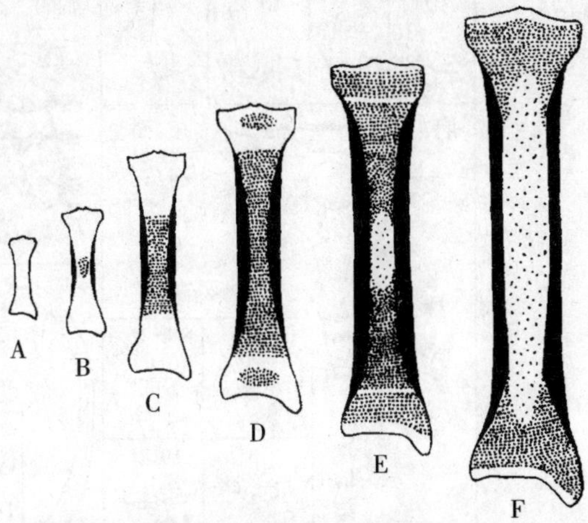

图1-36 长骨的骨化及生长,空白表示软骨,点状区表示松质骨,黑色区表示密质骨

A:软骨时期;B、C:原发骨化中心出现后松质骨及密质骨逐渐增加;D:继发骨化中心出现;E:骺生长完全;F:骺与骨干融合;E、F:稀点状区表示松质骨逐渐被吸收而形成骨髓腔

各骨的继发骨化中心的数目,出现时间,以及与骨干的融合时间,各有不同,将在前有关章节中

分述。一般说来，继发骨化中心出现最早的骺，与骨干的融合期最晚。

各骨的继发骨化中心出现期及融合期不一，在X线照片上可依之测定年龄，应熟知全身各重要骨骼的正常发育表现(图1-37)。骨干与骺的融合期，女孩较男孩早1~2年。

某些疾病可能影响骨化的进程，使之提早或延迟。营养不良可使骨化延迟。

骺线在X线照片上易被误为骨折。在骺线处发生骨折，即易形成骨骺分离。足致成人发生骨折的外力，在儿童即发生骨骺分离。

肢体长骨的骨化规律：长骨两端皆有骺者，先出现的骺与骨干的融合期较晚，后出现的骺与骨干的融合期较早，仅有腓骨例外。上肢的肩部及腕部，下肢的膝部，生长较快，生长期较长。也就是说肱骨上端与桡骨、尺骨下端，股骨下端与胫骨上端等处，其骺与骨干的融合时间均较晚于另一端。因此，各骨的滋养动脉孔距离生长较快、时间较长的肩、腕或膝部一端较远，距离生长较慢、时间较短的一端比较近。孔的外口即朝向生长较快的一端，向内朝向生长较慢的一端斜行通过骨皮层。

骨折

活骨为有机物质与无机物质组成的弹性组织。无机物质盐类约占60%。分散在胶原纤维的基质中。盐类含量随年龄的增长而改变。幼儿时期有机物质最多，骨略可弯曲，软骨病为钙缺乏，承重可遗致畸形，例如

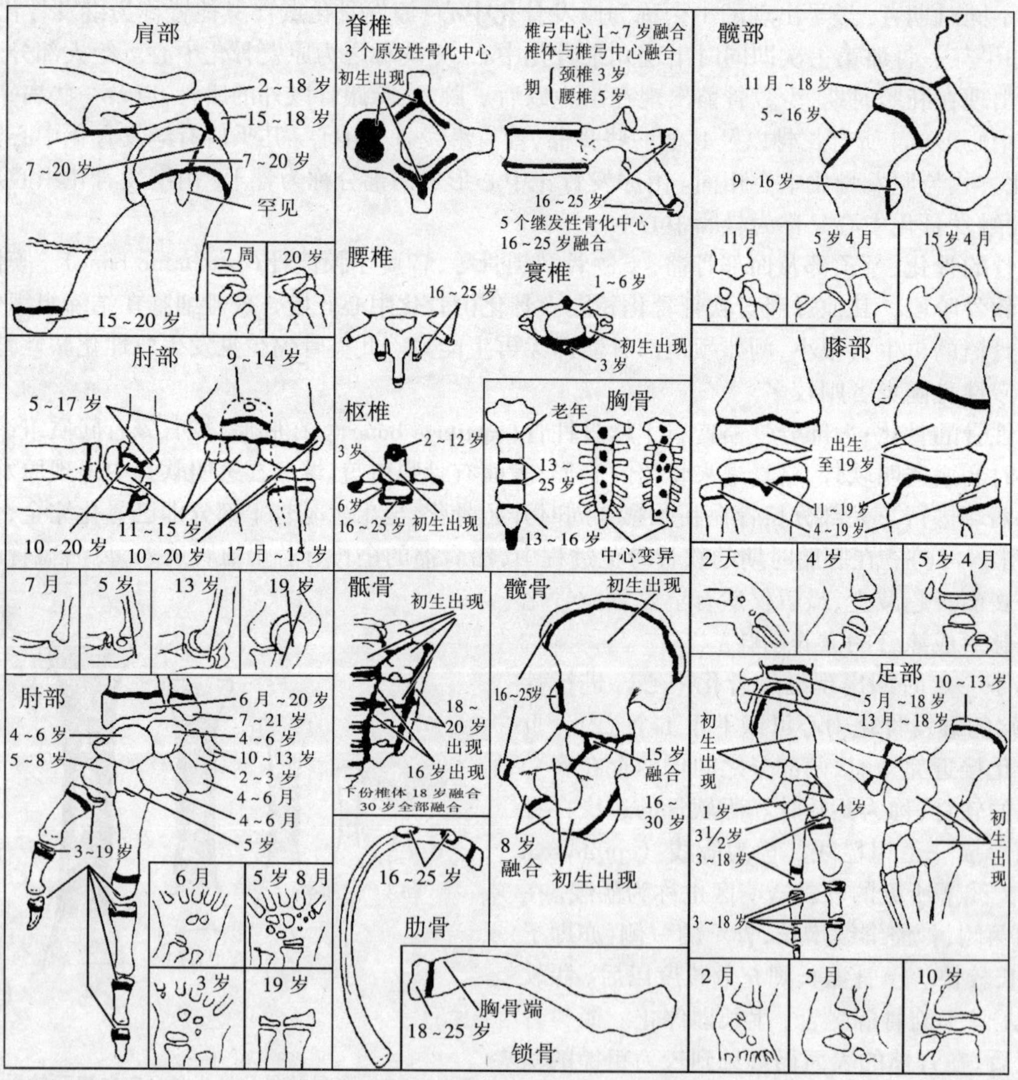

图1-37 在影像检查时重要骨骼及骨骺的正常发展(据 John D. Camp)

1. 图中有两个指示数字，为2~18，表示在2岁时开始可见有骨化，至18岁时融合。
2. 指示软骨性交接处的数字，表示开始骨化的岁数。
3. 指腕骨及跗骨的数字，表示钙化可在X线下开始见到。

弓形腿及膝外翻。幼儿较成成人多发骨折,但因骨质较软而常为青枝骨折。幼儿骨折的愈合较成人快。老年人,特别是女性,常因无机物质丢失而发生骨质疏松,易于发生骨折。骨折后必须复位,使断端相对,周围成纤维细胞增殖,形成骨痂。骨痂再钙化而连接断端,但终至又被吸收而代以新骨,数月后即可不遗痕迹。

发生完全骨折以后,常有骨折端移位。移位的方向,与外力方向、骨折类型、肢体位置及肌肉作用力等因素均有关系,其中以肌肉作用力最为重要。一般的骨折,有的当时即因肌肉作用力而使骨折端向一定的方向移位,有的当时虽可因其他因素使骨折端移位至有关方向,但在几小时以后常因患者自身活动或移送患者时的外力影响,而仍然转变到肌肉作用力所使的移位方向。因此,在处理骨折时应特别注意到这一点。了解有关肌肉的起止及作用力,不仅可借此了解其移位方向的作用原理,而且更便于掌握牵引复位时应采取的手法,以及复位后所应固定的体位等治疗原则。关于常见骨折移位的解剖学基础,将在有关章节中叙述。

某些特殊部位的骨折可能引起的软组织损伤,常较骨折本身为严重。例如肱骨干中段骨折可能伤及桡神经,腓骨颈骨折可能伤及腓总神经,颅骨骨折可能伤及脑血管、脑神经或脑组织,肋骨骨折可能伤及胸膜及肺组织,脊柱骨折可能伤及脊髓,骨盆骨折可能伤及充盈的膀胱。因此,对于若干部位骨骼的特殊邻属关系,必须特别注意。

软 骨

软骨(cartilage)按其组织学的不同而分为**透明软骨**(hyaline cartilage)、**纤维软骨**(fibrous cartilage)及**弹性软骨**(elastic cartilage)三类。**透明软骨**最多见,在胚胎时期,大部分骨骼均经过透明软骨阶段,成人骨骼的关节面皆由透明软骨形成。**弹性软骨**仅在外耳及会厌等少数部位有之,含有弹性纤维。透明软骨及纤维软骨中皆含有胶原纤维。**透明软骨**中的胶原纤维细薄而为均匀的基质所包埋。**纤维软骨**中的胶原纤维则较粗而明显,软骨的基质较少。纤维软骨可以视为致密结缔组织与透明软骨的中间阶段,可以向两方面转化,透明软骨的再生即通过纤维软骨性阶段。有些被称为纤维软骨者,例如颞下颌关节中的软骨盘,主要或完全由致密结缔组织构成。

软骨的表面,除形成关节面部分以外,皆有一层由结缔组织形成的致密软骨膜。所有软骨皆不含血管,但是血管可以侵入软骨而使之破坏。例如在骺软骨的生长过程中,软骨细胞增生变大,待间质组织钙化以后有血管长入,使软骨细胞破坏,所在部位形成骨质。在生长期,骺软骨的生长力特别大。此外,软骨的生长及修复皆很慢。自体软骨移植后虽可存活,但无刺激骨骼增生的作用,其大小亦无变化。

关 节

分类

不动关节:此类关节有骨缝、嵌合及软骨结合三种。骨缝关节如颅骨的若干骨缝连接。嵌合关节如牙根与牙槽的结合。软骨结合的关节如长骨的骨骺。

微动关节:属于此类的关节有联合及韧带联合。联合关节无关节腔,骨端有透明软骨覆盖,借纤维软骨牢固相连,例如耻骨联合。韧带联合的关节在两骨之间无软骨相间而借韧带相连,例如胫腓远侧关节。

活动关节:此类关节有摩动关节、铰链关节、滑车关节、髁状关节、鞍状关节及杵臼关节等。摩动关节如腕骨间关节。铰链关节如肱尺关节。滑车关节如桡尺近侧关节。髁状关节如桡腕关节。鞍状关节如正对拇指的腕掌关节。杵臼关节如肩关节及髋关节。构成此类关节的骨端皆有关节软骨覆盖,两骨借关节囊及韧带相连。关节囊的内面及关节囊内结构无软骨覆盖的部分皆有滑膜覆盖。身体中的关节大部分皆属于活动关节,在各类关节中最为重要。

活动关节

构成:此种关节亦称为**滑膜关节**(synovial joint),由两骨的末端在关节囊内连接而成。骨骼的关节面与关节囊之间形成关节腔,其中有少量滑液,骨端的关节面有软骨覆盖(图 1-38)。有的关节内含有软骨板,使关节腔不完全地分隔成几个部分,例如膝关节。有的关节内含有关节盘,使关节腔完全分隔为两部分,例如胸锁关节。

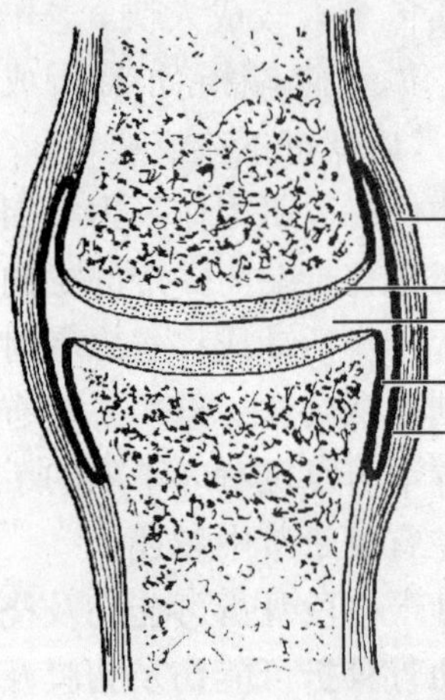

图1-38 典型滑膜关节模式

关节囊（articular capsule）：绝大部分滑膜关节的关节囊皆可明显分为纤维层及滑膜层。

纤维囊(fibrous capsule)：主要由胶原纤维束构成，所含弹性纤维较少，因而基本上无弹性。仅少数关节囊的纤维层完全由弹性纤维构成。若干关节囊的纤维层，在特定部位特别增厚，胶原纤维束明显排列在同一方向，形成关节囊韧带。关节囊韧带有维持关节位置的作用。有的关节囊韧带位于关节囊纤维层以内，滑膜腔以外，例如膝关节内的交叉韧带。

关节囊的滑膜层(synovial capsule)：主要亦由结缔组织构成，但此种结缔组织不如纤维层紧密，而且所含细胞成分较多。滑膜的表面为一层变形的结缔组织，类似胸膜或腹膜，所含细胞成分特别多，细胞的类型与深部细胞相同。滑膜层外为疏松结缔组织，在大部分区域内紧贴纤维层。滑膜可经纤维层的裂隙凸出而形成囊肿或与关节附近的滑囊相通，也可在某些部位凸入关节腔内而形成皱襞或绒毛。滑膜绒毛主要分布于关节缘附近，其中含有结缔组织、血管及神经，并常含有一些脂肪。在某些关节中，滑膜层与纤维层间可含有大量脂肪，脂肪可凸入关节内而形成脂肪垫。滑膜的细胞具有巨噬细胞的作用，能吸收若干染料及关节内出血后所形成的含铁血黄素。滑膜的血液供应来自纤维囊或其他相邻结构中的血管分支。滑膜层中富含血管及淋巴管，加以面积大，所以分泌及吸收能力均较大。

纤维囊在骨骼的附着处至关节软骨的边缘尚有一段距离，滑膜层则沿骨骼的表面反折至关节软骨的边缘部分，逐渐与骨膜相混。

关节软骨(articular cartilage)：构成关节的骨端有一层透明软骨覆盖，厚度平均为0.5~2 mm，在X线下不显影。此种软骨中的细胞与基质的比例因年龄及软骨细胞大小的不同而有异。基质中含有胶原纤维。关节软骨的边缘部分有滑膜形成的软骨膜覆盖，中央部分则无。在关节软骨与所覆盖的骨骼间，有一层钙化的软骨板，对软骨具有重要的支持作用。关节软骨中无血管神经，仅边缘的软骨膜中有毛细血管。软骨各部分的营养来源不同，邻近骨骼部分由骨骼中的血管供给，浅面由滑液供给，边缘部分由软骨膜中的血管供给，总的说来，边缘部分的血液供应较为丰富。

关节软骨的创伤愈合缓慢。其周围部分因血液供应稍好而愈合较快，中央部分因血液供应较差，不仅创伤后愈合迟缓，而且易发生病变。如果有细菌或其毒素进入滑液，关节软骨的中央部分容易首先遭到破坏。中央部分发生病变以后，营养较好的周围部分即易有增生而形成骨性关节炎。滑液的成分有改变时亦可能产生此种病变。

固定关节时，如果能保持关节的软骨面相接触，软骨即不至于发生变性，否则久后关节软骨将逐渐转变为结缔组织，陈旧性关节脱臼者常见发生此种改变。

关节内纤维软骨盘(articular disc)：此类结构主要由致密的纤维组织构成，也可能含有一些纤维软骨。纤维软骨盘可以完整或不完整，完整者即将关节腔完全分隔为两部分。某一关节内的软骨盘是否完整，可因人而异。胸锁关节内的关节盘均属完整。肩锁关节及桡尺远侧关节内的关节盘均可能不完整。膝关节内的半月板均不完整。关节盘在关节内靠近中心的大部分无滑膜覆盖，且无血管及神经供应；靠近边缘的部分可有滑膜覆盖，而且有血管及神经供应。关节盘的主要功用在于使不相对称的骨骼关节面通过关节盘而得到较好的接触，以适应关节运动的需要；此外，关节盘尚有吸收一部分冲击力的作用，以及使滑液能够均匀分布而起良好的润滑作用。

关节囊附着线与骺线的关系：关节的纤维囊在骨骼的附着线与骺线的关系，在临床上具有一定的重要性。在某些部位骺线完全位于关节囊外，有的部位骺线有一部分位于关节囊内，有的部位骺线完全位于关节囊内。在未成年人发生骨骺分离时，在骺线有一部分或全部位于关节囊内的部位，出血即进入关节腔。骺线有一部分或全部位于关节囊内的部位，干骺端即有一部分位于关节囊内。未成年人常发生骨骼疾病，干骺端为病变的多发部位，在干骺端有一部分位于关节囊内的部位，病变即易蔓延到关节内，反之关节内病变亦易蔓延到骨干。骺线完全位于关节囊外的部位，不易出现此类现象。

滑液(synovial fluid)：关节内、腱鞘内及滑囊内皆含有滑液。滑液具有润滑作用，有利于关节或肌腱的活动，并有滋养关节软骨的作用。滑液由滑膜产生，黏而稠，无色或略带黄色，主要成分为黏液，并含有细胞。滑液的黏稠度，随年龄的增长而渐减，在受外伤后及患骨性关节炎时均降低。滑液含水96%，固体成分4%，比重约为1.010，pH值约为7.7，细胞数每毫升约为1～300。滑液中的细胞成分与组织液相似，主要为单核吞噬细胞及淋巴细胞，其次为中性粒细胞及少数滑膜细胞。100 mL滑液中约含白蛋白及球蛋白1 g，不含纤维蛋白原，所以正常的滑液不会凝固。滑膜的渗透性较大，血液中的物质是否易于渗透入关节腔，依其浓度及分子大小而定。滑膜对于药物的渗透性大于脑中的脉络丛。治疗化脓性关节炎采用化学疗法时，将溶液、胶体溶液或小分子的混悬液注入关节腔内以后，皆能很快被吸收。关节固定时滑液的产生即减慢。关节运动可加速滑液的吸收。此种现象主要可能与血液循环有关。病理性的关节内渗出液则来自滑膜细胞分泌及血管渗出。

血液供应：关节的血液供应来源很多，可以发自邻近关节的几条主要动脉，或仅发自某一动脉主干。供应一个大关节的血管有来自关节近侧的降支，也有来自远侧的返支。供应关节的各动脉间吻合丰富，不仅供应关节囊，同时也供应位于关节内的骨骼末端。关节囊的滑膜层血液供应最丰富，特别是滑膜在骨骼的反折处，含有丰富的血管网(图1－39)。关节内软骨盘仅边缘部分有血液供应。关节囊韧带的血液供应较少。

淋巴回流：滑膜中含有丰富的淋巴管网。当滑膜有炎症时，淋巴管网的吸收能力即降低，如果炎症严重或较为持久，淋巴管网可能消失，待炎症消散以后可再出现。关节囊的输出淋巴管与至关节的主要血管伴行，主要至肢体的屈面。纤维囊的淋巴管与骨膜的淋巴管之间有交通。

神经供应：关节的神经供应来源较多。供应跨过某关节而作用于该关节的肌肉的神经，均有分支至该关节，可以发自神经干，亦可由其肌支发出。每一神经干发出的关节支可为一支或数支。关节囊的不同神经分支的分布区之间有相当大的重叠范围。因此，对有几条神经分支供应的关节，虽切断某一神经的所有分支，仍可能解除不了该关节某一部位的疼痛。供应关节囊的神经，主要为传导痛觉及主管血管运动的纤维。躯体感觉神经分布于关节囊纤维层、滑膜及韧带。本体感觉神经分布于韧带及纤维层。血管壁有交感神经节后纤维分布，也可能有痛觉传入纤维分布。

关节运动：临床上将某一关节固定过久后发生关节强直的主要原因，常为周围结构的静脉及淋巴回流停滞，引起组织水肿，产生渗出液，久后渗出液可机化而形成粘连并使关节囊增厚。

关节水平线：肘关节、膝关节及踝关节的关节线皆呈水平位。骨折如果影响到关节线而使之改变方向，处理时必须注意恢复其正常位置，否则将导致功能障碍。腕部的关节线改变日后可使手部软弱。下肢的关节线改变日后将影响负重，例如踝关节的关节线改变以后，不仅影响本身的功能，亦可能影响到膝关节、髋关节、或脊柱的下部关节，产生骨性关节炎。

关节的稳固性：几乎所有关节的稳固性均依靠肌肉及韧带维持，一小部分关节的稳固性与构成关节的骨骼形状有关。关节囊韧带及副韧带有防止关节运动度过大的作用。

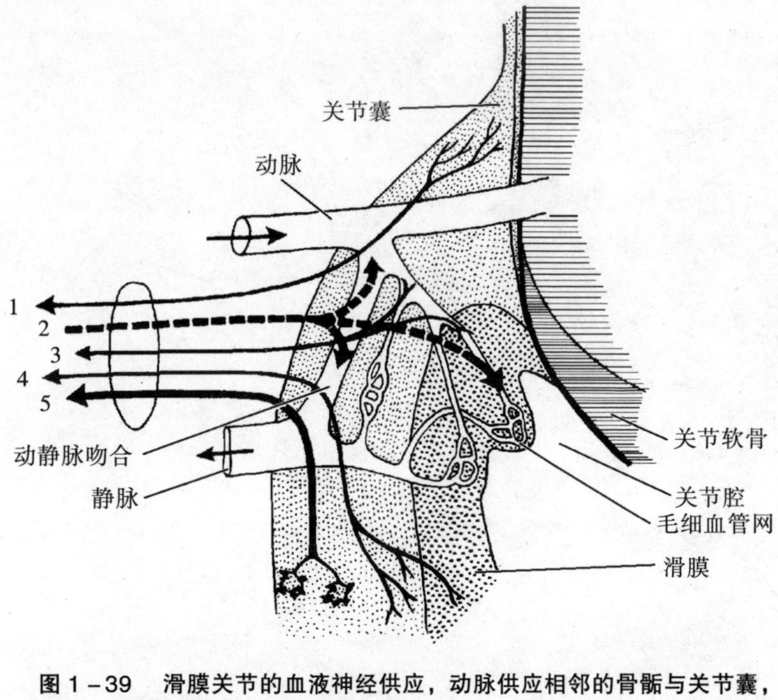

图1－39 滑膜关节的血液神经供应，动脉供应相邻的骨骺与关节囊，动静脉间通过直接吻合及毛细血管网相连

1：痛觉神经纤维终于关节囊紧邻骨膜处；2：至血管的交感神经节后纤维；3：来自血管的传入神经纤维，可能为传导痛觉；4：传导痛觉的神经纤维；5：本体觉传入神经纤维，分布于关节囊

关节的功能位置：如果某一关节因病变或行手术而致强直时，必须固定在其功能最大的位置。各关节强直的最大功能位置将在有关章节中叙述。

关节脱臼：脱臼可为先天性，亦可因外伤或病变而引起。外伤性脱臼可为单纯脱臼或并发骨折。关节脱臼以后的位置，与致伤外力、肢体位置及各关节的解剖待征等因素均有密切关系，复位时必须注意此类基本知识。与各关节脱臼有关的解剖学知识，将在有关章节中叙述。

创伤：滑膜关节可以耐受一定程度的外力，但是过度活动数年后可能产生退行性病变，特别是关节软骨盘。正常活动也可能使之破坏，可能再进一步伤及骨端的关节面。诸此退行性病变，常致发生骨性关节炎，多见于老年人，常见于承重的髋、膝关节。

关节囊比较敏感，受到过度牵拉时很痛，滑膜较不敏感。关节痛常难定位，可以牵涉到浅处的肌肉或皮肤，甚至于牵涉到脏器（恶心）。众所周知，温度、湿度、压力等改变，皆可使关节对痛觉更敏感，关节炎的病人常有此类体会，可能为反射性血流改变所致。

第二章 头 颅 部

第一节 颅 顶 部

颅顶部软组织

颅顶部软组织总称为**头皮**(scalp)，在外科学方面具有一定的重要性。头皮的创伤及感染，容易引起颅骨骨髓炎或硬脑膜静脉窦的血栓性炎症，甚至蔓延到脑膜或脑组织，并发脑膜炎、脑膜脑炎或脑脓肿。

额顶枕部

境界：此部界限，前为眶上缘，后为枕外隆凸及上项线，侧面为上颞线。上颞线为由额骨颧突向后至乳突切迹的弧形线。

层次：此部头皮分五层，由浅入深为皮肤、皮下组织、颅顶肌与帽状腱膜、腱膜下蜂窝组织、颅骨外膜。浅面三层紧密相连，在外科学观点上可以视为一层(图 2－1)。

颅顶部皮肤较身体其他部分皮肤厚而致密，不形成皱折，大部分为头发所覆盖，血液供应丰富，含有较多的汗腺及皮脂腺，为皮脂腺囊肿的好发部位之一。囊肿位于皮肤内，随皮肤移动，也可扩展至皮下组织中。

颅顶部皮下组织(subcutaneous tissue)紧密而坚韧，含有若干坚韧的短纤维隔障，紧密连接皮肤与帽状腱膜，并将脂肪分隔成小叶。供应头皮的血管、神经即分布于此层中。疖及挫伤等病变也常局限于此层。由于炎症渗出液或进入皮下的血液皆不易扩散，发生炎症时肿胀余地很小，容易迅速压迫神经末梢而引起剧痛。头皮的血管网极为丰富，为身体他处所不及。血管由下向上通行于皮下组织中，并为短纤维隔紧密固定，断裂后不易回缩。因而头皮即使有最表浅的皮下组织创伤，亦可有较大量出血，甚至于发生休克。又由于血管为短纤维隔障所撑开，破裂以后不易收缩，断端隐埋于组织内，不易被血管钳直接夹住止血，须用多个止血钳并排钳夹帽状腱膜，翻开头皮以压迫之，方可制止出血。缝合时分层缝合帽状腱膜及皮肤，可以协助止血。头发在头皮中扎根很牢固，整个发辫足可支持体重，外伤中偶可见到头皮浅面三层连同头发被撕脱。头皮仅在皮下组织中含有少量脂肪，因而极少发生脂肪瘤。

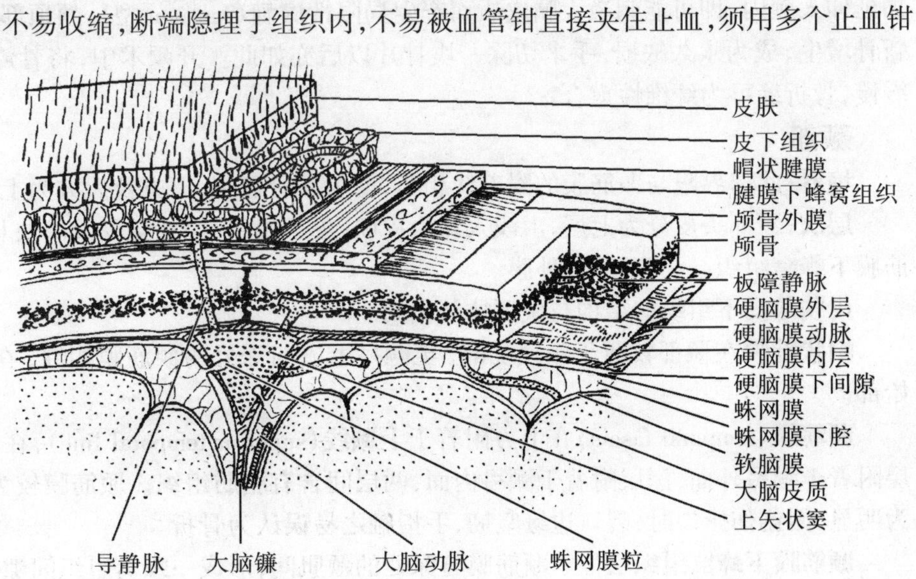

图 2－1 颅顶部冠状切面，表示头皮、颅骨、脑膜的层次关系

颅顶肌与帽状腱膜层由**枕额肌**(occipitofrontalis muscle)形成。前为**额腹**(frontal belly)，后为**枕腹**(occipital belly)，中份为**帽状腱膜**(galeal aponeurosis)。额腹亦称额肌，起自眉部与鼻根部的皮肤及皮下组织，与眼轮匝肌相混，无骨性起点，向上止于帽状腱膜，由面神经颞支供应，作用时使前额起皱纹，协同提上睑。枕腹亦称枕肌，起自**上项线**的外半，向上止于帽状腱膜，由面神经耳后支供应，作用时牵引头皮向后。两侧枕腹间有一三角形间隙，充以帽状腱膜的延长部分，止于上项线。帽状腱膜在颞部变薄，至颧弓上方与深处的颞筋膜相混而止于颧弓。头皮的小伤口常不裂开，特别是浅而纵行的伤口如此。当伤及帽状腱膜时，损伤范围愈大者裂开的程度愈大，特别是在帽状腱膜有横行裂口时为然，由于颅顶肌的收缩所致，影响愈合。缝合头皮伤口，主要依靠颅顶肌及帽状腱膜层支持缝线的拉力。在某些切除颅骨减压的手术中，须将此层缝合对好，避免因颅内压增高时脑肿胀而使伤口裂开。

腱膜下蜂窝组织(subepicranial connective tissue)位于帽状腱膜与颅骨外膜间，形成一潜在而广阔的疏松组织间隙，以帽状腱膜的附着处为界，其中没有任何坚韧的间隔。连接头皮静脉与颅骨内静脉窦的导静脉通过此层。由眶部至头皮的血管神经有一段行经此层中。由于此层为疏松结缔组织，因此，头皮在颅骨表面有较大的活动度，外伤时容易发生头皮大片撕脱，浅面二层经此层与骨膜分开，外伤时此层中易有大量积血，感染时易有大量积脓。此层中有积液时，向前可达鼻根及眼睑，向后可至上项线，向两侧可至颧弓。头部创伤出血进入此层以后，1～2 d 内血液可沿额肌下沉至其附着于眼睑处，首先出现上睑淤斑，继而出现下睑淤斑，终于形成**黑眼圈**体征。此种黑眼圈的形成过程，与眼局部受到暴力所致眼睑皮下溢血而直接形成黑眼圈的出现过程不同，且前者较缓，可资鉴别。此层中有积脓时，可致颅骨外膜破坏，并引起颅骨感染甚至坏死。又由于此层中含有若干导静脉，有炎症时易引起导静脉血栓形成，使感染向颅内扩散，引起静脉窦的血栓性炎症或脑膜炎，所以常称此层为**头皮的危险区**，头皮创伤或感染亦因此而显得特别重要。此层中有积脓时，应将浅面三层完全切开，方可使引流通畅。切口应在最低位，与血管神经主干平行，亦即以头顶部为中心而呈辐射状。

颅骨外膜(pericranium)于颅骨的附着，除在骨缝处及颞窝以外，皆很松弛，在颅骨外膜与颅骨间形成一潜在的疏松间隙，颅骨外膜在骨缝处嵌入而形成骨缝膜，与颅骨内膜(硬脑膜外层)相连。因此，在颅骨外膜深面有积液时，易使骨膜与颅骨分离，但不易越过骨缝线，所形成的血肿外形与所在部位骨骼的轮廓相似。在相邻的骨骼已经融合以后，骨缝消失，骨外膜在此处附着不再特别紧密，即不会再出现此种体征。在小儿因颅骨内外膜于颅骨的附着均较成人为紧，易为骨折所撕裂，颅内血肿可经骨折缝外溢至腱膜下蜂窝组织层中，减低了颅内的压力，在该层未积满血液以前，可不发生脑受压的症状。颅骨与身体其他处骨骼不同，不完全依靠外膜供给营养，尚有来自肌肉附着处的血管、板障静脉及硬脑膜中的血管供应，手术中剥离颅骨外膜后可无妨碍，所做大片骨瓣如果能够保留肌肉在骨片上的附着即可不发生骨质坏死。感染可沿穿过颅骨外膜及外板的血管扩散至板障而引起骨髓炎。颅骨外膜的再生作用很小，移除颅骨以后即代之以结缔组织，如果延伸入颅内，即可能刺激大脑皮质而产生局限性癫痫(Jackson 型)，颅顶部骨质坏死后分离很慢，很少或无新骨增生，成为永久缺损，手术切除一块骨片以后亦如此。开颅术中，将骨瓣复位以后，可以愈合，但常较为缓慢，骨折缝可为纤维性愈合。

颞部

境界：此部界限与颞筋膜的附着线相当，前为颧骨额突，上方及后方为上颞线，下为颧弓。

层次：颞部头皮分为七层，由浅入深为皮肤、皮下组织、帽状腱膜及两块耳外部肌肉的起始部、颞筋膜、颞筋膜下蜂窝组织、颞肌及颅骨外膜。

皮肤与皮下组织的结构与额顶枕部相同。

帽状腱膜在颞部较薄于额顶枕部，至颧弓上方与深处的颞筋膜相混，在后部形成耳前肌及耳上肌的起始部。

颞筋膜(temporal fascia)在上方附着于**上颞线**(superior temporal line)，在下方接近颧弓处分裂为两层，浅层附着于颧弓外面，深层附着于颧弓内面，两层间含有脂肪组织。颞筋膜较为坚韧，结构较为紧密，尤以深层为明显，因创伤撕裂时，裂口边缘坚韧，手指触之易误认为骨折。

颞筋膜下蜂窝组织层位于颞筋膜与深处的颞肌间，形成一蜂窝组织间隙，称为**颞间隙**，延伸至颞肌深处，并经颧弓深处与面侧深部的咀嚼肌间隙相通，亦可视为该间隙的一部分。此间隙中感染多来源于牙源性感染，经颊间隙或翼颌间隙扩展而来，也可继发于耳部炎症或颞部皮肤感染。此间隙中有出血或积脓时，易向下蔓延至面侧深部而在翼颌间隙中形成血肿或脓肿。颞间隙中积脓的切开引流，可作与颞肌纤维平行的纵切口，或在上颞线下方作与其一致的弧形切口。

颞肌（temporal muscle）呈扇形，起于下颞线与颞下嵴间的**颞窝**及颞筋膜深面的一部分，向下通过颧弓深处，止于下颌骨**冠突**深面边缘及下颌支前缘，由三叉神经供应，为一强有力的咬合肌。

颞部的**颅骨外膜**附着于颅骨较紧，而且又薄，极少发生骨膜下血肿。

乳突部

境界：此部界限即相当于颞骨的乳突部。

层次：在乳突部的皮下组织中有耳后肌。深部的筋膜为帽状腱膜变薄的延续部分。胸锁乳突肌及二腹肌后腹皆附着于乳突。乳突部的骨膜于骨骼的附着，大部分较紧密，仅在表面一三角区域内较为松弛。

血液供应

动脉：颅顶部软组织的动脉供应，可按额、顶、枕部分为三组。前部有额动脉（滑车上动脉）及眶上动脉，皆发自颈内动脉的分支眼动脉。侧面有颞浅动脉、颞深动脉及耳后动脉，后部有枕动脉，皆发自颈外动脉（图2－2，图2－3）。

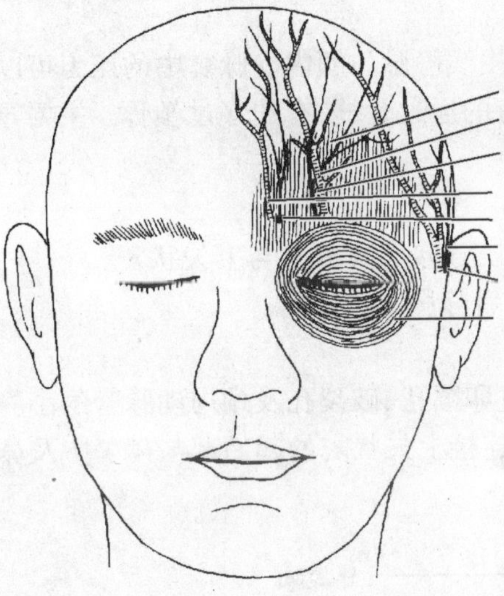

图2－2 头皮的血管及神经分布

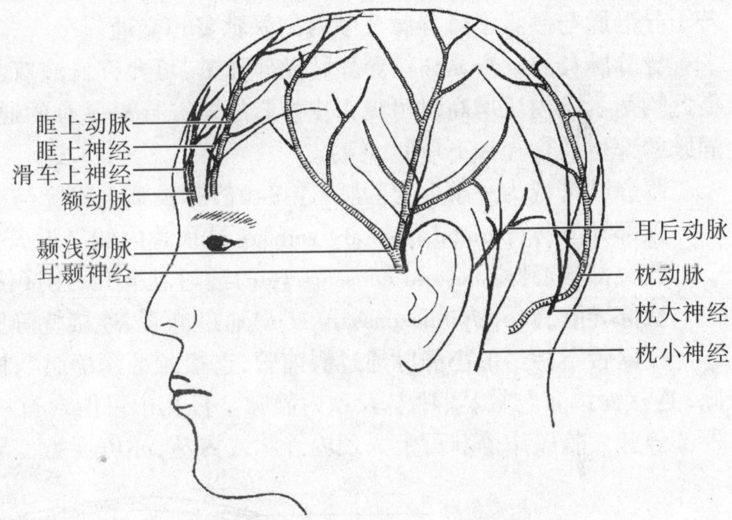

图2－3 头皮的血管及神经分布

滑车上动脉（supratrochlear artery）（**额动脉**，frontal artery）经眶上缘内侧的额孔（或为切迹）出眼眶上行，靠近正中线，有滑车上神经伴行，供应头皮的前份范围较小。

眶上动脉（supraorbital artery）经眶上缘内中1/3交点处的眶上孔（或为切迹）出眼眶上行，有眶上神经伴行，先位于枕额肌深面，迅即穿过此肌而走在皮下组织中，供应头皮的前份，上达头顶部。

颞浅动脉（superficial temporal artery）于耳屏前方跨过颧弓基部浅面上行，位于皮下组织中，有耳颞神经伴行，神经位于动脉的后方，在耳屏前方可以摸到动脉搏动。动脉至颧弓上方约5 cm处分为前后二支（额支与顶支），供应头皮侧面的大部分。颞浅动脉在颧弓上方发出一支颞中动脉，穿过颞筋膜，供应颞肌，与颞深动脉吻合。

颞深动脉（deep temporal artery）有前后两支，经颞弓深处向上，走在颞肌与颅骨外膜之间，供应该肌。

耳后动脉（posterior auricular artery）于耳郭后面与乳突之间的沟中上行，供应耳后部头皮，有面神经耳后支伴行。

枕动脉（occipital artery）于枕外隆凸至乳突间中点跨过上项线上行，内侧有枕大神经伴行，供应头皮的后份，上达头顶部。

上述各动脉分支，同侧者之间及与对侧者之间，在颅顶部皮下组织中皆有吻合，形成广泛的侧支循环网，构成颈内、外动脉之间及两侧颈外动脉之间的侧支循环通道，并使颅顶部的血流与颅底部的血流直接相通。

在眉部的上方，额部与颞部交界处，颈内、外动脉分支间的吻合最丰富。因此，对于颞浅动脉的**蜿蜒动脉瘤**(anastomotic aneurysm)，结扎一侧的颈外动脉并不能收效。各动脉不仅供应头皮的软组织，同时亦供应深处的颅骨。头皮由于含有丰富的动脉吻合网，创伤或切口的两侧皆可见有动脉出血，撕裂时，除皮瓣基底部很狭窄者以外，一般无血液供应不足之虞。由于头皮软组织的深处即为平滑的颅骨，头皮创伤或手术中暂时止血时，用手指在伤口两则紧压于颅骨上即可，或者在各动脉主干的基部压迫之。由于各动脉主干的行程皆为由下向上，手术中如果作单纯切口时应以头顶为中心成辐射形切开。如果作皮瓣，蒂部至少需含有上述动脉之一，基部最小不得窄于 5 cm，以求保证皮瓣能有足够的血液供应。头皮撕裂常见，出血多，如不能及时制止，在失去知觉的伤者，有出血致死的可能。

患颈内动脉狭窄或闭塞性病变，产生脑部供血不足时，可采用颞浅动脉分支与大脑中动脉的皮质支吻合，将颈外动脉系统的血流引向脑部，增加脑部血流灌注。方法是从头皮游离出颞浅动脉，通过颞骨开口和硬脑膜切口，与额顶升动脉、顶后动脉、角回动脉或颞后动脉作端侧吻合，此即颅外——颅内微血管吻合术(搭桥术)。椎动脉或基底动脉的类似病变，可采用枕动脉与小脑下动脉吻合。

静脉：头皮的静脉大体上伴随动脉。额静脉及眶上静脉皆汇入内眦静脉，并与眼静脉相通。内眦静脉向下延续成面前静脉。颞浅静脉汇入面后静脉。颞中静脉汇入颞浅静脉。颞深静脉汇入翼丛。耳后静脉及枕静脉汇入颈外静脉。枕静脉另有分支汇入颈内静脉。头皮的静脉与动脉相似，亦在皮下组织中形成网状，借若干导静脉与颅骨板障静脉及颅内的静脉窦相交通。

导静脉(emissary vein)：导静脉无静脉瓣，可允许血液双向流动，头皮浅静脉与颅内静脉窦中的压力可以借此均衡。颅内压增高时可见头皮静脉怒张。导静脉有的通过骨孔，有的通过骨缝，有的穿过颅骨。主要导静脉的部位及行径如下(图 2－4)。

眼静脉可视为一条大导静脉，连接额静脉及眶上静脉与海绵窦。

顶部导静脉(parietal emissary vein)通过顶骨内侧靠近矢状缝的顶孔，连接头皮静脉与上矢状窦。

乳突部导静脉(mastoid emissary vein)通过乳突孔，连接枕静脉或耳后静脉与乙状窦。

枕部导静脉(occipital emissary vein)通过髁管，连接枕静脉与横窦。

伴随舌下神经的小静脉通过髁前管，连接颈部深静脉与横窦。通过卵圆孔、破裂孔及颈内动脉管的小静脉，连接海绵窦与翼丛、咽丛及颈内静脉。盲孔中可能含有一导静脉，连接上矢状窦的起始部与额窦中及鼻根部静脉。脑膜中静脉可汇入颈内静脉或翼丛，亦可视为一导静脉。

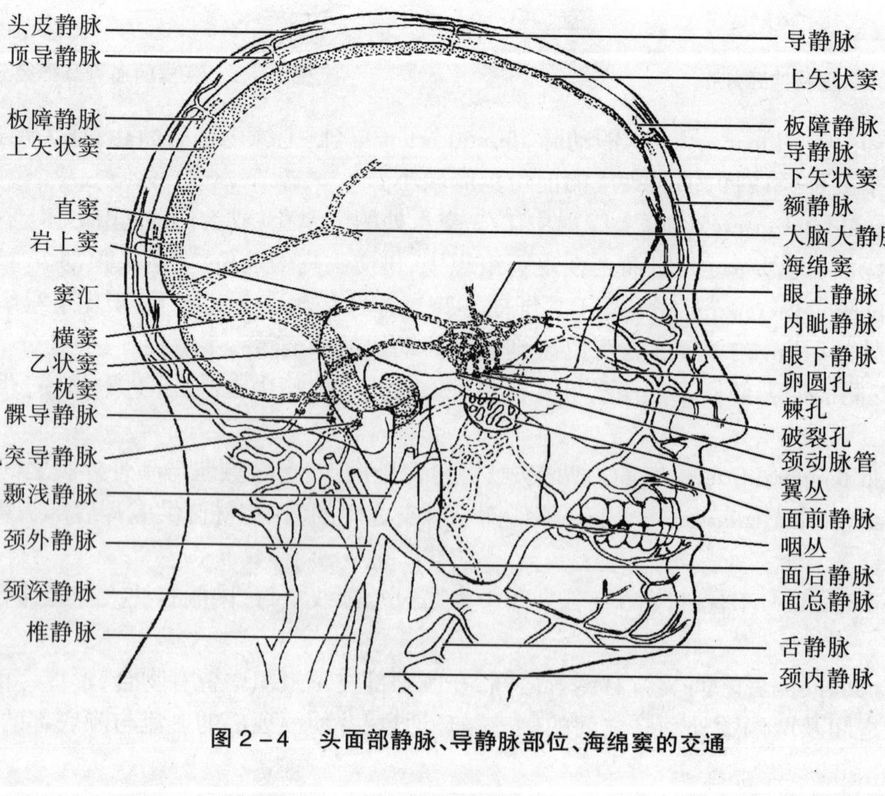

图 2－4　头面部静脉、导静脉部位、海绵窦的交通

上述导静脉中，顶部、乳突部及枕部导静脉恒常存在，其他小静脉则较为少见。

神经分布

头皮有脑神经与脊神经分布。脊神经来自颈丛及上部颈神经后支。各神经干皆与动脉伴行，走向颅顶部。各神经分布区之间有所重叠(见图 2-2，图 2-3，图 2-5)。

额部由**滑车上神经**(supratrochlear nerve)及**眶上神经**(supraorbital nerve)分布，两者皆由三叉神经第一支(眼支)所发出的**额神经**分出。滑车上神经与额动脉伴行，分布于前额内侧，范围较小。眶上神经出眶上孔(或为切迹)，与眶上动脉伴行，分为内外两支，上行约 5 cm 后即穿过额肌至皮下组织层中，分布于额部及顶部，向后可达两耳间冠状平面，或更稍后。由于眶上神经的分布区较大，作前额皮瓣或弧形切口时应稍大，注意保存此神经(图 2-6)。

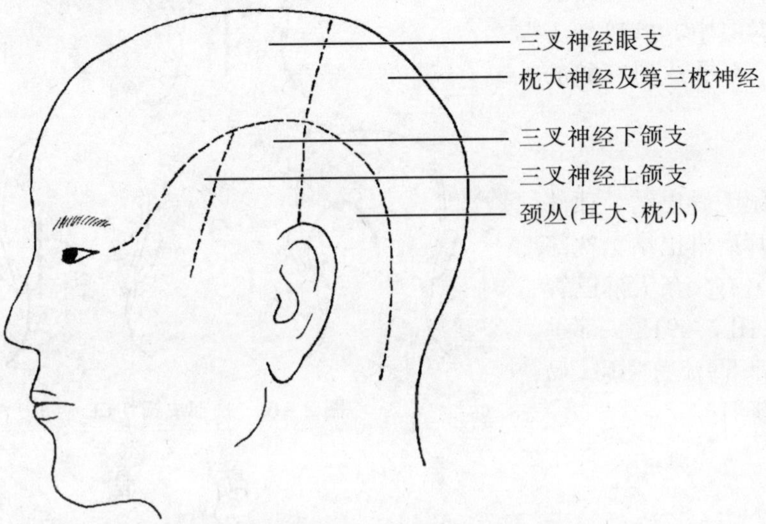

图 2-5　头皮感觉神经分布区

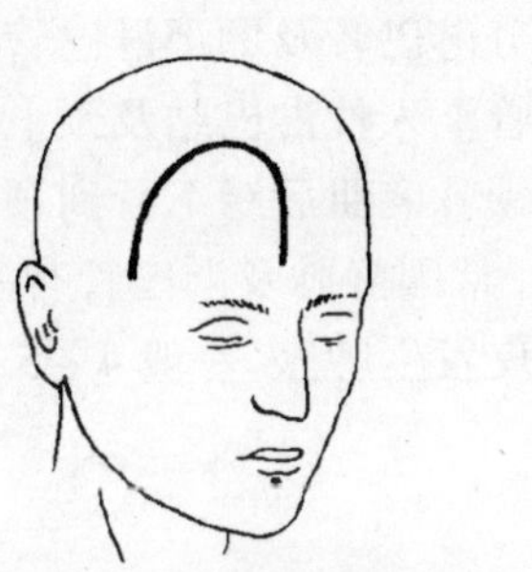

图 2-6　额部皮瓣切口

颞部前份，颧弓上方，由三叉神经第二支分出的**颧颞神经**(zygomaticotemporal nerve)分布。

颞部由**耳颞神经**(auriculotemporal nerve)分布，发自三叉神经第三支，与颞浅动脉伴行，经耳屏前方向上，位于动脉的后方，主要分布于颞部，上达上颞线。颧骨额突后方皮肤由三叉神经第二支所发出的颧颞支分布。作颞侧皮瓣时，为避免伤及耳颞神经及颞浅动脉的主干，基底部应较宽，而且应在前下方(图 2-7)。

耳后部及乳突部一小部分皮肤由**第Ⅶ、Ⅸ、Ⅹ脑神经**的耳支分布。发自颈丛的**耳大神经**(great auricular nerve)(颈 2、3)为分布于此区域的最大神经，上达头皮，与耳后动脉接近平行。再后方由**枕小神经**(lesser occipital nerve)(颈 2，有时有颈 3 参加)分布。在乳突部作较小的皮瓣时，可由耳上至上颞线，再沿之向后下作成马蹄形切口；所需皮瓣过大时即须考虑耳颞神经与枕大神经的分布，选择合适的切口。

枕部由**枕大神经**(greater occipital nerve)(颈 2 后支，有时有颈 3 参加)分布，先在枕下部出现于斜方肌前缘，穿过斜方肌与胸锁乳突肌于颅骨附着处之间的深筋膜到达皮下，与枕动脉伴行，分布于颅顶部后份，向前达两耳间冠状平面，与前方的眶上神经分部区相重叠，在侧面上颞线处与枕小神经相重叠。在枕大神经的内侧尚有**第三枕神经**(third occipital nerve)，发自颈 3 后支的内侧支，穿过斜方肌，分布区上达枕外隆凸的上方。作枕部皮瓣时，为避免伤及枕大神经，横切口应靠近两耳间冠状平面，一侧皮瓣的内侧切口应沿正中线向下(图 2-8)。

面神经颞支越过颧弓中点上行，供应额肌及颧弓上方的表情肌，在此处作切口时应避免伤及。

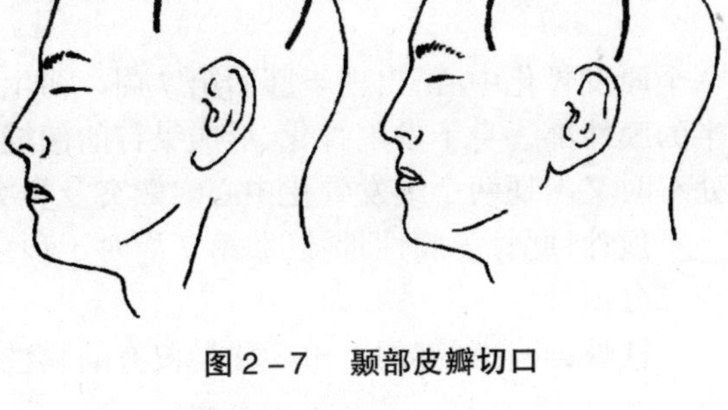

图 2-7　颞部皮瓣切口

头皮的皮肤与身体他处皮肤相似，对所有刺激皆敏感。帽状腱膜仅对痛觉敏感。血管在与帽状腱膜接触处痛觉比较显著。颞肌、枕肌及肌肉浅面的筋膜亦仅对痛觉敏感。颅骨外膜在颅顶部不敏感，在眉部、颞部下份及枕部下份皆较敏感。虽然如此，在手术中剥离接近颅底部的骨膜时所引起的疼痛仍然很轻微。头皮的动脉对痛觉敏感。颅骨及静脉皆不敏感。

供应头皮的各种神经均可能产生神经痛，易被误诊。各神经均由面部及颈部上行，关于治疗方法详见该部。

由于上述各神经干的行径皆由下而上，分布区之间有所重叠，手术时进行切口局部浸润麻醉，显露面积稍大即不易获得满意的麻醉效果，最好是围绕手术区连续注射一圈。又因神经干大部分走在皮下组织层中，麻药应注射至此层中，如果注入腱膜下是蜂窝组织层中，虽然易于扩散，但是与神经干尚隔以帽状腱膜，不易达到麻醉的目的。

淋巴回流

额部及顶部的一部分淋巴管汇入下颌下淋巴结。顶部一部分淋巴管及颞部淋巴管汇入耳前及耳后淋巴结。枕部淋巴管汇入枕淋巴结及颈上深淋巴结，另有一条大淋巴管沿胸锁乳突肌后缘下行到颈下深淋巴结(图 2-9)。头部手术后，常因静脉及淋巴管有一部分被切断，回流有障碍，局部头皮发生肿胀，一般 4~5 d 后即可逐渐消散。

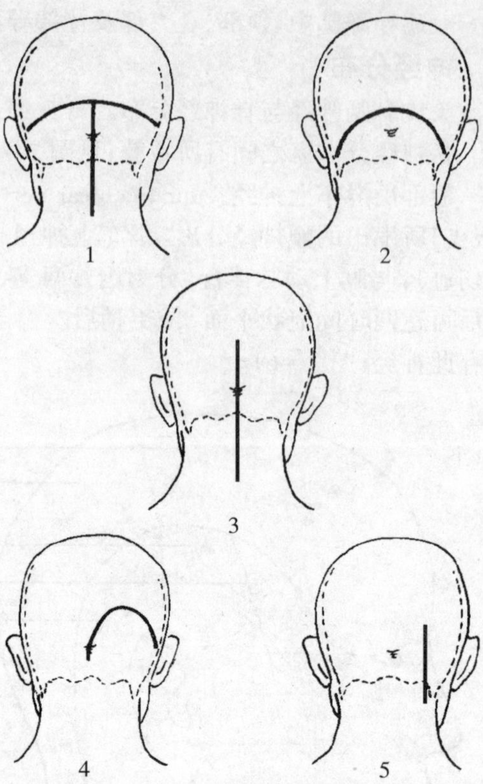

图 2-8　枕部皮瓣切口

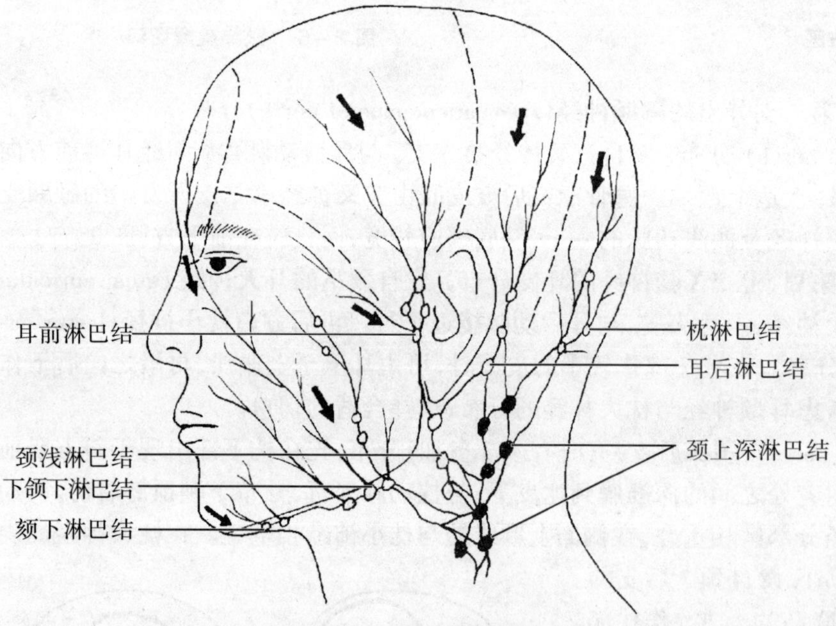

图 2-9　头皮淋巴回流

颅　　骨

组成骨骼

颅顶部骨骼由前向后为一块**额骨** (frontal bone)、两块**顶骨** (parietal bone) 及一块**枕骨** (occipital bone)，侧面为**蝶骨大翼**及**颞骨** (temporal bone) (图 2-10，图 2-11，图 2-12) 颅底部骨骼由前向后为**额骨眶板**、**筛骨** (ethmoid bone)、**蝶骨** (sphenoid bone) 及**枕骨**，两侧有**颞骨**(图 2-13)。各骨借骨缝相互连接。初生时骨缝中有纤维结缔组织充填。至老年期骨缝消失，相连接的骨骼完合融合。

骨化

颅顶部骨骼由膜性骨骨化而成。颅底部骨骼由软骨骨化而成。

额骨：此骨为膜性骨，两侧各有一个原发骨化中心，出现于胚胎第 7 周。初生时额骨两半仍然分离，至 8 岁时融合。少数情况下连接额骨两半的膜性部终身不发生骨化，形成纵行的**额缝**，发生率约占 8%，易被误为骨折。10 岁左右在**额棘**(鼻突下端)处有时又出现两个继发骨化中心。**颧突**及**鼻突**各有一个继发骨化中心。

顶骨：此骨为膜性骨，胚胎第 7 周时于顶结节处出现两个骨化中心。顶骨有时为一骨缝分为上下两半，称为二分顶骨。

枕骨：此骨鳞部的上份为枕骨仅有的膜性骨化部，胚胎第 8 周时两侧各出现一个骨化中心。鳞部下份由

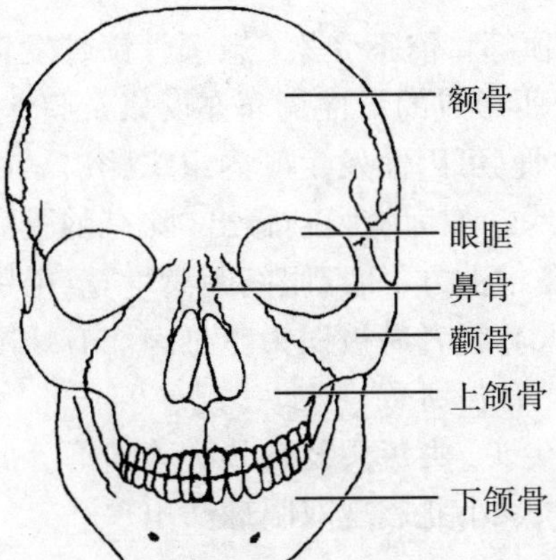

图 2－10 颅骨前面观

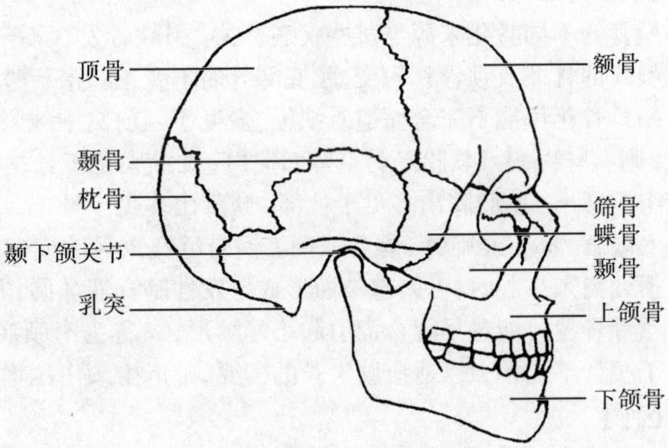

图 2－11 颅骨侧面观

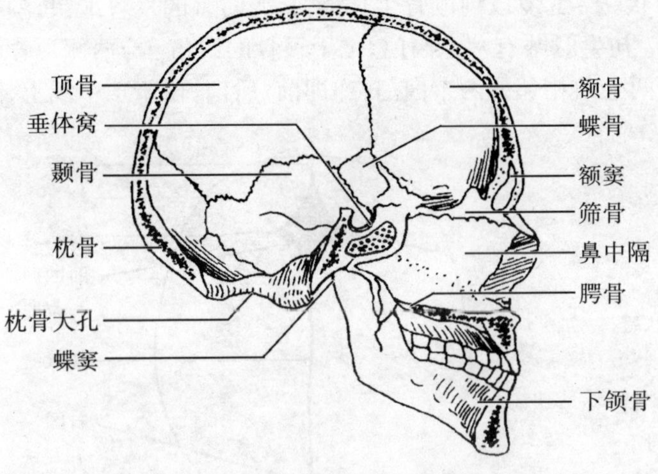

图 2－12 颅骨正中矢状切面的内面观

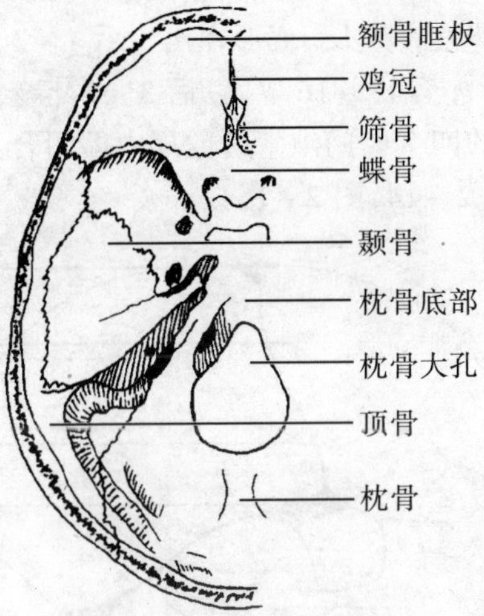

图 2－13 颅底部骨骼内面观

软骨骨化形成，亦在胚胎第 8 周时两侧各出现一个骨化中心。上下 两部分至胚胎第 3 月开始连合。枕骨两侧**髁部**由软骨骨化形成，各有一个骨化中心，出现于胚胎第 8 周。枕骨**底部**亦由软骨骨化形成，有一个骨化中心，出现于胎胚第 6 周。此中心亦生成枕骨髁的前部。髁部 1～2 岁时与鳞部连合，4～6 岁时与底部连合。枕骨底部与前方的蝶骨体部之间先由软骨连接，至 18～20 岁开始骨化（女性稍早），25 岁时骨化完全，有时可借此辨别头骨的年龄。

蝶骨：蝶甲及翼突内侧板为膜性骨，其余部分皆为软骨性骨。翼突内侧板有一个骨化中心，出现于胚胎第 9 周。蝶骨后部在胚胎第 8 周时出现一个骨化中心，形成大翼。胚胎第 3～4 月时出现 4 个骨化中心，形成蝶骨体。蝶骨前部在胚胎第 9 周时出现一个骨化中心，形成小翼。上述各部逐渐相连，至出生时即形成 3 块（大翼、小翼、体部），1 岁时连合。胚胎第 5 月时蝶骨体的前下部另有 1～2 个骨化中心，形成蝶甲，6 岁时与体部连合。

筛骨：此骨为软骨性骨。胚胎 4～5 月时有两个骨化中心，出现于两侧的迷路。1 岁末有一个骨化中心，出现于垂直板。各骨化中心至 5～6 岁时融合完全。

颞骨：颞骨鳞部为膜性骨，有一个骨化中心，出现于胚胎第 8 周。岩部为软骨性骨，有 4 个骨化中心，出现于胚胎第 5 月，很快即连合。**茎突**由第三鳃弓的软骨骨化形成，有两个骨化中心，生后出现，至成年时融合。乳突部由岩部延伸形成。鼓部亦为膜性骨，有一个骨化中心，出现于胚胎第 3 月。

缝间骨：颅骨除正常的骨化中心以外，在发生成顶部的膜性结构中，可能出现额外的骨化中心，后来在两骨间出现小骨，称为**缝间骨**（Wormian bone），多见于人字缝处，外伤中易误为骨折。

发育畸形

颅骨的不同骨化来源与某些疾病有关。患软骨发育不全时，颅顶部骨骼不受累。患颅骨锁骨发育不全时仅有颅顶部骨骼及锁骨有病变，颅底部骨骼不受累。潜行性骨膜炎所形成的骨性狮面亦仅累及膜性骨。

颅骨骨化可能不完全而遗有缺损，多见于颅前窝中线附近和枕骨，可因而发生颅内组织膨出。如为脑膜膨出，则有蛛网膜及软膜经骨裂隙间突出，硬脑膜止于骨裂隙的边缘。如为脑膜脑膨出，除有脑膜膨出外尚有脑组织膨出。脑膜膨出多见于枕部。脑膨出多见于额部，出现于鼻根上方，使双眼间距离增宽，个别经眶上裂突入眼眶，亦有经筛骨、蝶骨或两者间骨缝突入鼻腔或咽部，突入鼻腔者易被误为鼻息肉。有蛛网膜经筛骨缺损处突入鼻腔时，可因感染而形成自发性脑脊液鼻漏，并非由于骨折所致。

颅骨骨缝可能过早闭合而引起小颅畸形，又称为窄颅症，发生尖头、尖短头及舟状头等畸形。此类情况下由于颅骨不能扩大以适应脑生长的需要，常产生颅内压增高的症状，小儿表现双眼球凸出。

囟门

初生时颅骨尚未完全骨化，骨骼邻接处尚有充以膜性结构的空隙。此种膜性结构分三层，外为帽状腱膜，中为未来的骨膜，内为硬脑膜外层。此类空隙称为**囟门**(fontanel)，允许分娩时颅骨相互重叠少许及生后脑的迅速发育生长。变形在出生后 1 ~ 2 日恢复原状。2 ~ 3 岁以内颅骨生长最快，此时脑的发育最快，颅腔容积增大，直至 15 ~ 16 岁，以后 3 ~ 4 年变大即不多。初生时共有六个囟门，位于顶骨的四角。与两侧顶骨两下角相邻的四个囟门出生后数周内即闭合。与顶骨两上角相邻的两个囟门，亦即前、后囟，位于正中线上，闭合较晚(图 2 - 14，图 2 - 15)。

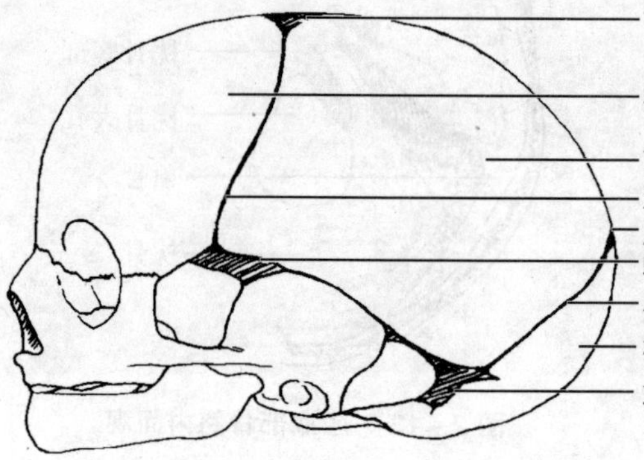

图 2 - 14　初生儿颅骨侧面观，显示囟门

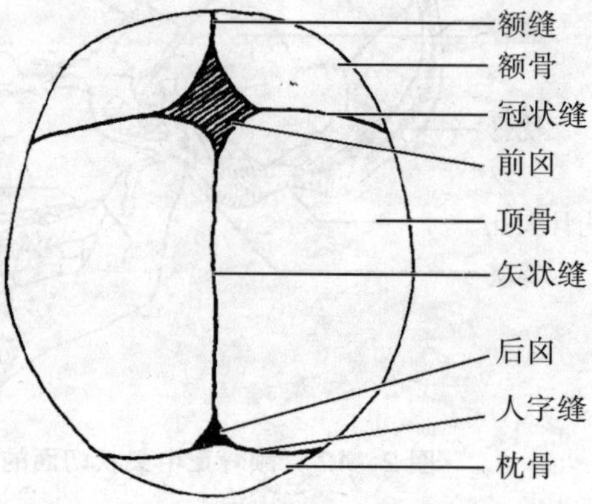

图 2 - 15　初生儿颅骨上面观，显示囟门

前囟(anterior fontanel)为两块顶骨与两块额骨相邻处未骨化的菱形四边形间隙，长约 3.8 cm，宽约 2.5 cm，四角各标志一条骨缝的终点。前囟的闭合时间常在两岁以内，在患软骨病的幼儿、脑积水及颅骨锁骨发育不全等情况下闭合均可能较晚。前囟闭合后即成为冠状缝与矢状缝相遇点，称为冠矢点，位于通过两侧外耳道前方所作的垂直连线上。前囟未闭合时，可在此处见到搏动，在啼哭等颅内压加高的情况下可见此处凸出，有失水时可见此处凹陷。在患脑部疾患的婴儿，必要时可经前囟穿刺上矢状窦、硬脑膜下间隙、蛛网膜下腔或侧脑室。穿刺上矢状窦时应在正中线下针。穿刺蛛网膜下腔或侧脑室时应经前囟的侧角下针，以免伤到上矢状窦。

后囟 (posterior fontanel) 为两块顶骨与枕骨相邻处所形成的未骨化的三角形间隙，约在生后两月内闭合。后囟闭合后即成为人字缝与矢状缝相遇处，称为人字点，位于**枕外隆凸**上方约 6 cm。

骨缝

颅顶部的骨缝较为重要，应熟知其部位，在 X 线照片上不可误认为骨折线(见图 2 - 11)。

冠状缝(coronary suture)为额骨与顶骨相接的骨缝，位于由前囟(或**冠矢点**)至颧弓中点的引线上。

人字缝(lambdoid suture)为枕骨与顶骨相接的骨缝，位于由后囟(或**人字点**)至乳突引线的上 2/3。

矢状缝(sagittal suture)为两侧顶骨相接的骨缝，位于顶部矢状中线上。

鳞状缝(squamous suture)为颞骨鳞部与顶骨及蝶骨大翼间的骨缝。

额缝(frontal suture)为两侧额骨之间的骨缝，常在 8 岁左右消失，也可较晚而无定时，约有 8% 的成人持续存在。

颅骨骨缝间的膜性结构随年龄的增长而逐渐消失,邻近的骨骼渐趋融合。约在 40 岁以后骨缝开始消失,系由骨缝的内面开始,先见于矢状缝,次见于冠状缝及人字缝,鳞状缝最后消失。

结构

颅骨属扁平骨,分内外两板,皆为密质骨,其间充填以松质骨,称为**板障**(diploe)。板障中含有**板障血管**(diploic vessel)。有些骨的板障吸收而成为含空气的窦。与鼻腔相通的窦内衬以黏膜。板障在 10 岁以前不显,至老年以后又逐渐消失。颅底骨骼多不分内外板而仅为一层密质骨,例如眶板及筛板皆如此。

颅骨的厚度平均约为 0. 5 cm,但因部位不同而有异,并与年龄、性别、疾病及个体等因素有关,额部及枕部较厚,颞部较薄,最薄处为颞骨鳞部、眶板、筛板及枕骨覆盖小脑半球处。骨窦及脑膜血管处骨质也较薄。幼年及老年人的颅骨较薄于中年人。

颅骨内外板并不完全均匀平行。颅骨外面光滑;内面有些部位因脑回的影响而形成凹陷,称为脑压迹,并有若干脑膜血管的压迹。开颅钻孔时应特别注意此种厚度不均匀的特点。

血液供应

动脉供应:颅骨的血液供应主要来自硬脑膜的动脉,另有一部分来自颅基部四周肌肉附着处的血管。板障静脉亦参与颅骨的血液供应。进行颅内手术常采用骨成型瓣开颅术,骨瓣下的脑膜血管即被离断,因而必须注意保留骨瓣基部的肌肉附着。头皮的动脉很少供应颅骨,因而头皮外伤不影响颅骨。颅骨的**静脉**主要汇入板障静脉,其余汇入脑膜静脉。

板障血管:颅骨的板障中含有板障血管,动脉来自头皮及硬脑膜的动脉,静脉形成丛状。幼儿时期板障尚不发达,静脉在骨中生长,互相交通,四周绕以骨髓,由此渐使颅骨分成内外板及板障。板障静脉丛两侧各由 5 条主干汇集流出(图 2-16,图 2-17,图 2-18)。

额板障静脉起自额骨前部,与上矢状窦相交通,出眶上切迹顶部的小孔汇入眶上静脉。

颞前板障静脉有两条,在冠状缝的前后下降,与颞肌静脉及蝶顶窦交通。

颞后板障静脉起自顶骨后部,向下通过顶骨后下角,至乳突部汇入横窦或乳突导静脉。

枕板障静脉常最粗大,汇集枕骨的血液,汇入枕部导静脉或横窦。

板障静脉干所经的骨道,在 X 线照片上可以见到,也可不明显,有时易被误为骨折线。颞部的板障静脉比较清晰,呈蜘蛛状。板障静脉可以汇入硬脑膜静脉窦或头皮静脉,或者形成两者之间的通道。发生骨髓炎时可经板障静脉蔓延到头皮或硬脑膜及脑内。

骨折

颅骨骨折在平时的颅脑伤及战伤中均属常见,比较重要,因其可能同时伤到脑膜血管或脑组织,或引起颅内感染。骨折的性质常因年龄、受伤部位及外力性质等不同而异。

在婴儿及幼年时期,颅骨尚未完全骨化,骨缝较宽,骨骼间含有较多的软骨与膜性结构,一块骨受到暴力很少传到邻近骨骼,加以骨质薄而柔弱,弹性较大于成人,局部可以吸收较多的暴力,因而少见远处骨折,并且颅底骨折少于颅顶部骨折。颅顶部骨折因此常呈乒乓球式凹陷骨折,可在其近处钻孔,使之复位。因

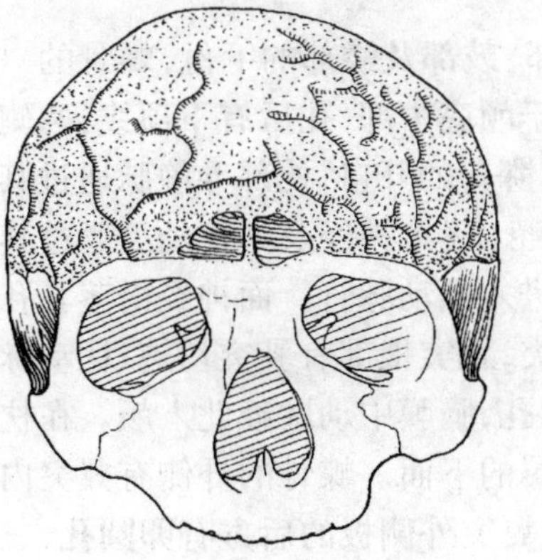

图 2-16 板障静脉,前面观

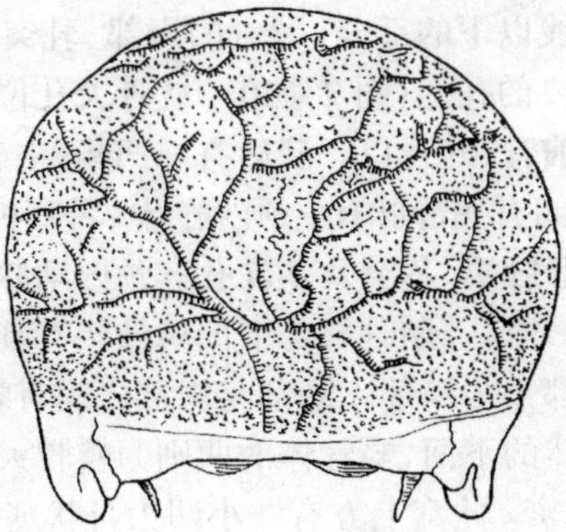

图 2-17 板障静脉,后面观

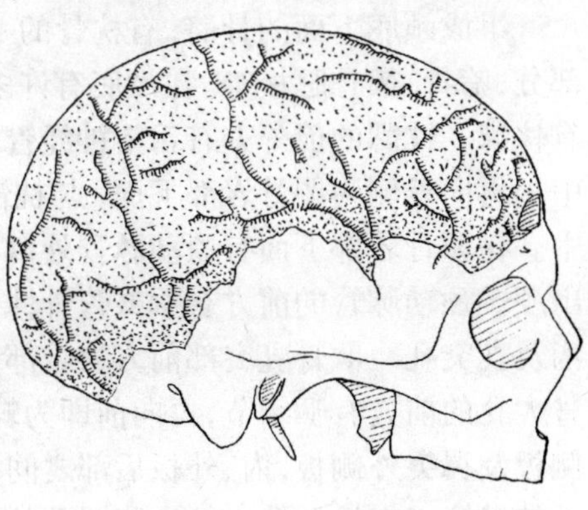

图 2-18 板障静脉,侧面观

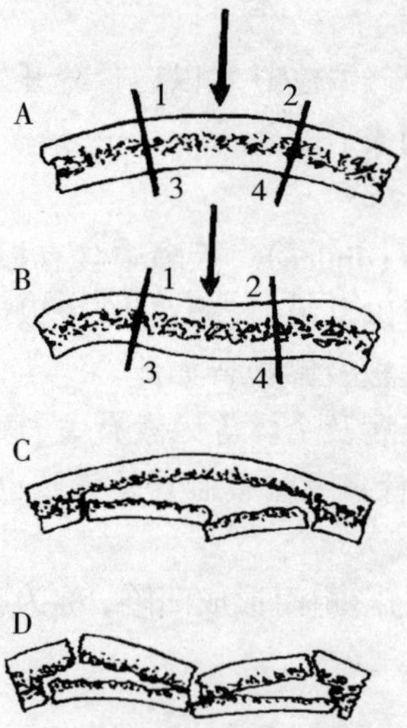

图 2-19　颅骨受外力时发生骨折的机理

A:未受力时形态;

B:受力时形态,1、3 及 2、4 两线方向改变;

C:内板发生骨折;

D:内外板皆发生骨折

局部可以吸收较多的外力,外伤后亦较少发生脑震荡或严重颅内损伤。骨缝未骨化以前,受暴力时可以发生骨缝分离。

年龄渐长以后,骨缝渐趋消失,骨骼弹性渐减,脆性渐增,因而较幼年时易于发生骨折。成人颅骨的骨板脆性大,特别是内板,常见外板呈线形骨折而内板呈粉碎骨折,内板的损伤范围常大于外板,或者外板无损而内板已呈线形甚至于粉碎骨折,且可间接伤及脑组织(图 2-19)。内板较薄于外板,是其较易发生骨折的另一原因。颅底部骨骼较颅顶部薄而脆,容易发生骨折。颅顶部骨骼弹性较大,受伤时可能不发生骨折而已伤及脑组织。

颅顶部骨折常因直接暴力所致。骨折的形状及性质常因外力而异,可为线形骨折、粉碎骨折或凹陷骨折。线形骨折常由着力点开始,向颅底延伸。

颅底骨折常因颅顶部骨折延伸形成,亦可因异物经鼻腔顶部、眼眶或咽部作用所致。常见者为颅侧面受外力后发生顶部骨折,骨折线延伸入颅中窝,通过骨质较薄的蝶窦及垂体窝。前额骨折线常向颅前窝延伸,引起筛板或眶板骨折。颅骨后部骨折线多经过颅后窝延伸至枕骨大孔。颈后部直接遭受暴力时亦可引起颅后窝骨折。

肿瘤

颅骨可能发生良性骨瘤,称为**外生骨疣**(exostosis),起自内板或外板的密质骨,生长较慢,瘤体愈大愈不规则。骨瘤向颅内生长时,可以较大而无症状。**颅骨肉瘤**(osteosarcoma)少见,与发生在长骨者无特殊差异,可起自板障、颅骨外膜或硬脑膜,伴有新骨增生。颅骨的转移性肿瘤较为常见,可来自乳腺、前列腺、胃、肾或甲状腺等处的原发性肿瘤。

皮样囊肿(dermoid cyst)可见于颅顶部正中线上任何一处,有时可以很大。它可以完全位于颅骨外,也可以完全位于颅骨与硬脑膜间,或者一部分位于颅内,一部分位于颅外。不论囊肿的位置如何,均有一纤维带通过骨缝或骨孔而与硬脑膜相连,此种囊肿位置变化不一定的原因与颅顶部的胚胎发育有关。当神经沟闭合形成神经管以后,一部分外胚层组织被包埋在神经管与体表之间,日后形成皮样囊肿。在神经管与体表之间又有中胚层正常生长,形成未来的颅顶部骨骼及硬脑膜。残留的外胚层组织为发育中的骨骼组织所包埋,因而所生成囊肿的位置可有上述变化,并与硬脑膜相连。

第二节　颅　底　部

颅底部外面

颅底骨骼

组成颅底下面的骨骼,有枕骨的上项线以下的部分,颞骨的岩部、乳突部、鼓部及鳞部的下份,蝶骨的一部分,筛骨,额骨眶板等。在颅底有许多重要的孔道(图 2-20)。**枕骨大孔**位于颅底中部,孔后有**下项线**,两侧有枕髁。**枕髁**的前外方有**舌下神经管**(**髁前管**)的开口。髁后有一凹陷,中有**髁管**的开口,枕部导静脉通过其中。再向外侧为颞骨岩部下面,与枕髁之间有**颈静脉孔**,颈内静脉、舌咽神经、迷走神经及副神经等通过其中。在颞骨岩部下面有**颈动脉管外口**、**颈静脉窝**、**茎突**及**茎乳孔**。颈内动脉进入颈动脉管。面神经由茎乳孔出颅。颈动脉管的前方有**咽鼓管**骨性部的开口。颞骨岩部下面后外侧有乳突,**乳突**根部有乳突切迹、枕动脉沟及**乳突孔**。颞骨乳突部前方为鼓部,鼓部上为鳞部。鳞部与岩部之间有**棘孔**,脑膜中动脉经此入颅。在枕骨大孔的前方有咽结节,再向前即为蝶骨体的下面,蝶骨体的两则为蝶骨大翼的下面。蝶骨的外侧有翼突内侧板及翼突外侧板,内、外板后部之间为翼窝。此窝上方有一小凹为舟状窝。翼突外侧板的后方有**卵圆孔**,三叉神经第三支经此孔出颅。卵圆孔的后方有蝶棘,由蝶骨大翼的后角突出。在颞骨岩部尖与枕骨前部之间,蝶骨体部的后外方有**破裂孔**，孔的下部充以软骨。颅底外面的前 1/3 为面骨所覆盖。

由于第Ⅴ至Ⅻ脑神经在颅底外面皆有一段行程，此区域的病变可以引起多发性的脑神经损害，应与颅内病变所引起者相鉴别。

筋膜结构

翼突茎乳腱膜固定于翼突外侧板、咽鼓管斜槽外缘及蝶棘和茎突所形成的骨嵴上。

咽窝位于正中部中央，为**咽基筋膜**(咽腱膜)所限。此筋膜附着线由咽结节、颞骨岩部尖、舟状窝外嵴至翼突内侧板。翼突茎乳腱膜与咽基筋膜之间，前有咽鼓管的软骨部，后外有颈动脉管外口及颈静脉孔。

翼突茎乳腱膜外侧为颞下窝。**颞下窝**经翼颌裂与翼腭窝相通。**翼腭窝**为翼颌裂与眶下裂交角处的三角形小凹，在翼突外侧板的外侧，经蝶腭孔与鼻腔相通，经眶下裂与眼眶相通。**翼腭管**上端开口于翼腭窝内。

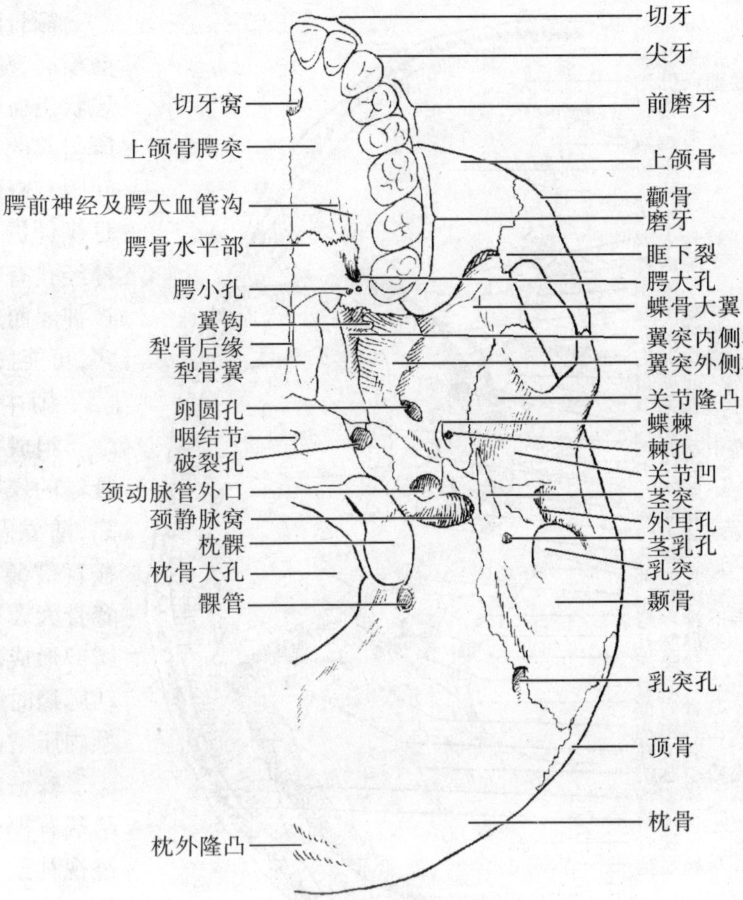

图 2－20 颅底部外面

颅底外面的筋膜与腱膜，可以限制脓肿或血肿的扩散，咽后中部积液很少蔓延至外侧，常沿环绕咽侧壁及咽后间隙的蜂窝组织向下蔓延成咽侧及咽后脓肿，或更向下沿食管蔓延至颈部或纵隔。

颅底部内面

颅底内面亦即颅腔的底，骨骼高低不平，可分前、中、后三窝，前窝小而浅，中窝则较大较深，后窝最大最深，形成阶梯状(图 2－21)。

颅前窝(anterior cranial fossa)

组成及邻属：颅前窝的后界为蝶骨小翼后缘、前床突及视交叉沟前缘，前界及两侧界皆为额骨。形成此窝底的骨骼很薄，内侧一小部分由**筛骨**及**蝶骨体**部构成，外侧大部分由**额骨眶板**(orbital plate)构成。颅前窝的下方，内侧与额窦、鼻腔及筛窦相邻，外侧与眼眶相邻。窝的正中有一隆起的骨嵴，称为**鸡冠**(crista galli)，硬脑膜及大脑镰的前端附着于此。鸡冠前方有一**盲孔**(foramen cecum)，为一小的凹陷，但有时含有一孔洞，中有连接额窦及鼻根部的静脉与上矢状窦的导静脉通过。鸡冠两侧的**筛板**(cribriform plate)有许多小孔，有嗅神经与筛前动脉(眼动脉的分支)通过。筛前动脉发出脑膜前动脉供应颅前窝的硬脑膜。颅前窝的上方有额叶底面和额极、嗅神经、嗅球及嗅束等。

骨折：颅前窝底的骨骼甚薄，且含有额窦及筛窦，并与鼻腔及眼眶相邻，受外伤时易发生骨折，骨折常由额部骨折延伸而来。

筛板骨折常伴有脑膜及鼻腔顶部黏膜撕裂伤，发生鼻腔**出血**，或同时有**脑脊液**漏出，或仅有脑脊液鼻漏而无出血，也可能伤到紧邻筛板的嗅球及嗅束而产生嗅觉障碍，或因硬脑膜撕裂而致眼动脉的筛窦支或脑膜支破裂出血。前内侧份骨折也可能伤到额窦，引起鼻腔出血或脑脊液鼻漏。骨折有硬脑膜撕裂及鼻腔出血或脑脊液漏时，感染即可由鼻腔蔓延至颅内，发生脑膜炎或大脑额叶脓肿。筛板骨折后常不易自愈，如果硬脑膜的损伤未经修补，可能有持续性的脑脊液鼻漏，也可时隐时显。

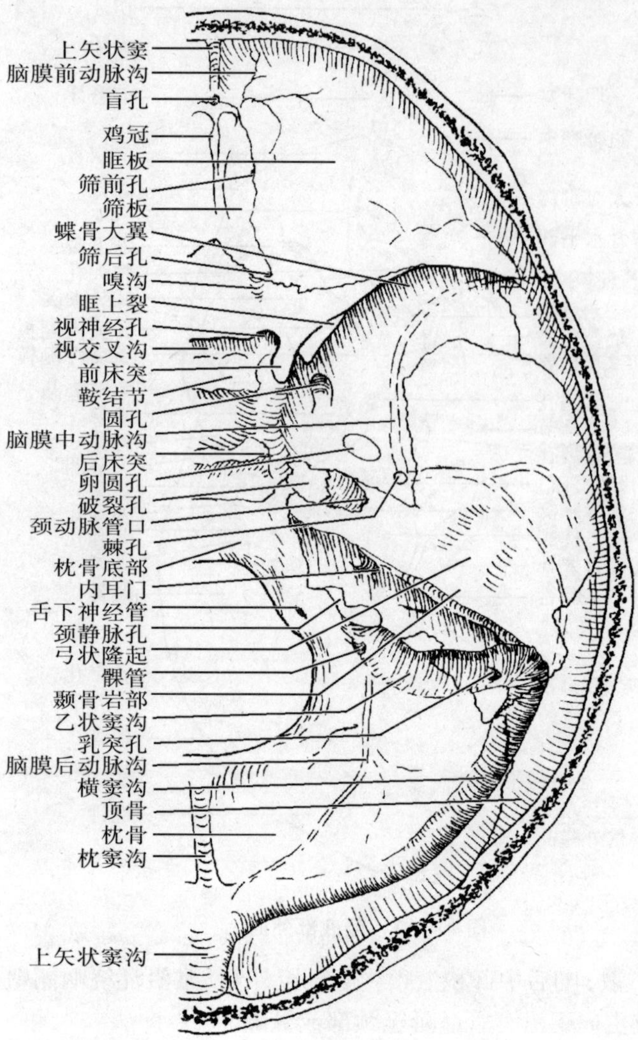

图 2-21 颅底部内面

额骨眶板骨折后血液可进入眼眶，在球结膜下向前浸润，呈三角形，顶端止于角膜边缘，形成所谓的火焰状出血，不能见到出血的后界，可借此与局部暴力所引起的球结膜下出血相鉴别。眼眶内积血，与眼睑间因有眶睑韧带的限制而不易到达眼睑。如果同时有眶缘骨折，溢血即可迅速进入眼睑而形成黑眼圈。视神经孔有骨折时，可因出血至视神经周围或直接伤及视神经而产生视觉障碍，甚至于失明。眼眶内积血过多，可能使眼球凸出。

颅中窝(middle cranial fossa)

组成及邻属：颅中窝中部小而两侧大。中部为蝶骨体的**蝶鞍**（sella turcica)。蝶鞍两侧为扩大部的凹陷，前方借**蝶骨小翼**(lesser wing)后缘与颅前窝分界，鞍背借颞骨岩部上缘与颅后窝分隔。颅中窝前份由**蝶骨大翼**(greater wing)形成，后份由颞骨岩部上面及鳞部形成。蝶鞍中央有垂体，患垂体瘤时即扩大，患动脉瘤时蝶鞍可变形，**鞍背**（dorsum sellae）脱钙常为颅内压增高的体征。颞叶位于两侧扩大的凹陷内。

蝶鞍的前方有**视交叉沟**（chiasmal groove)，沟的两端有**视神经孔**(optic foramen)。视神经及眼动脉通过视神经孔进出眼眶。蝶骨大翼与小翼之间有**眶上裂**(superior orbital fissure)。三叉神经眼支、动眼神经、滑车神经及展神经等皆通过眶上裂进入眼眶。泪腺动脉有一分支通过眶上裂与脑膜中动脉吻合。眼静脉经过眶上裂入颅。

蝶鞍的两侧有**颈动脉沟**（carotid sulcus)，沟的前端达视神经孔，后端止于破裂孔附近，与**颈动脉管**(carotid canal)内口相接。颈内动脉经颈动脉管内口入颅后即沿此沟前行。颈动脉沟的上方有海绵窦。**破裂孔**(foramen lacerum)位于颞骨岩尖、蝶骨体及枕骨前部之间，在青年时有软骨充填。眶上裂后方的蝶骨大翼上有圆孔、卵圆孔及棘孔。**圆孔**(foramen rotundum)中有三叉神经上颌支通过。**卵圆孔**(foramen ovale)中有三叉神经下颌支通过。**棘孔**(foramen spinosum)中有脑膜中动脉及发自三叉神经下颌支的棘孔神经通过。

颞骨岩部(petrous part)形成颅中窝的大部。此部最高点称为**弓状隆起**(arcuate eminence)，标志上半规管的位置。弓状隆起的外侧，紧邻颞骨鳞部，为**鼓室盖**(tegmen tympani)。此处骨板很薄，形成鼓室及咽鼓管的顶，分隔鼓室与颞叶，当中耳有病变时，为分隔中耳与脑膜及脑的唯一屏障。颞骨岩尖的上面有**三叉神经节压迹**。**岩大神经**(greater petrosal nerve)由面神经膝神经节发出，经颞骨岩部的岩大孔入颅，在硬脑膜两层间向前斜行，经过三叉神经节的深处至破裂孔，在此处与**岩深神经**(deep petrosal nerve)汇合形成**翼管神经**(nerve of pterygoid canal)，再进入破裂孔中的**翼管**后端，通过该管至翼腭节。岩深神经为发自颈动脉丛的交感神经。**岩小神经**(lesser petrosal nerve)为由面神经膝神经节发出的小支穿过颞骨后与舌咽神经的鼓室支所合成，在岩大神经外侧的硬脑膜中前行，通过卵圆孔内侧的岩小孔到达耳神经节。

骨折：颅中窝的骨骼较厚于颅前窝，但因有几处孔道而形成薄弱点，是为发生颅底骨折最常见的部位。骨折多由颅顶部骨折延伸而来。常见的骨折为**鼓室盖破裂**，可同时有鼓膜破裂，发生外耳道**出血**，并有**脑脊液**流出，常伤到面神经及位听神经而出现同侧表情肌瘫痪、听觉障碍及平衡失调等症状。出血亦可经咽鼓管流至鼻咽部。

颅中窝骨折线通过**蝶骨体部**时，可能伤及海绵窦及第Ⅲ、Ⅳ、Ⅴ、Ⅵ脑神经而产生颅内出血及眼球运动障碍的症状，亦可能伤到颈内动脉而产生颈内动脉海绵窦瘘，甚至严重的颅内出血，形成血肿。骨折可使蛛网膜下腔与蝶窦相通，出血进入鼻腔，感染上传入颅，可引起脑膜炎。骨折如果延及视神经管，即可直接伤及视神经，或者因出血压迫视神经而出现视觉障碍。骨折线如通过颅中窝外侧的蝶骨大翼，可能伤及脑膜中动脉，发生硬脑膜外血肿。

颅后窝(posterior cranial fossa)

组成及邻属:颅后窝的前部，中份为蝶骨体的后部，包括**鞍背**，两侧为颞骨岩部的后面。窝的两侧为颞骨乳突部的内面及顶骨后下角的内面，窝的中部及后部为**枕骨大孔**(foramen magnum)，孔中有延髓、副神经脊髓根及椎动脉通过。孔的前方为枕骨底部。颅后窝的前界为鞍背，两侧界为颞骨岩部上缘及横窦沟，向后延及枕内隆凸。在枕骨大孔的外前方有**舌下神经管**(hypoglossal canal)内口，舌下神经由此出颅。颞骨岩部后面有**内耳门**(internal acoustic meatus)，面神经、位听神经及中间神经进入此孔。再向后有**颈静脉孔**(jugular foramen)，有时为两孔，其中有颈内静脉、舌咽神经、迷走神经、副神经及脑膜后动脉（咽升动脉分支）等通过。颅后窝的两侧及后方有明显的乙状窦沟及横窦沟。在**枕骨大孔**的后方正中线上有明显隆起的**枕内嵴**，向上终于**枕内隆凸**(internal occipital protuberance)。小脑幕形成颅后窝的盖，窝内含有小脑、中脑、脑桥、延髓以及所有附着于脑干的脑神经。

骨折:颅后窝骨折，常因颅顶部后份骨折延伸或枕部直接遭受暴力所致，较前、中二窝骨折为少见，但较严重，虽为微小的线形骨折，亦有致命的危险。在坠落伤时下肢着地，外力上传到枕骨，可能产生枕骨大孔周围的环形骨折。颅后窝骨折后的出血或脑脊液外溢，由于掩盖枕部的肌肉很厚以及不像前、中二窝有出口，因而易被忽略。出血可能绕过头夹肌及胸锁乳突肌而于伤后数日出现在乳突部皮下。骨折延及舌下神经管时，可能伤到舌下神经，出现同侧舌肌瘫痪的症状。展神经有一段与蝶骨体接触，在该部有骨折时可能受伤，出现内斜视的症状。枕骨**底部**骨折，可出现咽后壁血肿，仅在有咽顶部黏膜撕裂而出现咽后壁出血时，才易于被发现。

第三节 脑膜与静脉窦

脑 膜

脑的外面有三层**脑膜**(cranial meninges)，由外向内为硬脑膜、蛛网膜及软脑膜。静脉窦位于硬脑膜的内外两层间或其内层的折叠部分中。

硬脑膜(dura mater)

结构:硬脑膜分内外两层，除在分开包绕静脉窦的部位以外，黏附很紧，不易分开。

硬脑膜外层亦即颅骨的**内膜层**，在各骨孔处与颅骨外膜相续。此层与颅骨黏着的紧密程度不一，且随年龄的增长而渐减。一般地说，在颅底部黏着较紧于颅顶部，在颅底部又以血管、神经所通过的骨孔边缘处黏着较紧，尤其是在鸡冠、筛板、视神经孔、眶上裂、圆孔、卵圆孔、破裂孔、蝶骨体部、枕骨大孔、颈静脉孔及内耳门等处黏着特别紧密(图 2－22)。在颅顶部除沿上矢状窦、脑膜中动脉及骨缝处黏着较紧而外，其他部位黏着均较松。因此，在颅底部发生骨折时虽为线形骨折，硬脑膜亦常被撕裂，而且易发生静脉窦损伤，出现鼻或咽部等处出血。在颅顶部发生骨折时，硬脑膜可不受损伤。静脉窦或硬脑膜血管撕裂时，出血易使硬脑膜与颅骨分离，形成硬脑膜外血肿，血肿扩大即压迫脑组织，产生脑受压和继发性脑干伤的

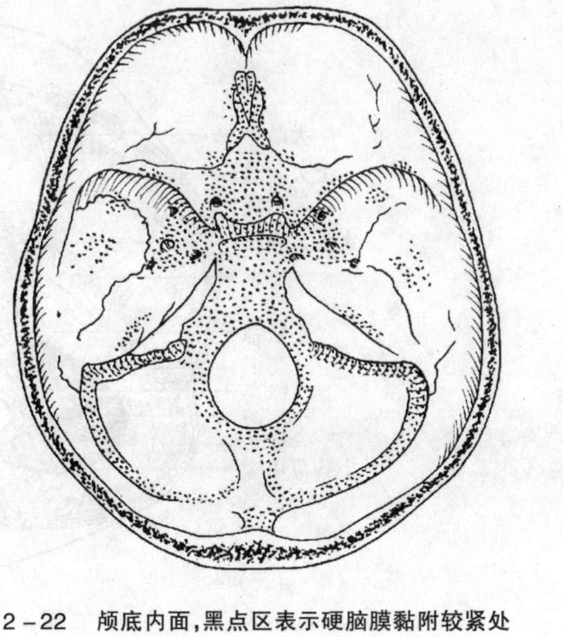

图 2－22 颅底内面，黑点区表示硬脑膜黏附较紧处

症状。小儿的硬脑膜外层在颅骨上的黏着程度较紧于成人，因而骨折时并发硬脑膜及静脉窦损伤都较成人为多见。

硬脑膜内层为致密坚韧的纤维膜，很薄，内面光滑，在伤后或切开后如能妥善地缝合，即可迅速愈合，不至于产生粘连。此层在枕骨大孔处向下延续成硬脊膜，在神经出骨孔处随神经延续成神经鞘，并向颅内反折突出形成大脑镰、小脑幕、小脑镰及鞍膈(图2-23)。

大脑镰(falx cerebri)为硬脑膜突入大脑两半球间的镰刀状皱襞。上缘附着于颅骨正中矢状线上，前起盲孔，后止枕内隆凸，其中含有上矢状窦。前部尖，附着于筛骨鸡冠。后部宽，与小脑幕上面正中线处相延续，相接处含有直窦。下缘游离，正对胼胝体上面，其中含有下矢状窦。

小脑幕(tentorium cerebelli)为枕叶与小脑半球间的半月状皱襞，形成颅后窝的盖。外缘凸，附着于枕骨上面横窦压迹的唇部、顶骨后下角及颞骨岩部上缘，向前止于后床突。后份内侧与对侧者相连。前份内侧形成游离的切迹，向前延伸，跨过岩上窦及其附着缘而止于前床突。外缘的后半含有横窦，前半含有岩上窦。两侧的**小脑幕切迹**(tentorial incisure)间形成一卵圆形孔，称为**小脑幕裂孔**，其中有脑干通过。小脑幕的游离缘在海绵窦的顶部形成一隆起嵴，在嵴的内侧形成三角形的凹陷，其中有第Ⅲ、Ⅳ脑神经通过，此处发生骨折时可能伤及神经。小脑幕裂孔稍大于通过其中的脑干，在小脑幕游离缘与脑干间尚存在有裂隙，当小脑幕上方的压力过分增加时，大脑颞叶的钩回可能经此裂隙凸向小脑幕下方而形成**钩回疝**，首先压迫第三脑神经，出现睑下垂、外斜视及瞳孔扩大等症状。

小脑镰(falx cerebelli)为小脑两半球间的一个较小的皱襞，由枕内隆凸起，沿枕内嵴向下延伸至枕骨大孔后缘，其中含有枕窦。

鞍膈(diaphragm sellae)为掩盖垂体窝的皱襞，中央有垂体柄通过的孔，孔前、后方的中部含有海绵间窦。

血液供应：硬脑膜的血液供应来源很多，最大而且最重要的是脑膜中动脉，其余均很小而且仅限于颅底部。静脉与动脉伴行，大部分汇入静脉窦。供应硬脑膜的血管均走在硬脑膜的外层中，同时分支供应颅骨。

眼动脉的分支**筛前动脉**(anterior ethmoidal artery)及**筛后动脉**(posterior ethmoidal artery)位于筛板外侧缘的硬脑膜中，均分支供应颅前窝的硬脑膜。筛前动脉的分支较大，有时称为**脑膜前动脉**(anterior meningeal artery)。

颈内动脉(internal carotid artery)发出小支供应海绵窦及三叉神经半月节附近的硬脑膜。

咽升动脉(ascending pharyngeal artery)发出分支通过颈内静脉孔入颈，供应颅后窝硬脑膜的大部分及颅中窝的一小部分硬脑膜。此分支常被称为**脑膜后动脉**。

枕动脉(occipital artery)发出的分支，可通过颈内动脉孔、舌下神经管、髁管或乳突孔，供应颅后窝的一部

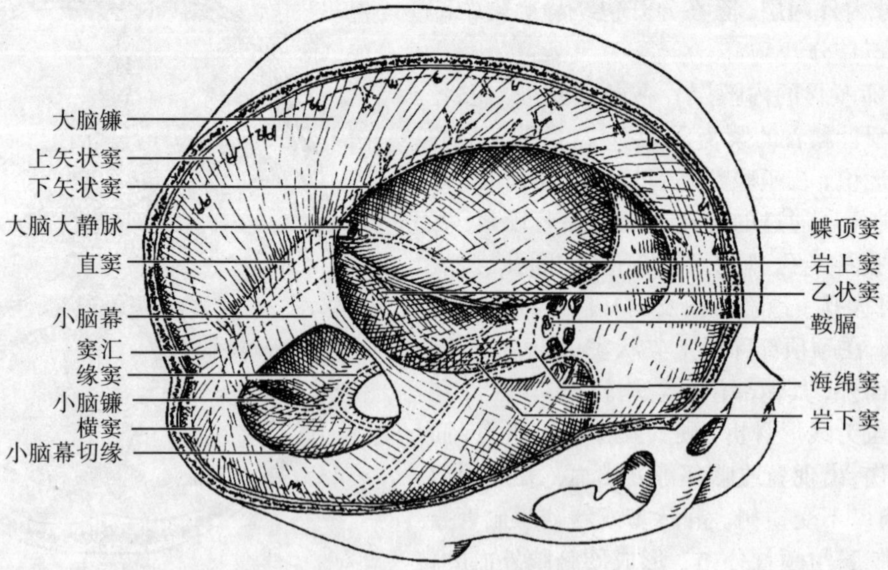

图2-23 脑膜与静脉窦

分硬脑膜。通过乳突孔的动脉可能较大,在乙状窦的后缘进入硬脑膜,供应颅后窝外后部的硬脑膜。

椎动脉（vertebral artery）常有穿过硬脑膜时发出分支,供应颅后窝的硬脑膜。

脑膜中动脉（middle meningeal artery）为脑膜动脉中的最大支，供应小脑幕上方除颅前窝及颅中窝的一小部分以外的全部硬脑膜,也可能分支供应颅后窝的硬脑膜,在外伤或手术中皆很重要。脑膜中动脉在颞下窝中发自颌内动脉,通过颅中窝的**棘孔**入颅，沿蝶骨大翼的上面向外、向上、向前进行,分为前后两大支。分支的部位,可以邻近棘孔,或远至蝶骨大翼外上部颧弓平面(图 2-24)。脑膜中动脉入颅后即分出一小的岩浅支,通过颞骨岩部的岩大神经孔,与耳后动脉的茎乳支吻合,并分支至面神经及鼓室壁；主干再发出分支至三叉神经节及根，发出一小支鼓室上动脉至鼓室供应鼓膜张肌。脑膜中动脉前支较大而且较为重要,沿蝶骨大翼上面继续向前、向外进行,至顶骨前下角即转而向后上进行,于冠状缝的后方附近上达颅顶部,沿途向前、后分支。前支偶可分出一小支经眶上裂进入眼眶与泪腺动脉吻合。脑膜中动脉后支越过颞骨鳞部向后走,行程因发出部位高低不定而较不固定,发出部位高的可高至颧弓平面以上而大致与之平行,发出部位低的仅末支可达颧弓平面以上,动脉沿途分支至颅顶后部及枕部。两侧脑膜中动脉之间以及与相邻的其他脑膜动脉之间皆有吻合。偶见有脑膜中动脉前支或后支阙如者。

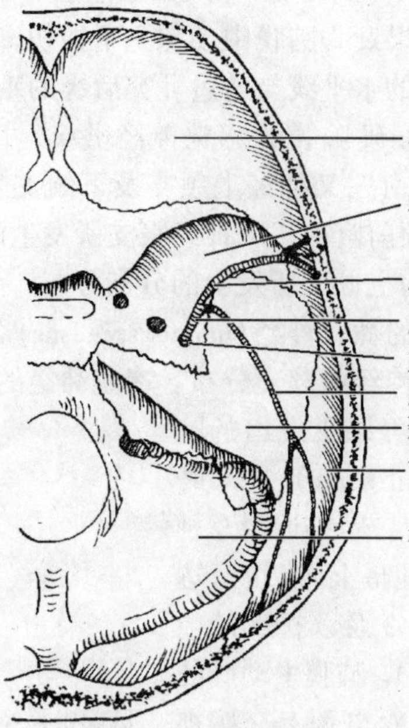

图 2-24　颅底内面,显示脑膜中动脉主干及分支

有时可见有一条**副脑膜中动脉**,可发自脑膜中动脉或颌内动脉,经卵圆孔入颅,供应三叉神经半月节及其邻近的硬脑膜。

脑膜的静脉分两组。一组汇入静脉窦。另一组与动脉伴行,在骨沟中位于动脉外侧,较动脉更接近骨骼,有骨折时易先受伤。脑膜中动脉的伴行静脉,一部分汇入蝶顶窦;一部分汇合成两干,经棘孔与卵圆孔出颅,汇入翼丛。

脑膜中动脉入颅后的行程中在骨面上有清晰的槽状压迹,动脉有部分嵌入槽中,尤以在前支的行程中较为显著。约在 50% ~71.5% 的人体中,前支的行程中有一段通过骨性管道,长可达 2~3 cm,主要是在通过顶骨前下角处。因此,脑膜中动脉极易为跨过的骨折所撕裂,发生硬脑膜外血肿。在顶骨前下角处钻孔开颅时,应避免伤及此血管。脑膜中动脉同时供应硬脑膜与颅骨的血液,当硬脑膜外血肿扩大,使硬脑膜与颅骨内板分离以后,必须使该动脉至骨骼的小分支撕裂而加重出血,使血肿变大。

最常见的脑膜中动脉损伤部位为其前支越过顶骨前下角处。此处骨质较薄,易于发生骨折,而且骨槽较深或形成管道,骨折时容易造成脑膜中动脉前支断裂。颅顶部骨折时亦可能伤到脑膜中动脉的前支。也有的外伤并无骨折,仅使硬脑膜与颅骨分离，亦可使脑膜动脉损伤出血，形成硬脑膜外血肿,但是很少见。脑膜中动脉前支的分布区与大脑皮质的运动区及感觉区密切相应,因此,动脉破裂发生额颞部硬脑膜外血肿时,即易压迫该部脑组织而产生对侧肢体无力的体征。颅中窝骨折时可能伤及脑膜中动脉的主干。骨折伤及后支时同样形成硬脑膜外血肿,后支的行程大致与颞上回相对,可产生对侧失听的症状。

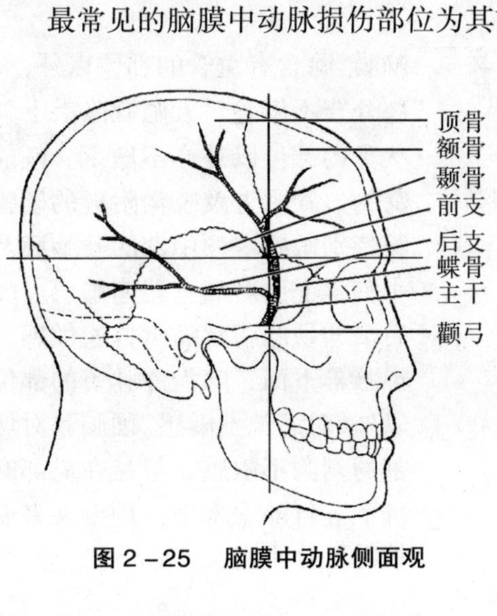

图 2-25　脑膜中动脉侧面观

疑有脑膜中动脉前支破裂出血时，可在**翼点**（通过颧弓中点的垂直线与通过眶上缘的水平线的交点）附近作纵切口，分开颞肌(图 2-25),钻孔探查,移除血块,找寻出血所在。动脉破裂处多数靠近骨折线。如果在此处找不见损伤的血管,可向下扩大钻

孔，将邻近的颞叶向内侧牵开，沿硬脑膜外面向颅底分离寻找，即可见到前支。如果要找寻主干即应更向颅中窝分离。如果疑为脑膜中动脉主干损伤，可在颧弓中点上方钻孔探查。疑有脑膜中动脉后支破裂出血，可在通过眶上缘的水平线与通过乳突后缘的垂直线的交点附近作切口，钻孔探查。

神经供应：硬脑膜的感觉神经供应，主要来自三叉神经三支的分支，一小部分来自迷走神经及舌下神经。颅顶部由三叉神经上颌支及下颌支发出的分支沿脑膜中动脉及其分支分布于血管附近，较为局限(图2-26)。颅前窝由三叉神经眼支所发生的**筛前神经**（anterior ethmoidal nerve）及**筛后神经**（posterior ethmoidal nerve)与上颌支所发出的分支分布。颅中窝的前部由三叉神经上颌支所发出的脑膜中神经分布，后部由下颌支发出的**棘孔神经**(nervus spinosus)分布，均沿脑膜中动脉及其分支进行。颅后窝及小脑幕下面由迷走神经与舌下神经的分支分布。迷走神经的脑膜支通过颈静脉孔。围绕枕骨大孔的硬脑膜由上三颈神经分布。由三叉神经眼支发出的**脑幕神经**(tentorial nerve)，向后跨过三叉神经半月节，邻近滑车神经，分布于小脑幕上面，可远达大脑镰的后1/3及顶枕部的硬脑膜(图2-27)。脑膜中动脉的血管运动纤维发自颈上交感神经节，沿动脉的分支分布。舌下神经根中不含感觉及植物神经纤维，因而其脑膜支必然来自与舌下神经有联系的其他神经。此脑膜支中含有来自颈上交感神经节及上部颈神经的纤维。

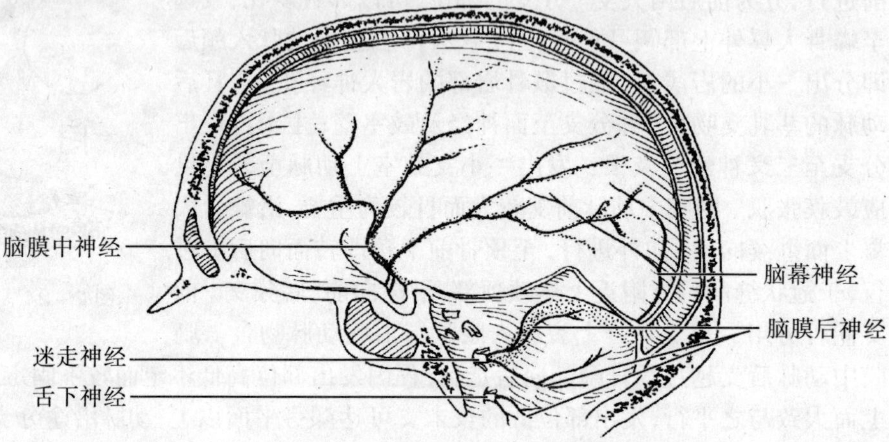

图2-26 颅顶部及颅后窝脑膜的神经分布

三叉神经或迷走神经的神经节受到传入的刺激时可引起头痛。任何原因促使颅内压力有所增减时均可引起头痛。硬脑膜各部分的**敏感程度**不一，某些部位受到刺激时可产生局部或牵涉性疼痛(图2-28)。硬脑膜沿血管的部分感觉最敏锐，其他部位较差。颅顶部的硬脑膜，除含有血管的部位以外，大部分皆不敏感。大脑镰除沿上矢状窦的部位以外亦不敏感。颅前窝的血管附近及嗅沟附近的硬脑膜特别敏感。颅中窝的硬脑膜及小脑幕上面对痛觉普遍敏感。颅后窝的硬脑膜对痛觉普遍敏感。小脑幕下面，除沿静脉窦的部位以外，对痛觉不敏感。硬脑膜对切割的刺激不敏感，但是在局部麻醉下进行的手术中，用银夹夹血管时可致头痛。

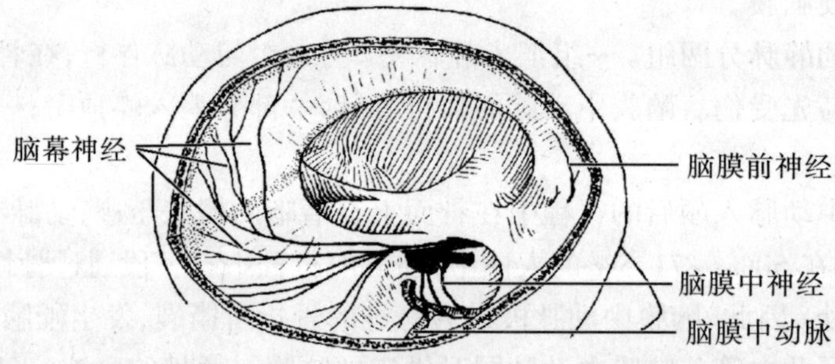

图2-27 脑膜的神经供应

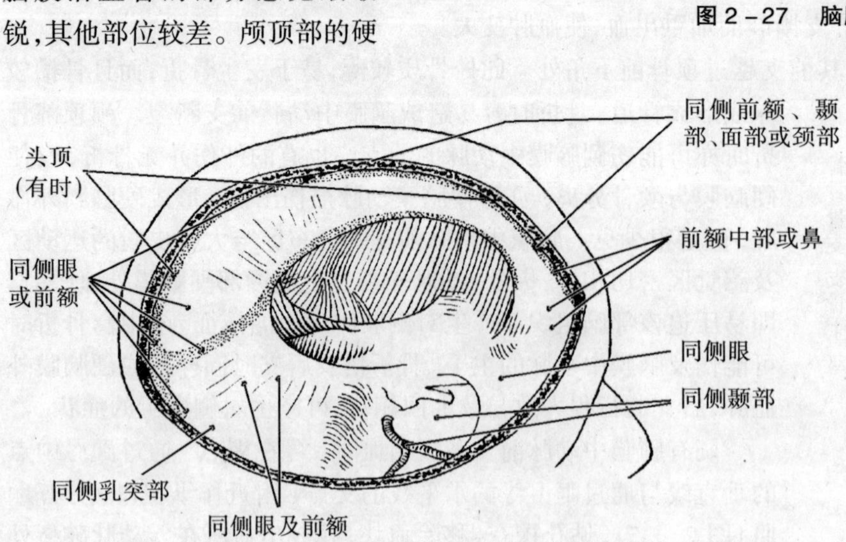

图2-28 硬脑膜受刺激时牵涉性疼痛的部位

蛛网膜(arachnoid mater)

蛛网膜薄而透明,无血管,包绕脑与脊髓。脑蛛网膜位于硬脑膜与软脑膜之间,紧贴于硬脑膜的内面,并不伸入脑沟内,但随大脑镰伸入大脑两半球间的纵裂中,在蝶骨小翼处伸入大脑外侧沟的起始部。蛛网膜在某些部位与硬脑膜相结合;在某些部位形成蛛网膜粒或绒毛,主要分布在上矢状窦附近,与硬脑膜一起伸入窦内或颅骨内面。在脑回表面蛛网膜与软脑膜密切接触,在脑沟处两者则为蛛网膜下腔所分开。腔中含有脑脊液,蛛网膜与软脑膜间有网状的结缔组织小梁相连。此种结构在颅底部较少,该处蛛网膜与软脑膜分隔较远,蛛网膜下腔扩大成脑池。

软脑膜(pia mater)

软脑膜薄而柔弱,富含血管,直接贴附在脑的表面,随大脑的沟回或裂而起伏,但是易于由脑的表面分离。软脑膜在小脑的表面仅伸入深的沟内,跨越浅沟。软脑膜参与构成神经鞘,并伸入脑室中形成脉络膜与脉络丛。至脑的血管在未进入脑组织以前即走在软脑膜上,易受损伤。

静 脉 窦

部位

静脉窦(venous sinus)位于硬脑膜内、外两层之间或内层的折叠部分中,汇集颅内血液进入颈内静脉。循环于蛛网膜下腔中的脑脊液通过蛛网膜粒及绒毛进入静脉窦。静脉窦的结构与身体他处静脉不同,内无静脉瓣,窦壁仅有一层内皮,位于硬脑膜两层之间,因而不至于塌陷。颅骨骨折有时伤到静脉窦,产生致命的出血,不易制止。位于骨槽中的静脉窦受伤的机会较多。静脉窦内的压力较低,咳嗽、闭气或挣扎时均可使之升高,因此出血暂时自止以后在颅内压增高时又可再出血,此种状况可在伤后数小时或数日出现。

成对的静脉窦有蝶顶窦、海绵窦、岩上窦、岩下窦、枕窦、横窦及乙状窦。不成对的静脉窦有上矢状窦、下矢状窦、直窦、海绵间窦及基底丛(图 2-29,图 2-30,并见图 2-23)。

上矢状窦(superior sagittal sinus):此窦起自鸡冠前方的盲孔,沿大脑镰上缘后行,至枕内隆凸处即偏向一侧而终于窦汇。**窦汇**(confluence sinus)为上矢状窦、直窦、横窦及枕窦的汇合处。上矢状窦在此处常偏向右侧而与右侧横窦相连,亦偶可偏向左侧与左侧横窦相连,或分为两条静脉窦,分别与两侧横窦相连。上矢状窦前窄后宽,切面呈三角形(见图 2-1);两侧面有若干扩大处,接收**蛛网膜粒及绒毛**(Pacchionian granulations, arachnoid villi)。上矢状窦沿途接收脑膜静脉、板障静脉、导静脉以及发自大脑两半球的数条大脑上静脉。大脑上静脉靠近汇入上矢状窦的一段由后稍向前斜行,与窦中血流方向相反。上矢状窦的前部,与额板

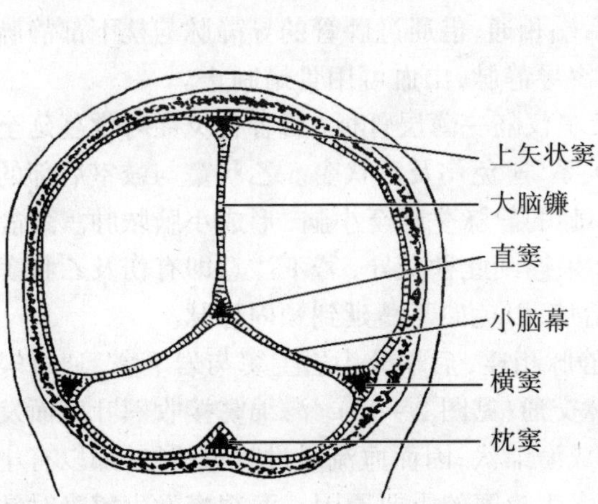

图 2-29　经颅骨后部冠状切面,表示脑膜与静脉窦的关系

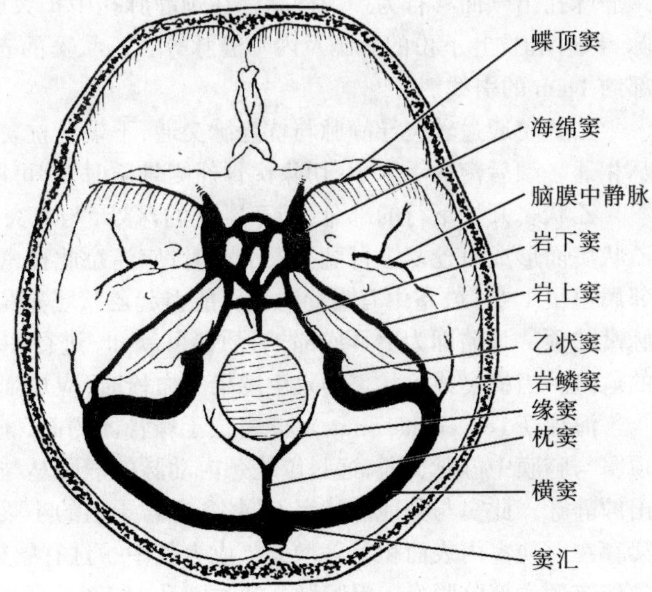

图 2-30　颅底部静脉窦

障静脉间有交通支相连,并可能通过盲孔中存在的导静脉与额窦及鼻腔黏膜的静脉交通,鼻部感染有可能经此蔓延到窦内。此窦亦可能通过导静脉与内眦静脉交通,或通过顶部导静脉与颞浅静脉及枕静脉等交通。

上矢状窦可因血栓形成而闭塞,血液通过与大脑上、中、下静脉所构成的侧支循环回流到颅底的静脉窦。大脑中静脉汇入海绵窦,与大脑上静脉间有 Trolard **上吻合静脉**相连,与横窦间借大脑颞叶浅面的 Labbe **下吻合静脉**相连。

上矢状窦的行程中在颅骨内面呈现明显的槽状压迹,称为**上矢状窦沟**。骨折时容易伤及上矢状窦,有时虽无骨折亦可伤及此窦。上矢状窦受伤后可因发生急性栓塞而阻碍汇入支的血液回流,引起大脑皮质的有关部分发生水肿,甚至梗死,出现肢体瘫痪及感觉障碍,甚或昏迷。手术中应力求避免损伤或结扎上矢状窦,必要时可以结扎其前 1/4~1/3 引流中央前回的静脉汇入点以前的部分;中 1/3 仅在已因受肿瘤长期压迫而闭塞,侧支循环已建立时,始可允许结扎,或者连同肿瘤切除,否则必引起两下肢痉挛性瘫痪,呈剪形内收。

上矢状窦由前向后逐渐变宽,后部宽约 1 cm,加以沿途有若干扩大处,特别是在顶骨后部较为显著。在开颅手术中应注意及此,钻孔的内缘应在正中线外侧 2 cm 以外,以免伤及上矢状窦引起大出血。上矢状窦的表面投影为由鼻根起越过颅顶正中线至枕外隆凸的引线(正中矢状线)。

下矢状窦(inferior sagittal sinus):此窦由鸡冠上方不远处起始,在大脑镰的下缘中向后走,至大脑镰与小脑幕连接处与大脑大静脉汇合成直窦。下矢状窦沿途接收由大脑半球内侧面下份及额叶下份发出的静脉。

直窦(straight sinus):此窦由下矢状窦、大脑大静脉及左、右基底静脉汇合形成,沿大脑镰附着于小脑幕处向后走,至枕内隆凸处汇入**窦汇**,常急转向左(偶可向右)而延续成左侧(偶为右侧)横窦。直窦接收由大脑后部、小脑及大脑镰发出的静脉,也就是接收大脑深部重要结构静脉回流的重要渠干。

横窦(transverse sinus):此窦由枕内隆凸处起始,右侧者常与上矢状窦相连而较大于左侧,左侧者常与直窦相连。横窦位于小脑幕附着缘两层与硬脑膜外层之间,宽约 1 cm,沿小脑幕附着缘先向外行,继向前行,至颞骨岩部与乳突部交界处即离开小脑幕而向下移行为乙状窦。横窦接收岩上窦及一部分大脑下静脉与小脑静脉的血液。沿横窦的颅骨内面呈现明显的骨槽,称为**横窦沟**,表面投影为由枕外隆凸至乳突基部的引线,中部略向上凸。窦的下缘有时可低至枕外隆凸平面以下 2 cm 或更低。右侧横窦不仅常较大于左侧,而且上界常较高约 1 cm。枕内隆凸并不一定与枕外隆凸准确相对,因而枕外隆凸与横窦起始部的关系并不恒定。手术中切除颅后窝的骨骼时应注意横窦的位置关系,以免误伤而发生大出血。

乙状窦(sigmoid sinus):乙状窦与横窦合称为**侧窦**(lateral sinus)。乙状窦位于硬脑膜的内外两层间,由颞骨岩部与乳突部交界处起始,在乳突内面的**乙状窦沟**中弯曲向下,再转向前,至颈静脉窝中与岩下窦汇合,经颈静脉孔出颅而移行为颈内静脉,在颈静脉孔中扩大成颈静脉球。乙状窦沿途接收乳突导静脉、小脑的静脉、颞叶和枕叶下份的静脉及内耳静脉等。乙状窦的表面投影为由乳突基部向下,沿乳突后缘,至距乳突尖部约 1 cm 的引线。

乙状窦通过乳突导静脉与枕静脉交通,下端借枕窦与横窦后端相通,借通过髁管的导静脉与枕下部静脉丛相通。颅后窝的手术中,切除枕骨外侧骨质时,有可能伤及乳突导静脉,出血可用骨蜡制止。

乙状窦开始下行的部分,位于乳突的深处,与乳突小房及鼓窦仅隔一薄层骨板,后者有炎症时常蔓延至乙状窦而形成血栓。进行乳突根治术时,应注意此种密切相邻关系,避免伤及乙状窦。乙状窦与鼓室后部的邻属也很重要,鼓室中有炎症时也可能引起乙状窦感染,再经小脑的静脉蔓延至小脑,形成小脑脓肿。颈静脉窝的顶部骨骼即为中耳底部,骨质偶可阙如,进行中耳手术如果遇到此种变异,若不注意即有伤及乙状窦的危险。当横窦或乙状窦中发生感染性血栓时,应加强抗感染治疗,以免向下蔓延到颈内静脉。

海绵窦(cavernous sinus):此窦位于蝶骨体侧面,前端与眼静脉相连,后端分为岩上窦与岩下窦,通过蝶顶窦与脑膜中静脉交通,通过围绕颈内动脉的静脉丛与颈内静脉交通(见图 2-30)。海绵窦接收额叶底面发出的静脉。此窦与其他静脉窦不同,含有若干粗的小梁间隔,形成海绵状,因而血流通过时很缓慢,加以有小梁存在而使窦内表面积显著增大,成为其中一旦有感染时易于发生栓塞的重要原因。海绵窦发生感染时常常伴有颅底部脑膜炎。翼静脉丛通过圆孔、卵圆孔及破裂孔中的静脉与海绵窦交通,眼静脉汇入海绵窦,因而面部的感染可经面深静脉及眼静脉蔓延至海绵窦。海绵窦的底部即为蝶窦顶部,蝶窦中有炎症时可能直接蔓延到海绵窦。由于眼静脉汇入海绵窦，当海绵窦中发生炎症栓塞时，使眼眶内的静脉回流受阻而胀大，眼球凸出，并发生结膜及眼睑水肿，眼底镜检查时可见视神经盘水肿、静脉充血及视网膜出血。第Ⅲ、Ⅳ脑神经及第Ⅴ脑神经的大部分皆通过海绵窦的外侧壁中，第Ⅵ脑神经则穿过海绵窦(图 2－31)。因此，进行三叉神经节的手术时应注意避免伤及海绵窦。发生海绵窦栓塞时可能压迫到上述神经而出现眼球运动肌麻痹的症状。颈内动脉亦穿过海绵窦，颅底骨折偶可引起动静脉瘘，不仅阻碍眼静脉回流，出现眼眶内及结膜水肿，也可能出现搏动性凸眼及眼球运动肌麻痹的症状，又因颈内动脉中的血液直接进入海绵窦，产生了短路，从而出现脑供血不足的症状。

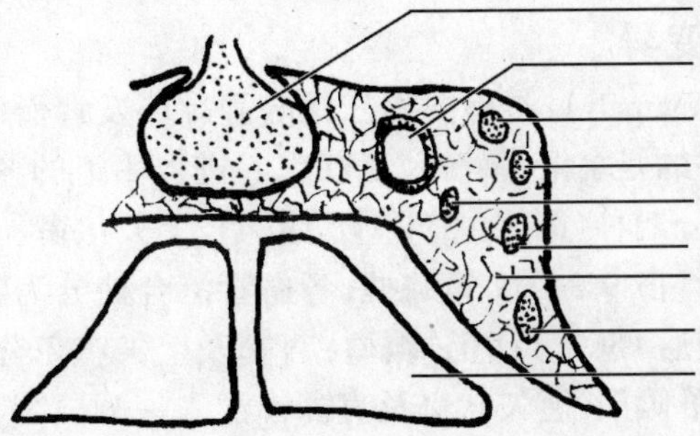

图 2－31　海绵窦冠状切面

海绵间窦(intercavernous sinus)：两侧的海绵窦通过前、后海绵间窦相连，合而形成环状，围绕蝶鞍及垂体，因此总称**环状窦**(circular sinus)。

基底丛(basilar plexus)：此丛位于颅后窝的蝶骨体及枕骨底部上面，前与海绵窦及岩下窦相通，后与缘窦及椎管内静脉丛相通。在此处进行手术时可能影响到此静脉窦，出血难于制止。

蝶顶窦(sphenoparietal sinus)：此窦起自脑膜中静脉的一支，沿蝶骨小翼后缘向内行，接收颞前板障静脉，汇入同侧海绵窦。

岩上窦(superior petrosal sinus)：此窦由蝶鞍侧面离开海绵窦，沿小脑幕的附着缘后行，汇入乙状窦的起始部。大部分情况下岩上窦行经三叉神经根上方，小部分行经三叉神经根的深处，亦即三叉神经腔口的上或下方，或分两支而分别通过神经根的上、下方。在经颞部进行三叉神经节及根的减压性手术时，常须切断此窦。

岩下窦(inferior petrosal sinus)：此窦起自海绵窦，沿**岩枕缝**后行，穿过颈静脉孔的前格而汇入颈静脉球。此窦离开海绵窦的部分与展神经一同行经岩蝶韧带深处，穿过颈静脉孔的部分位于第Ⅸ与第Ⅹ脑神经间。岩下窦接收小脑下面、脑干及内耳等处发出的静脉。两侧的岩下窦通过基底丛相连。

枕窦(occipital sinus)：此窦的起始部位于枕骨大孔边缘，呈左右二支，亦称**缘窦**(marginal sinus)，与椎管内静脉丛相交通。两侧缘窦后行至枕骨大孔上方不远处即合成枕窦，在小脑镰的附着处上行，终于窦汇。缘窦与枕窦通过与舌下神经伴行的静脉丛与椎静脉相交通。枕窦常很细小，在颅后窝的正中线两侧的手术进路中，可以结扎切断而不至于产生不良后果。有时枕窦可以很大，甚至于代替一侧的横窦，此种情况下缘窦也常很大。枕窦偶可偏于一侧，在乙状窦通过颈静脉孔处与之汇合。在颅后窝的手术中，遇有此种偏位的枕窦过大时，手术常有困难，应尽可能保留。

枕窦及基底丛与椎管内静脉丛相交通，由于静脉交通支中无瓣膜，可使颈内静脉中的血流有所改变。据Eckenhoff研究，虽然在吸气时颅内血液通过椎管内静脉回流者较多于颈内静脉，而在举重时因胸腔内压力特别加大，使血液完全通过椎管内静脉丛回流。因而头、颈、胸、腹、骨盆各部感染或肿瘤皆可能经此途蔓延至脊柱及脑，盆腔血栓也可以不经过心肺而到达静脉窦。

静脉窦中的血流

按照静脉窦的一般解剖学分布，所有进入颅内的血液似乎皆应通过乙状窦进入颈内静脉；由大脑大静脉与下矢状窦合成的直窦，接收来自两侧大脑半球及脑深部结构的血液；上矢状窦亦接收两侧大脑半球的血液；直窦与上矢状窦应分别终于两侧的横窦。但是据研究证明，上矢状窦中的血液仅有大部分通过窦汇进入右侧横窦，直窦中的血液进入左侧横窦。此外静脉窦尚借导静脉与颅外的静脉交通，头皮感染可经此蔓延至静脉窦，正常情况下颅内静脉窦中的血液有一部分经过导静脉流向颅外。据研究经颈外静脉回流的血液中有22%为经颈内动脉入颅的血液，而颈内静脉中的血液仅有 2.7%未经颈内动脉而直接来自颅外。由此可见，导静脉中血流方向主要由颅内向颅外。由两侧颈内动脉进入颅内的血液，在静脉系统中并未完全混合，一侧颈内静脉中的血液，约有 66%来自同侧的颈内动脉，其余 34%来自对侧的颈内动脉。此种颈内、外静脉间的侧支循环道路，在颅内压增高时形成减轻颅内郁血的重要代偿渠道。

静脉窦的变异

主要变异(anomaly)，静脉窦由广泛的静脉网发育而来，因而常有变异。异变较多的是窦汇、横窦及乙状窦。进入窦汇的各静脉窦的汇合形式不定，可分四种(图 2－32)：①**总汇型**，上矢状窦、直窦、左右横窦在同一处汇合(占 9%)；②**错综型**，各血管汇合处分为数个管道，但两侧之间仍有交通(56%)；③**异侧型**，直窦及上矢状窦分别汇入两侧横窦(31%)；④**单侧型**，上矢状窦及直窦皆汇入一侧横窦，对侧无可横窦(4%)。上述各型中的任何一型枕窦及缘窦皆可特别大，枕窦可以成双。

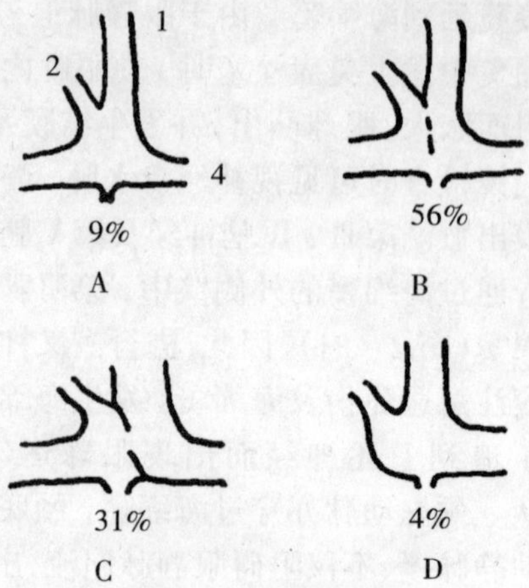

图 2－32　窦汇的类型

A：总汇型；B：错综型；C：异侧型；D：单侧型；

横窦的变异不完全与窦汇的变化相适应。窦汇为总汇型者两侧横窦常等大。窦汇为错综型者，上矢状窦与直窦分别均等汇入两侧横窦，或分别主要汇入一侧横窦，多为上矢状窦至右侧，直窦至左侧。窦汇为异侧型者亦多为上矢状窦至右侧横窦，直窦至左侧横窦。在此类不均等汇合的例证中，两侧横窦多半等大，右侧较大者少，左侧较者大更少。窦汇为单侧型者对侧横窦可很小或阙如，此种情况下，在压迫颈内静脉测试有无颅内压增高，以测定有无该侧横窦栓塞或者椎管内蛛网膜下腔有无梗阻时，将导致不准确的结论(图 2－33)。

乙状窦的变异较少于横窦，可以很小或者阙如(图 2－34)，颈静脉孔可很狭窄，此类情况下横窦中的血液可经乳突孔出颅。

枕窦的变异已如前述。其他大的静脉窦偶可有成双者，例如上矢状窦偶有全长的一段为两条者。横窦也偶有成双者。直窦可全长或一段成双，全长成双者，一条代表大脑大静脉，一条代表下矢状窦。

副静脉窦畸形：较常见的副静脉窦有**岩鳞窦**(见图 2－30)，起自与颞深静脉及脑膜中静脉的交通支，沿颞骨岩部与鳞部的交角后行，终于横窦或岩上窦的后端。有时可见有一条副静脉窦起自眶上裂，与眼眶内静

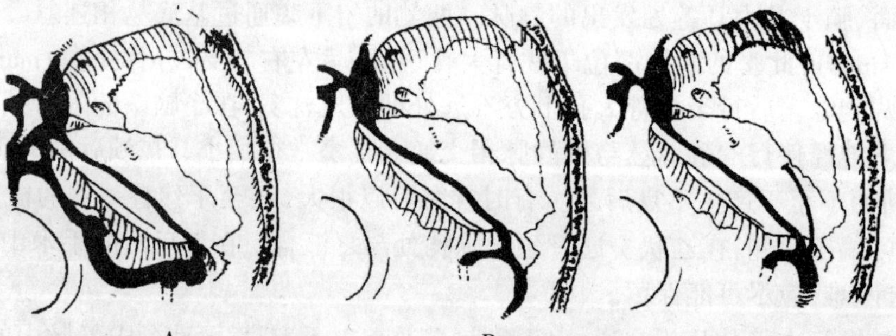

图 2－33　横窦与乙状窦的变异

A：横窦阙如；B：乙状窦阙如，横窦细；C：乙状窦阙如，横窦大小正常

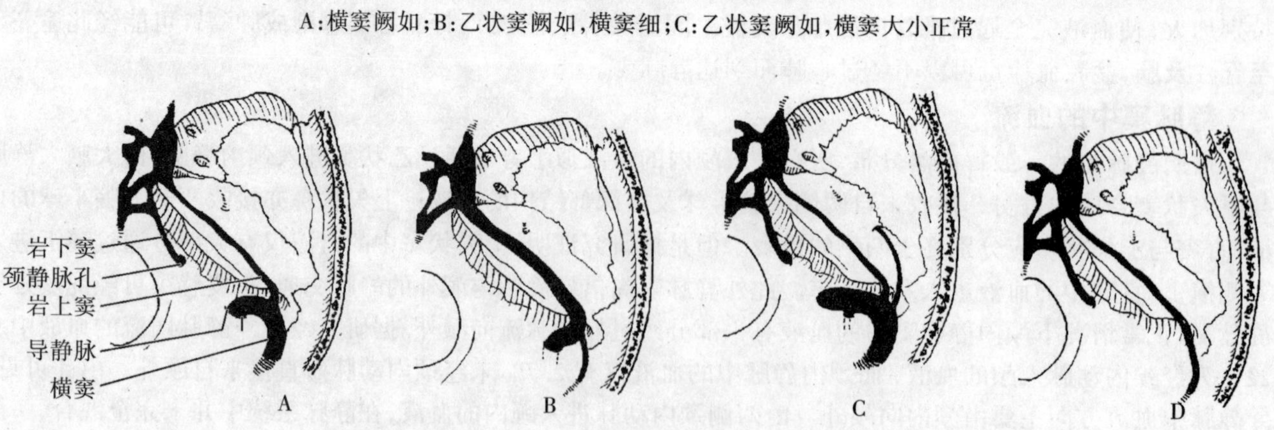

图 2－34　无乙状窦或乙状窦不到达颈内静脉的情况下，静脉窦的不同形式

脉交通，向后跨过颞骨岩部上缘，或跨过蝶骨大翼内面及颞骨前面，终于岩上窦、横窦或乙状窦。在海绵窦或眼静脉与横窦或乙状窦间可能有一条副静脉窦相连。此类副静脉窦可能成为感染扩散的道路，特别是岩鳞窦可能将中耳感染导引至脑。

颅内间隙

硬脑膜外间隙（epidural space）

在硬脑膜与颅骨间，因硬脑膜外层与颅骨内面接触而形成潜在的间隙，称为硬脑膜外间隙。由于在枕骨大孔处硬脑膜外层与颅骨外膜相续，内层则与硬脊膜相续，因此，硬脑膜外间隙与椎管内的硬脊膜外间隙并不相通。硬脊膜外间隙位于硬脊膜与椎管内的骨膜间（图2－35）。患颅骨骨髓炎时可能在硬脑膜外间隙中发生感染积脓。硬脑膜外血肿即位于此间隙中，可因颅骨骨折而发生，有时虽无骨折，但因外伤引起硬脑膜与颅骨分离时亦可发生，皆因脑膜血管受伤出血，积血逐渐使硬脑膜与颅骨分离而成。损伤性质常为动脉伤，出血迅速，对生命威胁较大。蛛网膜未伤，血液未进入蛛网膜下腔时脑脊液中查不见血液。硬脑膜外血肿大部分由于脑膜中动脉受伤产生，一小部分由于其他脑膜动脉或静脉窦损伤后形成。例如颅前窝也偶可发生硬脑膜外血肿，常由于筛前动脉本干或其脑膜支破裂出血所致。颅后窝发生硬脑膜外血肿者较少。

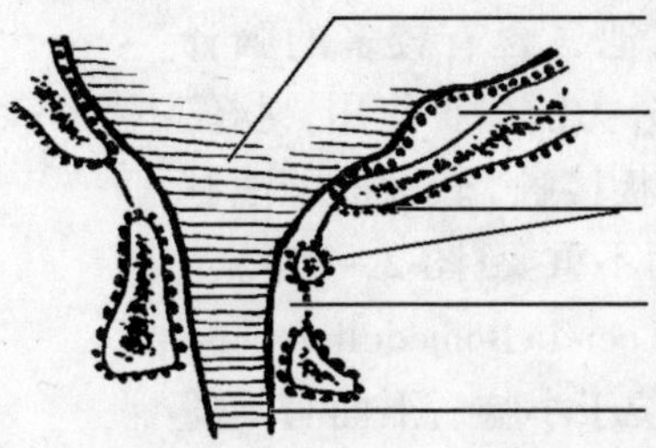

图2－35 颅内与椎管内硬膜外间隙的异点

硬脑膜下间隙（subdural space）

此间隙位于硬脑膜与蛛网膜间。硬脑膜内面为一层成纤维细胞。此间隙因两层脑膜紧密相依而为潜在性，仅含有少量黄色清液，可以防止脑血管搏动时的摩擦。液体来源未明，有人认为，如果局部液体移开，使硬脑膜与蛛网膜紧密接触，可能与外伤后头痛有关。此间隙中可以发生积血、积液或积脓。此类情况容易引起脑受压或脑疝而致死。常见的硬脑膜下积血（血肿）的原因为头部外伤，积血多因大脑皮质至硬脑膜的静脉被撕裂以及脑挫伤所致，可为静脉性或动脉性、急性或慢性、一侧或两侧。硬脑膜下间隙积液常因蛛网膜被撕裂，脑脊液进入此间隙以后形成。硬脑膜下间隙积脓多见于幼儿，常因化脓性脑膜炎所致，多为两侧性。

蛛网膜下腔（subarachnoid space）

在包绕脑与脊髓的软脑膜与蛛网膜间形成封闭的囊，称为蛛网膜下腔，含有**脑脊液**，临床重要性较大。颅内的蛛网膜下腔与椎管内的蛛网膜下腔经枕骨大孔直接相延续，进行腰椎穿刺引流蛛网膜下腔时即可引流颅内的蛛网膜下腔。当颅内压力增高，使小脑扁桃体堵塞枕骨大孔时，即将上、下两部分蛛网膜下腔分隔。此种情况下如果进行腰椎穿刺，可发生危险，因为在下方放出一部分脑脊液以后，颅内与椎管内的压力差加大，颅内压力相对增高，延髓受到小脑扁桃体压迫的情况将更加显著，容易迅速致死。

蛛网膜下腔中含有若干结缔组织小梁（图2－36），连接蛛网膜与软脑膜，有蛛网膜细胞覆盖。至脑的血

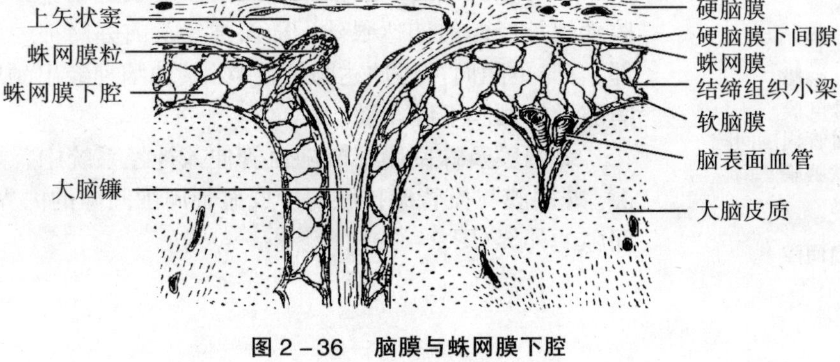

图2－36 脑膜与蛛网膜下腔

管通过此间隙，外伤时虽无骨折也常使此类血管破裂，或使软脑膜的血管破裂，出血入蛛网膜下腔，特别是静脉易于受伤。蛛网膜下腔出血亦可见于紫癜病中，但通常是由于微小的动脉瘤破裂所致。患化脓性脑膜炎时此腔中可以积脓。蛛网膜下腔中有出血或炎症时，均可通过检查脑脊液来确定。

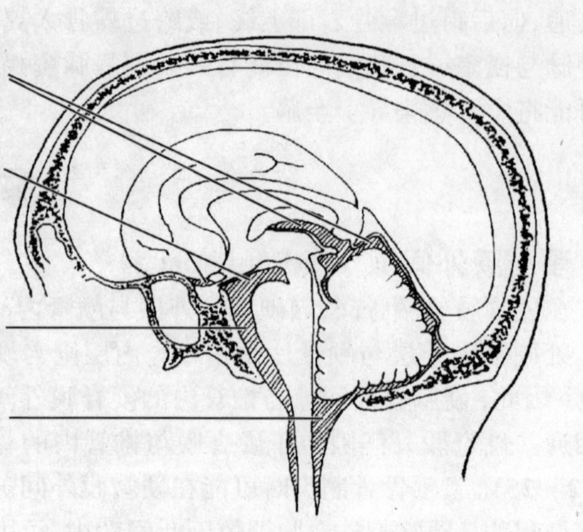

图 2－37 主要脑池

蛛网膜下腔在脑的凸面较为狭窄，而在颅底部则扩大成池，含有较多的脑脊液，对脑具有缓冲外力的保护作用，脑仅在前 1/3 直接与眶板接触。较大的脑池有四处，其他均较小而不重要(图 2－37)。

小脑延髓池 (cerebellomedullary cistern)：此池最大，位于小脑后下面与延髓后面之间，由蛛网膜越过小脑下面及延髓背面形成，向下延续成椎管内蛛网膜下腔，与第四脑室经中孔及侧孔相通。小脑延髓池的外侧份有椎动脉及小脑下后动脉通过。经枕骨大孔进行小脑延髓池穿刺时，应特别注意避免过深而伤及延髓。在侧卧屈颈的姿势下，项部正中线上所可摸到的最高位棘突为第 2 颈椎棘突。穿刺方法为紧依此棘突上方进针，沿外耳孔上缘至眉间的平面徐徐刺入，一般深约 5 cm 即可达寰枕后膜，穿过此膜即可进入小脑延髓池(图 2－38)。

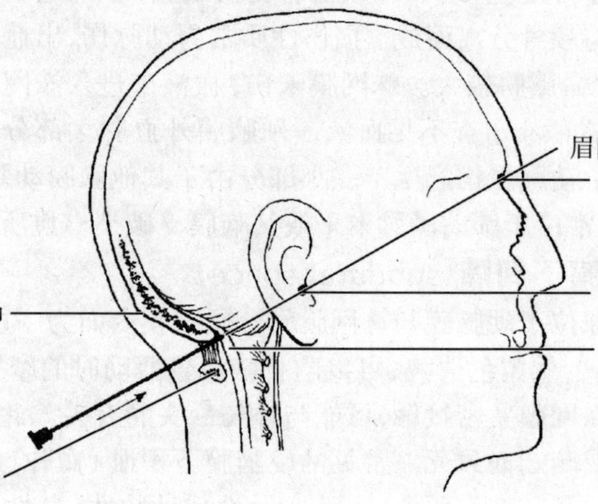

图 2－38 小脑延髓池穿刺进针方向

桥池 (pontine cistern)：此池位于脑桥及延髓前方，向前与底池相续，向后与围绕延髓的蛛网膜下腔相续。下 8 对脑神经及基底动脉皆通过此池。桥池侧面称为桥池侧凸，相当于小脑脑桥角处。

底池(basal cistern)：此池位于脑的基底部下方，由蛛网膜越过两侧颞叶间形成。池的顶部为第三脑室底(乳头状体及后穿质)。此池又为视交叉分为**交叉池**(cistern of optic chiasma)及**脚间池**(inerpeduncular cistern)。交叉池较小，位于前部。脚间池较大，位于后部。底池中含有大脑动脉环，第Ⅲ、Ⅳ、Ⅴ脑神经，视交叉及垂体柄。患颅底脑膜炎时，脚间池中可以充满脓性渗出液，累及第 2～8 脑神经。

大脑大静脉池(cistern of great cerebral vein)：此池位于胼胝体及小脑上面与四叠体之间。

蛛网膜下腔不伸展到垂体周围，仅围绕垂体柄延伸到垂体的上面，再向下硬脑膜即与垂体相融合。

脑神经出颅时三层脑膜皆随之而形成其鞘。脑膜鞘及蛛网膜下腔随视神经向前伸达眼球，随面神经及前庭窝神经伸达内耳道终末部，有时更随面神经伸达膝神经节。其他脑神经出颅后皆无硬脑膜下间隙及蛛网膜下腔相随。

蛛网膜及蛛网膜下腔随血管伸入神经系统中，形成血管周围间隙。蛛网膜与血管壁接触而形成血管周围间隙的内界，软脑膜形成此间隙的外界(图 2－39)。

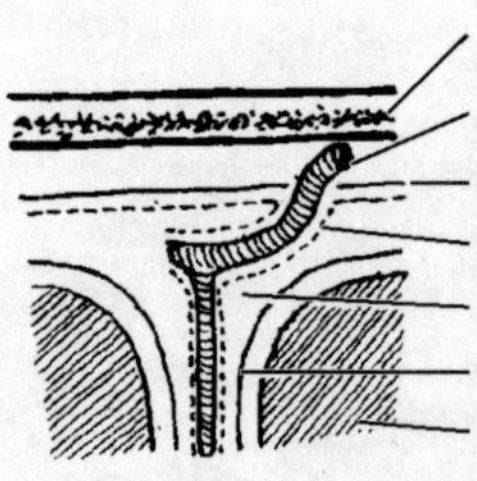

图 2－39 血管周围间隙

第四节 脑

分 部

脑(brain)可以分为大脑、小脑、脑桥及延髓四部分,大脑包括大脑半球与由胚胎期的前脑及中脑所发育成的各部分。也可以将脑分为大脑半球、小脑及脑干三部分。大脑半球包括大脑皮质、白质、基底核及嗅脑。脑干包括间脑、中脑、脑桥及延髓(较狭义的脑干不包括间脑)。

大脑半球

位置

大脑半球(cerebral hemisphere)占有颅前窝及颅中窝,与小脑之间有小脑幕相隔。左、右大脑半球借**大脑纵裂**(longitudinal cerebral fissure)分开,裂底为连接左右两半球的胼胝体。大脑镰伸入大脑纵裂中。

结构

大脑皮质(cerebral cortex):大脑半球的表层为**灰质**,称为大脑皮质,仅有1/3露在表面,其余2/3埋在脑沟内。大脑皮质内含有大量神经元胞体。

大脑半球的白质:在大脑皮质的深面为白质,由三类纤维组成:①联系同侧各部皮质的联合纤维;②联系左右两半球皮质的联合纤维,包括胼胝体、前连合及海马连合等;③联系皮质及皮质下结构的投射纤维,包括内囊、外囊、最外囊及穹隆等。

分叶

大脑半球为几条沟分成几叶,各叶又为一些沟分成回。在大脑半球的外面,有一条由前下向后上走行的**外侧沟**(lateral sulcus);中部有一条呈冠状方向的**中央沟**(central sulcus),沟的下端到达外侧沟附近。在大脑半球内侧面的后部,有一条由后上向前下走行的**顶枕沟**(parietooccipital sulcus)。依据这些沟,将大脑半球分为四叶。中央沟以前的部分为**额叶**(frontal lobe)。中央沟与顶枕沟之间的部分为**顶叶**(parietal lobe)。顶枕沟以后的部分为**枕叶**(occipital lobe)。外侧沟以下的部分为**颞叶**(temporal lobe)。此外,在外侧沟深处藏有三角形的**岛叶**(insula)。外侧沟边缘覆盖岛叶浅面的部分称为**岛盖**(opercula),由额叶、顶叶及颞叶的岛盖部分组成。

大脑半球外面的沟回(图2-40)

额叶的沟回:额叶借中央沟与顶叶分隔,借外侧沟与颞叶分隔。在中央沟的前方与之平行的沟为**中央前**

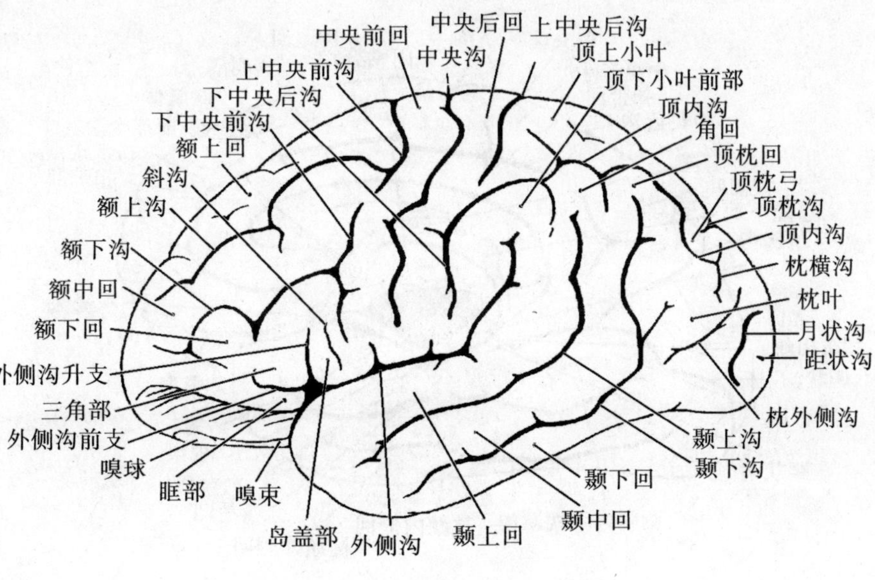

图2-40 大脑半球外面的沟回

沟(precentral sulcus)。由中央前沟向前延伸的两条沟为额上沟与额下沟。中央沟与中央前沟之间的部分为**中央前回**(precentral gyrus),宽约 1 cm,下端绕过中央沟的下端与中央后回相续。额叶的前部被额上沟及额下沟分为**额上、中、下回**。**额下回**(inferior frontal gyrus)为外侧沟的前水平支及升支分成前、中、后三部,前为眶部,中为三角部,后为岛盖部。岛盖部与中央前回的下端直接相延续。额下回与外侧沟的前水平支及升支相邻的部分又称为**布罗卡回**(Broca's gyrus)。

顶叶的沟回:顶叶的前界为中央沟,在后方借顶枕沟及人为的界线与枕叶分界,下界为外侧沟的后支及其向后的延长线。在中央沟的后方与之平行者为**中央后沟**(postcentral sulcus)。由中央后沟中部向后延伸者为**顶内沟**(interparietal sulcus)。中央沟与中央后沟之间的部分为**中央后回**(postcentral gyrus)。顶内沟将顶叶的后部分为顶上小叶及顶下小叶。顶下小叶有外侧沟的后支及颞上、下沟的后端伸入,围绕此三条沟的末端分别形成前、中、后三个回,前为**缘上回** (supramarginal gyrus),中为**角回** (angular gyrus),后为**顶枕回**(parieto-occipital gyrus)。

颞叶的沟回:颞叶的上界为外侧沟的后支,在后方借人为的界线与枕叶分界。颞叶为与外侧沟平行的颞上沟及颞下沟分为**上、中、下颞回**(temporal gyrus)。隐藏在外侧沟内者为**颞横回**(transverse temporal gyrus)。

枕叶的沟回:枕叶的前界为由顶枕沟向下略偏前至大脑半球下外缘的引线。此叶为枕横沟及枕外侧沟,分为上、中、下三回。

岛叶的沟回:岛叶四周绕以**环状沟**(circular sulcus)。

大脑半球内侧面的沟回(图 2-41)

在胼胝体上方,大脑半球的内侧面有一条与胼胝体前后平行的沟,称为**扣带沟**(cingulate sulcus)。在后部有斜行的**顶枕沟**(parieto-occipital sulcus)。在后下部有前后行的**距状沟**(calcarine sulcus)。距状沟因中部与顶枕沟相接而分为前、后距状沟。扣带沟前部的上方及前方为**额上回**(superior frontal gyrus)。在扣带沟后端的上方,中央沟上端的前后,有一方形区域,称为**中央旁小叶**(paracentral lobule),为中央前、后回向大脑半球内侧面的延续部分。在中央旁小叶与后方的顶枕沟之间的部分为**楔前叶**(precuneus)。扣带沟与胼胝体之间的部分为**扣带回** (cingulate gyrus)。在顶枕沟的后方与距状沟之间的部分为枕叶的内侧面,呈楔状,称为**楔叶**(cuneus)。距状沟的下方为**舌回**(lingual gyrus)。

大脑半球底面的沟回(图 2-42)

在额叶的眶面,靠近内侧缘有**嗅沟**(olfactory sulcus)。嗅球及嗅束紧贴在嗅沟内。嗅沟的内侧部分为**直回**(straight gyrus)。嗅沟的外侧部分,为"H"形沟分为前、后、内、外**眶回**(orbital gyrus)。在颞叶的下面有三条前后行走的沟,外为**枕颞沟**(occipital temporal sulcus),中为**侧副沟**(collateral fissare),内为**海马沟**。枕颞沟的外侧为**颞下回**。枕颞沟与侧副沟之间的部分为**梭状回** (fusiform gyrus)。侧副沟与海马沟之间的部分为**海马回**

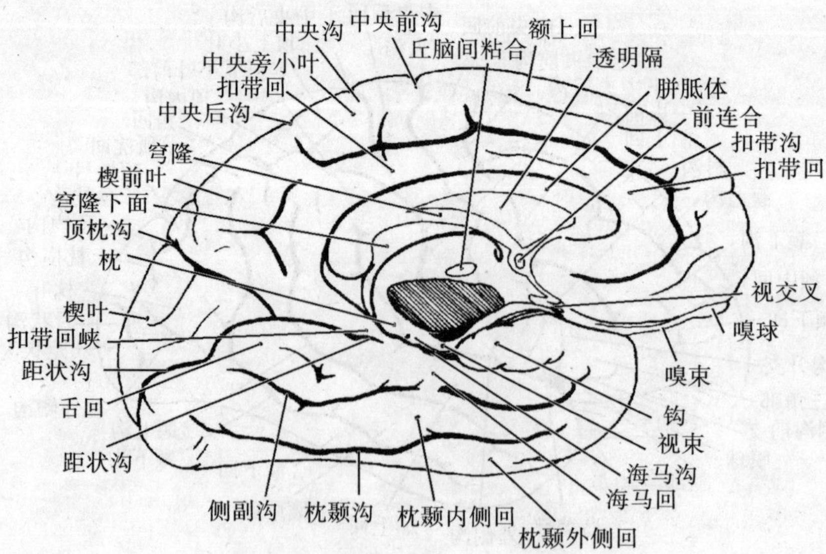

图 2-41 大脑半球内侧面的沟回

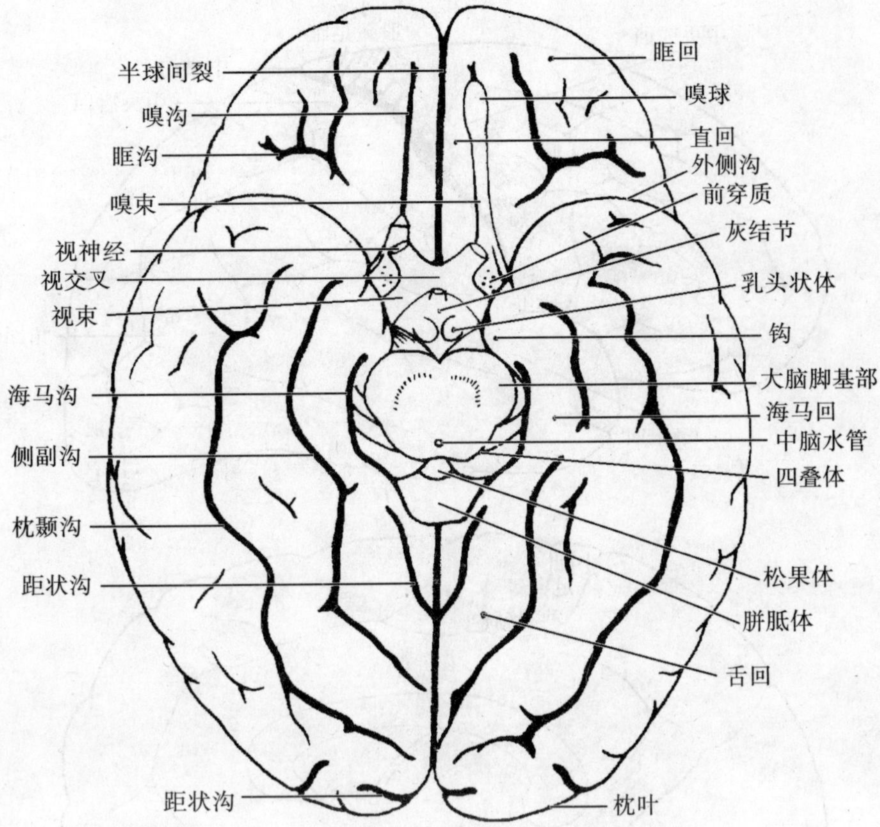

图 2-42　大脑半球底面的沟回

(hippocampal gyrus)。海马回的前端膨大,并绕海马沟的前端而弯曲,称为**钩**(uncus)。

大脑皮质的功能定位(图 2-43)

运动区(motor area):大脑皮质的中央前回及其向大脑半球内侧面的延伸部分(中央旁小叶的前半),以及颞上、中回的后部,为躯体的高级运动区,支配躯体对侧运动。躯体不同部位的高级运动区有一定的排列关系,在整个运动区内大体上是头在下脚在上,各部位之间有相当范围的重叠(图 2-44)。此种排列顺序虽然相当恒定,但是身体各部在中央前回的具体运动区的位置却可有较大的变异。例如有的小腿区以下可以延伸到大脑半球内侧面的中央旁小叶,有的整个下肢区位于内侧面,有的上肢区可以高达大脑纵裂。大脑皮质的运动区损毁以后,即产生身体对侧肌肉永久性瘫痪。此外,中央旁小叶另有肛门及膀胱括约肌中枢,因而中线部位患脑瘤或创伤,累及两侧的中央旁小叶时,可能产生截瘫及大小便失禁。

在大脑半球内侧面的额上回及扣带回中,尚有**附加运动区**,受刺激时可引起发声、身体各部的综合运动或姿势活动,随意运动的抑制等。此种附加运动区毁损以后,可以产生中度的肌张力增加。

在额、顶、枕、颞各叶的内部,皆有可以引起眼球运动的区域,其中以额、枕两叶内的较为重要。额中回的

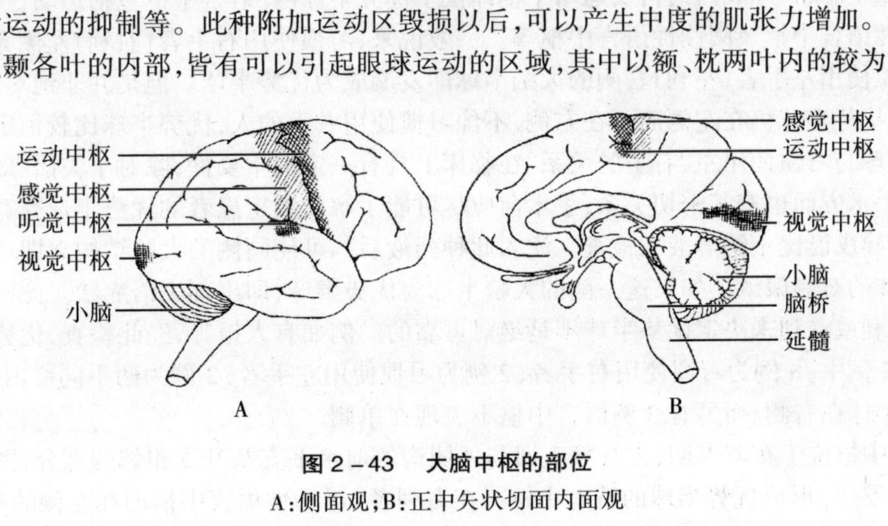

图 2-43　大脑中枢的部位
A:侧面观;B:正中矢状切面内面观

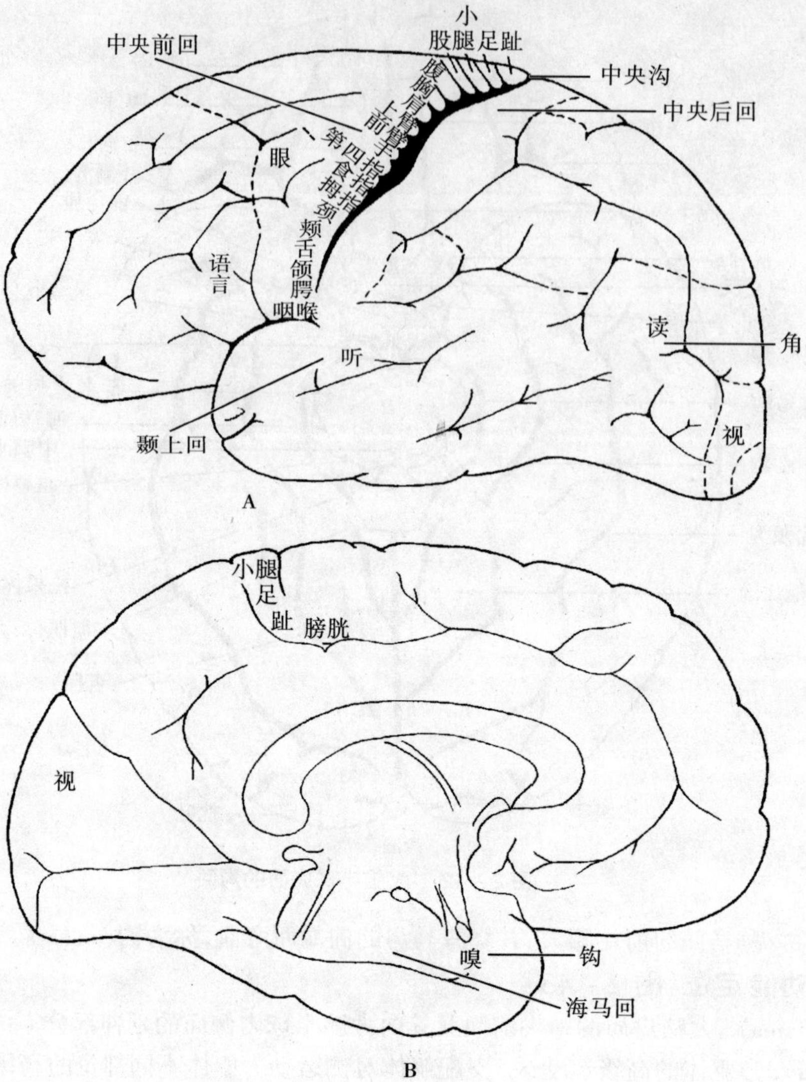

图 2-44　大脑皮质躯体运动区

A:大脑半球外面;B:大脑半球内面

后部为眼球的随意运动区,左右各一,一侧中枢兴奋时,头和眼即向对侧转动,为头和眼的同向运动。癫痫病患者常有此先兆。如果此区域遭到破坏,则与上述相反,双眼向病灶一侧注视。

优势半球特有中枢:两侧大脑皮质的功能并不完全对称一致,一侧大脑半球独有某些主要功能者,称为**优势半球**(dominant hemisphere)。**语言及运用中枢**即位于优势半球内。语言中枢包括运动性语言中枢、书写性语言中枢、感觉性语言中枢及阅读性语言中枢等。一般说来,习惯使用右手者(右利)左侧大脑半球即发展成为优势半球,习惯使用左手者(左利)右侧的大脑半球即发展成为优势半球。但是并非绝对如此,也有少数习惯使用左手的人优势半球仍在左侧而不在右侧,不像习惯使用右手的人,优势半球比较恒定地在左侧。

关于优势半球与习惯使用左、右手的关系,在临床上具有一定的重要性,除对于失语、瘫痪症状的病变定位以外,在大脑手术方面也有其密切关系,手术前应尽可能了解或测定患者的优势半球究竟是在哪一侧。可经颈总动脉注入异戊巴比士钠溶液来检查。注入此种药液后,可使同侧的大脑结构立即产生暂时性的功能丧失,引起暂时性的对侧偏瘫。如果这一侧的大脑半球为优势半球,即出现失语症状。此种检查方法也证明了根据患者为左利或右利来决定优势半球不是绝对可靠的。例如有人报导,经此检查,优势半球特有的语言中枢在左侧的 12 例中,8 例为习惯使用右手者,2 例为习惯使用左手者,2 例为两手同样习惯者;3 例习惯使用左手者,优势半球在右侧;而另有 3 例语言中枢不表现在单侧。

运动性语言中枢位于布罗卡回,占有额下回与外侧沟的前水平支及升支相邻的部分(图 2-44)。此回在优势半球内较为发达,形成优势半球的特有中枢。在右利者,运动性语言中枢即在左侧的布罗卡回,病变侵及此区域时即出现运动性失语，表现为不能说话，轻者说话困难，但发音机能并无障碍，而且基本上能听懂他人讲话。例如在右利者，患右侧肢体偏瘫常同时出现运动失语的症状，而患左侧肢体偏瘫一般无运动失语的症状。在左利者发生肢体偏瘫时，与伴发运动失语症状的左、右关系，恰与此相反。

感觉性语言中枢位于顶叶的后下部与相邻的颞横回（Wernicke 区），位于听区后方。此区域有病变时即产生感觉失语，表现为接受与分析语言的能力发生障碍，轻者仅能听懂简单的生活用语，重者对任何语言皆不能理解，对自己讲的话也同样不能听懂，所以言语错乱。

位于大脑半球内侧面额上回及扣带回附加运动区有病变时，可能出现语言变化的症状。但此区域在语言功能方面的重要性较小。

书写性语言中枢位于额中回后端，邻近手及手指的运动中枢，有病变时即产生书写不能症，本来会写字的变为不能写，或者不能成字形、不能听写、不能自动书写，但是手的其他功能正常。

阅读中枢位于角回，有病变时即产生字盲，本来能识字的变为不能识字，失去阅读能力，而且多伴有书写障碍。

运用中枢位于顶下小叶的缘上回内，有病变时表现为失用，不能完成日常动作，如穿衣、扣纽扣等。

感觉区（sensory area）：大脑皮质的中央后回及中央旁小叶的后部，为躯体的痛、温、触、压及本体觉的感觉中枢。躯体不同部位的感觉区亦有一定的排列关系，与运动区相同，也是头在下脚在上。病变影响到此区域时即发生对侧躯体上述各种感觉减退甚至于消失的症状，失去对痛觉的定位及辨别强度的能力，对于物体的形态、大小及轻重的辨别能力也可能减退或丧失。

顶下小叶有病变时产生实体觉缺失的症状。顶上小叶的病变时即不能辨别物体的形态及性质。患者闭目时将物品放在其手中，不能辨别是什么物品。

听区（auditory area）：听觉中枢位于颞横回的中部，受病变侵及时即产生失听。但是由于一侧耳蜗投射到两侧的听觉区（对侧较多），因而当一侧听觉区有损害时，可无明显听觉障碍。

视区（visual area）：视觉中枢位于枕叶的距状沟深处及其邻近部分，上方延伸到楔叶，下方延伸到舌回，后方绕枕叶后端至其外侧面。视网膜向视觉区有精确的投射关系，黄斑部分在后，周围部分在前。一侧的视觉区有病变时产生视野对侧的同侧偏盲，受刺激时可能产生幻视。此外，视神经传入视觉中枢的通路经过顶叶，因而顶叶深在的肿瘤也可能引致同侧偏盲。

味区（taste area）：味觉中枢可能在中央后回下端，面部的一般感觉区附近，沿外侧沟上壁延伸到岛叶。

嗅区（olfactory area）：嗅脑可粗分为周围部分及中央部分。周围部分包括嗅球、嗅束、嗅三角及前穿质。中央部分包括隔区、海马结构、犁状区及杏仁核。嗅觉神经纤维由鼻腔黏膜上行，穿过筛板而终于嗅球。

大脑皮质的病变

由前述各种主要功能在大脑皮质的定位，可见在某一区域内有病变时即可引起相应的症状和体征。但是实际上并不如此单纯。某一部位的占位病变（肿瘤、血肿），其影响可达到其他许多部位，并且在去除病变以后仍可能持续存在。有一些病变好发于某些特定部位，例如某些肿瘤即如此。相反，广泛性病变，有时也可能仅表现为局部症状。例如病变首先发生在功能属于次要的大脑皮质区域，亦即所谓的“哑区”，可能在相当长的时间内不出现症状，以致诊断困难。因此，在临床上应特别注意此种可能性，必要时进行特殊检查，包括脑血管造影、脑室造影、放射性核素脑扫描、计算机断层检查（CT）及核磁共振检查（MRI）等。

大脑半球内部的大体结构（图 2－45、图 2－46）

胼胝体（corpus callosum）：胼胝体由连接左右大脑半球的一部分纤维构成，后端为压部，中部为体部，前端为膝部，由前端向下弯曲变薄的部分为嘴（图 2－47）。胼胝体的功能，一般认为是在于调谐两侧大脑半球。但当它受到损害以后，却可能引起极轻微的功能障碍。例如位于优势半球内的动用中枢可通过胼胝体传送冲动到对侧半球，作用于非优势半球手的功能区，因而在胼胝体有病变的病人，也可能出现运用不能。

前连合（anterior commissure）：前连合位于终板的上端，室间孔的前方，连接两半球的嗅球及颞极，含有来自杏仁核的纤维、连接两侧嗅球的纤维，以及来自颞叶皮质的交叉纤维等。

海马连合（hippocampal commissure）：海马连合位于胼胝体的下方，由两侧海马的纤维交叉形成。

内囊（internal capsule）：内囊位于尾状核的“C”字形凹陷内，在豆状核与背侧丘脑之间形成宽纤维带，向

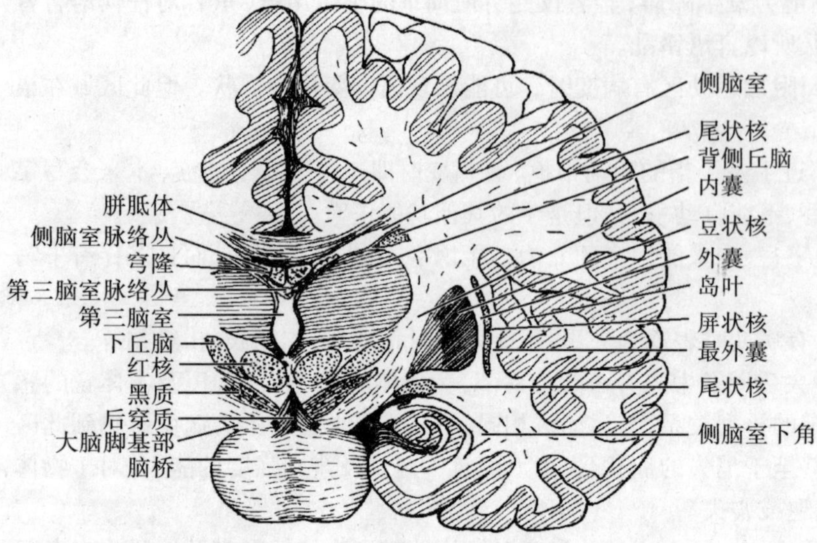

图 2-45　脑经脑桥前部冠状切面

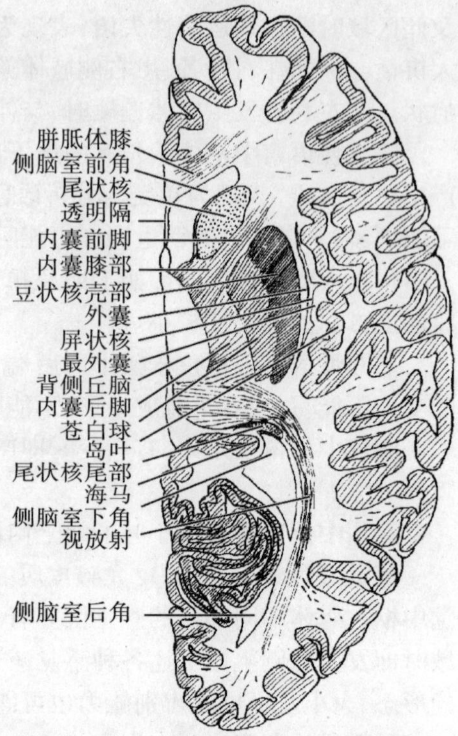

图 2-46　右侧大脑半球水平切面

上放散至脑皮质各部，向下至中脑的大脑脚。内囊的前部位于尾状核与豆状 核之间的部分称为前脚，后部位于豆状核与背侧丘脑之间的部分称为后脚，中间弯曲的部分称为膝部。由于内囊为大脑皮质与皮质下中枢之间联系的主要通路，此区域发生一个不大的病灶时，也可引起严重的功能障碍。例如发生脑溢血或肿瘤压迫内囊时，即可在病变对侧产生偏瘫、感觉障碍或在同侧产生偏盲。

外囊（external capsule）：屏状核与豆状核之间的白质纤维称为外囊，为皮质与皮质下结构的联系通路。

最外囊（capsula extrema）：屏状核外侧的一薄层白质纤维称为最外囊，亦为皮质与皮质下结构的联系通路。

基底核（basal nucleus）：基底核为包埋在大脑半球深部白质内的灰质团，为白质纤维分成尾状核、豆状核、屏状核及杏仁核（图 2-48）。尾状核与豆状核合称**纹状体**（coprus striatum）。

尾状核（caudate nucleus）：位于上内部，呈“C”字形伏于背侧丘脑的背外面，表面露在侧脑室中。前端膨大成头，伸入侧脑室前角。向后逐渐变细而成为体部，

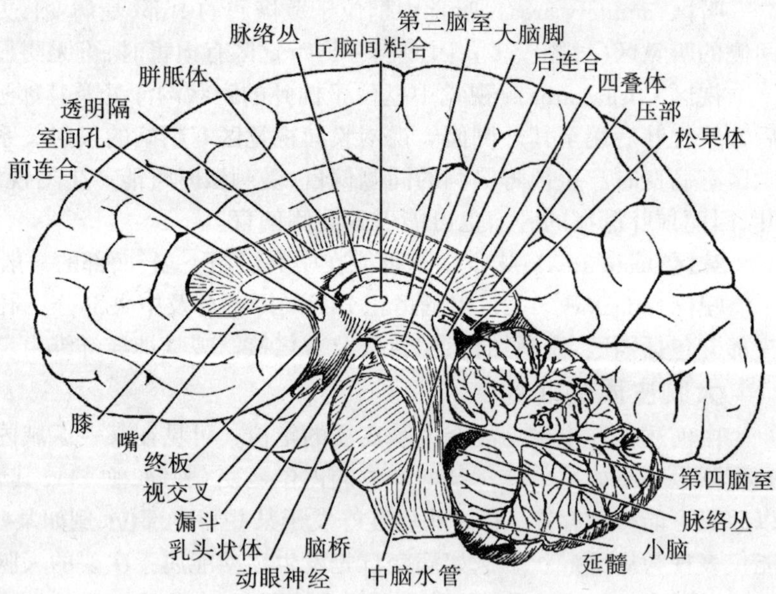

图 2-47　脑正中矢状切面

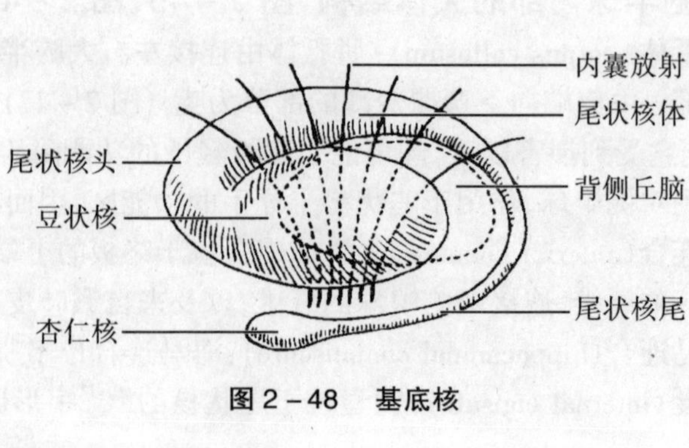

图 2-48　基底核

位于背侧丘脑的背外侧。由体部向后绕背侧丘脑后部向下转向侧脑室下角，再变细而成为尾部，末端与杏仁核接触。

豆状核(lentiform nucleus)：位于尾状核与背侧丘脑的外侧，与尾状核之间隔以内囊的额部，与背侧丘脑之间隔以内囊的枕部。豆状核又可分为**苍白球**(glubus palltdus)及**壳核**(putamen)，苍白球在内侧，壳核在外侧，两者之间隔一薄层白质。

屏状核(claustrum)为一薄层灰质，位于豆状核与岛叶的皮质之间。

杏仁核(amygdaloid nucleus)为靠近颞叶前端内部的一团灰质，在钩回的上面，侧脑室下角前端的上方，呈梭状，下部与尾状核的尾部末端接触，上部延伸至壳核。

基底核接受来自大脑皮质的许多纤维，传出纤维至脑的低级部分，再藉之与脊髓联系；另有传出纤维至脑的其他部分，例如背侧丘脑，与上行传导路相联系。

基底核有病变时的主要症状，为肌肉张力的改变及不同类型的不自主运动。多动症有时也可能出现植物神经系统紊乱的症状。常见的病变为**震颤性麻痹**(Parkinson 病)，典型症状为震颤及强直，以及扭转痉挛等。

间　脑

位置及分部

间脑(diencephalon)位于大脑半球与中脑之间，外邻内囊，内侧面形成第三脑室的侧壁。间脑可分为背侧丘脑、下丘脑、底丘脑、上丘脑及后丘脑(见图 2－45)。

背侧丘脑(dorsal thalamus)

位置：背侧丘脑构成间脑的主体，为卵圆形的大块灰质，外侧面为大脑半球所覆盖，且与内囊接触，内侧面形成第三脑室的侧壁，上面及后面有一部分暴露于第二脑室底，前端凸入侧脑室中形成前结节，下方借下丘脑沟与下丘脑分界，后端膨大形成枕。在枕的下外方有隆起的内、外侧**膝状体**(geniculate body)。内侧膝状体和下丘借下丘臂相连。外侧膝状体和上丘借上丘臂相连。两侧的膝状体共同形成**后丘脑**(metathalamus)。两侧的背侧丘脑通过内侧面的丘脑间粘合相连。

功能与病变的主要症状：背侧丘脑含有若干核群，一部分为感觉传导路的中转间，一部分为投射到皮质联系区的联络核。背侧丘脑接受感觉传导纤维的部分完全损毁以后，即出现躯体对侧的感觉障碍或完全丧失。局部病变常产生躯体对侧感觉减退或过敏。常见的局部病变为由丘脑膝状体动脉病变所引起。

下丘脑(hypothalamus)

位置：下丘脑位于背侧丘脑的腹侧，下丘脑沟以下为第三脑室的底，内侧面为第三脑室侧壁的下份，外侧与底丘脑相邻。下丘脑由前方的**视交叉**(optic chiasma)、中间的**灰结节**(tuber cinereum)及后方的**乳头状体**(corpus mamillare)三部分组成。灰结节的中央部向下延续为**漏斗**(infundibulum)。漏斗下悬垂体。

功能与病变的主要症状：下丘脑含有若干核团，如视上核、室旁核、视前核、腹内侧核、结节漏斗核、外侧核和后核等，与来自额叶皮质、嗅脑、基底核、背侧丘脑、上行的躯体感觉传导及内脏感觉传导等许多部分的纤维联系，传出纤维至背侧丘脑、垂体及通过网状结构至脑干与脊髓的内脏运动核。下丘脑的主要功能为管理内脏活动、调节垂体分泌及影响情绪等。由于对下丘脑各部分的功能尚未确知，因而对于其病变的临床表现并不完全了解。视上核或垂体柄的损害常引起糖尿病。其后部损害可引起体温调节改变、血管运动改变及昏睡等症状。灰结节或腹内侧核有病变时尚可出现肥胖性生殖器无能症，影响到漏斗部时即引起尿崩症。下丘脑有病变时可出现消化道溃疡或出血、**霍纳**(Horner)**综合征**及情绪改变等。下丘脑病变时常伴有邻近其他结构的损害，特别是视交叉、视束或垂体病变。颅底骨折、肿瘤、血管病变及流行性脑炎等均可侵及下丘脑。

底丘脑(subthalamus)

底丘脑为中脑与间脑的移行区，位于背侧丘脑的腹尾侧，中脑被盖的上方，有病变时可产生半身颤搐症。

上丘脑(epithalamus)

上丘脑包括位于背侧丘脑背面与内侧面交界处的髓纹、缰三角及松果体等部。松果体位于胼胝体压部之下,四叠体之上。上丘脑适处于第三脑室后方,如果发生肿瘤可以累及四叠体,引起两眼球一同上视困难,下视受限(Parinaud 综合征),瞳孔光反应迟钝,影响第三脑室可能产生一些植物神经功能障碍的症状。

脑　干

中脑(mid－brain)

位置及分部:中脑位于间脑与脑桥之间,上界为视束,下界为脑桥的前缘,由四叠体和大脑脚组成。中脑水管通过中脑。中脑占有脑干的部分较短,长约 2 cm,在颅腔中位于两侧小脑幕切迹间的小脑幕裂孔中(图2－49)。

四叠体(quadrigeminal bodies):中脑在水管背侧的部分为四叠体(顶盖),表面呈丘状突起,上一对为上丘,下一对为下丘。由上、下丘分别向外延伸形成的隆起,称为上、下丘臂。上丘臂绕过内侧膝状体及丘脑枕之间,与外侧膝状体及视束相连。下丘臂与内侧膝状体相连。上丘为视觉反射中枢。下丘为听觉反射中枢。

大脑脚(cerebral peduncle):大脑脚位于中脑的腹侧,由锥体束及皮质桥延束组成,为内囊的延续部位。两侧大脑脚向下逐渐接近,其间形成三角形窝,称为**脚间窝**(fossa interpeduncularis)。窝底因有很多血管出入的小孔而称为**后穿质**(posterior perforated substance)。动眼神经自脚间窝的外缘出中脑。

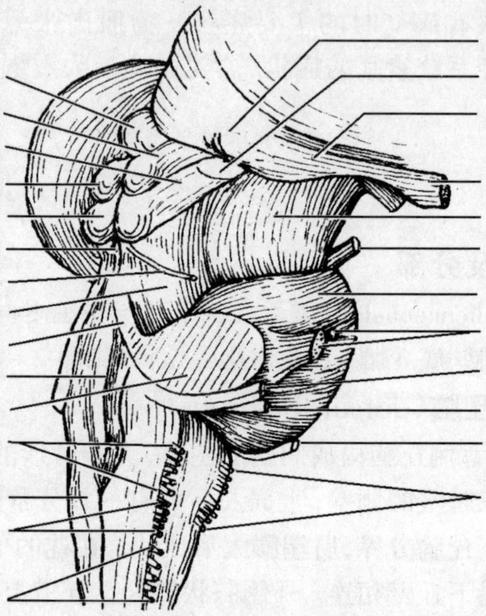

图 2－49　脑干后外面观

脑桥(pons)

脑桥位于小脑的腹侧,上与中脑相续,下与延髓相续,皆有间沟分界。脑桥的腹侧面隆起,称为**桥底**(pars basilaris pontis),正中线上有纵行的**基底沟**(sulcus basilaris)。桥底向两侧逐渐变窄而移行为**桥臂**,亦即小脑中脚(图 2－50)。桥底下缘的外侧与邻近的小脑所围成的一个三角形区域,称为**小脑脑桥角**(cerebellar pontine angle)。面神经、前庭窝神经与三叉神经通过此处。脑桥上端变窄,又称为**菱脑峡**,包括结合臂、前髓帆及丘系三角。结合臂由小脑至中脑,形成第四脑室前上部的侧壁。前髓帆张于两侧的结合臂之间,形成第四脑室顶。丘系三角为结合臂前端腹外侧的三角形区域。脑桥及延髓上部的背面合而形成一浅窝,称为**菱形窝**(fossa romboidea)。此窝上半部的界限为两侧的结

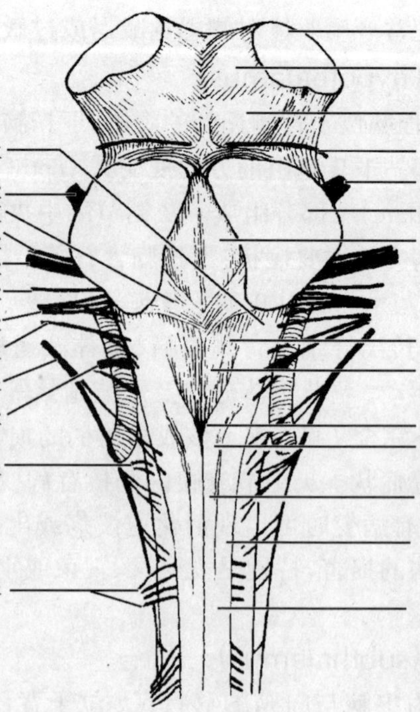

图 2－50　脊髓上端、延髓、脑桥及中脑后面观

合臂及桥臂，下半部的界限为两侧的薄束结节。髓纹将菱形窝分为上、下两半，上半部有凸起的**面丘**(colliculus facialis)，下半部有**舌下神经三角**，为该部手术时的重要标志。

延髓(medulla oblongata)

延髓的上界为脑桥的下缘，下方在枕骨大孔处与脊髓相续，两者间无明显的分界。延髓表面有与脊髓相续的沟和裂(前、后正中裂，前、后外侧沟，后中间沟)。延髓的背面大部分被小脑覆盖，腹侧面位于枕骨斜坡上面。延髓的背面，上部扩大而形成第四脑室底的下部。在后正中裂与后中间沟之间的**薄束**(fasciculus gracilis)，上端隆起形成**薄束结节**(tuberculum gracilis)。后中间沟外侧的**楔束**(fasciculus cuneatus)，上端隆起形成**楔束结节**(tuberculum cuneatum)。楔束结节的外侧有灰小结节。在延髓腹侧面正中线两侧有**锥体**(pyramis)，为锥体束的所在。在延髓上部，锥体外侧有**橄榄体**(olivary body)，两者之间有前外侧沟相隔，沟中有舌下神经出脑干。在外侧的后外侧沟中，舌咽神经、迷走神经及副神经根由上向下依次出脑干。在橄榄体的背面，菱形窝的下部外侧缘与迷走神经及舌咽神经之间有**绳状体**(restiform body)。

脑干中躯体感觉传导路病变

上行束在**脑干**(brain stem)中与核群及其他神经元(包括脑神经核)有相当程度的混杂。脑干的一些病变，可累及调节心血管及呼吸功能的中枢。病变累及延髓的外侧部时，可仅使脊髓丘脑束受害而出现躯体对侧痛觉及温度觉丧失的症状；如果不累及内侧丘系，触觉及深感觉可无障碍。病变累及三叉神经脊束核时，即出现同侧面部温度觉及痛觉丧失的症状。病变累及迷走神经核或纤维时，即出现同侧软腭或喉部肌肉瘫痪的症状。病变累及脊髓小脑束及下橄榄体时，可出现平衡障碍。延髓的外侧部分有广泛病变时，可能影响到锥体束，产生对侧半身运动障碍的症状，出现脑干性的交叉麻痹。如果一侧中脑受累，出现病侧动眼神经麻痹及对侧肢体瘫痪。引起脑桥与延髓病变的原因有小脑下后动脉或椎动脉的分支发生血栓形成、栓塞或出血等。此种情况下所有上述症状均可能出现。

病变累及延髓的内侧部分，一侧的内侧丘系受害时，如果病变位于纤维交叉处以上，即可出现躯体对侧的深感觉及辨别能力减退或丧失。由于两侧的内侧丘系相邻很近，易于同时受累，所以常出现两侧症状，但是范围不同，由于舌下神经紧靠内侧丘系的外侧通过，故常伴有同侧舌肌瘫痪或半瘫痪的症状。如果病变累及腹侧的锥体束及其他束路，则有躯体对侧偏瘫的症状。

由于通过脑干的长束中的纤维按节段次序排列，病变所引起的感觉或运动症状，并不一定都是完全的，可为局部瘫痪或感觉丧失，有时无明显范围。感觉症状有时也可因病变较轻而仅为刺激性的不同形式感觉异常。

病变累及脑桥及中脑的感觉传导束路时，所出现的症状与上述累及延髓的感觉传导束路相似，有时不易鉴别，只能依靠是否累及不同平面的脑神经及核来判断。如果同时出现周围性面神经瘫痪或对侧偏瘫，即表明病变累及脑桥的中部或下部。有时可能同时出现展神经与三叉神经受累的对侧运动瘫痪症状。在脑桥病变中常累及脑桥小脑系统，出现平衡失调的症状。如果出现一侧动眼神经麻痹及对侧偏瘫的症状，即表明病变在中脑的上丘平面。滑车神经有瘫痪时，表明病变靠近下丘。中脑有病变时，由于可能累及结合臂(小脑上脚)、红核或者黑质，因而常伴有平衡失调、震颤、手足徐动症或舞蹈病等症状。

小　脑

位置及分部

位置：小脑(cerebellum)位于颅后窝，大脑枕叶与小脑幕下方，延髓及脑桥后方，与脑干借小脑上、中、下脚相连。上脚称为**结合臂**，进入中脑背面。中脚称为**桥臂**，进入脑桥背面。下脚称为**绳状体**，与延髓的后外面相连。

分部：小脑可分中间的**蚓部**(vermis)及两侧的**小脑半球**(cerebellar hemisphere)(图 2－51，2 图－52，图2－53)。在小脑背面中线隆起的蚓部与两半球之间的分界不太明显。在小脑腹侧面两半球之间有一深沟，称为**小脑谷**(vallecula cerebelli)，谷底为蚓部。小脑的前后各有一凹陷，分别称为小脑前切迹及小脑后切迹。有一条较深的**水平沟**(horizontal sulcus)绕小脑半球的游离缘而将小脑分为上下两部分。小脑的分叶复杂，划分

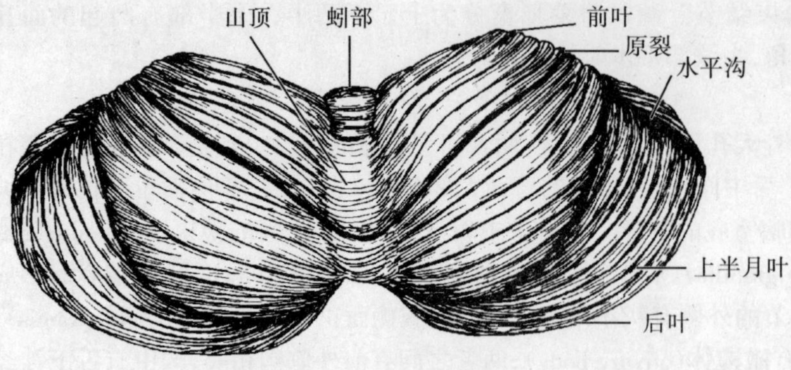

图 2-51 小脑上面观

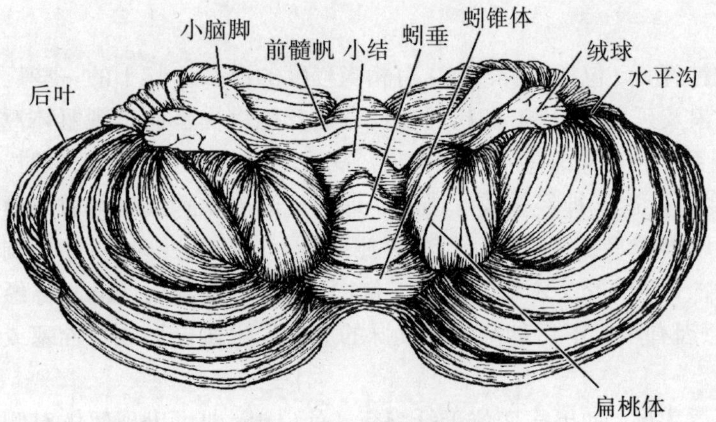

图 2-52 小脑下面观

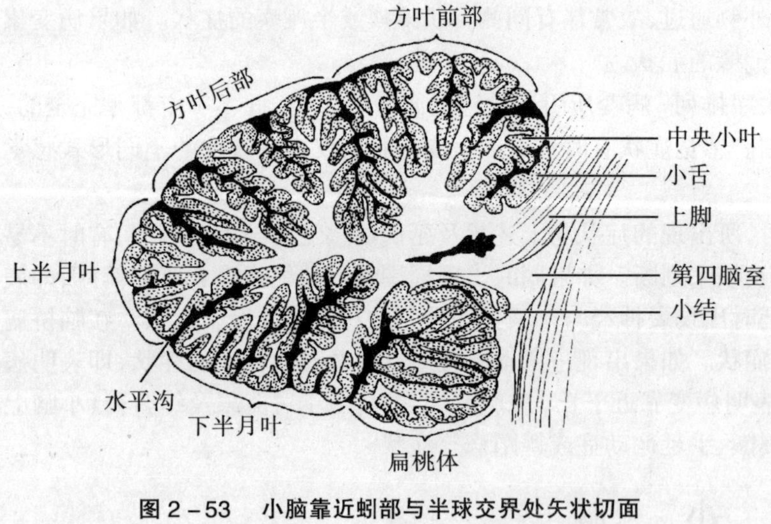

图 2-53 小脑靠近蚓部与半球交界处矢状切面

的方法也不一致。在小脑上面，水平沟的前方，有一较浅的**原裂**（fissura prima）。原裂的前方为**前叶**（方叶），后方为**后叶**。前叶包括上蚓部的前部及相邻的半球部分。后叶占有上面的一部分及下面的大部分，包括蚓部的中部及半球的大部分，也包括扁桃体。蚓部前端的**小结**（nodulus）及**绒球**（focculus）组成绒球小结叶。**蚓部**（vermis）分为上下两部，上蚓部与前髓帆接触的部分称为小舌。下蚓部又分为**锥体**（pyramis vermis）、**蚓垂**（uvula vermis）及小结三部分。**扁桃体**（tonsilla cerebelli）位于半球的下面，下蚓部的两则，紧邻延髓。当颅内压增高时，可迫使小脑向下移位，扁桃体向下嵌顿在枕骨大孔边缘与延髓之间，形成小脑扁桃体疝，堵塞枕骨大孔，压迫延髓，易迅速致死。

功能

一般地说，小脑的主要功能为协调肌肉的作用，反射性地维持肌肉张力，以维持身体平衡。

病变症状

肌张力减低：与此同时有腱反射减弱，如为单侧病变，症状即出现在同侧。

肌无力：肌肉易于疲劳，为小脑病变的症状之一。

协调与平衡失调：动作失调，例如不能迅速做手的前后旋动作，自主运动时可有震颤，不像麻痹性震颤出现在肢体休息时，闭目用手重复指点某一点时渐偏向一侧，出现过示征象，闭目行走时常偏向一侧，指点试验时偏向同一侧，步态不稳，在行走时有倒向患侧的趋势。

眼球震颤：此种症状有水平性、垂直性及旋转性三种，以水平性震颤较为多见，向病变一侧注视时最明显。此种症状是由于小脑前庭系之间的联系受到障碍所引起。

语言障碍：语言不流利，发音不清楚，为小脑性共济运动障碍的表现。

脑的血液供应

动脉供应

脑的血液供应来自两条椎动脉及两条颈内动脉（图 2-54）。

椎动脉（vertebral artery）：此动脉通过颈椎横突孔上行，穿过寰椎横突孔以后即绕至寰椎上关节突的后方，在此处位于第1颈神经后支的外侧，继而在寰椎后弓上面的沟中向内走行，再穿过寰枕后膜进入椎管(图2-55，图2-56)，到达脊髓上端或延髓末端的外侧，副神经脊髓根的前方，转而向上进入枕骨大孔，到达延髓的腹侧。两侧的椎动脉至脑桥末端即汇合成一条基底动脉。椎动脉沿延髓走行的部分，位于第Ⅸ、Ⅹ、Ⅺ脑

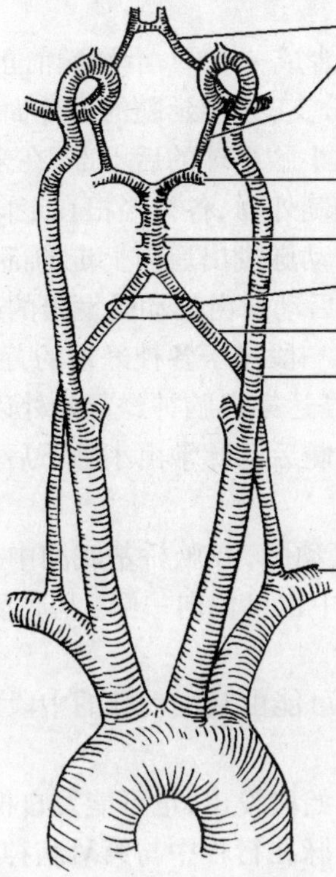

图2-54　脑的血液供应来源

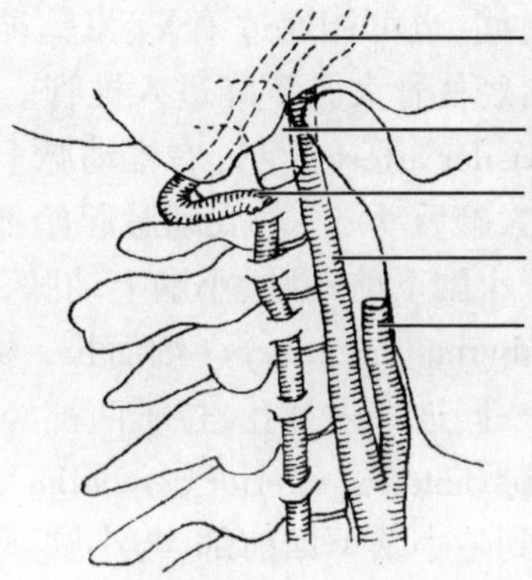

图2-55　椎动脉

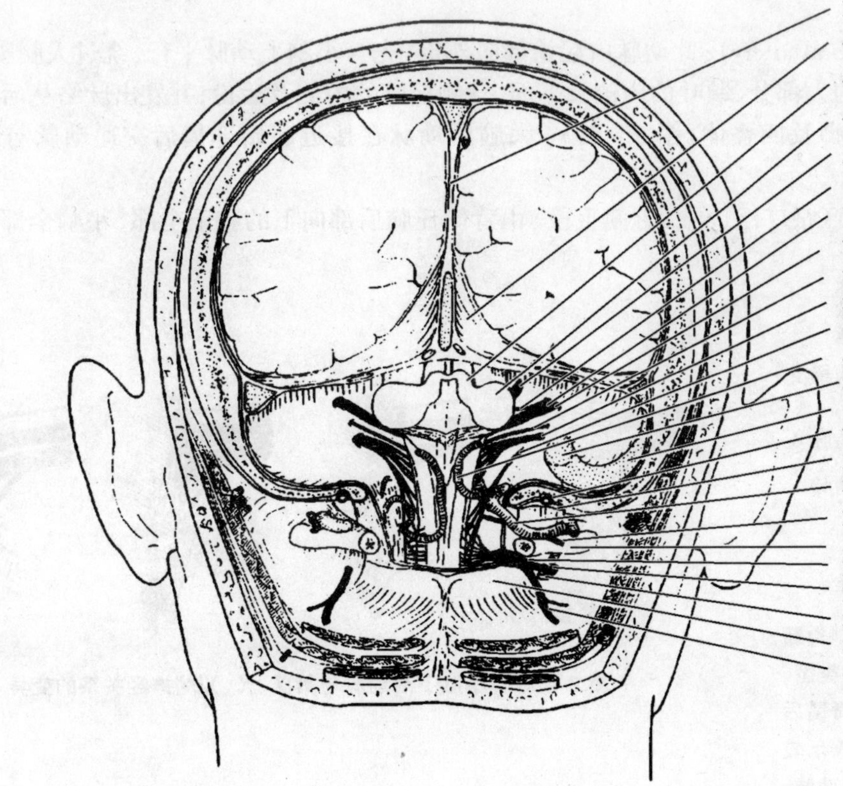

图2-56　头后部冠状切面，移除小脑，表示椎动脉通过枕骨大孔前后的行径

神经根的腹侧。两侧椎动脉走向合成基底动脉的途中通过舌下神经与第 1 颈神经前根之间，发生动脉瘤时即容易压迫邻近的脑神经。椎动脉在颈部有椎静脉丛伴行。此丛上端止于硬脊膜外，不随动脉进入颅内。椎动脉在未汇合成基底动脉以前发出脊髓前动脉，有时发出脊髓后动脉，沿延髓侧面进行时分出一些小支至延髓，于近终末部发出一大支小脑下后动脉(图 2－57)。

脊髓前动脉(anterior spinal artery)：经枕骨大孔下降进入椎管，左右合成一总干，沿脊髓前正中裂下降。

小脑下后动脉(posterior inferior cerebellar artery)：为椎动脉的最大分支，先沿延髓的后外面上行，再绕向后，转而沿延髓及小脑的下面向下走，分支至延髓、第四脑室的脉络丛及小脑半球的后下部，在未离开延髓前常发出**脊髓后动脉**(posterior spinal artery)。第Ⅸ、Ⅹ、Ⅺ脑神经皆起自延髓外面，各神经根在走向颈静脉孔的途中，逐渐集中。三条神经根皆与小脑下后动脉密切相邻。该动脉由椎动脉发出后向上走的部分，先位于各神经根的腹侧，但不恒定，随动脉起源的变化而可能有所不同。小脑下后动脉由椎动脉发出的部位，可以在其刚进入枕骨大孔之前，或在接近基底动脉处，发出早的，上行段可能有一段位于各神经根的背侧，也可能位于神经根的腹侧。小脑下后动脉上行段终末部转而向下的曲行段，可高达第Ⅸ脑神经起始处以上，或通过Ⅸ、Ⅹ脑神经根之间，也可能通过第Ⅹ、Ⅺ脑神经根之间(图 2－58)。脊髓后动脉常由小脑下后动脉发出，亦可由椎动脉发出，经枕骨大孔下降进入椎管。

基底动脉(basilar artery)：左、右椎动脉上行至脑桥下缘汇合成基底动脉，在脑桥**基底沟**中上行，至脑桥上缘又分为两条大脑后动脉。基底动脉起始部位的高低并不恒定，行程中也可偏向一侧。基底动脉的分支有迷路(内耳)动脉、小脑下前动脉、小脑上动脉，以及一些小支至脑桥。

迷路动脉(labyrinthine artery)：细而长，多由小脑下前动脉发出，也可能由基底动脉的中段发出，随前庭窝神经与面神经一同进入内耳孔，位于两神经之间。

小脑下前动脉(anterior inferior cerebellar artery)：常由基底动脉的起始段发出，也可能发自椎动脉，向外、向后越过脑桥而到达小脑下面前部，与小脑下后动脉吻合。小脑下前动脉在行程中与第Ⅵ脑神经相邻，通过其上方或下方，并常向外弯曲而与第Ⅶ、Ⅷ脑神经接触，通过两神经的上方、下方或两者之间。

小脑上动脉(superior cerebellar artery)：由基底动脉上端发出，向外、向后、向下绕过大脑脚或脑桥上缘，到达小脑上面。动脉先向外走的部分，紧位于第Ⅲ脑神经的下方，借之与大脑后动脉分隔，绕过大脑脚处紧邻第Ⅳ脑神经。

大脑后动脉(posterior cerebral artery)：此动脉由起始部向外走，先与小脑上动脉平行，绕过大脑脚，到达大脑枕叶下面，分支供应枕叶的大部分、颞叶的内侧及下面、背侧丘脑的内侧及后份，并发出脉络丛后动脉至侧脑室的脉络丛，分支至小脑脚及四叠体(图 2－59)。大脑后动脉在接近起始部借后交通动脉与颈内动脉相连。

由上述可见椎动脉的分布区很广泛，包括脊髓上段、由背侧丘脑后部向下的脑干全部、小脑全部及大脑

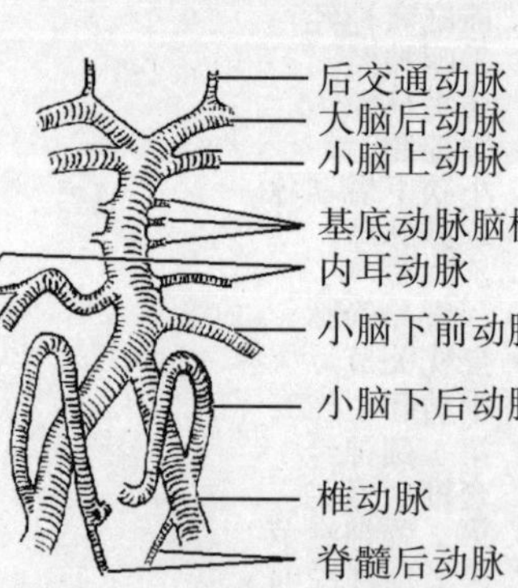

图 2－57　基底动脉及其分支，脊髓前动脉未画出，左侧表示常见的类型，内耳动脉起自小脑下前动脉，脊髓后动脉起自小脑下后动脉；右侧表示较少见的类型，内耳动脉起自基底动脉，脊髓后动脉起自椎动脉

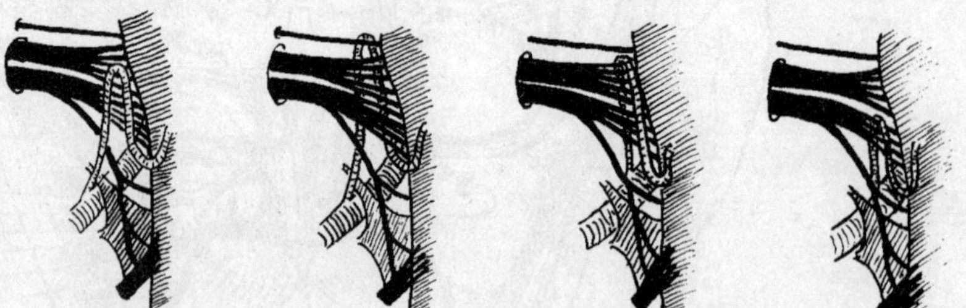

图 2－58　小脑下后动脉与第Ⅸ、Ⅹ、Ⅺ脑神经关系的变异

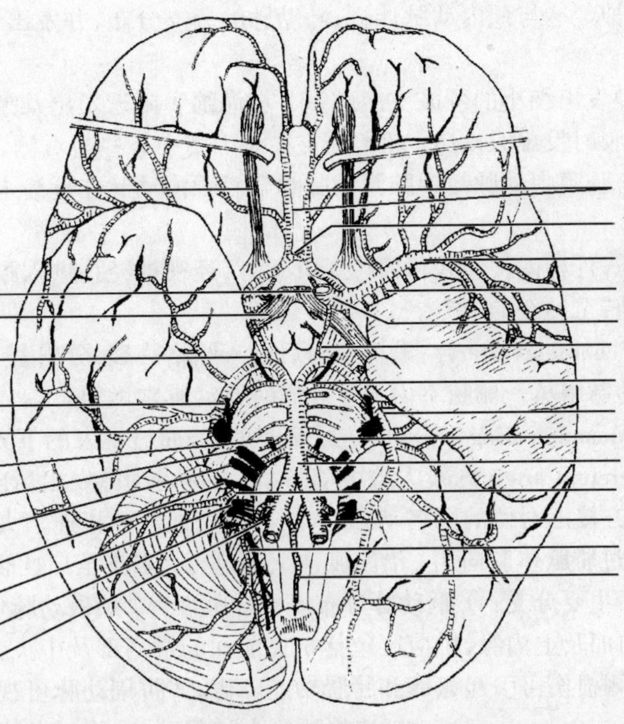

图 2-59　脑底部显示供应脑的动脉以及神经根与动脉的关系，图右侧为移除小脑半球及大脑颞叶以后所见

皮质后下份的大部。小脑的动脉在皮质部与对侧富有吻合。至延髓的动脉与大脑深部的动脉相同，皆为终末动脉。椎动脉发生栓塞者很少见，多为左侧。

颈内动脉(internal carotid artery)

此动脉通过颞骨岩部的颈内动脉管入颅，先向上紧邻鼓室及耳蜗的前内侧，继而急转向前内走在颈动脉管的水平部中，最后向上至蝶骨体外侧入颅。动脉入颅后再转向前走，沿蝶骨体侧面穿过海绵窦，再转而向上穿过前床突内侧的硬脑膜而离开海绵窦，然后又转向后、向上，通过视神经与视束的交角内，至外侧沟前端平面即分为大脑前、中二动脉以终(图 2-60,图 2-61)。

颈内动脉通过海绵窦中的部分，外侧有展神经通过，两者相接触，再向外有通过海绵窦外侧壁中的动眼神经、滑车神经及三叉神经眼支。颅底骨折偶可伤到此段动脉与海绵窦而形成动静脉瘘。颈内静脉丛与颈内动脉伴行一程，形成海绵窦与颈内静脉间的通道。发

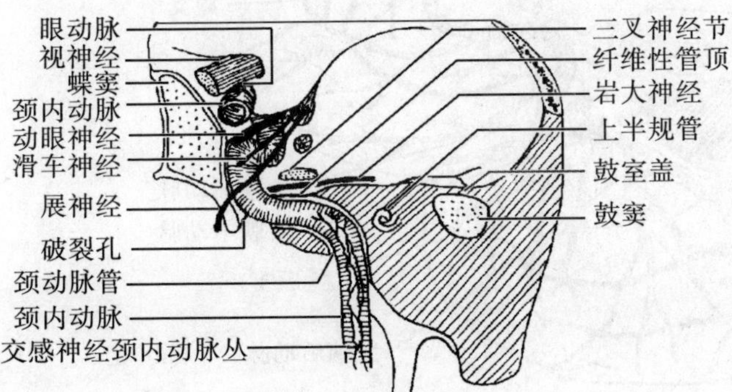

图 2-60　颈内动脉在颞骨岩部及颅内段的行径及邻属

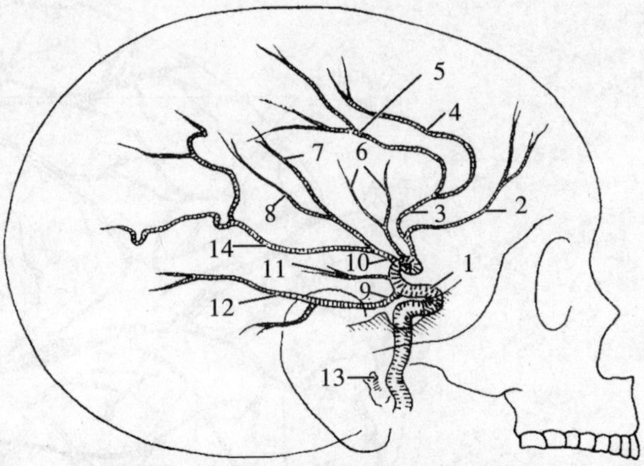

图 2-61　颈内动脉造形的正常图像

1:颈内动脉曲行部;2:额支;3:大脑前动脉;4:胼缘支;5:胼周支;6:额顶升支;7:顶后支;8:角回支;9:后交通动脉;10:大脑中动脉;11:脉络丛前动脉;12:大脑后动脉;13:外耳道口;14:颞后支

自颈上交感神经节的交感神经丛与颈内动脉伴行，随动脉的分支分布，并发出岩深神经至翼腭节，发出至睫状神经节的交感神经。

颈内动脉在颈动脉管中发出细小的颈鼓支至鼓室，在海绵窦附近发出几条细支至展神经、半月节及垂体，在前床突内侧通过硬脑膜时发出眼动脉。此类分支在海绵窦中有些与对侧者吻合。脑膜支与眼动脉及椎动脉的脑膜支吻合，以及与脑膜中动脉与副脑膜动脉吻合。颈内动脉在近终末部发出脉络丛前动脉及后交通动脉。

眼动脉(ophthalmic artery)：与视神经并行而位于其下方，经视神经孔进入眼眶，位于神经的硬脑膜鞘内，动脉先在神经的下方，再渐转至神经的上方。

脉络丛前动脉(anterior choroidal artery)：沿视束向后进入脉络膜裂，分出若干小支至内囊、视束、大脑脚、外侧膝状体及侧脑室下角的脉络丛。侧脑室内发生肿瘤时此动脉常增粗。

后交通动脉(posterior communicating artery)：向后偏外进行，通过视束的下方，与大脑后动脉相连。

大脑前动脉(anterior cerebral artery)：较大脑中动脉小，由颈内动脉发出后向内略偏前走，跨过视神经的上方，至嗅束基部之间的下方接近对侧的同名动脉，其间有前交通动脉相连。大脑前动脉由此处向上进入大脑纵裂，与对侧者并列，绕过胼胝体膝向后，沿胼胝体上面进行，末支至顶枕裂附近与大脑后动脉吻合（图2-62）。大脑前动脉有四条主要分支：①**眶动脉**分布于额叶眶面；②**额极动脉**供应额极区及额叶前外侧面；③**胼缘动脉**分布于额顶叶内面及上内缘，供应区包括中央前回的最高部及中央旁小叶，因此一侧大脑前动脉损伤可以引起下肢单瘫，两侧损伤可引起截瘫和膀胱功能障碍；④**胼周动脉**可视为大脑前动脉主干的末段。

前交通动脉(anterior communicating artery)：连接两侧大脑前动脉，跨过大脑纵裂的起始部，长短不定，平均约为4 mm，此动脉的变异较多，且为动脉瘤的好发部位。

大脑中动脉(middle cerebral artery)：为颈内动脉的最大分支，可视为其直接延续。先向外、向上走在大脑外侧沟中，亦即位于颞叶与额叶间，继而向后、向上至岛叶的面上，在此处分为若干支，分布于岛叶、额叶与顶叶的外面以及颞叶的上部(图2-63)。

由大脑中动脉起始部发出的若干深部小支，可分两组，一组向上通过豆状核的内侧份至背侧丘脑。这几条动脉中较大的靠外侧的一支经豆状核与外囊之间上行，终于尾状核，临床上重要性较大，为常见发生破裂出血的血管。此类动脉破裂血出，在外囊或内囊部位形成深在的血肿，使分布区内的血液供应发生障碍，血肿增大，压迫邻近的重要脑结构，产生昏迷与对侧肢体偏瘫的典型症状。可于早期进行手术开颅，去除血肿。如果血肿破入丘脑和脑室，预后多不良。

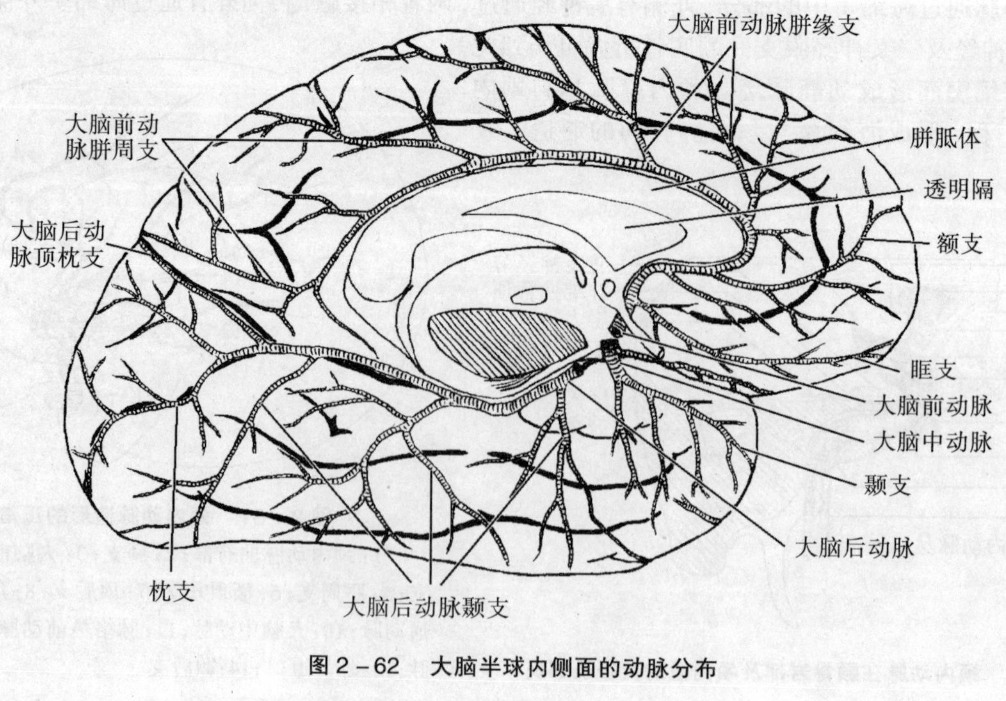

图2-62　大脑半球内侧面的动脉分布

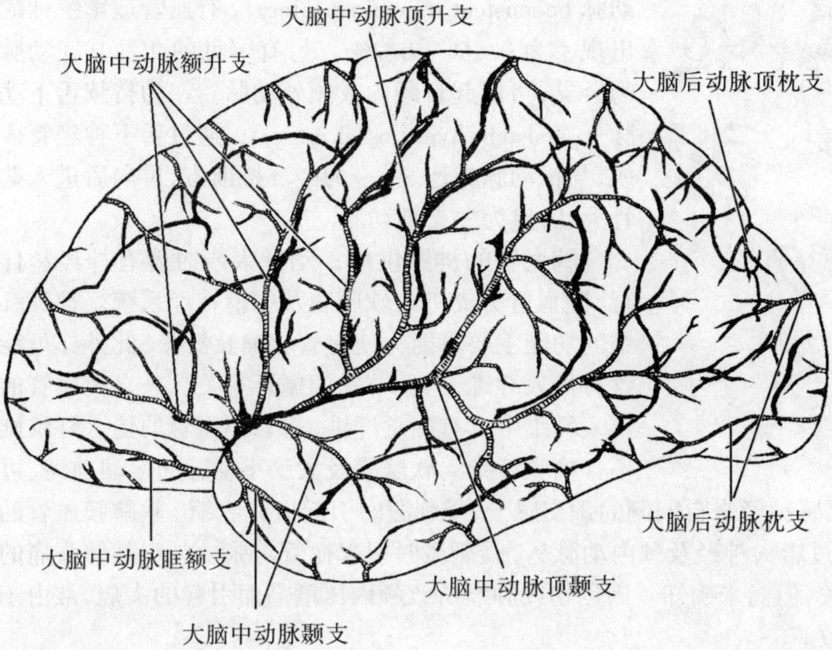

图 2-63　大脑半球上面及外面的动脉分布

大脑中动脉尚有其他一些皮质分支，眶额动脉供应额下回及额叶的眶面。额顶升动脉的额升支供应中央前回前区域，包括运动性语言中枢。顶升支供应中央后回及顶上小叶的下部。顶后动脉与角回动脉供应缘上回、角回以及颞上回与颞中回的后部。颞前、后支供应颞叶的外侧面。

由于大脑中动脉供应脑的运动中枢、感觉中枢、视觉中枢的一部分及优势半球的语言中枢等重要部位，如果动脉发生栓塞或出血，即可引起广大区域的大脑皮质缺血和脑梗塞坏死，并出现相应的症状。由于左侧颈总动脉直接起自主动脉，左侧大脑中动脉的行径又较右侧者为直，所以栓子进入左侧大脑中动脉使该动脉栓塞的机会较多，在右利者易致失语与右侧偏瘫。

大脑前、中、后三支动脉的分支，可分皮质支及深部支两组。皮质分支布于大脑皮质中，在软脑膜中存在丰富的吻合支。而所有进入深部的分支多为终末动脉，互相之间无有效的吻合。

大脑动脉环(cerebral arterial circle)：由基底动脉所发出的左、右两条大脑后动脉的起始部，两条后交通动脉，两条大脑前动脉及前交通动脉，在脑底部联合形成一个动脉环，称为大脑动脉环(图 2-64)。由此动脉环发出一些小支，有的至脑底部，有的沿垂体柄至垂体。在正常情况下，一侧颈内动脉中的血液很少通过大脑动脉环进入对侧颈内动脉或大脑后动脉，仅在某一动脉主干有梗阻时此环方起侧支循环的作用。大脑动脉环及其分支常发生动脉瘤，据统计发生于此环者约占颅内动脉瘤的半数，其中多数为先天性。此环发生动脉瘤时，特别容易压迫到第Ⅲ脑神经，少数动脉瘤很大者也可压迫到视束、视交叉、视神经或其他供应眼肌的神经，或同时压迫到脑组织。动脉瘤一旦破裂，出血即进入蛛网膜下腔，不仅形成血肿，同时合并动脉痉挛，可致死。

脑血管的变异：两侧椎动脉的大小常不相等，左侧较粗者约占半数以上，个别情况下右侧椎动脉可很细小。基底动脉的分支可有变异。少数情况下小脑下后动脉可能阙如，可为一侧或两侧。小脑上动脉可以成双，一侧或两侧。大脑后动脉偶可直接起自颈内动脉。大脑前动脉可能为三支，或者一侧阙如。也可无前交通动脉而为两侧的大脑前动脉有一段联合成一单干。前交通动脉也可能为两支甚至于三支。大脑动脉环也可能有变异，常见的是参与构成的动脉的粗细变化，各动脉的起源也不恒定，也可能为不完整的环，最常见的是交通动脉很细小(图 2-65)。动脉环不完整者，常为一侧或两侧的后交通动脉阙如。此种情况下如果一侧颈内动脉突然闭塞时，由对侧来的血液常不足以维持脑的血液供应而致偏瘫。

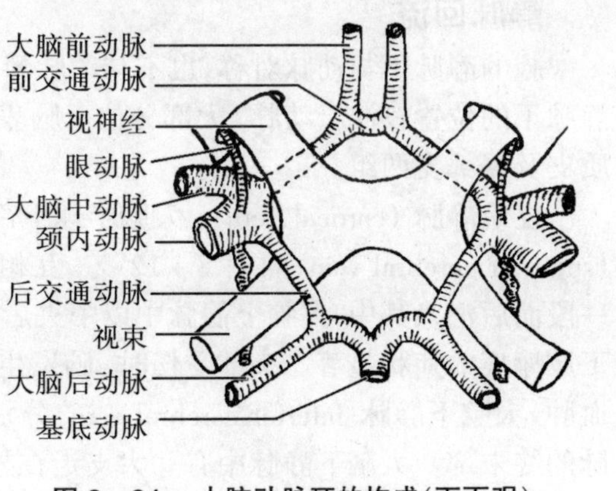

图 2-64　大脑动脉环的构成(下面观)

有报告一例颈内动脉无颅内分支，最终进入视神经管而成为眼动脉。所谓的**持续颈基底动脉吻合**（persistent carotid-basilar anastomosis）常指由颈内动脉在海绵窦中分出的一支，向后与基底动脉上端连接。由于其为胚胎时期供应桥底部的仅有动脉，可能持留，有认为最好称为**持续三叉**

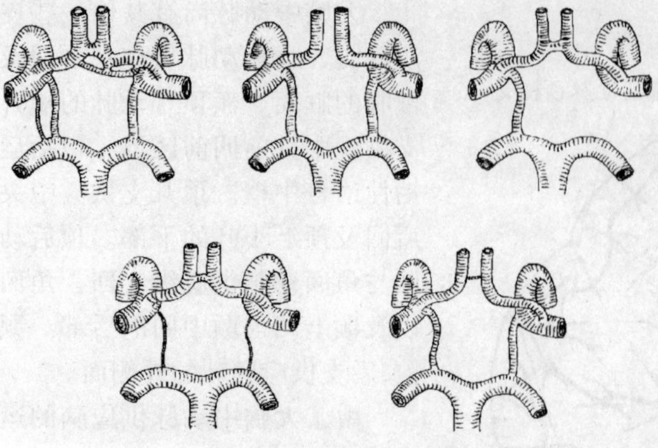

图 2－65 大脑动脉环组成的变异

动脉（persistent trigeminal artery），有血管造影统计的出现率为 0.1% ~0.2%，另有罕见的 2 种基底动脉吻合支，可以起自颈内或颈外动脉。一为**持续舌下动脉**（persistent hypoglossal artery），通过舌下神经管入颅，与椎动脉相连。另一为经环椎前方，再向后进入枕骨大孔，成为一支椎动脉。

脑血管的神经供应：动脉入颅时皆有神经丛伴行，随血管分支进入软脑膜及中枢神经系统。神经纤维的功能主要可能为使血管收缩及舒张，此外亦可能含有传入纤维，与调节脑的循环有关。来自大血管的传入纤维中含有痛觉纤维。来自小血管的传入纤维则不含痛觉纤维。软脑膜及大脑小动脉的运动神经，可能含有交感神经及副交感神经两种。交感神经来自同侧的颈交感干，受刺激时引起血管收缩。软脑膜血管的副交感神经供应，部分来自面神经，通过岩大神经及颈内动脉丛，受刺激时引起血管舒张。关于某些头痛的原因有人认为与颅内外动脉的扩张有关，但尚未确知。因创伤或肿瘤所致颅内压增高而引起的头痛，常由于颅底部对痛觉敏感的结构受到牵扯所致。

颈内动脉的侧支循环：颈内动脉系统内部的吻合有软脑膜中的血管吻合、脑实质中的血管吻合以及脉络动脉间的吻合。颈内动脉与其他动脉系统间的吻合，主要是通过大脑动脉环，与对侧的颈内动脉，以及与锁骨下动脉系统的大脑后动脉间的吻合。此外，颈内动脉的分支眼动脉与颈外动脉分支间的吻合，有鼻背动脉与内眦动脉吻合、脑膜前动脉与脑膜中动脉吻合、鼻外动脉与蝶腭动脉吻合、眶上动脉与颞浅动脉吻合，颈内动脉通过海绵窦处的分支与翼管动脉吻合、大脑前、中动脉与大脑后动脉在大脑皮质部分支间的吻合，均起侧支循环的作用。上述各类吻合，除大脑动脉环以外，均属次要。

颈动脉结扎：据研究，脑部血液供应 90% 来自两侧的颈内动脉，10% 来自椎动脉。四条动脉中有一条完全阻塞以后，其他动脉中的血流量即加大。结扎一侧颈总动脉以后，约在半数健康的人血液由颈外动脉逆流到颈内动脉中；而在其余半数的人恰与此相反，供应脑部的血液经颈内动脉逆流到颈外动脉中。因此，结扎颈总动脉以后使脑部血液供应减少的程度可能大于结扎颈内动脉者。一般情况下，结扎一侧颈总动脉后，在身体健壮者可能不引起脑部症状，但是在身体衰弱、低血压者则可能引起偏瘫。一侧颈总动脉及两侧椎动脉可供给脑以足量血液，但常需数周时间，侧支循环血管才能扩大到使一侧因病变而梗阻时，并无显著的大脑症状，但是先后阻断两侧颈总动脉血流的间隔时间，必须在数周以上，否则即难以维护生命。因为椎动脉只有在逐渐增加负荷的情况下才能供给脑以足量血液，脑组织只能适应逐渐的改变。

突然结扎一侧颈内动脉以后，在儿童可能不影响脑的血液供应，但是在壮年人则常引起脑缺血性损害而发生身体对偏侧瘫，在老年人则常致死。颈内动脉逐渐闭塞时，如无血管疾患，危险性较小。脑的血液供应停止约 5 min，即可能致死。因此在一般情况下，应尽力避免结扎颈内动脉。

静脉回流

脑的静脉不与动脉对称，也不与动脉伴行。静脉中无瓣膜。静脉壁很薄，四周无肌肉支持，易受伤出血。静脉干的位置较浅于动脉，大部分位于脑表面的沟中，为蛛网膜所覆盖。脑的静脉与动脉相似，亦可分为皮质支及深部支两组。

皮质静脉（cortical vein）：大脑半球上部及外侧面皮质的静脉可分为上下两组（图 2－66）。**大脑上静脉**（superior cerebral vein）常有 8 ~ 12 支，互相间的交通支很多，各静脉向前斜行趋向上矢状窦，可以与之平行一段而后汇入其中，大脑上静脉中以中央后静脉最大，主要汇集中央前、后回上部的血液，损伤或发生栓塞时下肢瘫痪的症状显著。头部受伤时，脑发生前后移动，可使汇入上矢状窦的大脑上静脉受伤，发生硬脑膜下血肿。**大脑下静脉**（inferior cerebral vein）分别汇入海绵窦、岩上窦及横窦。枕叶静脉中常有一支汇入大脑大静脉的终末部。大脑下静脉中有一大支走在外侧沟中，又称为**大脑中静脉**（middle cerebral vein），汇入海绵窦，与大脑上、下静脉间皆有吻合。大脑中静脉与枕部及颞部的大脑下静脉间常有 1 ~ 2 条吻合支（Labbe **下吻合**

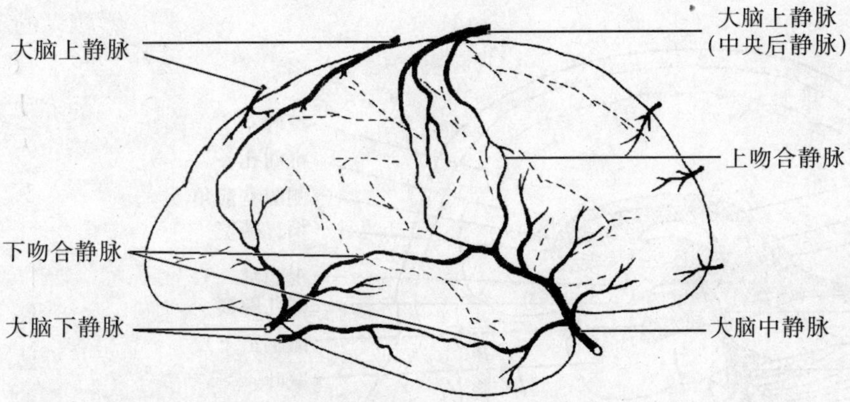

图 2-66 大脑表面静脉,显示一部分较大的吻合支

静脉),另外常有一大支与一或二支以上的大脑上静脉吻合(Trolard **上吻合静脉**)。外侧沟深部及岛叶表面的静脉汇入大脑深中静脉及基底静脉。

大脑半球内面及底面的静脉,分别汇入邻近的静脉窦(上矢状窦、下矢状窦及直窦等)。额叶下面有一条静脉汇入眼上静脉,也可能汇入岩上窦。前面有一条**大脑前静脉**(anterior cerebral vein),绕过胼胝体膝,沿大脑前动脉进行,与由前穿质出来的静脉及大**脑深中静脉**(deep middle cerebral vein)汇合成**基底静脉**(basal vein)。基底静脉绕过大脑脚,通过视束下方,有第Ⅳ脑神经及大脑后动脉伴行,接收后穿质发出的静脉,紧依胼胝体压部的下方汇入**大脑大静脉**。

小脑上面的静脉汇入大脑大静脉、直窦、横窦及岩上窦,下面的静脉汇入岩下窦、乙状窦及枕窦。中脑的静脉汇入基底静脉及大脑大静脉。脑桥的静脉汇入岩下窦及基底丛。延髓的静脉汇入枕窦、基底丛及岩下窦。

深部静脉:侧脑室及脉络丛的静脉,基底核的丘脑纹状体静脉及透明隔的静脉,在室间孔处汇合成**大脑内静脉**(internal cerebral vein)。两侧的大脑内静脉紧依胼胝体压部的下方汇合成一条**大脑大静脉**(great cerebral vein)。大脑大静脉与下矢状窦汇合成直窦。基底核下份的静脉汇入基底静脉,上份的静脉汇入大脑内静脉。

脑的深、浅两部分静脉之间有吻合支相连,引流区互相间有所重叠,唯在基底核中无吻合静脉。虽然如此,在结扎一条大脑静脉以后,仍常引起其引流区的皮质损害。

脑室系统及脑脊液循环

脑室系统(ventricular system)

脑室系统主要由四个脑室组成,即两个侧脑室及第三、四脑室(图 2-67,图 2-68,图 2-69,图 2-70)。此外,尚有发育上的变异(第五、六脑室)。

侧脑室(lateral ventricle):侧脑室位于两侧大脑半球内,形状与半球的各叶相适应,分前角、中央部(体部)、后角及下角各部。体部与下角相接的转弯处为三角部。**前角**(anterior horn)在**室间孔**(interventricular foramen)之前,伸入额叶中,内侧壁为透明隔,上壁为胼胝体,外下壁为尾状核头,后部内侧有室间孔。**中央部**(pars centralis)位于顶叶内,上壁为胼胝体,外下壁由外向内有尾状核及丘脑背面,内侧壁为穹隆及透明隔。**后角**(posterior horn)伸入枕叶中,内侧壁上有距状沟内陷所形成的隆起,称为禽距。**下角**(inferior horn)为中央部与后角连接处伸入颞叶的部分,下壁内侧为海马,上壁及外侧壁主要为半球的白质,尾状核尾在上壁的最内侧。侧脑室中含有**脉络丛**,由三角部延伸入第三脑室。两则脑室经室间孔与第三脑室相通。

第三脑室(third ventricle):此脑室主要位于间脑中,经左、右室间孔与侧脑室相通,下通中脑水管,前壁为终板及前连合。下壁为下丘脑,后壁上部为松果体,上壁为脉络丛及胼胝体,外侧壁主要由丘脑构成(图 2-71)。

中脑水管(cerebral aqueduct):此管位于中脑内,连接第三脑室与第四脑室,长约 1.2 cm。中脑水管的直径变化较大;截面积最小平均为 1.5mm²,最小者可仅有 0.4mm²。此类小口径者在患梗阻性脑积水放导管时即特别危险,可行旁路手术。

第四脑室(fourth ventricle):此脑室上为小脑,下为脑桥及延髓,呈四角锥体形,底由菱形窝构成,尖向背侧朝向小脑,顶的前部为前髓帆,顶的后部为脉络膜组织,侧为结合臂、脑桥及绳状体。第四脑室经一中孔及

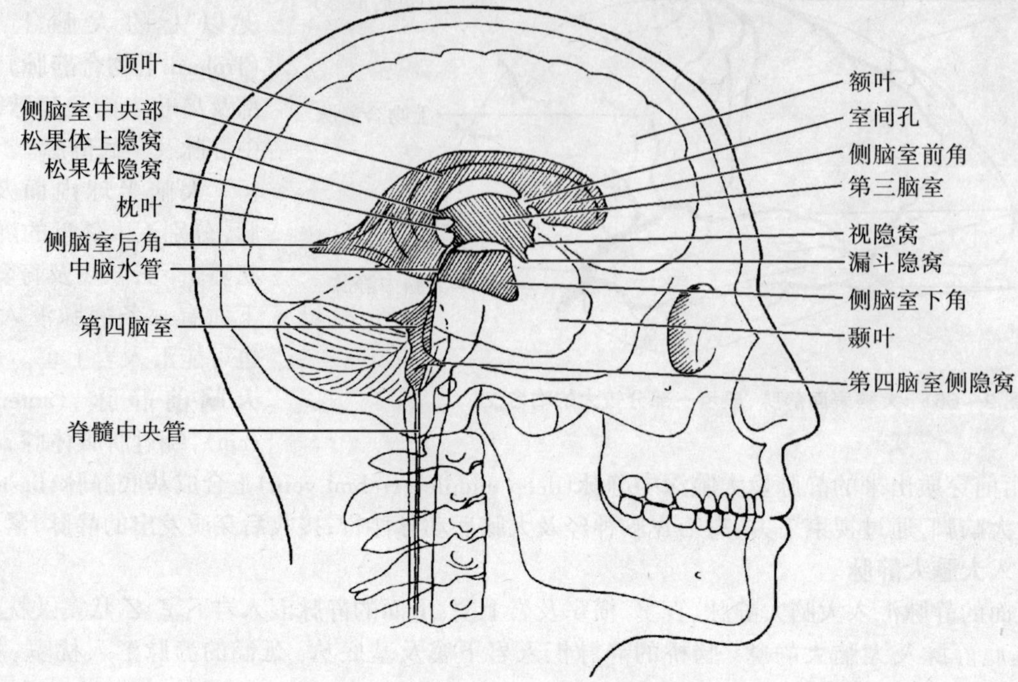

图 2－67　脑室系统侧面观

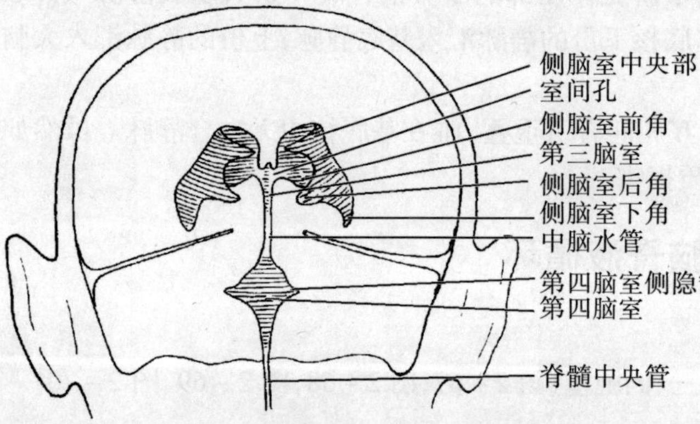

图 2－68　脑室系统后面观

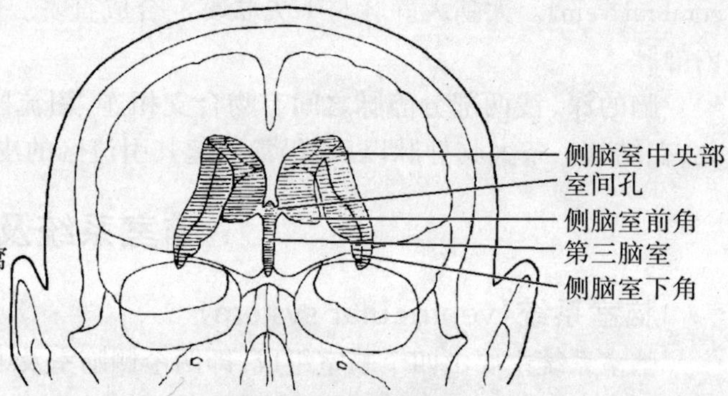

图 2－69　脑室系统前面观

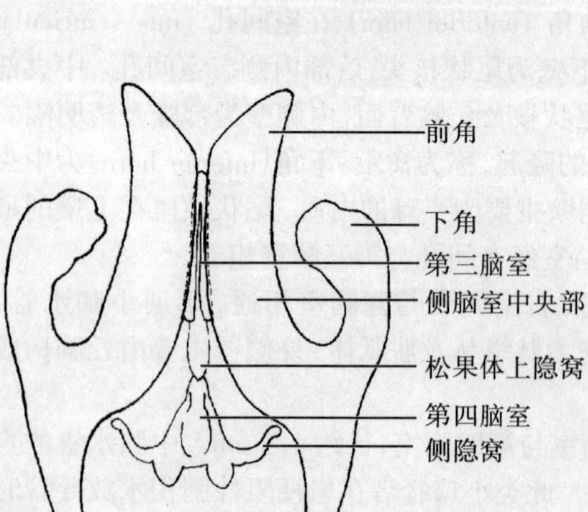

图 2－70　脑室系统上面观

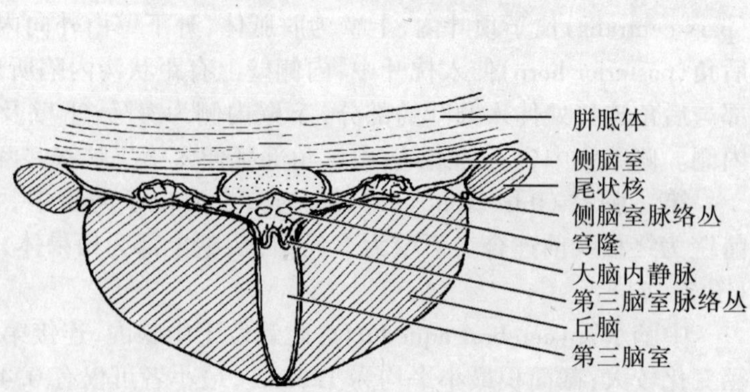

图 2－71　侧脑室与第三脑室冠状切面

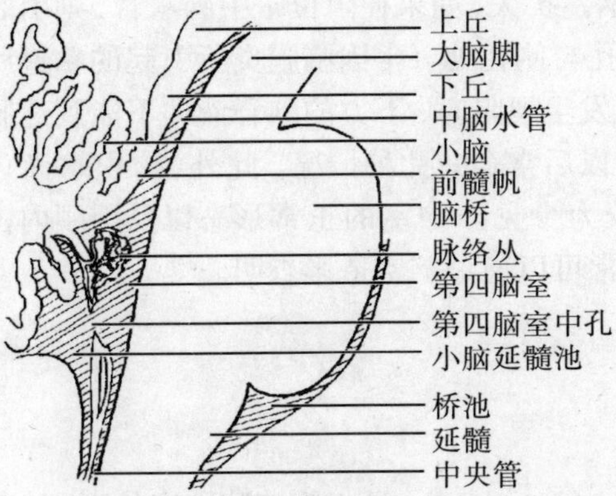

图 2-72 第四脑室

两侧孔与蛛网膜下腔相通(图 2-72)。

第五脑室 (fifth ventricle):此室为发育上的变异,位于两层透明隔之间,又称为透明隔腔,前为胼胝体膝部,上为胼胝体体部,后为穹隆前柱,下为胼胝体嘴和前连合,正面和侧面均呈三角形。此脑室一般都与第三脑室相通,有时形成囊肿阻塞室间孔而使脑脊液循环梗阻,引起颅内压增高。

第六脑室 (sixth ventricle):此室亦为发育上的变异,位于第五脑室后方,又称为威革(Verga)腔或脑室,亦称为穹隆脑室或三角脑室。借穹隆前柱与第五脑室隔开。此室亦可能扩大而使脑脊液循环梗阻,引起颅内压增高。

脑脊液循环

脑脊液主要由侧脑室的**脉络丛** (choroid plexus) 产生,经室间孔进入第三脑室,与第三脑室的脉络丛所产生的脑脊液汇合,再通过中脑水管进入第四脑室,与第四脑室的脉络丛所产生的脑液脊液汇合,经第四脑室中孔和侧孔到达蛛网膜下腔,最后到达大脑表面,经蛛网膜粒及绒毛吸收入静脉,主要进入上矢状窦(图 2-73)。脑脊液有调节颅内压力的功用,也有保护脑免受震动的作用,并为脑组织代谢物质交换的一个途径。成人脑脊液的总量在 90~150 mL 之间,约有一半稍多一些在椎管内的蛛网膜下腔中。脑室中的脑脊液量不足 20 mL。其余脑脊液位于颅内蛛网膜下腔中。脑脊液的每日生成量及吸收量约为 400~600 mL。脑脊液的压力侧卧时约为 100 (80~180) mm 水柱。

脑挫伤常发生在脑底部,额叶、颞叶及枕叶,因为在直立时此部脑脊液很少,脑组织与颅底骨骼间仅隔以脑膜,易于受伤。

在脑脊液循环的道路上有梗阻时,脑脊液不能被吸收,即形成**脑积水**。较为狭窄而且易于发生梗阻的部位为室间孔、第三脑室、中脑水管、第四脑室中孔与侧孔、脑底部小脑幕裂孔围绕中脑处。如

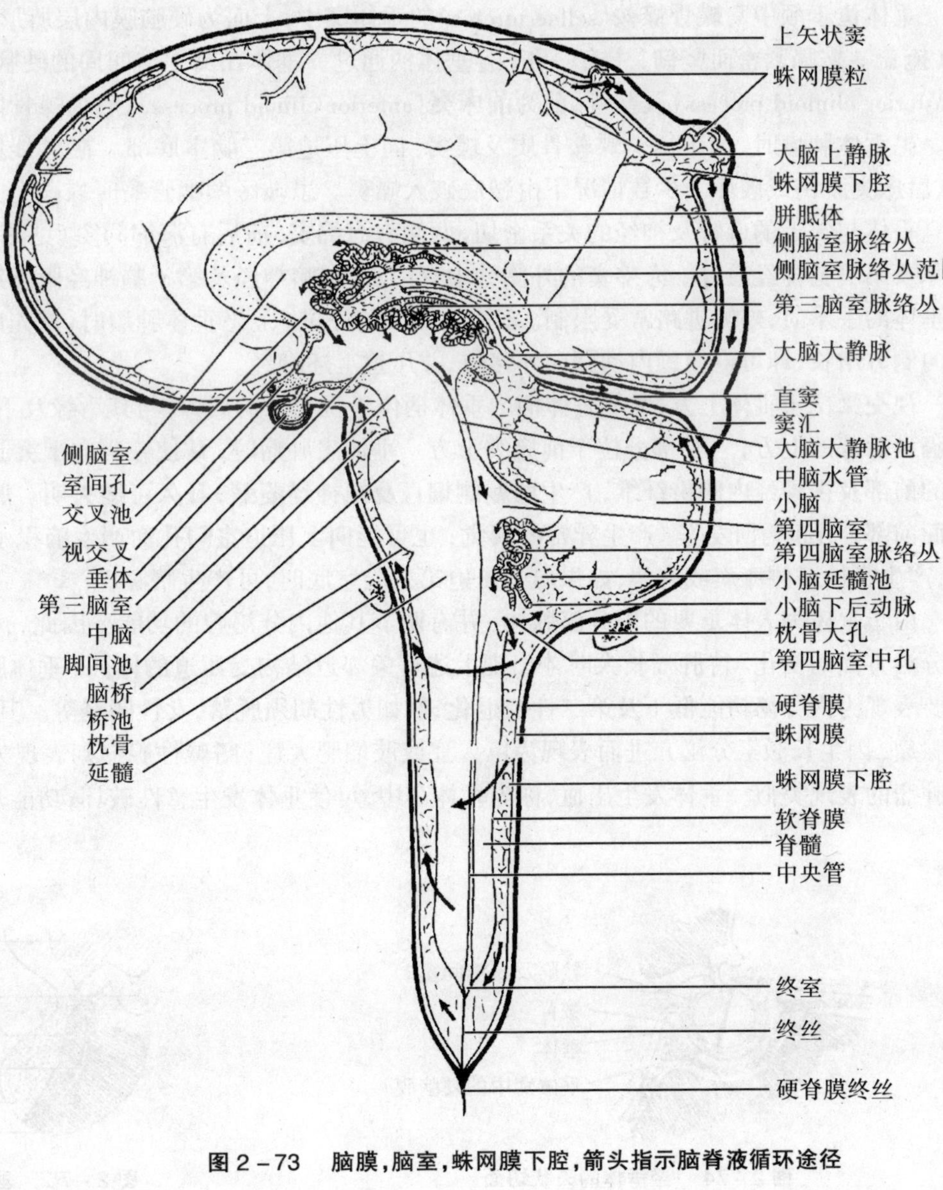

图 2-73 脑膜,脑室,蛛网膜下腔,箭头指示脑脊液循环途径

果梗阻位于一侧的侧脑室通入第三脑室处（室间孔），即引起该侧脑室扩大，如果梗阻位于中脑水管，则引起两侧脑室对称性扩大及第三脑室扩大。如果梗阻位于第四脑室中孔与侧孔处（常因脑膜炎所引起的粘连所致），所有脑室及中脑水管均扩大。如果在小脑幕裂孔处因粘连而发生梗阻时，下方的脑脊液即不能到达脑的表面被吸收。以上为梗阻性脑积水，蛛网膜下腔出血及患脑膜炎以后常合并此种情况。此外，脑积水尚可因脑脊液产生过多或因吸收障碍而引起，称为交通性脑积水，较为少见。脑室的正常形态以及因颅内占位病变所引起的脑室受压和变形，以及脑脊液循环的梗阻部位，通常可以通过脑室造影查明。

垂 体

分叶

垂体（hypophysis）位于颅底部中央的蝶鞍中，通过**垂体柄**（hypophyseal stalk）悬于第三脑室底的下部，大小约为 10 mm × 13 mm × 6 mm，分前、后叶（图 2 - 74，图 2 - 75）。**前叶**（anterior lobe）由原始咽部上皮的盲管发生形成，亦称腺脑垂体，又可分为前部及中间部，有一沟分隔，此沟为盲管的残迹。前叶较大于后叶，沿后叶两侧向后延伸而包裹其前部。**后叶**（posterior lobe）由第三脑室底部向下凸出生成，含有神经胶质细胞及纤维，聚积一些胶质，不含神经细胞，又称为神经脑垂体。

邻属

垂体位于颅中窝蝶骨**蝶鞍**（sellae turcica）的**垂体窝**中，上面为硬脑膜内层所形成的**鞍膈**（diaphragma sellae）掩盖。鞍膈紧密而坚韧，中有一孔，容垂体柄通过。垂体在窝中与四周的硬脑膜融合。蝶鞍后为**后床突**（posterior clinloid process）及鞍背，前为**前床突**（anterior clinoid process），底为蝶骨体部的蝶窦顶部，上邻下丘脑。患垂体肿瘤时，向下压迫蝶鞍骨质及蝶窦，向上压迫第三脑室底部。在 X 线照片上可以见到蝶鞍扩大，前、后床突脱钙或破坏。少数情况下由鞍底破入蝶窦。患鞍区颅咽管瘤时蝶鞍上方常见钙化。

垂体与邻近的血管及神经的关系密切，两侧有**海绵窦**，前后有**海绵间窦**（见图 2 - 31）。海绵窦中有颈内动脉及第Ⅵ脑神经通过。海绵窦的外侧壁中有第Ⅲ、Ⅳ脑神经及第Ⅴ脑神经眼支通过。由此可见，经颅内进行垂体的手术时，外侧进路常受限制。多由视交叉前方进入。患垂体肿瘤时，首先压迫视神经与视交叉，若肿瘤向侧方增长，即可迫使颈内动脉向外移位，并压迫上述神经。

视交叉位于垂体上方，紧邻垂体柄。垂体柄位于视交叉的后方，与其后缘及下面接触。视交叉通常位于鞍膈稍后部的上方，一小部分位于前床突上方。垂体患肿瘤时，常使鞍膈向上突起，或穿破鞍膈而压迫视交叉的前部及视神经内侧份纤维，产生两颞侧偏盲及视神经萎缩，日久可能失明。肿瘤较大者，可能压迫颞叶下面前部，引起钩回发作，产生异常的嗅觉；也可能向上压迫室间孔而产生脑积水，或者压迫大脑脚的锥体束，产生身体对侧瘫痪或麻痹；如果向上压迫第三脑室底时，可产生嗜睡。

由于垂体为人体重要的内分泌腺体，并有调节其他内分泌腺的功能。因此，患垂体肿瘤时，首先表现为内分泌方面的变化。待肿瘤长大时才出现上述有关邻近结构受压迫的体征。垂体腺瘤常见者为嫌色性腺瘤，主要表现为内分泌功能低下及第二性征退化，例如男性胡须脱落，女性闭经等。其他较少见的垂体瘤有嗜酸性腺瘤，因生长激素分泌亢进而表现为巨人症或肢端肥大症；嗜碱性腺瘤则表现为库兴综合征，与肾上腺皮质肿瘤的表现类似。垂体发生出血，称为垂体卒中，可使垂体发生急性破坏，功能衰竭。

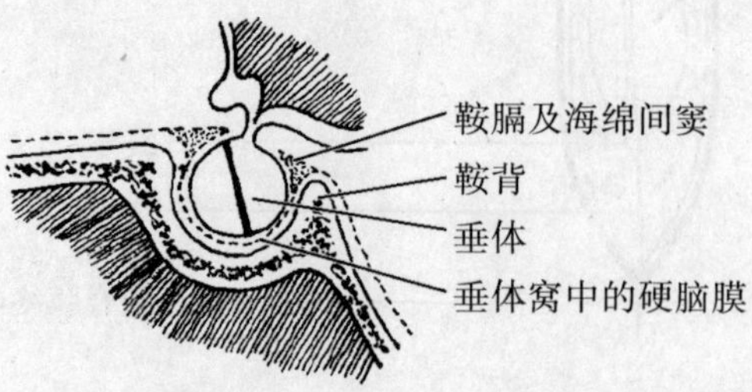

图 2 - 74　经垂体的矢状切面

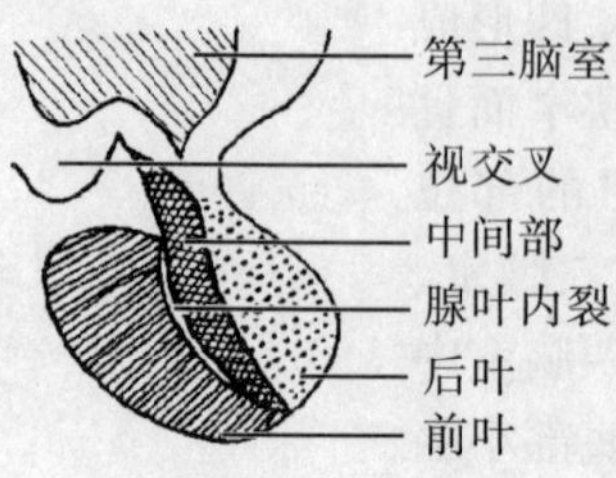

图 2 - 75　垂体分叶

血液供应

垂体的血液供应，来自上、下两组垂体动脉。**垂体上动脉**（superior hypophyseal artery）由颈内动脉在刚离开海绵窦处发出，两侧各一支，各又分为前、后支。此前、后支也可能分别起自颈内动脉。**垂体下动脉**（inferior hypophyseal artery）也为每侧一支，由颈内动脉在海绵窦中的部分发出，走向垂体的侧面。两组动脉皆供应垂体柄，并且在蝶鞍中吻合。垂体下动脉同时供应后叶。前叶无显见的动脉分支，血液供应完全来自垂体门静脉系统。在蝶鞍上方切断垂体柄时，即切断垂体门静脉系统的上部以及供应垂体柄下部的垂体上动脉降支，但未伤及供应垂体柄下部的垂体下动脉分支。由于垂体门静脉系统有一部分起自垂柄体下端，所以在蝶鞍上方切断垂体以后，只切断前叶窦状隙的一部分血液供应。后叶毛细血管及前叶窦状隙的血液向外汇入海绵窦，向上至前海绵间窦，向下至后海绵间窦。所谓的**垂体门静脉系统**，起自垂体柄及漏斗部分的垂体动脉毛细血管，终于垂体前叶的窦状隙。

神经供应

交感神经发自颈内动脉丛，随动脉分支到达前叶。垂体柄中含有的若干神经纤维，主要供应后叶，具有控制液体平衡的作用。

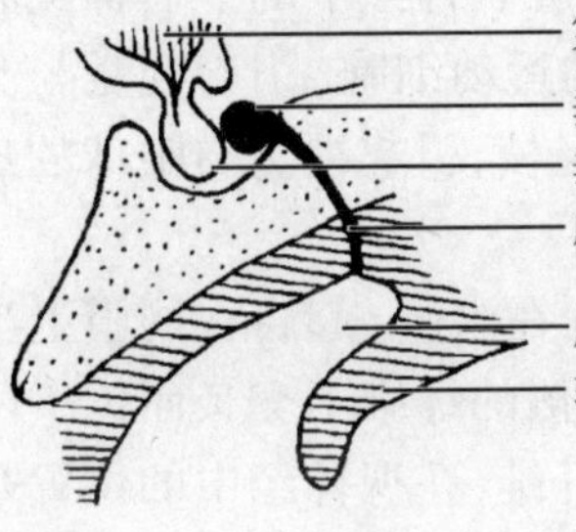

图 2-76 垂体的胚胎发育

发育畸形

在成人的鼻中隔后缘，原始咽部向上生长的盲管处，可呈现一**隐窝**（Rathke 袋）。在颅前窝的鞍结节处可有一孔，标志着生长成垂体前叶的颅咽管上部（图 2-76）。在咽部的隐窝处或颅咽管的行径上，如果有胎生时期的残迹遗留，即可能生成囊肿，称为**颅咽管瘤**（craniopharyngeal duct tumor）。此种囊肿内覆盖以鳞状上皮，为釉质（上皮）瘤，囊肿长大可能压迫垂体而出现其功能低下的症状（Frholich 综合征），表现为发育低下，亦可能压迫视交叉而生产两颞侧偏盲。肿瘤有钙化时，多可确诊。

第五节 脑 神 经

脑神经（cranial nerve）共有 12 对，由脑底面发出，成对排列，经颅底骨孔出入颅腔，大部分布于头面部（图 2-77，见图 2-59）。第Ⅰ、Ⅱ、Ⅷ对是特殊感觉神经。第Ⅲ、Ⅳ、Ⅵ对是眼肌的运动神经。第Ⅴ对是感觉神经及咀嚼肌的运动神经。第Ⅶ对主要是表情肌的运动神经。第Ⅸ、Ⅹ对是咽喉以下脏器的运动神经及感觉神经。第Ⅺ、Ⅻ对是颈肌及舌肌的运动神经。各神经出脑时常有软脑膜形成的鞘，穿过蛛网膜时又带出一层鞘，穿过硬脑膜时再带出一层鞘。神经出骨孔后硬脑膜鞘即随之而形成神经外膜。

Ⅰ. 嗅神经（olfactory nerve）

由鼻黏膜上 1/3 部分中的两极神经细胞发出的纤维集合成 15～20 条**嗅神经**，向上穿过筛骨筛板，进入嗅球下面。**嗅球**（olfactory bulb）位于颅前窝筛板上方，依附于大脑额叶眶面的内侧。由嗅球内的僧帽细胞发出的第二级神经元纤维向后形成**嗅束**（olfactory tract）位于嗅沟中，至视交叉前方不远处即进入大脑半球，向后分为内、外**嗅纹**，其间为**嗅三角**。继后的传导道路，外侧嗅纹先向外行至**前穿质**中，再至梨状前区及杏仁核的内侧，终于海马

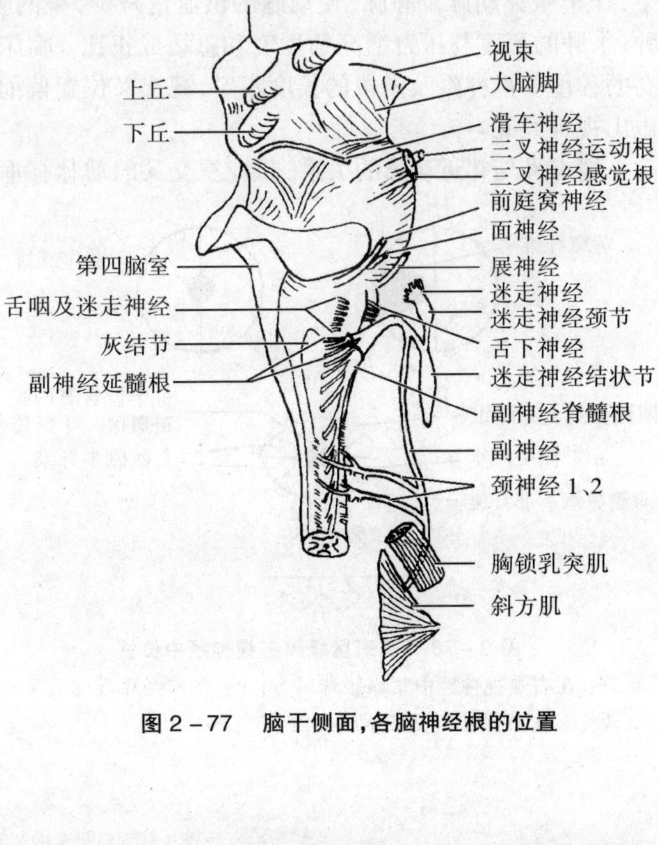

图 2-77 脑干侧面，各脑神经根的位置

回的前部及钩回;内侧嗅纹向上进入胼胝体。

颅前窝筛板骨折,可能伤及嗅神经,引起一侧或双侧嗅觉丧失。经额部进行颅内手术时,有伤及嗅神经的危险,但有时为了手术的需要,必须将其切断,或切断嗅束,唯应避免将两侧的嗅束完全切断。邻近的颈内动脉或其他动脉发生动脉瘤时,可能压迫嗅束。大脑的钩回发生肿瘤时,常引起钩回发作症状,开始可能有异样的不愉快的嗅觉,随后发生如梦境情态及不自主的嘴唇和咀嚼运动。单侧嗅觉丧失可见于额底部肿瘤。双侧嗅觉丧失可见于颅前窝骨折。

Ⅱ. 视神经(optic nerve)

纤维通路:视神经由视网膜内神经节细胞的轴突向视神经盘集中形成,由眼球后面起始,有眼动脉伴行,向后穿过视神经孔入颅。两侧视神经入颅后即逐渐走向中央合成**视交叉**(optic chiasma),再由此向后形成**视束**(optic tract)。视束向后绕过大脑脚的外侧,分为内、外两根。外侧根较大,含有视束的大部分,为视觉纤维,终于**外侧膝状体**(lateral geniculate body)。由外侧膝状体发出的**视辐射**(optic radiations)纤维,先向外略偏前行,经过内囊的最后部,侧脑室的前部,绕到侧脑室下角及后角的外面,再向后至枕叶距状沟两侧的**视觉中枢**(visual cortex)。视束内侧根较小,为光反射纤维,与视觉无关,终于顶盖前区和上丘。由顶盖前区和上丘的灰质发出的纤维,交叉或不交叉,一部分止于动眼神经副交感核,再由此发出纤维与睫状神经节的节后神经元突触,完成光反射的瞳孔收缩反应;另一部分通过顶盖脊髓束止于脊髓颈段前角的运动细胞,引起视觉与头颈部的反射性联系动作;也有的纤维经内侧纵束止于支配眼球外部肌肉的运动神经核,引起视觉与眼球的反射性联合动作。

在视神经中,起自视网膜颞侧的纤维排列在外侧,起自视网膜鼻侧的纤维排列在内侧,起自视网膜上半的纤维位于上半,起自视网膜下半的纤维位于下半。在视交叉中,起自视网膜颞侧的纤维不交叉而位于两侧,起自视网膜鼻侧的纤维则与对侧者交叉而位于中部。代表视野中部的黄斑区纤维,在视神经中的位置是靠近眼球处位于外侧,在靠近视交叉处位于中部,在视交叉的后部交叉(图 2-78)。视束中含有同侧视网膜颞侧半的纤维与起自对侧视网膜鼻侧半的纤维。由此可见,当视交叉的前部受到压力时即产生两侧的颞侧视野障碍,后部受到压力时即产生中部视野障碍,外侧受到压力时首先出现患侧的鼻侧视野障碍。

视神经行径:视神经通过视神经孔的部分可因该部骨折而受伤。神经由脑至颅外的一段,三层脑膜皆随之而形成三层鞘,并不融合,形成两间隙,直达眼球后面。视神经近眼球的 1 cm 长一段中含有视网膜的中央动脉及静脉。因此,当颅内压力增高时,压力即由颅内的蛛网膜下腔传至视神经周围的蛛网膜下间隙中,压迫中央动脉及静脉,使动脉的供血量减少,视网膜的静脉回流不畅而致缺血或郁血,出现视神经盘水肿,水肿的程度与压力增高的程度和急缓成正比。临床上查看视神经盘水肿的程度有助于了解颅内压力增高的程度。视神经颅内段的长度不定,视交叉位置偏前者较短,偏后者较长。眼动脉紧邻视神经下方,一同进出视神经孔。

视交叉与邻近动脉的关系:供应视交叉的动脉有垂体上动脉、前后交通动脉、大脑前动脉及颈内动脉等分支。颈内动脉上行途中经过视交叉外侧,视神经与视束所形成的交角中。此段动脉发生动脉瘤时即可压迫视神经或视交叉。前交通动脉位于视交叉的紧上方。大脑前动脉经过视神经、视交叉或视束的紧上方。此处动脉瘤较大者可能压迫神经而产生不同程度的视野缺损(图 2-79)。后交通动脉经过视束下方。通过垂体下方的这些动脉,如有病变、变形,也可因致垂体缺血而出现视野缺损。

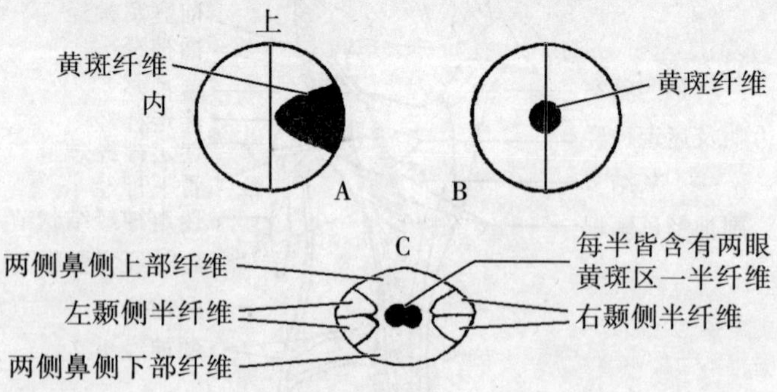

图 2-78 黄斑区纤维在视神经中位置

A:在右侧视神经中紧靠眼球后方;B:在神经靠近视交叉处;C:在 D 图中视交叉横线切面上

视交叉与垂体的关系:视交叉的位置不恒定,大多数情况下全部或部分位于鞍膈上方稍偏后,少数情况偏前而位于鞍膈前方,其前部位于视交叉沟中。另有少数情况完全位于鞍膈后方(图 2-80)。垂体柄通过视交叉的后部,与其后缘及下面接触。由此可见，视交叉与垂体的关系并不恒定。垂体肿大时压迫视交叉所产生的症状，不仅取决于视神经及视交叉内部的神经纤维排列方式，亦取决于视交叉与垂体的不同关系。进行垂体手术，如果遇到视交叉过分偏前靠近视交叉沟，视神经很短的人，采取前方手术进路通过视神经中间或视交叉下方进入即很困难，须采取后外方进路，由颈内动脉前方或后方进入。

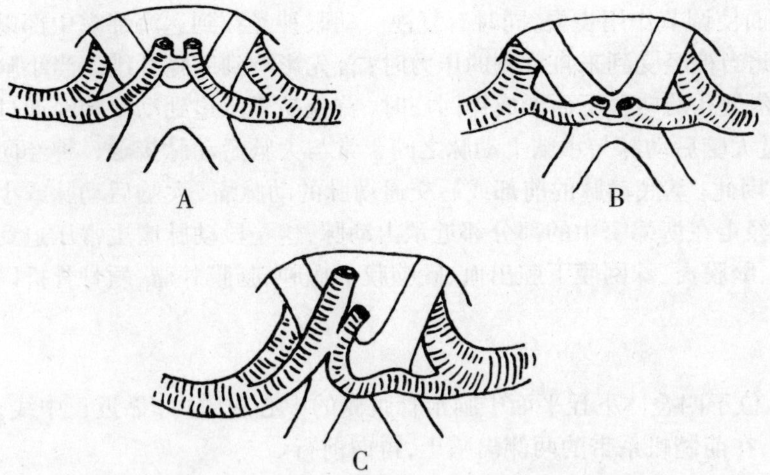

图 2－79　大脑前动脉与视交叉关系的变化上面观

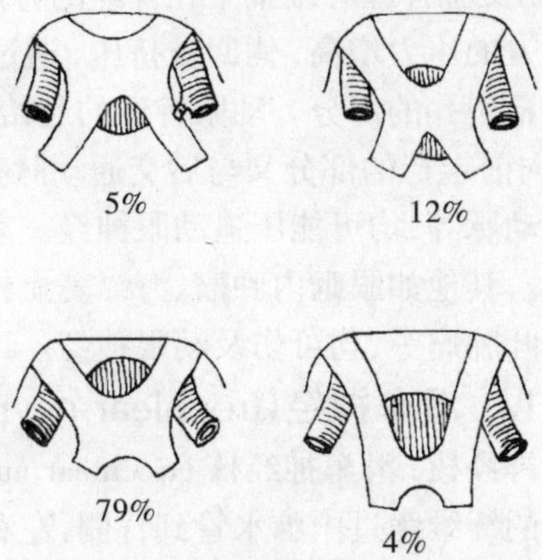

图 2－80　鞍膈与视交叉的关系

视神经传导路病变：视神经传导径路上，不同部位病变引起不同的视觉障碍（图 2－81）。枕叶大脑皮质视觉中枢或视放射有病变时，产生对侧同侧偏盲，眼反射正常。由于视放射范围大，常不至于全部纤维受累，所以症状常为不完全性。外侧膝状体有病变时也产生对侧同侧偏盲。视束可因损伤或肿瘤而受累，产生对侧同侧偏盲，对侧视野内瞳孔反射消失。视交叉病变常因垂体瘤引起，肿瘤先从下方压迫视神经与视交叉，由于视神经与视交叉下部为起自视网膜下部鼻侧的纤维，所以出现两颞侧上 1/4 象限盲。严重时再压迫到视神经与视交叉内侧上部，出现两颞侧偏盲。颅咽管瘤或该部位的其他肿瘤均可出现类似的改变。视神经及视交叉发生神经胶质瘤时，可引起不规则的视野及视力。颈内动脉瘤可压迫视交叉的外侧，出现鼻侧偏盲。视交叉全部有病变时，两眼全盲，瞳孔反射完全消失。一侧视神经完全病变时，产生该侧眼全盲，直接对光反射消失，健侧瞳孔的间接光反射也消失。

Ⅲ．动眼神经（oculomotor nerve）

神经核（nerve nucleus）：动眼神经为眼球肌肉的运动神经。神经核位于四叠体上丘平面中脑水管腹侧的灰质内，分**动眼神经核**（oculomotor nucleus）及**动眼神经副交感核**（Edinger－Westphal nucleus），前者支配眼球随意运动肌，后者发出至眼部的副交感神经节前纤维，作用于瞳孔括约肌及睫状肌。两侧动眼神经核之间有一群小细胞，称为 Perlia 核，为两眼球的聚合中枢。由动眼神经核发出的纤维，部分交叉，部分不交叉。

神经行径：动眼神经于两侧大脑脚之间的凹陷中或穿过大脑脚的内侧份纤维出脑，通过大脑后动脉与小脑上动脉之间，向前穿过基底池，至靠近后床突外侧前方、小脑幕游离缘前端的内下方，进入海绵窦顶部的硬脑膜。动眼神经在海绵窦的外侧壁中向前行，逐渐向下倾斜，趋向眶上

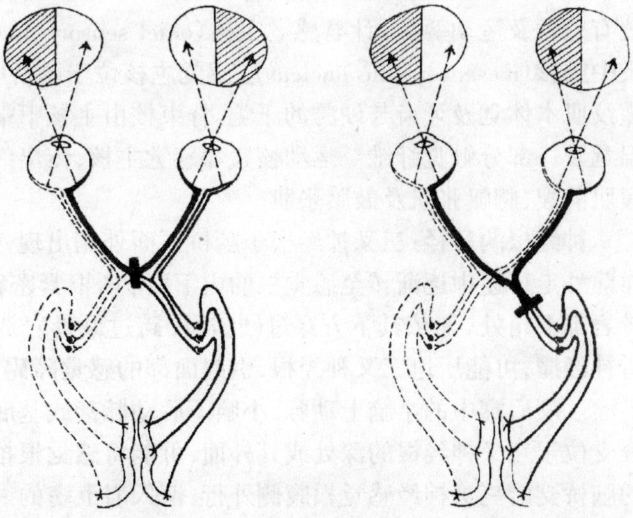

图 2－81　视觉传导路不同部位病变所引起的视野丧失范围（线条区）

A：视交叉病变；B：视束病变

裂的下部，同时转至第Ⅳ脑神经及第Ⅴ脑神经眼支的内侧。动眼神经通过眶上裂进入眼眶以后即分为上、下两支，上支供应上直肌及提上睑肌，下支供应内直肌、下直肌及下斜肌。副交感神经节前纤维由至眼下斜肌的神经分出，进入**睫状节**(ciliary ganglion)，再由此节发出节后纤维供应睫状肌及瞳孔括约肌。

神经病变：动眼神经供应除外直肌及上斜肌以外的全部眼外部肌肉，当该神经瘫痪时，即因提上睑肌瘫痪而出现上睑下垂，因上斜肌与外直肌无对抗肌肉而出现外斜视，因瞳孔括约肌瘫痪而出现瞳孔扩大，因瞳孔不收缩而使对光反射消失，因睫状肌瘫痪而使调节作用丧失，同时有**复视**。动眼神经在到达海绵窦中部以前，副交感神经纤维集中在神经的背侧，因此当神经受到来自背侧的压力时，首先影响到缩瞳纤维。当小脑幕上方的压力增高，钩回被挤压，通过小脑幕裂孔凸向幕下而形成钩回疝时，首先易于压迫到动眼神经通过小脑幕裂孔的部分。动眼神经的起始部通过大脑后动脉与小脑上动脉之间，常与大脑后动脉接触，神经向上、向前走行的部分又与后交通动脉接触。因此，基底动脉的前部或后交通动脉的动脉瘤，大脑后动脉或小脑上动脉等，均可能压迫动眼神经。动眼神经走在海绵窦中的部分邻近颈内动脉，这一段动脉瘤更常压迫到神经。其他如眼眶内肿瘤、海绵窦血栓形成、脑膜炎、蛛网膜下腔出血、硬脑膜下血肿、脑膜肿瘤、颅骨骨折以及颞叶肿瘤等，均可伤及动眼神经。

Ⅳ. 滑车神经(trochlear nevre)

神经核：滑车神经核 (trochlear nucleus) 位于四叠体下丘平面中脑水管腹侧的中心灰质内，靠近正中线，发出的纤维绕过中脑水管到背侧，左右交叉，在前髓帆系带的两侧出脑干，再向前行。

神经行径：滑车神经为脑神经中最细的神经，在蛛网膜下腔中的行程也最长，且为唯一起自脑干背面的脑神经，由前髓帆系带的两侧穿出以后，向外并略向前走，沿脑桥上缘绕过大脑脚到腹侧(见图 2－77)。神经起先位于大脑与小脑半球间的横裂中，亦即位于大脑大静脉池中，有一段走在小脑上动脉与大脑后动脉之间而与之平行，与大脑后动脉之间隔以小脑幕，因而在小脑幕区域内进行手术时易误伤滑车神经；继而向前、外进行，经大脑脚外侧进入基底池，依附于小脑幕下面，再向前至后床突的稍后方，邻近小脑幕的游离缘处，在动眼神经的后方，进入海绵窦的顶部，于其外侧壁中水平向前进入眶上裂。滑车神经在海绵窦外侧壁中位于动眼神经的外下方 (见图 2－31)，至进入眶上裂处又位于动眼神经的外上方。滑车神经进入眼眶，供应上斜肌。**神经病变**：滑车神经在蛛网膜下腔的行程中，易被小脑上动脉压迫在小脑幕上；在穿过海绵窦外侧壁的行程中，与其他进入眼眶的神经紧密相邻，常同时受伤。滑车神经瘫痪的体征为眼球不能向外下转，向外下方看物时有复视。

Ⅴ. 三叉神经(trigeminal nerve)

神经核：三叉神经在脑神经中最粗大，管理头面部大部分区域的感觉及咀嚼肌的运动，在脑干内的神经核有感觉及运动两类，计有**感觉主核**(chief sensory nucleus)、**脊束核**(spinal nucleus)、**运动核**(motor nucleus)及**中脑核**(mesencephalic nucleus)。感觉主核位于脑桥中段，接受感觉根传入的触觉纤维。中脑核接受头面部横纹肌本体觉及牙齿与硬腭的压觉。脊束核由主核下端起，向下延伸到脊髓第 2 颈节，接受感觉根传入的痛、温觉及一部分触觉纤维。运动核紧邻感觉主核，传出纤维形成三叉神经运动根，供应咀嚼肌、下颌舌骨肌、二腹肌前腹、腭帆张肌及鼓膜张肌。

神经根的行径：三叉神经根于脑桥下面外侧出现，分感觉根及运动根。运动根较小，位于感觉根的上方，向前外走行途中逐渐转至感觉根的内下面。两根紧密相贴，在颅后窝内向前外行进。至接近小脑幕附着于颞骨岩部上角处，紧依其下方穿过硬脑膜，跨过颞骨岩部上缘进入半月节。小脑脑桥角处所发生的肿瘤，例如听神经瘤，可能压迫三叉神经根，引起面部的感觉障碍及结膜反射迟钝。三叉神经根本身也可能发生神经纤维瘤。颅后窝中的小脑上动脉、小脑下后动脉甚或基底动脉，均有可能与三叉神经根接触。小脑上动脉有一分支位于三叉神经根的深处或其外面，可能将感觉根抬起而使之受累，产生三叉神经痛。基底动脉常有一大的脑桥支沿三叉神经感觉根腹侧外行，汇入岩上窦的一支岩静脉沿三叉神经根的外面进行，在经颅后窝进行三叉神经根切断手术时，应注意有无此类血管 (图 2－82)。三叉神经三条分支的纤维在神经根内的排列方式，在对三叉神经痛进行神经根切断术中很重要。主要是在感觉根靠近神经节处与靠近脑干处是否有差异。感觉根的长度很少超过 2 cm。有的学者认为三条分支的纤维在半月节的近侧广泛交错。有的学者认为三条分支的纤维很少交错，但有扭转。也有人认为三条分支的痛觉纤维至近脑桥处即集中在神经根的后部 (图

2－83，图 2－84）。这些不同意见可能来自实际上存在的个体差异。因此，进行三叉神经根切断术时，最好在局部麻醉下进行，有目的地分次切断，同时检查效果，可以比较恰当地切断所欲切断的部分而不致伤及其他纤维。有人发现，在三叉神经的运动根及感觉根上均含类似神经节的细胞。有人认为在运动根上出现 300～1000 条无髓鞘纤维，可以解释为在切断感觉根以后未能使疼痛消失的原因。

半月节（semilunar ganglion）：三叉神经感觉根上有半月神经节。分布于头皮的前半及面部的三条分支均进入此节。运动根不进入半月节，通过节的下面，经卵圆孔出颅后始与下颌支相合。

半月节与脊髓后根神经节相当，位于颞骨岩部上面近尖部的凹陷内由硬脑膜内层凸出折叠而成的**三叉神经腔**（Meckel 囊）中。软脑膜及蛛网膜亦凸出至该腔内，因此，蛛网膜下腔围绕神经根直达神经节，在前外面止于神经根与神经节交界处，在后内面止于神经节的中 1/3 与远侧 1/3 交界处，再向远侧皆因脑膜与神经节融合而消失（图 2－85）。神经根及神经节的后 2/3 皆位于腔内，浸于脑脊液中。神经节的前 1/3 及三条分支皆位于腔的前方。神经节的上、下各有两层硬脑膜。因此在注射神经节时，如果将药液注入腔内的蛛网膜下腔中即有向后扩散至脑干的危险。腔的外侧壁与海绵窦外侧的硬脑膜融合，与神经节不粘连。腔的内侧壁侧与神经节粘连。神经节呈半月状，分上、下两面

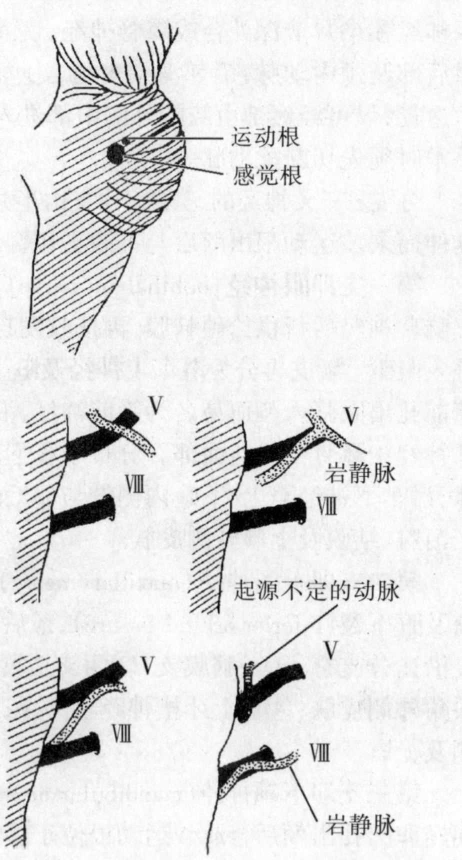

图 2－82　三叉神经根在颅后窝中的一部分邻属关系

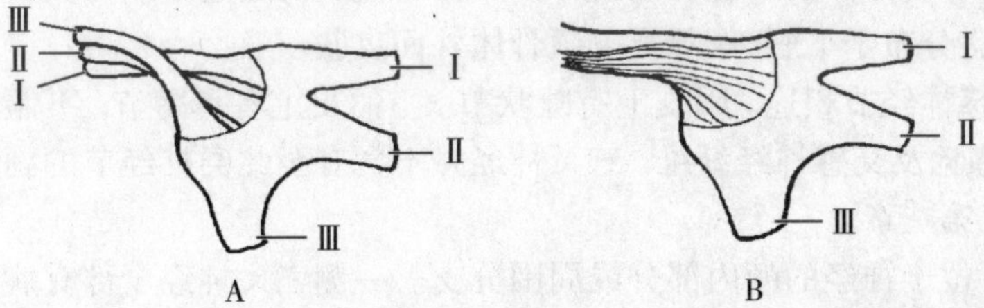

图 2－83　三叉神经感觉根中的纤维，在脑干与神经节间扭转的两种学说

A：三支相互扭转，断面如图 2－84 所示；B：在脑桥处三支中所有痛觉纤维集中于神经根的后份

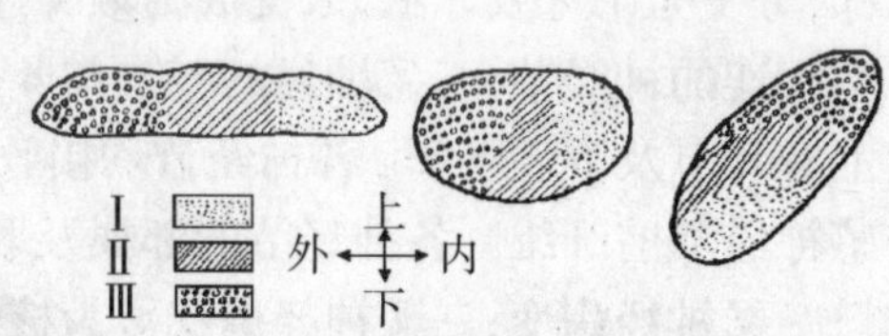

图 2－84　三叉神经感觉根在脑桥与神经节之间的扭转情况（横切面）

左：邻近神经节处；中：根的中段；右：邻近脑桥处

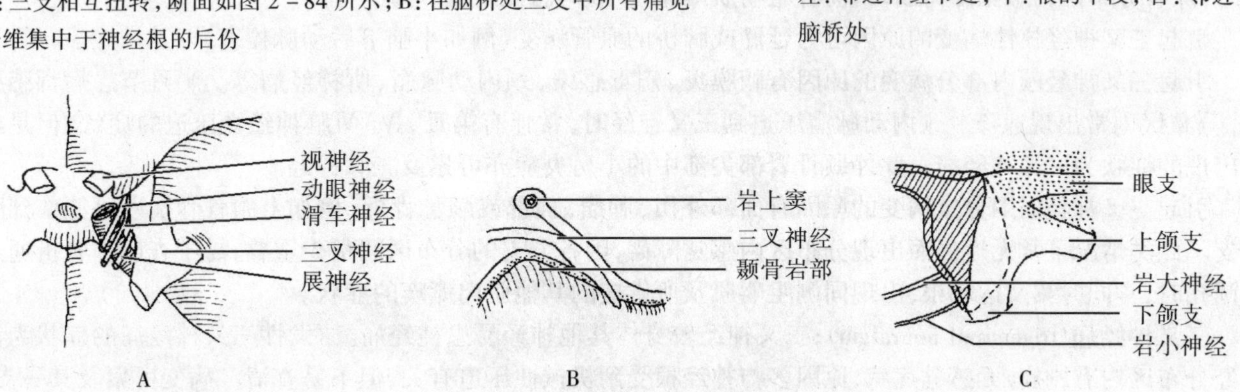

图 2－85　三叉神经的邻属

A：上面看；B：冠状切面表示硬脑膜囊跨过颞骨岩部尖处；C：线条表示硬脑膜囊伸展至神经节外面的范围，虚线区表示硬脑膜囊在神经节内面的范围，点状区表示海绵窦

及后上与前下两缘,四邻皆有重要结构。下面邻颞骨岩部尖的凹陷及充填在破裂孔中的软骨。岩大神经与岩深神经在半月节深处合成翼管神经。三叉神经运动根位于节下。节的上面邻大脑颞叶的海马回,内侧邻海绵窦后部及颈内动脉,后邻海绵窦与岩上窦相连处,前邻蝶顶窦与海绵窦相连处。由此可见,到达半月节的手术途径,仅可经颞部由腔的外侧中部进入。但是三叉神经节的外侧不远处尚有通过棘孔入颅的脑膜中动脉,手术时须先切断此动脉。

分支:三叉神经的三条感觉支由半月神经节的前下缘发出,各支均有硬脑膜鞘,由围绕半月节的硬脑膜延伸而来。运动根出颅后与下颌支相合。

第一支即**眼神经**(ophthalmic nerve),为三支中最小的一支,向前行经海绵窦的外侧壁中,在此处发出一支脑幕神经后行供给硬脑膜,再接收发自颈内动脉丛的交感神经,而后分为额支、鼻睫支及泪腺支,经眶上裂进入眼眶。**额支**再分为**滑车上神经**及**眶上神经**,向前沿眶顶下面出眼眶,分布于头皮、上睑及额窦。**鼻睫支**经筛前孔出眼眶入颅而易名为筛前神经,沿筛板上面前行,再经鸡冠旁的裂隙入鼻腔,分布于鼻中隔,最末呈鼻外神经于鼻骨下缘达面部,分布于鼻下部皮肤。鼻睫支在眼眶内分支至睫状神经节,发出睫状长神经至眼球,滑车下神经至上、下睑内侧份与邻近的鼻部皮肤,少数发出筛后神经。**泪腺神经**沿眼眶外侧壁前行,分布于泪腺、结膜及上睑外侧皮肤。

第二支即**上颌神经**(maxillary nerve),沿海绵窦外侧壁的下部向前,通过颅中窝,经圆孔出颅,通过翼腭窝及**眶下裂**(inferior orbital fissure),最后进入眶下管,出**眶下孔**(infraorbital foramen)而成为眶下神经。上颌神经沿途分支有:①一脑膜支;②两支至翼腭节;③颧支经眶下裂至眼眶,再分为颧颞神经与颧面神经,分布于眼角外侧皮肤;④后上牙槽神经至磨牙;⑤眶下支供应前磨牙、尖牙及切牙;⑥末支眶下神经分布于下睑、鼻侧及上唇。

第三支即**下颌神经**(mandibular nerve),为三支中最大的一支,由半月节发出感觉根与三叉神经运动根一同经卵圆孔出颅后合成。运动根位于感觉根的内侧。下颌神经分出一脑膜支(棘孔神经)经棘孔入颅及一分支至翼内肌后即分成前后两股。前股主要为运动神经,发出颞深神经、至咬肌神经、至翼外肌神经及颊神经。颊神经为感觉支,分布于颊部皮肤及黏膜。后股发出耳颞神经以后即分为舌神经及下牙槽神经。舌神经分布于舌的前 2/3。下牙槽神经发出至二腹肌前腹及下颌舌骨肌的运动支以后,即进入下颌管,通过下颌骨支及体部,分支至下牙及牙龈,末支成为颏神经出颏孔,分布于下唇、颊部及下颌骨体外面皮肤。

相连的神经节:三叉神经的三支与 4 个副交感神经节相连。眼支上有睫状节。上颌支上有翼腭节。下颌支上有耳节及下颌下节。各神经节均接收运动、感觉及交感神经纤维。三叉神经并不含有至此类神经节的副交感神经节前纤维。各神经节的邻属及联系详见第三章。

三叉神经病变:三叉神经病变可为核性,亦可位于神经的颅内部分或周围分支。一侧三叉神经全部有病变时,引起同侧的面部,头皮的前大部分,结膜,舌的前 2/3、牙龈、颊、唇、硬腭及软腭的一部分黏膜,以及鼻黏膜的感觉障碍,并有同侧的咀嚼肌瘫痪。第一支或第二支有病变时,仅有分布区内感觉障碍。第三支有病变时,除有分布区内感觉障碍以外,尚有咀嚼肌瘫痪,下颌向患侧歪斜。

引起三叉神经核性病变的原因可为延髓或脑桥的血管病变(例如小脑下后动脉栓塞)以及炎症。

引起三叉神经颅内部分病变的原因有脑膜炎、病毒感染、颈内动脉瘤、听神经瘤等。半月节患病毒感染时,分布区内常出现疱疹。颈内动脉瘤压迫到三叉神经时,常伴有第Ⅲ、Ⅳ、Ⅵ脑神经受压迫的症状,但是最早出现的症状为三叉神经痛。此外颞骨岩部尖部中的小房炎症亦可累及三叉神经。

引起三叉神经周围分支病变的原因有面部外伤、肿瘤,面部或颅骨骨折,例如上颌骨骨折即可能伤到眶下支。此类情况下常无疼痛而出现分布区内感觉障碍,因各分支的分布区间很少重叠,易于查出。骨折通过卵圆孔时,常同时累及运动根,出现同侧咀嚼肌及所供应的其他肌肉瘫痪的症状。

三叉神经痛(trigeminal neuralgia):三叉神经较身体其他神经易患神经痛。原发性三叉神经痛的症状为该神经分布区内有剧痛,无感觉症状,原因多与神经根受到机械性压迫有关,但不易查清。病变可累及其一支、两支或所有三支,第一支较少受累,常为第二支或第三支或此两支皆受累。病变累及第三支时可同时有运动根损害的症状——同侧的咀嚼肌瘫痪。

其他面部三叉神经分布区内疼痛,可因若干面部病变引起,称为继发性。疼痛为持续性,有阵发性加剧,可因神经直接受到刺激所致。常见的原因为鼻窦炎。眶下神经及上牙槽神经与上颌窦间相隔的骨质很薄或仅为黏膜,因而当上颌窦有水肿、充血或炎症时特别容易受累。其他原因有口、舌、鼻旁窦或颈部肿瘤,牙齿感染,智齿阻生,颞下颌关节病变,以及眼部病变等。

三叉神经三条分支的末支所经过的骨孔(眶上孔、眶下孔、颏孔)位于同一直线上,各分支在出骨孔处均可能受到刺激而出分布区内神经痛。可在骨孔处压迫神经,检查有无神经痛。当运动支受累时、颞肌及咬肌均无力,咬牙时患侧咬肌不能凸起。

治疗原发性三叉神经痛,可以注射酒精至患支或半月节,也可采用射频治疗,经久不愈者可经颞部入路,在半月节处切断其感觉根。半月节的注射法为:眼前视,在口角外侧 3 cm 处的上方 3 cm 定一点,由此点至瞳孔及耳屏各作一想象线。沿前一线平面向颧弓中点下针,查看针的方向,在前面看应在前一条线上,在侧面看应在后一条线上,深入 5~6 cm 即可触及蝶骨下面,再将针略向回抽,然后继续向稍后方刺入,深入 0.5 cm,即可进入卵圆孔而触及半月节。如果病人有感觉异常,即表明针已刺入神经节,抽吸时无脑脊液流出即可注入无水酒精 0.3 mL。

Ⅵ. 展神经(abducens nerve)

神经核:展神经核(abducens nucleus)位于脑桥靠近菱形窝底的面丘内,神经纤维走向腹侧,在脑桥与延髓交界处靠近腹正中线的部位出脑干,支配同侧的眼外直肌。在展神经核附近的网状结构中有一些神经元胞体组成**旁外展核**(parabducens nucleus),为侧视中枢,随意性或反射性侧视均通过此中枢到达同侧的展神经核及支配对侧内直肌的动眼神经核,使双眼球协同一致向侧方转动。展神经核的损害常同时累及旁外展核,因此,动眼神经核虽未受累,两眼亦不能转向患侧,同时由于对侧的侧视中枢作用而使两眼向对侧偏斜。如果为展神经干的损害则仅有患侧外直肌瘫痪,与此不同。

神经行径:展神经出脑干后,起始部通过小脑下前动脉及有时发自基底动脉的内耳动脉的腹侧或背侧,大多数通过背侧(图 2-86)。神经通过动脉腹侧者可能被动脉压在蝶骨体的鞍背部。展神经先在颞骨岩部后面接近垂直上行,而后再急转向前进入蝶骨体部侧面的硬脑膜,继续向上向前,越过后床突基部后方颞骨岩部尖上面,跨过岩下窦浅处而至其外侧,与此窦一同通过岩蝶关节上方的沟中。此沟由岩蝶韧带跨过而形成管道。据统计此种情况为 86.5%;其余为展神经在蛛网膜下腔中分为 2 干,或起始即为 2 干,一干穿过上述管道,另一干穿过或跨过岩蝶韧带上方。展神经再向前即近乎成直角急转跨过岩尖,再进入海绵窦的后端,通过海绵窦,位于颈内动脉外侧,随同第Ⅲ、Ⅳ脑神经通过眶上裂入眼眶,供应外直肌。

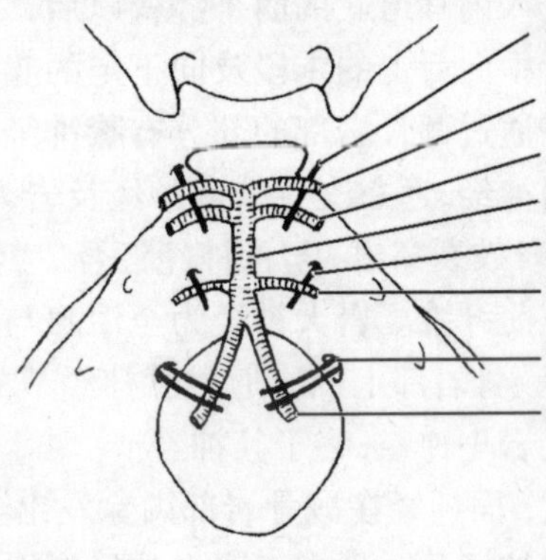

图 2-86 脑底部动脉与神经的关系;展神经与小脑下前动脉的关系,左侧者最常见,右侧者较少见

神经病变:与展神经起始部紧邻的小脑下前动脉硬化时可能压迫到神经。展神经通过颞骨岩部上面沟中的部分,可能受深处的小房炎症所累,亦可因距蝶窦较近而为其中炎症所累,此类情况下均可单独发生展神经瘫痪的症状。颞骨岩部骨折时亦可伤及展神经。颅内压力增高,使脑干向下移位时,可能牵扯到展神经而使之受累。展神经瘫痪后,同侧外直肌瘫痪,眼球转向内侧,外转不能超过正中线,出现内斜视。

Ⅶ. 面神经(facial nerve)

神经核:面神经为面部表情肌及颈阔肌的运动神经,并含有至泪腺、下颌下腺、舌下腺及鼻与腭部腺体的副交感神经,以及舌前 2/3 的味觉神经纤维。面神经有一条运动根及一条感觉根,后者即中间神经。**面神经运动核**(facial nucleus)位于脑桥菱形窝底面丘的腹外侧,神经纤维先向后走,绕过展神经核再转向腹外侧,至脑桥下缘前庭窝神经起始处的前上方,与中间神经一起出脑干(图 2-87)。由于面神经起始部纤维与展神经核紧密相邻,患核性面神经瘫时常伴有展神经瘫。**中间神经**(nervus intermedius)为面神经膝神经节发出的向心纤维,入脑后止于延髓的孤束核。中间神经尚含有起自脑桥上涎核的副交感神经节前纤维。

神经行径:面神经运动根与中间神经一同出脑干以后,向外略偏前走,与前庭窝神经一同进入内耳门,共有一个脑膜鞘。面神经的起始部与第四脑室外侧隐窝接触。在颅内的行程中,面神经运动根在前,前庭窝神

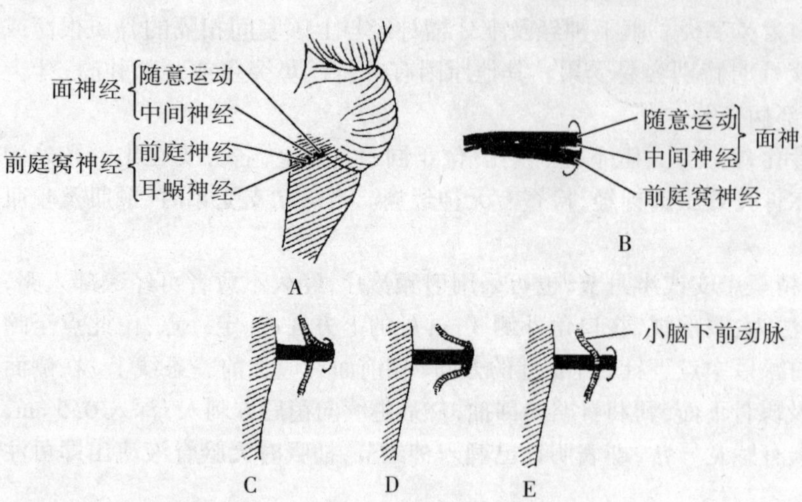

图2-87 第Ⅶ、Ⅷ脑神经的一部分邻属关系

A:各神经根出脑干处的位置关系;B:三条神经在颅内的关系,C、D、E:神经与小脑下前动脉及内耳动脉的关系

经在后，中间神经居中。中间神经也可能与前庭窝神经固定在一起进行一段距离，可能直到内耳门。中间神经也可能不为一单干而成一些小支与面神经相连。此类情况下在某些病人欲在颅后窝切断中间神经时竟不可能。对于膝神经节的神经痛，有人经颅中窝显露面神经及膝神经节，切断中间神经，切除膝神经节，对于面神经的运动纤维无明显损伤。在内耳道中，运动根即与感觉根合成一条总干，至内耳道的远端即到达前庭窝神经的上方，面神经至内耳道底部进入**面神经管**。面神经与前庭窝神经在颅内的行程中，与小脑下前动脉的关系不定，动脉可通过神经的前方或后方，或神经之间，或随神经向外曲行入内耳道中。此种变化关系，在进行小脑脑桥角处的手术中应予注意，以免伤及此动脉。面神经进入内耳道时有发自小脑下前动脉的内耳动脉伴行。此动脉有时发自基底动脉。

面神经进入内耳道底的**面神经管**以后，先向外走，至膝神经节处急转向后外，然后再转而向下出**茎乳孔**。神经在管中向后走的末段及向下走的起始段，紧邻鼓室，仅隔以一薄层骨板。

面神经在通过颞骨岩部的部分有**膝神经节**(geniculate ganglion)，为其感觉根上的神经节。由此节发出的向心支为中间神经，远心支有鼓索神经及岩大神经。**鼓索神经**(chorda tympani)为舌前2/3的味觉传入纤维，穿过鼓室，经岩鼓裂穿出，与舌神经汇合。鼓索神经中尚含有至下颌下腺、舌下腺以及口腔与舌黏膜腺体的副交感神经节前纤维。**岩大神经**为至泪腺与腭部、鼻腔及咽部黏膜腺体的副交感神经节前纤维，经面神经管裂穿出，到达颞骨岩部上面。通过膝神经节的副交感神经节前纤维尚分出一小支，穿过颞骨，与舌咽神经的鼓室支汇合成岩小神经，终于其神经节。

神经分支：面神经在颞骨岩部内除发出上述的鼓索神经、岩大神经及与舌咽神经分支联合的小支以外，尚分出镫骨肌神经及一耳支与迷走神经耳支混合。面神经出茎乳孔时发出耳后神经、至茎突舌骨肌神经及至二腹肌后腹神经。后耳神经供应耳后肌、耳上肌的一部分及枕肌。面神经主干出茎乳孔以后即转而向前、向外并略向下走，至腮腺后方即分为颞面及颈面两大支，分别绕腮腺峡部上、下方而于其深、浅叶间前行，再分为颞支、颧支、颊支、下颌缘支及颈支五大支，经腮腺浅叶的深面出其上、前、下缘，呈辐射状供应表情肌、颊肌及颈阔肌。也有人认为面神经通过腮腺实质。

面神经中的感觉纤维：面神经中含有感觉纤维，神经元胞体位于膝神经节，远心纤维大部分随岩大神经、镫骨肌神经及鼓索神经分布，主要与面部皮肤、肌肉及骨骼的深痛觉及肌肉的本体觉有关。一小部分远心纤维通过耳支与迷走神经耳支混合，分布于外耳道及鼓膜后下部与耳后乳突部皮肤。向心纤维入脑后可能终于三叉神经脊束核。因此，当膝神经节有炎症产生神经痛时，可出现外耳部剧痛，并向内耳深部扩散，耳支分布区内出现疱疹，几天以后可出现面神经瘫痪的症状。有的膝神经节神经痛不出现疱疹。治疗此种病变，有时须切断中间神经。

神经病变：面神经运动核接受两侧大脑皮质运动中枢的控制。一侧的大脑皮质运动中枢，支配对侧全部表情肌与同侧面部上2/3的表情肌。因此，在面神经由中枢到周围的通路上，不同部位病变所产生的体征有所不同(图2-88)。

大脑皮质运动中枢及面神经运动核平面以上(不包括神经核)的病变，常见者为内囊病变，阻断皮质延髓束至面神经核的纤维，仅出现对侧面部下1/3肌肉完全瘫痪的症状，对侧面部上2/3肌肉由于尚接受同侧大脑皮质中枢的控制而无症状。肌肉无明显萎缩。味觉及涎腺分泌正常。无镫骨肌麻痹。角膜反射正常。

面神经核到神经进入内耳门以前的一段病变,以脑膜炎、听神经瘤、脑桥内出血、灰质炎等为常见。出现同侧面部表情肌瘫痪,因镫骨肌瘫痪而出现听觉过敏(耳鸣)。味觉有无变化取决于中间神经是否同时受累。一般在面神经由脑桥下缘到鼓室一段有病变时皆同时累及中间神经。

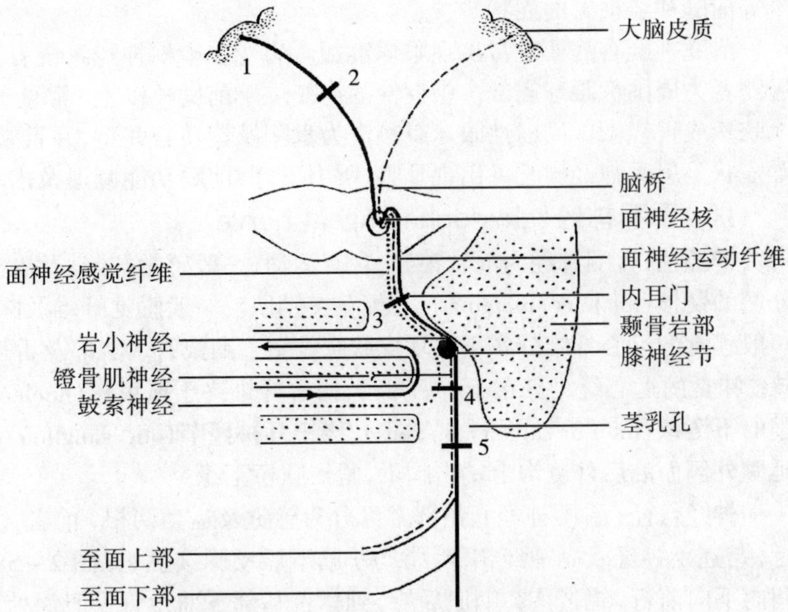

图 2-88 面神经行径与不同部位病变

1:大脑皮质病变;2:内囊病变;3:内耳门病变;4:膝神经节病变;5:茎乳孔病变

面神经在通过颞骨岩部一段的病变,常见的是**面神经瘫**(Bell 瘫痪),急性发作,有谓病因为风湿性,有的病例并发于上呼吸道感染时。真正原因未明,可能为面神经在面神经管中受到水肿的压迫,但不能断言,因为面神经管有一半管径为结缔组织及血管占有。中耳病变常引起面神经瘫,因为面神经管位于鼓室后壁,骨质很薄,水肿、血液供应障碍或炎症直接扩散均可使面神经受累。此外,颞骨岩部骨折亦常伤及面神经。这一段面神经损伤后的症状亦因其部位高低不同而有异。在发出镫骨肌神经以上的病变,亦即在鼓室的锥隆起以前,症状与颅内段相同。在发出镫骨肌神经以下的病变,无听觉过敏,有舌前 2/3 味觉丧失,其他症状同上。在茎乳孔处的病变症状同上,但味觉无改变,涎腺分泌正常。由此可见,对于面神经瘫的病人,应特别注意有无听觉过敏及舌前 2/3 味觉的症状,有助于确定病变部位。此外鼓室近侧的病变,常伴有前庭窝神经损伤的症状。

面神经出茎乳孔以后的病变,常见于腮腺肿瘤、面颈部外伤骨折及麻风等,仅出现供应肌瘫痪的症状,约有 75% 面瘫属于此类。

Ⅷ. 前庭窝神经(vestibulocochlear nerve)

神经核:前庭窝神经由**耳蜗神经**(cochlear nerve)与**前庭神经**(vestibular nerve)组成,故又称位听神经,分布于不同器官,功能亦完全不同。内耳的**螺旋神经节**(spiral ganglion)细胞的远心支分布于耳蜗的螺旋器,中枢轴突组成耳蜗神经,经内耳道底,通过内耳孔到颅后窝,在脑桥下缘外侧进入脑干,终于菱形窝侧角的**耳蜗背核**及**耳蜗腹核**(dorsal and ventral cochlear nuclei),传递听觉。由耳蜗神经核细胞发出纤维大部分交叉,上行传导至橄榄核,再经下丘及内侧膝状体,最后到达颞上回的皮质听觉中枢。**前庭神经节**(vestibular ganglion)的远心支分布于半规管、椭圆囊及球囊,中枢轴突组成前庭神经,随耳蜗神经进入脑干,一部分纤维终于菱形窝前庭区内的 4 个前庭神经核,一部分直入小脑。前庭神经中亦含有传出纤维,分布于前庭的感觉上皮,可能为前庭接受器的中央控制。前庭神经传递头部运动及体位的感觉。椭圆囊为静迷路,指示头的位置,上传的冲动主要影响身体不同部位肌肉的张力。半规管为动迷路,指示头的运动角度,主要调节眼球的位置,在运动时视觉得以协调。

神经行径:前庭窝神经在颅后窝内的行程中位于面神经的后下方,向外略向上通过蛛网膜下腔进入内耳门,有发自小脑下前动脉或基底动脉的内耳动脉伴行。前庭窝神经及面神经与小脑下前动脉密切接触,但关系不定。动脉可以位于神经的腹侧或背侧,或曲行绕过神经,或通过神经之间。在小脑脑桥角处进行手术时应特别注意及此(见图 2-87)。

神经病变:由于耳蜗神经核的纤维大部分交叉后上行,因而一侧的皮质听觉中枢或内侧膝状体的病变不易引起耳聋,仔细检查时可见对侧听力较为减弱。双侧中枢病变始可产生耳聋。大脑颞叶肿瘤可能影响听觉,出现耳鸣。脑干的肿瘤或血管病变可能累及上行听束。听神经瘤、小脑脑桥角脑膜瘤、蛛网膜炎、小脑下前动脉瘤及小脑肿瘤等,皆可损害耳蜗神经,首先出现耳鸣,继而出现听觉障碍,同时有平衡失调及旋转性眩晕等前庭神经损害的症状。

前庭神经有病变时常出现眼球震颤。病变在中枢神经系统者为中枢性眼球震颤，在周围的前庭神经或迷路者为周围性眼球震颤。中枢性的病变位于前庭核以上，常见于弥散性血管硬化，眼球震颤朝向患侧，常无眩晕或很轻微。周围性眼球震颤常为水平及旋转合并型，并且常伴有眩晕、跌倒倾向及点指试验偏向患侧等症状。患听神经瘤时可出现耳鸣、听力下降、前庭功能减退及内耳眩晕症(Ménière 综合征)。

Ⅸ. 舌咽神经(glossopharyngeal nerve)

神经核:舌咽神经为混合神经，含有运动、一般感觉、味觉及副交感神经纤维。运动纤维起自延髓被盖腹外侧的**疑核**(nucleus ambiguus)，支配茎突咽肌。一般感觉纤维及味觉纤维起自神经干的上、下神经节细胞。一般感觉的远心纤维分布于外耳皮肤及鼓室、咽鼓管、咽部及舌后 1/3 黏膜，向心纤维终于三叉神经脊束核。味觉的远心纤维分布于舌后 1/3，向心纤维终于**孤束核**(nucleus solitarius)。副交感神经节前纤维起自延髓的**下涎核**(inferior salivary nucleus)，终于**耳神经节**(otic ganglion)，供应腮腺。四种纤维集合成舌咽神经，于延髓外侧面的后外侧沟上端出脑干，紧依脑桥下缘。

神经行径: 舌咽神经起始部常可分为感觉及运动两根，前者大，后者小。两根合成一干，向外并略向前行，与迷走神经及副神经相伴，常与小脑下后动脉接触(见图 2－58)；通过颈静脉孔出颅，于颈内、外动脉之间向下向前行，绕过茎突咽肌后缘，到达舌基部下面舌骨舌肌深处，终于舌后 1/3 黏膜。舌咽神经在颈静脉孔中单独位于前方的一个硬脑膜鞘中，借岩下窦与后方的迷走神经、副神经及颈内静脉分隔。有统计约在 1/4 情况下舌咽神经通过颈静脉孔处为单独的骨性管道。

神经节:舌咽神经上有上、下两个感觉神经节，位于颈静脉孔中。上节小，可与下节融合成阙如，无分支。下节亦称**岩神经节**(petrosal ganglion)。两神经节内含有一般感觉及味觉的传入神经元胞体。

分支: 由岩神经节发出**鼓室神经**，通过鼓室下壁的小孔入鼓室，在鼓室内侧壁与来自颈内动脉交感神经丛的**颈鼓神经**合成鼓室神经丛。**鼓室丛**(tympanic plexus)的一小部分纤维分布于鼓室及咽鼓管的黏膜，大部分纤维集合在颞骨中，与来自面神经膝神经节的一小支合成**岩小神经**。此神经出鼓室上壁，沿颞骨岩部上面向前向内进行，最后经岩鳞裂出颅而终于耳神经节。进入此节的舌咽神经纤维为副交感神经节前纤维，供应腮腺。鼓室神经另分出一耳支，与迷走神经耳支联合，分布于外耳。

舌咽神经在颈部分出至茎突咽肌的运动神经，数小支至咽部黏膜，至颈动脉窦及颈动脉体的感觉神经。终末支有扁桃体支及舌支。扁桃体支至扁桃体、腭咽弓及软腭的黏膜。舌支含有味觉纤维及一般感觉纤维，分布于舌的后 1/3 轮廓乳头。

神经病变:舌咽神经核以上的病变，由于皮质脊髓束的纤维一部分交叉，一部分不交叉，因而如为单侧性病变即无明显症状，如为双侧性即有症状，主要为舌后 1/3、腭咽弓、扁桃体区及软腭的黏膜感觉丧失，舌后 1/3 味觉丧失。

舌咽神经痛为阵发性疼痛，性质与三叉神经痛相似，吞咽即常引起发作，疼痛由扁桃体区或舌基部开始，亦可扩展到耳区，或由耳部开始。治疗方法可切断该神经。手术途径可经一侧枕下开颅，切断神经根的颅内部分。由于舌咽神经穿过硬脑膜进入颈静脉孔处与迷走神经多可明显分开，手术并不困难；在不易分清的病例，万一切断一部分相邻的迷走神经纤维，因其上部主要为感觉根，也无大妨碍。在颈部切断舌咽神经的颅外部分则比较困难，因为须在紧靠颈静脉孔的下方切断神经干才能切断其咽支，而神经在此处紧邻颈内动脉及颈内静脉；另外，亦不能切断在颈静脉孔中已经发出的耳支，故难以使症状完全消除。

Ⅹ. 迷走神经(vagus nerve)

神经核:迷走神经为混合神经，含有运动、一般感觉、内脏感觉及副支感神经纤维。运动纤维起自位于延髓被盖腹外侧的**疑核**，支配咽、喉部横纹肌。一般感觉纤维起自神经干的**颈神经节**(jugular ganglion)细胞，远心纤维分布于外耳道与鼓膜下半及耳郭后面一部分皮肤，近心支终于三叉神经脊束核。内脏感觉及味觉纤维起自神经干的**结状神经节**(ganglion nodosum)细胞，远心支分布于咽喉部黏膜，近心支终于孤束核。副交感神经纤维起自位于菱形窝灰翼下的**迷走神经运动背核** (dorsal motor nucleus of vagus)，分布于横结肠以上的胃肠道平滑肌。各种神经纤维集合成一排，由延髓后外侧沟离开脑干。

神经行径: 神经根自脑干的起点，上与舌咽神经根相邻，下与副神经根相邻。神经根丝由起始部向外略偏前行，逐渐集合成一条神经干(图 2－89)。通过颈静脉孔的中格出颅。迷走神经的运动根主要通过副神经延髓根出脑干，在通过颈静脉孔处始离开副神经，形成其内支加入迷走神经。迷走神经在通过颈静脉孔处，与舌咽神经间隔以岩下窦，与副神经紧密相邻而相平行。迷走神经根在脑干外侧与小脑下后动脉的关系密切(见图 2－58)。迷走神经出颈静脉孔以后，进入颈动脉鞘，下降入胸腔。

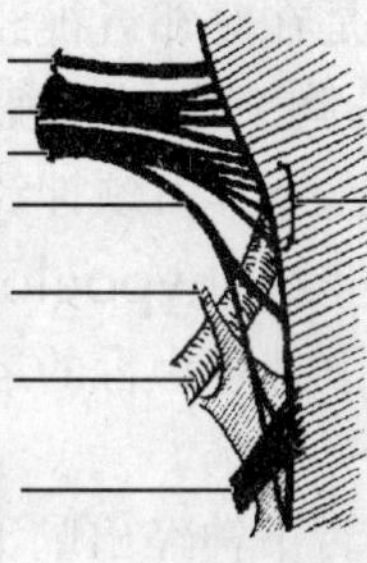

图 2－89　第Ⅸ～Ⅺ脑神经根起始部后面观

神经节：迷走神经在通过颈静脉孔处有上神经节(颈神经节)，较小。此节中含有一般感觉的传入神经元胞体。在颈静脉孔的稍下方另有一个较大的下神经节(结状神经节)，含有内脏感觉及味觉的传入神经无胞体。

分支：迷走神经由颈节或稍下方发出一脑膜支供应颅后窝的硬脑膜；发出一耳支，接收舌咽神经鼓室支的分支，穿过颞骨时又接收面神经耳支，出鼓乳裂，分布于外耳道及鼓膜的后下部与耳郭后面一小部分皮肤，另外接收颈上交感节的一交通支。由迷走神经结状节发出喉上神经及咽支。喉上神经分布于咽喉部黏膜及供应咽下缩肌与环甲肌。咽支供应咽与软腭的肌肉。迷走神经在颈部发出上、下心支，下行参加心丛；发出右喉返神经，供应喉部肌肉，分支至咽下缩肌、食管及气管的肌肉与黏膜；发出交通支至颈下交感节。迷走神经在胸腔内形成肺丛与食管丛，发出左喉返神经，分出心支。迷走神经最后沿食管通过膈肌进入腹腔，供应腹腔内脏器。

神经病变：迷走神经核以上的病变，由于来自皮质延髓束的纤维有一部分交叉，一部分不交叉，因而如为单侧病变即无明显症状，如为两侧病变则有症状。迷走神经颅内部分可与舌咽神经同时受累的病变原因有灰质炎及血管病变，特别是小脑下后动脉栓塞；颅外部分主干病变的原因有外伤、肿瘤、血管瘤及颈淋巴结肿大等。

一侧迷走神经病变的症状有同侧软腭轻瘫或全瘫，提腭时腭垂偏向健侧，喉黏膜不全麻痹，同侧声带瘫痪，无明显内脏症状。因一侧声带瘫痪而出现的声音嘶哑症状为暂时性，过一段时间以后健侧声带可移向患侧以适应改变后的情况，此时虽无症状，但进行喉镜检查时仍不难发现。

两侧迷走神经完全损伤以后，喉黏膜感觉丧失，软腭全瘫，吞食物时易入鼻腔；因声带瘫痪而失音，声门狭窄；因心脏抑制神经完全瘫痪而有心动过速，呼吸变慢而不规则，常可致死。

Ⅺ. 副神经(accessory nerve)

神经核：副神经有延髓根及脊髓根。**延髓根**的纤维起自**疑核**下端及**迷走神经背核**下端，出颈静脉孔后由副神经本干分离，合入迷走神经，主要随迷走神经的咽支及喉上支分布，供应咽喉部的肌肉。**脊髓根**起自上 5 (3～7)个颈节的灰质前角，支配胸锁乳突肌及斜方肌。由此可见，副神经的延髓根实际上是迷走神经的一部分，仅随副神经走一行程而已(图 2－90)。

神经行径：副神经延髓根由延髓后外侧沟出脑干。**脊髓根**由脊髓侧面发出，沿脊髓表面上行，通过齿状韧带及椎动脉的背侧，脊神经前后根之间，经枕骨大孔入颅后沿延髓后外侧面上行，常位于小脑下后动脉的外侧，与延髓根相合向外走，通过颈静脉孔的中格出颅。神经在颈静脉孔中分成内、外支。**内支**即为起自延髓的纤维，先分出一小支至迷走神经颈神经节，而后加入结状节。**外支**即起自脊髓的纤维，形成副神经本干，出颈静脉孔以后，先在颈内静脉的前方或后方下行，继而向外，分支供应胸锁乳突肌，再穿过该肌，通过颈后三角，供应斜方肌。副神经在未穿过胸锁乳突肌以前接收第 2 颈神经的纤维，到达斜方肌深面时又接收第 3、4 颈神经纤维。副神经中尚含有传入纤维。

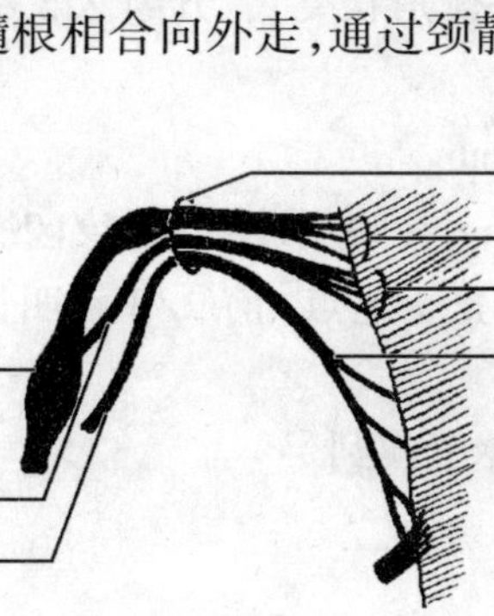

图 2－90　副神经延髓根与脊髓根的关系

神经病变：副神经颅内部分单独受伤的机会不多，常与迷走神经同时受累，可见于颅后窝损伤。在颈部手术中,特别是在对邻近神经的淋巴结病变进行手术时,有可能伤及副神经。副神经在颈后三角以上部位受伤后的症状为胸锁乳突肌瘫痪,而斜方肌瘫痪的程度则视其由颈神经供应的成分多少而定。斜方肌的上部由副神经供应,下部由颈神经供应。副神经在颈后三角内受伤后仅出现斜方肌瘫痪的症状。

Ⅻ. 舌下神经(hypoglossal nerve)

神经核:舌下神经为舌的运动神经,由延髓的舌下神经核发出,纤维走向腹制,由锥体与橄榄体之间出脑干(见图 2-77)。

神经行径:舌下神经出脑干时为 15~20 条分散的神经根丝,然后集合成两干,走向前外,分别穿过硬脑膜,通过枕骨的**髁前管**(**舌下神经管**,有时为两个骨管)出颅。两干在髁前管内或出颅以后相合成一总干。椎动脉的颅内部分位于舌下神经的前内方,动脉弯曲及偏外时可能压迫到神经。小脑下后动脉与舌下神经的关系不定,可以位于第Ⅸ至Ⅺ脑神经与舌下神经之间。小脑下后动脉由椎动脉发出处,可以位于舌下神经出脑干处平面的上方或下方,位于上方时即不与神经相邻。正常者有一静脉丛与舌下神经一同穿过髁前管,连接椎静脉与缘窦。在枕窦特别增大的人,此静脉丛也可能很大。舌下神经出颅后,先在颈内动、静脉的后方下降,继而通过两者之间向前,跨过颈外动脉的浅面,经舌骨舌肌的外面,向前分布至所有舌内部肌肉。

分支:舌下神经在颅底下方,与迷走神经结状节之间有交通支相连,接收颈上交感神经节的交通支及发自咽丛的一小支(迷走神经舌支)。舌下神经在通过第 1、2(有时为 1、2、3)颈神经根邻近时,这些神经分支加入舌下神经,随之到达颈动脉鞘的外面时,大部分又分出形成舌下神经**降支**,供应舌骨下肌;一小部分属于第 1 颈神经的纤维随舌下神经继续前行,到达甲状舌骨肌附近即分出供应该肌及颏舌骨肌。舌下神经在颅底下方尚发出一脑膜支,供应颅后窝的硬脑膜,此支纤维可能来源于第 1、2 颈神经。

神经病变:舌下神经核以上的中枢性病变,由于神经核接受对侧的皮质脊髓束控制,因而出现对侧一半舌肌肉瘫痪的症状,伸舌时歪向瘫痪的一侧,无肌肉萎缩。舌下神经核的核性病变原因,可为延髓的血管病变或脊髓灰质炎侵及脑干,病变常为双侧。椎动脉或脊髓前动脉的病变可累及舌下神经的颅内部分。舌下神经通过髁前管的部分或更下方,可因外伤、骨折或肿瘤而受累。周围性舌下神经瘫痪时出现舌同侧一半肌肉瘫痪的症状,伸舌时歪向患侧;瘫痪的肌肉萎缩,出现束条状,可借此与上运动神经元瘫痪相鉴别。

第六节 颅脑的表面解剖

骨性标志

鼻根点(nasion):位于鼻额缝正中线上,眉间的下方,略显凹陷。

眉间(glabella):为眉弓间正中线上额骨的一点,位于眶上缘平面,凸出不明显。

前囟点(bregma):在婴儿为前囟所在,在成人为矢状缝与冠状缝相交处,位于正中线与经外耳道前方向上所作垂线的交点,亦即位于由眉间至枕外隆凸连线的前中 1/3 交点。

人字点(lambda):在婴儿为后囟所在,在成人为矢状缝与人字缝相交处,位于枕外隆凸上方约 6 cm。

翼点(pterion):为额骨、顶骨及蝶骨在颞部相交处,位于额骨颧突(外侧角状突)后方约 2.5 cm,在胎儿时期为**蝶囟**所在处。

侧沟点(Sylvius):为颞骨、顶骨及蝶骨相遇处,位于翼点后方约 1.5 cm。

星点(asterion):为顶骨、枕骨及颞骨相遇处,位于乳突基部后方约 2 cm,在胎儿时期为**乳突囟**所在处。

颞嵴(temporal crest):为颞肌及颞筋膜附着处,前起额骨颧突,向后止于星点,前 2/3 较明显,由冠状缝向后即逐渐变宽而消失。此嵴上界为上颞线,下界为下颞线。

额骨颧突(外侧角状突):为额骨外侧端与颧骨相接处,骨缝可在活体上摸到。

冠点:为颞嵴与冠状缝相交处。

额隆凸:为额骨两侧最凸出的部分。

顶隆凸:为顶骨最凸出的部分,位于顶骨中央。两则顶隆凸间的距离为正常头部的最大直径。

颅脑结构的表面投影

克伦来因(Krönlein)图线(图 2－91)

图 2－91 中各条线的拟定方法如下。先定通过眶下缘与外耳孔上缘的一条线为下水平线。再取通过眶上缘与下水平线平行的一条线为上水平线。然后再作三条与水平线垂直的线。前垂线通过颞弓中点,中垂直线通过颞下颌关节,后垂直线通过乳突后缘。

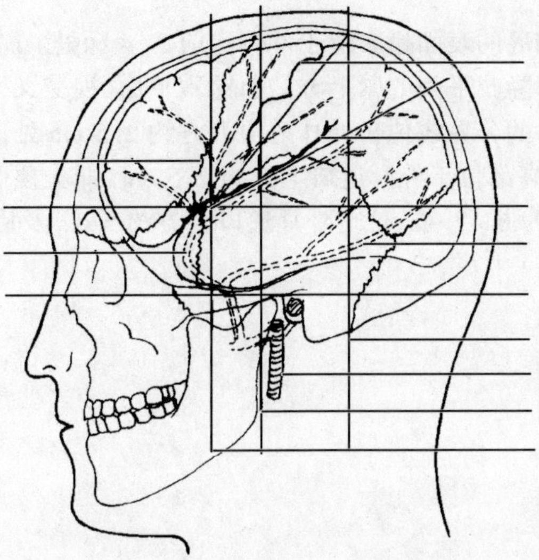

图 2－91　颅脑结构的表面投影

下水平线:通过眶下缘与外耳门上缘;上水平线:通过眶上缘与下水平线平行;前垂直线:通过颞弓中央与水平线垂直;中垂直线:通过颞下颌关节与水平线垂直;后垂直线:通过乳突后缘与水平线垂直

血管的表面投影

脑膜中动脉的表面投影:脑膜中动脉入颅的棘孔相当于颞弓根部关节隆凸紧上方平面。主干分叉点的投影部位相当于前垂直线与下水平线的交点。前支通过前垂直线与上水平线交点,行径相当于大脑中央前回。后支通过后垂直线与上水平线交点,行径相当于大脑颞叶。在外伤中因颅骨骨折引起脑膜中动脉破裂出血,发生硬脑膜外血肿时,可依上述脑膜中动脉的投影部位以及动脉与大脑皮质的关系所引起的运动障碍而判明血肿所在,在适当部位钻孔探查。

其他血管的表面投影:上矢状窦的表面投影相当于矢状线。枕窦的表面投影相当于上顶线或下水平线在后垂直线以后的一段。**乙状窦**的表面投影相当于由乳突基部向下沿乳突后缘至距乳突尖部约 1 cm 的引线。**窦汇**的表面投影相当于枕外隆凸。**颈内动脉**通过海绵窦处的表面投影相当于上水平线与前垂直线交点的后上方。**大脑前动脉**的表面投影相当于上水平线与前垂直线的交点。**大脑后动脉**的表面投影相当于上水平线的后份。

脑的表面投影

大脑纵裂的表面投影与上矢状窦相同,相当于矢状线。

外侧沟的表面投影相当于上水平线与中央沟投影线所成角的平分线,干部的起始端相当于翼点,升支、前水平支皆由侧沟点出发,后支由侧沟点向后至乳突平面以后即转而向上并向后。

大脑下缘的表面投影,下水平线耳后至枕外隆凸间的一段为大脑下缘及小脑上缘的表面投影,颧弓上缘后 3/4 为颞叶下缘的表面投影,颞叶前端位于眶外缘后方约 2 cm 处,由眉间至侧沟点的引线为额叶下缘的表面投影。

中央沟的表面投影相当于由前垂直线与上水平线交点至后垂直线与矢状线交点连线的中后垂直线间的一段。后垂直线与矢状线的交点即中央沟的起点,位于矢状线中点后方约 1.5 cm 处。

中央前沟与**中央后沟**的表面投影,相当于中央沟表面投影线的前、后各 1.5 cm 处。中央沟与中央前沟的表面投影线间,即为运动中枢所在的中央前回的表面投影区。中央沟与中央后沟的表面投影线间,即为感觉中枢所在的中央后回的表面投影区。

额下回的表面投影相当于外侧沟的投影线与颞嵴间。**额中回**的表面投影相当于额隆凸，约位于颞嵴至矢状线的下 2/3 部分。**额上回**的表面投影相当于颞嵴至失状线的上 1/3 部分。**额上沟**的表面投影相当于由眶上切迹向上与矢状线平行至中央沟的引线。额下沟的表面投影紧依颞嵴下方。

颞上回的表面投影位于外侧沟投影线的下方,宽约 1.5 cm,中 1/3 为听觉中枢。颞中回的表面投影位于颅底平面的稍上方,较宽于颞上回。颞下回的表面投影位于颅基部,沿颧弓及外耳道口上缘后行。颞上沟的表面投影位于外侧沟投影线与颧弓中间。枕颞沟的表面投影紧依颧弓上方。

顶内沟的表面投影为近中央后沟的中点向上向后对人字点的引线。缘上回的表面投影相当于顶隆凸。角回的表面投影相当于顶隆凸后方 3~4 cm 处。顶枕沟的表面投影相当于人字点前方 1 cm 与矢状线相垂直的引线。枕横沟的表面投影为顶内沟的延续,紧位于顶枕沟的上方。枕外侧沟的表面投影位于上项线上方。

基底核及**脑岛**的表面投影位于外侧沟前 3/4 深处。胼胝体膝向前伸达冠状缝下端平面。视觉中枢的表面投影位于枕外隆凸平面的紧上方。前穿质平面、视交叉平面及间脑底皆与翼点平面相当。

中脑与**脑桥**的分界线位于外耳道顶上方约 2.5 cm 处。**脑桥**与**延髓**的分界线位于外耳道顶平面。**侧脑室**的表面投影,最高部位于外耳道口上方约 7.5 cm,即头顶下方约 5 cm 处;前角靠近冠状缝,深约 5 cm;后角不定,距表面约为 6~7 cm,位于外耳道口上方约 5 cm 及后方约 2.5 cm 处。

第三章
颌面及眼耳鼻咽部

第一节 眼 部

眼 睑

形态

上睑(upper lid)较大,上达眉弓。**下睑**(lower lid)下达颊部,一般无明显界限,仅老年期可在睑两侧出现褶皱。上睑含有提上睑肌,因而活动度较大,向前直视时遮盖角膜上部,闭眼时遮盖角膜全部。下睑活动度较小,闭眼时仅略微上提。

上、下睑间的裂隙称为**睑裂**(palpebral fissure)。上、下睑在两侧相连处分别称为**内**、**外眦**(medial and lateral canthus),亦即内、外眼角。外眦的角度较小,正常时为30°~40°,睁大眼时可达60°。外眦紧贴眼球,距眶缘约5~7 mm。内眦处上、下睑之间为**泪湖**(lacrimal lake)。泪湖类似三角形,上、下界即上、下睑,外侧界为结膜所形成的**半月襞**(semilunar fold)。此皱襞相当于低等动物的瞬膜,含有平滑肌。泪湖部有红色隆起,称为**泪阜**(lacrimal caruncle),带有少数细毛、变形的皮脂腺及汗腺。在闭眼状态下睑裂接近水平,在某些人种内端则略向上斜。斜睑裂也见于一种下倾综合征(Down syndrome, trisomy 21染色体异常)及cri du chat syndome(第5染色体被删除)。

在上、下睑近内侧端的边缘,相当于泪湖外侧界的上、下方,各有隆起的**泪乳头**(lacrimal papilla)。乳头顶部中央有一小孔,称为**泪点**(lacrimal punctum),为泪小管的开口。眼睑的边缘厚约2 mm,有前、后两缘。前缘较圆,有睫毛2~3排。后缘较锐,紧贴眼球,有睑板腺的开口。在睫毛与睑板腺的开口之间为一条很细的灰线,手术时沿此线切开,可将眼睑前、后缘劈开。**睫毛**(eyelash)短而呈弧形,上睑者较多而且较长,向上弯,下睑者向下弯,因而闭眼时上、下睑的睫毛不至于交织。在睫毛附着处附近或毛囊内有睫腺的开口。毛囊内有**睑缘腺**的开口。此类腺管开口堵塞时可能发生炎症,称为睑腺炎或麦粒肿(stye)。

层次与结构

皮肤:眼睑(eyelid)皮肤与身体他处比较属最薄者,易形成皱折,特别是在老年时期。皮肤黏膜交界处位于睑板腺开口的后方,为睑缘"干"与"湿"两部交接处,泪液止于此。

皮下蜂窝组织:眼睑的皮下蜂窝组织极为疏松,不含或者仅有少量脂肪,有渗血或渗出液时极易出现肿胀。眼睑受到直接外伤时可能产生皮下溢血而形成黑眼圈。

眼轮匝肌(orbicularis oculi muscle):此肌位于皮下组织深面(图3-1,图3-2),肌纤维围绕睑裂呈同心圆排列,范围大于眼睑,起自额骨鼻部(眼眶内侧部分)、上颌骨额突的泪沟前方及睑内侧韧带的前面与边缘,向外在眼睑中及眼周围形成一薄片,延伸到颞部及颊部,可以分为睑部、眶部及泪部。**睑部**位于皮肤与睑板间,附着于皮肤,大部分起自睑内侧韧带的分叉部,靠近睑缘的部分又称为**眼轮匝肌睫部**(Riolan肌),起自泪囊后方泪骨眶面的后泪嵴,绕行于上、下睑中,止于**睑外侧缝**。**眶部**较厚,上部纤维与枕额肌及皱眉肌相混。**泪部**小而薄(Horner肌),位于睑内侧韧带及泪囊的后方,起自后泪嵴及邻近的骨面,行经泪囊后方,分成上、下两条,分别于泪点的内侧止于上、下睑。眼轮匝肌由面神经颞支及颧支供应,于睑外侧缝的上、下方进入

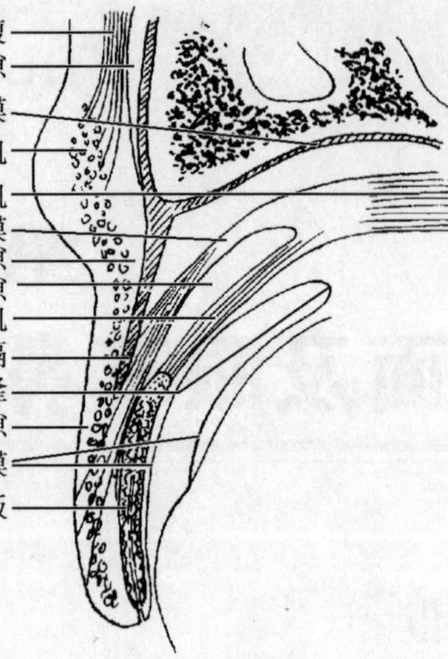

图 3－1　上睑的结构

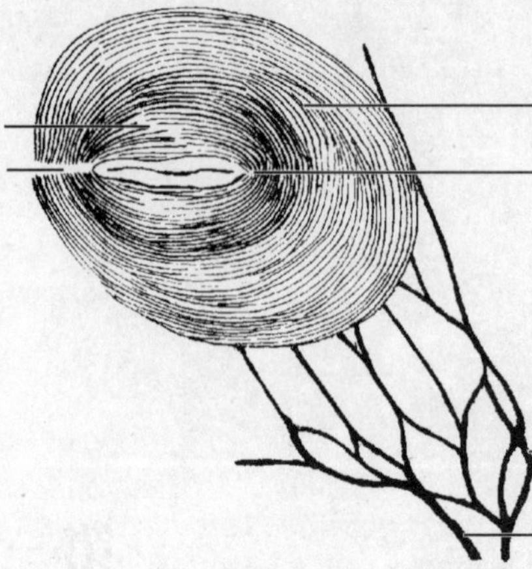

图 3－2　眼轮匝肌

肌肉的外侧份，神经瘫痪时即不能闭眼，下睑外翻，容易发生暴露性角膜溃疡。进行眼手术时，从睑外侧缝的止点处进针，注射麻药至眼轮匝肌深面，或者在腮腺上方注射于面神经分支形成神经丛处，均可使眼轮匝肌半瘫，以利于手术进行。

在眼轮匝肌的深面有一层疏松蜂窝组织，供应眼睑的主要血管及感觉神经均位于此层中，因此在进行局部麻醉时应将麻药注射至眼轮匝肌的深面。

致密结缔组织：在肌肉下蜂窝组织层深面含有致密结缔组织，中部较厚，形成睑板；周围部分较薄，主要形成睑筋膜（眶隔）。上睑中的提上睑肌腱膜亦属于致密结缔组织。

睑板（tarsal plate）在上、下睑中各有一片，长约 2.9 cm，厚约 1 mm。上睑板较大，最宽处约为 1 cm。下睑板较薄，最宽处约为 0.5 cm。睑板约呈半月形，近眼睑边缘的一边即与其一致，接近直行，深处一边则呈弧形。睑板有支持眼睑的作用，眼睑的形状即与睑板有关。睑板中一旦有瘢痕收缩时可使眼睑内翻。睑板与眼眶内、外侧壁之间分别连以睑内、外侧韧带，与眼眶的上、下缘之间有眶隔相连。睑板中含有大量皮脂腺，称为**睑板腺**。

睑内侧韧带（medial palpebral ligament）较为坚韧，上缘不清晰，下缘厚而明显，外侧附着于上、下睑板的内侧角，向内延伸，邻近泪小管，越过泪囊前方，附着于泪囊窝前方的上颌骨额突。手术中找寻泪囊时，此韧带为一重要标志。在活体上将眼睑向外牵引，使此韧带变紧张时，即可摸清其下缘。眼轮匝肌睑部的大部分纤维附着于睑内侧韧带的前面而形成**睑内侧缝**。

睑外侧韧带（lateral palpebral ligament）位于眶隔及提上睑肌腱膜外侧脚的后方，内侧附着于上、下睑的外侧角，外侧附着于颧骨的眶结节，在此处与提上睑肌腱膜及眼外直肌发出的节制带相混。有时易将睑外侧韧带与**睑外侧缝**相混淆，后者仅为眼轮匝肌的纤维在眼外角交叉形成，位于眶隔的前方。

眶隔（orbital septum）亦称**睑筋膜**（palpebral fascia），由眼眶内的骨膜及颅骨外膜自眶缘伸入上、下睑中形成，为一片膜性结构，伸入上睑中的部分称为上眶隔，伸入下睑中的部分称为下眶隔。上、下眶隔伸入眼睑的程度，最少到达睑板。下眶隔与下睑板前面的致密结缔组织相混，上眶隔则位于上睑板的前方，在内、外侧与上睑板融合，在中部两者间有提上睑肌腱膜相隔，由上眶隔分出小隔穿过该腱膜而附着于上睑板的前面。上眶隔比下眶隔坚强，但有若干进出眼眶的血管、神经穿过。眶隔在内侧与睑内侧韧带相融合，在外侧行经睑外侧缝的后方，位于睑外侧韧带的前方。眶隔在内侧附着于后泪嵴，由此将泪囊与眼眶本部分隔。眶隔连同眼球肌肉鞘有维持眶内脂肪于一定位置的作用。眶隔分隔眼睑内与眼眶内的结缔组织间隙，有防止两处的积血或感染相互扩散的作用，眼眶内出血因而不易进入眼睑。眶板骨折后出血进入眼眶，仅可在球结膜下前浸，约呈三角形，尖端止于角膜边缘，不能见到溢血的后限，积血因有眶隔的限制而不能进入眼睑。

提上睑肌（levator palpebrae superioris）约呈三角形，起自眼眶尖部的顶部（蝶骨小翼下面），紧位于视神经孔的前方，于眶顶下面前行，逐渐变宽，至接近眼睑部分即形成一片扁的腱膜，行经眶隔下游离缘的下方与睑板的前方，止于睑板的前面下部，并发出结缔组织束穿过眼轮匝肌而附着于皮肤，通过此附着部的作用而使上睑皮肤形成皱折。提上睑肌由动眼神经供应，瘫痪时产生**睑下垂**，皮肤皱折即消失。提上睑肌腱膜较肌肉本身稍宽，内侧扩张部（内侧脚）较为薄弱，与睑内侧韧带相混；外侧扩张部（外侧脚）较为显著，附着于眶壁的眶结节，并且嵌入泪腺的前部而将其分为睑部及眶部。

上睑板肌（superior tarsal muscle , Muller's muscle）：为一薄片平滑肌，紧密附着于提上睑肌腱膜的深面，向下止于上睑板的上缘，由颈动脉丛发出的交感神经供应，有提高上睑扩大睑裂的作用。瘫痪时虽然亦如提上睑肌瘫痪而产生**睑下垂**，但是上睑皮肤皱折不消失，临床上可依此鉴别。

结膜（conjunctiva）：眼睑的内面有结膜覆盖。

眼睑的腺体：眼睑内的腺体主要有睑板腺、睫腺及睑缘腺。

睑板腺（tarsal gland）在上睑中约有 30～40 条，下睑中约有 20～30 条，成平行排列，其排出管与睑缘垂直，开口于眼睑边缘。此种腺体分泌脂肪性物质，能使眼泪不外溢，有保护邻近皮肤不受眼泪浸蚀的作用，并可避免上、下睑粘连。睑板腺管阻塞时可形成**睑板腺囊肿**（霰粒肿，chalazion），易向眼睑内面凸出。手术时只能作与睑缘垂直的切口，切忌作水平切口，以免损伤过多的睑板腺管。

睫腺（gland of Moll）为变型汗腺，与汗腺相似，腺体不是球状，只是单纯的螺旋形，腺管也呈螺旋形。此腺长约 1.5～2 mm，紧邻睫毛的毛囊而与之平行，下睑中多于上睑。腺管开口于睫毛之间或其毛囊中，也可开口于睑缘腺管内。

睑缘腺（gland of Zeis）为变型皮脂腺，直接依附于睫毛毛囊。一般为一个睫毛囊有两个睑缘腺依附。腺管即开口于毛囊内。

眼睑内的筋膜间隙（见图 3－1）

眼睑皮肤于深处眼轮匝肌的附着颇松弛，因此在两者之间形成潜在的间隙，液体易于积存。此间隙大体上限于眼眶范围内，再向周围即为连接皮肤与深处肌肉的较为致密的结缔组织所限。

在眼轮匝肌的深面有一疏松结缔组织间隙，其中有眼睑的血管、神经通过。在下睑中此间隙为封闭性，称为**隔前间隙**（preseptal space）。在上睑中此间隙为提上睑肌腱膜分为前、后两部分，前部称为**隔前间隙**，后部称为**睑板前间隙**（pretarsal space）。睑板前间隙的前界为提上睑肌腱膜，后界为睑板及上睑板肌，上方为上睑板肌附着的部分所限，下方为提上睑肌腱膜附着于睑板前面的部分所限。由此可见，此间隙大体上亦为封闭性，其中含有周围动脉弓，外侧在睑板边缘以外的部分含有泪腺的睑部。隔前间隙的前界为眼轮匝肌，后界为眶隔，后下方为提上睑肌腱膜所限，其中、下部含有一些脂肪及边缘动脉弓。一般认为此间隙在上方经枕额肌深处与帽状腱膜下蜂窝组织间隙相续。但是也有人认为此两间隙为帽状腱膜在眶缘的紧密附着所分隔，注射液体到隔前间隙中并不上达眼眉以上，而且易于向后进入睑板前间隙，或者经眼轮匝肌的肌束间扩散至皮下。在临床上隔前间隙与帽状腱膜下间隙中积血或积脓的相互扩散，大概是沿眼动脉的分支及神经在眶缘处通过帽状腱膜的通道进行。

血液供应

眼睑的血液供应主要来自**眼动脉**（ophthalmic artery）的分支（图 3－3）。此外，尚有面动脉的末支、眶下动脉、面横动脉及颞浅动脉等分支供应。眼动脉的较大分支均集中在眼眶的上内侧，穿过此部眶隔。因而进行眼眶手术时常在此处遇到较大的血管，切断以后较难止血。**眶上动脉**（supraorbital artery）经眶上孔或切迹上行时，常分出小支供应上睑。**滑车上动脉**（supratrochlear artery）（额动脉）及神经在较内侧穿过眶隔上行。再向内有鼻背动脉紧依睑内侧韧带的上方穿过眶隔，供应鼻根部外侧的皮肤，发出小支至泪囊，并与面动脉吻合。上、下睑内侧动脉为供应上、下睑的较大血管，先呈一总干或分别由眼动脉主干或其两终末支之一发出。

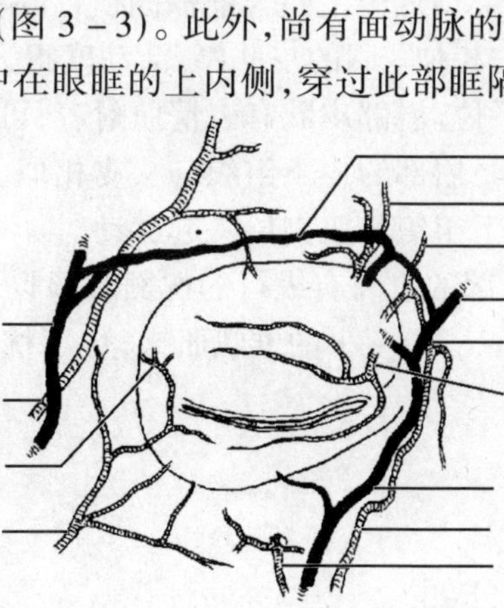

图 3－3 眼睑内及围绕眶缘的主要血管

上睑内侧动脉（superior medial palpebral artery）

行经睑内侧韧带的上方，常分成两干，在上睑中向外行，形成周围动脉弓及边缘动脉弓。**周围动脉弓**(peripheral arterial arcade)位于提上睑肌腱膜与上睑板肌之间。**边缘动脉弓**(marginal arterial arcade)位于睑板前方。上睑中的动脉弓可与泪腺动脉的小支连接而形成较完整的弓，发出分支供应眼睑及大部分结膜。此类血管常与眶上动脉及颞浅动脉的眶支吻合。

下睑内侧动脉(inferior medial palpebral artery)在睑内侧韧带后方下行，穿过下眶隔，在眼轮匝肌与下睑板之间横行向外。此动脉亦可与泪腺动脉的分支连接而形成比较完整的弓，并常与面横动脉相交通。在下睑中偶可另外出现周围动脉弓，沿睑板的附着缘进行。

上睑结膜的血液供应，主要来自周围动脉弓，靠近眼睑边缘的部分尚有边缘动脉弓参与供应。

在眼内角与鼻侧之间，有面动脉末支(内眦动脉, angular artery)与眼动脉分支的吻合及内眦静脉与眼静脉的吻合。静脉位于动脉外侧，体表即可见到。进行泪囊手术采取外部进路时，应注意此类血管的位置。眶下动脉及面横动脉协助供应下睑。颞浅动脉协助供应上睑外侧。此类动脉皆有分支与眼睑动脉弓吻合。

眼睑的静脉较动脉大而且多，汇入眼静脉、内眦静脉及颞浅静脉。与眶上缘平行的一条静脉可能很大而形成上述各静脉间的宽阔吻合通道。睑板后方组织中的静脉汇入眼静脉，前方组织中的静脉汇入内眦静脉及颞浅静脉。在提上睑肌腱膜与上睑板肌之间有一小的静脉丛，与周围动脉弓伴行。

淋巴回流

眼睑的淋巴管与静脉相似，可分为睑板前、后丛，互相间有吻合。前丛引流皮肤及邻近结构。后丛引流睑板腺及结膜。上睑的大部、外眼角及下睑外侧的淋巴，汇入耳前及腮腺淋巴结。内眼角及下睑内侧份的淋巴，汇入下颌下淋巴结。患严重的结膜炎时，可能出现耳前淋巴结肿大。眼部病变很少引起下颌下淋巴结肿大。

神经供应

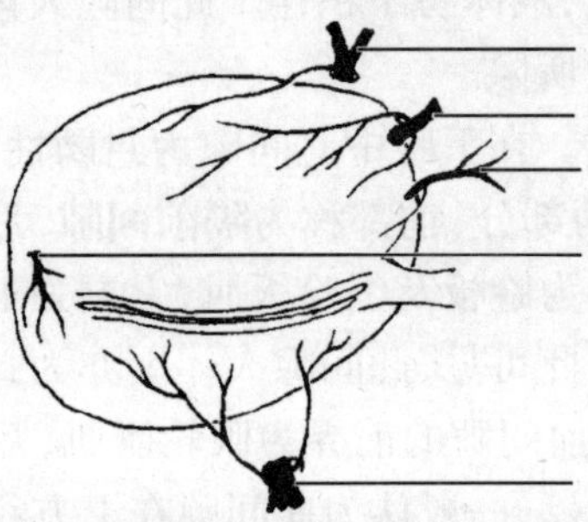

图3-4　与眼睑有关的神经

眼睑皮肤的神经供应来自三叉神经眼支及上颌支(图3-4)。**眶上神经**(supraorbital nerve)分支供应上睑的大部分。**滑车上神经**(supratrochlear nerve)分支供应上睑的内侧份。上睑近外眼角处由**泪腺神经**(lacrimal nerve)分支供应。**滑车下神经**(infratrochlear nerve)沿鼻侧分支供应邻近内眦的上、下睑皮肤。下睑的大部分由**眶下神经**分布。外眦外侧的皮肤由上颌神经的**颧面支**及**颧颞支**分布。

结膜的神经供应丰富，有炎症时易因神经末梢受到刺激而产生剧痛及不适，并且常通过反射作用而引起眼轮匝肌痉挛收缩。

眉

皮肤眉(brow)：为上睑与前额间横行的弓形皮肤隆起，由皮肤增厚形成，覆盖着眶上缘，有眉毛，结构与有头发的头皮相似。眉的皮肤厚，活动度很大，皮脂腺特别多。眉毛硬而呈逗点形。眉愈高者弧度愈大，愈低者愈接近水平位。眉部皮肤有表情肌附着，可以上升、下降或者向正中线靠近。两侧眉之间的区域一般无毛。

皮下组织：眉部的皮下组织与头皮相似，很少脂肪，结缔组织丰富，连接皮肤与深部肌肉。因而眉部活动时为皮肤、皮下组织与肌肉层一起移动。

肌肉：眉部的肌肉有纵行的枕额肌额腹、眼轮匝肌的一部分纤维以及斜行的皱眉肌。**皱眉肌**(corrugator supercilii muscle)为一小的锥状肌肉，位于枕额肌及眼轮匝肌的深处，起自额骨眉弓的内侧端，向外上方止于皮肤。

结　　膜

结构及分部

结膜为一层薄而透明的黏膜，由复层柱状上皮及一薄层结缔组织构成，覆盖眼睑内面的部分为睑结膜，覆盖眼球的部分为球结膜，由眼睑反折至眼球的部分形成穹隆。由此可见，结膜形成囊，前方开口于睑裂。

睑结膜(palpebral conjunctiva)：眼睑内面的结膜又可分为边缘部、睑板部及眶带。边缘部结膜宽约 2 mm，在结构上为由皮肤到结膜本部的过渡型。结膜的睑板部紧密黏附于睑板，富含血管，使之呈红色或粉红色。眶带为结膜在睑板上缘与穹隆之间的部分，松松附着于深处的上睑板肌，呈现横行皱襞，以适应眼球活动的需要。

穹隆结膜(conjunctival fornix)：这部分结膜可分上、下、内、外四部分。上穹隆上达眶上缘平面，距结膜缘约 8～10 mm。下穹隆至眶下缘尚有数毫米距离，距结膜缘约 8 mm。外侧穹隆较深，距结膜缘约 14 mm。内侧穹隆因有**泪阜**及**半月皱襞**而不明显。穹隆部结膜附着于深部的疏松结缔组织，此种疏松结缔组织起自提上睑肌及诸眼直肌鞘的筋膜性扩张部，穹隆部因此随眼睑及眼球的运动而移动。切开上穹隆时即进入提上睑肌与眼上直肌之间的结缔组织中。切开下穹隆即可见到下直肌与下斜肌的筋膜性扩张部。

球结膜(bulbar conjunctiva)：球结膜薄而透明，清晰地透露深处巩膜的白色。球结膜与深处的眼球筋膜之间借疏松蜂窝组织相连，比较松弛，易于移动。在结膜下蜂窝组织中含有结膜下血管。在距角膜边缘 3 mm 以内的部分，球结膜、眼球筋膜及巩膜紧密黏附在一起，但是在手术中并不难分离。球结膜附着于角膜边缘处形成结膜缘，位于角膜缘前方 1 mm。

血液供应

结膜的血液供应来源有眼睑的周围动脉弓与边缘动脉弓以及睫前动脉。其中以周围动脉弓的供应区最大，在上睑包括全部睑结膜、穹隆部及球结膜到达距角膜 4 mm 处。由**周围动脉弓**发出的分支，穿过上睑板肌，绕过上穹隆部，在球结膜的后面下降，在过度疲劳或患急性结膜炎时，此类血管即可显著扩张充血。此类血管进行至距角膜边缘 4 mm 处，与发自睫前动脉的前结膜分支吻合。靠近眼睑边缘部分的睑结膜尚有**边缘动脉弓**分支供应。**睫前动脉**发自供应眼直肌的动脉，前行至距角膜边缘 4 mm 处转向内穿进巩膜，在转弯处分出前结膜动脉，互相分支吻合而形成一系列的弓状，与角膜边缘平行，并分支与周围动脉弓的分支吻合，形成角膜周围丛，供应角膜周围的结膜。此类吻合血管在患虹膜炎等眼球内前部炎症时，即显著扩张充血。下穹隆结膜的血液供应与此类似，但常完全来自边缘动脉弓。

泪　　器

泪腺

位置及邻属：**泪腺**(lacrimal gland)为管状兼葡萄状腺体，腺管短而分叉。泪腺位于眼眶的外上角，约呈卵圆形，大小如杏仁，因提上睑肌腱膜的外侧脚后缘嵌入而分为上、下两部分(图 3－5)。上部又称**眶部**，体积较大，形似杏仁，长约 11～20 mm，固定于额骨眶板的凹陷内，前邻眶隔，后邻提上睑肌腱膜，手术时必须切开眶隔方可到达此部。下部又称**睑部**，比较小，约为上部的 1/5～1/3，分成 2～3 叶，前缘紧位于上穹隆外侧上方，依附于睑结膜，后份与上部相连。泪腺由提上睑肌腱膜及眼外直肌支持，腺体无明显包囊，于眼眶骨膜的附着松弛，患恶性肿瘤时即紧密黏附于骨膜及骨骼，侵犯到骨骼时沿眶缘可能有疼痛及压痛。此外，尚有小的**副泪腺**，位于邻近上、下穹隆的结膜深面，上睑可有 20 个，下睑可有 6～8 个。

泪腺管 (lacrimal duct)：上、下两部分泪腺共有 10～20 条细小的泪小管，开口于上穹隆外侧的结膜，也可有少数腺管开口于下穹隆。腺体眶部的腺管紧邻或穿过睑部的后份，与该部腺管汇合。睑部腺管有的也可单独开口。

血液及神经供应：供应泪腺的动脉称为**泪腺动脉** (lacrimal artery)，为眼动脉的分支，呈若干分支由腺体后缘进入。**眶下动脉**亦可发出一支经眶下裂上行至泪腺下缘。泪腺的静脉汇入眼静脉，淋巴回流至耳前淋巴结。泪腺神经固有部的作用为感觉，亦即泪

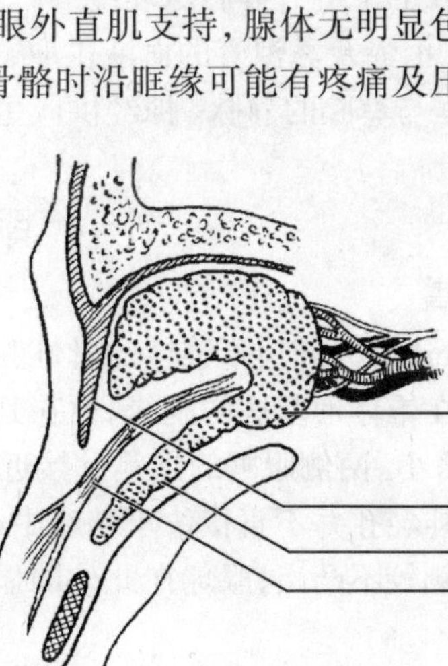

图 3－5　通过眼眶外侧份的矢状切面，表示泪腺

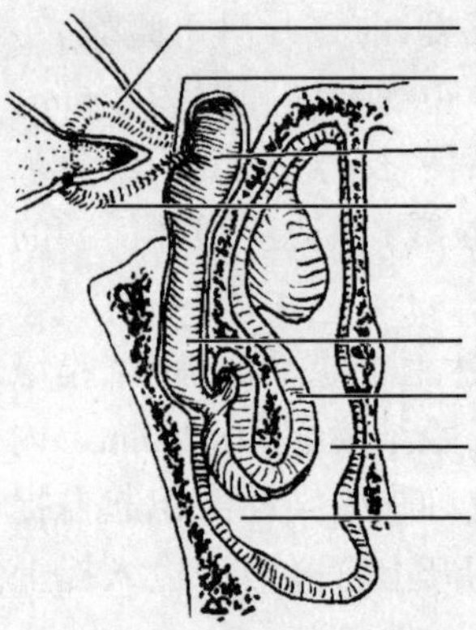

图 3-6 泪道

神经(lacrimal nerve)。此外另有岩大神经及交感神经供应泪腺。**岩大神经**的作用为分泌泪液，为副交感神经的节前纤维。节后纤维起自翼腭节，经过颧神经及泪腺神经到达泪腺。

泪道

泪小管(lacrinal canaliculus):泪腺分泌眼泪入上穹隆，湿润眼球。过多的眼泪聚集于**泪湖**(lacrimal lake)，向内进入泪小管到达泪囊，再经鼻泪管进入鼻腔。泪小管的开口为泪点，直径为 0.2～0.3 mm，位于眼睑边缘的内侧端，上泪点距内眦约 6 mm，下泪点距内眦约 6.5 mm。泪小管长约 1 cm，先分别向上、下垂直进行约 2 mm，而后向内横行约 8 mm，穿过泪筋膜，再汇合成一干或者分别汇入泪囊(图 3-6)。用探针探查泪小管及泪囊时应了解此点，通常经下睑泪小管口向内伸入。正常的泪小管直径约为 0.5 mm，管径可以允许扩张 3 倍，故可容粗至 1.5 mm 直径的探针伸入。泪小管大部分位于睑内侧韧带的后方，为眼轮匝肌泪囊部的一部分纤维所环绕。

泪囊(lacrimal sac):泪囊位于内眦的内侧，由上颌骨额突及泪骨所形成的泪囊窝中。泪囊上下长约 12 mm，宽约 6 mm。由于眶隔附着处位于泪囊后方，所以泪囊实际上位于眶腔以外。骨膜在后**泪嵴**处分裂为两层，包绕泪囊，再于其前方融合。此部骨膜即称为**泪筋膜**，在泪囊与泪筋膜间含有疏松结缔组织及静脉丛，因而在泪腺手术中易有出血。泪筋膜前与睑内侧韧带接触，后与眼轮匝肌的泪囊部接触。泪囊的下部逐渐或突然收窄而与鼻泪管相续。由于泪囊的上端为睑内侧韧带所覆盖，故泪囊脓肿常在该韧带的下方出现，可以在该处切开引流。进行泪囊手术时应注意直接位于其前方的内眦静脉，可以紧邻内眦切开。泪囊的内侧壁大体上对中鼻道的最前份，紧位于中鼻甲前方，并延伸至其下方。经鼻腔内进行泪囊手术时应注意此种邻属关系。

鼻泪管(nasolacrimal duct):鼻泪管为泪囊向下的延续，连接泪囊与鼻腔，略偏外后，位于上颌骨、泪骨及下鼻甲所形成的骨槽中，与骨膜紧密粘连。此管在上颌部紧邻上颌窦，位于该窦与鼻腔之间。管的下端斜行穿过鼻腔黏膜而开口于下鼻道的前份，开口处为下鼻甲的前部所掩盖，一般距鼻前孔外侧缘约 30 mm，距下鼻甲前端 16 mm。鼻泪管的表面投影为由内眦到第一磨牙的引线。鼻泪管的骨内段长约 12 mm，直径约 4 mm，鼻内段长约 5 mm。鼻泪管也可粗如泪囊，但是与泪囊相接的部分仍然较为狭窄。鼻泪管与泪囊不一定端对端相接，可能为侧面相连，此种情况下用探针探查时损伤的危险性很大。鼻泪管开口的形状并不固定，可以为一圆孔，也可呈一裂隙而为一黏膜皱襞(泪皱襞)所覆盖，可直接穿过鼻腔黏膜，可开口于一浅凹或深槽中，也可开口于一隆起嵴上，偶可不止一个开口。

泪囊与鼻泪管皆由结缔组织及弹性组织构成。管内黏膜与鼻腔黏膜相续，鼻腔内感染可以向上蔓延至鼻泪管及泪囊。鼻泪管的下端有静脉丛环绕。

血液及神经供应:泪囊及鼻泪管的血液供应，来自睑内侧动脉、鼻背动脉、内眦动脉、眶下动脉及蝶腭动脉等。静脉回流至眼眶与鼻腔的静脉。神经供应主要来自三叉神经眼支所发出的滑车神经，亦有发自上牙槽神经的小支参加。

眼 眶

骨骼组成及邻属

形态:眼眶(bony orbit)为四边形锥体的骨性腔，基底在前，尖为后方的视神经孔，有顶、底及内、外侧壁。眼眶的最宽阔处并不在锥体形基底的眶缘，而在其后方约 1 cm 处，泪腺所在部位，此处周径最大。基底部的横径约为 4 cm，高度略小。两侧眼眶的内侧壁接近平行。外侧壁则由前向后逐渐向内倾斜，与内侧壁约成 45°角。锥体形尖部的视神经孔并不直接位于基底中心的后方，而是接近直接位于内侧壁的后端。眶缘很坚韧，不易受伤。眶缘的颞侧较不凸出，眼球在此处即显得较为凸出，因而眼部损伤多来自颞侧。眶上缘凸出较为明显，足可保护眼球。

内侧壁:眼眶的内侧壁最薄，由上颌骨额突、**泪骨**(lacrimal bone)、筛骨及蝶骨等由前向后排列形成，易发生骨折。各骨中以**筛骨**的关系较为重要，分隔眼眶与筛窦，因而筛窦感染常引起眼眶内蜂窝织炎。筛窦常伸入泪骨及额骨中。额窦亦可向后伸入眼眶内侧壁的上部及眶顶中。视神经管的内侧部由蝶骨体的一部分形成,蝶窦可在此处与眼眶相邻。**泪囊凹**的上部常与前筛窦相邻,下部与中鼻道为邻。上述与内侧壁相邻的各部分有病变时均容易累及眼眶(图3-7,图3-8)。

眶底:眼眶底部主要由上颌骨眶面形成,前外侧份有颧骨眶突参加,后方一小部分由腭骨组成。底部与内侧壁之间无明显分界,与外侧壁之间大体上可依眶下裂分界,**眶下沟**由**眶下裂**中部沿眶底向前延伸,终于**眶下管**,其中含有眶下血管、神经。眶下裂前端距眶下缘约2 cm。上颌窦几乎位于全部眶底的下方。分隔上颌窦与眼眶的骨骼厚度可能仅有0.5 mm或者更薄,因而上颌窦中的肿瘤很容易侵入眼眶,炎症亦如此。

外侧壁:眼眶外侧壁的大部分由蝶骨大翼形成,前份为颧骨额突,后为蝶骨小翼的一部分。诸骨分隔眼眶与颞窝及颅中窝。在眶外缘后方有**眶结节**(orbital tubercle),亦称颧结节,提上睑肌腱膜外侧脚、睑外侧韧带及外侧节制带皆附着于此。眼眶外侧壁的大部分与颞窝及颞肌为邻,可以经此进行视神经瘤手术或对凸眼进行眼眶内减压术。外侧壁后份的一小部分与颅中窝及大脑颞叶为邻。

眶顶:眼眶顶部主要由额骨眶板形成,后有一小部分为蝶骨小翼。眶板前外侧份有**泪腺凹**,前内侧有**滑车凹**。眶顶骨质很薄,上邻颅前窝,后外邻颅中窝及大脑颞叶。颅前窝骨折时出血可能进入眼眶。额窦常延伸入眶顶的前部。眶顶内侧份与筛窦紧邻,黏液囊肿可能由此侵入眼眶。眶上缘内、中1/3交界处有眶上切迹。此切迹为横过的韧带骨化而形成眶上孔者约占25%。切迹或孔中有眶上血管、神经通过。眶上切迹的内侧可能另有一孔或切迹,有滑车上神经通过。

由于眼眶有三面紧邻鼻旁窦,后者有炎症或其他疾患时皆容易侵入眼眶。有人统计眼眶内炎症约有75%来自鼻旁窦炎症,由于眼眶内侧壁最薄,来自筛窦者最多见。由于眶壁很薄,极易为锐利器械所伤,形成眼眶与鼻旁窦间的异常通道,或者再进入颅前窝或颅中窝而伤到脑组织。眼眶的深度约为4~5 cm,作球后注射时进针深度一般不宜超过3.5 cm。眼眶骨折与鼻旁窦交通时空气可能进入眼眶及皮下,扪诊时可有捻发音。

通道

视神经管(optic canal):视神经孔呈管状,长约4~10 mm,管径在眶侧一端为6~6.5×4.5~5 mm,在颅侧一端为5~6×4~5 mm。管中有视神经及眼动脉通过。管的内侧部分由蝶骨体形成,外侧由蝶骨小翼形成。此管与蝶窦及后筛窦的关系密切,但是变化不定,依窦侵入蝶骨小翼及蝶骨体前外侧份的范围大小而定。管的内侧壁常与蝶窦为邻,或可有一部分与后筛窦相邻。有时可见视神经管完全为蝶窦环绕。因此,视神经管壁很薄,或者有缺损,进行此类鼻窦的手术时即有伤到视神经的危险。鼻窦患恶性肿瘤时,可侵蚀骨壁,压迫视神经及眶内结构。

眶上裂(superior orbital fissure):在视神经孔的外下方,眶顶与外侧壁之间,有眶上裂,长约2.2 cm,眼眶经此与颅中窝相通。裂的上界为蝶骨小翼,下界为蝶骨大翼,内界为蝶骨体,外界为额骨眶板。动眼、滑车及展神经、三叉神经眼支、脑膜中动脉眶支、眼静脉以及在海绵窦壁中分出的交感神经等,皆经眶上裂进入眼眶。

眶下裂(inferior orbital fissure):眼眶底部与外侧壁之间,在后部为眶下裂所分开。此裂长约2 cm,中有上颌神经、眶下血管神经及翼腭节的上行支等通过。眼眶经眶下裂与翼腭窝相通。有时可见通过眶下裂发生脑

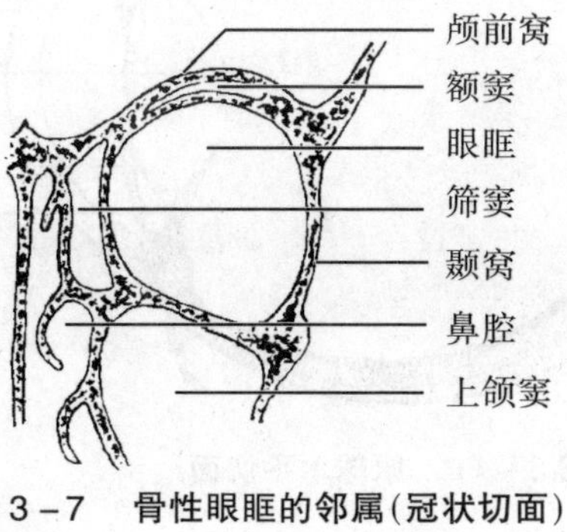

图3-7　骨性眼眶的邻属(冠状切面)

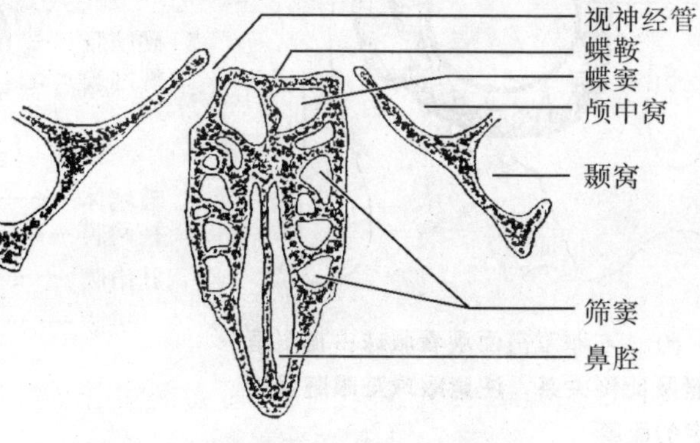

图3-8　骨性眼眶的邻属(水平切面)

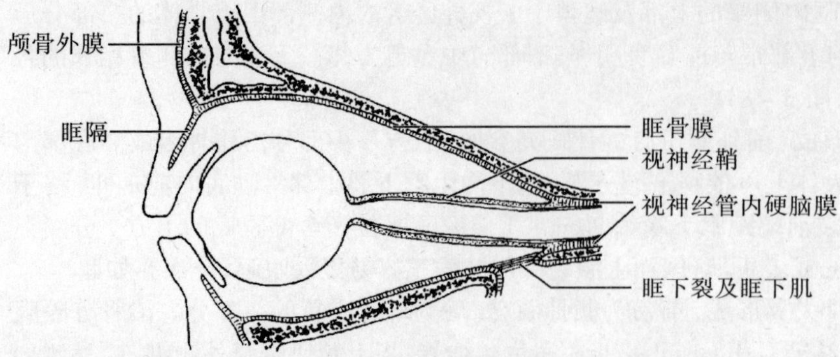

图 3－9 眼眶矢状切面，表示眶骨膜及视神经硬脑膜鞘

膜膨出或脑膨出，可以停留在眼眶内，也可能再经眶下裂凸入翼腭凹。

眶骨膜

眼眶内的骨膜又称为**眶骨膜**(periorbita)，与颅骨其他部分的骨膜不同，大部分附着松弛，容易形成骨膜下积血或积脓。眶骨膜在眼眶与颅腔相通的视神经孔、眶上裂及前、后筛孔等处与颅内硬脑膜相连（图 3－9）。骨膜在此类部位、骨缝及泪腺等处附着均较紧密。骨膜在眶缘处较厚，与邻近的颅骨外膜相续，并发出眶隔。在后泪嵴处骨膜分裂包绕泪囊而形成**泪筋膜**(lacrimal fascia)，与鼻泪管中的骨膜相续。在视神经孔及眶上裂内侧有一小部分骨膜增厚，发出 6 条眼肌的腱性起点，融合成一总腱，称为**总腱环**(anulus or tendon of Zinn)。在眶下裂处两侧骨膜之间连以结缔组织，其中可能含有一定量的平滑肌，称为**眶下肌**(inferior orbital muscle)。

内含结构

眶腔的容积约为 30 mL，前份为眼球所占据，约占容积的 1/5，后 4/5 含有脂肪、筋膜、肌肉、血管及神经。前、后部之间大体上藉由角膜边缘开始向后包裹眼球后部的筋膜囊分隔。囊外即为眼眶内脂肪。由于眼眶除前方以外皆为骨骼，故在眶内发生肿瘤时常将眼球向前推而产生凸眼。

眼　球

位置

眼球(eyeball)并非真正的圆形，前部角膜部分的曲度半径较小于后方的部分。因此，眼球的前后径最大，约为 24 mm，垂直径约为 23 mm，横径约为 23 mm，内轴长约为 22 mm，经线周围长约 75 mm。眼球位于眼眶的前部，与眶壁之间尚有一定的距离，至眶顶的距离略小于至眶底，至外侧壁的距离略小于至内侧壁（图 3－10，见图 3－9）。眼球并不是完全位于眶内，眶上下缘的直线平面紧贴角膜的前面，而眶内外缘的直线平面通过眼球的前、中 1/3 交界部。由此可见，眼球的外侧最缺少保护，来自外侧的暴力容易伤到眼球，手术经外侧也容易显露眼球。

分层

眼球外壳可分三层，内含三种屈光质。外层为结缔组织，分为巩膜及角膜。中层为脉络膜、睫状体及虹膜。内层为视网膜。屈光质为房水、玻璃体及晶体（图 3－11）。

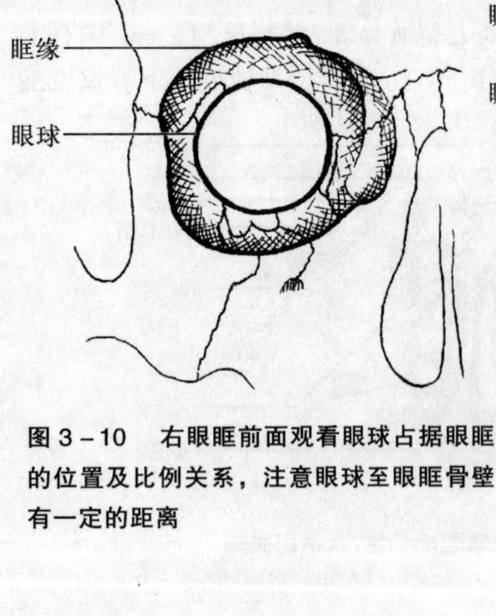

图 3－10 右眼眶前面观看眼球占据眼眶的位置及比例关系，注意眼球至眼眶骨壁有一定的距离

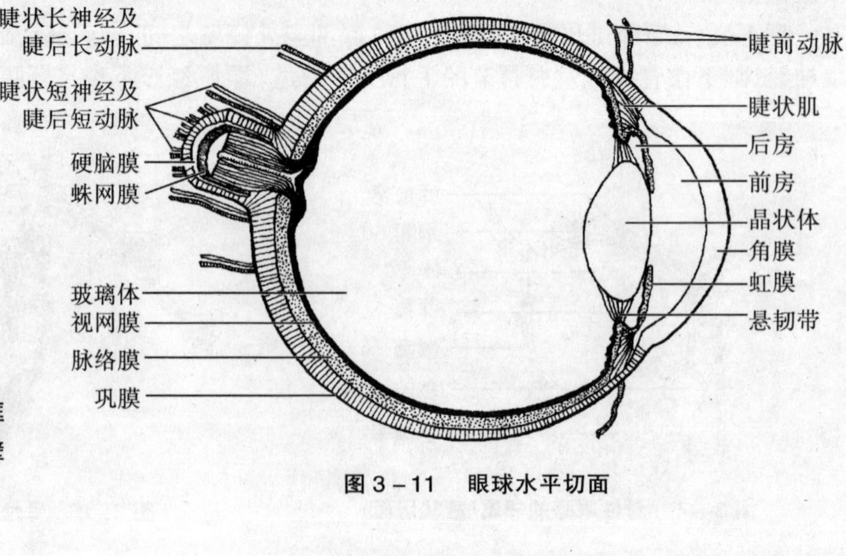

图 3－11 眼球水平切面

巩膜

巩膜(sclera)：为眼球后 5/6 的一层结缔组织，致密坚韧，不透明，无弹性，有维持眼球形状的功用。巩膜在前方与角膜相连接处称为角膜缘，厚约 0.6 mm。在眼直肌止点后方的巩膜最薄，厚约 0.3 mm 或更薄，为眼球破裂的常见部位。再向后又较厚，中部厚约 0.6 mm，后方厚约 1 mm。在眼球后极的上内侧约 2.5 mm 处，巩膜因有视神经穿过而特别薄，称为**筛板**(lamina cribrosa)，并与神经外膜相续。在进行肌腱切断以延长或缩短的手术中，应特别注意巩膜各部的厚度有所不同。婴儿的巩膜较薄，脉络膜的色泽透露，因而呈蓝白色。

巩膜的外面白而光滑，为眼球筋膜及结膜所覆盖，前部有眼球外部肌肉的止点。内面粗糙，呈棕色，藉含有色素的结缔组织与脉络膜相连，有内皮覆盖。此内皮层形成脉络膜外淋巴间隙的外侧壁。此间隙藉穿过其中的血管、神经而与眼球筋膜鞘内的间隙相通。

巩膜在视神经穿过处附近有几个小孔，有睫后长、短动脉及睫状神经通过。动脉起自眼动脉的睫状后支。睫后短动脉通过处紧邻神经两侧。睫后长动脉通过处更偏向两侧。睫前动脉在邻近角膜缘处穿过巩膜。

在眼球内部，巩膜与角膜连接处称为前房角，亦称**虹膜角膜角**(iridocorneal angle)，其紧后方有一条环行管道，称为**巩膜静脉窦**(sclerovenous sinus, canal of Schlemm)。窦的内壁为一层内皮。此窦引流前房水，窦水中不含血液，但是流向开口于其中的静脉。在巩膜静脉窦与前房之间的虹膜与角膜交角处有**梳状韧带**(pectinate ligament)，由角膜内面至虹膜基部。韧带中含有许多间隙，称为**虹膜角膜角间隙**(space of Fontana)。间隙的一端开口入巩膜静脉窦，另一端开口入前房。在梳状韧带的紧后方，巩膜略微向内凸入，称为**巩膜距**(sclera spur)，睫状肌附着于此(图 3-12)。

角膜

角膜(cornea)：为眼球外层前面的透明部，后方与巩膜相续，约占眼球表面积的 1/6，接近圆形，平均水平直径约为 11 mm，垂直直径约为 10 mm。角膜的曲度半径略小于巩膜，前面约为 8 mm，后面约为 7 mm。角膜的厚度边围部分约为 1 mm，中央部分约为 0.8 mm。

角膜与巩膜连接处称为结**角膜缘**(true limbus)。眼球筋膜于巩膜的附着缘位于角膜缘后方约 1.5 mm。球结膜附着于角膜边缘处称为**结膜缘**(limbus)，位于角膜缘前方 1 mm(图 3-13)。由眼球筋膜附着缘至结膜缘宽约 3 mm 的区域，有时被看做是广义的角膜缘，因而将眼球筋膜及结膜的附着点均说成是角膜缘。实际上在此区域中，亦即真正的角膜缘附近区域，为眼球的薄弱部分，受打击时易经此处破裂，裂口大时晶状体可经此脱出至结膜下。此区域在手术方面极为重要，进行虹膜或晶状体的手术，一般皆紧靠角膜缘作切口，向后不能超过 0.3 mm。

角膜在结构方面可分五层。

前上皮(anterior epithelium)：角膜表面的表皮层有五层细胞，与结膜相续，最浅处为鳞状上皮细胞，最深层为柱状细胞，中间为多角形细胞。前上皮全厚约为 50 ~ 100 μm。

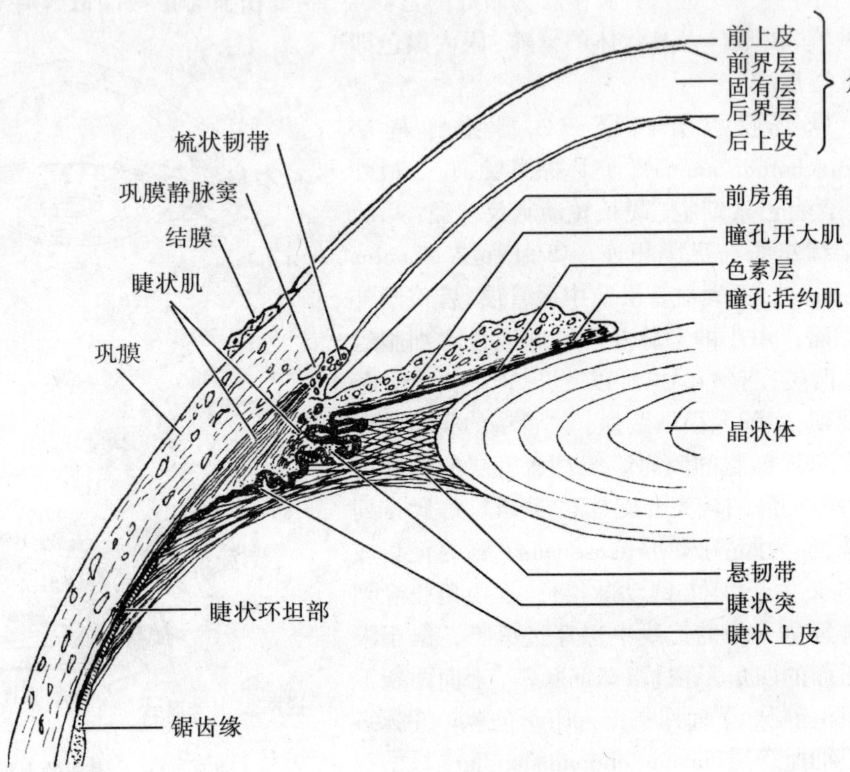

图 3-12　前房角邻近结构

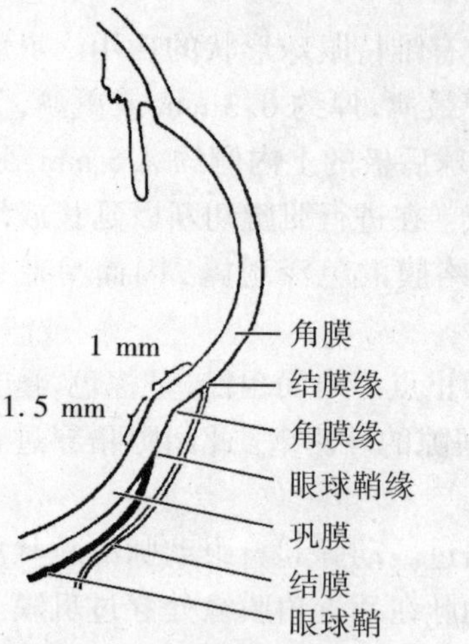

图 3-13　角膜缘与结膜缘及眼球鞘缘的关系及其间的距离，图的上半表示巩膜参与形成前房壁

前界层(lamina limitans anterior)：前上皮的深面为一层薄而均匀的弹性纤维层，称为前界层，又称为 Bowman 膜，厚约 12 μm，与上皮层之间有明显分界，与其深面的角膜固有层之间的界限则不明显。前弹性层一旦被破坏以后即不能再生。

角膜固有质（substantia propria corneae）：位于前界层的深面，厚约 78 ~ 150 μm，由变性的结缔组织排列成板层状，与角膜表面平行，周围伸入相接的巩膜中。此层中还含有一些固定的细胞（又名角膜小体）及游离细胞，不含血管。

后界层（lamina limitans posterior）：在固有质深面为一层薄而透明的坚实弹性纤维层，称为**后界层**(Descemet 膜)。此层纤维在角膜边缘分为三组，最外一组与巩膜相续，中间一组形成睫状肌的起点，最内一组为梳状韧带的组成部分，可沿之直达虹膜。后界层损伤后可以再生。

后上皮(posterior epithelium)：角膜后面有一层内皮，由单层扁平的六角形细胞构成，与前房相邻。

角膜无血管，也无内皮细胞构成的真正淋巴管，其营养是通过板层间隙中的淋巴渗透输入。角膜周围的睫前动脉分支所发出的小支可延伸入角膜的边围宽约 1 mm 范围内。角膜的神经供应来自三叉神经眼支，通过至邻近的结膜与睫状神经的分支，互相吻合形成角膜周围丛，先为有髓鞘纤维，进入角膜约 2 ~ 4 mm 以后即失去髓鞘，再分为两组，前组分布于前界层下及上皮下，后组进入角膜固有质。神经损伤以后，角膜即失去感觉，容易发生溃疡。

脉络膜

脉络膜(choroid)为巩膜与视网膜间的一层棕黑色膜，与前方的睫状体及虹膜合而形成眼球的第二层(眼色素层)。此层在视神经周围及角膜缘处皆紧密附着于巩膜；在其他部位与巩膜之间仅藉纤细的结缔组织相连，两层间形成一潜在的间隙，称为**脉络膜周隙**(perichoroid space)，其中有睫状神经及睫后长动脉通过。

脉络膜由视神经进入眼球处伸展至锯齿缘，与睫状体相连，形成眼色素层的后 2/3，在后方的筛板处阙如，视神经由此进入。脉络膜为眼球的营养层，主要由血管形成间以含有大量黑色素细胞的结缔组织，供给视网膜、玻璃体及晶状体的营养，眼内黑色即由此层形成。

脉络膜可分四层：①**脉络膜周层**(suprachoroid lamina)，亦称棕黑层，位于最外层，含有色素细胞、睫长短动脉及神经，藉疏松结缔组织与巩膜相连。②**血管层**（lamina vasculosa)，含大血管层及中血管层，皆位于外层深面，由小的动脉及静脉间以色素细胞组成。两层在有些部位可以分开，但是由于分布不规则，实际上很难做到。血管层的实质为含有大色素细胞的胶原组织。血管层的动脉为睫后短动脉的较大分支(图 3-14)。静脉排列特殊，称为**涡静脉**(vorticose vein)，最终汇集成 4 ~ 5 条主干，不与睫动脉伴行，在由角膜缘到视神经进入处的连线中点穿过巩膜，位于眼球后面的四角，穿过眼球筋膜鞘，上面两条汇入眼上静脉，下面两条汇入眼下静脉。③**脉络膜毛细血管层**(lamina choroidocapillaris)，由睫短血管分支形成，止于锯齿缘，而大、中血管

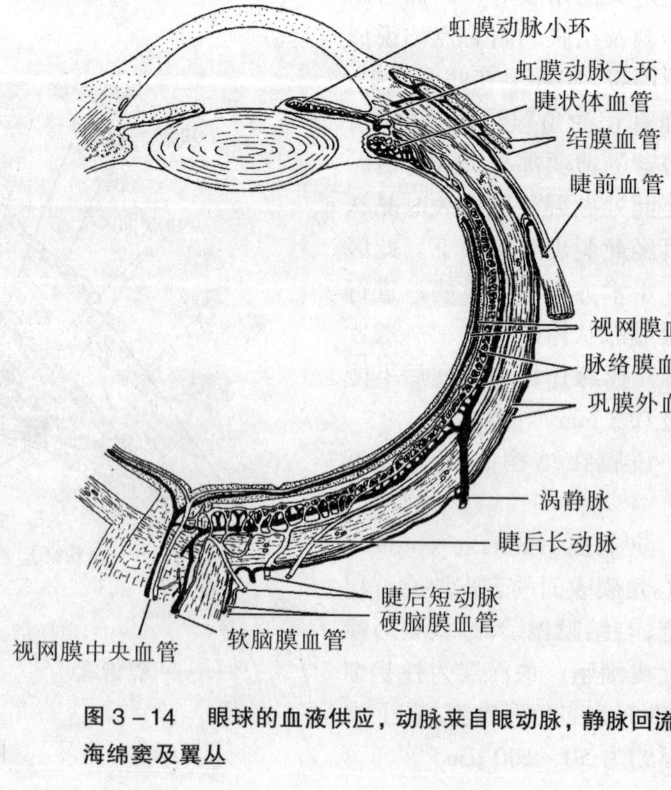

图 3-14　眼球的血液供应，动脉来自眼动脉，静脉回流至海绵窦及翼丛

层则继续向前延伸入睫状体。毛细血管层不含色素。视网膜外层的营养即来自此层。④**基底层**(lamina - basalis)为**玻璃状膜**(Bruch's membrane),透明而与视网膜接触,共有两层薄片。其外层属于脉络膜,起自中胚叶,内层为角质层,由视网膜上皮分泌而成,因而起源于外胚叶。正常情况下内、外两层很难分开。

睫状体

分部:睫状体(ciliary body)的切面约呈三角形,后角在**锯齿缘**(ora serrata)与脉络膜的前部直接延续。睫状体大体上可分为冠部及坦部,冠部在前,坦部在后。切开眼球,从内面察看睫状体时,可见**坦部**(pars plana)比较平坦,仅有微黑色的轻度隆起嵴,由锯齿缘向前呈辐射状排列,伸入前方的睫状突之间。坦部亦称**睫状环**(orbiculus ciliaris)。**冠部**亦称**睫状冠**(corona ciliaris),内面呈现约70个纵行隆起嵴,称为睫状突,颜色稍淡于其间的凹陷部分。睫状突的后端附着于睫状环,前端与虹膜的边围部分相续,内面与晶状体的悬韧带相连。整个睫状体形成一个环状带,在鼻侧宽约5.9 mm,在颞侧宽约6.7 mm,其中坦部宽约2 mm。

结构:睫状体的结构,由外向内分为棕黑层、睫状肌、血管及睫状突层、玻璃层、上皮及内界膜等六层。

棕黑层在后部与脉络膜的棕黑层相似,在前部则接近为浆液性间隙。

睫状肌(ciliary muscle)为平滑肌,在脉络膜前部的外面形成环行带。肌纤维由角膜与巩膜连接处后行至脉络膜,由动眼神经供应,具有调节作用,收缩时使晶状体悬韧带松弛,晶状体更变凸,松弛时晶状体即为悬韧带牵引而变扁。因此,当动眼神经受伤而致睫状肌瘫痪时,晶状体的调节功能即丧失。眼睛休息时睫状肌即松弛。

睫状突(ciliary process)的每一个突约长2 mm,高0.5 mm,前端较宽。睫状突主要由血管组成,大部分为静脉,由脉络膜的血管向前延伸形成,为眼球中血管最丰富的部分。睫状肌不参与形成睫状突。睫状突近乎呈白色,分泌房水,滋养邻近结构,如角膜、晶状体及一部分玻璃体。

玻璃层与脉络膜的玻璃状膜相延续。

上皮层覆盖在玻璃层的内面,有两层细胞。外层为色素细胞,为视网膜色素细胞层向前的延续部分。内层细胞无色素。

内界膜覆盖在上皮无色素细胞层的内面,为视网膜的内界膜向前的延续部分,非常薄。

血液供应:睫状体的血液供应来自虹膜的动脉大环及睫前动脉的分支。静脉组成睫状体的大部分,向后穿过巩膜,与睫前动脉伴行于结膜下,并与结膜的静脉吻合,与巩膜静脉窦交通。神经供应来自动眼神经、三叉神经及交感神经。一侧睫状体有炎症时,对侧睫状体可能发生交感性炎症。

虹膜

位置:虹膜(iris)为圆形膜,位于角膜与晶状体之间,中央有一孔,即**瞳孔**(pupil)。虹膜的周围,亦即根部,与睫状体相续,并借梳状韧带与角膜的后弹性层相连。虹膜在根部较薄,在邻近虹膜动脉大环处较厚,至瞳孔边缘区又较薄。眼球外伤时,虹膜易由附着的根部撕裂。虹膜像帷幕一样将角膜与晶状体之间的间隙分隔为**前、后房**。当瞳孔处于中等大或缩小时,虹膜的边缘即依托在晶状体的前囊上。瞳孔扩大时,虹膜的边缘即游离而悬于前、后房之间。如果发生晶状体脱位,瞳孔边缘即失去依托,临床上即可出现该处虹膜震颤。

形态:虹膜的前面,外围的睫状区呈现一系列平行的辐射状条纹,当瞳孔缩小时是直的,当瞳孔扩大时即呈波浪形。虹膜的前面靠近瞳孔的区域中,呈现大致环行的隆起嵴,称为**虹膜皱折**,由动脉小环形成,呈现曲折不规则的线状,标志着外围的睫状区与内侧的瞳孔区的分界线。瞳孔区的表面有许多小的凹陷。睫状区的边缘也有一些小的凹陷。此类凹陷及上述分界隆起嵴线,初生时无,成长以后出现。瞳孔的边缘有一圈黑色素。虹膜的后面平滑,呈棕黑色。

结构:虹膜的结构,由前向后可分为前内皮层、前界膜、基质、后膜及后上皮五层。

前内皮层很薄,若干学者不认为有此层。

前界膜实际上是基质的前部聚集带,主要由结缔组织及色素细胞交织形成,尚含有闭塞的血管及神经末梢。虹膜的颜色与此层有关,蓝色者此层很薄,所含色素细胞很少,棕色者此层较厚,色素重。

虹膜基质由疏松结缔组织、色素细胞、平滑肌、血管及神经等组成。环行肌纤维构成**瞳孔括约肌**(sphincter pupillae),宽约1 mm,靠近瞳孔边缘,作用是使瞳孔缩小,运动神经发自第Ⅲ脑神经(动眼神经)的副交感核(Edinger - Westphal 核),通过第Ⅲ脑神经至睫状神经节,再由此节发出节后纤维通过睫状短神经进入眼球，经过睫状体中的神经丛到虹膜。虹膜的血管丰富，在边围部分及靠近瞳孔的边缘部分，皆有环行吻合的血管，外围者仅为动脉，称为**动脉大环**。近瞳孔者称为**动脉小环**，有静脉环相伴(见图 3 - 14)。虹膜的静脉排列与动脉相似，与巩膜静脉窦相通，向后汇入涡静脉。虹膜的血管丰富，有炎症时变化显著。由于睫状体及虹膜为相类似的血管膜，睫状体有炎症时即很易累及虹膜，虹膜的炎症即常由附着处的睫状体蔓延而来。虹膜有炎症时即显肿胀，使瞳孔变小或盖以渗出液，易使虹膜边缘与晶状体粘连，严重时可使前、后房分隔而产生眼内压升高。虹膜基质中的色素细胞与虹膜的颜色密切相关。

后膜层(Bruch 膜)由一薄层平滑肌组成，即**瞳孔开大肌**(dilator pupillae)，肌纤维呈辐射状排列，由睫状体伸展到瞳孔边缘，在此处与括约肌纤维相混。瞳孔开大肌的神经供应，发自交感神经颈上节，通过颈动脉丛、三叉神经眼支、睫状神经节及睫状短神经进入眼球，经过睫状体中的神经丛到达虹膜。

后上皮层由两层细胞组成，具有高度色素沉着。虹膜的颜色主要取决于此层中的色素细胞。

瞳孔反射

瞳孔大小：正常瞳孔的大小因年龄及个体而有差异，一般直径约为 3 ~ 4 mm，儿童时期较大，以后随年龄的增长而逐渐变小。许多正常人的两侧瞳孔大小略有差异。瞳孔的功能在于控制进入眼内的光线强度，以使在平常不同光线强度的情况下能有最好的视觉功能。

瞳孔缩小及对光反射：前已述及虹膜肌肉的神经供应来源。视网膜接受强光时所引起的反射道路与视觉不同，冲动通过视神经及视束，在视觉纤维未到达外侧膝状体以前即离开视束，到达中脑的顶盖前区和上丘，与此区的神经元胞体发生突触。再由顶盖前区发出第二级神经纤维，分别终于两侧的动眼神经副交感核，再引起传出反射，使虹膜的括约肌收缩，缩小瞳孔，如此构成对光反射(图 3 - 15)。

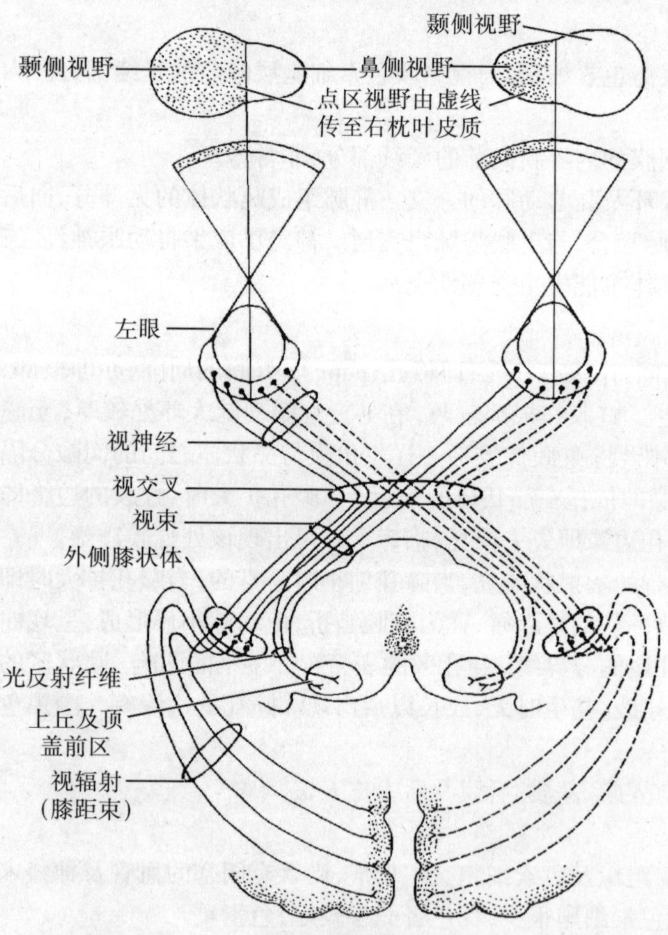

图 3 - 15　视觉传导路，虚线表示视野左侧半的视觉传导至枕叶皮质及光反射的传入径路

一侧视神经损伤时，瞳孔对光反射的传入径路中断。光线不能传入，用光照患侧瞳孔时，两侧瞳孔皆无反应。但是光照健侧瞳孔时，两侧瞳孔皆缩小。此种现象为直接对光反射消失，间接对光反射存在。一侧动眼神经损伤时，反射径路的传出部分中断，由于发生瞳孔对光反射中枢的冲动不能传出，不论用光照哪一侧瞳孔，患侧瞳孔都无反应，亦即直接与间接对光反射皆消失。

瞳孔开大反射：视网膜接收的光线变暗，或者皮肤受到刺激时，皆可发生瞳孔开大。冲动传到中枢的顶盖前区，再通过其他神经元及脊髓内侧纵束而达上部胸节，通过交感神经的作用，引起虹膜辐射形肌肉收缩，开大瞳孔。

调节反射：看近物时有三处反射，调节反射、聚合反射及瞳孔缩小反射。此种反射的传入途径尚未确知，但据信仍然是进入中脑的动眼神经副交感核，再发出纤维至两侧的大脑皮质。此类反射最终途径仍然是通过动眼神经，在睫状神经节内有突触。临床上可见到在某些情况下对光反射消失而调节反射仍然存在，由此推想这两种反射的途径不完全相同。

在临床上查见瞳孔有大小异常或者反射改变时，应回忆起上述反射途径。但是有时并非受到过度刺激，而是一方面有损害，对抗作用消失所致。例如瞳孔扩大时，可能为交感神经受到刺激，但是如果同时有动眼神经供应肌瘫痪的症状，则为副交感神经损伤所致。由于交感神经的通道较远，纵隔病变或颈淋巴结肿大，或者颈肋等病变，皆可使之受累。此外，病变也可能在瞳孔反射的传入道路而不在其传出道路上。

视网膜

形态：视网膜(retina)薄而纤细，为眼球的最内层，位于脉络膜与玻璃体之间，由视神经终末部扩张而成，向前伸达睫状体而形成锯齿缘，再向前即仅为一层薄膜，覆盖在睫状体的内面及虹膜的后面。延伸至睫状体的部分不含神经纤维。视网膜仅在视神经进入眼球处及锯齿缘处附着于脉络膜。视网膜在活体上呈透明的紫红色，死后因在光线作用下视紫质消失而变白及变混浊。

视网膜的内面在眼球的轴线上有一卵圆形的黄色区域，称为**黄斑**(图3-16)。在**黄斑**(macula lutea)区域内有一直径约1~2 mm的小凹陷，称为**中心凹**(fovea centralis)，此处视网膜最薄，视力最清晰。由于黄斑位于眼球的视轴上，因此在作眼底镜检查时，欲找到黄斑，须嘱患者直视眼底镜方可。在黄斑内侧约3 mm处，有**视神经盘**(optic disk)，直径约1.5 mm，为视神经纤维进入眼球处。视神经盘略微隆起，中心有一小的凹陷，为视网膜血管进入眼球处。视神经盘为生理性盲点。在作眼底镜检查时，欲找视神经盘，须嘱患者略向内看。

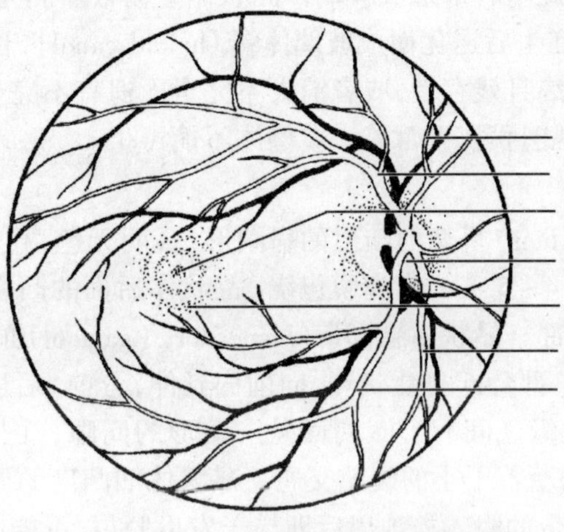

图3-16　右侧眼底

结构：视网膜由**视杯**(optic cup)长出，起自前脑，所以实际上是脑的一部分。视神经也不是真正的神经，而是一部分脑组织与另一部分脑组织的连接束路。视杯的外壁形成视网膜的色素层。视杯的内壁形成视网膜的其余各层。由于视网膜由脑长出，所以有的脑内病变也同时出现在视网膜，例如患动脉硬化症时，视网膜即与脑有同等改变。

视网膜的结构，可分内、外两主层。**外主层**为色素上皮层，与脉络膜紧密相连。**内主层**为视网膜本身，属于光学部分，传达视觉的途径由三级神经元组成。最外层为锥体与杆体细胞层，为第一级神经元，即接受光刺激的神经上皮细胞。最内层为第三级神经元的神经节胞体及其纤维，传达光冲动至脑中枢。在内外两层细胞之间的一层为第二级神经元，由起联系作用的双极细胞组成的内颗粒层。三层神经元加上其间的神经胶质纤维与外主层，形成视网膜的10层结构，由外向内为：①色素上皮层，②锥体杆体层，③外界膜，④外颗粒层(外核层)，⑤外网状层(外丛状层)，⑥内颗粒层(内核层)，⑦内网状层(内丛状层)，⑧神经节细胞层，⑨神经纤维层，⑩内界膜。上述内、外主层之间，存在着潜在的间隙，因而在病理状态下，视网膜本身(内主层)易与色素上皮层(外主层)分开，产生临床上所称谓的**视网膜脱离**。

血液供应：视网膜的血液供应有两个来源，主要是来自视网膜中央动脉，只有外部的锥体杆体层及外颗粒层无血管，由脉络膜毛细血管供给营养。外网状层的大部亦无血管，其营养部分来自视网膜血管，部分来自脉络膜毛细血管。

视网膜中央动脉(central artery of retina)很细，直径约0.28 mm，由**眼动脉**于紧邻视神经孔处发出，在视神经下方曲折前行，与伴行静脉在眼球后方约1~2 cm处进入视神经并随之到达视网膜，由视神经盘中点进入。中央动脉进入视神经盘时或进入后，先分为上、下支，再各分为颞侧支及鼻侧支。视网膜的动脉，除有时在神经盘处可见视网膜动脉与睫状动脉之间有小的吻合以外，皆为终末血管，互相之间无吻合。因此，中央动脉或其分支栓塞以后即产生全盲或偏盲。视网膜的静脉与动脉伴行，汇入中央静脉，较动脉粗大。**视网膜中央静脉**(central vein of retina)常单独汇入海绵窦，与眼上静脉之间有交通，亦可能汇入眼上静脉。有颅内压增高时，可使中央静脉血液回流受阻而产生视网膜静脉充血水肿。由于视网膜透明，血管清晰可见，血管壁亦透明，在眼底镜下可见到动脉较细，口径约为静脉的3/4，色鲜红，静脉较粗，色暗红。通过观察视网膜小动脉的粗细及结构，能了解身体动脉系统的一部分情况，可以协助诊断心血管、肾脏、脑及高血压等病变。

房水

房水（aqueous humor）位于角膜与晶状体之间。虹膜分隔此间隙为前、后房。角膜与虹膜之间为**前房**(anterior chamber)。虹膜与晶状体之间为**后房**(posterior chamber)。前、后房经瞳孔相通。房水可视为眼球中的淋巴，多认为是由睫状体上皮分泌，亦有认为是从睫状血管过滤或者渗析而来，先进入后房，再至前房，最后由巩膜静脉窦吸收而汇入睫前静脉。引流房水的静脉可以直接起自巩膜静脉窦，或者起自与该窦相连的交通支，也可以起自深、浅巩膜静脉丛之间的交通支。

玻璃体

玻璃体（vitreous body）为充满在晶状体后方眼球内部4/5体积的透明无色的胶状物质，其成分为98.5%的水与微量白蛋白及黏蛋白。玻璃体为一层纤细的**玻璃体膜**(vitreous membrane)所包裹。此膜与视网膜，除在视神经盘及锯齿缘区约1.5 mm宽范围以外，皆可分开。此膜的前部较厚，掩盖玻璃体的前面，附着于晶状体的后面。此附着部形成玻璃体晶状体囊韧带。胎儿时期的**玻璃体动脉**(hyloid artery)近段发生成视网膜动脉；远段应在生后退化而成**玻璃体管**(hyloid canal)，由视神经盘向前穿过玻璃体伸达晶状体包囊，偶可见有全长或一段终身残存者，或者消失不完全而遗有不完全透明的血管残迹。球璃体中无血管，由邻近的睫状体、脉络膜与视网膜获得营养。玻璃体不能再生。

晶状体

形态：晶状体(lens)呈两面凸出的扁圆形，透明无色，位于房水与玻璃体之间，前面与虹膜接触，直径约为8～10 mm，厚约4～5 mm，有囊膜包绕。晶状体后面的凸度大于前面。前、后两面相接的边缘称为中纬线，又称为晶状体赤道部。**晶状体悬韧带**(suspensory ligament)亦称晶状体悬器，为发亮而具有弹性的细丝，一部分起自睫状突，另一部分起自睫状环，向前内延伸，分前、后层附着于晶状体赤道部附近前、后面的囊膜。在两层膜与晶状体边缘之间有一圈切面呈三角形的间隙，围绕晶状体，称为**悬器隙**（zonular space, Petit's canal)，与后房之间藉若干小的裂隙交通。晶状体凹凸度的调节，取决于睫状肌的收缩及晶状体囊的高度弹性。晶状体于悬韧带的附着松弛以后即易于发生脱位，可能向前进入房水，或者向后进入玻璃体中。晶状体脱入房水中时可以切开角膜移除之，脱入玻璃体中即导致青光眼。巩膜发生破裂时可容晶状体脱位至结膜下。胎儿时期晶状体较为圆凸，微红，质较软。成人晶状体前面较平，质较硬。老年人晶状体较大而且较为扁平，透明度渐减，呈灰色反光，易被误为白内障。晶状体囊受伤以后可能发生外伤性白内障。

结构：晶状体可分为晶状体囊、上皮、结合质及纤维四部分。

晶状体囊为晶状体外面的一层透明、无结构而有高度弹性的包膜，厚约11～18 μm，但是随年龄的增长而逐渐变厚。至老年时期囊膜的弹性变弱，可塑性减低，调节作用减退，使近距离视力不清，远视力正常，称为老视。

晶状体上皮仅在晶状体前面有之，为一单层立方形上皮细胞。

晶状体结合质又称为无定形质。从晶状体前极到后极沿晶状体中轴的纤维线称为中央纤维线。由中央纤维线伸向边缘赤道部的无定形质的结构称为无定形质支架。

晶状体纤维构成晶状体的实质。纤维呈六角形，长7～10 mm，宽8～12 μm，厚2 μm。晶状体表层是年轻的纤维，随年龄的增长，深层纤维逐渐变老。晶状体纤维的末端插进无定形质支架上。

晶状体无血管，其生长完全依靠上皮细胞的增殖功能。

眶筋膜

眶筋膜(orbital fascia)为眼眶内组织的支持结构，类似腱膜，由视神经孔延伸至眼眶四周，与骨膜相混，并延续包绕眼眶内每一结构。眶筋膜的主要部分为眼球鞘、肌肉鞘、悬韧带及节制带(图3－17，图3－18)。

眼球鞘

眶筋膜包绕眼球后2/3的部分，称为**眼球鞘**或**眼球筋膜**(vagina bulbi, fascia bulbi, Tenon's capsule)。此层筋膜在视神经进入眼球处以及在距角膜1.5 mm处，均紧密附着于巩膜。在其他部位，筋膜的内面与巩膜相贴，藉若干纤细的小梁相连，眼球鞘因之随眼球一起活动。眼球鞘在前部逐渐变薄，与球结膜之间有疏松

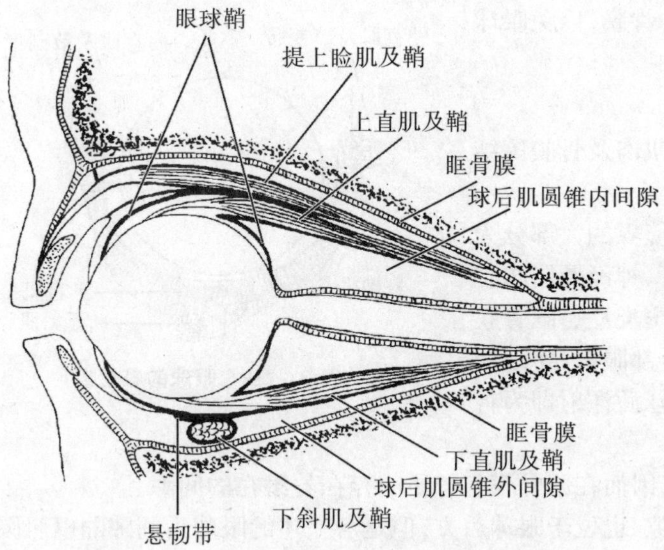

图 3－17 眼眶矢状切面表示眼眶内筋膜及间隙

结缔组织分隔，在进行眼肌的手术中很容易将二者分开。眼球鞘在与诸眼肌接触的部位即附着于诸肌鞘，在肌肉穿过眼球鞘处即与之相延续。眼球鞘在后方包绕视神经而与其鞘膜相续。眼球鞘的后面与眼眶内脂肪相邻，眼球鞘在临床上重要性较大，分隔眼眶为前后部，有炎症或出血时即形成眼球与后方间隙之间的屏障。眼球的运动主要在眼球鞘与周围的脂肪之间，在鞘中的运动度很小。眼球摘除术中，因有此筋膜的存在而可以不侵犯到眼球的后部，从而减少脑膜感染的危险。摘除眼球以后，因有此层筋膜而易于安装义眼。

肌肉鞘

眼眶内每一肌肉皆有一鞘，在后方不太明显，在肌肉接近眼球处则比较明显。四条直肌的鞘在前方逐渐变宽而相互接触，在后方肌肉鞘之间亦有与此相类似的一层筋膜，由此连接形成**肌圆锥**（muscle cone），又称为肌漏斗，分隔肌圆锥内、外的脂肪，圆锥内感染因此不易向外蔓延。

节制带

眼球筋膜在内、外直肌穿过处分出坚强的扩张部，伸展至相邻的眶壁骨膜，称为**节制带**（check ligament）。内侧节制带由内直肌内侧的筋膜扩张部形成，附着于后泪嵴的后方，前与眶隔及提上睑肌腱膜内侧脚附着处相融合。外侧节制带由外直肌外侧的筋膜扩张形成，较为坚强，附着于颧骨的眶结节，前与睑外侧韧带相融合，并藉此与提上睑肌腱膜外侧脚融合。节制带有控制眼球向两侧过度转动的作用。在摘除眼球或作肌腱切断术以后，节制带能起限制肌肉回缩的作用。

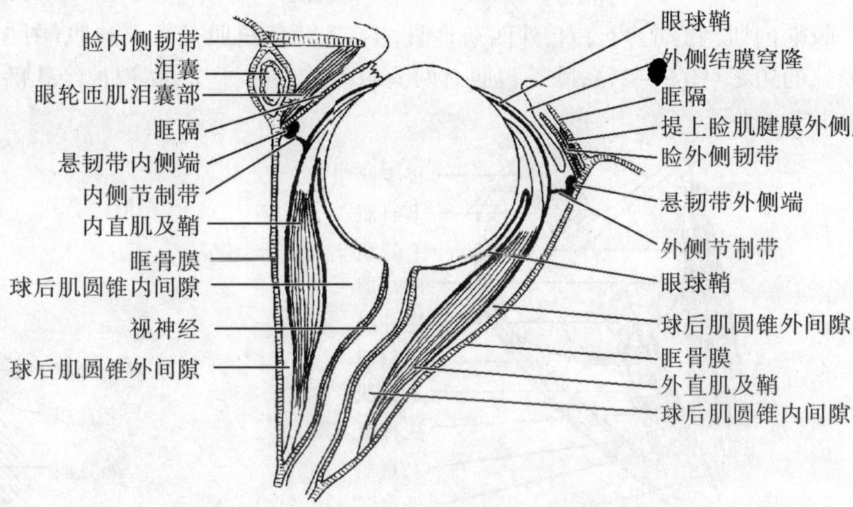

图 3－18 眼眶水平切面表示眼眶内筋膜及间隙

在眼球的上、下方亦有类似节制带的结构，但不太明显。在提上睑肌上面常有一薄片筋膜性扩张部，向上经眶隔后方附着于眶缘，上直肌鞘又与提上睑肌腱膜深面有黏附，因此有控制眼球过分向上运动的功能。下直肌鞘亦有一扩张部伸入下睑而止于睑板前面，当眼球向下运动时有协助将眼睑向下推的的作用。下直肌鞘与下斜肌鞘相融合，并与悬韧带相连，有控制眼球过分向下运动的作用。

在眼球的上、下方亦有类似节制带的结构，但不太明显。在提上睑肌上面常有一薄片筋膜性扩张部，向上经眶隔后方附着于眶缘，上直肌鞘又与提上睑肌腱膜深面有黏附，因此有控制眼球过分向上运动的功能。下直肌鞘亦有一扩张部伸入下睑而止于睑板前面，当眼球向下运动时有协助将眼睑向下推作用。下直肌鞘与下斜肌鞘相融合，并与悬韧带相连，有控制眼球过分向下运动的作用。

各肌肉鞘至眶壁的扩张部，有协助眶隔避免眼眶内脂肪凸入眼睑的作用。

悬韧带

在眼球的下方，内、下、外直肌及下斜肌的鞘相连且增厚，与内、外侧节制带的前部相连而形成**悬韧带**（suspensory ligament），由眼眶的内侧壁到外侧壁，由眼球鞘的下部增厚形成（图 3－19），有支持眼球的功用。在切除上颌骨的手术中,应保留此韧带及眼眶的骨膜,以免眼球失去支持。

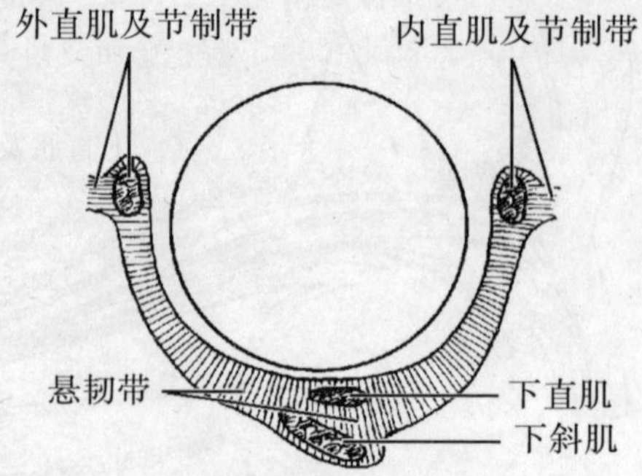

图 3-19 眼球的悬韧带

眼眶内的间隙

根据上述眼眶内筋膜的分布情况，加上眼球、肌肉及骨膜等结构,可见在眼眶内形成三个间隙。

最重要而且范围最大的间隙为**眼球后间隙**，其境界的大部分为眼眶壁,前界为肌圆锥、眶隔及睑板等,其中含有血管、神经及脂肪。眼眶内脂肪发生炎症时扩展迅速，感染可能来自鼻窦炎症、眶骨膜炎、手术感染或者面部丹毒等。脓肿有时可能占据全部眼眶,将眼球推向前方,影响眼球的运动及血液循环。临床上进行球后注射即为将药液注射到此间隙。

由于眼眶骨膜在大部分范围内易于由骨质分离,因而在眶骨膜与骨质间存在着潜在的间隙。

在肌圆锥内与眼球的筋膜鞘之间存在着另一间隙,也位于眼球后方,但是与上述的眼球后间隙隔以肌圆锥。此间隙中也可发生积液。

肌　　肉

眼眶内肌肉有上、下、内、外四条直肌,上、下两条斜肌及提上睑肌(图 3-20)。7 条肌肉中有 6 条起自视神经孔的边缘(图 3-21),除外直肌有两头以外均各有一头,在视神经孔的边缘融合成**总腱环**。

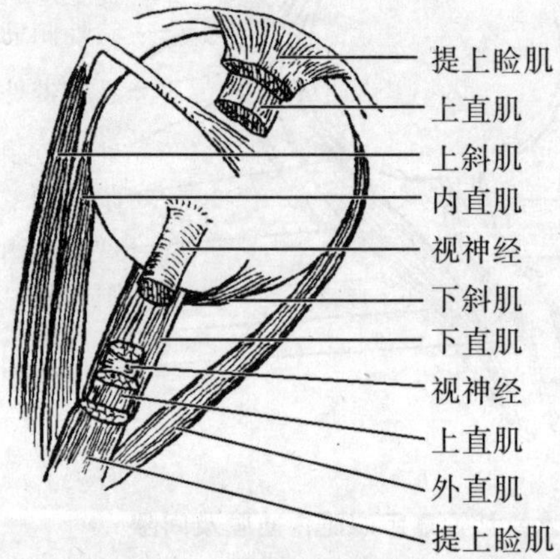

图 3-20 眼球肌肉(上面观)

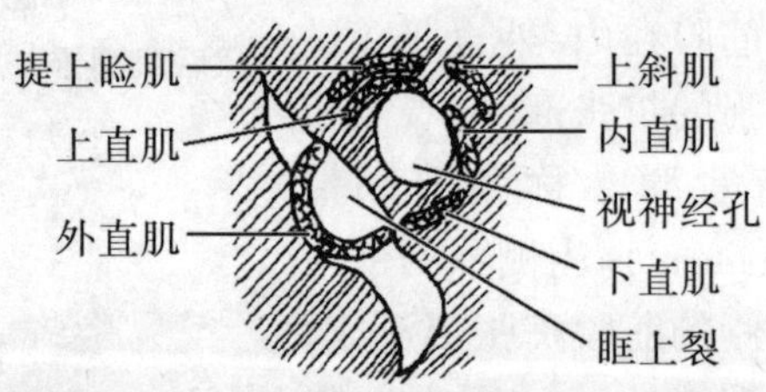

图 3-21 眼球肌肉于眼眶尖部的起点

四条**直肌**(rectus muscle)由起点前行,加上肌鞘间的筋膜,合而形成肌圆锥,围绕视神经及眼球后半,分别在四面止于巩膜,肌腱在靠近止点处穿过眼球筋膜。四条直肌止点处肌腱的长度不一,各肌腱附着线至巩膜角膜交界处的距离也不一(图 3-22)。

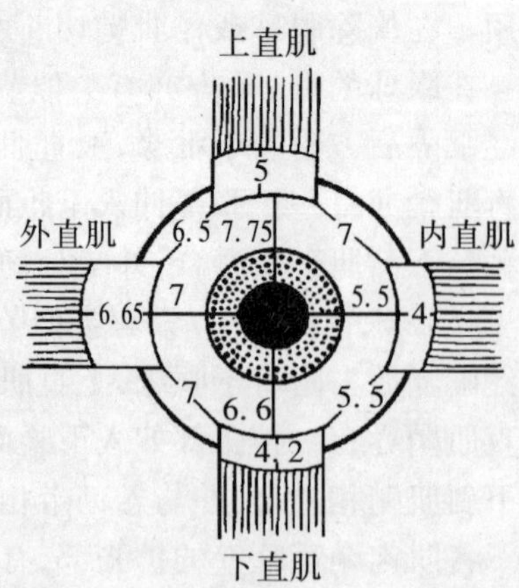

图 3-22 右眼各直肌在眼球的附着点至角膜缘的距离，各肌腱的长度及肌腱间的距离，数字为毫米

上斜肌(superior oblique muscle)起自视神经孔边缘上的内份，前行至眼眶内角，形成一圆腱，穿过滑车凹中的纤维软骨环(图 3-23)，再急转向外经过上直肌的下方而止于眼球后外面上直肌与外直肌之间的巩膜，或者止于上直肌的下面。上斜肌与下直肌协同作用时方可使眼球单纯向下转。

下斜肌(inferior oblique muscle)起自眶底紧邻鼻泪管开口的外侧，向外止于外直肌深面或外直肌与上直肌之间的巩膜(图 3-24)。下斜肌与上直肌协同作用时方可使眼球单纯向上转。

提上睑肌起自视神经孔前上方的蝶骨小翼，在眶顶下面向前走，止于上睑的皮肤、睑板及上穹隆，详见眼睑部。

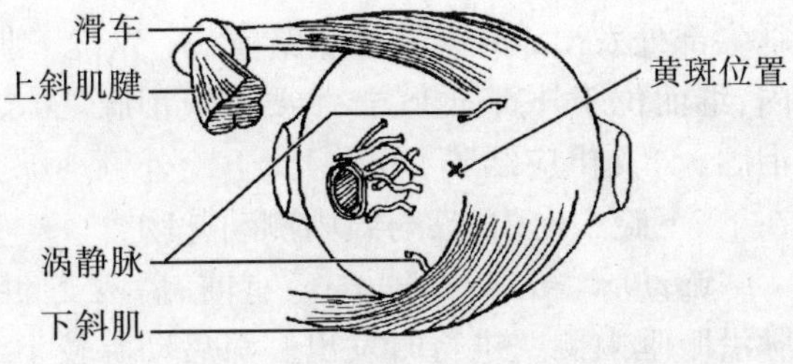

图 3－23　眼上、下斜肌(眼球外后面观)

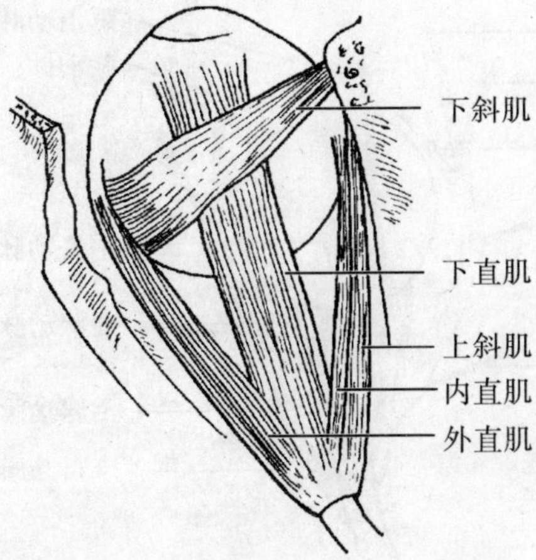

图 3－24　眼下斜肌(眼球下面观)

各肌的神经供应及作用见下表(表 3－1)。

临床上检查时应熟知各肌肉的神经供应及作用。眼不能转向某一方向时，表示供应作用肌的神经有病变。眼偏向某一方向时,常为某一正常肌肉的对抗肌瘫痪所致,可依靠检查眼球的运动度及伴随的体征来确定。例如当眼球转向外侧而不能内转时,可疑为外直肌失去对抗作用所致,亦即有内直肌麻痹。如果检查时一眼不能向上、向内及向下转时，多为第Ⅲ脑神经的病变，如有上睑下垂的体征时更可协助确定诊断。第Ⅲ脑神经完全麻痹时,尚有瞳孔扩大的体征。如果眼不能转向下外而歪向上内,即表示第Ⅳ脑神经有病变。眼不能外转而歪向内侧时,即表示第Ⅵ脑神经有病变。

表 3－1　眼眶内肌肉的神经供应及作用

肌　肉	神经供应	主要作用	次要作用
外直肌	展神经	外转	
内直肌	动眼神经下支	内转	
上直肌	动眼神经上支	上转	内转、内旋
下直肌	动眼神经下支	下转	内转、外旋
上斜肌	滑车神经	下转	外转、内旋
下斜肌	动眼神经下支	上转	外转、外旋
提上睑肌	动眼神经上支	提上睑	

眼眶内的血管与神经

动脉

眼眶内的血液供应主要来自眼动脉，亦有脑膜中动脉、眶下动脉及面动脉等的分支参加，在颈内动脉栓塞以后仍可由此类分支获得血液供应。

眼动脉(ophthalmic artery)：此动脉由颈内动脉穿过海绵窦以后紧邻前床突内侧的部分发出，向前进入视神经鞘，先位于视神经的下方，再向前即转到神经的外下方，通过视神经孔，逐渐穿出硬脑膜鞘而出视神经孔。眼动脉在眼眶内经过视神经与外直肌之间，先到神经外面，再经其上面到内侧，而后水平向前与鼻睫神经平行，分为鼻背及滑车上动脉以终(图 3－25)。眼动脉的分支有视网膜中央动脉、睫状动脉、泪腺动脉、筛动脉、睑内侧动脉、眶上动脉、滑车上动脉及一些肌支。视网膜中央动脉前已述及。

睫状动脉分有后长、后短及前三组(见图 3－14)。**睫后短动脉**(short posterior ciliary artery)常先为数干，而后分为 6～12 支，围绕视神经，与睫状短神经掺杂前行，在视神经进入眼球处附近穿过巩膜而分布于脉络膜及睫状突。**睫后长动脉**(long posterior ciliary artery)常先为两支，在距视神经稍远处穿过巩膜的后部，在巩膜与脉络膜间前行至睫状肌，在该处又各分为两支，围绕虹膜吻合而形成**虹膜动脉大环**(major arterial circle of iris)。由此环发出若干分支，在虹膜中走向瞳孔边缘，围绕瞳孔边缘吻合成**虹膜动脉小环**(minor arterial

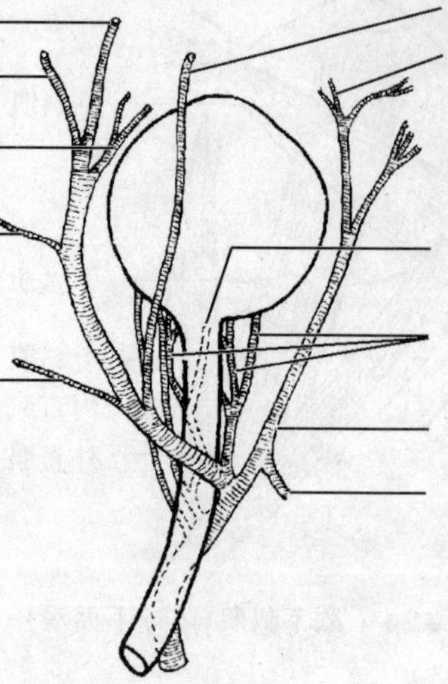

图 3-25　眼动脉在眼眶内的行径及分支(肌支未画出)

circle of iris)。**睫前动脉**(anterior ciliary artery)发自眼动脉的肌支，随各直肌前行至结膜深处，到角膜缘后方约 5 ~ 6 mm 处穿过巩膜，终于虹膜动脉大环。

泪腺动脉（lacirmal artery）由眼动脉在邻近眼眶尖部处发出，沿眼眶外侧壁前行，先位于肌圆锥内，继而位于外直肌上方，主要供应泪腺。末支穿过泪腺，分支供应结膜，分出上、下睑外侧动脉，分别在上、下睑中向内走，与睑内侧动脉吻合。

筛动脉(ethmoidal artery)有前、后两支，由眼动脉沿眼眶内侧壁进行时发出。筛后动脉较小，经上斜肌与内直肌之间进入**筛后孔**。筛前动脉较大，与筛前神经同经**筛前孔**入颅。

睑内侧动脉有上、下两支，由眼动脉在对上斜肌肌腹处发出，可以先为一总干而后分支，穿过眶隔，形成眼睑动脉弓。

鼻背动脉(dorsal nasal artery)为眼动脉的终末支之一，经睑内侧韧带上方出眼眶，分支至泪囊，而后再分为两支，一支与内眦动脉吻合，一支沿鼻背侧面下行，与面动脉的分支鼻侧动脉吻合，

眶上动脉（supraorbital artery）由眼动脉在跨过视神经处发出，经上直肌及提上睑肌内缘向上，与眶上神经相遇，再同经眶上孔或切迹出眼眶，上行至前额。

滑车上动脉（额动脉，supratrochlear artery）为眼动脉的另一终末支，与滑车上神经一同经眼眶内上角出眼眶，上行至前额。

眼动脉的肌支主要有上、下两支。上支供应提上睑肌、上直肌及上斜肌。下支在下直肌与视神经之间前行，供应外直肌、内直肌、下直肌及下斜肌。

眶下动脉(infraorbital artery):此动脉在眶底的行程中常发出小支至眼眶内脂肪、下直肌及下斜肌。

静脉

眼上静脉（superior ophthalmic vein）：额静脉与眶上静脉在眼的内上角汇合成内眦静脉，由此发出两支，穿过眶隔，分别经滑车上、下方后行，再汇合成较大的眼上静脉。眼上静脉与眼动脉伴行，沿途接收额板障静脉、筛静脉、泪腺静脉、大部分肌支及眼球上半的静脉，与视网膜中央静脉之间有交通，至近眼眶尖部即与眼下静脉汇合，而后经过眶上裂汇入海绵窦(图 3-26)。眼上、下静脉亦可分别汇入海绵窦。

眼下静脉(inferior ophthalmic vein):此静脉由眼眶底部的小静脉汇合而成，在视神经下方沿眶底后行，与眼上静脉之间有吻合支相通，接收眼球下半的静脉及眼下部的肌支，向后分为两支。一支经眶下裂汇入翼丛。一支经眶上裂汇入海绵窦，或在眼眶尖部与眼上静脉汇合。

眶下静脉(infraorbital vein):有此静脉存在时即与眶下动脉及神经伴行于眶底，向后汇入翼丛，与内眦静脉及眼下静脉之间均有交通。

视网膜中央静脉(central vein of retina)：此静脉与视网膜中央动脉伴行，至眼眶尖部汇入眼上静脉；或者直接汇入海绵窦而与眼上静脉之间有交通，当发生海绵窦栓塞时即可经此形成视网膜的侧支循环。

眼眶内静脉主要经眼上、下静脉回流，与面部静脉间富有吻合，特别是在内眦部与内眦静脉之间的吻合。由于面部静脉及眼静脉内均无静脉瓣，面部感染（例如上唇痈）引起面前静脉内形成血栓后，即易于脱落而进入眼静脉，到达海绵窦，引起血栓性炎症，因而此类吻合在临床上极

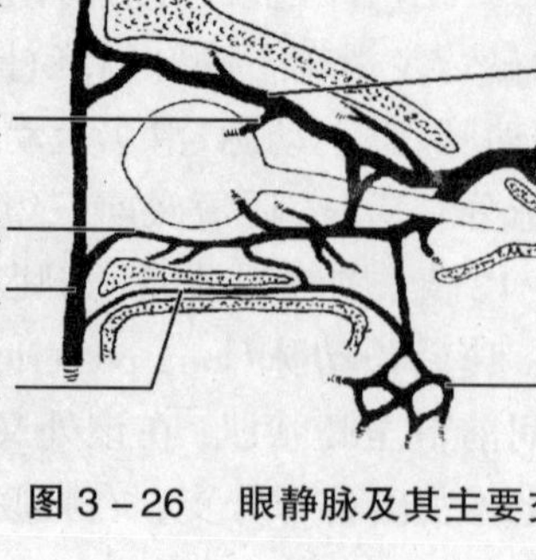

图 3-26　眼静脉及其主要交通

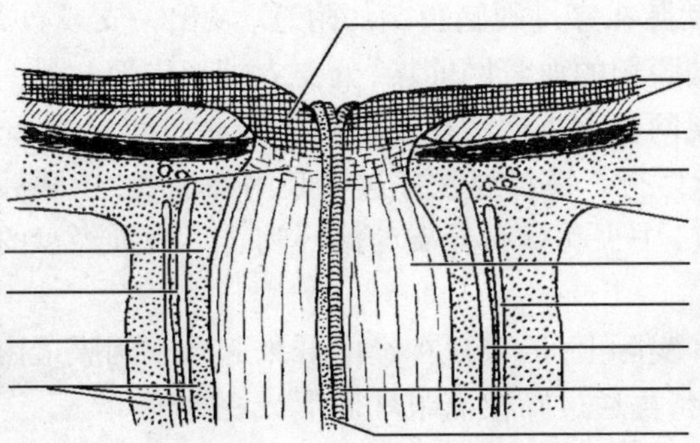

图 3－27 视神经盘剖面

属重要。

神经

视神经：视神经（optic nerve）长约 3.5～5.5 cm，由视交叉延伸到眼球，行程中可以分为颅内、骨内、眶内及球内段。颅内段长约 1 cm。骨内段长约 0.6 cm。眶内段长约 3 cm。球内段长约 0.07 cm。

视神经**颅内段**位于蝶鞍前部及海绵窦前部的上方，上邻前穿质及嗅束。颈内动脉入颅后起初位于视神经的下方，继而位于其外侧。眼动脉起始处紧位于视神经的下内方，迅即转至其外侧。视神经进入视神经孔以后，四周绕以由三层脑膜向外延伸形成的**鞘**，直达眼球后面，硬脑膜下间隙及蛛网膜下腔亦随之延伸到眼球后面（图 3－27）。

视神经**骨内段**与蝶窦及后筛窦之间仅隔以一薄层骨板，窦内有炎症时可能累及神经而发生眼球后视神经炎。在头部外伤中，如果视神经受累，常为其颅内段或骨内段。

视神经**眶内段**的行程曲折，可不受眼球活动影响。神经在向前行的途中略偏下外，为脂肪所包绕，在视神经孔处绕以眼球肌肉的起始部。鼻睫神经、眼动脉及眼上静脉皆由外侧跨过视神经上方向内走。睫状神经节位于视神经与外直肌之间。视神经在接近眼球处为睫状长、短神经及动脉所环绕，并一同前行至眼球。视神经在靠近眼球长约 1 cm 的一段中含有视网膜中央动、静脉。视网膜中央动脉在靠近视神经孔处起自眼动脉，在视神经鞘中前行与伴行静脉一同通过蛛网膜下腔延伸至鞘内的部分，于视神经的下面进入其中随之前行。由于颅内的蛛网膜下腔与神经周围的蛛网膜下腔直接相延续，因而颅内压力的增高能直接传达至眼眶内视网膜周围的蛛网膜下腔中，压迫中央动、静脉（图 3－28），影响视网膜静脉回流，继后因有渗出液而产生视神经盘水肿。

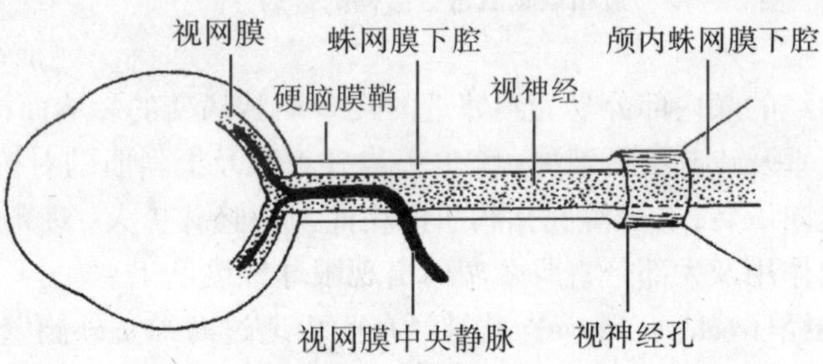

图 3－28 视神经与视网膜中央静脉模式

视神经在眼眶内及视神经孔内的部分，血液供应来自视网膜中央动脉、睫后动脉以及眼动脉等所发出的一些小支。视神经颅内段的血液供应来自眼动脉。视交叉的血液供应来自垂体上动脉、前后交通动脉、大脑前动脉及颈内动脉等。

所有供应视神经的动脉，皆通过软脑膜鞘的血管网（图 3－29）。此血管网纤细而丰富，一直延伸到眼球后面。在视神经的颅内段，此网位于软脑膜的表面。在视神经的眶内段此网由位于软脑膜中的纵行与环行纤维之间。血管伸入神经内部时也带入一层软脑膜及神经胶质，在其中形成隔。

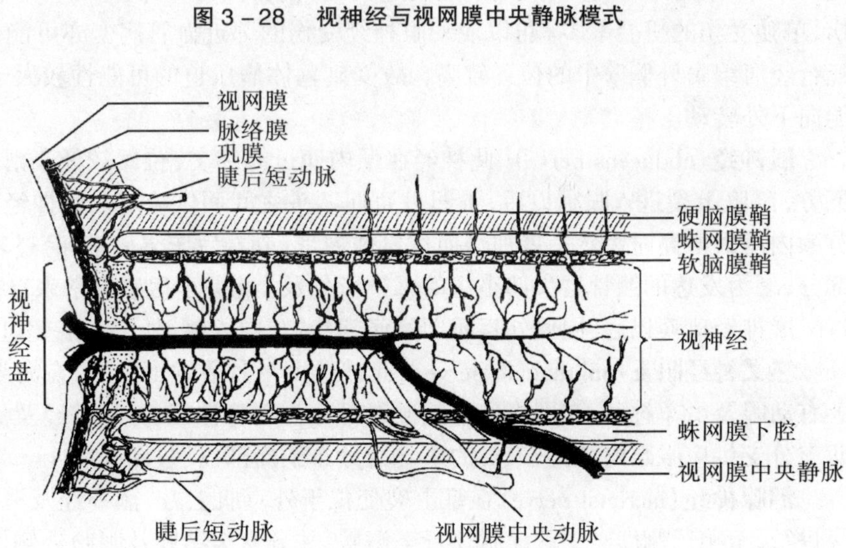

图 3－29 视神经的血液供应

视神经眶内段的后半段的血液供应，来自眼动脉及其分支，共有 6～12 条小支，主要在上方及两侧穿过硬脑膜鞘，通过蛛网膜下腔，到达软脑膜鞘的血管网。视神经眶内段的前半段的血液供应，主要来自视网膜中央动脉。此动脉在穿过硬脑膜鞘的附近，发出一支或数支，有的立即进入软脑膜，分支向前、向后及环绕神经进行，与软脑膜鞘的血管网连接，分支入神经内部。另一些分支则随中央动脉进入神经而与之平行，较大者到达筛板。视网膜中央动脉在视神经中转而向前走的部分，发出一侧支向后走向视神经孔，称为后中央动脉，有一条静脉伴行。视神经在穿过巩膜的筛板处，由睫后短动脉互相吻合所形成的围绕神经的动脉环（Zinn 环）分支供应，中央动脉有分支与此环吻合。视神经盘的血液供应来自中央动脉及此动脉环的分支。

视神经穿过巩膜及脉络膜，分散形成视网膜的内层。实际上，形成视神经的纤维起自视网膜最内层的神经节细胞，在眼球纵轴后端的稍内上方集中形成视神经盘，再通过筛板出眼球而形成视神经。

动眼神经（oculomotor nerve）：眼球的运动肌由第Ⅲ（动眼）、第Ⅳ（滑车）及第Ⅵ（展）脑神经供应，皆经**眶上裂**进入眼眶（图 3－30）。动眼神经供应除上斜肌、外直肌及上睑板肌以外的所有眼眶内肌肉，通过睫状神经节的分支供应睫状肌及虹膜的括约肌。动眼神经在颅内行经海绵窦的外侧壁中，至其前部即分为上、下两支，上支大而下支小，均通过眶上裂进入眼眶。上支于视神经的上方偏内前行，分支供应上直肌及提上睑肌。至上直肌的分支进入其后、中 1/3 交界处，至提上睑肌的分支向前穿过上直肌或绕过其内缘。下支又分为三支，分别供应内直肌、下直肌及下斜肌。至内直肌的分支位于视神经的下方，进入该肌后、中 1/3 交界处的球面。至下直肌的分支沿该肌上面进行，于其后、中 1/3 交界处进入。至下斜肌的分支沿下直肌的外缘进行，进入下斜肌的球面。至下斜肌的分支在靠近起始部发出至睫状神经节的运动根，含有动眼神经的副交感神经节前纤维，供应睫状肌及虹膜的括约肌。

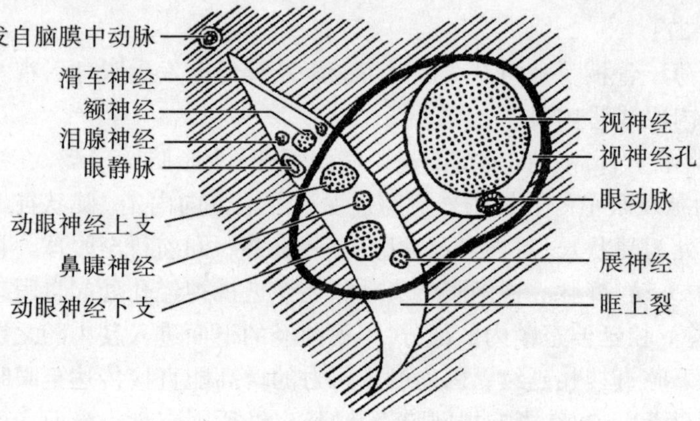

图 3－30　进出眼眶后份各结构的排列

动眼神经的颅内部分易受到邻近的几条动脉病变的影响而损伤，瘫痪时的症状有：①因提上睑肌瘫痪而出现上睑下垂及皮肤皱折消失；②失去与外直肌及上斜肌的对抗作用而出现外斜视，眼球内转不能过中线，不能向上或向下转；③因瞳孔括约肌瘫痪而出现瞳孔扩大，对光反射及调节反射丧失；④有时可因失去与上斜肌的对抗作用及大部分直肌瘫痪而出现眼球轻度凸出。

滑车神经（trochlear nerve）：此神经在颅内通过海绵窦外侧壁中的部分位置稍低于动眼神经，通过眶上裂进入眼眶，到达肌肉的上方，分成数支进入上斜肌的上缘而供应之。滑车神经常与动眼神经及展神经同时受伤，单独受伤的机会不多。可以使动眼神经受伤的邻近血管病变亦可能使滑车神经受伤。由于动眼及滑车神经行经海绵窦外侧壁中的位置较高，故受到垂体瘤压迫的可能性较大于展神经。滑车神经瘫痪以后眼球不能向下外转动。

展神经（abducens nerve）：此神经在颅内通过海绵窦，位置较低于滑车神经，至近眶上裂时位于眼动脉的下方，经眶上裂进入眼眶以后，通过外直肌两头之间而供应之。此神经可因颅内疾患而单独受伤，特别是在有颅内压力增高时为然。展神经通过岩蝶韧带（或岩后床突韧带）跨过岩蝶关节处的切迹所形成的管道中的部分，易为发达的颞骨岩尖部小房的感染所累及。此类小房感染常来自中耳炎症。此段神经也可能距蝶窦很近。展神经瘫痪以后，同侧外直肌即瘫痪，眼球转向内侧，外展不能超过正中线，产生麻痹性内斜视。

三叉神经眼支（ophthalmic nerve）：此神经由半月节发出以后，在海绵窦的外侧壁中前行，下有上颌神经，上有动眼及滑车神经，在即将进入眶上裂时分为泪腺神经、鼻睫神经及额神经，一起通过眶上裂进入眼眶，前两支分支供应眼眶内结构，三支的末支均分布于面部皮肤（图 3－31）。

泪腺神经（lacrimal nerve）在眶上裂处位于外直肌上方、额神经及滑车神经的外侧，沿外直肌的上缘或外缘进行，至稍远侧即与泪腺动脉伴行至泪腺，并分支至结膜及眼睑外侧份皮肤。

额神经（frontal nerve）为三条分支中最大的一支，经眶上裂进入眼眶，位于外直肌的上方，滑车神经与泪腺神经之间，在提上睑肌的上方向前走，紧邻眶顶，分为眶上及滑车上两支以终。**眶上神经**（supraorbital nerve）出眶上切迹。**滑车上神经**（supratrochlear nerve）位于眶上神经的内侧，走向眼内角，通过上斜肌的滑车上方，常在此与滑车下神经间有吻合，继而穿过眶隔上行。

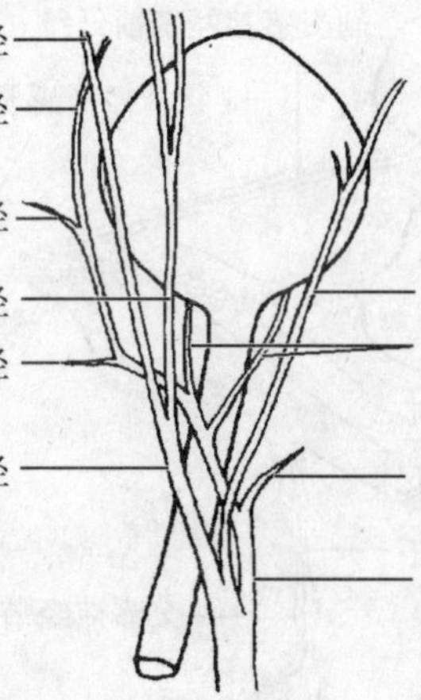

图 3-31　三叉神经眼支在眼眶内的行径及分支

三叉神经眼支的滑车上神经，眶上神经及泪腺神经皆常发生**神经痛**（nerualgia），可以单发，也可以同时发生，特别是眶上神经痛，皆常被误为偏头痛（migrainc）。对于无可见的颅底或眼眶内原发病变，分析致病原因，最大可能是在各神经出眼眶处受到骨孔或骨缘的骨膜炎症刺激所致，采用糖皮质激素混悬液加麻药局部注射，一般皆可以获得满意的效果。

眶上神经注射法，先在眶上缘内中 1/3 交点附近确定眶上切迹或眶上孔，直对眶缘下针，触及骨即注入少量药液，再将针下移注射眶隔，再滑向眶内，而后紧贴骨壁深入约 0.5 cm 注入 1～2 mL 药液。眶壁与眼球间尚有较大的蜂窝组织间隙，无虞伤及眼球。再抽针至皮下沿额骨骨面向上进针约 1 cm，注入药液。如此，可将神经绕过眶缘的一段皆注射到药液。注意眶上孔不一定恒常出现，有也不一定摸清，如能进入最好，否则无妨。

滑车上神经注射法，为在眼眶内上角下针，方法同上。如果是同时注射眶上神经，可多准备药液，在注射眶上神经完毕后，抽针至皮下，转向眼眶内上角骨缘，绕骨缘 上下注入药液亦可。

泪腺神经注射法，在眼眶外上角下针，如上法注入药液至眶缘，眶隔及眶内，唯在拔针至皮下后须再向外进针一段以注射一段神经。

鼻睫神经（nasociliary nerve）进入眼眶时位于总腱环内，进入眼眶以后位于视神经的外上方，邻近眼动脉，继经上直肌与视神经之间，再沿眼眶内侧壁经过上斜肌与内直肌之间前行，分为滑车下及筛前神经。鼻睫神经在进入眼眶的前后发出至睫状神经节的感觉根，进入眼眶以后沿视神经外侧到达该节的上后部。鼻睫神经在跨过视神经处发出筛后神经及睫状长神经。**筛后神经**进入**筛后孔**而分布于后筛窦及蝶窦。**睫状长神经**（long ciliary nerve）通常为两支，分别在视神经的内侧及上方前行，至眼球后面于视神经的两侧穿过巩膜，分布于眼球，主要为感觉纤维，亦可含有发自颈动脉丛的交感神经纤维。**筛前神经**通过**筛前孔**至颅前窝。**滑车下神经**（infratrochlear nerve）穿过眶隔及眼轮匝肌至浅处。

三叉神经上颌支（maxillary nerve）：此神经与眼眶亦有密切关系，经圆孔出颅至翼腭窝，主干即成为眶下神经，通过眶下裂及眼眶底部的眶下沟，出眶下孔而形成分散的末支，在眶下沟内的行程中有眶下动脉伴行，与眼眶内结构之间隔以眶骨膜。上颌神经在翼腭窝中发出的**颧神经**，经眶下裂进入眼眶以后，在骨膜下向前外进行，分为**颧颞**及**颧面**两支，分别穿过颧骨上的同名骨孔到达面部。**颧颞神经**在眼眶内分出来自翼腭节的副交感神经纤维，参加泪腺神经至泪腺。

眼眶内的植物神经：睫状神经节（ciliary ganglion）为与眼球有关的副交感神经节，与动眼神经及鼻睫神经相连，大小如大头针头，前后径为 2 mm，垂直径为 1 mm，位于眼眶后部，距视神经孔 10 mm，距眶缘 30～35 mm，在视神经与外直肌之间，与眼动脉或其分支紧密相邻。该神经节有三个根：运动根位于下方，与动眼神经相连；感觉根位于上方，与鼻睫神经相连；中间根为发自颈动脉丛的交感神经纤维。睫状神经节本身虽为单纯的副交感神经，但与头部其他副交感神经节相似，亦有感觉及交感神经通过，因而在由神经节发出的睫状短神经中亦含有此类纤维。沿**睫状短神经**可能有小的神经节或者分散的神经元胞体，但是在此类神经节远侧均为节后纤维（图 3-32）。

感觉根由鼻睫神经进入眼眶以前或以后的部分发出，也可能直接由半月节发出，进入睫状神经节的后上角。此根本身纯为感觉纤维，但是也可能含有发自颈动脉丛的交感神经纤维，在海绵窦的附近加入。感觉根的纤维并不终于睫状神经节，仅通过其中，共同形成睫状短神经。

运动根为副交感神经节前纤维，起自动眼神经副交感核，随动眼神经出脑干，由至下斜肌的分支分出，终于睫状神经节。再由此节发出节后纤维，与通过此节的感觉及交感神经纤维合而形成睫状短神经，作用为使

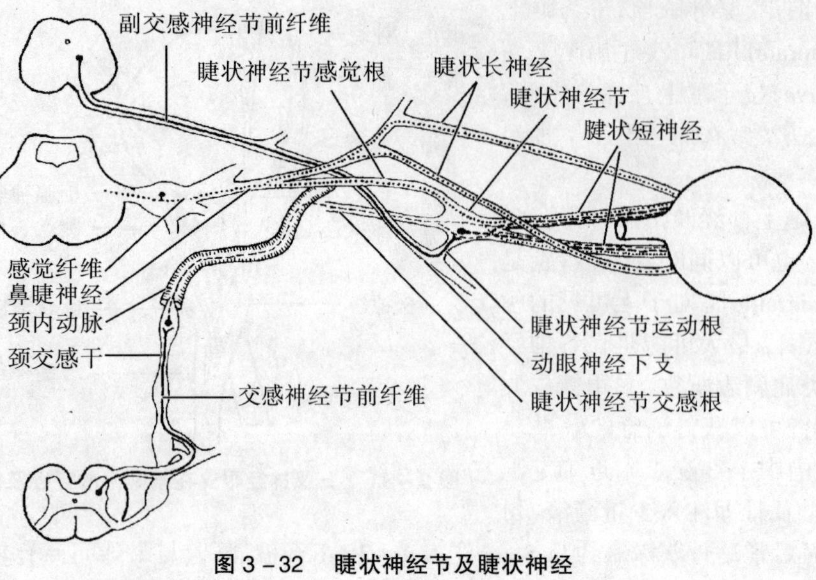

图 3-32 睫状神经节及睫状神经

瞳孔缩小及调节晶状体变凸以看近物。动眼神经完全瘫痪时，瞳孔即扩大，调节功能丧失，同时出现大部分眼球运动肌瘫痪的症状。

交感神经为起自颈上交感神经节的节后纤维。供应眼眶的交感神经节前纤维起自脊髓上部胸节，有的明显通过第 1 胸神经，有的范围较大，可以低至第 4 胸神经，偶可有起自第 8 颈节的纤维参加，最下限可能变动于胸 1～5 之间，纤维终于颈上节。再由此节发出节后纤维，通过颈动脉丛，在海绵窦内分出，于鼻睫神经的下方通过总腱环入眼眶，进入睫状神经节的后缘，通过此节而参与形成睫状短神经。至眼球的交感神经，一部分作用为血管收缩，一部分供应虹膜中的瞳孔开大肌。此外，交感神经尚供应上睑板肌，其纤维有的随眼动脉进行，有的随展神经走一短程以后再与三叉神经眼支联合而达上睑。睫状神经节的交感根变化不定，大体解剖中不易看到，在某些例证中直接参与三叉神经眼支而通过鼻睫神经所分出的感觉根。

睫状短神经(short ciliary nerve)：发自睫状神经节的前端，数目不定，可以变动于 4～12 条之间，在视神经的上方前行，与睫后短动脉掺杂，至眼球后面于视神经的四周穿过巩膜，分布于睫状肌、虹膜及角膜。

进入眼球的神经有：①围绕视网膜中央动脉的**神经丛**（Tiedemann 神经），②**睫状短神经**，③**睫状长神经**。围绕视网膜中央动脉的神经被认为是沿动脉分布的交感神经血管运动纤维。睫状短神经中含有感觉、交感及副交感神经纤维。睫状长神经内含有感觉及交感神经纤维。睫状长、短神经进入眼球以后，皆在巩膜与脉络膜周围间隙中前行，在睫状体区形成神经丛，再由此丛分支至睫状体及虹膜，另有一些分支穿过巩膜而分布于角膜。供应虹膜的神经由开大瞳孔的交感神经、作用于瞳孔括约肌的副交感神经以及感觉神经纤维等组成。

供应眼球的**交感神经**受到刺激时，瞳孔即扩大，主要可能是通过虹膜的血管收缩作用。切断交感神经以后瞳孔即缩小。起自颈上交感神经节的节后纤维有病变时，或者起自脊髓第 1、2 胸节的节前纤维在通过颈中、下节及交感干的途中有病变时，皆出现瞳孔缩小的症状。脊髓胸上段有病变时，常出现同侧瞳孔缩小的症状，损伤部位在第 1、2 胸节的侧角细胞，此区域被称为睫状神经脊髓中枢。脊髓颈段、延髓或脑桥的病变，影响到通过延髓及脊髓颈段的外侧部分到睫状神经脊髓中枢的束路时，也出现同侧瞳孔缩小的症状。在上述各种病变情况下，除有瞳孔缩小的症状以外，尚出现同侧面部不出汗及上睑下垂，但是眼睑皮肤皱折不消失。由于上睑下垂，眼球在外观上给人以内陷的感觉，但不是真正的内陷。瞳孔缩小、上睑下垂及面部血管扩张与不出汗，合称为**霍纳**(Horner)**综合征**。在仅出现瞳孔缩小及上睑下垂，但无面部不出汗的体征时，则表示仅伤到供应眼的交感神经，而未伤到供应面部的交感神经，损伤部位在围绕颈内动脉的神经丛，可见于头部创伤后或患肿瘤时，患者常有眼上方头痛，早晨开始。

作用于泪腺引起分泌的**副交感神经**节前纤维起自脑桥的上涎核，通过中间神经膝神经节，再由膝神经节分出，进入岩大神经，终于翼腭节。由此节发出节后纤维，随颧颞神经至眼眶。再离开颧颞神经进入泪腺神经到达泪腺。刺激结膜或鼻黏膜时皆可引起流泪反射。反射弧的传入通路为三叉神经。供应泪腺的副交感神经纤维受伤以后，例如在颧骨发生骨折以后，眼的流泪反射即可能消失。

眼眶内肌肉的感觉神经供应：供应眼眶内肌肉的神经中含有许多传导疼痛的纤维，对牵扯非常敏感。对此类神经元的胞体所在位置及其传入途径尚未确定，只是偶然在供应眼肌的神经中发现一些神经元胞体。

第二节 耳 部

外 耳

耳郭

分部:耳郭(auricle)可分耳轮、对耳轮、耳舟、耳屏、对耳屏、三角窝、耳甲、耳轮脚、耳屏间切迹及耳垂各部(图 3-33)。耳郭的形状主要由其中所含软骨决定。耳垂中不含软骨。

结构:耳郭的支架由弹性软骨板形成。软骨与外耳道的软骨相续,借前、上、后韧带附着于颅骨。耳郭内含有内、外部韧带及肌肉。内部韧带连接软骨的各部分以维持其位置。外部韧带连接耳郭与颅骨。肌肉皆为始基型而无临床重要性。耳郭皮肤很薄,与软骨黏着较紧,特别是前面,因而有炎症时疼痛较剧。耳郭皮肤富含皮脂腺,为常见发生皮脂腺囊肿的部位。耳郭除耳垂以外,各部均很少含有皮下组织。耳垂主要由结缔组织及脂肪构成,血管丰富,临床上常作为采取毛细血管血液的部位。

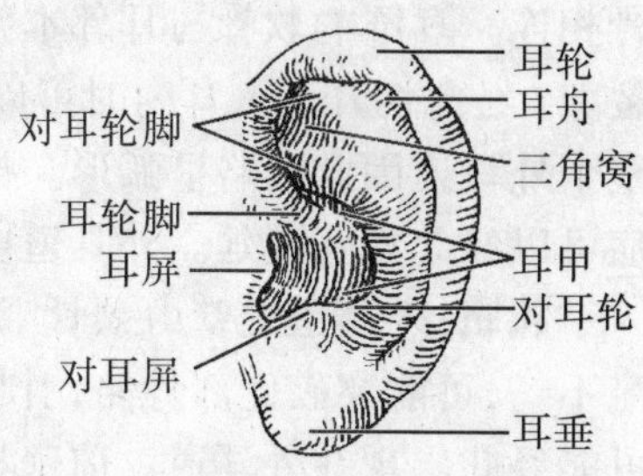

图 3-33 耳郭

血液供应:耳郭的血液供应较为丰富,来自耳后动脉及颞浅动脉(图 3-34,图 3-35)。静脉汇入颞浅及颈外静脉。血管表浅,易受寒冷影响。

淋巴回流:耳郭后面的淋巴管主要汇入乳突部的乳突淋巴结,很少汇入耳后淋巴结。乳突淋巴结的输出管穿过胸锁乳突肌,汇入颈深淋巴结。耳郭前面的淋巴汇入耳前淋巴结,再至颈深淋巴结。外耳道的淋巴管与耳郭淋巴管汇合。

神经供应:耳郭皮肤的神经分布变化较大,一般前面下 2/3(包括耳屏)为耳大神经,上 1/3(包括耳屏)为耳颞神经;后面下 2/3 为耳大神经,上 1/3 为枕小神经。此外,耳郭前面及后面均有面神经、舌咽神经及迷走神经的分支参加供应(图 3-36,图 3-37,图 3-38,图 3-39)。迷走神经耳支发自颈神经节,穿过颞骨,出

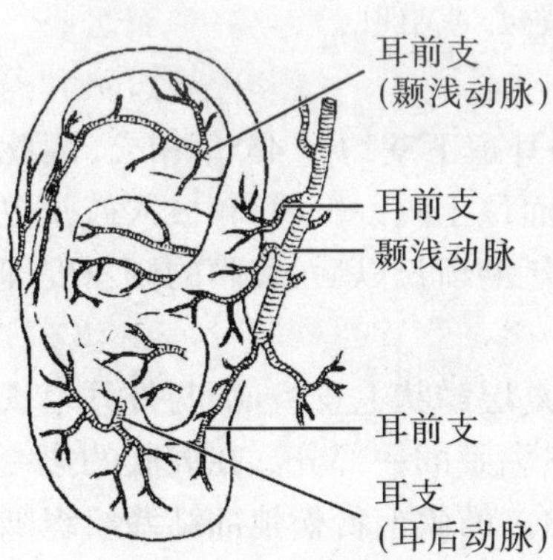

图 3-34 耳郭前面血液供应

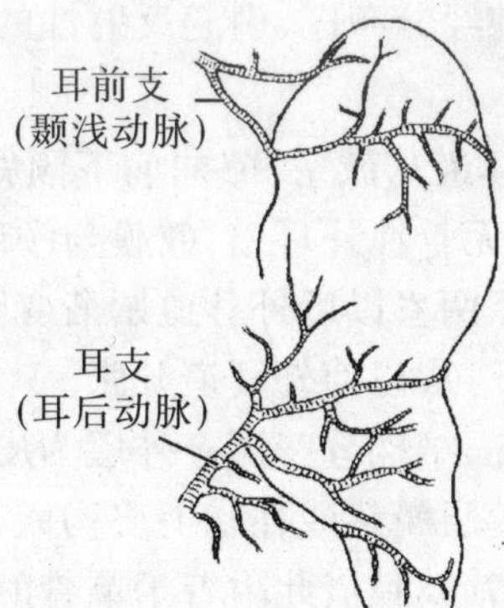

图 3-35 耳郭后面血液供应

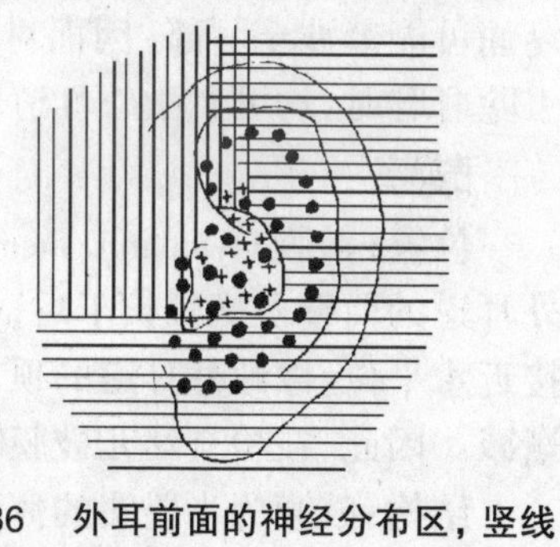
图 3-36 外耳前面的神经分布区,竖线区为耳颞神经,横线区为颈 2、3,十字区为舌咽神经及迷走神经,黑点区为面神经

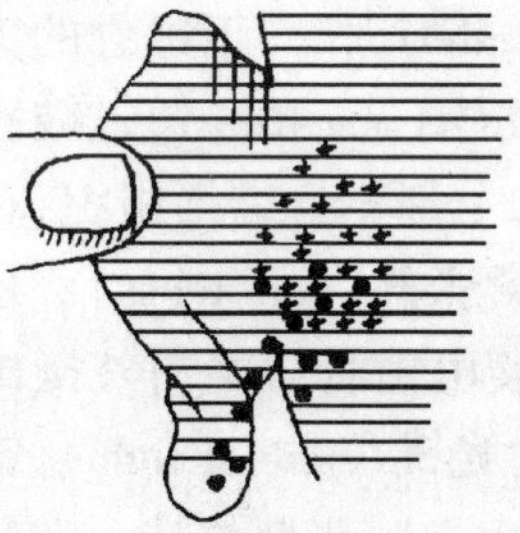
图 3-37 外耳后面的神经分布区,竖线区为耳颞神经,横线区为颈 2、3,十字区为舌咽神经及迷走神经,黑点区为面神经

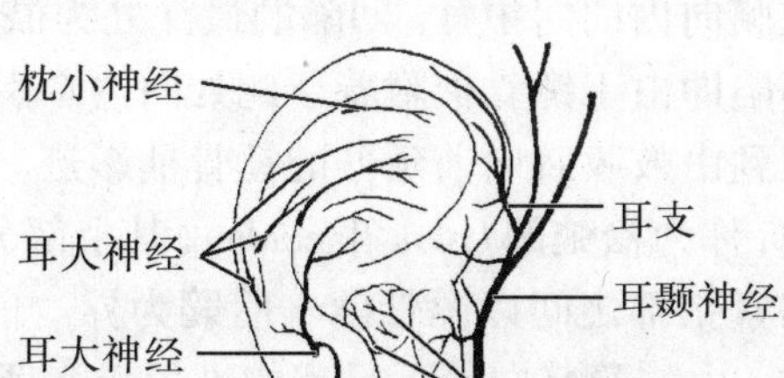

图 3-38 耳郭前面神经分布

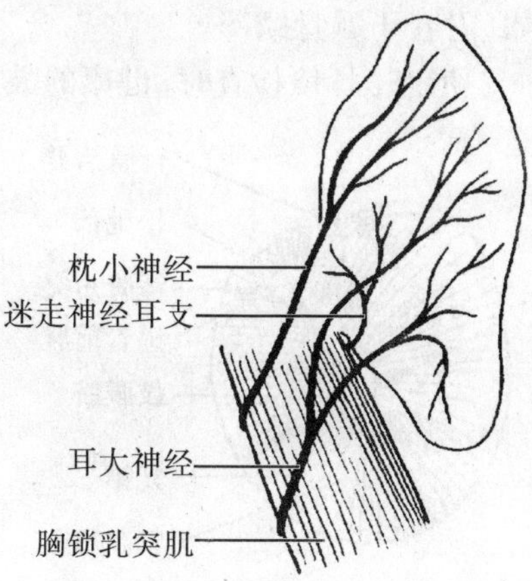

图 3-39 耳郭后面神经分布

鼓乳裂,分布于耳郭、外耳道后下部及鼓膜外面的后下部。

外耳道

形态:外耳道(external acoustic meatus)由耳甲至鼓膜,长约 2.5 ~ 3 cm,中段略向后内弯曲而且最狭窄,管道的下壁略长于上壁。检查外耳道时须将耳郭向上后方提起,使管道变直以便察看。**外耳道口**略向前内偏,听诊器即依此设制。

结构:外耳道的外 1/3 为软骨及结缔组织,内 2/3 为骨性部。软骨部并不呈管状,后上份阙如而充以结缔组织。软骨部有时存在切迹,感染可经此蔓延至腮腺区域或乳突浅部。软骨部借一软骨带与耳郭体部的软骨相连。耳屏的软骨与耳郭本部的软骨仅通过外耳道相连。在耳屏的软骨与耳轮软骨的前上部之间存在一裂隙,经此切开进入耳内时可以不切断软骨。外耳道的软骨部管道向后向上向内,骨性管道向前向下向内,整个外耳道因此而略呈弧形。初生儿无骨性外耳道,在 4 岁以前骨性部的前下份尚阙如,外耳道或腮腺的炎症可以经此相互蔓延。外耳道皮肤紧密附着于软骨膜及骨膜,外耳道有炎症时易有剧痛,肿胀却不显。

邻属:外耳道上壁由颞骨鳞部形成,与颅中窝仅隔以一薄层骨板。外耳道有炎症时,因外耳道口狭窄,引流不畅,可能穿破此部骨骼,引起颅内感染。上壁中可能含有与中耳相通的空气小房,有中耳炎症时,脓液有可能经此出现在外耳道。前壁与腮腺相邻,有蜂窝组织相隔,腮腺脓肿可能向外耳道穿破。前壁与颞下颌关节紧邻,下颌骨髁突可能凸入外耳道,引起狭窄,而张口时狭窄即消失。外伤中下颌骨受到暴力时,可使外耳道前壁发生骨折,出血入外耳道,易与颅底骨折发生外耳道出血者相混。后壁与乳突小房相邻,小房中的炎症积脓可经此穿破入外耳道。对严重的中耳疾患进行乳突根治手术时,即切除外耳道后壁的大部分。下壁与腮腺相邻,软骨有缺损者即充以结缔组织,腮腺有感染时可蔓延至外耳道。

血液供应:外耳道的血液供应很丰富,主要来源与耳郭相同,来自颞浅动脉与耳后动脉。另有发自颌内动脉第一段的**耳深动脉**,穿过腮腺,经过颞下颌关节囊的后方,穿过外耳道的软骨部或骨性部,供应外耳道的深处及鼓膜的外面。静脉汇入颞浅及耳后静脉。

淋巴回流:外耳道的淋巴管与耳郭的淋巴管汇合。

神经供应:外耳道的前上部由耳颞神经分布,后下部由迷走神经、舌咽神经及面神经的耳支分布。牙齿疼痛可能牵涉至耳部,因而对耳痛患者常须检查有无牙齿病变。挖耳、用耳镜或其他器械伸入外耳道时,或去除耵聍时,均可刺激外耳道后下部的迷走神经分布区,引起反射性的咳嗽、恶心或呕吐。

鼓膜

位置:鼓膜(tympanic membrane)分隔外耳道与鼓室,略向前下倾斜,与外耳道下壁约呈 45°角相交,因此外耳道的前壁及底较长于后壁及顶。初生儿无骨性外耳道,鼓膜与颅底外下面位于同一平面,较成人鼓膜更接近水平位,以致外耳道的顶与底常相接触。两岁以后外耳道始渐变宽大。年龄渐长以后,鼓膜的倾斜度即渐减。因此,在检查幼儿鼓膜时应将耳郭向下拉,以使外耳道开张。

结构:鼓膜为半透明的薄膜,厚约 0.1 mm,结构分三层。外层为皮肤,由复层鳞状上皮组成,与外耳道皮肤相续。中层为结缔组织。内层为黏膜,由单层鳞状或柱状上皮构成,为鼓室黏膜的一部分。在鼓膜的边缘部分,中层的结缔组织增厚形成纤维软骨环,鼓膜借此附着于颞骨的鼓沟中。鼓膜上份松弛部结缔组织阙如,附着于颞骨鳞部。

形态:耳镜检查时,健康的鼓膜发珍珠样灰白色光泽;病变的鼓膜发红,或呈暗灰色,或钙化呈乳白色。鼓膜向内凹向中耳。凹陷的最深处为**鼓膜脐**(umbo),相当于锤骨的尖端。凹陷即由于锤骨柄附着于此处向内牵引而开成(图 3-40)。透过鼓膜可以见到由鼓膜脐向前延伸的锤骨柄影迹。鼓膜的上部不含结缔组织,较为松弛,称为**松弛部**(pars flaccida),其余部分称为**紧张部**(pars tensa)。松弛部与紧张部之间以**锤骨前**、**后襞**为界。前,后襞由锤骨短突向外挺出而形成。由鼓膜脐向前下呈现的锥形反光区域称为**光锥**(cone of light),锥形的尖端在鼓膜脐。正常鼓膜呈浅漏斗状,紧张度由鼓膜张肌维持。咽鼓管梗阻时,中耳内空气被吸收以后,可见鼓膜内陷。

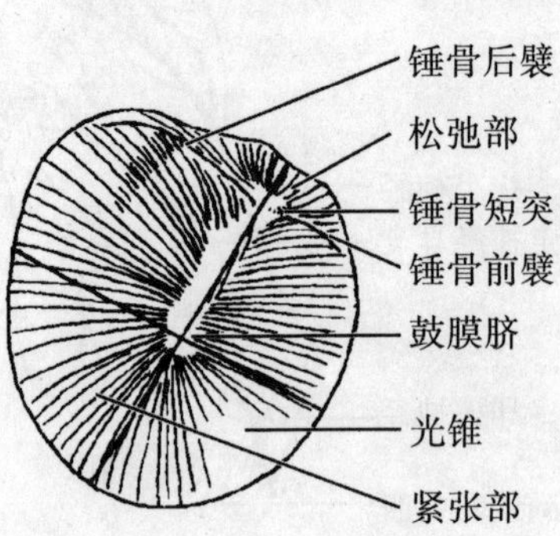

图 3-40　右侧鼓膜

血液供应:鼓膜外面的血液供应来自颌内动脉的耳深支,由下方及前方进入者是一些小支,最大的一支由上方向下分布,大体上位于锤骨柄区(图3-41)。鼓膜内面的血液供应,来自颌内动脉的鼓室前动脉及耳后动脉茎乳支所发出的分支。

神经供应:鼓膜的外面,前上部由耳颞神经分布,后下部由面神经、舌咽神经及迷走神经耳支分布(图3-42)。鼓膜的内面由鼓室丛的分支分布。供应鼓膜的神经主要由后上向下跨过松弛部至鼓膜脐,松弛部的神经多,紧张部的神经少。有人发现鼓索神经分支至鼓膜内面。

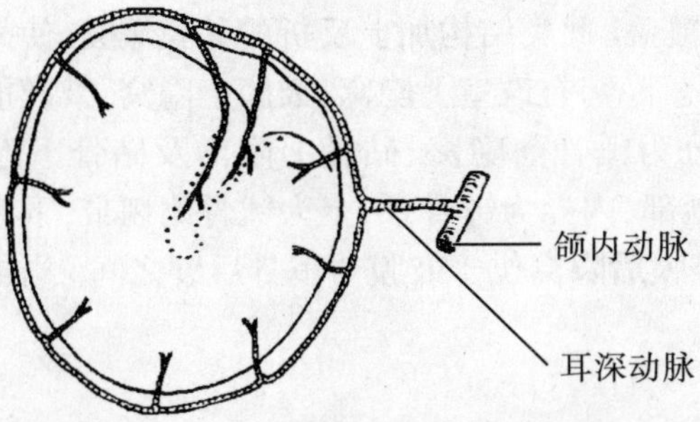

图3-41　右侧鼓膜外面的动脉

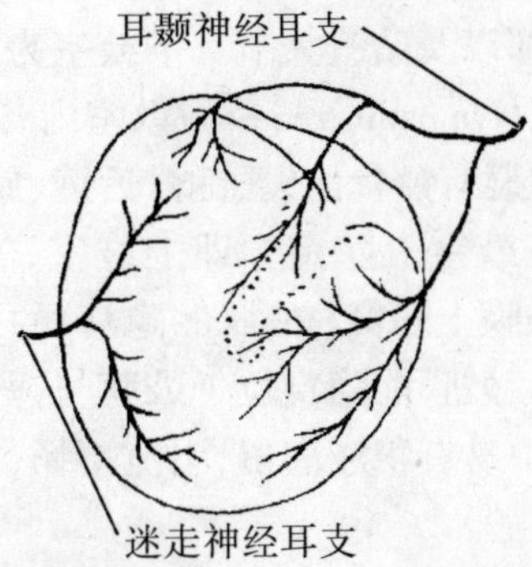

图3-42　右侧鼓膜外面的神经

鼓膜破裂:鼓膜可因遭受直接或间接暴力而破裂。直接暴力常为锐利器械伤,例如挖耳时伤及。间接暴力常见的是颅骨骨折。突然来自外耳道的强大空气压力亦可使鼓膜破裂,裂孔多位于前下部或邻近锤骨部。化脓性中耳炎引起鼓膜破裂者亦多在下部。鼓膜在靠近附着处破裂以后愈合很慢。

鼓膜切开的部位:鼓膜至鼓室内壁的距离约为2~4 mm,因而切开鼓膜时必须注意其与中耳各结构的关系。鼓膜的前上部紧邻咽鼓管鼓室口,前下部紧邻颈内动脉管(骨性管壁在此处可能阙如),后上部紧邻砧骨、镫骨及卵圆窗,后下部邻圆窗及岬部。切开鼓膜常在其后下部,手术方便,而且便于引流,但是也可以在前下部或者前上部切开。

畸形

外耳畸形是由于第一、二鳃弓发育畸形所引起,常并发中耳结构的畸形。常见者有先天性耳前瘘管及先天性外耳道闭锁,亦偶有发生耳下或耳后瘘管或囊肿者。

先天性**耳前瘘管**的发生率约为1%,多为单侧,常无其他畸形。瘘管开口小,位于耳轮脚前方,深约1 cm,偶有深达中耳平面者。平时无症状,感染以后可形成脓肿,反复感染者应待炎症消退以后行手术切除。

先天性**外耳道闭锁**常伴有耳郭及中耳畸形,单独发生者少见,单侧者多于双侧4倍。此种畸形是由于第一、二鳃弓发育畸形所致,故常伴有颌面发育不全综合征、颅面骨发育不全综合征以及先天性耳聋等。

耳后或耳下瘘管或囊肿是由第一鳃裂发育畸形所致,极少见。囊肿常被误为腮腺肿瘤。详见第四章第十节。

中　耳

中耳(middle ear):包括鼓室、鼓窦、乳突小房及咽鼓管(图3-43,图3-44)。鼓窦常被视为乳突气房之一。

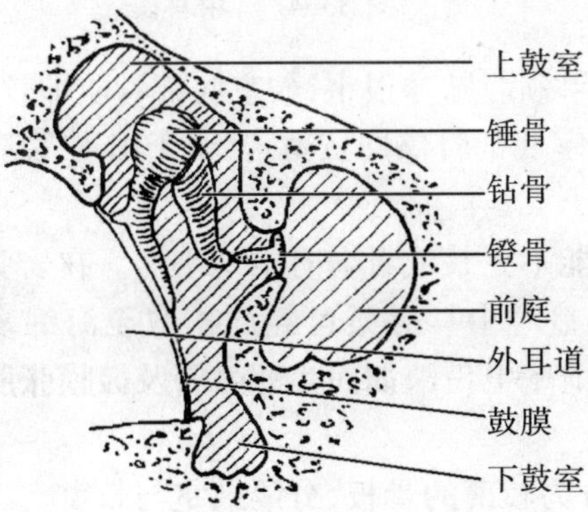

图3-43　中耳腔冠状切面

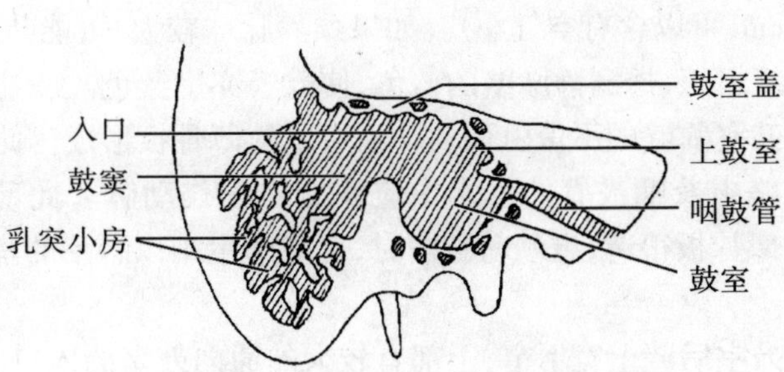

图3-44　鼓室及与其相连的空腔

鼓室

位置及分部：鼓室(tympanic cavity)为中耳的空腔，位于颞骨岩部，衬以粘膜，含有听小骨、听韧带及肌腱等，前经咽鼓管与鼻咽部相通，后经鼓窦与乳突小房相通。鼓室长、高各约1.5 cm，宽约0.2～0.6 cm，可分为上鼓室、鼓室本部及下鼓室三部分。上鼓室为位于鼓膜上缘平面以上的部分，下通鼓室本部，后通鼓窦，其中含有锤骨头、砧骨体以及与之相连的韧带。鼓室本部以鼓膜的上、下限平面为界，含有锤骨外侧凸及柄、砧骨长脚、镫骨全部以及砧镫关节。下鼓室为鼓膜下缘平面以下的部分。

鼓室隐窝(tympanic recess)：鼓室内各结构皆有黏膜覆盖。此类结构加上反折的黏膜皱襞，使鼓室内形成若干陷窝。皱襞有锤骨前襞、锤骨后襞、砧骨襞及鼓索襞。隐窝有鼓室上隐窝、鼓膜上隐窝、鼓膜前隐窝及鼓膜后隐窝等。鼓室上隐窝亦即上鼓室，又为其中结构分为锤骨前隐窝、砧骨上隐窝及砧骨下隐窝三部分(图3－45)。**鼓膜上隐窝**(Prussak隐窝)的外壁为鼓膜松弛部，内界为锤骨颈，上为锤骨侧韧带，下为锤骨外侧凸(图3－46)。**鼓膜前隐窝**位于鼓膜与锤骨前襞之间。**鼓膜后隐窝**位于鼓膜与锤骨后襞之间。当中耳有感染时，此类隐窝中易有积液潴留，引流不畅，遗为慢性。

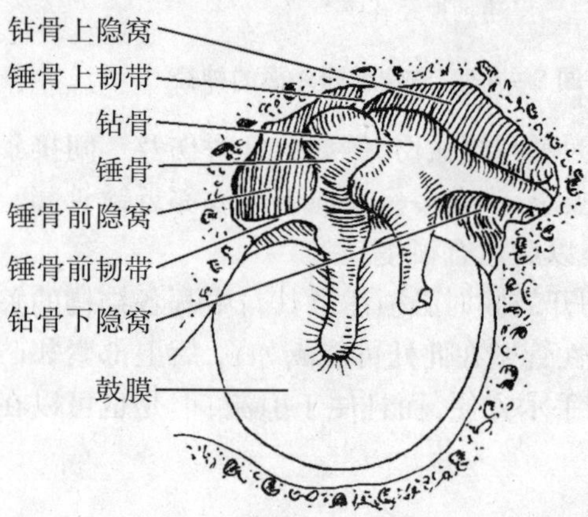

图3－45　锤骨与砧骨的内面观，表示与之有关的隐窝

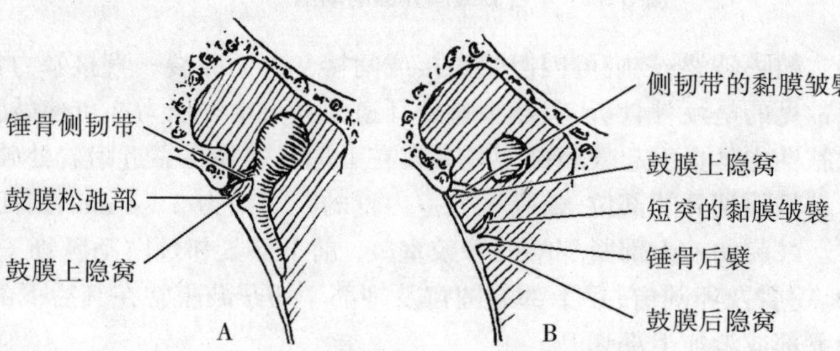

图3－46　与鼓膜有关的隐窝冠状切面
A：通过锤骨；B：通过锤骨后方

境界：鼓室可分顶、底及前、后、内、外四壁(图3－47)。

鼓室顶部为一薄层骨板，称为**鼓室盖**(tegmen tympani)，上邻颅中窝及大脑颞叶。鼓室盖在后方分隔鼓窦与颅腔，在前方形成鼓膜张肌管的顶。颅中窝骨折常累及鼓室盖，出血入中耳。鼓室盖的骨板有时不完整，代以结缔组织。此部的岩鳞缝在幼儿时期尚未骨化。中耳感染可直接经此蔓延至颅中窝的硬脑膜，引起颅内感染。在成人中耳静脉可能经此汇入岩鳞窦（50%的人有此窦)及岩上窦，中耳感染亦可经此直接蔓延至颅内静脉窦。

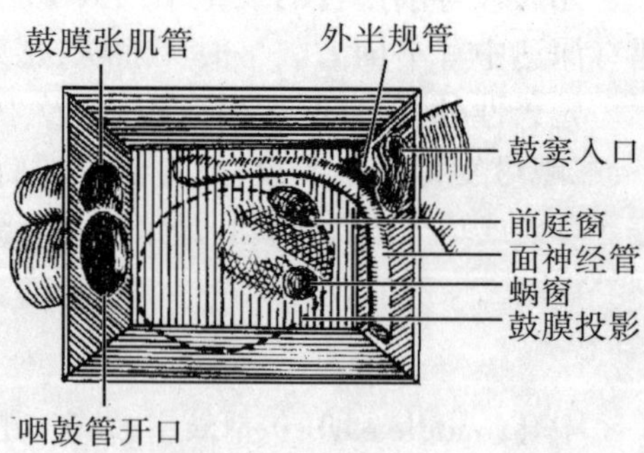

图3－47　中耳模式

鼓室底部较为狭窄，低于外耳道底的平面，形成下鼓室，中耳有炎症时此部易积脓。底部骨质较薄，分隔鼓室与颈静脉球。如果颈静脉球很小，鼓室底部骨质即较厚，可达1 cm，可以含有空气小房。如果颈静脉球较大，可能凸入中耳，鼓室底部骨骼即较薄，甚至于出现 裂隙而代以结缔组织，透露静脉壁的蓝色，使鼓膜亦呈蓝色。

鼓室前壁的下份由颈动脉管后壁的薄骨板形成。此部骨板可能不完整或者含有空气小房。在岩尖部手术入路中及咽鼓管的手术中应注意勿损伤动脉。此部骨板不完整时中耳感染可经此扩散至海绵窦。由于此部骨板很薄，患颈动脉瘤时，可能产生难以忍耐的耳鸣症状。前壁上份缺如而为**咽鼓管**及**鼓膜张肌管**的开口。

鼓室后壁上宽下窄，上部有较大的通向鼓窦的入口。入口下方为较薄的骨板，分隔鼓室与鼓窦。入口底部有砧骨窝，为乳突手术中的重要标志。后部中份紧靠前庭窗的后方，有**锥隆起**(pyramidal eminence)，镫骨肌

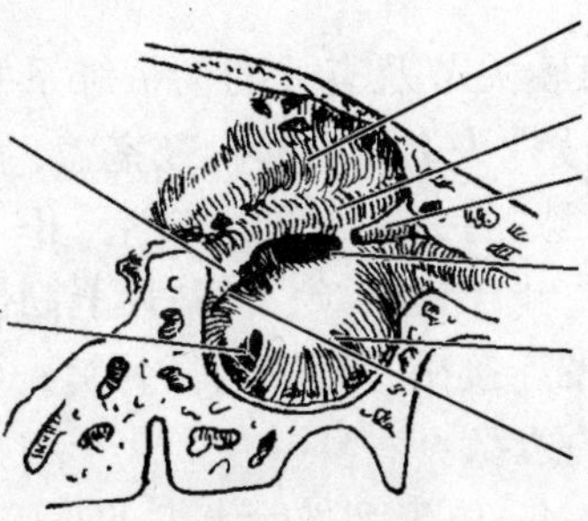

图 3－48 鼓室内侧壁

腱由锥隆起的尖部穿出。在锥隆起基部的上方，面神经管水平部经此转至鼓室后壁中垂直下行。面神经在后壁中的位置较浅。由面神经分出的鼓索神经，通过后壁邻近外侧壁的**鼓索小管**鼓室口进入鼓室。

鼓室内侧壁为围绕内耳的颞骨岩部，分隔鼓室与内耳(图 3－48)。后上部有外侧半规管所形成的隆起。稍下部有面神经水平部骨管的隆起。分隔面神经与鼓室黏膜的骨板，可能有缺损而容黏膜与神经鞘接触，黏膜有慢性炎症或在手术中受伤时，均可能使面神经受累。在面神经管的紧下方有**前庭窗**（vestibular fenestra, oval window），通向前庭，为镫骨底所封闭。前庭窗的下方有**鼓室岬**(promontory)，为耳蜗第一圈所形成的隆起。鼓室神经丛位于岬部，有黏膜覆盖。在岬部的后下方有一漏斗形凹陷，底部有**蜗窗**(cochlear fenestra, round window)，有**第二鼓膜**(secondary tympanic membrane)封闭。在前庭窗的前方有**匙突**（cochleariform process），由面神经管的前端沿内侧壁向后伸出。鼓膜张肌在此处移行为肌腱，穿出匙突，并呈直角转而向外止于锤骨颈。匙突尖标志面神经向后进行的转弯处。在锥隆起的内下方，紧靠面神经隆起的下方，有一凹陷，称为**鼓室窦**(sinus tympani)。此窦深入颞骨岩部的深度不定，其中可因感染而积脓，如果较深而紧邻后半规管壶腹端及外侧半规管后端时，感染可直接蔓延到该处。中耳炎症久治不愈，常为此处炎症未愈所致。

鼓室外侧壁主要由鼓膜形成，鼓膜以上的部分由颞骨鳞部形成。

鼓室炎症极为常见，与其相邻的重要结构及感染扩散的可能道路至为重要。由上述鼓室各壁的重要邻属可知，当鼓室有感染时可能出现下列恶果：①穿过顶部骨骼，引起各种颅内炎症；②穿过底部骨骼，累及颈内静脉，引起血栓性静脉炎，甚或产生致命性出血；③穿过前壁，使颈内动脉溃烂而产生致命性出血；④扩散至内侧壁的面神经管，引起面神经瘫痪；⑤扩散至内耳，引起迷路炎症，发生耳聋，亦可经内耳引起颅内炎症；⑥通过鼓窦引起乳突炎症。

听小骨(ossicles of tympanum)：听小骨有锤骨、砧骨及镫骨，连接成链，外连鼓膜，内接前庭窗，传达声波至内耳(见图 3－43)。

锤骨(malleus)形如鼓槌，长约 8～9 mm，分头、颈、柄、外侧凸(短突)及前凸(长突)五部分(图 3－49)。头部在上，其后面有鞍状关节面与砧骨体前面构成关节，关节囊薄弱。头部下方的狭窄部为颈部，再向下为锤骨柄。柄部向下向后伸达鼓膜脐，全长紧密附着于鼓膜的上部。外侧突由柄的根部向外凸出，附着于鼓膜的前、后皱襞，形成鼓膜的紧张部与松张部的分界标志。前凸为由颈部向下向前伸向岩鼓裂的细长突起，在初生儿较为明显，可长达该裂；在成人则很短，大部分变为结缔组织，形成锤骨前韧带。

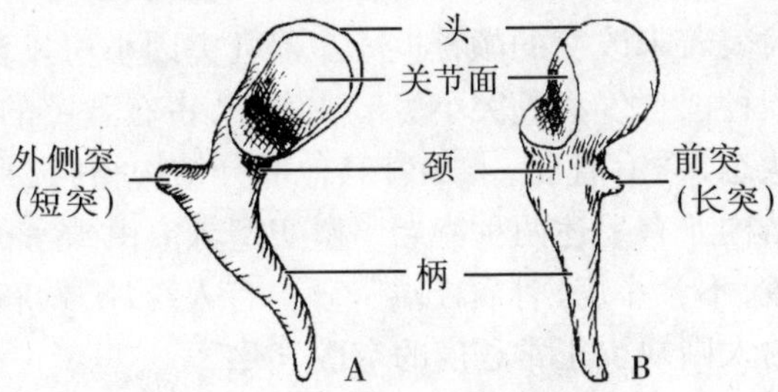

图 3－49 左侧锤骨

A：后面；B：内面

砧骨(incus)分体部及长短两脚(图 3－50)。体部前面有鞍状关节面，与锤骨头构成关节。短脚向后，位于鼓室上隐窝基部的砧骨窝中，附着于入口的边缘。长脚在柄的后方向后向下伸，尖部向内凸出而称为豆状突，与镫骨构成关节。耳镜检查有时可在鼓膜后部见到长脚的投影。砧骨的位置由附着于短脚的后韧带及体部的上韧带维持。

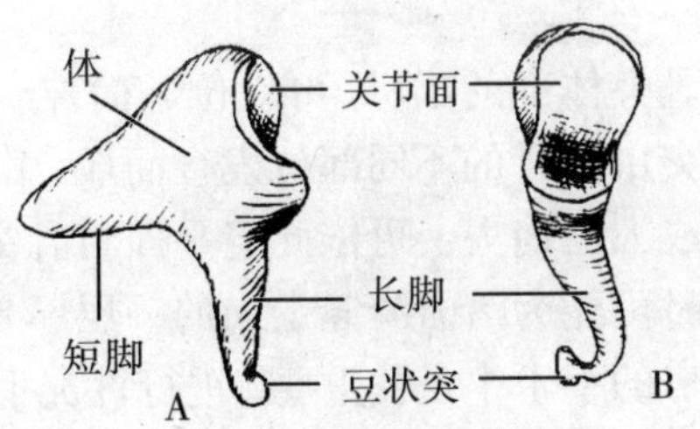

图 3－50 左侧砧骨

A：内面；B：前面

镫骨(stapes)最小，呈马镫状，分头、颈、脚及底板(图 3－51)。头部向外，与砧骨的豆状突构成关节。前脚较后脚短而且直。底部骨板薄而呈肾脏形，封闭前庭窗，凸缘向上，由环韧带固定于前庭窗中。

关于听小骨的血液供应，描述不一，有人发现锤骨与砧骨有滋养血管，有人认为血液来自黏膜的血管，镫骨也有一

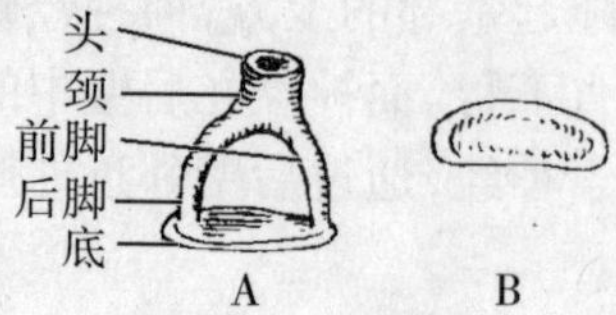

图 3－51　左侧镫骨
A:上面;B:内面

部分有血管。

听骨韧带：各听小骨依靠相连的滑膜关节及有关的韧带维系并依附于鼓室壁。与听小骨有关的韧带有：①**锤骨头上韧带**起自鼓室盖，止于锤骨头；②**锤骨前韧带**（长突韧带）起自蝶棘，穿过岩鼓裂入鼓室，止于锤骨前凸；③**锤骨外侧韧带**起自鼓沟的切迹，止于锤骨颈；④**砧骨上韧带**起自鼓室盖，止于砧骨体上部；⑤**砧骨后韧带**连接砧骨短突与砧骨窝；⑥**镫骨底环韧带**，连接镫骨底的边缘与前庭窗的边缘。

肌肉：中耳的肌肉有鼓膜张肌及镫骨肌。**鼓膜张肌**（tensor tympanic muscle）位于咽鼓管上方的小管中，起自此管管壁、蝶骨大翼及咽鼓管软骨，沿小管走向鼓室，肌腱由匙突尖部穿出以后呈直角向外横过鼓室腔而止于锤骨柄上端的内面，由三叉神经下颌支的耳神经节分支供应，作用在于使鼓膜紧张。**镫骨肌**（stapedius muscle）位于鼓室后壁的锥隆起中，肌腱由锥隆起尖部穿出，止于镫骨颈的后部，由面神经的分支镫骨肌神经供应，作用为牵引镫骨颈向后。

鼓窦

鼓窦又名**乳突窦**（tympanic antrum, mastoid antrum），为鼓室后上方含空气的腔，位于颞骨岩部后份的一个大隐窝，连接鼓室与乳突小房，也可视为一个大的含空气的乳突小房。鼓窦的大小、形状及位置因年龄及个体而异，出生时即存在，位置较高，年龄渐长以后，随乳突的发育而逐渐向后向下扩大。成人鼓窦腔的直径可达 10 mm。以小儿与成人鼓窦的大小相比较，小儿鼓窦占鼓室比例较大，位置亦较浅。

鼓窦的顶为鼓室盖向后的延续，紧邻颅中窝与大脑颞叶。炎症累及此壁时可能引起颞叶脓肿。鼓窦底部前邻面神经管。后壁有通向乳突小房的**开口**，并且分隔鼓窦与乙状窦及小脑半球。鼓窦外壁由颞骨鳞部形成，在新生儿厚约 2～4 mm，在成人厚约 1～1.5 cm，相当于体表为耳郭所掩盖的凸出部分，手术即经此进入。鼓窦内壁的前部有外侧半规管及面神经管的隆起。前壁上部有通向鼓室上隐窝的入口。此口呈卵圆形，长轴接近垂直，长约 0.6 cm。由于入口狭窄，不论何种原因发生堵塞时，均可使鼓窦中炎症渗出液停滞潴留而易于扩散至乳突小房。另一方面，鼓窦及入口皆紧位于鼓室盖以下，入口紧靠鼓窦的顶部，因而不利于充分引流鼓窦腔。面神经管与外侧半规管合而形成入口的内界，在此区域进行手术时应注意避免损伤面神经。

乳突小房（mastoid air cell）

乳突在初生时并未出现，至 1 岁末才开始发育，生长过程中板障可逐渐被若干含空气的小房所取代，后者互相通连。由于乳突小房系由鼓室及鼓窦的黏膜长出，因而小房中亦有黏膜覆盖。乳突常全部为小房所占有。愈近乳突边缘的小房愈大，乳突尖都常有几个较大的小房。位置最低的小房中常含有骨髓而不含空气，代表着未改变的颅骨板障。部乳突因小房发育的程度不同而分为含气型、板障型、含气板障混合型及坚实型四种。含气型乳突小房形成完全，占有乳突的全部。板障型乳突为生长过程中未生成小房，仍然停留在板障状态，含有骨髓，与颅骨其他部分结构相同，此种情况下鼓窦即为唯一存在的小房。含气板障混合型乳突的结构兼有上述两种特点。坚实型乳突由致密的密质骨组成，常因慢性感染影响板障的吸收及空腔的形成所致，不含小房，骨质极端坚硬。有人统计，约有 80% 的人，在 3～4 岁时乳突空腔气化，成为含气型乳突，其余的人则缺少正常程度的空腔气化。

乳突小房的分布范围因人而异，很发达者，向上可达颞骨鳞部，向前可经外耳道上部至颞骨的颧突内，向后可到乙状窦之后，向下可伸入茎突内，向内可至鼓室底与颈静脉球之间、至颅中窝底、围绕内耳至岩尖部（图 3－52）。

乳突体部的小房，可以位于面神经管的后方，也可位于乙状窦的外面或后方，或者位于乳突的尖部。由于乳突由颞骨的不同部位发育而成，由鼓窦向下生长的小房至少可分鳞部及岩部两组，借岩鳞缝分隔。此缝在成人已消失。可依此缝平面将乳突小房分为上部浅在的一组与伸入乳突尖部深在的一组，两组小房之间有时可能为沿岩鳞缝走向的一层厚骨板所分隔。此骨板发达者即称为**假底**（false bottom）（图 3－53），在乳突小房的手术中至关重要。进行乳突手术采取耳后进路时，先到上部浅在的一组小房。如果浅组小房发育不好，骨质较为致密，再经此到达深组小房即有困难。此外，特别是当假底较为发达时，经验不足者易在打开浅组小房以后即误以为已经显露全部乳突小房，而将位于乳突尖部较大的深组小房遗漏。

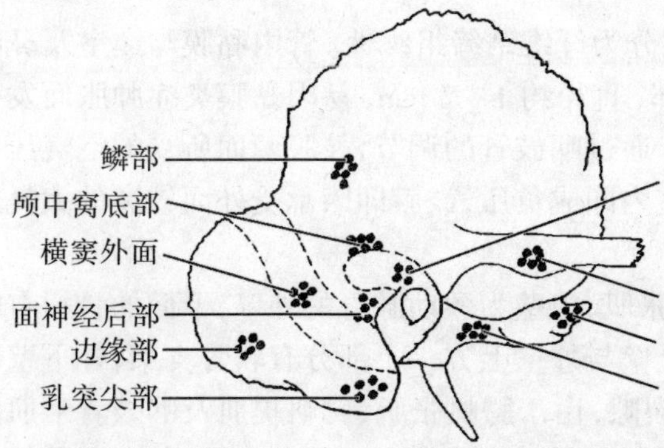

图 3-52　颞骨中副小房的主要部位

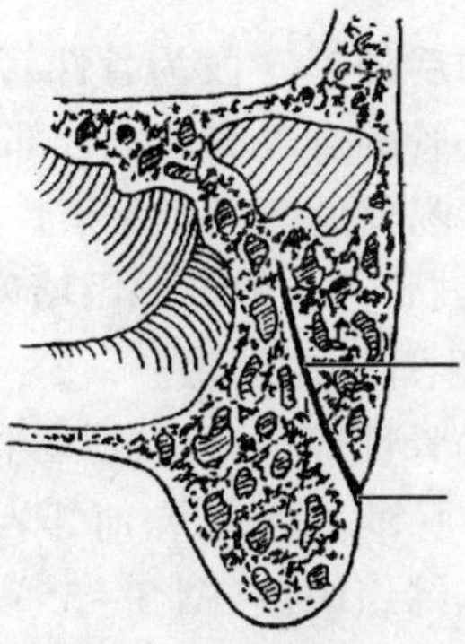

图 3-53　假底模式

颞骨岩部的鼓室及迷路以前的部分，亦即岩部的**尖部**（petrous apex），在少数人体中亦形成含空气的小房。多认为此类小房单独由中耳的鼓室腔靠近咽鼓管开口处长出，邻近咽鼓管及颈动脉管。颞骨岩部锥体感染的来源，除有沿这一部位血管、神经蔓延而来的通道以外，尚可由中耳腔的感染直接蔓延而来。进行此类小房的手术时，因其与颈动脉管相邻而须特别注意。鼓室下部的小房可与咽鼓管周围及颞骨岩尖部的小房相续，因而有人认为在所有的乳突根治切除术中，有此类小房存在时即应皆切开，经迷路下方通向岩尖部的小房。

由于乳突小房中的黏膜与鼓室中的黏膜相续，因而鼓室中有感染时即可蔓延到乳突小房中，引起**乳突炎**。发生乳突炎以后，感染可能再向他处蔓延。可直接或通过静脉血流向后到达乙状窦，再沿乙状窦到颈内静脉或对侧的静脉窦。可能通过乳突顶部向上扩散，引起硬脑膜外脓肿、脑膜炎或脑脓肿，可能使面神经受累，也可能向外穿破乳突的骨皮质。

进行乳突凿开或根治切除术时，皆须注意避免损伤与其相邻的重要结构。鼓窦前通鼓室，后通乳突小房，外壁朝向体表，本身空腔又较大，因而鼓室内手术或乳突小房手术皆可经此进入。耳后乳突手术进路，是在外耳道口后上方的三角形区域内进行。在成人骨性标志发达良好者，三角区的上界为由颧弓根部向后跨过外耳道口上方的引线，前界为骨性外耳道口的后上缘，后下界为连接上界与前界的想象线。在耳后的手术进路中，过于偏后有伤及乙状窦的危险，过深有伤及面神经的危险，故应紧靠颧弓根部与外耳道后壁的交角进入，向下或向后扩大骨骼的开口时皆应特别注意。从外面看，面神经约相当于颞骨乳突部与鼓部之间的沟。外耳道内的手术进路，为在耳屏与耳轮脚间作切口，将皮瓣自外耳道掀开，经外耳道进入鼓室再进入上鼓窦。鼓膜的附着线可以作为从外面估计面神经深度的标志，面神经的垂直下行部分仅略深于此。

咽鼓管

咽鼓管（pharyngotympanic tube）为连接鼓室与鼻咽部的骨软骨性管道，长约 3.1～4 cm。鼓室内的咽口位于其前壁 的上部。鼻咽部的开口位于下鼻甲的后方，开口处分内、外壁，两壁相贴而呈裂隙状凹陷（图 3-54）。成人咽鼓管的鼓室开口平面高于鼻咽部开口平面约 2～2.5 cm。管的行径由鼓室向下向内向前，略呈弧形。婴儿的咽鼓管较短且宽，位置较为水平，因而易于发生上行性感染。鼻咽部开口位于下鼻甲后方约 1 cm，后邻咽隐窝。开口周围有淋巴组织（**咽鼓管扁桃体**）。咽隐窝中含有咽扁桃体（**增殖体**）的淋巴组织。此类组织增生时即可使咽鼓管的开口堵塞。在鼻咽部手术中，例如括除增殖体时，应注意避免伤及咽鼓管开口，以免因产生瘢痕组织而使开口闭塞，或当瘢痕广泛时又可因其挛缩而使开口永

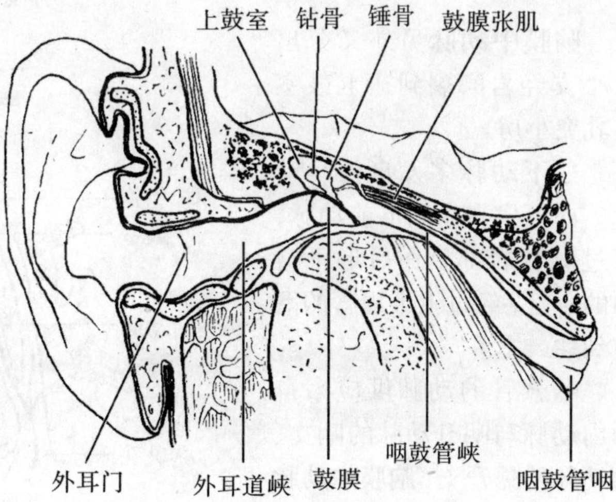

图 3-54　成人咽鼓管

久开敞。

咽鼓管的后外 1/3 段为骨性管；前内 2/3 为软骨性，部分为纤维结缔组织性。管内黏膜与鼓室及鼻咽部的黏膜相续。管的骨性部与软骨部相接处最狭窄，形成峡部，直径约 1～2 mm，易因黏膜炎症肿胀而发生梗阻。慢性炎症易使此部发生瘢痕性狭窄，产生永久性梗阻。通过咽鼓管的调节，鼓膜两面所受的空气压力得以均衡，当咽鼓管因水肿等原因堵塞时，空气不能进入，鼓室内即成负压，鼓膜即因承受外面较高的大气压力而向内凹，产生耳内胀闷感。

咽鼓管的骨性部，上为一层薄骨板，骨板之上紧贴鼓膜张肌，内壁为颈动脉管的外壁，下面的骨板有时含有空气小房。下邻颈静脉凹，前邻岩鼓裂。软骨部仅内壁、上壁与外壁上方一小部分有软骨支架，外下壁软骨不完整处为结缔组织性(图 3－55)。软骨部平时闭合成一裂隙，由于腭帆张肌、腭帆提肌及咽鼓管咽肌的纤维起自软骨性管壁或结缔组织管壁，因而在吞咽或打呵欠时即可借腭肌的作用而使之开放，从而调节鼓室内压力，保持鼓膜两面所受的压力均衡。

血液供应

动脉：供应中耳的动脉，除颈鼓支发自颈内动脉以外，其余皆发自颈外动脉，多半与进出中耳的神经伴行(图 3－56)。

颈内动脉**颈鼓支**(caroticotympanic artery)在颈动脉管内发出，伴随同名神经通过**颈鼓小管**进入鼓室，供应前壁，与鼓室前动脉及茎乳动脉吻合。

鼓室前动脉(anterior tympanic artery)发自颌内动脉，与鼓索神经一同穿过岩鼓裂，主要分布于中耳的最前部，包括鼓膜的一部分，与其他动脉间吻合丰富。

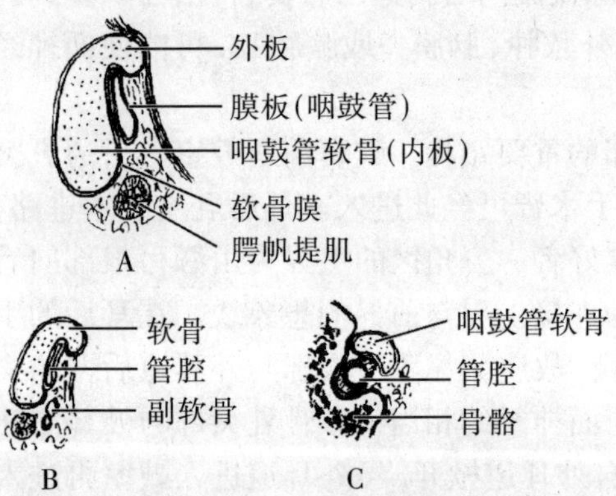

图 3－55 咽鼓管软骨部断面

A：接近咽口处；B：中段；C：接近骨性部

鼓室下动脉(inferior tympanic artery)发自咽升动脉，随舌咽神经鼓室支经岩小窝穿过**鼓室小管**，进入鼓室下部，分布于鼓室下部、岬部及镫骨前部，与其他动脉吻合。

茎乳动脉(stylomastoid artery)由耳后动脉发出，进入茎乳孔，沿面神经上行，与上方的岩浅动脉吻合。茎乳动脉分支供应镫骨肌、鼓窦及乳突小房；在面神经管下部发出**鼓室后动脉**(posterior tympanic artery)，随鼓索神经穿过鼓索小管进入鼓室，供应鼓膜的后半部、岬部及鼓室内侧壁的一部分。

鼓室上动脉(superior tympanic artery)：由脑膜中动脉发出，经岩鳞裂进入鼓室，到达岬部。

岩浅动脉(superficial petrosal artery)：由脑膜中动脉发出，经岩大神经穿出的裂隙进入面神经管，与茎乳动脉吻合，分支供应镫骨的后部。

脑膜中动脉另外又分出数小支经岩鳞裂到达上鼓室与乳突小房。

弓下动脉多发自内耳动脉，亦可发自小脑下前动脉，穿过颞骨岩部后面弓形下窝内的小管，经过上半规管的下方到达鼓室。

咽鼓管的动脉供应来自颌内动脉与咽升动脉的咽支、面动脉的腭升支、脑膜中动脉的鼓室上支、颌内动脉的翼管动脉等。

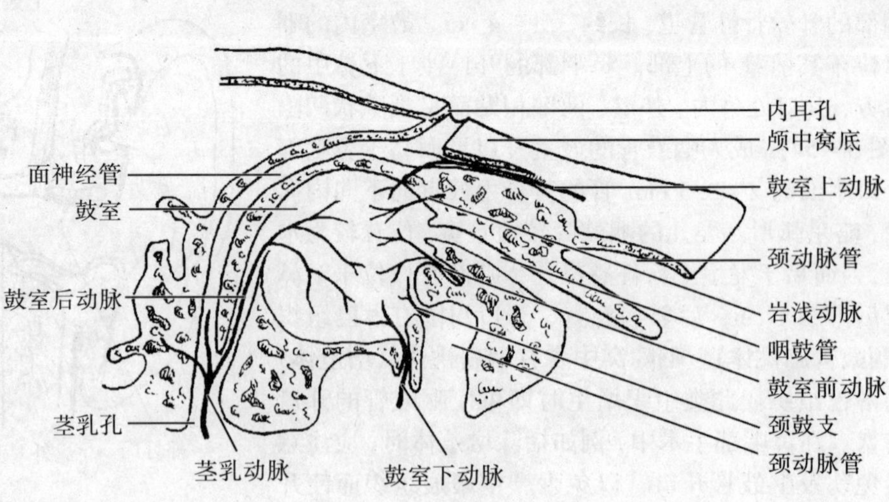

图 3－56 鼓室动脉

静脉：中耳的静脉大体上与动脉伴行；沿岩小神经沟或者穿过岩鳞裂汇入硬脑膜的静脉，再到岩上窦；向后通过上半规管下方的小管到达岩部后面的弓形下窝，再汇入岩上窦；通过颈鼓小管到颈内动脉旁的静脉丛；经岩鼓裂至颞下颌关节的静脉，再汇入翼丛；经鼓膜边缘与外耳道静脉相通。咽鼓管的静脉汇入翼丛。

淋巴回流

中耳的淋巴回流至咽后及腮腺淋巴结。

神经供应

中耳的神经供应主要来自**鼓室丛**(tympanic plexus)。此丛位于鼓室内岬部黏膜下的骨槽或骨管中，主要由舌咽神经的**鼓室神经**形成，另有发自面神经膝神经节的分支与发自颈内动脉丛的**颈鼓支**参加（图 3－57）。由鼓室丛分支至鼓室、乳突小房及咽鼓管。

舌咽神经的鼓室支起自**岩神经节**（petrosal ganglion），通过颈动脉管与颈静脉窝间骨板中的鼓室小管进入鼓室的下部或前下部，含有供应中耳黏膜的感觉纤维与副交感神经节前纤维。

由**面神经**膝神经节发出的分支，穿过颞骨进入鼓室丛，主要为来自中间神经的副交感神经节前纤维。

发自颈内动脉丛的**交感神经**有一或数支，穿过颈动脉管与鼓室相邻处骨板中的颈鼓小管进入鼓室的下部，为交感神经节后纤维，作用在于使血管收缩。

岩小神经（lesser petrosal nerve）为舌咽神经的副交感神经节前纤维，通过鼓室丛出其上缘以后形成，经过颞骨岩部的管道进入颅中窝，再通过或紧邻卵圆孔出颅，终于耳神经节，为支配腮腺的分泌纤维。面神经膝神经节发出小支，在颞骨中参加岩小神经。

咽鼓管的感觉神经供应主要来自**舌咽神经**，通过鼓室丛；咽部开口处可能有半数人来自舌咽神经，其余的人则来自三叉神经上颌支通过翼腭节的分支。

面神经在颞骨内的行径

面神经(facial nerve)：面神经在颞骨中的行径在临床上很重要。神经由进入内耳门处起，到出茎乳孔处止，行程中有三个方向，先向外行，继向后行，再向下行(图 3－58)。

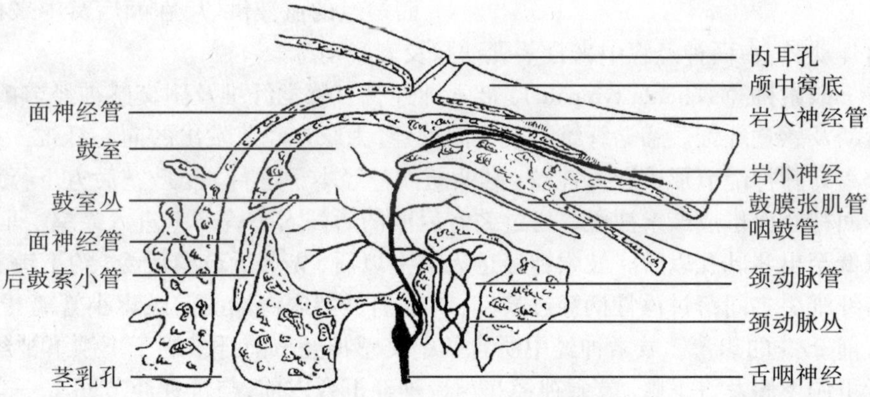

图 3－57　鼓室丛及岩小神经的构成

面神经及**中间神经**在颅内与前庭窝神经及内耳动脉一同进入内耳门。在此处面神经在前，**前庭窝神经**在后，中间神经居中。在内耳道中面神经与中间神经合成一条总干，至内耳道的远端即转到前庭窝神经及内耳动脉的上方。面神经穿过蛛网膜及硬脑膜而进入面神经管；蛛网膜下腔偶可随面神经伸入面神经管内，可以远达膝神经节。**面神经管**(facial canal)的近侧段与内耳孔直接延续，因而这一段神经仍然向外走，位于前庭上方，前有耳蜗，后有半规管。此段神经的外侧端有**膝神经节**。由此节分出的**岩大神经**向前略偏内走，通过颞骨

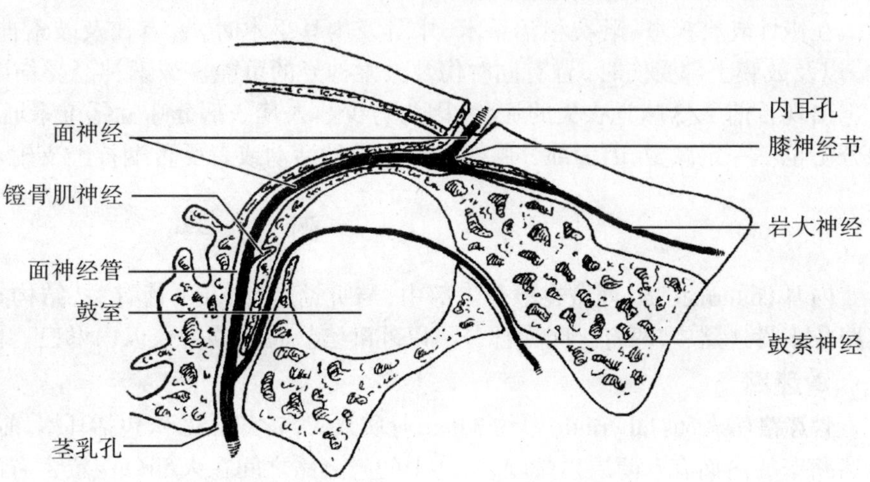

图 3－58　面神经在颞骨内的行径

岩部的管道进入颅中窝。

面神经由膝神经节的远侧即开始绕前庭前方与耳蜗之间急转向外向后走行。转弯处位于鼓室内匙突尖部的深处，其位置可依鼓膜张肌腱穿出处确定。面神经转弯以后即在前庭外侧壁的骨壁（即鼓室的内侧壁）中向后走行，同时略向下向外，在鼓室的内侧壁上形成隆起嵴，通过岬部及前庭窗的上方与外侧半规管隆起部的下方。面神经这一段行程的后一段，通过外侧半规管下方的部分，紧位于后半规管壶腹部的外上方。

面神经在锥隆起基部的后方呈一较大的弧度转而向下走，接近垂直，略向外偏，穿过乳突，经茎乳孔出颅。神经转弯下行处位于鼓窦入口的内侧。这一段神经的行程在颅外的投影，大致相当于颞骨鼓部与乳突部之间的骨缝沟，有的可以位于此沟的稍前方（图 3－59）。茎乳孔位于乳突前缘中点深处约 2.5 cm。在乳突手术中可依二腹肌嵴的前内端确定茎乳孔的位置。二腹肌嵴为乳突下面的乳突（二腹肌）切迹的骨皮质突起。在婴儿由于乳突尚未发育，面神经在外耳道后方骨质中的位置很浅，出茎乳孔以后即直接位于皮下而无乳突保护，手术中应特别注意。面神经的这一段行程变异较多，常为偏移。

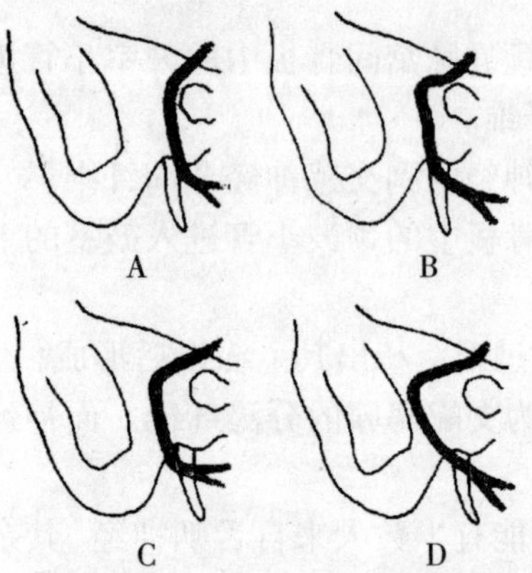

图 3－59　面神经行径的变化
A－正常，B、C、D－异常

面神经在锥隆起的后方发出**镫骨肌神经**供应镫骨肌，出茎乳孔以前分出**鼓索神经**。诊断面神经的损伤平面，可检查其在不同平面所发出的分支功能（详见头颅部）。

面神经与鼓室及乳突小房的关系密切。神经在颞骨中的一段易受鼓室或乳突炎症的影响，乳突手术中亦有伤及面神经的危险，颅中窝骨折延及颞骨岩部时也可能伤及面神经。所谓的自发性**面神经瘫痪**（Bell 瘫痪），病变部位即在面神经管内，其病因有人认为是神经水肿，受到骨管压迫所致，也有人认为主要是供应神经的血管功能有改变，发生贫血所致。

面神经的血液供应，在颅后窝中来自小脑前下动脉，在内耳道中来自内耳动脉，在面神经管中来自茎乳动脉及岩浅动脉。

鼓索神经（chorda tympani）：鼓索神经含有感觉纤维及副交感神经节前运动纤维。面神经出脑干后含有运动及感觉纤维。感觉纤维组成中间神经，为膝神经节发出的向心纤维。由膝神经节发出的远心纤维，一部分离开膝神经节形成岩大神经，其余随面神经本干进行，至鼓室后方下行途中，在茎乳孔上方约 6 mm 处离开面神经而形成鼓索神经，通过鼓室后壁的后**鼓索小管**向上进入鼓室。面神经分出鼓索神经的位置有时可以低至出茎乳孔以后。鼓索神经进入鼓室以后，先邻近鼓膜后缘，约平锤骨柄上端，继而在鼓膜上部的黏膜与纤维层之间跨过锤骨柄穿过鼓室，再经**岩鼓裂**内侧端的前鼓索小管离开鼓室出颅，与舌神经汇合，分布于舌前 2/3 的味蕾。鼓索神经中所含的副交感神经节前纤维终于下颌下神经节，再由此节发出节后纤维分布于下颌下腺及舌下腺。鼓索神经在与舌神经汇合以前，与耳神经节间有一交通支，有人认为面神经通过此交通支供应腮腺的一部分分泌纤维。鼓索神经在后鼓索小管中有发自茎乳动脉的鼓室后动脉伴行，在前鼓索小管中有发自颌内动脉的鼓室前动脉伴行。

在慢性乳突疾患、乳突根治手术、中耳及内耳手术时，皆有伤及鼓索神经的可能。颅底骨折伤及面神经时，以及鼓膜上部受伤时，皆有同时伤及鼓索神经的可能。鼓索神经受伤以后并不一定产生显著的症状，不一定出现舌前 2/3 味觉丧失的症状，因为有少数人其一部分味觉纤维系通过岩大神经及耳神经节；此外，涎腺分泌也不一定减少，因为部分腺体仍有自发性活动或者受舌咽神经支配。

内　耳

内耳（internal ear）埋藏在颞骨岩部中，与听觉、定向及平衡有关，结构复杂，由骨迷路及膜迷路组成。膜迷路位于骨迷路中，两者之间大部分隔以外淋巴。膜迷路内充以内淋巴。内外淋巴互不交通。

骨迷路

骨迷路（osseous labyrinth）厚约 3 mm，骨质致密，坚实如象牙，包括耳蜗、前庭、半规管及内耳道底（图 3－60）。骨迷路壁的内面有一薄层内骨膜，与其中的膜迷路之间在大部分位置含有海绵状的纤细小梁，其间充以外淋巴。此种海绵状组织比交致密，在开窗术中可以防止外淋巴溢漏。

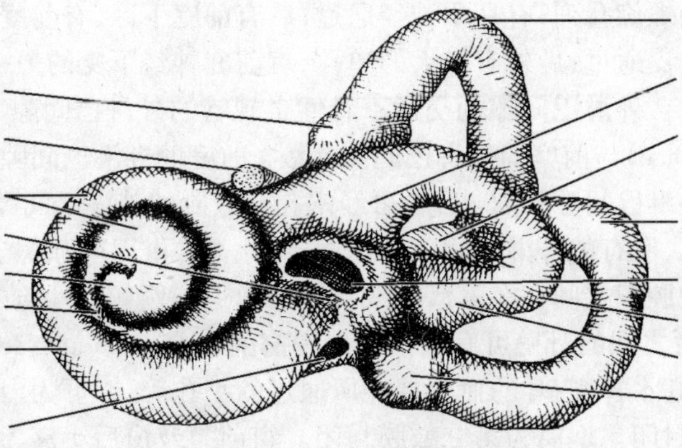

图 3-60　左侧骨迷路前外面观

耳蜗：耳蜗（cochlea）形似蜗牛壳，蜗顶朝向前外，靠近咽鼓管的鼓室口；基部向后向内，朝向前庭的前内面，与内耳道底外侧端的前面接触。耳蜗由中央的松质骨为中心的蜗轴绕以螺旋管形成。**螺旋管**（spiral channels）有$2\frac{1}{2}\sim2\frac{3}{4}$圈。鼓室内侧壁的岬部即为耳蜗第一圈所形成的隆起。**蜗轴**（modiolus）中空，基部与内耳道外侧端相连，耳蜗神经由此进入。螺旋管又为由蜗轴伸入外淋巴间隙的**螺旋形骨板**（osseous spiral lamina）不完全地分为上、下两部，上为**前庭阶**（scala vestibuli），下为**鼓阶**（scala tympani）。膜迷路的**蜗管**由螺旋板的边缘伸达螺旋管的外侧壁，由此始将外淋巴间隙完全分为两阶（图 3-61）。蜗管在耳蜗尖部即终了，前庭阶绕此尖端与鼓阶相续，两阶交通处称为**蜗孔**。螺旋形骨板中空，容耳蜗神经分支通过进入膜性蜗管内的**螺旋器**。前庭阶起自耳蜗基部，通向前庭的一个大开口。鼓阶起始部有**蜗窗**，为第二鼓膜封闭，外淋巴间隙借此与中耳分隔。蜗窗附近有**蜗水管**（cochlear aqueduct）的内口（迷路口）。此管亦即外淋巴管，穿过颞骨岩部，至颈静脉孔边缘的切迹。蜗水管内含有硬脑膜的管形延长部，一端开口入鼓阶下端的外淋巴间隙，另一端开口入蛛网膜下腔。此外，蜗水管内尚有一条静脉通过。

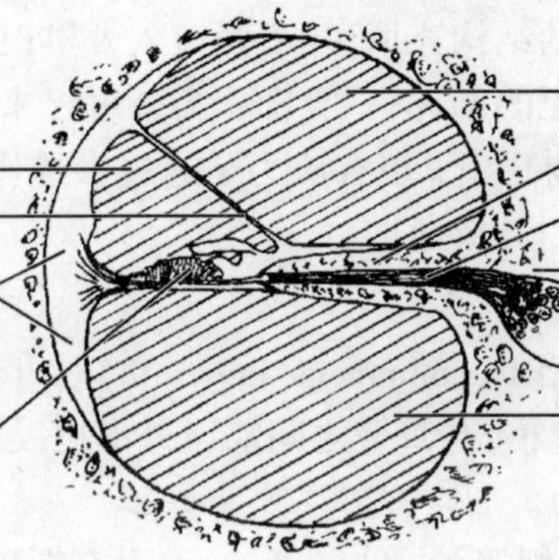

图 3-61　耳蜗切面

前庭：前庭（vestibule）为骨迷路的中央部分，位于耳蜗后方，半规管的前方，鼓室的内侧，含有膜迷路的**球囊**及**椭圆囊**。前庭的前下部较为狭窄，通耳蜗螺旋管；后上部较为宽广，有半规管的 5 个开口；外侧壁为鼓室内侧壁的**前庭窗（卵圆窗）**（vestibular fenestra），为镫骨底部所封闭；外侧壁与下壁相交处有**蜗窗（圆窗）**（cochlear fenestra）；上壁中有面神经通过；内侧及底部邻内耳道的外侧端，有若干小孔，容前庭神经的分支进入。前庭内面有**前庭嵴**，由前上向后下弯曲。前庭嵴的前下方为**球囊隐窝**，后上方为**椭圆囊隐窝**。**前庭水管**（vestibular aqueduct）的一端开口于椭圆囊隐窝的后外侧。此管通过颞骨岩部向后外走行，另一端开口于颅中窝岩部后面内耳门的后外侧。管中含有属于膜迷路的**内淋巴管**（endolymphatic duct），后者外侧端扩大成盲端，称为**内淋巴囊**（endolymphatic sac），终于硬脑膜下。

半规管（semicircular canal）：三个骨性半规管皆呈马蹄形，含有膜性半规管，开口于前庭的后部。各半规管皆长约 12～22 mm，直径约 1 mm。3 个半规管依其位置而分为前、后、外。**前半规管**斜向前外，管的平面与矢状平面约成 45°角，管的一部分凸入颅中窝底而形成弓状隆起。**后半规管**斜向后外，管的平面与矢状平面约成 45°角，与前半规管平面约成 90°角。此管可凸入颅后窝的前壁。**外半规管**的前端高于后端，管的平面与水平面约成 30°角。此管在鼓室内侧壁上形成隆起嵴。外半规管的前端位于面神经管上方，鼓窦入口的内侧壁中。在内耳开窗术中即切开此管前端的外淋巴间隙。前半规管的外侧端、后半规管的下端及外半规管的外侧端，皆膨大成**壶腹部**。前半规管的内侧端与后半规管的上端汇合而形成 1 个单管，称为**总脚**。因此 3 个半规管在前庭的开口仅有 5 个。

内耳道底：内耳道的底部为一横嵴分为上、下两部（图 3-62）。上部的前内为面神经区，为面神经的入口；后外为前庭上区，有前庭神经上支通过。下部内侧为蜗区，相当于蜗轴底，有许多小孔排列成螺旋状，称

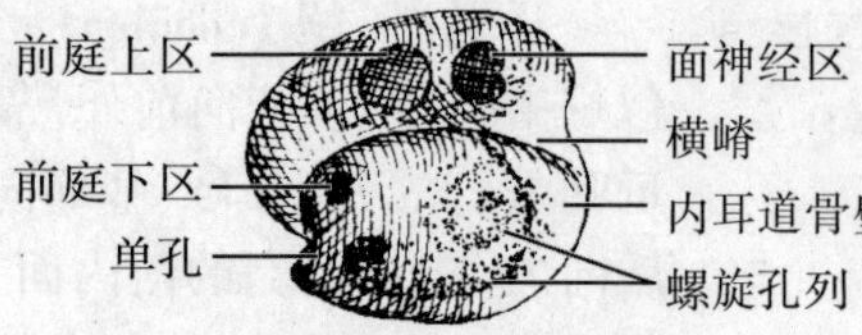

图 3-62　左侧内耳道底

为螺旋孔列，有耳蜗神经通过；后有前庭下区，有前庭神经下支的一分支通过；后外有较大的单孔，有前庭神经下支的另一分支通过。

外淋巴间隙的交通： 骨性半规管的外淋巴间隙（perilymphatic space）与前庭的外淋巴间隙相续。前庭的外淋巴间隙又与前庭阶的外淋巴间隙相通。后者再经蜗孔与鼓阶的外淋巴间隙相通。由此可见，所有的外淋巴间隙皆相通连。此类外淋巴间隙位于颞骨岩部中，当此部骨质有缺损时，外淋巴间隙即与其他腔隙之间存在着潜在或实际的通道。例如中耳与内耳之间，除有前庭窗及蜗窗所形成的潜在通道以外，两者之间的骨壁可有缺损而出现**窗前裂**（fissula ante fenestra）及**窗后小窝**（fossula post fenestra）。又如蜗水管、前庭水管、内耳的血管神经所通过的小孔等，皆可为内耳与颅腔间的通道。**前庭窗**为镫骨底板及其支持韧带所封闭。**蜗窗**为第二鼓膜封闭。窗前裂及窗后小窝为内耳外侧壁上的不规则裂隙，由前庭伸展至鼓室。**窗前裂**常通过前庭的外侧骨壁。**窗后小窝**常出现于前庭一侧，伸入鼓室者约占 1/4。此类裂隙中皆有结缔组织充填，外淋巴间隙并不伸入其中。血管神经所经过的管道，正常时皆为通过其中的结构充填，并不开口入外淋巴间隙，但是感染仍可经此蔓延至内耳。

外淋巴的循环： 一般皆认为外淋巴来自脑脊液，脑脊液压力增加时外淋巴即增多。有人认为是通过蜗水管内的外淋巴管。也有认为是通过渗透作用，来自外淋巴间隙壁中的血管。外淋巴管并不形成鼓阶与蛛网膜下腔之间的开放通道。

膜迷路

膜迷路（membranous labyrinth）位于骨迷路中，由膜质囊构成，中含**内淋巴**。膜迷路的形状与骨迷路相似，但较小，与骨壁之间隔以外淋巴及骨膜。膜迷路可分为蜗管、球囊、椭圆囊及半规管，各部分相互通连（图 3-63）。

蜗管：蜗管（cochlear duct）中含有**螺旋器**，有耳蜗神经分布，为听觉器官的主要部分（见图 3-61）。蜗管位于前庭阶的外侧，切面呈三角形（图 3-64）。蜗管的内上壁为**前庭膜**（vestibular membrane）借之与前庭阶分隔。前庭膜由螺旋板向上向外伸达阶的顶部。蜗管的外上壁为耳蜗外侧壁的**螺旋韧带**（spiral ligament）。此韧带为骨性耳蜗骨膜的变形部分。蜗管下为**基底膜**（basilar membrane），借之与鼓阶分隔。基底膜由螺旋板伸展至螺旋韧带。**螺旋器**（spiral organ of Corti）位于基底膜上。在螺旋板基部围绕蜗轴的管道中有一长形的**螺旋神经节**（spiral ganglion）。由此神经节细胞发出的向心纤维，通过内耳道底下部的许多小孔，组成**耳蜗神经**。由此神经节细胞发出的边围分支，向外至螺旋器的听觉感受细胞。**覆膜**（tectorial membrane）为纤维胶性膜，由螺旋板的骨膜伸展至螺旋器毛细胞的外侧缘。在蜗管的外上壁中，亦即螺旋韧带的内面，有一血管层，称为**血管纹**（stria vascularis），内淋巴由此产生及吸收。蜗管的顶部为盲端，下端借连合管与球囊相通。

椭圆囊（utricle）与**球囊**（saccule）：此两囊为骨性前庭中的两个膜性囊，经**椭圆球囊管**（utriculosaccular duct）相通（图 3-63）。椭圆囊较大，位于前庭后上部的椭圆囊隐窝中，后壁上有膜性半规管的 5 个开口，前内侧有椭圆球囊管的开口。球囊较小而圆，位于球囊隐窝中，下端借连合管与蜗管相通，后接**内淋巴管**。内淋巴

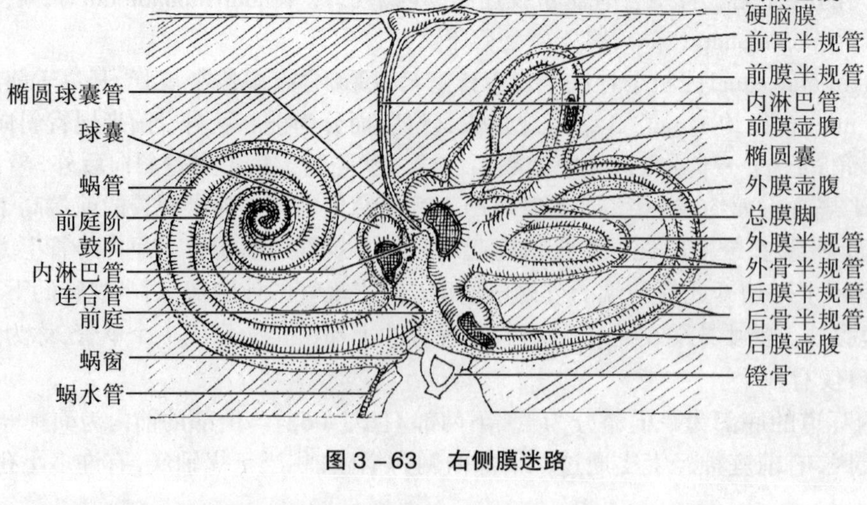

图 3-63　右侧膜迷路

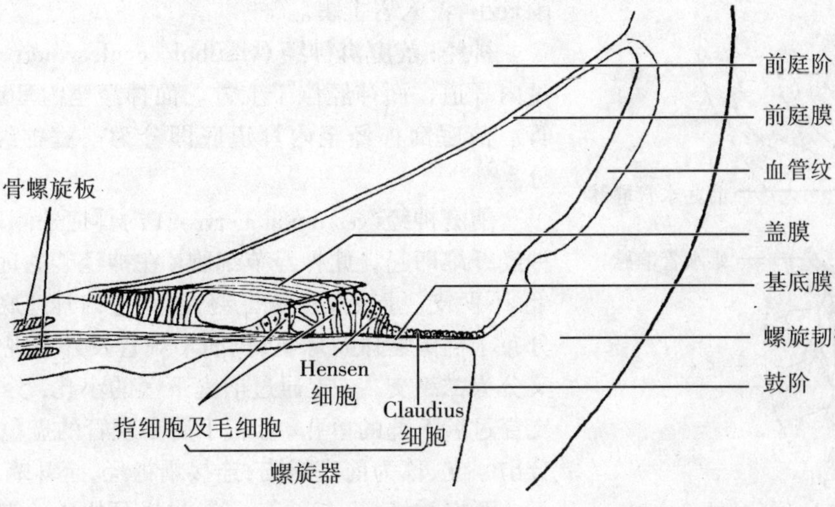

图 3-64　蜗管切面

管离开球囊以后与椭圆球囊管汇合，通过前庭水管至颞骨岩部后面邻近硬脑膜处，扩大成盲囊，称为**内淋巴囊**。球囊内有**球囊斑**（saccular maculae），椭圆囊内有**椭圆囊斑**（utricular maculae），皆为位觉感受器。

膜半规管：膜半规管位于骨半规管中（图 3-65），管腔约为后者的 1/3，形状相似，在骨半规管的壶腹部亦扩大成壶腹部，共有 5 个开口进入椭圆囊。开口之一由上管内侧端与后管上端连合形成。膜性半规管、椭圆囊及球囊的位置，皆借与骨性管壁之间相连的纤维小梁维持。

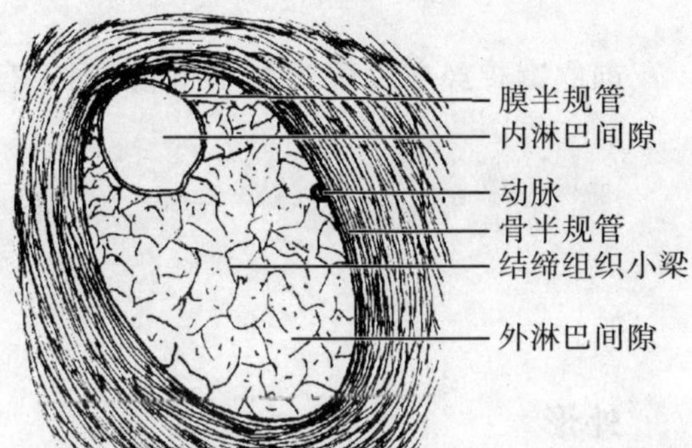

图 3-65　半规管横断面

内淋巴的循环：膜迷路的各部分互相通连，形成一个封闭系统，不与蛛网膜下腔相通。膜迷路内含有内淋巴，主要由蜗管外上壁的血管纹产生，流向蜗管基底一端，经连合管进入球囊，再经内淋巴管至内淋巴囊，进入邻近的淋巴管。此外，半规管壶腹部、椭圆囊与球囊斑等处上皮皆可能产生内淋巴。**内耳眩晕症**（Ménière 病）为内淋巴液过量聚积压迫神经末梢所致。

血管神经

动脉：内耳的血液供应来自**内耳动脉**（internal auditory artery）（**迷路动脉**，labrinthine artery）。此动脉的起源，据统计，有 17% 发自基底动脉，83% 发自小脑下前动脉。此动脉可有两支，约占 10%。内耳动脉随面神经与前庭窝神经一同进入内耳孔，主要的分支走在骨迷路内面的骨膜中，再通过骨迷路与膜迷路之间的小梁分布于膜迷路。供应膜迷路的血管与供应骨迷路的血管之间无有效的吻合。

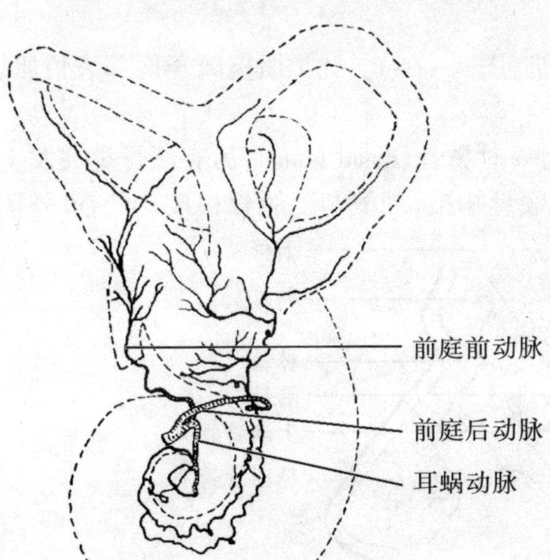

图 3-66　迷路的动脉供应

内耳动脉先发出**前庭后动脉**（posterior vestibular artery），再分为前庭前动脉及耳蜗动脉（图 3-66）。前庭后动脉供应球囊斑、后半规管的全部及壶腹部、总脚、前半规管的后部及外半规管的后部，有时再发出一支至耳蜗基部。**前庭前动脉**（anterior vestibular artery）供应椭圆囊斑、前半规管及外半规管的前部。**耳蜗动脉**（cochlear artery）分支供应耳蜗、后半规管、椭圆囊及球囊，至耳蜗的分支经蜗轴上行到尖部。

静脉：迷路的静脉有两支（图 3-67）。一支沿蜗水管进行，引流耳蜗全部及前庭的一部分，包括椭圆囊斑及球囊斑，汇入岩下窦或颈静脉球。另一支沿前庭水管进行，引流其余部分，范

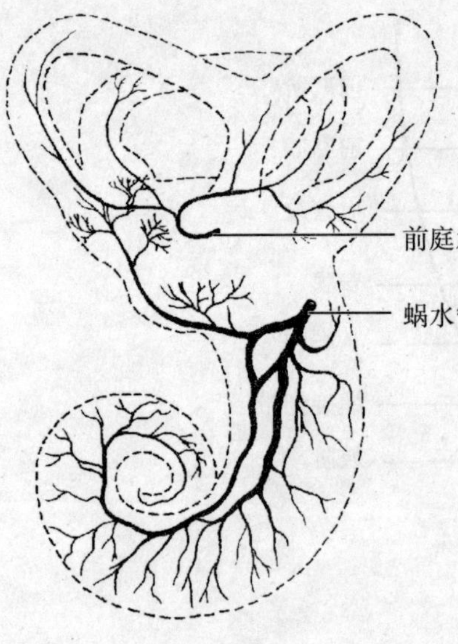

图 3－67　迷路的静脉

围较小，汇入岩上窦。

神经：前庭窝神经（vestibulocochlear nerve）与面神经一同经过内耳道，面神经位于上方。面神经至内耳道底即进入面神经管。前庭窝神经至内耳道底即分为前庭神经及耳蜗神经两部分。

前庭神经（vestibular nerve）在内耳道外侧端有前庭神经节。神经纤维即起自此神经节细胞。在神经节的远侧，前庭神经分为上、下两支。上支又分成三终支，穿过内耳道底前庭上区的小孔，分布于椭圆囊斑及球囊斑、前半规管及外半规管的壶腹部。下支又分为二终支，一支通过前庭下区的小孔，分布于球囊斑；另一支穿过后下部的单孔，分布于后半规管的壶腹部。此外，下支尚分出一支，称为前庭蜗支，连接蜗神经，至耳蜗的血管纹。

耳蜗神经（cochlear nerve）进入耳蜗中的螺旋节，由此节中的神经细胞向心纤维组成。由此节发出的远心纤维，通过螺旋板而终于螺旋器。

前庭窝神经在内耳道中与面神经间常有两细支相连，有人认为面神经可能经此分布于内耳。

第三节　鼻　　部

外　　鼻

外形

外鼻部（external nose）呈三角形锥体。上角与前额相连，称为鼻根部。下角游离，称为鼻尖。两侧为鼻翼。左右鼻孔间借前后纵隔分开。

结构

外鼻有骨和软骨构成支架，覆被以皮肤及皮下组织。

皮肤：鼻根部皮肤较薄而且较为松弛。鼻翼部皮肤较厚，富含皮脂腺及汗腺，易患痤疮；与软骨紧密相连，有炎症时疼痛剧烈。

皮下组织：鼻根部及鼻背部含有少量皮下组织，皮肤稍可移动。鼻尖部及鼻翼部皮下组织稀少，皮肤与软骨粘连。

肌肉：鼻外部肌肉有降眉间肌、鼻肌、降鼻中隔肌及鼻孔开大肌（图 3－68）。此类肌肉属于面部表情肌，大小不定，有的可能阙如。

骨骼：外鼻部支架，部分为骨性，部分为软骨。骨性结构主要为一对**鼻骨**（nasal bone），另有**额骨鼻突**及**上颌骨额突**参加（图 3－69）。鼻骨上部厚而狭窄，下部薄而宽，上与额骨相接，外侧与上颌骨相接，下与鼻外侧

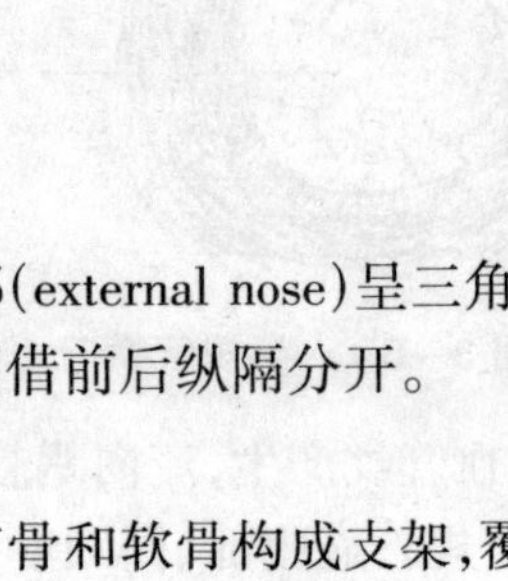

图 3－68　与鼻有关的表情肌

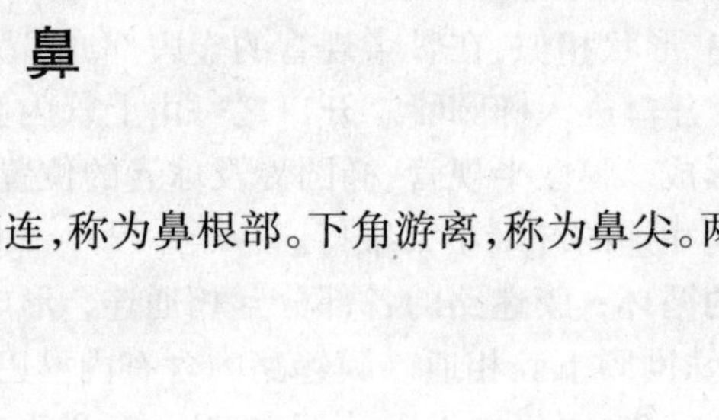

图 3－69　鼻部骨骼

软骨相接,内侧与对侧的鼻骨相接。偶可见有两侧鼻骨在中线上融合者。鼻骨亦可完全阙如而代以增大的上颌骨额突。鼻骨的大小及形状常有变化。一侧的鼻骨偶可为两块,连接处可能有副骨存在,在X线下检查有无面部骨折时应注意及此。面部外伤,发生鼻骨骨折者多在其下部,发生错位者多在鼻骨与**额骨**连接处的**鼻额缝**(nasofrontal suture)。**泪骨**(lacrimal bone)形成眼眶内侧壁的一部分,与**上颌骨额突**相接的关节有缓冲外力的作用,因而鼻部遭受暴力时,不论有无鼻部骨折,皆可发生泪骨骨折。鼻部骨折常见,可伤及**筛骨**垂直板及**犁骨**,因为两骨皆很薄,骨折线常横行。鼻根部遭受暴力时,可以发生额窦前壁骨折。

软骨:鼻部软骨大的有5块,中隔一块,上方两块鼻外侧软骨,下方两块大翼软骨(图3-70)。较小的有几块小翼软骨。**鼻外侧软骨**(lateral nasal cartilage)呈三角形,上缘附着于鼻骨及上颌骨额突;前缘在上方与对侧者及中隔软骨相接,下方两侧者隔以一沟;下缘与大翼软骨间借结缔组织相连。**大翼软骨**(greater alar cartilage)紧位于鼻外侧软骨的下方,呈拱形,形成鼻孔的支架,分内、外侧脚。内侧脚较小,向后伸入鼻中隔。外侧脚较大,伸入鼻翼,与上颌骨额突之间借一片致密结缔组织相连。在此结缔组织中含有3~4块**小翼软骨**(lesser alar cartilage)。**中隔软骨**(septal cartilage)约呈四边形,边缘较厚,后上缘附着于**筛骨的垂直板**,后下缘附着于**犁骨**(vomer)及上颌骨额突,前上缘附着于鼻骨、鼻外侧软骨的前缘及大翼软骨的内侧脚(图3-71)。

血液供应

动脉:外鼻部的血液供应,一部分来自面动脉的**鼻侧动脉**(lateral nasal artery),分布于鼻侧、鼻翼及中隔,鼻根及鼻背部来自眼动脉的**鼻背动脉**(dorsal nasal artery),外侧有颌内动脉眶下支的分支加强,下部有**鼻中隔动脉**(septal artery)分支参加,在鼻骨与鼻软骨交界处有筛前动脉末支**鼻外动脉**(external nasal artery)参加(图3-72)。外鼻部的血液供应丰富,有利于整形手术,创伤后愈合迅速。

静脉:外鼻部的静脉与动脉伴行。鼻根部的静脉汇入眼静脉,再至海绵窦,因而此部有感染时可能沿静脉扩散至颅内。

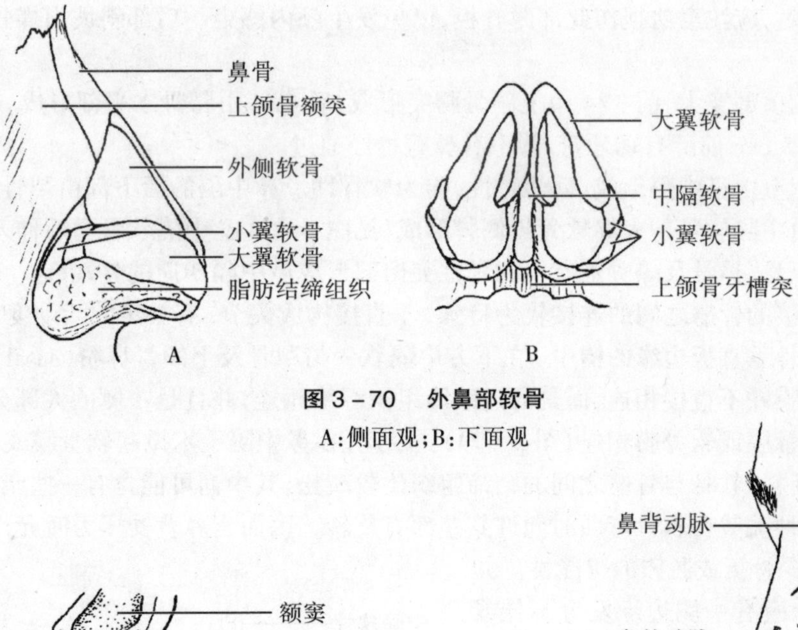

图3-70　外鼻部软骨

A:侧面观;B:下面观

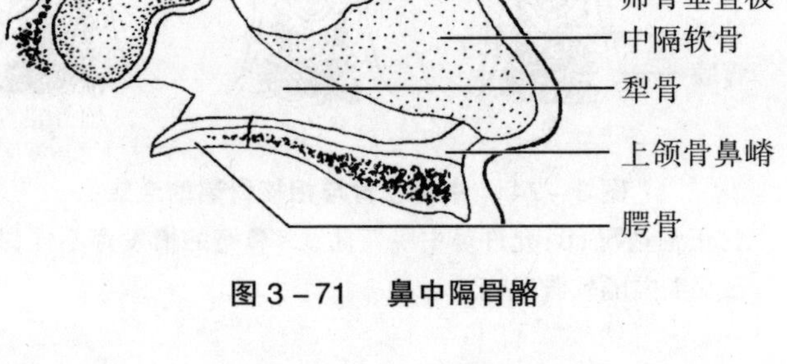

图3-71　鼻中隔骨骼

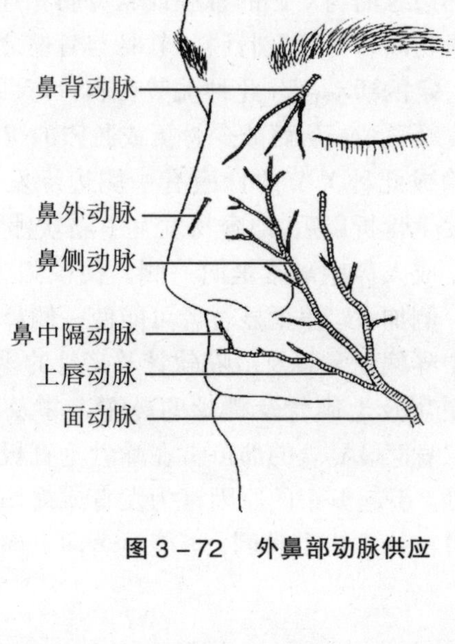

图3-72　外鼻部动脉供应

淋巴回流

外鼻部的淋巴管经面前淋巴结汇入下颌下淋巴结。

神经供应

鼻根部皮肤由三叉神经眼支的滑车上神经（supratrochlear nerve）及**滑车下神经**（infratrochlear nerve）分布（图 3－73）。鼻背部以下及鼻尖部由三叉神经眼支的**筛前神经鼻外支**（external nasal nerve）分布。鼻侧面皮肤由三叉神经上凳支的**眶下神经分布**（inpraovbital nerve），患三叉神经痛累及上颌支时此处常有剧痛。

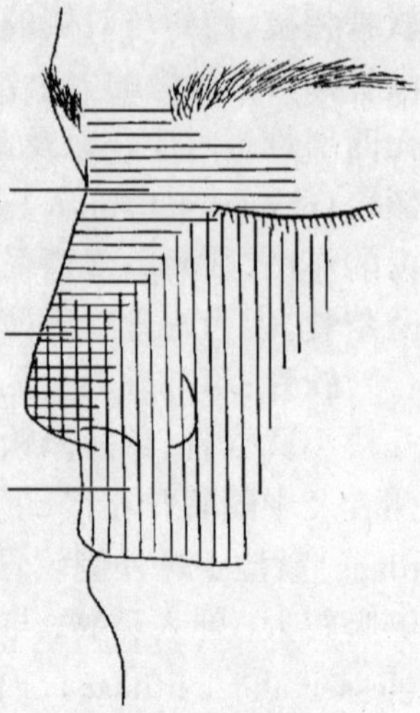

图 3－73　外鼻皮肤的神经供应

鼻　腔

分布

鼻腔（nasal cavity）借鼻中隔分为左右两部分，前经鼻前孔通向体外，后经鼻后孔与咽部相通。每侧鼻腔以鼻阈为界，分为鼻前庭与固有鼻腔。鼻前孔内的扩大部为**鼻前庭**（vestibule），支架由大翼软骨形成，内面覆被以皮肤，与鼻腔黏膜相续。皮肤内含有毛囊与皮脂腺，靠近鼻前孔处有鼻毛。鼻腔上邻颅前窝，下借腭部与口腔分隔，两侧邻眼眶及上颌窦。鼻腔有顶、底、内侧壁、外侧壁以及前、后鼻孔。

鼻孔：前鼻孔（anterior naris）呈犁状，由大翼软骨与上颌骨前缘所形成的鼻前棘（anterior nasal spine）构成支架。鼻后孔外侧为翼突内侧板，内侧为犁骨，上为蝶骨体及犁骨翼，下为腭骨的水平板。

顶部：一侧鼻腔顶部狭长，宽约 0.3 cm，后端最宽处约为 0.5 cm。中部水平，前后皆向下倾斜。前部斜坡与鼻背的斜坡相当，由额骨、鼻骨及鼻软骨构成。水平部由筛骨筛板形成，有嗅神经及筛血管通过，紧位于颅前窝的下方。此部骨折时常发生脑脊液鼻漏，并可能引起脑膜炎。脑膜可能经此部凸入鼻腔内，应勿误为鼻息肉。进行筛窦手术时，应注意勿损伤此部薄骨板，以免发生颅内感染。后部斜坡由蝶骨体的前面及下面形成，与蝶窦相邻。

底部：鼻腔底部较顶部宽大，前 3/4 由上颌骨腭突形成，后 1/4 由腭骨水平部形成。底部水平，由鼻前孔至鼻中隔后缘长约 7.5 cm，前部有**切牙管**，管中有鼻腭神经通过。

内侧壁：鼻腔内侧壁由鼻中隔形成，后为骨性，前为软骨性。鼻中隔的后下部由犁骨形成，后上部由筛骨的垂直板形成，前部由中隔软骨与大翼软骨内侧脚形成（见图 3－71）。中隔软骨向后伸入筛骨与犁骨之间。此外，腭骨、上颌骨、额骨、鼻骨及蝶骨皆有小的骨性突出部形成鼻中隔四周的骨性部。

中隔软骨与所相接的骨骼之间的连接较为特殊，不直接构成关节，有一定的活动度。在后方及上方，中隔软骨的薄边伸入筛骨垂直板边缘的槽中。在下方中隔软骨与犁骨及上颌骨**鼻嵴**（nasal crest）之间亦形成同样连接。软骨膜与骨膜并不直接相连，而是通过结缔组织纤维相连，并且是一侧的大部分纤维绕过软骨或骨骼的边缘而与对侧的骨膜或软骨膜相连（图 3－74）。因此，在鼻中隔手术掀起软骨膜或骨膜时，必须在软骨边缘切断软骨膜及骨膜。软骨与骨骼之间的结缔组织比较疏松，其中尚可能含有一些脂肪，中隔软骨因此得有一定的活动度。此种关节在软骨弯曲时允许其茎部有旋转，因而当鼻背受压力时允许软骨能有较大的活动度及移位，从而减少骨折或脱臼的可能性。如果构成此种关节的骨槽有一侧边缘发育不佳或者发生骨折以后，即容易发生中隔软骨脱臼。

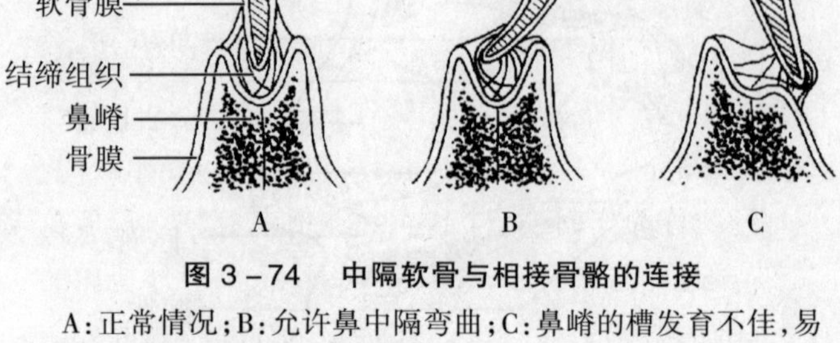

图 3－74　中隔软骨与相接骨骼的连接

A：正常情况；B：允许鼻中隔弯曲；C：鼻嵴的槽发育不佳，易于发生中隔软骨脱臼

成人鼻中隔常歪向一侧，使该侧鼻腔变小，另一侧加大。偏歪显著者可能使一侧鼻腔堵塞。鼻中隔偏歪常累及中隔软骨及筛骨的垂直板，有时更累及上颌骨及腭骨的鼻嵴，累及犁骨者较少。偏歪最显著的部位常在筛骨垂直板与犁骨连接处。引起偏歪的原因常为发育或损伤的影响。犁骨前缘常生有骨刺，可能显著向上向后凸出。

鼻中隔偏歪者常抵在中鼻甲或下鼻甲上，堵塞鼻窦的开口而引起其中炎症，因而治疗此种鼻窦炎时即须切除偏歪的鼻中隔。形成鼻中隔软骨部的大翼软骨内侧脚的部分，不与中隔软骨下缘紧密相连，较为活动，在进行鼻中隔黏膜下切除的手术时，将此活动的部分推向对侧，即可在中隔软骨下缘切开黏膜。

外侧壁：鼻腔外侧壁不平整，有3～4个**鼻甲**(nasal concha)突出(图3-75)。构成外侧壁的骨骼有上颌骨额突、泪骨、筛骨、上颌骨鼻面、下鼻甲、腭骨的垂直板以及蝶骨的翼突内侧板等。上、中鼻甲起自筛骨。**下鼻甲**(inferior nasal turbinate)为一独立骨。鼻甲由外侧壁接近水平向内伸出，游离缘向下向内，由此在上、中、下鼻甲的下方及外侧，分别形成上、中、下鼻道(图3-76)。上鼻甲的上方为**蝶筛隐窝**(sphenoethmoidal recess)，蝶窦开口于此。有时在上鼻甲的上方尚有一个最小的鼻甲，称为**最上鼻甲**。

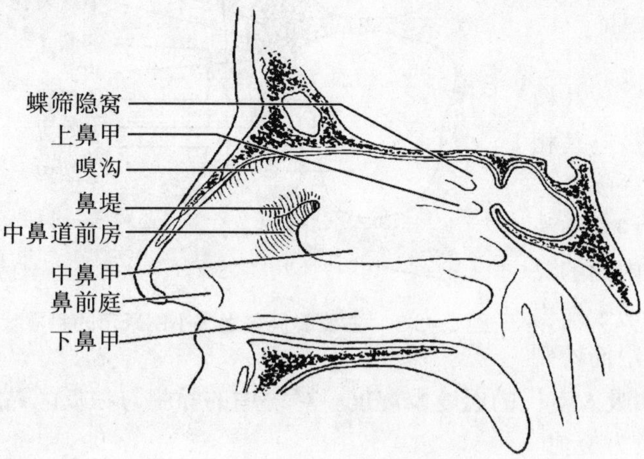

图3-75 鼻腔外侧壁

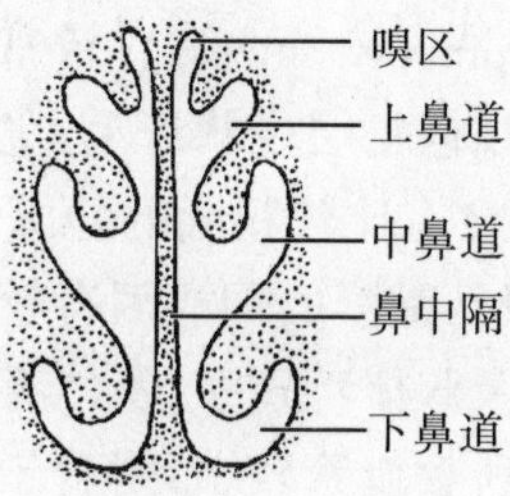

图3-76 鼻道

在无最上鼻甲者**上鼻甲**即最小，位于外侧壁的上后部，前端位于筛骨筛板中部下方，不完全掩盖上鼻道。**中鼻甲**较大于上鼻甲，前缘及下缘游离，向前伸达筛板的前端，完全掩盖中鼻道。中鼻甲前端附着处接近垂直向上，呈一角度与余部相连，此转角处称为膝部。中鼻甲内可能含有筛小房。**下鼻甲**最大，附着于外侧壁的下部，与上颌骨及腭骨的垂直板相接，由此形成上颌窦内侧壁的一部分。下鼻甲向下掩盖下鼻道，游离缘可能伸达鼻腔底部，后端位于咽鼓管开口的前方约1厘米处，可能阻碍用器械探查咽鼓管。下鼻甲后端肥大，有时可影响咽鼓管口，发生中耳病变。下鼻甲的前端约位于鼻前孔后方1.8 cm。覆盖下鼻甲的黏膜较厚，含有稠密的静脉丛。鼻窦炎症可使下鼻甲肿大，最常见的是上颌窦炎，由于鼻窦中脓液流出以后经过其上面而引起其炎症所致。肥大的下鼻甲后端常有息肉样变。一侧或两侧有最上鼻甲者在成人约占60%，常仅为一小的皱襞，下方的浅槽即称为最上鼻道，其中有后筛窦的开口者约占75%。

上鼻道位于上、中鼻甲之间，短而狭窄，长度约占鼻腔外侧壁的1/3，前部有后筛窦的开口。

中鼻道位于中、下鼻甲之间，内侧有中鼻甲掩盖，向前延伸至前庭上方的凹陷(中鼻道前房)，长度约占鼻腔外侧壁的2/3。中鼻道的外侧壁，在中鼻甲膝部的下方有**额隐窝**(frontal recess)，为中鼻道的最高部位(图3-77)。额窦的额鼻管及一些前筛窦可以开口于额隐窝。在额隐窝的后方有**筛泡**(ethmoidal bulla)，为筛窦小房所形成的隆起。中筛窦即开口于筛泡或其紧上方。在筛泡的上方与中鼻甲附着处之间为**泡上隐窝或沟**(suprabullar recss or furrow)。在筛泡的下方及前下方有沟，称为**半月裂孔**(semilunar hiatus)。半月裂孔下方的隆起称为**钩突**(uncinate process)。半月裂孔的宽度依筛泡的大小而变，深处的沟为**筛漏斗**(ethmoidal infundibulum)。筛漏斗的深度约为0.5～1 cm，由半月

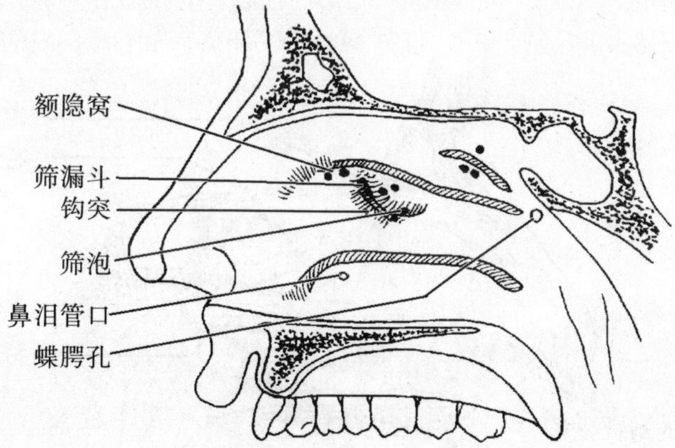

图3-77 鼻腔外侧壁，切除鼻甲后所见，黑点为筛窦开口部位可能有的变化，前筛窦可开口入额隐窝、筛漏斗、筛泡上部或筛泡，后筛窦可开口入上鼻道或最上鼻道

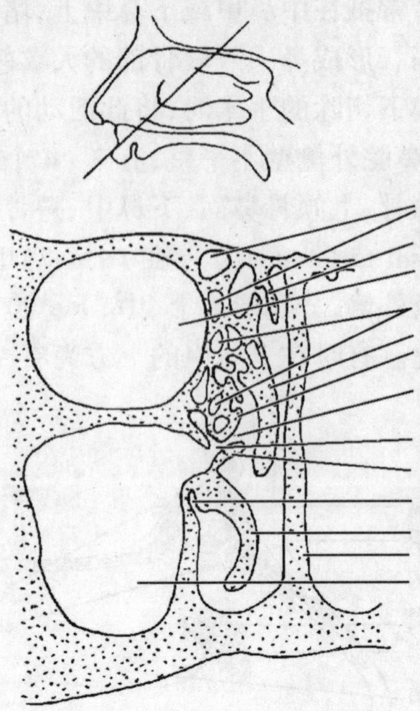

图 3－78　右侧鼻腔如上方小图所示的斜冠状切面

裂孔向下延伸，向后与中鼻道延续，前端可向上延伸入额隐窝而与额窦的开口延续。前筛窦可以开口于漏斗内或者直接开口于中鼻道。上颌窦开口于半月裂孔的后部，开口处常为半月裂孔的下缘所掩盖，并且常另有一额外的开口位于半月裂孔后方的中鼻道。由此可见，前中筛窦、额窦、上颌窦及筛漏斗等皆开口于中鼻道(图 3－78)。

下鼻道位于下鼻甲与鼻腔底部之间。**鼻泪管**开口于下鼻道外侧壁的前部，为下鼻甲的前部所掩盖，距鼻腔底部约 1.8 cm。

鼻腔黏膜

鼻腔黏膜借一纤维层紧密附着于骨膜及软骨膜，依其构造及功能，可以分为嗅觉区及呼吸区两部分，上鼻甲、与其相对应的鼻中隔以及鼻腔顶部为嗅觉区，其余部分为呼吸区。**呼吸区黏膜**(respiratory mucosa)：皆富含血管，并有许多黏液腺及浆液腺，盖以假复层柱状纤毛上皮。中、下鼻甲内面的黏膜特别厚，而且含有比较粗大的静脉丛，所以特别易于发生充血肿胀。呼吸区黏膜的面积因有较大的中、下鼻甲而特别增大，加以血管及腺体特别多，所以有利于迅速增加吸入空气的温度及湿度。鼻窦中的黏膜与呼吸区黏膜相似，惟较薄而且所含血管较少，附着于深处的骨骼较为松弛。

嗅区黏膜(olfactory mucosa)：覆盖以不带纤毛的上皮，含有发出嗅神经纤维的变型神经细胞及浆液腺。此区域的黏膜覆盖筛骨筛板，薄而有利于接受气味的刺激，但是抵抗力较低。

鼻黏膜受到刺激时，即可引起其中血管发生反射性扩张及腺体分泌增加，更或引起喷嚏。鼻息肉多发生在筛窦内，易于阻碍呼吸。息肉可经鼻前孔或鼻后孔突出。由于鼻腔黏膜与咽部、咽鼓管、鼻旁窦及泪囊等处的黏膜相续，有炎症时即可经鼻后孔蔓延至咽部及咽鼓管。炎症累及上颌窦及额窦时，可有面部及前额部疼痛。鼻旁窦感染偶可能引起严重的眼眶或颅内感染。感染可沿血管神经鞘通过筛孔蔓延至颅内引起脑膜炎。严重的鼻炎及咽炎可以累及咽后淋巴结而形成咽后脓肿，亦偶可累及颈深淋巴结。

鼻腔黏膜的血液供应丰富，但是与深部的骨膜或软骨膜之间缺乏黏膜下蜂窝组织，因而创伤后愈合很慢。黏膜受到机械刺激或者细菌侵入而充血时，可以发生显著肿胀而堵塞鼻旁窦的开口，使其中分泌物潴留。鼻旁窦中继发的炎症及栓塞形成，可使黏膜损毁，产生肉芽组织，代以息肉样或者瘢痕组织。

鼻部骨折常为直接暴力所致。常见的骨折部位为下 1/3 骨质薄而且保护较少处。由于鼻腔黏膜紧密附着于骨骼，因而骨折常为复杂性，可能发生气肿。由于骨骼的血液供应丰富，骨折后愈合迅速。

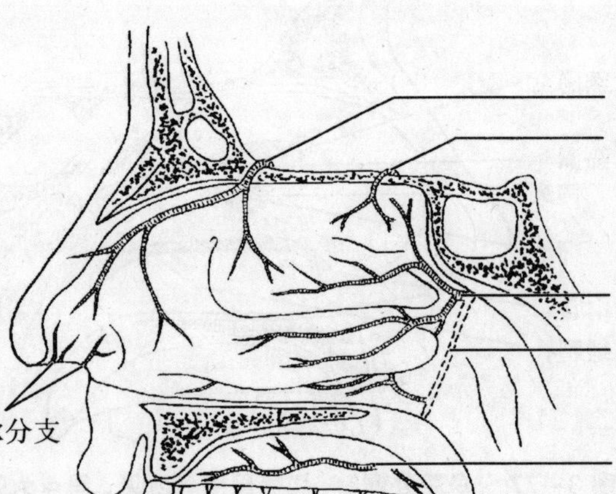

图 3－79　鼻腔外侧壁的动脉

血液供应

动脉：鼻腔的血液供应有几条不同来源，经过不同部位进入(图 3－79，图 3－80)。

蝶腭动脉(sphenopalatine artery)为供应鼻腔的主要动脉，为颌内动脉终末部所发出的最大分支，经**蝶腭孔**(sphenopalatine foramen)进入鼻腔，分为至鼻腔外侧壁的动脉及一支**鼻腭动脉**(**鼻中隔动脉**)，后者越过鼻腔顶部至鼻中隔，供应其后部及下部。此动脉的主要分支有翼腭神经节的分支伴行。此动脉的分支常在手术后发生出血，常须压迫中鼻甲的后方，甚至须要结扎颈外动脉，方可止血。

腭降动脉(descending palatine artery)发自

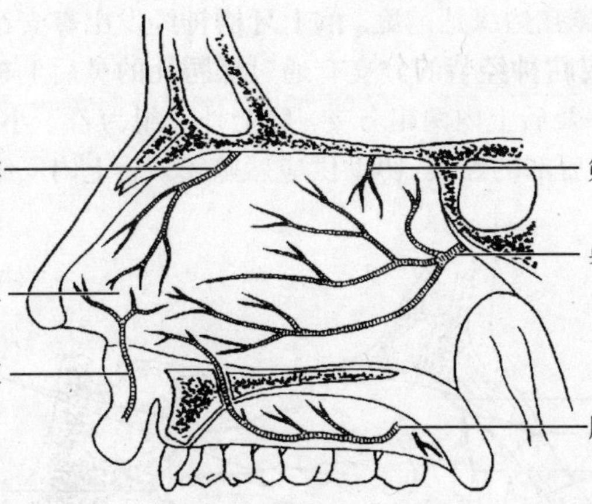

图 3-80　鼻中隔的动脉

颌内动脉，与腭大（前）神经同经翼腭管下降，分支供应鼻腔外侧壁的后下部。本干再经腭大孔至硬腭的下面，分出小支向后至软腭，再易名为腭大动脉前行，供应硬腭的黏膜及上牙内面的牙龈，末支通过切牙孔上行至鼻腔，与蝶腭动脉的鼻腭支吻合，协助供应鼻腔底的前部。

筛前动脉（anterior ethmoidal artery）及**筛后动脉**（posterior ethmoidal artery）由眼动脉在眼眶内发出，分别经前、后筛孔入颅，沿筛板外侧缘前行，再下降入鼻腔。筛前动脉较大，穿过鸡冠旁的裂隙，分布于鼻腔外侧壁的前 1/3 及鼻中隔的前 1/3，与蝶腭动脉的末支吻合；末支鼻外动脉通过鼻骨内面的沟，经鼻骨与鼻外侧软骨之间至鼻背，下行至鼻尖。筛后动脉穿过筛板，分布于上鼻甲及相对的鼻中隔区域。

上唇动脉（superior labial artery）为面动脉的分支，分支至鼻中隔的前庭部分，与蝶腭动脉的鼻腭支吻合。吻合支浅在黏膜中，所在部位称为 Kiesselbach 或 Little 区，为常见出血处。

静脉：鼻腔静脉先在黏膜深处形成丰富的静脉丛，尤其是在下鼻甲、下鼻道及鼻中隔的后部较为发达。静脉形成主干以后即与动脉伴行。**蝶腭静脉**经蝶腭孔汇入翼丛。筛前、后静脉汇入眼静脉。一部分静脉汇入上唇静脉，再至面前静脉，或者通过外鼻部而汇入面前静脉。由于鼻腔静脉与海绵窦之间有交通，鼻腔内的感染可能扩散至脑膜及脑组织。

鼻出血（epistaxis）：由于鼻腔的血液供应丰富，鼻甲的黏膜下含有丰富的静脉丛，加以鼻部常易受伤，因而鼻出血较为常见。出血的原因，据统计有 90% ~97% 为局部血管损伤。出血的部位，据统计有 90% 发生在 Kiesselbach 区，单纯压迫即可制止，有人认为在老年人及有动脉硬化者，鼻出血大部分发生在中鼻甲附近的蝶腭血管或筛血管，一般方法不能制止时即须行手术。结扎颈外动脉的效果不肯定，由于侧支循环较为丰富。鼻腔高位出血不一定皆来自蝶腭动脉，亦可来自筛动脉，常须阻断一或两条筛动脉。

淋巴回流

鼻腔的大淋巴管多向后走，有一些先至扁桃体区再至颈深淋巴结，大部分与咽后淋巴丛汇合而汇入咽旁淋巴结，最前部的淋巴管与皮肤的淋巴管交通。

神经供应

嗅觉黏膜：嗅觉区黏膜含有发出**嗅神经**的双极细胞，约限于鼻腔黏膜的上 1/3（图 3-81）。双极细胞的远心短纤维伸入鼻黏膜，向心纤维集合成**嗅神经**穿过筛板入颅。有的学者认为嗅神经内的纤维数目在出生以后不久即逐渐减少，每年约减少 1%。在成人显著减少的原因，主要为鼻黏膜病变，年龄的增长亦为因素之一。

感觉神经：供应鼻腔黏膜的感觉神经来自三叉神经的眼支及上颌支（图 3-82，图 3-83），亦可能有来自面神经的岩大神经。

三叉神经眼支通过海绵窦外侧壁时发出的**鼻睫神经**，在眼眶内分为滑车下及**筛前神经**。后者与筛前动脉同经前筛孔入颅，沿筛板外侧缘前行，再经鸡冠旁的裂隙出颅而入鼻腔，分布于鼻腔的前部及背侧，包括上鼻甲前方的外侧壁、中鼻甲附着缘的上方、前庭以及中下鼻甲的前端，末支经鼻骨与鼻外侧软骨之间至鼻背。

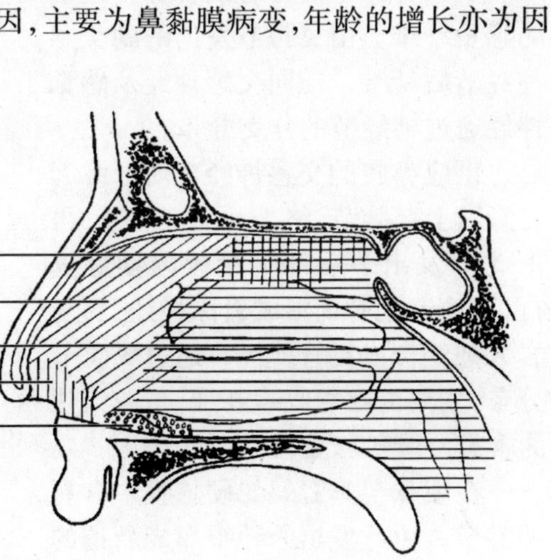

图 3-81　鼻腔外侧壁的神经分布区

三叉神经上颌支至鼻腔的分支通过眶下神

经、前上牙槽神经及翼腭神经节。**眶下神经**的分支绕鼻孔边缘达前庭。**前上牙槽神经**发出鼻支经鼻腔外侧壁分布于下鼻道前部的外侧壁及相对应的底部。发自**翼腭神经节**的分支有通过蝶腭孔的鼻后上神经及通过翼腭管的**腭神经**。**鼻后上神经**进入鼻腔以后分为后上外及后上内两组分支。后上外一组为若干小支，称为**短蝶腭神经**(short sphenopalatine nerve)，分布于上、中鼻甲后部的黏膜，协助供应后筛窦。后上内一组分支跨过鼻腔顶部，分布于鼻中隔，其中最大的一支为**鼻腭神经**（nasopalatine nerve)，又名长蝶腭神经，在鼻中隔的骨膜与黏膜间向下向前走，到达切牙管（前腭管)，与前上牙槽神经的鼻支吻合。鼻腭神经分支通过**切牙管**（incisive canal)，左侧者在前，分布于切牙后方的硬腭前部，在此处与腭前神经吻合。腭神经分有腭大、腭中及腭小三支。**腭大神经**(greater palatine nerve）在翼腭管内分出鼻后下神经，通过腭骨垂直板的裂隙至鼻腔，分布于下鼻甲后部及相邻的中、下鼻道。**翼腭节**尚有一小的咽支，向后向内走，与蝶腭动脉的一分支伴行，分布于咽部上份及鼻后孔的上后部，亦可到咽鼓管的开口处及蝶窦的黏膜。

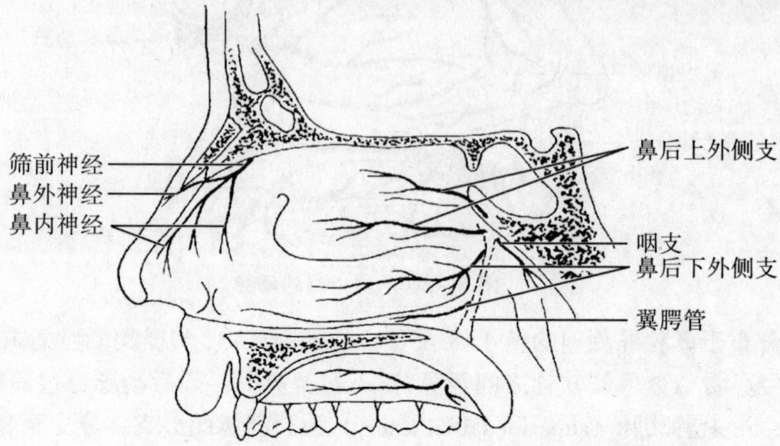

图 3-82　鼻腔外侧壁的主要神经，嗅神经未画出，翼腭管的上端为翼腭节的位置

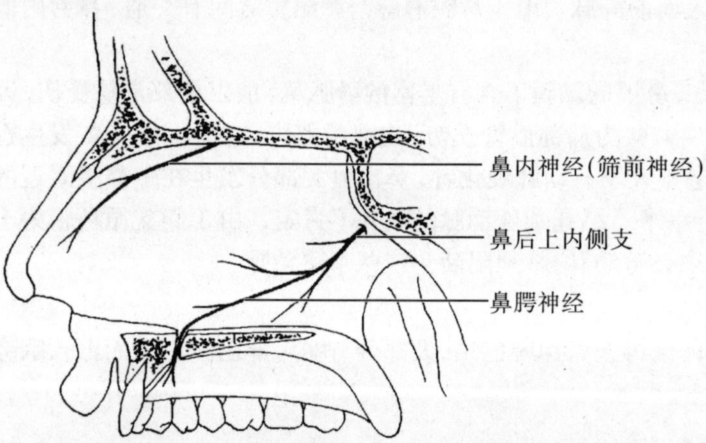

图 3-83　鼻中隔的主要神经分支，嗅神经未画出

植物神经：鼻腔的交感神经及副交感神经供应主要通过翼腭节及其分支分布(图3-84)。有一部分交感神经纤维可能随鼻睫神经进入鼻腔。

供应鼻腔的**副交感神经**纤维来自面神经，节前纤维通过中间神经、岩大神经及岩深神经，终于翼腭节，有分泌及扩张血管的功能。头部外伤以后，有时出现显著的鼻黏膜肿胀，即可能为岩大神经的血管扩张作用所致。岩大神经中尚含有发自膝神经节的感觉纤维。由翼腭节发出的副交感神经节后纤维，随同交感神经及感觉神经通过神经节的分支分布。

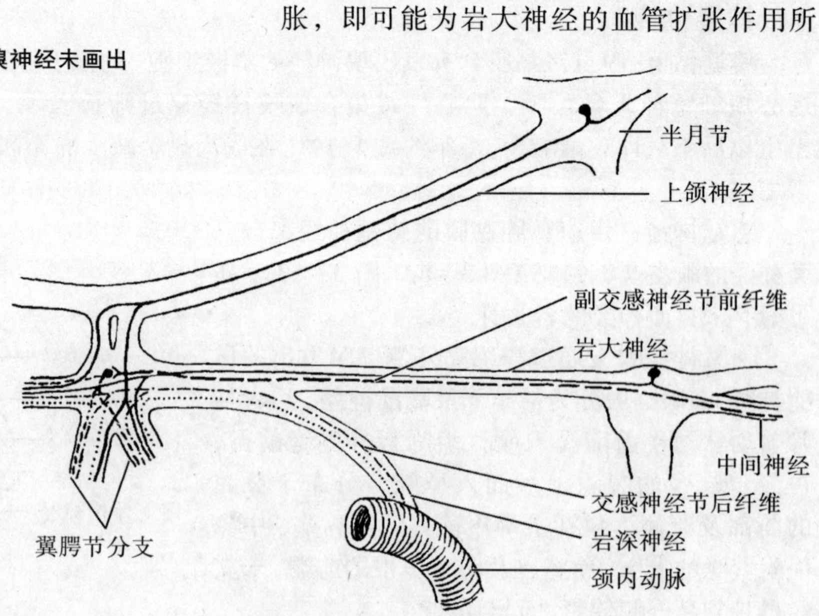

图 3-84　翼腭节的联系

供应鼻腔的**交感神经**节前纤维起自脊髓上部胸节，终于颈上交感节，再由此节发出节后纤维沿颈内动脉进行，又离开动脉而形成**岩深神经**，再与岩大神经合成翼管神经，通过翼腭节分布，主要为血管收缩纤维，也有人认为含有一些扩张血管的纤维。

在嗅球与鸡冠间的硬脑膜中含有神经节，由此发出的纤维形成所谓的**终末神经**（nervus terminalis)，穿过筛板,依附于鼻中隔的软骨,形成神经丛,丛中亦含有神经细胞。此神经的功能未明,可能具有植物神经系统的作用。

由上述的神经分布情况,可见鼻腔感觉主要由三叉神经分布,此外尚有其他神经通过翼腭节分布。面神经的感觉支通过腭神经分布于软腭。因而有人认为膝神经节的神经痛可以引起鼻深部及鼻旁窦疼痛，起源于鼻部的疼痛可以牵涉至耳部及乳突部。此外,有的学者认为,不仅翼腭节的鼻腭支及短蝶腭神经含有面神经及三叉神经的纤维，而且此类分支与鼻睫神经皆含有来自迷走神经及胸上部脊神经的传入纤维。另有学者指出,颈内动脉丛亦发出有髓鞘纤维,通过岩深神经至翼腭节,在翼腭节发生病变时有时出现颈部肌肉疼痛的原因可以能即在此。

由于鼻腔复杂，用黏膜表面局部麻醉时常仅获得部分麻醉效果。因此有人主张经眶下孔注射上颌神经与翼腭节及其分支,并沿眼眶内侧壁的筛前孔处注射鼻睫神经,即可完全阻断鼻腔的感觉神经。翼腭神经节位于翼腭窝的深处,紧邻鼻腔外侧壁的蝶腭孔,中鼻甲后端的后方或略上方。神经节一般皆位于蝶窦底的下方,蝶窦小者可位于窦的外侧。发自神经节通过蝶腭孔的鼻后上神经,可在中鼻甲后方的外侧壁贴上含有局部麻药的棉花而得麻醉。注射神经节时可以阻断所有通过其中的感觉纤维。注射神经节的途径,经眶下孔、经下颌骨旁至翼腭窝、或者经后腭孔及翼腭管向上均可。经眶下孔注射时有洞穿眶底骨骼进入眼眶的危险,经后腭孔注射时有经眶下裂进入眼眶的危险,皆应注意。注射神经节的方法多用于治疗神经节的神经痛。鼻后部、蝶窦、后筛窦、软硬部位的若干牵涉性疼痛,可以麻醉或毁坏翼腭节得以控制。此类疼痛曾被统称为翼腭节的神经痛。但是另有人认为翼腭节的神经痛应仅指神经节的本身病变而言。

鼻　旁　窦

概述

鼻旁窦(paranasal sinus)为鼻腔附近骨骼内空腔的总称,计有上颌窦、额窦、筛窦及蝶窦,除蝶窦以外皆在胚胎 3～4 月时开始由鼻腔的黏膜胚芽突入骨骼的板障中生成。所有鼻旁窦皆为密质骨包绕，与鼻腔相通。鼻旁窦的长大皆在生后。出生以后鼻旁窦中始逐渐充以空气,初生数周内在 X 线下检查诊断鼻旁窦的疾患时应注意及此。额窦在初生时仅为一小的盲管,以后才逐渐长大,7 岁以前多不明显。蝶窦在初生时尚不可见,仅为鼻腔后上部的一小部分,约至 3 岁才开始侵入蝶骨中。

鼻旁窦中的黏膜与鼻腔黏膜相似且相延续,覆盖以假复层柱状纤毛上皮,但较薄而且腺体较少。腺体为黏液性。在上颌窦与蝶窦的开口附近腺体较为丰富。上皮纤毛的运动方向皆呈螺旋性趋向窦的开口,因而窦内任何一处的物质皆可被排入鼻腔。吸气时鼻腔内形成负压,有协助纤毛运动的作用。有刺激时黏膜的基层细胞即增生,可以出现真正的复层柱状上皮。黏膜上皮受伤坏死或变性以后,皆由基层细胞增生。

鼻旁窦的大小及形状因人而异,开口的大小及位置亦如此,临床上检查时皆应注意。

上颌窦

位置及邻属:上颌窦(maxillary sinus)为鼻旁窦中最大者,最早出现。此窦虽然早在胚胎第 4 个月时即出现,但至出生时仍为始基型,以后继续生长,至 20～30 岁时始达最大限度。上颌窦位于上颌骨体部中,鼻腔下部的外侧,翼腭窝及颞下窝的前方,眼眶下方,磨牙上方。窦的大小因人而异,平均前后径约为 3.2 cm,横径约为 2.3 cm,垂直径约为 3.3 cm。窦的容积不定,多数约在 6～8 mL 之间,大者可达 38 mL,伸入上颌骨各骨突中;小者可以仅有 3.5 mL,壁可很厚。

上颌窦约呈锥体形，基部由鼻腔外侧壁形成，尖部伸向颧突，顶部由眶底形成，底部由牙槽突形成(图3－85,图 3－86),前面为上颌骨面部的一面,后面为上颌骨的颧面。眶下血管神经位于窦的顶部中,与窦的黏膜之间隔以一层薄骨板或者直接接触,血管神经至切牙、尖牙及前磨牙的分支在窦的前外侧壁中下降。因此,当上颌窦有病变时,可能刺激神经而引起面部眶下方疼痛。上颌窦的底约平鼻孔下方 1.2 cm,有上牙根部所形成的一些隆起,多为第 1、2 磨牙,窦大者所有上颌牙齿皆可能与之相关连(图 3－87)。有的牙齿根可能突入窦内,与窦腔之间隔以一薄层松质骨,也有可能无骨板相隔(图 3－88)。因此,牙齿感染可能引起上颌窦感染,上颌窦中有积脓时可以拔除感染严重的牙齿引流。上颌窦的底部并不平滑,因有若干不完全的隔而形成许多袋状。窦腔偶可为一骨隔分成两部分,经一孔相通或各自开口入鼻腔。此类情况下,有炎症渗出

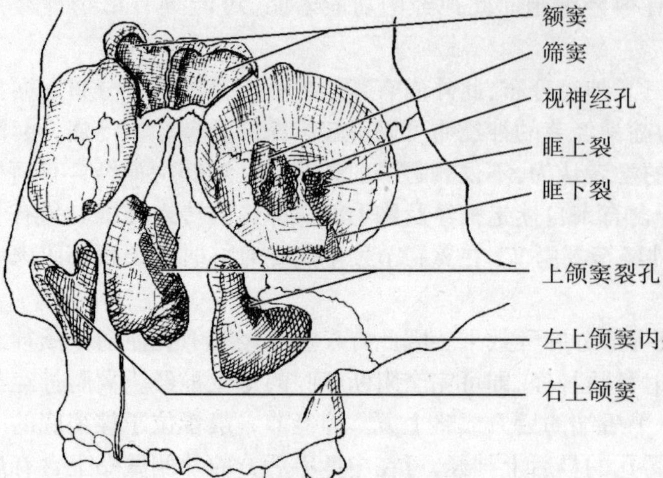

图 3－85　鼻旁窦

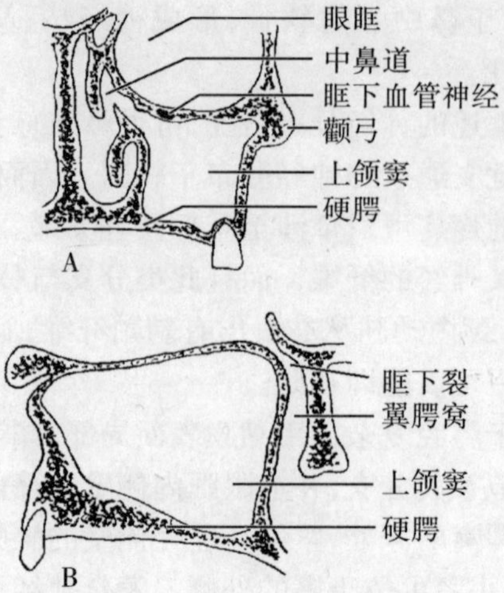

图 3－86　上颌窦的邻属

A:冠状切面;B:矢状切面

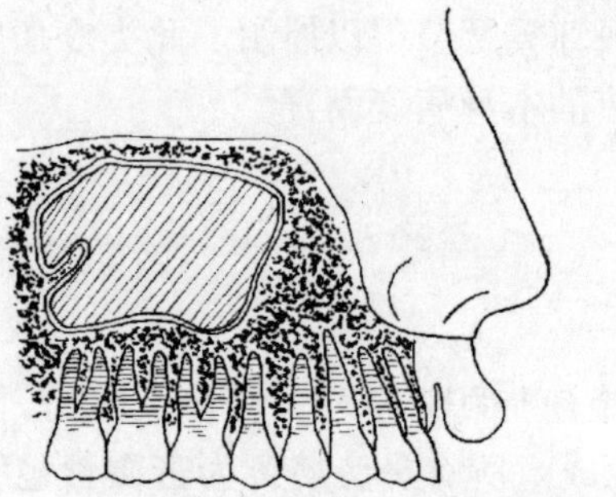

图 3－87　一般情况下上颌窦与牙根的关系

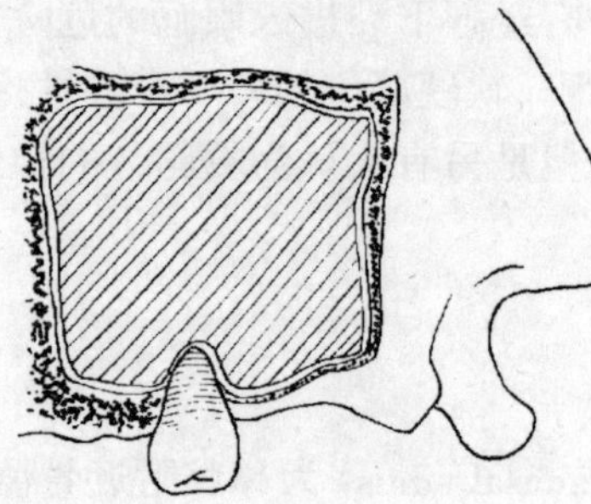

图 3－88　上颌窦特大，牙槽突特薄，牙根突入上颌窦仅有粘膜覆盖

液时即易于潴留而不利于引流，进行上颌窦根治术时亦不易彻底。供应磨牙的血管神经在上颌窦的后壁中下降。上颌窦在鼻窦中最常发生疾病,感染多来自鼻腔,亦可来自上牙槽、额窦或前筛窦。上颌窦的肿瘤并不罕见,恶性肿瘤生长迅速,可以向上压迫眼球,可以向下累及腭部并使牙齿松动,可以向内扩展而阻塞鼻腔,也可能向下累及咽部。

开口(ostium):上颌窦的开口位于中鼻道的筛漏斗,在窦内侧壁的最高部,因而引流不畅,有炎症时引流更不畅。据统计开口位于筛漏斗的前 1/3 者占 5.5%,位于筛漏斗的中 1/3 者占 11%,位于筛漏斗的后 1/3 者占 71.8%,位于钩突尖端者占 11.6%。上颌窦可能有副开口,统计结果不一,少者占 15%,多者占 43%。开口小者可能仅为一微小的裂隙,大者可能占有筛漏斗的全部,也可以呈管状。上颌窦中化脓时,脓液可出现于中鼻道。

在各鼻旁窦中以上颌窦最易冲洗，可以通过开口或者下鼻甲下方穿刺进入。通过开口冲洗并不如穿刺理想,因为开口的位置较高,上颌窦的开口是否易于探查,依其位置及筛漏斗的形状决定。钩突高及筛漏斗狭而深者,欲经上颌窦的开口放导管冲洗即很困难。穿刺时应注意勿损伤眼眶底或进入前壁软组织中。切开上颌窦的途径,可经口腔前庭切开由尖牙至第二磨牙根部的黏膜及骨膜,再凿开窦的前壁骨骼进入。

血管神经供应:上颌窦的血液及神经供应,来自后上牙槽、眶下及前上牙槽血管神经。上颌窦病变可以出现牵涉性牙痛,前上牙槽神经通过上颌窦的前壁,也可直接受累而出现神经痛。

额窦

位置及邻属:额窦(frontal sinus)位于额骨的内、外板之间,眉内侧端的上方,前壁形成额部的隆起。一般情况,额窦于 7 岁时才明显可见,亦可能早于 2 岁,约至 25 岁左右始达最大限度。分隔两侧额窦的骨板常偏向一侧,因而两侧额窦的大小及形状常不一致。较大的一侧可以越过正中线,或者有一部分与对侧者重叠,此类情况下进行病变一侧的手术时,即易于将正常一侧的额窦同时打开。额窦中有时可能含有骨隔,分隔窦腔，影响引流。有时一侧可能不止一个窦，可以并列或者前后重叠，分隔两侧额窦的中隔常很薄，甚至于完全被吸收。窦的边围部分不规则，形成若干小袋状。

一般情况下，额窦高及宽各约2.5 cm，伸入额骨的垂直部中。有的可以很高而且很宽，也有的伸入眶顶的两板之间（图3－89）。也可发育不佳而较小，未上达额骨垂直部者易被误为未发育。据统计，未发育或属于小型者占24%，发育中等者占70%，发育较大者占6%。额窦的大小及范围变化很大，作前额骨成型瓣开颅时，向下翻的骨瓣应不伤到额窦，以免感染，应先在X线照片上察看额窦的大小及形状。

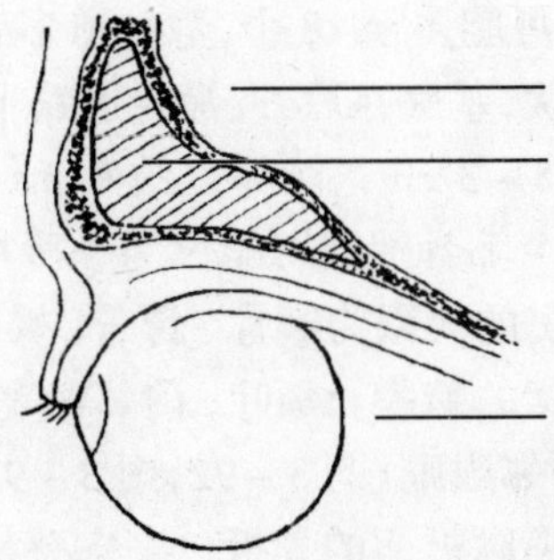

图3－89　通过额窦的矢状切面

额窦有后上壁、前壁、底壁及内侧壁。内侧壁即窦间隔，常偏向一侧。后上壁特别薄而不含板障，分隔额窦与脑膜及大脑半球的额叶。因而额窦感染有引起大脑额叶脓肿的可能。骨折累及额窦时，如果硬脑膜及蛛网膜同时受伤，脑脊液即可漏入额窦，再入鼻腔，形成脑脊液鼻漏。前壁面向前额，含有板障，有骨质感染时炎症扩散较后上壁为迅速。额窦底邻眼眶、鼻腔及前筛窦，骨板很薄。前壁有凹陷性骨折时可能不伤到脑组织，但是可能与鼻腔相通而发生邻近组织气肿。额窦炎症常因鼻腔感染而引起，窦中积脓多可以流入鼻腔。如果窦的开口因炎症肿胀而梗阻时，炎症即可破坏后上壁骨板而引起颅内感染，亦可破坏眶板而引起严重的眼眶内炎症。

开口：据统计额窦通过筛漏斗开口于鼻腔外侧壁的半月裂孔者占49.5%，开口于额隐窝者占26.2%，开口于筛漏斗上隐窝者占20.5%，开口于筛泡者占3.8%。额窦至鼻腔的通道，可为一狭窄的**额鼻管**(frontonasal duct)，也可仅为一洞口（图3－90）。据统计约有半数人前筛窦抵入额窦，其中有1/3在额窦的开口处。如果额窦被推向上方时（图3－91）即形成**额泡**(frontal bulla)。此类情况可影响额窦的引流，形成慢性额窦炎的原因。中鼻甲紧贴鼻腔外侧壁时，亦可能堵塞额窦的开口，影响其引流。额窦开口于额隐窝及筛漏斗上方者皆易于冲洗，开口于筛漏斗即不易冲洗。额窦引流不畅时，常伴有中鼻道明显水肿，中鼻甲紧贴鼻腔外侧壁，严重者常伴有鼻中隔偏歪。由于各鼻旁窦及窦的开口皆紧密相邻，某一窦有感染时易扩散至它窦。前筛窦常与额窦共同开口入半月裂孔的漏斗部，因而患额窦炎时前筛窦常受累。额窦及前筛窦中的积脓，皆易沿半月裂孔进入上颌窦的开口，引起上颌窦的炎症而出现症状。

额窦的手术进路，可经鼻腔内移除中鼻甲的前部由半月裂孔进入；也可经鼻腔外沿眶上缘及眶内缘作切口，凿开底壁进入。

血液供应：额窦的血液供应，主要来自眶上动脉通过眶上切迹时发出的小支，穿过切迹顶部一或数小孔，供应骨板及窦壁。静脉为一条小静脉，与动脉伴行，汇入眶上静脉与眼上静脉的吻合支。额窦的静脉与其他板障静脉连接，转而与头皮及硬脑膜的静脉连接，可能为额窦中有感染时易于引起额骨骨髓炎的原因。

神经供应：三叉神经眼支的眶上神经通过眶上切迹时发出小支至板障及额窦中的黏膜。此神经分布于前额皮肤，因而患额窦炎时可有眶上部疼痛。

筛窦

位置及邻属：筛骨分垂直板、筛板及两侧的筛骨迷路三部。**筛骨迷路**(ethmoid labyrinth)形成鼻腔外侧壁的上部。**筛窦**(ethmoid sinus)为位于筛骨迷路中的8～10个**筛小房**(ethmoid air cell)，左右各一组。一侧小房的数目可以少至

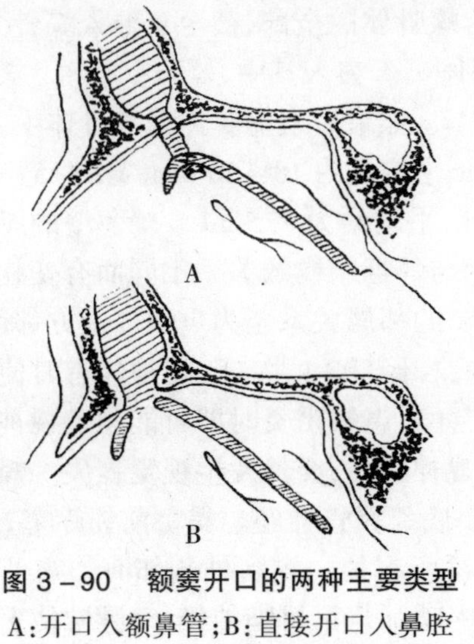

图3－90　额窦开口的两种主要类型

A：开口入额鼻管；B：直接开口入鼻腔

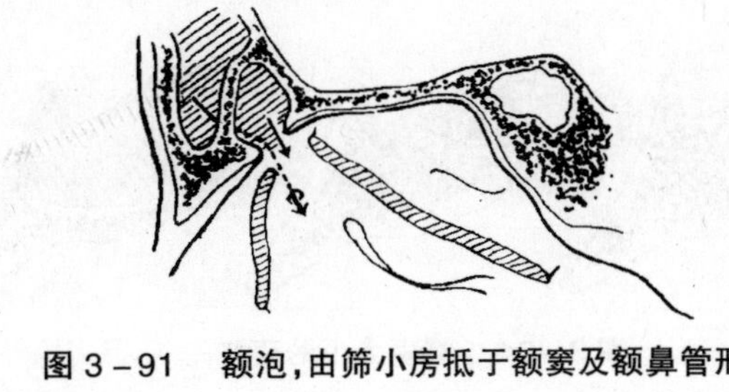
图3－91　额泡，由筛小房抵于额窦及额鼻管形成

3个,也可能多至18个,数目愈多者愈小。筛窦合而呈锥体状,基底在后方。筛骨迷路平均长约4～5 cm,高约2.5～3 cm,前部宽约0.5 cm,后部宽约1.5 cm。整个筛骨迷路可能仅为一薄片。

筛窦的界限为额骨、腭骨、蝶骨及上颌骨,上方邻颅前窝的脑膜及额叶,前邻额窦,后邻蝶窦,下邻鼻腔,外邻眼眶(图3－92,图3－93)。筛窦与邻近组织之间隔以极薄的骨板,窦中感染易于扩散至邻近部位。眼眶内蜂窝组织炎常因筛窦炎症扩散所致。筛窦与颅腔相邻的面积大于额窦及蝶窦,因而患筛窦炎时较易引起脑膜炎、硬脑膜下脓肿、脑脓肿及静脉窦血栓性炎症等并发症。后组筛窦中的一或几个可以紧邻视神经通过视神经孔中的部分,窦中感染可能引起视神经炎,进行筛窦的手术时亦应注意此种关系。蝶窦与视神经亦有类似关系。因而对有眼部病变者应仔细检查鼻旁窦。筛骨骨折可因累及筛窦而发生脑脊液鼻漏。急性鼻炎、蝶窦或额窦的感染,皆可能并发筛窦炎症。

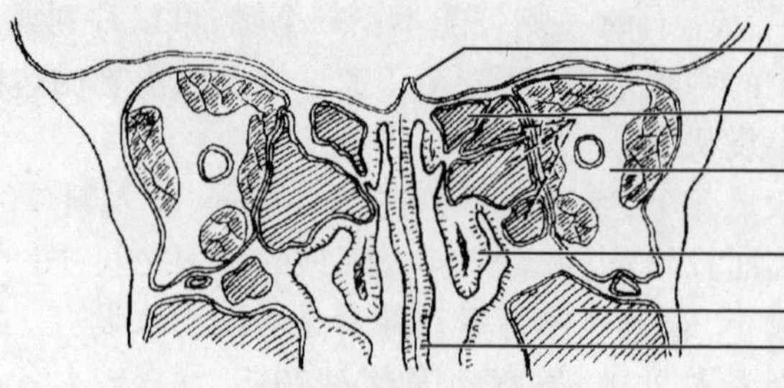

图3－92　经鸡冠后部的冠状切面,显示筛窦的范围及其与上、中鼻甲及眼眶的关系

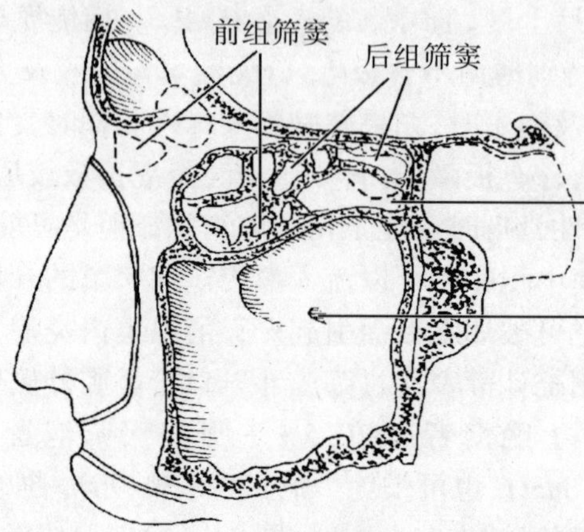

图3－93　筛窦　(侧面观)

开口:筛窦依其开口的位置可以分为前、后两组。前组邻额窦,开口于中鼻道的额隐窝及半月裂孔的底部。后组可能向前与前组重叠,向后可能伸入蝶骨体中,开口于上鼻道。如将筛窦分为前、中、后三组,中组即为上述前组的一部分,开口于中鼻道的筛泡或其紧上方。经鼻腔内引流筛窦的手术,须将中鼻甲的全部或前部移除。

血液供应:筛窦的血液供应主要来自蝶腭动脉的后外鼻支。前组及中组筛窦有发自筛前动脉的小支供应。后组有发自筛后动脉的小支供应。由此可见,筛窦接收颈内与颈外两个动脉系统的血液。静脉与鼻腔静脉汇合,流入眼静脉或翼丛。

神经供应:前组及中组筛窦由三叉神经眼支的鼻睫神经所分出的筛前神经分布。后组筛窦由三叉神经上颌支通过翼腭节所分出的后上外鼻支分布。鼻睫神经的后筛支可能通过筛后孔分支供应后组筛窦。

蝶窦

位置及邻属:蝶窦(sphenoid sinus)位于蝶骨体中,由一骨隔分为左、右两半,各有其开口。在胚胎第5月时出现蝶窦始基,仅为鼻腔一隐窝,直至3岁时才开始伸入蝶骨体中,25～30岁时到达最大限度。骨隔常偏向一侧,使两侧的蝶窦不等大。蝶窦的大小及形状不一,大者可占有蝶骨体的全部,甚至于伸入蝶骨大翼、翼突、或者枕骨基部中。蝶窦也可伸入前床突或后床突中,以至于使垂体显著突入其中,蝶鞍壁很薄。蝶窦也可向前凸入上颌窦的壁中。蝶窦小者可仅限于蝶骨体的前部(图3－94)。如果后组筛窦伸入蝶骨体中,蝶窦即不发达。蝶窦长可为4～44 mm,宽可为2.5～34 mm,高可为5～33 mm;平均高约18～20 mm,宽约15～17 mm,长约19～22 mm。蝶窦的容积,大者可达30 mL,小者可仅有0.5 mL,平均约为7.5 mL。蝶窦壁的厚度因窦的生长范围不定而有异,一般下壁最厚。蝶窦的形状,在窦大者可因与邻近结构的关系不同而有变化。

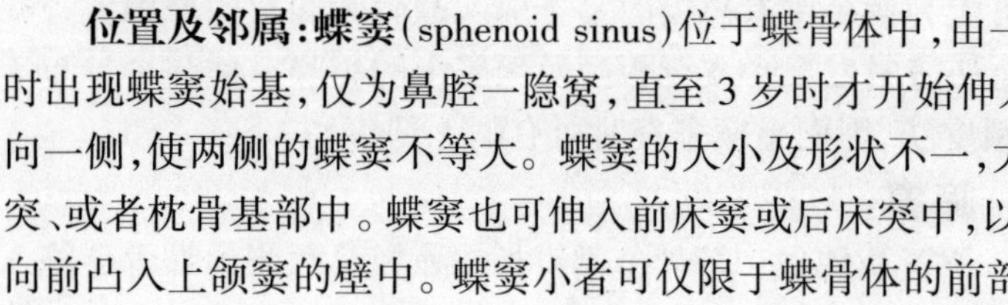

图3－94　蝶窦大小的变化

蝶窦的邻属关系至为重要。上方邻颅中窝、垂体及视神经(图3－95)。视神经有时使窦内形成一隆起嵴,患蝶窦炎时即可能累及视神经而发生球后视神经炎,突然发生视觉丧失。蝶窦下邻鼻腔,窦底邻翼管神经。蝶窦前邻筛窦,后邻颅后窝脑桥所在处。蝶窦外侧邻海绵窦及通过其中的颈内动脉与第Ⅵ脑神经,动脉常使窦的后外

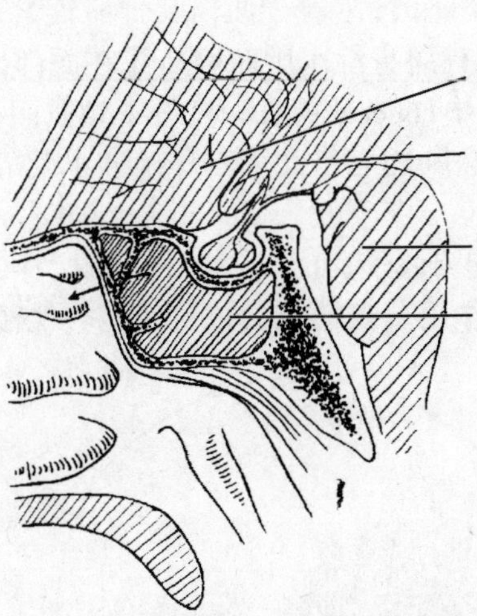

图 3－95 蝶窦与鼻、脑及垂体的邻属关系，接近正中矢状切面，两侧蝶窦的前部重叠

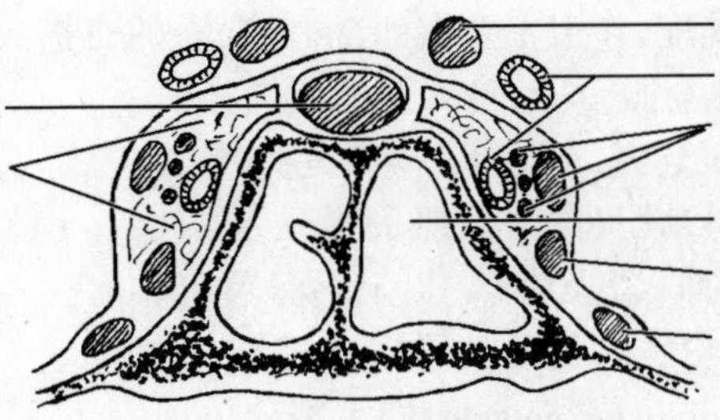

图 3－96 蝶窦的邻属，通过垂体冠状切面

侧壁向内凸入。第Ⅲ、Ⅳ脑神经及三叉神经的眼支与上颌支，皆通过海绵窦的外侧壁(图 3－96)。此类结构在蝶窦病变中皆可能受累。

开口：两侧蝶窦各自开口于上鼻甲后上方蝶筛隐窝的后壁或外侧壁。有统计在鼻旁窦炎症中蝶窦炎占15%，颅内并发症中有35%来自鼻腔。蝶窦的引流不好与感染有关。蝶窦的位置不利于引流，身体直立时开口高于窦底的平面，面部转向下时有利于借重力引流，但是仍可因有突入窦内的骨隔而受阻。窦的开口处可能因黏膜炎症有变厚、增生、息肉等病变而阻塞，妨碍引流。手术引流蝶窦可经鼻腔内切除中鼻甲及筛窦进入。

血液神经供应：蝶窦的血液及神经供应与后组筛窦相同，亦有来自筛后动脉及翼腭节的分支，有时有筛后神经参加。

先天畸形

外鼻畸形：外鼻可能有一半缺损，也可有一中裂而分为两半，程度不一，较多见者为鼻尖部有中裂。

先天性闭锁：闭锁的位置可在鼻前孔或鼻后孔。鼻道内也可因有某种畸形而堵塞。鼻道可以完全阙如，上颌骨向后移位，致咽部狭窄，使鼻道梗阻。

脑脊液鼻漏：此种病态，除可因颅底骨折而发生以外，尚有因筛板有先天性缺损，容脑膜突出至鼻腔顶部而发生，可无症状，也可至成年时才出现症状。

第四节 面 侧 部

面侧浅部

境界

面侧部的境界上为**颧弓**(zygomatic arch)，下为下颌下缘向后至乳突。

层次

面侧浅部的层次包括皮肤、皮下组织、表情肌及深筋膜，在**颊部**(cheek)尚有口腔的黏膜下层及黏膜层。

皮肤：面部(face)皮肤薄而柔软，活动度较大，有利于整形手术，含有丰富的毛细血管网，伤口的愈合迅速。皮肤含有大量皮脂腺及汗腺，因而易患痤疮。皮肤内腺体与皮下蜂窝组织直接相邻。前部无深筋膜，肌肉起自骨骼而直接止于皮肤。由于皮肤较薄，且无紧密的深筋膜支持，所以面部脓肿容易早期显现，很少变大。**颊部**皮肤与头颅部相似，紧密黏附于深部组织。

皮下组织:面部的皮下组织松弛,前部无深筋膜支持,紧密围绕肌肉,附着于肌肉及骨骼较紧,不形成间隙,但是在有炎症时容易发生显著肿胀,有水肿时易于迅速扩散。有周身性水肿时容易先在面部出现,尤其是下眼睑中的蜂窝组织出现水肿最早。颊部有一脂肪团,称为**颊脂垫**(buccal fat pad),位于颊肌面上、咬肌的前方及深处,与面侧深部及颞部的脂肪蜂窝组织相接,各部感染或癌肿均可借此相互蔓延。小儿的颊部脂肪团特别明显,因而虽无牙齿亦不似老人缺牙者显见面颊凹陷。

表情肌(muscles of facial expression):面部表情肌的特点在于起自骨骼,止于皮肤,围绕眼、耳、鼻、口,完全由面神经支配,作用主要在面部表情,有的有扩大或缩小开口的作用。表情肌的数目较多。枕额肌已在第二章中述及。与眼、耳及鼻有关的肌肉亦已在本章各节中述及。与唇及颊部运动有关有肌肉有降口角肌、降下唇肌、颏肌、笑肌、颧大肌、颧小肌、提上唇肌、提上唇鼻翼肌、提口角肌、口轮匝肌及颊肌(图 3-97)。

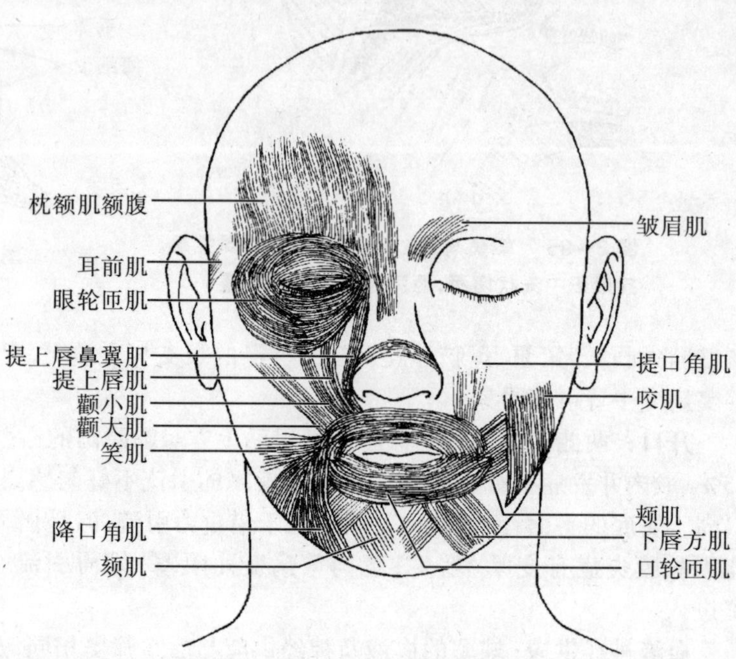

图 3-97 面部表情肌

颈阔肌(platisma muscle)的大部分位于颈部的皮下组织中, 一小部分向上止于下颌骨下缘,一部分于面动、静脉的浅面趋向口角而与下唇的肌肉相混。颈阔肌由面神经颈支供应。

降口角肌(depressor anguli oris)的作用为降口角。**降下唇肌**(depressor labii inferioris)(下唇方肌)的作用为使下唇下降。**颏肌**(mentalis)的作用为使下唇上提及向前凸出。此三肌皆由面神经下颌缘支供应,一侧神经损伤以后,口角即向上歪而不与健侧对称。**笑肌**(risorius)由面神经颊支供应,作用为牵引口角向外。**颧大肌**(zygomaticus major)的作用为向外上牵引口角。**颧小肌**(zygomaticus minor)、**提上唇肌**(levator labii superioris)与**提上唇鼻翼肌**(levator labii superioris alaeque nasi)又合称**上唇方肌**,作用为提上唇。**提口角肌**(levator anguli oris)的作用为提口角。颧大肌、上唇方肌及提口角肌皆由面神经颧支供应。

口轮匝肌(orbicularis oris)的纤维可分两部分。一部分为口唇固有部,纤维斜行,由皮肤至黏膜。一部分纤维和止于口唇的其他表情肌纤维相续,其中有相当量的纤维起自颊肌,形成口轮匝肌的深部。与颊肌中部相延续的纤维,在口角上下交叉。与颊肌上、下部相延续的纤维,在口角不交叉而分别位于上、下唇中。此外,上、下唇中各有一些肌纤维分别起自上、下颌骨的尖牙平面,外行止于口角。口轮匝肌由面神经颊支供应,各部分肌纤维协同作用的结果,使口唇合宠,牵引口角向内,使口唇外凸或紧贴牙齿。

颊肌(buccinator muscle)形成颊部的肌质,起自上颌骨牙槽突的后部、下颌骨体与升支交界处紧靠最后一磨牙的内面以及翼突下颌韧带。此韧带由翼突内侧板至下颌骨内面的**下颌舌骨肌线**(mylohyoid line)后端。肌纤维前行至口角,与上、下唇的口轮匝肌相混,附着于唇部的皮肤及黏膜,由面神经颊支供应,其作用是使颊部紧贴牙齿(图 3-98)。面前静脉及面动脉皆跨过颊肌的外面。

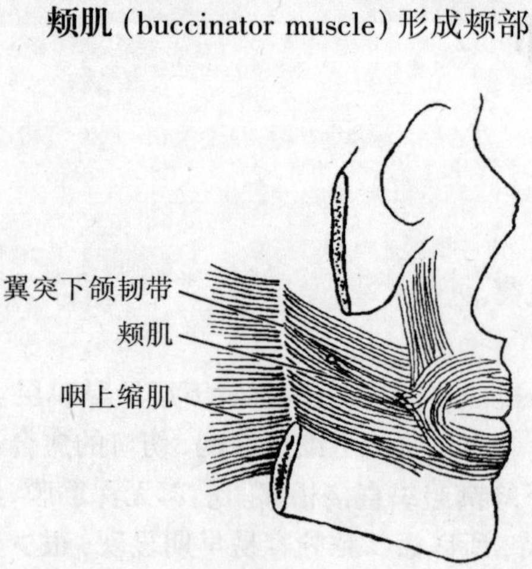

图 3-98 颊肌

深筋膜:面侧部的前部及面前部皆无深筋膜。耳前部的深筋膜则特别明显,称为**腮腺咬肌筋膜**(parotid - masseteric fascia),覆被咬肌并形成腮腺鞘,附着于下颌支后缘、下颌骨体下缘及颧弓。

因面部大部分无深筋膜,面容肌附着之间的皮下组织疏松,故而皮肤的撕裂伤或伤口裂开较明显,应仔细检查缝合,避免遗致过多的瘢痕。年长以后面部皮肤弹性消减,形成皱纹,与面容肌方向垂直。

黏膜下层及黏膜：在颊部颊肌的内面即为黏膜下层及黏膜层。黏膜借黏膜下层附着于颊肌，因而在咬合时不易被牙齿咬到。因面部大部分无深筋膜，面容肌附着之间的皮下组织疏松，故而皮肤的撕裂伤或切口裂开较明显，应仔细检查缝合，避免遗致过多的瘢痕。年长以后面部皮肤弹性消减，形成皱纹，与面容肌方向垂直。

血液供应

动脉：面部的血液供应极为丰富，浅部主要来自面动脉，亦有来自颧浅动脉、眼动脉及颌内动脉的分支(图 3－99)。小动脉的交感神经纤维(来自颈上交感神经节)分布特别多，因而在情绪有波动时面部的红白变化很显著。由于面部的血液供应丰富，因而创伤或切口很容易出血，但是愈合很快；大片的皮瓣撕裂伤与头皮相似，不易发生坏死，仍可复位缝合，边缘对合良好时愈合良好，瘢痕较轻微；创伤后迟至 48 h 后缝合，仍可获得第一期愈合。

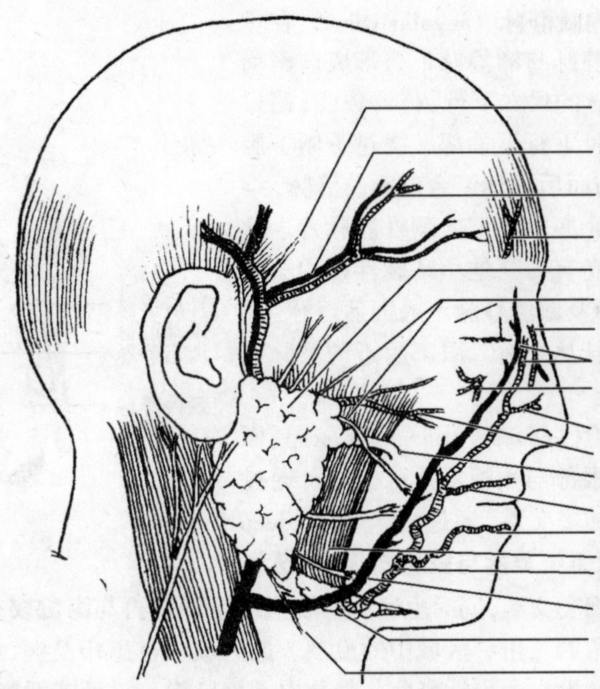

图 3－99 面浅部的血管

面动脉(颌外动脉)(facial artery)发自颈外动脉，于咬肌前缘跨过下颌骨下缘到面部，在面部的行程曲折，可以适应张口活动的牵扯，先走向口角，继而经过鼻的外侧，上达内眦部而成为**内眦动脉**(angular artery)，与眼动脉所发出的鼻背动脉吻合以终。由咬肌前缘平下颌骨下缘处至内眦的引线，即为面动脉的表面投影。在下颌骨下缘处面动脉的浅面仅有皮肤及颈阔肌掩盖，易于摸到搏动，进行全身麻醉时常于此处摸脉搏以观察病人情况，面部外伤出血时也可于此处将动脉压迫在下颌骨上以暂时止血，也易于在此处显露动脉结扎。由于面动脉在面部的吻合丰富，压迫一侧面动脉时不易止血，要同时压迫两侧的面动脉。在面动脉跨过下颌骨下缘处，后方有面前静脉，浅面有面神经颈支跨过上达面部。面动脉在面下部与下颌骨相邻，浅部仅有皮肤及笑肌掩盖。面动脉在跨过下颌骨以后，即走在颊肌的浅面，再向上即行经颧大肌深面，在此两肌间的一段浅面仅有皮肤及皮下组织掩盖。面动脉的末支内眦动脉走在提上唇鼻翼肌的面上或者通过其中，沿鼻侧上行，走向内眦部。

面动脉在面部发出上、下唇动脉，鼻侧动脉以及至咬肌与颊肌的肌支。上、下**唇动脉**(labial artery)分别向内走到上、下唇中，与对侧者吻合，围绕口部形成一动脉环，位于口轮匝肌的纤维之间或深处，有的部位紧位于唇黏膜深处，行程曲折。**下唇动脉**可有两条，下支起点位于下颌骨牙槽缘平面以下，行程距口唇边缘及黏膜皆较远。**上唇动脉**发出的鼻中隔动脉为鼻出血的常见来源。**鼻侧动脉**(lateral nasal artery)沿鼻侧上行，沿途分出小支至鼻腔外侧壁，末支与眼动脉发出的鼻背动脉吻合。

面动脉除与眼动脉的分支吻合而构成颈内、外动脉间的侧支循环以外，与颈外动脉系统的其他分支(面横动脉、颌内动脉颊支、眶下动脉)之间亦有丰富的吻合，与对侧的动脉之间也有丰富的吻合，特别明显的是两侧上、下唇动脉之间的吻合，构成结扎一侧颈外动脉以后的侧支循环。由于面动脉在面部与其他动脉之间的吻合很丰富，因而在外伤断裂以后两断端皆有动脉性出血，手术结扎时必须结扎两断端。面动脉偶可阙如，供应区内由其他动脉代替。

面横动脉(transverse facial artery)发自颞浅动脉或颈外动脉的终末部，于颧弓下方、咬肌浅面、腮腺管的上方向前横走，越过颊部，与面动脉的分支吻合。

颌内动脉颊支由下颌支的深处进入颊部，常很细小，供应颊肌外面的脂肪及其他组织。

眶下动脉(infraorbital artery)出眶下孔，供应眶下部，可能有一分支与面动脉吻合。

眼动脉的一大分支**鼻背动脉**(dorsal nasal artery)，穿过上睑中的眶隔下行，与内眦动脉及鼻侧动脉吻合。

静脉：面浅部的静脉主要汇入**面前静脉**(anterior facial vein)。面前静脉主要汇集面动脉分布区内的血液，起始段称为**内眦静脉** (angular vein)，在鼻根部由眶上静脉与额静脉汇合形成。面前静脉在面动脉的后方下行，位置较浅，跨过咬肌及下颌骨下行至颈部，绕过下颌下腺的外下面，与**面后静脉**汇合成**面总静脉**，终于颈内静脉，亦偶有汇入颈外静脉者。此外，在面部尚有与其他小动脉伴行的小静脉。**面横静脉**及**颞浅静脉**汇入面后静脉。颊静脉与翼静脉丛交通。眼部附近的静脉汇入眼静脉。

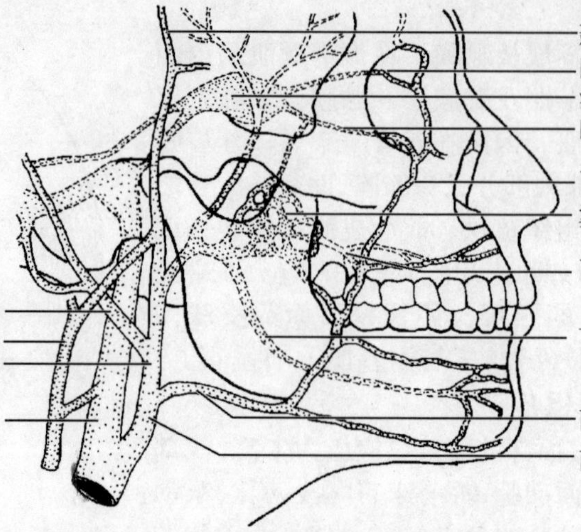

图 3-100　面部浅静脉与深静脉间的交通

面部危险区(danger triangle of face)：面前静脉在鼻根部与额板障静脉交通，通过眼静脉与海绵窦交通，通过**面深静脉**(deep facial vein)及眶下静脉与**翼丛**相连。此丛经卵圆孔与海绵窦交通，同时也经眶下裂至眼下静脉再与**海绵窦**交通(图 3-100)。面前静脉通行于肌肉中，接收鼻根至口角的三角形区域中的血液。此区域中常患疖及痈，由于无深筋膜，感染易于迅速扩散，累及肌肉，引起面前静脉发生血栓性炎症。静脉内无静脉瓣，说话或吞咽时均可因肌肉收缩而使静脉中的感染性栓子脱落向两方面移动，可沿上述通道进入颅内，引起海绵窦发生血栓炎症。此三角形区域因而被称为面部的危险区，患疖或痈时危险性较大，在治疗方面应遵守少说话、吃流食、避免挤压与切开等期待疗法的原则。

淋巴回流

面部的淋巴结有面前淋巴结、耳前淋巴结及腮腺淋巴结。**面前淋巴结**(anterior facial lymph node)大体上沿面动脉排列，分两群，一群位于下颌骨体外面，邻近面动脉；另一群位于颊肌面上(颊淋巴结)，输出管汇入下颌下淋巴结。**耳前淋巴结**位于耳屏前方的皮下组织中，输出管汇入腮腺淋巴结或颈上深淋巴结。**腮腺淋巴结**(parotid lymph node)位于腮腺表面及实质中，输出管汇入颈上深淋巴结。面侧浅部的淋巴，外上部汇入耳前及腮腺淋巴结，前下部经面前淋巴结汇入**下颌下淋巴结**。下唇中部的淋巴汇入**颏下淋巴结**(图 3-101)。

神经供应

供应面浅部的神经有三叉神经及面神经。三叉神经供应面部的感觉及除颊肌以外的所有咀嚼肌。面神经供应全部表情肌，将在本章下颌后凹一节中叙述。现仅述及三叉神经在面部的感觉分布(图 3-102，图 3-103，图 3-104)

面部皮肤的神经供应，除下颌角处一小部分由耳大神经(颈 2、3)分布以外，其余均由三叉神经分布。面

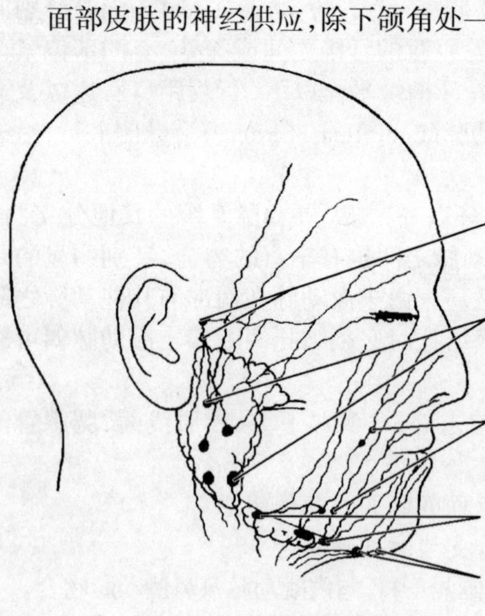

图 3-101　面部的淋巴回流

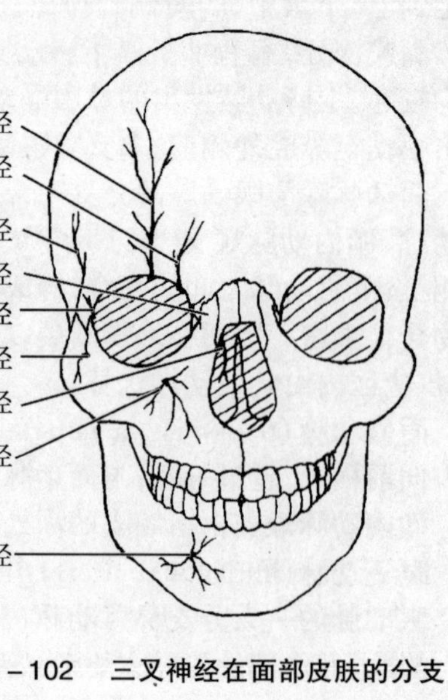

图 3-102　三叉神经在面部皮肤的分支

部由额突、上颌突及下颌突发育而来，各有其感觉神经，分别形成三叉神经的眼支、上颌支及下颌支，各分出几条分支分布面部皮肤。

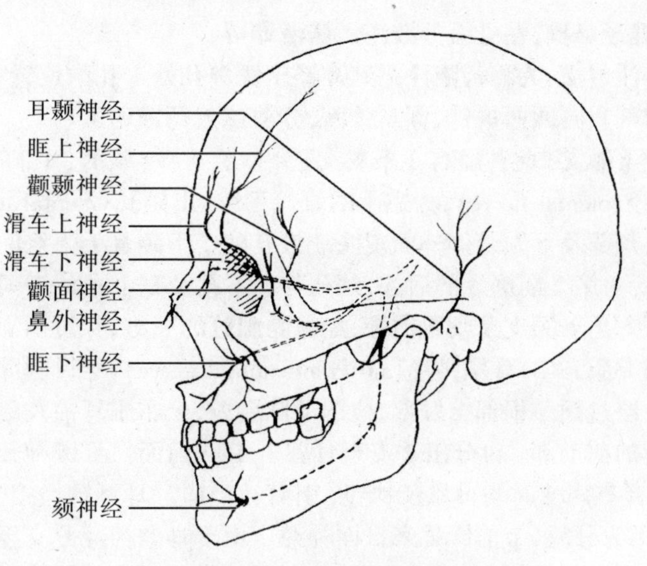

图 3－103　三叉神经在面部皮肤的分支

三叉神经眼支：此神经有5条皮支，分布于前额、上睑及鼻的大部分。(1) **眶上神经**(supraorbital nerve)，出**眶上孔**(supraorbital foramen) 以后即分为内、外两支，上行约 5 cm 即穿过额肌而达皮下，与眼动脉的分支眶上动脉伴行，分布于上睑中部、额窦、前额及头皮前份。眶上孔位于眶上缘内、中 1/3 交点，距正中线约一横指远。(2) **滑车上神经**(supratrochlear nerve)，在眶上神经内侧出眼眶，于眼上斜肌的滑车上方穿过睑筋膜，再穿过额肌，分布于上睑内侧及鼻根上方的一小部分皮肤。(3) **滑车下神经** (infratrochlear nerve)，于睑内侧韧带上方出眼眶，穿过眶隔及眼轮匝肌，分布于上、下睑内侧与鼻外侧上部皮肤。(4) **筛前神经**(anterior ethmoid nerve)的一条末支**鼻外神经**，经鼻骨下缘与鼻外侧软骨之间到达面部，在鼻软骨的表面下降至鼻尖，分布于鼻下部皮肤。(5)**泪腺神经**(lacrimal nerve)，分布于上睑外侧的一小部分皮肤及结膜。

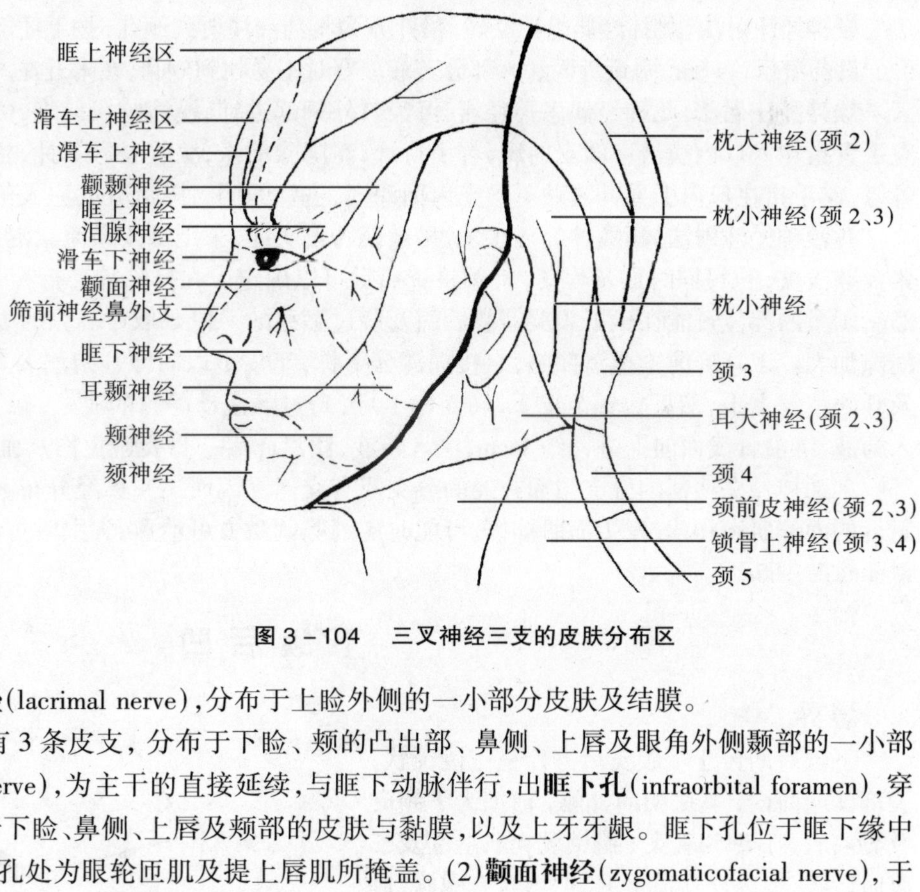

图 3－104　三叉神经三支的皮肤分布区

三叉神经上颌支：此神经有 3 条皮支，分布于下睑、颊的凸出部、鼻侧、上唇及眼角外侧颞部的一小部分。(1)**眶下神经**(infraorbital nerve)，为主干的直接延续，与眶下动脉伴行，出**眶下孔**(infraorbital foramen)，穿过提上唇肌及提口角肌，分布于下睑、鼻侧、上唇及颊部的皮肤与黏膜，以及上牙牙龈。眶下孔位于眶下缘中点下方约 0.5 cm 处。神经出骨孔处为眼轮匝肌及提上唇肌所掩盖。(2)**颧面神经**(zygomaticofacial nerve)，于翼腭窝中发出，出颧骨的**颧面孔**，分布于颧骨浅面的皮肤，上达眼外角。(3) **颧颞神经** (zygomaticotemporal nerve)，于翼腭窝中发出，出颧骨的**颧颞孔**，分布于颞部前份皮肤。

三叉神经上颌支的面部三条皮肤分支皆可发生**神经痛**，常为单发。无可见的牙齿、鼻旁窦等上颌部病变，分析致病原因，最大可能是在神经出骨孔处受到刺激所致，采用糖皮质激素混悬液加麻药局部注射，一般皆可获得满意的效果。

眶下神经注射法，为将药液注射到眶下孔，按上述部位直接下针。如能进入孔内，深入 0.5 cm 即可，过深有进入眼眶内的危险，应注意避免。有时找不到眶下孔，只能将药液注射到附近。

颧面神经注射法，为将药液注射到神经出颧骨的颧面孔外。孔的位置在眼眶外下缘的外下方，颧骨的突出部，很小而难于寻找，贴骨面分散注入药液即可。

颧颞神经注射法，为将药液注射到神经出颧颞孔处。孔的位置在颧骨体中部，深在颞凹中，更难寻找，紧依颧弓上缘前部直向颞凹进针，深及骨面，分散注入药液即可。

三叉神经下颌支：此神经有 3 条皮支，分布于下唇、颈部、下颌骨外面、颊部、耳前部及颞部的大部分皮肤。(1)**颏神经**(mental nerve)，为主干的直接延续，出**颏孔**(mental foramen)分布于下唇至口角平面的皮肤及黏膜、下牙龈、颊部及下颌骨体外面皮肤。颏孔位于下颌骨上下缘间中点，多数对第 2 前磨牙，也可对两个前磨牙之间，或者对第 2 前磨牙的后方。颏孔与眶下孔及眶上孔位于同一直线上。(2)**颊神经**(buccinator nerve)，在腮腺的前下方出下颌支及咬肌前缘，经过腮腺管的下方，穿过颊部脂肪团，分布于颊部皮肤，分支穿过颊肌而分布于颊部黏膜。(3)**耳颞神经**(auriculotemporal nerve)，穿过腮腺上部，与颞浅动脉伴行，在下颌髁突与外耳部之间向上跨过颧弓根部至颞部，位于动脉后方，分布于耳前及颞部皮肤。神经在转向上行时分出 2 支至外耳道及鼓膜的前上部，再分出 2 支至耳郭上 1/3 前面。耳颞神经上行中紧邻下颌骨髁突颈部及颞下颌关节囊后面，二者有病变时均可累及神经，引致神经痛。耳颞神经接受发自耳神经节的副交感神经节后纤维，供应腮腺，作用为分泌，节前纤维来自面神经。由于耳颞神经分支至耳部，因而在有磨牙、下颌骨或舌部病变时，皆可能产生剧烈的耳部牵涉性疼痛，以至可能错误地切开鼓膜。

下颌支的各分支皆可发生神经痛，查无原发性病变时，皆可试行注射糖皮质激素治疗。

颏神经注射法，此神经偶患神经痛，治疗方为将药液注射到颏孔，按上述部位直接下针，如能进入孔内，注射少量药液后，再在孔附近骨面注入部分药液。有时不易找到颏孔，在附近注入药液仍可获得一定的疗效。

颊神经注射法，此神经偶患神经痛，可经口外颊部进针，摸清咬肌前缘，按后述测定腮腺管的表面投影。左手食指伸入口内摸清下颌支前缘，右手持针，在腮腺前缘，腺管上方下针，越过下颌支以后即斜向后上越过骨缘，左手指在口内引导针紧贴下颌支内面深入，进针的同时沿途分散注入药液，深入 2 ~ 3 cm 即可。

耳颞神经注射法，耳颞神经痛多发，易被误为偏头痛，采用糖皮质激素混悬液注射疗法，效果良好。可仅累及颞浅支，也可同时累及耳支，针刺检查痛觉可以确定。在排除神经行程中可见的其他病因以后，确定神经受刺激的部位可能在颞下颌关节囊后面及绕过颧弓的一段。取口半张的姿势，以使关节囊与外耳道间的间隙加大。于耳屏前方摸清凹陷，直接向深处下针，至皮下以后即开始注入药液，深入约 1.5 ~ 2 cm，即可浸及耳颞神经主干，然后拔针至皮下，转而向上后，跨过颞浅动静脉的浅处，触及颧弓下缘的骨骼时，即继续注入药液，继沿骨浅面向上进针约 1 cm，注入药液，注意此后一步要避免伤及血管。

三叉神经在面部的分支与面神经的分支间有交通。因而三叉神经分布区内的刺激性损害，可能引起反射性的面部肌肉痉挛，发生面肌抽搐，可能时应消除刺激方可治愈，失败时可在茎乳孔处挤压面神经，以使反射弧暂时中断。

下 颌 后 凹

境界

下颌后凹位于下颌支后方，呈三棱锥状，尖部朝向前内，基底朝向外侧，前壁为下颌支及翼内肌，后壁为乳突、胸锁乳突肌上端及二腹肌后腹，上为外耳道下壁。凹内含有腮腺、血管神经及脂肪组织。

腮腺

位置及邻属：腮腺(parotid gland)为涎腺中最大者，大部分位于下颌支的后方，可分浅深两部，其间连以峡部。浅部较大，呈尖在下的三角形或不规则的卵圆形。深部可能很小，也可能稍大而近似浅部，完全为浅部所掩盖，经下颌支后方向内延伸，可能到达咽侧壁(图 3 - 105)。

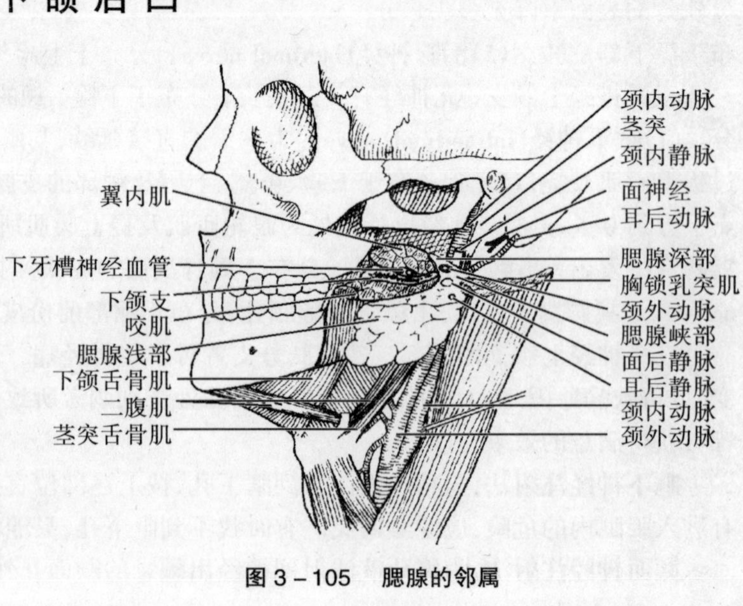

图 3 - 105　腮腺的邻属

腮腺可分外、前、后三面。外面有皮肤、皮下组织、不常出现的淋巴结、腮腺鞘及耳大神经的分支。上缘达颧弓，与外耳道及颞下颌关节接触（图 3－106），患腮腺脓肿时可能经此穿破而出现于外耳道或至颞下颌关节内。面神经颞支、颞浅动脉及静脉、耳颞神经等，穿过腮腺以后，于腮腺上缘深处跨过颧弓而达皮下，面神经颈支在前，动脉居中，静脉位于动脉后方稍浅，耳颞神经的位置最后且稍深。腮腺前缘有咬肌、下颌支及翼内肌嵌入而呈槽状，浅部向前凸出至咬肌面上，有时远达颊肌面上，深处有面神经分支及腮腺管前行，因而在腮腺前部作纵切口时有伤及此类结构的危险（图 3－107）。腮腺后面与乳突及胸锁乳突肌前缘接触；下缘延伸至下颌角下方，掩盖颈内、外动脉及颈内静脉；深面与二腹肌、茎突肌、颈内外动脉、颈内静脉及第Ⅸ～Ⅻ脑神经等接触，伸达咽侧壁，与颈动脉鞘间仅隔以一层筋膜(图 3－108)。有时可见有一团额外的腮腺组织位于腮腺管的上方。颈外动脉、面后静脉、耳颞神经等皆穿过腮腺。

腮腺所在的下颌支后方间隙，当仰头或下颌骨前伸时皆可使之变大，低头或张口时皆可使之变小，进行腮腺手术时应注意及此。患腮腺炎时，低头或张口均可使疼痛加剧，张口运动因而大受限制。

腮腺鞘(parotid sheath)：颈部深筋膜包围层至腮腺下方即分为浅、深两层包绕腮腺而形成其包鞘(图 3－109)，并且分隔伸入腺质内使成若干分叶。腮腺鞘浅叶特别紧密，后方与胸锁乳突肌鞘相延续，前方越过咬肌面上而形成所谓的**腮腺咬肌筋膜**，上方附着于颧弓，再向上即与颞筋膜的外层相续。在腮腺咬肌筋膜深处形成一骨筋膜间隙，内含咬肌。此间隙经颧弓深处与颞间隙相通，因此颞肌附近的积血或积脓常沿咬肌深面下降，形成面部深在的血肿或蜂窝织炎。腮腺鞘深叶较为薄弱，经腮腺深处附着于颅底及茎突，与翼肌鞘及翼突

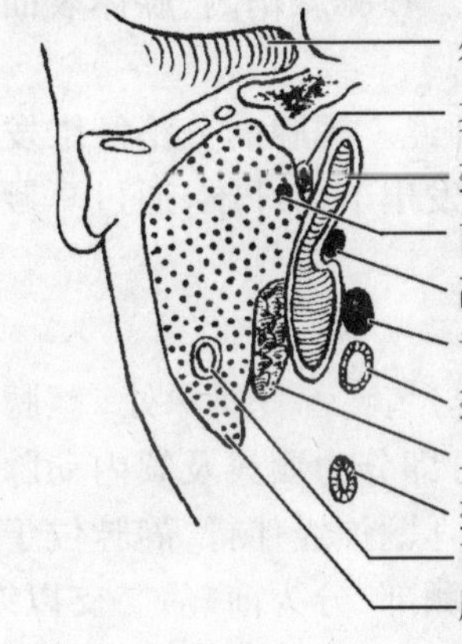

图 3－106　经下颌骨后方的冠状切面，表示腮腺邻属

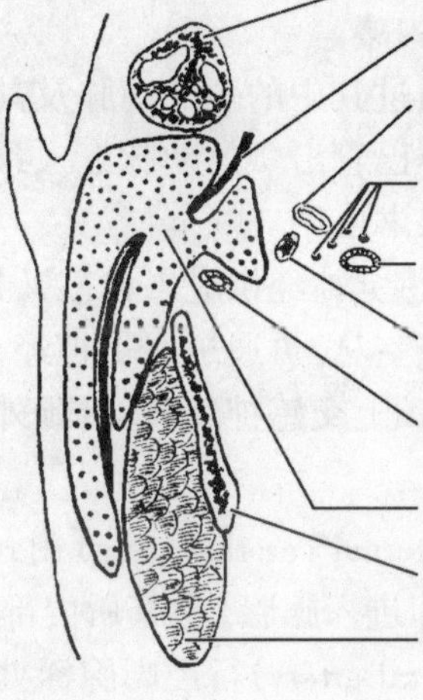

图 3－107　腮腺水平切面，表示分浅深部及邻属

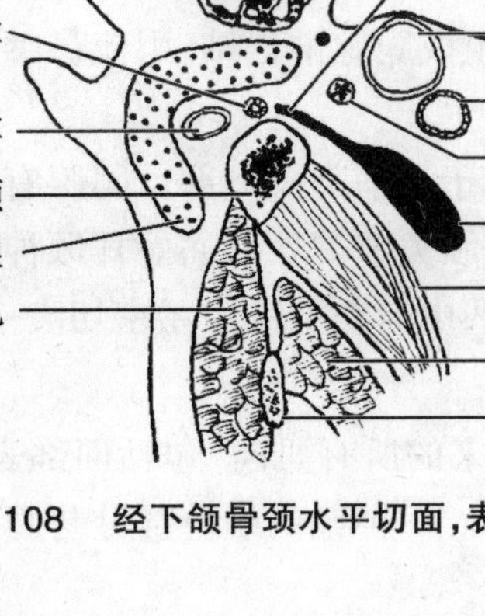

图 3－108　经下颌骨颈水平切面，表示腮腺邻属

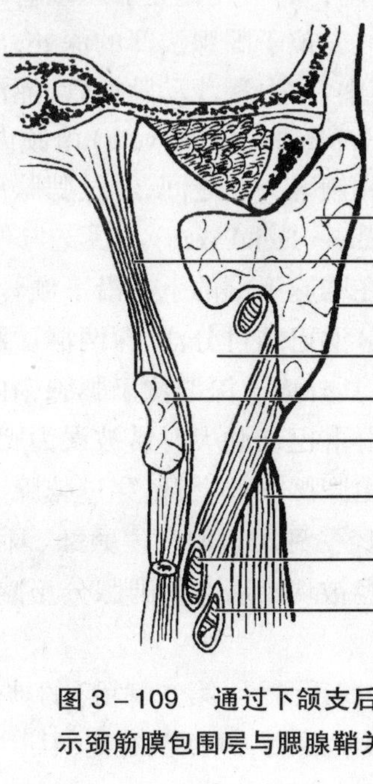

图 3－109　通过下颌支后的斜冠状切面，表示颈筋膜包围层与腮腺鞘关系

相连，连接茎突与下颌角的部分增厚形成**茎突下颌韧带**。由此可见，腮腺位于一明显的囊中，下方封闭，上方开口。

腮腺鞘的深叶在茎突前缘与翼内肌后缘之间有一裂隙。腮腺所在的间隙经此裂隙与咽旁间隙相交通。患咽后脓肿时可能有腮腺肿胀，脓液有时可能破入腮腺鞘内，此类情况下感染多半是通过上述裂隙而来。患腮腺脓肿时，由于腺鞘的浅叶特别紧密，体表不易查到波动，也很难向浅面的皮肤穿破，常通过腺鞘的缺损或软弱部分蔓延至颞窝、破入口腔或咽部，或者向下穿破到颈部。由于腮腺鞘不但紧密而且分隔伸入腮腺实质内，因而腺体有炎症时无大肿胀余地，易有剧烈疼痛，并且易使腺体早期受到压迫而发生坏死，因此须早期切开引流，并常须在多处切开腺鞘，始可达到引流的目的。

腮腺管(parotid duct)：腮腺小管在腮腺的浅深两部分之间汇合成腮腺管，小管显出的部位不一，可以完全出自浅部，也可完全出自深部，或者浅、深两部皆有发出。腮腺管起始于腮腺前部，在浅叶的深处向前，跨过咬肌面上，至咬肌前缘即急转向内，穿过颊肌而开口于颊部黏膜。开口处呈乳头状，对上颌第2磨牙。在咬肌前缘的转角处几成直角，经口腔内用探针探查时应注意及此。腮腺管的行程位于颧弓下方约一横指远，上有面横动脉伴行，下有面神经颊支伴行，浅面有咬肌筋膜保护，表面投影为由耳垂基部至鼻翼与上唇边缘中点引线的中1/3段。紧咬牙关时可在咬肌浅面摸到腮腺管的滑动。腮腺管全长约6 cm，直径约0.3 cm，开口处最狭窄，易有结石潴留。口腔内炎症可经腮腺管扩散至腮腺。腮腺管的位置很浅，外伤中可能发生腮腺管瘘。腺管开口于体表者称为外瘘，因经常分泌唾液而愈合很慢，常须行手术修复腺管，或将腺管近侧残端移置于口腔内而使之成为内瘘。

血液供应：腮腺由通过其中的颈外动脉及其分支发出的血管供应，静脉汇入面后静脉。

淋巴回流：腮腺的淋巴管沿颈外动脉汇入颈浅淋巴结及颈上深淋巴结。在腮腺鞘内，腺体表面及腺质中有一些淋巴结，称为腮腺淋巴结。

神经供应：腮腺的感觉神经供应来自三叉神经第三支所发出的耳颞神经。腮腺的分泌纤维发自舌咽神经，通过其鼓室支进入鼓室丛，再通过岩小神经至耳神经节，再由耳神经节发出节后纤维，通过耳颞神经至腮腺。交感神经供应发自颈上交感神经节，沿颈外动脉到达腮腺。

血管神经

动脉：颈外动脉(external carotid artery)由颈部上行，经过二腹肌后腹与茎突舌骨肌深处，至腮腺的后内面，发出耳后动脉以后即进入腮腺，由其后内部至其前内部，至下颌颈后方即分为颞浅及颌内动脉以终。**颞浅动脉**(superficial temporal artery)行经腮腺深处，出其上缘，有颞浅静脉及耳颞神经伴行，静脉位于动脉的后方且较浅，神经位于静脉的后方且较深。颞浅动脉向上跨过颧弓根部到达颞部，分为前、后二支以终，可于耳屏前方摸到动脉的搏动，亦可在此处加压以暂时制止供应区内出血。颞浅动脉发出的面横动脉及其伴行静脉经咬肌深面向前行，先位于腮腺浅部的深处，出腮腺前缘以后即走在腮腺管的上方而与之平行。在口腔颌面部恶性肿瘤的治疗中，常由颞浅动脉插管，灌注药物。

静脉：面后静脉(posterior facial vein)由颌内静脉与颞浅静脉汇合形成，先在腮腺质内下降，位于颈外动脉的浅处，下颌支与胸锁乳突肌之间；继经腮腺后方或为其浅部所掩盖，再分成前、后二支。前支与面前静脉汇合成**面总静脉**(common facial vein)。后支与**耳后静脉**(posterior auricular vein)汇合成颈外静脉。**面前静脉**(anterior facial vein)在腮腺下端的下方沿下颌骨下缘进行。

淋巴回流：腮腺区淋巴结可分浅、深两群。**浅群**位于腮腺鞘浅面的皮下组织中，组成耳前淋巴结，引流颞部、额部、眼睑外侧及耳外面。**深群**位于腮腺鞘内腺体表面及实质中，组成腮腺淋巴结，引流鼻咽部后部与上部、软腭及中耳。此群淋巴结肿大时易被误为腮腺肿大。

神经：耳颞神经由腮腺深处上行，穿过腮腺上部，出腮腺上缘，分布于耳前部及颞部。腮腺有炎症或者患肿瘤时，可能使此神经受到压迫而产生颞部、耳郭、外耳道深处及颞下颌关节等处剧痛。耳颞神经含有供应腮腺的分泌纤维，神经被切断后可使腮腺分泌减少。面神经在下颌后凹中与腮腺的关系密切。

面神经

面神经为胚胎时期舌骨弓(第2鳃弓)的神经，供应由该弓发生而来的所有肌肉，包括面部表情肌、镫骨肌、茎突舌骨肌、二腹肌后腹、颅顶盖的枕额肌、耳肌、颊肌及颈阔肌等。面神经的颅外部分与腮腺的关系密切，临床重要性较大。

主干的行径与邻属：面神经主干由**茎乳孔**出颅，位于茎突与乳突间，随即向前下方并向外斜行，进入腮腺后部深处，向前到达腮腺浅、深部之间。面神经的这一段行程，有的倾斜度较大，有的比较水平。神经出茎乳孔处位于乳突前缘中点深处，至体表距离大多数在 2~3 cm 之间，少数可深达 4 cm 以上。两岁以内的婴儿，乳突尚未发育，面神经主干的位置很浅，用产钳引产时有夹伤面神经的危险，也因而在此处进行手术时应特别注意避免伤到面神经。面神经稍向前走即经过颈外动脉与面后静脉的浅面，位于二腹肌后腹的上方。耳后动脉跨过面神经主干的浅面。进行面神经主干的手术时可以二腹肌后腹为标志寻找，先结扎浅处的耳后动脉。面神经主干颅外行径的表面投影，为由乳突前缘中点向前至下颌支后缘的水平线。

面神经与腮腺的关系：两者的关系不恒定。有些学者认为面神经通过腮腺实质。另有一些学者认为腮腺的浅、深两部形成两叶，其间连以峡部，两部可以完全分开，各有其管道系统，面神经走到浅部后份深面时即分为颈面及颞面两大支，经腮腺浅、深两部之间，分别绕经峡部上下方前行，并不穿过腮腺实质（图 3-110，图 3-111）。但是另有人认为腮腺浅、深两部之间有多处相连，腮腺组织与面神经分支相互交错，难于断言神经不通过腮腺实质。不论如何，神经的周围皆有疏松结缔组织包绕，不与腮腺粘着，在正常情况下易于将神经由腮腺组织分离。虽然如此，在欲切除一部分腮腺的手术中，除仅切除浅部的一部分以外，仍然必须注意有伤到面神经的危险。

分支：面神经的分支较多，出茎乳孔以后首先发出**耳后支**，在腮腺与胸锁乳突肌前缘之间向上走，有耳后动脉伴行，供应枕额肌枕腹、耳后肌及耳上肌的一部分。面神经主干继又发出分支供应二腹肌后腹及茎突舌骨肌。

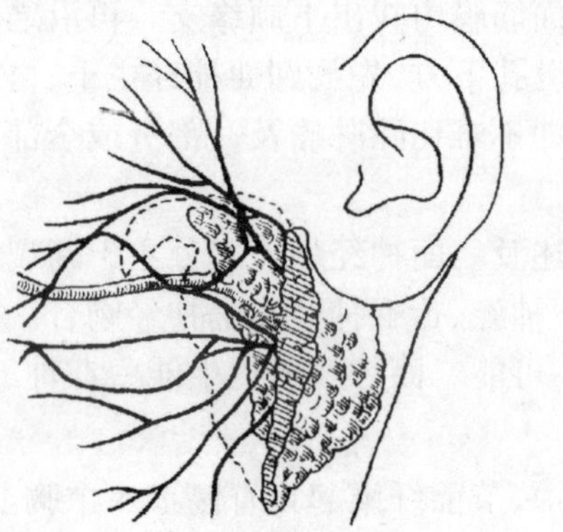

图 3-110 腮腺浅、深部与面神经的关系，虚线表示浅部范围

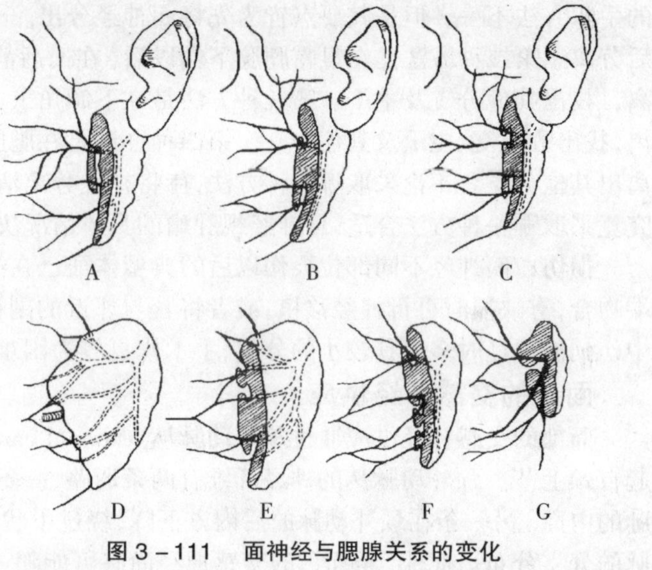

图 3-111 面神经与腮腺关系的变化

面神经主干走到腮腺浅部的深面，下颌支的后方偏内，相当于由下颌角至颞下颌关节连线的上中 1/3 交点附近，即先分成**颞面**（temporofacial branch）与**颈面**（cervicofacial branch）两大支（图 3-112）。分叉点至下颌支后缘的距离约为一横指，至下颌角的距离约为 2.9~4.4 cm。两大分支继续向前走，至下颌支后缘处再分成若干分支。此类分支一般皆可分为五组，较大的颞面支分为颞支及颧支（或称眶下支），颈面支分为颊支、下颌缘支及颈支。每一组的支数不一，常为 2~3 支，有的可多至 6 支。上部的颞支及颧支数目较多。下部的颈支及下颌缘支数目较少，常各为一支。**颞支**（temporal branch）出腮腺上缘，向前上方进行，跨过颧弓中部，分支供应耳上肌的一部分、耳前肌、枕额肌额腹及眼轮匝肌的大部分。在颧弓前部上方作切口时，或在颧弓发生骨折时，皆有伤到这一组分支的危险。颧支（zygomatic branch）于腮腺管上方出现于腮腺前缘，供应眼轮匝肌、围绕鼻孔的肌肉及大部分提上唇的肌肉。**颊支**（buccal branch）于腮腺

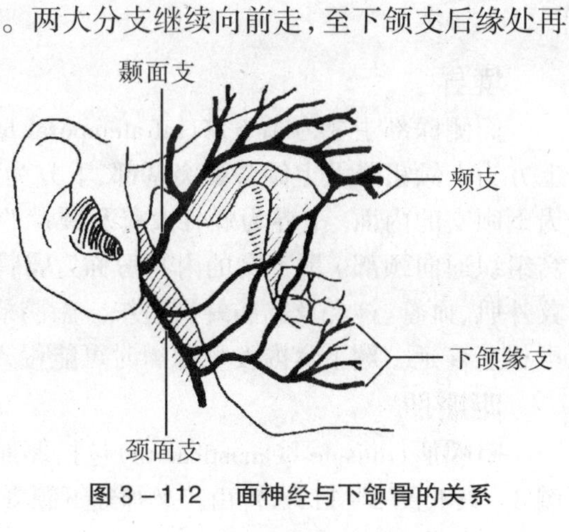

图 3-112 面神经与下颌骨的关系

管下方出现于腮腺前缘，主要供应上唇肌肉。**下颌缘支**(marginal mandibular branch)沿下颌骨下缘进行，供应颊部及下唇肌肉，行程有时可低至下颌骨下缘以下，在下颌骨及颈部手术中作颌下切口时皆应注意及此。**颈支**(cervical branch)出腮腺下端，于下颌角后方一横指宽范围内继续下行，位于颈阔肌与深筋膜之间，分支供应颈阔肌以后又越过下颌骨下缘上行，与下颌缘支联合，供应下唇方肌。在下颌角后方，乳突至舌骨之间距下颌骨 2.5 cm 以内作切口时皆有伤到颈支的危险，引起下唇方肌瘫痪，口角不对称。此种损伤畸形，3 个月后可因有异常来源的神经长入而恢复。面神经下颌缘支与颈支皆与运动度较大的唇部有关，损伤后所产生的面部畸形较为严重，在进行颈淋巴结根治切除术中更应特别注意，避免损伤此类神经。

面神经在面部的各分支之间尚有许多吻合支，联系相邻的分支，形成网状。因此，面神经在面部的分支有一部分受伤以后，仍可以有一定的功能代偿。在面部作切口时只需注意面神经主要分支的方向，在切除腮腺的手术中也只需保留其主要分支。

面神经未出茎乳孔以前，发出岩大神经、镫骨肌神经及鼓索神经。面神经中所含的副交感神经与大部分感觉神经纤维皆分布在这些分支中。一小部分感觉纤维随面神经出茎乳孔，有一些随面神经耳支分布，通过中间神经传入，因而膝神经节的神经痛可能伴有耳痛，耳疱疹亦偶可与膝神经节的病变有关。面神经浅部分支中的传入纤维，可能传导表情肌的本体感受觉，或者更有面部皮肤、肌肉及骨骼的压痛觉。

由上述可见面神经的主干及主要分支皆与腮腺有密切关系，在腮腺手术中应特别注意避免伤到面神经，腮腺手术的基本要点之一即在此。腮腺脓肿的切开引流，在耳前作纵行切口切开皮肤以后，可以横行切开腮腺鞘，用钝分离法进入腺质，可以减少损伤面神经的危险。腮腺肿瘤多为混合瘤，易有恶性变。切除腮腺肿瘤的手术方法不一，但是其要点皆为先将面神经分出。一种方法是先沿腮腺前缘找出面神经分支以后沿之向后分离。第二种方法是在显露腮腺下端以后，在面后静脉的前方，腮腺的深面，找到面神经颈支沿之向上分离，找出其他分支及主干。第三种方法是在下颌角上方咬肌表面筋膜内找出下颌缘支，再沿之向后上方分离，找出颈面支、主干及其他分支。第四种办法是在腮腺深面茎乳孔下方，先找到面神经主干，再沿之向前分离出其他分支。不论采取哪一种方法，待将神经分离清楚以后，即不难切除肿瘤及一部分或全部腮腺组织。究竟采取哪一种方法合适，可神经视肿瘤的具体情况决定。

损伤：面神经不同部位损伤以后的典型体征已在第二章中述及。面神经颅外部分主干断裂后可行端对端吻合，有缺损时可行神经移植，或者将其与邻近的副神经、舌下神经、舌咽神经或膈神经吻合。在腮腺手术中伤到面神经时多为其较小的分支，手术修复较为困难或者竟不可能。面神经的再生能力在神经中最大。

面部的交感神经供应

面部的交感神经供应通过**颈外动脉丛**(external carotid plexus)，节前纤维起自脊髓上 5 个胸节，节后纤维起自颈上节。颈外动脉丛的神经纤维有两条通路，一条为起自颈上节上端的纤维直接走向颈外动脉，位于动脉的内面。另一条在颈外动脉的后内方下降，绕过甲状腺上动脉再沿颈外动脉的前面上行。颈外动脉丛随动脉的分支分布。此外，至面部的交感神经尚有可能随三叉神经的分支分布，随眼支进行者来自颈内动脉丛，随上、下颌支进行者来自颈外动脉丛。

面 侧 深 部

境界

面侧深部主要为**颞下窝**(infratemporal fossa)，位于颅底外下方咽侧壁与下颌骨之间。后界为腮腺鞘。前界上方为**上颌粗隆**及上颌骨颧突基部，下方为颊肌及咽上缩肌。内界为**翼突**(pterygoid process)及咽侧壁。外界为下颌支的内面。上界为蝶骨大翼及颞骨的一部分，并经颧弓深处与颞窝相通。下方沿咽部及食管侧面的蜂窝组织通向颈部。颞下窝的内侧份称为**翼腭窝**(pterygopalatine fossa)。颞下窝内含有颞肌的一部分、翼内肌、翼外肌、血管、神经及脂肪蜂窝组织。脂肪蜂窝组织与舌、颊及颞部等处的蜂窝组织相续，因而各处的感染均可相互蔓延。颞下窝内发生肿瘤时可能侵入眼眶或鼻腔。

咀嚼肌

咀嚼肌(muscle of mastication)包括颞肌、咬肌、翼内肌、翼外肌、下颌舌骨肌及二腹肌前腹(图 3－113，图 3－114，图 3－115)，皆由三叉神经**下颌支**出卵圆孔以后发出的分支供应，前三肌的作用为咬合，后三肌的作

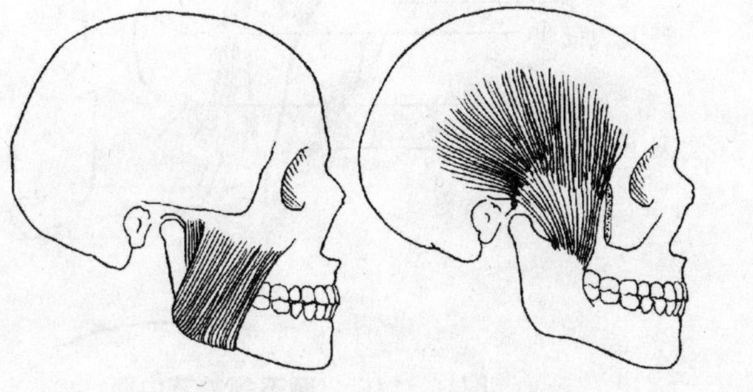

图 3－113　咬肌(左图)及颞肌(右图)

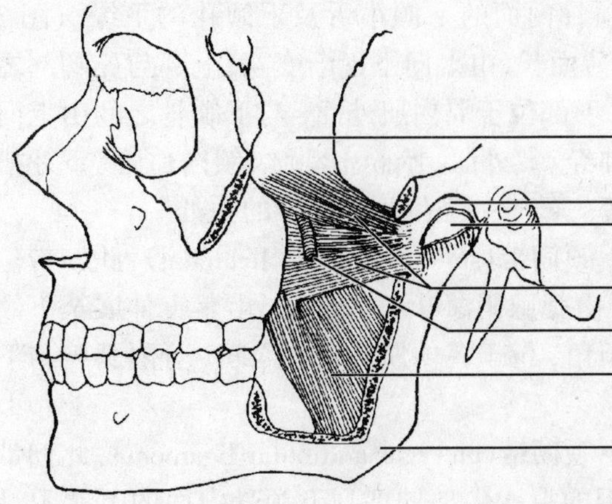

图 3－114　翼内肌与翼外肌，切除颧弓及一部分下颌支以后所见

用为张口。咬合肌的作用力远大于张口肌，因而当发生肌肉痉挛时即显牙关紧闭。牙关紧闭常为破伤风的体征，但是也可能为三叉神经下颌支受刺激、下牙阻生的第 3 磨牙、邻近的淋巴结或其他结构的炎症等原因所致。

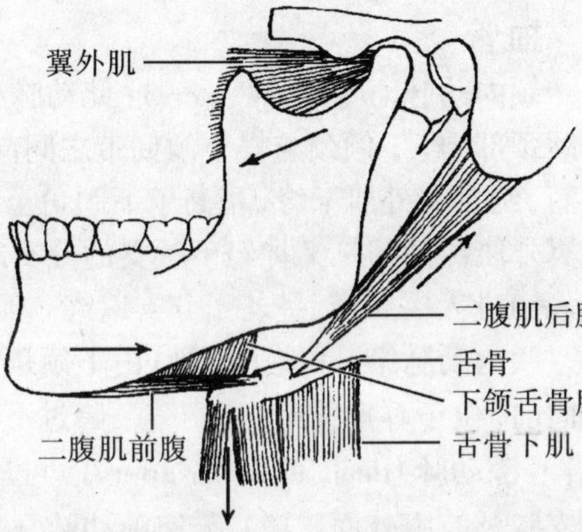

图 3－115　张口运动的作用肌，二腹肌及翼外肌使下颌骨向下转，舌骨下肌将二腹肌腱向下牵引

颞肌(temporal muscle)：此肌起自颞窝全部及颞筋膜，向下经颧弓及咬肌深处，止于冠突深面边缘，前部一部分肌纤维向下止于下颌支前缘。颞肌由前后颞深神经供应，可为 1 或 3 支，通过翼外肌上头起点上方，前颞深神经亦可能通过翼外肌两头间。神经向上走在颞肌的深面与颞窝的骨骼间。与神经伴行的动脉数目亦不一定。颞肌的作用在使下颌骨上提，后部纤维作用时牵引下颌骨向后。颞肌的下部主要为腱性，张大口时即抵在上颌粗隆上，可能妨碍注射后上牙槽神经。

咬肌(masseter muscle)：此肌有浅深两头。浅头起自上颌骨颧突及颧弓下缘的前 2/3。深头起自颧弓下缘的后 1/3 及颧弓全长的深面。肌纤维向下止于下颌支的外面及冠突，向下延及下颌角与下颌骨下缘。肌纤维差不多掩盖下颌支外面的全部，由咬肌筋膜固定于下颌骨体及支的边缘。咬肌由三叉神经下颌支分支供应，作用为使下颌骨向上及向前。神经分支通过冠突与髁突之间的下颌切迹中，与**咬肌动脉**一齐进入肌肉的深面。在切除下颌支的手术中，可将咬肌由止点向上翻起，直达下颌切迹平面而不能再向上，以免伤及供应肌肉的神经血管。咬肌浅面有面神经的分支及腮腺管，在此处进行任何手术时皆应注意。患破伤风时咬肌较早发生痉挛。有时可见有咬肌肥大，单侧或双侧，易被误为肿瘤，常因习惯性神经性挫牙或习惯性神经性紧咬牙关而产生。单侧咀嚼习惯者可使一侧咬肌肥大。

翼内肌(medial pterygoid muscle)：此肌主要起自**翼突外侧板**内面及腭骨结节的后面，另一小头起自上颌粗隆。肌纤维向下向外向后止于下颌支的内面，由三叉神经下颌支分支供应，作用为使下颌骨向上向前及向对侧。翼内肌浅面有翼外肌、舌神经、下牙槽神经、颌内血管、下牙槽血管、下颌支及蝶下颌韧带，深面有腭帆张肌、腭帆提肌、咽上缩肌及咽鼓管。翼内肌的内面及掩盖的筋膜形成咀嚼肌间隙的内侧界，并形成咽旁间隙的前界。翼内肌由下颌神经主干分支供应。

翼外肌(lateral pterygoid muscle)：此肌有上下两头，上头起自蝶骨大翼下面，下头起自翼突外侧板外面。两头后行至近止点处始相混，上头主要止于颞下颌关节的关节囊与关节盘，下头主要止于下颌颈前面。此肌由三叉神经下颌支的前支分支供应，作用在使下颌骨向前，协助张口。翼外肌对下颌骨的侧向运动也有一定的作用。

韧带

蝶下颌韧带(sphenomandibular ligament)：此韧带位于颞下颌关节的深面，由蝶棘与邻近的鳞鼓裂内侧端伸展至下颌骨内面的下颌小舌及下颌孔的下缘（图 3－116）。韧带薄而长，由上向下逐渐变宽；上部与鼻咽部之间隔以脂肪；下部位于翼内肌外面，与下颌骨之间由上向下隔以耳颞神经、翼外肌、脑膜中动脉、颌内血管、下牙槽神经及血管等。鼓索神经位于此韧带的深处。

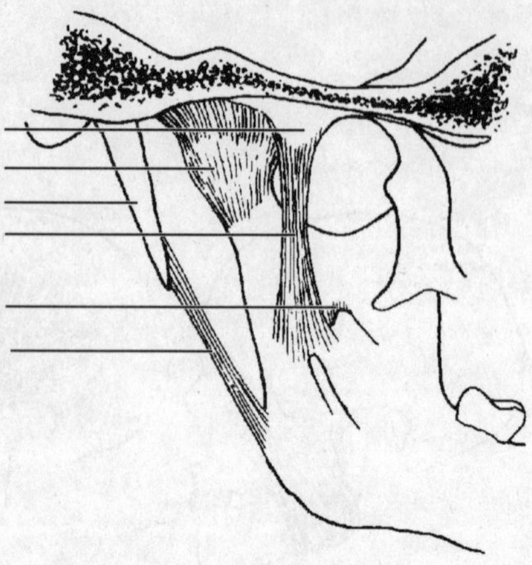

图 3－116　颞下颌关节内面

茎突下颌韧带(stylomandibular ligament)：此韧带位于腮腺深面，由腮腺鞘深叶增厚形成，由茎突伸展至下颌支后缘及下颌角，位于翼内肌与咬肌之间，分隔腮腺与下颌下腺。

翼突下颌韧带(pterygomandibular ligament)：此韧带由**翼突内侧板**的翼钩尖部伸展到下颌骨内面的下颌舌骨肌线后端，由颊咽筋膜增厚形成。咽上缩肌及颊肌皆有一部分起自此韧带。

血管

颌内动脉(maxillary artery)：此动脉亦称**上颌动脉**，由颈外动脉发出，起点位于腮腺深处或腺质中，约平下颌颈部，经下颌颈与蝶下颌韧带之间向前走，有颌内静脉伴行，上方有耳颞神经。动脉先位于下牙槽神经浅面，约平翼外肌下缘，稍高于下颌角至髁突间中点平面；继而向上向前走，位于翼外肌与颞肌之间，或者位于翼外肌深面与三叉神经下颌支的分支之间，再经翼外肌的两头之间前行，穿过**翼上颌裂**（pterygomaxillary fissure)进入翼腭窝，呈若干分支以终。颌内动脉可依其与翼外肌的关系而分为三段(图 3－117)。

颌内动脉第一段(**下颌段**)由下颌颈至翼外肌下缘，与下颌骨相邻，位于下颌颈与蝶下颌韧带间，接近平行向前，位于耳颞神经的稍下方，跨过下牙槽神经之前，为腮腺所包绕。此段分支皆与骨孔有关，可有 5 支：(1) **耳深动脉**(deep auricular artery)，与耳颞神经的一分支伴行，走在外耳道的骨骼与软骨之间，供应外耳道的皮肤及鼓膜外面。(2) **鼓室前动脉**（anterior tympanic artery)，向上通过岩鼓裂至中耳。(3) **脑膜中动脉**(middle meningeal artery)，起点对下颌切迹上缘，经翼外肌深处上行，通过棘孔入颅，开始上行处通过耳颞神经两头之间。(4) 可能有**副脑膜中动脉**(accessory meningeal artery)，行程与脑膜中动脉相似，通过卵圆孔入颅，供应三叉神经半月节及其邻近的硬脑膜。(5) **下牙槽动脉**(inferior alveolar artery)，位于下牙槽神经的后方，经蝶下颌韧带与下颌骨之间向下走，有下牙槽静脉伴行，至接近下颌孔处与下牙槽神经相遇而一齐进入下颌孔，供应下颌及下牙，末支与颏神经一同出颏孔至颏部。

颌内动脉第二段(**翼肌段**)于下颌支深处向前上斜行，与翼外肌相邻，多半是位于翼外肌浅面，少数位于翼外肌下头深处，再穿过该肌两头起点间进入翼腭窝。此段分支皆与肌肉有关，可有 5 支：(1) **咬肌动脉**(masseteric artery)，穿过下颌切迹外行，供应咬肌。(2) 前、后**颞深动脉**（deep temporal artery)，在颞肌与颅骨外膜间上行，供应颞肌。(3) **翼动脉**(pterygoid artery)，起点与数目不定，供应翼肌。(4) **颊动脉**(buccal artery)，经翼内肌与下颌骨之间向前走，供应颊肌，有颊神经伴行。

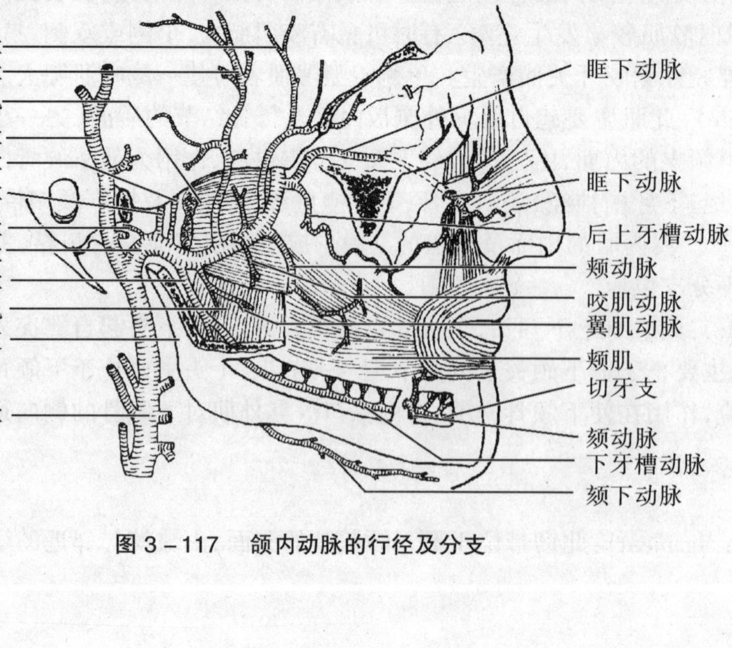

图 3－117　颌内动脉的行径及分支

颌内动脉第三段(**翼腭段**)邻上颌骨的后外面，位于翼腭窝的外侧部，翼腭神经节的外侧。此段分支皆与骨孔有关，可有6支:(1)**后上牙动槽脉**(posterior superior alveolar artery),在上颌骨后面下行,穿过骨面,分支供应磨牙、前磨牙及上颌窦。(2)**眶下动脉**(infraorbital artery),为主干的直接延续,与上颌神经末支同经眶下管到达面部。(3)**腭降动脉**(descending palatine artery),与腭大神经一同穿过**腭大管**,发出腭大及腭小动脉;腭大动脉出腭大孔以后沿硬腭外侧向前,再经切牙孔入鼻腔;腭小动脉经腭小管至软腭。(4)**咽动脉**(pharyngeal artery),与咽神经一齐向后走,分布于咽顶部。(5)**翼管动脉**(artery of pterygoid canal),与同名神经进入**翼管**向后走。(6)**蝶腭动脉**(sphenopalatine artery),经蝶腭孔入鼻腔,多见发生出血,较为严重。

颌内动脉位于腮腺、下颌支及颧弓深面,有出血时,除在腮腺或下颌支的手术中以外,不易行手术结扎,可在颈部结扎颈外动脉。

翼静脉丛:翼外肌的周围有丰富的静脉网,称为**翼静脉丛**(pterygoid venous plexus),颌内动脉各分支的伴行静脉汇入其中。由此静脉丛的后端形成两条**颌内静脉**(maxillary vein)向后走,与颞浅静脉汇合成面后静脉。翼静脉丛经卵圆孔及破裂孔与海绵窦交通,经**面深静脉**与面前静脉交通,经眶下裂与眼下静脉交通(见图3-100)。

神经

三叉神经(trigeminal nerve):面侧深部的神经主要为三叉神经,起于脑桥下面外侧,有感觉及运动两根,前者大,后者小。感觉根上有半月神经节,位于颞骨岩部上面靠近尖部的凹陷内,由硬脑膜内层折叠形成的三叉神经腔(Meckel袋)中,再由此节发出眼支、上颌支及下颌支,分布于头皮的前半及面部。运动根位于感觉根的下外方,不进入半月节,出卵圆孔以后始与下颌支相合,供应除颊肌以外的所有咀嚼肌、腭帆张肌、鼓膜张肌、下颌舌骨肌及二腹肌前腹等。三叉神经眼支上有睫状神经节,上颌支上有翼腭神经节,下颌支上有耳神经节及下颌下神经节,各节皆接收运动、感觉及交感神经纤维。

三叉神经第一支**眼神经**(ophthalmic nerve)通过海绵窦的外侧壁,经眶上裂进入眼眶,已在眼部一节中述及。

三叉神经第二支**上颌神经**(maxillary nerve)水平向前走,经圆孔出颅,穿过翼腭窝,偏向外侧,经眶下裂进入眼眶,通过眶底的**眶下沟**(infraorbital groove)及**眶下管**(infraorbital canal),末支呈眶下神经出眶下孔至面浅部(图3-118)。上颌神经沿途发出的分支如下:(1)在颅内发出一支**脑膜中神经**,分布于颅中窝前部的硬脑膜。(2)在翼腭窝中发出颧支、神经节支及后上牙槽神经;颧支经眶下裂进入眼眶,在眼眶后部分为**颧颞神经与颧面神经**;**后上牙槽神经**(posterior superior alveolar nerve)常为三支,有时为一支,在上颌骨的后面下行;神经节支常为两支,进入翼腭节。(3)在眶下沟中发出**中上牙槽神经**(middle superior alveolar nerve)至前磨牙,

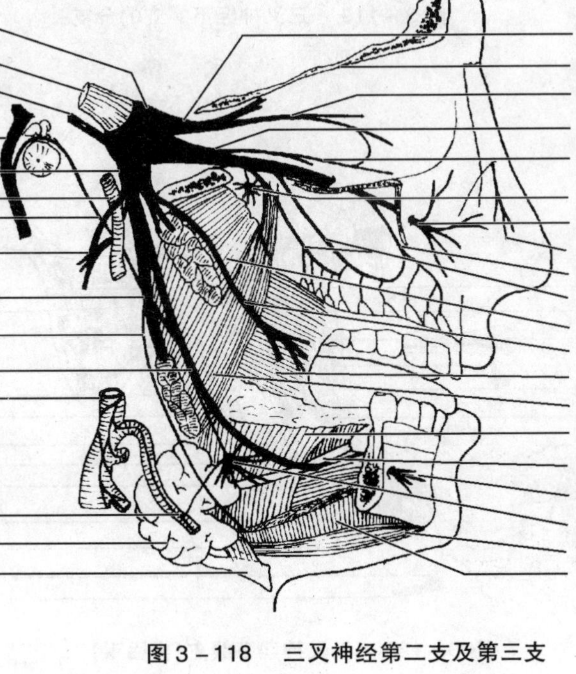

图3-118 三叉神经第二支及第三支

在眶下管中发出**前上牙槽神经**(anterior superior alveolar nerve)至尖牙及切牙。

三叉神经第三支**下颌神经**(mandibular nerve)为三支中最大的一支，由运动根与半月节发出的感觉根通过卵圆孔出颅时合成。下颌神经出颅以后位于翼外肌上头的深处，腭帆张肌的浅面。腭帆张肌分隔下颌神经与咽鼓管及鼻咽部。耳神经节位于下颌神经与腭帆张肌之间。脑膜中动脉位于下颌神经的外后方。下颌神经出卵圆孔的位置，在颧弓根部结节的深处约 4 cm。下颌神经主干很短，发出一些分支以后即分为前后两股(图 3-119，图 3-120)。经下颌切迹进针至颞下窝，可以麻醉下颌神经主干。

下颌神经主干的分支有一脑膜支及一肌支。(1)脑膜支为**棘孔神经**，随脑膜中动脉返回通过棘孔进入颅中窝，有的可能通过卵圆孔，分布于颅中窝的后部、鼓窦及乳突小房。(2)肌支向前供应翼内肌，并分出至耳神经节的运动根，通过该节供应腭帆张肌及鼓膜张肌。

下颌神经前股主要为运动神经，发出颞深神经、至咬肌神经、至翼外肌神经及颊神经。(1)**颞深神经**(deep

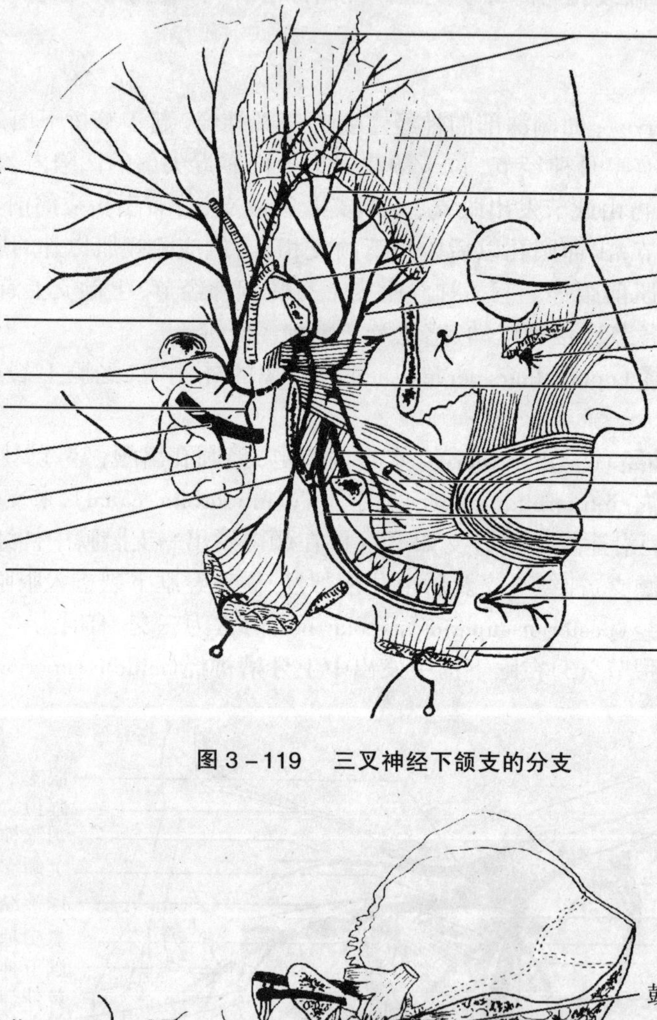

图 3-119　三叉神经下颌支的分支

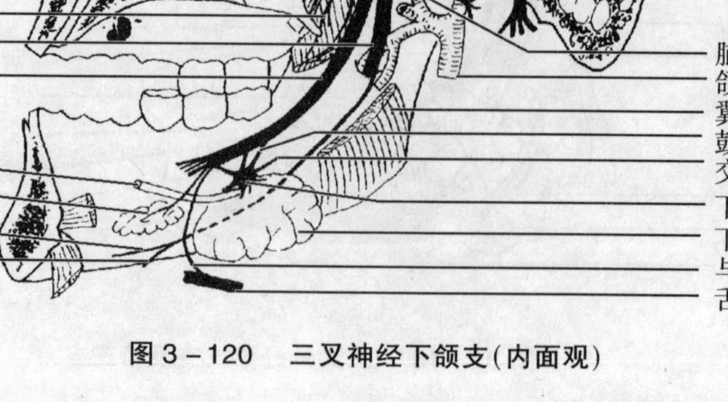

图 3-120　三叉神经下颌支(内面观)

temporal nerve)常为前后两支,向外跨过翼外肌上缘进入颞肌深面。(2)至**咬肌神经**向外跨过翼外肌上缘及下颌切迹,进入咬肌深面,与至咬肌的动脉伴行,分出一支至颞下颌关节。(3)至**翼外肌神经**与颊神经伴行,向外进入翼外肌深面。(4)**颊神经**(buccal nerve)走向前外,通过翼外肌的两头间,在此处分出一支供应该肌以后即完全为感觉支,向下前方走在颞肌深面的筋膜性管道中,或者穿过颞肌的前部,出现于咬肌前缘,到达颊肌表面,分支穿过颊部脂肪团分布于颊部皮肤,再穿过颊肌供应颊部黏膜及下颌部磨牙及第2前磨牙的颊面牙龈。

下颌神经后股除发出供应下颌舌骨肌及二腹肌前腹的运动神经以外,全为感觉支,发出**耳颞神经**,以后即分为舌神经及下牙槽神经。(1)至下颌舌骨肌的神经由下牙槽神经分出,穿过蝶下颌韧带,向前到达下颌舌骨肌的浅面,供应该肌及二腹肌前腹。(2)**耳颞神经**(auriculotemporal nerve)起始处为两干,环抱脑膜中动脉而于其后方合成一干,通过蝶下颌韧带与下颌颈部之间向后走,位于颌内血管上方及腮腺上部的深处,继而穿过腮腺上部,分支至颞下颌关节,再成**颞浅神经**,跨过颧弓根部上行至颞部,位于颞浅血管后方。(3)**舌神经**(lingual nerve)先与下牙槽神经为一干,迅即分开,在翼内、外肌之间下行。舌神经位于下牙槽神经前方,至翼内肌后缘平面即与鼓索神经汇合,在下颌骨与翼内肌之间走向前下,继而与下颌骨接触,有时在第3磨牙后下方的骨面上形成一条沟。此沟分隔上方的翼突下颌韧带与下方的下颌舌骨肌附着部。舌神经再向前走即位于咽上缩肌与茎突舌肌浅面的口腔黏膜深处,通过下颌舌骨肌与舌骨舌肌之间向前,到达舌下腺与颏舌肌间即绕过下颌下腺管,分布于下颌舌面的牙龈、口底黏膜及舌的前2/3。**鼓索神经**含有副交感神经节前纤维及味觉纤维,前者至下颌下神经节供应下颌下腺及舌下腺,后者随舌神经分布于舌的前2/3。患舌癌有剧痛时,有的可以切断舌神经。(4)**下牙槽神经**(inferior alveolar nerve)先在翼外肌深处向下走,继而走在下颌支与蝶下颌韧带之间,位于下颌支内面的沟中,后有下牙槽血管,发出至下颌舌骨肌及二腹肌前腹的神经以后即进入下颌孔,通过下颌管,分支至下牙及牙龈,末支呈**颏神经**出**颏孔**。

翼腭神经节(pterygopalatine ganglion):此节与上颌神经借两条短而粗的分支翼腭神经相连,位于**翼腭窝**的上部,**蝶腭孔**的外侧,上颌神经的下方,翼管的前方,呈三角形或心脏形(图3-121,图3-122)。此神经节接收运动根、感觉根及交感神经根。运动根(副交感神经)与交感神经根来自翼管神经。**翼管神经**由发自面神经膝神经节的岩大神经与发自围绕颈内动脉的交感神经丛的**岩深神经**合成,通过**翼管**向前进入翼腭窝,到达翼腭节。感觉根来自上颌神经的两条神经节支,纤维通过此节至腭神经。

翼腭神经节中只含有运动根(副交感神经)的节后神经元胞体。感觉根及交感神经根的纤维在此神经节中均不更换神经元。

由翼腭神经节发出下列分支:(1)**鼻腭神经**(nasopalatine nerve),通过蝶腭孔,跨过鼻腔顶部,分布于鼻中隔及上切牙附近的牙龈。(2)**鼻后上神经**(posterior superior nasal nerve),通过蝶腭孔向前走,分布于鼻腔。(3)**腭大神经**(greater palatine nerve),通过**翼腭管**向下,出**腭大孔**以后向前分布于硬腭的黏膜,并分支至鼻腔外侧壁的后下部。(4)**腭中神经**及**腭小神经**,各有一支,有时合称为腭小神经(lesser palatine nerve),在腭大神经的后方下降,出腭小孔,向后至软腭、腭垂及扁桃体上隐窝的黏膜。(5)**咽神经**(pharyngeal nerve),向后穿过咽

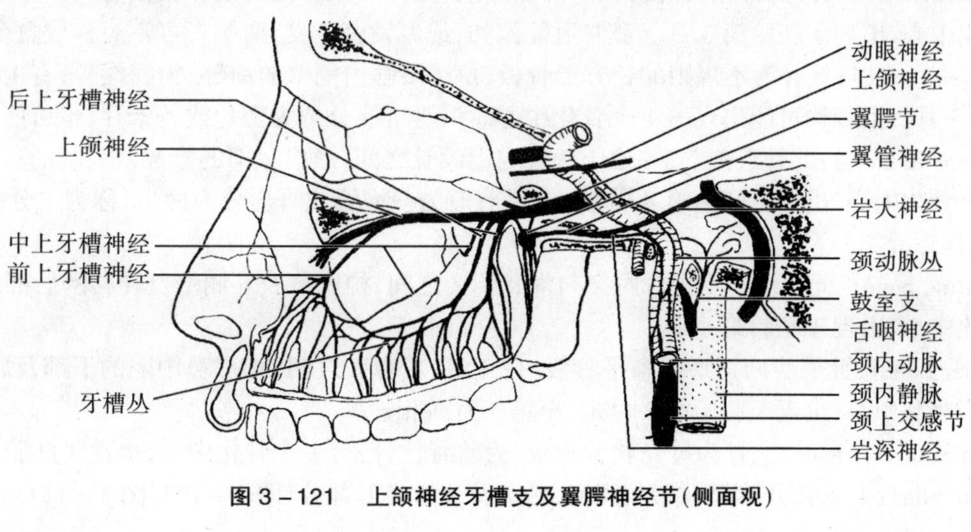

图3-121　上颌神经牙槽支及翼腭神经节(侧面观)

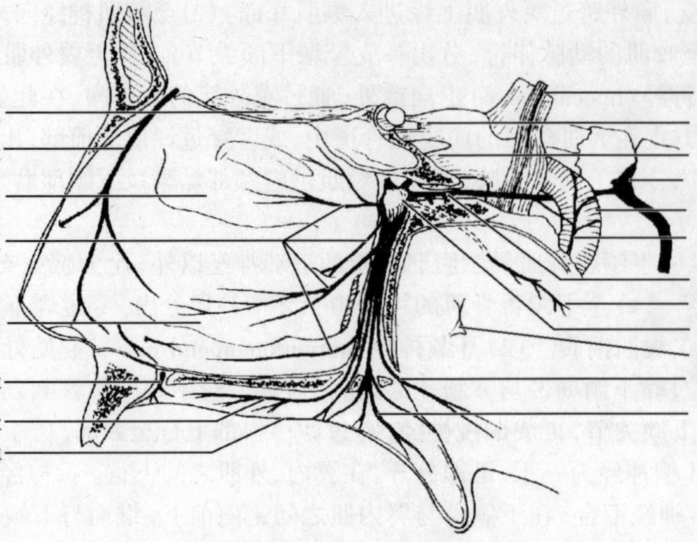

图 3-122 翼腭神经节及其分支(内面观)

管至咽顶部黏膜。(6)**眶支**,经眶下裂入眼眶至泪腺,先随颧神经进行,后随泪腺神经进行。其他副交感神经节后纤维随神经节的其他分支进行,分布于鼻腔,鼻咽部、鼻窦及腭部等处的黏液腺。**交感神经**纤维亦随神经节的各分支分布于鼻腔,鼻咽部、鼻旁窦及腭部等处的黏膜。

耳神经节(otic ganglion):此节与下颌神经相连,位于其内侧,卵圆孔的紧下方,前有翼内肌,后有脑膜中动脉,内有腭帆张肌。耳神经节的直径约为 2~3 mm,为供应腮腺分泌的副交感神经中途站,接收副交感根、交感根、运动根及感觉根。(1)副交感神经节前纤维来自舌咽神经,通过其鼓室支至鼓室丛,在此处接收面神经的中间神经一些纤维,再出鼓室从通过岩小神经到达耳神经节。(2)交感神经根来自围绕脑膜中动脉的交感神经丛,发自颈上交感神经节。(3)运动根由至翼内肌的神经分出,仅通过此节或紧靠此节进行,供应鼓膜张肌及腭帆张肌,与此节的功能无关。(4)感觉根为由耳颞神经所发出的细支。

耳神经节中含有供应腮腺的副交感神经节后神经元。其他各根仅通过此节。由此节发出的分支,除上述两条肌支以外,皆通过耳颞神经至腮腺。

面部的骨骼与关节

面部骨骼

面部骨骼共有 14 块,计为鼻骨两块、泪骨两块、颧骨两块、腭骨两块、犁骨 1 块、下鼻甲两块、上颌骨两块、下颌骨 1 块。

鼻骨(nasal bone):此骨为长方形骨板,位于两侧上颌骨的额突之间,构成鼻腔顶的一部分。鼻骨为膜性骨,有 1 个骨化中心,出现于胚胎第 3 月。鼻骨可能阙如,或者发育不良,两侧者可不对称或愈合为 1 块。

泪骨(lacrimal bone):此骨为不规则的长方形骨板,位于眼眶内侧壁的前部,为膜性骨,有 1 个骨化中心,出现于胚胎第 3 月。泪骨钩可能出现另 1 个骨化中心。泪骨可能分裂为两片或若干片,也可能阙如。

颧骨(zygomatic bone):此骨近似菱形,位于额骨与上颌骨之间,形成颧部的隆起及眼眶的一部分。颧骨为膜性骨,有一个骨化中心,出现于胚胎第 8 周半。此骨有时为一横缝或直缝分为两半,称为二分颧骨。面部外伤可能发生颧骨骨折。

腭骨(palatine bone):此骨位于上颌骨腭突与蝶骨翼突之间,构成鼻腔外侧壁及硬腭的后部。腭骨为膜性骨,有 1 个骨化中心,出现于胚胎第 8 周。

犁骨(vomer bone):此骨为四边形的扁平骨板,位于左、右鼻腔之间,构成鼻中隔的下部及后部。犁骨为膜性骨,有两个骨化中心,出现于胚胎第 2 月末,至第 3 月时相连。

下鼻甲(inferior conchae):此骨为贝壳状的骨板,为软骨性骨,有 1 个骨化中心,出现于胚胎第 5 月。

上颌骨(maxilla):上颌骨分体部、颧突、额突、腭突及牙槽突五部分(图 3-123,图 3-124)。体部呈锥体

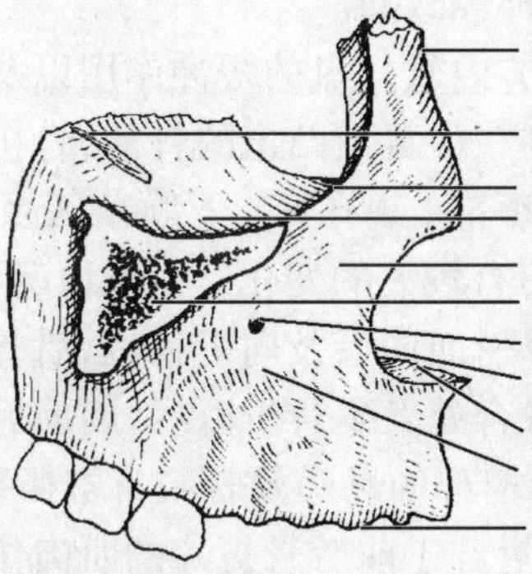

图 3－123　上颌骨外侧面

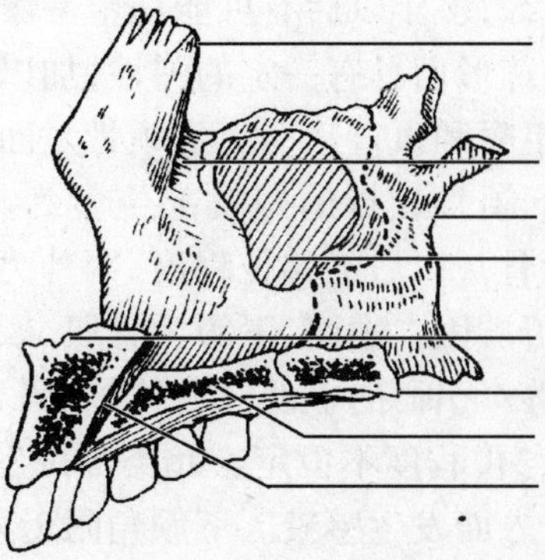

图 3－124　上颌骨内侧面

形，构成颊部的隆起，可分鼻面、眶面、颞下面及前面。鼻面的基部，形成鼻腔外侧壁。眶面形成眶底的大部分。颞下面形成颞下窝的前壁。前面为面部肌肉所覆盖。**体部**中含有上颌窦，形成窦顶的部分同时形成眶底的大部分。**颧突**向外伸，与颧骨相连，参与形成**颧弓**部的隆起。**额突**向上伸，形成眼眶的内侧缘及鼻基部的外侧份。**腭突**向内伸，形成硬腭的大部分。**牙槽突**(alveolar process)向下，带有全部上牙，外壁很薄，特别是前部牙槽，内壁因有硬腭附着而较为坚强。第 3 磨牙牙槽壁可能特别薄，拔除此牙时，有发生牙槽突骨折的危险。

上颌骨为膜性骨，有两个骨化中心。上颌骨固有部有 1 个骨化中心，位于尖牙牙胚的上方。前部有 1 个骨化中心，位于切牙牙胚的上方，切牙骨由此骨化。两个骨化中心皆出现于胚胎第 6 ~ 8 周时，第 3 月开始连合，但是切牙骨与上颌骨固有部相连的骨缝(切牙缝)消失较晚，约在中年时期。

上颌骨因遭受严重暴力而发生骨折时，轻者可局限于上颌骨本身，可能伤到上颌窦。严重的骨折可能累及眼、鼻腔或口腔，并且可能伤到通过骨面或骨骼中的上牙槽神经或眶下神经。上颌骨因与颅骨相连，损伤时常伴有颅脑损伤。上颌骨因骨质较脆，并且含有上颌窦，易于发生骨折，但因血液供应较好，损伤后易于生长愈合。上颌骨的骨膜与颅骨骨膜相似，无再生新骨的性能，上颌骨发生坏死以后即不能有新骨增生，永遗缺损。

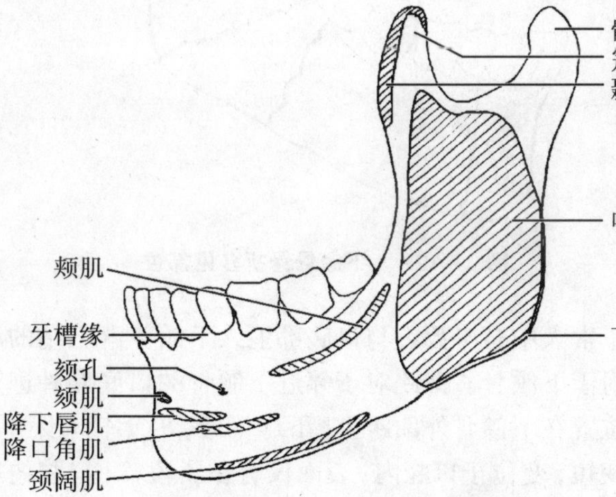

图 3－125　下颌骨左半外面

下颌骨(mandible)：下颌骨为膜性骨，在胚胎第 6 周时两侧各出现 1 个骨化中心。至出生后 1 岁以内下颌骨联合处的软骨即完全骨化，两侧的骨骼连合成马蹄形。下颌骨可分**体部**及**支部**，支部下缘后端为**下颌角**(angle)(图 3－125，图 3－126)。下颌支上端前为**冠突**(coronoid process)，后为**髁突**(condylar process)，中为**下颌切迹**。下颌支的内面，高度的中点，下颌切迹的下方约 1.5 ~ 2 cm 处有**下颌孔**(mandibular foramen)。此孔边缘有一舌状骨质突起，为**下颌小舌**(lingula)。下颌骨**体部**的内面有**下颌舌骨肌线**(mylohyoid line)。外面对第 2 前磨牙或两个前磨牙之间有颏孔。骨骼中有**下颌管**，由下颌孔到颏孔，管中有下牙槽神经血管通过。体部上缘有**下牙槽**。体部下缘与支部下缘相接处有一浅槽，中有面动脉通过。下颌骨的血液供应来自下牙槽动脉。咬肌动脉及颏下动脉亦有分支至下颌骨。颏下动脉由面动脉在颈部发出，在下颌骨下缘下方向前走。如果下牙缺失，久后牙槽突即逐渐被吸收，

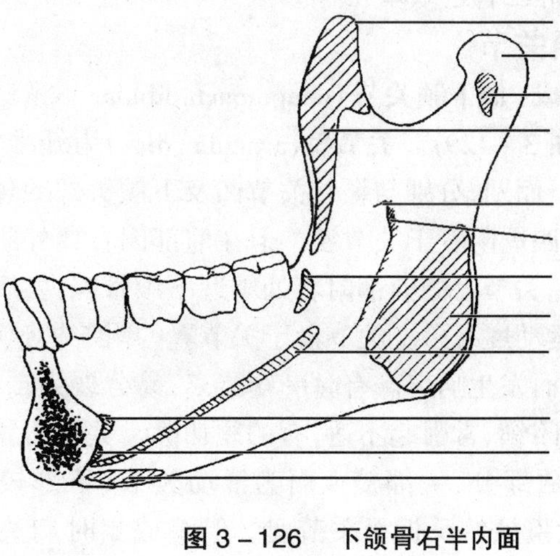

图 3－126　下颌骨右半内面

使下颌管逐渐靠近上缘,多年以后有可能完全暴露,戴假牙时即可压迫神经致痛。

下颌骨由于呈马蹄形而具有一定的弹性,加以骨质致密、颞下颌关节内软骨盘的缓冲作用以及较大的活动度等因素,适宜于咀嚼和语言运动。下颌骨是面部体积最大、面积最广、位置最凸出的骨骼,**骨折**发生率在面部骨骼中最高。下颌骨骨折的好发部位多为其薄弱部,例如正中颏部、颏孔区、下颌角区及髁突颈部(图3－127)。下颌骨骨折以后的移位程度,因外力的性质及方向不一而有较大的变化。一般情况下,下颌骨体部骨折以后,前骨折端因二腹肌、下颌舌骨肌、颏舌骨肌及颏舌肌等牵引而向后及向下移位,后骨折端则因咬肌、翼内肌及颞肌等牵引而向上及向内移位(图 3－128)。下颌骨近联合处发生骨折以后,因前后骨折片皆有下颌舌骨肌附着,移位程度不恒定。此类部位发生骨折以后,覆盖牙槽部的黏膜及骨膜常被撕裂,存在于口腔内的细菌易于侵入而发生感染。下颌角附近发生骨折以后,由于附着于前后骨折片的肌肉作用力几近相等而无明显移位。下颌骨体部骨折时,下牙槽神经血管受伤的机会并不多,但可能在后来为新生的骨痂所损毁。下颌骨骨膜的再生力很强,有时虽有骨质缺损,如果能保留骨膜于原来位置,仍可能愈合,但是较大的缺损常需植骨,以便及早恢复下颌骨的连续性与功能。下颌骨骨折常不止一处,如果发现一处时,应寻找他处有无。

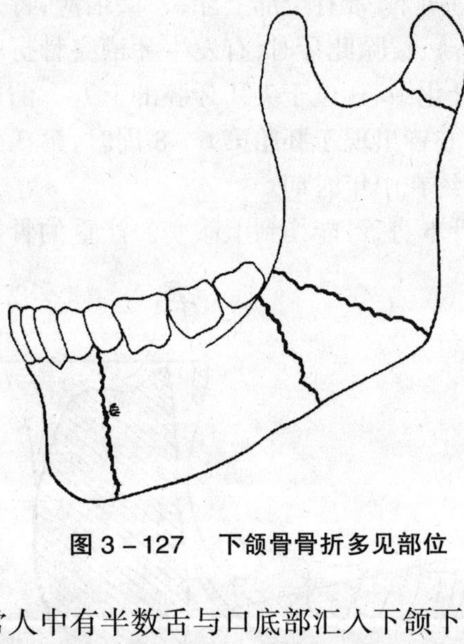

图 3－127 下颌骨骨折多见部位

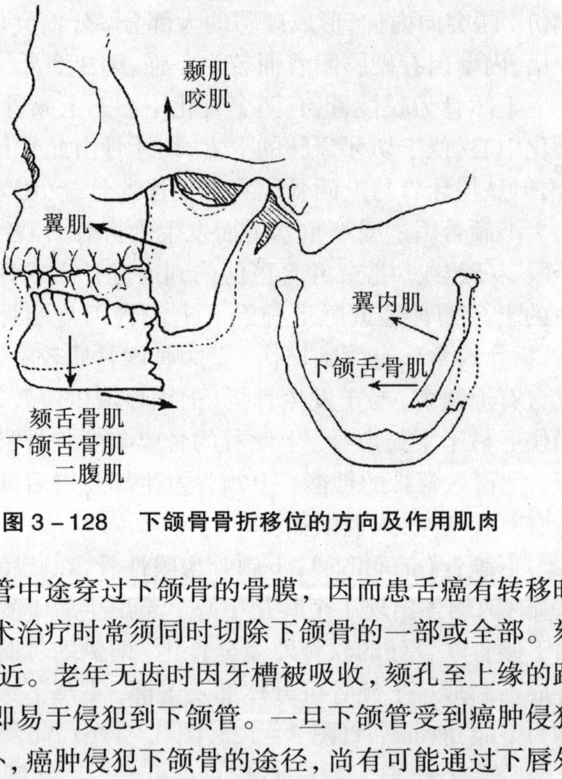

图 3－128 下颌骨骨折移位的方向及作用肌肉

正常人中有半数舌与口底部汇入下颌下淋巴结的淋巴管中途穿过下颌骨的骨膜,因而患舌癌有转移时常黏附于下颌骨。据此对于邻近下颌骨的口底癌肿进行手术治疗时常须同时切除下颌骨的一部或全部。颏孔的位置在下颌骨外面距上、下缘等近,但年轻时距下缘较近。老年无齿时因牙槽被吸收,颏孔至上缘的距离即变短,变位于口腔内,表面仅有黏膜覆盖,口腔内癌肿即易于侵犯到下颌管。一旦下颌管受到癌肿侵犯以后,即应进行患侧半边下颌骨关节断离完全切除术。此外,癌肿侵犯下颌骨的途径,尚有可能通过下唇外1/3 发出的淋巴管进入颏孔。

颞下颌关节

骨性构成:颞下颌关节(temporomandibular joint)由下颌骨髁突的头部、颞骨关节凹、关节隆凸和关节软骨盘形成(图 3－129)。**关节盘**(articular disk)为纤维软骨性,四周及后部较厚,中部较薄。一般情况下,关节盘上面凸,下面凹,分别与颞骨关节凹及下颌头部的隆起相适应。关节软骨盘的四周附着于关节囊,但在前部因有翼外肌的附着而不附着于关节囊。关节盘的前部附着处靠近下颌骨髁突,后部附着处靠近颞骨,因而运动度有限。关节盘于关节囊的附着松弛或分离以后,可向前后滑动而发生响声。有时一端游离,易分裂为二,可能阻碍关节的运动而致闭锁,常引起不适,有的须切除。关节滑膜腔为关节盘分隔为上、下两部分,上部较大而为滑动关节,下部较小而为铰链关节,关节滑膜虽然反折至关节盘,但至成年时期关节盘上的滑膜

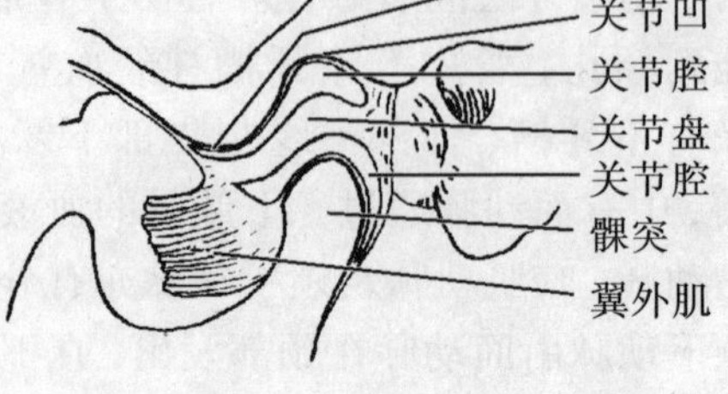

图 3－129 颞下颌关节矢状切面

即消失。关节盘较薄的中央部分,有的出现一孔洞,使上、下关节腔相通。

关节囊:关节囊在下部附着于下颌颈部的关节缘,在上方前部附着于颞骨关节隆凸横行隆起部的紧前方,后部附着于鳞鼓裂,内外侧附着于前后附着点之间。关节囊比较松弛,可有较大的活动度,外侧较厚于内侧,且有**外侧韧带**(lateral ligament)增强(图3-130)。此韧带由颧弓外面及下缘的结节伸展到下颌颈的外面及后缘,深部纤维与关节囊相混,浅面与颞浅血管相邻,且为腮腺上部所掩盖。关节囊的内侧部分较薄,后部更薄,前部最薄,因而当关节腔内有积脓时容易经前方穿破。蝶下颌韧带及茎突下颌韧带皆有支持颞下颌关节的作用(见图3-116)。

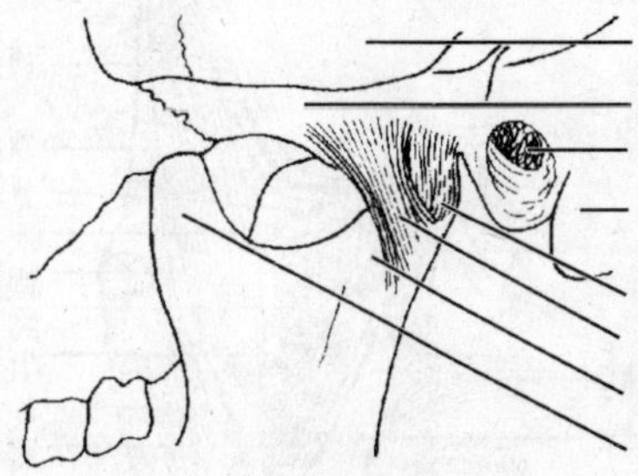

图3-130　颞下颌关节外面

血液供应:颞下颌关节的血液供应来自颞浅动脉及颌内动脉。

淋巴回流:颞下颌关节的淋巴回流至耳前、腮腺及颈深淋巴结。

神经供应:颞下颌关节的神经供应来自耳颞神经及下颌神经至咬肌的分支。

咬合不正:颞下颌关节不能承受过大的张力,颞骨部分很薄,关节盘又可能主要为结缔组织性且多血管,因而邻近肌肉的作用力主要加于咬合的牙齿,在咬合不正时肌肉作用力即可能加之于敏感的关节滑膜。咬合不正的症状不定,包括舌痛、一侧头痛以及听觉障碍与平衡紊乱,可能由于关节及鼓索神经受到压力,三叉神经下颌支所供应肌肉的张力增加所致,也可能由于阻碍耳迷路中的淋巴外流所致。

脱臼:颞下颌关节可发生前脱臼,单侧或双侧,特别是在张大口时易于发生,常因张口时肌肉痉挛所致,亦可由于下切牙部承受由上向下的过大外力所致,也可能发生于大笑、打哈欠及呕吐等情况下。上述的关节结构可容有较大的活动度。张口时髁突向前移,下颌角转向后上,关节囊除前部变紧张而外全皆变松弛。张大口时髁突及关节盘前移的程度,正常者不应到达关节隆凸最高点的下方,如果在此时翼外肌强力收缩,即使髁突越过关节隆凸向前进入颞下窝,关节盘遗留在后方。髁突进入颞下窝以后,即再为翼内肌、颞肌及咬肌牵引向上而固定。下颌骨前脱臼以后即不能闭口。复位方法,可用两手拇指伸入口内,放在两侧最后磨牙咬合面上,其他各指放在下颌下方与拇指捏住下颌骨,先用力将下颌骨向下压,同时将颏部轻轻向上抬,使髁突下降至关节隆凸以下,再轻轻向后推动,即可使之复位(图3-131)。对于习惯性脱臼可行手术,加高关节隆凸。

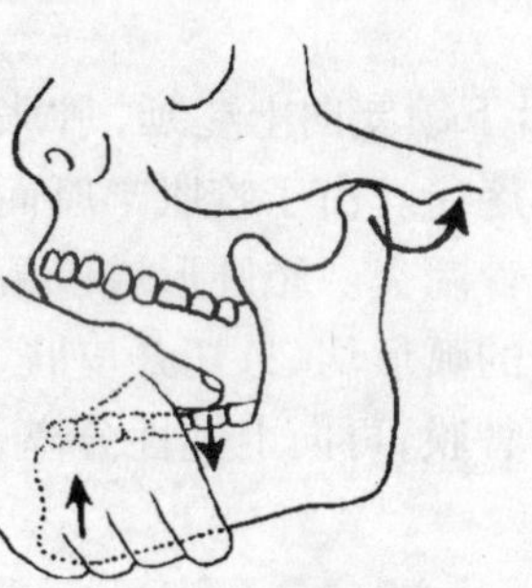

图3-131　颞下颌关节脱臼手法复位时用力方向

下颌骨髁突后方为外耳道骨性部,稍内即为中耳。下颌骨受到来自前方的暴力时,可能使髁突向上后方脱臼,迫使紧邻关节后方的鼓室及外耳道骨性部发生骨折。下颌骨向上脱臼仅可见于严重的颅底骨折。

颞下颌关节松弛为不完全脱臼,可能由于关节囊松弛或者关节软骨盘移位所致,关节活动时可出现响声,治疗方法,可行手术使关节囊皱折收紧,或者利用一条颞筋膜,加强关节囊以限制髁突前移,有软骨盘向前移位者可以切除。

面部的骨筋膜间隙

面部的筋膜附着于骨膜,包绕肌肉,其中含有疏松结缔组织,形成潜在的间隙,有感染时,炎症积脓可以局限在一个间隙,也可以波及邻近几个间隙。面部主要的筋膜间隙有眶下间隙、颊间隙、咬肌间隙和翼颌间隙等。后三间隙加上第二章中已曾述及的颞间隙,可以总称为咀嚼肌间隙。**咀嚼肌间隙**(masticator space)比较广泛,由颈部深筋膜包围层向上延伸分裂包绕下颌支、咬肌、翼内肌、翼外肌及颞肌下部而形成(图3-132)。此间隙的境界,内为翼内肌深面筋膜,外为咬肌筋膜,后为腮腺鞘,上至颞筋膜深处颞肌下部四周,前至颊肌周围。此间隙围绕颊肌的部分称为颊间隙,围绕咬肌的部分即为咬肌间隙,在颧弓平面以上围绕颞肌的部分即为颞间隙,在下颌支深处的部分即为翼颌间隙。

眶下间隙

眶下缘的下方,上颌骨的前面,以尖牙窝为中心的部位,骨面有一较深的凹陷,与浅部的表情肌之间形成

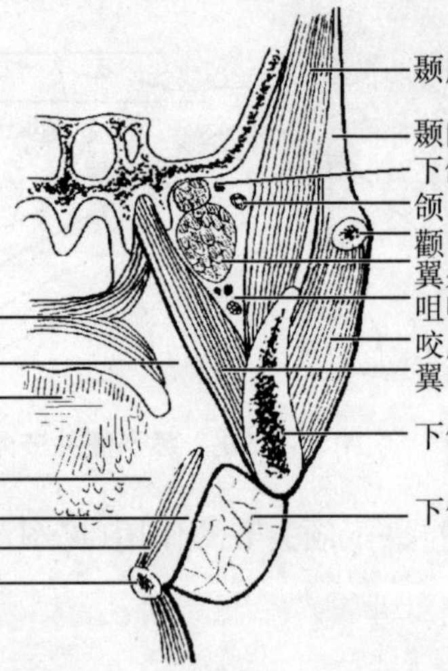

图3-132 接近下颌角的冠状切面表示咀嚼肌及有关的间隙

一间隙，称为**眶下间隙**(infraorbital space)或尖牙窝间隙。间隙的上界为眶下缘，下界为上颌骨牙槽突，内界为鼻侧缘，底为上颌骨的骨面，浅处为表情肌。此间隙中含有出眶下孔的眶下神经血管及脂肪蜂窝组织。上颌前部牙齿的感染及鼻侧与上唇基部的化脓性炎症，皆可引起此间隙中感染积脓，眶下部红肿，鼻唇沟变浅或消失，口腔前庭沟肿胀，可经前庭作横切口引流。

颊间隙

颊间隙(buccal space)位于颊部皮肤与黏膜之间，亦即颊肌周围，有关的组织有皮肤、皮下脂肪、筋膜、笑肌、颊肌、颊脂垫及口腔黏膜。此间隙中有面动脉及面前静脉通过。

颊间隙中感染多来自上、下颌后部牙齿的感染以及皮肤疖疮的扩散。此间隙感染的肿胀范围，一般比较局限，有时也可向上扩散至颧颞部，向下可以扩展到下颌下部及颈上部。向前可以扩展至眶下间隙。颊间隙中形成脓肿以后，应按其具体部位决定经口腔内或者口腔外作切口引流。

咬肌间隙

咬肌间隙(masseteric space)位于咬肌与下颌支外面之间，上界为颧弓下缘，下界为下颌骨下缘，前界为咬肌前缘，后界为下颌支后缘。咬肌间隙感染多来自下颌磨牙的炎症扩散，特别是下颌第3磨牙冠周炎，因为下磨牙后三角区龈黏膜与冠周龈袋中的静脉，可以直接进入咬肌间隙，为传播牙源性感染进入咬肌间隙的重要途径。

咬肌间隙感染的临床特征，先是在下颌角区咬肌深面有局限性肿胀，然后沿下颌支向上蔓延，肿胀范围可以扩展到整个腮腺咬肌区，向下可以蔓延到下颌下区、患者常有张口困难与疼痛。由于咬肌丰厚而且坚实，脓肿难以自行穿破，若不能及时引流，即可能并发下颌角或下颌支的边缘性骨髓炎。脓肿形成以后的切开引流，一般可经口腔外进行，在下颌角下方1~2 cm处作与下颌角后下缘平行的弧形切口，切开皮肤、皮下组织及颈阔肌。然后作钝性分离，分至下颌角下缘时，切开一部分咬肌附着点与骨膜，再向上钝性分离，直达下颌支骨面，即可进入脓腔引流。

翼颌间隙

咀嚼肌间隙的深部又称为**翼颌间隙**(pterygomandular space)，位于下颌支与翼内肌深 面的筋膜之间，比较宽广，其中除含有翼内肌、翼外肌与颞肌的下部以外，尚含有蜂窝组织、颌内血管及其分支以及三叉神经下颌支等结构。此间隙中感染常来源于下牙、颧骨或颞骨等处炎症。积脓可以破入口腔、经腮腺深处出现于后方、向上至颞间隙、或者通过蝶腭孔进入鼻腔，也可能沿深部血管神经周围的蜂窝组织进入颅内。

第五节 口　部

唇　部

形态：口唇(lip)外面为皮肤，内面为黏膜；游离面为皮肤与口腔黏膜移行的部分，内含丰富的毛细血管。上、下两唇结合形成口角，与第1前磨牙相对，上唇两侧以鼻唇沟与颊部为界。上唇外面正中线上垂直浅沟称为**人中**(philtrum)。唇黏膜在上、下颌牙槽的中线处，分别形成一条纵行皱襞，连接上、下牙齿龈的前面与上、下唇，分别称为**上唇系带**与**下唇系带**。

层次：口唇可分皮肤、皮下蜂窝组织，口轮匝肌、黏膜下层及黏膜各层。

唇部**皮肤**较厚于它处，黏附于深部的结缔组织与肌肉较为紧密，富有毛囊及皮脂腺。

皮下蜂窝组织含有少量脂肪,较为松弛,外伤或有炎症时易发生显著水肿。

口轮匝肌围绕口的一周,作用为闭口(详见第四节面侧浅部)。肌纤维大体上环行,与肌纤维方向垂直切开时伤口即显著裂开。此肌由面神经颊支供应,一侧神经瘫痪以后口即不能紧闭,患侧口角常流唾液。

黏膜下组织层中含有上、下唇血管及口唇黏液腺。黏液腺多而且大,腺管开口于黏膜,有梗阻时即致腺体扩大而形成黏液囊肿,黏膜面隆起。

黏膜由复层鳞状上皮构成,借黏膜下层附着于口轮匝肌,因而在咬合时不易被牙齿咬着。

血液供应:口唇的血液供应来自上,**下唇动脉**(labial artery),由面动脉在口角外侧发出,分别向内走在上、下唇的黏膜下组织层中,或者位于口轮匝肌的深部纤维间,行程曲折,与对侧者吻合而形成围绕口部的动脉环。动脉距皮肤黏膜交界处约 0.6 cm,手指捏口唇时即可触到其搏动,手术中易于用手指捏住以暂时止血。外伤中血管断裂时必须结扎两断端。上唇动脉发出至鼻中隔的分支,为鼻出血的常见来源。口唇由于血管多而呈红色,有发绀时为最早出现症状的部位。口唇的血管丰富,为常见发生血管瘤的部位。口唇的静脉与动脉伴行,汇入面前静脉。

淋巴回流:唇部淋巴管,先形成细密的黏膜下淋巴丛,再由集合淋巴管导出。上,下唇中线附近皆有淋巴管跨过正中线与对侧者交通,因而靠近中线的癌肿有可能转移到两侧的有关淋巴结。上唇的淋巴回流至下颌下淋巴结,有时可至耳前淋巴结,或者直接汇入颈上深淋巴结。下唇外侧份的淋巴回流至下颌下淋巴结,中部的淋巴回流至颏下淋巴结,部分交叉至对侧,再至下颌下淋巴结(图 3-133)。由此可见,上唇的淋巴回流途径较下唇为广,患癌肿时的严重性较大于下唇。也由此可见,下唇任何一点的淋巴,皆可能流入两侧的下颌下淋巴结。因此在解剖学观点上对下唇癌采取手术疗法时,不论其部位如何,皆须切除两侧的下颌下淋巴结。但是在临床上也有人主张,在对侧下颌下淋巴结无癌肿转移可疑时,可以仅先进行一侧手术,继续观察,待对侧有症状时再行手术。

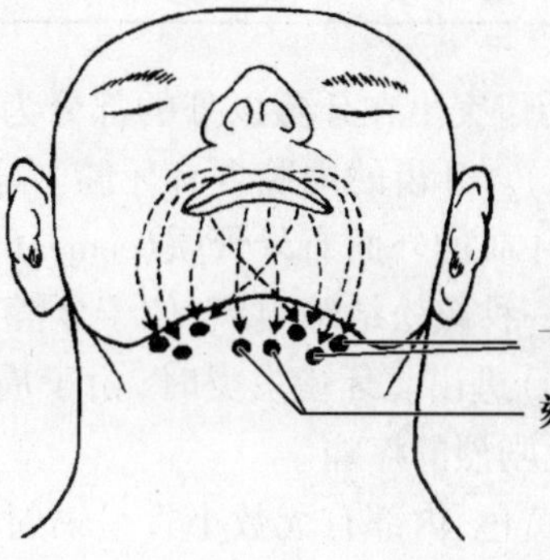

图 3-133　唇部淋巴回流

口　腔

概述

口腔(oral cavity)可分为前庭与口腔本部,两部分之间由齿列分隔。牙齿咬合时两部分即经最后磨牙与其后方的颊咽皱襞之间的空隙相通,对于牙关紧密,且无缺牙的病人,可以通过此空隙进流质饮食。

前庭(vestibule)为颊部及口唇内面与齿列及上、下颌骨牙槽突外面之间的裂隙,在对上第二磨牙的颊部黏膜上有腮腺管开口。

口腔本部的前界为齿列内面,下界为舌及舌下部,上界为硬腭及软腭,后界为与咽部相续的咽峡部。张大口时可以在末一磨牙后方见到一条斜向后上的黏膜隆起皱襞,称为**颊咽皱襞**,由翼突下颌韧带形成。在此韧带附着于下颌骨处的稍前下方,舌神经紧位于末一磨牙的下方贴骨处。下颌骨冠突可在口腔内摸到,特别是在下颌骨前脱臼以后。

牙龈

牙龈(gingivae)含有致密结缔组织,附着于颌骨的牙槽缘。黏膜与邻近部位的黏膜相续,附着于牙齿的颈部。黏膜下层组织与牙槽内的骨膜(牙周膜)相续。牙龈的血管丰富,但是不很敏感。龋齿有牙根尖周感染时,可能扩散而形成骨膜下脓肿,由于骨膜致密,疼痛特别明显。

牙齿

出生期:乳牙及恒牙的胚芽在出生后即已出现,但是分两期长出。

乳牙(deciduous tooth)20 个,在出生后 6~30 个月间陆续长出,下牙先于上牙,上、下各有切牙 4、尖牙 2、磨牙 4,出生期如下表(表 3-2):

表 3－2　乳牙长出时间

	中切牙	侧切牙	尖牙	第一磨牙	第二磨牙
长出月	6～8 月	6～10 月	16～20 月	12～16 月	20～30 月

恒牙(permanent tooth)约在 6 岁时开始长出，一般至 12 岁时长出 28 个，上，下各 14 个。第一磨牙常在 6 岁时长出，故又称 6 岁牙。第三磨牙最后长出，常在成年以后或者说是在智力发育成熟时长出，所以又称为智齿，也可能阙如，或者因为位置不正，长期受阻出不来，易并发牙冠周围组织感染，称为冠周炎。完全埋在组织内的牙常成为颌骨发生囊肿或肿瘤的原因。恒牙上、下各有**切牙**（incisor）4，**尖牙**（canine）2，**前磨牙**(premolar)4，**磨牙**(molar)6，长出期如下表(表 3－3)：

表 3－3　恒牙长出时间

	中切牙	侧切牙	尖牙	第一前磨牙	第二前磨牙	第一磨牙	第二磨牙	第三磨牙
上颌	7～8 岁	8～9 岁	11～12 岁	10～11 岁	10～12 岁	6～7 岁	12～13 岁	17～21 岁
下颌	6～7 岁	7～8 岁	9～10 岁	10～12 岁	11～12 岁	6～7 岁	11～13 岁	17～21 岁

结构：牙齿突出在牙龈以外的部分为**冠部**(crown)，在牙龈以内的部分为**根部**(root)，两者之间的狭窄部为**颈部**(neck)。牙齿的内腔含有牙髓。牙髓的外围为**牙质**(dentine)。牙冠部牙质的外面有**釉质**(enamel)覆盖。牙**根部**牙质的外面有**牙骨质**(cementum)包绕。

牙髓为一种疏松结缔组织，位于**牙髓腔**(pulp cavity)内，含有血管神经及淋巴管，皆由牙根尖部的小孔**根管**(root canal)进出。牙髓发炎时，由于周围牙质不能扩大，以致牙髓腔内压力加大，使神经受到较强烈的刺激，因而产生剧烈的疼痛。

牙质呈黄色，内部有无数小管呈辐射状排列，非常敏感，当表面的釉质或牙骨质磨损而使牙质暴露时，即常感酸痛，对冷、热、酸、甜等刺激皆很敏感。牙骨质与骨骼相似，含有细胞。牙釉质为身体由最坚硬的组织。牙齿借根部的**牙周膜**(**牙周韧带**，periodontal membrane)牢固地附着于牙槽中。上颌第一、二磨牙各有 3 个根。下颌第一、二磨牙：各有两个根。第三磨牙的牙根数不规则。其他各牙多为 1 个根，只有上颌第二前磨牙常有两个根。**牙槽**(alveo1us)；牙槽外面的骨质较薄，因而患牙槽脓肿时易于向口腔前庭穿破，拔牙时也容易发生外侧骨板折裂。牙髓感染可扩展引起牙根尖周围炎(简称**尖周炎**)，再扩展至牙槽突或者穿破外侧骨板，形成牙槽脓肿，有时直接穿破牙龈而形成一窦道，也可能在骨膜下蔓延一段，在较远处穿破软组织，也可能同时发生一部分骨质坏死。上颌骨由于血液供应丰富，牙髓与尖周感染易于引流，很少发生牙槽脓肿，如果发生，有可能破入上颌窦或鼻腔。下颌骨牙槽发生脓肿时，可能穿破骨骼，引起下颌骨体周围间隙中感染积脓，或者穿破颈部皮肤。例如智齿冠周炎的积脓，即可能在下颌角处向外面穿破，或者蔓延至颈部而在下颌下部形成脓肿。

上颌的血管神经

神经供应：上颌部的神经供应，除一小部分牙龈黏膜由下颌神经参加以外，皆来自上颌神经。

上牙的神经供应来自**上颌神经**的分支，常可分前、中、后三组(图 3－134)。**后上牙槽神经**(posterior superior alveolar nerve)常有 3 支，由眶下神经未进入眶下管以前分出，在上颌骨的后面下降，一支不进入骨骼而向外行，供应牙龈的后部及邻近的颊部，另外两支进入上颌骨后壁及外侧壁的管道，供应磨牙，可能沿牙根平面上方向前延伸到尖牙。**中上牙槽神经**(middle superior alveolar nerve)不常出现，在眶下沟的后部发出，随即进入骨骼中，向下向前，先位于上颌骨颧突的后方，继位于其下方，供应前磨牙。**前上牙槽神经**(anterior superior alveolar nerve)常有 2～3 支，由眶下神经在眶底部发出，转而向内向下，在上颌窦的前壁中下降，形成神经丛，再分支供应尖牙及切牙。两侧的神经丛通过正中线相互交通，因而切牙可能接受两侧来的神经。供应牙齿的神经通过牙根尖部的孔进入牙髓。

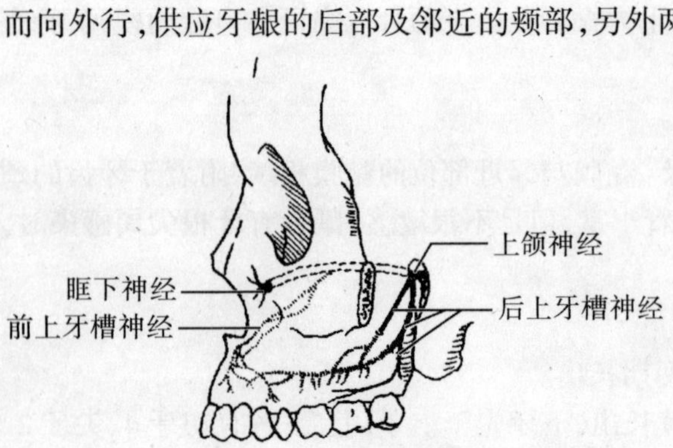

图 3－134　上牙的神经供应

由上述可见上牙的神经供应为分散通过上颌骨，欲麻醉一侧全部上牙（切牙除外）时即须麻醉上颌神经主干，可以注射麻药至翼腭窝。经口外注射法为经下颌骨冠突的前方或者下颌切迹中下针。经口腔内的方法为在下颌骨及颞肌止点的深处穿过黏膜进针。经腭大孔或眶下孔进针亦可。单独麻醉某一牙齿或一组牙齿时，可将麻药注射至神经未进入上颌骨中管道以前的部分，以及注射至牙槽突部黏膜下或骨膜下，不仅可麻醉牙龈黏膜，亦可使麻药经牙槽突内血管神经所通过的若干小孔到达牙槽。局部麻醉后上牙槽神经的注射法，可于最后磨牙的后方下针，穿过黏膜，沿**上颌粗隆**向上，浸润其未进入骨管以前的部分。切牙的神经供应可能来自两侧，最好采取局部浸润法麻醉之。如欲麻醉前上牙槽神经，可注射麻药到眶下孔。经口腔内注射眶下孔，可在第一前磨牙的上方进针，至触及骨孔边缘即可，针不进入眶下管，以免伤到特别薄的管顶骨骼而进入眼眶。经面部注射眶下孔时，应注意眶下管略向内倾斜的方向而需略向后外进针。

牙龈及牙周膜的神经血管供应，大部分与牙槽神经血管无关。牙周膜的神经供应有两来源，一途由供应牙髓的分支在牙根尖部发出，另一途由供应牙龈的神经分出许多小支穿过牙槽突的骨骼到达（图 3－135）。因而欲完全麻醉上颌一牙齿及其邻近结构时，必须进行局部注射。颊面牙龈的后部，除有后上牙槽神经分布以外，尚有发自下颌支的颊神经供应（图 3－136），可经颊肌内面的黏膜进针。前部唇面牙龈由眶下神经降支（唇支）分布，在眶下孔或靠近牙齿的黏膜下注射即可使之麻醉。舌面的牙龈主要由出腭大孔的腭大（腭前）神经分布，内侧切牙后方的一小部分由出切牙孔的鼻腭神经分布（图 3－137），麻醉此两神经时皆可在其出骨孔处注射之。切牙孔位于两侧切牙之间后方的切牙窝中。腭大孔位于第三磨牙平面，牙龈边缘至上腭中线的外中 1/3 交点。注射此孔的进针点一般在其稍前方，亦即第二与第三磨牙之间平面的外、中 1/3 交点处，由前向后上进入。

血液供应：上颌部的血液供应主要来自**颌内动脉**。

上牙的血液供应来源与上牙槽神经相当（图 3－138）。**后上牙槽动脉**（posterior superior alveolar artery）发自颌内动脉，在上颌骨后面下降，分支进入上颌骨的管道中，与神经伴行，供应磨牙及前磨牙，分支至牙龈，颊

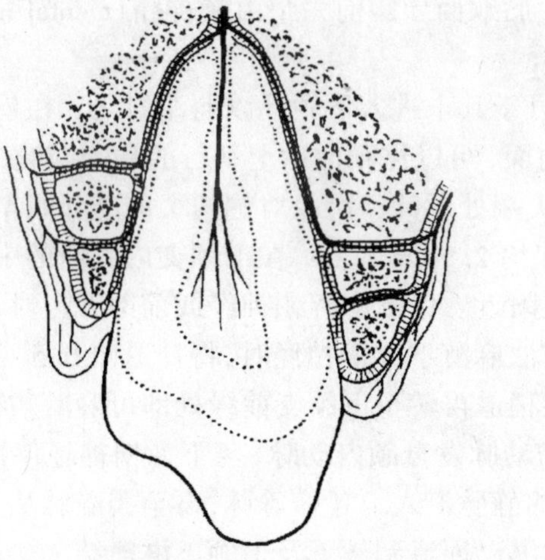

图 3－135　牙周膜的双重神经供应，至牙髓的神经在未进入牙齿以前分支至牙周膜，至牙龈的神经分出许多小支穿过牙槽突的骨骼到达牙周膜

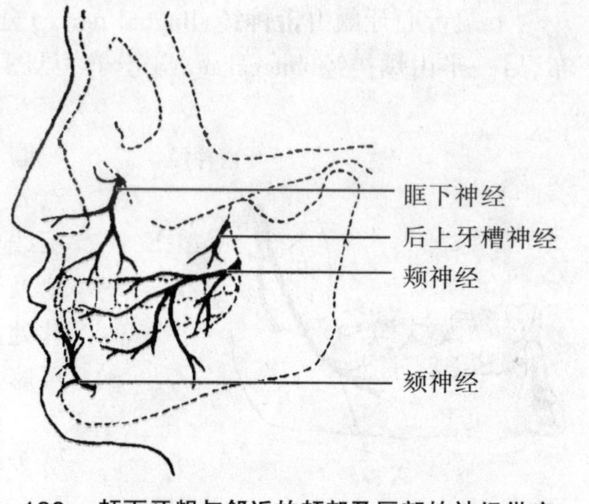

图 3－136　颊面牙龈与邻近的颊部及唇部的神经供应

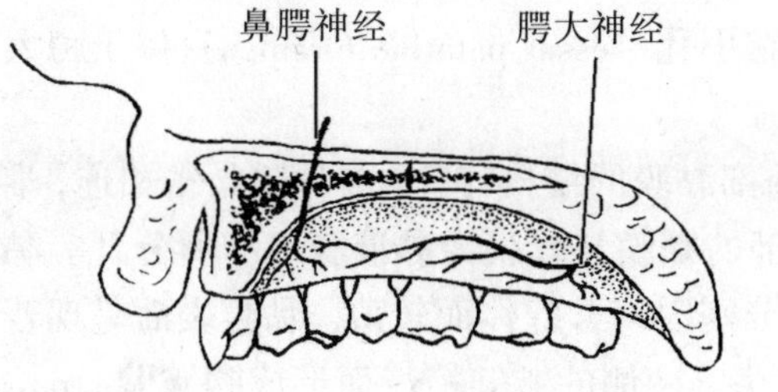

图 3－137　上颌舌面牙龈的神经供应

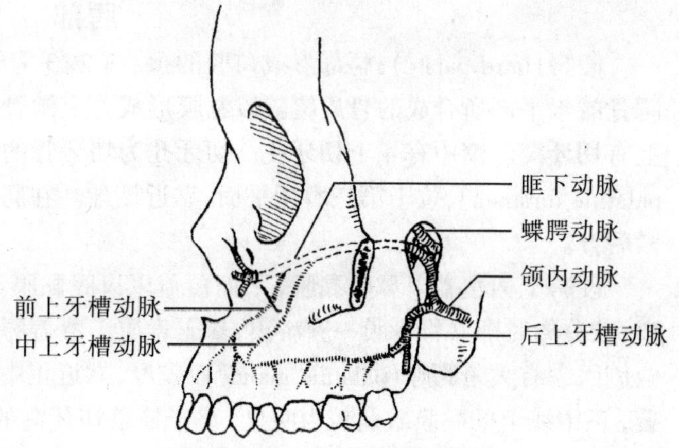

图 3－138　上牙的动脉供应

黏膜及上颌窦。**前上牙槽动脉**(anterior superior alveolar artery)发自眶下动脉,下行供应其余牙齿,与后上牙槽动脉吻合。有时可能有发自眶下动脉的**中上牙槽动脉**(middle superior alveolar artery),在上颌窦的外侧壁中下降至尖牙区。拔牙后发生鼻腔内出血者,常因此类血管走在上颌窦底部中的部分受伤所致,有时不易制止。供应牙齿的血管与神经一同通过牙根尖部的孔进入牙髓。

牙龈及牙周膜的血液供应来源与神经供应来源相似,大部分与牙槽血管无关。颊面后部牙龈,除有后上牙槽动脉供应而外,尚有颊动脉的分支供应。前部唇面牙龈,由眶下血管降支供应。舌面牙龈由腭大动脉分支供应。供应牙龈的血管亦有分支至牙周膜。

上颌的静脉与动脉伴行,前部汇入面前静脉,后部汇入翼静脉丛。因拔除上牙而引起感染时,可能累及翼丛或咽丛,再蔓延至海绵窦。

淋巴回流:上颌部的淋巴回流到耳前及下颌下淋巴结。

下颌的血管神经

神经供应:下颌部的神经供应来自**下牙槽神经**(inferior alveolar nerve)。此神经进入下颌支内面的下颌孔。此孔距下颌切迹约 1.5~2 cm。下牙槽神经在下颌小舌平面以上约有 5 mm 一段紧贴下颌骨,在下颌小舌平面以下亦走约 5 mm 一段始进入**下颌孔**。下颌小舌距下颌切迹的底部约 10~15 mm。此距离减去下牙槽神经在下颌小舌上方紧贴骨骼的 5 mm 一段距离以后,可容横行切断下颌支既不伤到下颌切迹又不伤到下牙槽神经的安全范围即很小。在治疗下颌骨过度前伸或后缩畸形,采取下颌支切断术时,可以在下颌切迹下方 7~10 mm 处切断。

下牙槽神经进入下颌孔以后,迅即分出一牙槽支,与主干平行,供应切牙后方的各牙(见图 3-119)。主干走到尖牙平面时另外发出分支,至切牙根外面形成神经丛. 供应切牙。尖牙的神经供应,可以来自此丛,亦可来自牙槽支。在少数情况下两侧神经丛的分布区在正中线有所重叠,可至对侧的侧切牙。下牙槽神经的主干呈颏神经出颏孔,分布于颊部、颏部及下唇皮肤,包括下唇黏膜及相邻近的牙龈。

下颌舌面牙龈由**舌神经**(lingual nerve)分布(图 3-139)。唇颊面牙龈前一半由**颏神经**(mental nerve)分布,后一半由**颊神经**(buccal nerve)分布(见图 3-136)。

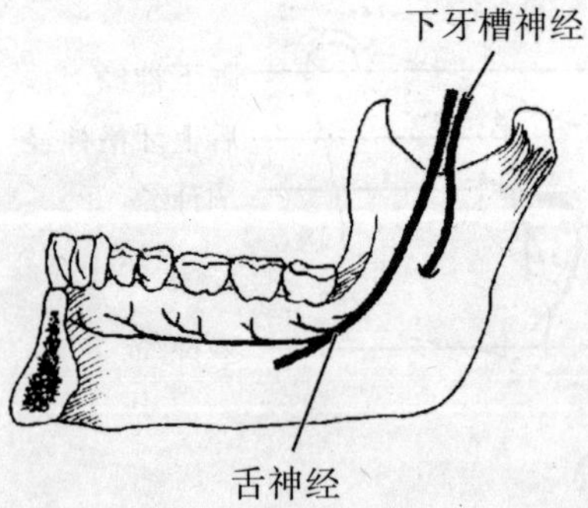

图 3-139　下颌舌面牙龈的神经供应

麻醉下牙槽神经可于其未进入下颌孔以前注射之。在口腔内末一磨牙后方,下颌支内面,可以见到向后上斜行的颊咽皱襞,在其中点外方相当于颊脂垫尖端处下针,沿由对侧两个前磨牙间至此处的引线方向刺入,一般深约 2.5 cm 左右,在下颌支内侧面的中点可以触及骨面,亦即下颌孔附近。仅欲麻醉颏神经或前部牙齿时,可于颏孔处注射之。按上述方法麻醉下牙槽神经时,将针退回 0.5-1 cm 即可麻醉舌神经,将针尖稍退再转至下颌支前缘处即可麻醉颊神经。

血液供应:下牙槽动脉发自**颌内动脉**,与下牙槽神经伴行,沿途分支供应下牙。下颌的静脉汇入下牙槽静脉,再至翼静脉丛。

淋巴回流:下颌的淋巴回流到颏下及下颌下淋巴结。

腭部

硬腭(hard palate):腭部形成口腔的顶,前 2/3 为硬腭,后 1/3 为软腭。硬腭由切牙骨、上颌骨的腭突及腭骨的水平部所合成的骨质覆盖以黏膜形成。上颌骨的腭突与腭骨的连接线平第二磨牙。切牙后方正中线上有**切牙窝**。窝中有 4 个**切牙孔**。切牙孔为切牙管的开口,上通鼻腔。在腭骨与上颌骨间有**腭大孔**(greater palatine foramen),位于第三磨牙平面,靠近该牙。在腭骨上有**腭小孔**(lesser palatine foramen),位于腭大孔的紧后方。

硬腭上面覆盖以鼻腔黏膜,下面覆盖以口腔黏膜。下面前部黏膜的结构特殊,与骨膜紧密相连,难于分离,欲分离时即必将骨膜一齐游离,暴露骨质。覆盖腭骨水平部的黏膜与骨膜为黏液腺组织所分开。黏膜在两侧因含有大量**腭腺**(palatine gland)而较厚,靠近正中线的部分则因不含腺体而较薄。黏膜表面呈现若干皱襞,正中线上的黏膜皱襞较为明显,终于掩盖切牙窝的**切牙乳头**。两侧的皱襞横行而形成**腭皱襞**(transverse palatine fold)。此类皱襞随年龄的增长而渐不明显。

软腭(soft palate):软腭附着于硬腭后缘,厚约 1 cm,含有结缔组、肌肉、血管神经及腺体,后部向后下倾斜的部分称为**腭帆**(velum palatini)。软腭后缘游离,中央下垂的凸出部为**腭垂**(uvula),两侧借腭弓附着于咽侧壁。软腭的上、下面均有黏膜覆盖。黏膜下层较为疏松,易于发生水肿,尤其是腭垂部较为明显。腭垂主要由腺体构成,加以淋巴管较多,因而特别易于发生水肿。软腭中的基质为**腭腱膜**(palatine aponeurosis),前方附着于硬腭后缘;两侧附着于邻近骨骼,与咽部的黏膜下腱膜层(咽基筋膜)相续,并与腭帆张肌腱相连;上面有其他软腭肌肉附着(图 3-140)。诸腭肌腱由此形成软腭前份腱膜性结构的主要部分。在软腭后移的手术中将腭腱膜由硬腭分离,即可使软腭中的肌肉纤维结缔组织一齐后移。

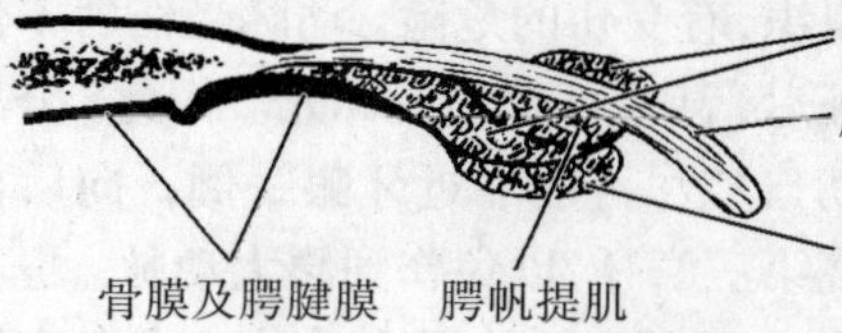

图 3-140　软腭纵切面,表示腱膜及肌肉结构

软腭的肌肉有腭帆张肌、腭帆提肌、腭咽肌、腭舌肌及腭垂机(图 3-141)。

腭帆张肌(tensor veli palatini muscle)起自颅基底部蝶骨的舟状窝与蝶棘及咽鼓管软骨部的外面,下行至翼突内侧板的**翼钩**(hamulus)即形成一扁腱,成直角绕过此钩的基部而进入软腭,止于硬腭后缘及腭腱膜,并与对侧者相续。此肌由三叉神经下颌支的分支通过耳神经节供应,作用为使软腭紧张。在修补软腭的手术中,腭帆张肌常阻碍向后及向中线游离,由于翼钩妨碍肌腱松弛,可将肌腱提离翼或将翼钩切断,即可使肌腱松弛(图 3-142)。

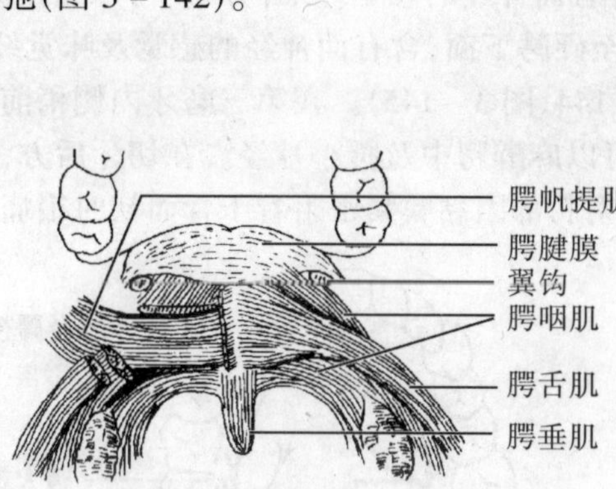

图 3-141　软腭的肌肉,下面观,左侧切除一部分肌肉以显示显腭帆提肌

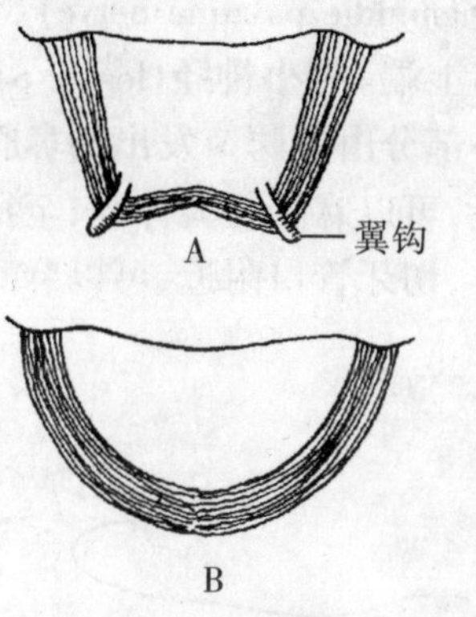

图 3-142

A:腭帆张肌;B:腭帆提肌,注意两肌的不同牵引方向;如果将腭帆张肌腱提离翼钩,或将翼钩切断可使肌腱松弛,与腭帆提肌的牵引方向相似

腭帆提肌(levator veli palatini muscle)起自颅底外面颞骨岩部的下面及咽鼓管的软骨部,向下向内走,一部分止于腭腱膜的上面,大部分与对侧者相续,由迷走神经分支通过咽丛供应,作用为提软腭。

腭咽肌(palatopharyngeus muscle)起自软腭,在咽侧壁中下降,绕过扁桃体后方,使黏膜隆起而形成**腭咽弓**(palatopharyngeal arch),至侧面与茎突咽肌联合下行止于甲状软骨后缘,有一部分纤维终于咽侧壁,另有一些纤维绕至咽后壁,与对侧者相连。腭咽肌由迷走神经分支通过咽丛供应,作用为协助提升喉头。

腭舌肌(palatoglossus muscle)起自腭腱膜下面,向下向前向外绕过扁桃体前方,使黏膜隆起而形成**腭舌弓**(palatogolssal arch),止于舌后部及侧面,与舌侧的肌肉相混,由迷走神经分支通过咽丛供应,作用为使舌根上升。

腭垂肌(musculus uvulae)起自鼻后棘与腭腱膜,向后下止于腭垂的黏膜。由迷走神经分支通过咽丛供应,作用为使腭垂提升及收缩。

血液供应:腭部的血液供应丰富,主要来自颌内动脉的**腭降支**。此动脉穿过翼腭管,出邻近第三磨牙处的腭大孔,分成腭大动脉及腭小动脉(图 3-143)。**腭大动脉**(greater palatine artery)在硬腭外侧与牙槽相连接处向前走,行程中至骨骼的距离较近于至黏膜表面的距离,末支通过切牙孔上行至鼻腔,与蝶腭动脉的鼻腭支(鼻中隔动脉)吻合。**腭小动脉**(lesser palatine artery)向后走,分布于软腭,与咽升动脉的腭支、面动脉的腭升支及舌背动脉的扁桃体支等吻合。行腭裂手术时腭大动脉为出血较多的来源,动脉出腭大孔处可能妨碍游离软组织，有受伤的危险。动脉受伤后不仅可使愈合延迟，甚或可致黏膜坏死。因此，分离黏膜瓣时切口应尽可能靠近牙龈一侧，向后延长时应围绕第三磨牙，以免伤到腭大动脉。也有人认为手术中可以先结扎腭大动脉；或者先结扎腭大动脉，过几周以后，待建立充分的侧支循环时再行手术。腭降、咽升、面及舌动脉等不同来源的血管，在鼻腔与软腭部的吻合，足够维持结扎腭大动脉以后的血液供应。

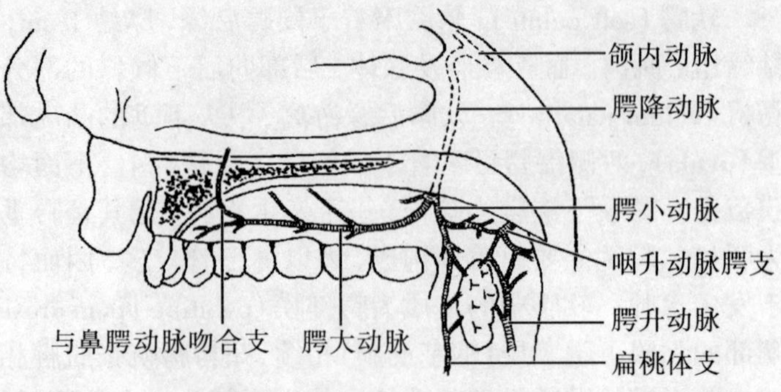

图 3 – 143　腭部的动脉供应（内面观）

腭部的静脉回流至**翼丛**及**咽丛**（pharyngeal plexus）。有一支较大的静脉离开软腭下行，通过扁桃体床。咽丛汇入颈内静脉，与翼丛间有交通。

淋巴回流：腭部的淋巴大部分汇入颈上深淋巴结。软腭上面有一部分淋巴管汇入咽后淋巴结。

神经供应：腭部黏膜的感觉神经，主要来自**三叉神经**，另有面神经参加，通过由翼腭节发出的腭大（前）、腭中（外）及腭小（后）神经分布。**腭大神经**（greater palatine nerve）含有面神经及上颌神经的纤维。腭中及腭小神经主要由面神经纤维组成。腭大神经与腭降动脉伴行，出腭大孔至硬腭下面，分布于硬腭及牙槽舌面的牙龈。**腭中神经**（middle palatine nerve）出腭小孔至硬腭下面，含有面神经的感觉纤维，分布于腭部的后外侧及邻近的扁桃体上端。**腭小神经**（lesser palatine nerve）出腭小孔至硬腭下面，含有面神经的感觉及味觉纤维。切牙后方的一小部分由翼腭节发出的**鼻腭神经**末支分布（图 3 – 144，图 3 – 145）。在第三磨牙内侧稍前部进针至腭大孔附近，可以麻醉腭大神经；至稍后方的腭小孔附近，可以麻醉腭中及腭小神经。在切牙后方，进针至切牙乳头后方，切牙管口附近，可以麻醉两侧的鼻腭神经。注射腭部因黏膜紧密附着于骨而初时很痛。

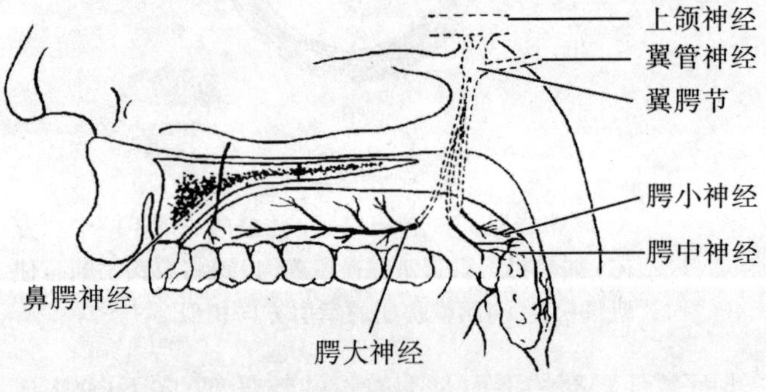

图 3 – 144　腭部的神经供应（内面观）

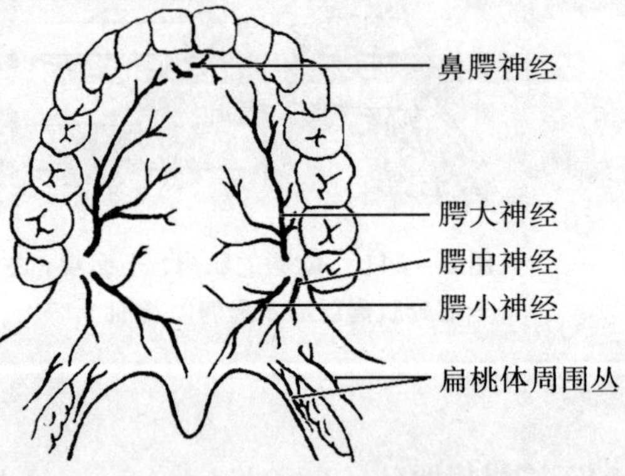

图 3 – 145　腭部的神经供应（下面观）

唇裂（cleft lip）及**腭裂**（cleft palate）：唇裂及腭裂皆与面部发育有密切关系。面部由围绕口凹的 5 个突形成，中央为额突，两侧各有 1 个上颌突及 1 个下颌突（第 1 鳃弓，下颌弓）。额突又为嗅凹分为**中鼻突**及**侧鼻突**三部分。中鼻突两侧凸出成球状，发生**鼻中隔**、**人中**及**切牙骨**。侧鼻突发生成鼻侧部，与上唇的生成无关。上颌突发育成颊部、除人中以外的上唇全部、上颌骨的大部分及腭部。下颌突发生成下颌。上述 5 个突融合异常时，即可能发生唇裂、腭裂、巨口或小口畸形。

中鼻突的两球状突融合不全时即形成正中唇裂，极为少见。中鼻突与上颌突融合不全时即形成一侧唇裂，最为常见，也可能形成两侧唇裂。各种唇裂皆可能为不完全裂。由于两侧的下颌突融合不全而形成的下唇裂极为罕见。

在发育过程中，上颌骨**腭突**（palatine process）及腭骨向内生长，在正中线相遇。内侧切牙的牙槽突部由中鼻突向下长成，先形成切牙骨，再与硬腭融合（图 3 – 146），融合不全者，外侧切牙可能阙如或者位于裂隙内侧或外侧。常见的腭裂为两则腭突未能在正中线上融合而形成的腭本部中线裂。因中鼻突及腭突融合不全所形成的牙槽部裂隙，则位于一侧或两侧。因中鼻突未发育面形成的中线裂极为罕见。由于腭部的融合为由前向后进行者，因而硬腭有裂隙时软腭亦必有裂隙（图 3 – 147）。唇裂及腭裂常同时出现，全部硬腭、软腭、牙

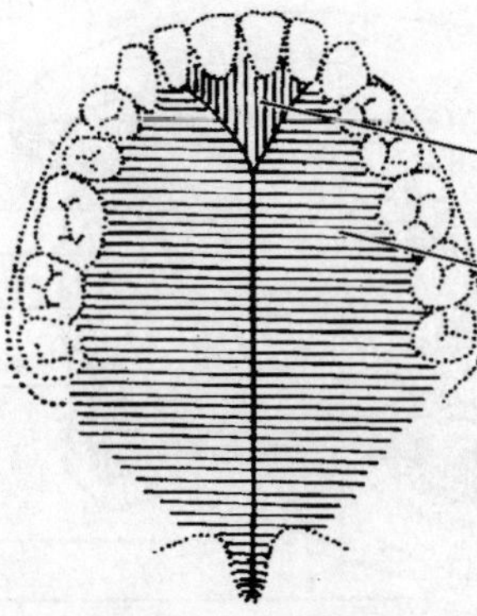

图 3－146 腭部的胚胎发育，来源于中鼻突及两侧的腭突

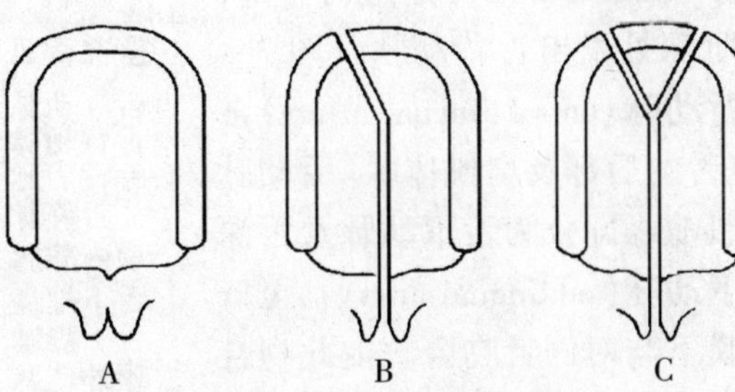

图 3－147 腭裂的类型

A：软腭裂；B：偏于切牙骨一侧的完全腭裂；C：完全腭裂，将切牙骨与硬腭分开

槽突及上唇皆未融合。

修补唇裂的要点在于修复口轮匝肌的延续性。修补腭裂的方法主要为游离黏膜及骨膜而与对侧者缝合，软腭特短者须向后游离，以求能分隔鼻腔与口腔，并且能使腭部与咽壁接触而能较好地闭合鼻咽部的开口，恢复正常的发音功能。

舌部

分部：舌(tongue)附着于口底、舌骨及下颌骨，可分前、后两部。两部分的发育来源、黏膜结构及神经供应皆有不同。前 2/3 为舌体部或口腔部。后 1/3 为舌根部或口咽部。两部之间有一人字形**界沟**（sulcus terminalis)分隔；中线上有凹一陷，称为**盲孔**(foramen cecum)，为甲状舌管的上端。舌体部由第 1 鳃弓(下颌弓)发育而来。舌根部由第 2、3 鳃弓腹侧端连合的部分发育而来。

黏膜：舌背面的黏膜，前、后部有所不同。前部黏膜有若干乳头状突起，分四种。**丝状乳头**（filiform papillae）满布于舌体部背面。**蕈状乳头**（fungiform papillae）分散在舌尖及边缘的丝状乳头中间。**轮廓乳头**(vallate papillae)在界沟的紧前方排成一列。**叶状乳头**(foliate papillae)呈皱襞状排列在边缘的后部。舌根部的黏膜不带乳头，但是含有一些淋巴结节所形成的隆起，称为**舌扁桃体**(lingual tonsil)。舌下面的黏膜平滑，反折至口底及舌面牙龈。反折至口底的黏膜在正中线上形成**舌系带**(frenulum)。在婴儿偶见有舌系带延伸至舌尖，影响舌不能伸出口外，一般情况下 1 岁以内可以充分生长而不需手术；过晚仍然短的即影响说话，可行手术切断中部，即可变长。舌下面的黏膜的结构与邻近的口腔内部黏膜相同。舌背后部的黏膜较厚，有较大的活动度。舌背前部的黏膜较薄，紧密黏附于肌肉组织。

肌肉：舌的肌肉可分内、外两组。两侧肌肉之间有结缔组织中隔分开。舌外部肌肉皆止于舌内部肌肉，有颏舌肌、舌骨舌肌、茎突舌肌及腭舌肌(图 3－148)。**颏舌肌**(genioglossus muscle)起自下颌骨联合内面的上颏棘，向后止于由舌尖到舌基部的黏膜及舌骨，作用为伸舌。**舌骨舌肌**(hyoglossus muscle)起自舌骨的外侧部，向上略向前至舌的一侧，与茎突舌肌及舌内部肌肉交织，作用为降舌。**茎突舌肌**(styloglossus muscle)起自茎突下端，向下前至舌，作用在缩舌。**腭舌肌**(palatoglossus muscle)起自软腭，止于舌后部及侧面，形成腭舌弓，作用在使舌根上升。**舌内部肌肉**有上纵、下纵、横及垂直四肌。舌内部的肌肉除腭舌肌由迷走神经供应以外，皆由舌下神经分支供应。舌下神经中含有来自第 1、2 颈神经的感觉纤维，属于本体感受觉。一侧舌下神经瘫痪以后，伸舌时即歪向患侧。两侧舌下神经瘫痪以后，舌即卧于口底而不能伸出。舌借附着于下颌骨联合处的颏舌肌维持而不向后移位。当麻醉较深，肌肉全部松弛以后，舌即易向后移位压迫会厌而堵塞喉部，因此应将下颌骨向前推。

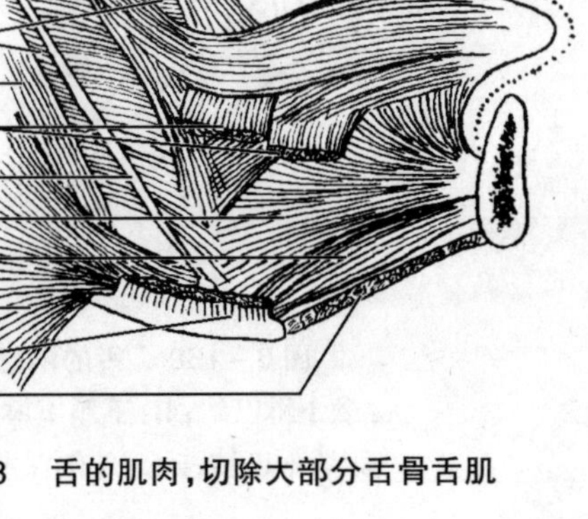

图 3－148 舌的肌肉，切除大部分舌骨舌肌

血液供应：舌的血液供应来自舌动脉。**舌动脉**（lingual artery）通过舌下部，在舌骨舌肌深处发出舌背动脉（图 3 - 149）。**舌背动脉**（dorsal lingual artery）常为两支，至舌的后部及扁桃体区。舌动脉至舌骨舌肌前缘即分为舌下动脉及舌深动脉。**舌下动脉**（sublingual artery），至口底前部黏膜下与对侧者吻合。由此吻合分支至舌系带，在切断舌系带的手术中有时须结扎此分支。**舌深动脉**（deep lingual artery）与舌神经及舌下神经的末支一齐上行至舌内，走在舌下面外侧的黏膜下。在舌部进行手术或仅作部分切除时，可以切开口底外侧的黏膜，结扎舌深动脉由舌骨舌肌前缘深处显出而走在颏舌肌外面的部分。两侧舌深动脉之间在舌部的吻合支较小，主要位于黏膜下，仅在舌尖的吻合支较大。因而舌尖部受伤时极易流血，沿舌正中线切开时或在结扎一侧的舌动脉以后再在该侧进行手术时均可无大出血。

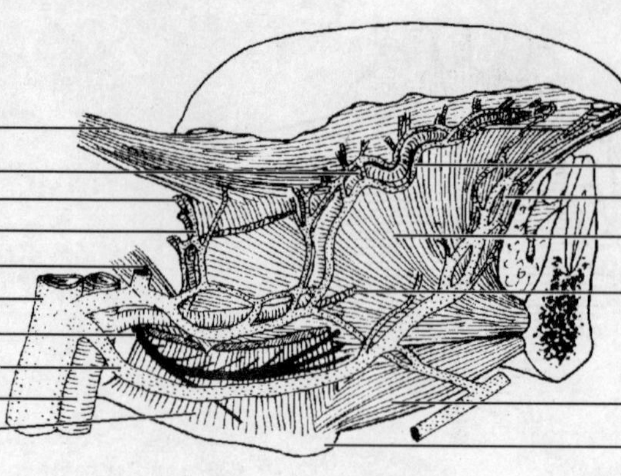

图 3 - 149　舌的血液供应

舌的静脉有舌背静脉及舌深静脉。**舌背静脉**起自舌背，与舌背动脉伴行。**舌深静脉**位于舌下面系带旁黏膜下，在张口舌上提时明显可见，与舌深动脉伴行至舌骨舌骨前缘而分开，接收起自下颌下腺的舌下静脉，与舌下神经一同走在舌骨舌肌外面，至该肌后缘即与较小的舌背静脉合成**舌静脉**（lingual vein）的主干，汇入颈内静脉或面总静脉。

淋巴回流：舌的淋巴管大而且多，可分根部、中央、边缘及尖部四组，回流途径各异（图 3 - 150，图 3 - 151）。舌根部（轮廓乳头后方）的淋巴管向下走向舌骨，再向后穿过咽上缩肌，至二腹肌后腹深处汇入颈上深淋巴结的上前群，特别是位于颈总动脉分叉平面，颈内静脉外面的一个大淋巴结，称为颈二腹肌淋巴结。舌前 2/3 上面中央部分的淋巴管经两侧颏舌肌之间向下走，前部者汇入颏下及下颌下淋巴结，其余直接汇入两侧的颈上或颈下深淋巴结。前 2/3 边缘的淋巴管引流舌上面外 1/3、边缘及下面两侧，起自舌尖后方者向下穿过下颌舌骨肌汇入下颌下淋巴结，其余经下颌舌骨肌后方向下直接汇入第 3、4、5 颈椎平面颈动脉鞘上的颈上深淋巴结。舌尖部的淋巴管下行穿过下颌舌骨肌，一部分汇入颏下淋巴结，一部分继续下行跨过舌骨而直接汇入位于第 6 颈椎平面的颈上深淋巴结的前下群。由于舌的淋巴管多，疏松蜂窝组织也多，因而发生舌炎时可能出现明显的肿胀。

舌根部两侧的淋巴管之间吻合很多，患癌肿时容易向对侧转移。舌体两侧的淋巴管之间吻合很少，位于

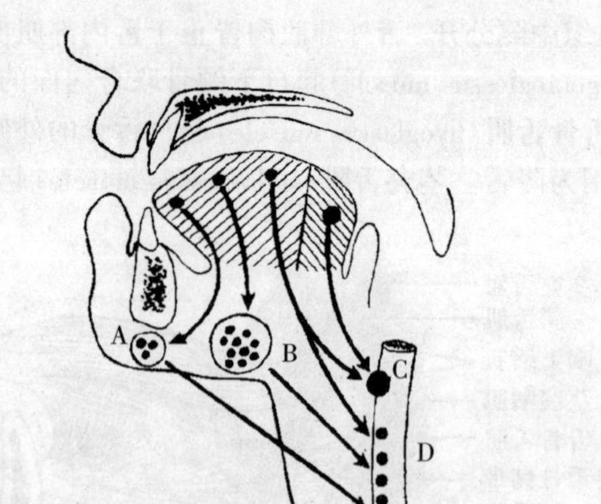

图 3 - 150　舌的淋巴回流

A：颏下淋巴结；B：下颌下淋巴结；C：颈二腹肌淋巴结；D：颈外侧深淋巴结

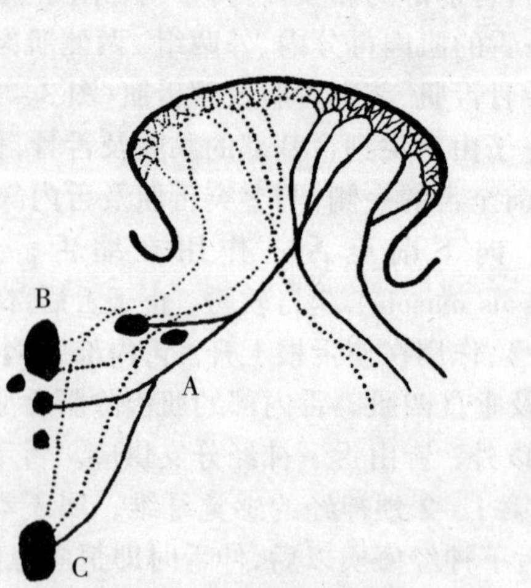

图 3 - 151　舌横断面表示淋巴回流，中央部分的淋巴回流至两侧

A：下颌下淋巴结；B：颈二腹肌淋巴结；C：颈外侧深淋巴结

正中线旁 1.2 cm 以外的癌肿，早期不易转移至对侧颈部。舌边缘部分的癌肿，一般先转移至同侧的颈淋巴结。舌各部分的淋巴管虽然皆汇入颈深淋巴结，但是不同部位的回流途径各异，不一定通过局部淋巴结再到颈深淋巴结；可能先侵及颏下或下颌下淋巴结，再到颈深淋巴结；也可能直接转移到颈深淋巴结的上、下任何一群。由此可见，患舌癌未见颏下或下颌下淋巴结肿大时，甚至于活检也未查见转移时，并不能表明尚未转移至颈深淋巴结。

对舌癌采取手术疗法时，应广泛切除颈深淋巴结，将胸锁乳突肌、二腹肌、颈内静脉、下颌下腺以及与之相邻的淋巴结及其他组织整块切除，清晰显露深处的肌肉及血管神经方可。癌肿位于舌的边缘时，在早期可仅行一侧手术；在晚期如癌肿侵及对侧或两侧皆疑有淋巴转移，则须行两侧颈淋巴结清除手术，但同时切断两侧的颈内静脉有一定的危险性。

神经供应：舌的感觉神经主要通过舌神经及舌咽神经分布（图 3－152），皆含有一般感觉及味觉两种纤维。**舌神经**(lingual nerve)分布于舌的前 2/3。**舌咽神经**(glossopharyngeal nerve)分布于舌的后 1/3，包括轮廓乳头。迷走神经喉上支尚发出小支上行至会厌及舌基部后面一小区域。舌神经中的一般感觉纤维发自三叉神经下颌支；味觉纤维发自面神经膝神经节，通过鼓索神经而来。有少数人舌前 2/3 的一部分味觉纤维通过岩大神经及耳神经节。舌咽神经中的味觉纤维发自岩神经节，与一般感觉纤维一齐进入脑干。舌部两侧的神经分布区之间很少重叠。舌咽神经痛为在该神经的舌后部及邻近咽壁的分布区内的疼痛，吞咽、吃东西或说话等动作均可能诱发，常由扁桃体与咽及舌交界处起始，不一定向耳部扩散，也可能先由耳部开始，再向舌及喉部扩散。舌神经及舌咽神经的行径将在舌下部一节中叙述。

畸形：舌部畸形可见有巨舌、甲状舌管囊肿及舌甲状腺。

巨舌可为先天性舌肌肥大，常见于呆小病及伸舌样白痴患者。患后天性舌肌肥大或淋巴管瘤时亦可能形成巨舌。

甲状腺由舌体部与根部交界处的盲孔所在向下发育形成。由盲孔至颈前部形成甲状舌管。此管残存者可通过舌肌与盲孔相连，形成瘘管时盲孔与颈前部体表相通。在甲状舌管的行径上有未完全消失的管道部分即可形成囊肿。此种囊肿多位于舌骨下方，少数位于舌骨上方，可以位于舌基部、口底或者舌骨的紧上方。发生成甲状腺的组织残存于舌根部时即可能发育成**舌甲状腺**(lingual thyroid)，较为罕见，大小不定，位于舌背或埋在舌骨体部中，在青春期时出现肿大的症状，有的患者颈部无甲状腺组织(图 3－153)。

舌下部

境界：舌下部为**口腔底**。形成口腔底的肌肉结构有颏舌骨肌、下颌舌骨肌及二腹肌前腹，将在颈部下颌下三角一节中叙述。本节仅述及肌肉上方的重要结构。在口底部的黏膜下、下颌骨与舌根部之间，下颌舌骨肌的上方，含有舌下腺、下颌下腺的一部分、下颌下腺管、舌神经、舌下神经、舌咽神经、舌下血管以及其他一些小的腺体等。

表面标志：口底正中有舌系带，连接舌与口底。**舌系带**为黏膜皱襞形成，无大血管。在舌系带的两侧，有明显可见的舌深静脉及**舌下乳头**(sublingual papilla)。下颌下腺管开口于舌下乳头。由舌下乳头向后外，有明

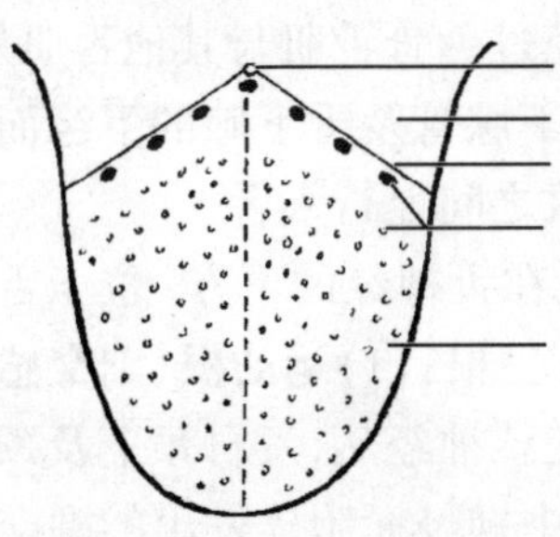

图 3－152　舌部感觉神经供应分区，前 2/3 由三叉神经舌支与面神经鼓索支分布，后 1/3 由舌咽神经分布

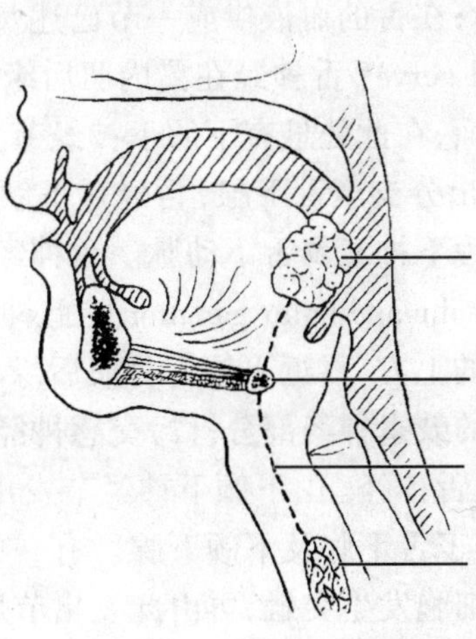

图 3－153　常见的舌甲状腺位置

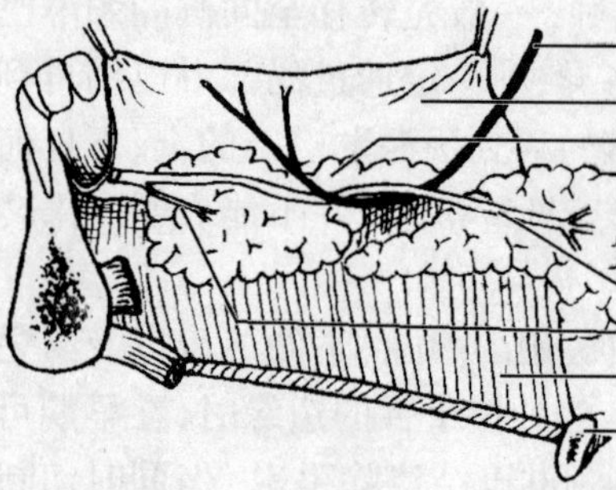

图 3 - 154 舌下部

显的黏膜隆起所形成的**舌下襞**(sublingual fold),深处含有舌下腺、下颌下腺管及舌神经。

舌下腺(sublingual gland):舌下腺斜行位于口底黏膜下,下颌舌骨肌的上方,下颌下腺口底部的前方,外邻下颌骨,内邻茎突舌肌、舌骨舌肌及颏舌肌(图 3 - 154)。两侧腺体在颏舌肌上方正中线上几相接触。腺体前端靠近下颌骨联合,后端与下颌下腺的延长份相接触。舌下腺与舌根间有舌神经、舌下神经、下颌下腺管及舌下血管等。舌下腺有 10 ~ 20 条腺管,由腺体上缘至舌下襞直接开口于口底黏膜;有时有一些腺管合成一条大管而后与下颌下腺和汇合,再开口于舌下乳头。舌下腺偶可很大或阙如。舌下腺管如有堵塞可由于涎液不能排出而形成舌下囊肿。

下颌下腺(submandibular gland):下颌下腺呈卵圆形,位于下颌下腺凹中,占有下颌下三角的大部分,一部分为下颌骨所掩盖,并向前后延伸到二腹肌前、后腹的浅面,后缘在下颌角附近与腮腺下端紧邻而隔以蝶下颌韧带。腺体后部狭小,绕过下颌舌骨肌后缘,伸达口底,位于下颌骨与舌侧之间,亦即位于下颌舌骨肌与舌骨舌肌之间。下颌下腺浅面有面前静脉或更有面神经的下颌缘支跨过,上缘浅面与下颌之间有下颌下淋巴结,上面有面动脉跨过。面动脉通过下颌下腺与下颌骨之间,经过腺体上面的槽中或骨槽中。切除下颌下腺时,须切断面前静脉,亦常须在下颌角内侧及下颌骨下缘两处结扎面动脉,但是必须保护面神经下颌缘支。下颌下腺的前部直接贴附在下颌舌骨肌上,深面有至该肌的神经,腺体后部与舌骨舌肌之间有舌下神经,切除下颌下腺的手术中应注意保护此类神经。舌神经在下颌骨内侧的行程中位于下颌下腺平面上方,手术中分离下颌下腺伸展至下颌骨内侧的部分时,应注意勿将舌神经牵拉到手术野内。完全切除下颌下腺时,须分离下颌舌骨肌后缘,以便分离腺体绕过该肌后缘而向深处伸展的部分。下颌下腺偶可阙如。

下颌下腺管(submandibular duct)全长约 5 cm,由腺体深面发出,随腺体后部绕过下颌舌骨肌后缘,再在该肌上方、下颌骨内面与舌骨舌肌及颏舌肌之间前行,位于舌神经的外侧。舌神经先位于腺管上方,再跨过腺管外侧下降,继而与腺管一齐绕过舌下腺的下缘而至其内侧;同时舌神经又绕过腺管的下方而转至其内侧,再向上至颏舌肌面上(见图 3 - 154)。下颌下腺管继续前行,终末部与舌下腺接触,紧位于口底黏膜下,使黏膜略微隆起而形成舌下襞,开口于舌下乳头。下颌下腺管有时可能接收一条大的舌下腺管。下颌下腺管的伸缩性不大,有梗阻时可能产生剧痛。进行下颌下腺管、舌下腺及其腺管的手术,皆可通过口底舌侧的黏膜,但必须注意保护舌神经及舌下神经。

下颌下腺的腺体及腺管内皆可能发生结石,可以引起下颌下腺炎。腺管如有阻塞,可以发生囊肿。口底黏膜的黏液腺阻塞以后,也可以发生黏液囊肿。皮样囊肿及甲状舌管囊肿有时亦可发生在口底部,舌与下颌骨之间。

舌动脉与舌静脉:在舌的血液供应一节已述及舌动脉与舌静脉在舌下部的行径。

舌神经:(lingual nerve) 舌神经在翼内肌后缘平面与鼓索神经联合以后,向前下通过翼内肌与下颌支之间,位于茎突舌肌外面,在此处悬有下颌下神经节。神经继而转向前行,经过舌骨舌肌与其他舌肌外面,先在下颌下腺管上方,发出分支至舌下腺,再经过下颌下腺管外侧,绕过下颌下腺管及舌下腺的下缘而达舌下腺的内侧,在此处紧邻舌下神经及舌下动脉。舌神经最后经舌下腺与颏舌肌之间上行入舌。

下颌下神经节(submandibular ganglion):此神经节借两条连接支悬挂在舌神经的下方,位于舌骨舌肌的外面,下颌下腺深部的上方,靠近下颌舌骨肌后缘(见图 3 - 118)。此节有三根:(1)**运动根**(副交感神经节前纤维)来自舌神经中的鼓索神经部分;(2)**交感神经根**来自围绕面动脉的交感神经丛,发自颈上及颈中交感神经节;(3)**感觉根**来自舌神经。由下颌下神经节发出 5 ~ 6 条分支。由此节中神经元胞体发出的副交感神经节后纤维随舌神经分布于舌下腺及下颌下腺。有一些副交感神经节前纤维通过下颌下神经节,到达下颌下腺的腺门处,与该处的细胞发生突触,再由此发出节后纤维至下颌下腺。交感神经及一般感觉纤维仅通过下颌下神经节,分布于舌下腺及下颌下腺。

下颌下腺与舌下腺的分泌神经节前纤维皆来自面神经,通过鼓索神经到达下颌下神经节。面神经膝神经节或其近侧病变,可出现涎液分泌减少的症状。另有人发现在切断舌咽神经以后亦出现下颌下腺及舌下腺分泌减少的症状,由此认为面神经及舌咽神经皆供应两腺体的分泌纤维。供应下颌下腺及舌下腺的交感神经纤维随其他神经或血管到达,受刺激时涎液的黏度加大,其作用可能与改变腺体中的血流量有关。

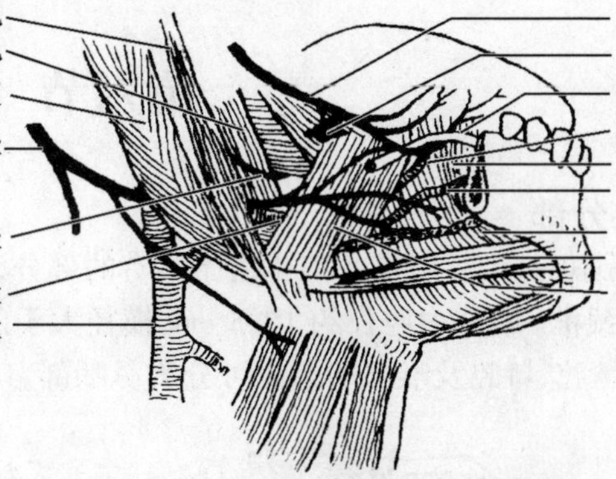

图 3-155 舌下部主要血管神经的邻属

舌下神经 (hypoglossal nerve):舌下神经出颅后先通过颈内动脉与颈内静脉之间而在两者外侧的沟中下降,至接近颈总动脉分叉处发出舌下神经降支以后本干转而向前,跨过颈内、外动脉的外面,经茎突舌骨肌与二腹肌后腹深处进入下颌下三角,到达舌骨舌肌外面,为下颌下腺所掩盖。神经再向前即进入下颌舌骨肌后缘深处而达舌下部,再转而于颏舌肌外面向前向上进入舌的肌肉。舌下神经在发出降支以后,又发出分支至甲状舌骨肌及颏舌骨肌(纯为颈神经),在终于舌内部肌肉以前发出至舌外部肌肉的分支(图 3-155)。

舌咽神经:(glossopharyngeal nerve)舌咽神经分支至颈动脉丛、咽丛及茎突咽肌以后,即在茎突咽肌外面向前内下行,为茎突舌肌及舌骨舌肌所掩盖,至邻近扁桃体下端即分为扁桃体支及舌支。扁桃体支分布于扁桃体、腭咽弓及软腭的黏膜。舌支含有起自岩神经节的味觉纤维及一般感觉纤维,分布于舌的后 1/3 及轮廓乳头。

下颌下间隙:在口底黏膜与舌骨上方颈深筋膜包围层之间形成一间隙,称为**下颌下间隙**(submandibular space)。下颌舌骨肌将此间隙分隔为上、下两部分。两间隙仍然绕过该肌后缘及下颌下腺相通(图 3-156,图 3-157)。上方的间隙称为**舌下间隙**(snblingul space),位于舌的肌肉间,围绕舌下腺、舌神经、舌下神经、下颌下腺的一部分及其腺管。两侧的舌下间隙在前方相通。下方的间隙亦即为颈部的舌骨上间隙,将在颈部一章中叙述。

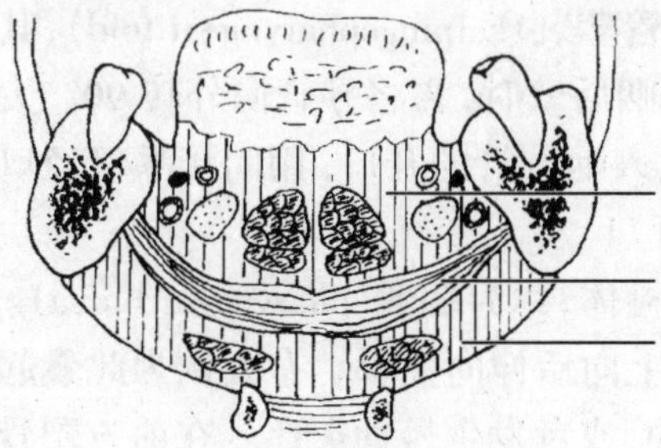

图 3-156 口底冠状切面,表示下颌舌骨肌与口底间隙的关系

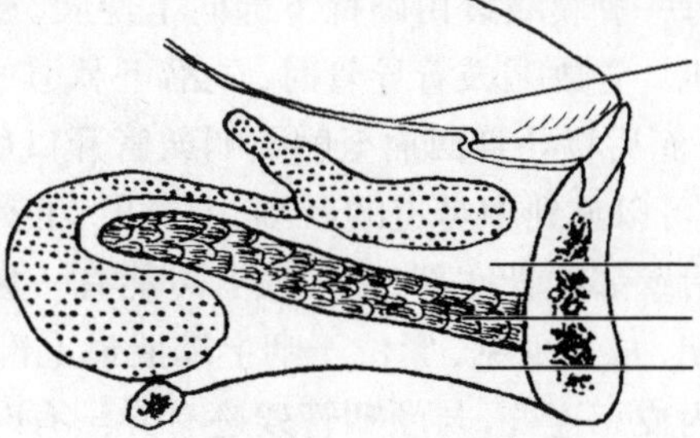

图 3-157 舌下间隙与舌骨上间隙绕下颌舌骨肌后缘相通

口底蜂窝织炎(Ludwig's angina)为舌下间隙感染,常因下磨牙病变所致,因为牙根尖部距下颌骨内面较近,有病变时易于向内面扩散。舌下间隙中的炎症积脓,常位于下颌舌骨肌与颏舌骨肌之间,亦可位于颏舌骨肌与颏舌肌之间。炎症常向舌基部及咽部蔓延,将舌推向后上,影响说话及吞咽,严重者可致窒息,引起死亡,因而必须早期切开引流。舌下间隙中感染可能扩散到咽旁间隙,再至咽后间隙,或者再蔓延到胸纵隔,也可绕过下颌舌骨肌后缘扩散到舌骨上间隙。

舌下囊肿:舌下囊肿常位于舌下部黏膜下或下颌舌骨肌上方,偶可出现在下颌舌骨肌下面的颏下三角内,或者在切除口腔内的囊肿以后再在下颌下三角内复发。

第六节　咽　　部

境界及分部

咽部(pharynx)为呼吸道及消化道所共有的部分,由颅底伸展至环状软骨平面,向下与食管相续,下界的后方平第 6 颈椎。咽部内腔长约 12.5 cm,横径大于前后径,最宽处在颅底紧下方,与食管相接处最狭窄。咽部因前方与鼻腔、口腔及喉部相通而可分为鼻咽部、口咽部及喉咽部(图 3－158)。

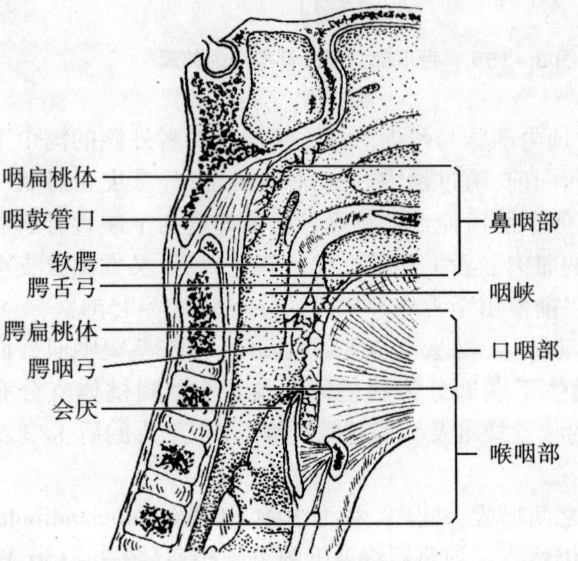

图 3－158　咽部内面(矢状切面)

鼻咽部(nasopharynx):咽部上份为鼻咽部,位于鼻腔后方,软腭的上方及后方,属于呼吸道的一部分,前与鼻腔相续,下部在软腭平面收窄而形成**咽峡**(pharyngeal isthmus),再向下即为口咽部。咽峡部的境界,前为软腭的腭垂及腭帆,侧为腭咽弓,后为咽壁在发音时所形成的隆起嵴。鼻咽部在峡部上方(颅底紧下方)最宽,向两侧伸展而形成**咽隐窝**(pharyngeal recess, sinus of Morgagni),窝的前下方有咽鼓管的开口。鼻咽部的壁除软腭以外皆固定,因而形状可以不变,维持通畅。

鼻咽部的前壁实为两鼻后孔。鼻后孔呈椭圆形,由颅底向下向前至硬腭后缘,大小约为 2.5×1.2 cm。两侧鼻后孔隔以鼻中隔后缘。

鼻咽部的顶部为蝶骨体、枕骨基底部以及枕骨与脊柱间的韧带及结缔组织所形成的斜坡。

鼻咽部的底由软腭及腭垂形成,为鼻咽部仅有的活动部分,防止食物逆行入鼻腔。

鼻咽部的外侧壁,在下鼻甲后方约 1.2 cm 处有**咽鼓管**的**咽口**。开口的后界有咽鼓管软骨部所形成的隆起,称为**咽鼓管圆枕**(torus tubarius)。圆枕后方为咽隐窝。此窝邻近颅底的破裂孔,鼻咽部的恶性肿瘤可经此侵入颅内。有一黏膜皱襞由圆枕下部向下伸展,逐渐消失,称为**咽鼓管咽襞**(salpingopharyngeal fold),其中含有咽鼓管咽肌。置放咽鼓管导管时,先沿下鼻道的底部向后,至触及咽后壁时,再将导管向外转 90°,尖端即可达咽隐窝,而后将导管回抽至触及咽鼓管开口后方的圆枕,即可进入咽鼓管的开口,用间接喉镜经口腔检查鼻咽部时,可以见到中鼻道的后端、中鼻甲、上鼻甲以及咽鼓管的开口。

鼻咽部后壁邻枕骨底部,正中线上可能有一囊状凹陷,绕以咽扁桃体,称为**咽囊**(pharyngeal bursa)。此囊见于胚胎时期,成人少见,紧位于咽上缩肌最上部纤维的上方,常向上向后伸向枕骨。有人认为此囊起自脊索前端与咽内皮相连处,与颅咽管残迹有异。有时在咽囊处形成囊肿,或者发生慢性炎症。在前方犁骨与蝶骨相接处,相当于长出垂体前叶的盲管部位,在黏膜下或骨膜中常含有咽垂体,但是仅在其中有囊性变或者发生肿瘤时始可见到。

口咽部(oropharynx):口咽部为呼吸道与消化道所共有,前经口咽峡与口腔相通,上续鼻咽部,向下至舌骨平面与喉咽部相续。

口咽部的前壁,上部为与口腔相续的**口咽峡**(oropharyngeal isthmus),下部为舌背面的咽部。属于喉咽部的会厌向上突出至舌的后方。舌基部与会厌间连以 3 条皱襞,两则者称为**咽会厌襞**(pharyngoepiglottic fold)或者**舌会厌外侧襞**,中间者称为**舌会厌襞**(glossoepiglottic fold)或者**舌会厌正中襞**。在中间与外侧舌会厌襞之间形成浅的凹陷,有时可容异物潴留。

口咽部的外侧壁主要为腭扁桃体所占有,前为腭舌肌所形成的腭舌弓,由软腭至舌;后为腭咽肌所形成的腭咽弓,由软腭至咽的后外侧壁,较为明显。

口咽部后壁平滑,与第 2、3 颈椎体前面相邻,上与鼻咽部后壁相续,下与喉咽部后壁相续,皆无明显分界，患咽后脓肿时可使咽后壁向前凸出而阻塞呼吸道。鼻咽部及口咽部的后壁上后方与枕骨底部的前下面相邻，后面与上数颈椎体相邻。在过度伸颈时，咽后壁将被牵紧而紧贴骨骼，使潜在咽后间隙闭塞。此类骨骼的一部分在咽后壁向前凸出时，可能被误为肿瘤。

喉咽部(laryngopharynx)：喉咽部亦称在**咽下部**(hypopharynx)，位于喉部后方，在三部中最长，由舌骨平面向下延伸至环状软骨平面而与食管相续。喉咽部的上部为呼吸道与消化道所共有；下部则完全属于消化道，不在吞咽时前后壁相贴。

喉咽部的前壁，两侧由甲状软骨内面形成，中部由喉及其附件形成，上方为会厌，下方为喉的入口。喉口的下方为喉后壁，由杓状软骨与相连皱襞的后面以及环状软骨与附着于此的肌肉后面形成。前壁各结构的后面仅有咽部黏膜覆盖。

喉咽部的外侧壁由甲状软骨后部支持。在会厌的侧面有**咽会厌襞**，形成喉咽部的上界。在咽会厌襞的下方，喉咽部向前外伸展到甲状软骨内面与杓状软骨及环状软骨后外面之间而形成**梨状隐窝**(piriform recess)，其中易有异物潴留。此部黏膜由喉内神经分布，有异物潴留时即可引起咳嗽。**喉内神经**穿过甲状舌骨膜以后常在梨装隐窝底的前部形成轻微的隆起，不论是否明显可见，皆可加表面麻醉药至此处黏膜以麻醉之。有时可以见到甲状软骨上缘在梨状隐窝形成的白线，异常者可见甲状软骨上角突入隐窝。喉上动、静脉及若干引流喉部的淋巴管皆通过梨状隐窝底部壁中。喉咽部及喉部有水肿时，此隐窝可能消失。喉部脓肿亦可在梨状隐窝显现。

咽部的淋巴组织

咽部的淋巴组织丰富，咽扁桃体、咽鼓管扁桃体、腭扁桃体及舌扁桃体等，在消化道与呼吸道的入口处围成**咽淋巴环**(图 3－159)。此外，在咽后壁及咽隐窝等处皆有散在的淋巴组织。

咽扁桃体(pharyngeal tonsil)：在儿童时期，咽隐窝壁上以及鼻咽部的顶部与蝶骨及枕骨底部相接触的部分，含有大量淋巴组织，组成**咽扁桃体**(**增殖体**，adenoids)。此类组织可延伸至咽后壁及向下至咽鼓管咽口处。因此，腺体肿大时可能妨碍鼻腔呼吸。咽扁桃体与咽壁之间无明显的结缔组织膜分隔，因而手术时不易彻底清除。咽扁桃体在儿童时期呈现生理性肥大，青春期前后开始逐渐萎缩，终至消失，但在成人有时仍可见到。

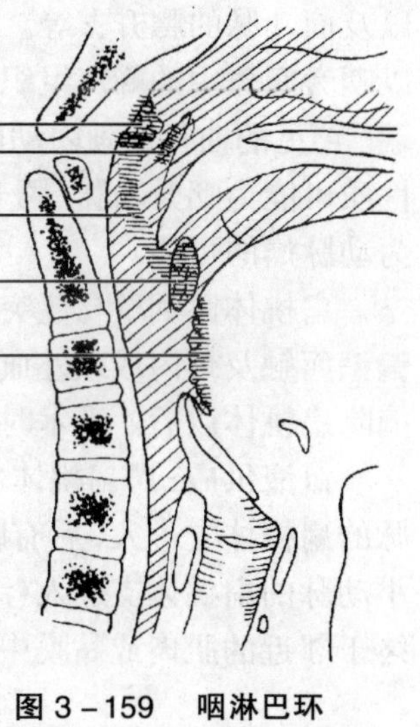

图 3－159 咽淋巴环

咽鼓管扁桃体(tubal tonsil)：在咽鼓管咽口的周围亦有淋巴组织，肿大时可能阻塞开口而使耳内空气吸收，甚至于产生渗出液，出现耳闷、耳聋、耳鸣等症状。

舌扁桃体：(lingual tonsil) 在舌部背面有不规则的淋巴组织结节，聚积形成舌扁桃体，肿大时可以切除一部分，因其深面无固定界限而不可能完全切除。

腭扁桃体(palatine tonsil)

位置：腭扁桃体区位于口咽部的前外侧，前与口腔相邻。腭扁桃体为位于扁桃体窝中的一团淋巴组织，位于腭舌弓与腭咽弓之间，软腭的下方，舌后部的上方，表面投影位于下颌角的前上方约 1.2 cm。扁桃体可分内、外两面，前、后两缘，以及上、下两端。张口舌下降时可以见到扁桃体的内面，表面有 12～30 个**扁桃体隐窝**，由表皮凹向深处构成盲管所形成。隐窝中常含有食物残渣。隐窝大部平浅，但是有的可呈囊状，口部狭窄，有碍排空。腭扁桃体随年龄的增长而逐渐退化，常由下半开始，至 60 岁以后即萎缩，逐渐消失。

包囊：腭扁桃体的深面有咽基筋膜形成的一层筋膜性包囊覆盖。包囊分隔伸入扁桃体中。血管神经随分隔进入。包囊的外面借疏松蜂窝组织附着于咽上缩肌的内面。因此，扁桃体与包囊黏附紧密，不易分离；包囊与咽上缩肌间的附着松弛，手术时即经两者间的蜂窝组织分离扁桃体，暴露咽上缩肌，包囊连同扁桃体被移除，手术中向前牵引扁桃体时不至于牵动咽壁及外侧的颈内动脉。但在长期慢性炎症患者，此处蜂窝组织常变紧密或消失，扁桃体与咽上缩肌紧密相连，手术中必须注意。

邻属：腭扁桃体内面的黏膜与一些皱襞及隐窝相连。紧依腭舌弓的后方，有一条三角形的黏膜结缔组织

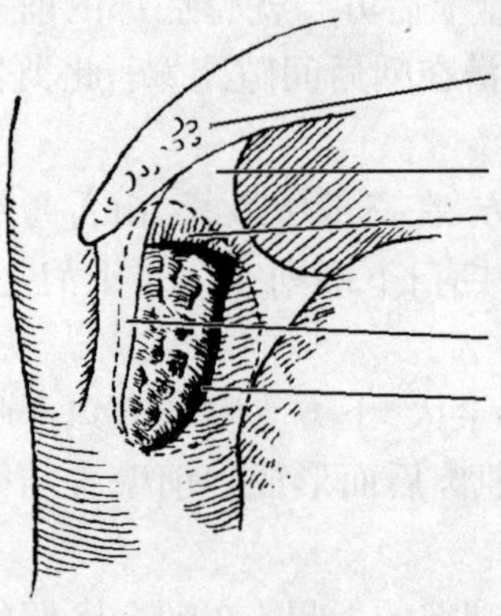

图 3-160 腭扁桃体隐窝,虚线表示扁桃体的大小

皱襞,由腭舌弓伸展至扁桃体的下端,可能黏附于扁桃体的内面,或与扁桃体间隔以扁桃体前隐窝(图 3-160)。此三角形皱襞在胎儿时期恒常出现,在成人则多消失。在扁桃体的后方亦偶可见有类似的皱襞。在扁桃体上端有一上隐窝,为第 2 鳃裂的残迹,约在 40% 人有之,其中易容食物潴留,感染常由此处开始。在扁桃体上隐窝的上方,偶可有一条皱襞,称为半月襞。

腭扁桃体的上端伸达软腭的外侧,下端与舌扁桃体接触,后缘与腭咽肌接触,前缘与腭舌肌接触。由于扁桃体位于腭舌肌与腭咽肌之间的扁桃体窝中,未肿大者在口腔内视诊时大部分为腭舌肌所掩盖。扁桃体肿大以后是否向内凸出依其扩张方向决定,有的人可明显凸出,有的人则可因埋入深处而表面不显。对于埋入较深者,手术切除时将腭舌弓向前牵开即可便于游离。扁桃体的上部在年轻时特别发达,向上伸展而为软腭所覆盖,至中年以后即逐渐萎缩。

扁桃体的深面中部以下有腭咽肌附着,下部前方与舌基部之间有纤维悬韧带相连。扁桃体与肌肉的关系可因人而异。扁桃体床的大部分由咽上缩肌形成,后部有一部分由腭咽肌形成(图 3-161)。腭咽肌所占扁桃体床的面积可能稍大。不论如何,肌肉壁皆很薄,外侧紧邻舌咽神经,手术中洞穿扁桃体床时即易伤到该神经。在摘除扁桃体的手术以后,时可见到发生舌咽神经水肿,产生暂时性的舌后 1/3 味觉丧失。

与扁桃体区的咽外侧壁相邻的结构,尚有茎突咽肌、茎突舌肌及茎突舌骨韧带,有时尚有茎突、咽升动脉以及面动脉的腭升支等。在扁桃体平面上,咽壁后外面与颈内外动脉及其主要分支之间常有一定的距离,隔以咽旁间隙中的蜂窝组织。在面动脉或舌动脉的位置异常高的情况下,转弯下行处即可能紧邻扁桃体的下端。罕见的曲行的颈内动脉可能有一段紧邻扁桃体的外侧。在咽部的后外侧壁偶可见到有动脉搏动,血管的性质可能为咽升动脉、腭升动脉、异位的椎动脉、或者曲行的颈内动脉,搏动的程度可能与年龄俱增,有被误为动脉瘤的可能。

扁桃体区咽壁与茎突的关系也很重要。正常的茎突并不伸达扁桃体床。约有 4% 茎突特别长,尖部可能偏歪而触及颈内或颈外血管,也可能伸到扁桃体区而引起咽部疼痛,并可扩散到耳部。此类症状主要发生在摘除扁桃体以后。手术时在扁桃体窝中可能摸到茎突,过长者可切开咽壁切除,也可以由外部切除。

血液供应:腭扁桃体的血液供应极为丰富。扁桃体的下端,前有舌背动脉的扁桃体支进入,中间有面动脉的扁桃体支进入,后有**腭升动脉**的扁桃体支进入。扁桃体的上端,后有咽升动脉的扁桃体支进入,上有腭小动脉的扁桃体支进入(图 3-162)。此外,有人认为扁桃体的血液供应主要来自面动脉的分支,其他分支仅终于邻近的肌肉或黏膜中,并不进入扁桃体囊。有人认为在扁桃体摘除手术以后并发的出血,常来自面动脉

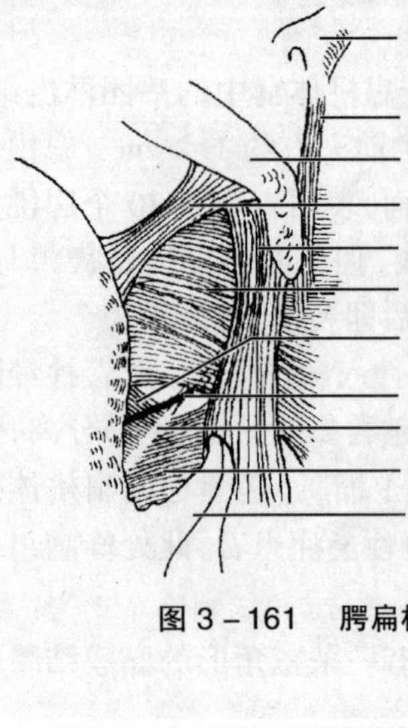

图 3-161 腭扁桃体床

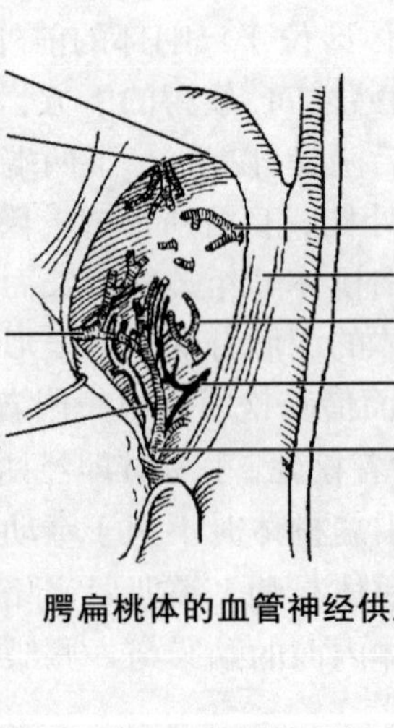

图 3-162 腭扁桃体的血管神经供应

的扁桃体支。

扁桃体的静脉围绕包囊形成静脉丛，主要经静脉的扁桃体支以及与咽丛相连的静脉回流。有一支静脉由软腭向下跨过扁桃体上部汇入咽丛。此静脉为扁桃体手术后出血的主要来源。

淋巴回流：腭扁桃体的淋巴管，虽然与下颌下及颈浅淋巴结有交通，但是主要汇入颈上深淋巴结，特别是位于下颌角后方的一个淋巴结。在扁桃体有炎症时此淋巴结肿大。

神经供应：扁桃体区的神经供应，来自舌咽神经的扁桃体支，由扁桃体下端附近进入，另有来自腭中及腭小神经的降支。各神经环行围绕扁桃体，形成**扁桃体丛**，欲获得满意的局部麻醉效果，即须浸润全部扁桃体区黏膜下层。舌神经干可能紧邻扁桃体的外面，在摘除扁桃体的手术中偶可见到，应予注意。

咽壁结构

咽壁可以明显分为黏膜、结缔组织、肌肉及颊咽筋膜四层。

黏膜：鼻咽部黏膜大部为纤毛上皮，与鼻腔黏膜相似，但是含有组成咽扁桃体的淋巴组织。其余各部黏膜皆为复层鳞状上皮，附着于咽基筋膜较紧。

结缔组织：咽壁的黏膜与肌肉层间含有一层结缔组织，称为**咽基筋膜**（pharyngobasilar fascia）或**咽腱膜**。此层筋膜的上部较为坚强，在咽隐窝处代替肌肉层；在扁桃体区也较为明显，形成其纤维性包囊；愈向下即渐不明显，终至消失。咽基筋膜附着于颅底、翼突下颌韧带、下颌骨内面的下颌舌骨肌线后端、舌骨及甲状软骨，形成咽部在颅底的主要附着。

肌肉：咽壁肌肉有上、中、下咽缩肌，茎突咽肌、腭咽肌及咽鼓管咽肌。三片咽缩肌在前方皆不完整，在后方则皆变宽而在中线上与对侧者相连。咽缩肌皆呈现扇形。咽下缩肌上部叠掩咽中缩肌下部。咽中缩肌上部叠掩咽上缩肌下部（图3－163，图3－164）。腭咽肌已在本章第五节中述及。

咽上缩肌（superior constrictor musule）起自翼突内侧板的翼钩、翼突下颌韧带、下颌骨内面的下颌舌骨肌线后部以及舌根部侧面等处。上缘内侧一部分纤维附着于腭腱膜，与腭咽肌位于同一平面，有时被认为属于该肌的一部分。发音时在咽后壁上形成的隆起嵴即由此部纤维形成，有人称之为腭咽括约肌。两侧的咽上缩肌纤维，大部分在咽后正中线上交错相连，上部纤维向上附着于枕骨的咽结节。此肌上缘呈弧形，上方的咽壁即无肌肉，仅有黏膜及咽基筋膜，相当于鼻咽部内面咽隐窝的部位，紧靠枕骨底部，有咽鼓管及腭帆提肌与腭升动脉等通过。

咽中缩肌（middle constrictor muscle）起自舌骨大角与小角，以及茎突舌骨韧带的下端，肌纤维分散成扇形至咽后壁正中线上与对侧者相连。此肌起点部分与咽上缩肌下缘之间在外侧有一潜在的裂隙。茎突咽肌经此裂隙的后部进入咽中缩肌与咽部黏膜之间。舌咽神经在咽中缩肌上缘稍上方平面转而进入舌部。在咽中缩肌起点外侧有舌动脉

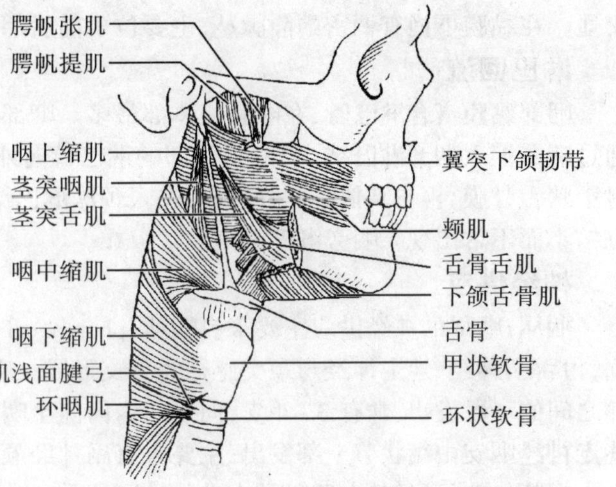

图3－163　咽缩肌

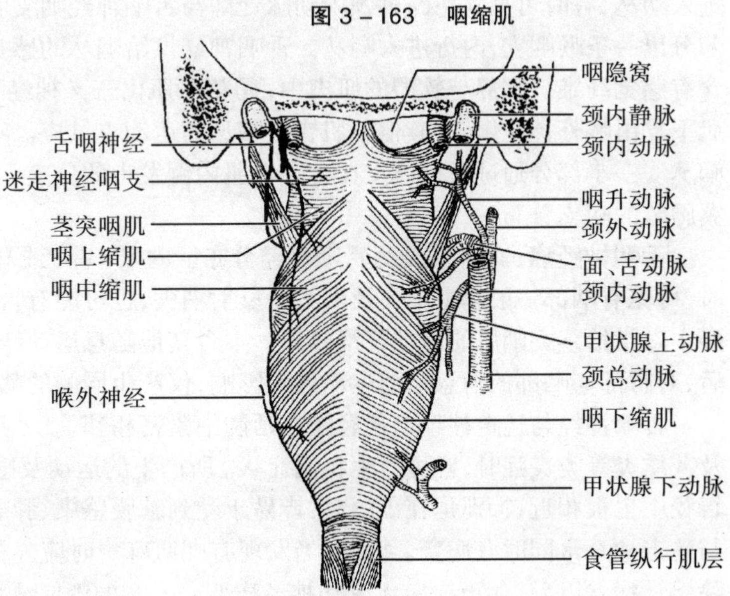

图3－164　咽部后面观，显示肌肉及血管神经，扁桃体动脉及腭动脉的小分支未画出

及舌骨舌肌。

咽下缩肌(inferior constrictor muscle)起自甲状软骨外面的斜线、环状软骨以及由甲状软骨至环状软骨的一腱性线。肌纤维扩散呈扇形止于咽后壁正中线而与对侧者相连。此肌起自环状软骨的部分有时称为**环咽肌**,位于食管开口处。

茎突咽肌(stylopharyngeus muscle)起自茎突基部内侧,通过颈内外动脉之间向下向内至咽上缩肌的后外面,再经咽上、中缩肌之间止于黏膜下,由舌咽神经分支供应。

咽鼓管咽肌(salpingopharyngeus muscle)起自咽鼓管软骨部的下份,止于咽壁,紧位于黏膜下,使黏膜隆起而形成咽鼓管咽襞。此肌紧邻腭咽肌后部,有人将其归为腭咽肌的一部分。

颊咽筋膜(buccopharyngeal fascia):此筋膜为覆盖咽壁肌肉及颊肌外面的一层结缔组织,与后方的椎前筋膜之间借疏松蜂窝组相连。

血液供应

动脉:咽部的血液供应,主要来自咽升动脉及甲状腺上动脉。**咽升动脉**经颈内、外动脉间上行,倾向内侧,沿咽上部后外面进行,分支至咽部以后走向颈静脉孔(见图3-164)。甲状腺上动脉下行至甲状软骨上角平面,发出一支供应咽下部。咽部最低处尚有甲状腺下动脉的分支分布。鼻咽部的最上部尚有翼管动脉与蝶腭动脉的小支分布。腭扁桃体邻近的咽壁尚有供应扁桃体的动脉参与供应。

静脉:咽部静脉在咽后壁上形成**静脉丛**。此丛在上方与翼静脉丛交通,在下方与甲状腺上静脉及舌静脉交通。在黏膜下尚有稠密的静脉丛,主要位于前后部,汇入喉上部及食管的静脉。

淋巴回流

咽部黏膜富含淋巴管,在咽扁桃体部最多。咽部淋巴管由三处输出。咽顶部及咽后壁的大部分淋巴管,通过咽壁汇入咽旁淋巴结。腭扁桃体部的淋巴管向外汇入颈深淋巴结。喉咽部的淋巴管集中于梨状隐窝,穿过甲状舌骨膜,再与其他淋巴管汇合,进入颈深淋巴结。咽后壁的淋巴丛接收鼻腔的大部分淋巴管。咽后淋巴结小而不常出现。咽旁淋巴结则经常存在。

神经供应

咽丛:咽部的神经供应主要来自**咽丛**(pharyngeal plexus)。此神经丛位于咽侧壁,大部分位于咽中缩肌外面,由舌咽神经、迷走神经与颈交感神经分支形成。**舌咽神经**咽支由神经主干出颈静脉孔至跨过茎突咽肌外面之间的一段发出,常有3~4支,向下向内向前至咽中缩肌面上,与迷走神经及交感神经的咽支合成咽丛。**迷走神经**咽支由结状节上部发出,主要含有副神经颅部的纤维,跨过颈内动脉外面向前至咽部后面或后外面进入咽丛,有时可见其在跨过颈内动脉处即与舌咽神经咽支联合。**喉外神经**亦有分支至咽丛。**颈上交感神经节**分出一条喉咽支,内行进入咽丛。舌咽神经供给咽丛的感觉纤维。迷走神经供给咽丛的随意运动纤维,也含有感觉纤维。咽部与软腭的肌肉中,腭帆张肌由三叉神经下颌支供应,茎突咽肌由舌咽神经供应,咽下缩肌下部由喉外神经供应,其他各肌皆由咽丛的运动支供应。咽部的感觉几完全由舌咽神经供应,大部分通过咽丛。一小部分通过扁桃体支在舌骨舌肌内侧发出的分支,仅在鼻咽部上份的有限区域中由三叉神经通过翼腭节的咽支分布。

舌咽神经痛:此种病变为舌咽神经分布区内喉、舌、或耳部的剧痛,性质与三叉神经痛相似。临床检查时,可见有咽部一般感觉消失及咽张口反射消失,也可能有舌后1/3感觉及味觉丧失及腭反射消失。舌咽神经中除供给茎突咽肌的运动纤维以外,不含其他随意运动纤维,治疗舌咽神经采取颅内切断神经的方法以后,对腭部与咽部的随意肌的运动可无影响,仅产生同侧的咽张口反射消失。

舌咽神经与迷走神经的神经核在延髓中紧密相邻。供应此区域的小脑下后动脉病变,或者在有脑膜炎及灰质炎等类炎症时,皆可产生相同症状。所产生的运动及感觉症状,总称为延髓麻痹。此外,两神经在颅外行径中也很相近,特别是在出颅时,皆易于受到脑膜感染、肿瘤及动脉瘤等病变的影响。由此可见,舌咽神经与迷走神经常同时有病变。因此,当发现有咽肌麻痹时应先视为两神经同时有病变的体征,仅在仔细检查排除感觉症状以后,始可决定无舌咽神经病变。一侧的咽肌瘫痪时,咽壁即下塌,发音时不运动,软腭亦下垂,同侧咽张口反射亦消失,吞咽无影响。如为两侧病变,则因肌肉瘫痪而有吞咽困难,并因有腭部肌肉瘫痪,食物易逆流至鼻腔。

咽部憩室(pharyngeal diverticulum)

在咽部下份邻近食管处可能发生憩室,称为**咽憩室**,也有人称之为食管憩室或咽食管憩室。此种憩室与消化道其他部位的憩室相似,多半是因为存在着先天性肌肉层薄弱的部分,再受到内部压力推出而形成。大部分咽憩室发生在咽下缩肌下部的环咽肌处。至于憩室的准确位置,说法不一。发生在后正中线的憩室,有谓经环咽肌下方凸出,有谓经该肌上方凸出,也有谓经该肌两组纤维间凸出;发生在侧面的憩室,也有经该肌上方或下方凸出的不同说法(图 3-165,图 3-166)。

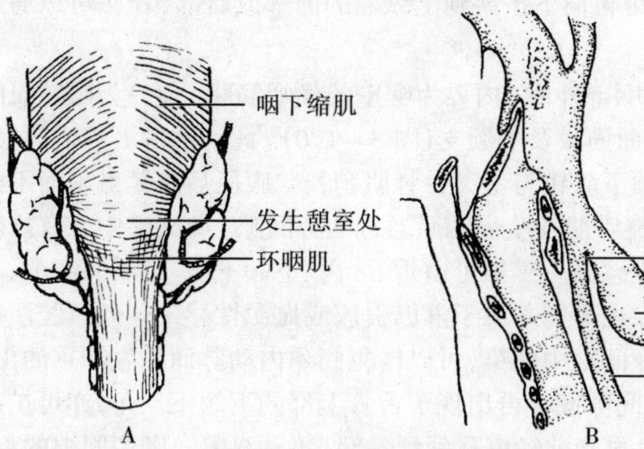

图 3-165 咽部憩室位置
A:后面观;B:侧面观

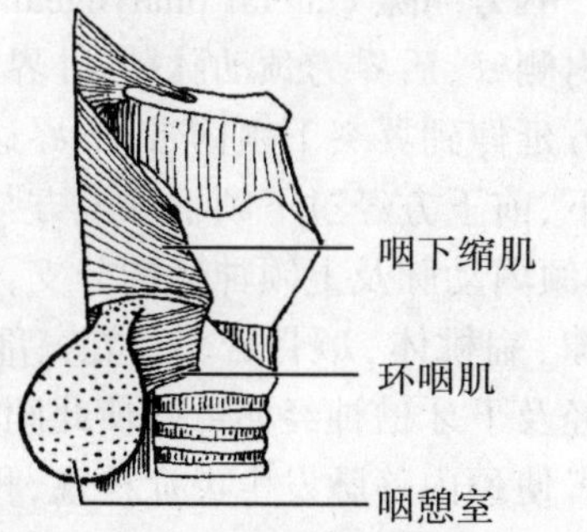

图 3-166 经咽下缩肌两部分之间凸出的咽憩室

在环咽肌下缘紧下方的三角形区域中咽后壁较不完整。食管的纵行肌层至此处即分开绕侧面向前而附着于环状软骨,形成三角区的外界。三角区的上界为环咽肌的下缘。在三角区域中仅有食管的环行肌层,较为薄弱(图 3-167)。有人认为憩室可经此凸出。

环咽肌(cricopharyngeus muscle)可以分为两部分。上部浅而斜行,常被认为是收缩部。下部深在而横行,常被认为是括约肌部。有人认为憩室可经两部肌纤维之间凸出,位于正中线上。此外,也有人认为环咽肌的上部纤维由迷走神经通过咽丛供应,下部纤维由喉返神经分支供应,两部分作用不协调时亦可能与憩室的发生有关。

在环咽肌附着于环状软骨的下部纤维与食管的环行肌层上缘之间有一裂隙,其中有喉下神经、甲状腺下动脉的一分支及一些淋巴管通过,并充填以脂肪垫,位于咽侧面(图 3-168),有人认为咽憩室可以经此处凸出。此种憩室与发生在后正中线上憩室的不同点,在于其囊颈与喉下神经紧密相邻。

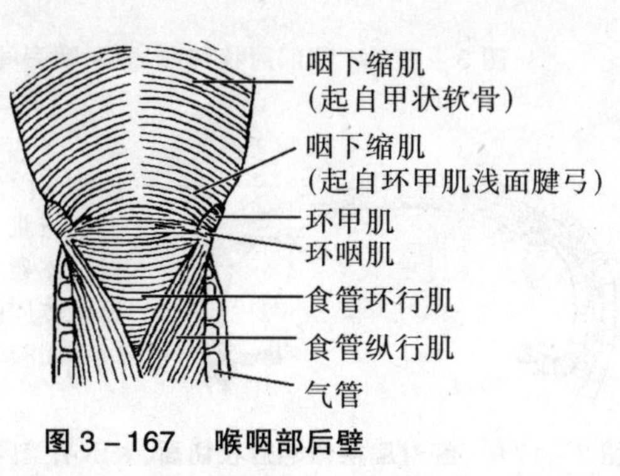

图 3-167 喉咽部后壁

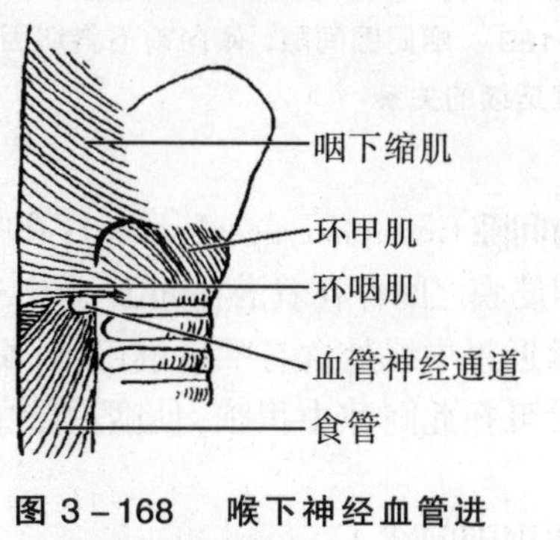

图 3-168 喉下神经血管进入喉部的通道

发生咽部憩室的原因,除上述的存在有先天性软弱区以外,也有人认为可为食管上部梗阻。咽部憩室的开口横行。憩室壁含有黏膜与来自咽基筋膜的一层结缔组织,不含肌肉。咽憩室发生在正中线上者较多。但不论发生在中线或一侧,大多数皆向左侧凸出,位于颈部的椎前筋膜间的脏器间隙中。

咽憩室在临床上可分三期。第一期仅为咽后壁略形凸出,常无症状。第二期为已形成真正的袋状,吞咽时虽有症状而无梗阻。第三期为憩室较大,可引起阻梗。治疗憩室的方法为手术切除,沿左侧胸锁乳突肌的前缘或后缘作纵切口。

咽周围间隙(peripharyngeal space)

在咽部的后方及侧面存在着蜂窝组织间隙,环绕咽部,计有咽后间隙、咽旁间隙、咽壁内间隙及扁桃体周围间隙等。

咽后间隙(retropharyngeal space):在咽后壁的颊咽筋膜与椎前筋膜之间,形成咽后间隙,上达颅底,向下与颈部的脏后间隙相续,亦可归为该间隙的一部分,在侧面与咽旁间隙相续(图 3 – 169),并与气管前间隙相通。咽后间隙中的感染,可能来自口腔或喉部炎症,可再向下扩展到上纵隔的前部或后部,积脓可以通过胸锁乳突肌及颈动脉鞘后方切开引流。

咽旁间隙 (lateral pharyngeal space):此间隙位于咽部外侧,内界为咽壁的颊咽筋膜,前界为咀嚼肌间隙的内侧壁,后界为颈动脉鞘,外界为腮腺鞘、翼内肌内面筋膜及下颌支(图 3 – 170)。此间隙的上界达颅底,前上方延伸到翼突下颌韧带;下界达下颌下腺鞘,因下颌下腺鞘与茎突舌骨肌鞘及二腹肌后腹鞘黏附而不能再向下,前下方经过下颌下腺上方与舌下间隙相通。茎突舌肌及茎突咽肌通过咽旁间隙。此间隙中含有蜂窝组织、颌内动脉及上颌神经的分支,较其他间隙易于发生感染。感染可由舌、牙齿、下颌下腺、咀嚼肌间隙、腮腺间隙、扁桃体、颞骨岩部与乳突部等处炎症蔓延而来,也可能来源于淋巴引流或血源性感染。经口腔注射舌神经及下牙槽神经亦可能使此间隙中发生感染。咽旁间隙中感染,可以侵犯到颈内动脉而产生严重的出血,或者使颈内静脉发生炎症栓塞,积脓可能扩散到舌下间隙或者再出现于舌骨上部的下颌下三角,亦可扩散到腮腺间隙,或者向后扩散到咽后间隙,再到纵隔,或沿血管神经束蔓延到颈部,再到纵隔。咽旁间隙的积脓,可经口腔切开咽侧壁引流;也可在颈部下颌下腺的后方切开,经翼内肌的深处进入,必要时可以切断茎突舌骨肌及二腹肌后腹。

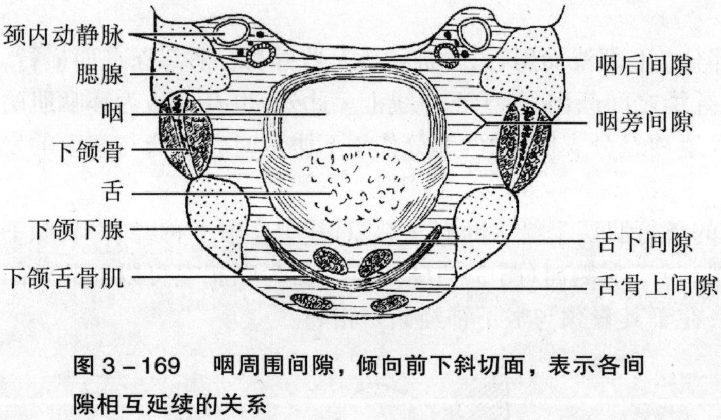

图 3 – 169 咽周围间隙,倾向前下斜切面,表示各间隙相互延续的关系

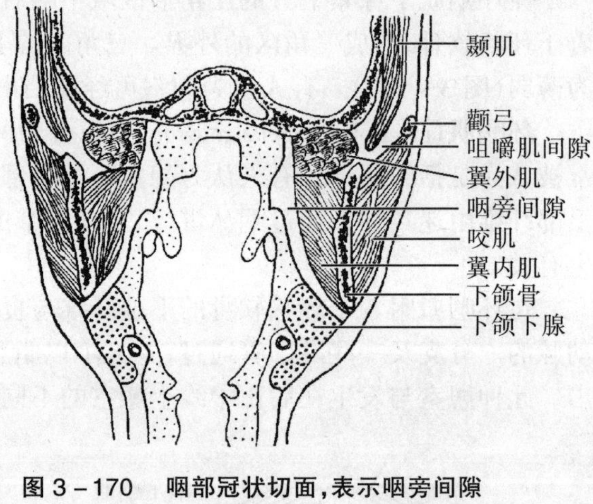

图 3 – 170 咽部冠状切面,表示咽旁间隙

咽壁内间隙(intrapharyngeal space):在咽壁的肌肉层与颊咽筋膜之间存在着潜在间隙 (图 3 – 171),在咽后壁靠近正中线处含有咽后淋巴结。此处淋巴结有炎症时可在此间隙中积脓,使咽后壁中线一侧隆起。

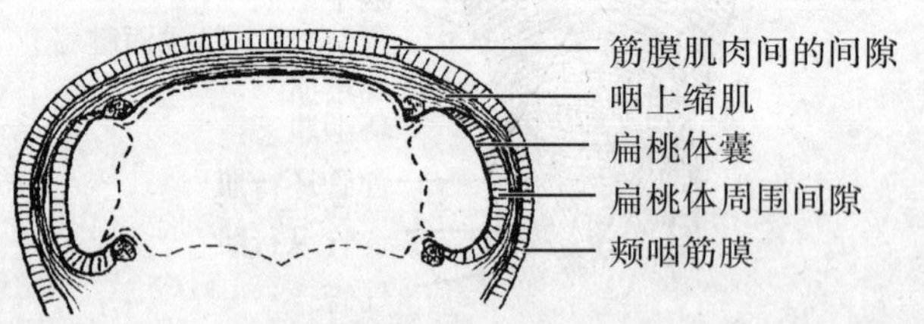

图 3 – 171 经过扁桃体的冠状切面,表示咽壁内潜在的间隙

扁桃体周围间隙 (paratonsillar space):在扁桃体包囊与咽壁的肌肉之间,形成扁桃体周围间隙,可以发生感染积脓。积脓可能自行向内穿破,也可能向外穿破后进入咽旁间隙。扁桃体周围间隙中有积脓时,可经扁桃体上隐窝切开引流,也可直接切开黏膜肌肉引流。

第四章 颈 部

第一节 概 述

境界

颈部(neck)上界为下颌骨下缘、乳突下缘及上项线，下界为胸骨柄上缘、锁骨、肩峰尖至第7颈椎棘突的连线。

表面解剖(surface anatomy)

舌骨位于舌根部下方的颈部软组织中，与其他骨骼无直接联系，活动度很大，喉外诸肌、部分舌肌与口底肌肉皆附着于此。舌骨为颈部的重要标志，与第3、4颈椎间纤维软骨盘位于同一平面。在端正的姿势下舌骨体与下颌骨下缘位于同一平面。舌骨大角上缘为找寻舌动脉的标志。面动脉的起点相当于舌骨大角平面。舌动脉的舌骨上支沿舌骨上缘横行。甲状腺上动脉的舌骨下支沿舌骨下缘横行。

甲状软骨上缘与第4颈椎上缘位于同一平面。一般情况下颈总动脉在此平面分为颈内及颈外动脉。真声带附着处位于甲状软骨上切迹下方约0.8 cm。

甲状舌骨膜与会厌及声门相对。

环状软骨与第6颈椎、咽与食管交界平面、喉与气交界平面等皆位于同一水平(图4-1)。椎动脉多在此平面进入第6颈椎横突孔。肩胛舌骨肌在此平面跨过颈总动脉。颈中交感神经节位于此平面。第6颈椎横突的颈动脉结节亦与环状软骨位于同一平面，当颈内或颈外动脉有出血时，可在此平面对颈动脉结节压迫颈总动脉以暂时止血，手术暴露颈总动脉时亦可以此为标志寻找。甲状腺下动脉及中静脉皆在此平面进出甲状腺。喉返神经在此平面进入喉部。

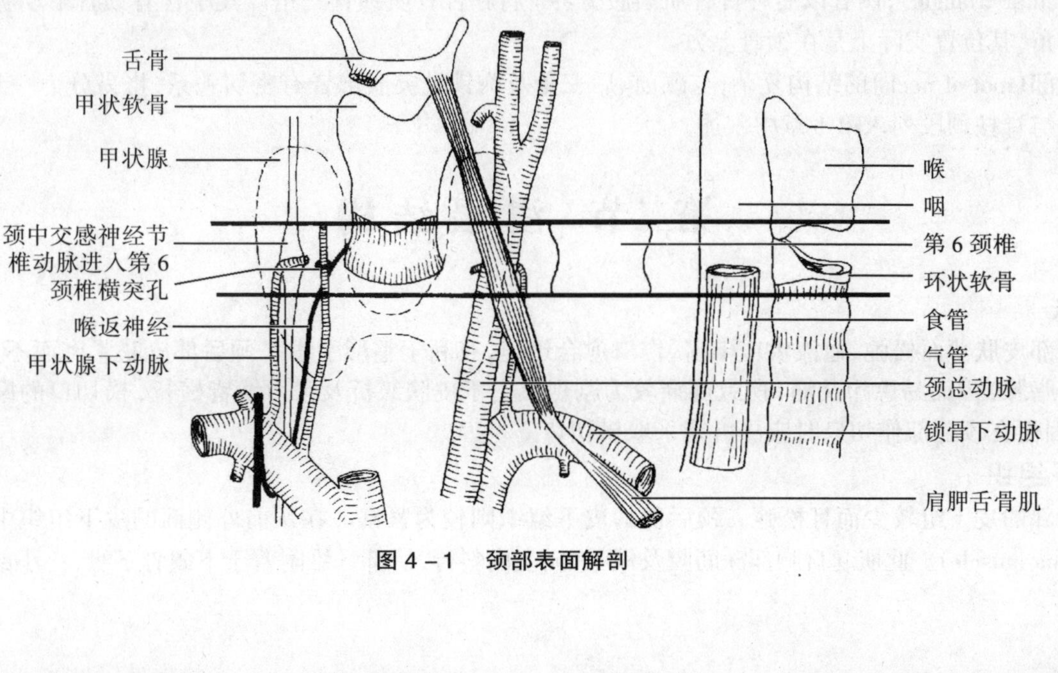

图4-1 颈部表面解剖

胸骨柄上缘与2、3胸椎间纤维软骨盘位于同一平面。

胸锁乳突肌为颈部重要的肌性标志，其深面有颈总动脉、颈内静脉、颈内动脉、迷走神经、前斜角肌及颈丛等重要结构。在瘦人体表可以见到此肌胸锁两头间的三角形裂隙所呈现的轻度凹陷。在此凹陷的下端，紧靠胸锁关节的上方，左侧深处有颈总动脉，右侧深处为头臂动脉分叉点。

在颈后部正中线上，枕外隆凸的下方，可能摸到的最高位棘突为第2颈椎棘突。在颈根部第7颈椎棘突明显可见，有的人为第1胸椎棘突最显著。屈颈时第6颈椎棘突也可以很明显。紧靠乳突尖的下前方，有时可以摸到第1颈椎横突，副神经跨过或者紧靠其下方通过。

分部

通过乳突至肩峰的**冠状平面**(coronal plane)，可将颈部分为前、后两部。后部又称为项部。前部又可分为颈前三角、颈后三角及胸锁乳突肌部(图4－2)。**颈前三角**的后界为胸锁乳突肌前缘，前界为颈前正中线，上界为下颌骨下缘。**颈后三角**前界为胸锁乳突肌后缘，后界为斜方肌前缘，下界为锁骨。**胸锁乳突肌部**(sternocleidomastoid region)的境界即为该肌的前、后缘。

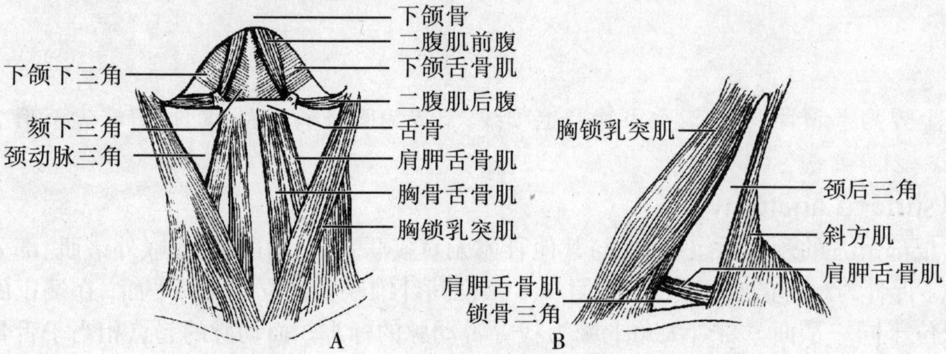

图4－2

A:颈前三角;B:颈后三角

颈前三角(anterior cervical triangle)又可分为舌骨上部及舌骨下部。**舌骨上部**(suprahyoid region)又可分为下颌下三角及颏下三角。**下颌下三角**(submandibular triangle)的境界为下颌骨下缘及二腹肌前、后腹。**颏下三角**(submental triangle)的境界为舌骨、二腹肌的前腹及正中线(亦有描述颏下三角的境界为舌骨及两侧的二腹肌前腹者)。**舌骨下部**(infrahyoid region)又可分为颈动脉三角及肌三角。**颈动脉三角**(carotid triangle)的境界，前为肩胛舌骨肌上腹，上为茎突舌骨肌及二腹肌后腹，后为胸锁乳突肌前缘。**肌三角**(muscular triangle)的境界，上外为肩胛舌骨肌上腹及舌骨，下外为胸锁乳突肌前缘，内为正中线。

颈后三角(posterior cervical triangle)又可分为**枕下三角**(suboccipital triangle)及**肩胛舌骨肌锁骨三角**(omoclavicular triangle)，两者以肩胛舌骨肌后腹分界。肩胛舌骨肌锁骨三角以其中含有锁骨下动脉而又名为**锁骨下三角**，其位置实际上是在锁骨上方。

颈根部(root of neck)的结构复杂，与颈前、后三角及胸锁乳突肌部皆有密切关系，将另分为一节叙述。

项部与脊柱颈段列入第十章中叙述。

第二节 浅层结构

皮肤

颈前部皮肤薄而松弛，血液供应丰富，伤口愈合迅速，有利于整形手术。颈后部皮肤紧密而不易移动，含有大量皮脂腺，因而易患疖及痈，所致疼痛较为剧烈。由于皮肤皱折及张力线皆横行，横切口的瘢痕较纵行者轻微，因而在颈前部作切口时应尽可能采取横切口。

皮下组织

颈前部的皮下组较少而且松弛。颈后部的皮下组织则较为紧密。在颈前外侧面的皮下组织中含有**颈阔肌**(platisma muscle)。此肌起自胸部深筋膜及锁骨，向上内斜行，后部纤维附着于下颌骨下缘，一小部分纤维止于面下部的皮肤及皮下组织，有一些纤维与面下部的一些肌肉相混，前部纤维在颏下部与对侧者交叉。颈阔肌的前缘由颏下部斜向胸锁关节，因此在颈前下部中央有一狭窄区域内无颈阔肌。颈阔肌的上外缘覆盖腮腺下端。此肌由面神经颈支供应，前部纤维有使口唇、口角及下颌骨下降的作用，神经瘫痪后颈部皮肤即下挂形成皱折。

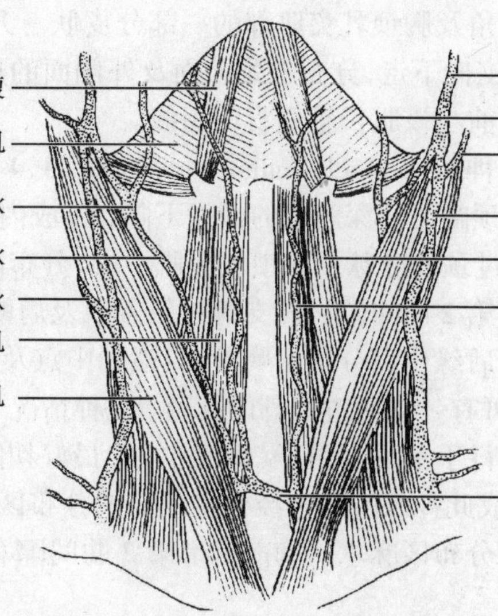

图 4-3　颈部浅静脉

浅静脉

颈部浅静脉主要有颈前静脉及颈外静脉(图 4-3)，皆走在颈阔肌深面的皮下组织中。

颈前静脉(anterior jugular vein)由颏下三角起始，下行至颈前下部，再斜向外行，汇入颈外静脉。两侧的颈前静脉之间有若干交通支，有的在胸骨柄上方的**颈静脉窝**(jugular fossa)内连接成**颈静脉弓**(jugular venous arch)。在气管切开术中应注意避免伤到此静脉弓。颈前静脉亦可能汇入颈内静脉，或者与颈内静脉或面总静脉之间有交通支相连。颈前静脉也可能起自面后静脉或面总静脉而沿胸锁乳突肌后缘下降。有时可无颈前静脉，仅在颈前正中线上有一条静脉下行。面静脉与颈前静脉之间有一条交通支，位于胸锁乳突肌前缘附近。此交通支偶可能很粗大。颈前静脉上部位于颈阔肌浅面，至接近胸骨柄处即位于深筋膜中或其深处，因而在胸骨柄上方作切口时未切开深筋膜以前即不至于伤到此静脉。

颈外静脉(external jugular vein)由面后静脉与耳后静脉在耳下部腮腺中汇合形成，或者由此两静脉之一或汇合以后再与面总静脉、颌内静脉或者腮腺区的其他静脉汇合形成，在胸锁乳突肌的浅面与肌肉的方向交叉下降，进入颈后三角，走向胸锁乳突肌与锁骨的交角内，在此处穿过深筋膜，汇入锁骨下静脉者占 2/3，汇入颈内静脉者占 1/3。颈外静脉在邻近腮腺处有一条交通支与颈内静脉相连，在颈中部接收来自颈后部的颈后外静脉，在颈后三角内的深筋膜深处接收颈横、肩胛上及颈前静脉。颈外静脉在汇入锁骨下静脉处有一对瓣膜，在上方 4 cm 处另有一对瓣膜。上、下两对静脉瓣之间的一段静脉常扩大而称为窦。两对静脉瓣皆不能完全防止血液逆流及感染向上扩散。颈外静脉在锁骨上方穿过深筋膜处紧密黏附于深筋膜孔的边缘，静脉有创伤时伤口即因此而不易闭合，空气容易进入，应立即加压避免。颈外静脉的上半常有耳大神经伴行，紧邻颈浅淋巴结。颈外静脉的位置很浅，必要时可以经此作静脉切开术，在幼儿常经此进行静脉穿刺。正常者颈外静脉在体表不可见，或者仅能见到锁骨上方的一小段。当静脉压升高时，例如心衰，全长可见。颈外静脉在未穿过深筋膜以上的一段，如果受伤撕裂，因静脉黏附于深筋膜而不易回缩，出血不易自止，吸气时可吸入空气而形成空气栓塞。

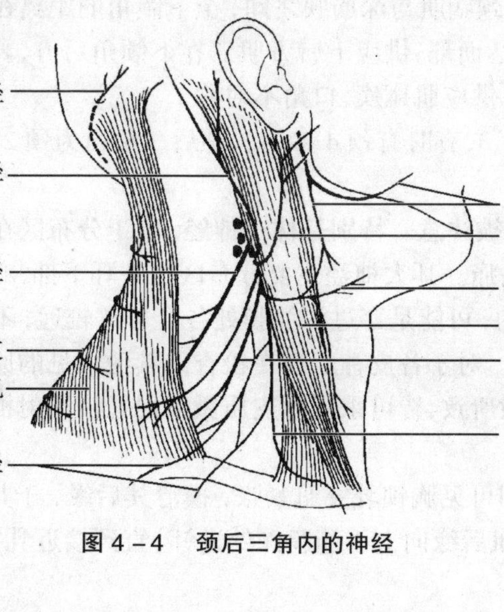

图 4-4　颈后三角内的神经

皮神经(cutaneous nerve)

颈部皮肤的神经分布，前面为颈浅丛(颈 2、3、4)的分支；后面为第 4、5、6 颈神经后支，耳大及枕小神经亦有分支参加。主要神经皆走在颈阔肌深面。表面标志可由胸锁乳突肌后缘中点起作出 6 条引线表示之(图 4-4)。

颈前皮神经 (anterior cervical cutaneous nerve) 由第 2、3 颈神经前支分支组成，绕过胸锁乳突肌后缘中点，斜向前行，通过颈外静脉深处，至胸锁乳突肌前缘穿过深筋膜，在颈阔肌深面分为升、降支，分布于颈前三角及胸锁乳突肌部的一部分皮肤。升支上行至下颌下部，在颈阔肌深面与面神经颈支共同形成神经丛。降支向下走，分布于颈前面及外侧面的皮肤，下达胸骨柄。颈前皮神经的表面标志，为由胸锁乳突肌后缘中点向前与该肌长轴垂直的引线。

锁骨上神经(supraclavicular nerve)由第3、4颈神经前支分支组成，通过胸锁乳突肌后缘中点附近进入颈后三角，在颈阔肌及深筋膜的深面下降，分成内、中、外三支，至接近锁骨处穿过颈阔肌及深筋膜而到达皮下。内支跨过颈外静脉及胸锁乳突肌下端，分布区到达正中线，同时分支供应胸锁关节。中支跨过锁骨，皮肤分布区下达第2肋间隙。外支跨过斜方肌及肩峰，分布于肩上部及后部。锁骨上神经3支的表面标志，为由胸锁乳突肌后缘中点分别至胸骨柄、锁骨中点及肩峰的引线。锁骨上神经至胸前上部的分支，一般皆跨过锁骨，但是偶可有一支通过锁骨的孔道。此种情况下神经即易为锁骨骨折后的骨痂包入而产生剧痛。在锁骨中1/3上方进行手术时，如已暴露其中支，最好切除其一段，可免后来为瘢痕包入而产生疼痛。锁骨上神经纵行，但是组成此神经的两神经根在颈部的分布区却呈明显的节段性(图4-5)。臂丛上干损伤瘫痪患者常有第4颈神经分布区麻木。胸前上部第2肋间隙有第2胸神经分布，与上方的第4颈神经分布区相接。

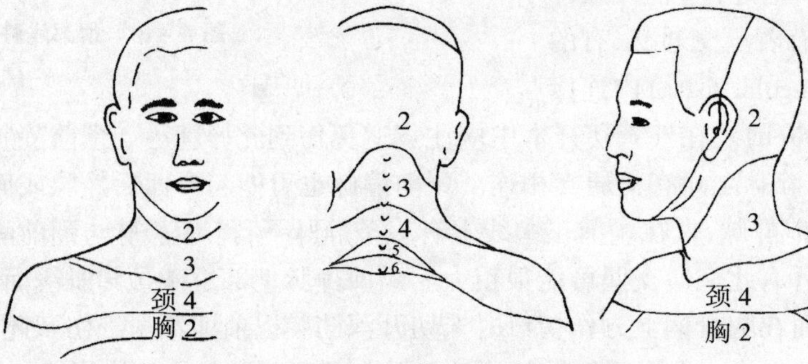

图4-5　颈部皮肤神经供应脊髓节段分布

枕小神经(lesser occipital nerve)起自第2颈神经前支，有时有第3颈神经的分支参加，绕过胸锁肌后缘而沿之上行，至接近头颅部穿过深筋膜，于耳郭后方上行至头皮，分布区包括胸锁乳突肌部及颈后三角的上部。神经的表面标志，为由胸锁乳突肌后缘中点起，沿该肌后缘至头皮的引线。

耳大神经(great auricular nerve)由第2、3颈神经前支分支组成，绕过胸锁乳突肌后缘向上，穿过深筋膜到颈阔肌深处，至腮腺下端即分为前、后二支。前支的分布区上达面部腮腺浅面皮肤。后支分布于乳突及耳郭下2/3的前后面。胸锁乳突肌部上份皮肤亦由耳大神经分布。耳大神经主干的表面标志，为由胸锁乳突肌后缘中点至耳郭后面的引线。

由上述神经干的行径特征，可见进行局部麻醉时，在胸锁乳突肌后缘中点进针，沿该肌后缘作局部浸润，即可获得满意的效果。

面神经颈支先在下颌角后方下行，继而向前走，位于颈阔肌与深筋膜之间，至下颌角的距离在一横指宽以内，分支供应颈阔肌以后，又向上跨过下颌骨下缘而到达面部，供应下唇方肌。在下颌角后方，乳突至舌骨之间，距下颌骨2.5 cm以内作切口时均易切断此神经，使供应肌瘫痪，口角不对称。

颈部皮肤神经供应脊髓节段分布，颈前三角内为颈2、3，有时有颈4参加。颈后三角内为颈2、3、4，偶有颈5参加。项部为上六颈神经。

皮神经痛：颈部各皮神经皆可发生**神经痛**，一般多不被注意。特别是枕小神经，由于分布区在耳后方的头皮，患神经痛时不易考虑到是颈部的问题而常误为偏头痛。耳大神经主要分布区在外耳下部，亦易被忽略是颈部问题。各皮神经痛常为单发，少有合并二者以上的，可能是穿过深筋膜处各自分离较远，不易同时受累，但如果是发出各神经的颈浅丛受累，则可能同时并发。对于各皮神经痛在检查无其他可见的原发可致痛的病灶以后，即可确诊为神经穿过颈部深筋膜处受到刺激所致，皆可采用糖皮质激素混悬液注射神经穿过深筋膜处附近的治疗方法，效果良好。

枕小神经注射法，嘱患者屈颈同时下颌转向对侧，即可见胸锁乳突肌紧张，摸清其后缘，于其中上1/3交点下针，直达深筋膜深处，即将针管压低，沿胸锁乳突肌后缘向上于筋膜深处进针，直到接近乳突处，同时一路注入药液。而后再将针拔回至皮下，在同一线上进针，注射药液到筋膜的浅面。如此，不论神经穿过深筋膜的位置高低有何变化，皆可使药液浸润到。

耳大神经注射法，如上法确定胸锁乳突肌后缘，于其中点稍上处下针，朝向耳垂进针约 3 cm，如上法分注药液至深筋膜的深处及浅面，即可浸润到神经干及分支。

颈前皮神经注射法，如上法确定胸锁乳突肌后缘中点，直接下针，至深筋膜深处以后即可注入少量药液，再将针管向后倒。提针至胸锁乳突肌浅面，深筋膜深处，水平向前沿肌肉表面进针至肌肉前缘，同时注入药液。而后拔针至皮下，再在同一线上进针，同时注入药液。如此，不论神经穿出深筋膜的位置如何偏移，皆可被药液浸润到。

锁骨上神经注射法，根据上述此神经分 3 支，分散穿出深筋膜的特点，注射方法有两种，但皆须如上法确定胸锁乳突肌后缘中点。一法是由上方在该肌中点稍下方下针，分 3 路进针，朝向胸锁关节注射内侧支，朝向锁骨中点注射中支，朝向锁骨外端注射外支。各皆先下针至深筋膜深处进针 3 cm，再注射筋膜浅面。另一方法是分 3 点进针，于锁骨上缘的内、中、外 3 点下针，皆朝胸锁乳突肌后缘中点稍下方处，分别注射药液至筋膜的深处及浅面。

不论在何处注射皮神经穿过深筋膜处，皆宜先进针至筋膜深处注入一半药液，体表不显隆起，再注射筋膜浅面，易于确定。因为如果先注射药液至筋膜浅处以后表面即显一路隆起，再进针至筋膜深处，即较难确定。

第三节　颈部的筋膜及筋膜间隙

筋　　膜

颈深筋膜包围层(investing layer of deep cervicle fascia)

浅面邻属：颈部深筋膜在肌肉外围的一层称为包围层，与身体其他部位的深筋膜相当。颈部浅静脉及皮神经主要皆位于包围层筋膜浅面的皮下组织中，静脉附着于深筋膜的面上(图 4－6)。在颈前部作切口时，切开皮肤及颈阔肌伤到浅静脉后，即因被切断的颈阔肌回缩而使静脉的伤口开敞，静脉又因附着于深筋膜面上而不能回缩，故而易有较多的出血；待切开深筋膜以后静脉始能回缩，大部分渗血即可自行停止。缝合颈前部的伤口时必须缝合深筋膜及颈阔肌层，否则必因被切断的颈阔肌经常收缩，使皮肤瘢痕受到牵拉而变宽。

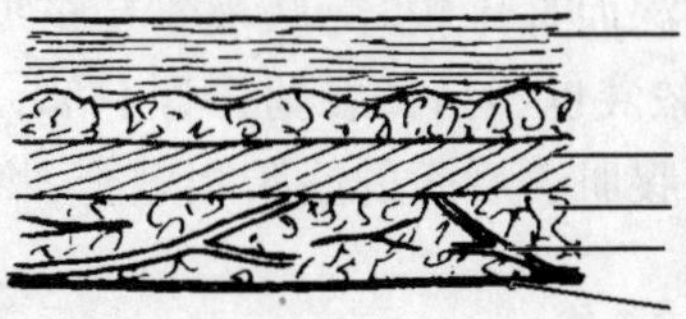

图 4－6　颈部浅静脉与颈阔肌及深筋膜的关系

分布及附着：包围层筋膜在颈后部较为薄弱，附着于**项韧带**(ligamentum nuchae)，向前随即分为两层包绕斜方肌，深层较厚，至斜方肌前缘又合而形成颈后三角浅部的一层紧密筋膜，向前到胸锁乳突肌后缘又分裂而包绕该肌，至该肌前缘又合而形成颈前三角内的深筋膜。此层筋膜在颈前三角内又分裂包绕舌骨下肌，至诸肌内侧又合为一层，在正中线与对侧者相遇而形成**颈白线**(图 4－7)。包围层筋膜在上方附着于枕外隆凸、上项线、乳突尖部及下颌骨下缘，在下方附着于肩胛冈、肩峰、锁骨及胸骨柄上缘。

有关的腺鞘：颈前三角内的深筋膜包围层至下颌下腺下部即分裂而形成其包鞘。浅层筋膜较为坚韧，附着于下颌骨下缘。深层筋膜附着于下颌骨内面下颌舌骨肌线，较为薄弱，因而腺鞘内感染易向深处穿破。下颌下淋巴结位于鞘内，与下颌下腺接触，因而患结核或癌肿须切除此部淋巴结时，应连同下颌下腺一并切除(图 4－8)。

颈筋膜包围层至腮腺下端即分裂而形成腮腺鞘。浅层的附着线由乳突尖部向前，经过外耳道口的软骨部，伸展到颧弓下缘。腮腺鞘浅层向前延伸覆盖咬肌，合而形成腮腺咬肌筋膜。深层经腮腺深处向上附着于颅底，附着线由乳突尖部伸展到颈动脉管外口，与颈动脉鞘相混。此层筋膜连接茎突与下颌角之间的部分增厚形成茎突下颌韧带，分隔腮腺与下颌下腺。面动脉穿过此韧带，切除下颌下腺时须在未切断此韧带以前小心保护动脉，必要时可先结扎动脉，否则动脉断裂后回缩过韧带，即易有大量出血，不易制止。

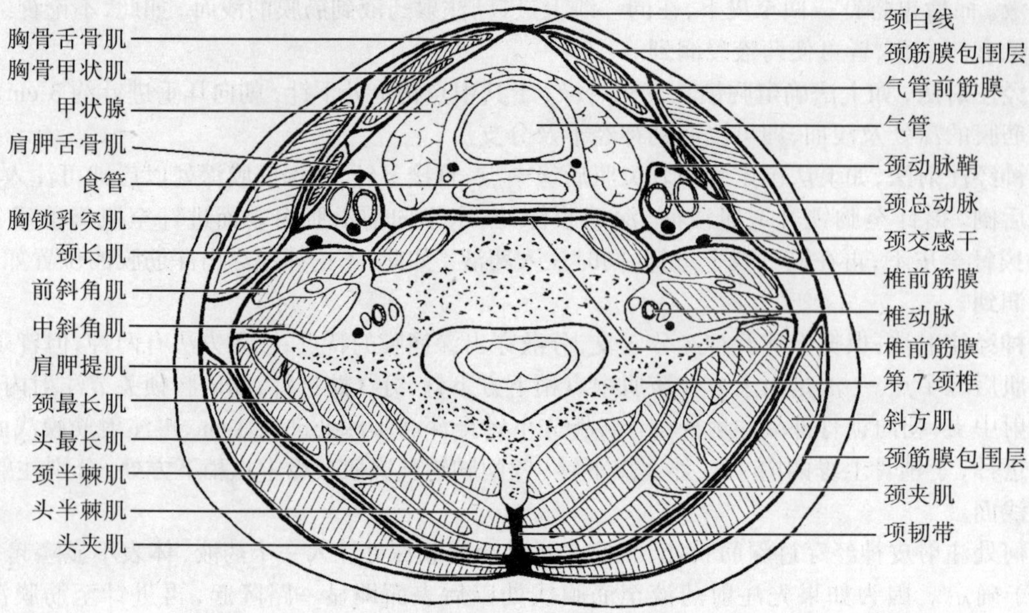

图 4-7　通过第 7 颈椎横切面，表示颈部筋膜的分布

包围层筋膜在下颌下腺与腮腺之间也分裂为两层，浅层向上覆盖咬肌，深层向上覆盖在翼内肌的深面。

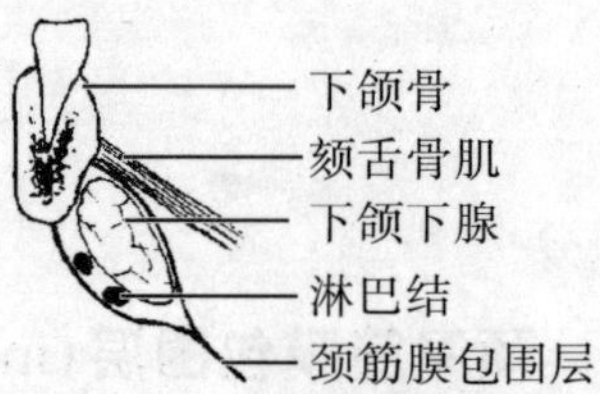

图 4-8　颈深筋膜包围层分裂形成下颌下腺鞘

包围层筋膜形成的间隙：此层筋膜在颈后三角内的下部分裂为两层，皆附着于锁骨。两层间含有锁骨上神经的一部分、颈外静脉的一段及淋巴管。深层分裂包绕肩胛舌骨肌下腹，形成一腱性吊索而将该肌固定于锁骨。包围层筋膜在颈前三角的下部也分裂为两层，分别附着于胸骨柄上端的前后缘，形成**胸骨柄上间隙**，其中含有胸锁乳突肌的胸骨头、颈静脉弓、一个淋巴结及锁骨间韧带（图 4-9）。

颈筋膜包围层在颈前三角内紧密附着于舌骨体及大角，由此构成分隔舌骨上部与下部的可靠屏障。在舌骨上方筋膜深面有化脓时，脓液不易扩展到舌骨下部，肿胀及水肿仅限于舌骨平面以上。反之，在舌骨下部有化脓时，脓液也不易扩展到舌骨上部，肿胀亦以舌骨平面为限，上方无肿胀。此外，在舌骨上部，此层筋膜又与包绕二腹肌前后腹的筋膜相融合，将下颌下三角与颏下三角分开。

气管前筋膜（pretracheal fascia）

气管前筋膜在侧面起自胸锁乳突肌深面筋膜，行经颈总动脉与气管的前方，遇甲状腺即分裂包绕之而形成其假囊。气管前筋膜在上部位于甲状腺上动、静脉之前，经喉前向上，附着于舌骨而终。此层筋膜在中部固定于环状软骨及甲状软骨，在甲状腺侧叶的上内侧增厚形成甲状腺悬韧带，将甲状腺固定在环状软骨。气管前筋膜在下部位于甲状腺下静的前方，在气管前面下降，行经头臂静脉的后方，到胸腔上纵隔内与主动脉弓的外膜及大血管根部的纤维性心包相混。气管前筋膜在颈根部分出纤维性扩张部至大血管，维持其张开。因此，在大血管被切断或因创伤被撕裂以后即不易回缩塌陷，易有大量出血，而且易使空气进入。

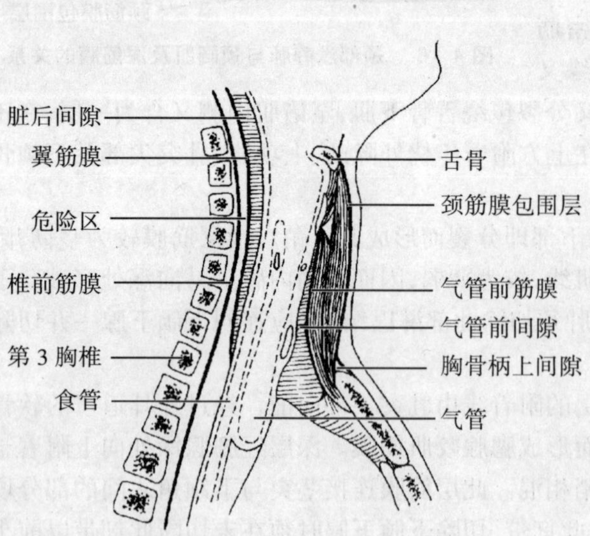

图 4-9　颈部矢状切面，表示舌骨下方的筋膜及间隙

椎前筋膜(prevertebral fascia)

范围及附着：椎前筋膜起自颈椎棘突及项韧带，向外至斜方肌深面，颈后部深肌的外面，再向前即覆盖颈后三角，至胸锁乳突肌深面，继续向内行经颈总动脉、颈内静脉、咽、喉、食管及气管的后方，脊柱及椎前肌肉(斜角肌及肩胛提肌)的前方。椎前筋膜在上方附着于颅底，位于头长肌及头侧直肌之前；向下延伸入胸腔上纵隔，止于第3胸椎处，与脊柱的前纵韧带相混，也有人认为延伸到后纵隔。

椎前筋膜覆盖斜角肌的部分又称为斜角肌筋膜。在斜角肌附着于颈椎横突处，椎前筋膜也附着于横突。椎前筋膜在两则横突之间的部分，可以分为两层，其间含有蜂窝组织，前层称为**翼筋膜**(alar fascia)，后层仍然称为椎前筋膜(图4-10)。

与重要血管神经的关系：椎前筋膜覆盖颈后三角的部分，与浅处的包围层筋膜接触。两层筋膜之间虽然存在着分界面，但是除胖人以外，在大部分范围内并不存在着间隙。仅在锁骨上方及斜方肌前缘深处，椎前筋膜依附于斜角肌，包围层筋膜依附于斜方肌及附着于锁骨，两层筋膜明显分开，其间有脂肪蜂窝组织，并有锁骨下静脉、颈外静脉下端、颈横动脉、肩胛上动脉、锁骨上神经、肩胛上神经及肩胛舌骨肌后腹等通过。此间隙并不与其他间隙相通，临诊重要性不大。副神经及颈后三角内的淋巴结皆位于椎前筋膜的浅面。

膈神经在颈椎横突附近下行，位于椎前筋膜的后方。颈交感神经节干位于颈动脉鞘的后方，包埋在椎前筋膜的前面。

腋鞘(axillary sheath)：臂丛及锁骨下动脉通过颈后三角时位于椎前筋膜的后方，走向腋窝的途中穿过颈后三角的下部，椎前筋膜即随之延伸到腋窝内而形成腋鞘（图4-11)。腋鞘又随腋血管及肱血管延伸到肘部。因此，在颈部椎前筋膜后方的脓液，可能沿臂丛及锁骨下动脉进入腋鞘而蔓延到腋窝，或者再随腋血管及肱血管延伸，可以远到肘窝。

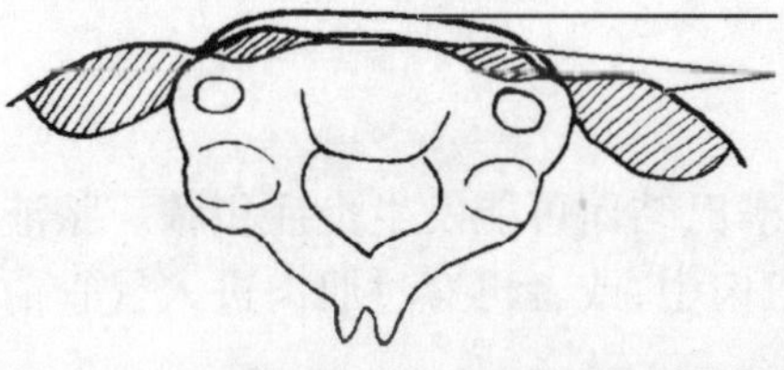

图4-10　椎前筋膜在两侧横突之间的部分分为两层

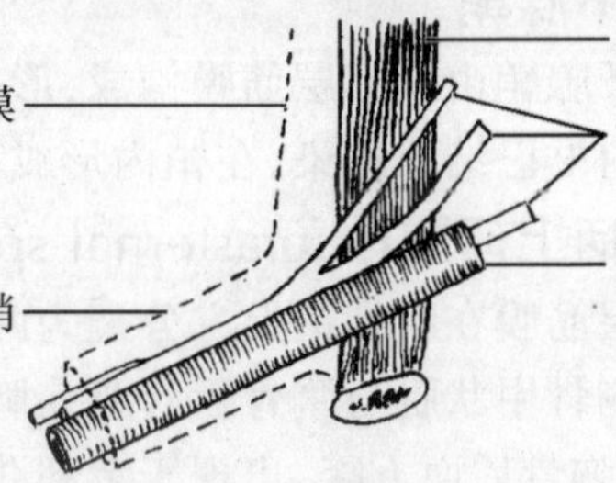

图4-11　腋鞘的形成

颊咽筋膜(buccopharyngeal fascia)

颊咽筋膜为咽壁侧面及后面的一层结缔组织，覆盖咽上缩肌，向前延伸到颊肌面上，向下于咽部及食管后方延伸到纵隔，在侧面与血管鞘及气管前筋膜相延续。在咽后壁正中线上，颊咽筋膜与椎前筋膜紧密相连，在正中线的两侧两层筋膜间含有淋巴结(图4-12)。此处淋巴结如有急性炎症而发生积脓时，即因此而位于正中线的一侧，口腔内检查时可见咽后壁的一侧隆起(图4-13)。由于患颈椎结核而发生的寒性脓肿，位于椎前筋膜的后方，正中线附近，口腔内检查时可见咽后壁正中线隆起，与淋巴结的炎症积脓所表现的部位不同(图4-14)。

颈动脉鞘(carotid sheath)

颈动脉鞘包绕颈总动脉、颈内动脉、颈内静脉及迷走神经(图4-15)。鞘的前外侧壁实际上由胸锁乳突肌深面的包围层筋膜及气管前筋膜形成，后壁由包围层筋膜分出形成，内侧壁由前、后壁在血管神经内侧相

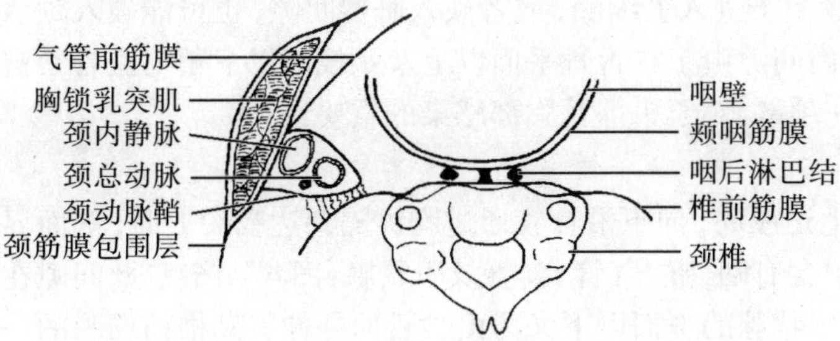

图4-12　颊咽筋膜与椎前筋膜在正中线上相连

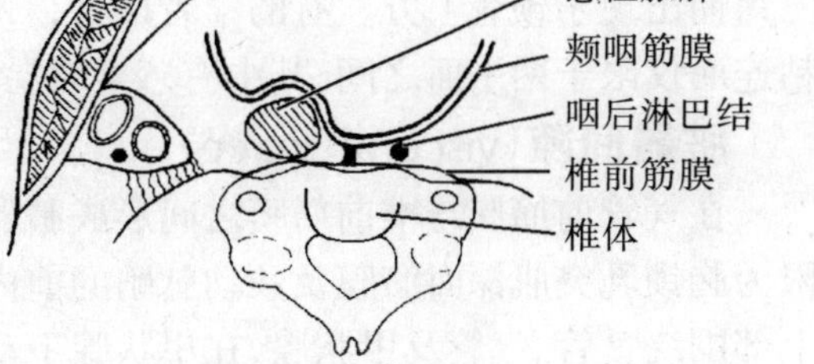

图4-13　急性咽壁后脓肿在正中线一侧向内凸出

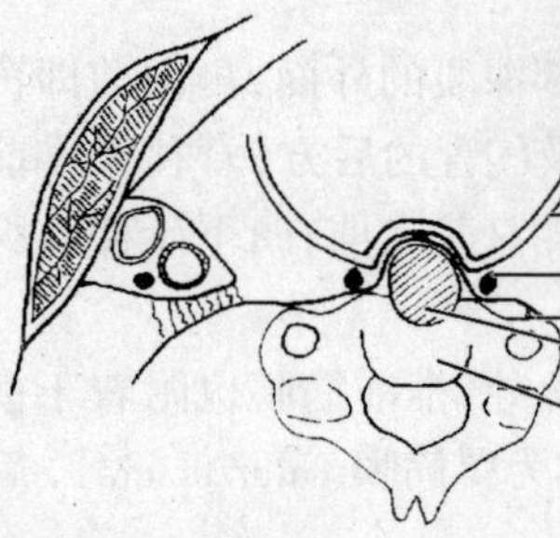

图 4-14 颈椎结核产生的寒性脓肿在咽壁正中部向内凸出

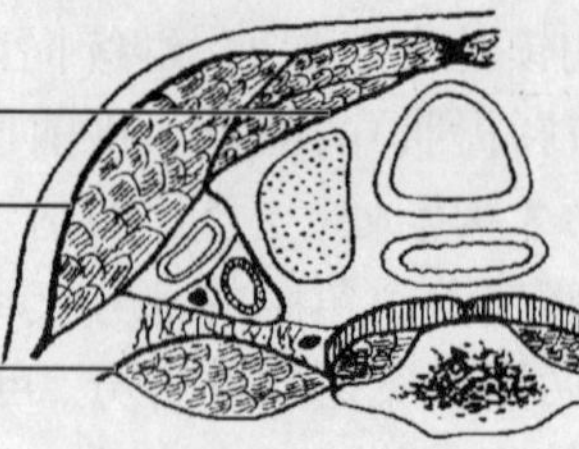

图 4-15 颈动脉鞘的构成

连形成。颈动脉鞘在上方延伸至颅底,在下方延伸到主动脉弓。颈动脉鞘的后面与椎前筋膜之间。含有少量蜂窝组织,其中含有颈交感神经节干。

筋膜间隙

前述各层筋膜相互连接,构成若干**筋膜间隙** (fascial space),在手术中及炎症积脓的扩散方面皆具有一定的重要性。下颌下腺包囊、甲状腺假囊、胸骨柄上间隙、胸锁乳肌鞘以及颈后三角内包围层筋膜与椎前筋膜之间的隙,皆为封闭的间隙,不与其他间隙交通,其中有积脓时皆为局限性,不太容易向他处扩散。其他颈部间隙与相邻的间隙之间存在着明显通道,有炎症积脓时常易相互扩散。

下颌下腺鞘

下颌下腺鞘由包围层筋膜构成,形成一间隙。鞘的浅层较为致密;深层较为薄弱,而且有腺管穿过,起自腺体或鞘内淋巴结的感染,在鞘内形成积脓以后,易于向深处穿破。

胸骨柄上间隙(suprasternal space)

包围层筋膜在胸骨柄上方分裂为两层所形成的间隙中,因含有淋巴结而可能发生炎症积脓。脓液可能向后穿破胸骨甲状肌与胸骨舌骨肌在胸骨柄后面的附着处,聚集在肌肉中,或者再穿过肌肉进入气管前筋膜前间隙,在胸骨后面下降,出现于上部肋间隙的内侧端。

气管前筋膜前间隙(pretracheal space)

在气管前筋膜与包围层筋膜之间形成一间隙。此间隙在上方及侧面均为气管前筋膜附着于舌骨及胸锁乳突肌深面所限,下方经上纵隔的前部与前纵隔的心包前间隙相通。

椎前间隙(prevertebral space)

在椎前筋膜的后面与椎体两侧的肌肉之间形成一间隙,上达颅底,下达第 3 胸椎处。因患颈椎结核所产生的寒性脓疡,为此间隙中积脓的常见来源。脓液偶可沿椎前筋膜向下扩展到上纵隔后部,也可能再突破椎前筋膜在第 3 胸的附着处进入后纵隔,或者沿椎前筋膜向外扩展到颈后三角内,可以在胸锁乳突肌后方切开引流。积脓扩展到颈后三角内以后,也可能再向外进入腋鞘,出现于腋窝,到达上臂。在颈后三角内椎前筋膜的前面与包围层筋膜之间有积脓时,不易向他处扩散,下达锁骨为止,易于向体表穿破。

颈动脉鞘间隙

在颈动脉鞘所形成的间隙中的积脓,常因颈内静脉栓塞或者淋巴结感染所致,首先将胸锁乳突肌推起而出现于其前缘。脓液可能破入大血管,或者沿大血管向下进入上纵隔,或者破入脏器间隙,也可能破入颈后三角而出现于锁骨上方。有的学者认为,颈动脉鞘内间隙由于在舌骨平面以上及颈根部以下鞘与血管紧密粘连而仅限于两平面之间,其中有感染时易于局限在颈部,对于头部及胸部感染的重要性不大。

脏器间隙(visceral space)

在气管前筋膜与椎前筋膜之间形成脏器间隙,上达颅底,向下沿食管通过胸纵隔到达膈的上面,侧面界限为胸锁乳突肌深面筋膜及颈动脉鞘的前内面,其中含有咽、喉、气管、食管及甲状腺(图 4-16)。此间隙在上部围绕食管、气管及甲状腺,在甲状腺下动脉进入甲状腺的平面以下又为由食管向外伸展到椎前筋膜的一片紧密结缔组织分为前、后两部分(图 4-17),前部称为脏前间隙或气管前间隙,后部称为脏后间隙。

脏前间隙（previsceral space）：此间隙围绕气管，后界为食管，上方以舌骨下肌及气管前筋膜在甲状软骨及舌骨的附着部为界，向下延伸到上纵隔的前部，主动脉弓的上缘。此间隙中感染可能直接由于食管前面穿破所引起。脏后间隙中感染也可能沿食管及甲状腺侧面经甲状腺下动脉与甲状软骨上缘之间蔓延到脏前间隙。有人统计纵隔感染起源于头颈部感染的病例，有8%通过脏前间隙。脏前间隙中的积脓可经胸锁乳突肌前缘及颈动脉鞘内侧切开引流。

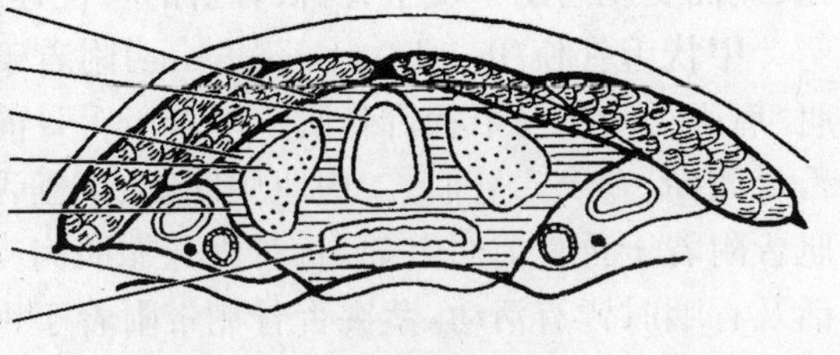

图4－16　颈部脏器间隙

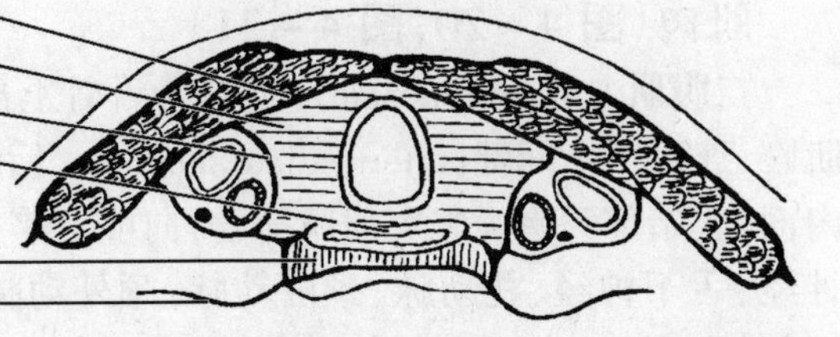

图4－17　颈部脏器间隙的下份又分为脏前及脏后两部分

脏后间隙（retrovisceral space）：此间隙在上方经咽部后方伸达颅底，上部也就是**咽后间隙**（retopharyngeal space），下方伸入后纵隔。有人统计纵隔感染起源于头颈部感染的病例，有71%通过脏后间隙。食管后面穿孔及颈深淋巴结感染，皆可引起此间隙中积脓。引流此间隙的手术途径，可经胸锁乳突肌后缘及颈动脉鞘后方。

脏器间隙较为重要的原因，主要为上述头部或上部的感染易沿之扩散到胸腔后纵隔。此外，脏器间隙中的积脓尚可能沿锁骨下血管扩散到腋窝，也可能向外穿破而出现于颈后三角，或者向上经下颌下部到达下颌骨后方，也可能破入咽、气管或食管等处。

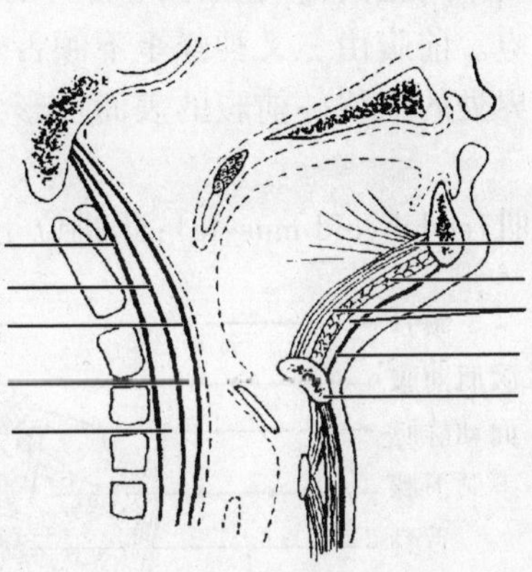

图4－18　舌骨上部的矢状切面，表示筋膜与间隙

舌骨上间隙（suprahyoid space）

在舌骨上部包围层筋膜与口底黏膜之间形成**下颌下间隙**（submandibular space）。此间隙在包围层筋膜与覆盖下颌舌骨肌的筋膜之间的部分称为舌骨上间隙（图4－18），下颌舌骨肌以上的部分称为舌下间隙，后者已在第三章第五节中述及。舌骨上间隙在后方绕下颌舌骨肌后缘与舌下间隙相通。舌骨上间隙由于包围层筋膜与覆盖二腹肌的筋膜粘着而又可分为下颌下部与颏下部。患牙齿感染或口底蜂窝织炎时，均可使舌骨上间隙中发生感染积脓。此间隙中有积脓时，可能侵入脏器间隙中，或者沿二腹肌后腹至颈动脉鞘，也可能沿面动脉或舌动脉进入颈动脉鞘，再沿颈动脉鞘到颈深部。

椎前筋膜中间隙

椎前筋膜在两侧横突之间的部分分为两层。两层之间形成另一个间隙，称为第四间隙或者**危险区**（dangerous space），其中含有少量蜂窝组织，上达颅底，下达膈，两侧至横突，不与其他间隙相通（见图4－9，图4－10）。此间隙中的感染积脓常来自脏后间隙，可能扩散到后纵隔的全长。

第四节　颈前三角

舌骨上部

舌部

舌骨（hyoid bone）呈马蹄形，借茎突舌骨韧带悬挂在颞骨茎突尖部，分有体部、两个大角及两个小角（图4－19）。舌骨有6个骨化中心，体部两个，大、小角各一。出生前舌骨大角即开始骨化，随后体部开始骨化，生后1～2年内小角开始骨化。一般情况下舌骨因有下颌骨保护而少见骨折。老年人舌骨大角已完全骨化，侧面受压时易于发生骨折，骨折的移位程度常不大。

甲状舌骨膜(thyrohyoid membrane)附着于舌骨体部上缘。胸骨舌骨肌、肩胛舌骨肌及甲状舌骨肌皆附着于舌骨前面下部。咽中缩肌附着于舌骨侧面。茎突舌骨肌、二腹肌中间腱、下颌舌骨肌、颏舌骨肌及舌骨舌肌皆附着于舌骨前面上部。舌骨因只靠肌肉支持而可被自由移动，在说话及吞咽时皆有活动。茎突舌骨韧带附着于舌骨小角。将舌骨推向一侧时即可摸到舌骨大角，但可能为胸锁乳突肌所掩盖。舌骨因有颈筋膜包围层及上、下方的肌肉附着而形成舌骨上、下方筋膜间隙的有效屏障。

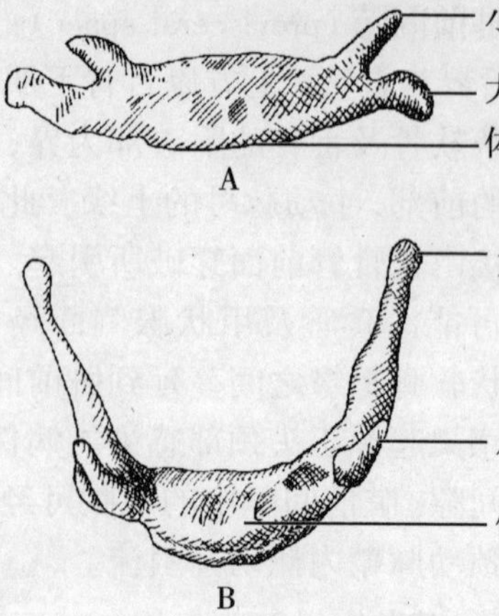

图 4-19 舌骨

A：前面观；B：上面观

肌肉(图 4-20，图 4-21)

二腹肌(digatric muscle)：此肌为舌骨上部的重要标志，有前、后两肌腹，连以一**中间腱**(intermediate tendon)。**后腹**起自颞骨乳突的下面及内面，起始部为胸锁乳突肌所掩盖，向前下跨过颈内静脉、副神经、迷走神经、舌下神经、枕动脉、颈内动脉、颈外动脉及面动脉等结构的浅面，再移行为中间腱。中间腱穿过茎突舌骨肌，并由一束筋膜固定于舌骨体部，深面为舌骨舌肌，浅面有下颌下腺覆盖。**前腹**由中间腱向前内上行，止于下颌骨下缘靠近正中线处，深处有下颌舌骨肌。后腹由面神经出茎乳孔时分支供应。前腹由三叉神经至下颌舌骨肌的神经分支供应。二腹肌后腹的表面投影为由乳突至舌骨体部与大角交界处的引线。前腹的表面投影为由下颌骨联合下缘稍外起，略向下弯，再向舌骨体与大角交界处的引线。

茎突舌骨肌(stylohyoid muscle)：此肌位于二腹肌后腹的前上方，起自茎突的后外面，向前下进行，止于舌

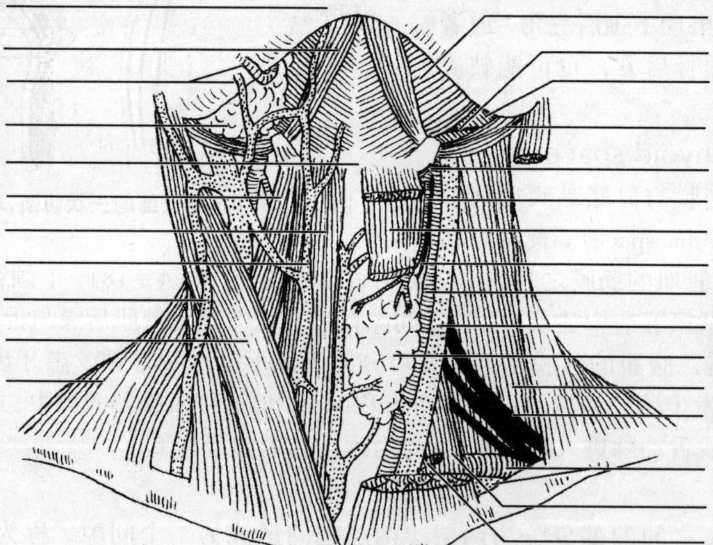

图 4-20 颈前面浅层结构

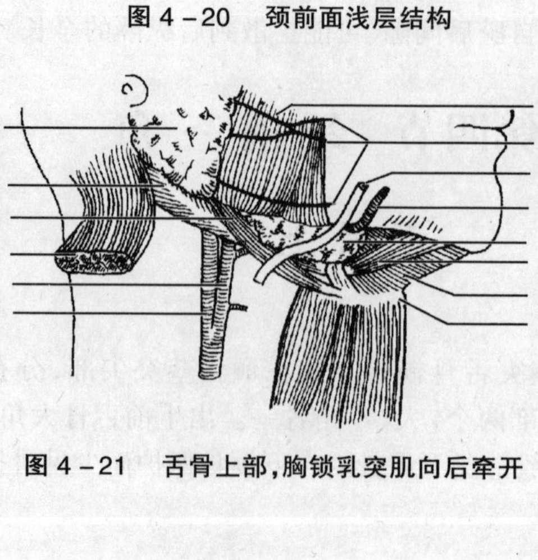

图 4-21 舌骨上部，胸锁乳突肌向后牵开

骨体及体部与大角交界处，靠近止点处为二腹肌的中间腱穿过。茎突舌骨肌由面神经分支供应。此肌外邻腮腺及下颌下腺，内邻颈部大血管。

茎突舌骨韧带（stylohyoid ligament）：此韧带为一纤维索，由茎突尖伸展至舌骨小角，中部常含有一小块软骨，且常有部分骨化。

下颌舌骨肌（mylohyoid muscle）：此为扁的三角形肌肉，位于二腹肌前腹深处，起自下颌骨内面的下颌舌骨肌线全长（由下颌骨联合至最后磨牙）。后部肌纤维向内略偏下走，止于舌骨体部，中部及前部纤维止于由下颌骨联合到舌骨的正中纤维缝。有时此缝阙如，两侧的肌纤维直接相连。此肌由三叉神经下颌支的下牙槽神经分支供应。下颌舌骨肌形成颌下三角底的大部分与颏下三角底的全部，浅面有二腹肌前腹斜行跨过。两侧的下颌舌骨肌合而形成口底膈，支持舌及口底各结构，有似吊床。下颌舌骨肌的后缘游离，与舌骨舌肌之间存在着间隙，口底的舌下间隙经此与舌骨上间隙相通。

颏舌骨肌（geniohyoid muscle）：此肌位于下颌舌骨肌的上面，起自下颌骨内面靠近正中线处，止于舌骨体的前面，与对侧者相接触，由舌下神经分支供应。

舌骨上方四肌肉的作用，在吞咽时上提舌骨，当舌骨为下方肌肉固定时即使下颌骨下降。

下颌下腺

下颌下腺（submandibular gland）呈卵圆形，占有**下颌下三角**的大部分，腺体大部分位于下颌舌骨肌及舌骨舌肌的浅面，邻属关系已在第三章第五节中述及。腺体下缘常伸展到舌骨大角平面以下，后部与腮腺、面动脉、甲状腺上静脉、舌下静脉及面静脉等皆有密切关系。下颌下腺的恶性肿瘤可为原发性，或者来自舌、口底、下颌骨及淋巴结等邻近结构。下颌下腺正常者四周有蜂窝组织，患恶性肿瘤可受到侵犯，腺体即固定于下颌骨。

淋巴结

舌骨上部含有下颌下及颏下两组淋巴结，下颌下淋巴结邻近下颌下腺，颏下淋巴结位于颏下部，将在本章第九节中叙述。

血管神经

面动脉（facial artery）：面动脉在下颌下三角内穿过下颌下腺鞘，绕过下颌下腺的后面及上缘，至咬肌前下角处绕过下颌骨下缘上达面部（图 4-22）。面动脉在舌骨上部的行程中发出至腺体的动脉、**颏下动脉**（submental artery）及一些肌支。腺体动脉有 3~4 支，供应下颌下腺、淋巴结及邻近的肌肉与皮肤。颏下动脉最大，由面动脉离开下颌下腺时发出，于下颌舌骨肌浅面前行。紧邻下颌骨下缘，有至下颌舌骨肌的神经伴行，通过二腹肌深面，供应邻近肌肉，分支与舌下动脉及下牙槽动脉的下颌骨支吻合，主干至接近下颌骨联合处向上绕过下颌骨下缘至面部。颏下动脉的伴行静脉汇入面静脉。

面前静脉（anterior facial vein）：此静脉由面部下行，在面动脉的后方跨过咬肌面上，绕过下颌骨下缘而进入下颌下三角，通过下颌下腺的外面，位于颈深筋膜包围层的深面，继而经过二腹肌后腹与茎突舌骨肌的浅面，与面后静脉汇合成面总静脉，再跨过颈外动脉汇入颈内静脉。

舌动脉（lingual artery）：此动脉通过二腹肌后腹及茎突舌骨肌深面进入下颌下三角，再经舌骨舌肌深面至口底。舌动脉发出舌骨上支，沿舌骨上缘向内进行，与对侧者吻合。

舌下神经（hypoglossal nerve）：此神经通过下颌下三角的一段，行经二腹肌后腹及茎突舌骨肌深面，通过舌骨舌肌外面与下颌舌骨肌之间，位于舌动脉的浅处，有舌静脉伴行，静脉常位于神经的下方（图 4-23）。

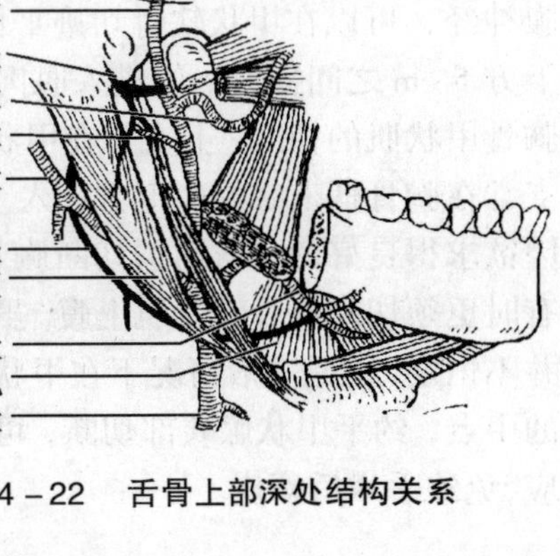

图 4-22　舌骨上部深处结构关系

口底蜂窝织炎的切开引流

在面部一章中已述及口底蜂窝织炎为下颌舌骨肌上方的舌下间隙中感染。炎症积脓初位于颌舌骨肌与颏舌骨肌之间，或者位于颏舌骨肌与颏舌肌之间，继而可以绕过下颌舌骨肌后缘与舌骨舌肌之间的裂隙而扩展到下颌舌骨肌浅面的舌骨上间隙中，在舌骨上部出现明显的炎症肿胀，可能再引起颈部弥散性蜂窝织炎。

舌下间隙中的炎症积脓，不论是否已经蔓延到舌骨上间隙，常须及早进行手术，通过舌骨上部切开引流。在正中线一侧，下颌骨下缘与舌骨之间，作与下颌骨下缘平行的切口，长约 4 cm 左右即可。切开皮肤、皮下组织及颈阔肌。如果脓液聚集在舌骨上间隙中，切开包围层筋膜即可。如果脓液聚集在舌下间隙中，切开包围层筋膜，显露二腹肌前腹及下颌下腺，再切断二腹肌前腹，用止血钳钝性分开下颌舌骨肌即可打开脓腔；必要时可以切断一部分下颌舌骨肌纤维以保证引流通畅。如果在舌骨上部两侧皆有明显的炎症肿胀，可以在两侧作对称的切口引流。

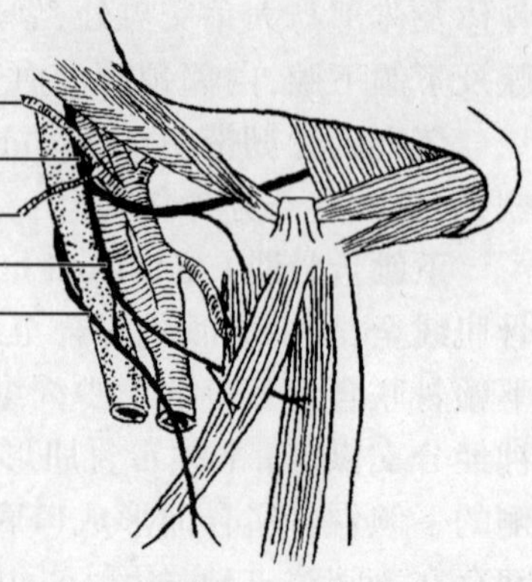

图 4－23　舌下神经在颈部的行径

舌骨下部

带状肌(strap muscles)

舌骨下方的四条带状肌肉为胸骨舌骨肌、肩胛舌骨肌、胸骨甲状肌和甲状舌骨肌。前两肌并列，覆盖后两肌。带状肌前有颈筋膜包围层，后有气管前筋膜，合而形成肌三角的底，位于气管、甲状腺及喉部的前方，下份大部为胸锁乳突肌所掩盖(见图 4－20)。

胸骨舌骨肌(sternohyoid muscle)：此肌起自胸锁关节后面及邻近的胸骨柄与锁骨的上后面，上行止于舌骨体部下缘的内侧部分。两侧的胸骨舌骨肌起始部相距约 4～6 cm，向上逐渐靠近，至止点处即相接触。两侧肌肉间的裂隙中充以气管前筋膜。

肩胛舌骨肌(omohyoid muscle)：此肌有上、下两腹。下腹起自肩胛骨上缘，向前略偏上横过颈后三角，由筋膜性扩张部固定于锁骨，再向前至胸锁乳突肌深处即移行为中间腱。上腹由中间腱起始，急转向上，接近垂直上行。紧邻胸骨舌骨肌外缘而与之平行，止于舌骨体部下缘的外侧部分。中间腱的形状及长度不恒定，由颈深筋膜所形成的鞘向下延伸而固定于锁骨及第 1 肋。中间腱明显者约占 90%。

胸骨甲状肌(sternothyroid muscle)：此肌起自胸骨柄后面，胸骨舌骨肌起点的下方，在胸骨舌骨肌深面上行，覆盖甲状腺，止于甲状软骨的斜线。

甲状舌骨肌(thyrohyoid muscle)：此肌起自甲状软骨的斜线，止于舌骨大角下缘。

神经供应：舌骨下肌的神经供应皆来自经第 1、2、3 颈神经前支(图 4－24)。供应甲状舌骨肌的神经由舌下神经走在下颌下腺深处时必发出。其余三肌的神经供应皆通过舌下神经降支或**颈袢**(ansa cervicalis)所发出的分支，进入两层肌肉之而分别供应之。一般情况下，舌下神经降支直接发出一分支供应肩胛舌骨肌上腹以及胸骨舌骨肌与胸骨甲状肌上份，肩胛舌骨肌下腹以及胸骨舌骨肌与胸骨状肌的下份皆由颈袢分支供应(图 4－25)。至肩胛舌骨肌上腹神经，可以在甲状软骨切迹平面上方 2.5 cm 至该平面下方 5 cm 之间任何一处进入肌肉的深面。至胸骨舌骨及胸骨甲状肌的神经，上支常在甲状软骨平面进入，其他分支常在胸骨柄上缘的稍上方进入。在甲状腺的手术中，常因欲求得良好的显露而需切断胸骨舌骨肌及胸骨甲状肌，有时更须切断肩胛舌骨肌上腹。虽然神经进入肌肉的部位并不恒定，但是一般情况下在甲状软骨下缘至胸骨柄上缘的中点，约平甲状腺峡部切断，可以不伤到肌肉的神经供应，免致手术后瘫痪。

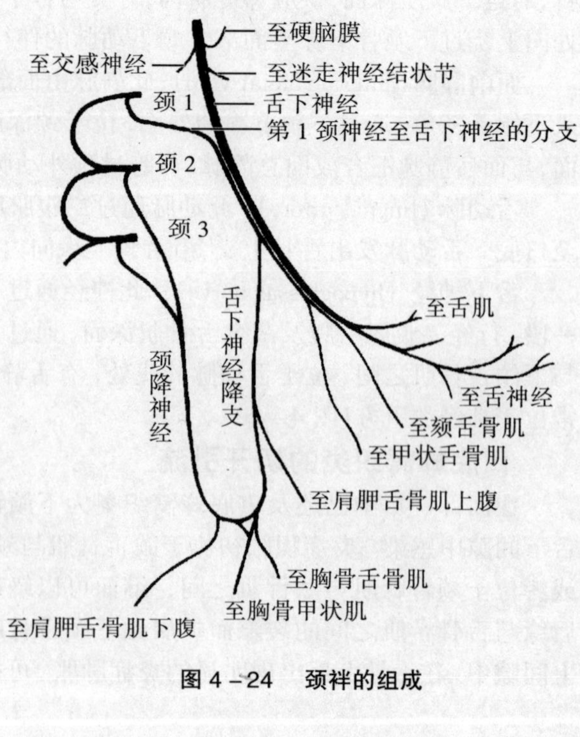

图 4－24　颈袢的组成

胸骨甲状肌为甲状腺手术中的重要标志。在两侧肌鞘间由颈筋膜包围层所形成的颈白线清晰可见,认清胸骨甲状肌以后,即不难正确地进入甲状腺假囊。正常者胸骨舌骨肌与胸骨甲状肌之间存在着清晰的分界,不难辨认。但是在甲状腺肿大以后,胸骨甲状肌常变薄而不明显。正常的标志及分界消失,易使手术者在切断胸骨舌骨肌以后即误以为胸骨甲状肌也已被切断,而在两肌之间分离,产生大量出血,手术进行困难。

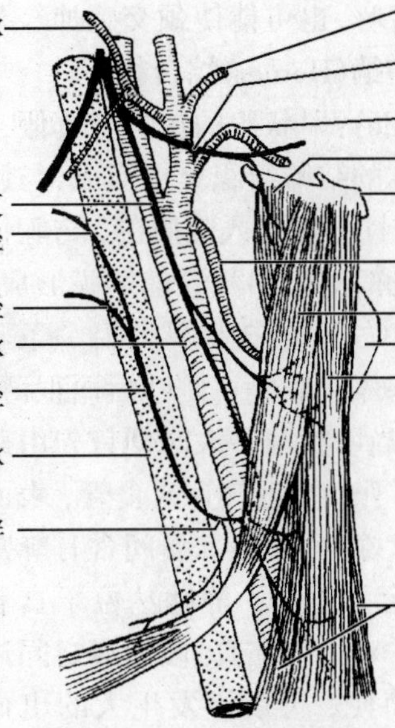

图4-25　舌骨下肌的神经供应

甲状腺(thyroid gland)

分叶及邻属: 甲状腺位于甲状软骨的侧面及下方,为舌骨下带状肌所覆盖,一部分为胸锁乳突肌所覆盖。甲状腺有两侧叶,连以峡部。侧叶约呈锥体形,尖在上,大小约为5 cm×2.5 cm×2.5 cm,位于喉及气管的前外侧面,由甲状软骨中部向下延伸至第5或第6气管软骨环,偶可延伸到胸骨后,切面约呈三角形。**峡部**(isthmus)覆盖在第2、3、4气管软骨环的前面,大小约3.8 cm×2.5 cm(图4-26)。有时可见有**锥体叶**(pyramidal lobe),常自峡部上缘左侧向上伸出,可能很短,也可能较长而上达舌骨(图4-27)。此种锥体叶约在半数人体有之,借一纤维带或甲状腺提肌附着于舌骨。**甲状腺提肌**(levator glandular thyroideae muscle)为一种偶见的异常,为自咽部或舌骨向下伸展的一束或两束肌肉,附着于甲状腺峡部或侧叶(图4-28)。一般情况下两侧叶大致相对称,也可能不等大。峡部可能很大或者阙如。锥体叶也可能与侧叶相连。

甲状腺的浅面覆盖以除甲状舌骨肌以外的舌骨下带状肌,手术中显露甲状腺时须将诸肌与甲状腺分离,或者将诸肌在甲状腺峡部平面切断而后翻开。甲状腺肿大时浅面的带状肌可能很薄而不易分辨。

甲状腺侧叶的内侧,与喉、气管、食管、喉返神经、喉外神经、咽下缩肌及环甲肌等相邻(图4-29)。腺体有时可能伸到气管后方而与喉返神经密切相邻。甲状腺肿大时,可能压迫到气管,使之变扁或向一侧移位,也可能压迫到食管而引起吞咽困难,也可能压迫到喉返神经而产生声音嘶哑或发音困难。腺体伸达气管后方者,不仅与喉返神经的关系更为密切,而且在手术中易被忽略而不能切除足够的腺质,容易再发生肿大。甲状腺肿大时也可能向下伸展到胸骨后进入胸腔,压迫气管,影响呼吸。

甲状腺侧叶的后外面与颈动脉鞘相邻,腺体肿大时可将颈总动脉推向后外,动脉搏动因此而易于摸清。

患甲状腺癌时相邻的结构即易于受累,可能溃破入气管或食管,也偶可致大血管溃破出血,或使喉返神

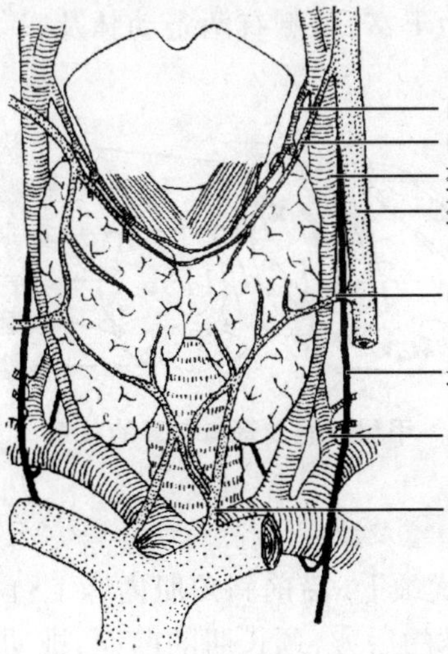

图4-26　甲状腺的血管

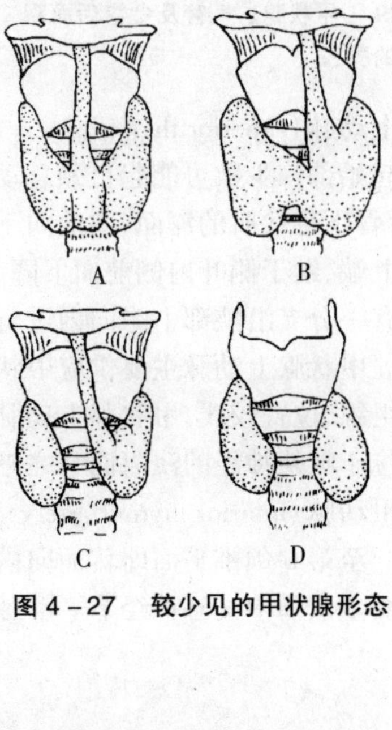

图4-27　较少见的甲状腺形态

经受累而出现音哑，也可能使颈交感神经节干受累而出现**霍纳**(Horner)**综合征**。

包囊(capsule)：甲状腺的包囊分真假二囊。**真囊**由腺体的结缔组织聚集形成，与腺质密切相连，并且分隔伸入腺质内，与腺体不能分开。**假囊**亦称**鞘**，由气管前筋膜形成，在侧叶浅面的中、后1/3交界处沿一条不规则线附着于腺体。假囊在侧叶后面很薄，或可阙如，因此当甲状腺肿大时即首先由此软弱部分向后扩张，接近气管或食管，表面不易显现。甲状腺的真、假二囊间含有蜂窝组织，仅有血管干通过，静脉丛位于真囊内。由此可见，手术中应在真、假两囊之间进行分离，较为简便，可以不发生大的出血(图4-30)。在甲状腺侧叶的侧面，真、假二囊之间存在着三角形间隙，充以较多的蜂窝组织，甲状腺手术中须进入此间隙以后才易于将腺体向内游离。

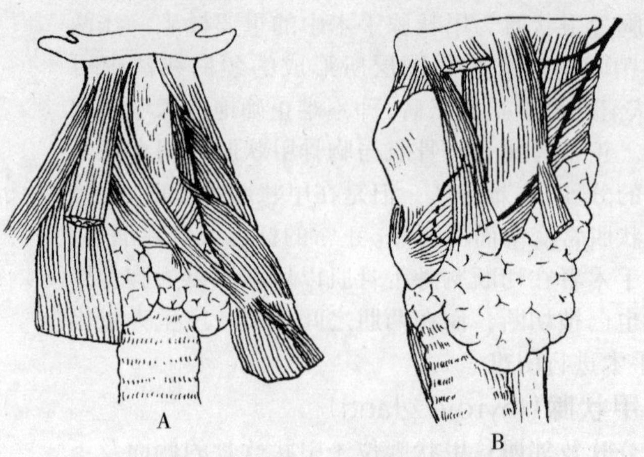

图4-28　甲状腺提肌的两种类型

A：位于气管前方，由一侧至另一侧；B：位于一侧，紧邻舌骨下肌，由喉外神经供应

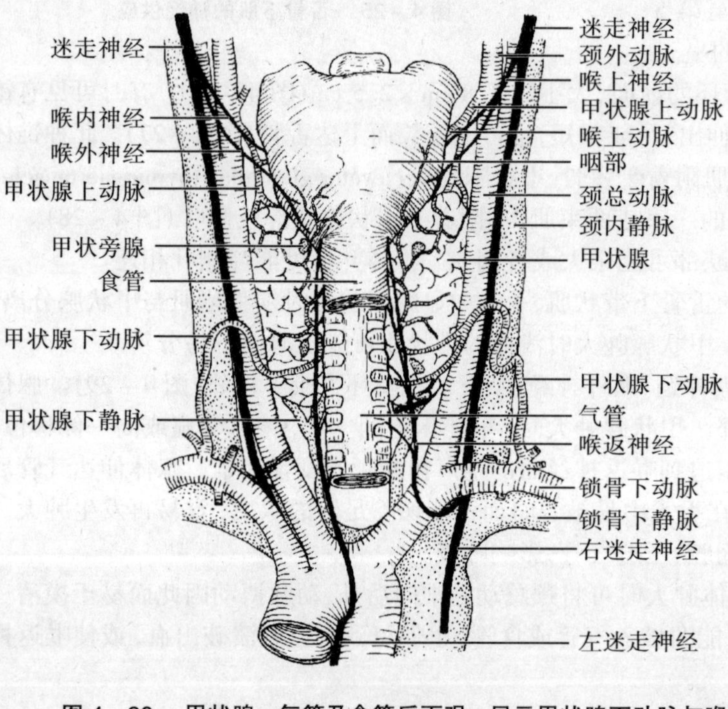

图4-29　甲状腺、气管及食管后面观，显示甲状腺下动脉与喉返神经的关系

气管前筋膜在甲状腺侧叶的内后方增厚形面**甲状腺悬韧带**(suspensory ligament, Berry's ligament)，连接甲状腺侧叶与环状软骨，使腺体固定，因而在吞咽时甲状腺即随喉部上下运动。据此在检查病人时，嘱其作吞咽动作，同时以一手的拇食二指按在环状骨的两侧，即可摸清甲状腺的大小及形状，以及肿瘤是否为甲状腺所产生。甲状腺肿大时悬韧带亦随之肥大，手术中分离到侧叶的内后方时，应先切断此韧带，以后始可移动甲状腺。切断韧带时应注意紧邻其后方的喉返神经。

血液供应：甲状腺的血液供应在身体中最为丰富，每侧有两条动脉及三条静脉。

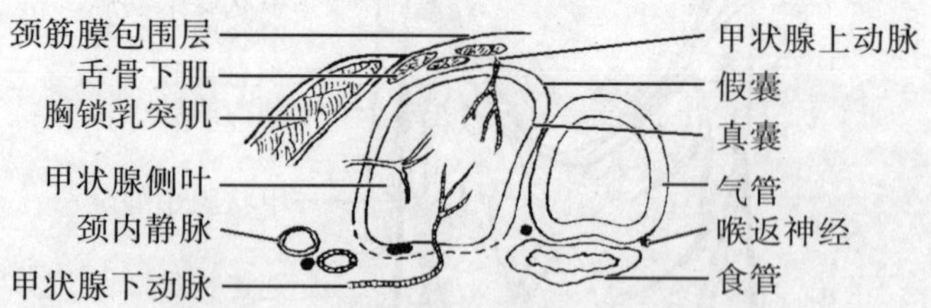

图4-30　甲状腺的血管与包囊的关系

甲状腺上动脉(superior thyroid artery)发自颈外动脉的起始部，少数可能起自颈总动脉的终末部，经舌骨下带状肌的深面，向前向下走向甲状腺侧叶上端，继于侧叶内侧前面下降，分支进入腺体，有一分支沿峡部上缘向内进行而与对侧者吻合。甲状腺上动脉主要供应甲状腺的包囊及结缔组织，位置较浅。甲状腺上动脉的主干在行程中位于喉外神经的浅面而与之平行，手术中结扎动脉时应注意及此。

甲状腺下动脉(inferior thyroid artery)发自锁骨下动脉的分支甲状颈干，沿前斜角肌内缘上行，位于椎前筋膜的后方。至第6颈椎平面即转而向内，行经迷走神经与颈总动脉的后方，颈长肌的前面，椎动脉的前方，邻近交感神经干及颈中交感神经节。动脉继而弯转向下走，穿过椎前筋膜，在气管外侧分成上、下两支，也可再分支,主要供应甲状腺的实质部分。一般情况下,上支沿侧叶后面上行,在腺体后面上 2/3 与下 1/3 交界处进入,并分支与甲状腺上动脉的一条降支吻合,下支于侧叶下端进入腺体。甲状腺下动脉的位置较深,手术中显露时较为困难。甲状腺下动脉的起源与邻属的变异较多,偶可阙如(0.2% ~6%)而为甲状腺上动脉的一条分支所代替,或者为甲状腺最下动脉或对侧的甲状腺下动脉分支所代替。罕见者甲状腺下动脉为两支。

甲状腺最下动脉(thyroid ima artery)不成对,出现率为 1.5% ~12.2%,可能起自头臂动脉、右颈总动脉或主动脉弓,偶可起自胸廓内动脉或者锁骨下动脉,沿气管前面上行,进入甲状腺峡部。此动脉可能很细小,也可能粗如甲状腺下动脉,可以代替甲状腺下动脉或者为一副支。在甲状腺手术或者气管切开术中,皆应注意可能出现的甲状腺最下动脉。

一般情况下,同侧及对侧的甲状腺上、下动脉之间皆有丰富的吻合,供应甲状腺的动脉与供应气管及食管的动脉之间亦有丰富的吻合。供应气管及食管的小动脉皆有分支至甲状腺,虽然在手术中甲状腺上、下动脉皆被结扎,保留的甲状腺组织以后仍然可能由此类动脉获得足够的血液供应。

甲状腺的静脉先在腺体的前面形成丰富的静脉丛,最后汇合成甲状腺上、中、下三条静脉离开腺体,不完全与动脉伴行(见图 4-26)。**甲状腺上静脉**(superior thyroid vein)在肩胛舌骨肌外缘处自甲状腺侧叶上端发出,向上外进行,仅与甲状腺上动脉伴行一程,而后分开,跨过颈动脉的前面,汇入颈内静脉或面总静脉。**甲状腺中静脉**(middle thyroid vein)仅约半数人有之,大小不定,自甲状腺侧叶的侧面中、下 1/3 交界处离开,沿肩胛舌骨肌内缘进行,跨过颈总动脉的前面,汇入颈内静脉。甲状腺中静脉的主干很短,手术中将腺体侧面与颈动脉鞘分离时,应特别注意避免撕裂此静脉。此静脉损伤以后,不但出血难以制止,并且有空气进入颈内静脉的危险。**甲状腺下静脉**(inferior thyroid vein)由甲状腺峡部下缘一侧发出,在气管前面下降,汇入同侧的头臂静脉。右侧的甲状腺下静脉行经头臂动脉的前方,汇入右侧头臂静脉。左侧的甲状腺下静脉在气管前面向左下斜行,汇入左侧的头臂静脉。两侧的甲状腺下静脉也可能先汇合成一条总干,而后汇入左侧头臂静脉。两侧的甲状腺下静脉不汇合者,其间也可能存在着丰富的吻合。或者在气管前方形成静脉丛,常成为在气管切开术中易有较多出血的原因。此外,偶可出现甲状腺第四静脉,在甲状腺中、下静脉之间向外走。

与甲状腺关系密切的神经:迷走神经所发出的喉外神经及喉返神经,皆与甲状腺有密切关系,在甲状腺手术中非常重要,应特别注意。

喉外神经(external laryngeal nerve)为迷走神经喉上支的分支。**喉上神经**(superior laryngeal nerve)发自迷走神经结状节,在咽侧下降,行经颈内动脉后方,分为**喉内**及**喉外**两支(见图 4-29)。喉外神经沿喉部下降,与甲状腺上动脉伴行而位于其深面,行经甲状腺上端的深面,供应环甲肌及咽下缩肌。至环甲肌的分支行经胸骨甲状肌附着于甲状软骨斜线的深处。喉外神经在行程中与甲状腺上动脉相距很近。甲状腺肿大时上端更将甲状腺上动脉推向喉外神经。使两者更相接近或者相接触。甲状腺上端特别高者尚可接近喉内神经。因此,在手术中结扎甲状腺上动脉时应先分离清楚;或者在侧叶上端连同少许腺质一齐结扎,可以避免伤到喉内、外神经,因为一般情况下神经的行程不至于低到此处。一侧喉外神经损伤以后即引起发音变沙而且减弱,数月后可因对侧环甲肌的代偿作用而逐渐恢复。

喉返神经(recurrent laryngeal nerve)与甲状腺的关系更为重要。两侧喉返神经皆在颈部脏器间隙中上行,行程大致相似,位于气管与食管侧面之间的沟中,终末段又常称为**喉下神经**(inferior laryngeal nerve)(见图 4-29)。喉返神经在颈部的行程中,跨过甲状腺下动脉至甲状腺侧叶的后外面,邻近气管,与三者的关系在进行甲状腺大部分切除术中或者切除腺体后面的肿瘤时皆很重要。

喉返神经不一定皆位于气管与食管之间的沟中,可以相距较远,特别是右侧,可以位于气管外侧,相距 1 cm。

喉返神经与甲状腺下动脉的关系不恒定,取决于神经行程至气管与食管间沟的距离以及动脉分支点的部位。神经可以跨过动脉的主干或分支,可以通过动脉的前方或后方,或者通过动脉的两条主要分支之间,也可能通过动脉的细小分支之间。神经也可能先分成两支,再分别通过动脉主干或其分支的前方或后方,两者相互关系的类型,据统计,右侧神经通过动脉分支之间者较多,左侧神经位于动脉后方者较多,但是不同的统计结果各异(图 4-31)。虽然如此,不论统计结果如何,也不论是哪一类型,皆表明神经与动脉的关系非常密切,手术中在此处用止血钳止血时伤到喉返神经的危险性很大。此外,又由于在神经通过动脉的分支之间或前方者，手术中游离甲状腺侧叶牵引向前时必将神经带向前方，使其位置变浅而更易受伤。因此，在甲状腺大部分切除术中，应先在较外侧将动脉主干分离清楚而后结扎，但不切断。

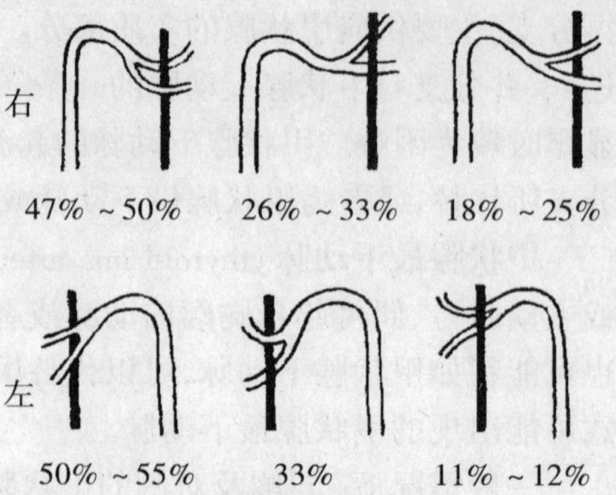

图 4 - 31　喉返神经与甲状腺下动脉的三种主要不同关系

喉返神经与甲状腺后面的关系也不恒定，取决于神经行径到气管与食管间沟的距离，以及神经与甲状腺下动脉的关系。此外，甲状腺侧叶的中 1/3 在上 2 ~ 3 气管软骨环处借多量的结缔组附着于气管及喉部，也与神经有关。据统计，神经通过侧叶后部腺质中者占 7% ~ 10%。神经通过侧叶后内的结缔组织中者占 25% ~ 31%；其余神经通过气管与食管侧面之间的沟中，距甲状腺较远，手术中不易见到 (图 4 - 32)。由此可见，在甲状腺大部分切除术中，对于神经通过腺质者伤到神经的危险性特别大，对于神经通过结缔组织中者也有伤到神经的危险，但是如果能保留腺体侧叶后部下 2/3 的一片，不仅可免伤到神经，也可避免伤到位于甲状腺后面的甲状旁腺。

喉返神经上行至甲状软骨下角与环状软骨所构成的**环甲关节**后方进入喉部 (图 4 - 33)。在进行甲状腺大部分切除术中，切除侧叶上部时如果不低于环甲关节，即可避免伤到喉返神经。

喉返神经进入喉部以后，分支供应作用于声带的喉部肌肉及分布于声带下方的黏膜。一侧喉返神经损伤以后即可出现一定程度的音哑。两侧神经皆损伤以后即因声带完全瘫痪而致失音。有时可见在甲状腺手术后的早期并无发音障碍，但在数日后仍可能因水肿压迫喉返神经而引起声带完全瘫痪，产生失音及严重的呼吸困难，有时须行气管切开术，但是此种瘫痪很少为永久性者。一般最好是在甲状腺手术前检查声带与发音，看是否有因甲状腺肿大而压迫神经的现象，以区别因手术创伤神经。

喉返神经在靠近起始段发出心支下行，在气管侧面的部分分支至气管及食管。一般情况下，喉返神经皆在进入喉部以后分为前、后二支。分支的部位也可能在喉外，距入喉处 1 ~ 4 cm，两分支相距可达 0.6 cm。

在少数情况下，可见喉返神经在喉部或甲状腺平面由迷走神经发出以后，直接走向喉部而不绕过锁骨下动脉或主动脉弓，以右侧较为多见。此种变异常伴有锁骨下动脉畸形，起自主动脉弓左侧，行经食管后方。

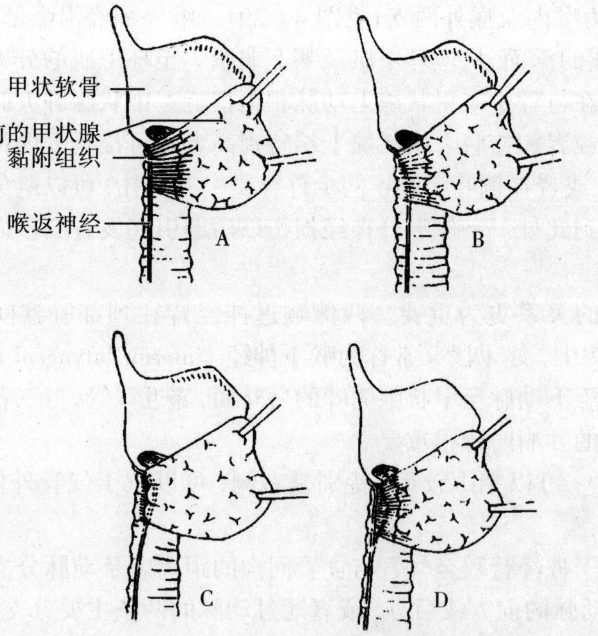

图 4 - 32　喉返神经与甲状腺的关系

A:神经位于甲状腺后方，食管与气管之间的沟中；B:神经通过甲状腺的黏附组织中；C:神经通过甲状腺的组织中；D:神经分支，一支通过甲状腺的黏附组织中

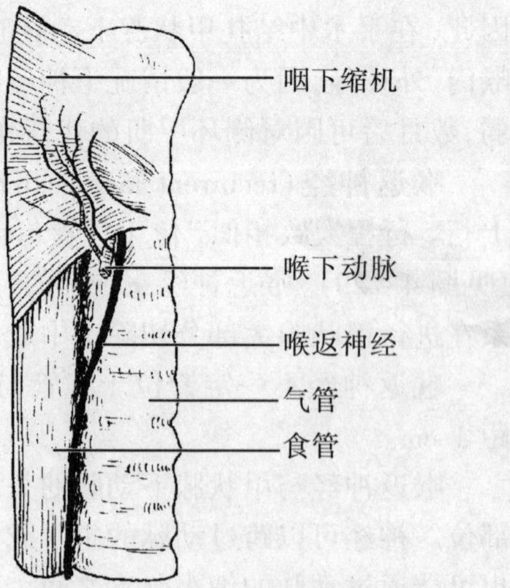

图 4 - 33　喉返神经及喉下动脉进入喉部的位置

神经供应：甲状腺的神经供应来自颈交感神经及迷走神经喉上支，以交感神经为主。由颈中交感神经发出的纤维沿甲状腺下动脉到达腺体。颈上节也发出一些纤维沿甲状腺上动脉到达腺体。交感神经在血管周围及腺泡间形成神经丛。迷走神经在血管上形成感觉分支。

淋巴回流：甲状腺的淋巴管随血管分支进行，分上行及下行两组，各又分为内、外组(图 4-34)。上行组的内侧由峡部的上缘向上走，汇入位于环甲膜前面的喉前淋巴结。上行组的外侧组由侧叶上部起，沿甲状腺上动脉进行，汇入位于颈总动脉分叉处的颈深淋巴结。下行组淋巴管引流峡部下份及侧叶下部，内侧组汇入位于气管前面的喉前淋巴结；外侧组由侧叶深面起，汇入与喉返神经相邻的颈深淋巴结，包括锁骨上淋巴结。

甲状旁腺(parathyroid gland)

甲状旁腺的数目及位置常不恒定，一般情况下两侧上下各有一个，总数常为 3~4 个。有人统计，4 个者占 80%，4 个以上者占 6%，4 个以下者占 14%。甲状旁腺位于甲状腺侧叶后面与其假囊之间，大小如豌豆，在活体上呈棕黄色或粉红色，在尸体上则不易辨认。甲状旁腺常有一部或全部埋入甲状腺实质中，特别是上位者，容易在甲状腺大部分切除术中被一并切除。

上甲状旁腺的位置比较恒定，多位于甲状腺侧叶上部的后面，邻近喉部软骨。下甲状旁腺位置较不恒定，常位于甲状腺侧叶下部的后外面，靠近甲状腺下动脉或下静脉，位于血管及喉返神经的前方，可以在甲状腺下动脉的下方，气管前筋膜的前方，也可能位于甲状腺下动脉的上方，气管前筋膜的后方。位于气管前筋膜前方的甲状旁腺发生肿瘤长大时，可能沿甲状腺下静脉向下伸展，位于颈总动脉的前方，可以到达胸骨后。位于气管前筋膜后方的甲状旁腺发生的肿瘤，切开此筋膜以后始可见到，长大时可经食管后方向下延伸入胸腔。

甲状旁腺的位置可以有所变异，可能位于由颈总动脉分叉处到纵隔间的任何一处(图 4-35)。

进行甲状腺的手术时，应熟知甲状旁腺的位置以及可能存在的变异，注意保留。由于最常见的甲状旁腺位置是在甲状腺侧叶的后面，因而在甲状腺大部分切除术中应尽可能保留侧叶后面一片腺体组织及包囊，以求保留甲状旁腺及其血液供应。对患甲状旁腺腺瘤发生机能亢进者进行手术时，应特别注意可能存在的异位甲状旁腺。

甲状旁腺的血液供应来自所依附的甲状腺的有关血管。一般情况下，每一个甲状旁腺皆有一支动脉供应，常发自甲状腺下动脉，也可发自甲状腺上、下动脉间的吻合支。

喉部

位置：喉部(larynx)为呼吸道上部的特殊部分，由**会厌**到**环状软骨**，构成发音器官。喉部在初生时对第 3、4 颈椎，以后逐渐下降，至成年时期对第 3、4、5、6 颈椎。喉部位于颈前三角的上部，由舌根部到环状软骨，上与咽部相续，下与气管相续，两侧有大血管，前面正中线上仅有皮肤及深筋膜覆盖，中线两侧有胸骨舌骨肌、胸骨甲状肌、甲状舌骨肌及咽下缩肌的起始部，两侧有甲状腺侧叶，后邻咽部。至青春期以后，女性喉部即较小于男性。喉部由软骨、韧带、肌肉、血管、神经及黏膜等结构组成。

软骨：喉部软骨共有 11 块，计为会厌软骨、甲状软骨、环状软骨、两块杓状软骨、两块小角软骨、两块楔状软骨以及两块麦粒软骨，一般在成年以后开始骨化(图 4-36)。

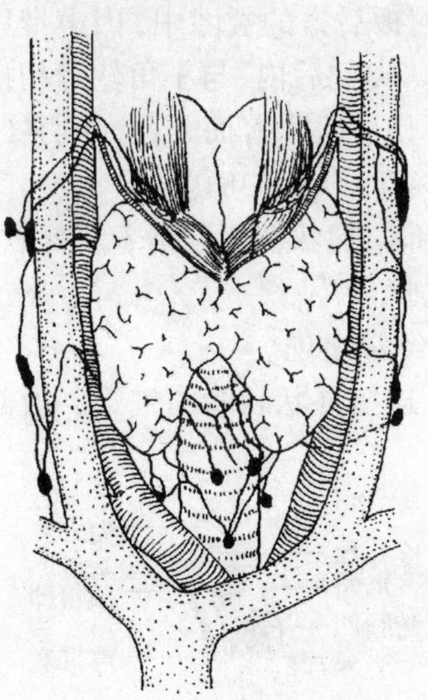

图 4-34 甲状腺的淋巴回流，图中表示颈深及颈前淋巴结

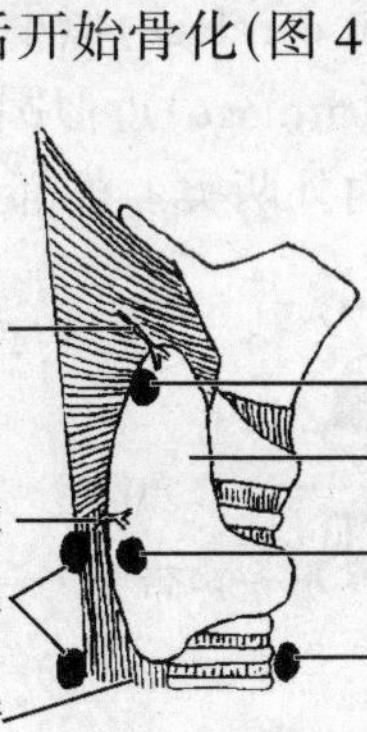

图 4-35 甲状旁腺的正常及异常位置

甲状软骨(thyroid cartilage)为喉部软骨中最大者,形成喉部前壁与侧壁的大部分,由两块四边形软骨板在前面正中线上连接形成(图 3 - 37)。两侧的软骨板仅在前部下半相连,在成年男性明显向前成角凸出而形成**喉结**(laryngeal prominence),上半分开而形成**甲状软骨切迹**(thyroid notch)。软骨板的后缘游离,上部向上凸出成上角,下部向下凸出成下角。**上角**借甲状舌骨膜外侧缘增厚所形成的甲状舌骨侧韧带附着于舌骨大角。**下角**与环状软骨侧边的关节面构成**环甲关节**(cricothyroid joint)。软骨板的外面有自后上向前下进行的斜线,终于下缘中点后方。软骨板的下缘有环甲膜附着,上缘有甲状舌骨膜附着。年龄渐长以后,甲状软骨渐形骨化,易于发生骨折。由于甲状软骨形成喉部壁的大部分,因而喉部手术常经此进入。

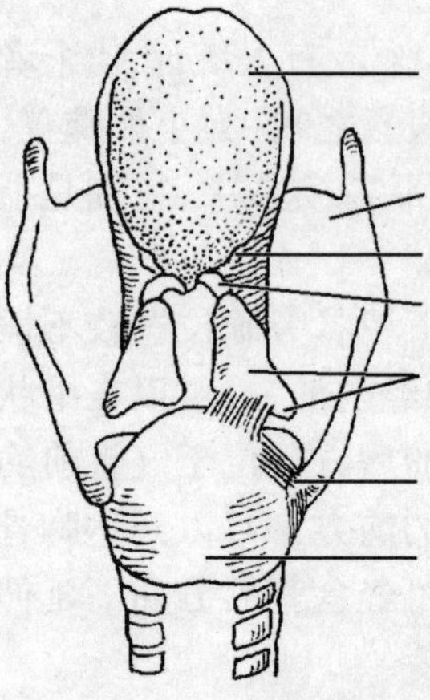

图 4 - 36　喉部软骨后面观

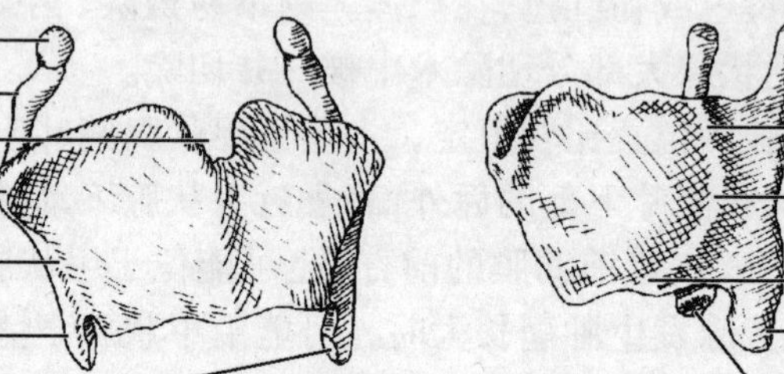

图 4 - 37　甲状软骨

A:前面观;B:左面观

环状软骨(cricoid cartilage)位于喉下部及气管入口处,呈环状围绕气管上端,形成喉与气管的主要支持结构,在气管切开术中决不应切断。环状软骨的前部及两侧较为狭窄。前部称为弓。后部向上凸出而形成较宽的板状,上下径可达 2 ~ 3 cm,向上伸入甲状软骨两侧板之间的裂隙中。侧边外上面有圆形凹陷的环甲关节面。有统计关节面明显者仅占 20%,其余皆为借结缔组织连接。

会厌软骨(epiglottic cartilage)借舌骨会厌韧带附着于舌骨体的后面,形成喉部入口的前壁,位于甲状舌骨正中韧带、舌骨及舌根部的后方。上部游离,覆盖以黏膜,突出至舌骨平面以上。下部向侧面伸展的部分,杓状会厌襞以下部分,有喉弹性膜附着。下端借甲状会厌韧带附着于甲状软骨的内面,紧依其切迹的下方。前面借正中舌会厌襞及左、右舌会厌襞与舌背相连。会厌与甲状软骨及甲状舌骨膜内面之间的潜在间隙称为会厌前间隙。喉癌可能侵犯到此间隙,因而进行喉癌手术有时须切除舌骨的一部或全部以及全部会厌。

杓状软骨(arytenoid cartilage)位于环状软骨板的上方,甲状软骨两侧板后方的裂隙中,因声带后端附着于此而特别重要。此软骨约呈三角形锥体状,分尖、二突、三面及底各部。尖朝后内,与小角软骨相接。底部略凹,与环状软骨后部构成**关节**。底部后外角短而宽,因有环杓侧肌及环杓后肌附着而又称为**肌突**(muscular process)。底部的前角细而长,因有真声带附着又称为**声带突**(vocal process)(图 4 - 38)。

小角软骨(corniculate cartilage)小而呈圆锥状,附着于杓状软骨的尖部。杓状会厌襞附着于此软骨。

楔状软骨(cuneiform cartilage)似小棒状,位于小角软骨前方的杓状会厌襞中。

麦粒软骨(triticeal cartilage)近似圆形,位于甲状舌骨外侧韧带中,不经常出现。

韧带:喉部韧带有内外两类。外部韧带连接甲状软骨及会厌与舌骨,连接环状软骨与气管。内部韧带连接一些软骨。

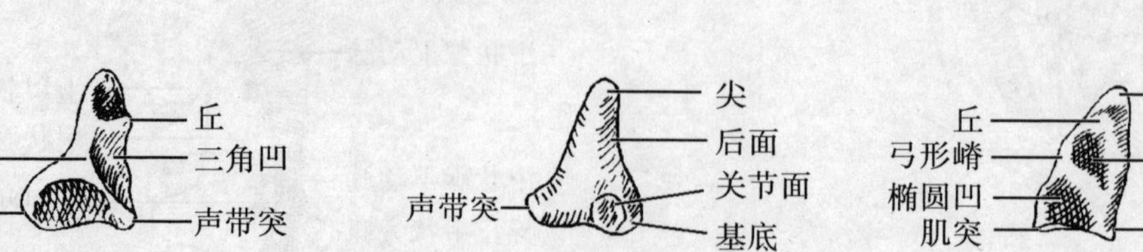

图 4 - 38　杓状软骨(右侧)

A:右面观;B:后面观;C:前面观

甲状舌骨膜(thyrohyoid membrane)为一层纤维弹性组织,下方附着于甲状软骨上缘及上角的前面,上方附着于舌骨体及大角的后面上缘,与舌骨后面之间有滑囊相隔(图4-39)。此膜中部增厚形成甲状舌骨正中韧带。两侧部分较薄,有喉上血管及喉内神经穿过。两侧后缘由甲状软骨上角到舌骨大角末端的部分,增厚形成圆索,称为甲状舌骨外侧韧带。甲状舌骨膜的前面与甲状舌骨肌、胸骨舌骨肌及肩胛舌骨肌相邻。

舌骨会厌韧带(hyoeiglottic ligament)连接会厌的前面与舌骨体部的上缘。

舌会厌襞(glossoepiglottic fold)为连接舌根部与会厌前面的黏膜皱襞,中间及两侧各一,两侧者有一部分附着于咽壁。

环状软骨气管韧带(cricotracheal ligament)连接环状软骨与第1气管软骨环。

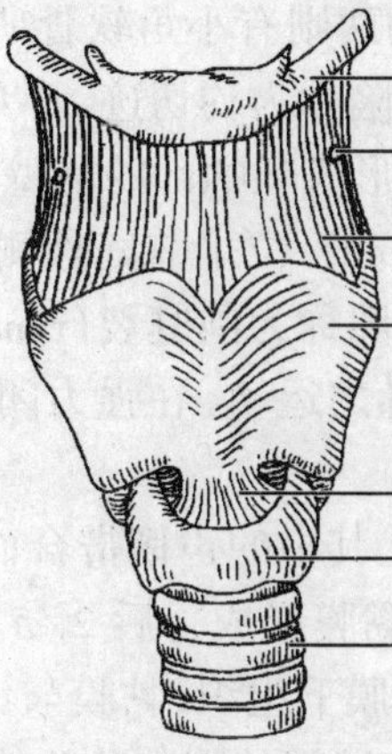

图4-39 喉部软骨前面观

喉纤维弹性膜(fibroelastic membrane of larynx)为喉部黏膜深面的一层广阔的纤维性组织,在两侧被喉室分为上、下两部分。上部又称为**方形膜**(quadrangular membrane),张于会厌侧缘、甲状软骨交角内面与杓状软骨内缘之间,较不显著,加上覆盖在表面的黏膜,形成**杓状会厌襞**(aryepiglottic fold)。方形膜在下方形成前庭韧带,加上覆盖在表面的黏膜,形成**前庭襞**,由甲状软骨在前方的交角内面中部向后伸展到杓状软骨前外面,位于声带的上方。

喉纤维弹性膜的下部较为发达,称为**环甲膜**(cricothyroid membrane)又称为**弹性圆锥**(conus elasticus),主要由黄色弹性组织构成,分前部及两侧部。前部称为**环甲中韧带**,连接甲状软骨下缘与环状软骨上缘,两侧有环甲肌覆盖。两侧部分较薄,紧位于喉黏膜深面,连接环状软骨上缘与声韧带下缘。**声韧带**(vocal ligament)亦可视为弹性圆锥两侧部分的游离缘,由杓状软骨的声带突伸展到甲状软骨在前方的交角内面上、下缘间中点。声韧带的游离缘覆盖以黏膜,形成**声带**(声襞)。

关节韧带有环甲关节韧带、环杓关节囊及环杓后韧带。环甲关节韧带位于甲状软骨下角与环状软骨所构成的环甲关节后面。环杓关节囊较为薄弱,附着于关节面的边缘。环杓后韧带由环状软骨伸展到杓状软骨底部的内侧及后方。

甲状会厌韧带(thyroepiglottic ligament)为一条细长的弹性索,由甲状软骨上切迹下方的内面伸展到会厌的茎部。

喉腔:喉腔为由喉入口到环状软骨下缘平面之间的部分,向上与咽部交通,向下与气管相续。喉腔为前庭襞及声襞分为前庭、喉室及声门下腔三部分。

前庭(vestibule)为由**喉口**到**前庭襞**之间的部分,上宽下窄(图4-40,图4-41)。**喉口**(laryngeal aditus)朝后,前界为会厌的游离缘,侧面为杓状会厌襞,后为小角软骨尖及杓横肌上缘形成的杓状软骨间皱襞,各部分皆有黏膜覆盖(图4-42)。在会厌凸出的游离部与舌基部之间,外侧舌会厌襞的内侧,形成会厌谷。在杓状会厌襞外侧与甲状软骨内面之间,为喉咽部的梨状隐窝。杓状会厌襞的后部有楔状软骨所形成的隆起,称为**楔**

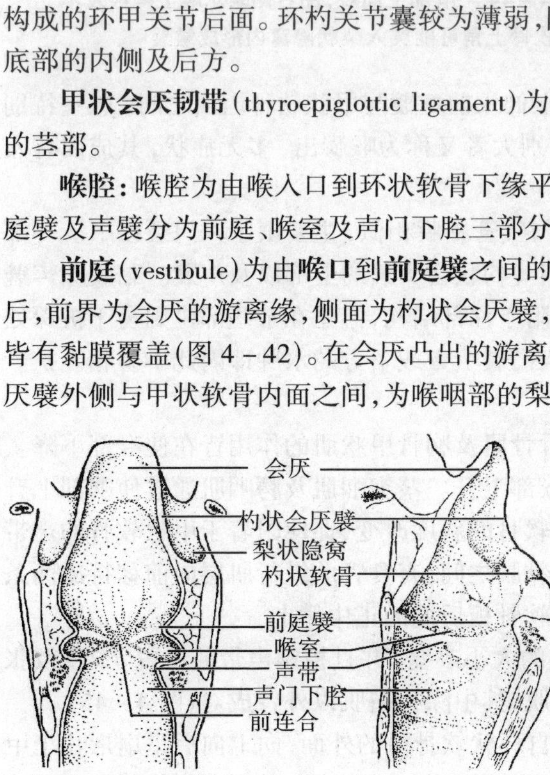

图4-40 喉内面 A:前面;B:侧面

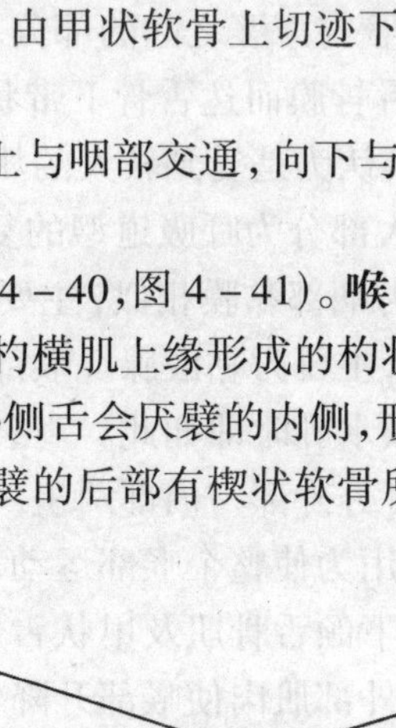

图4-41 喉腔冠状切面

状结节；再向后正中线的两则有小角软骨所形成的隆起，称为小角结节。**小角结节**之间的凹陷称为杓切迹。小角软骨、杓状软骨及环状软骨板后面覆盖以黏膜，形成喉咽部的前壁。

前庭襞 (vestibular fold) 位于前庭外侧壁的下部，又称为假声带。两侧前庭襞之间的裂隙称为**前庭裂**(rima vestibuli)。前庭襞因其后端附着于杓状软骨而随之运动，在强力闭合时并拢以协助封闭呼吸道。

声襞(vocal fold)加上其中的**声韧带**合而形成**声带**(vocal cord)，前3/5由声韧带覆盖以黏膜形成，后2/5由杓状骨的声带突覆盖以黏膜形成。声襞缺少黏膜下组织，黏膜与深层组织直接结合，因而在活体上色较浅。两侧声襞间的裂隙称为**声门裂**(rima glottidis)，前3/5膜性部之间的部分为发音部分，后2/5软骨性之间的部分为呼吸道部分。声门裂为喉内最狭窄的部分，前后径在成年男性约为2.5 cm，在女性约为1.8 cm，但其大小则依杓状软骨与声带的运动而定。在一般呼吸时，声门裂呈三角形，两侧杓状软骨的声带突平行(图4-43)。在强力呼吸时，声带突向外转而使声带外展，在声带突末端处声门裂最宽。在发音时，杓状软骨被牵引内收且向前，使两侧的声襞并拢；吞咽时也如此，以防止食物落入。声襞位于前庭襞下方，在间接喉镜下仅能见到声襞的边缘部分，其余部分为前庭襞所遮盖(图4-44)。

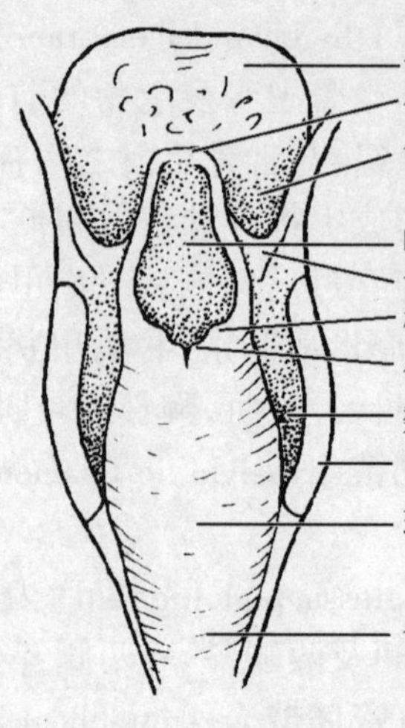

图4-42　喉咽部后面观，移除后壁

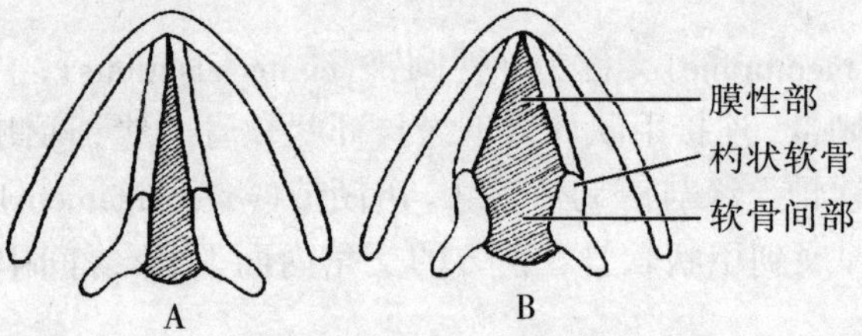

图4-43　声门裂

A：一般呼吸时；B：强力呼吸时，杓状软骨充分外展，声突外转

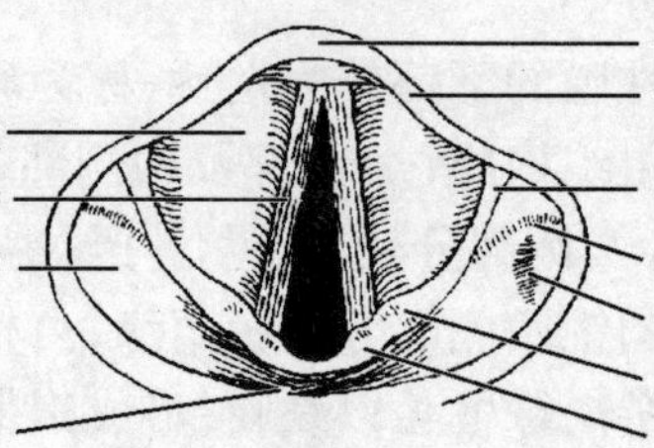

图4-44　喉部上面观，图右侧表示喉上神经及甲状软骨上角可能突入梨状隐窝内形成皱襞

喉室为两侧前庭襞与声襞之间的部分。前端有一憩室，向上伸入前庭襞与甲状软骨内面之间。憩室特别大时，可能穿过甲状舌骨膜而达舌骨下带状肌的深处。憩室特别大者又称为喉膨出，多无症状，其成因有人认为是先天性，也有人认为是受到较大的压力所致。

黏膜：喉部黏膜大部分为呼吸道型的复层绒毛柱状上皮，与气管黏膜相似，主要限于声门裂以下。一部分为复层柱状上皮，与咽部黏膜相似，主要限于会厌后面的上半、杓状会厌襞的上部以及声襞。黏膜除声襞以外皆含有大量腺体，主要为黏液腺。喉部黏膜大部分紧密黏附于深部结构，但是在某些部位则易于被深处的积液分离，例如在喉水肿时即如此。声襞的黏膜附着较紧，声门裂上方或下方的水肿即因此不易相互扩。

肌肉：喉部肌肉可分外部与内部两组。

喉外部肌肉的作用为使整个喉部运动。肩胛舌骨肌、胸骨舌骨肌及胸骨甲状肌的作用皆在使喉部下降。茎突舌骨肌、二腹肌、下颌舌骨肌及甲状舌骨肌的作用皆在使喉部上升。茎突咽肌及腭咽肌通过使咽部上升而带同喉部上升。喉外部肌肉使喉部升降作用的结果，使甲状软骨的斜度改变，促使附着于甲状软骨的声带长度及张力起变化，因而可能与发音有关。环状软骨板与咽部黏膜之间，有食管的纵行肌层向前移行成两条带状，在前方合成一总腱，侧面接收环行肌的止点，附着于环状软骨板后面的正中嵴上。

喉内部肌肉仅限于喉的内部，作用在使喉的入口及声门裂的大小改变，并且控制声带的位置、长度及张力，主要有环甲肌、环杓后肌、环杓侧肌、杓横肌、杓斜肌及甲杓肌，其中除杓横肌以外皆成对(图4-45)。

环甲肌(cricothyroid muscle)为仅有位于喉外面的肌肉，起自环状软骨弓的外面，向上向后呈扇形止于甲状软骨板的下缘及下角，由喉外神经供应，作用在使甲状软骨向前转，使环状软骨板向后，促使杓状软骨后移，使声带变长变紧张及内收，为使声带变紧张的主要肌肉(图4-46)。此肌使声带变紧张的同时，必使声带

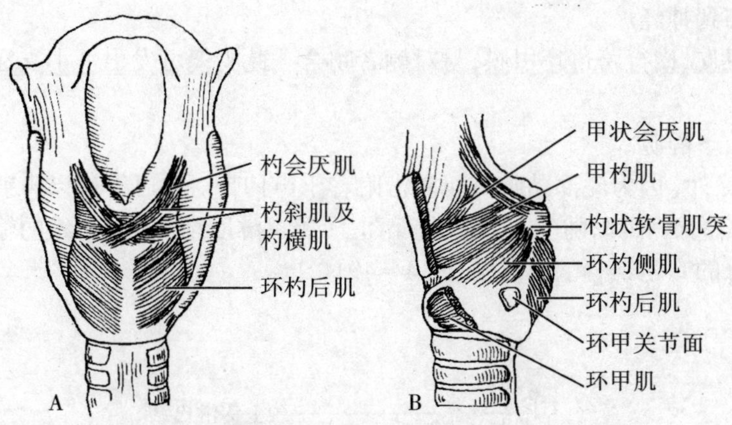

图 4-45 喉内部肌肉

A:后面观(移除咽部);B:侧面观(移除一部分甲状软骨)

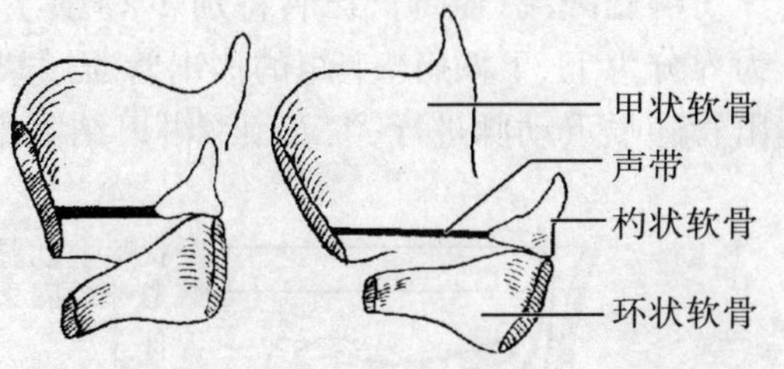

图 4-46 甲状软骨向前向后转动时引起声带长度及厚度的改变

及声带突内收而趋近正中线，但是在其他喉部肌肉无病变时因有对抗作用而不一定出现此种内收现象。在两侧喉返神经皆瘫痪以后,仅有环甲肌作用时即必然出现声带内收的现象,此与产生呼吸困难的症状有密切关系。

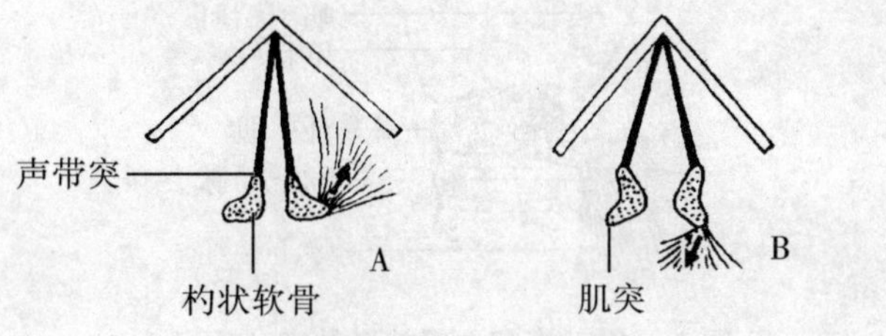

图 4-47 声带的运动

A:内收—环杓侧肌、甲杓肌、杓斜肌、杓横肌;B:外展—环杓后肌

环杓后肌(posterior cricoarytenoid muscle)为喉内部最重要的肌肉,为声带仅有的外展肌,起自环状软骨板的后面,斜向外上,止于杓状软骨的肌突,由喉返神经供应,作用在使肌突向后及向内而使声带外展，开大声门裂(图 4-47)。其他肌肉的作用多为内收。

在环杓后肌的下缘，有时可能见到有一条异常的肌肉，由环状软骨板至甲状软骨下角，称为**角环肌**(ceratocricoid muscle)。

环杓侧肌(lateral cricoarytenoid muscle)起自环状软骨弓两侧的上缘及外面,向上向后止于杓状软骨肌突的前面,作用在牵引肌突向前向下,与环杓后肌对抗,使声带内收。

杓横肌(transverse arytenoid muscle)横行，连接两侧杓状软骨的后面，作用为使两侧杓状软骨的后部靠拢,吞咽时协助闭合声门裂的后部。

杓斜肌(oblique arytenoid muscle)位于杓横肌的后方,两侧者互相交叉,由杓状软骨肌突至对侧的杓状软骨尖部,一部分纤维止于此,另一部分纤维止于杓状会厌襞中扩展而形成**杓会厌肌**(aryepiglottic muscle)。杓斜肌的作用在使杓状软骨靠拢,闭合声门裂。

甲杓肌(thyroarytenoid muscle)分为内外两部分。**甲杓外肌**位于环杓侧肌的上方,有时不易分开,起自甲状软骨内面两板接近处,向后止于杓状软骨外面,作用在牵引杓状骨向前并内转,以使声带缩短。甲杓外肌的最上部纤维转而向上伸入杓状会厌襞中,称为**甲状会厌肌**(thyroepiglottic muscle),与杓会厌肌相连而止于会厌的边缘。**甲杓内肌**又称为**声带肌**(vocalis muscle),位于深部,紧密黏附于弹性圆锥,起自甲状软骨板交角的内面,绝大部分纤维与声韧带平行而止于杓状软骨的声带突及基部,一小部分纤维止于弹性圆锥的外面声韧带下方,作用在牵引杓状软骨向前,使声带内收变短变紧张,通过止于声韧带的纤维牵引声襞向上向前而使两侧者边缘相接触。

血液供应:喉部的血液供应来自喉上及喉下动脉(图 4-48)。

喉上动脉(superior laryngeal artery)由甲状腺上动脉向下走向甲状腺上端的行程中发出，接近横行跨过甲状舌骨膜的后部,与喉内神经伴行,一同穿过甲状舌骨膜,在梨状隐窝外侧壁及底部的黏膜下层中下行,供应声襞以上的肌肉及黏膜,与喉下动脉及对侧的喉上动脉吻合。

喉下动脉(inferior laryngeal artery)发自甲状腺下动脉，与喉返神经伴行到环甲关节后方，经咽下缩肌下缘下方的一裂隙进入喉部,供应声襞以下的肌肉及黏膜,与喉上动脉吻合。喉下动脉在咽下缩肌下方的一段行程中，紧邻喉返神经，血管出血止血时极易伤到神经。

甲状腺上动脉在环甲膜平面发出一条环甲支，横行跨过环甲膜，与对侧者吻合。此支偶可发出一小支穿过环甲膜，与喉上、下动脉吻合。

喉部静脉与动脉伴行，分别汇入甲状腺上、下静脉。

淋巴回流：喉部淋巴管特别多，但是声襞除外，因为此部黏膜薄而紧密附着于声韧带。淋巴管可以声襞为界分为上、下两组。上组的输出管通过梨状隐窝的底部，随喉上动脉进行，汇入颈深淋巴结上组。下组的输出管随喉下动脉进行，汇入颈深淋巴结下组，有的直达锁骨上淋巴结（图 4－49）。

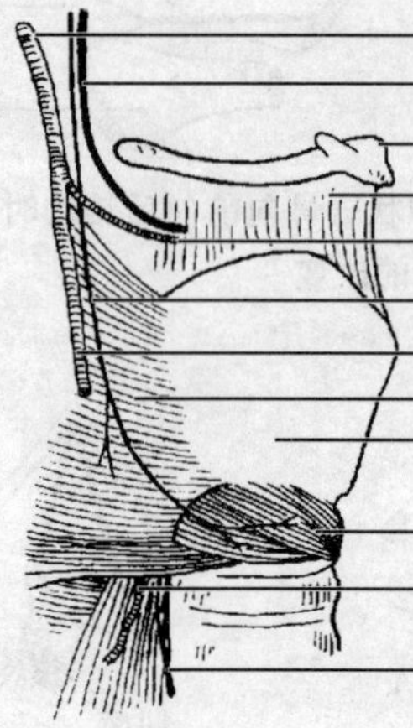

图 4－48　喉部血管神经供应，侧面观

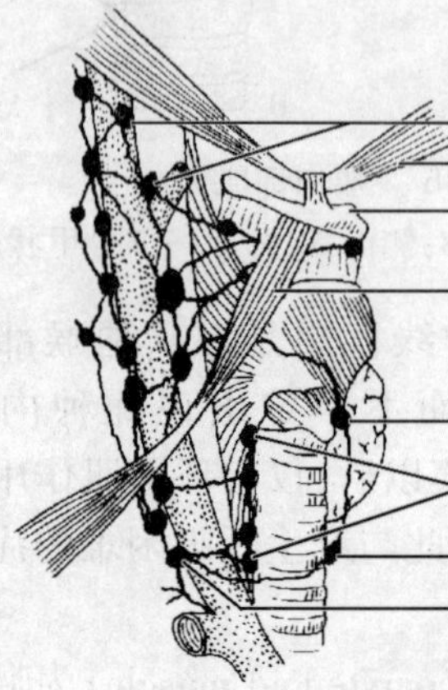

图 4－49　喉部淋巴回流

神经供应：供应喉部的神经有喉上及喉返神经，两者作用不同。喉上神经主要为感觉及分泌纤维，运动纤维仅供应环甲肌。喉返神经虽然也可能含有传入及分泌纤维，但是主要为供应除环甲肌以外的所有喉内部肌肉的运动纤维。

喉上神经（superior laryngeal nerve）走向喉部时分为内、外两支，后者较小。**喉外神经**在咽下缩肌外面继续向前下进行，可在此处分支至咽丛、咽下缩肌及甲状腺，末支终于环甲肌。**喉内神经**转而在甲状舌骨膜外面向前，与喉上动脉伴行，穿过该膜，分成若干分支，分布于舌基部后面一小部分、会厌以及声襞以上的喉内部黏膜，有一支沿甲状软骨内面下行，与喉返神经吻合，也可以分支供应喉部后面的喉咽部黏膜。喉上神经在下行途中接收发自颈上交感神经节的节后纤维。喉外神经与甲状腺上动脉的关系密切，一侧神经损伤后的症状已在甲状腺一节中述及。此神经损伤后的严重性较小，易被忽略。由于环甲肌的作用在于改变声带的长度，两侧的喉外神经皆受伤以后即不能发高音或者很困难，声音变粗沙而减弱，易于疲劳。

喉返神经（recurrent laryngeal nerve）的上段又称为**喉下神经**，与喉下动脉同经环甲关节后方入喉，在进入喉部以前或以后分为前、后二支（91％），或者分为更多支（图 4－50）。前支称为内收支，在环杓侧肌及甲杓肌外面向上并略向前进，供应此两肌及甲杓内肌（声带肌）与杓会厌肌。后支亦称外展支，供应环杓后肌、杓横肌及杓斜肌，分支至喉下部黏膜，并分支与喉内神经分支吻合。

一侧喉返神经损伤以后，如果声带固定在内收位置，运动时可能出现一定程度的呼吸困难，但是发音可以正常，因为健侧声带可以在正中线上与之相遇。如果声带麻痹以后不固定在内收位置，即可能出现一定程度的音哑。此种损伤对吞咽无影响，可能因为杓横肌由两侧喉返神经供应，声门裂的后部仍可闭合。

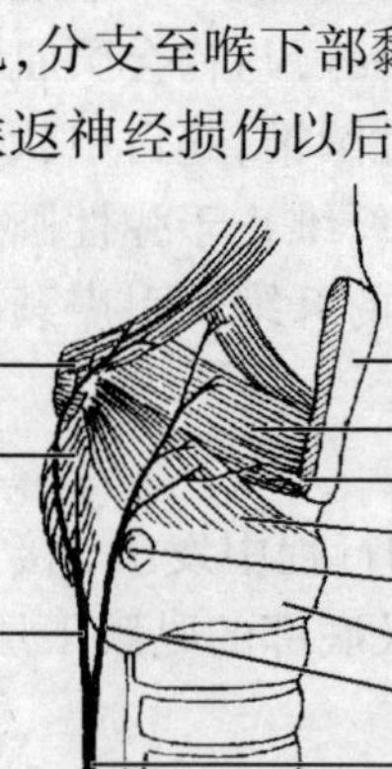

图 4－50　喉下神经分布

两侧喉返神经受伤以后，可见两侧声带皆位于尸体位与完全内收的中间位置，因而出现失音及呼吸困难。所谓的尸体位，为声带停留在外展与内收的中间位置，在喉上及喉返神经尽皆瘫痪以后才会出现的位置。在人体两侧喉返神经皆受伤瘫痪的症状，取决于声带内收的程度，可能立即出现严重的呼吸困难，呼吸困难及发音障碍也可能比较轻微。晚期病例，即因声带逐渐内收而使发音有所改善，但是呼吸困难却转趋严重。两侧神经瘫痪常于早期出现吞咽困难，但久后可逐渐适应而消失。

喉返神经不完全损伤以后，所产生的外展肌瘫痪的程度重于内收肌，其原因有人认为是外展作用肌仅有一条，供应神经较细，内收肌则有数条。

喉上、下神经中皆可能含有交感神经与副交感神经纤维。在进行甲状腺的手术中有时可见喉内分泌物过多，即可能为此两神经之一受到刺激所致，如能避免刺激，即可使分泌物减少。

畸形：喉部先天畸形极罕见，狭窄、囊肿及声带前部有蹼相连等情况皆有报导。

气管颈段(cervical portion of trachea)

位置及邻属：气管上与喉部相续，由环状软骨下缘起始，约平第6颈椎，在正中线下降入胸腔，颈段长约6.5 cm。气管颈段后面与食管前面接触，两者侧面之间的沟中有喉返神经。侧面与甲状腺及颈动脉鞘相邻。甲状腺峡部覆盖第2、3、4气管软骨环的前面。气管前面在甲状腺峡部下方有甲状腺下静脉及气管前淋巴结，或者尚有甲状腺最下动脉。有时头臂动脉跨过气管前面的位置高到颈下部。再浅处尚有舌骨下肌及颈静脉弓。由此可见，在进行气管切开术时应特别注意气管前面的邻属(图4-51)。

结构：气管壁由软骨环、纤维膜、肌肉层、黏膜下层及黏膜各层组成。颈段有6~8个软骨环。**气管软骨环**(cartilaginous tracheal ring)为透明软骨，高约4 mm，厚约1 mm，后方1/3不完整处代结缔组织及平滑肌。相邻的骨环常相连。环的后端可能有分叉。软骨环为弹性纤维膜所包裹。此膜分两层分别位于软骨环的内、外面，在相邻的软骨环之间及软骨环后方不完整处则皆合为一层。肌肉组织包括纵、横两层平滑肌。纵行肌位于外层，由分散的肌束形成。横行肌位于内层，在气管软骨环之间也形成一薄层。黏膜下层由疏松而含有脂肪的结缔组织构成，其中含有较大的血管、神经及黏液腺。黏膜层与喉部黏膜相续，最表层为纤毛柱状上皮。气管的后部因软骨环阙如而变平。气管的直径因年龄而异，在成人左右径为20~25 mm，前后径为15~20 mm，男性较大于女性。用于气管切开的套管直径，在成人可用12~15 mm者。在一岁半下以的婴儿用4 mm者即可。气管四周绕以疏松结缔组织，因而有较大的活动度，特别是在幼儿。

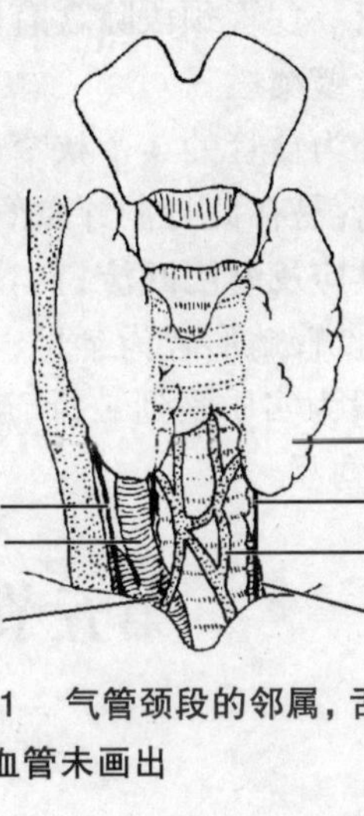

图4-51 气管颈段的邻属，舌骨下肌及左侧大血管未画出

血液供应：气管颈段的血液供应，主要来自甲状腺下动脉的分支，亦有发自颈浅、锁骨下、咽升、椎以及肋颈干等动脉的分支，数目多而且小。此外，供应咽喉部、气管胸段及食管的血管，也可通过吻合支供应气管及食管的颈段。供应气管及食管的主要血管分支多位于两者之间的沟中，因此如果将气管与食管分离以后，即有影响其血液供应的危险。气管颈段的静脉汇入甲状腺静脉丛。

淋巴回流：气管颈段的淋巴回流至颈深淋巴结。

神经供应：气管颈段的神经供应来自迷走神经、喉返神经及交感神经。交感神经由颈中交感神经节发出，随甲状腺下动脉到达气管。神经分布于平滑肌及表皮细胞之间。

气管切开术：气管的位置，愈向下距体表愈深，邻近的重要结构愈多。进行气管切开术，如果采取高位切口，切开第1、2气管软骨环，虽因位置较浅而便于手术，但是以后有发生喉狭窄的危险，所以不安全。所谓的低位气管切开术，为切开第4、5、6气管软骨环，由于位置较深，常遭遇甲状腺下静脉，在胸骨柄上方容易伤到颈静脉弓，甚至可能伤到头臂静脉，也不理想。因此，一般以切开第3、4或2、3气管环较为合适，手术中显露覆盖第2、3软骨环的甲状腺峡部以后，须将其向上分离或切断。

食管颈段(cervical portion of esophagus)

位置及邻属：食管在上方与喉咽部相续，起始部位于环状软骨下缘平面，约平第6颈椎，向下至胸骨柄上缘平面的一段在成人长约5~8 cm。食管颈段位于气管后方偏左，不完全为气管所掩盖，因而手术进路以左侧较为便利，易于显露。食管颈段前面大部分与气管接触，前外侧与甲状腺侧叶(特别是左叶)、甲状腺下动脉、颈动脉鞘及其内含结构等相邻，甲状腺肿大时可以压迫食管而引起吞咽困难。由于食管颈段弯向左侧，所以在左侧喉返神经接近位于其前面，而右侧喉返神经则沿其右面进行。食管颈段后面紧依脊柱，并且掩盖两侧颈长肌，皆隔以椎前筋膜。食管进入胸腔上口处，左前方有左颈总动脉，左侧有胸导管、锁骨下动脉及胸膜。

食管与气管皆位于颈部的脏器间隙中，二者之一发生破裂后即可引起此间隙中感染积脓，引起梗阻。食管及咽部四周皆有疏松蜂窝组织围绕，于椎前筋膜的附着松弛，活动度很大，在食管及咽部后方形成脏后间隙，其中有积脓时不易向侧面扩展，而易于沿食管后方的蜂窝组织向下蔓延至后纵隔。

结构：食管壁的结构有结缔组织层、肌肉层、黏膜下层及黏膜层。肌肉在颈部主要为随意肌，又可分外纵内环两层。环行肌层上与咽下缩肌相续。纵行肌层在食管上端分为三束，一在前面附着于环状软骨板后面的纵行隆起嵴，两侧各一束向上与咽部肌肉层相续，三束向下即逐渐分散而连成完整的一层。环行肌层在上端前外侧有一部分与纵行肌层的前束相连而形成一总腱附着于环状软骨，称为**环状软骨食管腱**(cricoesophageal tendon)。在食管上端后壁，环咽肌下缘与两侧的纵行肌束间有一三角形区域，仅有环行肌层，较为薄弱，为内压性憩室的多见部位。黏膜下层疏松，含有血管、神经及黏液腺。黏膜层较厚，形成纵行皱襞，表层为复层鳞状上皮。在黏膜层与黏膜下层之间，有一层纵行平滑肌。此层平滑肌在食管起始部阙如，或仅有散在的肌束。食管颈段除含有固有的黏液腺以外，常含有与胃贲门部或胃底部相似的腺体，位置很浅，分泌液可使食管壁糜烂。

食管入口处为食管的3个狭窄部位之一，为环咽肌收缩所致，异物易于嵌顿在此。进行食管镜检查时，如果操作不当，也容易在此处洞穿食管壁。

血液神经供应及淋巴回流：食管颈段的血液供应、神经供应及淋巴回流与气管颈段相同。

先天畸形：食管畸形较为罕见，可为阙如、实质索、一段或全长成双、痉挛收缩、憩室、食管气管瘘、食管囊肿、闭锁（由一段为实质索到皱折、瓣膜、横隔等）及狭窄（先天性狭窄或外部压力所致）等。此类畸形并不限于颈部，多见于胸部。

第五节 胸锁乳突肌部与颈动脉三角

胸锁乳突肌与斜颈

胸锁乳突肌

胸锁乳突肌(sternocleidomastoid muscle)为颈部的重要标志，起点有两头。胸骨头起自胸骨柄前面上部，呈一圆束，前为腱性，后为肌性。锁骨头起自锁骨内1/3的前面及上缘。呈腱膜性。胸骨头向上向外向后进行。锁骨头接近垂直向上。两头在起始部之间有一三角形裂隙，向上即逐渐相混，至颈中部下方即混为一扁圆形肌束，向上、向外、向后进行，止于乳突由尖部到上缘的外面，以及通过一薄片腱膜止于枕骨上项线的外侧半（见图4-3，图4-4）。此肌起自锁骨的部分可能有变化，可能狭窄如胸骨头，也可能宽到7.5 cm。

胸锁乳突肌由**副神经**脊髓部及第2颈神经前支的分支供应，在乳突下方约4~6 cm处进入肌肉的深面。一侧肌肉的作用为使头转向对侧并趋向胸部及同侧肩部。两侧肌肉同时作用的结果使脊柱颈段屈曲，如果头部固定，则为深吸气时提升胸廓。检查时嘱其下颌转向对侧并向下，同时以手阻止其下颌部，即可见到该肌清晰凸出，易于看清及摸清，由此可以查清肿瘤与肌肉的关系。

胸锁乳突肌为颈深筋膜包围层所包绕，浅面有颈阔肌。耳大神经、颈前皮神经、锁骨上神经及颈外静脉皆跨过胸锁乳突肌的浅面。在颈动脉三角的下部有发自甲状腺上动脉的一条分支进入此肌。在舌骨平面上有发自枕动脉或颈外动脉的分支进入此肌。胸锁乳突肌的深面有颈动脉鞘、颈总动脉、颈内动脉、颈内静脉、迷走神经、前斜角肌及颈丛等重要结构。颈动脉鞘的下部分为胸锁突肌所掩盖，上部则沿该肌前缘进行。胸锁乳突肌的后缘深处有颈丛及臂丛。副神经穿过胸锁乳突肌的深部纤维或于其深处向下后方进行（见图4-59）。

斜颈

一侧胸锁乳突肌发生挛缩时即产生**斜颈**(torticollis)畸形,头略向前屈,下颌转向侧。斜颈可分先天性及痉挛性两类。

先天性斜颈的病变常仅限于胸锁乳突肌,也可能同时有颈阔肌、深筋膜、斜角肌、甚或头颈夹肌等挛缩,常由于遗传、体质缺损、发育中止、产伤撕裂出血、感染性肌炎,或者出血性纤维化等原因所致。症状可以在出生后 10 ~ 14 天后出现,先在肌肉中出现一肿块,以后肌肉逐渐发生纤维化而挛缩,肿块后来可以消失。

痉挛性斜颈常由于反射性刺激所致。多见者为颈后三角内淋巴结炎症,刺激颈丛的分支,引起胸锁乳突肌痉挛。第 1、2 颈椎病变亦可能刺激第 2 颈神经而产生相同的结果。此外,有人认为痉挛性斜颈常累及三组肌肉。一组为寰椎及枢椎与颅骨间的短肌。第二组为颈部的长肌,包括胸锁乳突肌、斜方肌、斜角肌及脊柱前肌。第三组为与舌骨有关的肌肉。

先天性斜颈少数病例可以自愈,在治疗方面对于某些早期病例可用手法矫正或用石膏绷带将头部固定于过度矫正的姿势一段时间。如果非手术法无效或者对年龄较大的患者可以采取手术疗法,将胸锁乳突肌的胸骨头在距起点 1 cm 处切断,深筋膜有挛缩者应同时切断。在某些病例中前斜角肌可能有继发性改变,此种情况下仅切断胸锁乳突肌即不能奏效。对于痉挛性斜颈,切断颈神经的运动支及切断副神经脊髓根等方法均可有效。

颈动脉系统

颈动脉鞘

颈动脉鞘(carotid sheath)包绕颈总动脉、颈内动脉、颈内静脉及迷走神经,由颈根部向上延伸至颅底,位于气管、喉、食管、甲状腺等结构的侧面,下 1/3 完全为胸锁乳突肌所掩盖,中段则略显于该肌前缘。颈动脉鞘与椎前筋膜之间虽有疏松蜂窝组织相连,但不能阻止内侧的液体向外侧扩散,鞘的前面则与气管前筋膜融合。血管神经在鞘内的关系,颈内静脉位于动脉的外前方,迷走神经位于动、静脉后方的沟内,各皆有蜂窝组织围绕(见图 4 – 7)。迷走神经的颈部分支及颈内静脉的颈部属支皆穿过颈动脉鞘。

颈动脉鞘的前面有**颈袢**(ansa cervicalis)。舌下神经在舌骨平面跨过鞘的前面(见图 4 – 25)。肩胛舌骨肌上腹在环状软骨平面斜行跨过鞘的前面。颈动脉鞘的内侧,下部邻气管、食管及甲状腺侧叶,上部邻咽中、下缩肌。鞘的后面邻椎前诸肌及颈交感神经干,下部尚有膈神经。在颈根部甲状腺下动脉及喉返神经通过颈动脉鞘的后方,在左侧尚有胸导管。

颈总动脉

右侧**颈总动脉**(common carotid artery)起自头臂动脉。左侧颈总动脉起自主动脉弓。两侧颈总动脉皆通过胸锁关节后方向下颌角的方向斜行,至甲状软骨上缘面平先形成一个膨大部,而后再分为颈内、外动脉。此分叉平面并不恒定,可以高到第 1 颈椎平面,也可以低到第 5 颈椎平面,偶可为颈总动脉发出以后立即分叉,或者为颈内、外动脉分别起自锁骨下动脉而无颈总动脉。一般情况下颈总动脉无分支,仅偶可见有甲状腺上动脉发自其上端者。

颈总动脉在颈根部的位置较深,为胸锁乳突肌、舌骨下带状肌及几层筋膜覆盖。颈总动脉的前面,在环状软骨与第 6 颈椎横突平面,有肩胛舌骨肌上腹斜行跨过。在此肌上方,有时可以有发自甲状腺上动脉供应胸锁乳突肌的一支小动脉通过。甲状腺中静脉在肩胛舌骨肌的上方或下方跨过动脉的前面汇入颈内静脉。甲状腺上静脉及舌静脉跨过颈总动脉上段的前汇入颈内静脉。面总静脉在一般情况下跨过颈外动脉的前面汇入颈入静脉,但是也可能跨过颈总动脉上端的前面。

颈总动脉的内侧与气管、喉部及甲状腺侧叶等相邻(见图 4 – 20),后方与颈椎横突、头长肌、颈长肌、交感神经节干及甲状腺下动脉等相邻。在颈下部,右喉返神经斜行通过颈总动脉的后方而至其内侧,左喉返神经在动脉的后方上行。胸导管上行至颈根部时,先位于左颈总动脉的后方,至锁骨上方 3 ~ 4 cm 面平处即转到动脉的外侧,跨过椎动脉、甲状颈干及锁骨下动脉的前面。

颈总动脉的前面,中 1/3 邻肩胛舌骨肌,在此平面以下与颈根部的大静脉干相邻,因而手术显露动脉的下 2/3 较为困难;动脉的上 1/3 鞘外绕以较多的蜂窝组织,位置较浅,手术显露较易。颈总动脉的表面投影为由胸锁关节到下颌角与乳突间中点的引线在甲状软骨上缘平面以下的一段。

检查脑血管疾病或脑肿瘤等病变，常通过颈动脉造影法，显示颈内动脉、大脑前动脉、大脑中动脉及其主要分支，有助于病变的定位和定性诊断。造影通过穿刺颈总动脉进行。病人仰卧，肩部稍垫高。在环状软骨平面对第6颈椎横突前结节（颈动脉结节），摸到颈总动脉搏动以后，以左手食指及无名指分按在动脉的两旁，中指压住动脉。右手持穿刺针在中指下方垂直刺入，至针尖触到搏动时即将针变到与下方皮肤面成45°角，再向上方刺入，若进入动脉即可有失阻感，拔出针芯即可有动脉血涌出。

颈内动脉

颈内动脉（internal carotid artery）沿颈总动脉的走行方向直接走向颅底的颈动脉孔，经此入颅。动脉在二腹肌后腹的下方为胸锁乳突肌前缘所掩盖，两者间有舌下神经、枕动脉及面总静脉通过。颈内动脉再向上即通过二腹肌后腹及茎突舌骨肌深面，浅面有耳后动脉跨过；继而经过茎突、茎突咽肌、茎突舌骨韧带及舌咽神经的深面（图4－52，图4－53）；再向上即位于腮腺深面，内邻咽上缩肌及扁桃体区，在扁桃体区多不直接与咽壁接触而隔以咽旁间隙。颈内动脉后邻头长肌，两者之间有颈上交感神经节及迷走神经。在上部颈内静脉也位于动脉后方，第Ⅸ、Ⅹ、Ⅺ及Ⅻ脑神经皆行经动、静脉之间。在显露颈内动脉的手术中，应注意与颈外动脉鉴别的要点有：颈内动脉在颈部无分支，颈外动脉的前面有3条分支；颈内动脉在起始部位于颈外动脉的后外方，上行途中始逐渐转到颈外动脉的内侧而偏向咽侧壁。颈内动脉的表面投影为由胸锁关节到下颌角与乳突间中点的引线在甲状软骨上缘平面以上的一段。

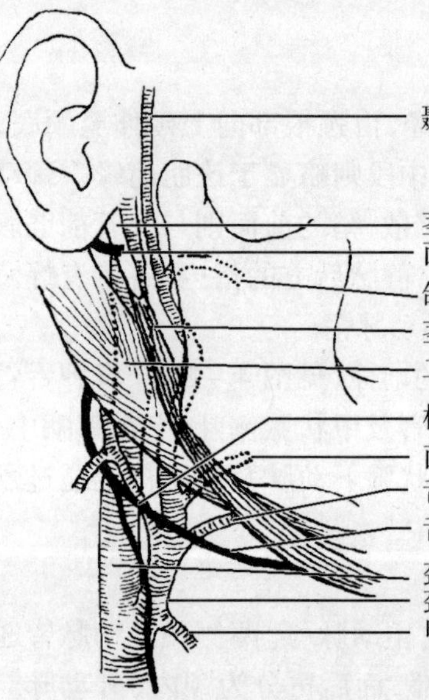

图4－52　颈内外动脉的行径，移除腮腺以后所见

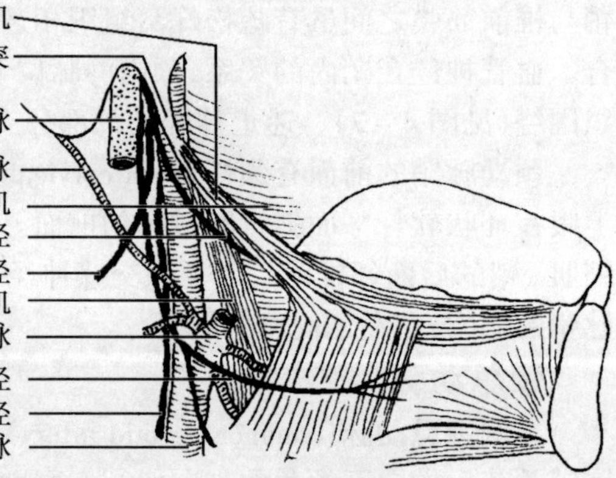

图4－53　颈内动脉的邻属

颈外动脉

行颈及邻属：颈外动脉（external carotid artery）较细于颈内动脉，由甲状软骨上缘平面起始走向下颌角，至此平面即垂直上行至下颌颈平面，分为颞浅及颌内动脉以终。颈外动脉之所以得名，因其供应颅外结构，其位置实际上是在颈内动脉的前内侧。颈外动脉向上至下颌角处即行经二腹肌后腹与茎突舌骨肌深处，茎突舌肌与茎突咽肌的浅处，后两肌分隔颈内、外动脉。颈外动脉再向上即接近与下颌支平行（见图4－52），先位于腮腺深处，继为腮腺实质所包绕；在未进入腮腺以前，内邻咽中、下缩肌，与颈内动脉之间有腮腺的一部分、茎突咽肌、茎突舌肌、舌咽神经及迷走神经咽支等分隔；在腮腺质内位于颞浅静脉与颌内静脉汇合点的深面。喉上神经通过颈外动脉起始部的内侧。面神经、甲状腺上静脉、舌静脉、面总静脉及舌下神经等皆跨过颈外动脉的前面。颈外动脉的表面投影为由胸锁关节到下颌角与乳突间中点的连线平甲状软骨上缘的一点到下颌角的连线。

分支：颈外动脉共有8条分支，5支在二腹肌后腹下方，3支在该肌上方。各动脉可以单独发出，有的可为面动脉、舌动脉及甲状腺上动脉先由一条总干发出而后分支，或者为面动脉与舌动脉同起于一干。

甲状腺上动脉(superior thyroid artery)常发自颈外动脉起始部稍上处，约有16%起自颈总动脉的上端，经过肩胛舌骨肌、胸骨舌骨肌及胸骨甲状肌的深处，向前下走向甲状腺侧叶的上端，位于喉外神经的浅面而与之平行，供应邻近肌肉、喉部及甲状腺。甲状腺上动脉的分支，除已在喉部一节中述及的喉上动脉及环甲动脉以外，尚发出一条舌骨下支在舌骨下方沿之向内进行，发出一条胸锁乳突肌支沿肩胛舌骨肌上腹进行。

舌动脉(lingual artery)由颈外动脉经二腹肌后腹与下颌角深处时发出，约在舌骨大角平面，可以一直向前走，或者先向上向后再向下向前走，也可以仅向下向前走。不论在哪一种情况下，皆通过二腹肌后腹及茎突舌骨肌深面进入下颌下三角，行经二腹肌中间腱的上方，到咽侧壁的咽中缩肌外面，再向前走，经过舌骨舌肌深面到达口底，无静脉伴行。舌下神经向前下的行程中，在颈动脉三角内跨过舌动脉的浅面。手术显露舌动脉主干的部位，常选择在二腹肌中间腱的上方，舌骨舌骨的后方，舌神经下方的一段。舌或口底部癌肿，皆可由舌动脉插管，灌注约物进行化疗。舌动脉发出一支扁桃体动脉。

面动脉(facial artery)的起始部靠近下颌角，约平二腹肌后腹下缘，在下颌角深面向上向前，行经二腹肌后腹及茎突舌骨肌深面，而后又曲行向下向前进入下颌下三角的后部。面动脉的起始段位置较浅，仅有皮肤、皮下组织、颈阔肌及颈深筋膜包围层覆盖，曲行段的最高部分内邻咽中缩肌与咽上缩肌。面动脉在颈部发出腭升、扁桃体、下颌下腺及颏下动脉等分支。前二者由面动脉曲行段的最高点发出，邻近咽上缩肌浅面。腭升动脉上行通过茎突咽肌与茎突舌肌之间到咽侧壁，继经咽上缩肌与翼内肌之间到颅底下面。扁桃体动脉经过翼内肌与茎突舌肌之间上行至咽侧壁，穿过咽上缩肌至腭扁桃体及舌根部。至下颌下腺的动脉及颏下动脉已在舌骨上部一节中述及。

咽升动脉(ascending pharyngeal artery)由颈外动脉于起始部稍上处发出，为颈外动脉各分支中最小者，在颈内动脉与咽侧壁之间垂直上行，分出数支至咽部，一支至腭部及腭扁桃体，下鼓室支至鼓室，数分支至脑膜，末支为脑膜后脉通过颈静脉孔入颅。咽升动脉尚分支供应邻近的肌肉，并与颈升动脉吻合。在少数情况下咽升动脉由枕动脉发出。

枕动脉(occipital artery)的起点与面动脉相对，向上向后行经二腹肌后腹深面，位于颈内动静脉的浅处，继而向上向后通过胸锁乳突肌与斜方肌在颅骨上的附着点之间上达头皮。枕动脉除分支供应邻近的肌肉以外，尚有下列分支：(1)一支与肋颈干所发出的颈深动脉吻合。(2)一支与颈横动脉的升支吻合。(3)一支与椎动脉吻合。(4)一支向后至胸锁乳突肌。(5)一耳支至耳郭后面。(6)一乳突支经乳突孔进入颅骨供应乳突小房。(7)一脑膜支经髁管或舌下神经管入颅。前3支构成颈动脉系统与锁骨下动脉系统之间的侧支循环。枕动脉的表面投影为由舌骨大角到乳突基部的连线。

耳后动脉(posterior auricular artery)在二腹肌后腹上缘平面以上发出，有时可能发自枕动脉，通过腮腺，沿茎突上行，通过耳郭与乳突间的沟中，跨过乳突基部上达头皮。耳后动脉除分支至邻近的肌肉及腮腺以外，尚有一支茎乳动脉至乳突小房与鼓室，一耳支至耳郭后面。

颈外动脉至下颌颈处分成的末支**颞浅**与**颌内动脉**已在第三章第四节中述及。

颈动脉体与颈动脉窦

颈动脉体(carotid body, glomus caroticum)：颈总动脉分叉部含有两种感觉结构，颈动脉体及颈动脉窦，外科重要性各异。颈动脉体又名**颈动脉球**，为位于颈总动脉分叉部后面的一块扁的组织，大小约为2.5 mm×5 mm到4 mm×7 mm，借结缔组织紧密附着于血管壁，上端有时向上延伸到颈总动脉分叉的平面以上。颈动脉体由上皮样细胞组成，细胞之间有若干毛细血管或窦状隙。此种结构与内分泌器官相似。此种间质组织为结缔组织分成若干小叶，并借结缔组织附着于颈总动脉的外膜。颈动脉体内尚含有许多神经及神经末梢。此种神经并非交感神经，而为一种感觉神经。颈动脉体为一种特殊感觉器官，或者称为血管化学感受器，对血液中的化学变化敏感，经此传入神经系统，引起心血管输出量及呼吸变化的反射。对颈动脉体最重要的刺激为缺氧，可以引起显著的血压增高及心跳加速，以及相应的呼吸加快及加深，以求纠正缺氧状态。有研究认为颈动脉体含有儿茶酚胺(catecholamines)。也有研究认为颈动脉体可能来自神经嵴(neural crest)。

颈动脉体在外科学方面的重要性，在于其有时发生肿瘤。肿瘤的性质主要可能为血管性或上皮性。此种肿瘤无典型症状，多发生在30岁以后，手术前常不易获得确诊。颈动脉体瘤不分泌儿茶酚胺者无症状。肿瘤可能完全围绕颈总动脉或颈内动脉。血管造影可作正确诊断。

颈动脉窦(carotid sinus, caroid bulb):此窦在结构及功能方面皆不同于颈动脉体,为颈总动脉分叉处的膨大部,主要位于颈内动脉的起始部。在颈动脉窦的部位,血管壁所含的弹性组织特别多,肌肉较少,但是含有若干复杂的感觉神经末梢,承受血压变化的刺激,形成压力感受器。刺激颈动脉窦时,即引起心跳变慢及血压下降。由于在右侧锁骨下动脉及主动脉弓上也含有相似的压力感受器,因而仅切除一侧或两侧颈动脉窦的**神经供应**以后,并不能引起持久性的血压升高。迷走神经颈部的压力承爱功能纤维尚有防止血压升高的作用。

颈动脉窦在临床上的重要性,在于其对压力特别敏感。例如转头等加之于颈动脉窦的轻微压力,即可能引起心跳变慢、血压降低以及知觉丧失等结果。此种特殊敏感的颈动脉窦症状,称为**颈动脉窦综合征**(carotid sinus syndrome),可以切断其神经供应以消除之。颈动脉窦与颈动脉体皆由颈动脉窦神经供应,主要或完全发自舌咽神经出颅以后的部分(图 4-54)。供应颈动脉窦的神经在颈内、外动脉间的结缔组织中或颈内动脉的表面下降。有时可见此神经与迷走神经、颈上交感神经节、甚或舌下神经之间皆有联系。实际上舌下神经及交感神经与颈动脉体的功能无关,迷走神经与颈动脉体的关系亦属疑问。颈动脉窦的**神经**供应常在邻近颈总动分叉处进入,手术切断的方法,为切除颈内及颈总动脉的外膜,以及在颈总动脉分叉平面以上切除颈内、外动脉间的结缔组织,对于大部分病例皆可有效。

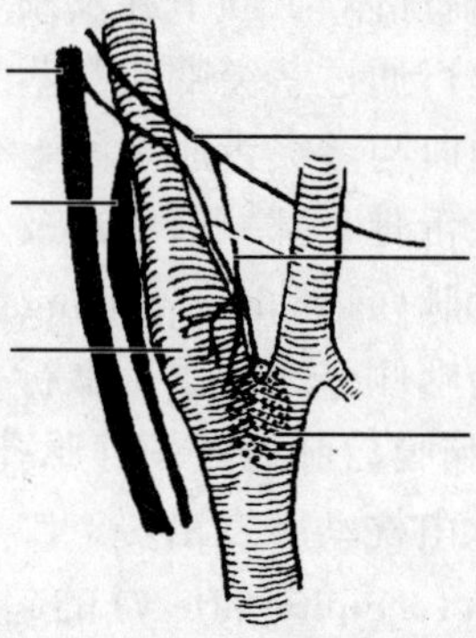

图 4-54　颈动脉窦与颈脉体及其神经供应

颈内静脉

行径及邻属:颈内静脉(internal jugular vein)由颅底颈静脉孔起始,为乙状窦向下的延续,向下略偏前行,通过颈部,至锁骨的内侧端上缘后方,与锁骨下静脉汇合成头臂静脉。颈内静脉的起始部在颈静脉孔及颈静脉窝中有时扩大成**颈静脉球**(jugular bulb),可能突入鼓室底部。由于上矢状窦常偏向右侧而汇入右侧横窦,所以右侧的颈静脉球常较大。颈内静脉的上段位于颈内动脉的后方,向下即渐转到动脉的外侧,下段即位于颈总动脉的外前方(图 4-55)。舌咽、迷走及副神经分隔颈内动、静脉的上部。稍向下,舌咽神经即通过动、静脉之间向前走,副神经即通过静脉的浅面或深面走向后下方,迷走神经一直在动、静脉之间后方的沟中下行。颈内静脉在大部分行程中四周绕以颈动脉鞘内的颈深淋巴结。在颈根部,右侧颈内静脉略偏颈总动脉的外侧,跨过右侧锁骨下动脉的前面而与锁骨下静脉汇合,左侧颈内静脉则略微重叠在颈总动脉的前面。颈内静脉在接近下端处可能又出现一个扩大部。

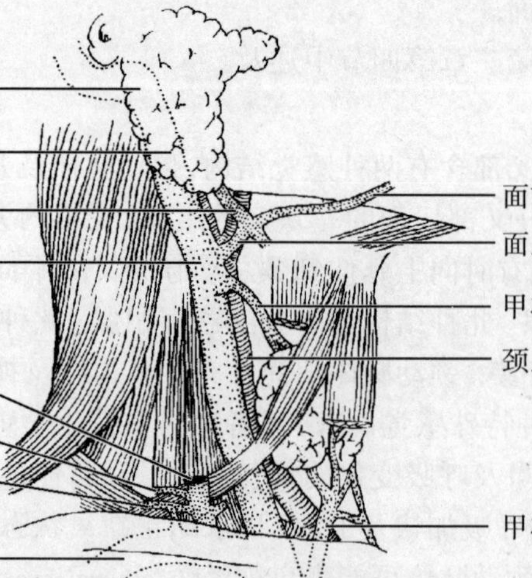

图 4-55　颈部深静脉

颈内静脉在行程中,前面大部分为胸锁乳突肌所掩盖,仅上段位于腮腺深面,其间隔以茎突、茎突咽肌、茎突舌骨肌及二腹肌后腹。此段静脉浅面有耳后动脉、枕动脉及副神经等跨过 。稍向下静脉的前面有枕动脉的胸锁乳突肌支跨过。再向下颈内静脉即进入胸锁乳突肌的深面,与肌肉之间,全程有淋巴结相间,在甲状软骨平面有颈神经降支,稍下有甲状腺上动脉的胸锁乳突肌支,在环状软骨平面有肩胛舌骨肌中间腱,再向下有胸骨舌骨肌及胸骨甲状肌相间。

颈内静脉的后方,先跨过寰椎横突,向下即位于其余的颈椎横突尖外侧,肩胛提肌、中斜角肌及前斜角肌的前面,有椎前筋膜及颈动脉相隔。

汇入支：颈内静脉接收岩下窦，咽静脉、面总静脉、舌静脉、甲状腺上静脉及甲状腺中静脉。**岩下窦**(inferior petrosal sinus)协助引流海绵窦，通过颈静脉孔的前格出颅，汇入颈内静脉的上端。**咽静脉**(pharyngeal vein)起于咽旁及咽后的咽静脉丛，沿咽升动脉下行，经过颈内动脉的浅处或深处，在颈上部汇入颈内静脉。**面总静脉**(common facial vein)在各汇入支中最大，由面前与面后静脉汇合形成，向下向后走，在甲状软骨上缘平面汇入颈内静脉。面总静脉有时接收舌静脉及甲状腺上静脉。**舌静脉**(lingual vein)常在舌骨大角平面跨过颈外动脉汇入颈内静脉，也可汇入面后或面总静脉。**甲状腺上静脉**(superior thyroid vein)跨过颈总动脉浅面汇入颈内静脉，也可汇入面总静脉。**甲状腺中静脉**(middle thyroid vein)在环状骨平面跨过颈总动脉汇入颈内静脉。**椎静脉**(vertebral vein)可以汇入颈内静脉的下端后内面，也可汇入头臂静脉的起始段。**颈外静脉**(external jugular vein)也可能汇入颈内静脉的下段。在颈内静脉与锁骨下静脉的交角内，右侧有**右淋巴导管**汇入，左侧有**胸导管**汇入。

在颈根部有时可见到或摸到静脉搏动，由于右心室收缩压力上传所致。因为上腔静脉及头臂静脉中无瓣膜，在某些病变中，如二尖瓣病变，引致循环压力增加，再致右心室及大静脉压力增加。

在邻近颈静脉球处，有一些组织与舌咽神经相连，可能为化学感受组织，与颈动脉体相似。有人认为此处肿瘤即起源于此种组织，可能侵入邻近的骨骼。舌咽神经鼓室支及迷走神经耳支走在颞骨中的部分亦可见有类似组织，也可能在此处发生肿瘤。

脑神经颈部

迷走神经

迷走神经(vagus nerve)在颈静脉孔中位于舌咽神经与副神经之间，膨大成**颈节**(上节)。在颈节或其紧下方接收副神经颅内根的部分，构成迷走神经随意运动纤维的主要部分。迷走神经出颅以后又形成**结状节**。神经干向下走的行程中，初位于颈内动脉的内侧，继因静脉转到动脉外侧而位于动静脉之间后方的沟中，在颈动脉鞘内下降入胸腔。迷走神经位置异常者较为罕见，可以位于颈动、静脉的前方，亦偶可有一段为双干(图 4-56)。

迷走神经**颈节**(jugular ganglion)与副神经颅内段及舌咽神经岩节之间皆有交通支相连，通过其耳支与面神经交通，与颈上交感神经节之间亦有交通。**结状节**(nodose ganglion)长约 2.5 cm(图 4-57)，与舌下神经、颈上交感神经节以及第 1、2 颈神经之间皆有交通支。

迷走神经在颈静脉窝中发出一条脑膜支及一条耳支，在颈部发出咽支、喉上、喉返及上心支。**脑膜支**由颈节发出，返回入颅，分布于颅后窝的硬脑膜。**耳支**亦由颈节发出，很快即与发自舌咽神经岩节的耳支联合，行经颈内静脉的后方，通过颈静脉窝外侧壁的骨孔进入颞骨。**咽支**由结状节上端发出，主要含有副神经颅内根的纤维，为咽部主要的运动神经，跨过颈内动脉的外面，通过颈内、外动脉之间，至咽中缩肌上缘即分成若干支，与舌咽、交感及喉外等神经的分支合而形成咽丛，再由此丛分支至咽部肌肉与黏膜以及除腭帆张肌以

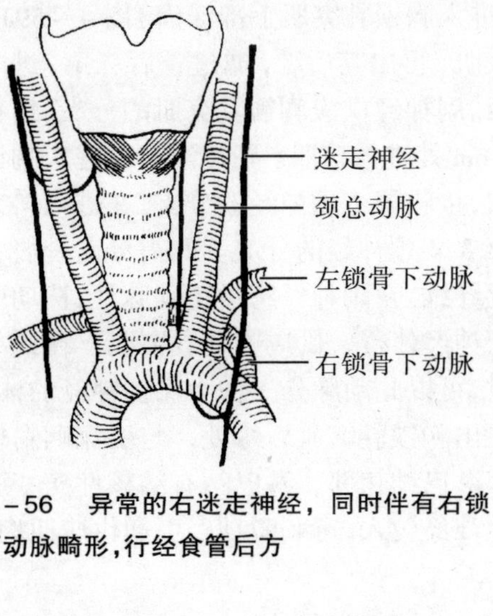

图 4-56　异常的右迷走神经，同时伴有右锁骨下动脉畸形，行经食管后方

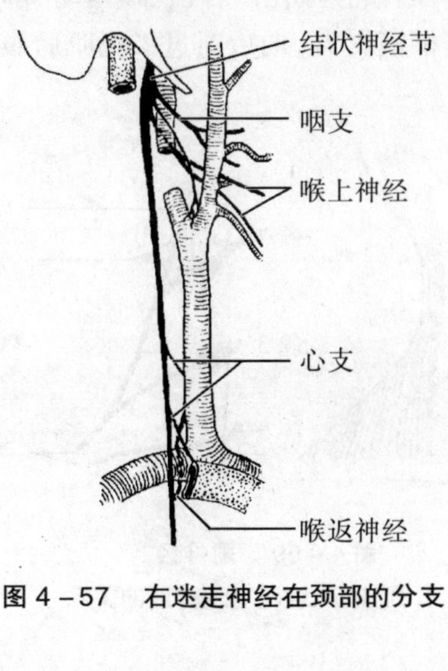

图 4-57　右迷走神经在颈部的分支

外的软腭肌肉。**喉上神经**(superior laryngeal nerve)由结状节的中部或下端发出,常接收来自颈上交感神经节的一条交通支,在颈内动脉的后方邻近咽侧壁下降,分为喉内、外神经至喉部。**上下心支**有 2 ~ 3 条,在颈上部及下部由迷走神经发出,上部分支与交感神经心支交通,下行至心丛深部;下部分支在第 1 肋平面上方发出,右侧者经头臂动脉的前面或侧面至心丛深部,左侧者经主动脉弓的左侧至心丛浅部。**喉返神经**(recurrent laryngeal nerve)为迷走神经在颈部的重要分支。右喉返神经由迷走神经通过锁骨下动脉前方的部分发出,向后绕过该动脉的下面再向上走向气管的后外面。左喉返神经由迷走神经跨过主动脉弓时发出,绕过主动脉弓的下面至其后方,再上行至气管的后外面。喉返神经在胸腔内的行程中,可能受到食管癌或支气管癌的侵犯,也可能受到主动脉弓动脉瘤的牵扯。二尖狭窄严重的患者左心房扩大,可能因左肺动脉被推向上方,将左喉返神经挤压在主动脉上而使之瘫痪。迷走神经尚含有供应颈下部及胸上部的化学感受组织及血管降压的抑制神经,在颈上部发出,与主干同行。

舌咽神经

舌咽神经(glossopharyngeal nerve)通过颈静脉孔的中格出颅,位于迷走神经及副神经的前外侧,出颅以后通过颈内动脉与颈内静脉之间向前走,再在颈内动脉的前方下降,位于茎突及附着于此处的肌肉深处。舌咽神经至茎突咽肌下缘再转而向前走,位于茎突咽肌与咽中缩肌面上(图 4-58),再向前即进入舌骨舌肌深面,分为扁桃体支及舌支,分布于腭扁桃体、舌基部及咽峡部的黏膜,以及口腔内的黏液腺。

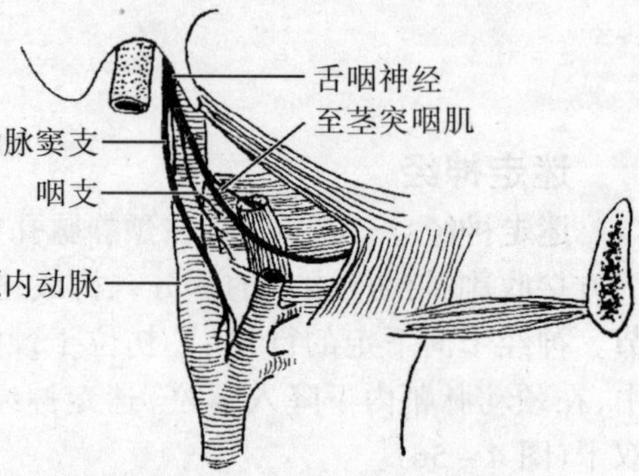

图 4-58 舌咽神经在颈部的行径

舌咽神经在颈静脉孔中有上节及岩节(下节)。**上节**较小。**岩节**(petrous ganglion)较大,与颈上交感神经节之间有交通支相连,分出一支至迷走神经耳支,一支至迷走神经颈节,并发出鼓室神经。鼓室神经通过颞骨进入鼓室丛。患舌咽神经痛延及耳部时,在颅外切断神经即无效,须在颅内切断。

舌咽神经在颈静脉孔的紧下方有时分出一支,穿过二腹肌后腹,与面神经出茎乳孔处交通。舌咽神经再向下又分出**颈动脉窦神经**(intercarotid nerve, nerve of Hering),沿颈内动脉下降至其起始部,与迷走神经咽支及交感神经交通,终于颈动脉窦及颈动脉体。舌咽神经在靠近颈内动脉处发出 3 ~ 4 条咽支,在咽中缩肌面上与迷走神经咽支及交感神经合而形成**咽丛**(pharyngeal plexus),通过此丛供应咽壁的黏膜。舌咽神经在沿茎突咽肌下缘内面进行时分出一支至该肌。

副神经

副神经(accessory nerve)在颈静脉孔中即分为内、外两支。内支为颅内根,参加迷走神经结状节,随之分布于咽、喉及软腭的随意肌,并供给心脏的抑制神经。外支为脊髓根,完全为供应胸锁乳突肌及斜方肌的随意运动纤维,出颈静脉孔以后,在颈内动、静脉之间下降,向下向后经过静脉的前方(少数可能行经静脉的后方),跨过寰椎横突尖,向后通过二腹肌后腹及枕动脉深处,进入胸锁乳突肌上部深面(图 4-59),亦可穿过该肌,再出其后缘,通过颈后三角,进入斜方肌深面。副神经供应胸锁乳突肌的分支,约在乳突下方 4 cm 处进入该肌。副神经在未进入胸锁乳突肌以前,接收第 2 颈神经的分支,在进入斜方肌处接收第 3、4 颈神经的分支。此类分支一般皆认为是感觉纤维。在副神经跨过枕动脉处,枕动脉有一分支与神经伴行,供应胸锁乳突肌。在此部进行手术时,可以此动脉分支作为保护神经的标志。副神经在出胸锁乳突肌后缘处,与引流咽扁桃体的颈上深淋巴结相邻。淋巴结有结核性病变肿大时常将副神经包入,可刺激神经引起供应肌肉痉挛,产生

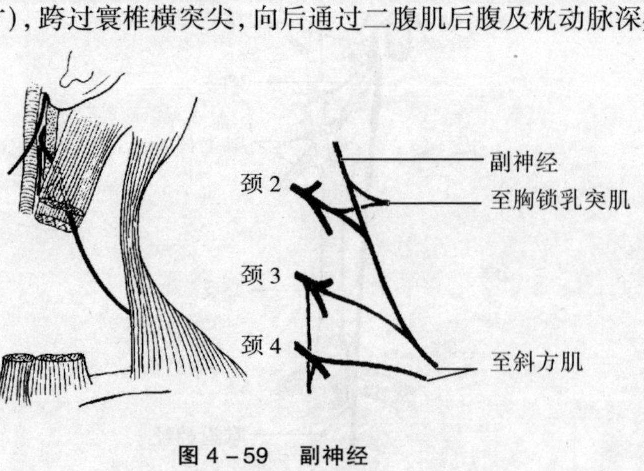

图 4-59 副神经

A:行径;B:副神经与颈神经的关系

斜颈。手术切除此淋巴结时亦易伤到副神经。有时可以切断副神经,与面神经吻合以治疗面神经瘫。

舌下神经

舌下神经(hypoglossal nerve)通过舌下神经管出颅,下行途中先位于颈内动、静脉的内侧,继位于迷走神经的后方,随即通过颈内动、静脉之间走向前下,经过二腹肌后腹深面,至该肌下缘以下即转而向前,绕过枕动脉,跨过颈内、外动脉及舌动脉的外面,通过二腹肌中间腱及茎突舌骨肌的深处,进入下颌舌骨肌与舌骨舌肌之间,供应舌肌(见图4－52)。

舌下神经在紧邻颅底外面与迷走神经结状节之间有些细支相连,在绕过枕动脉处分出一支至咽丛,在对寰椎处接收发自颈上交感神经节的一交通支,在通过第1、2颈神经根附近时接收来自第1、2颈神经的分支,在靠近舌骨舌肌前缘处与舌神经之间有些细支相连。

舌下神经在通过舌下神经管时发出一些脑膜支，分布于颅后窝。舌下神经在绕过枕动脉处分出一条降支,在颈动脉鞘中或鞘的前面下降,也可被包埋在鞘的前壁中。舌下神经在邻近舌骨舌肌后缘处又分出甲状舌骨肌的神经,跨过舌骨大角至该肌。舌下神经降支以及至甲状舌骨肌与颏舌骨肌的分支,皆由颈神经纤维组成,舌下神经本身仅供应舌肌。

颈袢由舌下神经降支与第2、3颈神经的分支组成,位于颈动脉鞘的前面,高低不恒定,常邻近肩胛舌骨肌中间腱。第2、3颈神经降支可在颈内、外动脉之间下降,或者先位于颈内动脉的后面,再绕过其外面,到达其前面。至肩胛舌骨肌上腹的神经由舌下神经降支发出。由颈袢分支至胸骨舌骨肌、胸骨甲状肌及肩胛舌骨肌下腹(见图4－24,图4－25)。

舌下神经在颅底下方与面神经相距不远,治疗面神经瘫时,可以切断舌下神经,再与面神经吻合。

颈交感神经节干

位置及邻属

颈交感神经节干(cervical sympathetic trunk)常由3个神经节与相连的神经纤维组成,位于颈动脉鞘的后方稍偏外,后为头长肌与颈长肌,由乳突下方伸展到第1肋后端,行程相当于各颈椎横突尖的连线内侧。颈交感神经节干包埋在椎前筋膜的前面,将颈动脉鞘内结构向前内牵引时,不至于牵动交感干的位置。颈交感干在下方与胸交感干相续，上端则分支至颈内动脉四周形成神经丛并沿之延伸入颅内。颈交感神经节的数目并不恒定为3个,有人统计100例尸体的结果,可为2～6个,4个者占56%。

神经节及分支

颈上交感神经节(superior cervical ganglion)：此节最大，位于第2、3颈椎横突之前，颈内动脉起始段之后,头长肌面上,前邻迷走神经结状节。由此节发出灰交通支至上四颈神经,至颈外动脉的神经丛,咽支至咽丛,**上心支**沿大血管后面至心丛,交通支至迷走神经、舌咽神经及舌下神经。**颈内动脉丛**由此节上端发出,主要为此节的神经元胞体发出的节后纤维。颈内动脉丛在海绵窦中分出许多纤维至眼眶；另有一部分纤维形成岩深神经,与岩大神经合成翼管神经,进入翼腭节;也可能有一些纤维分布于面上的皮肤,其他纤维则随颈内动脉的颅内分支分布。颈内动脉丛中可能含有神经节,可能为颈上节的一部分异位形成。此外,颈内动脉丛中也可能含有来自上部胸神经的传入纤维。

颈中交感神经节(middle cervical ganglion)：此节最小，肉眼可能看不到，神经元胞体也可能分散在神经干中。如有此节,即位于第6颈椎横突前面,甲状腺下动脉的前方或后方。此外,有时在稍低位置出现1个神经节,相当于7颈椎平面,位于椎动脉的前方或前内方,前有椎静脉,上端与星状节相齐,但是隔以椎动脉,与星状节的上端之间有锁骨下袢及通过椎动、静脉两侧的纤维相连(图4－60)。此种低位的神经节又称为**中间节**(intermediate ganglion),有统计占87.7%。由颈中节发出灰交通支至第5、6颈神经,**中心支**至心丛,一神经丛至甲状腺下动脉。

颈下交感神经节(inferior cervical ganglion)：此节位于椎动脉后方，第1肋颈与第7颈椎横突之间的前方,前邻胸膜顶,后外有肋颈干,在左侧内前有胸导管。由颈下节发出灰交通支至第7、8颈神经,**下心支**至心丛,一神经丛至锁骨下动脉及其分支。颈下节有时与第1胸交感神经节合而形成星状节。

星状节(stellate ganglion)的位置相当于第7颈椎横突与第1肋骨头平面。锁骨下动脉发出椎动脉处紧贴

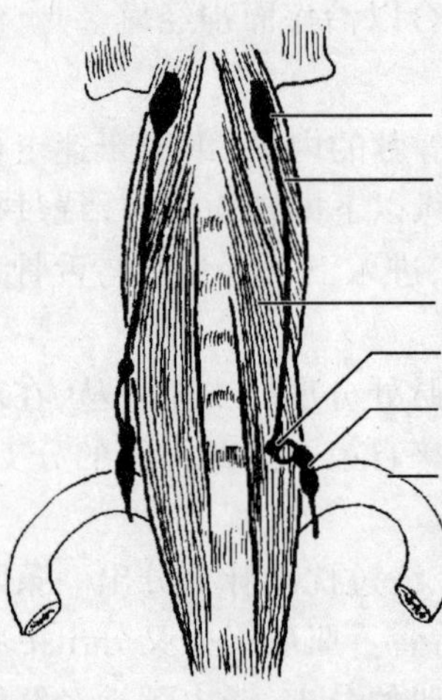

图 4-60　颈交感干,表示颈中间节位置

神经节的前外面。椎动脉的起始部即位于神经节的前方稍偏外。星状节的前下面与胸膜顶相邻,后外缘邻近肋颈干。胸导管通过星状节的内前方。由此可见,进行星状节的手术较为困难。

由星状节发出的纤维在颈交感干内上行,途径不一。如果出现中间节,即有一些纤维在椎动脉的两侧上行到此节,而后再向上进行。如不出现中间节,纤维即直接上行至颈中节,如无中节即直接到颈上节。此外,有一些节前纤维通过星状节绕过锁骨下动脉的下面到其前方与中间或颈中节相连而形成**锁骨下袢**。此袢有时与星状节的上端相连,或者直接与颈交感干相连。

上述各颈交感神经节与脊神经之间的交通支及其行径并不恒定。交通支上也可能含有小的神经节,因而交通支上也可能含有少量节前纤维。至第6、7颈神经的交通支发出分支沿椎动脉上行而形成椎神经。椎神经分支加入椎动脉神经丛。此丛并不随动脉进入颅内,至颈上部即为另一神经丛所代替。该丛的感觉纤维来自第3或2、3颈神经,交感神经纤维来自颈上节。

颈交感神经封闭注射法

颈交感神经节封闭法: 供应头、面、颈及上肢的交感神经节前纤维,皆起自脊髓第1胸节以下,通过胸1~4白交通支。在交感神经节干第1胸节以上封闭颈下节或星状节,即可阻断上述区域内的交感神经供应。供应各区域的节前与节后神经元及通路,已在第一章中述及。

封闭**颈下节或星状节**的方法不一,由前面注射的方法比较安全。患者仰卧仰头。下针点定在气管旁锁骨上两横指宽处,亦即在环状软骨平面下一横指宽处,对胸锁乳突肌内缘及第7颈椎横突。用5~8 cm长针头直接朝后进针,将胸锁乳突肌前缘压向后外以推开颈动脉鞘。至针尖触及第7颈椎横突以后再退回0.5~1 cm,此时应位于颈长肌之前,抽无血液或液体时即可注射1%普鲁卡因10 mL。注射成功时即出现**霍纳综合征**(Horner's syndrome),瞳孔变小,因扩瞳肌麻痹;同侧面部不出汗;因提上睑肌瘫痪而睑裂变小等体征。由后面下针法为在第7颈椎与第1胸椎之间,正中线旁两横指宽处进针,触及第7颈椎横突而后经其下缘滑入,略向内斜,深入一横指即可注射麻药。

封闭**颈中交感神经节**的方法,病人仰卧,头转向对侧,摸清前斜角肌,在其浅面平环软骨对第6颈椎横突进针,经颈总动脉后方或前斜角肌内侧刺入。注射成功时,即出现瞳孔缩小及睑裂变小。

封闭**颈上交感神经节**的方法,病人仰卧,头转向对侧,在胸锁乳突肌前缘平舌骨进针。舌骨平第3颈椎横突。摸清颈总或颈内动脉,经动脉后方刺向第3颈椎横突。在此处注射麻药以后,将针抽回至皮下,再转向上方一横指远的第2颈椎横突,注射麻药。注射成功时,即出现瞳孔缩小及睑裂变小。

颈部迷走交感神经封闭: 迷走神经及交感神经节干颈段皆发出心支进入心丛,参加胸腔脏器的神经供应。因此,对于胸部创伤或胸腔大手术的病人,进行颈部迷走交感神经封闭,可以减免发生胸膜休克。封闭的方法为在胸锁乳突肌后缘与颈外静脉的交点下针,向上向内,触及椎体,抽无回血时即可注入0.25%普鲁卡因40~50 mL。

颈　丛

组成及邻属

颈丛(cervical plexus)由上四颈神经前支组成,于颈深肌(头夹肌、颈夹肌、肩胛提肌、中斜角肌)起点处出现,向外位于肩胛提肌及中斜角肌的前面,椎前筋膜的后方,为胸锁乳突肌所掩盖。四神经中,除第1颈神经以外,各皆分为上、下两支。第1支与第2颈神经上支联合。第2颈神经下支与第3颈神经上支联合。第3颈神经下支与第4颈神经上支联合。第4颈神经下支进入臂丛。由此可见,颈丛有3个神经袢,第1向前至寰椎前面,另二者则向后。

分支

颈丛的分支分浅、深两组及交通支。**浅组**有颈前皮神经(颈2、3),枕小神经(颈2),耳大神经(颈2、3),锁骨上神经(颈3、4),各神经的行径及分布已在本章第二节中述及。**深组**为肌支,又分前、后两组。颈丛的根部位于椎前筋膜的后方,分支即穿过椎前筋膜。

深组分支的前组(内组)有膈神经(颈3、4、5),头长肌支(颈1、2、3),头前直肌支(颈1、2),头侧直肌支(颈1)。

深组分支的后组(外组)有胸锁乳突肌支(颈2),肩胛提肌支(颈3、4),斜方肌支(颈3、4),中斜角肌支(颈3或颈4)。

前组交通支至舌下神经者分支至甲状舌骨肌(颈1)及颏舌骨肌(颈1),再形成舌下神经降支供应舌骨下肌。由第1个神经袢发出交通至迷走神经、舌咽神经及交感神经。由颈2、3分出**颈降神经**参与构成**颈袢**。上四颈神经皆接收来自交感神经节的灰交通支。

后组的交通支有至副神经者(颈2、3)。

膈神经

行径及邻属:膈神经(phrenic nerve)主要由第4颈神经的分支形成,另有颈3、5的纤维参加,越过前斜角肌的外缘而至其前面,紧贴该肌前面向下略偏内走,至该肌止于第1肋上缘处即越过该肌的内缘,经过第1肋及锁骨下静脉的后方进入胸腔。膈神经的起点相当于甲状软骨中点平面,进入胸腔处对锁骨的内侧端,在颈部的行程中位于胸锁乳突肌深面椎前筋膜的后方(图4-61)。

变异:少见的变异是膈神经可能起自颈1、2、3、5、6或胸1。常见的变异是有**副膈神经**(accessory phrenic nerve)存在,约占22.5%~30%,有统计高达73.8%者,多发自颈5或颈6,也可能发自颈3、4。发自颈5的副膈神经与锁骨下肌神经同起自臂丛,或与肩胛上神经同起。副膈神经在膈神经的外侧下降,可能在颈部即与膈神经联合,但多数是行经锁骨下静脉的前方进入胸腔,在第1肋与肺门之间与主干汇合(图4-62)。

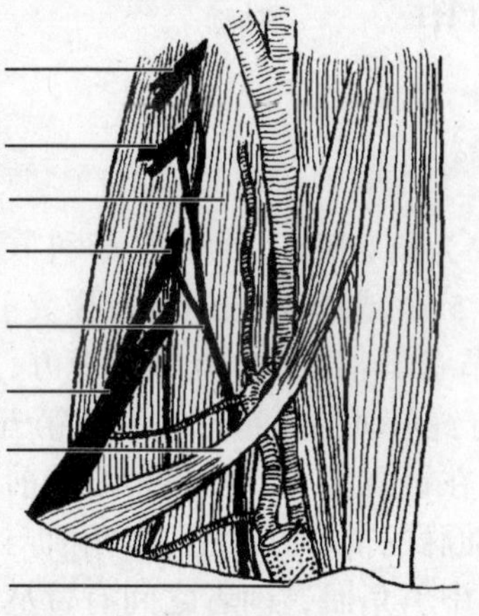

图4-61　膈神经及其邻属

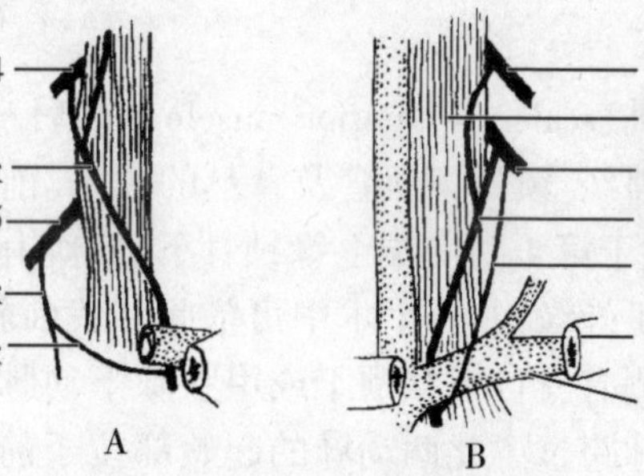

图4-62　副膈神经的两种类型

A:发自锁骨下肌神经;B:发自颈4的长支

封闭注射:对于持续性呃逆可行膈神经封闭。患者平卧,头转向对侧,在锁骨上约一横指半宽处可以摸到前斜角肌,在其外缘与中斜角肌之间的沟中下针,与皮肤面垂直刺入,进入前斜角肌时即可注射麻药。如果针先深入触及颈椎横突,即抽回1~1.5 cm,再注射麻药,较易成功。此法亦适用于暂时麻痹膈神经。

手术显露:治疗肺结核采取萎陷疗法时,有的病例可以采取膈神经暂毁术或撕脱术,使患侧一半膈肌发生暂时性或永久性瘫痪,以达到使肺萎陷的目的。在锁骨上一横处作横切口,长约4 cm,中点对胸锁乳突肌后缘。切开浅层组织,将胸锁乳突肌向内牵开,深处即遇颈后三角内的脂肪蜂窝组织,再向深处稍内侧分离,即可清晰显露前斜角肌浅面的椎前筋膜,见到膈神经走在筋膜与肌肉表面之间,切开筋膜即可分出一段神经。如果仅作暂毁术,夹毁0.5~1 cm一段即可。如果作撕脱术,则先切断神经,再抽出其胸腔段。此一手术要点,首先在于能识别前斜角肌。此肌纤维的走行方向朝下略偏外,而膈神经则朝下略偏内。此外,应注意勿将内侧的迷走神经及交感干或者外侧的臂丛神经误为膈神经。迷走神经位于颈动脉鞘内。交感干位于颈动脉鞘的后方,位置偏内,包埋在椎前筋膜的前面,不在该筋膜的后方,而且也不在前斜角肌的面上。臂丛神经的走行方向朝向下外,而且在前斜角肌外缘以外。诸此皆与膈神经不同,可以鉴别。在分离膈神经时轻夹之即可引起膈肌收缩,若为其他神经则无此反应。

手术能否达到预期的效果,与有无副膈神经存在有密切关系。如有副膈神经,仅夹毁其主干即达不到目的,因此应再找寻锁骨下肌神经及沿前斜角肌外缘找寻有无由臂丛发出的下行神经,一并夹毁。此外,在进行膈神经撕脱术时,如有副神经,因其行经锁骨下静脉的前方,而膈神经则行经该静脉的后方,两神经在胸腔内联合而环抱该静脉,所以在抽出膈神经时易有使该静脉被撕裂而产生致命性出血的危险。

阻滞麻醉

进行颈部前面及外侧部分的手术,可以采用颈丛阻滞麻醉,注射第 2、3、4 颈神经根及颈前皮神经与锁骨上神经绕过胸乳突肌后缘的部分。第 1 颈神经无感觉支至颈前部,一般不需注射。患者平卧,头向对侧转 90°。先注射第 2 颈神经。在乳突下方能摸到的 1 个横突为第 2 颈椎横突,在可摸到颈动脉搏动的外侧下针,至触及第 2 颈椎横突为止,将针抽回 2 mm 即可注射麻药。摸清舌骨,在此平面紧依颈动脉搏动的外侧下针,至触及第 3 颈椎横突的前面为止,将针抽回 2 mm 再注射麻药。摸清甲状软骨,在其上缘平面稍下方紧依颈动脉搏动的外侧下针,至触及第 4 颈椎横突为止,将针抽回 2 mm 再注射麻药。如此即可麻醉第 2、3、4 颈神经根。为能保证麻醉完善,可再在胸锁乳突肌后缘中 1/3 注射适量麻药,以麻醉颈前皮神经与锁骨上神经。如果需要麻醉两侧时,一侧如上法注射,另一侧仅在胸锁乳突肌后缘中点处注射而不注射神经根,手术中必要时再辅以局部浸润。因为同时注射两侧神经根,即将两侧的膈神经皆麻醉,影响呼吸。

采用上述方法进行神经阻滞麻醉时,由于胸锁乳突肌的神经供应,除有来自颈 2 的分支以外,尚有副神经的分支,舌骨上、下方肌肉的神经供应尚有来自随舌下神经进行的颈 1 分支,均未被麻醉,所以效果并不完全,手术过程中必要时尚须辅以局部浸润。

第六节 颈后三角

深部肌肉

前斜角肌(scalenus anterior muscle):颈后三角内深部肌肉主要为前、中、后斜角肌,外科方面的重要性主要在其与膈神经、锁骨下血管及臂丛的关系。前斜角肌起自第 3、4、5、6(或为 4、5、6)颈椎横突前结节,向前下偏外进行,止于第 1 肋前端上缘锁骨下动脉沟前方的前斜角肌结节(图 4－63)。在锁骨上方,前斜角肌外缘与胸锁乳突肌外缘相对,手术中可依此寻找前斜角肌。膈神经与前斜角肌的关系已在本章第五节中述及。在膈神经的内侧有发自甲状颈干或甲状腺下动脉的颈升动脉上行。在锁骨上方,前斜角肌的前面有颈横动脉及肩胛上动脉跨过。此两动脉的起始部位于前斜角肌的内侧,椎动脉的前方,分隔前斜角肌与颈动脉鞘。前斜角肌的前面近其止点处有锁骨下静脉跨过。前斜角肌的后方有中斜角肌,两者之间有臂丛及锁骨下动脉通过。甲状颈干沿前斜角肌的内缘向上走。在左侧胸导管通过前斜角肌的内侧,至其前面与颈内静脉之间,进行左侧膈神经或前斜角肌的手术时应注意及此,避免伤及。异常者偶可见此肌有一部分纤维行经锁骨下动脉的后方。

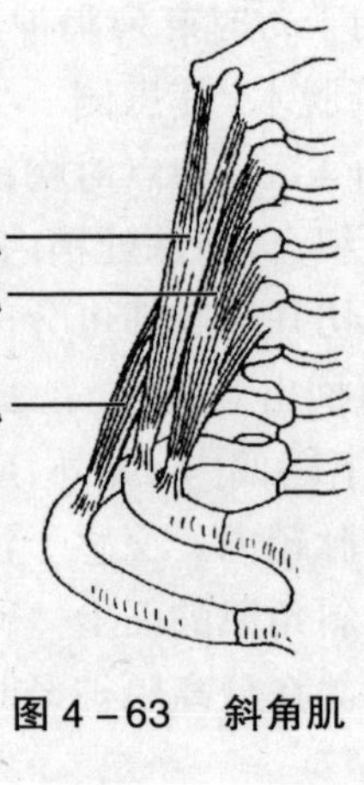

图 4－63 斜角肌

中斜角肌(scalenus medius muscle):此肌在斜角肌中最大,多数起自所有颈椎横突后结节,少数起自第 2～7、3～7 或 3～6 颈椎横突后结节,向下外止于第 1 肋上面的锁骨下动脉沟的后方或后外方。中斜角肌的下部与前斜角肌之间隔以臂丛及锁骨下动脉。如果中斜角肌的止点过于偏前,即可与前斜角肌紧邻或者与之相混,下端与前斜角肌之间的间隙即变小。使锁骨下动脉与臂丛下干的位置变高。平卧头转向对侧,即可摸清前、中斜角肌之间的沟。此沟为一重要标志,臂丛及锁骨下动脉皆经此显出。

后斜角肌(scalenus posterior muscle):此肌较短,起自第 6、7 或 5、6、7 颈椎横突后结节,向下外止于第 2 肋外面。此肌除止点部分以外,与中斜角肌之间无明显分界。

小斜角肌(scalenus minimus muscle):此肌约在 2/3 人体中有之,可为单侧

或双侧，起自第6或第7颈椎横突前结节，止于第1肋内缘及覆盖胸膜顶的筋膜，位于锁骨下动脉与臂丛之间(图4-64)。

神经供应及作用：斜角肌皆由形成臂丛的脊神经前支所发出的短支供应，前斜角肌来自颈5~7，中斜角肌来自颈6~8，后斜角肌来自颈7或7、8，小斜角肌来自颈8。斜角肌由上方作用时，亦即在脊柱固定时，为提升第1、2肋，作用于吸气动作；由下方作用时，一侧者使脊柱颈段侧弯，两侧同时作用则使脊柱颈段屈曲。

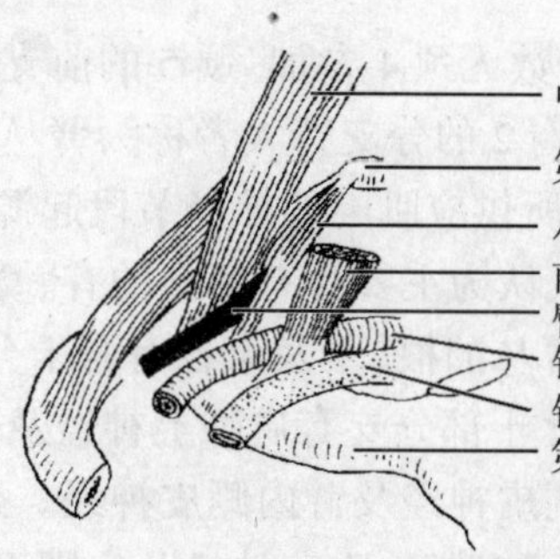

图4-64　小斜角肌

神　经

副神经

副神经(accessory nerve)通过胸锁乳突肌深处或穿过该肌，由其后缘中点出现而进入颈后三角的颈深筋膜包围层与椎前筋膜之间，斜向下外通过颈后三角，至斜方肌前缘的中、下1/3交点处进入该肌深面，终于该肌的最低部，平第12胸椎。在颈后三角内副神经的上方无重要结构。

臂丛

组成及邻属：臂丛(brachial plexus)由颈5、6、7、8及胸1脊神经前支组成，颈4及胸2亦可有分支参加，通过颈后三角进入腋窝，分有根、干、股、束及分支各部。根及干位于颈部。股部位于颈部及锁骨后。束及分支位于腋窝。

臂丛的起始部前邻前斜角肌、后邻中斜角肌，亦即位于斜角肌间隙中。各**神经根**皆位于前斜角肌后方，至该肌外缘即形成**干**(trunk)，颈5、6前支联合成上干，颈5并接收发自颈4的一小支，颈7前支单独形成中干。颈8与胸1在前斜角肌后方即联合形成下干，胸1并接收发自胸2的一小支(图4-65)。每干各又分成前、后两**股**(division)，上、中二干皆在出斜角肌间隙以后迅即分成。下干分成前、后股的位置较远，多在锁骨下动脉的后方，亦可远至锁骨后或腋窝。上、中二干所分成的前、后股接近等粗。下干所分成的前、后股则以前股特别大，参与组成桡神经的后股常很细小，因而桡神经中所含起源于颈8及胸1的纤维很少。各股又分合成**束**(cord)。所有后股合而形成后束，位于腋动脉的后方。上、中二干的前股合而形成外侧束，通过第1肋与锁骨之间时位于腋动脉的前外面。下干的前股单独形成内侧束，先位于锁骨下动脉的后方，至腋窝内即位于腋动脉的内侧略偏前。合成束的平面可能有变化。

臂丛通过颈后三角的下部，浅面有皮肤、皮下组织、颈阔肌及深筋膜包围层覆盖。锁骨上神经、肩胛舌骨肌下腹、颈外静脉及颈横动脉等皆跨过臂丛的前面。由甲状腺下动脉所发出的颈升动脉在臂丛的近侧部分前面上行。胸长神经在臂丛近侧部分的后方下降。臂丛下干位于第1肋上方，锁骨下动脉的后方，中斜角肌的前方。臂丛上限的表面投影，为由环状软骨与甲状软骨之间到锁骨中点稍外侧的引线。在瘦人颈部有时可以摸到臂丛。

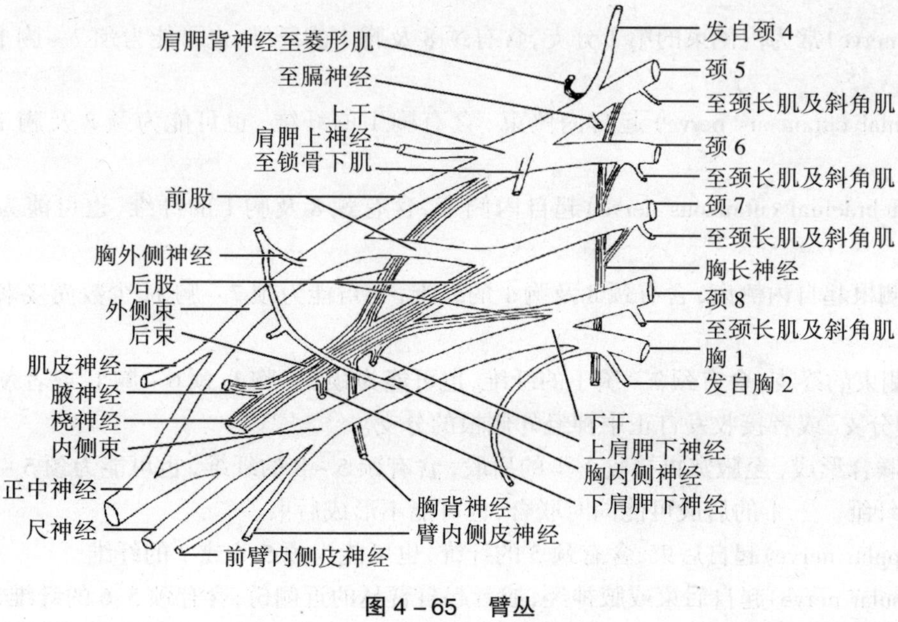

图4-65　臂丛

变异：臂丛的组成较为恒定，比较常见的变化是发自颈4及胸2的神经根。胸2常分出一小支参加。多数接收颈

4 的分支。少数无颈 4 参加。颈 5 的前支可部分或全部参加。发自颈 4 的分支特大者称为臂丛**上移位**(prefixed type)。发自胸 2 的分支特大者称为臂丛**下移位**(postfixed type),常伴有始基第 1 胸肋。在此类移位的情况下,由臂丛分支所供应肌肉的神经节段起源可能有改变,但至多不超过一节。此外,由第 2 胸神经分出参加臂丛的小支,有人认为主要含有细小的有髓鞘及无髓鞘纤维,属于交感神经系统。

分支:臂丛的根、干及束各有若干分支,股部无分支。根部分支有胸长神经、肩胛背神经、至斜角肌与颈长肌的肌支,干部分支有肩胛上神经及锁骨下肌神经。内侧束的分支有正中神经内侧根、胸内侧神经、尺神经、前臂内侧皮神经及臂内侧皮神经。外侧束有分支有胸外侧神经、正中神经外侧根及肌皮神经。后束的分支有桡神经、腋神经、胸背神经及肩胛下神经。

胸长神经(long thoracic nerve)在绝大多数情况下由颈 5、6、7 出椎间孔处所发出的分支组成,少数无颈 7 参加,有的也有颈 8 参加,各神经根在中斜角肌的前面联合成一干,经臂丛后方下降至前锯肌的浅面。胸长神经与中斜角肌的关系,有似膈神经与前斜角肌的关系,但是两神经相隔较远,而且有前斜角肌及臂丛相隔。

肩胛背神经(dorsal scapular nerve)由第 5 颈神经在邻近椎间孔处发出,偶可与锁骨下肌神经或颈 5 至胸长神经的分支同起,为前斜角肌所掩盖,穿过中斜角肌向后,继而向下经肩胛提肌的深处或穿过该肌而供应菱形肌。

至斜角肌与颈长肌的神经皆由下四颈神经在出椎间孔处发出,完全为斜角肌所掩盖。

肩胛上神经(suprascapular nerve)常由上干在将分成前、后股处发出,由颈 5 或颈 5、6 的纤维组成,也可来自颈 4、5。此神经先与上干平行而位于其外侧,继而在锁骨平面转而向外走,随肩胛上血管向后走向肩胛切迹,供应冈上、下肌。

锁骨下肌神经(nerve to subclavius)常由颈 5、6 分支组成,由上干发出,或由下干的前股分出,亦可发自颈 5 神经根或颈 4、5 联合的神经干。此神经通过臂丛及锁骨下动、静脉的前方,供应锁骨下肌,重要性在其有时分出副膈神经。

膈神经常接收发自颈 5 神经根或臂丛上干的分支。

臂丛**外侧束**含有颈 4 ~ 7 或颈 5 ~ 7 的纤维。外侧束常见的变异是分支进入尺神经以及正中神经外侧根的大小变化。在正中神经外侧根很细小者,神经在上臂常接收发自肌皮神经的一分支。

肌皮神经(musculocutaneous nerve)含有 5 ~ 7 的纤维,也可能为颈 5 ~ 6、颈 5 ~ 8 或颈 5 ~ 胸 1 的纤维。

正中神经外侧根正常者起自外侧束,含有颈 5 ~ 7 的纤维,也可能为颈 5、6,或颈 6、7 的纤维。

胸外侧神经(lateral pectoral nerve)发自外侧束,含有颈 5 ~ 7 的纤维,也可能为颈 5、6,颈 6、7 或颈7 的纤维。

内侧束正常者为下干前股的延续,因而仅含有颈 8 及胸 1 的纤维,少数含有胸 2 的纤维或发自颈 7 的纤维。

胸内侧神经(medial pectoral nerve)常为内侧束的第 1 分支,含有颈 8 及胸 1 的纤维,也可能为颈 7 ~ 胸 1 或颈 8 的纤维。

臂内侧皮神经(medial brachial cutaneous nerve)起自内侧束,含有胸 1 的纤维,也可能为颈 8 及胸 1 的纤维。

前臂内侧皮神经(medial antebrachial cutaneous nerve)起自内侧束,含有颈 8 及胸 1 的纤维,也可能为胸1。

正中神经(median nerve)**内侧根**起自内侧束,含有颈 8 及胸 1 的纤维,也可能为颈 7 ~ 胸 1,少数尚接来自外侧束的分支。

尺神经(ulnar nerve)常为内侧束的终支,含有颈 7 ~ 胸 1 的纤维,也可能为颈 5 ~ 胸 1、颈 6 ~ 胸 1、或者颈 7 ~ 胸 2 的纤维,常接收外侧束的分支,或者接收发自正中神经外侧根的分支。

后束先由上、中两干的后股联合形成,至腋窝再接收下干的后股,含有颈 5 ~ 8 的纤维,也可能为颈 5 ~ 胸 1、颈 6 ~ 胸 1、或者颈 6 ~ 8 的纤维。三干的后股可能同时联合,也可能不形成后束。

上肩胛下神经(upper subscapular nerve)起自后束,含有颈 5 的纤维,也可能为颈 5、6 或 7 的纤维。

下肩胛下神经(lower subscapular nerve)起自后束或腋神经,或者起自臂丛的近侧份,含有颈 5、6 的纤维,也可能为颈5、颈6、颈5~7、或者颈6~7的纤维。

胸背神经(thoracodorsal nerve)多起自后束，少数可能起自桡神经或腋神经，含有颈7或者颈7、8的纤维，也可能为颈5~6、颈5~7、颈6~8、或者颈8及胸1的纤维。

腋神经(axillary nerve)多起自后束，少数可能起自上、中干的后股，含有颈5、6的纤维，也可能为颈5或者颈5~7的纤维。

桡神经(radial nerve)多起自后束，少数可能起自各干的后股，含有颈5~8的纤维，也可能为颈5~7、颈5~胸1、颈6、7、颈6~胸1、或者颈7~8的纤维。

损伤：锁骨上部或者腋窝的穿透伤、骨痂、异物、瘢痕组织或血肿等，皆可使臂丛受伤。臂丛所通过的锁骨与第1肋之间的间隙较小。臂丛在腋窝内邻近喙突、胸小肌止点处的肌腱以及肱骨头。在上臂姿势不良的情况下，臂丛即易于受到相邻结构的压迫而受伤，特别是在全身麻醉时因肌肉的保护作用消失而有更大的危险。肱骨头向前脱臼，皆可能使臂丛受到广泛损伤。臂丛的各部分皆可能受伤，损伤的性质可能为挫伤、挤压伤或者撕裂伤。损伤后的体征因受伤部位及损伤性质的不同而有很大的变化，必须详细检查各分支在上肢的感觉及运动功能。臂丛不同部位损伤后的体征将在上肢一章中叙述。

阻滞麻醉：进行上肢手术、骨折或脱臼复位，皆可采用臂丛麻醉，可以经锁骨上注射麻药至根及干的四周，或者经腋窝注射麻药至束及分支的四周。前一方法较为可靠，后一方法因神经分散而较难获得满意的麻醉效果。由于臂丛在锁骨上方与胸膜顶及锁骨下动脉密切相邻，因而经锁骨上注射时有伤到此两结构的危险，应特别注意。

经锁骨上注射臂丛的方法如下。患者取卧位，头转向对侧，肩部置于尽量下垂的姿势。先摸清锁骨下动脉的搏动，约位于锁骨中点上方一横指宽处，可紧依其上方下针，向后、向内、略向下，至触及第1肋前面为止。此处紧位于锁骨下动脉的后方及前斜角肌止点外侧。将针抽回2~3 mm，即可注射麻药(图4-66)。如果在进针至深部时出现手及臂部疼痛，即表示针通过某神经，穿刺成功。此法一般皆可获得较为满意的麻醉效果。为保证效果更好，可以再注射麻药至臂丛的神经根。在锁骨上的一横指半宽处胸锁乳突肌后缘，可以摸清深处的斜角肌间隙的沟。在此处下针，直至触及颈椎横突为止，将针抽回2 mm即可注射麻药。然后将针抽回到皮下，分别注射至斜角肌间隙沟的上下部4~5处。注射完毕后约需等候15~20 min，即可进行手术。由于臂丛较为分散，在颈部位于椎前筋膜的后方，如果未能将药液注射到筋膜的后方，麻醉效果即难于满意。此外，臂丛下干位于锁骨下动脉后方，麻药有时不易浸润到此，尺神经分布区内不易麻醉，亦为不易获得完善麻醉的另一原因。

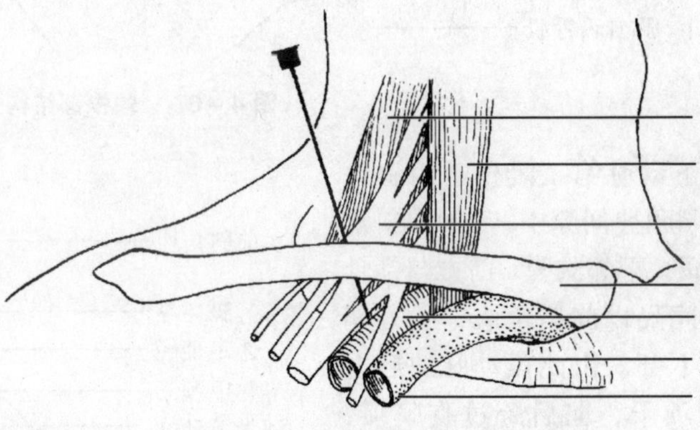

图4-66　臂丛阻滞麻醉经锁骨上进针方法

第七节　颈　根　部

锁骨下血管

锁骨下动脉

行径与邻属：左侧**锁骨下动脉**(subclavian artery)发自主动脉弓，向上经过胸锁关节的后方到颈根部。右侧锁骨下动脉在胸锁关节后方发自头臂动脉(无名动脉)。两侧的锁骨下动脉皆向外呈弓状通过前斜角肌的后方，至锁骨中点后方跨过第1肋，进入腋窝而易名为腋动脉。锁骨下动脉弓形的最高点，位于锁骨内1/3段上方约1 cm，颈长者可稍高，颈短粗者可以不出现于锁骨上。锁骨下动脉可依其与前斜角肌的关系而分为三段。

锁骨下动脉**第一段**由胸锁关节后方向上外进行，至前角肌内缘为止。此段动脉的前方有颈总动脉、颈内静脉、迷走神经、锁骨下袢，以及迷走神经与交感神经的心支等通过，再浅处有胸锁乳突肌胸骨头、胸骨甲状肌及胸骨舌骨肌等覆盖。在颈内静脉与锁骨下动脉之间有椎静脉通过，在右侧尚有膈神经通过。此段动脉的后方有交感神经干、喉返神经及锁骨下袢等通过，后下方与胸膜顶及肺尖相邻（图 4－67）。左侧锁骨下动脉的内侧与气管、食管及胸导管相邻。胸导管的终末部通过左侧锁骨下动脉与颈总动脉之间，外行至锁骨下动脉的前方。由此段动脉的弧形干下面发出**胸廓内动脉**下行入胸腔，上面发出**椎动脉**及**甲状颈干**（图 4－68）。

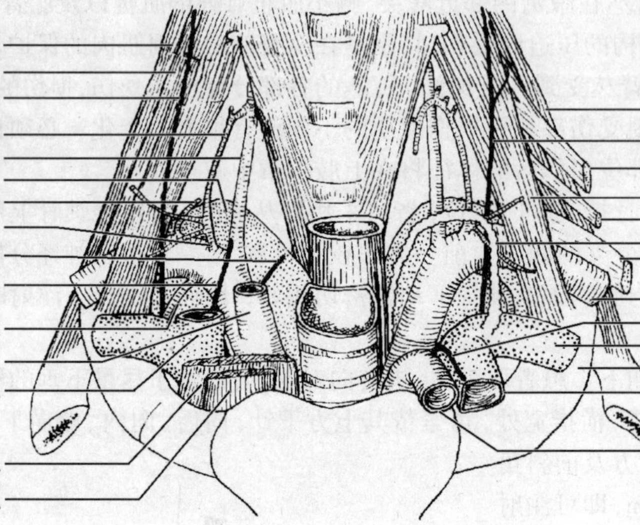

图 4－67　颈根部结构关系

锁骨下动脉**第二段**位于前斜角肌后方的斜角肌间隙中，后为中斜角肌及胸膜顶，下邻胸膜，前方与锁骨下静脉之间隔以前斜角肌，上方邻臂丛的最下部。由此段动脉的后上面发出肋颈干，向后跨过胸膜顶，至第 1 肋颈处分为肋间最上动脉及颈深动脉。如果小斜角肌或中斜角肌的止点过前，此段动脉即可能较正常者升高。

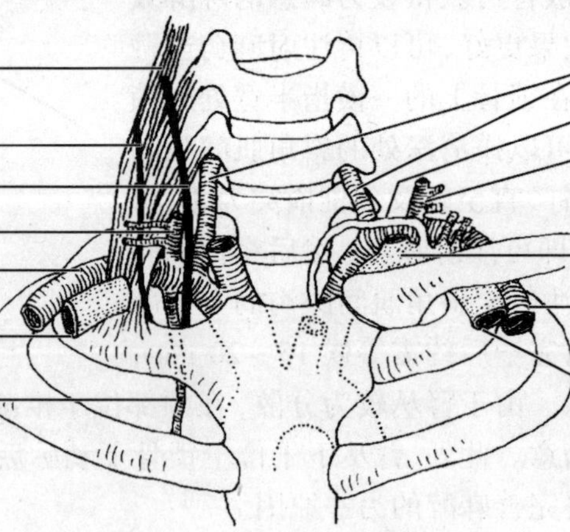

图 4－68　锁骨下动脉的分支与邻属

锁骨下动脉**第三段**由前斜角肌外缘至第 1 肋外缘，位于锁骨中 1/3 段的后方，中斜角肌之前。动脉的前下方有锁骨下静脉，前有肩胛舌骨肌后腹及颈外静脉，上外有臂丛。臂丛下干位于动脉的上方或后方。动脉下邻第 1 肋的上面。此段动脉可因外伤而发生动脉瘤，出现于颈后三角内，可因压迫臂丛而产生上肢疼痛、软弱及麻木等体征，可因压迫锁骨下静脉而产生上肢水肿。当上肢外伤而有大出血时，可在肩下垂的姿势下于锁骨中点上方向下向后对第 1 肋压迫锁骨下动脉第三段以暂时止血。手术显露锁骨下动脉以此段较易。

锁骨下动脉的起源、行径以及在颈部的高度皆可能有变化。右侧锁骨下动脉的起点，在少数情况下可以高于或低于胸锁关节。右锁骨下动脉也可能单独起自主动脉弓，可为其第 1、2、3 或第 4 分支。如为第 1 分支，则占有正常的头臂动脉位置。如为第 2 或第 3 分支，则行径右颈总动脉的后方。如为第 4 分支，则向右行经气管、食管及右颈总动脉的后方，有的通过气管与食管之间，可能压迫到气管或食管。此动脉在颈部偶可穿过前斜角肌或者经过该肌前方。锁骨下动脉在颈部的最高点可达锁骨上 4 cm，一般情况下右侧者较高于左侧者。左侧锁骨下动脉的行径较右侧者深。

椎动脉三角(vertebral triangle)：锁骨下动脉第一段、前斜角肌内缘与颈长肌外缘之间的三角形区域，称为椎动脉三角。三角的顶为第 6 颈椎横突，后壁由上向下为第 7 颈椎横突、第 1 肋颈及胸膜顶，前壁为胸锁乳突肌。三角区内含有椎动脉、椎静脉、甲状腺下动脉、交感神经干及星状节等重要结构(图 4－69)，左侧尚有胸导管。

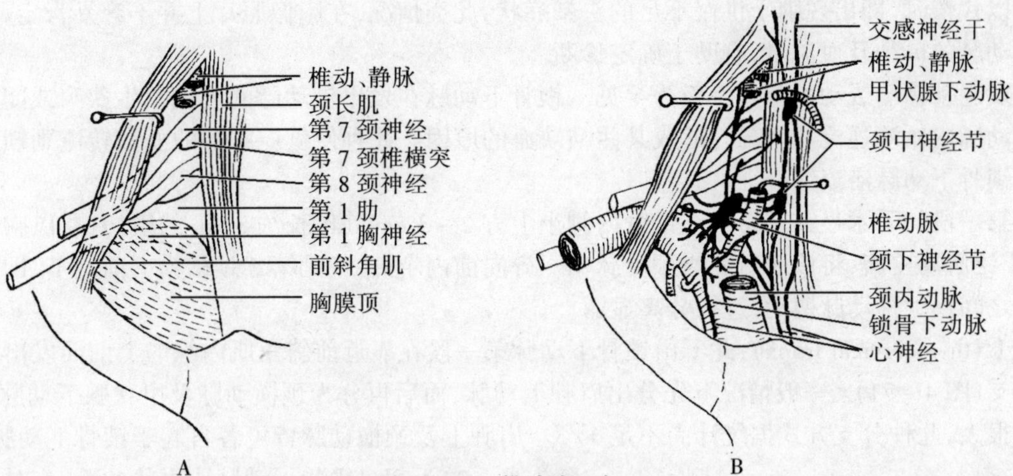

图 4－69 椎动脉三角

A：境界，B：内含结构

锁骨下动脉的分支

锁骨下动脉的分支有椎动脉、甲状颈干、胸廓内动脉及肋颈干。四条分支在左侧皆起自第一段。右侧肋颈干常起自第二段。前三支的起点在两侧皆紧邻前斜角肌内缘，两分支起点间的距离，多数约为 1.2 cm。

椎动脉(vertebral artery)：此动脉大多数起自锁骨下动脉第一段的上后面，有统计约占 83%，少数起自肋颈干，左侧者偶可直接起自主动脉弓(图 4－70)。椎动脉先向上向后通过椎动脉三角，再进入第 6 颈椎横突孔，相继穿过上 5 颈椎横突孔，到达颅底外面，转而向后向内横行，再穿过枕骨大孔入颅，与对侧者合而形成基底动脉，与颈内动脉吻合(见图 2－55，图 2－57)。椎动脉四周绕以发自颈下交感神经节的神经丛。

椎动脉可分四段。第一段向上向后走在前斜角肌与颈长肌之间，至进入第 6 颈椎横突孔为止。前有颈内静脉、椎静脉及甲状腺下动脉，在左侧尚有胸导管。后有第 7 颈椎横突、交感神经干及颈下交感神经节或星状节的上端。低位的颈中交感神经节一般皆位于椎动脉的前方。因而中、下两节常位于同一平面，有椎动脉相隔。由星状节发出纤维随椎动脉上行，但是主要皆为神经节至臂丛的交通支，仅有一小部分终于动脉上而形成椎动脉丛。随椎动脉入颅的神经丛发自颈上交感节及上部颈神经。椎动脉第二段为通过颈椎横突孔一段，四周绕以椎静脉丛。第三段为出寰椎横突孔以后向内横行至寰枕后膜间的一段，位于头侧直肌的内侧。先向后绕过寰椎上关节突的后面，在此处内邻第 1 颈神经。而后再向内横行，走在寰椎后弓上面的糟中，浅面有头半棘肌覆盖。第四段为穿过硬脑膜进入枕骨大孔以后至合成基底动脉间的一段。

椎动脉在颈部分出一些脊柱动脉通过椎间孔进入椎管；在绕过寰椎上关节突处发出一些肌支供应颈深部肌肉，并与枕动脉、颈升动脉及颈深动脉等吻合。

椎动脉先进入第 6 颈椎横突孔者，据统计约占 90%，其余先进入第 5、第 4 或第 7 颈椎横突孔。此种变化在临床上至关重要。在诊断颅内

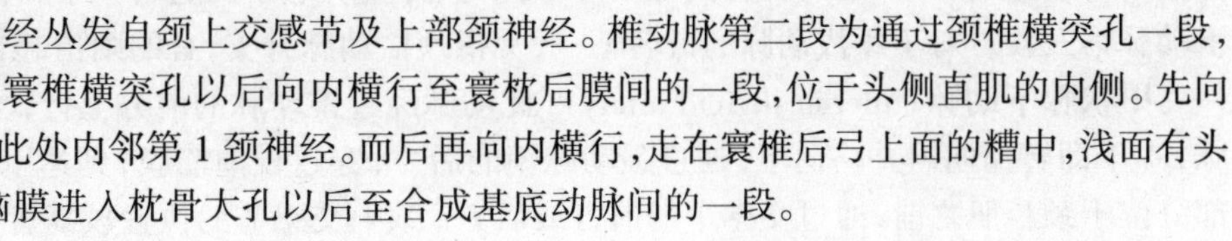

图 4－70 椎动脉的变异

A：椎动脉直接起自主动脉弓；B：右侧椎动脉进入第五颈椎横突孔

肿瘤时常须作椎动脉造影,可以在第5颈椎平面下针,滑过上关节突的前上缘刺入椎动脉,注射造影剂。患颈下部椎间盘突出时,常向后外方凸出,可能触到椎动脉,手术中将凸出的椎间盘与神经根分离时,应注意可能存在的上述变化。切除颈神经瘤,在横突附近将神经与椎前筋膜分离时亦须注意及此。

椎动脉的颈段由于行径曲折,又穿过6个颈椎横突孔,在姿势不良的情况下,例如过长时间转头,即可影响血流。颈椎常见增生性病变,如有一处横突孔变小亦可影响椎动脉的血流。影响到一定程度,对侧的椎动脉供血不足以代偿时,即出现脑干供血不足的头晕症状,此类情况,在影像照片上并不容易肯定,超声波检查可以查出椎动脉的口径及血流量,有助于确定诊断。

椎动脉发生动脉瘤或动静脉瘘者极为罕见。锁骨下动脉在发出椎动脉的近侧发生狭窄或闭塞以后,即可能出现椎动脉内血液逆流的情况,形成某些脑缺血的原因。此种使供应脑部的血液转流到锁骨下动脉内的情况称为锁骨下动脉潜流综合征。

椎动脉第一段的手术显露较易。在锁骨内侧半上方2~3 cm处作长约8 cm的横切口,以胸锁乳突肌后缘为中点,广泛游离皮瓣,将该肌后缘与颈动脉鞘一齐向前内牵开,找到第6颈椎横突前结节,即可在前斜角肌与颈长肌之间摸到椎动脉搏动,进行分离显露。

甲状颈干(thyrocervical trunk):此干由锁骨下动脉第一段在靠近前斜角肌内缘的上前面发出,向上进行,迅即分为几支(图4-71)。一般情况下先分出肩胛上动脉,而后再分为颈横动脉及甲状腺下动脉。甲状颈干分支的变化很大,此种分支方式据统计尚不足1/3。肩胛上及颈横动脉皆可各自起于锁骨下动脉,或者两动脉先呈一总干起自锁骨下动脉或甲状颈干。有时可见甲状颈干发出颈浅动脉。

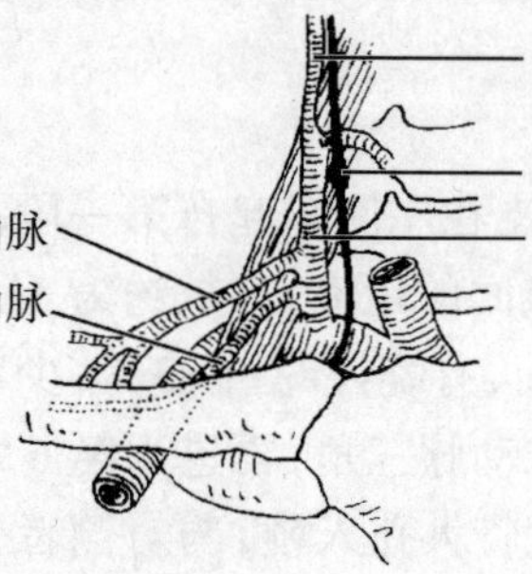

图4-71 甲状颈干

肩胛上动脉(suprascapular artery):此动脉向外横行,经过前斜角肌、臂丛及锁骨下动脉第三段的前方,约位于锁骨上缘后方,通过肩胛舌骨肌下腹的深处至冈上窝。此外,肩胛上动脉也可能发自锁骨下动脉第三段、胸廓内动脉或腋动脉。肩胛上动脉在外行途中,也可能通过臂丛之间或其后方,特别是发自锁骨下动脉第三段者为然。

颈横动脉(transverse cervical artery):此动脉向外横行,经过前斜角肌及臂丛的前方,位于肩胛上动脉的上方而接近与之平行,约平锁骨上缘稍上方,经过肩胛舌骨肌下腹深处,通过颈后三角,至斜方肌前缘深面即分为升、降二支。升支(浅支)在斜方肌前缘深面上行。与枕动脉的浅降支吻合。降支(深支)亦称**肩胛背动脉**,走向肩胛骨上角,在菱形肌深面沿肩胛骨内缘下降。此升、降支有时不同起自一干,升支起自甲状颈干,降支起自锁骨下动脉第三段。对于**颈浅动脉**的命名不一,常指颈横动脉升支,有的则指起自甲状颈干的一支。

甲状腺下动脉(inferior thyroid artery):此动脉经过椎动脉的前方上行,至第6颈椎横突平面分出颈升动脉,本干即转而向内并略向下,通过颈动脉鞘的后方,穿过椎前筋膜,到达甲状腺侧叶后方,动脉弯转向内的部分位于颈长肌之前,通过交感干的前方或后方。颈中交感节的位置较高者即位于此动脉的前方。甲状腺下动脉也可行经椎动脉的后方。甲状腺下动脉偶可成双。甲状腺下动脉主要供应甲状腺,其他分支多很小,供应前斜角肌、颈长肌、舌骨下带状肌、咽下缩肌、食管、气管及喉部。甲状腺下动脉的最大分支为**颈升动脉**(ascending cervical artery),位于颈动脉鞘的后方,沿前角肌内缘上行,分支至颈部肌肉、椎体、脊髓及其被膜,与咽升动脉及枕动脉吻合。颈升动脉亦可直接发自甲状颈干。

胸廓内动脉(internal thoracic artery):此动脉起自锁骨下动脉第一段的下面,向下略偏内进行,经过第1肋软骨的后方进入胸腔。

肋颈干(costocervical trunk):此动脉起自锁骨下动脉的后上面,左侧者对前斜角肌内缘,右侧者常位于该肌后方。动脉先向上向后跨过胸膜顶,再向下走,分为**肋间最上动脉**(superior intercostal artery)及**颈深动脉**(deep cervical artery)。前者经胸膜顶后方与第1肋颈部的前方下降,与主动脉发出的第1肋间动脉吻合;有时即形成第1肋间动脉,并分支协助形成第2肋间动脉,与发自主动脉的最高位的一条肋间动脉吻合。颈深动脉向后通过第7、8颈神经之间,第7颈椎横突与第1肋颈之间,到达颈后部,再经头半棘肌与项半棘肌之间上行，直达枢椎平面，与枕动脉的深降支及椎动脉的分支吻合。肋颈干的两条分支有时分别起自锁骨下动脉。

颈根部的静脉

锁骨下静脉（subclavian vein）：此静脉为腋静脉向上的延续，仅可分两段，与锁骨下动脉第二、三段相适应。锁骨下静脉由锁骨中点后方第1肋外缘处起始，向内横行，位于锁骨及锁骨下肌后方，后有锁骨下动脉伴行，位置略低于动脉，再向内即行经前斜角肌的前方，借该肌与锁骨下动脉分隔，至该肌内缘即与颈内静脉合而形成头臂静脉。头臂静脉弯向下进入胸腔，位于锁骨下动脉第一段的前外。锁骨下静脉与颈内静脉接近垂直相接，两者交角称为**静脉角**，左侧有胸导管汇入，右侧有颈干、锁骨下干与支气管纵隔干所合成的右淋巴导管汇入。膈神经通过锁骨下静脉的后方，但亦偶可行经其前方，副膈神经即常行经静脉的前方。锁骨下静脉的下面邻第1肋及胸膜，在第1肋上面形成压迹。锁骨下静脉内常有一对瓣膜，位于距终末部约2.5 cm处。锁骨下静脉偶可高至颈部锁骨下动脉第三段平面。锁骨下静脉接收颈外静脉，有时亦接收颈前静脉、颈横静脉、肩胛上静脉、甚或其他深静脉。

锁骨下静脉与锁骨下动脉伴行的部分，外伤后偶可发生动静脉瘘。由于锁骨下静脉位于锁骨与第1肋的交角内，两骨在此处有增生时皆容易压迫到静脉。此静脉与锁骨下肌筋膜及气管前筋膜相连，在吸气时可以维持或加大静脉的口径，上臂抬高时亦有同样作用。手术中应注意此类要点，如果将锁骨抬高，即易使静脉的伤口变大。

经静脉输入高价营养液体，最好的途径是通过锁骨下静脉，用20 cm长的导管伸入上腔静脉。穿刺锁骨下静脉的方法，病人平卧，头低于脚15°，以使静脉充盈到1～2 cm直径。头转向对侧。尽量将肩部后伸，以使三角肌的隆起部向后移位，避免妨碍穿刺。用2 mL空针，5 cm长及2.5 cm直径的针头，在锁骨下缘中点进针，在冠状平面上经锁骨后方水平向内刺入（图4－72）。另一手食指紧压在胸骨柄上方的凹陷中以便确定进针的方向。待针尖进入锁骨下静脉以后即可抽吸到血液，再将针头斜坡面转朝向下，拔除针管，经针头内放入导管，深入12～15 cm，尖端即可到达上腔静脉的中部。最后拔除针头，固定导管，接上输液管。

安装起搏器，现多选择在锁骨下切开皮肤，埋藏在皮下，固定在胸大肌筋膜上，导线经穿刺锁骨下静脉插入，心房导线置于右心耳，心室导线送达右心室尖部。

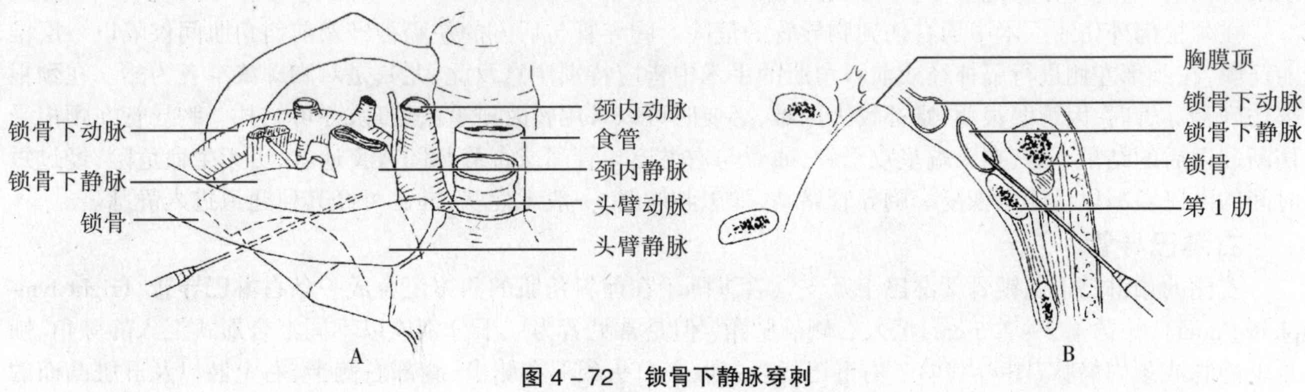

图4－72　锁骨下静脉穿刺

A：前面观；B：矢状切面

椎静脉（vertebral vein）：此静脉起始于枕下三角，由椎管内静脉丛发出的若干小静脉穿过寰枕膜与枕静脉及颈上部肌肉深处发出的若干小静脉汇合形成。起始部形成静脉丛，围绕椎动脉，在颈椎横突孔所形成的管道中下降，至该管道的下端即汇合成一单干，继位于椎动脉的前方而与之伴行，汇入头臂静脉的起始部或颈内静脉下端的后面，右侧者跨过锁骨下动脉第一段的前方。椎静脉的下端有一对瓣膜。椎静脉在上端通过髁管的导静脉与横窦交通，沿途与椎管内、外静脉丛交通。

颈深静脉（deep cervical vein）：此静脉由枕下部起始，与颈深动脉伴行，汇入椎静脉的下段或头臂静脉。

椎前静脉（anterior vertebral vein）：此静脉起自围绕上部颈椎横突的静脉丛，与颈升动脉伴行，汇入椎静脉的终末部。

肩胛上静脉（suprascapular vein）、**颈横静脉**（transverse cervical vein）、**颈浅静脉**（superficial cervical vein）：此类静脉皆与同名动脉伴行，经过臂丛的前方或通过其中，汇入锁骨下静脉或颈外静脉。

胸导管与右淋巴导管

胸导管

胸导管(thoracic duct)在胸腔上部先位于左侧锁骨下动脉的后方,上行至颈根部时即位于该动脉第一段的内侧及左颈总动脉与迷走神经的后方，食管与左侧胸膜顶之间（图 4－73)。继而呈弓状向上向前及向外走,通过颈总动脉与锁骨下动脉之间,椎动脉、甲状颈干及交感干的前方,绕过锁骨下动脉的上方,再经颈内静脉与前斜角肌之间,绕过膈神经、颈横动脉、肩胛上动脉及锁骨下动脉的前方,汇入左侧静脉角。胸导管在颈根部形成或大或小的圆弧,位于左侧椎动脉三角内,胸廓狭窄者弧度较高,最高点可达经第 7 颈椎平面,胸廓宽广者弧度较低,可能不超过其终点平面。胸导管汇入静脉的开口处有一对瓣摸，可以阻止血液逆流入管内。

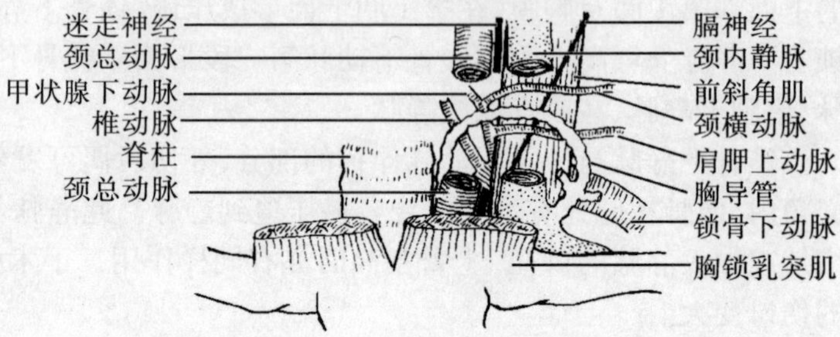

图 4－73　胸导管上端的邻属

一般情况下，胸导管的终末部有**左侧颈淋巴干**(left jugualr lymphatic trunk)及**锁骨下淋巴干**(left subclavian lymphatic trunk)汇入,亦可接收左侧**支气管纵隔淋巴干**(left bronchomediastinal trunk)。各淋巴干也可能单独汇入静脉。由此可见，在大多数情况下，胸导管汇集下肢、腹部的大部分、胸部与头颈部的左侧半以及左上肢等部位的淋巴。

胸导管终点的汇入部位常有变化,可以汇入左侧颈内静脉、左侧锁骨下静脉、或者两静脉相连的静脉角内。有人统计,汇入左侧静脉角者占 22. 7% ,汇入左侧锁骨下静脉者占 59% ,汇入左头臂静脉、左颈内静脉以及右颈内静脉者各占 4. 5% ,其余分叉汇入左颈内静脉及左静脉角或者汇入左颈内静脉及左椎静脉。胸导管的上端可呈双干、三干或四干,有人统计呈单干者占 77% 。

胸导管与右淋巴导管之间有的人有交通。有人认为潜在交通恒常存在,但起作用者仅占 1/5。当胸导管颈段有梗阻时,如果存在此种吻合即可起作用。

在颈根部外伤或手术中均有伤到胸导管的危险。胸导管与后方的左膈神经及前斜角肌间仅隔以一层椎前筋膜,在颈部左侧进行膈神经或前斜角肌的手术中皆应特别注意及此,尤其是对胸廓狭窄者为然。在颈根部伤到胸导管时,因管壁很薄,修补较为困难,必要时可以采用暂时压迫法处理,亦可结扎。胸导管在颈根受伤断裂以后的结果不定,在末端呈双干者,或者与右淋巴导管间或奇静脉间有交通者,可无生命危险,经过短时间的淋巴溢漏以后即可恢复。胸导管堵塞,如患肿瘤时,一般无症状,淋巴可经其他通道进入静脉。

右淋巴导管

右侧的颈淋巴干、锁骨下淋巴干及支气管纵隔干在前斜角肌的前方汇合成一条**右淋巴导管**（right lymphatic duct),长约 1. 2 ~2. 5 cm,汇入右侧静脉角。但是常见者为三干分别或以不同汇合形式汇入静脉角、锁骨下静脉或颈内静脉(图 4 －74)。右淋巴导管接收来自头颈部右侧半、胸部右侧半、右上肢以及肝脏凸面的一部分等部位的淋巴。右淋巴导管汇入静脉处也有一对瓣膜。

右胸导管(rigth thoracic duct)

在胚胎发育过程中,胸导管的胸腔内部分曾经一度为两侧皆有,互相平行。在有右锁骨下动脉畸形(食管后),或者有主动脉弓右位而降主动脉仍然位于左侧者,左侧胸导管的上端发育常受到影响。此类情况下,

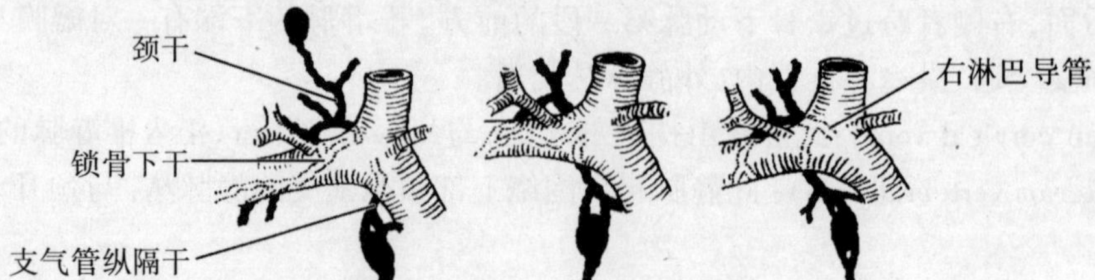

图 4 －74　右淋巴导管终末部的不同类型

胸导管常偏位于后纵隔的右侧而汇入右侧静脉系统,代替正常汇入左侧的胸导管。

胸 膜 顶

胸膜顶(dome of pleura)及**肺尖**经锁骨内 1/3 后方凸入颈部,最高点在后方达第 1 肋骨头平面;在前面出现于第 1 肋上方,右侧较高,胸廓狭窄者可达 4 cm,胸廓宽阔者可不超过 2. 5 cm。胸膜顶的后面与第一肋的头与颈部、颈长肌、交感神经颈下节及椎动脉等相邻,前外面邻前斜角肌,前邻锁骨下静脉,前上邻锁骨下动脉、外邻臂丛,右侧内邻头臂动脉,左侧内邻颈总动脉。

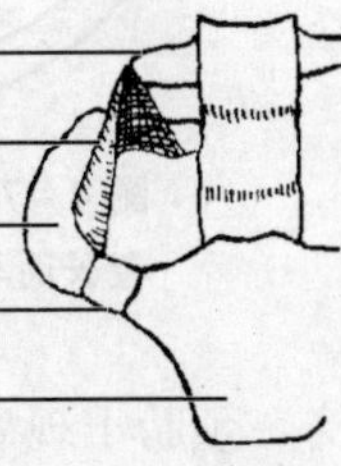

图 4－75 胸膜顶上面的胸膜上膜

胸膜顶与颈部相邻结构之间有覆盖胸廓上口的**胸廓内筋膜**分隔。筋膜在此处明显增厚,又称为**胸膜上膜**,呈扇形(图 4－75)。此膜除附着于第 1 肋以外,尚有起自第 7 颈椎及第 1 肋的**肋胸膜脊柱韧带**支持。此韧带可分三束,一束附着于第 7 颈椎或第 1 胸椎的前面。另一束附着于第 7 颈椎横突。第三束附着于第 1 肋的颈部及稍前方。

胸廓上口综合征

解剖学病因

颈肋综合征 (cervical rib syndrome)、**前斜角肌综合征** (scalenus anticus syndrome)、**肋锁骨综合征**(costoclavicular syndrome)、**胸小肌综合征**(subcoracoid－pectoralis minor syndrome)以及**始基第 1 胸肋综合征**(rudimentary first thoracic rib syndrome)等,近年来多主张统称为**胸廓上口综合征**(thoracic outlet syndrome)。因为所出现的症状皆相似,皆为供应上肢的神经血管受到压迫的结果。受压迫的原因,可为臂丛受到一突出的骨骼或纤维带的牵扯或推挤成角,或为斜角肌间隙变狭窄。但是近年来多认为是臂丛及锁骨下动、静脉在胸廓上口第 1 肋与胸小肌止于喙突的止点部分之间受到压迫。臂丛的各束围绕腋动脉的部分通过胸小肌腱的后方。臂丛至上肢的运动及感觉支皆在胸小肌腱的远侧发出。腋静脉经过肋喙韧带及胸小肌腱的后方。由此可见,在肩关节过度后伸的姿势下,即使胸小肌腱与第 1 肋之间的间隙变小,很容易压迫到上述血管神经,出现症状,又常称为神经血管挤压综合征(neurovascular compression syndrome)。

从解剖学观点上看,臂丛及锁骨下动、静脉由胸廓上口到上肢的途中,在许多部位皆可能受到压迫。(1)斜角肌间隙,可能受压的是神经及动脉。(2)前斜角肌与锁骨之间,可能受压的是静脉。(3)第 1 肋骨,或者此肋与锁骨间,神经血管皆可能受压。(4)肋喙膜,神经皆可能受压。(5)胸小肌腱,神经血管皆可能受压。(6)颈肋。(7)第 7 颈椎横突过长,作用类似颈肋。(8)始基第 1 胸肋。(9)姿势改变(上肢及肩带下垂)。(10)职业性肩关节过度后伸。(11)病变(第 1 肋或锁骨骨折后的骨痂、胸廓上口肿瘤)。

颈肋(cervical rib):典型的颈椎骨,横突上有前、后两结节。前结节与肋骨同源,可能过度发育而形成一条颈肋,可以游离,或者仍然与横突融合。颈肋的类型可分五种。(1)第 7 颈椎的肋突过大,后端与横突融合,前端游离或者借一条纤维带附着于第 1 胸肋的斜角肌结节后方,最多见。(2)颈肋较短,后端与第 7 颈椎借肋椎关节及肋横突关节相连,前端游离或者仍为通过一条纤维带附着于第 1 胸肋的斜角肌结节后方。(3)颈肋较长,后端构成关节,前端游离或者借纤维带与第 1 肋相连,第 8 颈神经根跨过颈肋骨性部的上方。(4)颈肋后端构成关节,前端与第 1 肋融合或者构成关节(图 4－76),前斜角肌及中斜角肌可能附着于此颈肋。(5)颈肋很长,前端到达胸骨,很少见。上述各种不同类型中的纤维带皆可能为软骨性。

颈肋及其纤维带或软骨, 可使臂丛与锁骨下动脉所通过的前斜角肌后方的间隙变小。或者将通过其上方的臂丛抬高。如果颈肋很短,可为第 8 颈神经单独与之接触。如果颈肋较长,臂丛的全部可以跨过此肋,下干与之接触,外行途中即向上成角弯曲,肩下垂时尤为显著(图 4－77)。颈肋长于 5 cm 者,锁骨下动脉亦可能被抬高,使该处的动脉搏动易于摸到,在颈部外伤中易于伤到动脉。有颈肋者常伴有臂丛组成上移位。

据统计,有颈肋者约占 0. 5% ~1% 。另有人认为在胎儿时期皆有始基颈肋,出生后应消失,不消失而持续终身者约占 1% ~2% 。颈肋为双侧者约占 50% ~80% 。单侧颈肋常为左侧。颈肋发生于女性者约为男性

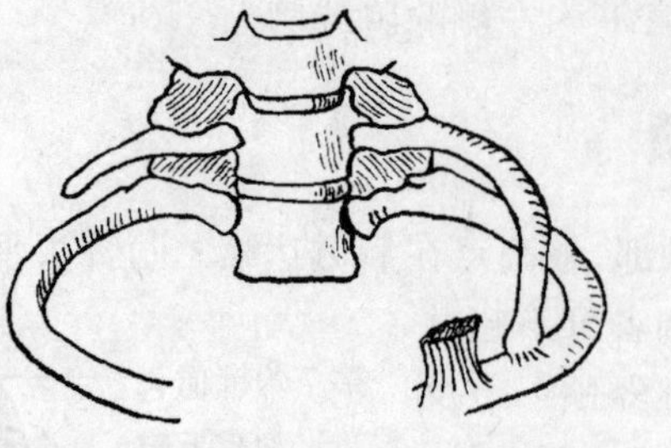

图 4－76　颈肋的两种类型，左侧者长而与第 1 肋构成关节

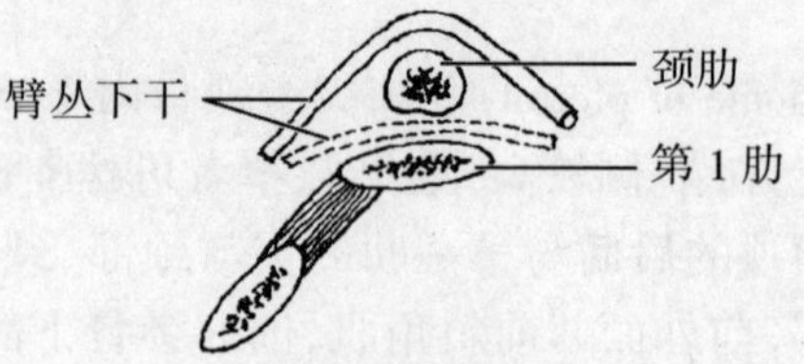

图 4－77　有颈肋者即将臂丛下干抬高

的 2 倍。颈肋出现症状者仅占 10%，多在年长以后，而且多为右侧比较显著。

始基第 1 胸肋:第 1 胸肋发育不佳而为始基型者，可能出现与颈肋相同的症状。第 1 胸肋发育不完全，前端不与胸骨相接，而是借一纤维带与第 2 肋相连。此种情况下常伴有臂丛组成下移位，第 2 胸神经参加的成分特别大，跨过第 1 肋处易被抬高成角，受到压迫，所以引起的症状与正常组成的臂丛受到颈肋压迫者相同。

前斜角肌综合征: 有的患者，虽无颈肋或始基第 1 胸肋，但是出现与之相似的症状，曾被称为前斜角肌缩合征。其原因多认为是前斜角肌痉挛或肥大，也可能是中斜角肌的下端形成向前延伸的扩张部(图4－78)。此类肌肉改变，使第 1 肋上升，前斜角肌后方的间隙变小，臂丛及锁骨下动脉受到压迫。在有小斜角肌者也可能因使斜角肌间隙变小而产生类似的变化。此外，在老年人肩带过度下垂者亦可产生类似变化。

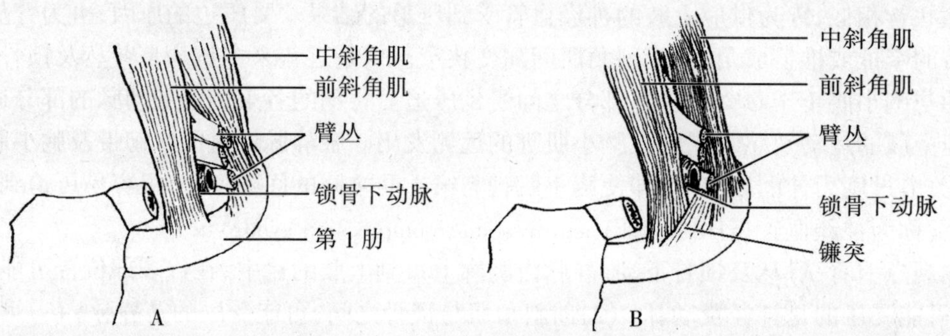

图 4－78　前斜角肌综合征

A:斜角肌正常；B:中斜角肌下端出现镰突，使斜角肌间隙变小

症状及治疗原则

胸廓上口综合征的症状变化不定，视受压迫的结构及受压的部位决定，但是最主要而且最常见的是臂丛下干受压迫的症状。锁骨下动脉受到压迫时有循环不足的症状，肩部下垂时即可使症状加重。

治疗胸廓上口综合征，由于产生症状的原因不一而不易确定具体方法。一般来说，如非手术疗法无效，或症状已很严重，可行手术治疗，方法不一。有颈肋者可以切除颈肋，或者仅切断前斜角肌于第 1 肋的附着处，或者切断颈肋于第 1 肋的附着处，以使第 1 肋及胸廓下降，使斜角肌间隙加大，减轻血管神经所受的压力，多可获得良好的疗效(图 4－79)。对于肩过度后伸即出现症状者，多主张切除第 1 肋及切断胸小肌腱，如有颈肋即同时切除，可以消除多处压力，疗效最好。此外，也有须切除锁骨者。

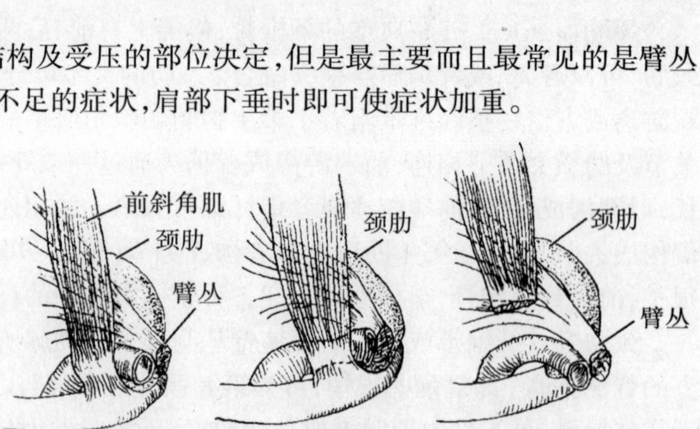

图 4－79　有颈肋者前斜角肌收缩时压迫臂丛及锁骨下动脉，行前斜角肌切断术可解除压力

第八节 头颈部动脉侧支循环与手术显露

侧支循环

头颈部的血液供应来自颈总动脉与锁骨下动脉。两动脉系统的内部以及互相之间皆有吻合，形成侧支循环(collateral circulation)，在颈部血管创伤或手术显露血管结扎或移植时至属重要。

颈外动脉分支间的吻合： 颈外动脉各分支在相邻区域内以及与对侧同名动脉之间，皆存在着丰富的吻合，当颈外动脉主干或其固有分支发生血液循环梗阻时，皆可起充分的侧支循环作用。

颈外动脉系统与颈内动脉系统间的吻合： 此类吻合有鼻背动脉与内眦动脉间的吻合，脑膜中动脉与脑膜前动脉间的吻合，颞浅动脉与眶上及额动脉间的吻合。

颈外动脉系统与锁骨下动脉系统间的吻合： 此类吻合有甲状腺上、下动脉间的吻合，枕动脉降支与颈横动脉升支及颈浅动脉间的吻合。

颈内动脉的吻合： 颈内动脉分支大脑前动脉与大脑中动脉的软脑膜及大脑实质中的分支之间，以及脉络动脉之间，皆有吻合。颈内动脉与其他动脉系统之间的吻合，除上述与颈外动脉系统间的吻合以外，尚有与锁骨下动脉系统通过大脑动脉环吻合。

锁骨下动脉分支间的吻合： 此类吻合有颈升动脉与颈横动脉间的吻合，椎动脉与颈升动脉及颈横动脉间的吻合，两侧椎动脉间的吻合。

手术显露

颈总动脉的手术显露： 颈部主要动脉干外伤出血、动脉瘤、血管瘤以及头面部无法切除的肿瘤，皆常须显露颈总动脉，进行修补、移植或结扎。手术显露颈总动脉以在肩胛舌骨肌上方较为方便，在该肌以下则因位置较深而比较困难。沿胸锁乳突肌前缘以环状软骨稍上处为中点作切口，长约 5 ~ 6 cm 即可。切开皮肤、皮下组织、颈阔肌及深筋膜包围层以后，即可见到斜行的肩胛舌骨肌上腹。将胸锁乳突肌向外牵开，即可见到颈动脉鞘，摸到动脉搏动。必要时先将跨过动脉前面的静脉切断。在肩胛舌骨肌上方切开颈动脉鞘，先由内侧分离动脉。在分离过程中，应注意避免伤到颈动鞘前面的舌下神经袢、可能掩盖在动脉前面的颈内静脉以及动脉后外方的迷走神经。

结扎颈总动脉以后，远侧的血液供应即来自对侧颈总动脉的分支与同侧锁骨下动脉的分支，通过下列吻合(图 4－80)。(1)两侧颈外动脉分支在正中线上的吻合，特别是甲状腺上动脉及面动脉比较显著。(2)颈内动脉通过大脑动脉环与对侧的颈内动脉及两侧的锁骨下动脉发出的椎动脉吻合。(3) 甲状腺上动脉与甲状腺下动脉之间的吻合。(4)枕动脉降支与发自锁骨下动脉的颈深动脉及颈横动脉升支之间的吻合。据估计，结扎颈总动脉以后，颈内动脉中的血流量减少约一半，存有的一半来自颈外动脉。另有研究，在颈总动脉闭塞以后测定颈内动脉中的血流量，仅在 50% 的健康人血液由颈外动脉转流到颈内动脉中。而在其余的例证中则为血流由颈内到颈外，亦即使脑的血液转流到颈外动脉中。根据此种发现，结扎颈总动脉以后，使脑部供血减少的程度反而大于结扎颈内动脉者。

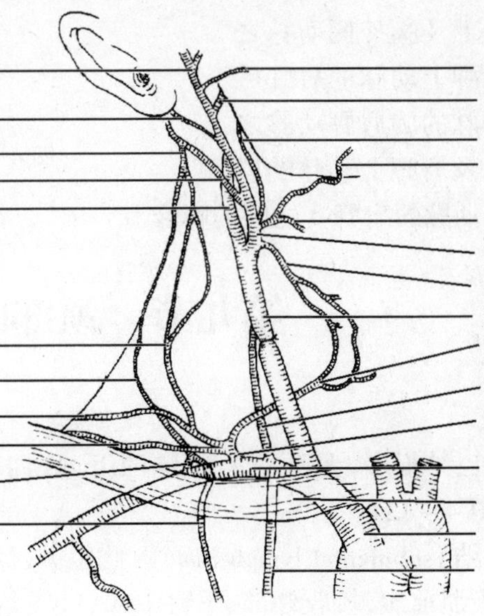

图 4－80 结扎颈总动脉以后的侧支循环

颈内动脉的手术显露： 颈内动脉在颈部无分支，入颅以后供应脑部的血液，一般情况下应尽可能避免结扎，仅在动脉本身外伤出血或患动脉瘤无恢复其通畅的条件时，以及在此动脉与海绵窦之间发生动静脉瘘引起搏动性凸眼等情况下偶须结扎。颈内动脉的起始部较浅，在下颌角平面以下的一段易于显露。在下颌角后方沿胸锁乳突肌前缘作斜切口，长约 6～7 cm 即可。切开皮肤、皮下组织及深筋膜包围层，将胸锁乳突肌向后牵开，将二腹肌后腹向上牵开，即可显露颈动脉鞘。必要时先结扎切断跨过动脉前面的面、舌或甲状腺上静脉。切开动脉鞘，由内向外分离动脉。颈内动脉可依其无分支的特征与颈外动脉鉴别。分离动脉时应注意避免伤到与其密切相邻的颈内静脉及迷走神经。结扎颈内动脉以后的侧支循环已在第二章第四节中述及。

颈外动脉的手术显露：面部的恶性肿瘤与深部血管创伤，以及颈外动脉本干的创伤，有时须结扎颈外动脉。手术显露此动脉的部位，以在甲状腺上动脉起始部的上下，或在二腹肌以上，下颌角后方的一段，较为便利。颈外动脉以在甲状腺上动脉起始部以上最浅。沿前述的动脉投影线作切口，长约 5 cm 即可，中点对甲状舌骨膜。切开皮肤、皮下组织及深筋膜包围层，将胸锁乳突肌向外牵开，即可见到动脉搏动。颈总动脉分叉点为一重要标志。认清颈外动脉有分支的特征即不致有误。分离动脉时应注意跨过其前面的面、舌或甲腺上静脉，以及通过其后面的喉上神经，必要时可以切断静脉。

结扎颈外动脉以后的侧支循环，通过与对侧颈外动脉分支间的吻合，以及与颈内动脉系统及锁骨下动脉系统之间的吻合。

锁骨下动脉的手术显露：腋动脉损伤出血、动静脉瘘或动脉瘤等病变，有须结扎或暂时控制锁骨下动脉第三段者。第三段的病变有须显露其第一段者。第一段的位置较深，四邻重要结构，显露困难。第二段因位于前斜角肌的后方而更难显露。第三段的位置较浅，显露较易，先使头转向对侧，肩下垂，沿锁骨上作横切口，长约 7～8 cm 即可，中点对锁骨中点稍内，切开皮肤、皮下组织及深筋膜包围层，再切断胸锁乳突肌及斜方肌在锁骨上的止点，分别向内、外翻起。分离颈后三角内的脂肪蜂窝组织，即可显露前斜角肌及其前方的锁骨下静脉。颈外静脉、颈横及肩胛上动静脉皆通过手术野，分离时应避免损伤，必要时可以切断静脉，但不得损伤动脉，以保存侧支循环。分清前斜角肌以后，沿其外缘向后摸到第 1 肋即可摸到锁骨下动脉的搏动。分离动脉时应特别注意避免损伤位于其上后方的臂丛以及下后方的胸膜顶。

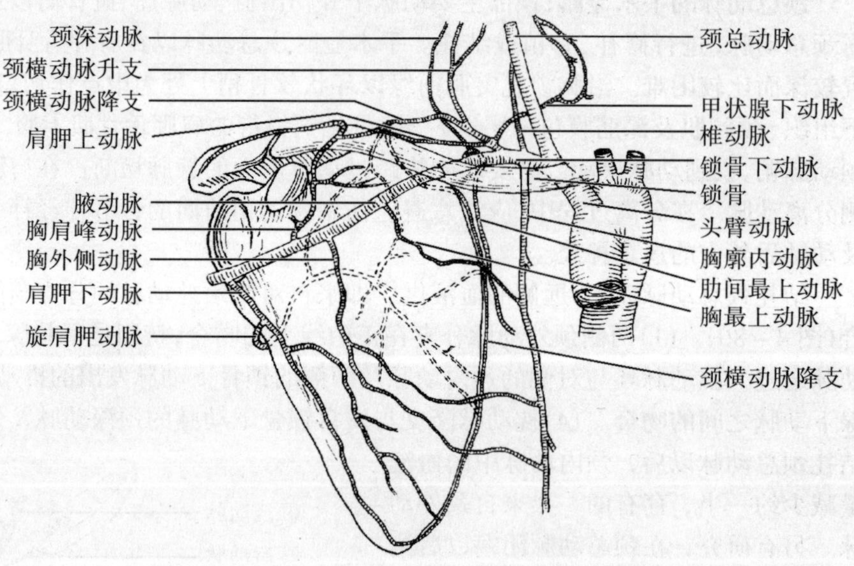

图 4－81 结扎锁骨下动脉第三段以后的侧支循环

结扎锁骨下动脉第三段以后的侧支循环(图 4－81)，通过胸廓内动脉与胸最上及胸外侧动脉之间的吻合，肩胛上动脉的肩胛后支与肩胛下动脉的旋肩胛动脉之间的吻合，以及肩胛上动脉的肩峰支与胸肩峰动脉的肩峰支之间的吻合。

第九节 颈部的淋巴结及淋巴管

分组

颈部的淋巴结很多，大致可分浅、深两组。浅组亦称横组，包括颏下、下颌下、颈浅及颈前各组淋巴结。深组亦称纵组(图 4－82)。

颏下淋巴结(submental lymph node)：此组淋巴结较小而且数目较少，每侧常有 3 个，位于下颌舌骨肌的浅面，邻近二腹肌前腹，接收颏部、下唇中部、口底黏膜及舌前部的淋巴；输出管一部分汇入下颌下淋巴结，一部分直接汇入颈上深淋巴结。

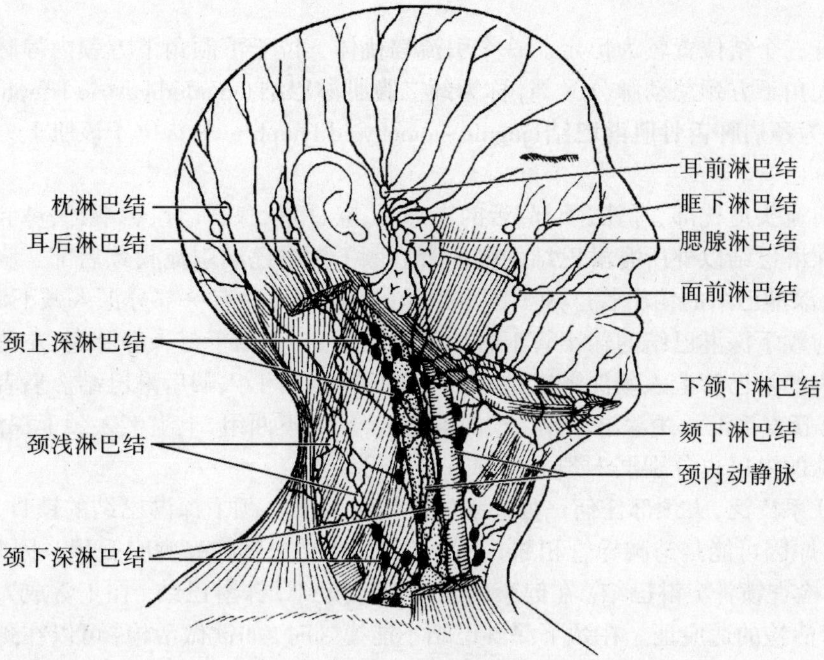

图 4-82 颈部淋巴结

下颌下淋巴结(submandibular lymph node):下颌下腺附近有 3~8 个淋巴结,大部分位置较浅,在下颌下腺上缘与下颌骨之间排列成一串,一部分位于下颌下腺与下颌舌骨肌之间,有的位于下颌下腺的浅面或者包埋在腺质中,也可位于下颌下腺的前方或者后方而邻近下颌下三角底部,位置较为恒定而且较大者为中部邻近面动脉跨过下颌骨下缘处的淋巴结,接收沿面动脉及面前静脉排列的面前淋巴结的输出管。下颌下淋巴结引流颏下淋巴结、下唇外侧份、上唇、舌前 2/3 外侧、牙龈的大部分、颊部、外鼻部、鼻腔前半及相邻的鼻旁窦;输出管的一部分汇入沿颈外静脉排列的颈浅淋巴结,大部分汇入沿颈内静脉排列的颈上深淋巴结。下颌下淋巴结常因引流区内有感染而继发感染化脓,引流区内有恶性肿瘤时亦常受累,肿瘤可能黏附或者嵌入下颌下腺中。进行癌肿的手术,切除下颌下淋巴结时应连同下颌下腺一并切除,对于邻近面动脉跨过下颌骨下缘处的淋巴结不应遗漏,以减免复发的可能性。

引流舌部的淋巴管穿过舌肌及下颌舌骨肌,口径较大,因而患舌癌有转移时容易直接累及有关的淋巴结。腮腺淋巴结浅组的下部、下颌下淋巴结及颏下淋巴结皆包埋在颈深筋膜包围层的深处,此层筋膜与腮腺及下颌下腺之间又无明显的分界面而不易分离,由腺体分离筋膜时又不易保证将淋巴结完全移除。因此,在颈淋巴结根治切除手术中,多主张同时切除腮腺下端的尖部及相邻的腺鞘,切除全部下颌下腺及相邻的筋膜,切断紧邻下颌下腺的面动脉及面前静脉。切除颏下淋巴结时,须将舌骨上部肌肉浅面的筋膜完全分离切除,切除二腹肌前腹,清晰显露下颌舌骨肌始可。

颈浅淋巴结(superficial cervical lymph node):此组淋巴结位于胸锁乳突肌外面,围绕颈外静脉,引流腮腺区及耳下部皮肤的淋巴管,并且接收耳后淋巴结与腮腺淋巴结的输出管。颈浅淋巴结的输出管沿胸锁乳突肌前缘进行,在舌骨平面汇入颈上深淋巴结。

颈前淋巴结(anterior cervical lymph node):此组淋巴结位于颈前正中线上,喉及气管前面,不规则而且不恒定,又可分为浅、深两组。浅组邻近颈前静脉,引流颈前部皮肤、重要性不大。深组有位于环甲中韧带前面的喉前淋巴结、位于气管前面的气管前淋巴结以及位于甲状舌骨膜浅面的舌骨下淋巴结,引流喉部、甲状腺及气管上部,输出管汇入颈上深淋巴结的最下部。患喉癌时喉前淋巴结易于首先受累。

颈深淋巴结(deep cervical lymph node):此组淋巴结多而且大,沿颈动脉鞘排列成串,大部分位于咽、食管及气管的侧面,由颅底延伸到颈根部,又可依颈总动脉分叉平面分为颈上深及颈下深两组。颈上深淋巴结位于胸锁乳突肌深面,紧邻颈内静脉及副神经,一部分位于静脉的前面,一部分位于静脉的后方。颈下深淋巴结位于颈内静脉的后方及外侧;有一部分位于胸锁乳突肌后缘以后的颈后三角中,锁骨上方,紧邻臂丛及锁骨下静脉,又称为**锁骨上淋巴结**(supraclavicular lymph node)。有一些小的气管旁淋巴结位于气管与食管旁沟中，紧邻喉返神经。

颈深淋巴结中有三个结位置较为恒定。一个引流扁桃体，位于下颌角下方颈内静脉与面总静脉的交角内。一个位于舌骨大角下方颈总动脉分叉部，称为**颈二腹肌淋巴结**(jugulodigastric lymph node)，为引流舌的主要淋巴结。另一个为**颈肩胛舌骨肌淋巴结**(jugulo－omohyoid lymph node)，位于该肌上方，紧邻颈总动脉，接收舌尖部的一部分淋巴管。

颈上深淋巴结引流头皮枕部、耳郭、项部、舌的大部分、喉、甲状腺、气管、鼻咽部、鼻腔、腭部及食管，同时接收头颈部除颈下深淋巴结以外所有淋巴结的输出管。颈下深淋巴结引流头颈后部、胸前浅部及上臂的一部分，同时接收颈上深淋巴结的输出管。颈上深淋巴结的输出管，除有一部分汇入颈下深淋巴结以外，一部分先汇合成一干再与颈下深淋巴结的输出管汇合成**颈淋巴干**。右侧颈干汇入静脉角。左侧颈干汇入胸导管。

颈部皮肤及肌肉的淋巴管汇入颈深淋巴结。咽上部的淋巴管汇入咽后淋巴结。后者输出管汇入颈上深淋巴结。咽下部淋巴管直接汇入颈深淋巴结。喉部淋巴管分上、下两组，上组汇入颈上深淋巴结，下组汇入颈下深淋巴结。甲状腺的淋巴也分别汇入颈上及颈下深淋巴结。

颈深淋巴结的联系广泛，头颈部任何一处患癌肿时皆可受累。颈下深淋巴结的锁骨上群，左侧者可受到胸腹腔的癌肿侵犯，原因可能是与胸导管相邻，右侧者仅可能在患胸腔癌肿时受累。因此，对于胸腹腔癌肿的病人，应特别注意检查锁骨上淋巴结。在健康的儿童常可摸到颈深淋巴结。在正常成人则不能摸到颈深淋巴结，如能摸到即有活检的适应证。在颈下深淋巴结不能摸到时，如欲做活检，可以在颈动脉鞘下端附近的脂肪蜂窝组织中找到。颈上深淋巴结常患结核，紧密黏附于颈内静脉，切除淋巴结时易于伤到静脉。

颈部淋巴结根治切除术

舌、唇、牙槽、口底、颊黏膜、或甲状腺等处癌肿，皆可能转移到颈部淋巴结。中部病变易先转移到两侧的颏下淋巴结。一侧或口腔深处病变易先转移到颈上深淋巴结。治疗此类部位癌肿时，有的可行颈淋巴结根治切除术，将有关的淋巴结、胸锁乳突肌、颈内静脉以及颈前三角内肌肉浅面的结缔组织作整块切除，彻底清晰显露深部肌肉，保留重要的血管及运动神经，以求尽可能将颈深淋巴结完全切除，但是实际上不可能完全。当两侧的颈深淋巴结皆受癌肿侵犯而进行两侧手术时，有一侧常不能过于彻底。单纯切断两侧的颈内静脉，虽然不一定会有生命危险，但因上述手术为同时切断若干具有侧支循环作用的其他静脉，所以危险性仍然较大。因此，可以一侧彻底切除，而另一侧仅限于尽可能切除淋巴结而不切断颈内静脉，如必须切断，最好在三个月以后进行，以策安全。如果同时切断两侧的颈内静脉，则将引起显著的鼻与咽喉部软组织水肿，以及严重的颅内压加高。对于选择性的病例可以同时进行两侧的手术者，可行气管切开术以防喉头水肿引致窒息，抽吸脑脊液以控制颅内压的增加。进行两侧根治切除术以后的静脉侧支循环较为贫乏，颅内静脉靠导静脉及椎管内静脉丛回流，颅外的静脉经椎静脉丛、椎静脉以及颈后部的颈深及颈横等静脉回流。

第十节 颈部先天畸形

鳃裂囊肿及瘘管(branchial cyst aud fistula)

胚胎发育：在胚胎早期前肠前部的侧壁出现5对**鳃凹**(branchial pouch)。与鳃凹相对应处的外胚层同时向内凹陷而形成**鳃裂**(branchial cleft)。鳃凹与鳃裂之间的中胚层被挤开，**外胚层**与**内胚层**在此处一度接触而形成**裂膜**(cleft membrane)，后来中胚层再度长入裂膜。在相邻的鳃裂之间中胚层增厚形成鳃弓。**鳃弓**(branchial arch)的背侧端附着于头的侧面，腹侧端终于在颈前正中线上相遇。鳃弓共有6对，但是在外部仅能看出上4对。第1鳃弓称为下颌弓。第2鳃弓称为舌骨弓。其他鳃弓无专名。每一鳃弓皆有一片软骨、一神经及一动脉(图4－83)。各鳃弓

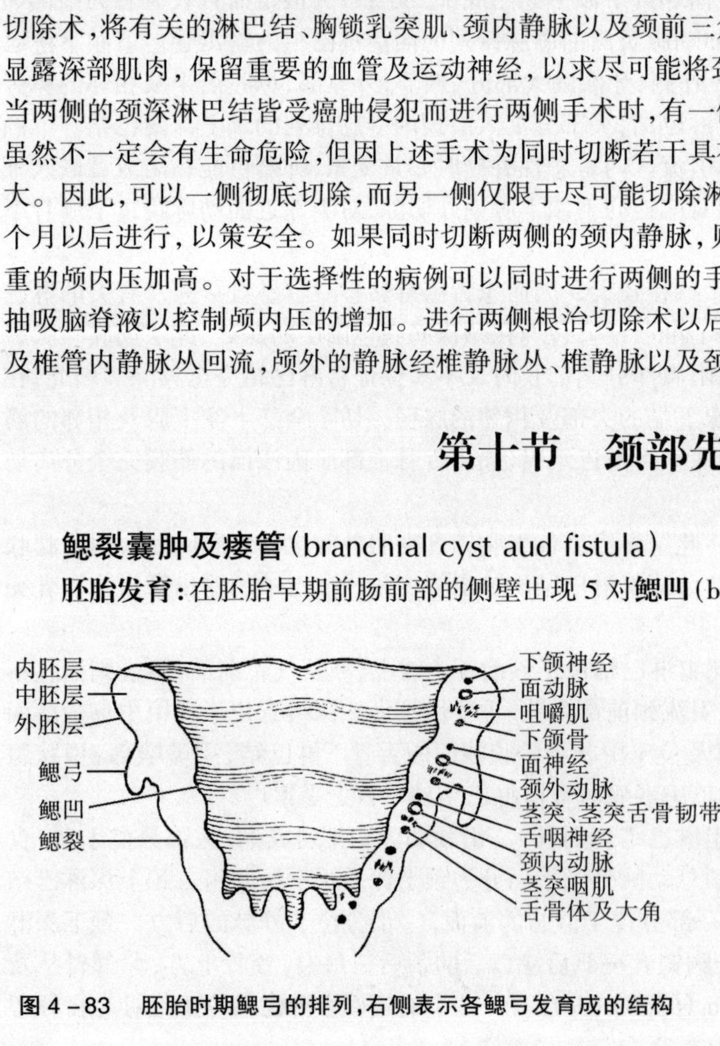

图4－83　胚胎时期鳃弓的排列，右侧表示各鳃弓发育成的结构

发育成的结构如表 4－1。

表 4－1　鳃弓发育成的结构表

鳃弓顺序	发育成的结构			
	部位	骨骼	神经	动脉
第 1 鳃弓（下颌弓）	下唇、咀嚼肌、舌前部、颊部、上唇外侧份	下颌骨	下颌神经	面动脉
第 2 鳃弓（舌骨弓）	颈前部及侧面	茎突、舌骨小角、茎突舌骨韧带	面神经	颈外动脉
第 3 鳃弓	舌的后部	舌骨体、舌骨大角	舌咽神经	颈内动脉
第 4、5 鳃弓		甲状软骨		

第 2 鳃弓的生长较快于下方各鳃弓，在其间形成一深沟，由此在颈部两侧形成**颈窦**（cervical sinus）（图 4－84）。颈窦的上界为舌骨，下界为胸廓。第 2 鳃弓最后与第 5 鳃弓相接触而融合。此时颈窦即形成一个封闭的间隙，为鳞状上皮覆盖，最终消失。

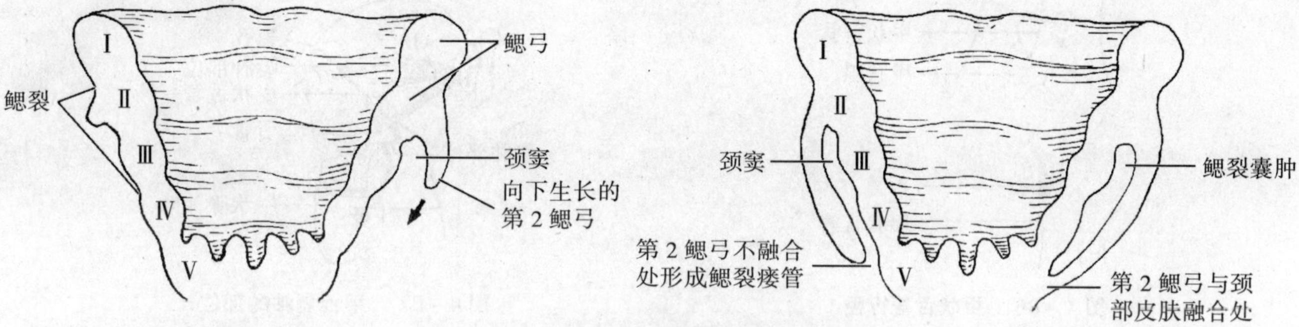

图 4－84　鳃裂囊肿及鳃列瘘管的形成

鳃裂囊肿及瘘管：上述颈窦如果未能消失，后来即可能形成囊肿，称为鳃裂囊肿（branchial cyst）。如果第 2 鳃弓未能与第 5 鳃弓完全融合，出生后即在颈部遗一开口，成为鳃裂瘘管（branchial fistula）。瘘管的开口在 80% 的情况下位于胸锁突肌前缘接近胸锁关节处。鳃裂囊肿或瘘管与咽部之间有裂膜所形成的中隔相隔。患者咽部可能有鳃凹所形成的盲管，开口于扁桃体后方。盲管与囊肿或瘘管之间亦隔以上述中隔。鳃裂瘘管发生于女性者较多。瘘管的位置常在第 2 鳃弓与第 3 鳃弓之间，平甲状软骨，行经颈内外动脉之间，面神经与舌下神经深面，舌咽神经浅面（图 4－85）。如果瘘管向上伸展到咽凹则通过茎突舌骨肌与茎突咽肌之间。瘘管为鳞状上皮覆盖。鳃裂囊肿常见位于胸锁乳突肌前缘靠近下颌角处，亦可能紧邻颈内静脉，或者位于颈总动脉分叉处，也可能较小而紧邻咽壁。总而言之，此种囊肿常与颈部大血管及第Ⅹ、Ⅺ、Ⅻ脑神经相邻。囊肿内为鳞状上皮覆盖。手术切除此类囊肿或瘘管时，必须熟知其行径及邻属。

第 1 鳃裂畸形：据认为第 1 鳃裂的外胚层部分发形成外耳道的一部分。相应的第 1 鳃凹部分形成中耳的鼓室及咽鼓管。第 1 鳃裂畸形罕见，与第 2 鳃裂畸形不同。第 1 鳃裂的闭合线与下颌骨平行，由外耳道向下颌骨中点稍下方延伸，如果第 1 鳃裂边缘的皮肤融合，即形成一条管道，内为复层鳞状上皮。管的外口位于下颌骨下缘与舌骨之间，瘘管向上向深处延伸，通过二腹肌后腹浅处，腮腺深处，面神经主干与颈外动脉的浅处，伸展到外耳道的骨性部与软骨部交界处，可能开口入外耳道内。也可能在下颌角后方形成囊肿。治疗此种瘘管或囊肿可行手术切除。

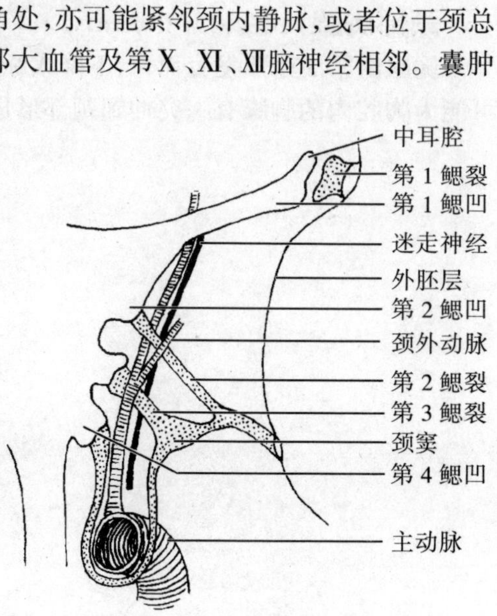

图 4－85　鳃裂及鳃凹的血管邻属

甲状腺的先天畸形

甲状舌管（thyroglossal duct）：在舌背面前 2/3 与后 1/3 交界

处正中线上有一小的凹陷,称为盲孔。在胚胎发育时期,相当于第 1 鳃凹,由咽底部发育成一条实质细胸索,向深处生长,继而形成管状,在正中线上通过两侧的颏舌肌之间向颈部下降,至甲状软骨上缘以下即偏向一侧,常为左侧。此管称为甲状舌管,甲状腺即由此管发育形成。此管在甲状软骨上缘以下的部分常发育成甲状腺的锥体叶,出生以后仍可能有一条肌肉或纤维带与舌骨相连。甲状舌管与舌骨的关系密切,多认为是行径舌骨前方。至其下缘又绕到其后面,而后再弯转向下走(图 4-86)。因此,在切除残存的甲状舌管时必须将其绕到舌骨后方的部分完全切除,有人主张同时切除舌骨中部一小段以保证手术成功。正常者甲状舌管约在胚胎第 5~6 周时开始萎缩,终至消失。

甲舌囊肿(thyroglossal cyst):出生以后如果甲状舌管未完全闭塞,即可能在其行程上任何一处发生囊肿,称为甲舌囊肿。囊肿可以位于舌骨上方或下方,以位于下方者较为多见,紧靠舌骨(图 4-87)。囊肿发生在甲状软骨上缘以上者位于正中线上,发生在甲状软骨上缘以下者则偏于一侧,常为左侧。囊肿由甲状舌管的余部与盲孔相连。切除此种囊肿时,必须同时切除残存的管道,以免再发。

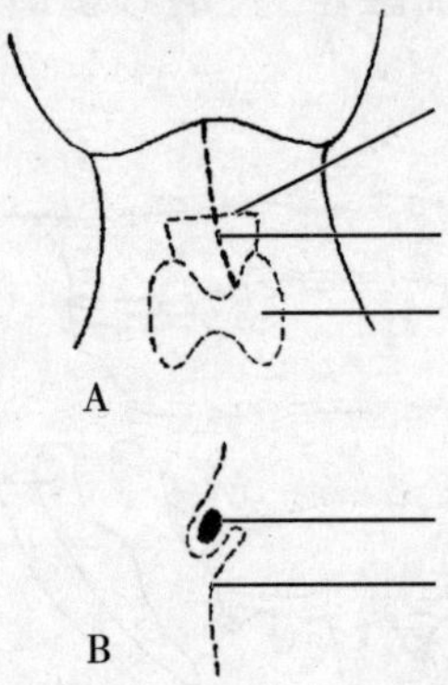

图 4-86 甲状舌管行径

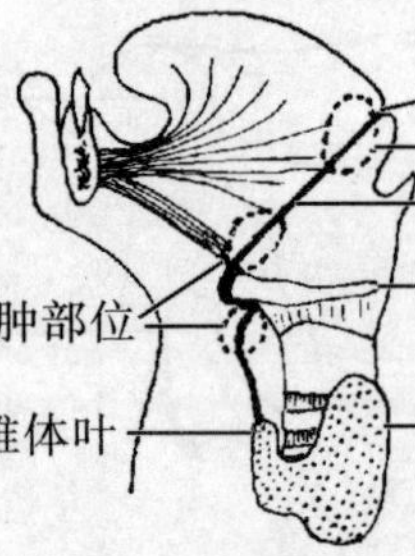

图 4-87 甲舌囊肿的部位

甲舌瘘管(thyroglossal fistula):甲状舌管在出生以后仍未闭塞者即遗为甲舌瘘管,开口于舌背面的盲孔,下端为盲端,不开口于颈部皮肤。如果颈部有开口,必为甲状舌管或甲舌囊肿破溃或切开而后形成。

异位甲状腺(ectopic thyroid gland):在甲状舌管的行程上任何一处皆可能发生成异位的甲状腺,位于舌背盲孔处者称为舌甲状腺。甲状腺可能延伸至胸骨后进入胸腔。胸骨后甲状腺与颈部甲状腺可以直接相连,也可借一纤维带相连。胸骨后甲状腺肿大时,极易压迫气管而影响呼吸,并可压迫上腔静脉或头臂静脉而出现胸廓浅静脉扩大的体征,颈部可无明显的甲状腺肿大的体征。此外,不在甲状舌管的行径上也偶可发育成甲状腺,有报告位于颈后三角内、喉内、气管内、胸腔内、心包内及卵巢内者。

颈部胸腺(cervical thymus)

胸腺由第 3 鳃凹发育而来,下降入纵隔的过程中可能有少许组织遗留在颈部,发育成胸腺。颈部胸腺也可能为胸腔内的胸腺有一突伸到颈部形成。颈部胸腺可以上达甲状软骨平面或者更高。

第五章 胸 部

第一节 概 述

境界

胸部(thorax)上界为胸骨柄上缘、锁骨、肩峰尖至第7颈椎棘突的连线;下界由剑突起,沿肋弓至第10肋,再由此横过下二肋末端至第12胸椎棘突的连线。胸部与上肢之间的分界,虽然可在表面人为地确定由肩峰分向前、后跨过胸大肌及背阔肌等肌肉向下至胸廓面上的引线,但是肩带及有关的肌肉与上肢的关系更为密切,主要将在第十一章叙述。

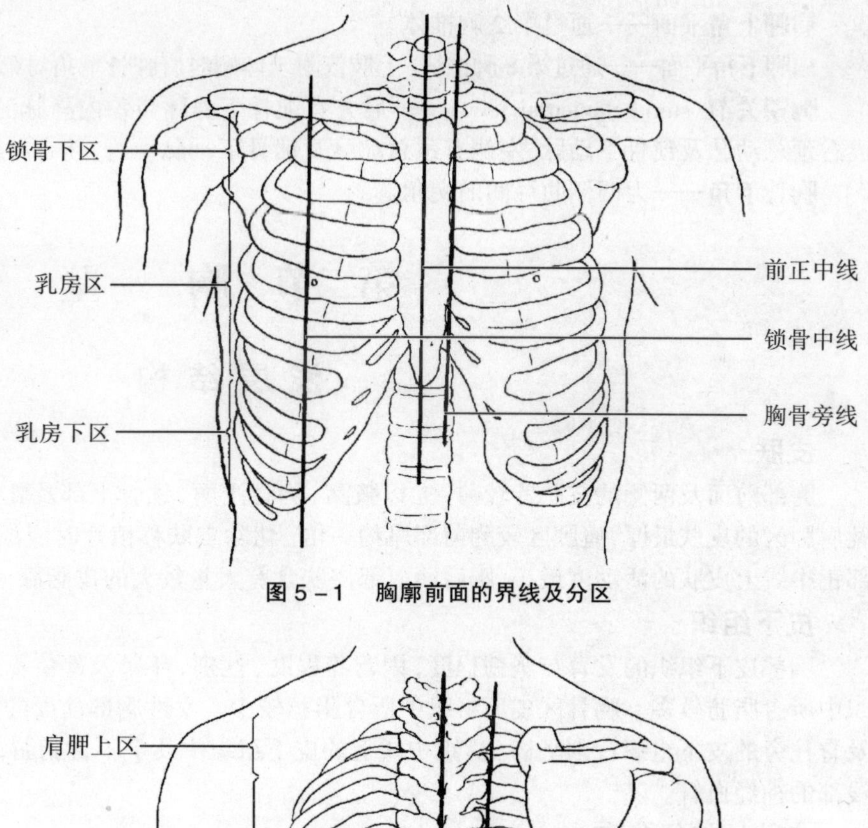

图5-1 胸廓前面的界线及分区

表面解剖

骨肌性标志:在胸部前面可以明显地摸到胸骨柄上缘、胸骨角及锁骨全长,在锁骨下凹中可以摸到肩胛骨喙突。在胸部前外侧面可以摸清肋骨及肋弓。在胸部后面可以摸到所有胸椎棘突、肩胛冈、肩峰、肩胛骨内缘及下角。在肌肉发达者可以明显看出胸大肌、背阔肌、前锯肌及斜方肌等肌性隆起。此类骨肌性标志在皮下脂肪发达的肥胖人不明显或不易摸清。乳头的位置,在男性常位于第4肋间隙,距正中线约10cm,在女性则有很大变化。

表面引线:在胸廓面上可以作出下列引线(图5-1,图5-2)。

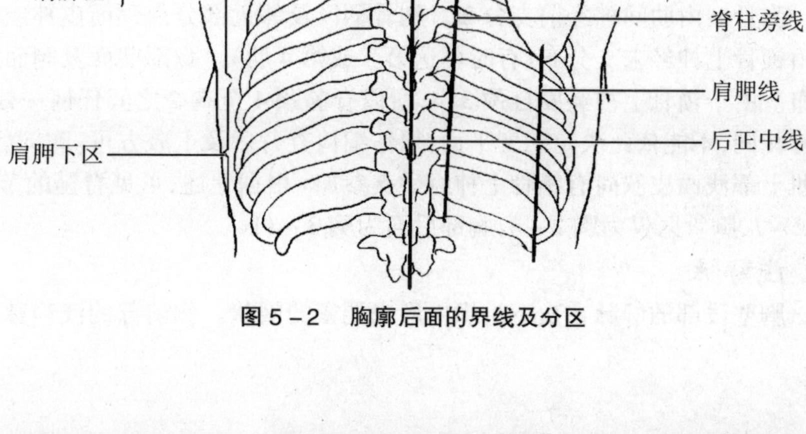

图5-2 胸廓后面的界线及分区

前正中线 (anterior median line)——通过胸部前面正中的纵行线。

胸骨旁线(parasternal line)——沿胸骨外缘的引线。

锁骨中线(midclavicular line)——通过锁骨中点的垂线,与乳头线相似,但不完全一致。

乳头线(mammillary line)——通过乳头的垂线,在男性可以作为良好的标线,在女性则因乳房下垂而不准确。

腋前线(anterior axillary line)——上臂依附于体侧时沿腋前皱襞的纵行线。

腋中线(midaxillary line)——通过腋窝中部的纵行线。

腋后线(psterior axillary line)——上臂依附于体侧时沿腋后皱襞的纵行线。

肩胛线(scapular line)——上臂依附于体侧时通过肩胛下角的纵行线。

脊柱旁线(paravertebral line)——相当于各胸椎横突尖的连线。

胸骨柄上缘——与第2、3胸椎间纤维软骨盘位于同一平面,两者相距约5~7.5 cm。

胸骨角(sternal angle)——为胸骨柄与胸骨体连接处的隆起。第2肋软骨附着于此,计算肋骨序数时常可以此为准。主动脉的起点、气管的分叉部、降主动脉起始点以及第4与5胸椎间纤维软骨盘,皆位于胸骨角平面。此平面亦为上、下纵隔的分界。两侧的胸膜反折,在胸骨角后方相距较近,几相接触。

胸骨剑突关节平面——通过第9胸椎体。

肋下缘(肋弓)最低部分——为第10肋,平第3腰椎。

肩胛冈平面——通过第3胸椎。

肩胛上角平面——通过第2胸椎体。

肩胛下角平面——通过第8胸椎体。上肢依附于体侧时肩胛骨下角对第7肋间隙,相当于第8胸椎体平面。

胸锁关节(sternoclavicular joint)——后方有锁骨下静脉与颈内静脉汇合成头臂静脉,右侧有头臂动脉分成右颈总动脉及锁骨下动脉,左侧有颈总动脉及锁骨下动脉上行,迷走神经在动静脉之间下降。

胸骨下角——为两侧肋弓间的交角。

第二节 胸 壁

浅层结构

皮肤

胸部前面及两侧的皮肤皆较薄,尤以腋窝、胸骨浅面、锁骨下部及乳头区等处最薄。胸部后面正中部分及肩胛区的皮肤最厚,肩胛区较胸前部厚约一倍。切除皮肤移植片时应注意各部的不同厚度。胸前部及胸后部正中线上皮肤的活动度最小。胸后面上部皮肤含有大量较大的皮脂腺,易因腺管堵塞而发生皮脂腺囊肿。

皮下组织

胸部皮下组织的发育与坚韧程度,因营养程度、性别、年龄及部位不同而有异。胸部前外侧面的皮下组织中所含脂肪较多。胸骨区皮下组织中所含脂肪较少。女性胸部前面的皮下组织分两层包绕乳腺。肩胛区及脊柱旁的皮下组织特别坚韧。后正中线上的皮下组织中几乎不含脂肪,固定于棘上韧带。皮下组织中含有浅部的神经血管。

皮肤的神经分布

胸骨区由肋间神经前支分布。胸骨柄区及邻近部分由颈前皮神经的分支分布。锁骨下部第2肋平面以上由锁骨上神经末支分布(有时可达第3或第4肋)。胸部前面及侧面第2肋以下由第2~11肋间神经前支分布。由于锁骨上神经发自颈3、4,所以脊髓颈4至胸2之间任何一处病变,在胸前上部所查到的感觉障碍区皆相同,不能依此决定病变平面,须仔细检查背后及上肢方可。胸部后面由第3~11肋间神经后支分布,斜方肌上部浅面皮肤尚有锁骨上神经后支参加。根据上述,可见脊髓的节段分布,锁骨下部为颈4,胸部前面为胸2~7,胸骨区仅为胸2~6,胸部后面为胸3~11。

浅静脉

胸壁浅部的静脉在皮下组织中形成稠密的网状。胸前部的浅静脉有的直接汇入胸廓内静脉,有的通过与肋间前静脉的交通支汇入胸廓内静脉。胸前下部的浅静脉通过腹壁上部的静脉汇入胸廓内静脉。胸前上部的浅静脉,有的跨过胸锁关节及胸骨柄上缘汇入颈前静脉或颈静脉弓,有的跨过锁骨汇入颈阔肌外面的浅靓脉。胸壁外侧的浅静脉汇入胸外侧静脉,再汇入腋静脉,上外侧的浅静脉与上肢的浅静脉之间可能有丰富的吻合。

胸壁的浅静脉网中有一条较长的**胸腹壁静脉** (thoraco-epigastric vein), 连接腹前壁上部的浅静脉与腋窝的胸外侧静脉。腹壁的浅静脉经脐部通过肝圆韧带中的一条小静脉与门静脉交通。胸外侧静脉汇入腋静脉。由此可见,胸腹壁静脉构成上下腔静脉之间的一条重要侧支吻合,当下腔静脉有梗阻时血液即取道胸腹壁静脉经上腔静脉回心,反之亦然。胸腹壁静脉中的静脉瓣,在上部向上,在下部则向下。因门静脉或下腔静脉梗阻而使胸膜壁静脉扩大时,静脉瓣即可闭锁不全。

淋巴回流

胸壁的浅淋巴管主要汇入腋淋巴结。背阔肌与斜方肌浅面的淋巴管汇集成 10~12 条淋巴管汇入腋淋巴结肩胛下群。胸大肌与前锯肌浅面的淋巴管汇入腋淋巴结胸肌群。胸骨附近的淋巴管汇入胸骨旁淋巴结,两侧的淋巴管在胸骨前面跨过正中线相交通。胸前上部有少数淋巴管向上跨过锁骨汇入锁骨上淋巴结。

深筋膜

胸部深筋膜覆盖在肌肉浅面,发出分隔向深处形成肌肉鞘,在上方附着于锁骨骨膜,在外上方与腋筋膜及三角肌筋膜相续,在后上方附着于肩胛冈,在后正中线上附着于胸椎棘突,在前外侧下部与腹直肌鞘及腹外斜肌浅面不明显的深筋膜相续, 在后下部与腰部深筋膜相续。深筋膜形成胸大肌鞘的部分又称为**胸肌筋膜**(pectoral fascia)。

乳腺 (mammary gland) 位于**乳房** (breast) 内, 腺体组织由变形的皮脂腺形成, 来源于外胚层, 位于皮下组织中。男性乳腺停留在萌芽状态,位于第 4、5 肋骨间平面。女性乳腺很发达,临床重要性较大。

先天畸形

胚胎第 6 周时,身体两侧各出现一条外胚层隆起嵴,称为**乳嵴**(embryonic mammary ridge),由腋下伸展到腹股沟部(图 5-3),后来除胸部一小部分发育成乳腺以外全部消失。发育成正常乳腺的一部分隆起嵴,向深处生长,发育成乳腺管及腺体组织。初生时乳头扁平或略形凹陷,后来始逐渐凸起,但亦有始终凹陷而不凸起者。常见的乳腺先天畸形如下。

一侧**乳腺缺损** (amastia): 有人认为此种畸形由于胚胎时期同侧上臂压迫胸部过甚所致, 同侧胸肌亦常阙如。

多乳腺畸形(polymastia):上述胚胎时期的外胚层隆起嵴,除发育成正常乳腺的一部分以外,如有未消失的部分即可能发育成额外的乳腺,可以出现在由腋窝至腹股沟内侧连线的任何一处,但多位于正常乳头的下方 7.5~10 cm 处,也常见位于腋前皱襞处。额外乳腺大部分有始基型乳头,深部有乳腺组织,有的可以很发达而有哺乳功能。额外乳腺也可无腺管,特别是位于腋窝中者,乳腺组织具有正常的生理功能,发生肿胀,内含物不能排出而引起极度不适,诊断困难,常被误为肿瘤。额外乳腺也可不止一个,可以两侧对称,也可不对称。

多乳头畸形(polythelia):在正常的乳腺上可以发育出多余的乳头,不一定位于上述乳嵴的线上。

男子乳房发育(gynecomastia):男性发育成如女性的乳腺,非常少见,多见于青春期。

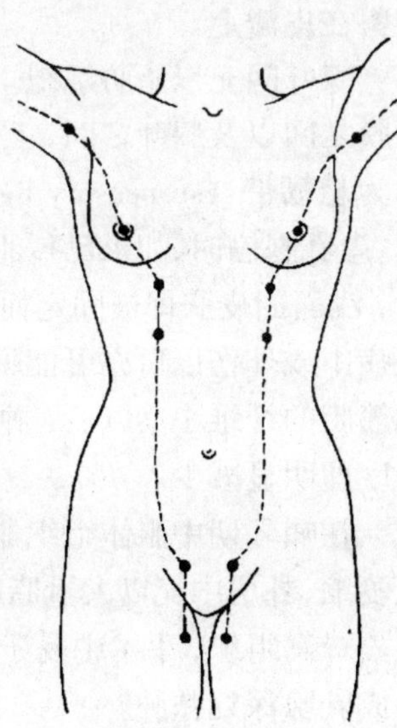

图 5-3 乳嵴

女性乳腺

范围:乳腺主要位于皮下组织中,上达第 2 或第 3 肋,或可延伸至锁骨上;下达第 6 或第 7 肋,或可至腹上部;内侧至胸骨旁,甚至跨过正中线;外侧至腋中线。乳腺组织约有 2/3 位于胸大肌筋膜浅面,余部位于前锯肌浅面。腺体外上部有一延长部,称为**腋下尾部**(axillary tail),伸展到第 3 肋以上,进入腋窝,与腋淋巴结胸肌群直接接触(图 5-4)。尾部系通过深筋膜的孔洞至腋窝而位于深筋膜的深处。经乳腺管注入造影剂,可以查出腺管及腺体组织的分布情况,有肿瘤时也可以查出腺管位置改变的情况。有人用此法检查正常乳腺的范围,腺管满布胸部前外侧面,伸入腋窝形成尾部者占95%(图5-5),有的沿腋血管及臂丛伸达腋窝尖部,向外延伸超过背阔肌前缘者占2%,向下延伸到上腹部者占15%,向内超过胸前正中线者占2%,与对侧乳腺间无联系。腺管的分布如此广泛,切除手术中易有遗漏,常为腋下部分(有人统计占80%)。近年来应用X线软组织照相术检查乳腺,不用造影剂,已经日趋广泛,可以看出乳腺组织的范围,可能早期发现乳腺癌,对诊断有一定的帮助。

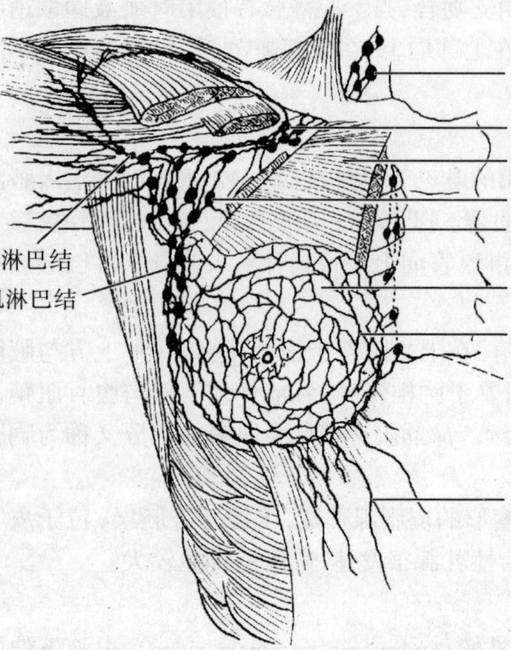

图5-4 乳腺范围及有关的淋巴结

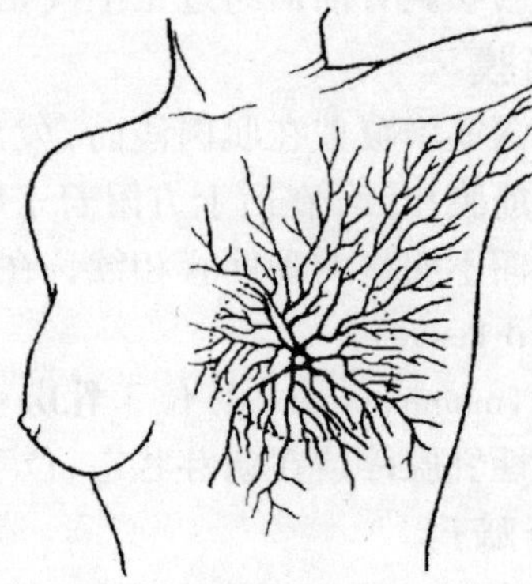

图5-5 乳腺组织伸展的范围远超出乳房所在部位

结构:幼儿乳腺主要由腺管组成,腺体组织很少。至青春期时腺管即迅速生长增生,终至形成腺泡及腺叶。在怀孕期腺体组织更特别显著增生。若干腺泡合成腺小叶,再聚集成为18~20个腺叶,呈辐射状朝向乳头排列。每一腺叶有一条**乳腺管**(lactiferous duct),共有18~20条乳腺管开口于乳头。每一腺管在靠近乳头基部处呈现壶腹状扩大,可以暂时贮存乳汁。乳腺管受到癌肿侵犯以后可导致乳头回缩。由于乳腺管呈辐射状趋向乳头,因而在切开浅部的**乳腺脓肿**时,应以乳头为中心作辐射形切口,以免损伤乳腺管。乳腺管与皮肤邻近,有的直接接触,因而在切除乳腺的手术中翻皮瓣时,如果带有一些皮下组织,即可能有些腺管组织被遗留在皮瓣上。

腺叶间充以脂肪组织。腺体与胸大肌之间有深筋膜(胸肌筋膜)相隔。乳腺组织与浅面皮肤之间,与胸肌筋膜之间以及腺叶之间,皆有许多纤维小梁相连(图5-6)。此种小梁又称为**悬韧带**(suspensory ligament, Cooper's ligament),乳房上部常较发达。患**乳腺癌**时,如果已侵犯到连接皮肤与腺体的纤维小梁,引起其收缩时,浅面的皮肤即被固定而不能提离癌肿或者出现明显的凹陷,在慢性炎症中或外伤以后亦可能见到种现象。如果癌细胞侵犯到连接腺体与胸肌筋膜的纤维小梁以后,肿瘤即被固定在筋膜面上,沿胸大肌长轴的移动度即明显减少。

在哺乳期中腺体组织非常发达。不在哺乳时期及停经以后,腺体组织萎缩,乳房中充以大量脂肪组织。乳腺深处与胸肌筋膜间,含有较多的疏松蜂窝组织,手术中易于经此将乳腺组织分离,此处亦易发生炎症而形成乳腺深处脓肿。

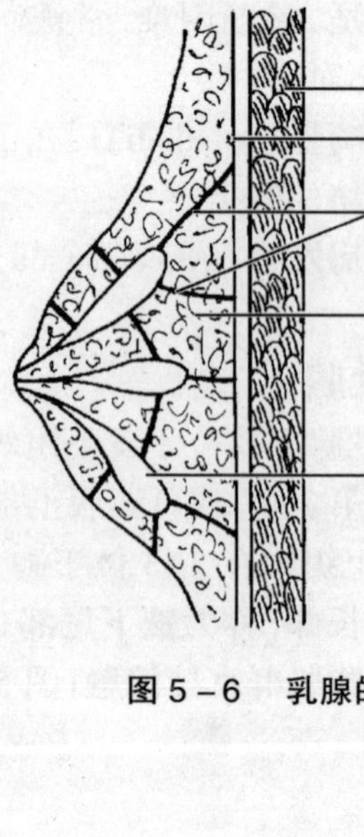

图5-6 乳腺的悬韧带

乳腺外上限象内乳腺组织较多,癌肿亦多发生在外上限象内。乳腺组织与胸大肌筋膜间含有一定量的蜂窝组织，形成乳腺后间隙。当患乳癌侵及此间隙后，即可侵及胸大肌筋膜，肌肉收缩时即使肿块上移，是为病变较晚期的体征。

乳头(nipple)：未成年的女性乳头，亦如男性位于第4肋间隙平面，距胸前正中线约10 cm。哺乳以后乳头即向下移位，不足为肋间隙定位的标准。乳头回缩除可因乳腺管受到癌肿侵犯收缩所致以及为先天性者以外，亦可因患乳腺脓肿愈合缓慢所致，间质性乳腺炎亦可伴有乳头回缩。

乳晕(areolae)：乳头四周皮肤呈棕色，直径约5 cm，表面呈现若干小的圆形隆起，由皮脂腺形成，称为乳晕腺(areolar gland)。

血液供应：乳腺的血液供应，主要来自胸外侧动脉及胸廓内动脉，来自肋间前动脉者多少不恒定(图5-7，图5-8)。**胸外侧动脉**(lateral thoracic artery)起自腋动脉第2段，沿乳腺外侧下降，分支供应乳腺，并与**胸廓内动脉**(internal thoracic artery)的穿支吻合。胸廓内动脉的上4或5肋间隙的皮肤穿支供应乳腺，其中以第1、2或第2、4两支较大。第2、3、4**肋间动脉**的外侧支分支供应乳腺。可能有胸肩峰动脉的分支或者由腋动脉直接发出的分支，称为**乳腺外侧动脉**，穿过胸大、小肌至锁骨下方，下降至乳头，供应乳腺。由此可见，供应乳腺的动脉皆来自上方两侧，横行趋向乳头，在切开乳腺时切口应尽可能低于乳头，以免伤到主要动脉。腺体深面无大血管进入，手术切除时结扎上述各主要血管以后，即便于将腺体由胸壁分离。乳头及乳晕区的血液供应由后方进入，围绕乳头作浅的环形切口时，可以无损其血液供应，但是有伤到乳腺管的危险。

乳腺的静脉在乳晕深处形成静脉丛，再形成较大的静脉，呈辐射状进行。一部分静脉通过胸廓内静脉的肋间穿支汇入**胸廓内静脉**，再至头臂静脉。一部分静脉汇入**腋静脉**。一部分静脉通过肋间静脉回流至**奇静脉系统**，再至上腔静脉。乳腺癌可以通过其中一途转移至肺，也可以通过肋间静脉到椎管外静脉丛转移至脊柱或颅骨。乳腺浅面的静脉紧靠皮肤进行，有淋巴管伴行，发生静脉炎时可以在皮下摸到硬索，在乳腺癌的手术中皮瓣应特别薄。

淋巴回流：乳腺癌为较常见的疾病，其临床表现及有关治疗问题，与乳腺的淋巴回流有密切关系。乳腺组织含有非常丰富的微细淋巴管网，包围着腺小叶，淋巴液通过淋巴管网按不同部位回流至一定的淋巴结，绝大部分汇入腋淋巴结，一小部分汇入锁骨上淋巴结及胸骨旁(胸廓内动脉旁)淋巴结。

腋淋巴结(axillary lymph node)可分肩胛下、外侧、胸肌、中央、尖五群(见图5-4)，后三群与乳腺有关。**胸肌群**(pectoral group)位于腋前皱襞深处，沿胸外侧静脉排列，主要位于第3肋浅面。乳腺腋下尾部直接与胸肌群淋巴结接触。尾部患癌肿时似与乳腺分隔，易被误为肿大的淋巴结。胸肌群淋巴结可能受到尾部癌肿的直接侵犯，也可能受到沿淋巴管蔓延而来的癌肿侵犯。**中央群**(central group)淋巴结位于腋窝上部的脂肪组织中，肋间臂神经通过此群淋巴结之间，当淋巴结因患癌肿等病变肿大时，可压迫神经而引起上臂内侧剧痛。**尖群**(apical group)淋巴结亦称**锁骨下淋巴结**(infraclavicular lymph node)，重要性最大，下为第1肋间隙，后为腋静脉，前为锁胸筋膜(喙锁筋膜)，位置恒定而且较深，体表不易摸清，手术中须将锁胸筋膜完全切除后始可将此群淋巴结完全分离切除。患乳腺癌已有尖群淋巴结转移时，虽采取根治切除术亦不易治愈，因为此种情况下常已有潜在内脏或骨骼转移。

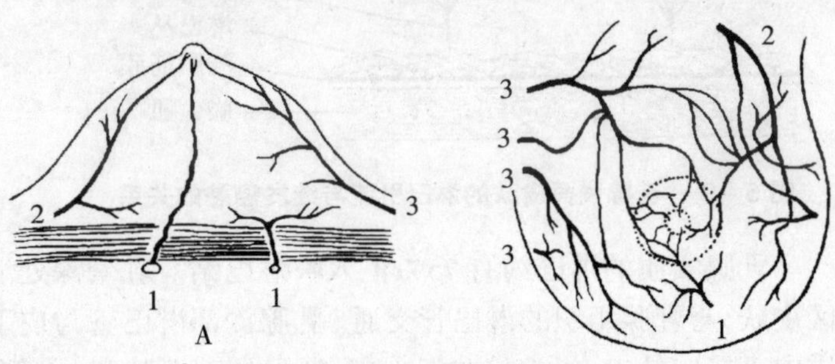

图5-7 乳腺的血液供应

A：水平切面；B：前面观，主要血管围绕乳头吻合；1：来自肋间动脉；2：来自胸外侧动脉；3：来自胸廓内动脉

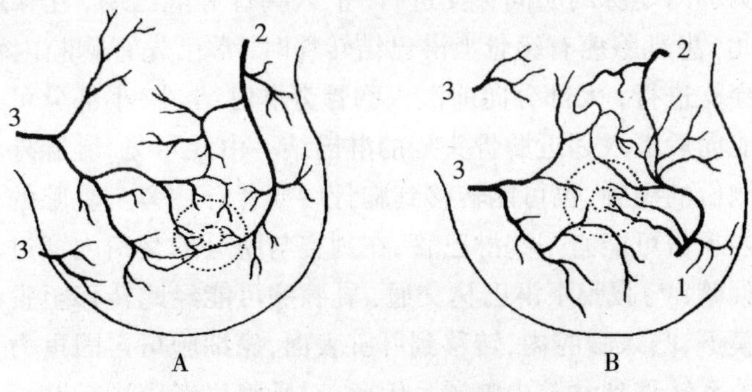

图5-8 乳腺的血液供应变化，前面观

A：主要血管围绕乳头吻合；1：来自肋间动脉；2：来自胸外侧动脉，3：来自胸廓内动脉；B：邻近血管直接走向乳头，吻合不多

锁骨上淋巴结中有一部分位于胸锁乳突肌下端外缘深处，锁骨后方，邻近颈内静脉与锁骨下静脉交角处，可以接收腋淋巴结的输出管。患乳腺癌已有腋窝广泛转移时，锁骨上淋巴结亦常受累。患乳腺癌如果能摸到较高位的锁骨上淋巴结有肿大时，常由此最低位的锁骨上淋巴结向上逆行转移所致，同时常已有内脏及骨骼转移，预后不佳。因此，有人主张进行乳腺癌根治手术须同时切除锁骨上淋巴结。

沿胸廓内动脉排列的胸骨旁淋巴结位于第2、3、4肋间隙前端者接收乳腺内外侧份的一部分淋巴管。乳腺内侧半的癌肿转移至此处淋巴结的比率很高。外侧半的癌肿也可能转移至此处淋巴结，可早于或晚于腋窝转移。据统计，乳腺癌转移至胸骨旁淋巴结者，在无腋窝淋巴结转移的约有10%，在已有腋窝淋巴转移的约有50%。由此可见，在已有广泛腋淋巴结转移时，不论癌肿的原发部位如何，皆可能已经转移至胸骨旁淋巴结。因此多有主张进行乳腺癌根治切除术须同时切除胸骨旁淋巴结。有少数两侧的胸骨旁淋巴结在第1肋平面借胸骨柄后方的淋巴结相交通。胸骨旁淋巴结的输出管，可为右侧者汇入右淋巴导管，左侧者汇入胸导管，也可直接汇入颈静脉角内，或者汇入锁骨上淋巴结。

乳腺区的淋巴管，可分引流皮肤及引流腺质两组。引流乳腺表面皮肤(不包括乳晕区及乳头)的淋巴管，呈辐射状汇入邻近的淋巴结。外侧份的淋巴管汇入腋淋巴结。上份淋巴管汇入锁骨上淋巴结。有一部分汇入三角肌与胸大肌之间的头静脉旁淋巴结。内侧份的淋巴管汇入胸骨旁淋巴结。两侧的皮肤淋巴管在胸前正中线上相交通，一侧的癌肿可经此转移至对侧。乳腺癌侵犯到浅面皮肤时，最初呈现分散的小结节，其间隔以正常的皮肤，其原因有人解释为皮肤的淋巴引流呈分散的小区域，互相间无交通，当癌细胞沿此类淋巴管生长时即先在表面出现分散的结节(图5-9)。当乳腺癌侵犯到引流皮肤的淋巴管时，即使所属范围内皮肤的淋巴回流受阻，发生水肿。由于毛囊在皮下组织中较为固定，水肿的程度不若其间皮肤显著，因而在水肿区域内呈现若干小凹陷，外观有似橘皮状(图5-10)。

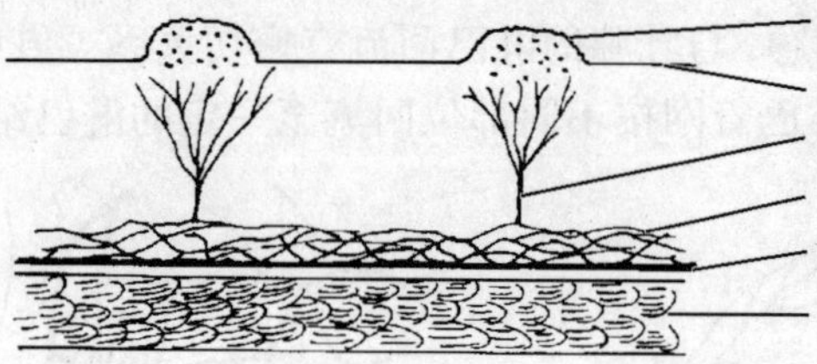

图5-9　乳腺浅面皮肤的淋巴引流与继发癌肿的关系

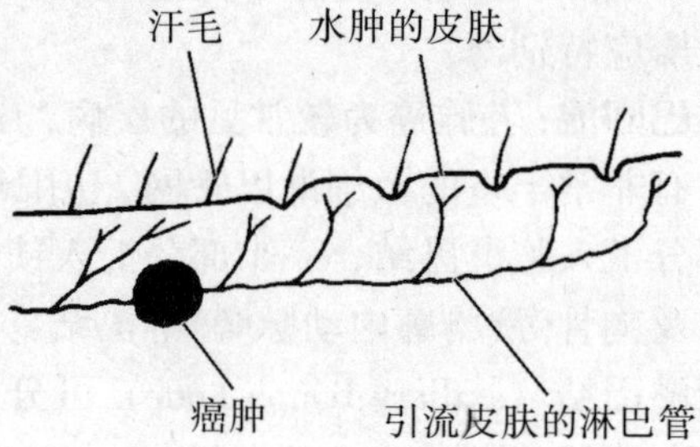

图5-10　患乳腺癌时出现橘皮样体征的原因

乳腺实质的淋巴约有75%汇入腋淋巴结。乳晕深处淋巴丛由较大的淋巴管汇集形成，引流乳头及乳晕区皮肤，与乳腺组织的淋巴管交通。乳腺深部淋巴管与皮下淋巴管之间交通广泛。起自腺小叶的淋巴管在腺质中直接向外走，沿途接收汇入支，通过尾部至腋窝，大部分汇入腋淋巴结胸肌群，少数汇入肩胛下群，再通过中央群至尖群，最后通过锁骨下干进入血流。乳腺腺体与胸肌筋膜之间的淋巴丛常发出淋巴管，向上穿过胸大肌及锁胸筋膜，直接汇入腋淋巴结尖群(图5-11)，乳腺癌可经此直接转移到尖群淋巴结，不易摸清。因此进行乳腺癌根治切除术时须将胸大、小肌以及与其相连的筋膜一并切除。乳腺的内侧份有一些淋巴管随胸廓内动脉的肋间穿支进行，汇入胸骨旁淋巴结，乳腺癌可以经此转移到胸骨后，转移到锁骨上淋巴结。因此，患乳腺癌有锁骨上淋巴结转移时，常已先有胸腔内转移。乳腺外侧份的淋巴管，有一些随肋间血管外侧穿支进行，大部分向前汇入胸骨旁淋巴结，一小部分可能向后汇入邻近肋骨头处的淋巴结。由此可见，乳腺外侧份的癌肿，也可能转移到胸骨后或者脊柱旁。乳腺的内下份可能有一些淋巴管，在剑突与肋弓的交角内穿过腹壁，与腹膜下淋巴丛交通，乳腺癌可能经此转移至腹膜下，凸入腹腔内，转移到肝脏表面，癌细胞可再因重力关系转移到盆腔内脏器。因此，对乳腺患者应进行肛指及阴道检查，有盆腔内转移时即不宜采取手术疗法。此外，沿胸肌筋膜的淋巴管跨过中线与对侧者交通，癌肿

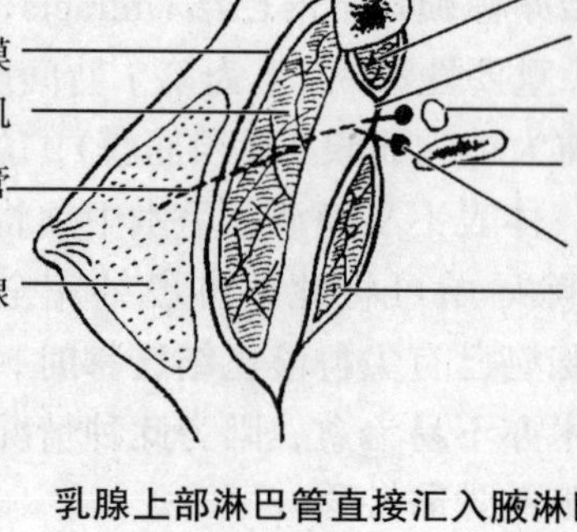

图5-11　乳腺上部淋巴管直接汇入腋淋巴结尖群

也可能经此直接转移到对侧。

在乳腺癌根治切除术中，上肢来的淋巴管中，走在腋静脉前面及内侧面的被切除，少数跨过腋静脉者存留。手术以后发生上肢水肿的原因，有人认为是淋巴管被切断、感染或者受到癌肿侵犯，也有人认为主要是静脉回流受阻。

乳腺癌发生在男性者有统计为1%，极易侵及胸肌筋膜、胸大肌及腋淋巴结尖群。男性青春期时有乳腺增大者，可能持续多年，患者常有1个XXY复合染色体。

神经供应：乳腺的分泌组织由伴行在第2～6肋间神经中的交感神经供应。乳腺浅面皮肤主要由第2～6肋间神经分布。

乳腺癌根治切除术：乳腺癌进行根治切除术的主要原则，一般将肿瘤及全部乳腺组织、胸前外侧壁的皮下蜂窝组织、胸大小肌及其筋膜、腋窝的淋巴结及蜂窝组织等作一整块切除。切除腋窝淋巴结及蜂窝组织为手术中最重要而且最困难的一步。手术前常不易决定腋淋巴结与腋静脉的粘连程度，手术中才可发现，必要时应切除一段血管束。进行此种手术，不仅要求熟悉胸壁的解剖，更须熟悉腋窝血管神经与淋巴结的邻属关第(参看第十一章)。近年来多有主张仅切除肿瘤及邻近组织而不作根治切除术，以后进行化疗及放射治疗，据大量资料统计，治愈率与根治切除术无明显差异。

浅层肌肉

胸壁浅层肌肉主要与肩带相连，与上肢的关系密切，将在第十一章中详述。本章仅略述与胸部手术进路有关的肌肉。

胸大肌(pectoralis major muscle)：此肌按其起点可以分为**胸肋部**(sternocostal part)及**锁骨部**(clavicular part)。胸肋部起自胸骨柄及胸骨体的前面、上六肋软骨以及腹上部的腹直肌鞘，肌纤维向外上进行。锁骨部起自锁骨内侧半的前面，肌纤维向外进行。两部分肌纤维覆盖胸廓前面的大部分，最终聚集成马蹄形肌腱止于肱骨结节间沟的外侧唇(大结节嵴)(图5－12)。**腋前皱襞**(anterior axillary fold)即由胸大肌形成。此肌神经供应来自**胸内**(颈8、胸1)**外**(颈5、6)**侧神经**，**血液供应**来自胸肩峰动脉、胸外侧动脉、肋间动脉及胸廓内脉等所发出的分支。由于胸大肌的血液供应丰富，常用其做成带蒂肌肉瓣以闭塞支气管外瘘、填塞脓胸或肺结核手术后的残余胸腔。

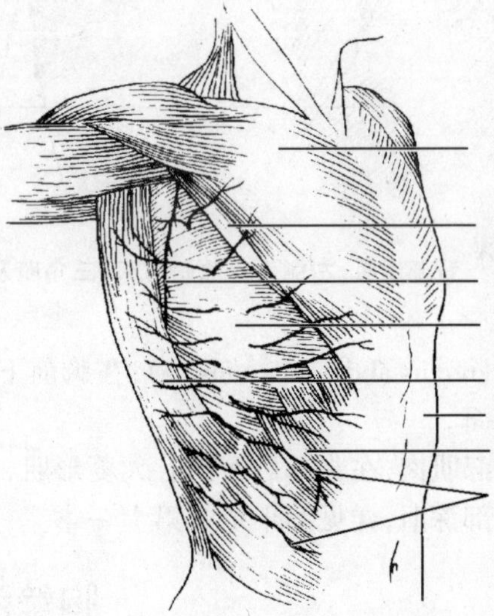

图5－12 胸侧壁肌肉

胸大肌起自胸骨部与起自锁骨部的肌纤维之间有一条明显的沟，深处有供给肌肉的血管神经进入。在进行乳腺癌根治的手术中，可先以手指伸入沟中勾出血管神经未进入肌肉以前的一段，结扎以后再分离肌肉。胸廓内动脉的皮肤穿支由肋间隙的内侧端穿出后即穿过胸大肌的内侧端，分离肌肉的胸肋部起点时即切断此类皮支。由于乳腺大部分位于胸大肌的浅面，其间隔以深筋膜(胸肌筋膜)，筋膜上有淋巴丛，所以在乳腺癌根治切除手术中应将胸大肌及筋膜切除，包括腹直肌鞘的上部(胸大肌起始部)，以保证能将胸大肌浅处的淋巴丛完全移除。

胸小肌(pectoralis minor muscle)：此肌位于胸大肌深面，起自第3、4、5肋骨的前端，有时另有一头起自第2肋骨，肌纤维向外上进行，止于肩胛骨喙突水平部前内缘的外侧半，神经供应来自胸内侧神经。在胸小肌的外缘处有胸外侧血管及腋淋巴结胸肌群。胸小肌与锁骨之间有锁胸筋膜。

锁胸筋膜(clavipectoral fascia)：此筋膜亦称**喙锁筋膜**，在上方分裂包绕锁骨下肌而附着于锁骨，向下覆盖锁骨与胸小肌之间的三角形区域，至胸小肌上缘即分裂而包绕该肌，由该肌向下即与覆盖前锯肌的筋膜相续。锁胸筋膜在内侧由锁骨沿肋锁韧带伸展到第1肋，在外侧由锁骨沿锥状韧带伸展至喙突，在肋锁韧带与喙突之间增厚形成肋喙韧带。穿过锁胸筋膜的结构有头静脉、胸肩峰动静脉、胸外侧神经以及乳腺外上部汇入腋淋巴尖群的淋巴管。穿过锁胸筋膜的结构有头静脉、胸肩峰动静脉、胸外侧神经以及乳腺外上部汇入腋淋巴结尖群的淋巴管。锁胸筋膜在锁骨胸小肌三角内的部分覆盖腋动脉第一段及腋静脉，参与构成腋鞘，并黏附于腋静脉，使静脉破裂后不易闭合，易产生多量出血及有空气进入的危险，在进行腋窝手术或乳腺癌根治切除术中均应注意及此。

前锯肌(serratus anterior muscle)：此肌位于肩胛下肌与肋骨之间，呈锯齿状起自上八或九肋的前部外面及肋间肌浅面的筋膜。下部起点与腹外斜肌的起点相间。第1叉最大，起自第1、2肋及其间的筋膜。第2叉即起自第2肋。各叉起始后即合成一片，由前向后走，上缘横行，下缘向后上斜行，覆盖胸廓侧面，止于肩胛骨腹侧面的内侧缘，由胸长神经(颈5～7)供应。乳腺的外1/3位于前锯肌的浅面。在乳腺癌根治切除术中应避免伤到胸长神经。颈横动脉降支及肩胛背神经走在前锯肌与胸廓之间。

背阔肌(latissimus dorsi muscle)：此肌起点广泛，通过胸腰筋膜后层起自下六胸椎、全部腰椎及骶骨上部的棘突与棘上韧带，另有一部分起自髂嵴后部外缘及末三或四肋。肌纤维向外上进行，覆盖胸廓后面下部。逐渐集中，绕到大圆肌的前方，止于肱骨结节间沟的内后部，由胸背神经（颈5～7）供应。背阔肌的上缘在横过肩胛骨下角处形成一袋状窝以包绕该角，使之紧贴胸壁。腋后皱襞由背阔肌与大圆肌合而形成。

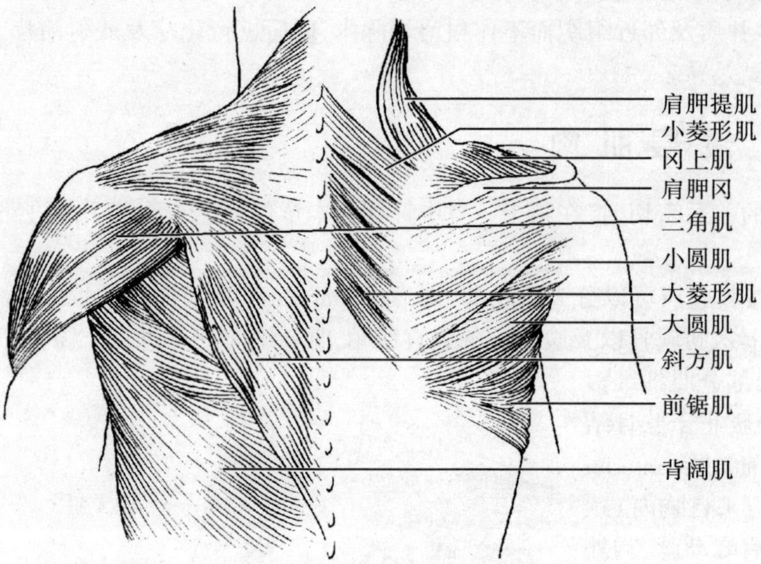

图5－13　背部浅肌，右侧为移除斜方肌、三角肌及背阔肌所见

斜方肌（trapezius muscle）：此肌起自枕外隆凸、上项线的内1/3、项韧带、第7颈椎及胸椎棘突与棘上韧带，分别走向下、外、上方，止于锁骨外1/3、肩峰及肩胛冈，覆盖胸廓后面内侧，由副神经及第3、4颈神经供应(图5－13)。

腹外斜肌(external oblique muscle)：此肌上部起自下8肋的外面及下缘，覆盖胸部前外侧面的下部，在起点处各肌束与前锯肌及背阔肌的肋骨部起点相交错。

腹直肌(rectus abdominis muscle)：在胸前下部内侧尚有腹直肌及其鞘的前叶一部分。此肌起自第5、6、7肋软骨的前面。

其他背部肌肉：在胸部后面尚有大菱形肌、小菱形肌、大圆肌、小圆肌、冈下肌、肩胛下肌、上后锯肌、下后锯肌以及背部深肌，详见第十章及第十一章。

胸壁浅部的血管神经

胸肩峰动脉(thoracoacromial artery)：此为腋动脉第二段的分支，经胸小肌上缘上方穿过锁胸筋膜，发出胸肌支，供应胸小肌，进入胸大肌后面。

胸外侧动脉(lateral thoracic artery)：此为腋动脉第二段的分支，向下绕经胸小肌的下缘，分支供应胸小肌、胸大肌及胸壁前外侧的浅部组织，与胸肩峰动脉及肋间动脉外侧支之间皆有吻合。

胸内、外侧神经：胸外侧神经(lateral pectoral nerve)起自臂丛外侧束，绕胸小肌上缘穿过锁胸筋膜，分支供应胸小肌及胸大肌。胸内侧神经(medial pectoral nerve)起自壁丛内侧束，绕胸小肌下缘，分支供应胸大、小肌。两神经有时分支穿过胸小肌。

肩胛下动脉(subscapular artery)：此动脉发自腋动脉第三段，通过腋窝下行，发出旋肩胛动脉以后成为胸背动脉，在背阔肌前缘深面下行，供应邻近结构。

胸长神经(long thoracic nerve)：此神经在腋窝内侧壁的前锯肌表面下降，分支供应该肌。

颈横动脉（transverse colli artery）：由此动脉分出的降支沿肩胛骨内缘下降，位于菱形肌与上后锯肌之间。

淋巴回流：浅层肌肉的淋巴管大部分汇入腋淋巴结。胸大肌的一部分淋巴管汇入胸骨旁淋巴结。

胸壁的蜂窝组织间隙

在胸壁的筋膜及肌肉之间形成一些蜂窝组织间隙，在创伤积血或炎症积脓方面具有一定的重要性。

在胸前上部，胸大肌深面与锁胸筋膜间含有一层脂肪蜂窝组织，形成一间隙，上部特别显著，上界达锁骨，下界达胸大肌下缘。在锁胸筋膜与胸廓之间亦含有一层蜂窝组织，形成另一间隙，在锁骨胸小肌三角内特别明显，亦即为腋窝尖部 。此两间隙借穿过锁胸筋膜的头静脉与胸肩峰血管周围的蜂窝组织相通。此外，包绕胸大小肌的筋膜鞘亦分别形成封闭的间隙，但皆借血管神经与邻近的间隙相通。此类间隙中最常发生炎症积脓的部位为胸大肌深面间隙。在锁胸筋膜深面间隙中有积脓时，因与肋间隙直接接触而易于引起胸膜炎，并可能沿腋窝的血管神经蔓延至颈部、上臂或胸后部。

在胸前下部，前锯肌内面筋膜与覆盖胸廓本部的筋膜之间，含有少量脂肪蜂窝组织，形成一间隙，向后延伸为前肩胛前间隙。在腹直肌起点部的后方形成另一间隙，向下通达腹直肌与肌鞘后叶间的间隙，患化脓性软骨炎及软骨骨膜炎时脓液皆可进入腹直肌鞘。

在胸后上部，斜方肌与菱形肌之间形成一蜂窝组织间隙，向上延伸至项部。在肩胛下肌与前锯肌之间形成后肩胛前间隙，含有较多量的脂肪蜂窝组织，向前与腋窝相延续。在菱形肌的深面形成另一蜂窝组织间隙。

在胸后下部，背阔肌与深面的前锯肌及胸廓本部之间，含有一层疏松蜂窝组织，形成一广大的间隙，向前通向腋窝。

胸　　廓

构成

胸廓（thoracic cage）由脊柱胸段、12 对肋骨、肋软骨、胸骨及肋间隙的肌肉等构成，有上、下口（图 5－14）。胸椎参与构成胸廓，棘突在体表可以明显摸清，常依之定位。椎体的后部上、下肋凹分别与上下位肋骨头构成关节。肋骨前端通过肋软骨与胸骨相连。由此形成完整的胸廓骨性部。胸廓内部为胸腔。

胸廓上口（superior thoracic aperture）以一骨性环界，后为第 1 胸椎体，两侧为第 1 肋骨，前为胸骨柄上缘。上口平面向前下倾斜，因而肺尖部的前面凸入颈部，后部仅到达第 1 肋骨颈平面。上口有一层筋膜覆盖，胸膜顶因而有所保护。上口狭窄者主动脉弓的弧度较高，投影于胸骨柄上缘，由主动脉发出的分支较为集中，胸导管形成高弧，气管分叉角度较小。上口宽广者主动脉弓可投影在第 2 肋间隙平面，所发出的分支较为分散，胸导管形成低弧，气管分叉角度较大。

胸廓下口（inferior thoracic aperture）亦以一骨性环为界，后为末一胸椎体，向前依次为第 12 肋下缘、第 11 肋前端、肋弓及胸骨剑突，其形状取决于肋弓倾斜角的大小。此口借膈与腹腔分隔。

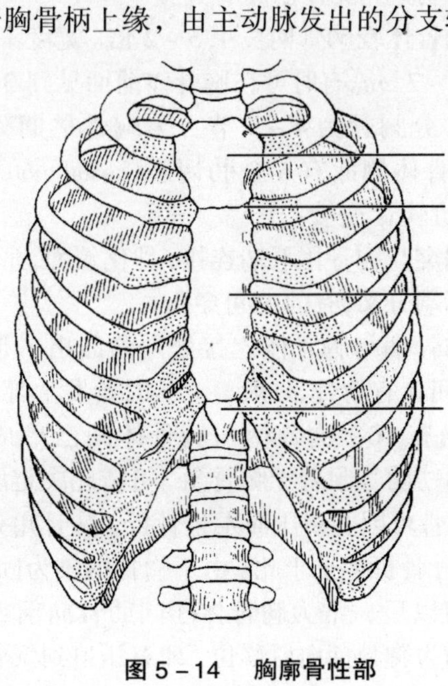

图 5－14　胸廓骨性部

形状

胸廓形状与年龄的关系：胸廓的横截面，在生后两岁以内为圆形，成长以后逐渐变扁，至青春期以后即达成人的椭圆形，横径大于前后径。因此，成人吸气时胸腔容积即增大，在婴儿即无此可能。两岁以下时期呼吸运动纯为腹式，成长后始渐有胸式呼吸，至成年时即以胸式呼吸为主。婴儿腹部手术后易于并发肺炎的原因，可能与其无胸式呼吸运动有关，手术后的伤口疼痛,抑制了膈肌的运动,肺的活动度减低,分泌物易于积存。至老处时期因肌肉与骨骼发生萎缩,胸廓后壁的长度变短,横径亦皆缩短,但因胸骨下角变小,胸部相对变长。

胸廓形状与肌肉发育的关系: 肌肉运动的程度对胸廓外形有显著的影响。运动量大的人,肌肉肥大,骨骼发达,胸廓大,呼吸运动范围亦大。胸廓两侧很少对称,由于右上肢的运动较多而使右侧较为凸出,常用左手者相反。

胸廓形状与疾病的关系: 某些疾病可使胸廓变形。有显著的脊柱侧凸者,所凸向一侧的肋骨后部隆起,肌肉松弛而变长,肋间隙变大;凹陷一侧的肋骨前部隆起,肌肉缩短,肋间隙变小。脊柱显著后凸者,胸廓的前后径即大为增加。胸骨明显向前凸出,肋骨互相接近,呈鸡胸状,脊柱结核的患者即可发生此种畸形。支气管哮喘以及伴有呼吸困难的心脏病患者胸廓可普遍扩大。长期患肺结核者胸廓变扁,前后径减小,肌肉萎缩。广泛脓胸患侧肋间隙变宽,尤以第4~6肋间隙较为显著,胸部呈桶状。患渗出性胸膜炎或气胸时,患侧肋间隙可变宽而隆起。肺及胸膜患有浸润性炎症并伴有纤维化时,患侧肋间隙可以显著变窄,肋骨相互靠近,甚至完全相遇。慢性肺气肿患者胸廓可以普遍增大成桶状。软骨病患者因骨骼不能承受正常肌肉的牵引力而变形,两侧肋骨受到压力而将胸骨推向前方,因而使胸廓的前后径加大,横径减小,形成成**鸡胸**(pigeon chest)。

漏斗状胸(funnel chest)因胸骨及肋骨皆有变形所致,胸骨的下部以及与其相连的肋骨有不同程度的向后移位,以致胸廓前下部内陷。此种畸形的成因据认为并非由于肋骨或胸骨异常所致,而是因为膈肌于胸骨及剑突的附着不是肌性而为结缔组织性,促使胸壁前下部回缩。因而此种畸形在初生时并不明显,但是随年龄的增长而逐渐加重。有人认为可因此而使体形发生缺陷,也有人认为内陷的胸骨及肋骨可能严重地影响心脏的活动,所以主张在幼儿时期即将剑突及膈肌于胸骨的结缔组织性附着由胸骨切离,对年纪较大的儿童尚须横行切断胸骨,并同时切除有关的肋软骨。

胸廓形状与胸腔器官的关系: 胸廓宽阔者上下较短,**胸骨下角**(infrasternal angle)较大,可达120°;肋骨接近水平,肋间隙较宽;肺较短而基底宽,尖部凸出至锁骨以上的部分很小;心脏的位置较横。胸廓长而狭窄者,上部较宽于下部,胸骨下角较小,可不及90°;剑突不易摸清;肋骨的倾斜度较大;肺细长,上部较宽于下部,尖部凸出至锁骨以上的部分较大;心脏的长轴接近与身体长轴平行。

骨性结构

胸骨(sternum):此骨分柄(manubrium)、体(body)及剑突(xiphoid process)三部(图5-15)。

胸骨柄上缘有**颈静脉切迹**(jugular notch)。上外缘有**锁切迹**(clavicular notch),与锁骨构成关节。外缘有小切迹与第1肋软骨连接。

胸骨体较胸骨柄长1.5~2倍。宽度不一,在成人为3~7 cm。有时可在胸骨体前面见到3~4条隆起嵴,分胸骨为4~5节,为胸骨早期分节的痕迹。胸骨体侧面有6个**肋切迹**(costal notch),与第2~7肋软骨连接。

剑突与胸骨体下端连接,骨化较晚,形态不定,有的下端分叉,有的中间穿孔。

胸骨柄与胸骨体连接处向前凸出,形成**胸骨角**,其间含有软骨,一般至老年时始发生骨化。但在成人约有10%胸骨柄与胸骨体间已形成骨性连接。第二肋骨附着于胸骨角,可依此决定肋骨的序数。胸骨可因受挤压而发生骨折。胸骨角处骨质薄弱,胸骨骨折多见于此。由于胸骨柄较为固定,骨折或脱臼以后,常为胸骨体连同肋骨向前或向后移位。如为胸骨柄向后移位,即有压迫到气管或伤到

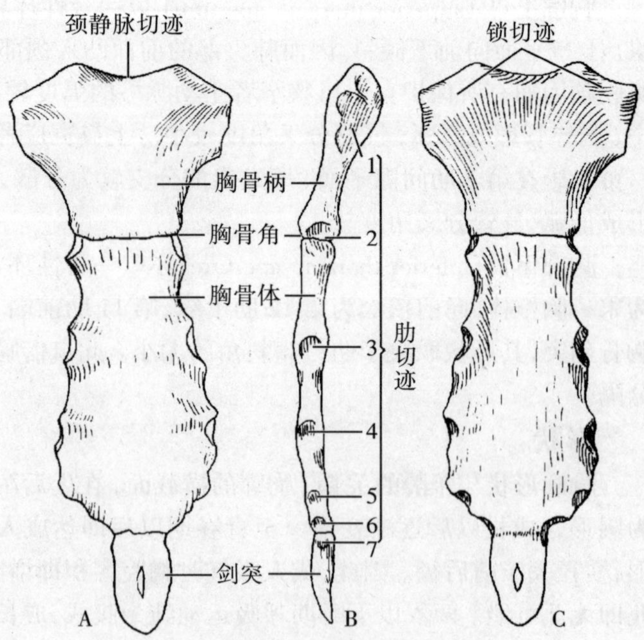

图5-15 胸骨

A:前面观;B:侧面观;C:后面观

主动脉弓的危险。胸骨体骨质较软,有肋骨及肋软骨支持,很少发生骨折。至老年时期因肋软骨骨化,弹性减小,胸骨骨折的可能性即增加。胸骨含有较多的松质骨,而且皮质较薄,易于穿刺,可在此处进行输血或抽吸骨髓检查。

胸骨的血液供应来自胸廓内动脉的穿支及前纵隔的分支,静脉呈若干小支向后汇入胸廓内静脉。

胸骨柄在胚胎第 4~6 月时出现 1 个骨化中心。胸骨体在胚胎第 4~10 月时出现 1 个单的及 3 对骨化中心。剑突在 6 岁时出现 1 个骨化中心。胸骨的骨化过程很慢,平均至 30~40 岁时始告完全(图 5-16)。正常者第 2 肋软骨附着于胸骨角。发生异常者,胸骨柄可特别长而为第 3 肋软骨附着于胸骨角;胸骨体的两半可能融合不完全而在正中线上遗有纵裂或孔洞,胸骨外面的感染可能经此扩散到纵隔。此种纵裂可能仅出现在一处,也可能延及整个胸骨柄及胸骨体,也可很宽而致心脏位于皮下。

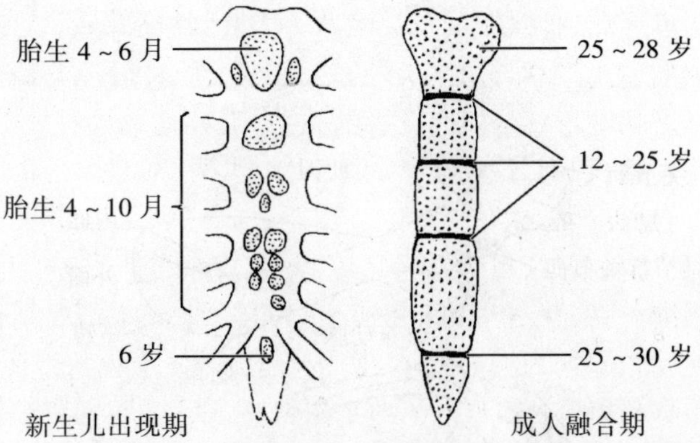

图 5-16 胸骨的骨化中心出现期与融合期

肋骨(rib):肋骨共有 12 对,偶可见有颈肋或腰肋,以颈肋较为多见。**颈肋**的重要性已在颈部一章述及。**腰肋**(lumbar rib)的临床重要性仅在依之由下向上确定肋骨的序数时会发生错误,或被误为第 1 腰椎横突骨折。第 12 肋偶可阙如或很短。

第 1~7 肋通过**肋软骨**(costal cartilage)与胸骨相连,称为**真肋**。第 8~10 肋前端的软骨各与其上一肋软骨相连。有时仅为上 6 肋骨与胸骨相连。第 8 肋亦偶可为真肋。肋骨偶有分叉者,易被误为 8 条肋骨与胸骨相连。第 11 及 12 肋前端游离,称为**浮肋**(floating rib)。第 10 肋亦偶可为浮肋。第 1 肋上面的倾斜度接近 45°。倾斜度由第 2 肋向下即逐渐加大,至第 9 肋以下又渐减,但是个体差异较大。通常第 1 肋前端对第 3 肋骨头,第 2 肋前端对第 5 肋骨头,第 7 肋前端对第 10 肋骨头。上臂依附于体侧时肩胛下角掩盖第 7 肋。第 1 肋最短。第 7 肋最长。初生儿的肋骨接近水平位,肋骨与肋软骨接近呈直线相接,因而胸廓较短,前后径与横径的比例异于成人。随年龄的增长,肋骨前端下降,胸廓加长。肋骨下降的同时伴有弯曲度减小,胸廓的前后径因而加大。

作胸部切口或胸廓改形术时,必须能在胸廓外面确定肋骨序数,由第 2 肋向下数或由第 12 肋向上数均可。第 2 肋与胸骨角相连,易于定位。第 1 肋为锁骨内侧端掩盖,不易摸清。在手术中已牵开外部肌肉时,可将肩胛骨牵开,手伸入其深处由第 1 肋下数,但因前锯肌于第 2 肋的起始部很宽,不易摸到第 1 肋,故而常以第 2 肋为起点下数。由下向上计数时应注意有时第 12 肋很短,不易摸清。当肋骨数目增多或减少时,易发生计数错误,当一或数条肋骨有分叉时亦然。此外尚须注意有时在一侧可有几条肋骨体融合成扁平的骨板。

肋骨呈弓状弯曲,可分**头**(head)、**颈**(neck)、**结节**(tubercle)、**角**(angle)及**体部**(body)(图 5-17)。肋骨头有上、下关节面,分别与上下位椎体的肋凹构成关节。肋骨下缘内面有**肋沟**(costal groove),第 3~9 肋骨较为明显。肋体的后部切面呈三角形,前部则扁而宽。由于肋骨呈弓状弯曲,采取胸廓改形术治疗肺结核时在脊柱旁切除肋骨的后段,即可使肺达到最大限度的萎缩。第 2~10 肋骨的头部皆有两个关节面,其余仅有一个关节面。第 11 及 12 肋皆无结节。第 11 肋的肋角很小,肋沟很浅。第 12 肋既无肋角,又无肋沟。第 2 肋的弧度较小于第 1 肋,但是长度约为其一倍。

第 1 肋最短,其邻属较为重要(图 5-18)。上缘内面有显著隆起的结节,称为**前斜角肌结节**(scalene tubercle),前斜角肌止于此。锁骨下静脉在此结节的前方跨过第 1 肋。在前斜角肌结节的后方上面有**锁骨下动脉沟**,与锁骨下动脉及臂丛下干紧邻。下干与第 1 肋接触的部分全为第 1 胸神经的纤维。动脉并不位于沟中而仅与该肋的外缘接触。在锁骨下动脉沟与后方的肋结节间有中斜角肌、肋提肌及前锯肌的第 1 叉附着。交感干或星状节与第 1 肋颈前缘接触。肋间最上动、静脉及第 1 胸神经与第 1 肋颈的前面接触。

在主动脉狭窄的患者,发自主动脉的肋间动脉,接收发自锁骨下动脉分支肋颈干所发出的肋间最上动脉的血液以及围绕肩胛骨的吻合血管的血液,再加上胸廓内动脉与腹壁下动脉间的吻合,形成主动脉狭窄处

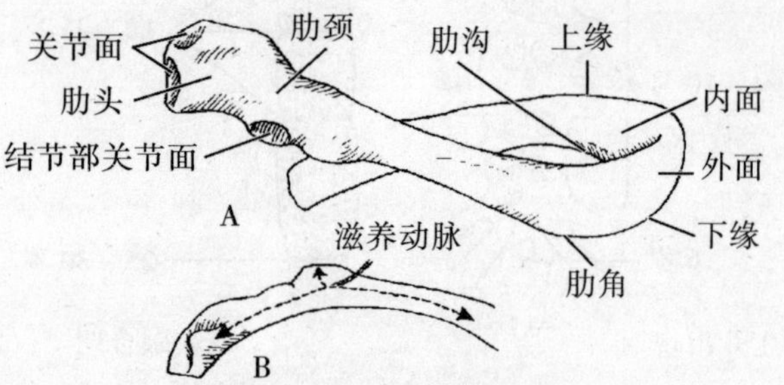

图 5-17　典型的肋骨

A:分部;B:滋养动脉在结节的远侧进入

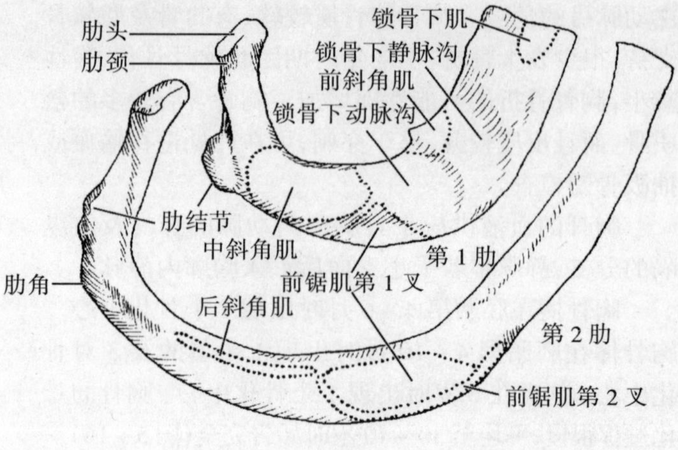

图 5-18　第 1、2 肋上面观

上、下方之间的侧支循环，结果促使肋间动脉极度扩张，侵蚀肋骨下缘，使之产生特殊的不规则切迹，在 X 线下发现此种现象时即有助于确定诊断。

肋软骨(costal cartilage)由透明软骨组成，随年龄的增长而充填以纤维性结构，40 岁以后可以逐渐骨化，在 X 线下检查时应注意及此。

肋骨的**血液供应**来自肋间动脉的细小分支，**神经供应**来自肋间神经。

肋骨体有 1 个原发**骨化**中心，在胚胎第 2 月开始出现，由靠近肋角处开始骨化，向两端扩展，但不到胸骨端，留有肋软骨。肋骨结节的关节面与非关节面及肋头各有 1 个继发骨化中心(图 5-19)，16～20 岁时出现，约至 25 岁时与体部融合。

肋骨的先天性缺损偶可见于一侧的第 2、3 肋前部的有限长度上，常伴有胸大肌胸肋部缺损，或更有肋间肌缺损，有时在缺损部发生肺疝。上七肋中偶有**分叉**者(bifid rib)。第 1～10 肋偶可有相邻两肋**融合**者(fused ribs)。

肋骨在后端与椎骨构成**肋椎关节**(costovertebral joint)。第 1～10 肋前端通过肋软骨与胸骨构成**胸肋关节**(sternocostal jount)。第 1、11 及 12 肋头皆与相应椎体的上端借完整的关节面构成关节。其他各肋头皆与相邻的两个椎体构成关节。上九肋皆为活动的滑膜关节，滑膜囊外有发育较好的韧带。肋椎关节皆为活动的滑膜关节，滑膜囊外有发育较好的韧带。肋骨与肋软骨间为由结缔组织紧密连接形成的不动关节。胸肋关节的结构不一(图 5-20)。第 1 肋软骨与胸骨间几乎全为软骨结合。第 2～7 肋软骨与胸骨间的关节，可为软骨结合，也可形成滑膜关节，有 1 个或两个滑膜腔。相邻的肋软骨间也可形成滑膜关节，外有韧带相连，也可直接

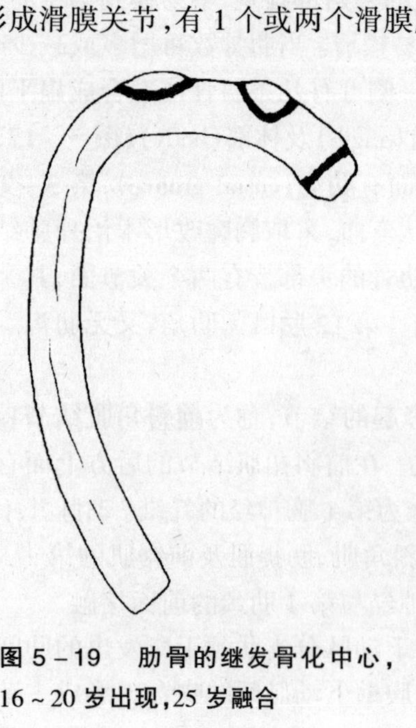

图 5-19　肋骨的继发骨化中心，16～20 岁出现，25 岁融合

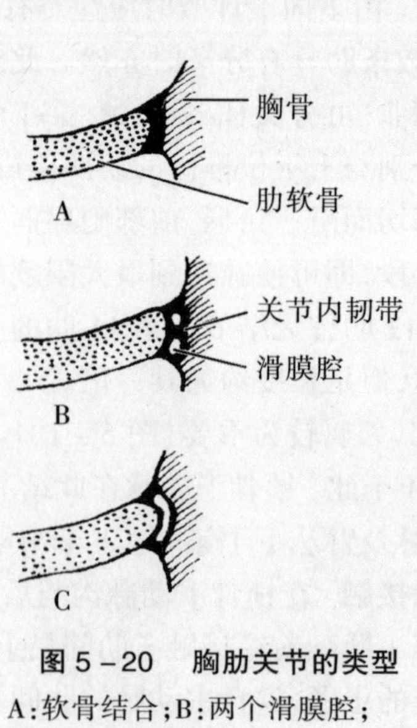

图 5-20　胸肋关节的类型

A:软骨结合;B:两个滑膜腔;C:一个滑膜腔

借软骨相连。形成滑膜关节者在第6、7肋软骨间最多,可高达92%。肋软骨可经滑膜关节脱臼。肋骨与肋软骨连接处亦可发生分离。

肋骨遭受直接或间接暴力时均可发生**骨折**。第1肋最坚实,且有锁骨保护,少见骨折。第2肋亦因有锁骨保护而少见骨折。第6、7、8肋较为凸出,常见骨折。末二肋为浮肋,亦少骨折。老年时期肋软骨常有不同程度的骨化,肋骨的弹性减小,较幼年人易于发生骨折。在胸部手术切口中牵开肋间隙时,在幼年人不易发生骨折,在老年人则易于发生骨折。直接暴力所引起的肋骨骨折常发生在着力点,骨折端常向内凹,易于刺伤胸膜及肺,并发血胸或气胸。间接暴力所致的肋骨骨折,常发生在最软弱的肋角或侧面凸出部,骨折端易向外凸,不易伤到胸膜及肺。在严重的挤压伤中,可能有几条肋骨的前后部同时发生骨折,一大块胸壁失去支持而浮动,吸气时凹陷,呼气时鼓出。出现此种反常呼吸运动以后,肺内气体交换量下降,严重者可使纵隔摆动,影响呼吸及循环功能,引起缺氧及休克,必须紧急固定。

肋间隙(intercostal space)

宽度:肋间隙前部宽于后部。上部肋间隙宽于下部,第3肋间隙最宽,第二间隙次之,第1肋间隙更次,第7~10肋间隙最狭窄。体位对肋间隙有影响,前屈时变小,后伸时变大,侧弯时对侧变大,手术中应特别注意及此。

肌肉:肋间隙为肌肉所充填,计有肋间外肌、肋间内肌、肋间最内肌、胸横肌及肋下肌(图5-21,图5-22,图5-23,图5-24,图5-25)。

肋间外肌(external intercostal muscle)起自上位肋骨下缘,肌纤维向下向前进行,止于下位肋骨外面靠近上缘外,其范围由肋骨结节伸展至肋软骨,再向前即变为**肋间外膜**(external intercostal membrane),亦称肋间外韧带,伸展至胸骨。肋间外肌的纤维方向与腹外斜肌相同,进行肋骨切除术剥离骨膜时,在肋骨上缘应由后向前括,在肋骨下缘应由前向后括,取相反方向时即较困难。

肋间内肌(internal intercostal muscle)较薄于肋间外肌,起自上位肋骨下缘的内面,肌纤维向下向后进行,止于下位肋骨的上缘及其内面,其范围由胸骨缘伸展至肋角,再向后即变为**肋间内膜**(internal intercostal

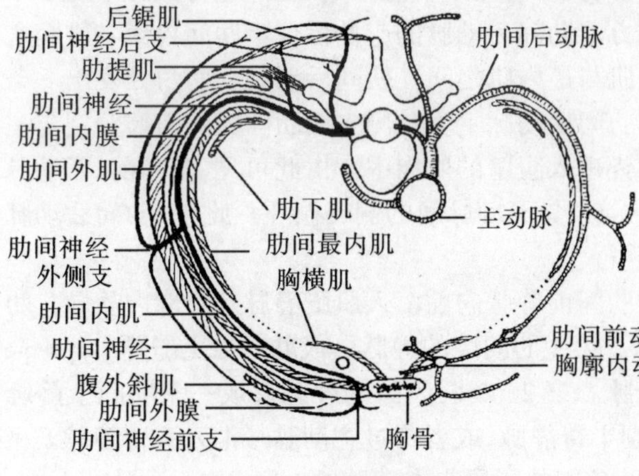

图5-21 肋间隙的横切面

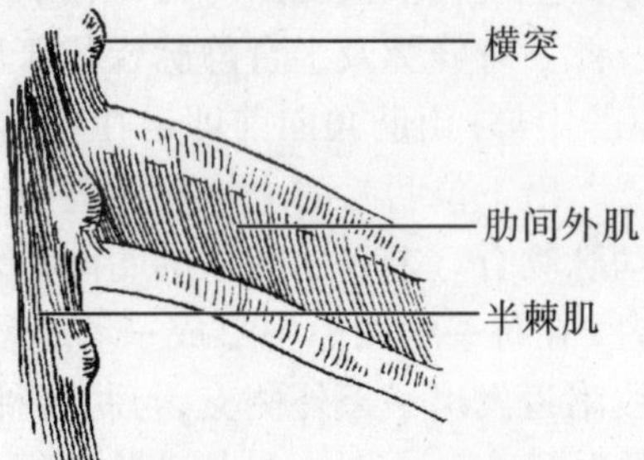

图5-22 肋间隙后端外面

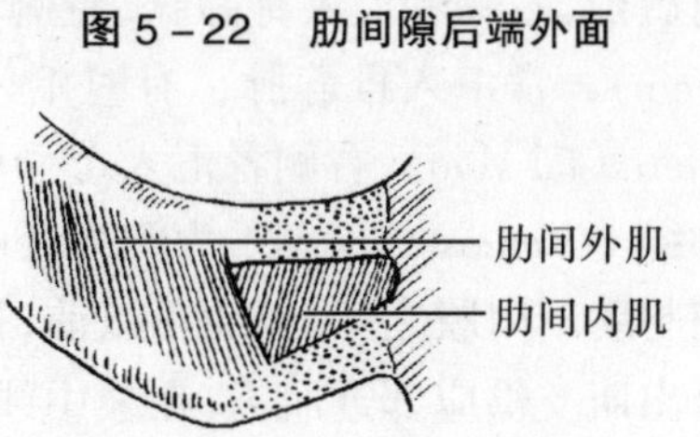

图5-24 肋间隙前端外面

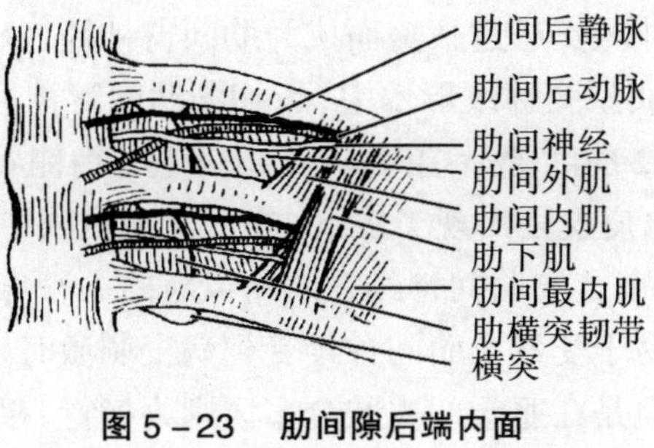

图5-23 肋间隙后端内面

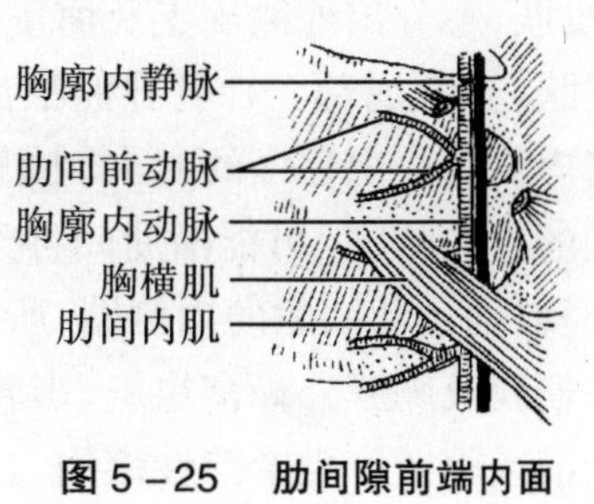

图5-25 肋间隙前端内面

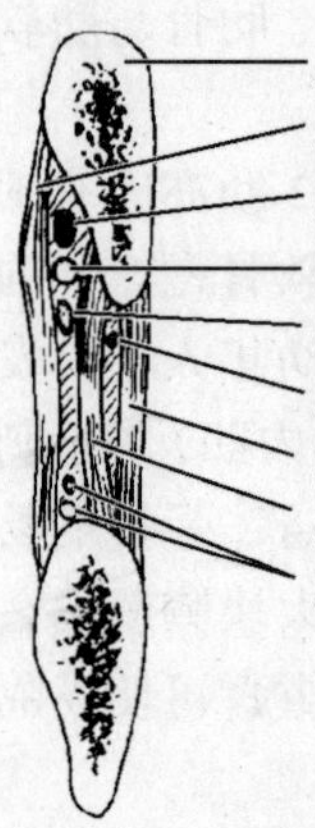

图 5-26　肋间隙中各结构关系（腋后线附近）

membrane)，亦称肋间内韧带，与肋横突前韧带相续。

肋间最内肌(innermost intercostal muscle)位于肋间内肌的深面，两者肌纤维的方向相同，不易分清，但是在后部有肋间血管神经相隔。肋间最内肌在前方与胸横肌以及在后方与肋下肌之间皆有筋膜相连，此三肌与腹横肌相当。但是也有人将肋间最内肌归为肋间内肌的深层。

胸横肌 (transversus thoracis muscle) 位于前部，起自剑突及胸骨下2~3节的后面，肌纤维向上外进行，止于第3~6肋骨与肋软骨交点附近。下部纤维横行，与腹横肌上部相续。胸横肌的后方即为胸膜，前有胸廓内动脉通过。在上二肋间隙的内侧端无此肌跨过，结扎胸廓内动脉时应注意及此。

肋下肌(subcostal muscle)位于胸廓后壁的内面，数目及长宽不定，起自肋角附近的肋骨内面，肌纤维的方向与肋间内肌相同，跨过一个以上的肋间隙，止于肋骨的内面。

血管神经：肋骨下缘深面有肋沟。肋间血管神经靠近此沟进行，静脉在上，动脉居中，神经在下(图5-26)。肋间血管神经主干走在肋间内肌与最内肌之间，神经可有一大分支走在肋间内、外肌之间而供给之。肋间动脉有前后支。

肋间前动脉(anterior intercostal artery)发自胸廓内动脉，较为细小，每一肋间隙各有两支，分别沿上、下位的肋骨边缘外行，起始部位于肋间内肌与胸横肌之间，再向外即位于肋间内肌与最内肌之间。

肋间后动脉(posterior intercostal artery)较前动脉为粗大，供应肋间隙的大部分。第1、2肋间隙的肋间后动脉，发自锁骨下动脉的肋颈干的分支**肋间最上动脉**(supreme intercostal artery)。此动脉经过第1、2肋的颈部前方下行，供应第1、2肋间隙，有时可达第3、4肋间隙。肋间最上动脉在跨过第1肋颈处内邻交感干，其间有肋间最上静脉，星状神经节常位于此处，第1胸神经在此处跨过第1肋向外参加臂丛。第3肋间隙以下的肋间后动脉由主动脉依次发出外行，右侧者跨过椎体前面。两侧者皆通过交感干的后方，进行交感干的手术时应注意及此。奇静脉及半奇静脉皆位于肋间后动脉的前方。肋间后动脉的起始段位于肋间内膜与胸膜之间，肋间隙的中部；由肋角向前即走在肋沟内，位于肋间内肌与最内肌之间。肋间后动脉在肋角处发出一条较小的侧支，沿下位肋骨的上缘向前进行。上九肋间隙的肋间后动脉主干及侧支至肋间隙的前部分别与一支肋间前动脉吻合。末二肋间隙的肋间后动脉及肋下动脉皆进入腹壁的肌肉中。由此可见，肋间前、后动脉之间的吻合，在每一肋间隙中形成一动脉环，构成胸主动脉与锁骨下动脉间的侧支循环。此外，肋间后动脉尚在腋中线附近发出一条外侧支，与肋间神经的外侧皮支伴行。

肋间静脉(intercostal vein)与动脉伴行而位于其上方。肋间前静脉向前汇入肌膈静脉及胸廓内静脉。肋间后静脉向后走，右侧者汇入奇静脉，左侧者汇入半奇静脉。第1肋间隙的静脉形成**肋间最上静脉**(supreme intercostal vein)，常汇入椎静脉，有时汇入同侧的头臂静脉。第2、3肋间隙的静脉形成一条**肋间上静脉**(superior intercostal vein)，右侧者汇入奇静脉，左侧者汇入副半奇静脉，或者跨过主动脉弓汇入头臂静脉。

肋间神经 (intercostal nerve) 为胸神经**前支**，由脊柱至肋角间的一段走在两肋的中间，位于动脉的上方，胸廓内筋膜与肋间内膜之间。至肋角以前，神经即转位于动脉的下方，走在肋沟中，肋间内肌与最内肌之间。神经沿途分出肌支供应邻近肌肉，在腋中线附近分出**外侧皮支**，少数(10%)在肋角处分出一**下支**沿下位肋骨上缘进行。上六肋间神经至肋间隙前端即穿出肌肉而成为**前皮支**，下五肋间神经则进入腹壁。第1肋间神经很小，不供应皮肤，不分出外侧皮支及前皮支。第2肋间神经的外侧支通过腋窝而成为**肋间臂神经**，分布于上臂后内面的皮肤，远至肘部。在乳腺癌根治切除术中或上部的典型胸廓改形术中，皆切断肋间臂神经，手术后可遗致上臂内侧面一定程度的麻木。胸廓疾病或肺癌累及第2肋间隙后端时，亦可出现上臂内侧麻木。脊柱结核所产生的寒性脓肿，可能沿肋间神经扩散，可在神经发出皮支处出现于皮下，亦即出现在腋中线及胸骨旁，由于神经仅到达肋间隙的内侧端，所以积脓不会到达胸骨面上。肋间神经在肋角以后的一段与胸膜间仅隔以胸廓内筋膜及胸膜外蜂窝组织，当胸膜有病变时神经即易于受累。肋间神经受到病变刺激时，即可在其分布区的胸前或腹壁产生牵涉性疼痛。肋间神经虽然斜行，但是在躯干的皮肤分布区则为横行，相邻神经的分布区有重叠,有两条以上相邻的神经受伤以后始可在分布区内出现感觉障碍。

肋间神经痛(intercostal neuralgia)不少见,可为某 1 支或多支受累。某 1 支完全受累者,包括后根神经节,常为病毒感染的带状疱疹(herpes zoster),无特殊治疗方法,1 月左右可自愈。常见无明显原因可见的肋间神经痛,可为 1 支或多支受累,常为外侧皮支,或为外侧皮支与前皮支,或为后支。此类情况皆可采取糖皮质激素加麻药局部注射疗法。注射点按具体情况决定。如仅为外侧支受累,按外侧支发出点,胸 3 定在腋前线上,下位胸 12 定在腋后线,其间由上向下逐渐向后偏移。在既定点的前方约 2 cm 处下针,在胸部到达肋下缘,在腹壁要穿过腹外斜肌与腹内斜层,再向后水平进针 2 ~ 3 cm 远,从进入肌肉层即开始注入药液,分散到估计神经向外方分出的范围内。如果查为神经干受累,亦即包括前支与外侧支,可在腋中线以后下针至肋骨下缘注射。如果无效可试行脊柱旁注射神经起始段的方法(见第十章第三节,图 10 – 75)。如果仅见后支受累,常不止 1 支,因为神经分散的特点,注射治疗的方法较难满意(见第十章第一节)。胸 12 外侧支的神经痛注射法,详见第十二章第一节。

由于上述肋间血管神经束,在腋中线以前及在肋角以后均暴露在肋间隙中,仅在肋角到腋中线间的一段位于肋沟内,因而进行**胸腔穿刺**时最好在中间一段(亦即胸部后外侧)沿下一肋上缘进针,可免伤到主要的血管神经,肋间后动脉的侧支很小,无虞损伤。如果在腋中线以前穿刺或切开肋间隙,即应经两肋间中点进入。在中间段肋间神经的位置低于血管,在第 3 肋间隙以上隐藏在肋沟内,在第 4 肋间隙以下即暴露在肋骨下缘,因而进行肋间神经阻滞**麻醉**时,可在腋中线上沿肋骨下缘水平进针,略微超过肋骨下缘时即可注射麻药,多可获得满意的效果,如果进针方向朝上倾斜时即易伤到血管。进行某些腹部手术,可以如上法注射两侧的胸 9 ~ 12 神经,作腹壁局部麻醉。

肋间隙的淋巴管随动脉进行。后部淋巴回流至肋颈与肋头间的肋间后淋巴结,再由此汇入胸导管。患乳腺癌时可沿此向后走的淋巴管转移至肋间后淋巴结,再转移至脊柱。肋间隙前部的淋巴汇入胸骨旁淋巴结。

胸内筋膜(endothoracic fascia)

胸内筋膜衬于肋骨及肋间肌的内面,在胸廓前部及外侧较为发达,后部较薄。在膈面上此层筋膜不明显,胸膜与膈之间仅在一些小的区域中隔以脂肪组织。在胸廓上口胸膜顶上面,此层筋膜明显增厚,称为**胸膜上膜**(suprapleural membrane)。

在胸内筋膜的深面有一层胸膜外疏松组织。此层组织的厚度在胸廓各部有所不同,在脊柱前方及两侧较为发达,易于经此层将胸膜剥离,便于到达后纵隔脏器或者进行胸膜外人工气胸。向前此层组织即逐渐变薄而致密,因此在胸廓侧面剥离胸膜时即不易避免损伤。在肋骨部此层组织发育很差。

胸膜(pleura)

胸廓的最内面,除纵隔的前后部位以外,皆有壁层胸膜覆盖。

胸廓内血管

胸廓内动脉 (internal thoracic artery) 为胸廓的最大动脉,起自锁骨下动脉第一段的下面,与甲状颈干相对,距胸骨外缘约 1.5 ~ 2 cm 处平行下降。在上二肋间隙位于肋间内肌与胸廓内筋膜之间,以下即位于肋软骨后面肋间内肌与胸横肌之间,有两条静脉胖行 (图 5 – 27),至肋弓上端平面即分为肌膈动脉与腹壁上动脉。**肌膈动脉**(musculophrenic artery)转向外沿肋弓及膈的附着处进行,供应膈及胸廓,发出肋间前动脉,与第 7 ~ 9 肋间后动脉吻合。**腹壁上动脉** (superior epigastric artery) 继续下行,穿过膈的胸骨部与肋骨部起点之间 (可经此发生膈疝),进入腹直肌鞘,沿腹直肌后面下行,至脐平面与发自髂外动脉的腹壁下动脉吻合,构成髂外动脉系统与锁骨下动脉系统间的侧支循环。胸廓内动脉沿途发出**心包膈动脉** (pericardiophrenic artery)、肋间前动脉、前皮肤穿支、至胸腺、至淋巴结以及至心包的分支。肋间前动脉在每一肋间隙有两

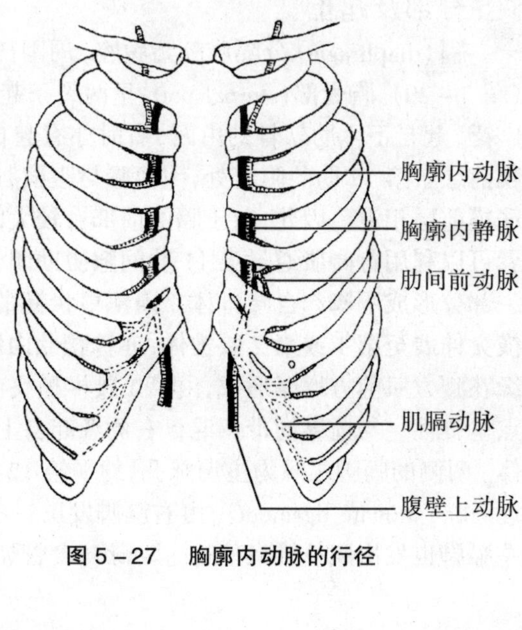

图 5 – 27 胸廓内动脉的行径

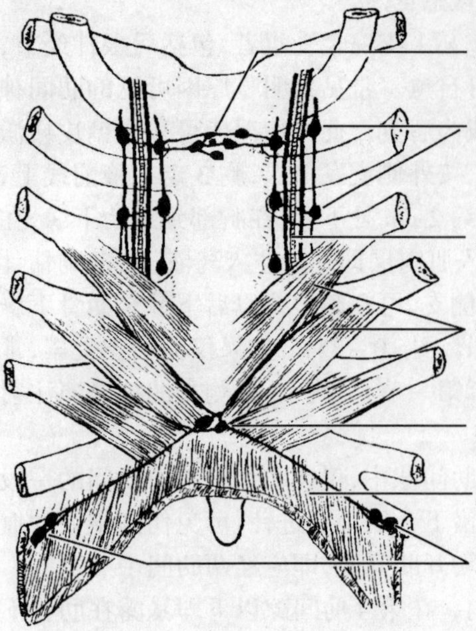

图 5－28　胸骨旁淋巴结

支，常以上支较大，紧邻肋骨的边缘向外走，分别与肋间后动脉的主干及侧支吻合。两支可以分别起始，也可先为一主干，而后在一肋间隙中分支；也可先为一条主干，而后分支至上、下肋间隙。前皮支穿过上六肋间隙。在女性第 2、3、4 肋间隙的前皮支较大，协助供应乳腺。胸廓内动脉偶可由起始部发出一条异位的外侧支，一般不大，下降 2～4 肋间隙，也可能粗如本干，也可以由锁骨下动脉或者肋间最上动脉发出。胸廓内动脉有两条伴行的**胸廓内静脉**，上行至第 3 肋处合成 1 条，位于动脉内侧，至胸廓上口汇入头臂静脉。

沿胸骨旁进行心包穿刺时，应注意避免伤到胸廓内血管。由于血管至胸骨边缘的距离不定，应紧靠胸骨边缘进针。胸廓内动脉受伤断裂以后易产生致命性出血。手术结扎此动脉的进路以上、下两段较易，第 4、5 肋间隙最狭窄而不易为，但在第 1、2 肋间隙中有伤到胸膜的危险，所以最好是通过较为宽广的第 3 肋间隙。在第 2 或第 3 肋间隙结扎胸廓内动脉，位置在发出心包膈动脉以下，可以保证心包的血液供应，但不能增加心肌的血液供应，除非已有粘连。

胸骨旁淋巴结（parasternal lymph node）

胸骨旁淋巴结沿胸廓内血管排列，数目不定，每侧可为 1～11 个，常分布在上五肋间隙，上三肋间隙两侧各一，第 5 或 6 肋间隙 1 个(图 5－28)。此群淋巴结的重要性，除已在乳腺一节中述及者外，尚有接收前纵隔淋巴结的输出管。前纵隔淋巴结位于胸骨后及膈的前部上面，接收肝脏与膈前部的一部分淋巴管以及引流大部分壁层胸膜的前部肋间隙淋巴管。因此，在肺有结核或癌症等类病变伴有胸腔积液的情况下，进行胸骨旁淋巴结活检可以有助于诊断。胸骨旁淋巴结的输出管常为 1～2 条，经胸廓上口离开胸腔，常与支气管纵隔干汇合，但是左侧者可能汇入胸导管，右侧者可能汇入右淋巴导管，两侧皆可能汇入位于锁骨上的颈下深淋巴结或者直接汇入静脉角。

第三节　膈

分部及起止

膈(diaphragm)分隔胸腔与腹腔，周围部分为肌性，中央部分为腱性，依其起点可分胸骨部、肋部及腰部(图 5－29)。**胸骨部**(sternal part)呈两裂条起自剑突的后面，一部分起自腹横肌腱膜。**肋部**(costal part)的起点广泛，起自下六肋软骨的内面，有时亦有起自肋骨的骨性部，紧邻腹横肌于下六肋软骨的附着处以及胸腰筋膜前层于第 12 肋的附着处，因而膈与腹横肌在下六肋软骨的起点可以视为相混。在后方腹横肌腱膜与胸腰筋膜前层相混。因此，对于膈的前部有较大的缺损者可以利用腹横肌协助闭合，对于膈的后部有较大的缺损者可以利用背阔肌通过第 11 肋间隙协助闭合。膈的**腰部**(lumbar part)起点，一部分起自内、外侧弓状韧带，一部分形成膈脚起自腰椎体。**内侧弓状韧带**(medial arcuate ligament)为腰大肌鞘上缘增厚形成，由第 1 腰椎横突伸展至第 1 或第 2 腰椎体，亦称**腰肋内侧弓**。**外侧弓状韧带**(lateral arcuate ligament)为胸腰筋膜前层上缘在腰方肌前方增厚形成，由第 1 腰椎横突前面伸展至第 12 肋下缘及尖部，亦称**腰肋外侧弓**。**膈脚**(crura)起点呈腱性，与前纵韧带相混，右侧者起自上三或四腰椎体及其间的椎间盘前面，左侧者起自上二或三腰椎体。两侧的膈脚之间为主动脉孔，约平第 12 胸椎下缘，两膈脚在主动脉前方连似一腱弓。称为**正中弓状韧带**(median arcuate ligament)。由右膈脚发出一束肌纤维经过主动脉与食管裂孔之间向左伸展。在少数的情况下左膈脚也发出肌纤维束经过主动脉与食管裂孔之间向右伸展。

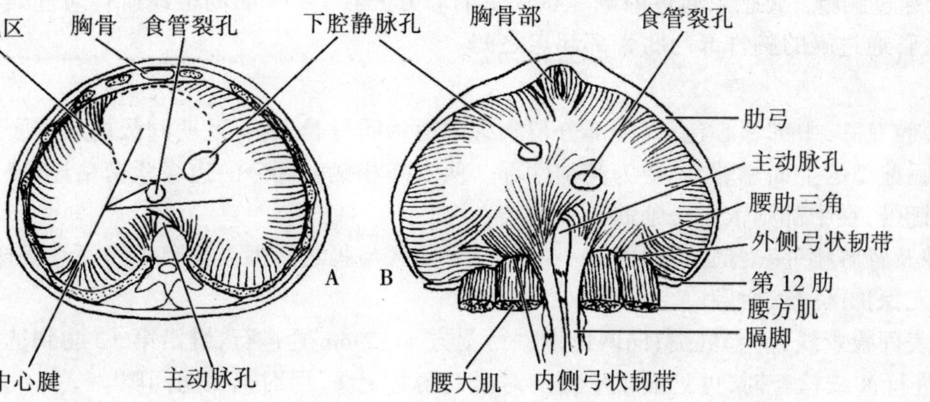

图 5-29 膈

A:上面观;B:下面观

在膈的各部分起点之间常遗有三角形裂隙,形成膈的软弱部,可能发生膈疝。在胸骨部与肋骨部起点间的裂隙称为**胸肋三角**(sternocostal triangle),其中有腹壁上动静脉及一些淋巴管通过。经肋弓与剑突的交角内通过此裂隙进行心包穿刺时可以不伤到重要结构。肋部与腰部起点间的裂隙称为**腰肋三角**(lumbocostal triangle, vertebrocostal triangle)。三角形的基底为第 12 肋。此三角区位于外侧弓状韧带的上方,紧邻肾脏上端。在此三角区内肾脏与胸膜间即仅隔以蜂窝组织及筋膜,肾周围脓肿易于经此蔓延至胸腔,进行肾脏手术时亦有经此破入胸腔而引起气胸的危险,患胸膜炎时亦可能经此蔓延到腹膜后间隙。

膈的各部分肌纤维由起点走向中央,齐集于中心腱。**中心腱**(central tendon)约呈马蹄形,在初生儿远小于肌性部。年龄渐长以后,肌性部逐渐变小,腱性部逐渐变大。

结构

膈的上面除与心包相邻的部分以外有**膈胸膜**覆盖,其间隔以胸膜下蜂窝组织及**膈上筋膜**。膈胸膜在周围部分黏附较松而易于剥离,在中心腱的区域内则黏附较紧而难于剥离。胸膜下蜂窝组织在膈的周围部分较为发达,在中心腱的区域内则阙如而容胸膜及膈上筋膜紧密粘连。膈的下面有**膈下筋膜**及腹膜覆盖。膈下筋膜在中心腱区域内不明显,在食管裂孔处与食管外面的筋膜相续而形成**膈食管韧带**。腹膜在肝裸区阙如,在余部则与膈下筋膜紧密相连。腹膜在食管裂孔处由胃反折至膈的下面。在胃的裸区腹膜外组织与邻近膈脚的腹膜外组织相续,此处集有脂肪,可形成软弱点,构成发生疝的前因。

膈在膈脚处厚约 1~1.3 cm,肋骨部厚约 0.3~0.5 cm,中心腱厚约 0.3 cm。

膈的孔道

腔静脉孔(vena caval foramen):此孔位于膈的中心腱右侧份的基底部,正中线稍右侧,平第 8 胸椎,呈卵圆形,至食管裂孔的距离约为 0.5~3.5 cm。孔中有下腔静脉通过,静脉与孔的边缘紧密黏附。右膈神经可有分支通过此孔(图 5-30)

食管裂孔(esophageal hiatus):此孔位于膈的后部稍偏左侧,约平第 10 胸椎,由两侧的膈脚向上延续形成,两束肌纤维先交叉而后绕过食管,再行联合。孔中有食管、左右迷走神经、胃左动脉的食管支及伴行静脉等通过。连接食管壁与孔边缘的膈食管韧带,附着松弛,手术中易于将食管游离向下牵引。迷走神经在此处已形成丛。

主动脉裂孔(aortic hiatus):此孔位于正中线稍左侧,食管裂孔的后方,相距约 2~4 cm,平第 12 胸椎,由该椎体、两侧的膈脚及正中弓状韧带合而形成,为长卵圆形的肌肉腱性半管,但是有时因两隔脚间有纤维经孔的后方相连而形成完整的纤维性环。孔中有主动脉及胸导管通过,并常有奇静脉及半奇静脉的起源支通过,有时尚有内脏神经通过。

其他孔道:膈除有上述 3 个大的孔道以外,尚有腹壁上血管、肌膈血管、下部肋间神经血管、交感干、半奇静脉及内脏神经等通

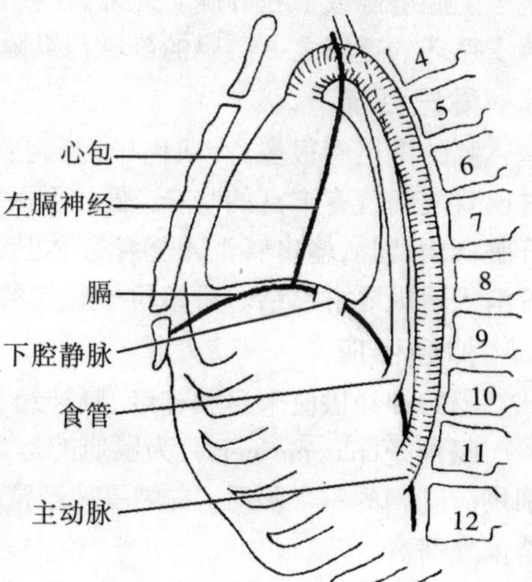

图 5-30 主要结构穿过膈的平面

过的小孔。内脏大、小神经穿过膈脚。交感干通过内侧弓状韧带的后方。第 7 ~ 11 肋间神经血管通过膈与腹横肌的起点之间，腹壁上血管通过膈的胸骨部与肋骨部起点之间。

邻属

膈的上面，两侧邻胸膜腔及肺，中部邻心包，周围部分与胸廓内面的肋软骨、肋骨及肋间最内肌与腰方肌及腰大肌等接触。心包与膈前部的上面相邻，主要为其腱性部。两者在相接触部分的边缘紧密粘连，特别是在前方及两侧形成**膈心包韧带**，在中部则依附松弛而易于分离。

膈的下面与肝、胃、脾及肾脏相邻。肾脏后面的一小部分及肝裸区与膈之间因无腹膜相隔而直接接触，肝或肾脏的病变易于经此无保护区侵入胸腔。

膈的起始点在胸廓的表面投影线，前起剑突，向两侧沿肋弓上方 1 ~ 2 cm 处进行，继沿第 12 肋到达第3、4 腰椎处。在直立姿势下进行 X 线检查时，可见膈顶平面前对第 5 肋骨上缘，后对第 9 肋间隙。

血液供应

动脉供应：供应膈的动脉有肌隔动脉、心包膈动脉、膈上动脉、膈下动脉及肋间动脉等。各动脉的供应区与胚胎发育过程中始基所在的位置相当。相邻的血管分布区之间吻合丰富，尤其是在膈的腰部、胸骨部及食管裂孔附近为然。

肌膈动脉（musculophrenic artery）由胸廓内动脉平第 6 ~ 7 肋骨软骨处发出，沿肋弓内面向外走，分支供应膈的胸骨部及肋骨部上面的边围部分与下位肋间隙。

心包膈动脉（pericardiacophrenic artery）由胸廓内动脉的上段发出，末支随膈神经到达膈的上面，供应邻近部分。

膈上动脉（superior phrenic artery）由胸主动脉发出，供应膈的腰部。

膈下动脉（inferior phrenic artery）为供应膈的最大血管，常由腹主动脉在进入腹部处（膈的主动脉裂孔的尖部）发出。有人统计 850 例的结果，此动脉起自腹主动脉者占 45.1%，起自腹腔动脉者占 46.8%，其余起自肾动脉、胃左动脉及肝动脉。膈下动脉常为两侧各一支，有的先呈一单干，迅即分为两支，斜向上外，越过膈脚，右侧支行经下腔静脉的后方，左侧支行经食管的后方，至接近膈的中心腱处各又分为内、外二支或多支。外支分布于膈的腰部及肋骨部。内支分布于中心腱区及胸骨部。两侧内支间有吻合，绕大的膈孔形成血管环。右侧膈下动脉尚有分支至肝脏、右肾上腺、下腔静脉壁及主动脉壁。左侧膈下动脉尚有分支至左肾上腺、脾脏及食管壁，在脾大症中血管增粗，手术中止血较为困难。

下六肋间动脉发出短小的分支供应膈的肋骨部。

静脉回流：膈的静脉与动脉相当，在上面、下面及肌肉内皆形成网状，主要为**膈下静脉**（inferior phrenic vein）。左膈下静脉汇入左肾上腺静脉，再进入左肾静脉。右膈下静脉直接汇入下腔静脉进入胸腔处。**膈上静脉**（superior phrenic vein）与**肌膈静脉**，一般皆汇入胸廓内静脉。膈的静脉中无瓣膜。由此可见，膈的血液可以流至上腔静脉或下腔静脉。此外，在食管裂孔附近含有连接膈静脉与食管下段静脉的吻合支，构成门腔静脉侧支循环的道路之一。膈的静脉与纵隔的支气管静脉间亦有吻合，构成大小循环间的吻合途径之一。

淋巴回流

膈的淋巴管很多，在肌肉中、膈胸膜、胸膜下、腹膜外及腹膜中皆形成网状，互相之间以及与邻近器官的淋巴管之间皆有丰富的吻合。膈的上面有四组淋巴结。前组位于膈的胸骨部起点上及第 7 肋软骨后方，引流肝脏上面及膈，输出管汇入胸骨旁淋巴结。左右两组位近膈神经进入膈处，引流膈，右侧者亦引流肝脏，输出管汇入后纵隔淋巴结。后组位于膈脚的后方，连接腰淋巴结与后纵隔淋巴结。

神经供应

膈的神经供应来自膈神经、膈神经丛及肋间神经。

膈神经（phrenic nerve）为膈肌的运动神经，发自颈丛（颈 3 ~ 5）。通过纵隔到达膈的上面。左、右膈神经分别供应同侧的一半膈肌。右侧膈神经常经膈的腱性部进入。左侧膈神经常进入膈的肌性部，进入点较右侧者略偏外前。

膈神经丛由腹腔神经丛的分支形成，围绕膈下动脉，位于膈下面的蜂窝组织中，其作用可能为调节膈肌的张力。膈的交感神经供应通过膈神经及膈神经丛。

第 7 ~ 12 胸神经发出 11 ~ 13 条细小的分支,分布于膈的边围宽约 1 ~ 2 cm 的区域,主要为感觉。

膈中央部分的感觉纤维通过膈神经传入。由于膈神经起自颈 3 ~ 5, 第 3 颈神经又通过与第 2 颈神经的吻合供应颈上部、乳突及耳后面等处皮肤的感觉,肩部由第 4 颈神经分布,因而当膈上面的胸膜受到如胸膜炎等原因的刺激时,或者膈下面的腹膜受到膈下间隙中的积血或积脓刺激时,皆可出现颈部、乳突部及肩部等处牵涉性疼痛。第 5 颈神经的主要部分通过臂丛分布于上肢,因而在膈神经分布区内有病变时亦可出现上臂外面牵涉性痉痛。有人认为发生心肌梗塞时可使心包受到刺激,亦可通过膈神经心包支与颈丛的联系而在臂丛的分布区内出现牵涉性疼痛。

膈围绕食管裂孔的部分神经供应特别丰富,含有膈神经及膈神经丛的分支,亦可偶有迷走神经的分支参与,因而在膈上面切开时应先封闭食管裂孔周围的神经。

一侧膈神经损伤以后该侧一半膈肌即瘫痪上升,在 X 线下可以查见,并可见到在吸气时为腹腔脏器的压力推向上而不是像正常时下降。一般多认为呼吸运动时肺的活动主要与膈肌的运动有关,阻断膈神经使膈肌瘫痪即可使肺休息。实际上由于肋骨亦参与呼吸运动,使膈神经瘫痪以后,仅有 2/3 的例证可以达到使肺休息的目的,其余 1/3 的例证由于肋骨运动代偿了损失的膈肌运动,肺的活动度没有减小或者竟有增加。

膈的位置及运动

膈的位置及运动在进行 X 线透视时很重要。透视时可以见到心脏的膈面在两侧皆凸入隔圆顶的平面以下,因而心脏实际上是位于膈圆顶中央的凹陷内。在呼吸时膈的中心腱部分运动度较低于肌性部。在直立姿势下均匀呼吸时,膈的最高点右侧后平第 9 肋,左侧后平第 10 肋。此最高点在平卧时较高于站立时,在坐位时较低于站立时。由侧面观察时可见膈的最高点位于前中 1/3 交界处。膈圆顶的上下活动度,在中等度呼吸运动时仅为 1 ~ 2 cm,深呼吸时可达 3 ~ 5 cm。在深吸气时,膈圆顶右侧最高,前平第 4 肋软骨,后平第 8 肋,侧面平第 5 ~ 7 肋,左侧约低一肋。

膈疝

膈疝 (diaphragmatic hernia) 为腹腔脏器向胸腔移位,分有先天性及后天性两种,因右侧有肝脏而常发生在左侧。有疝囊者称为真疝,表示膈有先天性软弱,但在出生前不一定发生疝,可在生后任何时期出现。无疝囊者称为假疝,可能由于膈的某一部分发育或融合不全或者破裂所致。

膈的发育: 膈疝与膈的胚胎发育有密切关系。膈由横膈、胸腹膜、肋部、腺体后部、主动脉部及胃系膜部等六部分融合形成,但是大部分皆由横膈发育而来,包括胸骨部、中央部的大部分、肋部及腰部的一部分(图5 - 31)。横膈在胚胎早期为一块间质,分隔胸膜心包腔与腹腔的腹侧,由腹侧壁伸向消化道的腹侧而与之融合。消化道背侧系膜发育成消化道背侧中线附近的一部分膈。此时在中线两侧胸膜心包腔与腹腔仍有通道,但因邻近器官的生长而逐渐变小。邻近肋骨、中肾后方及主动脉附近的间质组织,分别发育成膈的肋部、腺体后部及主动脉部。由横膈发育成的胸腹膜最后与肋部融合,使胸腹腔的通道闭合,膈的发育乃告完成。由于横膈起源于颈部平面,因而膈的神经供应主要来自由颈 3、4、5 组成的膈神经。膈的边围部分起源于体壁,因而其感觉神经来自局部的肋间神经。

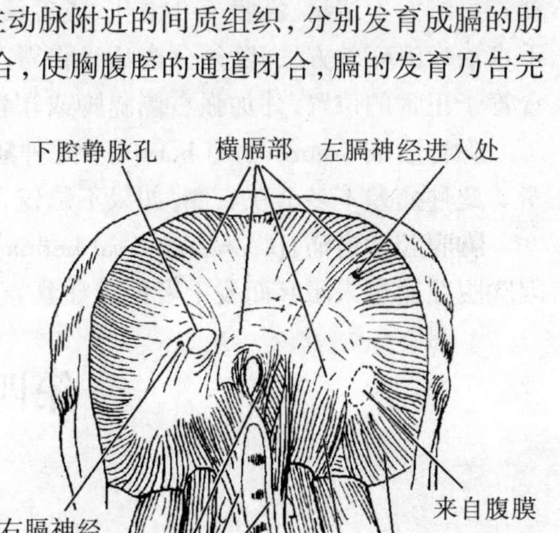

图 5 - 31　成人膈各部分的来源

发生疝的部位: 先天性膈疝最多见的是通过胸腹腔通道的疝,其次是通过食管裂孔的疝,较少见的是通过胸肋三角的胸骨后疝(图 5 - 32),最少见的是通过膈的部分缺损裂隙的疝。后天性膈疝最多见的是通过食管裂孔的疝,其次是通过膈各部接合处的疝,较少见的是通过上述其他先天性膈疝发生部位的疝。通过膈圆顶部的疝极为少见。外伤性膈疝因膈受外伤后形成,常位于左侧,无疝囊,严格地说,不应称为疝,而是膈破裂。

食管裂孔疝 (hiatal hernia): 有人统计此种疝在膈疝中占 98%,在 X 线检查中发现者占 1% 以上。特大的先天性食管裂孔疝有统计在新生儿为 1/2000。食管裂孔疝可分滑疝及食管旁疝

(图 5－33,图 5－34)。滑疝无食缩短者占 66%,其次为滑疝有食管缩短,食管旁疝仅占 7.5%。滑疝为胃的上端连同食管下端上升入胸腔。食管旁疝为胃的一部分于食管前方经食管裂孔凸入胸腔，食管下端及相邻的胃贲门部仍在正常位置。

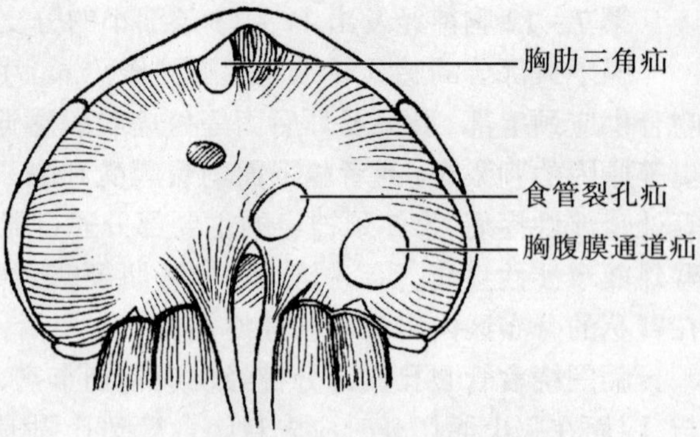

图 5－32　常见膈疝的部位

食管旁疝 (paraesophageal hernia) 与滑疝的症状及预后皆有所不同。在胚胎发育过程中，胃由后方凸入腹膜中，贲门部的后面无腹膜覆盖，如有腹膜凸出部遗留在纵隔内即必然位于食管的前方，形成潜在的疝囊。此腹膜囊可以存在终身而无症状，但亦可在任何时期容胃前面的一部分凸入而形成食管旁疝，严重者胃可以倒转至纵隔中。大网膜及横结肠皆可被拉到疝囊中。此种疝不论其严重程度如何，食管与胃仍然呈锐角相交，扩大的胃由前向后压迫食管，因而胃内含物不会逆流到食管内。患者食后可出现饱胀感、心悸及呼吸短促，亦可发生胃溃疡，但不会出现食管炎症或溃疡及胃气痛。

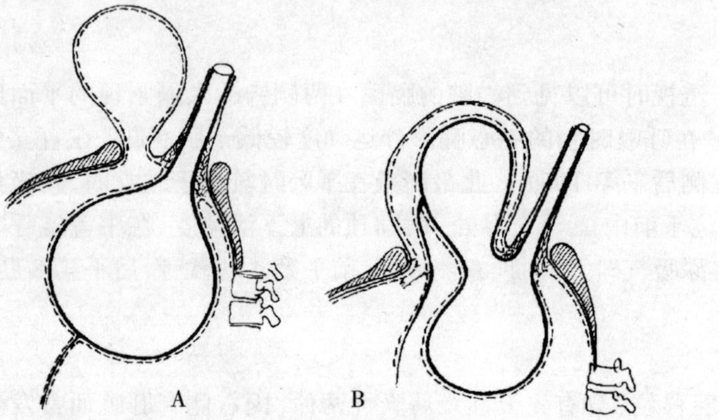

图 5－33　食管旁疝

A:疝囊位于食管前方，有筋膜覆盖;B:食管前壁进入疝囊

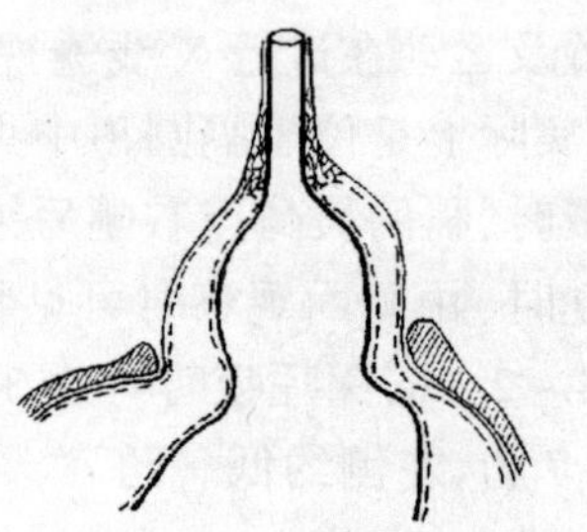
图 5－34　食管裂孔滑疝，虚线表示腹膜，胃的贲门部经食管裂孔滑入胸腔，食管与胃之间的锐角消失

滑疝(sliding hernia)的发生原因为食管裂孔处后方的右膈脚及膈食管韧带软弱，并非先有疝囊。此种情况下食管与胃之间的锐角消失，贲门部连同延长了的膈食管韧带及腹膜反折部凸入纵隔。食管因有弹性而缩短，但是在手术中仍可被拉到正常位置。胃内含物易于逆流到食管内，易于发生食管炎，出现胃气痛。久后食管可能发生溃疡、黏膜下纤维化，或者狭窄，食管因延长度变小而固定在回缩的位置，使疝变为不可复位。手术治疗滑疝的方法，除须分离疝囊将胃及食管下端拉回腹腔以外，尚须将膈食管韧带缩短缝合固定以维持食管于正常的位置，并加强右侧膈脚或在食管前方将两侧膈脚拉拢固定以增强食管裂孔。

胸骨后疝 (retrosternal hernia)：此种疝通过胸肋三角，虽然可能由于先天发育畸形所致，但是罕见于儿童。此种疝差不多全在右侧，如果不是仅含有腹膜外脂肪，则全有疝囊。

胸腹腔通道疝(pleuroperitoneal hernia)：此种疝位于左侧外侧弓状韧带的上方，亦即在腰肋三角的部位，因胸腹腔通道未闭塞而发生者即无疝囊，在此通道闭合以后再发生的疝即有疝囊。

第四节　胸膜及胸膜腔

胸　膜

分部

胸膜(pleura)覆盖胸廓的内面、纵隔器官及肺，覆盖肺的部分称为脏层，余部称为壁层。壁层胸膜又可分为肋胸膜、膈胸膜、纵隔胸膜及颈胸膜。壁层胸膜与脏层胸膜在肺门部相续。

壁层胸膜(parietal pleura)

肋胸膜(costal pleura):肋骨、肋软骨及肋间隙内面的胸膜称为肋胸膜。肋胸膜之外为蜂窝组织及胸廓内筋膜。肋胸膜与胸廓内筋膜的黏附牢固度,在不同部位因胸膜外蜂窝组织含量不同而有差异,大体上是由上向下、由后向前皆逐渐增强。在上部及后部胸膜外蜂窝组织皆较多,因而胸膜易于剥离。在肋软骨部则因黏附较紧而不易将胸膜剥离。在第 7 肋以下则因不含胸膜外蜂窝组织,胸膜的附着特别牢固,难于分离。但在 4 ~ 6 个月婴儿,全部肋胸膜皆易于剥离。在某些手术中须分离胸膜时应注意上述特点。

膈胸膜(diaphragmatic pleura):覆盖膈上面的胸膜称为膈胸膜,其间隔以胸膜外蜂窝组织及膈上筋膜。膈胸膜在周围靠近肋膈隐窝的部分因胸膜外蜂窝组织稍多而易于剥离, 在其余部位均因胸膜外蜂窝组织稀少及膈上筋膜不太明显而紧密黏附于膈,剥离胸膜时难免损伤。膈胸膜不伸展到膈的起点处即反折为肋胸膜,因而在膈的附着线与胸壁间存在一间隙,其中充以蜂窝组织。此外,膈胸膜与肺的膈面脏层胸膜间常有粘连。

纵隔胸膜(mediastinal pleura):此部胸膜覆盖在纵隔器官的两侧,由胸骨伸达脊柱,在肺门部与脏层胸膜相续。纵隔胸膜在肺门部覆盖肺根的上、前、后三面,前后两叶在肺门下方相遇以后一齐向下延伸到膈而形成**肺韧带** (pulmonary ligament),亦称**胸膜韧带**。当发生气胸时,因有此韧带肺只能向纵隔回缩,而不向上回缩。纵隔胸膜在不同部位附着的牢固程度不同。

在上部由第 1 肋到肺根上缘,前起胸骨,后达脊柱的范围内,左侧纵隔胸膜的附着较为牢固,有大片胸膜附着于降主动脉,在主动脉弓的下方于肺根部的附着更为紧密,而且与淋巴结粘连,手术中分离胸膜时易有损伤。

在前下部由肺根上缘到膈,由前转折部到肺韧带的范围内,胸膜与心包紧密粘连,仅在距前转折部 3 ~ 4 cm 宽的范围内能将胸膜与心包分离。在心包外侧面与胸膜间不含蜂窝组织,难于将胸膜分离,但是沿膈神经附近因含有蜂窝组织而较易分离。肺根部的胸膜虽然很薄, 但是由于有一层很厚的胸膜外蜂窝组织而附着不牢,所以较易分离。

在后下部由肺根部到膈,由肺韧带到脊柱的范围内,左侧胸膜覆盖食管左壁、迷走神经及降主动脉,右侧胸膜覆盖食管右壁及主动脉右面的一小部分与奇静脉。在主动脉与食管之间以及肺韧带处胸膜黏附较为牢固,分离时易于损伤。在主动脉与食管之间,左、右纵膈胸膜间连以下**胸膜间韧带**。此韧带由横行致密纤维构成,后与主动脉外膜相贴,前方位于内侧膈脚交叉部的后面,两侧附着于胸膜囊的后下角以使之保持着一定的距离。

颈胸膜(cervical pleura):肋胸膜向上延伸至颈根部而成为颈胸膜,或称**胸膜顶**,呈圆顶形覆盖肺尖部,最高点后平第 1 肋骨头,前方高出第 1 肋上方,在胸廓狭圆者可达 4 cm,在胸廓宽广者可不超过 2. 5 cm。初生儿胸膜顶最高点位于第 1 肋骨前端上方约 0. 5 cm,以后随年龄增长而逐渐升高,至 5 岁时可达 2 ~ 3 cm。因此,在颈根部创伤中可能伤到此部胸膜。在颈胸膜的上面有胸膜上膜保护。

脏层胸膜(visceral pleura)

脏层胸膜形成肺的被膜,覆盖在肺的表面及肺叶间隙,与肺组织紧密愈着。胸膜的深层组织伸入肺组织内,形成肺小叶间的间隔,在幼儿时期较为发达。脏层胸膜的厚度变化较大,在肺的后面较为发达。

组织学

壁脏两层胸膜皆有 6 层,由胸膜腔向外计为间皮层、界膜、浅纤维性胶原层、方向不定的浅弹力网、定向的深弹力网以及深筛状胶原层。壁层胸膜呈浅白色,表面光亮,因透明而可见其深处血管,各部分厚度不一,纵隔部约为 0. 05 ~ 0. 07 mm, 肋软骨部约为 0. 1 ~ 0. 12 mm, 膈胸膜约为 0. 05 ~ 0. 1 mm, 脊柱部约为 0. 2 ~ 0. 31 mm。在幼儿时期胸膜特别薄。

血液供应

壁层胸膜的血液供应,来自肋间动脉、胸廓内动脉、心包膈动脉、肌膈动脉及膈上动脉的分支。覆盖肌骨内面部分的胸膜上的血管网, 较多于肋间隙处的胸膜。肋胸膜及纵隔胸膜后部在单位面积内的血管数目最多。

脏层胸膜的血液供应,来自肺动脉及支气管动脉的分支,两者间有广泛的吻合。

壁层胸膜内的静脉回流与动脉相适应,进入上、下腔静脉。脏层胸膜的静脉与来自肺组织的毛细血管网汇合而汇入肺静脉,亦同时汇入支气管静脉。

淋巴回流

壁层胸膜内的淋巴管在肋胸膜及膈胸膜部分较为发达,可分深、浅淋巴回流网。肋胸膜的淋巴管网随身体的发育而逐渐增加,淋巴汇入胸骨旁淋巴结。纵隔胸膜的淋巴管汇入后纵隔淋巴结。膈胸膜的淋巴回流至胸骨旁淋巴结及后纵隔的淋巴结,另有一部分淋巴管通过膈进入腹腔,回流至主动脉旁淋巴结。

神经供应

肋胸膜由肋间神经供应。纵隔胸膜由膈神经供应。膈胸膜的周围部分由下六肋间神经供应,受刺激时可引起腰部、上腹部及胸廓下部发生牵涉性疼痛。膈胸膜的中央部分由膈神经供应,受刺激时可引起斜方肌、枕部及肩部发生牵涉性疼痛;此外,由于膈神经与腹腔丛之间有联系而尚可引起腹肌紧张及腹部疼痛。

脏层胸膜的神经供应与肺一致,来自肺丛,无痛觉,但为一广大的反射区,受刺激时可以发生显著的破坏机体生活力的病理反射,因而在进行肺的手术时应阻滞肺丛。

胸 膜 腔

胚胎发育

两侧的**胸膜腔**(pleural cavity)皆为封闭的囊。在胚胎发育过程中,两侧的胸膜腔早先皆与心包腔相通,后因胸膜心包膜的发育而与心包腔分隔(图 5-35)。胸膜腔与腹膜腔的通道继续存在一时期以后,即由胸腹膜的发育将膈的后部封闭而闭塞,至此胸腹腔即分开。如果胸膜心包膜或者胸腹膜发育不完全,即可在胸膜腔与心包腔之间或者胸腹腔之间遗有通道。

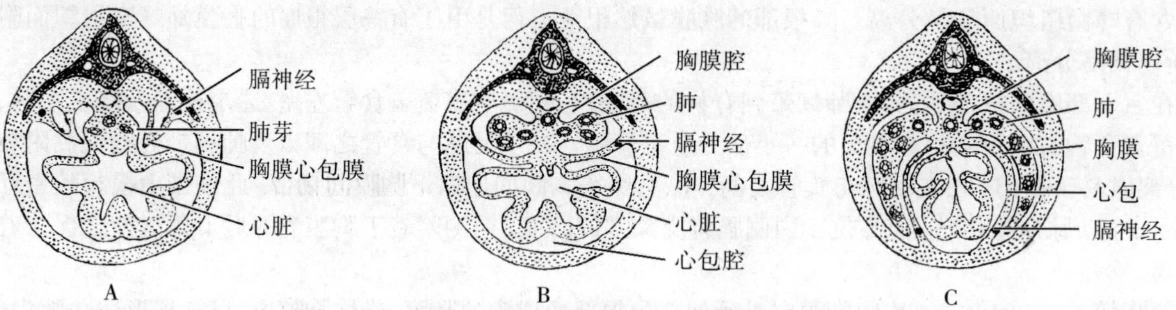

图 5-35 胸膜腔与心包腔分隔过程

A:胸膜心包腔,胸膜心包膜呈一皱折;B:胸膜心包膜发育完成,胸膜腔转小而位于心包腔的背侧;C:胸膜腔与肺扩展,已形成胸膜与心包

胸膜与心包腔分隔以后,胸膜腔起初仍然很小,位于心包腔的后方及两侧,以后胸膜囊逐渐向外向前伸入心包囊与体壁的结缔组织中,两侧的胸膜囊最终接近而包绕心包囊。

两侧的胸膜腔在未完全与心包腔分隔以前,虽为心包囊及肠道分隔,但是经过心包腔相通。因而偶见的两则胸膜腔在心包前方直接相通者,不能用发育中途停止来解释,可能由于外伤或发育畸形所致。

胸膜腔的界限

壁层胸膜由一部位反折至另一部位的**转折线**(line of pleural reflection),在体表的投影形成胸膜腔的界限(图 5-36,图 5-37)。胸膜腔的界限因胸廓的形状不同而有一定的变化。

前界:肋胸膜反折至纵隔胸膜前部的转折线形成胸膜腔的前界,左右不对称。右侧前界由胸锁乳突肌两头起点之间开始,向下跨过胸锁关节而于胸骨后面下降,在胸骨角平面接近正中线,在胸骨体后面下降至第6肋间隙,再由此向外转为胸膜腔的下界。左侧前界在胸骨角平面几与右侧者相接触,向下略偏正中线左侧下降,至第4肋软骨平面即转而向左形成心包切迹,在胸骨左缘以外,越过第5肋软骨,至第6肋骨平面即转为胸膜腔的下界。左侧前界在第5肋间隙位于胸骨左缘以外平均为0.2 cm,在第6肋间隙平均为1 cm,变化常在1 cm左右,最大可达5 cm(图 5-38)。

在胸骨角平面以上,两侧胸膜囊间的间隙中含有胸腺或其残余。在心包切迹处两侧胸膜囊之间为心包

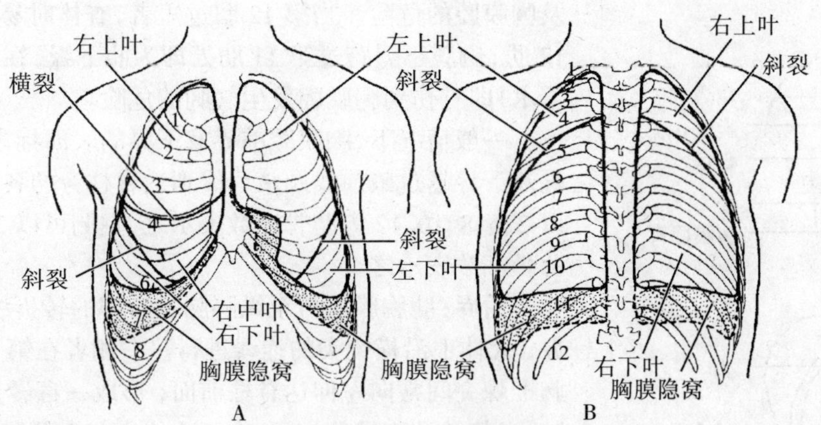

图 5－36 肺叶、肺裂、胸膜腔境界的表面投影

A:前面观;B:后面观

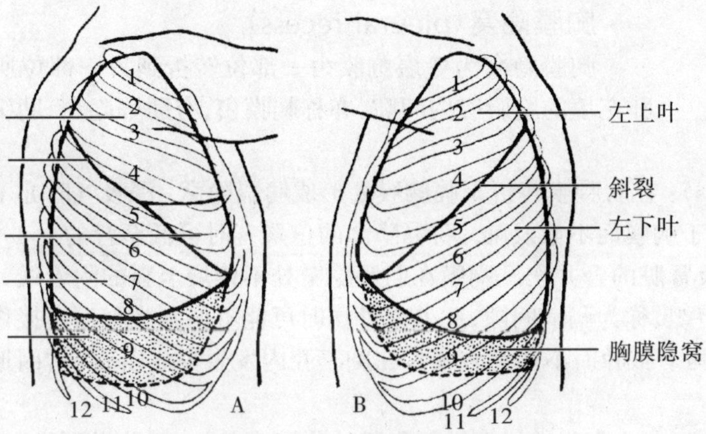

图 5－37 肺叶、肺裂、胸膜腔境界的表面投影

A:右侧面观;B:左侧面观

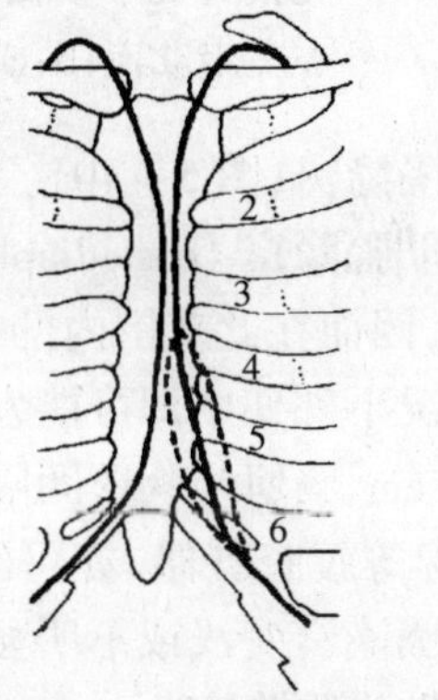

图 5－38 胸膜反折线在胸前壁的投影变化

区,心包在此处与胸骨后面直接接触。在多数情况下可经第 5 或第 6 肋间隙紧依胸骨左缘穿刺心包而不伤到胸膜。在少数情况下胸膜腔的左侧前界垂直下降而不在胸骨左缘以外，经肋间隙穿刺心包时即难于不伤到胸膜。但是在心包内有积液时,两侧胸膜腔前界的下部皆向外移位,积液愈多时移位程度愈大,穿刺时伤到胸膜的危险即愈小。此外,由于经肋间隙穿刺时有伤到胸廓内动脉的危险。因而在积液量不多时,而且不能肯定积液无感染时,最好沿剑突左缘向上后进针,通过膈进入心包腔,即不通过腹膜腔,亦不至于伤到胸膜腔。

下界:肋胸膜反折至膈胸膜的转折线形成胸膜腔的下界,前端由第 6、7 肋软骨相接处开始,向外偏下沿第 6 肋软骨斜行，在锁骨中线上越过第 7 肋，在腋前线上越过第 8 肋,在腋中线上越过第 9 肋,在腋后线上越过第 10 肋,再向后即接近平行至第 12 肋骨头，在靠近脊柱处略低于第 12 肋。下界的位置并不恒定，高低变化最多可达 5 cm(图 5－39),两侧亦可不完全一致。胸膜下界可低至肋下缘以下的部位有胸骨下角右侧及左右肋脊角，腹部手术中有伤

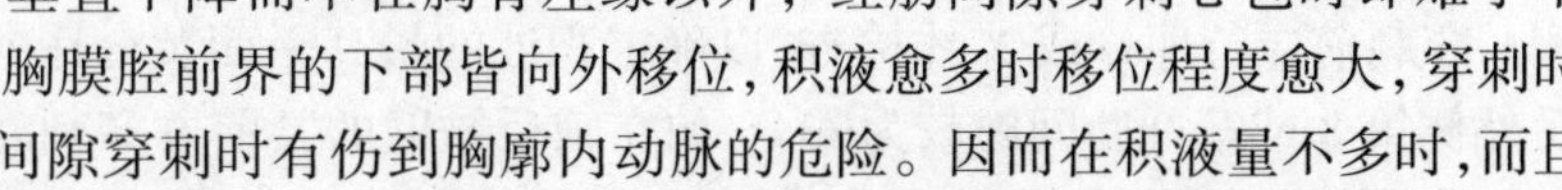

图 5－39 胸膜腔的下界

A:胸膜腔下界的变化与肋弓的关系;B:胸膜腔下界后部的变化;C:在第 12 肋很短者胸膜腔下界后部的位置关系

及胸膜腔的危险。当第 12 肋过短者，查体时易将第 11 肋误为第 12 肋，胸膜下界跨过第 11 肋处即为肋下缘，在此处手术中（如肾手术）即有伤到胸膜腔发生气胸的危险。

一般情况下，胸膜腔前界及下界的表面标志，在前界的上、下端及下界越过腋前线及腋后线到达脊柱旁的各点，右侧可简单地以 2、6、8、10、12 等肋骨序数表示之，左侧可以 2、4、6、8、10、12 等肋骨序数表示之。

后界：肋胸膜反折至纵隔胸膜后部的转折线形成胸膜腔的后界，大体上沿横突尖的连线进行。右侧者在第 4 胸椎棘突至第 9 胸椎棘突间常向左伸达脊柱前面，形成一盲囊，位于食管与主动脉、奇静脉及胸导管之间，在正中线上与右侧胸膜囊紧邻。因此，经左侧开胸游离食管下段时有伤到右侧胸膜囊而引起双侧气胸的危险。

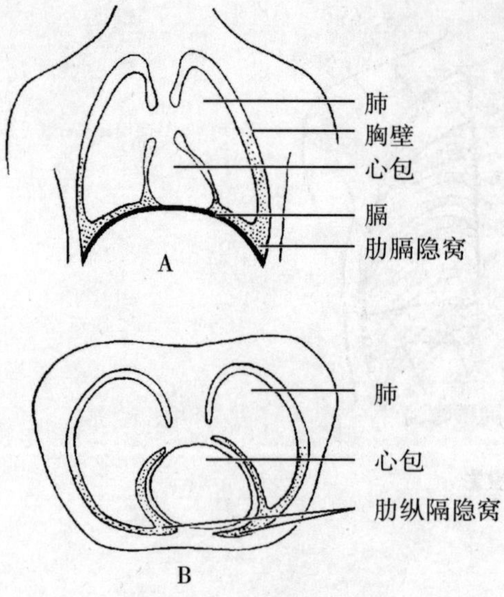

图 5-40　胸膜隐窝

A：冠状切面；B：横切面

胸膜隐窝（pleural recess）

胸膜隐窝为壁层胸膜由一部位转折到另一部位所形成的无肺充填的胸膜腔内间隙，亦称**胸膜窦**，有肋膈隐窝、肋纵隔隐窝及膈纵隔隐窝（图 5-40）。

肋膈隐窝（costodiaphragmatic recess）：在肋胸膜转折至膈胸膜处形成肋膈隐窝，深吸气时亦不易为肺所充填，因而在此范围内的损伤可以仅限于胸膜而不累及肺。肋膈隐窝的位置有时可低至肾的上 1/3 平面，此种情况下外伤中即可能发生胸膜、肺及肾脏的合并伤。胸膜在肋膈隐窝处不伸展至膈的附着线，相距可达 3～4 cm，膈肌与胸壁间隔以脂肪蜂窝组织，称为膈前间隙，此处受外伤时可能不伤到胸膜而直接伤到膈肌及肝、脾等腹腔脏器，亦可经此间隙引流膈下脓肿而不伤到胸膜。在胸膜腔内发生炎症以后，常因形成粘连而使肋膈隐窝变浅或不明显。

肋纵隔隐窝（costomediastinal recess）：在肋胸膜转折至纵隔胸膜处分别形成前、后肋纵隔隐窝，左前方者较深，但皆小于肋膈隐窝。

膈纵隔隐窝（phrenicomediastinal recess）：在纵隔胸膜转折至膈胸膜处形成膈纵隔隐窝，较小而不明显。

胸腔穿刺

若干胸膜腔内疾患的诊断或治疗，常须行胸腔穿刺。胸腔内有积液时，如果无粘连，液体多聚集于后外侧。穿刺前应行叩诊或 X 线检查，以确定积液的最高平面及合适的穿刺部位。抽吸积液的穿刺部位，以选择后外侧第 8 或第 9 肋间隙较为安全，如在腋后皱襞的紧前方穿刺时则可选择第 6 或第 7 肋间隙。

穿刺的部位过低时，即易于穿过胸膜隐窝及膈肌，伤到腹腔内脏器，特别是在右侧易于伤到肝脏。穿刺时病人最好取坐位，两手抱对侧肩部。先行局部麻醉，直达胸膜为止，穿刺针应沿下一肋的上缘进入，以免伤及肋间血管神经。病变时间长久者，胸膜可能增厚，穿刺时应注意及此。在抽吸液体过程中，应注意避免空气漏入胸腔。外伤，例如肋骨骨折，可引起气胸。气胸量少时一般无妨，但如为张力性气胸，空气易进不易出，即须抽吸。进行人工气胸或对张力性气胸穿刺的部位，应选择在胸前部第 2 或第 3 肋间隙，锁骨中线上或者稍偏外，在肋间隙的中部进针。

第五节　气管及肺

胚 胎 发 育

第一期：气管、支气管及肺由内胚层发育形成。胎生第 5 周末即可见到主支气管，继而出现球状突起，发育成未来的肺。第 6 周末开始由气管两侧发生许多复杂变细的侧支，形成支气管树。各侧支末端突起部逐渐扩大，而且逐渐下移至胸腔，四周围绕一层未来发展成脏层胸膜的浆膜。在支气管及肺组织上皮成分发育生长的同时，由中胚层发育成软骨、肌肉及血管。愈远端的支气管中的肌肉、软骨及弹性组织的发育愈晚。胎生第 5 月初即可见到四级和五级支气管中有软骨形成，至第 6 月时即富有平滑肌，但支气管周围组织仍不明显。淋巴结由周围组织发育而来。迷走神经出现较早于交感神经，在胎生第 1 月末已可见到迷走神经分支至气管。肺循环的血管在胎生初期因所起作用不大而发育较差，至后期发育始告完善。至胎生第 6 月时，支气管树的分支发育方告完全，肺组织的主要部分及血管神经等皆已基本上形成。

第二期：在支气管树最小终末支的管壁上、肺泡管上及末端的扩大部上出现许多小的突起，增生发育形成未来的肺泡。此后不断有新的组织出现和发育，到出生以后仍然如此，直至 7 岁时方告停止。

发育畸形(developmental anomalies)：在气管及肺的发育过程中可能出现许多畸形，例如一侧或两侧肺脏阙如、肺血管发育不全、第 6 鳃动脉（动脉导管）未闭塞、肺不分叶或者叶间沟及分叶增多、先天性支气管囊肿、气管食管瘘、气管憩室及副支气管等。

气管及肺外支气管

位置及邻属

气管胸段(thoracic portion of trachea)：气管由环状软骨面平面起始，由颈部延伸入胸腔，终于分叉部，总长约 10 ~ 12.5 cm，一半位于颈部，一半位于胸部，颈段与胸段以胸骨柄上缘平面为界。正常成人气管横径平均为 1.8 ~ 2.4 cm，前后径平均为 1.9 ~ 2.1 cm。气管胸段与胸骨柄相对，完全位于上纵隔，基本上在正中线，仅下端被主动脉及弓略推向右。

气管胸段位于胸骨柄后方，前邻大血管(图 5 - 41)。左头臂静脉由左上向右下斜行。头臂动脉及左颈总动脉紧邻气管胸段上份的前面。在两动脉的起始部之间形成含有一些蜂窝组织的间隙，经此可以到达气管的前面。气管下部前邻升主动脉及主动脉弓，稍偏右有上腔静脉。由此可见，上述大动脉患动脉瘤时即易于压迫到气管前面。气管后面与食管接触，其间有不甚发达的蜂窝组织。气管右面紧邻头臂动脉的终末部，与右侧纵隔胸膜借蜂窝组织及淋巴结分隔，上部邻上腔静脉，下部邻奇静脉弓。右迷走神经通过气管右面的蜂窝组织中。气管左面与左颈总动脉、主动脉弓下部及左锁骨下动脉相邻。胸导管及左侧膈神经、迷走神经及喉返神经等皆位于气管左侧的蜂窝组织中。气管周围的蜂窝组织中含有一些淋巴结。迷走神经与交感神经的上、中、下心支皆紧贴气管，分支在气管分叉部前面的蜂窝组织内构成心丛(图 5 - 42)。

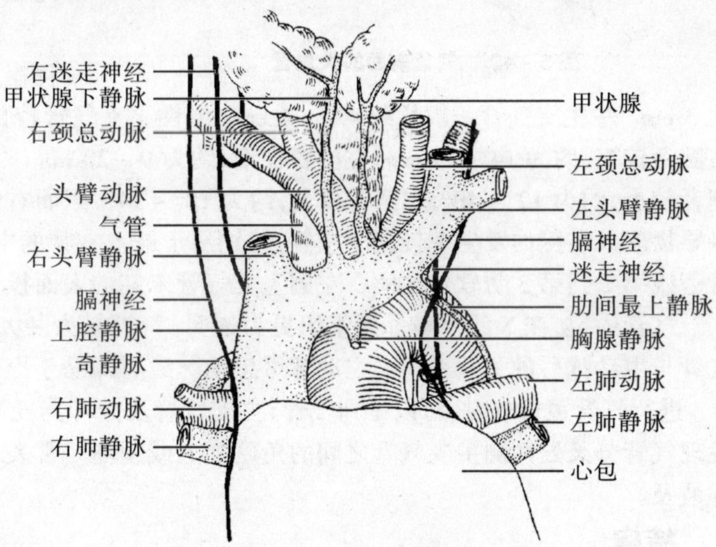

图 5 - 41 上纵隔结构关系

气管叉：(tracheal bifurcation)：气管下端分为左、右主支气管。正常者两主支气管间的角度为锐角。此分叉平面在尸体上所见常位于第 4 胸椎下缘或第 5 胸椎上缘；在活体上位置较低，直立姿势下可低至第 7 胸椎体。呼吸运动时气管长度的变化可达 1.8 cm，分叉平面在深吸气时较低，深呼气时较高。

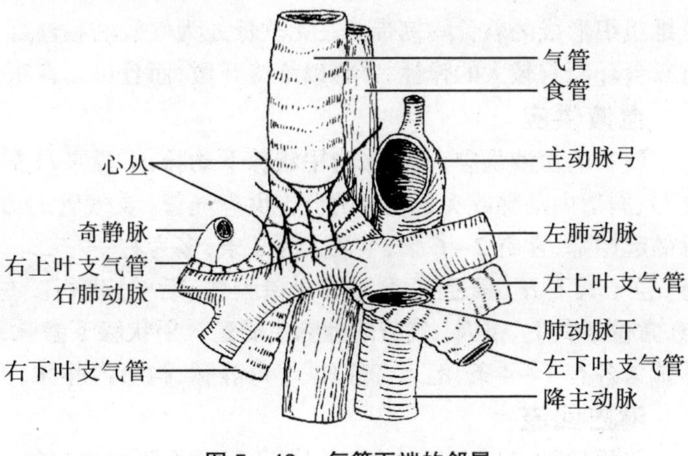

图 5 - 42 气管下端的邻属

分叉平面与年龄有关，一岁以下位于第 3 胸椎，2～6 岁时位于第 4～5 胸椎，7～12 岁时位于第 5～6 胸椎。分叉平面亦与体型有关，在胸廓宽阔者可以变动于第 5～7 胸椎，在胸廓狭窄者可以高到第 4 胸椎。

作气管镜检查时，可见在气管下端分叉处呈现明显的**气管隆嵴**（carina of trachea），正常时位于矢状位，如下方两侧主支气管间的淋巴结肿大即可使之变低平而且固定。隆嵴部的黏膜非常敏感，与咳嗽反射密切相关。例如小儿误吸入花生米，立即引致咳嗽或窒息（asphyxia）。当花生米通过隆嵴后，咳嗽可暂止，但即因受花生米释出物的刺激而产生化学性支气管炎（bronchitis），远侧可发生肺不张（atelectasis）而出现呼吸困难。作体位引流，当痰液通过隆嵴处亦立即引起咳嗽排痰。

肺外支气管（extrapulmonary bronchus）：两侧主支气管（principal bronchus）的起始部前邻主动脉弓及肺动脉分叉部（图 5－43）。**左侧主支气管**行经主动脉弓的下方、升主动脉的后方与降主动脉的前方，向下向左趋向肺门。左肺动脉斜行跨过左主支气管的前面，至肺门部即到达其上方。在肺门部支气管前有左肺上静脉。**右侧主支气管**行经升主动脉及上腔静脉的后方趋向肺门，前下有右肺动脉。奇静脉向前跨过右主支气管的上面汇入上腔静脉。在肺门部右肺上静脉及右肺动脉皆位于支气管的前面。右侧主支气管虽然较短于左侧者，但在肺切除的手术中处理时仍然较左侧为易，由于左侧主支气管前面有主动脉弓掩盖，手术中处理残端时较为困难。

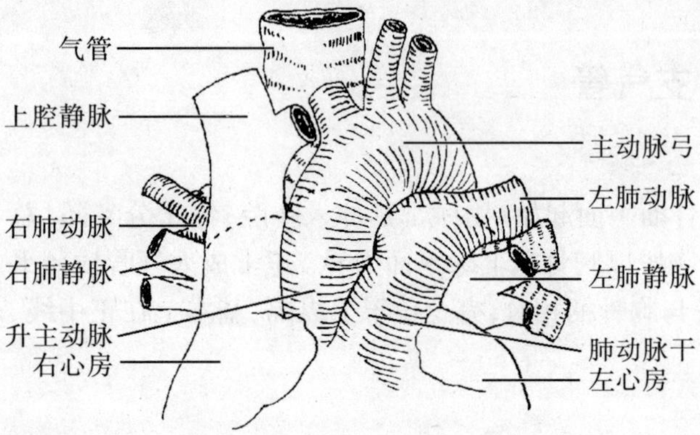

图 5－43　气管前面的大血管

两侧主支气管的长度及直径不同，右侧者较短且粗。右主支气管一般长约 2.3～2.5 cm，长者可达 3 cm。左主支气管一般长约 4.5～6 cm。男性主支气管较长于女性。成人主支气管的直径因人而异，一般右侧者较粗，约为 14～23 mm，左侧者较细，约为 9～20 mm。主支气管与中线所成的角度，在多数情况下，右侧者较小，约为 12°～40°，左侧者较大，约为 18°～54°。因而右侧主支气管有似气管的延续，加以口径较大，所以导物落入右侧的发生率较高于左侧，特别易于进入右肺的中、下叶。右主支气管末端的表面投影相当于胸骨旁线第 2 到第 3 肋软骨之间。左侧主支气管末端的表面投影相当于胸骨旁线第 2 到第 3 肋间隙之间。

气管中空，在 X 线下较邻近组织更为透明。气管易为肿大的邻近结构压迫移位或压缩。气管及左侧主支气管与主动脉弓的关系密切。主动脉弓患动脉瘤时即易于出现气管或左侧主支气管受压移位或被压缩的体征。进行气管镜检查时，可以见到气管、主支气管及分叶支气管的内面，以及分段支气管起始部的内面。如果发现气管分叉处两侧主支气管之间的角度加大或歪曲，常表示围绕气管分叉处的气管支气管淋巴结受到癌肿波及。

结构

气管及主支气管壁的结构，由外向内为外膜、纤维层、黏膜下层及黏膜层。外膜由疏松结缔组织形成，纤维层除含有马蹄形软骨以外尚有多量的弹性纤维网。气管软骨环共有 15～20，为透明软骨，后端之间连以由纤维组织形成的软骨间韧带。在无软骨处为气管的膜性部，充以环行平滑肌，收缩时即使管腔变小。气管因有软骨环而有较大的弹性，并得以维持开敞，而且可以在很大的外力下维持管腔的横径及长度。

血液供应

气管的血液供应，上段来自**甲状腺下动脉**，下段来自**支气管动脉**（bronchial artery）。有时可见有发自主动脉弓、胸廓内动脉或头臂动脉的分支供应气管。支气管的血液供应来自支气管动脉。支气管动脉发自降主动脉的起始部，常有 2～6 条，半数人为 3 条，多为右一左二。右侧支气管动脉多在主支气管的起始部即与之伴行，位于其下方，靠近前面，也常见沿膜部（后壁）进行。左侧支气管动脉随左主支气管进行，达其全长的中点，常位于其上、下面。气管的静脉主要汇入甲状腺下静脉，同时亦汇入奇静脉及半奇静脉。两侧主支气管的静脉常各有 1～4 条，汇入奇静脉、半奇静脉、胸廓内静脉、头臂静脉及上腔静脉。

淋巴回流

气管的淋巴回流至气管旁、锁骨上及前纵隔的淋巴结。主支气管的淋巴回流至主支气管旁、分叉部及气管旁淋巴结。在多数情况下支气管的淋巴管与肺的淋巴管有吻合。

神经供应

气管的神经供应来自**迷走神经**本干及**喉返神经**。颈胸交感神经皆有分支至气管，主要来自颈上、下节。神经分支交错而组成两个神经丛，一个位于气管周围的结缔组织中，另一个位于气管的黏膜下。主支气管及肺根部的支气管由肺丛分支供应。气管与支气管黏膜的感觉神经供应丰富，对极微小的机械刺激即很敏感，通过迷走神经传入延髓的呼吸中枢。气管黏膜受到刺激时，尚可引起反射性的肺水肿及肺膨胀不全等并发症，因而在进行内诊镜检查或手术时应将黏膜麻醉完善，必要时可阻滞迷走神经。

肺

形状

肺(lung)的形状大体上与胸腔一致。肺虽然位于胸膜腔内，但在正常的呼吸运动时并不充填所有胸膜腔内间隙。正常健康的肺仅在肺门及肺韧带处有附着，其他部位皆游离，但是在患胸膜炎以后即易于在壁脏两层胸膜间产生粘连。肺可分肺尖、肋面、纵隔面、膈面、前缘、后缘及下缘。由于膈的圆顶在右侧较高，心脏偏于正中线左侧，加以邻近结构所致于肺的压迹等因素，左右肺的大小及形状并不一致。肺组织具有显著的弹性及伸展性。极易受压变形，压力消除后又可迅速恢复原形。成人肺在呼气与吸气的中间状态时，横径右肺平均约为 10 cm，左肺约为 7 cm；高度右肺约为 17.5 cm，左肺约为 20 cm，右肺一般较左肺短而宽。

邻属

肺的**肋面**平滑而外凸，与肋骨、肋软骨、肋间隙及胸骨的一小部分内面相接触。肺尖部凸出至锁骨上，上面有胸膜顶覆盖(见本章胸膜一节)。肺的**膈面**亦即基底部，与膈接触。膈分隔右肺与肝脏，分隔左肺与肝、胃与脾脏。肺的膈面高度内凹，因膈的圆顶右侧较高，所以右肺膈面的凹陷度大于左肺。

肺的**纵隔面**亦即内侧面，向肺内凹陷，面对纵隔。肺门位于纵隔面的中央，略近后缘，中含进出肺的血管、支气管、神经、淋巴结、淋巴管与疏松结缔组织等结构。左侧肺门较小于右侧。左侧者高约 4.6 ~ 9 cm，右侧者高约 5.7 ~ 9.8 cm。**肺韧带**由肺门伸展到基底部。两侧肺的纵隔面皆可分为前部(纵隔部)及后部(脊柱部)，邻属各异。

右肺的纵隔面，在肺门的前方及下方有右心房所形成的压迹及膈神经沟。上腔静脉与肺门前部接触，所形成的肺面压迹，在上方与头臂静脉所形成的沟相续，在下方与心脏压迹相续。在肺门上方，奇静脉通过处有时可显有压迹，延续入上腔静脉压迹。由食管所形成的沟紧位于奇静脉沟后方。右肺纵隔面的后部，与肋骨头、交感神经节干、椎体、内脏神经及肋间动静脉等相邻。

左肺的纵隔面，在肺门的前方及下方有心室所致的深压迹。主动脉弓绕肺门的上方及后方下行而为降主动脉，沿途使肺面上形成压迹。在主动脉弓压迹上方，锁骨下动脉沿肺下行，至肺尖前方转而向外。左肺内面后部有降主动脉所形成的压迹，与第 4 ~ 9 胸椎体间隔以主动脉。此部其他邻属与右侧者相同。

肺与纵隔器官间隔以纵隔胸膜。有炎症时脏层胸膜与壁层胸膜间容易产生粘连。手术中分离粘连时应熟知肺与纵膈器官之间的邻属关系，方可免致意外损伤。

肺界限的表面投影

肺的上界为**肺尖部**(apex)，向上凸入颈根部，位于锁骨内 1/3 的后方及上方，最高点可达第 1 肋前端平面上方 2.5 ~ 4 cm，约平第 7 颈椎横突，右侧略高于左侧。肺尖部前有锁骨下动脉跨过，其间隔以胸膜顶及其上面的筋膜。在颈根部锁骨下动脉附近进行手术时，均有切开胸膜腔的危险。在颈根部创伤中亦有伤到胸膜顶及肺尖部的危险。肺尖部凸入颈部的部分在叩诊时所可叩得的反响区向后延伸到肩胛上区。此一狭窄区域的范围可以两条线划出，内侧一条线由胸锁关节向后沿颈根部的凸出弧形线至第二胸椎棘突，外侧一条线由锁骨中外 1/3 交点起向后向外至肩胛冈中部为止。

肺的前界亦即肺的**前缘**(anterior border)。肺的前缘因位于胸骨体与心包之间而形成锐利缘。右肺前缘直，与胸膜的肋纵隔反折线相符合。左肺前缘有**心包切迹**(cardiac notch)，由第 4 肋软骨平面开始弯向左侧，在第 5 ~ 6 肋软骨平面弯向胸膜反折线的更外侧向下进行，随即转为肺下缘。因此，在左肺心切迹处内侧，心包与胸骨间仅隔以胸膜，遗有心浊音区。

肺的下界亦即肺的**下缘**(inferior border)，分隔肺基部与肋面及纵隔面，外侧及后部皆锐利而伸入肋膈隐窝的上部。两侧肺的下界相同，在一般的呼吸运动时较高于胸膜的肋膈反折线，左右皆由第6肋软骨平面开始水平后行，在锁骨中线上越过第7肋上缘，在腋中线上越过第7肋下缘，在肩胛线上越过第9肋，在脊柱旁线上平第11肋。

肺的后界亦即肺的**后缘**(posterior border)，钝圆而不明显，两侧皆沿脊柱旁线进行。

肺的界限常因年龄、性别、胸廓形状及体位等因素而有变化。肺的位置在初生儿较高，随年龄的增长而逐渐下降。但是初生儿的肺尖较低，后因肋骨前端下降而相对升高。肺尖凸出至第1肋前端上方的范围与前述的胸膜顶一致。女性主要为胸式呼吸，因而肺下界的活动度常较小于男性。在临床上如能熟知肺的界限及分叶的表面投影，可有助于确定肺的病变位置及决定不同的包囊性脓胸的手术进路。

肺裂与肺叶(lung fissure and lobe)

按照肺裂划分肺叶：肺叶与肺裂的表面投影在临床上较为重要，左肺为**斜裂**(oblique fissure)分为上、下两叶，右肺为一斜裂及一**横裂**(horizontal fissure)分为上、中、下三叶(见图5-36，图5-37)。

右肺斜裂在后方的起点常较左侧者为低，平第3或第4胸椎棘突，约位于肩胛冈的基部平面，对第5肋或第4肋间隙，有时低至第5肋间隙或第6肋。此裂由起点向前下斜行，沿第6肋至腋中线，再向前常转位于第6肋间隙中，终于第6肋骨与肋软骨交界处。右肺横裂常由斜裂通过腋中线处起始，接近横行向前，或略偏向上，终于第4肋骨与肋软骨交界处。儿童横裂的表面投影相对的较成人为高。由此可见，右肺上叶的后面在腋中线以后邻上5~6肋，前下缘仅向下伸达第4肋。右肺中叶主要与第5、6肋接触，后方的尖部在腋中线上位于第6肋深处。前方有一小部分与第4肋接触。右肺下叶的后面常与下6肋接触，在腋中线以前最高处与第7肋相邻。

左肺斜裂的变化较大，后端常位于第5肋深处，但亦可高至第3肋，斜向下前，在腋中线上跨过第5或第6肋，继沿第6肋间隙或第7肋上缘进行，终于第7肋骨前端或邻近的第6肋间隙。由此可见，左肺上叶后面与上3~5肋相邻，最少者在腋中线上到达第5肋，在腋中线以前与上6~7肋相邻。左肺下叶在腋中线以后邻第5~11肋，在腋中线以前上缘沿第7肋进行。

肺裂在肺的表面不一定皆呈直线进行，有的呈曲线。肺裂由表面至肺门的平面也不一定是直的，也可以出现曲线。因此，上述依据肺裂的表面投影决定各肺叶与胸壁的关系并不是绝对的。

肺裂的深度因人而异，在肺门处皆不完全分隔肺叶，相邻的肺叶有所相连，手术中须予分离。斜裂虽然发育较为完全，但仍约有30%为不完全肺裂，下叶的后上部与上叶相连，其间不出现裂隙。右肺横裂常不完全，多为其前端阙如，中叶与上叶不完全分开。在少数情况下可完全不出现横裂，中叶与上叶相连而为一叶。手术中分离不完全肺裂时，应注意可能有迷走的支气管或血管通过。

在若干病变情况下，肺的邻属及肺裂与肺叶的表面投影均可发生显著的改变。患胸腔积液时肺可显著地向上移位。患膈下脓肿时，膈上升，活动度大减，使肺向上移位，活动受限。发生开放性气胸及血胸时，肺向肺根部回缩，纵隔向对侧移位，使对侧肺的局部关系同时发生改变。此类情况下，患侧肺的位置变化取决于体位、胸膜腔内含物的性质及量的大小。例如在平卧姿势下患血胸时肺及纵隔器官紧贴胸前壁，而在患气胸时则向后移位。患血胸时后纵隔向对侧移位的程度较患气胸时为显著。心包腔内有积液时即压迫肺而使之向后外移位，充填胸膜隐窝程度加大，肺下界可低于正常者1~2肋，膈面变扁平。

异常的肺裂及肺叶：有时可见有额外的肺裂及肺叶。肺下叶上段可能单独形成一叶，成为后叶，与余部完全或不完全分开。左肺上叶前下部可为一横裂与上部分开而形成**舌叶**(lingula)。左下叶的膈面可出现一肺裂，由肺韧带紧前方开始，弯向肺的脊柱缘，使内底段形成分开的心叶(图5-44)。

很少见的**奇静脉叶**(lobe of azygos vein)较为重要。奇静脉于脊柱前面上行，位于胸膜外，绕经右肺根部上方向前汇入上腔静脉，在右肺上叶的内侧形成弓状。发育异常者，奇静脉带同壁层胸膜嵌入右肺上叶的上部。壁层胸膜形成静脉的系膜，附着于胸膜顶及肋胸膜，将右肺上叶分成内、外两部分，或者前外及后内两部分，内侧或者后内侧的部分称为奇静脉叶。奇静脉系膜亦可能为横行者，在右肺尖部下方分割上叶的外面而使之形成上、下两部分，上部即奇静脉叶。胸膜腔亦为奇静脉系膜分隔成上、下两部分，上部含有奇静脉叶。

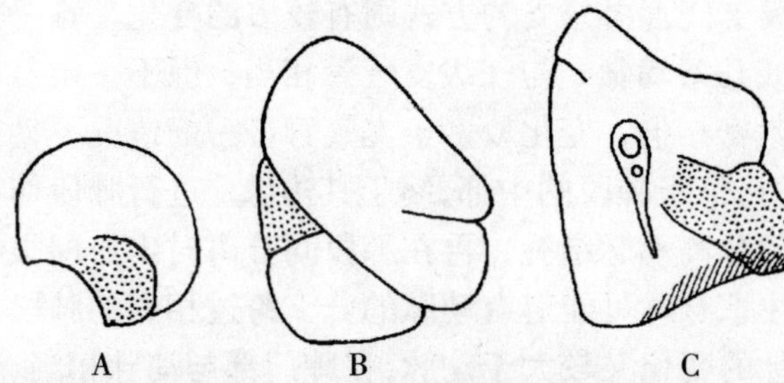

图 5-44 常见的肺叶畸形

A：左肺隔面观，心叶为下叶内底段不完全分离形成；B：右肺外面观，后叶为下叶上段分离形成；C：左肺纵膈面观，中叶为舌叶分离形成

奇静脉系膜所在的肺裂深浅不定。在有奇静脉叶者上叶的支气管分支并无异常，此叶并非由额外的支气管分布。在X线下奇静脉系膜呈一条细线由肺尖伸向纵隔平胸骨角处，行程略向外凸，下端扩大处为奇静脉的阴影。此种畸形据统计约占0.4% ~0.59%，在进行X线检查或手术中均应注意及此。

肺的四叶划分法：前述划分肺叶的依据是肺裂。此种分叶方法在外科临床上观点看尚有不足处。若干学者认为按照支气管的分支方式将肺分为左右各四叶，较为适用。左右主支气管属于一级支气管。一级支气管的分支为二级支气管。二级支气管的分布范围为肺叶。两侧肺在解剖结构方面实相类似。左上叶前下部的舌段相当于右肺中叶。舌段的支气管虽常为左上叶支气管的分支，但亦可由上叶支气管口以下的右侧一级支气管发出而与右肺中叶完全不同。此外，两侧下叶上段的支气管单独由一级支气管发出，属于二级支气管。因此上段亦形成一叶。由此可见，两侧肺皆可分为上、下、前、后四叶，下叶上段为后叶，左肺舌段为前叶，右肺中叶即为前叶。分叶的表面投影线，除前述的肺斜裂以外，另有一条水平线由第8胸椎棘突到第4肋软骨附着于胸骨处。

肺段(bronchopulmonary segment)

每叶肺又由较小的解剖单位组成，称为肺段。肺段的数目及分布区较为恒定，相当于三级支气管的数目及分布区，但是划分的方法并不一致，有7~32段的不同分法，惟目前在临床上及放射学方面较为通用的为10段分法(图5-45)。

右肺上叶分三段，上为**尖段**(apical segment)(1)，下有前、后两段，**后段**(posterior segment)在后外侧(2)，**前段**(anterior segment)在前内侧(3)，前后两段的下面即为上叶的底面。右肺中叶分为内、外两段，**外段**(lateral segment)在前外侧(4)，**内段**(medial segment)在前内侧(5)。右肺下叶分5段，上部为**上段**(superior segment)，或称背侧段(6)，最大；下部分为前、后、内、外四段，即**内底段**(medial basal segment)(7)，**前底段**(anterior basal segment)(8)，**外底段**(lateral basal segment)(9)，**后底段**(posterior basal segment)(10)。

左肺上叶共分5段，尖段在上方(1)，后段在后方(2)，前段位于尖段与后段之前(3)，舌叶分为**上段**或称背侧段(4)及**下段**(inferior segment)(5)。左肺下叶亦分5段，与右肺下叶的分段相似。

肺段呈锥体形，底朝向肺的表面，尖朝向肺根。每一肺段皆各有其支气管及血管(图5-46)。肺段之间含有少量结缔组织，形成无血或少血地带，表面常缺乏明显的标志，仅有时可见有凹陷。进行肺部手术时应熟知肺段的分布及其解剖特征。每一肺段的支气管为三级支气管，在肺段内继续分出四级与五级支气管，分布于更小的解剖单位，至肺段的边缘部分即仅有极小的分支，因而在段间分离时极少产生漏气现象。二级支气管分为三级支气管的方式变

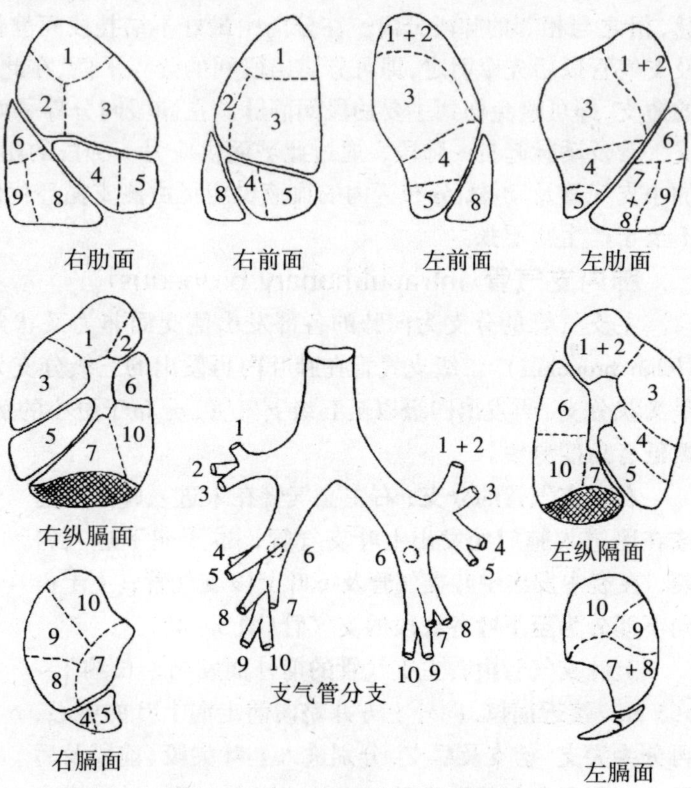

图 5-45 支气管分支及肺段的区分

1：尖段；2：后段；3：前段；4：外段；5：内段；6：上段；7：内底段；8：前底段；9：外底段；10：后底段

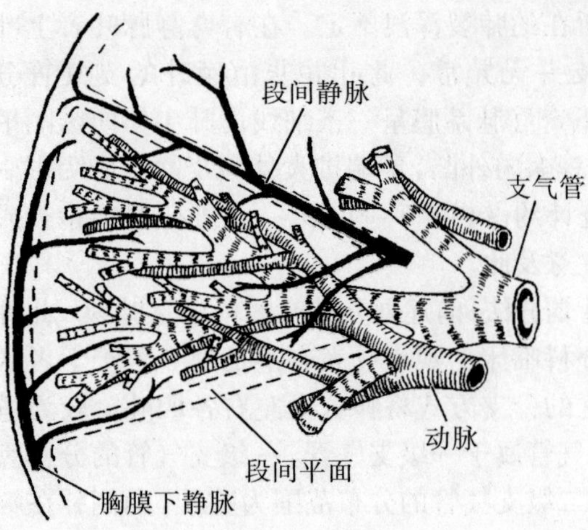

图 5 – 46　肺段内结构模式

化不大，而三级支气管再分支的方式则有较多的变化。每一肺段皆有一条或几条动脉，与三级支气管相当，但不一定与支气管的分支紧密相偕，变化较多于支气管。一般情况下动脉与支气管伴行，位于肺段的中部，终于其边缘。进行肺段切除时，先在肺门分离动脉结扎，再在肺段间分离时出血即很少，但是仍须注意有时可能遇有动脉的分支跨过相邻的肺段之间。肺段静脉的变化又较大于动脉，在肺门部与动脉相当，但周围分支并不与动脉及支气管伴行，主要者走在胸膜下或相邻的肺段之间，因而一肺段静脉常引流相邻的肺段，每一肺段的血液皆汇入几条肺段静脉。由于肺段静脉的主要分支常走在相邻的肺段之间，所以在进行肺段切除术时可沿肺段间的静脉分离。

支气管扩胀、肺囊肿、肺脓肿及肺结核等病变常局限在一肺段。例如据统计支气管扩张常发生在左肺舌叶及底段、右肺中叶及底段。肺脓肿的发生亦常局限在一肺段(多见于下叶上段)，在诊断定位及治疗方面均须熟知肺段的分布，在进行支气管镜检查时可由脓液流出的支气管口而确定脓肿在某一肺段，如需进行手术时可以在准确的部位进行切开引流或切除病变的肺段。熟知肺段的分布时，在 X 线下可以准确决定病变或异物的位置。虽然如此，由于肺肿瘤多发生在大支气管的邻近，若干化脓性病变亦多如此，加以肺段切除术较为困难，因而肺段的划分在实用方面仍有其局限性。

进行肺段切除术，可以切除病变而保存较多的健康肺组织。由于肺段的支气管血管蒂很短，并且常位于肺组织内，加以肺段之间常无明显的表面标志，所以进行肺段切除术实际上远较全肺切除术或肺叶切除术为困难。肺段切除术的手术方法，可先使肺萎陷，在肺门部找出欲切除肺段的动脉及支气管，结扎切断以后，再使肺充气，即可显出该肺段的外形及范围，然后于萎陷与充气的肺组织之间分离。但是由于相邻的肺段之间常存在着许多侧支呼吸通道，此法常不易奏效，因此可在结扎动脉与支气管以后，再在肺门部找出该段的静脉，沿之与相邻的肺段分离。在分离中最好不结扎段间静脉，以免影响相邻肺段的静脉回流，可在分出动脉及支气管以后先牵引之，即可分辨出段间的分界平面，在此平面中分离时再结扎主要的肺段静脉及段间静脉的短支，即可避免伤到主要的段间静脉。在肺段间分界平面有时有小的支气管及动脉通过，或偶有异常大的支气管及动脉起自一肺段，通过此平面供应另一肺段的相当大区域。进行肺段切除时常切断通过段间平面的小支气管及动脉，分布区内的血液供应可由侧支循环代偿，空气可来自肺泡间的通道所形成的侧支呼吸，不至于产生肺不张。

肺内支气管(intrapulmonary broncdus)

主支气管的分支为向肺的各部发出侧支而非为叉状分支。由主支气管发出的分支为二级**分叶支气管**(lobar bronchus)。二级支气管在肺叶内再发出的三级分支为**分段支气管**(segmental bronchus)。三级支气管即呈叉状分支，再发出四级以至五级支气管，分布于更小的解剖单位。所有支气管的发出部分皆呈锐角，部位愈低者角度愈锐。

右主支气管的分支：右主支气管在未进入肺门以前或在刚进入肺门处发出上叶支气管；本干向下进入斜裂，在裂中发出中叶支气管及下叶上段支气管；主干再向下即分为至下叶各底段的支气管(图 5 – 47)。

上叶支气管由右主支气管的前外面发出，长约 1 ~ 1.5 cm，接近横位，向外上方并略向前走向上叶的中心，再分为尖支、前支及后支，分别进入上叶尖段、前段及后段。至各段支气管发出的形式并不恒定，据统计接近半数为 3 支同时发出，其余则为先分成两支，再分支的方式不定。

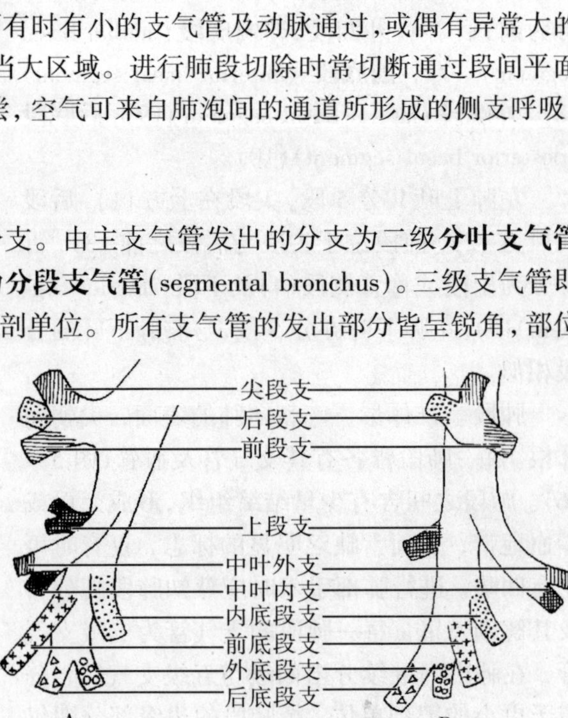

图 5 – 47　右肺分段支气管

A：前面观；B：侧面观

右主支气管的前面，稍低于上叶支气管起始处有一沟，为右肺动脉主干跨过处，在沟的前下方发出中叶支气管，恰位于肺门部，距上叶支气管发出处约 0.5 ~ 1.5 cm。中叶支气管长约 1.5 ~ 2 cm，向前内进入中叶，再分支的方式多数为内、外两支，分别进入内、外段，少数可有不同变化。

至右下叶上段的支气管由主支气管干的后面或后外面发出，大部分稍低于中叶支气管的起始平面，少数可较高，甚或高于中叶支气管发出处。在此类高位的情况下，手术切除下叶或其上段时，均应特别注意避免伤及中叶支气管，至下叶上段的支气管最短且最细，呈水平走向该段。

左右下叶上段与各底段之间常有一片肺组织单独有其支气管分布。此额外的支气管可能不止一支，可以起自主支气管主干未分成底段支气管以前的部分后面，或者起自后底段支气管的上部(图 5 - 48)。

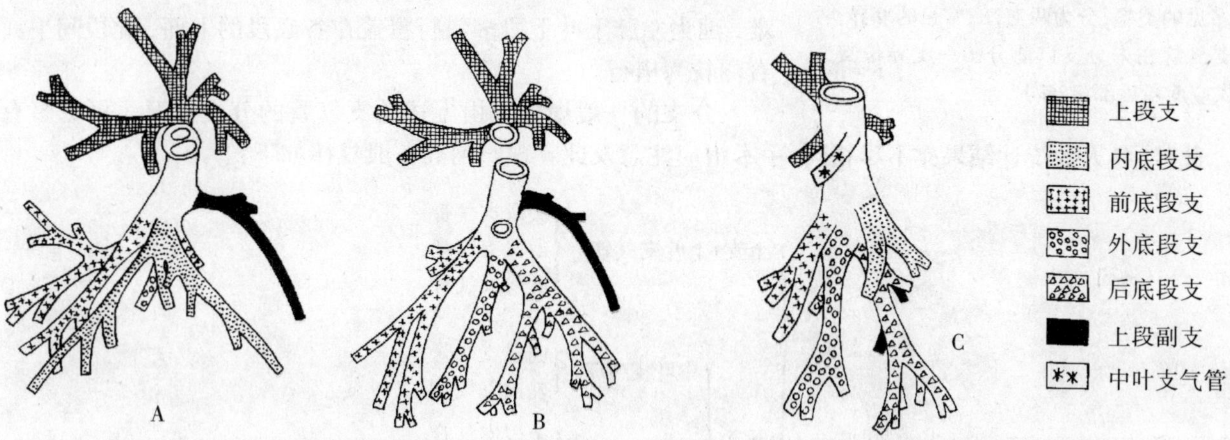

图 5 - 48 右侧下叶支气管的分支前面观 A 及 B 为同一类型，B 为移除一部分支气管以后所见；C 为另一种类型，底段支的起始略异

至下叶的支气管为右主支气管的延续，在二级支气管中属最大者，长约 0.75 ~ 2 cm，向下、向后、向外走到下叶中，再分为四支，分别至各底段。至内底段的支气管起点最高，由主干的前内面发出。至前底段的支气管起点稍低于内底段的支气管。主干再向下迅即分为外底段及后底段支气管。内底段支气管可能阙如，该段由前、后底段支气管分支分布。外底段支气管亦可能阙如，该段由前底段支气管分支分布。内、前底段皆易于进行手术切除，较少数情况下两底段之间在膈面有一切迹。外底段及后底段支气管起始部皆深埋在肺组织中，进行肺段切除术时较为困难。四个底段可以同时切除，在上段支气管起点与起始最高的底段支气管之间切断下叶支气管。

左主支气管的分支：左主支气管在肺门部分为上、下两支，分别至左肺的上、下叶(图 5 - 49)。

左上叶支气管由左主支气管的上面发出，向外偏前进行，行程很短，大部分迅即分为升、降两支。

升支再分成 3 支，分别至前段、尖段及后段。降支两分成上、下支，分别至舌叶的上、下段。至尖段与后段的支气管，可由上叶支气管分别发出，或起始为一支，而后再分支，故可称为后支，该两肺段亦可称为尖后段。在少数情况下上叶支气管分为三支，最下一支走向舌叶，中间一支走向前段，上支走向尖后段。分成两支者升降支的再分支方式亦常有变化(图 5 - 50)。

左下叶支气管的分支与右侧者相似，在上叶支气管发出部位的下方约 1 cm 处的后面发出一条小的支气管向后进入下叶的上段。

在左下叶上段与各底段之间，与右侧者相似，亦常有一片肺组织单独有其支气管分布。此额外的支气管常不止一支，可起自至底段的支气管总干或至某一底段的支气管。

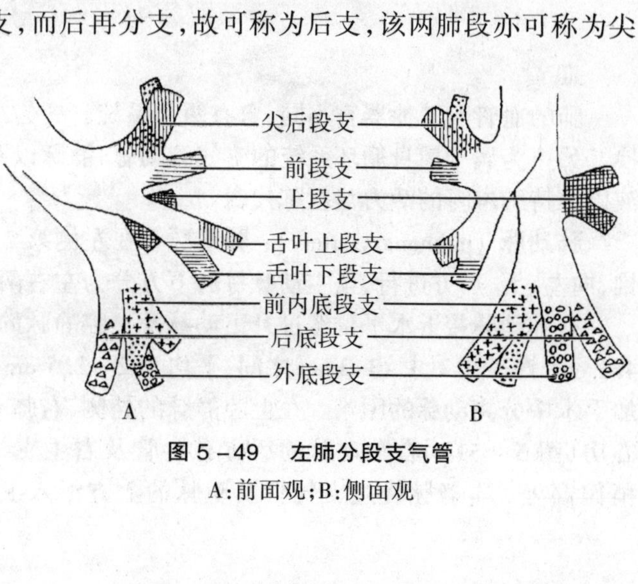

图 5 - 49 左肺分段支气管

A：前面观；B：侧面观

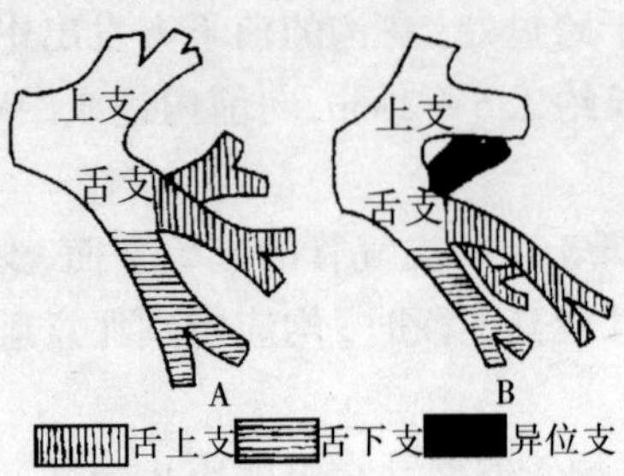

图 5-50　左肺舌叶支气管分支的两种常见类型，纵隔面观

A：多见的类型，分为两支；B：常见的变异，舌叶支气管在未分支以前分出一支异位支气管供应前段后部(12%)

至下叶的支气管为左主支气管的延续，长约 2 cm，进入下叶再分支。大部分先分成两支，一支再分支至内底段与前底段，另一支再分支至外底段与后底段。少数先分成 3 支，一支至前、内底段，另两支分别至外、后底段。在少数情况下至内底段的支气管可单独起自总干，或者起自外、后底段的支气管。至前底段的支气管亦偶可起自其他底段支气管。至外底段的支气管偶可阙如，由邻近的支气管发出副支代替。至后底段的支气管在下叶属最大者，向下、后、内方进行，深埋在肺组织中，因而切除此段的手术较为困难，前、内、外各底段的切除术则比较容易。四个底段可以同时切除，但常较右侧为困难，因为左肺下叶上段多斜行覆盖在各底段的上面，此段间平面在右侧较为横行。

分支的一般规律： 由上述总支气管的分支情况，可见多有变异。此外，各人的统计结果亦不尽相同，手术中应注意及此。现归纳其一般规律如下：

- 右主支气管
  - 上支(上叶支气管)
    - 尖段支气管
    - 前段支气管
    - 后段支气管
  - 下支
    - 中叶支气管
      - 内段支气管
      - 外段支气管
    - 下叶支气管
      - 上段支气管
      - 内底段支气管
      - 前底段支气管
      - 外底段支气管
      - 后底段支气管

- 左主支气管
  - 上叶支气管
    - 升支
      - 尖段支气管
      - 前段支气管
      - 后段支气管
    - 降支
      - 舌叶上段支气管
      - 舌叶下段支气管
  - 下叶支气管
    - 上段支气管
    - 内底段支气管
    - 前底段支气管
    - 外底段支气管
    - 后底段支气管

血管

肺的血管与其他器官不同，含有两个系统。一为组成小循环的肺动脉与肺静脉，主要功能为参与气体交换。另一为属于周身循环系统的支气管动脉、静脉以及与邻近脏器间的吻合血管等，主要功能为供应动脉血液以维持肺本身的活力与新陈代谢。

肺动脉 (pulmonary artery)：肺动脉干在左侧第 2 肋间隙或第 3 肋骨平面偏胸骨左侧发自右心室动脉圆锥，向左、上、后方进行，至主动脉弓的下方分为左右两肺动脉，分别走向左右肺门。

右肺动脉接近水平位经过升主动脉及上腔静脉的后方走向右肺门，长度在 2.2～5.2 cm 之间，平均约为 4.1 cm，直径在 1.3～3.2 cm 之间，平均为 2～2.5 cm。此动脉与上腔静脉之间借帆状韧带紧密相连，因此增加手术中分离动脉的困难。在上腔静脉的外侧，右肺动脉的前方有右膈神经下降，前下方有右肺上静脉及左心房(图 5-51)。右肺动脉的后方有食管及右主支气管，至进入肺门处右肺上叶支气管位于动脉的后方稍偏高处，奇静脉绕过支气管及动脉的上方汇入上腔静脉。右肺动脉因前有升主动脉与上腔静脉覆盖

(见图5-43),手术中显露的范围有限。

左肺动脉接近横行向外走向左肺门,较右肺动脉细而短,长度在1.8~4.5 cm之间,平均约为3.3 cm,直径在1.3~3.2 cm之间,平均为1.8~2 cm。左肺动脉斜行跨过左主支气管的前面。左迷走神经由主动脉弓的前面下行至左主气管后方的行程中紧邻左肺动脉的上缘。左肺动脉再向外前邻左肺上静脉及左膈神经(图5-52),后邻降主动脉,至肺门处即移位于左主支气管的上方。左肺动脉虽然较短于右肺动脉,但因前无大血管覆盖,所以手术中易于暴露的范围反而较大于右肺动脉,易于结扎。

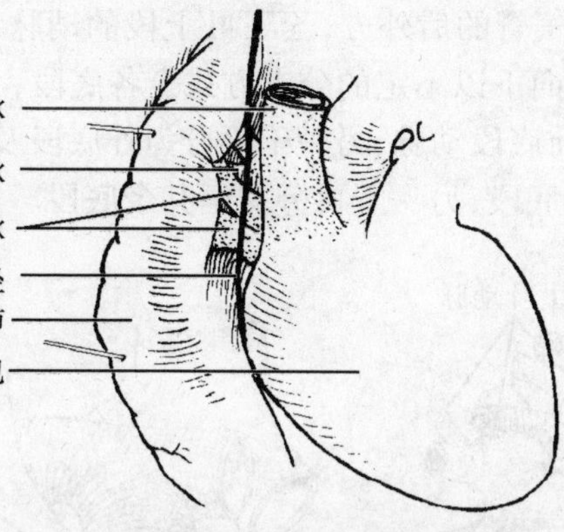

图5-51 右肺门前面邻属,将右肺前缘向外牵引由前面观

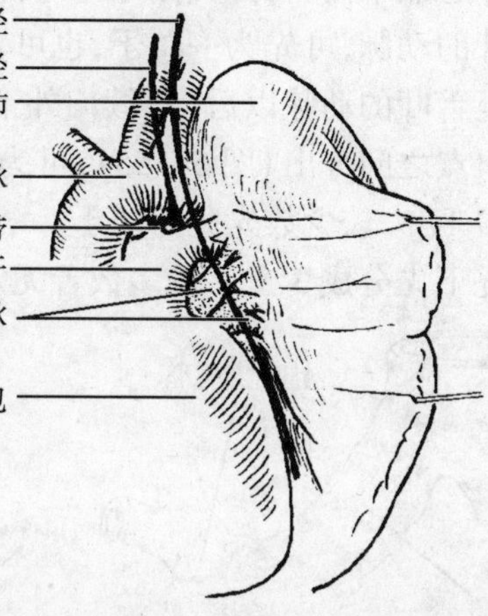

图5-52 左肺门前面邻属,将左肺前缘向外牵引由前面观

左、右肺动脉的后面一般皆无心包覆盖,前面、上面及下面则有心包后壁覆盖。右肺动脉的全长约有3/4为心包后壁所覆盖。左肺动脉的全长约有1/2为心包后壁所覆盖。由此可见,两侧肺动脉在心包内的行程均较长于由心包外至肺门间的一段行程,因而有时须在心包内结扎肺动脉。

右肺动脉的分支大体上与主支气管的分支相当(图5-53),主干在未进入斜裂以前发出一大支至上叶,与上叶支气管平行,先位于其前方,继位于其后外方。主干在斜裂中向外下进行,位于中、下叶支气管总干的后外方,行程中再发出一条或更多的分支至上叶,一或两支至中叶,最后终于下叶。至上叶的第一条分支供应尖段及前段,另分出一支至后段。在斜裂中的分支上行供应后段及前段,手术中须将下叶向后牵开,分离斜裂,才易于找见。由此可见,供应上叶的动脉并不一定完全按肺段分布,而且常有小的分支直接起自右肺动脉主干,供应某一肺段。此类小支且常跨过段间平面。有时尚可见供应后段的动脉与供应下叶上段的动脉同起于一干,供应前段的动脉可能与一条供应中叶的动脉同起于一干。在进行右上叶肺段的切除术中,如遇有此类异常情况,即有困难。供应中叶的动脉常为两支,上支的起点可能高至最低一支上叶动脉的起点平面或稍高,下支的起点可能低至最高一支下叶动脉的起点平面或稍低。两支到中叶内常不按肺段分布,而有分

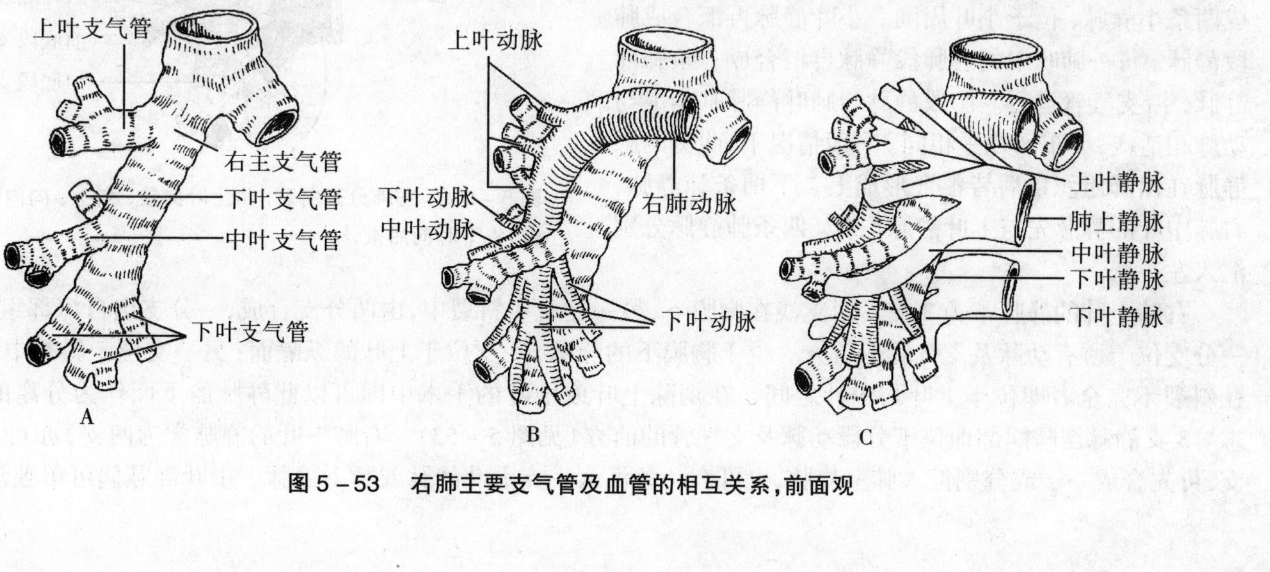

图5-53 右肺主要支气管及血管的相互关系,前面观

支通过段间平面。至下叶各段的动脉大体上随支气管分布。至上段的动脉首先发出，可能高于最低一支中叶动脉；有时为两支，下支偶可能起在肺的实质中，因而在切除上段的手术中有时须在切开段间平面以后才能找到动脉。至各底段的动脉在肺裂中发出，第一支至内底段或前底段与内底段，至内底段与前底段的动脉皆可为两支。右肺动脉主干最终分为后底段与外底段动脉。

左肺动脉的分支大体上亦与主支气管的分支相当(图 5-54)。主干在肺门部位于主支气管的上方，进入上下叶间的斜裂时迅即发出分支至上叶，可有 4~8 支；最低的一支或多支供应舌叶，其起点可能低至最高的下叶动脉起点平面。各分支亦不一定皆按肺段分布。供应尖段及后段的动脉，可先起自一总干，或分别起始。供应舌叶的动脉，可先为一总干，也可为上、下段的动脉各自单独发出，或可起自其他肺段动脉。左肺动脉主干分出至舌叶的动脉以后，继续向外下进行，位于下叶支气管的后外方，至下叶上段的动脉常由主干在上叶动脉发出点之间分出(图 5-55)，可为 2 支或 3 支。主干向下以不定的分支方式至各底段，与支气管分支相适应者占 1/3。较少数先分为两干，一干再分为内底段及前底段动脉，另一干再分为外底段及后底段动脉。极少数情况下先分成 3 支。较多数者无定式，多为一干至后底段，另一干再分支至其余底段。

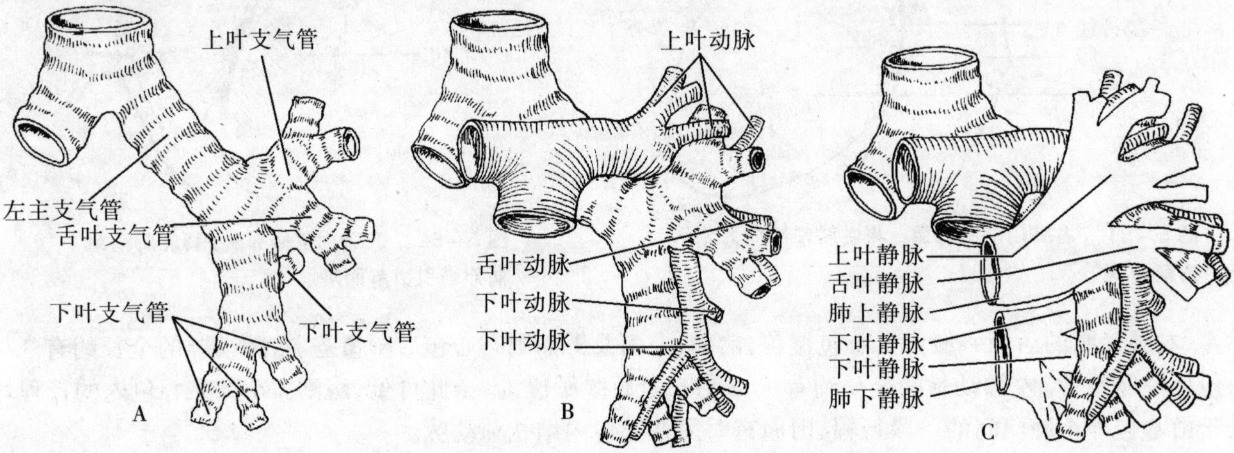

图 5-54　左肺主要支气管及血管的相互关系，前面观

A:左支气管；B:左肺动脉与支气管关系；C:左肺动、静脉与支气管关系

肺静脉(pulmonary vein)：肺静脉的分支情况与肺动脉相似。肺静脉起源于肺泡、肺泡管及叶间结缔组织的毛细血管网，亦接收脏层胸膜的毛细血管网与来自小支气管及中等支气管的静脉，后者同时汇入支气管静脉。由此可见，肺静脉中的血液不仅饱和了氧气，并且接收了一部分支气管静脉中的血液，血液量多于肺动脉 1~1.5 倍。每一肺小叶中的毛细血管网汇合成两条小静脉，位于小叶周围。小叶静脉再汇合成肺段静脉。每一肺叶中的各肺段静脉再汇合成一条肺叶静脉，沿支气管进行。肺段静脉与肺叶静脉基本上与动脉相适应，分布区几乎相同。一般情况下，两侧的肺静脉在出肺组织以后皆汇合形成上、下两条肺静脉，右肺中叶的静脉先与上叶静脉汇合。四条肺静脉分别汇入左心房。

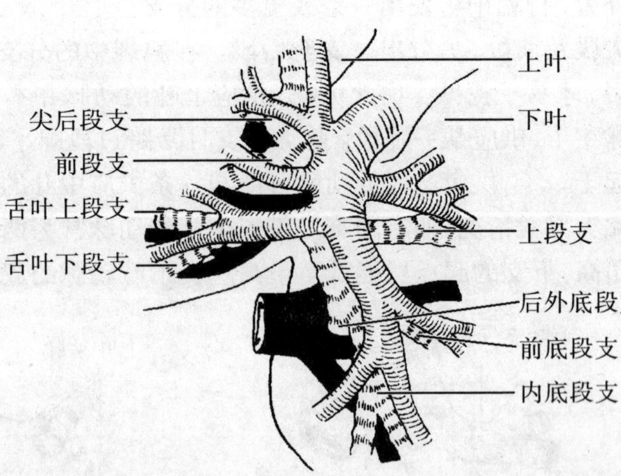

图 5-55　左肺分开斜裂，将上叶向前、向上、向内牵引，将下叶向后推开

右肺上叶的静脉常为 3 支。两支浅在胸膜下，另一支位于斜裂中，由两分支合成，一分支出自深部组织，一分支位于所有动脉及支气管的后方。位于胸膜下的静脉，一支位于上叶的纵隔面；另一支位于斜裂中，此在斜裂不完全者即位于上叶与中叶之间，在切除上叶或中叶的手术中即可以此静脉的下面作为分离的标志。3 支静脉至肺门部即位于分段动脉及支气管的前方(见图 5-53)。右肺中叶的静脉常为两支，亦可为 3 支，可先合成一干或分别汇入肺上静脉，也可有一条汇入一支上叶静脉或肺下静脉。中叶静脉偶可单独汇入

左心房。中叶静脉如为一支者则常位于支气管的下内方,如为两支以上者则有一支位于上方。在接近半数的情况下,中叶的静脉分布不与支气管相适应,无分隔内、外段的段间静脉,此类情况下进行肺段切除术时即很困难或竟不可能。右肺下叶静脉主要有 3 支,上静脉引流上段,上、下基底静脉汇合成一总干,而后再与上静脉汇合成肺下静脉,位于支气管的后下方。基底静脉的位置深在肺组织中。少数情况下肺下静脉接收中叶或上叶的静脉。右肺下叶常有一支静脉汇入上叶。

左肺上叶的静脉常有 3 支,亦可为两支,最低一支引流舌叶,最后合成左肺上静脉,位于支气管及动脉的前下方(见图 5-54)。左肺下叶的静脉型式亦不恒定,上、下基底静脉合成一总干后再与引流上段的静脉汇合成肺下静脉。舌叶静脉偶可汇入肺下静脉。

肺上静脉比肺下静脉长。**右肺上静脉**长约 1.5 cm。**左肺上静脉**长约 2 cm。**右肺下静脉**长约 1.2 cm。**左肺下静脉**长约 1.5 cm。肺静脉的直径约在 1~2.5 cm 之间,右肺上静脉最粗大。

肺上静脉由外上方向内下方斜行走向左心房,在第 3 肋软骨平面开口于左心房的后外侧壁,位置稍低于肺动脉干。肺上静脉出肺门后位于肺门的前部,采用前方手术进路时,切开肺根前面的胸膜以后首先即遇到此静脉。肺下静脉离开肺门以后接近水平向前,在第 4 肋软骨平面开口于左心房,位于肺上静脉开口的后下方,相距约 0.5~1 cm。肺下静脉位于肺根的最低部,接近位于支气管的垂直平面上,有时可稍前或稍后。右肺下静脉不仅最短,而且所在平面亦较后于左侧者,因而位置较深,进行肺切除术或下叶切除术中结扎此静脉时常较困难。在肺下静脉汇入左心房处含有异常敏感的反射区。

在多数情况下肺静脉的前面有一半以上的长度为心包后叶所覆盖,后面则有部分为心包覆盖,但亦可见有右肺静脉在心包外汇入左心房者。由此可见,肺静脉的心包内行程多较长于其心包外行程,右肺下静脉几乎常完全位于心包内,手术中经心包结扎肺静脉较易。

肺血管的变异:肺动脉的变异较罕见。肺静脉的变异较为常见,包括数目及回流途径的变化。右肺静脉可能多到 5~7 条,经 4~6 个开口汇入左心房。左肺静脉多于两条者很少。两侧肺静脉皆可先汇合成一条单干,再开口于左心房,特别是左侧者,汇合点可在邻近心包处或在心包内,血管在肺门部仍属正常。此种变异在手术中至属重要,患一叶肺癌进行手术切除时须切除邻近的一部分心包,在心包内结扎切断肺静脉。肺静脉回流途径异常者,可进入上腔静脉、右心房、左头臂静脉、冠状窦、下腔静脉、奇静脉、左锁骨下静脉、门静脉及持续存在的左锁骨上静脉等处,肺静脉血的一部或全部汇入右心房或其汇入支。

支气管血管:支气管动脉(bronchial artery)一般皆起自胸主动脉,亦有起自主动脉弓或锁骨下动脉者,常为右侧一支左侧两支,但多有变异,可能少至 1 条或者多至 4 条以上。据一统计 150 例的结果,右一左二者占 40.7%,左右各一者占 21.3%,左右各二者占 20.7%,左一右二者占 9.3%,其余在 3~5 支之间。右支气管动脉可直接起自主动脉,或者与左支气管动脉呈一干起自主动脉或其他动脉,亦常起自右上部的肋间动脉。左支气管动脉一般皆直接起自主动脉,最高一支常与右支气管动脉同起于一干,起自肋间动脉者极少。在大多数情况下支气管动脉的起点位于第 5 或第 6 胸椎平面,但可变动于第 3 至第 8 胸椎之间。

支气管动脉在未到达支气管以前发出食管支,是食管中 1/3 段血液供应的重要来源。起自主动脉的食管动脉亦可分出小支通过肺韧带至肺。

支气管动脉到达支气管以后一般皆沿其下面或后面的膜部进行。但是起自主动脉或锁骨下动脉的右侧支气管动脉可能绕过左侧支气管及气管分叉部的前面而沿右主支气管的前面进行。左侧支气管动脉也可能跨到气管或右主支气管的前面。支气管动脉随主支气管进入肺门,沿支气管树分支,分布于支气管及肺。每一肺叶支气管壁上的支气管动脉常为 2~3 条,可变动于 1~4 条之间,发自不同的支气管动脉。在较小的支气管壁上的支气管动脉亦常 2~3 条。支气管动脉的分支,一部分在终末支气管部转为纵行的毛细血管网,一部分在呼吸支气管及肺泡管部转为纵行的毛细血管网。此类毛细血管网与肺动脉的毛细血管网之间存在着丰富的吻合。

支气管黏膜的血管有一部分来自肺动脉。肺动脉及肺静脉在肺内部分管壁的血液供应完全来自支气管动脉,肺外部分管壁的血液供应尚有冠状动脉与供应气管及迷走神经的动脉参加。肺动脉干的血液供应主要来自冠状动脉。肺结缔组织的血液供应来源,除支气管动脉以外,尚有食管动脉及心包动脉;此类动脉分支在肺韧带中构成丰富的动脉网。脏层胸膜的血液供应主要来自支气管动脉;但是有人发现肋面大部分来自肺动脉干,肺裂部来自支气管动脉,纵隔面来自两组动脉。支气管动脉至脏层胸膜的分支主要在肺门部发出,主要分布于肺裂及纵隔面的胸膜深处。位于肺韧带中的其他纵隔动脉亦分布于肺的纵隔面及膈面上。各不同来源的胸膜下动脉在胸膜深层中形成毛细血管网,患**肺脓肿**时肺表面组织不易坏死的原因即为存在此种胸膜下血管丛。

由上述可见肺组织的血液供应,除肺泡及大部分肋面脏层胸膜以外,主要依靠支气管动脉。有时一条支气管动脉仅分布于一个或两个分叶支气管,此支气管上又无其他支气管动脉分布,仅在肺门区及叶间裂隙中与其他支气管动脉吻合。此种情况下在肺门处损伤该支气管动脉主干以后,即可能引起该支气管的血液循环障碍。在仅有一条支气管动脉随主支气管分布的情况下,在肺叶切除术中或结扎肺血管时如果伤到此唯一的支气管动脉时,亦可引起其余肺的血液循环障碍。

支气管静脉 (bronchial vein):由围绕三极支气管的静脉丛发出,形成 5 ~ 7 条小干,至近肺门部汇合成 2 ~ 3 条支气管静脉,至肺根部汇合成一总干,沿主支气管后面膜部进行。右侧支气管静脉汇入奇静脉,亦可汇入肋间最上静脉或一肋间静脉,或者直接汇入上腔静脉。左侧支气管静脉汇入半奇静脉或其属支肋间上静脉、肋间静脉及副半奇静脉。支气管静脉在肺中初形成处与肺静脉间存在着广泛的吻合。围绕支气管树的周围静脉小支,较多部分汇入肺静脉,较少汇入支气管静脉。亦可有较大的静脉支在邻近左心房处汇入肺静脉,或者直接汇入左心房。经支气管静脉回流的血液量远少于经支气管动脉来的血液量。

肺血管间的吻合:在不同的肺血管之间存在着下列各种类型的器官内及器官外吻合支。

小循环的器官内吻合支并不恒定,在结扎个别的肺叶血管时,或者切除肺叶或肺段时,均可能损伤此类吻合支,而且在切除的手术中又必须结扎此类扩张的吻合支。肺动脉与肺静脉的分支之间经常存在着许多直接吻合支或固有动静脉吻合支,多见于小支气管的区域中、肺的结缔组织间隔中以及在胸膜中。

支气管动脉在肺外的全部行程中,与食管、气管及心包的动脉以及其他的纵隔动脉之间有若干吻合支,因而在主支气管上伤到某一支气管动脉以后即可由此类吻合支代偿。支气管静脉在肺韧带中及纵隔的蜂窝组织中,与纵隔的静脉之间有吻合,构成整体的纵隔静脉系统。左右肺下静脉之间有时可有吻合支相连,通过气管分叉部下方的纵隔蜂窝组织中,位于食管的前面与心包后壁或左心房之间。

肺动脉与支气管动脉之间存在着丰富的吻合,据研究可分深浅两组,深组较为丰富,由围绕小支气管的支气管动脉分支与肺动脉未分布于肺小叶处的分支直接吻合组成。浅组较不发达,由支气管动脉的胸膜下分支与肺动脉的小叶间分支相吻合所形成的长支组成。在正常情况下由于支气管动脉与肺动脉中的血压有所差异,血液总是通过两者间的吻合支由前者进入后者。

肺静脉与支气管静脉之间,在肺内存在着直接吻合,可容支气管壁的相当大量的一部分血液直接汇入肺静脉中;在肺门区及肺外亦经常存在着吻合支,每侧常有 2 ~ 3 条。肺静脉与纵隔静脉之间的吻合通过肺韧中的纵隔静脉网。

上述各类肺血管间的吻合具有一定的临床意义。在肺内血流发生阻滞的情况下,可见动静脉吻合支的数量加多。在肺气肿、肺硬化、高血压以及心脏病等情况下,动静脉间的吻合支可能扩张 1 ~ 2 倍,支气管血管亦有扩张。在先天性肺动脉狭窄及闭锁、肺脓肿、或肺结核等病变中,可见支气管动脉的肺外及肺内部分皆呈明显扩张。各类吻合在肺的血液供应方面可行局部代偿作用,在结扎肺根血管以后,切断肺叶间粘连时可以见到有新生血管发生大量出血的现象,即表明此种新生血管具有侧支循环的作用,加强病变部分肺组织的血液供应。由于支气管血管与肺血管之间存在着丰富的吻合,病变时可以扩张,以及可以在胸膜粘连中产生新的吻合支,因而可以见到在手术中结扎肺动脉及肺静脉以后迅即产生肺肿胀的现象。由于在此类手术中常先将肺周围的粘连分开,切断其中的血管,再结扎肺动、静脉,来自支气管动脉的血液回流即受阻所致。因而遇有此种情况时即须压迫支气管血管及支气管,或者预先压迫以防止。肺静脉虽与纵隔静脉之间有吻合,但是常不充分,所以在结扎肺静脉以后仍然常见发生剧烈的静脉郁血,出现大量咳血。在手术中结扎全部肺动脉以后,仍然可以见到肺动脉的远断端及肺实质中出血,血液来自支气管动脉。对于顽固性支气管瘘或结核空洞,有采取结扎分叶支气管而不分离胸膜粘连的手术方法,常可获得良好疗效,不会发生肺叶坏死。

肺动脉栓塞常致病或致死。血栓来自远侧,例如下肢,先进入右心,再经肺动脉至肺,完全或不完全阻断肺的血液供应。大的血栓可堵塞肺动脉干,几分钟内可致死。小血栓可阻断一肺段动脉,引起梗死(infarction),

但在原本健康的人,侧支循环良好者,可以不发生梗死,因为终末肺泡部支气管动脉的吻合丰富。健康差的人侧支循环不好,易于发生梗死。

淋巴回流

肺的淋巴管可分为深、浅两组,深组与支气管、动脉及静脉相邻,浅组邻近脏层胸膜。沿血管进行的淋巴管与支气管的淋巴管及胸膜下淋巴管之间皆有吻合。胸膜的淋巴管互相之间亦富有吻合。浅、深两组淋巴管之间的交通支虽然含有瓣膜,但是并不完整或者完全阙如,浅、深两组淋巴管中的淋巴液仍可相互交流。因而在呼吸运动时,深、浅部的淋巴可以通过吻合支互相转移。

肺的淋巴管终于较大的支气管旁及支气管分叉处淋巴结,大部分位于气管侧面及分叉部的下方,一些较小的淋巴结位于肺内支气管分叉处。右侧气管旁淋巴结及气管分叉部下方右侧的淋巴结,较左侧者大而且多,汇集右肺全部及左肺下部的一些淋巴管(图 5-56)。左肺的淋巴流至左侧支气管旁淋巴结,一部分流至前纵隔淋巴结;下叶另有一部分淋巴流至气管分叉部下方的淋巴结,再至右侧气管旁淋巴结。右肺上部及中部的一部分淋巴流至右侧气管旁淋巴结,下部及中部的一部分淋巴流至气管分叉部下方的淋巴结,再至右侧气管旁淋巴结。此外,两肺下叶的淋巴管尚有一部分沿肺韧带汇入位于食管后方的后纵隔淋巴结。气管旁淋巴结尚汇集气管下部、邻近的食管及心脏的一部分淋巴,输出管集合成一对**支气管纵隔干**沿气管上行,接收胸骨旁淋巴结及前纵隔淋巴结的输出管,穿过一个颈下深淋巴结(锁骨上淋巴结)以后,终于颈内静脉与锁骨下静脉相接处,右侧者有时与右淋巴导管汇合,左侧者有时与胸导管汇合。此外,两侧肺的淋巴管之间尚有交通。肺韧带中有一些来自下叶的淋巴管,下行穿过膈而直接或间接汇入腹腔淋巴结,肺癌可能经此转移到腹腔内。由上述肺的淋巴引流,可见两侧肺的淋巴主要皆引流至同侧的气管旁淋巴结,再上行至颈部通过颈下深淋巴结,因而对肺肿瘤必要时应作颈下深淋巴结活检。此外,如果壁脏两层胸膜有粘连时,即可有淋巴液流至腋淋巴结。

神经供应

起源:肺与其他脏器相似,亦受迷走神经及交感神经支配。迷走神经与交感神经的分支组成肺前、后丛(图 5-57)。**肺前丛**(anterior pulmonary plexus)主要来自心丛,位于主支气管的前方,沿肺动脉的前面及上缘分布。**肺后丛**(posterior pulmonary plexus)较为发达,主要位于主支气管后方,主要由迷走神经行经肺根后方时分支进入形成。胸 1~5 交感神经节发出的交感神经纤维形成纵隔小支进入肺后丛(图 5-58)。迷走神经在肺门上方发出 2~3 小支至肺前丛,有谓亦有交感神经纤维进入肺前丛。肺前、后丛之间以及与心丛之间皆有交通支。心丛内亦含有交感神经与副交感神经两种纤维。肺后丛有分支由主支气管下面走向心包的敏锐作用反射区,心包手术中应注意及此。喉返神经或迷走神经在未分出喉返神经以前可能发出分支,下行至肺门前部,主要分布于肺动脉与肺上静脉,进行局部浸润阻滞时应注意及此。右迷走神经常有分支至气管分叉部前面及左侧主支气管的前面,右侧第二胸交感神经节亦常发出分支至左肺,因而在进行右肺手术时,如果麻醉不完全,即可能引起左肺发生反射性萎陷等紊乱。胸 1~5 交感神经节另有分支单独进入肺。膈神经亦

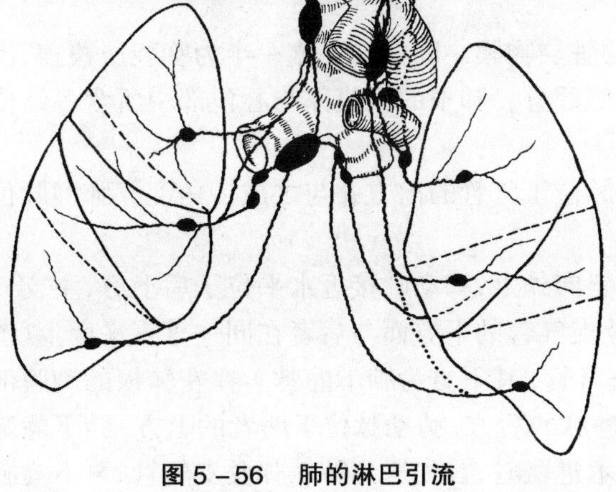

图 5-56　肺的淋巴引流

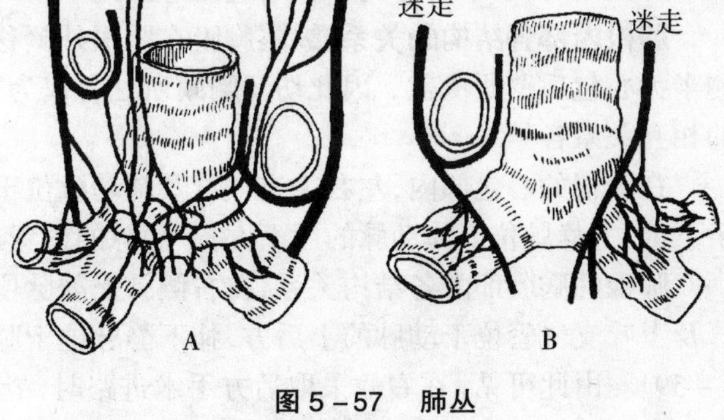

图 5-57　肺丛

A:肺前丛,位于主支气管前面;B:肺后丛,位于主支气管后面

有分支至纵隔胸膜、脏层胸膜及肺组织。有谓有起自第 2 ~ 7 胸节的脊神经供应肺。由此可见，供应肺的神经来源较多，在局部麻醉下进行肺的手术时，不仅须阻滞交感神经与迷走神经，仍应阻滞膈神经及肋间神经的起始部。

分布：由肺前、后丛发出分支入肺以后形成**动脉周围丛**（periarterial plexus）及**支气管周围丛**（peribronchial plexus）。支气管周围丛含有副交感神经节，接收来自迷走神经的节前纤维，节后纤维供应支气管的平滑肌，作用在使支气管收缩。动脉周围丛完全由交感神经节后纤维组成，供应动脉的肌肉，并有使支气管扩张的作用。气管及支气管的腺体主要由交感神经供应，亦可能有副交感神经纤维供应，作用在使分泌增加。肺中亦含有许多传入神经纤维末梢，主要通过迷走神经，作用于延髓的呼吸中枢，大部分与肺反射有关。

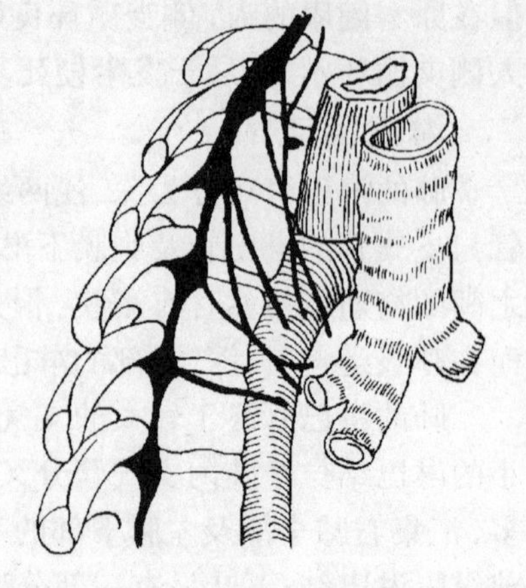

图 5－58　右交感干在纵隔内至心肺丛的分支

肺根（root of lung）

组成：肺的纵隔面中部凹陷，为支气管、血管、淋巴管及神经出入肺的部位，称为**肺门**（hilum）。这些结构为结缔组织包绕成束，称为**肺根**。肺根内含有支气管、肺动脉、肺静脉、支气管血管、淋巴管、淋巴结及神经等。各结构的四周均有疏松结缔组织，有利于在肺或其他纵隔手术中进行局部浸润麻醉，因为这一区域极为敏感。唯在儿童时期肺根内几乎不含蜂窝组织，年龄增长后始逐渐加多。

位置及表面投影：肺根中部的宽度约为 3 ~ 7. 6 cm。肺根前面至胸骨后面的距离，左侧为 7 ~ 9 cm，右侧为 9 ~ 10 cm；后面至相同平面上胸椎体的距离，左侧为 0. 6 ~ 1 cm，右侧为 0. 5 cm，但至胸廓后壁的真正距离远大于此。肺根的表面投影，在前面相当于第 3 ~ 5 肋软骨，在后面相当于第 5 ~ 7 胸椎。采取前方或后方手术进路时，皆应注意肺根至胸壁的距离及表面投影。由于右侧肺根的位置较为偏后，采用后方进路时右侧肺根较易暴露。

邻属：右肺根前有上腔静脉下行，后者借心包移行襞与肺动脉及肺上静脉分隔。右心房亦有一部分紧贴右肺根。奇静脉经过右肺根后面由下向上，再向前绕过肺根上方而形成奇静脉弓，向前汇入上腔静脉，距肺根约 0. 5 ~ 2. 1 cm。奇静脉弓的位置低者可与肺动脉直接接触。由于上腔静脉及奇静脉与右肺根的关系密切，加以静脉壁皆很薄，所以分离右肺根时困难较大。

左肺根后邻食管及降主动脉。食管与左主支气管的起始部相邻，降主动脉位于食管的后方稍外，与支气管间隔以蜂窝组织。主动脉弓绕过左肺根上方。

右迷走神经通过右肺根后方靠近右主支气管的蜂窝组织中。左迷走神经通过主动脉弓前外侧面下行，经过左主支气管后方而与之紧贴。迷走神经至肺的距离，右侧者约 1. 2 ~ 1. 5 cm，左侧者约 0. 8 cm。在有粘连时肺可能紧贴纵隔胸膜，迷走神经与肺之间即仅隔以胸膜或者被包埋在粘连中，手术中分离肺时应避免伤到神经。

膈神经通过肺根前方的纵隔胸膜与心包之间的蜂窝组织中，有心包膈血管伴行，右侧者紧邻肺根，左侧者距肺根稍远，手术中分离肺根时应注意及此。

肺根内部各结构的关系：纵隔胸膜在肺根外侧移行为肺的脏层胸膜。肺根的外侧一半为胸膜所覆盖，内侧半为心包后壁所覆盖，因此切开胸膜所见者仅为肺根的外侧部分。肺根的胸膜部与心包部中所含各结构的相互关系各异。

在肺根的心包部内，左右主支气管及肺动脉位于上部，动脉位于气管的前方并与之成一角度。肺静脉位于下部，上静脉位于肺动脉的后下方，下静脉的位置最低。

肺根的胸膜部内各结构关系，在右侧肺上静脉位于前方，斜向外上，肺动脉接近水平位于后上方，主支气管及上叶支气管位于动脉的上后方，肺下静脉位于肺上静脉及支气管的下方而与后者在同一垂直平面上（图 5－59）。由此可见，在右侧采取后方手术进路时，首先遇到支气管，其下方为肺下静脉。在左肺根的胸膜部内，肺上静脉的位置最浅而位于前方，斜向外上，支气管位于静脉的后方，肺动脉位于两者的上方，肺下静脉位于支气管的下方（图 5－60）。由此可见，在左侧采取后方手术进路时，首先遇到肺动脉及支气管，再下为肺下静脉。两侧的肺静脉皆位于动脉及支气管的前方及下方。采取前方手术进路时,肺上静脉易于暴露;肺下静脉位于肺韧带上端或稍偏后,不仅位置较深,而且行程较短,显露较难,特别是右侧。进行全肺切除时,左侧支气管因较长而易于处理;右侧支气管因较短而且略显于上腔静脉外侧即行分支,处理较难,常须分别缝合各分支;左肺动脉较易分离结扎;右肺动脉的心包外行程较短,分离结扎较难。手术中必要时可以切开心包,在心包内结扎肺动和静脉,但须分离覆盖血管的心包。不论在全肺切除术中或肺叶切除术中,皆常使迷走神经受到刺激。

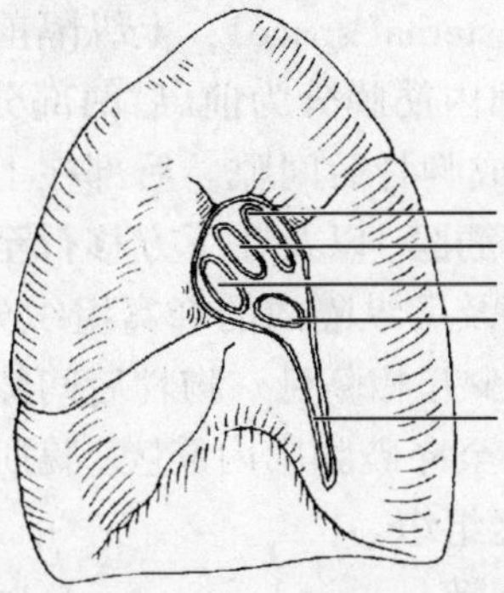

图 5-59 右肺纵隔面,显示肺门各结构关系

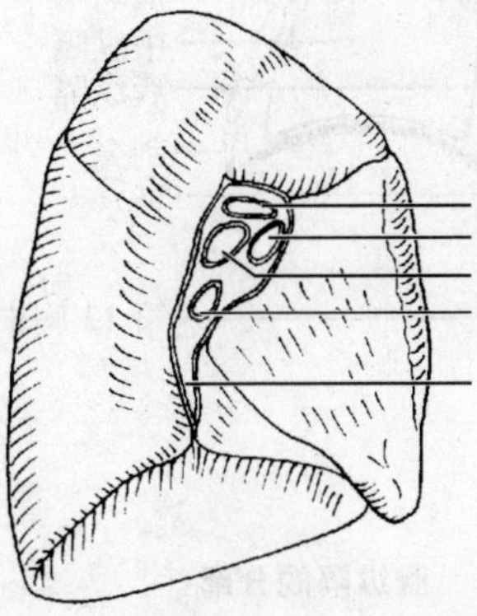

图 5-60 左肺纵隔面,显示肺门各结构关系

肺门内部各结构的关系:在此区域中各结构的关系不恒定,特别是血管分支较多时较为复杂,较为常见的情况如下。在右侧肺门部,上部为肺动脉至上叶的分支,其后方有上叶支气管,前部为肺上静脉,最下部为肺下静脉,后部为支气管,中部为肺动脉。在左侧肺门部,上部为肺动脉及其上支,其下后方为上叶支气管,前部为肺上静脉的属支,最下部为肺下静脉,中部为支气管。

叶根内部各结构的关系:在此区域中血管与支气管的相互关系,最常见的情况如下。在右上叶根中,动脉位于支气管的内下方,静脉位于动脉的较内侧。在左上叶根中,动脉位于支气管的上方,静脉位于支气管的外上方。在下叶根中,动脉位于支气管的外前方,静脉位于后下方。

第六节 纵 隔

境界及分部

胸腔大部分为胸膜囊及肺所占有,两侧胸膜囊之间的部分称为纵隔。**纵隔**(mediastinum)的上界为胸廓上口,下界为膈,前界为胸骨,后界为全部胸椎体,两侧为纵隔胸膜。纵隔可分四部分,由胸骨角至第4胸椎体下缘的平面(心包上缘)以上为上纵隔;以下的部分心包所在处为中纵隔,前为前纵隔,后为后纵隔(图5-61)。上纵隔的上界为由胸骨柄上缘到第1胸椎体上缘的平面。前纵隔位于心包的前面与胸骨及肋软骨的后面之间。中纵隔位于心包前、后面的平面之间。后纵隔位于心包后面与胸椎体之间。

内含结构

上纵隔(superior mediastinum)内含有主动脉弓及其分支头臂动脉、左颈总动脉与锁骨下动脉,头臂静脉,上腔静脉的上半,迷走神经,膈神经,左喉返神经,食管,气管,胸导管,胸腺及其残余,以及一些淋巴结等(见图5-41)。

前纵隔(anterior mediastinum)内含有少量蜂窝组织及一些淋巴结。

中纵隔(middle mediastinum)内含有心脏、升主动脉、上腔静脉的下半、奇静脉、气管分叉、肺动脉、左右肺静脉、膈神经以及支气管淋巴结等。

后纵隔(posterior mediastinum)内含有食管、降主动脉、迷走神经、胸导管、奇静脉、半奇静脉及副半奇静脉等。

上述若干结构皆纵行通过上纵隔与中、后纵隔,为叙述方便起见,上纵隔中结构将不另分开。

蜂窝组织间隙

纵隔内的蜂窝组织与颈部器官周围的蜂窝组织、腹膜后间隙的蜂窝组织以及肺的间质组织等皆相延

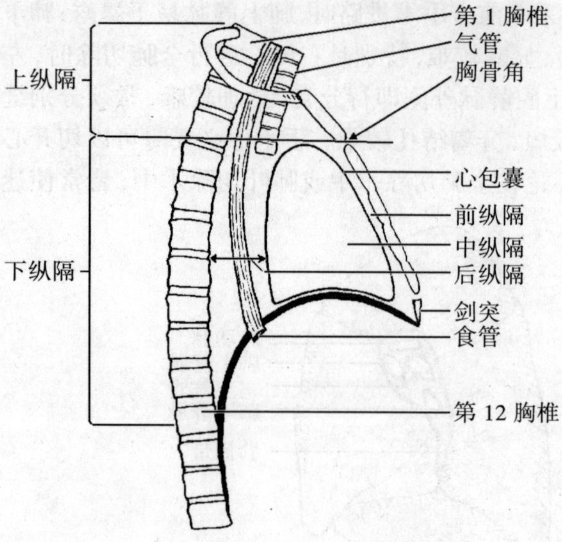

图 5－61　胸纵隔的分部

续。因此，颈部的血肿或炎症积脓容易向下扩散至纵隔，胸部创伤时空气可由胸膜腔扩散至颈部以及于面部，食管后蜂窝组织的炎症可以扩散至腹膜后间隙中，肺炎等肺部炎症可以伴有纵隔的蜂窝织炎。纵隔内的蜂窝组织，因各器官的活动程度不同以及复杂的相互关系而可分为若干蜂窝组织间隙。

胸骨后间隙（retrosternal space）：上纵隔前部及前纵隔内的蜂窝组织为胸廓内筋膜分为前、后两部分。前部很薄，位于胸骨后方，形成胸骨后间隙。后部在上方较为明显，借覆盖气管前面的筋膜，以及在下方移行至心包后面的筋膜，与上纵隔后部及后纵隔内的蜂窝组织分离，因而前、后纵隔内的炎症很少互相蔓延。胸骨后间隙中的炎症可以向下扩散至膈，甚至穿破胸廓内筋膜、膈肌及膈下筋膜而蔓延至腹膜外蜂窝组织。

气管前蜂窝组织间隙(pretracheal space)：此间隙位于气管胸段及分叉部的前面与主动脉弓之间，上腔静脉与肺动脉之间，前界为由颈部向下延伸的气管前筋膜。

右气管旁蜂窝组织间隙(right paratracheal space)：此间隙的内界为气管，外界为纵隔胸膜，前界为上腔静脉，其中蜂窝组织与后纵隔内蜂窝组织相续。

左气管旁蜂窝组织间隙(left paratracheal space)：此间隙的内界为气管及食管，外界为主动脉弓、左颈总动脉及锁骨下动脉，其中蜂窝组织与左肺门的蜂窝组织及食管与主动脉间的蜂窝组织相续，含有迷走神经、胸导管及一些淋巴结。

食管前蜂窝组织间隙(pre-esophageal space)：在上纵隔内食管与气管之间的蜂窝组织不甚发达，或者阙如。在气管分叉部下方，主支气管与食管之间含有蜂窝组织及淋巴结，形成一间隙，与食管前面与心包后面之间的蜂窝组织相续。

食管后蜂窝组织间隙(retro-esophageal space)：此间隙位于食管后方。胸膜与胸廓内筋膜之间，无明显的侧界。此间隙在上方与颈部椎前筋膜前方的脏后间隙相延续，在下方与心包食管间的蜂窝组织相续，并通过膈脚间的裂隙与腹膜后间隙相通。

第七节　胸　腺

位置及邻属：胸腺(thymus) 位于上纵隔的最前部，胸骨柄与升主动脉之间，向上至颈根部，向下至前纵隔，因其由两侧鳃凹发育而来，故常形成左、右两叶，但不对称，而且有时可多至 5 叶。胸腺组织初生时重约 10～15 克。两岁以内发育最快，两岁以后即开始萎缩，至青春期以后即显著萎缩，至成年时期大小即不定，至老年时期常不明显，也可残留较多或代以结缔组织。

在婴儿时期胸腺呈灰白色，两叶上端可能伸达颈部，甚至于超过甲状腺平面，下端可能与心包前面接触，可以低至第 4 肋软骨平面。胸腺前面与胸骨之间或多或少地隔以两侧的胸膜囊；后面上部邻左头臂静脉的前面，下部邻升主动脉的前面(图5－62)，左叶大者可与肺动脉前面接触。至成年时期萎缩的胸腺呈黄色，仅限于胸骨柄后方，常有一束结缔组织与甲状腺相连，称为甲状腺胸腺韧带。此外，偶可

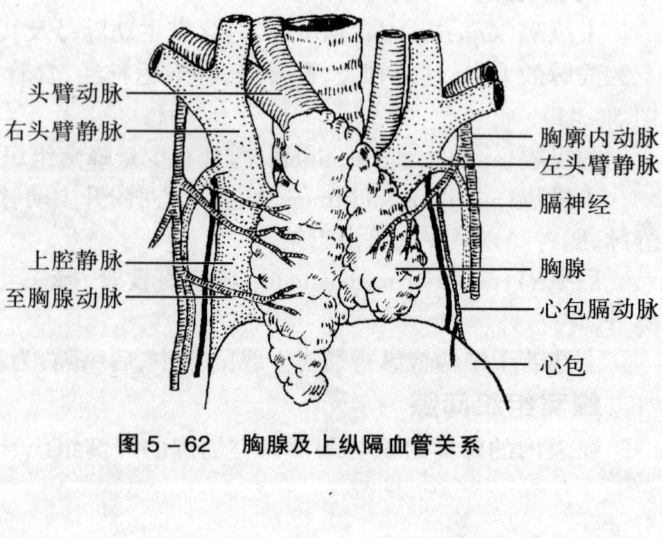

图 5－62　胸腺及上纵隔血管关系

见到胸腺的一叶或两叶位于左头臂静脉的后方，此种情况下进行手术切除时即很困难。胸腺肿大时可能向后压迫到气管,引起呼吸困难。起自胸腺的胸腺瘤(thymoma),不常见,属于良性,可致胸骨后痛、咳嗽、呼吸困难,亦可压迫上腔静脉而使颈静脉充盈。

血液供应:胸腺的血液供应来自胸廓内动脉或其分支心包膈动脉所发出的若干小支。甲状腺下动脉、头臂动脉与肋间动脉等亦常分出小支至胸腺。胸腺的静脉主要在两叶的后方汇合成1~2条较粗的短干,直接向后汇入左头臂静脉,手术中易于被撕裂,此外常有若干小静脉汇入胸廓内静脉。

淋巴回流:胸腺的淋巴管较为丰富，与血管伴行，汇入前纵隔及后纵隔内淋巴结，有的汇入锁骨下淋巴干、颈淋巴干、胸导管或支气管纵隔干。有的淋巴管直接汇入静脉而不通过淋巴结。

神经供应:胸腺的神经供应来自迷走神经、交感神经干及颈部脊神经。

功能:胸腺属于中枢免疫器官,有控制机体免疫反应的功能,为提供和诱导淋巴细胞成为免疫活性细胞的场所。在胚胎及初生时期,胸腺对于细胞免疫功能的建立占有重要地位。在成年时期,胸腺在免疫功能方面的重要性小于幼年时期，切除以后对细胞免疫功能的影响较小。切除胸腺的手术可以采取纵劈胸骨的方法进入。

第八节 心脏及大血管

心 包

形状

心包(pericardium)为包绕心脏及大血管根部的纤维浆膜囊,位于中纵隔,2/3位于正中线左侧,1/3位于正中线右侧。心包的形状因年龄、体型、性别及病变的不同而有变化。婴儿的心包接近球形,以后随年龄的增长而逐渐变为圆锥形。胸廓短而宽者,心脏接近横位,心包呈宽阔基底的低圆锥形;胸廓窄而长者,心脏接近垂直位,心包呈窄基底的长圆锥形。心包形状的性别差异不大。心包腔内有积液时心包即呈球形或卵圆形。

心包囊(pericardial sac)的表面投影,约有3/5~2/3位于正中线左侧,高低位置因人而异。高位者最高点可达两侧胸锁关节连线的中点,下界达第5肋间隙平面的中线上,相当于第4~9胸椎间;低位者最高点位于第2肋软骨平面,下界达第7肋软骨,相当于第5~11胸椎间。心包右界在第2肋间隙位于胸骨右缘外侧0.5~2 cm,在第4、5肋间隙位于胸骨右缘外侧2.5~3.5 cm。心包左界由第2肋软骨于胸骨附着处外侧1~2 cm处向下处延伸至第5、6肋骨锁骨中线内侧0.5~1 cm处。

分部及邻属

前部:心包前面邻胸前壁,亦可称为胸肋部,呈尖向上的三角形,大部分紧邻纵隔胸膜及胸廓内筋膜,上部邻胸腺残余组织,下部直接与胸前壁的内面接触。前面对胸骨及第2~6肋软骨的后面,大部分隔以胸膜及肺,余部隔以前纵隔的蜂窝组织。在左侧第5肋软骨的胸骨端后方,左侧胸膜囊呈现或大或小的切迹,容心包与胸前壁接触，在此处附近穿刺心包腔时多可避免伤到胸膜，而且在心包腔内有积液时即将胸膜囊推向外侧,使心包与胸前壁直接接触的面积加大。心包前面借由前纵隔内组织所形成的不太明显的上、下**胸骨心包韧带**(sternopericardial ligament)附着于胸骨的后面。上韧带起自胸骨柄后面平第2肋软骨处,向下附着于大血管下方的纤维心包。下韧带起自胸骨体下端及剑突的基底,上行附着于心包。此两韧带在手术中分离时障碍不大。

下部:心包下面邻膈,亦可称为膈部。此部呈卵圆形或三角形,在婴儿横径较大,在成人纵径较大,右缘对膈的腱性部与肌性部交界处,左缘对膈的肌性部。由此可见,心包下面几乎占有膈的中心腱的全部。心包下面借**膈心包韧带**(phrenicopericardial ligament)附着于膈的中心腱的周围,边围部分与膈的粘连紧密而不易分离,中部则附着松弛而易于分离。经腹腔切开膈的中心腱进入心包时即多可避免进入胸膜腔。在前正中线上采取胸腹联合切口时可容分开膈的前部而不进入心包腔。

侧部:心包侧面与纵隔胸膜相邻,形状及大小因胸膜的位置不同而有异。在肺根前方胸膜与心包之间有

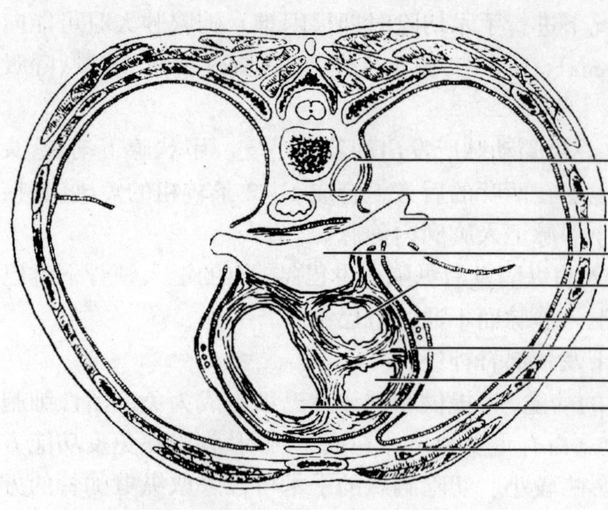

图 5-63 胸部横切面通过心脏中部表示心脏与心包的邻属

膈神经及心包膈血管由上向下通过（图 5-63）。患急性心包腔积液时可以压迫膈神经而使之瘫痪。患渗出性心包炎时可以刺激膈神经而出现呃逆。心包侧面的前后缘及膈神经通过处，在心包与胸膜之间皆含有较多的蜂窝组织，不难将两者分离，而在其余部分则因蜂窝组织不发达而难于将两者分离。

后部：心包后壁约呈三角形，与气管、主支气管、左右肺动脉、食管、主动脉、迷走神经及胸膜等接触。心包后壁覆盖气管及主支气管前面的一部分。右肺动脉全长约 3/4（1.5～3 cm）为心包后壁所覆盖。左肺动脉前面约有 1/2 为心包所覆盖。心包后壁下部邻食管，在肺下静脉平面有 3～7.5 cm 一段紧密接触，以上及以下均隔以明显的一层蜂窝组织，厚可达 1 cm，左迷走神经邻近肺下静脉，在心包内结扎此静脉时应注意及此。左主支气管常位于心包后方左肺上、下静脉平面之间，在肺手术中应注意及此。由于心包后面与若干重要结构密切相关，故当心包有病变时即可使之受到影响。例如在心包腔有积液时，可压迫食管而产生通过障碍，可压迫食管的神经丛而出现疼痛性下咽困难，可压迫左侧喉返神经而出现失音，可压迫肺静脉而出现郁血性支气管炎，可压迫下腔静脉而出现腹水及肝肿大。又如食管穿孔可能破入心包腔，气管病变、结核空洞及化脓性胸膜渗出液等病变皆可能破入心包腔。心包后壁借心包气管韧带附着于气管及其前面的筋膜，借**心包脊柱韧带**（vertebropericardial ligament）附着于脊柱。此韧带由心包后上部起绕过主动脉弓向左上附着于第 3 胸椎的前面及侧面。此类韧带均有防止心包向下移位的作用。

结构

心包分有纤维心包与浆膜心包，后者在大血管根部转折至心脏表面而形成心外膜。正常的心包厚约 1～1.5 mm，患化脓性或粘连性心包炎时可增厚达 5～7.5 mm。心包的延伸性小，在心脏慢性扩大的情况下可以随之扩大，但在心包腔内迅速产生积液时即不能适应而可发生心脏受压迫的症状（心包填塞）。惟幼儿的心包则有较大的弹性及适应性，可容心包腔内存有较大量的液体。

纤维心包（fibrous peicardium）：心包壁层的外层为纤维心包，与浆膜心包壁层紧密黏附，在下面与膈的中心腱融合，在上方及后方与进出心包的大血管外膜相混，并通过主动脉弓的外膜与由颈部向下延伸的气管前筋膜相混。

浆膜心包（serous pericardium）：心包壁层的内层为浆膜**心包的壁层**（perietal pericardium）。覆盖在心肌外面的**心外膜**（epicardium）亦称浆膜心包的**脏层**，与心肌紧密粘连，勉强分离时多难免伤到浅部心肌；但是在心室的前面及右侧，心外膜与心肌之间含有一定量的脂肪。浆膜心包壁脏两层相贴而不黏着，其间形成心包腔，含有少量液体，起润滑作用。患心包炎时表面变粗糙，产生摩擦音（friction rub），沙沙声。进行手术摩擦或使用化学刺激即可使两层粘连在一起，心脏的毛细血管与心包的毛细血管之间可以建立吻合，心肌的血液供应可能得到改善。

浆膜心包壁、脏两层的移行部位，由前面看浆膜心包在主动脉上的转折处由升主动脉的左面转到主动脉弓的下面，再到肺动脉主干上。在肺动脉上的转折处，在左侧由左肺动脉起始处绕至其后面，在右侧绕至右肺动脉的后面，然后转向上腔静脉入口的后面，转折处由升主动脉前面向右再转至其后面，到达其左后壁，再转向右肺动脉的前面，然后到达上腔静脉的前面。由此可见，升主动脉及肺动脉的前、后面皆有脏层浆膜覆盖，右肺动脉的下面亦有浆膜心包覆盖。在后方的转折部沿上腔静脉的后面及外侧面心包转向右肺上静脉的前面，由前向下绕过右肺下静脉，再走向下腔静脉。转折线绕至下腔静脉后面及左心房壁上升至右肺下静脉的后下面，再向上到右肺上静脉的后面，由此转而向左水平走到左肺静脉口，再绕过左肺静脉口的后面、下面、前面及上面，转而水平向右伸展到上腔静脉的内侧。由此可见，浆膜心包两层反折的结果，在心包后壁形成几个皱襞(plica)(图 5 - 64)。由上腔静脉口到下腔静脉口的皱襞称为**右心包襞**。围绕左肺上、下静脉者为**左心包襞**。连接左、右心包襞的上端者为**连合壁**。由于转折的方式不恒定，所形成的皱襞有时可多于上述三处。

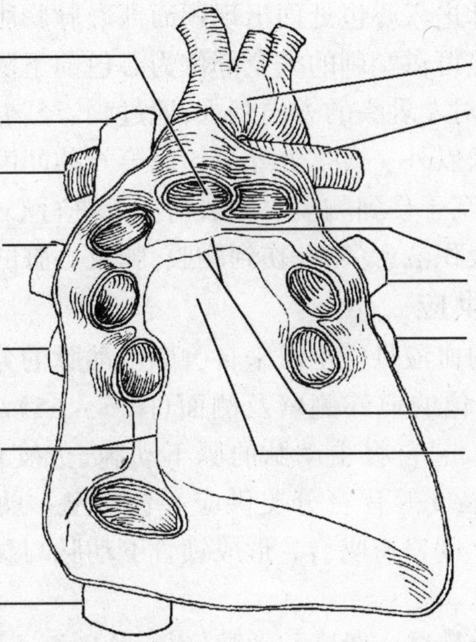

图 5 - 64 心包后壁，移除心脏以后，显示心包壁与横窦及斜窦

心脏根部大血管心包内部分

在心包腔内可以见到的大血管部分，亦即大血管在心包腔内有心外膜覆盖的部分，在手术中有其重要性。**升主动脉**有一段与**肺动脉干**皆位于心包腔内，同位于一个由心外膜形成的总鞘内，两血管除相互接触的部分（占周径 1/5）以外皆有心外膜覆盖。升主动脉右面为心外膜覆盖的范围一般长约 5 ~ 6 cm，最长可达 8 ~ 10 cm。其他大血管皆只有一部分位于心包腔内。**左肺上静脉**周径 2/3 有心外膜覆盖。**左肺下静脉**有心外膜覆盖的范围更大些。右肺静脉在心包内可见的部分较小。**右肺上静脉**最多有周径的 2/3 位于心包内。**右肺下静脉**在半数情况下心包内完全见不到，能见到的最多也只有周径的 1/3。此外，应注意者约在 1/4 的情况下左肺上、下静脉先汇成一总干进入心包，而右肺上、下静脉先汇合成一总干再进入心包者极少。**上腔静脉**大部分有心外膜覆盖，前面长可为 2 ~ 5 cm，范围大者可延及其后面，形成一隐窝，窝中可以见到右肺动脉，范围小者仅能在心包内见到静脉的前面。**左肺动脉**起始部周径的前 1/2 可见于心包内。**右肺动脉**仅有周径的 1/5 或更小的范围呈现于上腔静脉后方隐窝中，但在横窦中则可见到其周径的 3/4。下腔静脉的胸腔段长仅约 2.5 cm，一部分位于心包外，一部分位于心包内，心包内段仅前外面有浆膜心包覆盖。手术显露上、下腔静脉的终末段时须切开心包。

心包窦及隐窝(pericardial sinus and recess)

浆膜心包壁脏两层转折的结果，在心包内形成横窦、斜窦及一些隐窝(见图 5 - 64)。

心包横窦(transverse pericardial sinus)：心外膜形成一总鞘包绕升主动脉及肺动脉干，在鞘的后壁与左心房上壁间形成一个大可容一手指的横行通道，称为心包横窦，长约 5.1 ~ 9.8 cm。窦的前壁为主动脉及肺动脉干，后为上腔静脉及左心房，上为右肺动脉，下为左心室与左心房间的凹槽。窦的左孔在左心耳与肺动脉左面之间，直径约为 3 ~ 3.9 cm；右孔在上腔静脉及右心耳与主动脉之间，直径约为 5 ~ 5.6 cm。窦的中部高约 1.2 ~ 2.2 cm。经横窦可以环绕主动脉及肺动脉干根部一周，可伸入手指捏住两动脉。患化脓性心包炎时可因粘连而致横窦成为独立的脓腔。

心包斜窦(obilque pericardial sinus)：在心包腔的后下部，连合襞与左、右心包襞之间形成心包斜窦，前界为左心房后壁，后界为心包后壁，开口向左下方。斜窦高约 6 ~ 8 cm，开口处宽约 1.9 ~ 7.5 cm，容积约为 15 ~ 35 mL。斜窦的大小因心脏的位置不同而有异，心脏为横位者高度较小，心脏为垂直位者高度较大。有炎症时可使斜窦入口处发生粘连，在窦内形成独立的脓腔。

心包隐窝(pericardial recess)：浆膜心包壁脏两层转折处互相接近的结果，形成或浅或深的隐窝，有前上、后上、后下及前下四处。前上隐窝由升主动脉与肺动脉干前面的心外膜反折至壁层而形成。后上隐窝为心外膜由升主动脉后面反折至壁层而形成。后下隐窝为心包后壁转移至下壁所形成。前下隐窝为心包前壁转移至下壁所形成，位于胸前壁与膈之间的交角处，直接接触胸前壁，深可达数厘米，永不为心脏所充填，心包腔内有积液或积血时即首先聚积于此，为心包穿刺的比较安全部位。

心包腔(pericardial cavity)

正常情况下心包腔内含有 20 ~ 30 mL 液体。因病变而有渗出液或出血聚积时，最初位于心包腔上部大血管起始处，继续增多时即可充满肺血管的转折部，再增多时即聚积于后部，将心脏推向前方。积液增多至 600 ~ 800 mL 以上时即将心脏推向后方，最多可达 3000 mL。积液多时即压迫心脏，影响血液循环；也可因压迫上腔静脉进入心包处而出现颈面部静脉膨胀。

心包腔可供穿刺的安全部位为心包前下隐窝，穿刺途径有二。一为在剑突与左肋弓交角内下针，向上、向后、向左对左乳头的方向刺入，通过膈、经胸膜外进入心包腔前下隐窝，伤到心脏的可能性很小。另一途为在胸骨左缘以外一横指处经第5或第6肋间隙下针，因心包已有大量积液而扩大，使两侧胸膜囊的内侧界向外移位，不至于伤到胸膜。一般情况下进行心包穿刺时的危险在于伤到胸膜、肺及心脏右冠状动脉前降支。心包腔愈大积液愈多者，伤到胸膜、肺及心脏的危险性愈小。

血液供应

心包的血液供应主要来自胸廓内动脉的分支**心包膈动脉**（pericardiacophrenic artery），于心包的两侧下降，供应心包的前外侧壁及侧面（图5－65）。**胸廓内动脉**（internal thoracic artery）在纵隔内另分出小支至心包前面。起自腹主动脉的膈下动脉，分支供应心包后壁及外侧壁的下部。支气管动脉、食管动脉及主动脉的纵隔支等皆有分支供应心包后壁。肋间动脉及胸腺动脉皆分支供应心包的前面。供应心包的各动脉分支之间富有吻合，形成锁骨下动脉与腹主动脉之间、两侧的血管之间以及膈上下血管之间潜在的侧支循环通道。

心包的静脉一般皆与动脉伴行，分别汇入胸廓内静脉、奇静脉、半奇静脉及膈下静脉，互相间的吻合以及与纵隔其他静脉间的吻合，形成上腔静脉梗阻后深在的一部分侧支循环通道。

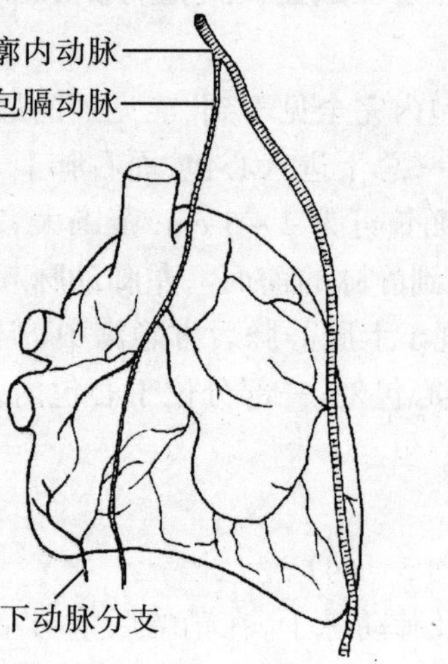

图5－65　心包右面观，表示血液供应来源

淋巴回流

心包含有浅、深两组淋巴网，通过心包周围疏松组织中的淋巴管，汇入前纵隔淋巴结、肺根部淋巴结及气管分叉部淋巴结，另有一部分淋巴管通过膈汇入腹腔淋巴结。

神经供应

迷走神经及交感神经皆有分支通过心丛、肺丛、食管丛及主动脉丛供应心包。膈神经、左侧喉返神经及肋间神经皆参与心包的神经供应。

病变及畸形

患狭窄性心包炎时，心包可显著增厚，限制心脏的活动，可行手术切除一部分增厚的心包以解除之。切除增厚的心包须至可以清晰显露心肌。切除的范围包括心脏的前面，两侧至膈神经平面为止，主要是显露心室，以容心肌能有充分活动的余地即可，并不需将增厚的心包完全切除，因为心房及大静脉的壁很薄，易于在分离时受伤。但是也有人主张分离范围应较大，须包括上、下腔静脉，左缘向后至肺静脉后方。

先天性心包缺损多为一侧的部分缺损，容心包腔与胸膜腔相交通，由于胸膜心包膜发育不全所致。缺损常在左侧，而且很大，心脏与左肺同位于一个浆膜腔中，但是常可见到有始基皱襞，标志心包及纵隔胸膜的部位。心包缺损者对心脏功能多无影响。

心　脏

外形及位置

外形：正常**心脏**（heart）的形状主要取决于各人的体型。新生儿及幼儿的心脏，因心房的面积较大及右心室较为发达而接近呈球形。至6岁以后因心室增大而使心脏外形与成人基本相似。成人心脏在短体质者常为圆形，在长体质者多为圆锥形。心脏的形状常因病变而有改变，在二尖瓣狭窄及三尖瓣狭窄患者常呈圆形，在高血压及主动脉病变中致左心室肥大时常呈圆锥形。

心脏的外表可分基底部、尖部、前面、后面及下面（图5－66）。由心底至心尖长约8～11 cm，前后径为6～8.5 cm，最宽处为8～11 cm，最大周径为28～30 cm。

心脏的**基底部**（base of heart）朝向上后及右侧，借腔静脉、肺动静脉、主动脉以及腔静脉与肺静脉入口间连系而附着于心包。基底部前面由右心房及右心耳前面、右心室的一部分及动脉圆锥所形成。

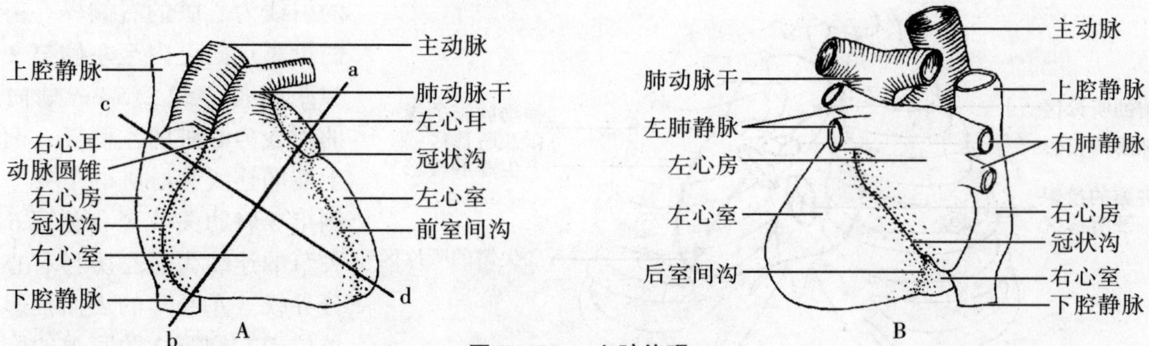

图 5-66　心脏外观

A:前面观,ab 线左上为心基底部,右下方为心尖部,cd 线代表心脏纵轴;B:后面观

心尖部(apex of heart)朝向左侧并略偏前,主要由左心室形成,前面及右面有一部分为右心室及室间隔。

心脏**前面**大部分由右心室形成,上右方为右心房前壁及右心耳,上左方为左心耳的尖部,左侧边缘为左心室,右侧边缘为右心房。右心房与右心室之间有**冠状沟**(coronary sulcus, atrioventricular sulcus),沟中有右冠状动脉及心小静脉。左、右心室之间有**室间沟**,亦称**前纵沟**(anterior longitudinal sulcus, anterior interventricular sulcus),绕过心尖部至下面而为室间沟的后部,亦称**后纵沟**。前纵沟中有左冠状动脉前室间降支及心大静脉。在左、右心耳之间,有升主动脉及位于其前方的肺动脉干下段。紧邻肺动脉干下方的右心室部分称为动脉圆锥(漏斗部)。心脏前面仅有右心室的一小部分与胸骨后面及第 4、5 肋间隙的前端相邻,其余部分皆为胸膜囊及其中的肺所掩盖。

心脏**后面**由左心房后壁、左心室及右心房后壁的一部分形成。左、右心房间有**房间沟**,位于腔静脉与右肺静脉之间。在左心房后壁左、右肺静脉入口处之间,有心房内的肺静脉窦所形成的隆凸。在两侧肺静脉开口之间有食管压迹。在右心房后壁上、下腔静脉开口之间,有右心房内腔静脉窦所形成的静脉间隆凸。在房、室之间有冠状沟,与前面的冠状沟相续,沟中有冠状窦及左冠状动脉的水平支(旋支)。

心脏**下面**(隔面)主要由左心室、右心室的一部分以及右心房的下腔静脉汇入处的一部分形成。在左、右心室之间有**后纵沟**(posterior longitudinal sulcus, posterior interventricular sulcus),沟中有心中静脉、右冠状动脉后室间降支及左冠状动脉末支。

位置:在活体上心脏的位置随体位而有变化,但是大体上可分斜位、横位及垂直位三种,皆为基底向上、向后及后右,心尖向左、向下及向前,长轴不与身体的纵轴平行。横位的心脏长轴与身体纵轴之间的角度约为 55°~65°,常见于胸廓宽阔者。斜位的心脏此角度约为 45°~55°。垂直位的心脏此角度约为 35°~45°,常见于胸廓狭窄者。在身体由直立位转为仰卧位时,心脏即远离胸前壁,轮廓变宽,特别是心基部。俯卧时心脏即因受到腹腔脏器的压力而向上移位,并且变宽。此种位置又常见于孕妇、腹水及腹部较大的肿瘤患者。体壁的心尖搏动点亦即心尖所在,在婴儿较成人偏外上,2 岁以后位于第 5 肋间隙,锁骨中线稍内侧。

心脏借进出基底部的大血管固定于纵隔。纤维心包与主动脉、肺动脉、腔静脉及肺静脉等进出心包处的外膜层相续,心包又固定于膈的中心腱及胸骨后面。吸气时心包的下部及心脏即随膈下降,但是心脏的上部因有大血管固定而下降的程度较小。主动脉及左肺动脉固定于左主支气管,右肺动脉固定于右主支气管,心脏再通过这些血管固定于主支气管而悬于肺根部。心脏虽借上述各种因素固定,但是活动并不受影响。

胸腔的前后径,在中部因脊柱凸入而比较狭小,几乎完全为心脏及大血管所占有。心脏及大血管的体积有增加时,或者胸廓有变形而使中部的前后径减小时,皆可使心脏及大血管的形状及位置发生变化,出现异常的听诊体征。心脏在纵隔内的位置,在婴儿及幼儿时期比较活动,在成人时期即比较固定。成人心脏在一般情况下皆可维持其在纵隔的中部位置,仅在一侧胸腔内压力有显著改变时,或者受到较大的结缔组织收缩的牵引力时,才容易受到影响。

表面投影:心脏在胸前壁的表面投影虽因个体及体位的不同而略有变化,但是大体上可以标志如下(图 5-67)。心尖位于左侧第 5 肋间隙,距胸前正中线 9 cm 或略少。由此点向右偏上斜行至右侧第 7 肋软骨与胸骨连接处的引线为心脏的下缘。由右第 7 胸肋关节向上至右侧第 3 肋软骨上缘距胸骨旁线 1 cm 处向外凸

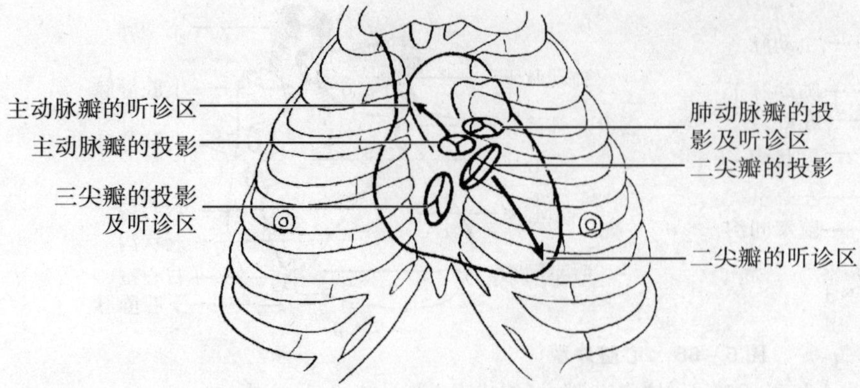

图 5-67　心脏及瓣膜的表面投影及听诊部位

的引线为心脏的右侧界。由心尖的投影点向上内至左侧第 2 肋间隙距胸骨旁线 2.5 cm 处向外凸的引线为心脏的左侧界。两侧界上端的连线为心脏的上界。由左侧第 3 胸肋关节至右侧第 6 胸肋关节的连线为右心房与右心室的分界线。左心耳的表面投影中心点位于左侧第 2 肋间隙的胸骨边缘。左心室前面的表面投影位于心脏左界内侧第 3 到第 6 肋软骨间的狭长区域。在心脏下界以上，右房室分界线的左侧，左心室投影区的右侧，即为右心室的表面投影区。在右房室分界线的右侧，心脏右界以内，右侧第 3 肋软骨以下，即为右心房的表面投影区。

心脏瓣膜在胸前壁的表面投影，在临床上重要性并不太大，因为各瓣膜音最清晰的部位并不在其投影区内，而是在有关心腔紧贴胸前壁的部位。另一方面，在 X 线照片上辨别钙化的部位时则应了解各瓣膜的位置与脊柱的关系。肺动脉瓣的表面投影位于左侧第 3 肋软骨紧靠胸骨处，脊柱的稍左侧。主动脉瓣的表面投影位于左侧第 3 肋间隙紧靠胸骨缘处，相当于脊柱左缘。二尖瓣的表面投影位于左侧第 4 肋软骨与胸骨连接处，主动脉瓣投影的左下，脊柱的稍左侧。三尖瓣的表面投影位于二尖瓣的右下方，由左侧第 4 肋软骨平面伸到右侧第 6 肋软骨平面，胸骨的后方正中线附近，亦即脊柱的前方。

分部

右心房(right atrium)：右心房可分为固有心房及**腔静脉窦**(sinus venarum cavarum)两部分。**右心耳**(right auricular appendage)为右心房上前部的盲囊状突起，伸向左前方，覆盖主动脉的起始部。腔静脉窦为上、下腔静脉开口间的四边形腔。腔静脉窦与固有心房间的分界，在前外面为不太明显的纵行**界沟**（sulcus terminalis)，在内面为界嵴。**界嵴**(crista teminalis)由上腔静脉开口的前方伸展至下腔静脉开口的前方。**上腔静脉**的开口位于右心房的上后部，直径为 20 mm。**下腔静脉**的开口位于右心房的下部，直径约 30 mm。右心房的容积约为 57 mL，壁厚约 2 mm。右心房的内面，界嵴以后的部分光滑，以前的部分有**梳状肌**(musculi pectinati)束形成的小梁。右心房的后壁为与左心房分隔的**房间隔**（interatrial septum)，下部接近中心处有**卵圆窝**（fossa ovalis)。窝的边缘除下后方以外其余三面均绕以厚嵴，称为**卵圆窝缘**。紧靠下腔静脉开口的右侧及前方，有一始基型半月状瓣，称为**下腔静脉瓣**(inferior vena cava valve, Eustachian valve)，由卵圆窝缘的前角起向前伸达右心房的前壁。此瓣在胎儿时期比较明显，具有引导下腔静脉来的血液进入卵圆孔的作用。冠状窦的开口位于卵圆窝的前方，直径约为 12 mm，开口向左，有一**冠状窦瓣**(coronry sinus valve, Thebesian valve)，引导冠状窦中来的血液向前进入房室口，并有防止在心房收缩时血液逆流入冠状窦的作用。此瓣可能过度发达而妨碍冠状窦插管检查。心前静脉的开口位于右心房的前部。右心房前壁的下部有**右房室口**(right atrioventricular orifice)，亦即**三尖瓣口**，直径约为 40 mm，可容 3 个手指尖，开口向右心室的下后部。

右心室(right ventricle)：右心室的上部为**动脉圆锥**(conus arteriosus, infundibulum)，与肺动脉干相连。右心室的容积约为 85 mL，壁的厚度约为左心室的 1/3。右心室内面有若干**肉柱**(trabeculae carneae)及**乳头状肌**(papillary muscle)突起，后者尖部有若干**腱索**(chordae tendineae)与三尖瓣的瓣膜相连。右房室口位于下后部，为一纤维环所环绕。**肺动脉干口**(pulmonary orifice)位于上后部动脉圆锥的尖部，为一薄的纤维环所环绕，有**肺动脉瓣**（三片半月形瓣）附着。在右房室口与肺动脉口之间有肌性隆起嵴，称为**室上嵴**(supraventricular crest)。

左心房(left atrium)，左心房较小于右心房，但是壁较厚，约为 3 mm。左心房可分为心耳及心房本部两部分。**左心耳**(left auricular appendage)内面有许多肌束组成的方向不同的明显小梁。左心耳借明显的狭窄部与左心房本部相连，经直径 10～15 mm 的开口相通。心耳为贮血的副腔，在心脏活动障碍而有血流减慢时，其中常可形成血栓。左心房内面光滑，有肺静脉的4个开口，位于后壁两侧，开口处有瓣膜，开口之间的凹陷称为**肺静脉窦**。在内侧的房间隔壁上亦可见到卵圆窝，但不若在右心房内明显。在左心房的外侧壁上有通向心耳的开口。前壁有**左房室口**(left atrioventricular orifice)，亦即二尖瓣口，直径约15~25 mm，周径约90~100 mm，可容二指；对二尖瓣狭窄作分离术时，即以能通过二指为要求。左心房的内膜较厚，易于剥离。左心房的容积大约100~130 mL，患二尖瓣狭窄时可大至200~300 mL。

左心室：左心室呈横行的扁平圆锥体，分左右壁。左壁有许多肉柱及乳头状肌，后者有腱索与二尖瓣相连。右壁由**室间隔**(interentricular septum)形成，大部分为**肌性部**(muscular part)，上后部靠近二尖瓣及主动脉瓣处为膜性。室间隔的**膜性部**(membranous part)，约呈半月形，凸缘向下连接肌性部，上下径约为1 cm，前后径稍大，厚度约为1 mm，后下部含有房室束。左右两壁的前、后缘相当于前、后室间沟，在顶端汇合成基底部，为**左房室口**及**主动脉口**(aortic orifice)所占有。左房室口有**二尖瓣**。主动脉口有**主动脉瓣**(三片半月形瓣)。

正常心脏的血液循环：正常情况下，经上、下腔静脉回心的血液，先进入右心房，再经右房室口进入右心室，继由右心室进入肺动脉。由肺静脉回心的血液先进入左心房，再经左房室口进入左心室，由左心室进入主动脉(图5-68)。

结构

初生时左右心室壁的厚度约略相等。出生以后由于建立了肺循环，几天以后肺血管内的阻力即逐渐降低，1~2周以后肺动脉内的压力即降低到接近成人水平，右心室的负荷因而远低于胎生时期。另一方面左心室的负荷在出生以后却远大于胎生时期，心室壁的厚度因而大为增加。几岁以后，左右心室壁的厚度比例即接近成人时期的3:1。

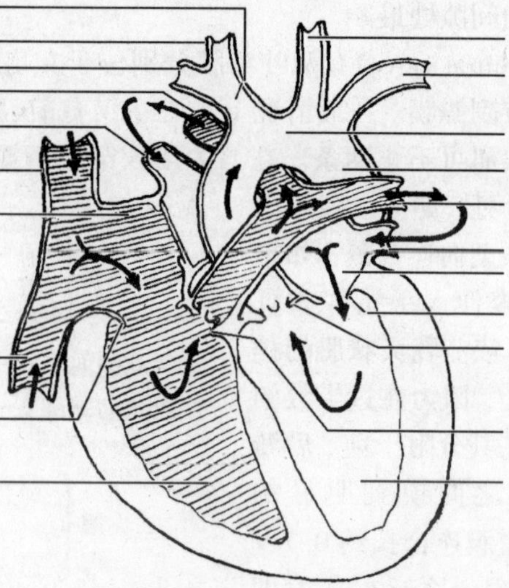

图5-68　心脏分部及血液通过心脏的次序，箭头表示血流方向

心脏壁分心外膜、心肌及心内膜三层。**心外膜**(epicardium)亦即浆膜心包的脏层，具有特别的弹性，能随心脏的收缩与舒张而相应地伸缩，心外膜中含有神经网及血管网。**心肌层**(myocardium)占心壁厚度的7/10，由结构特殊的横纹肌纤维组成。心房与心室的肌肉之间，在房室瓣的平面上隔以纤维环。心房肌肉分浅、深两层，浅层肌纤维水平环行，深层肌纤维分有环状束及袢状束。心室肌肉分三层，外层纵行，中层环行，内层纵行。心内膜覆盖心脏的内腔，包括瓣膜、腱索、乳头状肌及肉柱等。心室与心耳中的心内膜，较薄于心房及室间隔的心内膜。肉柱上的心内膜最薄。**心内膜**(endocardium)在心根部与大血管的内膜相续。心脏瓣膜为心内膜所形成的皱襞。心室内的**乳头状肌**(papillary muscle)起自心室壁，借腱索附着于瓣膜边缘，有控制二尖瓣及三尖瓣适当关闭的作用。乳头状肌接受心脏内部的神经供应。乳头状肌及腱索皆可因病变而损坏或在手术中受伤，遗致瓣膜功能不全。

心脏的结缔组织在心房与心室交界处特别多，除在心脏的传导系统部位以外，将心房与心室完全分隔，形成心脏的支架，心房及心室的肌束附着于此。由此处结缔组织发出纤维束，分别围绕心脏的4个开口而形成**纤维环**(fibrous ring)(图5-69)。在心脏收缩时由此类纤维环维持各开口的通畅，因而在开口处需有瓣膜以维持血液的流向。瓣膜即附着于所在的开口处的纤维环。瓣膜、心脏或大血管有病变时，皆可能影响到开口，有损瓣膜的正常功能。结缔组织在围绕各开口的纤维环之间，分别形成**左纤维三角**(left fibrous trigone)、**右纤维三角**(right fibrous trigone)、**膜隔**(septum membranaceum)及**锥状韧带**(conus ligament)。膜隔与右纤维三角相续，并且延伸入心腔内形成室间隔的膜性部，与室间隔的肌性部接触。患室间隔缺损者一般皆累及此膜性部。

心脏的瓣膜

房室瓣(atrioventricular valve)：房室口皆有瓣膜。由乳头状肌发出的腱索附着于瓣膜的下面靠近其游离

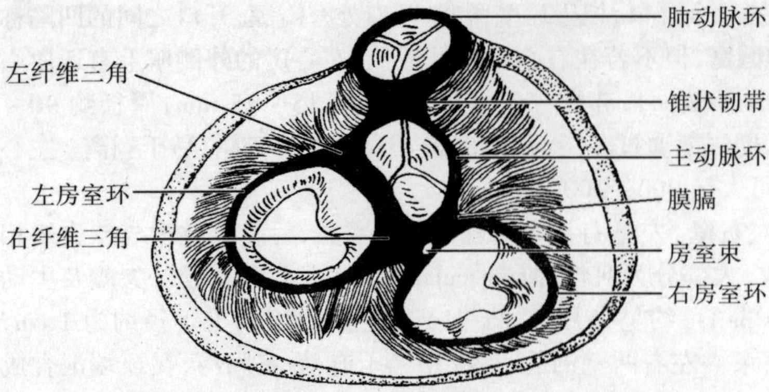

图 5-69　心脏的纤维性结构，移除心房以后由上面观

缘。心脏收缩时乳头状肌同时收缩，使腱索紧张，防止瓣膜向上过翻，维持房室口闭合。心脏舒张时瓣即为心房的血液推开而使房室口敞开，容血流进入心室。瓣膜的上面平滑，下面因有腱索附着而粗糙。右房室口有三尖瓣。左房室口有二尖瓣(图 5-70)。在两瓣之间的连合处偶可出现额外的副瓣膜。

三尖瓣（tricuspid valve）有三叶瓣膜，分别位于右房室口的前、后、内后三处。前瓣附着于心脏的前壁。后瓣附着于心室的右缘。内瓣附着于室间隔。三叶瓣膜的基部相互延续，称为连合。三叶瓣膜并不分别与乳头状肌相连。右心室内经常存在的较大的乳头状肌为前乳头状肌，发出腱索至前、后两叶瓣膜。后乳头状肌较小而且数目不定，发出腱索至内、后两叶瓣膜。起自室间隔的乳头状肌很微小，发出腱索至前、内两叶瓣膜。此瓣膜音在胸骨右缘第 5 肋间隙处最响。

二尖瓣(mitral valve)有两叶瓣膜分别位于左房室口的前、后，前叶较大。两叶瓣膜的基部相续，但是在相接处偶可见有副瓣膜。一般情况下左心室仅有前、后二乳头状肌，分别发出腱索至前、后瓣(图 5-71)。少数情况下乳头状肌可不止两条。在二尖瓣狭窄进行瓣膜连合切开术中，前乳头状肌的定位很重要，因此肌直接朝向前外连合处。如为三条肌肉则为中间一条朝向连合处。如果狭窄严重不容伸入手指探查乳头状肌时，可依前乳头状肌的腱索决定连合处，因为在过半数的情况下均可在其分附于前、后瓣膜的两部分之间摸到明显的沟。正常的瓣膜连合长约 0.7～0.8 cm，如果摸到长于 1 cm 时即可疑有病态融合。腱索变粗时亦可影响到瓣膜的功能，进行瓣膜切开术即不能解除狭窄的问题。在进行瓣膜切开术时，不应伤到乳头状肌或腱索，以免影响到瓣膜的功能。此瓣膜音在心尖处最响。

主动脉瓣(aoritc valve)及**肺动脉瓣**（pulmonary valve）：在主动脉及肺动脉于左、右心室开口处皆有三叶半月形瓣膜(见图5-70)，故而亦称**半月瓣**（semilunar valve）。瓣膜的基部及两侧附着于血管壁。每一叶瓣膜的游离缘皆呈纯圆的三角形。瓣膜的游离缘较厚，中点有一小的纤维软骨**结节**。心脏在收缩时将血液由心

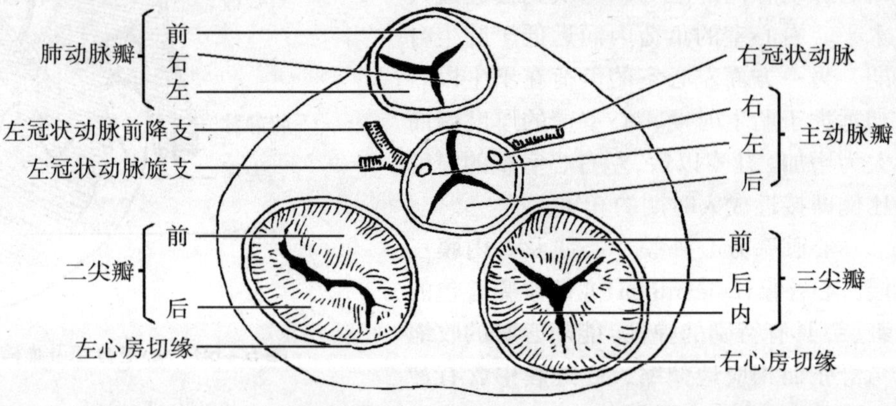

图 5-70　心脏的瓣膜，切除心房及大动脉以后由上面向下看

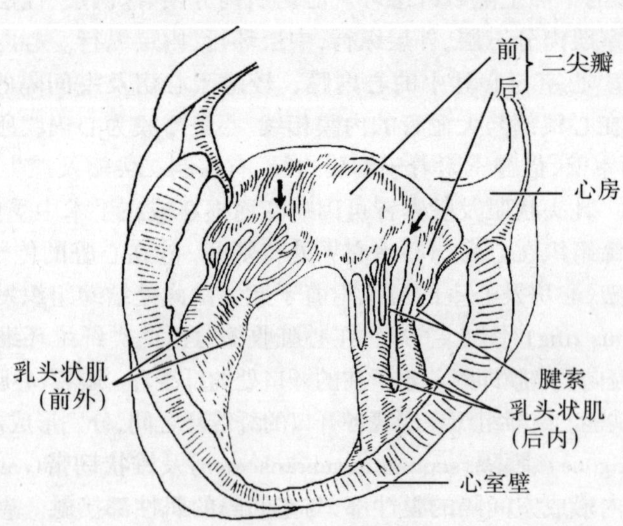

图 5-71　左心室内部，表示乳头状肌及二尖瓣，箭头指示瓣膜交界处对两乳头状肌之间

室推送入大动脉，瓣膜即被挤贴在动脉壁上，瓣膜口呈杯状。在心脏舒张时大动脉内的血液回流即使瓣膜闭合，三叶瓣膜边缘的结节相贴，将瓣膜口的中心完全堵塞，防止血液倒流入心室。半月瓣偶可出现孔洞。三叶瓣膜位置命名有所不同，通用者依其胎生起源决定，主动脉瓣为后、右及左，肺动脉瓣为前、右及左。主动脉及肺动脉干的起始部皆呈较度扩大，与瓣膜的位置相当，分别称为**主动脉窦**及**肺动脉窦**。左、右冠状动脉分别起自左、右主动脉窦，位置与左、右瓣膜相当。主动脉瓣膜音在右侧第2肋间隙靠近胸骨边缘处最响。肺动脉瓣膜音在左侧第3肋软骨靠近胸骨边缘处影响。

瓣膜的血液供应：瓣膜除在基部3 mm宽范围内有血管以外，其余部分皆无血管。

心脏的传导系统

心肌中有一组特殊的纤维，具有传达神经冲动至各部心肌的功用，称为心脏的传导系统或自律组织。此类肌纤维与神经组织非常近似，可以视为复杂的神经肌肉综合组织。此种传导组织分有结节及束，前者为中枢，后者将冲动传导至心房与心室的心肌。传导系统分有窦房系及房室系两部分(图5－72)。

窦房系：这一系统由窦房结及前、中、后三束结间纤维组成。**窦房结**（sinoatrial node）位于右心房界沟上端的壁中，心外膜深面，靠近上腔静脉开口，直径约1～2 mm。**前结间束**由窦房结前缘起始，绕过上腔静脉开口的前方，进入前部房间心肌束中，至接近房间隔前缘处分支，一部分形成房间束至左心房壁的肌肉中，另一部分在房间隔内向后下斜行至房室结上缘。**中结间束**由窦房结上后缘离开，绕过上腔静脉开口右侧及后方，跨过静脉窦进入房间隔，分出一小部分纤维至左心房壁，大部分纤维在房间隔后部下降至房室结上部。**后结间束**为结间传导的主要部分，由窦房结后缘离开，在界嵴内下行，至界嵴下端即向内通过下腔静脉瓣到达房间隔，再通过房间隔进入房室结。

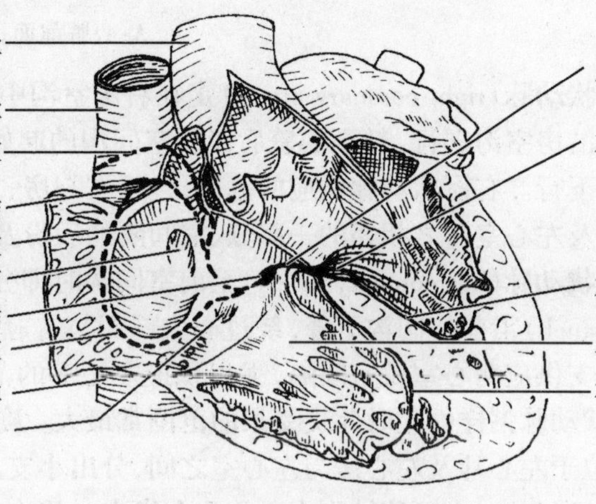

图5－72 心脏传导系

房室系：这一系统由房室结、房室束及其左、右两束组成。**房室结**(atrioventricular node)位于房间隔的后下部，冠状窦开口的内前方，左右房室孔的背侧，右房心内膜下或心房浅层肌束间，呈扁卵圆形，长约7～8 mm，宽约4 mm，厚约1 mm。房室结向下移行为**房室束**(atrioventricular bundle, bundle of His)，穿过连接三尖瓣、二尖瓣及主动脉瓣口之间的右侧纤维三角的结缔组织，于长约8 mm处进入室间隔膜部的后下部，向前下进行至**室间隔肌性部**的上缘。房室束在**室间隔膜部**中的位置很重要，因为患室间隔缺损者一般即为膜部缺损。此种情况下房室束即紧靠缺损部的后缘，手术中修补缺损缝合时有被缝线包入的危险，或者可能为出血或梗塞所累。房室束至室间隔肌性部上缘即分出若干细束至室间隔左面下部心内膜下分散至左心室壁中，此类细束形成**左束**（left branch of AV bundle）。主干分完左束以后即成为右束，距起始点约为20 mm。**右束**（right branch of AV bundle)至右心室，沿室间隔的右面下降，走向心尖部，沿心内膜进行，至右心室前壁的前乳头状肌根部即向各方面散开，分成若干细小的终末支。房室束的末支交织成网状，称为**浦肯野**(Prukinje)纤维，位于心内膜下及心肌纤维之间。

传导系统的窦房部及房室部与许多神经纤维连成统一的整体。传导系统与各心脏神经丛及心脏本身有神经节的区域皆有很多联系。因而窦房结及房室结不仅传导来自中枢的反射性冲动，而且也传导内脏与内脏之间的反射性冲动以及心脏本身局部的反射性冲动(内部压力与血液化学成分等)。传导系统的自主节律因各种刺激而有变化，支配着心肌。在正常的情况下心肌收缩的自动节律发自窦房结，冲动沿心房肌肉结构传达房室结，再沿房室束传布至心室肌肉。

血液供应

动脉供应：心脏的血液供应来自冠状动脉及降主动脉的分支。

冠状动脉为供应心脏的主要血管，有左、右两支，皆发自主动脉起始部的**主动脉窦**（aortic sinus），以左侧者较大（图 5 – 73）。右冠状动脉发自**右窦**。左冠状动脉发自**左窦**。两动脉的起点处前为右心耳及肺动脉所掩盖，通过肺动脉与两侧心耳之间向前走。

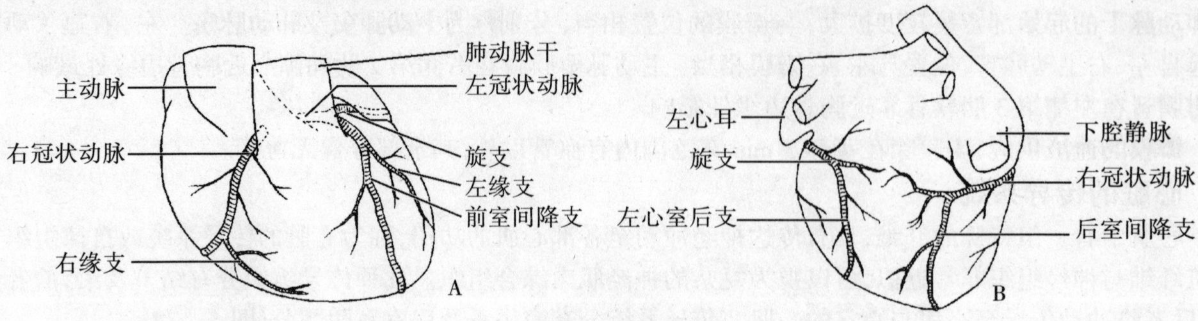

图 5 – 73　冠状动脉

A：心脏前面；B：心脏后面

右冠状动脉（right coronary artery）走在右房室沟中，至前下缘处发出一**边缘支**（marginal branch）向左走，本干继续沿房室沟进行，转至心脏后面后室间沟的起始部，发出一小支横行向左，本干在后室间沟内成为后室间降支下行。右冠状动脉供应的范围，包括右心房、左心房的一部与房间隔、右心室前面的右侧份、右心室后面全部及左心室与之相邻的一部分、室间隔的后份及房室束。

左冠状动脉（left coronary artery）至前室间沟时即分为前室间降支及旋支。**前室间降支**（anterior interventricular branch）沿前室间沟下降，绕过心尖部而与右冠状动脉的**后室间降支**（posterior interventricular branch）吻合。此支供应两心室及室间隔，尤以供应左心室的范围较大，由于其分布范围较广，因而有梗塞时特别危险，患冠状动脉粥样硬化时此支受累的范围常最大。**旋支**（circumflex branch）由主干呈直角分出，沿左房室沟向左走，位于左心耳及左心房与左心室之间，分出小支至左心房及较大的分支至左心室。至左心室的分支中沿心左缘进行的一支可能特别大而称为**左缘支**。旋支至左心室后面即离开房室沟而在左心室后面下降至边缘。这一段动脉又称为**心室后动脉**。旋支在离开房室沟转而下行处仅有一小支继续沿房室沟向右走。在很少数情况下（7.5%）左冠状动脉旋支延伸至后室间沟而成为**后室间降支**。左冠状动脉供应的范围，包括左心室的绝大部分（不包括后面邻近后室间沟的一部分）、右心室前面的左侧份、室间隔的前部、左心房的一部分及左心耳。左冠状动脉常有一分支跨过左心房后面上行供应右心耳以相当量的血液。

窦房结在 60% ~ 90% 的情况下由右冠状动脉分支供应，余由左冠状动脉分支供应。房室结在 90% 的情况下由右冠状动脉分支供应，余由左冠状动脉分支供应。房室束在 90% 的情况下由左、右冠状动脉分支供应，其余 10% 仅由左冠状动脉分支供应。

右冠状动脉分支供应主动脉及肺动脉的起始部。左冠状动脉亦有分支至主动脉的起始部。

冠状动脉在房室沟及室间沟的行程中主要位于心外膜深面，但是大部分可为脂肪覆盖，亦可间断埋入心肌的浅部。冠状动脉常见发生梗阻的部位依次为：(1)左冠状动脉前室间降支，(2)右冠状动脉主干，(3)左冠状动脉旋支，(4)左冠状动脉主干。冠状动脉的主干或大支发生梗塞以后必要时可行手术，进行管腔扩张、置放支架、或搭桥。搭桥是移植血管连接至动脉梗塞处远侧，建立旁路。经典性四重冠状动脉旁路手术。一是利用左胸廓内动脉（起自锁骨下动脉），切断下端，移接至左冠状动脉的前室间降支，另三者是利用大隐静脉，切取倒置，亦即原近端作为远端，近端缝接在升主动脉上，远端缝接右冠状动脉、左冠状动脉旋支、左冠状动脉左缘支。此类搭桥手术皆属姑息性，可因本身病变进展而再出现症状。

降主动脉发出的纵隔动脉及支气管动脉，皆有分支于肺静脉开口处的心包转折部之间走向心脏。此类动脉的起源、大小、数量及局部关系皆不恒定。在肺及食管手术中伤及此类血管时，可能引起心脏血液循环的部分障碍。

心肌中动脉的分布排列与心肌的层次一致，先分布于外层，再分布于中层，最后分布于内层。心室的动脉网比心房稠密。心脏各动脉的分支皆为终末动脉，分布区之间无重叠，但是在心脏的血管网中有六种**吻合支**：(1)心外膜下冠状动脉各大分支间的吻合。(2)心肌内冠状动脉各分支间的吻合。(3)冠状动脉分支与心最小静脉之间的吻合。(4)冠状动脉分支与支气管动脉及纵隔动脉(心包膈动脉及胸廓内动脉)至心包的分支之间,在大血管根部及心房与心室后壁中的吻合。(5)主动脉、肺动脉、肺静脉及腔静脉等血管壁上血管网与冠状动脉分支间的吻合。(6)不经过毛细血管的动静脉吻合。此类吻合在心脏的血液循环方面具有重要的作用。虽然如此,一般在一支动脉突然闭塞后并不易建立有效的侧支循环,易发生心肌梗死。但是临床上有时可见冠状动脉的分支受伤经手术结扎以后效果良好。一支冠状动脉发生梗塞以后,侧支循环可以发展,使心肌的血液供应较好于初发生梗塞时,特别是在逐渐闭塞者有可能建立足够的侧支循环。

静脉回流:心脏的静脉回流有两种方式,一种是通过正常的静脉系统,另一种是经过心最小静脉直接进入心腔。心脏的静脉在心内膜中、心内膜下、心肌内、心外膜下及心外膜中形成静脉网,最后汇集成静脉干。静脉干与动脉干伴行在沟中,常位于动脉浅处(图 5-74)。

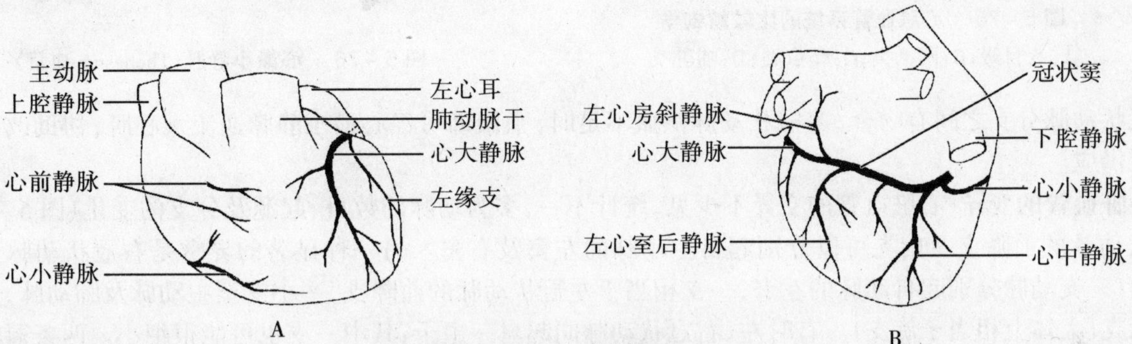

图 5-74 心脏的静脉
A:心脏前面;B:心脏后面

心大静脉(great cardiac vein)起始于心脏前面的室间沟中,与左冠状动脉的前室间降支伴行,至冠状沟即急转向左而走在其中,与左冠状动脉旋支同行至心脏后面,汇入冠状窦的左侧端。心大静脉接收两心室及左心房发出的静脉。发自左心室的一支静脉常很大,沿心左缘进行,称为左缘静脉。左心室后面的静脉常直接汇入冠状窦,亦可汇入心大静脉。

冠状窦(coronary sinus)为心大静脉的直接延续,两者之间并无明显的分界。冠状窦仅为扩大的静脉,由左向右走在心脏后面的冠状沟中,常有部分为心肌覆盖,长约 3.5~4.5 cm,宽约 6~7 mm,在下腔静脉开口的左侧开口入右心房的后壁。开口处常有一对始基型瓣膜。汇入冠状窦的静脉,除心大静脉以外,尚有左心房斜静脉、左心室后静脉、心中静脉及心小静脉。

左心房斜静脉(oblique vein of left atrium)为左上腔静脉的残余,很小,起自左肺下静脉开口的前方,在左心房的后面下降,汇入冠状窦的近起始部。**左心室后静脉**在左心室的后面上行,常与心室后动脉相伴,汇入冠状窦的起始段或中段。**心中静脉**(middle cardiac vein)汇集两心室后份相邻部分的血液,在后室间沟内上行,有右冠状动脉后室间降支相伴,汇入冠状窦的近终末部。心中静脉有时大于心大静脉。**心小静脉**(small cardiac vein)在右房室沟的后部向上向左走,与右冠状动脉伴行,汇入冠状窦的终末部。**心前静脉**(anterior cardiac vein)为右心室前面的几条小静脉,跨过冠状沟直接汇入右心房,但可有一条类似的静脉形成心小静脉的前降支。

心最小静脉(least cardiac vein, Thebesian vein)为起自心肌内的小血管,直接汇入心腔。此种血管为胚胎时期肉柱内血液循环的残余。在爬虫类的心脏中已有动、静脉进出心肌,动、静脉之间连以毛细血管,毛细血管与心肌的海绵组织样间隙之间具有广泛的联系,血液可以经此汇入心腔;此种回流途径为心肌血液供应的重要来源。此种联系在哺乳动物的心脏中仍然存在(图 5-75,图 5-76),但是已失去其供应心肌的重要功用。此种血管在人的心脏肌肉中仍然到处可见,以右心房最多,左心室最少,心肌的血液供应因而与其他部位不同。

心脏壁的血液约有 60% 经冠状窦汇入右心房,一小部分经心前静脉进入右心房,其余皆经过心最小静脉直接汇入心腔。由于有此后一种特殊的静脉回流道路,可以允许结扎冠状窦而不至于使心脏停搏。结扎冠状窦以后,来自冠状动脉的血液进入毛细血管网以后即经过心最小静脉进入心腔。另一方面,由于心最小静

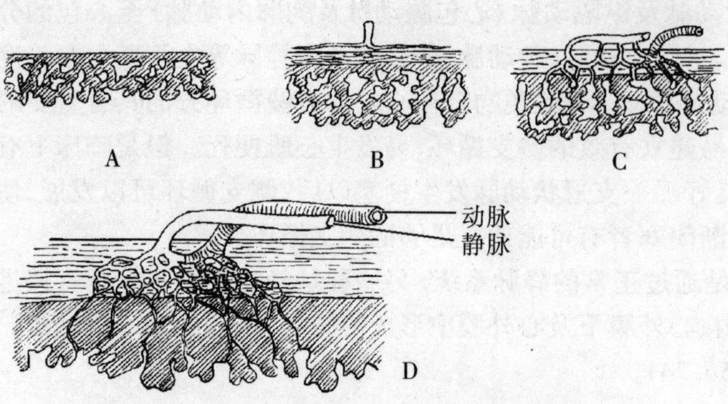

图 5 – 75　心脏血管系统的比较解剖学

A:八目鳗;B:两栖类;C:爬虫类;D:哺乳类

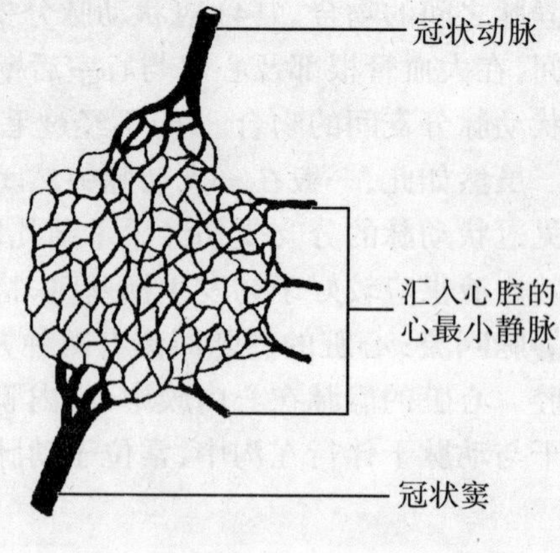

图 5 – 76　心最小静脉(Thebesius 血管)

脉与冠状动脉分支之间有吻合,当冠状动脉供血不足时,血液即可经心最小静脉逆流入心肌,协助改善心肌的血液供应。

心脏血管的变异:心脏血管的变异不少见,统计不一,多为动脉的数目、起源及分支的变化(图 5 – 77)。左冠状动脉的前降支及旋支可以分别起自主动脉的左窦及右窦。另一种显著的异常是右冠状动脉大致正常,另有三支动脉分别起自动脉的左窦,一支相当于左冠状动脉的前降支,一小支至主动脉及肺动脉,另一支为左缘支(大体上相当于旋支)。有时左、右冠状动脉同起自一主干,其中一支也可能很细小。两条冠状动脉可分别同起自主动脉左窦。右冠状动脉可能起自肺动脉。左冠状动脉的旋支可能起自右冠状动脉的一分支。右冠状动脉可有分支供应左心室壁及室间隔。左冠状动脉也可有分支至右心室。静脉的变异较少。冠状窦偶可有两口。有的为冠状窦在右心房的正常开口闭塞,但上行通过持续存在的左上腔静脉汇入左头臂静脉,或者通过扩大了的心最小静脉进入左心房。

心导管检查:经穿刺股动脉或肱动脉等大的肢体动脉,插入导管,在 X 线透视下将导管送到升主动脉,左窦或右窦的左冠状动脉或右冠状动脉的开口附近。注入造影剂,即可顺血流进入冠状动脉,进行显影造像。如为做狭窄扩张或置放支架,即须进入相应的冠状动脉开口,诸此皆须熟知冠状动脉的正常解剖学及可能出现的异常情况。

淋巴回流

心脏的淋巴管形成心内膜下丛、心肌丛及心外膜下丛,由内向外引流。心外膜下丛的输出淋巴管再汇合成左右淋巴干。左侧的淋巴干先为 2 ~ 3 条,在前纵沟中上行,至冠状沟以后即形成一条主干,在肺动脉与左心房之间上行,汇入气管分叉部淋巴结。右侧的淋巴干先在后纵沟中上行,再于冠状沟中向前走,经肺动脉的后面上行,汇入气管分叉部淋巴结。

神经供应

组成:心脏的神经供应有发自迷走神经的副交感神经纤维及交感神经纤维(图 5 – 78,图 5 – 79),两者在颈部及胸部皆发出心支,通过心丛分布于心脏。交感神经节前纤维起自上五胸脊髓节,节后纤维起自颈部及胸部交感节。此外尚可能有膈神经及舌下神经的纤维参加心丛。至心丛的迷走神经主要为节前纤维,至心丛的交感神经主要

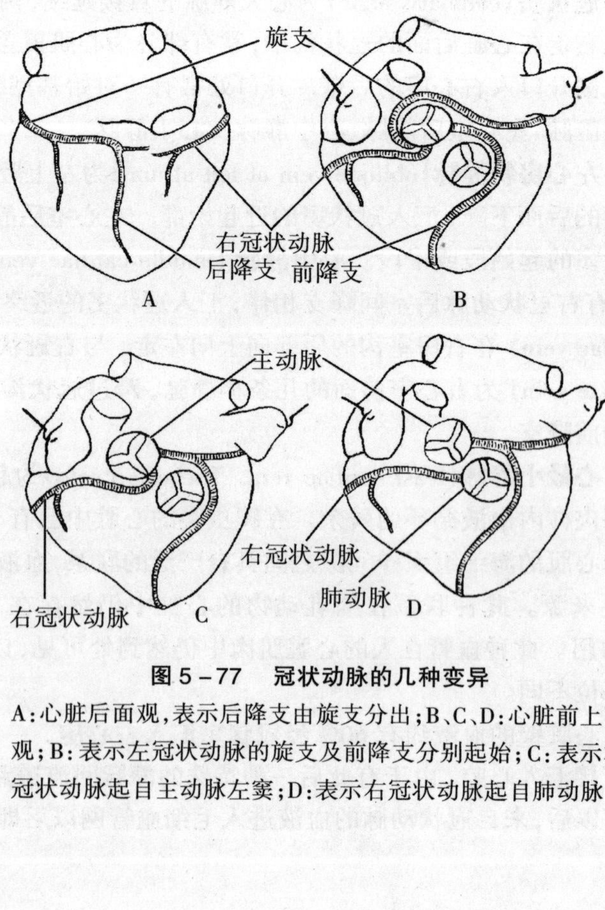

图 5 – 77　冠状动脉的几种变异

A:心脏后面观,表示后降支由旋支分出;B、C、D:心脏前上面观;B:表示左冠状动脉的旋支及前降支分别起始;C:表示右冠状动脉起自主动脉左窦;D:表示右冠状动脉起自肺动脉

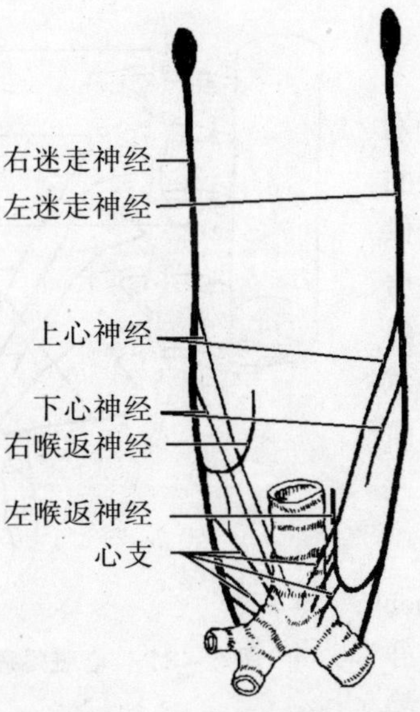

图 5-78 迷走神经心支

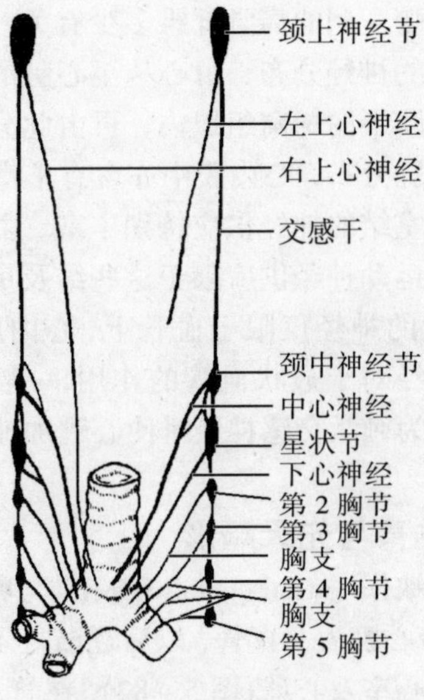

图 5-79 交感神经心支

为节后纤维。两组神经中皆含有传入纤维,供应心脏的神经对心脏的活动具有重要的影响。刺激交感神经引起心跳加速与搏动加强。刺激迷走神经引起心跳为慢,甚至于暂时停止。切断心脏的交感神经供应以后,对心脏并无暂时或永久的特殊影响。

心丛(cardiac plexus):交感神经与副交感神经纤维合而组成心丛(图 5-80)。所谓的**心浅丛**(superficial cardiac plexus)位于主动脉弓的下面与肺动脉干分叉部的上面之间,动脉韧带的前方及右侧,伸展到主动脉前面的下部,与心丛的主要部分相延续,常仅接收发自左侧颈上节的交感神经心支及左侧迷走神经颈下心支。心丛的主要部分较大,亦即所谓的**心深丛**(deep cardiac plexus),位于气管分叉部之前,前与右肺动脉及主动脉弓接触,接收除至浅丛的分支以外的两侧交感神经与迷走神经的心支。心丛由肺动脉干分叉部沿左、右肺动脉延伸的部分,又可称为肺丛。**肺丛**(pulmonary plexus)有一部分延伸入肺,有一部分在心包深面向下走。此外。再由肺丛发出 4 个心丛:(1)由右肺丛发出**右心房丛**(atrial plexus),经上腔静脉与升主动脉后方延伸到右心房后面。(2)及(3)为左、右**心冠丛**(coronary plexus),主要由右肺丛发出,也有来自主动脉弓上面的丛的分支参加。(4)为左心房丛,由左肺丛延伸到左心房后壁。心从内含有若干小的神经节。心丛除分支供应心脏以外,尚有分支供应肺、心包、胸膜、主动脉及腔静脉等所有纵隔器管。

心脏的传入纤维:迷走神经及交感神经心支中皆含有传入纤维,但是功能不同。迷走神经中的传入纤维进入心脏以后,一部分终于大的静脉上,一部分终于心脏及邻近的化学感受组织,皆与心脏的反射有关,与痛觉传导无关。交感神经中的传入纤维则与心脏的痛觉传导有关,亦可能有反射的功能。有人认为上 5~6 条胸交通支中含有心脏的痛觉纤维,并经过上五胸神经后根进入脊髓,以左侧较多(图 5-81)。因此,心绞痛一般牵涉至胸骨区、左胸上部、左肩及左臂内面。但是也有少数牵涉至右肩及右臂而不至左侧,也有的至两侧,

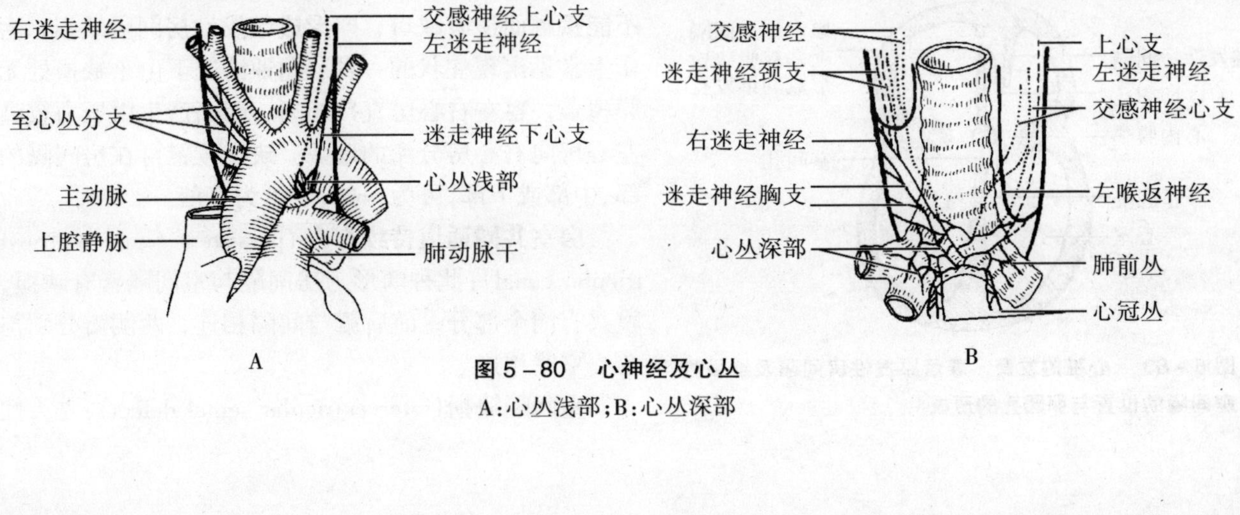

图 5-80 心神经及心丛

A:心丛浅部;B:心丛深部

可能与传入哪一侧的痛觉纤维多少有关。

心脏内的神经分布：由心丛至心脏的分支形成心内神经丛，主要位于心外膜下的蜂窝组织内，再由此分支至心外膜及心肌，特别是沿冠状动脉分布，心内膜中亦含有丰富的神经丛。有人研究表明窦房结及房室结的神经供应特别丰富。窦房结主要由右迷走神经供应。心脏的运动神经供应限于这些结及房室束与其分支，供应心房与心室肌肉的神经仅限于血管上，心内膜下神经丛可能为传入纤维。交感神经对于冠状血管的作用，一般皆认为在使血管扩张而不是收缩，因为刺激交感神经时使心跳加速，使血管扩张以适应心肌的需要。

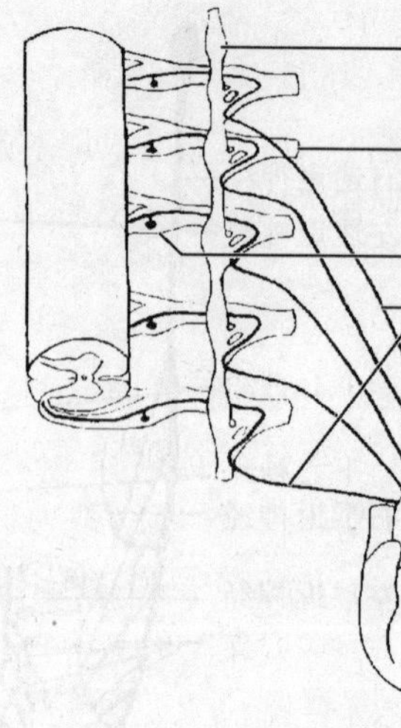

图 5－81　心脏疼痛传入道路

胚胎发育与先天畸形

房间隔缺损（atrial septal defect）**与卵圆孔未闭**（patent foramen ovale）：原始心脏为一直管，以后逐渐显示出沟来，由后向前形成静脉窦、心房、心室及心球(图 5－82)。在管子变大的同时打弯，接受静脉血管的远端移位至近端的后面，后来静脉窦被吸收入心房，球部与心室结合。因而在已充分发育的心脏，心房及大静脉位于心室及大动脉根部的后面。在原始心房与心室之间的组织，发生成一背侧及一腹侧心内膜垫，在正中线上相遇，由此将原始房室口分成左、右两口。

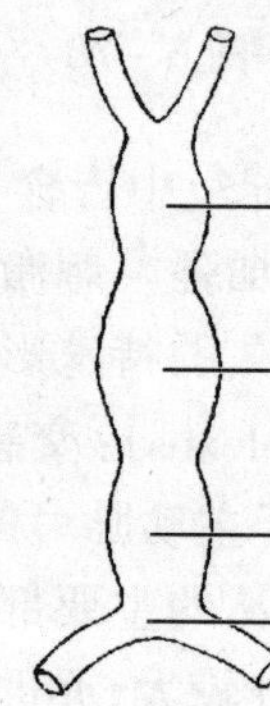

图 5－82　原始心管

先天性房间隔缺损及卵圆孔未闭与心房的发育密切相关。原始心房形成左右两个心房的过程很复杂。先由原始心房的后上壁长出一片**原发性房间隔**（septum primum），向下生长，终至与心内膜垫融合，将原始心房分隔为二。如果此隔生长不完全，即形成原发性房间隔缺损。原发性房间隔向下生长的过程中，在未与心内膜垫完全融合以前，上部又渐被吸收而出现一孔洞，称为房间继发孔。与此同时，在原发性房间隔的右侧又出现一片继发性房间隔向下生长，但不完全，下缘游离而遗有卵圆形缺损。**继发性房间隔**(septum secundum)向下伸展程度仅足以覆盖原发性房间隔上部的孔洞，两隔的游离缘虽相接触而暂不融合，由此在两隔的缺损处形成瓣膜形的卵圆孔，左面由原发性房间隔形成的瓣膜覆盖，在胎儿时期仅容血液由右心房进入左心房(图 5－83)。卵圆孔常在生后 5～7 月逐渐闭塞，亦可迟至一年以内，少数至成年时期仍不闭塞。卵圆孔未闭者为左面的瓣膜未完全与房间隔融合，遗留裂隙，左、右心房可经此相通，但因正常者左心房内压力高于右心房，迫使瓣膜紧贴房间隔，所以并不产生血流紊乱的现象。有统计在成人心脏卵圆孔未闭者占 17%～23%，多可容探针通过。此类情况本身并无临床重要性。仅在右房室瓣闭锁不全的情况下，右心房内压力高到大于左心房时才出现血流紊乱。卵圆孔闭塞以后，在右心房内房间隔上遗有卵圆窝。在发育过程中如果原发性房间隔的上部被吸收过多，或者继发性房间隔发育不完全，两隔的边缘不能接触而遗有缺口，即形成继发性房间隔缺损，为临床上常见出现症状的一种。此种情况下由于缺损处无瓣膜覆盖，容左右心房直接相通，因而产生由压力较高的左心房向右心房分流的现象。缺损位置可在房间隔的上部、中部或下部，可为一处，也可为多处。

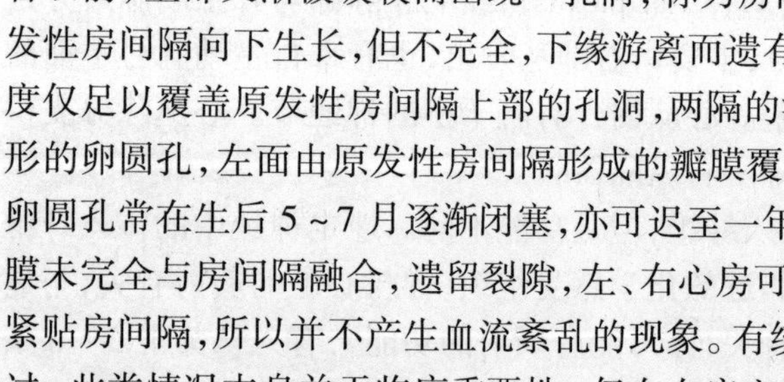

图 5－83　心脏的发育，表示原发性房间隔及继发性房间隔的位置与卵圆孔的形成

房室共同通道持续存在（persistent common atrioventricular canal）：此种畸形为房间隔与室间隔皆有缺损，瓣膜共有四个部分，前后瓣与间隔相连，两侧瓣分别与左右心室壁相连。

室间隔缺损(interventricular septal defect)：先天性室

间隔缺损与心室的发育密切相关。原始心室分为左、右心室的过程很简单。由心尖部向上生长的室间隔部分形成其肌性部。室间隔上部一小部分的膜性由动脉隔及心内膜垫形成的中间间隔向下生长形成。室间隔发育不全者常为膜性部遗有缺损，常呈裂隙状，亦可为一洞，甚至于为室间隔完全阙如。由于左心室内的压力大于右心室，在室间隔有缺损者血液即可由左向右进入右心室而引起肺动脉高压及右心室肥大。缺损大者可以出现动脉血与静脉血相混杂的体征，皮肤及黏膜呈现紫蓝色。此种畸形多见于先天性紫绀四联症(Fallot四联症)中，可行手术修补。

主动脉瓣狭窄(aortic valve stenosis)：据统计在先天性心脏病中主动脉瓣狭窄约占3%～5%，其中最多见的是瓣膜性。较小见的是瓣膜下型狭窄，原因为瓣膜深处的肌肉肥厚。罕见的是瓣膜上型狭窄，在主动脉窦的紧上方出现突然狭窄，有的则为环行隆起嵴或者膜样，也有的为主动脉弥散性增生。

胎儿时期的血液循环(fetal blood circulation)

胎儿时期由于肺尚不起作用，含氧的血液自胎盘经脐静脉、静脉导管及肝脏汇入下腔静脉，其中可能有一部分血液通过肝静脉汇入下腔静脉。由此可见，经下腔静脉汇入右心房的血液，含有来自胎盘的氧饱和血及来自胎儿的氧未饱和血。下腔静脉的血液进入右心房以后大部分通过卵圆孔进入左心房(图5－84)，再与来自肺的静脉血混合。血液由左心房进入左心室，再到主动脉。上腔静脉汇集头颈及上肢的血液进入右心房，此部分血液大部进入右心室。右心室的血液经肺动脉出心，大部分经过动脉导管进入主动脉，到达躯干及下肢，一部分血液通过髂内动脉至脐动脉到达胎盘。肺动脉血未进入动脉导管的一部分通过动脉分支至肺，再经肺静脉回流到左心房。

出生以后肺即扩张，使肺动脉中的血流量加大，由此使两心房中的压力比发生改变，促使原发性房间隔与继发性房间隔相贴而将卵圆孔闭合，右心房中的血液不能再进入左心房而全部进入右心室。与此同时，动脉导管壁的肌肉收缩，逐渐使之闭塞不通，血液不能再由肺动脉直接进入主动脉。

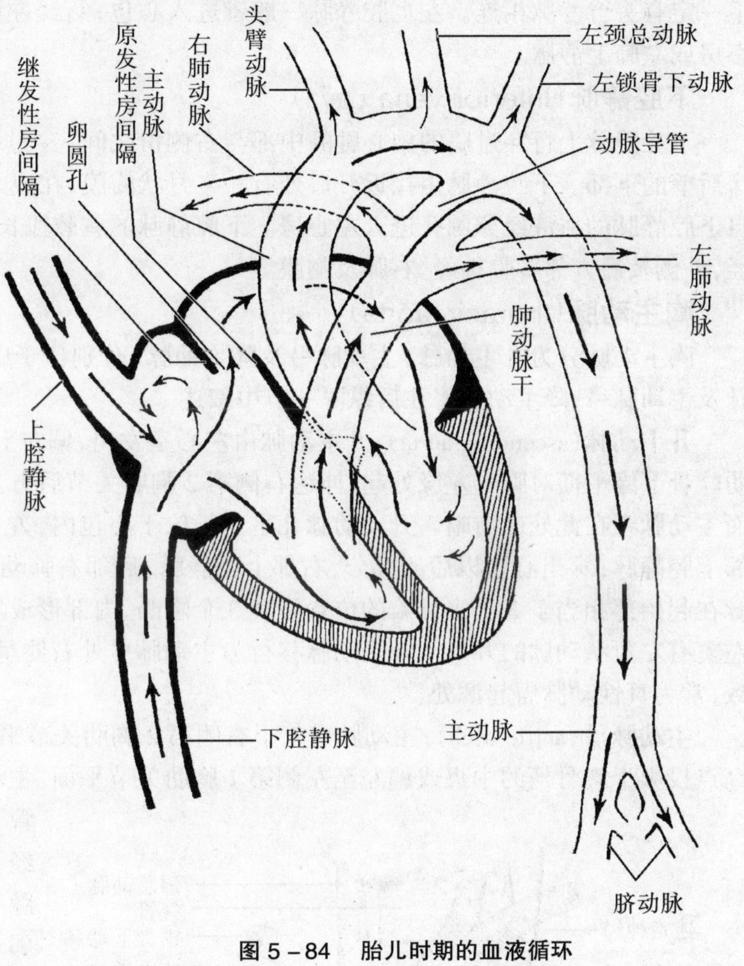

图5－84 胎儿时期的血液循环

大 血 管

头臂静脉(brachiocephalic vein)

右侧头臂静脉在右侧锁骨下动脉主干起始部的前方略偏右下降，位于头臂动脉右侧。左侧头臂静脉在左锁骨下动脉的前方，左颈总动脉的左侧，向左偏下进行，至主动脉弓上部平面即跨过其前面而与右侧头臂静脉汇合成上腔静脉(见图5－41)。左头臂静脉覆盖头臂动脉、左颈总动脉及锁骨下动脉的起始部，前邻胸腺上部。右头臂静脉的前、外、后三面皆为右侧胸膜及肺所覆盖。两侧的头臂静脉在开始进入胸腔处后邻膈神经，再向下神经即位于静脉的外侧。右膈神经再向下即位于上腔静脉的前外。左膈神经再向下即因静脉偏右行而位于其左侧，并跨过主动脉弓的前面至心包的前外面。左头臂静脉常接收甲状腺下静脉及胸腺静脉。在幼儿因颈较短，左头臂静脉可能上升至颈部，在行气管切开时应注意。

上腔静脉(superior vena cava)

上腔静脉由左、右头臂静脉汇合形成,沿右头臂静脉的方向下降,由右侧第 1 肋软骨平面下方起始,紧邻胸骨,在第 1、2 肋间隙后方垂直下行,至第 3 肋软骨上缘平面终于右心房上部,开口处无瓣膜。上腔静脉长约 7 cm,上半位于心包外,前、右、后三面皆为右侧胸膜及肺所覆盖;下半完全位于纤维心包内,前方及两侧并为浆膜心包所覆盖。上腔静脉的前方邻胸膜及右肺的前缘,下部有心包分隔,再前方为右侧第 1、2 肋间隙及第 2、3 肋软骨。静脉终末部的前方为右心耳。上腔静脉的后方邻右肺根及右迷走神经。奇静脉汇入上腔静脉的后面紧邻其进入纤维心包处。上腔静脉的左面邻头臂动脉的起始部及升主动脉,后者偏前,患动脉瘤时易压迫到静脉。心包横窦通过升主动脉与上腔静脉之间。上腔静脉的右面邻膈神经、心包膈血管及胸膜,下部有心包分隔。上腔静脉未进入心包以前的部分,掩盖右肺动脉前面的大部分,在进行锁骨下动脉与肺动脉吻合手术中,须将上腔静脉向左牵开,以求显露肺动脉,必要时须结扎切断阻碍游离的奇静脉。

偶可见有**左上腔静脉**,此种情况下两侧上腔静脉可以等大,也可为右侧者很细小或阙如。两侧上腔静脉不一定有头臂静脉相连。左上腔静脉一般皆进入心包,行经左肺上静脉的后方,开口入冠状窦,也可汇入左心房或左肺上静脉。

下腔静脉(inferior vena cava)

下腔静脉上行穿过膈的中心腱的中部与右侧份之间,穿过纤维心包,在浆膜心包后面上行,开口于右心房后壁的下部。下腔静脉内接近开口处有一半月状瓣膜,在成人常不太大,但在胎儿时期则可较大而引导来自下腔静脉的血液经卵圆孔进入左心房。下腔静脉的胸腔段长仅约 2 cm,前邻膈,后邻奇静脉及内脏大神经,外侧及后方邻右膈神经、右肺及胸膜。

胸主动脉(thoracic aorta)

胸主动脉分为升主动脉、主动脉弓及降主动脉,分别位于中纵隔、上纵隔及后纵隔。本节仅述及升主动脉及主动脉弓,降主动脉将在后纵隔一节中叙述。

升主动脉(ascending aorta):升主动脉由左心室发出,偏右上行,长约 5 ~ 6 cm,位于胸骨后方,由左侧第 3 肋软骨下缘平面对胸骨左缘处起,伸达右侧第 2 胸肋关节后方。在右侧第 2 肋间隙处仅盖以一薄层右肺。因而主动脉音在此处最清晰。升主动脉几乎全长位于心包内,左前方紧贴肺动脉干,前右下方紧贴右心耳,右邻上腔静脉;穿出心包以后的部分,右邻上腔静脉,后邻右肺动脉,后右有右膈神经,左邻肺动脉干。升主动脉在起始部相当于 3 个半月瓣的位置呈现 3 个隆凸,内部形成后、右及左 3 个窦,右窦有右冠状动脉的开口,左窦有左冠状动脉的开口。升主动脉移行为主动脉弓处右侧呈现卵圆形膨大,由于左心室血流经常冲击所致,常为真性动脉瘤起源处。

主动脉弓(aortic arch):主动脉弓起于右侧第 2 胸肋关节平面,向后向左伸达第 4 胸椎体左侧,弓形的最高点投影于胸骨柄的中央或偏左至左侧第 1 胸肋关节平面。主动脉弓的后方邻气管、食管、左喉返神经、胸导管、心神经及脊柱,前左方邻左肺及胸膜、左膈神经、左迷走神经及心神经,下方邻左支气管、肺动脉干分叉部、动脉韧带、左喉返神经及心丛,上方邻左颈总动脉、左锁骨下动脉、头臂动脉、左头臂静脉及胸腺(图 5-85)。由于主动脉弓跨过气管前面,再紧邻其左面,并紧位于左支气管的上方,因而患动脉瘤时特别易于产生呼吸症状,也易于压迫到食管而产生吞咽困难,或者累及左侧喉返神经而出现音哑,严重时可能压迫到交感干而出现**霍纳**(Horner)综合征。动脉韧带紧密连接主动脉弓的下面与左肺动脉近起始部,左侧喉返神经紧依动脉韧带于主动脉弓的附着处左侧绕至主动脉弓的后方上行,因而在结扎未闭的动脉导管手术中,应特别注意避免伤到此神经。

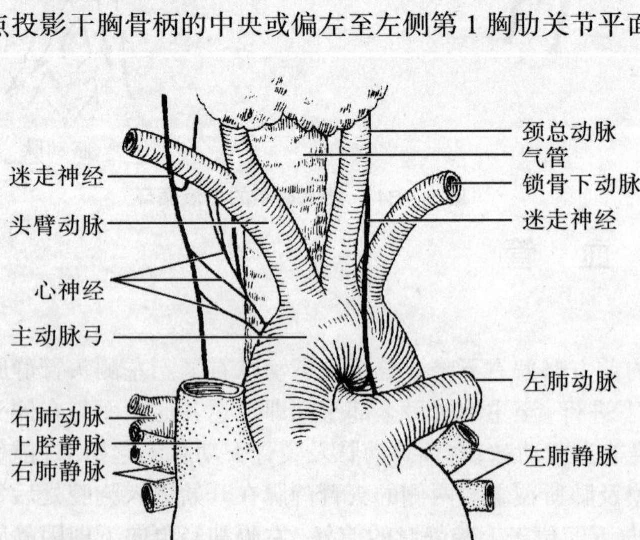

图 5-85　主动脉弓的邻属

主动脉弓的分支

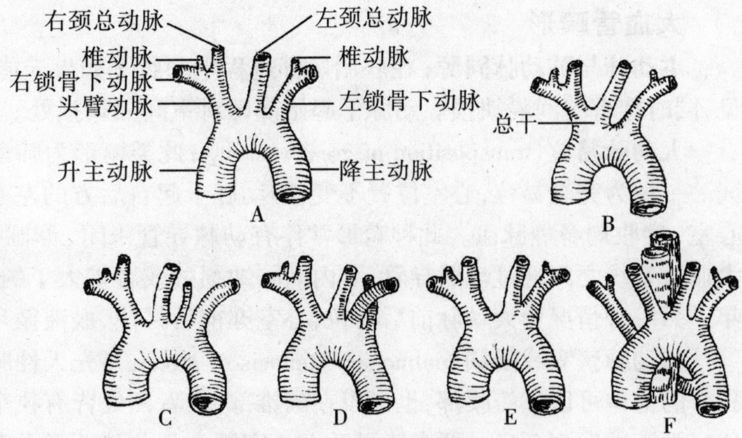

图 5-86 主动脉弓的分支变异

A:常见类型;B:常见的变异;C、D:椎动脉直接起自主动脉;E:短的左头臂动脉;F:右锁骨下动脉行经食管后方

主动脉弓的分支在大多数情况下为头臂动脉、左颈总动脉及左锁骨下动脉三支。

头臂动脉(brachiocephalic artery):此动脉起点位于气管前方,上行偏右并偏后,至右侧胸锁关节后方分成右侧锁骨下动脉及颈总动脉。头臂动脉前借胸腺残余及左头臂静脉与胸骨相隔,静脉跨过动脉的起始段,右侧借右头臂静脉及上腔静脉与右肺及胸膜相隔,左侧邻左颈总动脉及气管,后方邻气管。

左颈总动脉 (left common carotid artery):此动脉的起始处紧位于头臂动脉左侧,偏左上行,经左侧胸锁关节后方进入颈部。左颈总动脉起始段与头臂动脉并列相依,上行后即分开,前有左头臂静脉跨过,并借胸腺残余与胸骨相隔,后邻气管、左迷走神经及食管,左邻左膈神经、迷走神经、左锁骨下动脉、左肺及胸膜,右邻头臂动脉。

左锁骨下动脉(left subclavian artery):此动脉起点处位于左颈总动脉的左后方,向上向左呈弓状进入位于左肺上前方的沟内,前有左头臂静脉跨过。

分支变化:主动脉弓分支的方式在少数情况下有所不同(图 5-86)。

肺动脉干

肺动脉干起自右心室的动脉圆锥,位于左侧第 2 肋间隙或第 3 肋软骨平面偏胸骨左侧,向左、上、后方进行。至主动脉弓的下方分为左、右两肺动脉。成人肺动脉干很短,长约 4~6 cm,直径约 3.5 cm,有时可粗于主动脉。肺动脉干起始部的开口两侧为左、右心耳,左后方为左冠状动脉,右为右冠状动脉,后下为左心房。肺动脉干起始段位于升主动脉的前方,向上即渐转至其左侧,终末部位于主动脉弓的下方。肺动脉干前方对左侧第 2 肋间隙的胸骨端,其间隔以左肺前缘及胸膜。肺动脉干与左心房间隔以心包横窦。肺动脉干分叉部呈直角或钝角位于气管分叉部下方 1.5~2 cm,两者间隔以疏松组织及淋巴结。在主动脉弓、肺动脉干分叉部与气管分叉部之间,含有异常敏感的心神经丛,肺动脉干的最敏感部分亦在此处,进行动脉导管的手术时须先麻醉此区域。儿童肺动脉干的分叉平面略高于成人 $1 \sim 1\frac{1}{2}$肋间隙,约平第 5 肋骨后段。肺动脉干全部位于心包内,起始约 2.5 cm 长一段与主动脉同位于一个浆膜心包鞘内,余部及分叉部皆位于纤维心包内,但是分叉部的后上面无心包覆盖。

左右肺动脉已在肺部一节中述及。

动脉韧带(ligamentum arteriosum)为由左肺动脉起始部上面伸展至主动脉弓下面的纤维索,为胎儿时期**动脉导管**(ductus arteriosus)的残迹,左侧紧邻左喉返神经。

大血管的表面投影

在胸骨柄上切迹(颈静脉切迹)下方 1 cm 处作水平线,两侧至胸骨外缘以外 2 cm,再向下分别至心脏上界的左、右两端(左侧为第 2 肋间隙距胸骨旁线 2.5 cm,右侧为第 3 肋软骨上缘距胸骨旁线 1 cm),连同心脏上界合而形成的四边形区域,即为大血管的表面投影区。

左、右头臂静脉汇合成上腔静脉处位于胸骨柄右缘的中点。上腔静脉由此点开始向下延伸至右侧第 3 肋软骨。下腔静脉进入右心房处位于右侧第 6 肋软骨靠近胸骨边缘处。升主动脉向上偏右进行,与上腔静脉部分重叠而位于其左侧。主动脉弓向后偏左进行,位于胸骨柄下半的后方,左头臂静脉的下方。肺动脉主干在左、右心耳间向上偏左进行,覆盖升主动脉的左前面,上达主动脉弓的下面。颈内静脉与锁骨下静脉在胸锁关节后方汇合成头臂静脉。右头臂静脉接近垂直下行,长约 2.5 cm。左头臂静脉接近横行,位于胸骨柄上半的后方,但有时可以高至胸骨柄上缘以上,特别是在儿童。头臂动脉投影于头臂静脉的内侧。

大血管畸形

主动脉与肺动脉同源：在胚胎发育过程中动脉干如果未能分为主动脉与肺动脉干，即仍为一单干，极罕见，同时伴有室间隔缺损。动脉干起始部即对室间隔缺损处。肺动脉干可以起自动脉干或主动脉。

大动脉易位(transposition of great vessels)：此类畸形为肺动脉起始于后部，主动脉起始于前部，有两种不同。一种为完全易位，心室位置不变，肺动脉干起自后方的左心室，接收饱和氧的血液，主动脉起自前方的右心室，接收周身静脉血。此种畸形常伴有动脉导管未闭、卵圆孔未闭及室间隔缺损等畸形的一种或两种，两大血管系统之间通过动脉导管、心内间隔缺损处或者扩大了的支气管动脉相通。此种患者难于成长，至多数年。另一种情况为大动脉前后易位，心室亦前后易位，血液循环无异常。

肺动脉狭窄或闭锁(pulmonary stenosis or atresia)：先天性肺动脉狭窄或闭锁为比较常见的心血管畸形。狭窄的部位可以在瓣膜部，也可以在圆锥部，或者两处皆有狭窄。动脉瓣狭窄为瓣膜融合，开口变小。圆锥部狭窄为该部发育不良。两者皆可致右心室肥大。此种畸形常存在于先天性紫绀四联症中。此种患者也常伴有主动脉右位、右锁骨下动脉食管后位、主动脉弓分支异常等畸形。**四联症**(tetralogy of Fallot)的四种畸形为：①右心室肥大；②肺动脉狭窄或闭锁；③室间隔缺损；④主动脉右位，骑跨室间隔缺损处，接受两心室的血液(图 5-87)。肺动脉狭窄或闭锁患者发绀的原因即为主动脉接收左右心室的混合血液。肺动脉狭窄的程度可能很显著，肺动脉系统中的血液可以完全来自动脉导管。

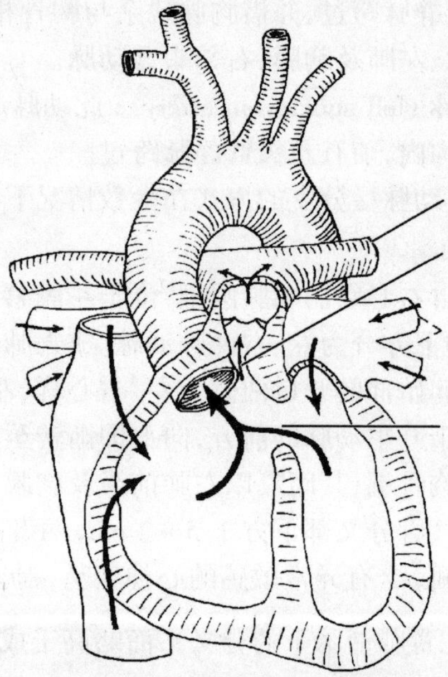

图 5-87　先天性紫绀四联症 (Fallot 四联症)的血液循环道路

主动脉弓畸形：此类畸形包括右位主动脉弓、双主动脉弓、锁骨下动脉食管后位及动脉导管未闭等，皆与胚胎发育有密切关系。在胚胎发育早期，位于肠道腹侧的主动脉的成对部分与位于肠道背侧的主动脉的成对部分，通过 6 对动脉弓相连(图 5-88)。以后第 1、2 对动脉弓完全消失，第 3 对动脉弓形成颈内动脉的起始段。第 5 对动脉弓常不完全，迅即消失。第 4、6 两对动脉弓的演变大致如图 5-89 所示。腹侧主动脉在第 4 对动脉弓的头侧部分发育成左、右颈总动脉。背侧主动脉在紧靠连接成单干处发出锁骨下动脉。肺动脉由第 6 对动脉弓长出，再与腹侧动脉干所分成的肺动脉干相连。第 4 对动脉弓与左心室或动脉干的主动脉部分相连。第 6 对主动脉弓由肺动脉起始部到背侧主动脉之间的一段，右侧者完全消失，左侧者形成胚胎时期的动脉导管。背侧主动脉右支由锁骨下的动脉起始部到连接单干处之间的一段应消失，因而腹侧主动脉右支在第 4 动脉弓头侧的一段形成头臂动脉，第 4 动脉弓及背侧主动脉的一段形成右锁骨下动脉的起始部。左侧的腹侧主动脉近侧段及第 4 动脉弓，加上背侧主动脉合而形成主动脉弓。

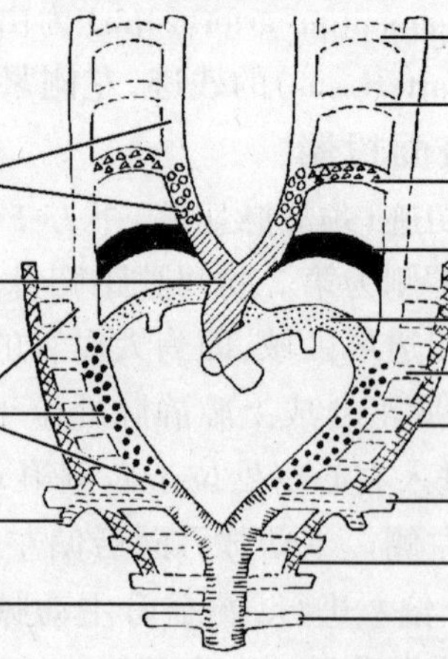

图 5-88　胚胎时期主动脉弓系统的组成，虚线的部分随后消失

双主动脉弓 (double aortic arch) 为一种罕见的畸形，由第 4 对动脉弓及背侧两支主动脉皆持续存在形成，因而形成一动脉环围绕气管及食管。

右位主动脉弓 (right aortic arch) 较双主动弓为多见，常与四联症或内脏转位同时存在。右位

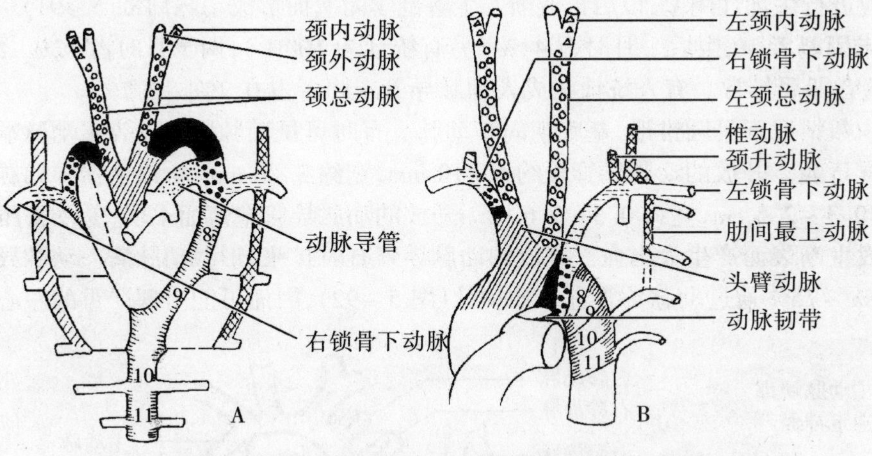

图 5-89 胚胎时期主动脉弓系统发展至成人的情况

A：与图 5-88 对照，胚胎发育到 15 mm 长时的情况，第一、二动脉弓消失，第三动脉弓形成颈内动脉的根部，腹侧主动脉第三、四动脉弓间的部分变长形成颈总动脉；B：成人情况，形成主动脉弓的各部分有显著缩短

主动脉弓的分支变异较多。右位主动脉弓，多经食管后方转为左侧降主动脉，也可移行为右侧降主动脉。右位主动脉弓者动脉导管多半仍为左侧位置，但在右侧降主动脉者动脉导管即为右位。

右锁骨下动脉食管后位(retroesophageal right subclavian artery）者为此血管不起自头臂动脉而为主动脉弓的第 4 分支，亦即起自降主动脉的起始段，通过食管后方向右走。此种畸形因腹侧主动脉与右锁骨下动脉起始处相连接的部分完全或部分消失而形成，因而右侧的锁骨下动脉即起自背侧，必然经过食管后方右行。此种畸形的发生率统计不一，有报告为 1% ~4%，可无症状，亦可出现吞咽障碍或呼吸道梗阻的症状。此种畸形常伴有右喉返神经变异、右位胸导管及气管食管瘘等畸形。正常者右侧喉返神经绕过锁骨下动脉上行。在右锁骨下动脉食管后位者，右喉返神经在喉部平面即由迷走神经分出，直接走向喉部，或者绕过甲状腺下动脉到达喉部。此种情况下在进行甲状腺切除术时，即不易注意到异常的喉返神经，易使受伤。在右锁骨下动脉食管后位者，胸导管常汇入右侧静脉角而不在左侧。

主动脉狭窄(coarctation of aorta)：此种畸形常见者为主动脉紧邻动脉导管附近出现狭窄，但是也可能出现在胸主动脉或腹主动脉的任何一处。高位的主动脉弓狭窄较为重要。狭窄部可以位于锁骨下动脉起始部与动脉导管附着部之间，亦即所谓的婴儿型，因为此处在初生时即比较狭窄。狭窄部也可以位于动脉导管附着部或其紧下方，亦即所谓的成人型。在婴儿型动脉导管开口于狭窄部的远侧。在成人型动脉导管几乎全闭塞而附着于狭窄部或其紧上方。虽然如此，在两种类型之间尚有不同程度变化而无明显的分界(图 5-90)。狭窄部位与动脉导管的关系以及动脉导管是否闭塞至关重要，尤其是与能否发展充分的侧支循环有关。主动脉狭窄的发生率有人统计为 1∶2000，男性为女性的 4 倍。此种患者皆有普遍性舒张期高压，狭窄近侧(上半身) 收缩压过高，远侧 (下半身) 收缩压过低，可以在婴儿时期即出现心力衰竭的症状，运动时下肢软弱无力，正常发育受到限制，症状亦可到成年时期才出现。

主动脉狭窄患者的侧支循环，主要通过肩胛部的动脉吻合及脊柱部的动脉吻合。血液由锁骨下动脉通过肩胛部的吻合进入肋间动脉，再到主动脉狭窄部的远侧。血液由椎动脉及脊柱节段动脉通过脊柱旁动脉吻合进入肋间动脉，再到主动脉狭窄部的远侧。锁骨下动脉的分支胸廓内动脉与肋间后动脉、腹壁下动脉以及膈下动脉间的吻合，均起侧支循环的作用。由此可见，肋间动脉常扩张而形成重要的侧支循环道路。

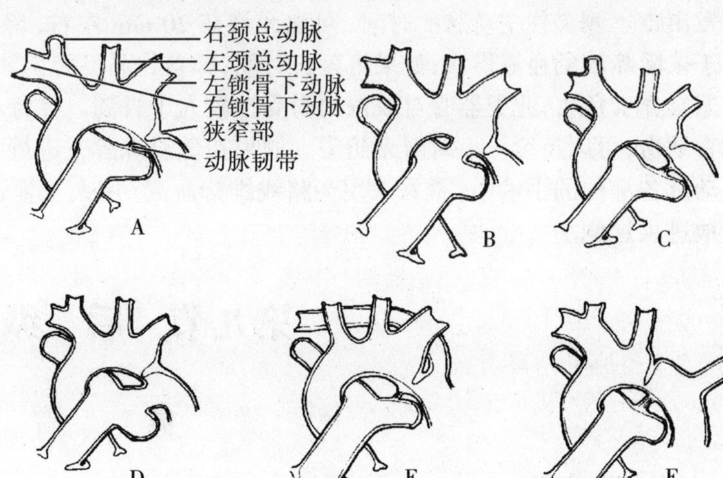

图 5-90 主动脉狭窄的类型，狭窄部位与动脉导管位置关系

动脉导管未闭 (patent ductus arteriosus)：动脉导管原为肺动脉干的延续，汇入主动脉弓的下面左锁骨下动脉起始部远侧 1~3 mm 处，在肺动脉的分支口径大于动脉导管以后，导管即起自左肺动脉的起始

部。动脉导管在出生后数分钟内即应进行生理性闭塞，以后再逐渐发生解剖学闭塞而形成动脉韧带(5－91)。解剖学闭塞的时间不定，有人统计未闭塞者，在生后一月时占44%（另有统计为100%），两个月时占12%，8个月时占2%，至1岁以后仍未闭塞者即属异常。有人统计在成人动脉导管未闭者占0.2%～0.7%。

动脉导管的形状常为圆柱形，少数情况下呈圆锥形，基底朝向肺动脉。有时可见动脉导管仅为主动脉端闭锁，连接肺动脉的一端形成憩室样盲囊。开放的动脉导管长约6～10 mm，宽约3～6 mm，常以连接肺动脉的一端较粗。成人的动脉韧带长约0.3～2.5 cm，宽约0.3～0.6 cm。开放的动脉导管壁薄而柔弱，易受挤压而变扁，手术中分离或结扎时均易发生断裂而产生大出血。开放的动脉导管有时扩张，形似动脉瘤。动脉导管未闭者，主动脉内的血液可有45%～75%通过动脉导管进入肺动脉(图5－92)，因而可能出现严重的左心室负担过重。

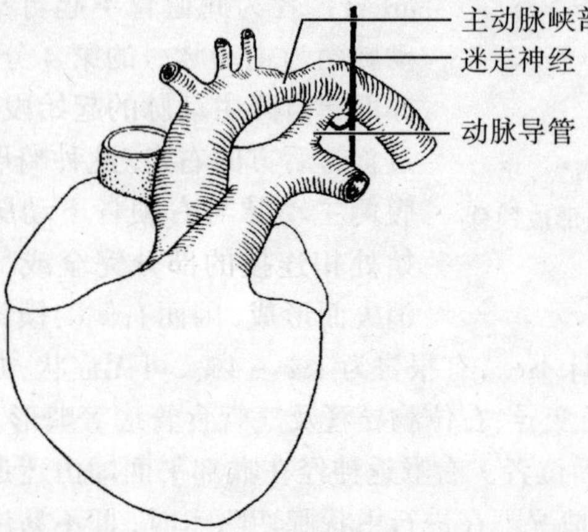

图5－91　初生时的动脉导管

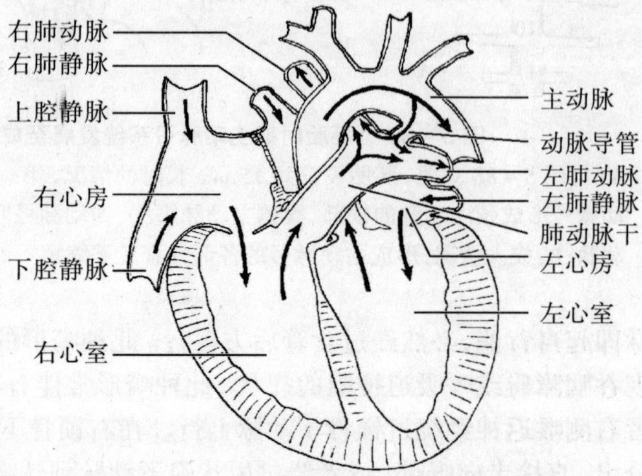

图5－92　动脉导管未闭的血液循环

治疗动脉导管未闭的方法为：进行手术结扎或再切断。单纯结扎者少数可能再建立通道。进行动脉导管的手术时应注意其邻属关系，左面有左侧纵隔胸膜覆盖，可位于心包外，但是心包亦可围绕动脉导管而形成一小的盲囊。左侧膈神经、喉返神经及迷走神经通过邻近动脉导管的纵隔胸膜与心包之间。左膈神经位于动脉导管的前方，相距约1～2 cm，手术中可以膈神经为标志切开胸膜找寻动脉导管。左喉返神经紧邻动脉导管的后方（见图5－91），相距至多0.5 cm，导管扩大时即可能压迫神经而引起音哑，手术中应特别注意避免损伤神经。左迷走神经走在主动脉弓前方的蜂窝组织中，位于动脉导管左侧。动脉导管后邻左支气管的前面，两者有蜂窝组织相隔。动脉导管未闭者肺动脉一般是扩张的，手术中分离因之有一定困难。

手术中阻断大血管血流的安全时限

在手术中可以允许阻断大血管中血流的安全时间，依部位的不同而有异。升主动脉仅可允许阻断1～2次心跳的时间。夹住升主动脉以后心脏输出立即完全停止。脑部仅能忍受3 min的停血时间。在左锁骨下动脉发出点远侧夹住主动脉的时间，可以允许在20 min左右，除加大心脏的张力以外，不至于引起其他恶果，由于未阻断脑的血流供应；如果再延长时间，即首先易使脊髓缺血而发生永久性损毁，其次对肝、肾及肾上腺等器官亦有危害，此类器管对缺血的耐受性较大于脊髓。在肾动脉平面以下夹住主动脉时，不至于引起重要器官缺血，可以持续一小时而无妨碍。如果在低温麻醉下进行手术时，上述时间限制皆可大为延长。在阻断主动脉各部位的手术中，最好采用旁路线维持血流，用人工管子插入阻断处上下段主动脉内，以容血流不间断地进入远侧。

第九节　后纵隔

食　管

起止及长度

食管(esophagus)起自第6颈椎平面，在环状软骨平面与咽部相续，下行通过上纵隔及后纵隔，至第10～

11 胸椎平面穿过膈的食管裂孔进入腹腔，约平第 11 胸椎终于贲门。初生儿食管上端约平第 4、5 颈椎，下端约平第 10 胸椎，年龄增长以后逐渐下降。食管的长度因躯干长度不同而有异，在男性平均约为 24.5 ~ 25.5 cm，在女性平均为 23.5 ~ 24 cm。初生儿的食管长度平均为 11 ~ 16 cm，两岁时可达 20 cm。在成人由切牙至食管上口的距离约为 14 ~ 16 cm。

分段及邻属

食管因通过颈、胸、腹三部而可分为颈段、胸段及腹段。颈段由第 6 颈椎至第 2 胸椎平面，长约 5 ~ 8 cm，邻属关系已详述于颈部一章中。

胸段：食管胸段由第 2 胸椎平面至膈的食管裂孔，长约 15 ~ 18 cm，除对第 5 ~ 8 胸椎的一段因被主动脉推挤而位于正中线以外，上、下段皆略偏中线左侧，在第 8 ~ 10 胸椎之间可能偏至正中线左侧 2 ~ 3 cm。食管与后方的脊柱并不紧贴而有相当量的蜂窝组织相隔。

食管胸段的上 1/3，亦即由第 2 胸椎至第 4 ~ 5 胸椎（气管分叉部）平面之间的一段，略偏正中线左侧而略显于气管左侧（图 5 – 93），位于主动脉弓的后方，左颈总动脉、左锁骨下动脉及左喉返神经的后方。患食管炎症或癌肿时，喉返神经可能与之粘连，因而患食管癌时如果出现声音嘶哑的症状，即表示周围已有较多的粘连。在进行此段食管的手术中，可以左锁骨下动脉作为找寻的标志。此段食管后邻脊柱，其间含有疏松蜂窝组织及淋巴结；前面与气管连以紧密的结缔组织小梁，其间所含蜂窝组织很少。此段食管与纵隔胸膜的关系依其向左偏移的程度而定，向左偏位大者，右侧纵隔胸膜虽可反折至气管后面，但不接触食管；向左偏位小者，右侧纵隔胸膜即可掩盖食管的右侧壁甚至后面。通常右侧纵隔胸膜与食管接触的区域宽约 0.2 ~ 1 cm，长约 4 ~ 8 cm。此段食管左侧面邻近胸导管及左锁骨下动脉（图 5 – 94），很少与左侧纵隔胸膜接触。

食管胸段**中** 1/3 的邻属较为复杂，后邻胸导管、脊柱及其前方的蜂窝组织，左后方邻降主动脉，右邻右迷走神经，右后方邻奇静脉，在第 4 胸椎平面前方及左侧邻主动脉弓，在第 5 胸椎平面前方及左侧邻气管分叉部及左主支气管，再向下前邻气管分叉处淋巴结。此段食管不与纵隔胸膜接触，四周的蜂窝组织发达情况不一，其中常有连接食管与邻近器官的韧带及肌束通过，如食管主动脉韧带、胸膜食管肌及支气管食管肌等。由于此段食管与若干重要的神经及大血管相邻，手术分离困难，复因蜂窝组织中含有供应食管及其他纵隔结构的支气管动静脉，手术中易产生较多量的出血。

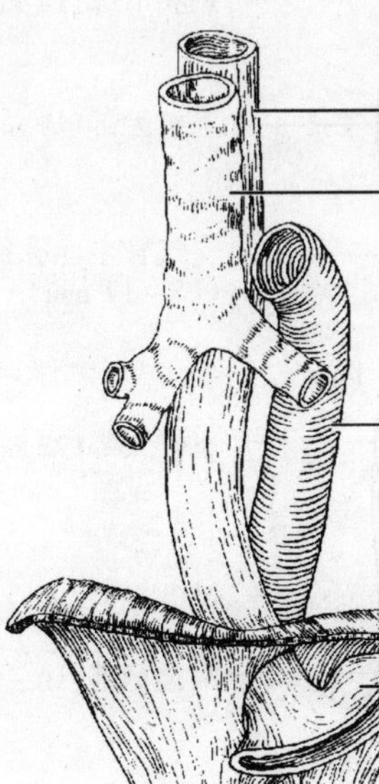

图 5 – 93　食管胸段及腹段前面观

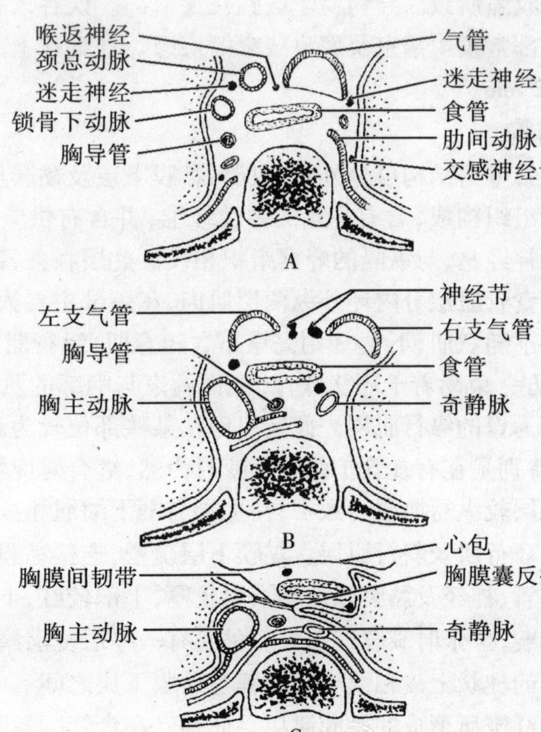

图 5 – 94　纵隔后部横切面

A：上部；B：中部；C：下部

食管胸段下 1/3 与降主动脉的关系不定，有的接近平行，至靠近膈的裂孔处食管才转至左侧。有的两者均匀螺旋交叉，食管越过降主动脉中部的前方。因此，患有较大的降主动脉瘤时，可将食管推向前方抵于心包右壁上，位置较高的动脉瘤并可将食管向右推，低位的动脉瘤则可同时将食管向左推。此段食管前邻心包与左心房及由迷走神经形成的前下丛，在手术中分离此段食管时易伤及心包。左心房扩大时，可能压迫到食管而推之向后，在 X 线下吞入钡餐检查时可以测定二尖瓣狭窄者左心房扩大的程度。此段食管的右面有迷走神经，稍后方有奇静脉，迷走神经向下即转至食管的后面。右侧纵隔胸膜覆盖此段食管的右面全长，并且常延伸至食管的后面。由此可见，可以通过纵隔右面胸膜显露食管或者右迷走神经，同时也应注意，在右肺根后面进行手术分离时，如有不当，即有伤到迷走神经或食管的危险。发生此部食管穿孔后，即有引起右侧胸腔污染及气胸的危险。另一方面，经左侧开胸进行食管手术时，有切开对侧胸膜而引起双侧气胸的可能。左侧纵隔胸膜主要在下部贴附于食管，宽可达 1 cm，但因食管向左弯曲的程度不同而有变化。左迷走神经下行途中由食管左面逐渐转至其前面。食管在通过膈处为下胸膜间韧带固定于膈的裂孔边缘。

腹段：食管于第 10 胸椎平面穿过膈的食管裂孔进入腹部，终于**贲门**。此段食管长约 0.5 ~ 5 cm，位于主动脉的前方，其间隔以左隔脚的一部分，左邻脾脏上端，前右方邻肝左叶；后与膈接触，两者之间有左膈下动脉通过。此段食管的左面及前面皆全部为腹膜覆盖。

狭窄部

正常食管的口径并不均匀，有 3 个**狭窄部**(constriction)，其间则为扩大部(图 5 - 95)。**第 1 个狭窄部**为食管上口，距切牙约 16 cm，管径平均为 14 mm，为环咽肌所环绕，常阻碍食管镜的插入。**第 2 个狭窄部**为主动脉弓及左支气管跨过食管处，位于第 4 胸椎平面，管径平均为 15 ~ 17 mm，距切牙约 27.5 cm。此狭窄部因主动脉跨过其左面形成，并不影响吞咽，亦不影响食管镜通过。但当主动脉弓有病变或变异时，仍可使食管发生狭窄，影响食管镜的通过。例如主动脉弓扩大或有动脉粥样化时，均可压迫食管，并将其推向右后方。此外，在主动脉弓胚胎发育异常而形成围绕食管及气管的动脉环时，或者有右锁骨下动脉食管后位者，皆可在此平面上引起食管狭窄。**第 3 个狭窄部**为未进入胃以上的部分，较不显著，在 X 线透视下可见吞入的液体在此处稍停后即进入胃。此处在形态上并不存在括约肌，但是食管腹段的环行肌层，再加上四周的膈肌纤维，形成所谓的贲门括约肌，可能与此狭窄部有关，所在位置实际上高于贲门。所谓的贲门痉挛，即为此处肌肉发生痉挛性收缩所致。异物易于嵌顿在狭窄部。误吞入腐蚀性药物以后，易于在狭窄部发生瘢痕性狭窄。中、下两狭窄部常发生憩室及瘢痕狭窄等疾患。食管在上、中狭窄部之间的扩大部管径约为 19 mm，下扩大部管径约为 22 mm。

结构

食管壁的结构可分外膜、肌层、黏膜下层及黏膜层。**外膜层**由疏松结缔组织构成，含有少量的弹性纤维，并含有供应食管的血管、淋巴管及神经丛，与纵隔的蜂窝组织相续。此层在食管的中、下中较为致密。食管**肌层**分内环外纵两层肌肉，在颈部主要为随意肌，在胸段即含有不随意肌，下 1/3 则完全不含随意肌。纵行肌层在上端分为 3 束，前方一束附着于环状软骨，侧面两束与咽部的肌肉相连，在下端则移行为胃的纵行肌层。此层肌肉在某些部位较为疏松，纤维易被分开，特别是在有食管扩张的病变时为然，缝合时应特别注意及此。环行肌层较纵行肌层为致密，在上端与咽下缩肌相续，在下端则移行为胃的环行肌及斜行肌层。**黏膜下层**疏松，连接黏膜与肌肉层，其中含有血管、神经及黏膜腺。**黏膜层**较厚，上部较红，下部较灰暗，形成纵行皱襞，扩张时皱襞即消失。黏膜有一厚层复层鳞状上皮，在贲门部与胃的柱状上皮相续。在黏膜与黏膜下层之间有一层纵行排列的平滑肌纤维所形成的黏膜肌层。此外，在食管的黏膜中可能有一些小片散在的异位胃型黏膜，也有报告食管下部有一段黏膜的结构与胃黏膜相同的例证。此种异常的黏膜也容易发生腺癌及溃疡等胃黏

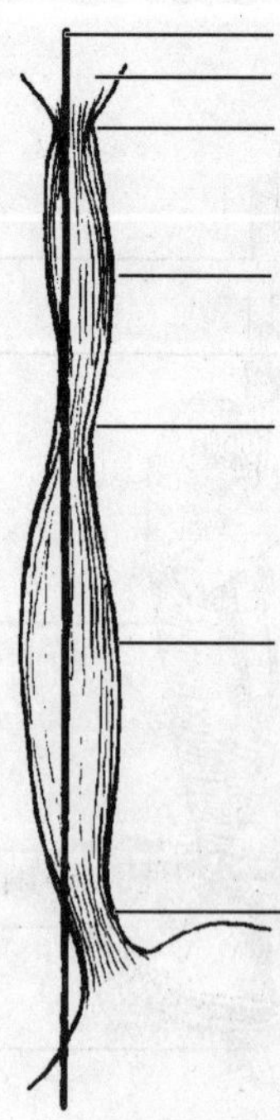

图 5 - 95 食管狭窄部

膜的病变,有溃疡病变时也容易发生狭窄、穿孔、出血等并发症,在鳞状上皮与柱状上皮交界处常见发生消化性溃疡,应将此种溃疡与在鳞状上皮部分因反胃所引起的表浅剥脱相鉴别。缝合食管时主要依靠黏膜及黏膜下层支持缝线。食管可扩大而难以延长,纵行裂口仅可纵行缝合而不能横行缝合。

血液供应

动脉供应:食管的血液供应为分段性。**颈段**主要由甲状腺下动脉分支供应,少数情况下尚有发自锁骨下动脉、甲状颈干或甲状腺上动脉的分支参与。**甲状腺下动脉**可分升段、降段及终末段,在大部分情况下每段各发出一分支至食管,少数情况下仅有一段或两段有分支至食管。供应颈段的动脉继经胸廓上口进入胸腔,在食管两侧于第2、3胸椎平面分支进入食管壁,供应食管胸段的上部,远达主动脉弓的下方。在主动脉弓的上后方游离食管时,有伤到此类动脉而切断该段食管唯一血液供应来源的危险。食管**胸段**的血液供应,主要来自支气管动脉的分支与主动脉直接发出的分支,少数情况下尚有上5~7肋间动脉的分支参与(图5-96,图5-97)。有人统计,食管的血液供应由胸廓上口到主动脉弓下方5~8 cm的一段,亦即气管分叉部附近的一段,主要由**支气管动脉**分支供应者占94%,左右支气管动脉的分支皆分为升降支,在气管分叉平面以上供应气管及食管,在该平面以下供应食管。食管**胸段下部**的血液供应一般皆起自主动脉,绝大部分为两支,少数情况下为1支或3支,一般皆向下走向食管;为两支者下支较大而且较长,可达6~7 cm,上支很少达3~4 cm。食管**腹段**常由胃左动脉分支供应,有时有膈下动脉或者主动脉或腹腔动脉的其他分支参与。胃左动脉至食管分支常有两条,沿食管后面上行,常高达膈上方2~3 cm,亦可有一条沿食管前面上行,较为短小。

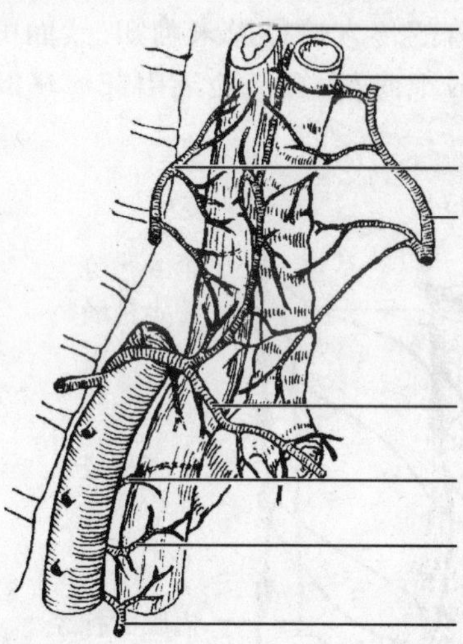

图5-96 食管在支气管分叉部附近的血液供应,右面观

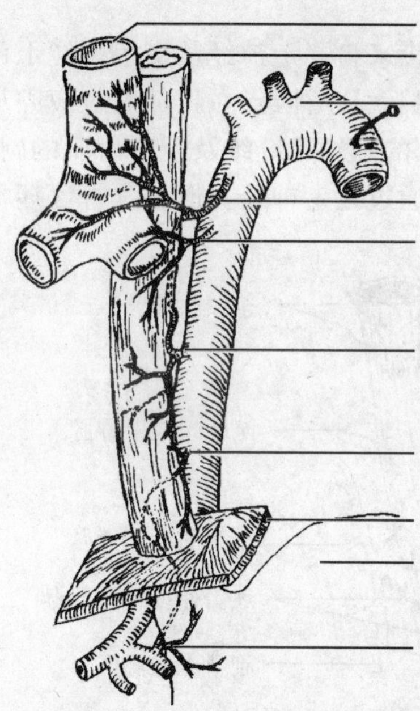

图5-97 食管胸段的血液供应,左前面观

供应食管各段的血管之间吻合情况不恒定。有人统计,在支气管动脉的升支与甲状腺下动脉、锁骨下动脉或者颈部动脉的一分支之间有吻合者,右侧为68%,左侧为22%;在支气管动脉降支与主动脉的分支之间有吻合者,右侧为34%,左侧为12%;至食管下段的主动脉两条分支之间有吻合者为38%,下支与胃左动脉分支之间有吻合者为56%。

食管的血液供应,在与气管分叉部相邻的部分较为丰富,其次为胸段下部。由于食管血液供应的分段特征,以及各段血管的吻合不恒定,因而沿食管长轴游离过多即易于引起坏死,尤以在主动脉弓的平面附近为然。食管手术中伤到主动脉或者支气管动脉至食管的短支时,由于距主动脉很近,容易发生危险的出血。手术中游离食管下端过多及切断胃左动脉时,有影响食管下段血液供应的可能。

静脉回流:食管的静脉在黏膜下及食管周围形成静脉丛。**黏膜下静脉丛**(submucous venous plexus)较为重要,常有10~15条纵行静脉延及食管的全长,在上端与咽部的静脉交通;在下端变细而弯曲,数目增多,并且聚集在4~5个黏膜皱襞中,与贲门部静脉相交通。黏膜下静脉分段发出分支穿过肌层,与食管周围静脉丛相交通。**食管周围静脉丛**(periesophageal venous plexus)呈若干小静脉离开,在上端汇入甲状腺下静脉、椎静脉或其他邻近的静脉(图 5-98),在中段汇入奇静脉及半奇静脉,在下端汇入胃左静脉及胃短静脉。胃左静脉及胃短静脉汇入门静脉,因而食管胸下段与腹段静脉间的联系特别重要,形成门静脉系统与周身静脉系统间的侧支循环道路之一。患门静脉高压症时,门静脉系统内的血液即可经胃左静脉及胃短静脉通过食管静脉丛及奇静脉到达上腔静脉,从而引起食管下端静脉曲张。食管胸下段静脉与胃左静脉之间的交通,主要通过食管的黏膜下静脉丛。此静脉丛缺乏坚强的支持,当其中血压增高以后即易于发生扩张。食管下端黏膜下静脉细而弯曲,为易于发生曲张的潜在因素。由于曲张的静脉位于黏膜下,因而极易受伤破裂大出血。

淋巴回流

食管的淋巴管在黏膜、黏膜下层及肌层间形成丛,在下端直接移行为胃壁内的淋巴丛。淋巴丛在不同平面汇合成淋巴干穿出食管壁,在外膜中进行一程以后即移行至食管表面,在不同平面汇入不同的淋巴结。食管颈段的淋巴及胸段上部的淋巴汇入气管旁淋巴结及颈深淋巴结下群。胸段中部的淋巴汇入气管分叉部淋巴结。胸段下部的淋巴汇入后纵隔淋巴结、贲门旁淋巴结及邻近胃小弯的胃上淋巴结,再到腹腔动脉旁淋巴结。食管的淋巴管亦偶有直接汇入胸导管者。由此可见,患食管癌时,可向各不同方向转移,可转移至肝、肺及颈部,或至邻近结构,远处淋巴结也可能比近处淋巴结有广泛的转移,手术前及手术中检查时均应注意及此。虽然如此,最重要的是食管下部的淋巴引流,对此部癌肿进行手术时可以将贲门旁淋巴结、胃上淋巴结及腹腔动脉旁淋巴结作一整块切除,而对其他部位的癌肿进行手术时对病变的淋巴结则无法作整块切除。

神经供应

食管的神经供应来自迷走神经及交感神经干(图 5-99)。**交感神经**在颈部发自颈上节与颈下节,在胸部发自上部胸节及内脏大、小神经,在腹部发自腹腔丛。**喉返神经**供应食管上部的随意肌纤维。**迷走神经**干通过食管丛,供应余部的随意肌纤维及至平滑肌的副交神经节前纤维。食管的传入途径尚未确知,然而可以认为食管上段的感觉通过迷走神经。但是食管疼痛常牵涉至颈根部、胸部或上腹部,食管收缩引起疼痛时可以

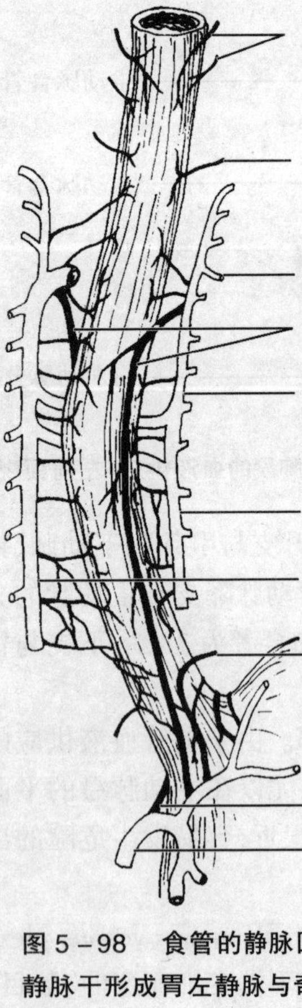

图 5-98　食管的静脉回流与迷走神经伴行的静脉干形成胃左静脉与奇静脉系统间宽广的侧支循环道路

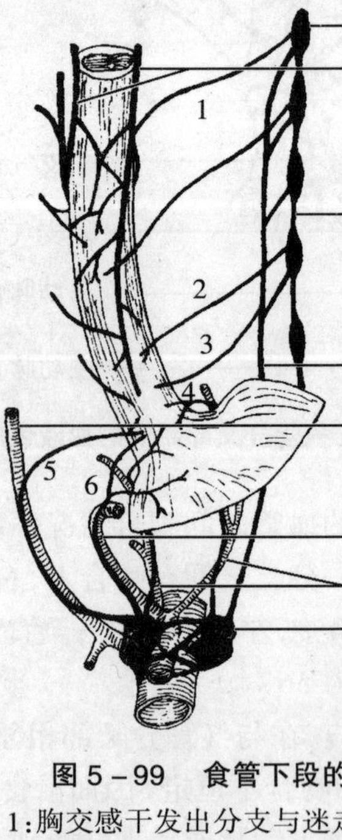

图 5-99　食管下段的神经供应

1:胸交感干发出分支与迷走神经联合;
2:胸交感干直接分支至食管壁;
3:内脏大神经分支至食管壁;
4:来自膈下动脉丛的分支;
5:来自肝左动脉丛的分支;
6:来自胃左动脉丛的分支

与心脏疼痛相似,表明至少有一些疼痛冲动是通过脊神经到达中枢神经系统,因而可以认为是通过交感神经中的传入纤维。交感神经及副交感神经在食管壁内形成肌丛及黏膜下丛,丛中的神经节多认为完全属于副交感神经的节后神经元,由此发出节后纤维。

畸形

食管闭锁(esophageal atresia)及**食管气管瘘**(tracheoesophageal fistula):在胚胎发育早期,胃与原始咽部间有一狭窄部,因肺的发育而增长,后来形成食管。此时期中食管与气管仅为一条管形结构,后来为由两侧向内生长而融合的纵隔分开,最下部分开最晚。食管分开以后再转而形成索状,以后又形成管状。在发育过程中,如果分隔食管与气管的纵隔发育不完全,远端未完全融合时,即遗有食管气管瘘;如果食管再形成管道的过程不完全,则可形成先天性闭锁或狭窄。食管闭锁与食管气管瘘常同时存在,也可分别单独存在。此种畸形常使患儿早期死亡,不易被发现,实际发生率并不一定很少。

食管闭锁单独存在者,可以仅为一横隔;也可为上、下两段之间连以一条纤维索(图 5-100),也可为上、下盲端不相连,或者在气管分叉平面以下完全未形成管道。食管狭窄者仅为管道某处有狭窄。

最多见的食管闭锁为一段闭锁,另一段与气管相通而形成食管瘘。完全的食管气管瘘可分三种类型。第一种是发育正常的气管与食管经一细管相通。第二种是气管与食管紧依而经一孔相通。第三种是食管缺损一段,此段食管为与气管共有的一条管道。

后天性食管狭窄或闭锁可因外伤或化学药剂腐蚀所致。食管气管瘘亦可为后天性,可因恶性肿瘤、感染、外伤及食管憩室等引起,其中主要为食管癌。由于有先天性食管气管瘘的婴儿很少能存活,所以成长以后发生的食管气管瘘差不多全为后天性。

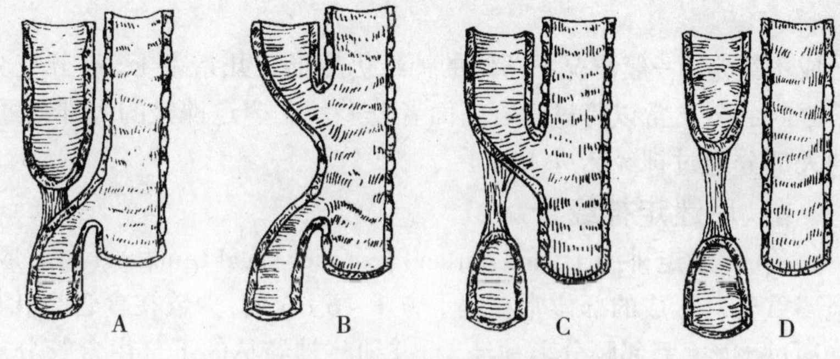

图 5-100 食管气管瘘及食管闭锁的类型

A:常见的类型;B:食管上下段皆与气管相通;C:食管上段与气管相通;D:仅有食管闭锁,上下段之间有纤维相连

食管长度的变异:食管过长或过短可为先天性胚胎发育异常,过长者食管弯曲而扩大,过短者胃即成疝而凸入胸腔。

食管憩室(esophageal diverticulum):食管胸段的憩室可分牵引性及压力推出性两种。牵引性憩室多见于气管分叉及肺门部,由于邻近的淋巴结炎症所致,常很小而无症状,憩室壁含有食管壁的全层。压力推出性憩室可以发生在食管的任何一段,最多见于咽食管交界处。发生于胸段者多在下 1/3,此种憩室易于变大,易使食管成角及发生梗阻。咽食管交界处憩室常向左凸出。胸段憩室常发生在右后壁而向右凸出至右侧胸腔。

迷走神经及食管丛

迷走神经的行径及分支

右迷走神经(vagus nerve)通过右锁骨下动脉第一段的前方进入上纵隔,向下后斜行至气管右侧,右头臂静脉的后方,再到上腔静脉的后方,再向下即到达右主支气管及肺根的后方。迷走神经在支气管上方的部分紧邻奇静脉前行部的内侧。迷走神经发出至肺后丛的分支以后,即呈一干或数干至食管壁,参与形成食管丛。

左迷走神经进入胸腔以后,经过左锁骨下动脉的前方及肋间最上静脉的后方,先位于头臂静脉后方,继位于静脉的左侧,跨过主动脉弓前方下降,至主动脉弓的下缘,在动脉韧带与主动脉弓交界处分出喉返神经。上纵隔病变或手术均可伤到喉返神经,例如支气管癌、食管癌、淋巴结肿大、主动脉弓的动脉瘤等。左膈神经跨过迷走神经的前方。迷走神经主干在主动脉弓的下方通过主动脉与左肺动脉之间,继位于左主支气管的后方,发出至肺后丛的分支以后即至食管壁形成食管丛。两侧迷走神经在纵隔内接收胸交感干的分支,通过食管丛共同供应食管。食管丛内的大部分迷走神经纤维在食管下段再集合成神经干,沿食管壁通过膈的食管裂孔进入腹腔,多认为无交感神经随行。

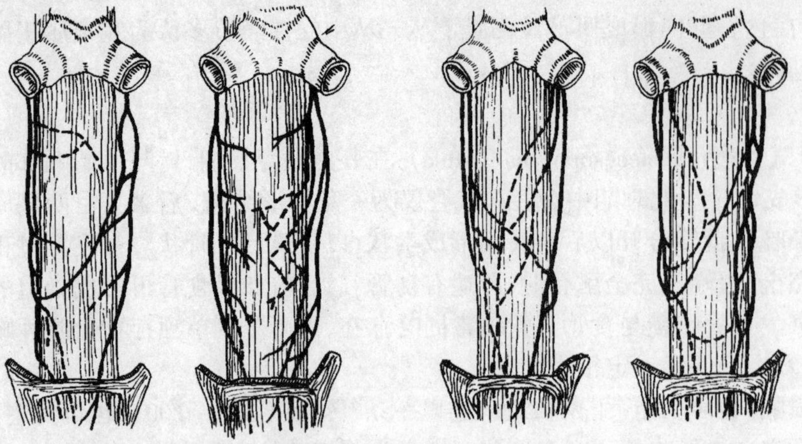
A B C D

图 5-101 食管丛的四种类型

食管丛

两侧的迷走神经在肺门平面或略低处紧贴食管壁形成**食管丛**(esophageal plexus)，分支互相交错(图 5-101)。因而在食管下段再形成左、右神经干时，虽然仍称为左、右迷走神经，实际上各皆含有两侧迷走神经的纤维。又因其实际上常位于食管下段的前后面，故而最好称为前、后迷走神经干。

两侧的迷走神经离开肺门至食管壁而形成食管丛。一侧或两侧者可以在未到达食管壁之前即形成两条或更多的平行神经干。神经丛的形成不恒定，一般情况下两侧的神经仍然形成几条主干，有分支交错，少数情况下无明显的主干可见。神经干之间的分支常以跨过食管前面者较多。左迷走神经的大部分通过神经丛进入前迷走神经干。右迷走神经的大部分通过神经丛进入后干。

前、后迷走神经干

前、后迷走神经干(anterior and posterior vagal trunks)开始形成的部位与膈的食管裂孔的关系在手术方面至属重要。形成的部位常在膈上方 1～6 cm 处，少数在食管裂孔处。因而进行迷走神经切断术，有人主张最好通过胸腔，紧邻膈分离神经干，并须将神经丛的下部由食管分离。如果采取膈下方迷走神经切断术时，应尽可能在膈的平面分离神经干，将食管向下牵引，尽可能向上剥离神经干。在膈的食管裂孔处神经干的数目亦不恒定，在大部分情况下前、后皆为单干，少数情况下为两干或成丛状。此外，少数情况下前后神经干在未穿过食管裂孔以前又再分支。因此在食管裂孔的紧上方或紧下方进行神经干切断术时，在大部分情况下均可达到目的，在少数情况下则因神经呈多干而易有遗漏。前、后神经干通过食管裂孔处的位置亦不恒定，多数情况下前干位于食管的前面或稍偏右侧，后干位于食管的后面或稍偏右侧，少数情况下位置不定或因呈多干或丛状而无一定的位置。

降主动脉

行径与邻属

主动脉弓向下向后跨过气管及食管左侧，至第 4 胸椎下缘平面与脊柱接触，由此向下转为**降主动脉**(descending aorta)(图 5-102)。降主动脉胸段的起始部位于脊柱左侧，下行途中逐渐偏前偏内，至末二胸椎处即到达脊柱的前方，再向下至第 1 腰椎体前方正中线稍偏左即穿过膈的主动脉孔进入腹腔而移行为腹主动脉。降主动脉与第 5～8 胸椎体密切接触，患动脉瘤时可使椎体受压而侵蚀。半奇静脉及副半奇静脉紧位于胸主动脉的左后方，左侧交感神经干在稍外侧跨过肋骨头。胸导管位于主动脉的右侧，椎体的前面，正中线稍右侧，奇静脉位于更右侧。胸主动脉的上段位于肺门的后方，向下即与心包紧贴，再向下即位于食管的后方。食管上段位于降主动脉的右前方，向下即渐转至动脉的前面，至穿过膈的部位即偏于动脉的左侧。胸主动脉的左面邻左侧纵隔胸膜及肺，下段的右面邻右侧纵隔胸膜及肺。

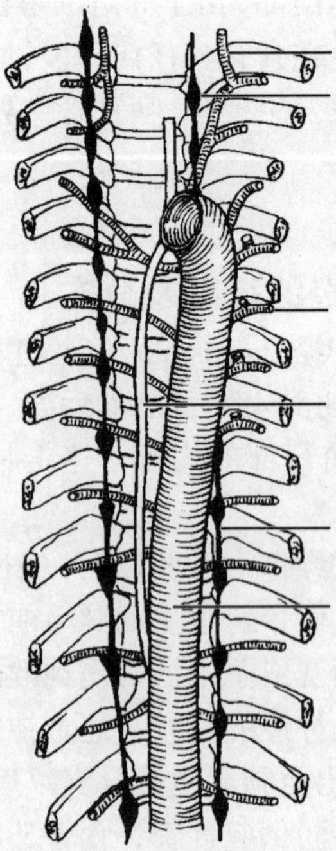

图 5-102 降主动脉的邻属

分支

降主动脉胸段由后面发出九对肋间后动脉及一对**肋下动脉**（subcostal artery），由前面发出 1～3 条支气管动脉、1～3 支食管动脉，以及一些小支至膈、心包与后纵隔的结缔组织及淋巴结。

肋间后动脉(posterior intercostal artery)分布于第 3～11 肋间隙。第 1、2 肋间隙常由锁骨下动脉第二段发出的肋间最上动脉(常由肋颈干分出)分布。降主动脉分出的肋间后动脉分布范围高至第 3(有时至第 2)肋间隙，所以上部肋间后动脉先由起点处向上走，而后进入肋间隙。最高一支肋间后动脉可以供应第 1 或第 2 肋间隙，也可单独分布于第 3 肋间隙，或分布于第 3、4 肋间隙。第 2 支肋间后动脉可以分布于第 4 肋间隙，也可为第 3、4 肋间隙，也可仅供应第 5 肋间隙。右侧肋间后动脉较长于左侧者，跨过脊柱前面至右侧。肋间后动脉紧贴椎体，右侧者前有胸导管及奇静脉通过，左侧者前有半奇静脉通过，在未进入肋间隙以前两侧者皆紧邻胸膜，在紧邻肋骨头处前有交感干通过。

膈上动脉(superior phrenic artery)常很小，由主动脉未穿过膈以前发出，进入膈的脊柱部的上面。主动脉的纵隔支常很小而不规则，供应纵隔的结缔组织、淋巴结及心包后面。

奇静脉系统

奇静脉系统包括汇集肋间静脉的奇静脉、半奇静脉及副半奇静脉。奇静脉位于右侧。半奇静脉及副半奇静脉位于左侧。

奇静脉

奇静脉(azygos vein)常由右侧腰升静脉与肋下静脉汇合形成(图 5－103)，近半数与下腔静脉之间有联系。奇静脉的起始点常在胸腔内，约平第 12 胸椎下缘，在脊柱前面右侧上行(图 5－104)，位于胸导管的右侧，食管的后方，上行至右肺根上缘平面即转而向前，呈弓状绕过右支气管的上方而汇入上腔静脉。奇静脉在行程中接收右侧全部肋间静脉，半奇静脉的中途分支及终末端副半奇静脉，以及食管、心包、支气管与纵隔等部的若干小静脉。

半奇静脉

半奇静脉(hemiazygos vein)起自左侧，组成方式不定，可由左**腰升静脉**(acending lumbar vein)及**肋下静脉**(subcostal vein)汇合形成，并常与左肾静脉或下腔静脉交通。形成以后与内脏大神经一同穿过膈脚，亦可穿过主动脉孔，进入胸腔，沿脊柱左侧或前面左侧上行，常在第 8 胸椎平面跨过椎体前面而汇入奇静脉，中途可有交通支与奇静脉相连。半奇静脉沿途接收左侧 4～5 条肋间静脉，有时接收副半奇静脉的下端与纵隔及食

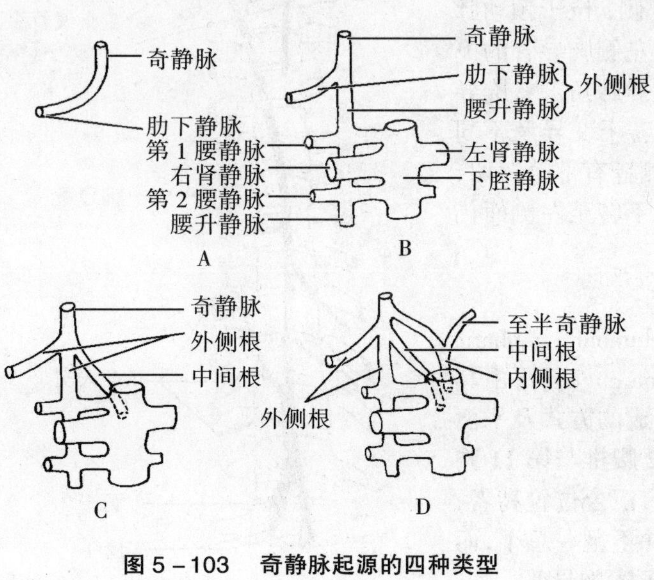

图 5－103 奇静脉起源的四种类型

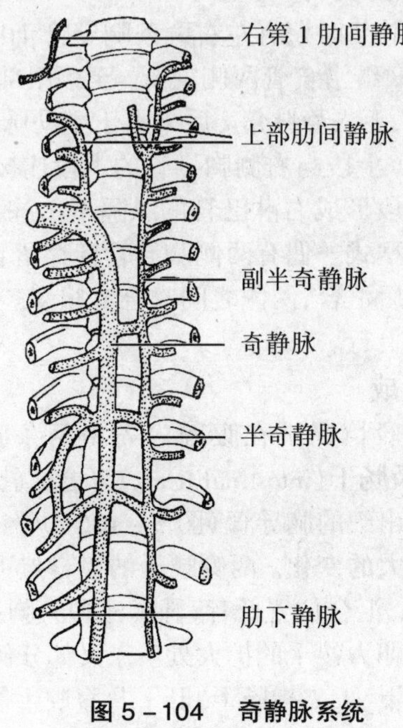

图 5－104 奇静脉系统

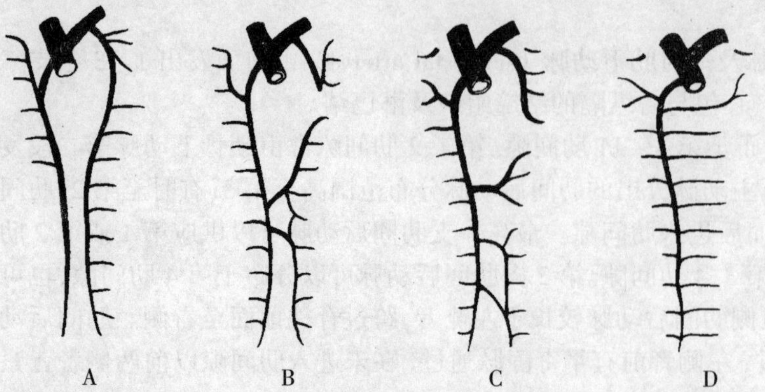

图 5-105 奇静脉系统的变异

管下部左侧的小静脉。

副半奇静脉

副半奇静脉（accessory hemiazygos vein）的大小、位置及形成的变化均较大，因其常与左侧肋间最上静脉相延续或汇入其中，形成与奇静脉相似的纵行长干。副半奇静脉沿脊柱左面下行，接收左侧肋间最上静脉以下及汇入半奇静脉的最上一条肋间静脉以上的 3~4 条肋间静脉，向右跨过第 8 胸椎体汇入奇静脉，或者向下汇入半奇静脉。如果副半奇静脉阙如时，左侧上部肋间静脉即跨过脊柱汇入奇静脉。

变异

奇静脉系统偶可有变异(图 5-105)。奇静脉与半奇静脉左右倒置，可见于内脏转位及双上腔静脉者。两侧上腔静脉者可为两侧对称的奇静脉。半奇静脉可能行经主动脉的前方。半奇静脉也可能阙如。偶有在肝脏平面以下由奇静脉或半奇静脉代替阙如的下腔静脉引流。

上、下腔静脉间的侧支循环

上、下腔静脉间的侧支循环道路与主动脉狭窄者相似，但尚有奇静脉系统与胸腹壁静脉。奇静脉及半奇静脉通过与腰升静脉、肾静脉、下腔静脉以及汇入下腔静脉的若干静脉之间的联系，形成上、下腔静脉间的一条重要的侧支循环道路。上腔静脉梗阻以后的侧支循环与下腔静脉在膈平面梗阻以后者相同。上腔静脉发生急性梗阻以后，上肢及上半身出现发绀及水肿。下腔静脉发生急性梗阻以后，下肢及下半身出现发绀及水肿。两种梗阻后数月，皆发生相同部位静脉扩张，胸壁及腹壁的前面及外面静脉皆扩张，可以见到明显扩张的胸腹壁静脉。在奇静脉已有梗阻者，如果结扎上腔静脉，即引起死亡。在奇静脉通畅者，如果在奇静脉与右心房间结扎上腔静脉，病人仍可能生存。上腔静脉或下腔静脉的慢性梗阻皆可迅速建立侧支循环，发绀及水肿可以很快消失。

胸 导 管

胚胎发育

在胎儿时期有左右两条**胸导管**（thoracic duct），先沿主动脉两侧上行，继沿食管两侧上行，至颈根部即各转向外侧，位于颈动脉鞘后方，汇入静脉角。后来由于主动脉的压力而使左侧胸导管的下部消失，上段与右侧胸导管的下段连接，汇入左侧静脉角。右胸导管的上段形成右淋巴管的纵隔干。胸导管因此有若干变异及不同的吻合型式。偶有两侧胸导管皆存留者，或为两侧皆有部分存留，上行以后汇合，两侧之间吻合支很多。胸导管亦可不转至左侧而仍在右侧上行。

形成

一般情况下在腹腔内先由两条**腰淋巴干**（lumbar lymphatic trunk）及**肠干**(intestinal trunk)汇合成**乳糜池**(cisterna chyli)，再由其上端发出细的胸导管(图 5-106)。胸导管开始形成的方式及平面皆有较大的变化。两侧腰干的汇合点可变动于第 2 腰椎与第 11 胸椎之间。汇合位置低者，乳糜池即为胸导管的下端。汇合位置高者，乳糜池即为腰干的扩大处。在大部分例证中肠干并不呈一总干，而为结肠干、十二指肠干、肝干及腹腔干等单干分别汇入胸导管。

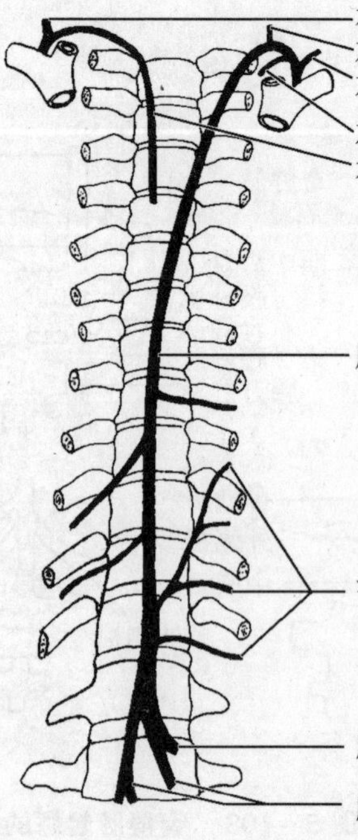

图 5-106 胸导管

行径与邻属

成人胸导管与脊髓等长，平均为 45 cm，直径约为 3 ~ 6 mm。腹腔段在主动脉的右侧及奇静脉的左侧上行，经过膈的主动脉孔进入胸腔。胸腔段位于后纵隔，脊柱的前面，下段右有奇静脉，左有主动脉，后有右肋间静脉、奇静脉与半奇静脉间的吻合支，前有膈、食管及心包。据统计有 3% 的人胸导管位于主动脉的左侧，胸导管上行至第 7 胸椎平面，即开始斜行向左，经过食管后方，至第 5 胸椎平面即到达食管左侧，继续沿食管的左后缘与纵隔左面胸膜内侧上行，经左侧锁骨下动脉后方进入颈部。胸导管颈段的行径已在颈部一章中述及。胸导管前方的蜂窝组织中含有后纵隔淋巴结，以在气管分叉平面较多。食管几乎与胸导管全长接触，在下部有蜂窝组织相间，在主动脉弓平面蜂窝组织较少，两者紧贴，因而进行食管手术时在此处伤到胸导管的危险性最大。右侧胸膜在主动脉弓的下方由壁层转至纵隔胸膜处常形成隐窝，伸入奇静脉与胸导管的前面。左侧胸膜在主动脉弓的上方常贴附于胸导管的前外侧壁。

胸部汇入支

下六或七肋间隙后部淋巴结的输出管汇合成一干，左、右皆向下汇入胸导管的下端。腰上部淋巴结所发出的淋巴管穿过膈脚汇入胸导管。胸导管上行途中又接收后纵隔淋巴结的输出管及上五或六肋间隙后部淋巴结所发出的淋巴管。右侧上五或六肋间隙后部淋巴结所发出的淋巴管有的可汇入右侧支气管纵隔淋巴干。由此可见，胸导管收集淋巴液的区域有胸廓的大部、膈以下身体全部、头颈左侧及左上肢，如果接收左支气管纵隔干，引流区即包括膈的左后部以及食管、气管及肺的一部分。

右支气管纵隔干(right bronchomediastinal trunk)代表右胸导管的胸段，引流膈的右侧份、右肺、左肺的大部分以及心脏的大部，并可能通过右胸廓内淋巴管接收肝脏的一些淋巴以及右上部肋间隙的一些淋巴。

患丝虫病时可因感染及纤维化而使淋巴管阻塞，常致小腿及阴囊发生象皮肿。此种病变偶可累及躯干及胸腔的主要淋巴干，发生乳糜腹水、乳糜尿及乳糜胸水。胸导管受压迫或外伤断裂时，亦可引起乳糜腹水或胸水。胸导管中淋巴液的流量每小时可达 60 ~ 190 mL，因而创伤后淋巴液的损失很快，死亡率很高。胸导管创伤断裂后最好进行断端吻合，否则将远侧断端与奇静脉吻合；单纯结扎的效果较差，但是也可能在一定时间以后建立充分的侧支循环。

管壁结构

胸导管的结构与大的静脉有些相似，但较薄，而且层次分界不清，外观无色或呈乳白色，不易辨认，手术中易受伤，创伤以后缝合困难。胸导管在近颈部的开口处有一瓣膜，下方瓣膜不多。患静脉郁血性心脏病时，易于发生胸导管的瓣膜闭锁不全，使淋巴液郁积，引起胸导管扩张，或可破裂而发生乳糜胸。汇入胸导管的长淋巴管中无瓣膜。因此，当胸导管因病变发生梗阻以后，可以发出淋巴逆流，炎症或肿瘤皆可沿淋巴流相反的方向蔓延，不仅可由腹腔蔓延至胸腔，也可由胸腔蔓延至腹腔。

血管神经供应

胸导管的血液供应，主要来自肋间动脉与食管动脉的分支：下端有第 1 腰动脉及膈动脉的分支供应，颈段有椎动脉的分支供应。静脉主要汇入奇静脉。神经供应主要为交感神经纤维，发自不同平面。此外，尚有少量的迷走神经与肋间神经纤维分布。

胸交感神经节干

位置及邻属

交感神经节干胸段(thoracic sympathetic trunk)位于后纵隔的最外侧，跨过第 1 肋颈及第 2 ~ 10 肋骨头的前方，在胸下部略偏内侧而沿末两椎体外侧进行，经过内侧弓状韧带的后方与腰交感干相续，在上端通过锁骨下动脉及椎动脉的后方与颈交感干相续。右侧交感干位于奇静脉的外侧。左侧交感干位于半奇静脉的外侧。两侧交感干皆位于肋间血管的前方，紧贴胸膜，手术切除交感干时不至于伤到血管。第 1 肋间静脉如果直接汇入头臂静脉则行经交感干的前方。

神经节

胸交感干的神经节数目不恒定，多为 10 ~ 11 个，可多至 16 个，或少到 6 个。第 1 胸节常与颈下节相合形成星状节，第2胸节亦偶可与之融合。星状节由颈下节与第1胸节合成时，下缘即延伸到第1、2胸椎间的椎间盘平面，有第2胸节参加者下缘即伸到第2胸椎下缘。在第2胸节以下神经节即多按节段依次排列，大小不定，亦偶有邻近两节融合者。一般情况下各神经节的位置皆略低于其相当的神经根平面。第10胸节以下的一个节常位于第12胸椎体的面上，与第11及12胸神经皆有交通支相连。

交通支

胸交感神经节除上、下端者以外，皆有两交通支与胸神经相连。由于神经的位置较高，交通支的方向皆略朝上，位于外侧者为进入神经节的节前纤维所形成的白交通支，位于内侧者为由神经节所发出的节后纤维所形成的灰交通支。两交通支偶可合成一单干，或可以不止两干。胸下部交感神经节的交通支，不仅与其上方相邻的神经相连，亦常与下方一神经相连。胸上部交感神经节的灰交通支常为两条，粗的一条与相当的神经相连，细的一条通过上方肋骨颈的后方上行而与上位神经相连。与第1胸神经相连的交通支可以多至2~5条，两侧不一定对称，不仅与第1胸交感节相连，亦可与颈下节、第2胸节、更或第3胸节相连。由此可见，至第1胸神经的节后纤维起源并不固定，单独切除星状节以后并不能完全切断上肢的交感神经供应，加以其他原因，此种手术已被弃置不用。

胸交感神经干的分支

胸交感神经干除有交通支与脊神经相连以外，尚发出一系列至脏器的分支。细小的分支至心丛、肺丛及主动脉丛。较大的分支构成内脏大神经、内脏小神经及内脏最下神经。由第1~5胸交感节发出节后纤维至胸腔脏器。心丛及肺丛前已述及。主动脉丛的一部分随胸主动脉分支分布，并沿主动脉通过膈与腹腔丛或腹主动脉丛相续。诸内脏神经供应腹腔脏器。

内脏大神经（greater splanchnic nerve）：胸交感神经干的最大脏器支为内脏大神经（图5-107），由第5~9胸节发出的分支构成，但常有变异，两侧者亦少对称，起源可以高至第4胸节，亦可低至第12胸节。因此进行胸腰交感神经切除术欲包括内脏大神经的最高起源时，在半数以上的病例须高至第6或第5胸节。内脏大神经常通过膈脚进入腹部，亦可通过主动脉孔。

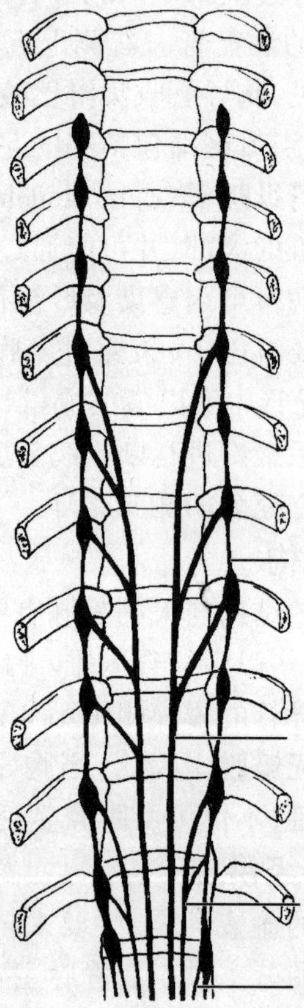

图5-107　内脏神经

内脏小神经及内脏最下神经：此两神经在内脏大神经起始处的下方发出，但皆可能阙如。**内脏小神经**（lesser spanchnic nerve）常由第10及11胸交感节发出的分支构成，亦可高至第7胸节或低至第12胸节。**内脏最下神经**（lowest splanchnic nerve）常由第12胸交感节发出的分支形成，亦可起自第11胸节，或起自第11及第12胸节。内脏小神经及最下神经皆通过膈脚进入腹部。

由上述内脏神经的起源，可见在高位腰椎麻醉的情况下，可因麻醉胸5以下发出至腹腔器的交感神经节前纤维，使腹腔脏器的血管扩张，出现暂时性的低血压。

第六章 腹 部

第一节 概 述

境界

腹部(abdomen)的上界为剑突及肋弓,下界为耻骨联合、腹股沟韧带及髂嵴,后界为腋后线向下的延长线。

表面解剖

剑突、肋弓、耻骨嵴、耻骨结节、髂前上棘及髂结节等骨性标志均可摸清。在皮下脂肪较少而肌肉发达的人,腹壁紧张时可以清楚地看到腹直肌及其腱划的轮廓。

耻骨结节(pubic tubercle)位于**耻骨嵴**的外侧,亦称**耻骨棘**(pubic spine),与股骨大转子接近位于同一平面,在胖人身上常不显,在男性可用手指由阴囊向上使皮肤折叠而摸清,在女性可于股外展的姿势沿大收肌腱向上摸清。

髂前上棘(anterior superior iliac spine)在直立的姿势稍低于骶岬平面。

剑突与胸骨体相接点位于第 10 胸椎体上缘平面。

肋弓最低点亦即肋下平面,对第 3 腰椎。

髂嵴(iliac crest)最高点平第 4 腰椎棘突。

腹白线(linea alba)位于正中线,由剑突伸展至耻骨联合,在瘦人脐以上表面呈现一浅槽,脐以下则不显。

半月线(linea semilunaris)由腹直肌外缘形成,由第 9 肋软骨前端伸展至耻骨结节,呈略向外凸的弧形,在瘦人脐以上表面可出现一浅槽,在胖人则不显。

脐(umbilicus)的位置常在两侧髂嵴最高点的连线平面上,亦即第 3、4 腰椎间的椎间盘平面,但其变化较大,不足用为界标。在发育正常者脐应在头顶与足跟间中点稍上,在软骨发育不全(侏儒畸形的一种)患者则位于该点以下。

幽门平面(transpyloric plane)位于胸骨柄上缘至耻骨联合上缘的连线中点,亦即剑突与胸骨相接处至脐连线的中点。位于此平面上的结构有第 9 肋前端、胆囊底、第 1 与第 2 腰椎间椎间盘、幽门(中线右侧 4 cm)、胰腺的行程、十二指肠空肠曲(中线左侧稍低)、肾门(中线旁 6 cm)。

腹腔动脉的起始点对第 12 胸椎体下缘,位于幽门平面上方约 2.5 cm。

肠系膜上动脉及肾上腺动脉的起始点,紧位于腹腔动脉的下方。

肾动脉的起始点位于肠系膜上动脉起点的下方约 1.2 cm。

肠系膜下动脉的起始点位于脐平面上方约 2.5 cm。

腹主动脉分叉处对第 4 腰椎体,略偏左侧,位于脐平面以下约 2 cm。由此点至髂前上棘到耻骨联合连线的中点的引线,上 1/3 为髂总动脉的表面投影,下 2/3 为髂外动脉的表面投影。

腹壁下动脉的表面投影为由髂前上棘到耻骨联合连线的中点至脐到耻骨联合间中点的引线,在跨过半月线以后即垂直向上。

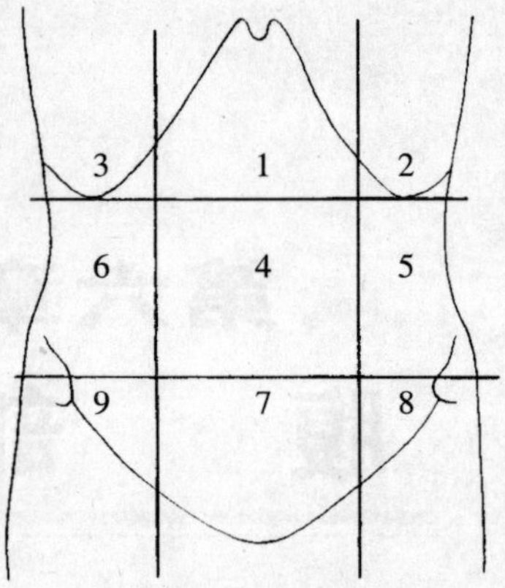

图 6-1　腹部分区

1:腹上部;2:左季肋部;3:右季肋部;4:脐部;5:左腰部;6:右腰部;7:腹下部;8:左腹股沟部;9:右腹股沟部

腹部分区与腹腔脏器的表面投影

分区: 临床上常将腹前外侧壁用两条横线及两条垂直线分为9个分区,以便描述腹腔脏器及病变的部位。两条垂直线通过腹股沟韧带中点,亦即锁骨中线的延长线。上横线通过第10肋软骨的最低点,称为肋下线。下横线通过髂前上棘。由此将腹部分为腹上部、左季肋部、右季肋部、脐部、左腰部、右腰部、腹下部、左腹股沟部、右腹股沟部(图6-1)。此外,多有为更简单起见而仅将腹部分为左上、右上、左下及右下4个象限。

腹腔器官的表面投影: 按照9个分区的划分方法,腹腔内脏器的表面投影大致如下。

投影于**腹上部**(epigastric region)的器官有胃的大部分,幽门部,十二指肠上半及十二指肠空肠曲,肝右叶的左侧端,肝左叶,胆囊、胰腺、肾脏的内侧份,腹主动脉及下腔静脉各一段,腹腔动脉及腹腔丛等。

投影于**右季肋部**(right hypochondriac region)的器官有肝右叶的大部分,右肾的外侧份。此部主要位于胸廓下部深处,查体时不易触及其中所含结构。

投影于**左季肋部**(left hypochondriac region)的器官有胃的近侧份,脾脏,结肠脾曲,左肾外侧份。此部主要位于胸廓下部深处,查体时亦不易触及其中所含结构。

投影于**脐部**(umbilical region)的器官有小肠,大网膜,肠系膜,横结肠,肾脏下端内侧份,输尿管的一段,腹主动脉及下腔静脉各一段。胃的位置较低者胃大弯可低至此区城。

投影于**左腰部**(left lumbar region)的器官有降结肠,空肠的一部分,大网膜,左肾下端外侧份。

投影于**右腰部**(right lumbar region)的器官有升结肠,回肠的一部分,大网膜,右肾下端外侧份。

投影于**腹下部**(hypogastric region)的器官有充盈膀胱,怀孕的子宫,小肠,乙状结肠的一部分,输尿管的一段。

投影于**左腹股沟部**(left inguinal region)的器官有乙状结肠及小肠的各一部分,在女性尚有左侧卵巢及输卵管。

投影于**右腹股沟部**(right inguinal region)的器官有盲肠,阑尾,回肠末段,在女性尚有右侧卵巢及输卵管。

了解腹腔器官在腹前壁的表面投影,有助于确定腹腔创伤及病变脏器的部位,但是应注意此种投影常随年龄、腹壁肌肉的紧张程度、空腔脏器的充盈程度以及病变等的不同而有所改变。婴幼儿腹部比较明显凸出,因为肝脏相对较大,胃肠道内积气较多,腹腔正处于增长过程中,腹壁肌肉仍在增强中。

第二节　腹前外侧壁

层　次

皮肤(skin)

腹前外侧壁的皮肤较薄,与深部组织的附着除脐部及正中线以外皆较松弛,易于活动,延展性较大,有利于整形手术。腹部皮肤的张力线大体上横行,因而纵行的皮肤切口所受的张力较大于横行切口,易于裂开,这一点在成人重要性不大,但在婴儿则应注意。此外,纵切口的瘢痕亦因此而易于被牵拉变宽,横切口瘢痕变宽的程度则较为轻微。腹部显著膨胀以后,真皮层的弹力纤维多处断裂,形成白色皮纹,常见于妊娠以后,称为孕妇纹(striae gravidarum),大量腹水或巨大卵巢肿瘤等病变以后亦可见到。

皮下组织(subcutaneous tissue)

腹前外侧壁皮下组织的多寡因人而异,在腹上部为一层,在腹下部则可明显分为浅、深两层,特别是在脐与耻骨联合之间较为明显,但是在瘦人常不易分清,在胖人则较易分清(图6-2)。浅层亦称**坎珀尔筋膜**

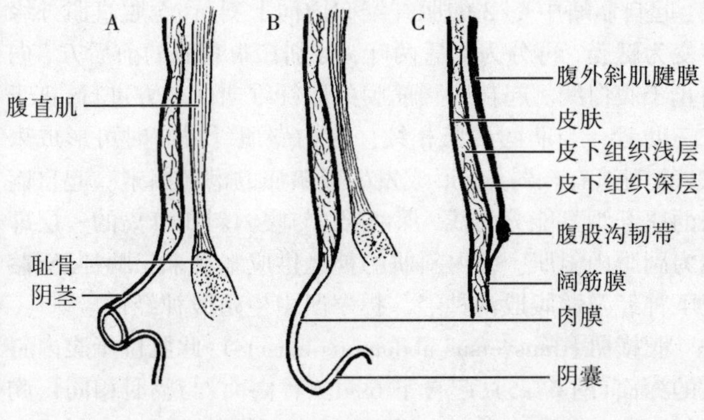

图 6-2 腹前壁下部纵切面，表示皮下组织浅深层在不同部位的关系

A:邻近正中线;B:稍外;C:更外侧通过股部

(Camper's fascia)，主要由脂肪组成，在胖人可以很厚，与相邻区域的皮下脂肪层相续。深层亦称**斯卡帕筋膜**(Scarpa's fascia)，主要为结缔组织，含有弹性纤维，与深筋膜层接触。此层筋膜至脐以上及两侧腰部即不显，在下方外侧跨过腹股沟韧带而于其下方约 2 cm 处附着于股部深筋膜，在下方内侧则跨过耻骨嵴而与会阴部的浅会阴筋膜相续，在中线上附着于腹白线。因此，在深层筋膜深处的积液，可以向上蔓延至胸部、腋下或腰部，也可向下蔓延至阴囊，向股部则止于腹股沟韧带下方的附着线，但不能越过正中线到对侧腹壁。胸部外伤发生皮下气肿时，也可扩散到腹壁的斯卡帕筋膜深处。尿道球部破裂有尿外渗至浅会阴筋膜深处以后，也可向上蔓延至腹壁，沿斯卡帕筋膜深面扩散。

腹壁浅部的血管神经主要位于皮下组织的浅、深两层之间，所以在胖人腹部作切口时，浅处很少见到大的血管。两层筋膜除在腹股沟韧带以下的部分有淋巴结及血管相间而易于分开以外，在其他部位均不易分开。缝合腹下部切口的皮下组织时，应缝合深层。

深筋膜(deep fascia)：在腹前外侧壁的皮下组织深面，腹外斜肌与腹直肌鞘的浅面，含有一层少量的结缔组织，与身体他处的深筋膜相当，无特殊临床重要性。

肌肉(muscle)

腹前外侧壁的肌肉有位于侧面相重叠的腹外斜肌、腹内斜肌及腹横肌，以及位于中部的腹直肌与锥状肌。

腹外斜肌(external oblique muscle)：此肌呈 8 条指状叉起自下 8 肋骨的外面及下缘，上 4 叉与前锯肌的起始部相间，下 4 叉与背阔肌的起始部相间。各叉头起始后迅即相连而形成扁肌，向下向内进行，止于剑突、腹白线、耻骨嵴、耻骨结节及髂嵴的前半(图 6-3)。起自下部肋骨的肌纤维接近垂直下行，止于髂嵴前半的外缘。中部及上部肌纤维向下向前行，约至由第 9 肋凸出点到髂前上棘的连线上即移行为腱膜，上部近**半月线**，下部稍偏后。**腹外斜肌腱膜**(aponeurosis of external oblique muscle)薄而坚实，纤维斜向下内，在正中线上与对侧者相连，完全覆盖腹壁前部。腹外斜肌腱膜覆盖腹直肌前面的部分，与腹内斜肌腱前叶合而形成腹直肌鞘的前层；两层腱膜在腹上部较早融合，在腹下部至接近腹白线处始相融合。腹外斜肌腱膜最上部的浅面有胸大肌的纤维起始，在髂前上棘到耻骨结节之间的部分增厚形成**腹股沟韧带**。腹外斜肌的神经供应来自下六肋间神经及末胸神经，与各神经的外侧皮支同起于一总干，供应上二或三叉肌肉的神经由其浅面进入，供应其余各叉肌肉的神经皆在外侧皮支未穿出肌肉以前进入。

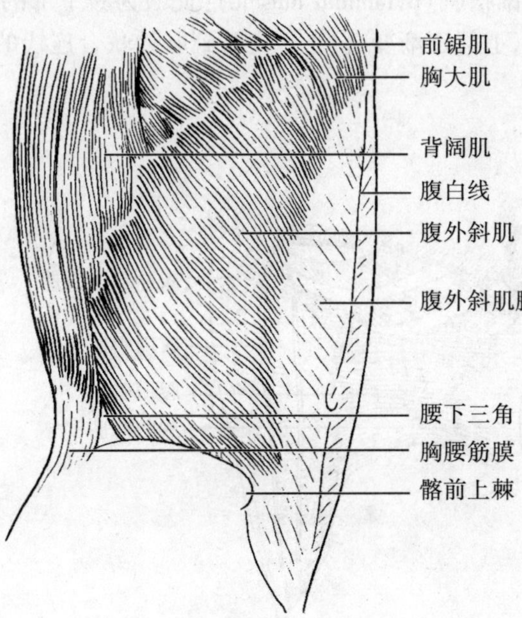

图 6-3 腹外斜肌

腹内斜肌(internal oblique muscle)：此肌位于腹外斜肌深处(图 6-4)，比较薄，起自腹股沟韧带的外侧半、髂嵴前 2/3 的中部、胸腰筋膜后层。起自腹股沟韧带的肌纤维向前偏下斜行，最下份纤维形成提睾肌，在精索上方的纤维则与腹横肌的下分纤维合而形成联合腱止于耻骨结节及耻骨嵴。起自髂嵴前 1/3 的肌纤维横行向内，至半月线的下 1/4 部分变成腱膜，跨过腹直肌的前面，止于腹白

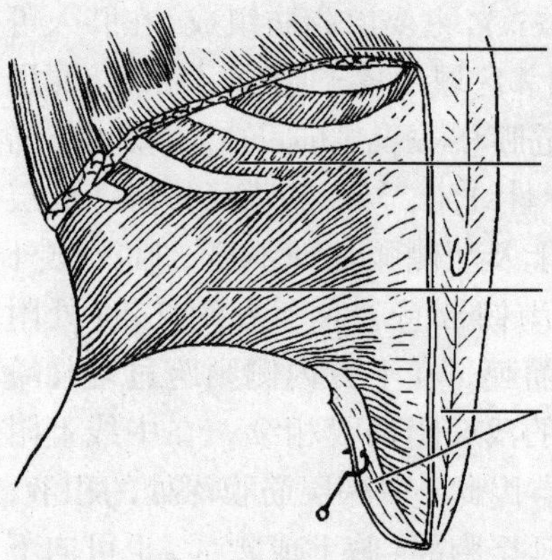

图 6-4　腹内斜肌

线。起自髂嵴中 1/3 的肌纤维向内向上斜行,至腹直肌外缘即变为腱膜，再分为前后两叶，分别在腹直肌的前后方，向内止于腹白线。起自胸腰筋膜的肌纤维向前上方进行,止于末三肋骨，与肋间内肌相续。腹内斜肌纤维有时可形成束状,束间遗有软弱点,形成发生腹壁疝的潜在因素。起自髂嵴的肌纤维可能分为浅、深两层,与腹内斜肌分离的一层即称为副腹内斜肌。腹内斜肌的神经供应来自末三胸神经、髂腹下神经及髂腹股沟神经。提睾肌由生殖股神经供应。

腹横肌(transversus abdominis muscle):此肌位于腹内斜肌的深面(图 6-5),起自下 6 肋软骨内面(与膈肌相同)、胸腰筋膜、髂嵴前 3/4 的内缘、腹股沟韧带外 1/3。肌纤维大部分横行向内，于近止点处先形成腱膜，再止于腹白线，上 3/4 行经腹直肌的后方，与腹内斜肌腱膜后层合而形成腹直肌鞘的后层,下 1/4 则行经腹直肌的前方,参与形成腹直肌鞘的前层。腹横肌的下部纤维向前偏下进行,与腹内斜肌的下部纤维合而形成联合腱,形成腹直肌鞘前层的下部,止于耻骨结节及耻骨嵴。腹横肌的神经供应来自下 5 或 6 胸神经,亦可能有髂腹下及髂腹股沟神经参加。

三层扁肌之间皆有少量或中等量的结缔组织相隔,以腹内斜肌与腹横肌之间较多,虽可视为肌肉间的筋膜,但因其并不形成完整的层次,而且无限制感染扩散的功用,所以没有临床重要性。

腹直肌(rectus abdominis muscle):此肌为长条扁肌,上部较下部宽而薄,起自耻骨嵴、耻骨联合后面及腹白线的下部,上行止于第 5、6、7 肋软骨及剑突(图 6-6)。腹直肌为 3 个**腱划**(tendinous intersection)所分割,一在脐平面,一在肋缘剑突尖平面,另一个在上两者之间的中点。脐以下偶可见有另一或二腱划。腱划横行或斜行跨过肌肉,很少穿透肌肉全厚,因而仅见于肌肉的前面,不见于后面。腱划紧密黏附于腹直肌鞘前层,必须用刀始可分离。肌肉本身与肌鞘前层的附着比较疏松,易于分开。肌肉与鞘的后层则不黏附,其间含有少量疏松结缔组织。因此,在肌肉前面有渗出液时即为腱划所限而不易扩散,在肌肉后面有渗出液时则可自由向上下扩散。在腱划处有腹壁上动脉发出分支及静脉穿过腹直肌。在作旁正中切口中,将复直肌由鞘的前层分离时,在腱划处即常因切断此类血管而有较多的出血,可用贯穿缝合法止血,不宜用止血钳。腹直肌为长条肌,因有腱划分割成几条短肌,作用力及功效均得到加强。在瘦而肌肉发达的人,腹直肌作用时腱划间的肌腹可以明显凸出,不要误为肿瘤。腹直肌的神经供应来自下 6 或 7 胸神经,亦可能有髂腹下神经参加,或者末胸神经不参加。

锥状肌(pyramidal muscle):此肌为腹下部的三角形小肌,位于腹直肌的前面,起自耻骨的上缘及耻骨前韧带,上行逐渐变窄,止于由脐到耻骨联合连线的中点以下的腹白线,神经供应来自第 12 胸神经。两侧的锥

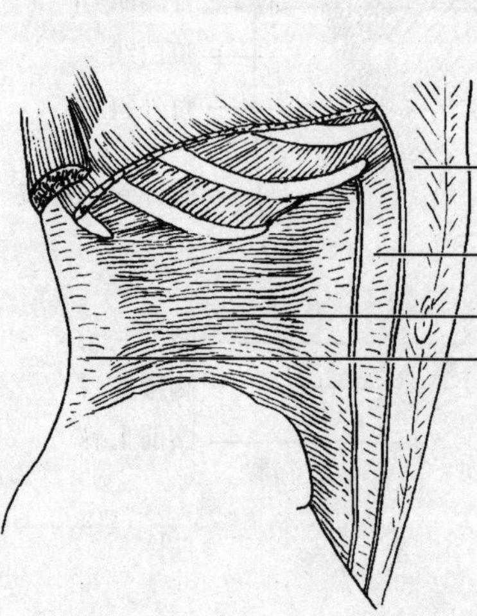

图 6-5　腹横肌

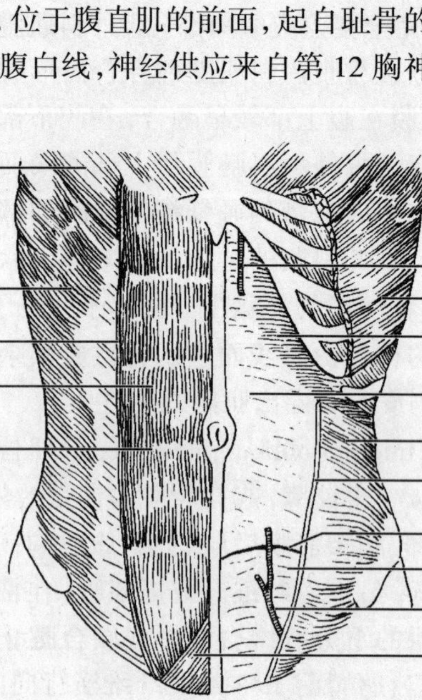

图 6-6　腹直肌及锥状肌,腹直肌后方结构

状肌可以不等大，一侧或两侧皆可阙如，也可能为一侧有两块。

腹直肌鞘

诸扁肌腱膜至腹直肌外缘即形成半月线，再向内即形成**腹直肌鞘**（rectus sheath），在不同部位组成各异（图6－7）。

在肋弓下缘以上部分，腹直肌后面与肋软骨直接接触，因而无鞘的后层，鞘的前层仅由腹外斜肌腱膜形成，因为诸斜肌中仅有腹外斜肌腱膜超越至肋弓下缘以上。在肋骨与肋软骨交界处发生的结核性脓肿，可能在半月线的内侧或者外侧向下蔓延。如果在半月线的内侧向下，即进入腹直肌鞘而位于腹直肌的后方。如果在半月线的外侧向下，则在腹内斜肌与腹横肌之间蔓延。

在上腹部的上份，腹直肌鞘的后层仅由腹横肌形成，前层仅由腹外斜肌腱膜形成，因为腹内斜肌的纤维走行方向较肋弓下缘低平，不能到达肋下缘而略低。

由腹内斜肌上缘平面到脐与耻骨联合间中点附近**弓状线**（arcuate line）的部分，腹内斜肌腱膜分裂为前、后两层，分别至腹直肌的前、后面，前层与腹外斜肌腱膜融合而形成腹直肌鞘的前层，后层在半月线处即与腹横肌腱膜融合而形成鞘的后层。有时可见腹内斜肌腱膜完全至腹直肌前面参与构成鞘的前层，而腹横肌腱膜则分成前、后两层，分别参与构成鞘的前、后层（图6－8）。也可为腹内斜肌与腹横肌腱膜纤维相互交织以后，再分为前、后层，分别参与构成腹直肌鞘的前、后层。在脐到耻骨联合的连线中点附近以下，原在上方形成腹直肌鞘后层的腱膜完全走向腹直肌的前面，因而后层在此处形成明显的弓状游离缘，凸面向上，称为弓状线（半环线）。如果此种变化为逐步发生者，则在下方可能见到另一条弓状线。

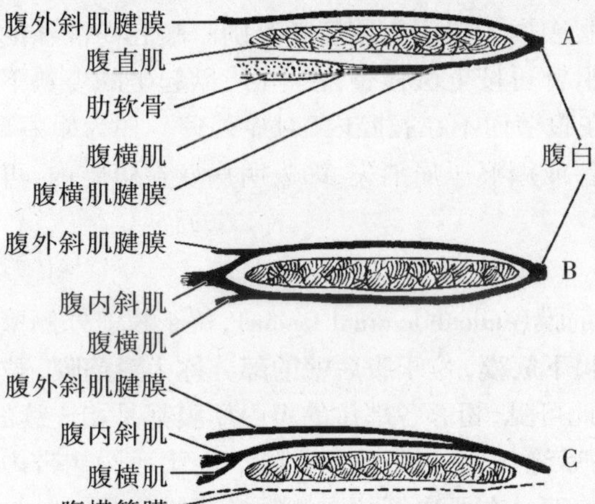

图6－7　腹直肌鞘在不同部位的组成

A：腹上部；B：肋缘至弓状线间；C：弓状线以下

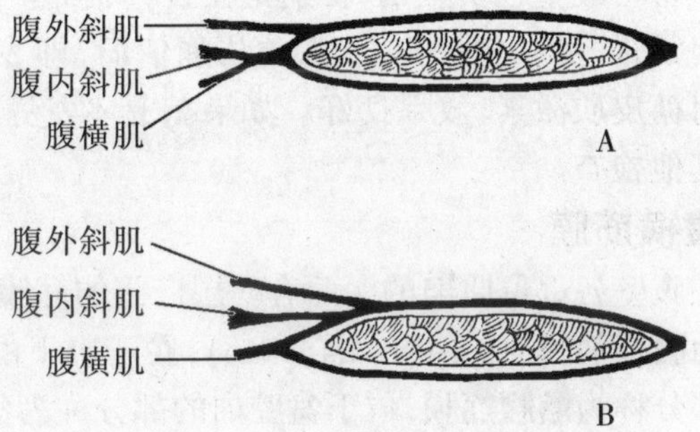

图6－8　腹直肌鞘在弓状线以上组成的变异

A：腹横肌与腹内斜肌皆参与组成前后层；

B：腹内斜肌仅参与组成前层，腹横肌分两层分别参与组成前后层

在弓状线到耻骨上缘之间的部分，诸扁肌腱膜皆走在腹直肌的前面，构成腹直肌鞘前层。腹直肌的后面即与腹横筋膜接触。腹直肌鞘在此部即无后层。此外有时可见腹横筋膜在此部亦随腹横肌腱膜走在腹直肌的前面，参与构成鞘的前层。腹横肌腱膜与腹内斜肌腱膜至腹直肌前面即相融合。而腹外斜肌腱膜与腹内斜肌腱膜在半月线处自上到下皆不立即融合，而在半月线的内侧由第8肋软骨到耻骨上方不远处腹白线的连线上始相融合。因此，腹外斜肌腱膜的下部很容易由腹直肌鞘的前层分离，在修补腹股沟疝的手术中如果翻转腹外斜肌腱膜作为修补材料，或者将其切开以松解侧面的张力，皆易于进行，不至于破坏腱膜，也不至于影响腹直肌鞘的完整性。在下腹部的横切口中，也因此易于将腱膜层重叠缝合。

侧面三层扁肌一同作用时压缩腹部，并增强腹股沟管。斜肌并有使脊柱侧屈与旋转，以及缩小胸廓的作用，一侧的腹外斜肌与对侧的腹内斜肌作用时使脊柱向腹内斜肌作用的一侧旋转。腹直肌的作用为使胸廓下部缩小及使脊柱前屈，上部固定时则使骨盆向上旋转。诸扁肌及腹直肌为腹腔脏器的坚强保护结构，并有维持腹腔内压力的功用。在内脏下垂患者诸肌常发育不佳。若干腹腔内病变常通过腹壁肌肉的变化而出现一定的症状，有助于确立诊断。例如胃、胆囊或阑尾等脏器有病变或穿孔而引起腹膜炎时，腹壁肌肉即可产生紧张、痉挛、或强直如木板样改变。但是此种变化的程度与炎症的程度并不经常成比例，在老年人及经产妇常因肌肉松弛而使此种症状较轻或者不明显。

腹白线

腹前外侧壁诸扁肌腱膜形成腹直肌鞘以后，在正中线上与对侧者相遇而交织形成致密的腱性缝，称为**腹白线**(linea alba)，在上方附着于剑突，在下方则分开附着于耻骨联合及耻骨嵴的后缘。腹白线在脐以上较宽，可达 1 cm，使两则的腹直肌分隔较远；在脐以下则较狭窄或不明显，两侧的腹直肌几乎相接触。在妊娠或其他原因发生腹内压增高时，皆可使腹白线的脐以上部分更加变宽。组成腹白线的纤维间留有若干椭圆形小孔，其中有血管神经的穿支通过。腹膜外脂肪有时经此类小孔突出到皮下组织中，称为**白线疝**(median hernia)，腹膜亦可随之凸出。此种疝易于因神经受压而有疼痛。腹白线为腹壁各部血液供应最少的部位，常选择此处进行腹腔穿刺。进行剖腹的正中切口时，出血量少，操作较为迅速，但是愈合后的瘢痕较为软弱，特别是在脐以上，在脐以下则因两侧的腹直肌接近相接触而稍好，因此，有人认为应尽可能少采用正中切口。但是仍然有人采用此种切口，手术后发生切口疝者极少。

腹壁肌肉挫伤及疼痛

腹前外侧壁遭受钝性外力时可以发生肌肉挫伤，严重者可以形成血肿或更伤及腹腔内脏器，鉴别有时困难，特别是对于无明显肿块者，仅有局部压痛及肌肉痉挛。查体时可在平卧的姿势下作抬头欲起坐的动作以使腹壁肌肉紧张，如果疼痛加剧，压痛不减，表明仅为腹壁肌肉受累的可能性大，相反则可能有腹腔脏器伤。受累的肌肉以腹直肌为多见。如为右下腹挫伤，应特注意与阑尾炎鉴别，必要时可作肌肉内局部麻醉，如疼痛消失即表明仅为肌肉伤，否则即可有阑尾病变。

腹部手术后瘢痕有时疼痛明显，且持续过久，常不易与腹腔内后遗病变致痛者鉴别。腹腔内浅在的包块有时不易与腹壁包块鉴别，特别是在腹直肌部。遇此类情况，皆可按上法检查，在平卧、欲起坐的姿势下使腹壁肌肉紧张，如果包块不变，瘢痕压痛依旧，即表明问题皆在腹壁而不在腹腔内，对症处理。如为瘢痕痛，局部注射糖皮质激素，效果良好。如果在上述姿势下包块不清，或瘢痕压痛消失，即表明病变在腹腔内，再作必要的其他检查。

腹横筋膜

在腹壁各部位肌肉的深面有一层广阔的筋膜，称为**腹内筋膜**(endoabdominal fascia)，位于腹前外侧壁的部分称为**腹横筋膜**(transversalis fascia)，位于膈下的部分称为**膈下筋膜**，位于腹后壁的部分称为**肾筋膜**，位于髂窝的部分称为**髂腰筋膜**，位于盆腔内的部分称为**盆筋膜**。由此可见，相邻各部位的腹内筋膜都是相连续的。

腹横筋膜在下方附着于髂嵴内缘、腹股沟韧带外侧半的后缘、陷窝韧带及耻骨嵴。在腹股沟韧带内侧半的后方，腹横筋膜经股血管的前面延伸至股部，形成股鞘的前壁。在股血管的内侧腹横筋膜附着于耻骨梳。在耻骨后方腹横筋膜即附着于耻骨后面。男性的精索或女性的子宫圆韧带在腹股沟韧带上方穿过腹横筋膜处形成**腹股沟管内环**，腹横筋膜在此处沿精索向下延伸形成精索内筋膜。腹横筋膜在各部位的厚度不同，在腹内斜肌及腹横肌下缘以下**腹股沟三角**内的部分发育较好，有撕裂或软弱时即可能构成发生直疝的因素；在腹直肌下部后方的部分发育亦较好。腹横筋膜参与构成筋膜间隙，具有限制感染、出血或尿外渗扩散的作用。有腹腔内脏器凸出成疝时，腹横筋膜亦随之凸出而参与构成疝囊。在缝合腹壁切口时应注意缝合腹横筋膜层，一般皆将其与腹膜作一层缝合。

脐膀胱筋膜及间隙

在脐内侧韧带及脐正中韧带由膀胱至脐的行程中，四周绕以类似筋膜鞘的结缔组织，与围绕膀胱的筋膜相续，常被称为**脐膀胱筋膜**(umbilicovesical fascia)。此层筋膜(图 6－9)与浅面的腹横筋膜在外侧沿脐动脉以及在脐部皆相融合。腹横筋膜在下方附着于耻骨后面，由此在两层筋膜间形成一潜在的间隙，特别是在耻骨后面与膀胱之间较为显著，称为**膀胱前或耻骨后间隙**(retropubic space)，亦常称为 Retzius 间隙。

此间隙呈三角形，两侧界为脐动脉，脐为顶点，下界在男性为耻骨前列腺韧带，在女性为尿道及阴道于耻骨的附着(耻骨膀胱韧带)。

在腹横筋膜与后方的脐膀胱筋膜之间，可能存在另一片筋膜，称为**脐膀胱前筋膜**(umbilical prevesical fascia)，由此将上述间隙分为两部分。但是除在腹壁肥胖而且筋膜发达者以外，在一般成人并不易分清脐膀

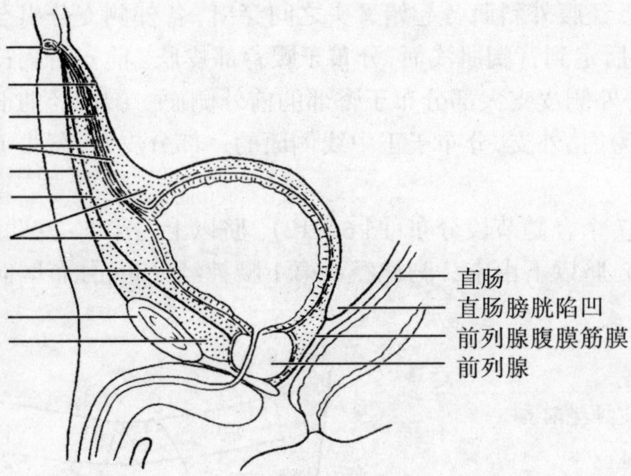

图6-9 腹前壁脐以下及膀胱周围有关的筋膜及间隙

胱前筋膜。在正常情况下耻骨后间隙中仅含有柔细的结缔组织，分离时牵引活动的间隙后壁即使间隙扩大。进行腹膜外膀胱的手术即通过此间隙进入。膀胱前间隙中的感染趋于局限在膀胱前面的三角形区域中。此间隙中虽然很少发生脓肿，但在进行耻骨上膀胱切开手术中仍应注意保护此间隙,避免发生感染。

腹膜外脂肪层（extraperitoneal fatty layer）

腹横筋膜与壁层腹膜之间含有一层蜂窝组织,亦即腹膜外脂肪层,在瘦人比较稀少,在胖人则比较多,特别是在腹前壁下部。盆腔内的腹膜外蜂窝组织很松弛。在膈的下面此层组织很稀少,腹膜紧密附着于膈下筋膜。在腹膜外脂肪层疏松的部位,有炎症时易于扩散,但是也有利于若干手术的进行。

腹膜(peritoneum)

壁层腹膜衬于腹壁的内面,在腹腔内脏器的附着处与脏层腹膜相续。

血管神经

腹壁浅层的血管神经

动脉:腹壁浅层的动脉可分三组。一组为**肋间后动脉**的分支,与外侧皮神经伴行。一组为**腹壁上动脉**与腹壁下动脉的前穿支,穿过腹直肌及鞘到达皮下。另一组为发自股动脉的旋髂浅、腹壁浅及阴部外浅动脉(图6-10)。**旋髂浅动脉**(superficial iliac circumflex artery)分支跨过腹股沟韧带外侧份，上行至腹股沟部的皮下组织中。**腹壁浅动脉**(superficial epigastric artery)向上跨过腹股沟韧带中点附近进入腹壁的皮下组织浅、深两层间，远达脐部，与腹壁下动脉及对侧的腹壁浅动脉分支吻合。**阴部外浅动脉**(superficial external pudendal artery)分支跨过精索，供应腹下部的皮肤及皮下组织。

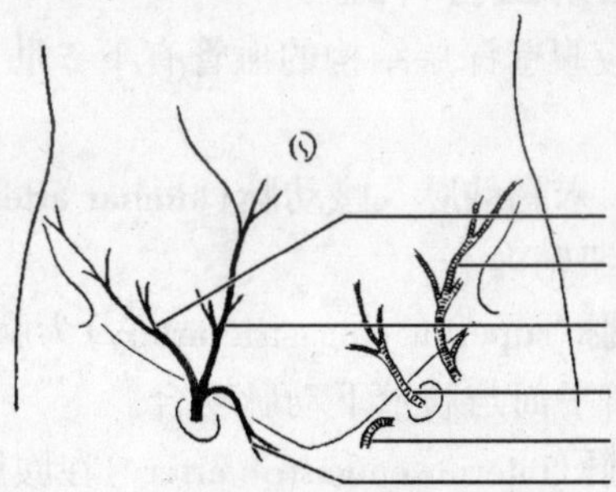

图6-10 腹壁浅血管

静脉：腹壁浅静脉大致与上述的浅动脉相当，此外尚有一条**胸腹壁静脉**（thoracoepigastric vein)，连接腹壁浅静脉与腋静脉的一条汇入支,常为**胸外侧静脉**(lateral thoracic vein)。腹壁的浅静脉在两则可分上、下两组。上组在脐以上,静脉瓣允许血流经胸腹壁静脉、肋间静脉及胸廓内静脉汇入上腔静脉。下组在脐以下,静脉瓣允许血流经股静脉汇入下腔静脉。上、下两组静脉通过胸腹壁静脉吻合,构成上、下腔静脉间的一条侧支循环通道。在上腔静脉、下腔静脉、一侧髂总静脉或髂外静脉有梗阻时,皆可发生显著的腹壁浅静脉曲线。对有胸腹壁静脉曲张的病人,欲测定其梗阻部位在上腔静脉或下腔静脉,可用两手指压住一段曲张的静脉,排除其中血液以后,交替抬起两手指,充盈快的一方为血液来路,表示梗阻的方位。

脐周静脉通过与肝圆韧带伴行的副脐静脉连接腹壁两组浅静脉与门静脉系统，构成门静脉与腔静脉间的侧支循环,在门静脉有梗阻时,即可发生**脐周静脉曲张**(caput medusae),出现于脐周围的皮下,由脐向四周放散,外观呈辐射状。

淋巴管:膜壁浅部的淋巴管与浅血管伴行,脐平面以下者汇入腹股沟淋巴结浅群,脐平面以上者上行汇入腋淋巴结及胸廓内淋巴结。脐部淋巴管经肝圆韧带与肝脏的淋巴管交通。

皮神经:供应腹前外侧壁的皮神经分为外侧支及前穿支两组,起自下6或7条胸神经及髂腹下神经(图6-11)。胸神经的外侧皮支在腋前线与腋后线之间到达皮下。第8胸神经的外侧支在腋前线上于第8肋下缘处发出，以下各外侧支的发出点逐渐后移，经腹外斜肌各起始叉头之间穿出，各外侧支分出至腹外斜肌的神经以后到达皮下，再分成前、后支。后支向后走到背阔肌浅面，分布于腰背部皮肤。前支沿胸神经主干的方向斜向前下，分布于腹前外侧壁，末胸神经的外侧皮支大部分布于臀部的前外侧面。胸神经的前穿支在邻近正中线上穿过腹直肌鞘前层到达皮下，再分为内、外支，分布于正中线侧面的一部分皮肤，髂腹下神经的前穿支与此相似。

按照上述腹壁皮肤的神经供应，可见有7个脊髓节段分布(图6－12)。脐以上为第7～9肋间神经分布，分布区接近横行。脐区为第10肋间神经分布。脐以下由末2胸神经及第1腰神经分布，分布区向内下斜行。

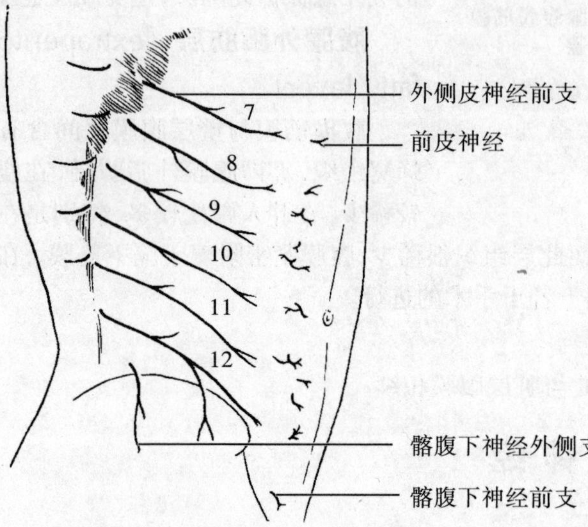

图6－11　腹壁的皮神经

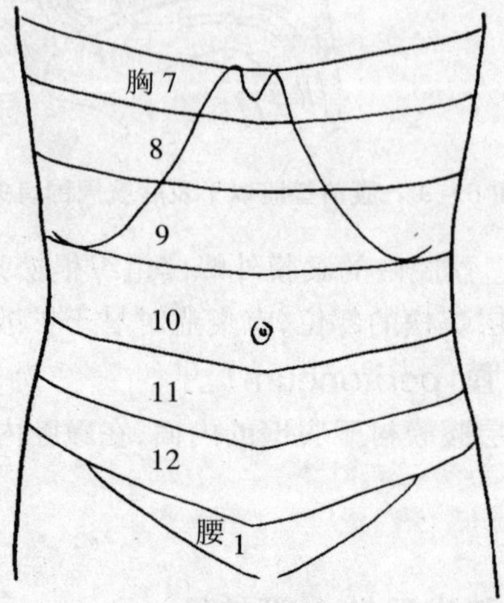

图6－12　腹壁皮肤神经供应脊髓节段分布

腹壁深层的血管神经

动脉：供应腹壁深层结构的血管有下5肋间动脉、末胸动脉、腹壁上动脉、4条腰动脉、腹壁下动脉及旋髂深动脉。

肋间动脉、**末胸动脉**及**腰动脉**(lumbar artery)皆在腹内斜肌与腹横肌之间向前下斜行，有肋间神经相伴，末支到达腹直肌鞘内。

腹壁上动脉(superior epigastric artery)为胸廓内动脉的延续，在第7肋软骨后方进入腹直肌鞘，于腹直肌后方下行，至脐平面与腹壁下动脉吻合。

腹壁下动脉(inferior epigastric artery)在腹股沟韧带中点稍内侧的上方数毫米处发自髂外动脉，于腹膜外脂肪层中向上内进行，到达腹直肌外缘附近即穿过腹横筋膜，于腹直肌后方上行，跨过弓状线，上达脐平面与腹壁上动脉吻合。腹壁下动脉的口径可粗如桡动脉。腹壁上、下动脉在行程中与侧面来的肋间动脉及腰动脉的末支皆有吻合，但较少，因而在腹直肌外缘附近血管较少。腹壁上、下动脉间的吻合构成锁骨下动脉系统与髂外动脉系统间的侧支循环。腹壁下动脉另有两条重要的分支。一为精索外动脉，供应精索的包被结构，与精索内动脉(睾丸动脉)吻合。另一支为耻骨支，走向耻骨后面。

旋髂深动脉(deep circumflex iliac artery)亦由髂外动脉紧靠腹股沟韧带上方发出，与腹壁下动脉相对，在腹股沟韧带后方向外上斜行，至髂前上棘附近穿过腹横筋膜继续沿髂嵴内缘向后走，至髂嵴中点附近再穿过腹横肌而走在腹横肌与腹内斜肌之间，与髂腰动脉及臀上动脉吻合。旋髂深动脉在髂前上棘附近发出一大支，在腹内斜肌与腹横肌之间上行，分支与腰动脉及腹壁下动脉吻合，作**麦氏**(McBurny)切口过分向后时即易伤及此升支。

静脉：上述各动脉皆有静脉伴行，分别汇入锁骨下静脉、髂外静脉及奇静脉系统，构成上、下腔静脉间的侧支循环通道。

淋巴管：腹壁深层，脐以下的淋巴管汇入髂外淋巴结，腹壁外侧份的淋巴管汇入主动脉旁淋巴结，腹上部的淋巴管汇入胸骨旁淋巴结。

神经：腹前外侧壁由下6胸神经及第1腰神经前支供应(图6-13)。肋间神经于肋软骨深面穿过膈肌与腹横肌起点之间进入腹壁。肋下神经、髂腹下神经及髂腹股沟神经先走在肾脏后方，继而穿过腹横肌。各神经皆在腹内斜肌与腹横肌之间走向前下方，与肋间血管伴行，在体侧发出外侧支至皮下，本干继续走向前下，于腹直肌鞘后层靠近外缘处进入鞘内，再在腹直肌后方向内走一短程以后进入肌质内（图6-14），进入点常在外中1/3交界附近，亦可靠近正中线，末支穿过肌肉及鞘的前层到达皮下而成为前皮支。诸神经在肋间隙及腹壁肌肉间的行程中，互相间有丰富的吻合，在以后的行程中某一胸神经实际上已含有邻近脊髓节段的神经纤维，而不是单纯的某一胸神经。因而在这些部位切断两根甚至于3根肋间神经以后，可以不引起显著的功能障碍。由腹直肌外缘向内各神经干之间即很少有吻合，分段供应腹直肌，因而在此处切断神经以后即必然切断肌肉的神经供应，引起愈合后功能障碍，所以应力求避免在此处损伤神经。由此可见，在分裂腹直肌切口中，切断两根以上的肋间神经时，即必将供应切口内侧肌纤维的神经完全切断，久后这一部分肌纤维即逐渐萎缩消失，由切口外侧的肌纤维肥大代偿。此种切口如果过于偏外，即必将这一段腹直肌的神经供应完全切断，伤口愈合以后即易使腹壁软弱。

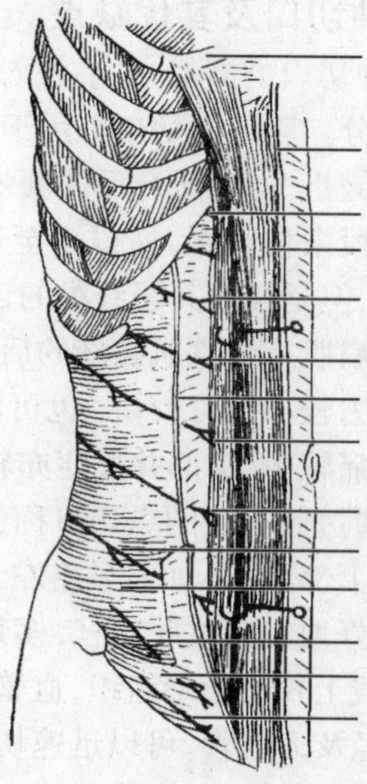

图6-13 腹壁的神经

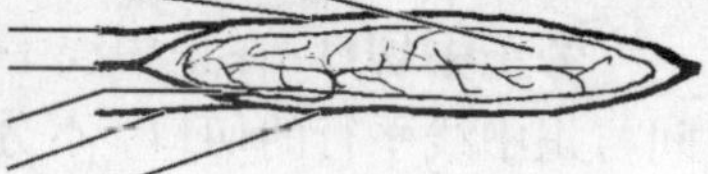

图6-14 腹直肌横断面，表示神经进入肌肉的部位

供应腹壁的胸神经，不仅供应肌肉，也同时分布于皮肤及腹膜。在腹部手术中进行区域阻滞麻醉时应熟知上述的神经行径、邻属及脊髓节段分布区。此外，因病变而引起的腹壁肌肉痉挛及强直也与此有密切关系。检查正常人的腹壁时手触之柔软，虽可出现暂时性的肌肉痉挛，但在被检查者松弛以后即可消失。沿腹股沟韧带或肋弓划皮肤时，使皮肤受到刺激，冲动传达脊髓以后即构成反射弧，再由同一神经传出，引起腹壁肌肉的收缩反射。当腹膜的感觉末梢受到邻近器官的炎症刺激时，冲动即沿供应腹壁的神经传向中枢神经系统，也在脊髓内完成反射弧，引起受刺激处浅面的肌肉痉挛，手按诊时可以明显感觉到肌肉的阻力加大，手用力加压，超过痉挛的肌肉阻力时，即引起压痛，更使反射性的肌肉痉挛程度加大，冲动传达更高位的神经中枢感觉平面。腹膜发生广泛的炎症时，即引起全部腹前外侧壁的肌肉痉挛，整个腹壁变硬，严重者可以出现如木板样强直。

由于胸神经的下一半不仅供应胸壁，也供应腹壁，所以当胸部有病变时可以产生腹部牵涉性疼痛，也可出现腹壁肌肉痉挛，特别是在小儿，容易引起诊断错误，例如肺炎的早期常被误为腹部病变。另一方面，腹部疼痛亦可引起胸部病变，例如可因腹部伤口疼痛而影响呼吸运动，再引起肺部并发病。此外，脊柱结核、肿瘤或脊髓肿瘤等病变压迫神经根时亦可出现腹部疼痛，引致诊断错误。胸神经痛多发生在中、下位胸神经。

常用腹壁切口的解剖基础

选择切口的依据

进行剖腹手术时对于腹壁切口的选择依据，主要有两方面。一方面是对于病变部位须有较好的显露，便于在直视下进行操作。另一方面是对于腹壁肌肉及其神经供应的损伤能减小到最低限度。以求减免腹壁软弱或发生切口疝的可能性，特别是要求尽可能避免损伤神经为应考虑的主要因素。例如胸12、髂腹下及髂腹股沟神经(腰1)供应腹壁下部肌肉，手术或意外损伤后，即有易于发生腹股沟疝的危险。此外，次要的是应考虑到皮肤切口的瘢痕问题，最好能避免变宽，而且能与皮肤的皱折一致。腹壁肌肉牵引力对瘢痕亦有影响，切口方向与之交叉者瘢痕易被牵引变宽，两者一致者则可协助伤口对合。供应腹壁肌肉的血管之间吻合丰富，切口中伤及此类血管时无大重要性，在选择切口时一般无须考虑血管问题。

常用的几种切口及其优缺点

横切口：此种切口的高低、左右及长度可按需要决定。脐上横切口可以显露胆道、十二指肠、胰腺、小肠以及结肠的一部分。脐下横切口可用于显露盲肠、乙状结肠、输尿管、交感干或髂外血管、盆腔等手术。皮肤切口与张力线及皱折一致，愈合后的瘢痕较为轻微。腹直肌鞘及腹直肌虽然皆被横行切断，但是由于腹直肌的神经供应为分段来自侧面，所以不至于受伤，缝合以后可以很好地愈合，不会发生功能障碍。腹外侧壁的肌肉虽然被切断，但是接近其肌纤维的走行方向，基本上与神经的走行方向一致，最多伤到一根肋间神经，临床上不至于产生扁肌或腹直肌瘫痪的后果。此种切口虽然由于切断肌肉较多，切开的过程较慢于纵切口，但是缝合时则因张力较小而可较快，也可以很好地愈合，手术后发生伤口破裂或切口疝的机会皆较少。此外，横切口手术后疼痛较少，肺部并发症亦较少。因此，有的外科医生认为横切口比纵切口好。

正中切口：通过腹白线的纵切口称为正中切口（图 6－15），高低及长度可视需要而定。脐上正中切口可以很好地显露腹上部脏器，如需显露左、右季肋部必要时可由切口下端向一侧横行延伸，切断腹直肌。脐下正中切口可以很好地显露盆腔器官，多用于妇产科手术。腹白线上仅有结缔组织，血管很少，不伤到肌肉、神经及大血管，可以迅速切开，不会有大出血。在脐以上腹白线较宽，切口愈合后易形成一软弱区。在脐以下腹白线很狭窄，有时不易分清两侧腹直肌的分界，因而切口愈合后的瘢痕较为坚实，不易发生切口疝。

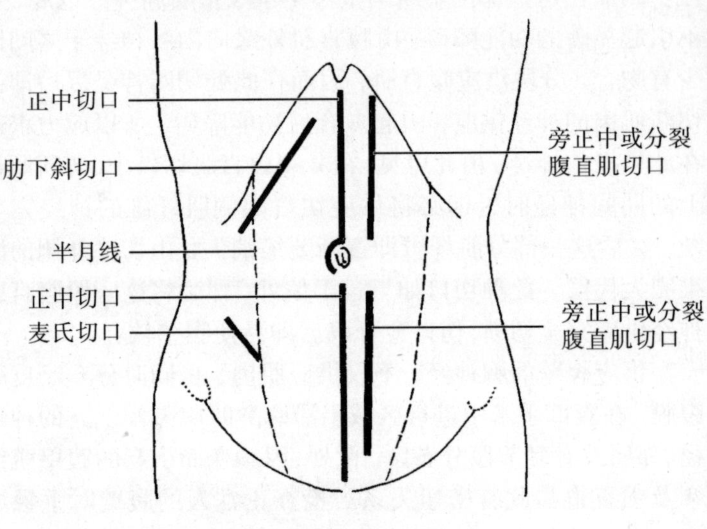

图 6－15　常用腹部切口位置

旁正中切口：在正中线一侧 2.5～4 cm 之间与正中线平行的切口，不分裂腹直肌，称为旁正中切口。切开腹直肌鞘前层以后，将内侧的腹直肌纤维由鞘的前层分离，向外牵开，再在同一垂直平面上切开鞘的后层、腹横筋膜及腹膜（图 6－16）。此种切口的优点在于缝合以后的瘢痕中间有一层完整的腹直肌保护，腹壁的完整性良好，仅在低位的切口中常须切断腹壁下血管；缺点在于切开过程中费时较长，而且长度与其他纵切口相等时显露的范围较小，经左上旁正中切口可行脾或胃的贲门端手术。经右上旁正中切口可行大部分胃手术、胆囊及胆管手术。低位旁正中切口可行结肠、阑尾、小肠及腰交感神经干等手术。

分裂腹直肌切口：在与旁正中切口相同的位置或者稍外侧切开，在切口平面上将腹直肌纵行劈开（图 6－17），称为分裂腹直肌切口，或者称为经腹直肌切口。此种切口与旁正中切口比较，其优点在于切开迅速，显露范围较大；缺点在于分裂肌肉，出血较多，愈合后的瘢痕较为软弱。

肋下斜切口：此种切口由正中线起，在肋弓下缘下方约 2.5 cm 处与肋弓平行，切开腹直肌鞘及腹直肌，切断侧面的扁肌群，切断供应腹直肌的第 8 肋间神经，但须保留切口外侧的第 9 肋间神经。此种切口在右侧可行肝脏、胆道、十二指肠及胰腺头部等脏器手术，在左侧可行脾脏手术，在胸骨下角宽广者有其优点，显露较好，在胸骨下角狭窄者则不如分裂腹直肌切口。此外，如欲加大显露范围而延长切口时，势必切断第 9 肋间

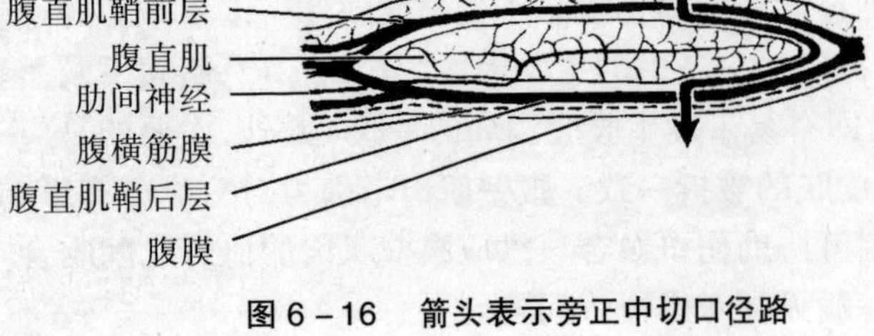

图 6－16　箭头表示旁正中切口径路

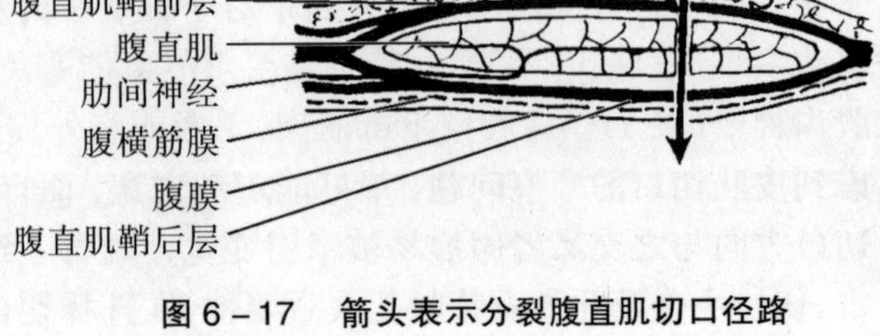

图 6－17　箭头表示分裂腹直肌切口径路

神经,影响腹壁的完整性,因为腹直肌的神经供应在上腹部以这一条神经最为重要。

下腹部斜切口:右下腹斜切口亦称为**麦氏切口**(McBurney's incision),以由髂前上棘至脐连线的外中 1/3 交点(麦氏点, McBurney's point)为中心而与该线垂直交叉,一般长约 6~8 cm 即可,常用于阑尾手术。切口位置可视病变需要而向内、外、上、下偏移,亦可酌情加长。在切口中三层扁肌肉皆沿其纤维方向分开,不切断其肌纤维,亦不损伤到肋间神经,如需向上延长时也可切断一部分肌纤维,如需向下延长可切开腹直肌鞘而将肌直肌向内推开,因此缝合后各层切口不在同一平面上,影响腹壁完整的可能性最小。进行乙状结肠造瘘可采取左下腹斜切口,亦即与右下腹斜切口相对称的切口。

脐

结构

脐(umbilicus)为腹白线的纤维环所环绕,皮肤、筋膜及腹膜均与脐紧密黏附。初生儿脐常凸出。成人脐即回缩成一凹陷。经产妇及腹水患者脐环可能扩大。

静脉交通

肝镰状韧带内有些小静脉随圆韧带行至肝脏,称为**副脐静脉**(para-umbilical vein),在脐部与腹前壁的静脉交通。脐静脉生后即闭塞,但仍可有一段残存,患门静脉高压症时即扩张。

淋巴回流

脐区的浅淋巴管位于皮下组织内,向四方面引流,上部回流至两侧腋淋巴结,下部回流至腹股沟淋巴结浅群。脐以上深淋巴管沿镰状韧带上行,穿过膈肌,汇入胸骨旁淋巴结。肝圆韧带中含有较小的淋巴管。脐外侧的深淋巴管先向外行,再向下汇入腹股沟深群淋巴结。脐以下的深巴管下行汇入腹股沟深群淋巴结。因此,脐部的转移性癌肿,可以来自胃肠道、肝脏及胆囊等处的原发性癌,也可来自盆腔脏器的原发性癌。

胚胎发育

在胚胎的早期,胃肠道与**卵黄囊**(yolk sac)借卵黄管相通。在**卵黄管**(vitelline duct)远侧,由卵黄囊生出一盲囊,称为**尿囊**(allantois)。尿囊腔与脐尿管相续。**脐尿管**(urachus)延伸入脐带中。**脐带**(umbilical cord)中除含有卵黄管及脐尿管而外,尚含有至胎盘的血管,诸结构为一层羊膜所包裹(图 6-18)。至胚胎第 3 月末,除脐环处以外体壁皆闭合,脐带黏附于脐环边缘,脐带的羊膜与腹壁的皮肤相续。

在胚胎发育过程中,胃肠道生长迅速,有一部因体腔内容纳不下而进入脐带中。待体腔长大以后,此部与卵黄管相连的肠道再退回体腔中,体壁逐渐闭合,卵横管逐渐闭塞。出生以后卵黄管、脐尿管及脐血管皆应闭塞而形成纤维索,脐环最后缩成一小孔。出生以后结扎脐带,血液不再通过脐血管,脐带即迅速枯萎脱落,残端迅即愈合。脐血管及脐尿管等所形成的纤维索收缩,将脐瘢痕向脐环牵引而使体表出现凹陷。脐尿管闭塞后形成脐膀胱正中韧带。

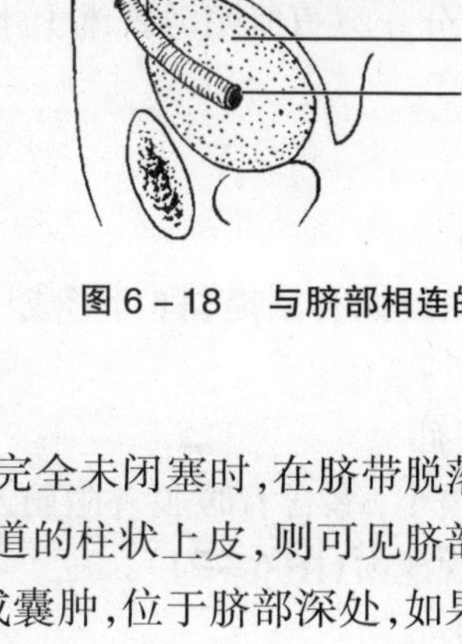

图 6-18　与脐部相连的胚胎结构

脐部的血管残迹有三种。一种为左脐静脉形成的肝圆韧带连接脐与肝脏。另一种为**脐动脉**经腹壁下部至脐,生后应闭塞形成脐内侧韧带,偶有仍然通畅者。第三为卵黄肠管的动脉残迹可能存留,呈一纤维索连接脐与肠或肠系膜。

先天畸形

卵黄管持续存在(persistence of vetelline duct):如果此管在生后完全未闭塞时,在脐带脱落后即可见有粪便自脐流出(图 6-19)。如果仅为远端未闭塞,或仅在脐部残留肠道的柱状上皮,则可见脐部有肉红色瘤状物,有水样渗出液。如果仅为中段未闭塞,则可在生后不定时期形成囊肿,位于脐部深处,如果仅为近端未闭塞,即形成**美克耳憩室**(Meckel's diverticulum),并可能有纤维带与脐相连。

脐膀胱瘘(vesico-umbilical fistula):如果脐尿管完全未闭塞(patent urachus),脐即与膀胱相通,形成脐

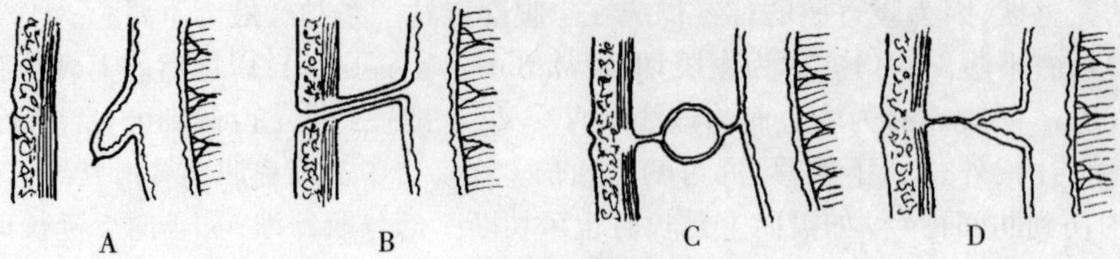

图 6－19 卵黄管发育畸形

A：美克耳(Mackel)憩室；B：卵黄管持续；C：由对肠系膜缘至脐留有纤维索，其中形成囊肿；D：美克尔，憩室有纤维索与脐相连

膀胱瘘，脐部流尿。脐尿管在发生过程中可有囊样扩大，在若干成人中可能持续存在，可无症状，亦可形成囊肿，位于脐下正中线上。

膀胱外翻(exstrophy of bladder)：此种畸形腹前壁下份阙如，裂隙的后方即为膀胱后壁。脐呈半月形，构成缺损的上界。

先天性脐疝 (congenital umbilical hernia)：由于在发育过程中腹腔曾一度经脐与脐带内的胚胎外体腔相通，因而可能发生先天性脐疝。腹壁在脐部闭合欠佳，遗有缺损，大者直径可达 10 cm，腹腔脏器未能完全退回腹腔而凸入脐带中，轻者可仅为一段肠管，重者可为肝脾等大量脏器。疝囊仅由腹膜、羊膜及**华通**(Wharton)胶构成，无皮肤覆盖，极为菲薄，可以透过囊壁看到内含物，容易发生感染，容易在生后数小时或几天内破裂。此种疝称为**羊膜疝或脐膨出**(图 6－20)，治疗方法多主张在生后 12 小时内进行手术，切开疝囊，送回脏器，缝合腹壁，但常不易成功，由于将脏器送回后将使腹腔内压力大为增加，常影响呼吸，阻碍静脉回流；也有人主张先将疝囊用皮肤覆盖，几个月后再行修补术。如果缺损不严重，脐带根部有一小的腹膜突持续存在，仅有一小段肠管突入，疝囊有皮肤覆盖，即称为单纯脐疝或小儿脐疝，发生率据统计占新生儿的 2%。此种疝不一定在生后立即出现症状，常迟在生后数日或数周也可较晚或迟至成年时期。此种疝常不很大，多可在 1 岁以内自愈，到 3～4 岁以后仍不愈合时可进行手术修补。在初生儿有此种疝存在时的危险性在于结扎脐带时如果过近腹壁即有可能伤到疝囊的小肠。

后天性脐疝

小儿脐疝：此种疝的成因除上述者以外，尚有因脐部腹白线闭合欠佳，腹壁软弱，生后如有便秘、咳嗽或经常啼哭等腹内压增加的情况时，即可发生疝，与先天性小儿脐疝相似、临床上不易鉴别，治疗方法相同。

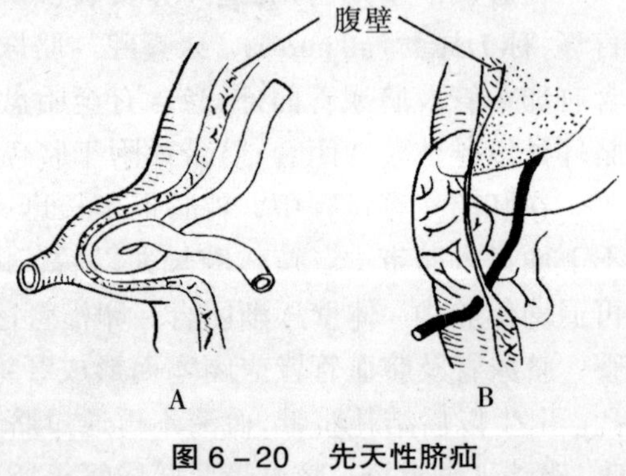

图 6－20 先天性脐疝

A：小儿脐疝；B：羊膜疝

成人脐疝：在成人如果脐瘢痕受到过度牵扯而变软弱，或因脐紧上方的腹白线被牵扯分开，容腹膜、大网膜及肠袢凸出，即形成脐疝，多见于中年肥胖的人。此种疝可以较大，易于发生绞窄，须行手术治疗。由于腹直肌鞘的纤维横行，修补手术以采取横切口为佳，分开腹直肌鞘的纤维上下重叠缝合，即可不再使腹壁软弱。

腹 壁 疝

上腹壁疝

脐以上腹白线如有缺损，即可形成中线疝，常仅含有腹膜外脂肪或一小块大网膜，发生率有人统计占疝的 0.08%～4.6%。

腹外侧壁疝

此种疝常很小，多含有腹膜外脂肪及大网膜，也可能含有一段小肠，经过腹横肌及腹内斜肌的裂隙凸出到腹外斜肌腱膜深面(图 6－21)。

膀胱上疝

此种疝发生在膀胱上窝，可经腹壁直接凸出，亦可经腹股沟管、股管或闭孔凸出，也可凸入膀胱前间隙、膀胱底部或膀胱周围间隙(图 6－22)。

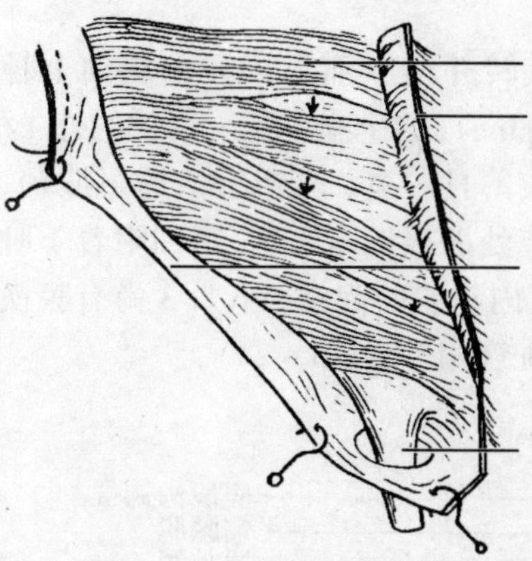

图 6-21 腹内斜肌纤维集结成束，其间遗有软弱区（箭头指示部位），构成发生疝的潜在因素

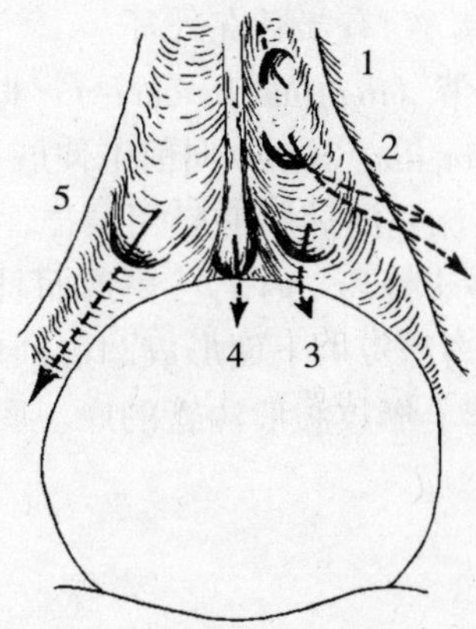

图 6-22 腹壁下部后面观，表示膀胱上窝常发生疝的部位 1：凸入腹下部；2：向外至腹股沟部、股部或闭孔；3：至膀胱前间隙；4：凸入膀胱前角；5：至膀胱周围间隙

切口疝

腹部手术切口如果愈合不良，可能发生疝，称为切口疝（incisional hernia）。腹壁创伤愈合不良时也可发生疝。两种疝可以统称为外伤性腹壁疝，皆为腹壁的正常结构遭到破坏以后未能得到适当的修复及愈合，遗致瘢痕软弱，腹腔内脏器向外凸出。产生切口疝的原因，不外乎伤口感染、引流过久，不适当的缝合方法、不恰当的切口、手术伤口曾经破裂、胸部并发症以及营养不良等。此类疝的囊颈常较大。修补此类疝的手术要点主要在尽可能地切除瘢痕组织，分清正常腹壁各层组织的边界，进行分层缝合，对于缺损较大而不能对合者可以利用自身他处组织或人工材料修补。

第三节 腹股沟部

境界及层次

境界

腹股沟部（inguinal region）为一三角形区域，内界为腹直肌外缘，下界为腹股沟韧带，上界为由髂前上棘至腹直肌外缘的水平线。这一部位包括腹壁及腹股沟韧带后方结构，因有走向下肢的结构通过，在男性尚有通过腹股沟管的结构通过，所以较为软弱。此外，腹壁下部所承受的压力，在直立时约为平卧的三倍，因而疝的发生率很高，与解剖学的关系密切。

肌肉、筋膜及韧带结构

腹外斜肌腱膜（aponeurosis of external oblique muscle）：在由髂前上棘至脐的连线平面以下，腹外斜肌即变为腱膜，肌纤维不延伸至腹股沟部。腹外斜肌腱膜在腹股沟部形成腹股沟管外环、腹股沟韧带、陷窝韧带、耻骨梳韧带及腹股沟反转韧带。

腹股沟管外环（external inguinal ring）：精索或子宫圆韧带通过腹外斜肌腱膜处为外环，亦称皮下环或浅环，约呈三角形，但在不同个体可有变化（图 6-23）。三角形的尖部常位于耻骨结节的外上方约 2.5 cm 处，腹壁下动脉的稍内侧；基部为耻骨嵴的外侧份，位于耻骨结节的内侧；两边为内、外侧脚。**外侧脚**又称下脚（inferior crus），主要为形成腹股沟韧带的部分，附着于耻骨结节。**内侧脚**又称**上脚**（superior crus），为腹外斜肌腱膜附着于耻骨嵴及耻骨联合的部分。在三角形的尖部，内、外侧脚纤维开始分开的部分，浅面连以横行的**脚间纤维**（intercrural fiber），加强外环的尖部。脚间纤维一般在男性较多而且较强，但有时亦不明显。内、外侧脚虽然分开，其间仍然有与腹外斜肌腱膜相连的薄片筋膜。此薄片筋膜覆盖精索前面，并沿之向下形成精索外筋膜。在切开皮肤及皮下组织以后，不一定能清楚地看到外环的边缘，但是在移除上述薄片筋膜以后即可分清外环。由于形成外环的腱膜边缘坚实，其间的薄片筋膜薄弱，在活体上亦不难用手指摸清外环。腹股沟斜疝发生较窄者,约有半数在外环。

腹股沟韧带 (inguinal ligament):此韧带由腹外斜肌腱膜下缘向后翻转并增厚而形成,由**髂前上棘**(anterior superior iliac spine)向前下伸展至**耻骨结节**(pubic tubercle, pubic spine),约呈扁带状。韧带的外 1/3较厚,纤维 与深处的髂腰筋膜相融合,下缘又附着于股部阔筋膜。中 1/3 较薄且较宽,下缘游离,跨过股鞘,与股鞘不粘,易于分离。内 1/3 更薄而且更宽,明显向后转,至接近耻骨结节处即接近水平位,牢固附着于耻骨结节。腹股沟韧带的下面形成圆边凸向股部;上面形成凹槽,外侧半有腹内斜肌的起点,外 1/3 尚有腹横肌的起点,内侧半形成腹股沟管的底。腹股沟韧带深处与髂腰肌及股神经血管相邻(图 6-24)。

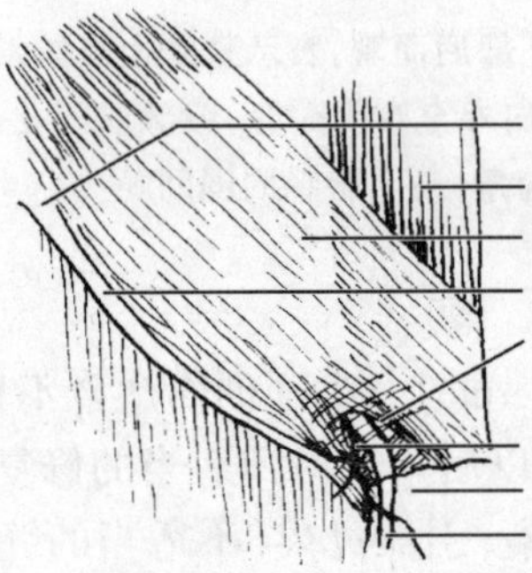

图 6-23　腹股沟管外环

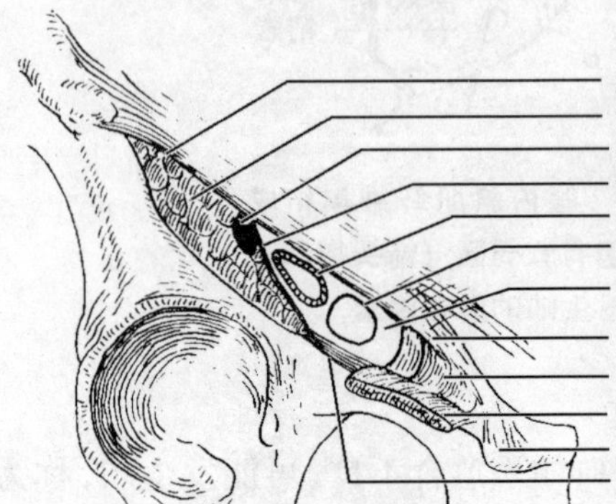

图 6-24　腹股沟韧带及其深处结构,由下面看

陷窝韧带(lacunar ligament):此韧带由腹股沟韧带在靠近耻骨结节的附着处向深处发出纤维性扩张部,向后向外附着于耻骨梳及耻骨肌筋膜而形成,接近水平位,约呈三角形,前缘为腹股沟韧带,后缘为在耻骨梳及耻骨肌筋膜的附着线,尖部在耻骨结节;外侧缘游离,呈弧形,当股环扩大时即构成其内界。

耻骨梳韧带(pectneal ligament, Cooper's ligament):此韧带由陷窝韧带在**耻骨梳**(pecten pubis)的附着处继续沿耻骨梳向外延伸形成,长约 1.3 cm,厚约 2~3 mm,少数可达 5 mm,与骨膜及耻骨肌筋膜相混。沿骨盆缘向外,逐渐变薄,至髂骨部即难与骨膜分辨。腹内筋膜附着于此韧带。此韧带在修补股疝及腹股沟疝的手术中皆很重要。

腹股沟反转韧带(reflected inguinal ligament):此韧带由外环的外侧脚及陷窝韧带所发出的纤维形成,向内上经精索后方,通过外环内侧脚与联合腱之间,止于腹白线(见图 6-23),薄而呈三角形,很少能够看清,临床重要性不大。

腹内斜肌:在腹股沟部腹内斜肌的纤维起自髂嵴的前部及腹股沟韧带外侧半,下缘呈弓状,向内下方进行,与腹股沟韧带平行,两者间有疏松结缔组织相连。有的学者认为腹内斜肌在此部并不是起自腹股沟韧带外侧半,而是起自髂腰筋膜。精索在此处穿过腹内斜肌时,一些肌纤维沿精索向下形成提睾肌及提睾筋膜(图 6-25,图 6-26)。在精索下方,腹内斜肌尚有一束纤维与腹股沟韧带接触,也可能为腱膜或筋膜。在精索的上方及内侧,腹内斜肌的纤维趋于腱性,走向腹直肌的前面,参与构成其鞘的前层,止于耻骨嵴(图 6-27)。在极少数人(3%)腹内斜肌起自腹股沟韧带的范围较小,下缘不与精索接触。此外,腹内斜肌伸入腹股沟三角内的范围不恒定,少数可很小或不伸入。

腹横肌:此肌下缘部分在内环外侧由肌性与腱膜性混合形成,肌性在浅面。纤维起自髂嵴前部及腹股沟韧带外 1/3(也有人认为起自髂腰筋膜),呈弓状向前向下进行,至腹直肌外缘即完全变为腱膜,与腹内斜肌腱膜合而形成腹直肌鞘前层。由于腹横肌起点下端较高于耻骨平面,少数起点最低处高至髂前上棘而不起自腹股沟韧带,弓状下缘约平腹股沟管内环平面而形成其上界,或者稍高,因而精索不穿过此肌,亦不一定与其下缘接触(图 6-28)。腹横肌在弓状下缘以下仅为一薄层腱膜,与腹横筋膜接触,两者不易分辨,有人认为可以分开,也有人将其看作一层。

在腹股沟管内环的内侧,由腹横肌下缘向下延伸的筋膜,有一部分略微增厚,通过腹壁下动脉的前方,附

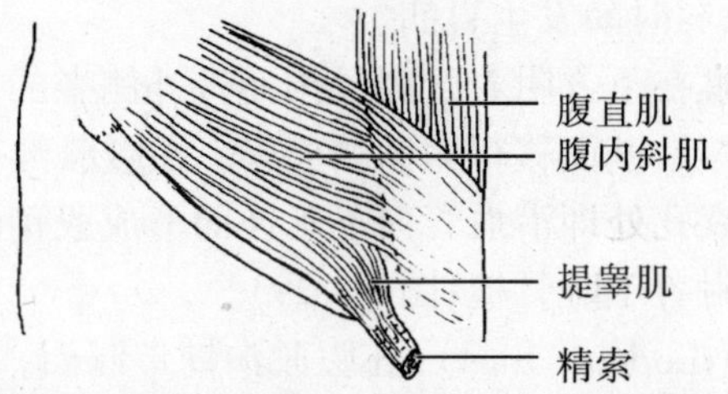

图 6-25　腹内斜肌在腹股沟部与精索及提睾肌的关系

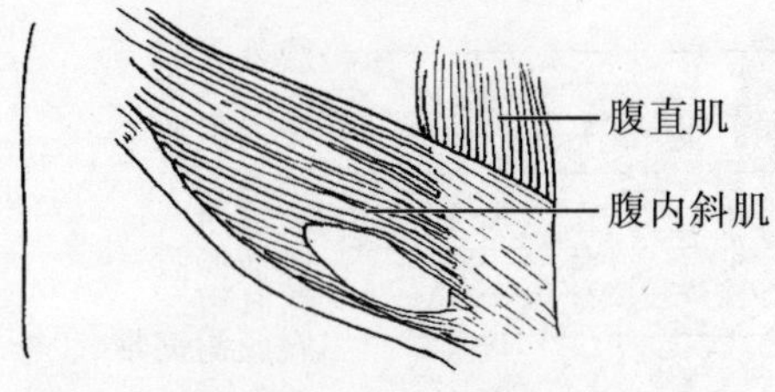

图 6-26　腹内斜肌在腹股沟部的结构，移除精索以后可见缺损处下方尚有一部分肌纤维沿腹股沟韧带向内行

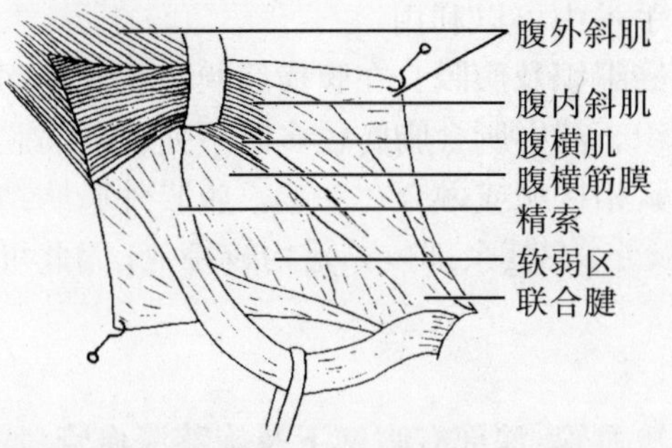

图 6-27　腹股沟部，腹外斜肌切开以后向上下牵开，精索向下牵开，腹内斜肌向上牵开

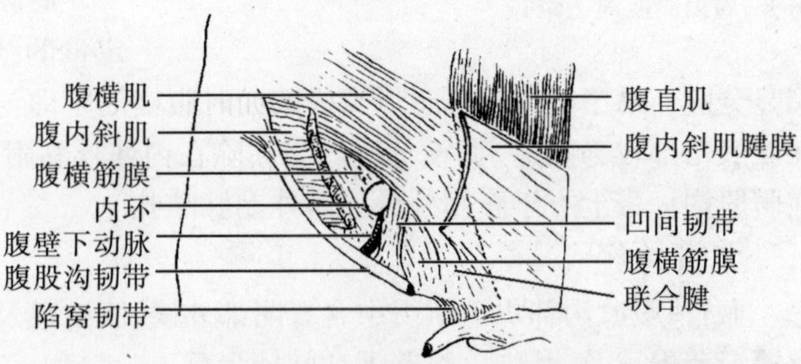

图 6-28　腹股沟部各结构关系

着于耻骨上支，称为**凹间韧带**（interfoveolar ligament），宽度及强度不定（见图 6-28），有时不可见。

联合腱（conjoined tendon）：联合腱与**腹股沟镰**（falx inguinalis）原非同一结构，但一般常用作同义词来描述腹内斜肌与腹横肌下缘在腹股沟部内侧所形成的弓状肌肉腱性结构，在腹直肌外缘以外附着于耻骨嵴及耻骨梳韧带。据研究，腹横肌腱膜最下缘止于耻骨上支的部位延伸至腹直肌鞘外缘以外者，称为腹股沟镰，与腹直肌鞘外缘相连，在 135 例中仅占 11%；仅在 3% 的情况下腹内斜肌下缘腱膜伸展到腹直股鞘外缘以外与腹股沟镰合而形成真正的联合腱。另有统计，腹内斜肌腱膜伸展到腹直肌鞘外缘以外者仅占 1/200。在绝大多数情况下腹内斜肌与腹横肌腱膜最下份相合而成腹直肌鞘前层的下部，成为真正的联合腱，并不延伸到腹直肌外缘以外，不属于腹股沟部结构。

由于腹股沟镰或联合腱的出现率如此之低，以往一般书籍所描述联合腱在腹股沟部结构方面的重要性应予改观，若干运用联合腱修补腹股沟疝的手术方法亦应另行考虑。实际上一般所指的联合腱仅是这一区域中的腹横肌腱膜与腹横筋膜相融合部分的下内侧份，形成腹股沟管后壁的内侧份，具有防止发生直疝的作用，但以其结构及坚强度的变化颇大，故在形成腹股沟部支持结构方面并不恒定。在发生腹股沟直疝或大的斜疝时，此部筋膜结构即被推向内侧，手术中可以见到疝囊口的上方及内侧出现增厚的边缘，易被误为联合腱。此增厚的边缘一般皆含有腹横肌腱膜及腹横筋膜，也常含有腹直肌鞘外缘以及一部分腹内斜肌的腱膜或肌肉。修补疝的一些手术方法实际上是将上述增厚的边缘牵拉向下，与耻骨梳韧带或者腹股沟韧带缝合，用的并不是联合腱。

腹横筋膜：此层筋膜在腹股沟部发育较好，形成此部比较坚实的保护结构。有些学者认为在腹横肌下缘以下可以分辨的腹横筋膜实际上包含由腹横肌下缘向下延伸的腱膜性纤维，或者可以认为是由腹横肌下缘向下延展的筋膜与腹横筋膜紧贴在一起形成；如果腹内斜肌及腹横肌腱膜不伸展到腹股沟区的下部，外环的后方即仅有腹横筋膜保护。但是也有些学者认为能分清腹横肌的游离下缘，在凹间韧带的两侧腹内斜肌与腹横筋膜接触（见图 6-28）。在髂前上棘与耻骨结节间的中点，腹股沟韧带上方约 1.2 cm 或稍高处，腹横筋膜为精索或子宫圆韧带穿过的部分形成一卵圆形的开口，亦即**腹股沟管内环**（internal inguinal ring），又称腹环或深环。腹横筋膜在内环处沿精索向下延伸而形成精索内筋膜，包绕精索及睾丸。内环的内缘及下缘因筋膜较厚而比较明显。内环的内侧紧邻腹壁下动脉。腹股沟斜疝发生较窄者约有半数在内环，手术中扩大时应向外侧而不应向内侧，以免伤及腹壁下动脉。腹横筋膜在腹股沟部充填于腹股沟三角内，形成腹股沟管后壁

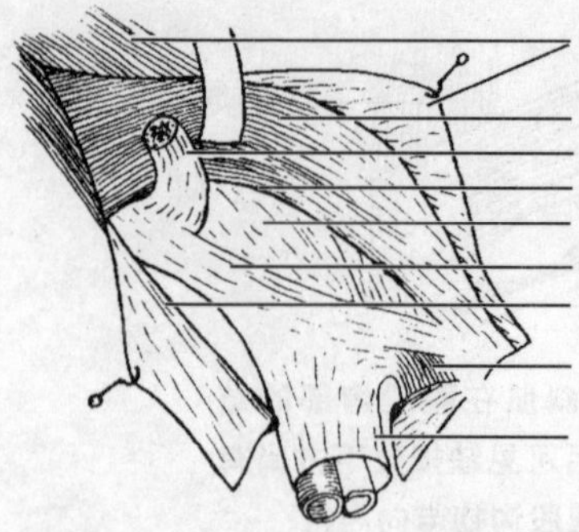

图6－29　腹股沟部，切开腹外斜肌向上牵开，切断精索向上牵开，切断腹股沟韧带与髂耻束分开，腹内斜肌向上牵开

的一部分，软弱时易发生直疝。

腹横筋膜在下方附着于腹股沟韧带外侧半的后缘，并向后上反折至腹后壁而移行为髂腰筋膜，在腹股沟韧带内侧半的后方血管裂孔处即沿血管向下延伸而形成股鞘的前壁，在股鞘内侧则附着于耻骨梳(图6－29)。

髂耻束(iliopubic tract)：在腹股沟韧带深面，有腹横筋膜增厚的一束结缔组织，称为髂耻束，与腹股沟韧带平行，由近髂前下棘处向内下伸展至耻骨上支，附着于耻骨梳及耻骨肌筋膜，形成股环的内界。髂耻束的致密度变化颇大，发育良好者在修补疝的手术中可以利用。

腹膜外结缔组织及腹膜：在腹横筋膜与腹膜之间含有不定量的结缔组织，其中所含脂肪较多时可使腹横筋膜与腹膜明显分隔而易于分离，脂肪量少或阙如时腹横筋膜即与腹膜紧相接触或融合在一起。腹膜外脂肪结缔组织在腹股沟部较为发达，腹横筋膜与腹膜除在内环外黏附较紧以外，在其余部位黏附均较松弛，因此可以允许在腹股沟韧带上方于腹膜外分离髂外动脉结扎。

血管神经

血管：腹股沟部皮下组织中含有阴部外浅、腹壁浅及旋髂浅血管，深部有腹壁下及旋髂深血管，均已在本章第二节中述及，其中以腹壁下动脉较为重要。

神经：腹股沟部的神经有髂腹下神经及髂腹股沟神经，在疝手术中均较重要，皆为第1腰神经的分支，有的有第12胸神经参加。

髂腹下神经(iliohypogastric nerve)跨过腰方肌的前面，在接近髂嵴处穿过腹横肌，在腹内斜肌与腹横肌之间分为外侧支及前支。前支在两肌间继续向前下进行，至髂前上棘上方又穿过腹内斜肌而走在该肌与腹外斜肌之间，至腹股沟管外环上方约2.5 cm处再穿过腹外斜肌腱膜到达皮下，分布于腹下部皮肤。髂腹下神经在行程中与末胸神经及髂腹股沟神经间皆有交通支。

髂腹股沟神经(ilioinguinal nerve)较细于髂腹下神经，位置亦较低，跨过腰方肌及髂肌，在髂嵴上方位于腹内斜肌与腹横肌之间，至髂前上棘前方约2.5 cm处穿过腹内斜肌下部纤维而走在该肌与腹外斜肌腱膜之间，继于精索前面随之通过腹股沟管出外环到达皮下，分布于腹股沟韧带内侧半到大半及下方股部浅面皮肤，以及股部上内侧、阴茎根部及阴囊上部等处皮肤，在女性分布于阴阜及大阴唇前2/3皮肤。此神经在穿过腹内斜肌时分支供应该肌，在腹内斜肌深面与髂腹下神经之间有交通支。髂腹股沟神经偶可很细小，末支与髂腹下神经相连，亦可阙如，分布区内由髂腹下神经分出一支代替。髂腹股沟神经在腹股沟部的行程中，不仅与精索的关系密切，而且常黏附于腹外斜肌腱膜的深面，在疝手术中应特别注意避免损伤。髂腹下神经的位置较高，在疝手术中受伤的机会较少。

上述的髂腹股沟神经行径及分布，为一般教科书所载，但应注意其变异。此神经偶可很小或阙如，分布区即由髂腹下神经代替。据al－dabbagh报道在110例腹股沟疝修补术中特别注意了髂腹下神经与髂腹股沟神经在此部的行径，如一般教科书所描述者仅占41.8%，其余58.2%为一或两神经的行径皆有变异，在手术中易于受伤。髂腹股沟神经的变异有：①在未出外环前向下外成锐角，占18.18%。②在外环外侧，位于腹外斜肌腱膜浅面，占16.36%。③在精索前面与髂腹下神经仍为一干，而后分开，占21.82%。④两神经之一阙如，占7.27%。⑤两神经之一有副支，占2.73%。⑥髂腹股沟神经起自生殖股神经，占1.82%。

关于髂腹股沟神经在大阴唇的分布区，少见具体描述，据Hollinshead描述大阴唇的最前部由髂腹股沟神经分布，后大部由股后皮神的会阴支——阴唇后长神经分布，并引证Learmonth等报道的14例外阴搔痒症经切断阴部神经会阴支及阴唇后长神经，切断大阴唇后2/3的神经供应，13例治愈。笔者据56例**髂腹沟神经痛**及25例**阴唇后长神经痛**患者共81例的临床观察结果，与此差异很大，髂腹股沟神经分布于大阴唇前1/3者及前半者仅占12.34%，分布于前2/3者占87.66%。据此看来，对外阴搔痒症若采取上述神经切断术，获得疗效的可能性很小。因为虽然大阴唇的内侧由阴部神经会阴支分布，但大阴唇前2/3下外面由髂腹

纤维索。

腹股沟韧带下间隙

腹股沟韧带深处有髂腰肌及股神经血管通过。覆盖髂腰肌的**髂腰筋膜**(iliopsoas fascia),在外侧与腹股沟韧带相粘连,向内即分开而附着于髂耻隆起,形成**髂耻韧带**(iliopectineal ligament)。由此可见,髂耻韧带将腹股沟韧带后方的间隙分为内、外两份。外侧份称为**肌腔隙**(lacuna musculorum),有髂腰肌及股神经通过,腰肌脓肿可经此蔓延到股部。内侧份称为**血管腔隙**(lacuna vasorum),由内向外有股管、股静脉及股动脉通过(见图 6-24)。

股鞘(femoral sheath):髂外动、静脉由髂窝沿骨盆缘下行,经腹股沟韧带深处至股部而移行为股动、静脉。血管在骨盆缘处后有髂腰肌及其筋膜,在腹股沟韧带深处前有腹横筋膜。再向下腹横筋膜即随血管延伸而形成股鞘的前壁及内侧壁,髂腰筋膜随血管延伸而形成股鞘外侧壁及后壁的外 1/3。股鞘后壁的内侧份由耻骨肌筋膜形成(图 6-33)。股鞘的四壁皆在腹股沟韧带下方约 4 cm 处与股血管的外膜相混,形成漏斗形鞘。股鞘的前面有股三角内的阔筋膜浅叶覆盖,后有腰大肌及耻骨肌。在腹股沟韧带后方,股血管并不占有整个血管腔隙,在内侧留有空隙,腹膜外蜂窝组织沿血管四周向下延伸,在股鞘内形成两片前后纵隔,将股鞘分成外、中、内三格。外侧格为股动脉占有。中间格为股静脉占有。内侧格为股管。

股管(femoral canal):股管长约 1.5 cm,呈圆锥状,上口为**股环**(femoral ring),下端因内侧壁与股静脉内侧的结缔组织隔融合而封闭。股环的境界,前为髂耻束,后为耻骨梳韧带,外为股静脉及结缔组织隔,内界亦为髂耻束(见图 6-24,图 6-31)。由于髂耻束在耻骨梳的附着处向外宽于陷窝韧带,所以仅当股环变大时(例如在股疝中)陷窝韧带才形成股环的内界。股环为腹膜及股隔所封闭。**股隔**(femoral sep-tum)为疏松脂肪结缔组织垫,其中含有 1 个淋巴结(Cloquet 结),为腹股沟淋巴结深组的最高位一个。下肢上行的主要淋巴管通过股管,穿过股隔,汇入髂外淋巴结。股隔因此形成薄弱区。腹腔内脏器经股环凸出至股管内即成为股疝。股管内尚含有少量蜂窝组织。股管的前面有筛筋膜覆盖。股环的表面投影为由耻骨结节沿腹股沟韧带到股动脉之间的中点。此点下方约 2 cm 处为卵圆窝中心的投影。

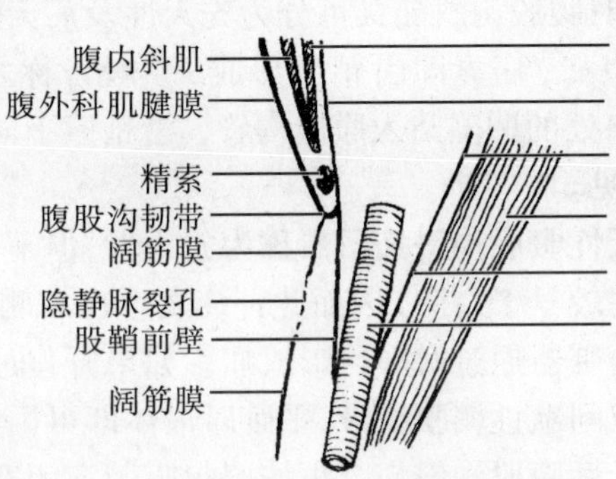

图 6-33 股鞘前后纵切面

疝

种类

腹壁疝绝大部分发生在腹股沟韧带的上下方。因为腹股沟部腹壁结构与腹前外侧壁其他部分相比较为薄弱。腹外斜肌在此部变为腱膜,不如肌肉坚强。腹内斜肌及腹横肌在此处不完整,下缘与腹股沟韧带内 2/3 之间遗有薄弱的腹股沟三角区。此部存在着腹股沟管,容精索或子宫圆韧带通过腹壁各层而影响其完整性,形成发生疝的潜在通路。封闭股环的股隔为另一薄弱区。发生在腹股沟韧带上方的疝称为腹股沟疝。此种疝又分斜疝及直疝。斜疝为通过腹股沟管的疝,最多见。直疝为通过腹股沟三角的疝。发生在腹股沟韧带下方进入股管的疝称为股疝,较为少见(图 6-34)。

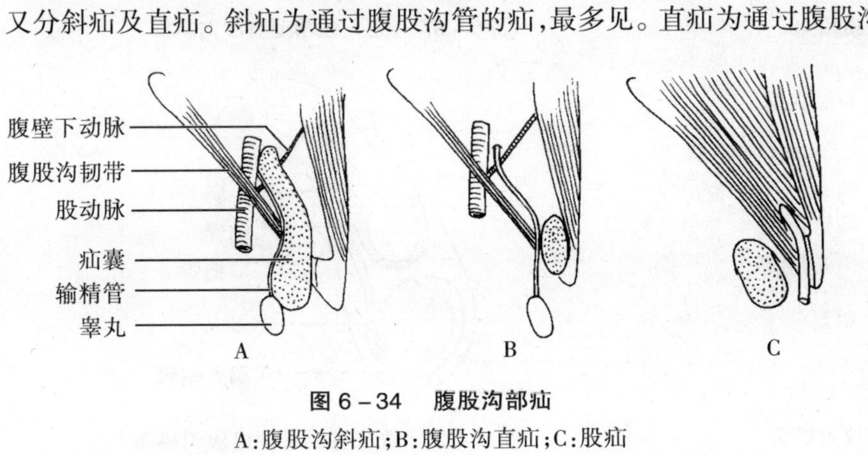

图 6-34 腹股沟部疝

A:腹股沟斜疝;B:腹股沟直疝;C:股疝

腹股沟斜疝(indirect inguinal hernia)

睾丸下降:腹股沟斜疝的发生与睾丸下降有密切关系。胚胎早期睾丸在肾脏前方形成,位于腹膜与腹内筋膜间的腹膜外脂肪中,胚胎第 3 月时下降至髂窝,第 4~7 月时下降至腹股沟管内环,第 7 月时

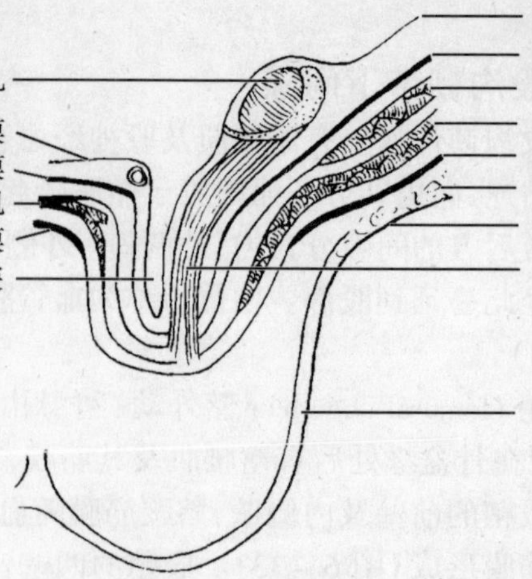

图 6-35 睾丸未下降前，阴囊、腹股沟囊、腹膜鞘突、睾丸引带及睾丸与腹壁层次关系

通过腹股沟管，第 8 月时到达外环，第 9 月时进入阴囊。睾丸的下降据信为睾丸引带牵引所致。睾丸引带（gubernaculum testis）为三角形肌性纤维束，基部附着于睾丸及邻近的腹膜，尖部穿过腹股沟管而附着于阴囊底。在睾丸未离开髂窝以前，于胚胎第 4 月时，腹股沟部由腹外斜肌腱膜到腹膜各层一齐向外凸出，第 5 月时尖部进入阴囊上部。与此同时，腹膜凸出部及睾丸引带随之变长，下端逐渐接近阴囊（图 6-35）。腹膜凸出部形成**鞘突**(vaginal process)。睾丸在鞘突的后方下降，到达阴囊的最终位置以后，睾丸引带残存为一短束，称为阴囊韧带，连接睾丸下端与阴囊底。腹膜鞘突在出生以后迅即在腹股沟管内环处闭塞，再在睾丸上端闭塞，两点间成为精索突，约在生后一月闭塞成为一条纤维索。位于睾丸前面的一部分腹膜鞘突永远存留，形成睾丸鞘膜囊。

类型:腹股沟斜疝又可分为先天性及后天性两种。生后腹膜鞘突未能在内环处闭塞，腹腔内脏器经此凸出而发生疝，疝囊即由鞘突形成，一般皆称之为先天性斜疝。如果腹膜鞘突已经闭塞，疝经腹膜鞘突在内环闭塞处的凹陷凸入腹股沟管，沿精索下降，疝囊与闭塞的鞘突平行而不是由鞘突形成，称为后天性斜疝，很少见。

先天性腹股沟斜疝虽然称为先天性，但不一定在生后立即出现，也可发生在若干年后。左侧腹膜鞘突闭塞的时间较早于右侧，因而此种疝发生在右侧者较多，腹膜鞘突未闭塞者，在内环处通向腹腔的开口大到可容腹腔内脏器通过时即可形成疝。如果开口过小，脏器不能通过，而仅能允许腹腔内浆液向下进入鞘突时，即可形成间歇性鞘膜积液，平卧时液体即可回流入腹腔，包块消失，易被误为疝。

先天性腹股沟斜疝又可按照腹膜鞘突闭塞的情况不同而分为鞘型、漏斗型、包囊型及间质型（图 6-36，图 6-37，图 6-38，图 6-39）。鞘型为腹膜鞘突完全未闭塞，疝下降至阴囊底，睾丸位于疝囊的后方，常不易

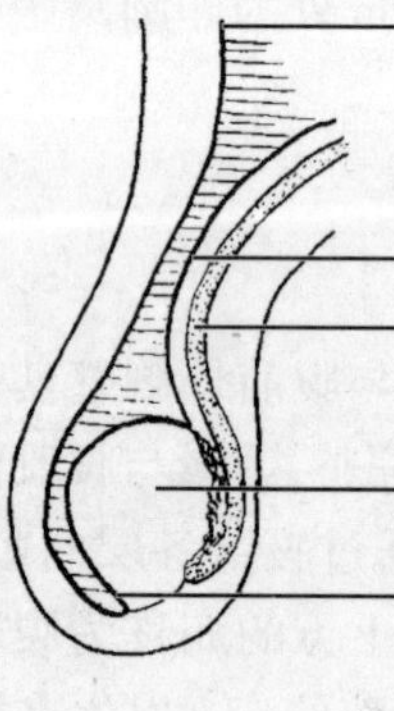

图 6-36 完全的腹膜鞘突

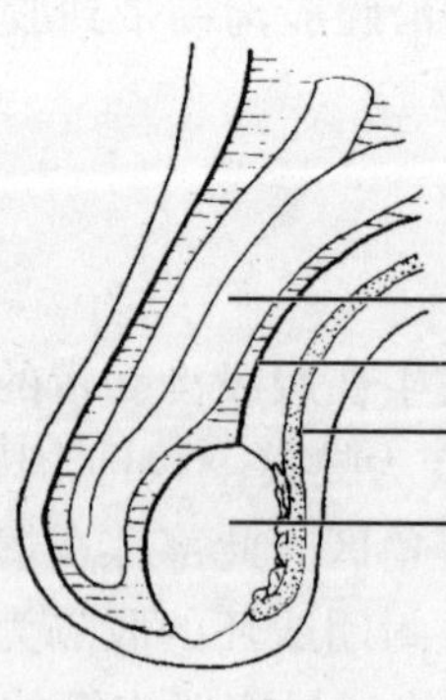

图 6-37 先天性鞘型腹股沟斜疝

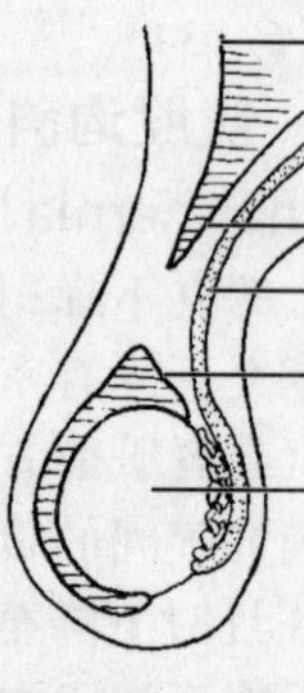

图 6-38 不完全的腹膜鞘突

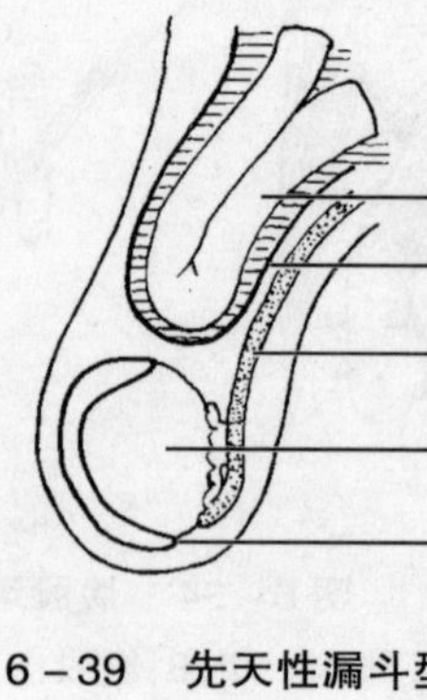

图 6-39 先天性漏斗型腹股沟斜疝

摸清。漏斗型为腹膜鞘突仅在睾丸上端闭塞,疝下降时与睾丸分隔,较为多见。包囊型为腹膜鞘突未闭塞,但是在内环处有一薄隔与腹腔分隔,发生疝者为内含结构将此推入鞘突内,因而疝囊由两层腹膜形成。间质型为腹膜鞘突有一盲囊位于腹壁中,可在腹外斜肌浅面,或在腹外斜肌与腹内斜肌之间,也可在腹横筋膜与腹膜之间。此种疝较罕见,多发生在睾丸下降不全的患者。

后天性腹股沟斜疝一般皆沿精索下降,但是与先天性斜疝比较,疝囊易于由精索分离。另有一种罕见的后天性斜疝,腹膜鞘突仅在内环处闭塞,另有疝囊在鞘突的后方沿精索下降,手术中切开疝囊时先切开前方的鞘突,如果疝内含物已回入腹腔即易误以为已切开疝囊,向上探查至内环处已闭塞的上口始可证实,应再在其后方找疝囊。

由于先天性及后天性腹股沟斜疝皆可能存在着先天性的腹膜憩室,也皆可能在生后若干年出现,也都是经过腹股沟管沿精索下降,所以另一种意见认为区别两者的主要依据在于看疝囊是否与睾丸鞘膜囊相通,相通者为先天性,不相通者为后天性。

女性的腹股沟管远较男性为狭窄,其中含有子宫圆韧带。女性在胚胎时期亦有一腹膜鞘突沿圆韧带下降,与男性的腹膜鞘突相当。此盲囊(Nuck 管)应在胚胎第 6 月时闭塞,如果生后仍不闭塞,亦可发生先天性腹股沟斜疝。在婴儿可见卵巢出入疝囊中,因初生儿卵巢位于骨盆缘平面上方,距内环较近。女性的腹股沟管中除圆韧带以外无其他结构通过,因而发生斜疝的机会远较男性为少。

发生斜疝的其他因素:斜疝的成因,除存在未闭塞的腹膜鞘突以外,尚有腹壁软弱及腹内压力加大等因素。在内环处因无腹横筋膜而靠腹内斜肌的闭塞作用来保护,所以腹内斜肌是否坚强即为一重要因素。腹股沟管前壁大部由腹外斜肌腱膜形成,如果此腱膜不坚强,特别是外环过大时,即易发生疝。过度负重,慢性咳嗽、便秘、婴儿经常啼哭等,皆可使腹内压力增加,迫使腹腔内脏器由软弱点突出。

腹股沟斜疝的覆被结构:斜疝下降入阴囊以后的覆被结构,由浅入深为皮肤、皮下组织、浅会阴筋膜、精索外筋膜、提睾肌及筋膜、精索内筋膜及疝囊。疝囊颈部位于腹股沟管内环平面,病程较久者常增厚而形成一完全或不完全的白色纤维环,手术中常可依此分辨,分离疝囊至近囊颈处切断。疝囊位于精索的前部。输精管位于疝囊的内侧,紧密黏附。血管位于疝囊的后方,与输精管相距较远。手术中找寻疝囊时应先在精索的前面切开,分离被膜,提起疝囊切开。分离疝囊内侧时应注意避免伤到输精管,必要时可先注射少量生理盐水以使输精管分开,可以便于分离。

腹股沟直疝(direct inguinal hernia)

疝的部位及成因: 通过腹股沟三角的疝称为直疝。经脐内侧襞外侧的腹股沟内侧窝凸出的疝称为外侧直疝。经脐内侧襞内侧的膀胱上窝凸出的疝称为内侧直疝。直疝多见于成年及老年人,发生的原因不外乎腹内压力增加及腹股沟三角内的腹壁软弱,形成的过程较慢。疝的形式可为这一区域内的腹壁结构一齐膨出,也可形成一腹膜囊凸出,通过腹股沟管外环出现于体表,较大者亦可沿精索下降入阴囊。疝囊位于提睾筋膜内,并不像斜疝疝囊完全位于精索内。形成憩室样疝囊者凸出的部位在联合腱或其外侧。此种情况下联合腱是否存在及其结构如何即与疝的成因有密切关系。

直疝与斜疝的鉴别:直疝与斜疝皆经外环凸出,临床上可依疝囊颈与腹壁下动脉的关系不同而鉴别。斜疝的囊颈位于腹壁下动脉的外侧。直疝的囊颈位于腹壁下动脉的内侧。直疝的腹横筋膜开口多直对腹股沟管外环,此开口稍大时手指可直伸向后。斜疝外环扩大可伸入手指时多须斜向外上。但是病程较久者,腹股沟管因经常受到牵扯,方向及深度均可有较大的变化,可变大而短,内外环均可扩大而重叠,手指亦可直伸向后,有似直疝。此外,在检查时尚须注意疝凸出的部位以协助决定为直疝或斜疝。用手指在腹股沟韧带中点上方压住内环处,嘱患者加大腹腔内压力时,如疝不能再下降者即为斜疝。如果仍然可以下降者即为直疝。在内外环均有扩大者此法亦不可靠,可以伸入手指时即可依腹壁下动脉与疝囊颈的关系决定为直疝或斜疝,动脉搏动位于手指外侧者为直疝,位于内侧者为斜疝。虽然如此,在查体时仍常不易鉴定为直疝或斜疝,但在手术中切开疝囊以后,即不难看清囊颈与腹壁下动脉的关系。对于绞窄性疝,手术中须切开收窄的内环时,应先辨明为直疝或斜疝,如为直疝应向内上扩大,如为斜疝则应向外上扩大,取相反方向时皆有伤到腹壁下动脉的危险。

股疝(femoral hernia)

疝的部位及成因:股环为腹股沟部另一弱点,腹腔内含物经此凸入股管时即成为股疝,可再经卵圆窝出现于股上部、腹股沟韧带下方、耻骨结节的外下方皮下。疝的覆被结构有腹膜、股隔、脂肪、股鞘前壁及筛筋膜。股疝经卵圆窝出现于皮下以后,常不很大,可再沿腹壁浅及旋髂浅动脉的行径方向阻力较小处向上或向外上方延伸,易于向上越过腹股沟韧带浅面至腹壁。对于股疝至皮下以后易于向上而不是向下扩展的原因,尚未能完全肯定。股疝远较腹股沟疝为少见,多发生在女性,其原因一般多认为是由于女性的髂腰肌较小,血管腔隙较大,股环较大,以及联合腱的止点比较狭窄等。

疝囊颈的邻属:股疝的囊颈位于股环处,前为腹股沟韧带,外为股静脉,内为陷窝韧带,后为耻骨及其表面的耻骨梳韧带,因而无扩张余地,发生狭窄的机会远多于其他类型的疝。股疝发生绞窄时,手术中如需切开股环复位,不允许向外及向后切开,仅可切开前方的腹股沟韧带或内切开陷窝韧带,但应注意在股环的前方及内侧有无异常的闭孔动脉。

一般情况下**闭孔动脉**(obturator artery)发自髂内动脉或其分支,走向闭孔而不邻近股环,仅分出一小支与腹壁下动脉的一小支在耻骨后吻合。在少数情况下(30%左右)闭孔动脉很小或阙如,腹壁下动脉的耻骨支即很大而代替正常的闭孔动脉,也可由髂外动脉发出的分支代替,经过股环附近下降至闭孔。此异常的**副闭孔动脉**(accessory obturator artery)与股环的关系不恒定,向内跨过髂外静脉以后,多数经过股环的前方而与腹股沟韧带平行,可紧邻股环的前缘,也可略高于腹股沟韧带,再沿陷窝韧带的游离缘走向闭孔(图6-40)。在较少数情况下,动脉跨过股环,发生股疝时即被疝囊推向一侧。动脉也可经股静脉与股环之间向后走,由此可见,对于绞窄性股疝,欲扩大股环时,在许多病例中将难免遇到异常的闭孔动脉,如不预先将血管切断或分离推开,损伤后出血不易制止。

股疝与腹股沟疝的鉴别:前已述及股疝凸出至皮下以后即易向上扩展,腹股沟疝经外环凸出以后即再向下扩展,因而两种疝的位置极相近似,易于相混,临床检查时应注意鉴别,可依疝囊开始凸出的位置与耻骨结节的关系决定。先以一手指按住耻骨结节,先嘱患者用力咳嗽或鼓腹以加大腹腔内压力,迫使疝出现,经耻骨结节下外方凸出者为股疝,经耻骨结节上方凸出者为腹股沟疝(图6-41)。

滑疝(sliding hernia)

不论在腹股沟疝或股疝,凸出的疝囊后壁后方尚有一部分腹膜后脏器,称为滑疝(图6-42)。滑出的脏器,在右侧常为回盲部,在左侧常为乙状结肠,在女性尚可为卵巢或输卵管。如果滑出的是膀胱,则位于疝囊内侧壁的内侧。

疝修补术

进行疝修补术的要点主要为完全切断疝囊及增强腹壁。疝囊必须在囊颈处切断,不能再留有腹膜憩室,避免再形成疝囊。未完全下降入阴囊的疝囊可以完全分离切除。完全下降入阴囊的疝囊可在中部切断,分离

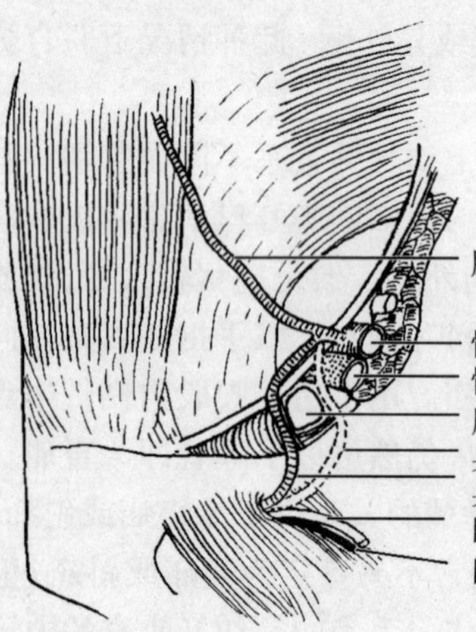

图6-40 腹股沟部后面观,表示异常的闭孔动脉与股环的关系

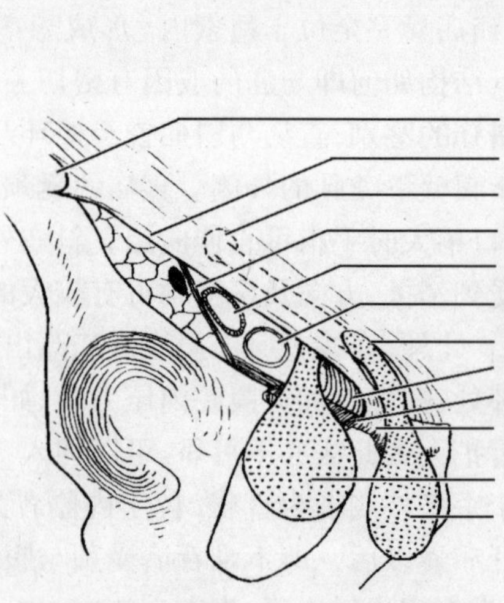

图6-41 腹股沟疝及股疝与耻骨结节的关系,腹股沟疝经耻骨结节上方凸出,股疝经耻结节外下方凸出

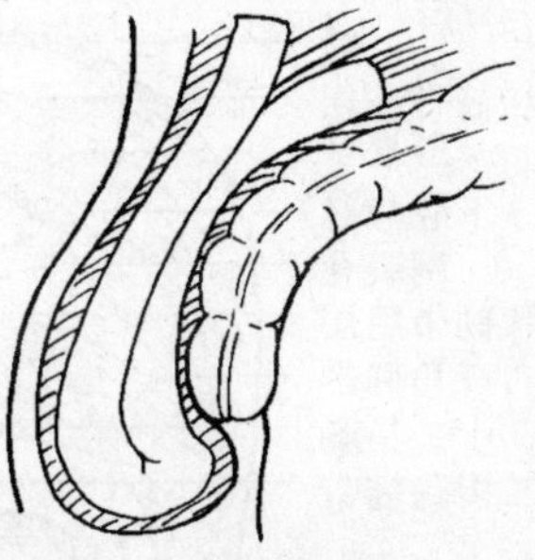

图 6－42　滑疝（结肠位于疝囊后）

切除其近侧部分，远侧部分可以遗留而无妨碍。增强腹壁，在腹股沟疝为重建腹股沟管及修补腹壁的软弱部分，在股疝为封闭股环。此类手术方法很多，意见不尽一致。

重建腹股沟管及修补腹壁的软弱部分，包括是否将精索的位置改变、增强腹股沟管的前壁及后壁以及重新建立适当大小的内环与外环等，方法很多，主张不一。从解剖学观点上看，修补斜疝时以恢复精索及腹股沟管的正常关系为佳，可以仅增强腹股沟管的前、后壁而不移植精索；修补直疝时以移置精索，增强精索后方的腹股沟三角内的结构为佳。对于小的斜疝收小内环即可，对于较大的斜疝及直疝应同时增强腹壁的软弱部分。前已述及腹股沟三角内的保护结构主要为腹横筋膜，疝囊颈开口过大者腹横筋膜的缺损亦较多。因此，增强腹壁的主要措施在修补腹横筋膜，在斜疝应缝合其过大的开口，在直疝应封闭其开口。手术中先查看腹横筋膜的完整程度如何，可以一手指伸入内环至筋膜与腹膜间探查，扩大的内环口边缘一般皆可摸清。对于年轻患者，或年长而内环未过度扩大者，仅缝合腹横筋膜收小内环，将精索放在正常位置，按层缝合伤口即可，不需其他措施（Marcy 法）。在中老年患者，腹横筋膜在内环处的缺损常较大，仅能找到其上方边缘，将其游离向下牵引，缝到髂耻束及股鞘上，或连同腹股沟韧带一齐缝合；对于缺损更大者尚须在内侧将腹横筋膜边缘与耻骨梳韧带缝合；仍将精索放在正常位置，按层缝合伤口，不需其他措施（Mcvay 法）。此类方法比较合理，应用较多。

过去确认存在联合腱者多主张将其与腹股沟韧带缝合以修补腹股沟疝，常用的方法有三种。第一种为不移置精索，将腹内斜肌及腹横肌下缘与腹股沟韧带缝合在精索的前面，再缝合腹外斜肌腱膜层，重新建立外环。第二种为移置精索于腹外斜肌的深面，先将精索游离，再将腹内斜肌及腹横肌下缘经精索的后方与腹股沟韧带及陷窝韧带缝合，在精索浅面缝合腹外斜肌腱膜，重新建立外环。第三种为将精索移置于腹外斜肌浅面，缝合方法基本同上，但是缝合腹外斜肌腱膜是在对内环处重新建立外环于高位。此法增强腹股沟三角较为完善。此外，如果腹外斜肌腱膜发育较差，可将切口边缘重叠缝合，必要时可将腹直肌鞘前层作一带蒂瓣，翻转向下与腹股沟韧带缝合，以增强腹股沟三角。对于女性患者，修补方法较为简单，将腹股沟管完全闭塞，增强腹股沟三角。

修补股疝的基本要点为闭塞股环，手术途径有经腹股沟韧带上方或下方的不同，两法皆可显露疝囊，但以经该韧带上方较好，不仅便于闭塞股环，亦可清楚地看到陷窝韧带，便于必要时在直视下切开，存在异常的闭孔动脉时亦可避免损伤，如果同时有腹股沟疝也便于处理。经腹股沟韧带下方修补股疝时，仅允许将腹股沟韧带与耻骨肌筋膜缝合，闭合股环的效果较差，不如前一方法可靠。闭塞股环的方法较为简单，将腹股沟韧带与耻骨梳韧带缝合即可。再将由于找疝囊而切开的腹横筋膜缝合在耻骨梳韧带或腹股沟韧带上。

第四节　腹膜及腹膜腔

腹膜腔的境界

骨盆缘（小骨盆上口）以上为**腹腔**（abdominal cavity），包括腹膜后间隙。骨盆缘以下为盆腔。**腹膜腔**（peritoneal cavity）则包括所有腹腔及盆腔的腹膜间隙。一般外科医生所习惯应用的腹腔一词常指腹膜腔而言。本章叙述范围包括腹膜腔内大部分脏器。腹膜后间隙内的脏器将在第七章中叙述。

腹膜

分部：腹膜（peritoneum）为一层浆膜，分壁层与脏层两部分，相互延续，**壁层腹膜**（parietal layer）形成腹壁与盆壁的衬里。**脏层腹膜**（visceral layer）覆盖腹腔内若干脏器。腹膜壁层与脏层相连而形成一**大囊**，面积与身体表面积接近相等。正常时腹膜囊内仅含有少量具有润滑作用的浆液，病变时可以产生大量积液，称为腹水。腹膜囊在男性无开口，在女性则经输卵管的开口与外界相通，因此在女性感染可以经此开口蔓延到腹膜囊内而发生原发性腹膜炎，在男性则无此可能。腹腔内的器官如胃、脾及小肠等全部皆有腹膜覆盖，此类器官有外伤或炎症时常侵犯到腹膜腔。另有一些器官如十二指肠、肾、升结肠及胰腺等皆仅有一部分有腹膜覆

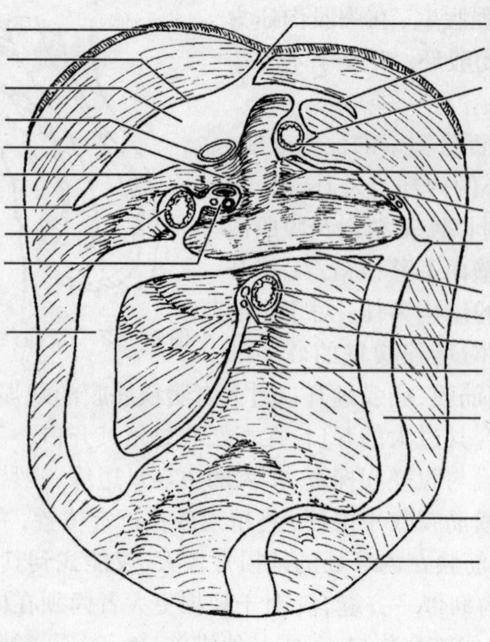

图 6-43 隔下面及腹后壁的腹膜反折，保留十二指肠及胰腺，其他消化器官移除

盖，有上述病变时则可能不侵犯到腹膜腔。例如小肠穿孔时必然侵犯到腹膜腔，而十二指肠或升结肠在无腹膜覆盖的部分穿孔以后液体即聚积在腹膜后间隙中。

反折（reflection）：各部位的腹膜在相邻处相互延续，反折情况在不同部位及不同平面有所不同。在膈下面及腹后壁的反折情况如图 6-43 所示。

在邻近正中线的矢状面上腹膜反折情况如图 6-44 所示。由脐部向上腹膜沿腹前壁上行至隔部即覆盖其下面。到肝脏的后面上部即反折向下形成冠状韧带的上(前)层，在两侧为左、右三角韧带的上(前)层。反折至肝脏上面以后即向前覆盖其上面，逐步向前向下至肝脏前缘再转至肝脏的脏面，至肝门横裂处即离开肝脏向下形成小网膜前层至胃小弯。继而向下覆盖胃前面，至胃大弯即向下形成胃结肠网膜（大网膜）的前层至横结肠（将大网膜视为四层时则下降部分为第一层，由下缘上升部为第四层）。覆盖横结肠以后再形成横结肠系膜的下层，延伸至腹后壁胰腺下缘以后再向下覆盖十二指肠第三部（横行部）。再向下即形成小肠系膜的前层，覆盖小肠而后形成肠系膜的后层，延伸至腹后壁再沿之下降入盆腔，覆盖直肠。在女性由直肠前面向前反折至阴道上部及子宫，形成直肠子宫陷凹，覆盖子宫以后再反折至膀胱后面形成膀胱子宫陷凹。在男性由直肠前面反折至膀胱后面，形成膀胱直肠陷凹。覆盖膀胱底以后再反折至腹前壁上行至脐部。

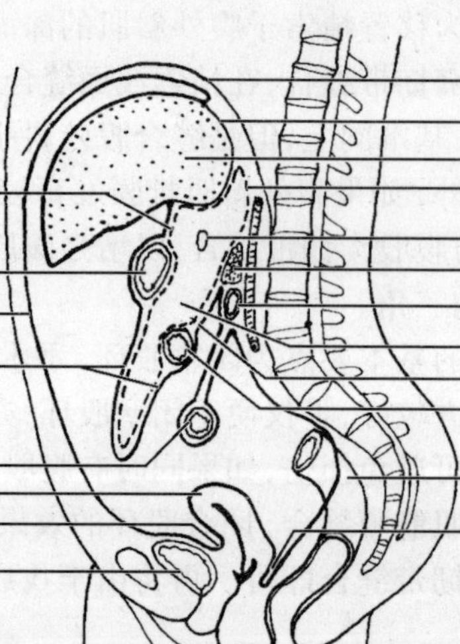

图 6-44 腹部矢状剖面，表示腹膜反折

在网膜囊内腹膜的纵行反折，可由胰腺前面计起，沿腹后壁向上至肝脏的后下面，形成冠状韧带的下层，再覆盖肝脏下面，向前至肝门横裂处即向下形成小网膜后层延伸至胃小弯，覆盖胃后面。由胃大弯向下形成胃结肠网膜的后层（亦即大网膜的第二、三层），覆盖横结肠的上面以后即形成横结肠系膜的上层到达腹后壁的胰腺前面。

在网膜孔平面上的腹膜反折情况如图 6-45 所示。由腹前壁正中线向右包被肝圆韧带而形成镰状韧带。继而向右沿腹前外侧壁向外向后，到达右肾而覆盖其前面，至其内侧即形成网膜孔后壁。在网膜囊内由右向左依次覆盖下腔静脉、腹主动脉、脊柱及左肾前面，再由左肾向前外形成脾肾韧带的前层，继由脾门反折向胃而形成胃脾韧带的后层。在胃后面由左向右覆盖胃后面并形成小网膜的后层。至小网膜的右侧游离缘即包绕肝动脉、门静脉及胆总管而形成小网膜的前层。继而向左覆盖胃的前面，再由胃大弯左侧向左形成胃脾韧带的前层。至脾门以后即转而覆盖脾脏，绕脾脏的肋面向后向内，再由脾至左肾而形成脾肾韧带的后层。覆盖左肾外面以后再反折至腹后壁，继而沿腹壁向左向前。

在横结肠系膜下方的腹膜反折较为简单（图6－46），由腹前壁内面起向右向后至腹后壁，再向内覆盖升结肠。继而向内经过下腔静脉及脊柱的前面，形成小肠系膜及覆盖小肠，再至腹后壁覆盖主动脉。向左覆盖降结肠以后即向外向前转至腹前壁。

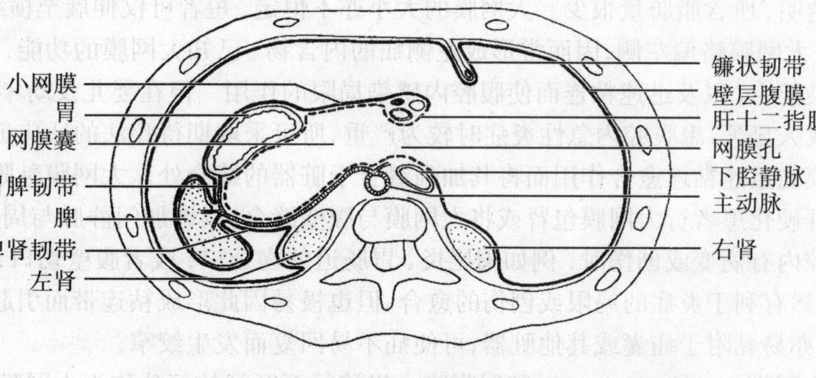

图6－45　通过网膜孔的腹部横切面，表示腹膜反折

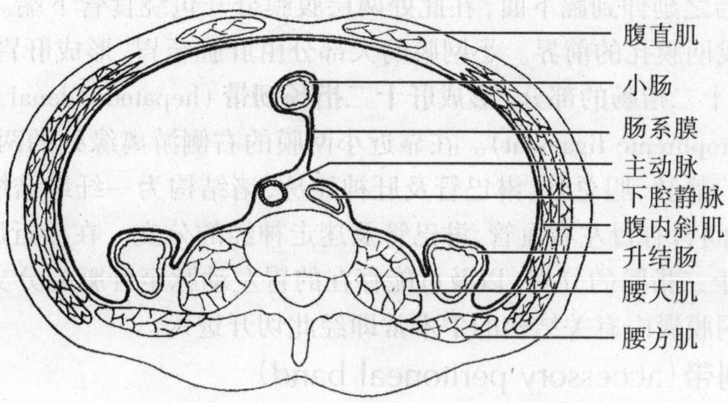

图6－46　下腹部横切面，表示腹膜反折

神经供应：壁层腹膜由分布于浅处肌肉的脊神经按脊髓节段分布，大部分由胸神经及腰神经供应。膈下面的壁层腹膜，周围部分由第7～12胸神经分布，中央部分由膈神经(颈3、4、5)供应。肩部皮肤由第4颈神经分布。因而当膈的中央部分有病变时可产生肩部牵涉性疼痛或过敏。盆腔内壁层腹膜主要由闭孔神经分布。脏层腹膜的神经供应与所覆盖的脏器一致。

吸收能力：腹膜含有非常丰富的毛细血管网，吸收能力很强，具有较大的抗感染能力。腹膜加温后吸收能力更大为增强，进行热敷治疗的原理即在此，相反，温度降低时吸收速度即减慢。

愈合功能：腹膜具有迅速粘连愈合的功能，特别有利于腹腔内手术的愈合。例如进行胃肠道吻合术时可以不进行浆膜层的加强缝合，8～10天以后吻合口即可完全愈合，不至于发生溢漏。此外，在进行腹腔内手术时，对于所有损伤组织的修覆，多主张尽可能缝合其浅面的腹膜以恢复其完整性，或者用腹膜覆盖其粗糙面。但是也有经实验证明，腹膜缺损处不予缝合，愈合并不延迟，愈合粘连的发生率及严重程度反而较低于缝合者，因而主张不缝合腹膜缺损的部位。

韧带及皱襞

结构：腹膜在某些部位移行反折的结果，例如由壁层转为脏层，或由某一脏器移行至另一脏器，形成一些**韧带**(ligament)、**皱襞**(fold)或**系膜**(mesentery)，含有一些结缔组织，有的并含有血管神经束。由此可见，体腔内的韧带，在结构方面与肢体的韧带不同。与各脏器关系密切的韧带、皱襞或系膜将分述于各部，本节仅述及大网膜与小网膜。

大网膜(greater omentum)：脏层腹膜由胃移行至横结肠的部分，向下折叠形成大网膜，覆盖在肠袢的前面。大网膜在上方附着于胃大弯，下方游离，左缘与胃脾韧带相连而无明显分界，右缘伸到十二指肠起始部。大网膜的上部形成网膜囊前壁的一部分，在跨过横结肠处是否与其上面融合不定。在此处融合者形成网膜囊前壁的一部分即构成**胃结肠韧带**(gastrocolic ligament)，网膜囊的下界即止于融合处。此种情况下的大网膜，在横结肠以上的部分为两层腹膜，在横结肠以下的部分为四层腹膜。有时大网膜在跨过横结肠处并不与之融合，不形成胃结肠韧带，网膜囊经横结肠前方延伸入大网膜中一段距离。大网膜前两层与后两层的融合常在右侧较为明显，左侧较差，因而网膜囊伸入大网膜左侧份的机会较多，特别是左上部。

胃网膜左右血管走在大网膜的前两层之间，紧靠胃大弯的附着处，并分支向下分布于大网膜中。大网膜的厚薄不定。有些人在融合的大网膜各层腹膜之间含有大量脂肪，厚可达2.5 cm以上。有些人的大网膜则薄而透明，所含脂肪量很少。大网膜的大小亦不恒定，短者可仅伸展至横结肠下方几寸，长者可以伸展到盆腔内。大网膜略偏左侧，因而常形成左侧疝的内含物。已知大网膜的功能，有增加腹膜的吸收面积，较强大的抗感染能力，以及迅速粘连而使腹腔内感染局限的作用。但在婴儿及幼年时，大网膜小而不发达，此类作用不及成人显著，患腹腔内急性炎症时较为严重，所可采取期待疗法的适应证范围较小于成人。手术中常利用大网膜的迅速粘连愈合作用而将其加强缝合于脏器的缝合处。大网膜黏附于某处以后即有血管增生，因此有对肝硬化患者行大网膜包肾或将大网膜与腹壁缝合，以增加门静脉与周身静脉间的侧支循环。另一方面，在腹腔内有病变或创伤时，例如阑尾炎、胃肠道的吻合口，或者腹壁切口，大网膜即易于黏附在病变或创伤处，虽然有利于炎症的局限或创伤的愈合，但也极易因此形成粘连带而引起肠梗阻。如果大网膜形成疝的内含物，亦易黏附于疝囊或其他脏器，可使疝不易回复而发生绞窄。

小网膜(lesser omentum)：脏层腹膜由胃移行至肝门的部分称为小网膜，形成网膜囊前壁的一部分。小网膜在下方附着胃小弯及十二指肠第一部近侧约 2.5 cm 长的一段；在上方附着于肝门，向左延及静脉韧带裂的底部，再沿之延伸到膈下面，在此处两层腹膜分开包绕食管下端。小网膜的右侧缘游离，两层腹膜在此处相延续，形成网膜孔的前界。小网膜的大部分由肝脏至胃，形成**肝胃韧带**(hepatogastric ligament)，薄而透明；连接肝脏与十二指肠的部分，形成**肝十二指肠韧带**(hepatoduodenal ligament)，左侧份由膈到贲门部，称为**胃膈韧带**(gastrophrenic ligament)。在靠近小网膜的右侧游离缘处的两层腹膜间，亦即在肝十二指肠韧带中，含有肝动脉、门静脉、胆总管、淋巴管及肝神经丛，诸结构为一纤维结缔组织鞘包绕。在紧靠胃小弯处，小网膜的两层腹膜间含有胃左右血管、淋巴管及迷走神经的分支。在接近肝脏处，小网膜中含有右迷走神经干至肝脏、幽门及十二指肠的分支，以及可能存在的胃左动脉至肝脏的分支。此外，小网膜的其他部分皆不含重要结构，进行网膜囊内有关结构的手术常即经此切开进入。

腹膜副带(accessory peritoneal band)

在腹腔内常见有额外的腹膜带，可能使肠管扭结而发生梗阻。具有一定的临床重要性。关于形成此类腹膜副带的原因，学说不一，有人认为与进化有关，有人认为与炎症有关，也有人认为与胚胎发育有关。可靠性较大者为胚胎发育学说，因为此类腹膜副带常在初生时出现，胃肠道经过复杂的旋转过程，原始背侧及腹侧系膜大部分消失而代以继续发育的系膜，如果消失不完全或者继续发育的系膜略有异位时，出生后即可遗有腹膜副带，可能永久无症状，或者仅在成人时发生症状。常见的腹膜副带有下列数处(图 6－47)。

生殖肠系膜皱襞(genito－mesenteric fold)：此皱襞在胎儿体中为一三角形腹膜带，由小肠膜终末部的后方伸展至骨盆缘；在成人体中则可与腹后壁的腹膜融合而不显，由十二指肠第二部分及第三部交界处伸展至右侧卵巢悬韧带或睾丸处，中含血管及淋巴结，可能与阑尾或卵巢等结构紧密相依或黏附。阑尾可为此皱襞包入，盲肠亦可为其固定。阑尾或卵巢等器官有感染时皆可沿皱襞中淋巴管及血管扩散。阑尾常为此皱襞固定而发生弯曲扭结，可为发生阻塞性阑尾炎的原因，手术中常因此而不易将阑尾移出切口。在成人体中此皱襞的血管已很少，可以切断而无妨碍。

回肠膜(ileal membrane)：此膜为右髂窝的壁层腹膜增厚形成，由右髂窝伸展到回肠距末端 5～7 cm 处的对肠系膜缘，有炎症挛缩以后可使此处肠管扭结而发生轻度梗阻，亦可将回肠拉到右侧而使阑尾不易找见。此膜无血管，手术中切断时无妨。

升结肠膜(Jackson's mebrane)：此为由升结肠右侧腹后壁向内下伸展到升结肠或盲肠前结肠带的一薄片腹膜皱襞，长而且大的可由结肠肝曲到盲肠，短小者可仅为一小段。此膜中的血管细小而且平行，与炎症所引起的粘连不同。此膜可使结肠狭窄或成角畸形，亦可使盲肠扩大而较为活动。

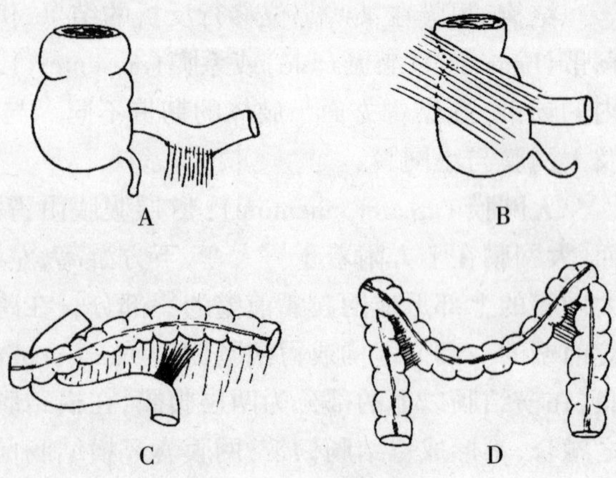

图 6－47　腹膜副带

A：回肠膜；B：升结肠膜；

C：横结肠系膜空肠膜；D：结肠间膜

胆囊胃结肠带(cystogastrocolic band)：此为由胆囊起跨过十二指肠而附着于大网膜或横结肠的一片腹膜皱襞，出生以后即可使胃的幽门部发生部分梗阻。

结肠间膜(intercolic membrane):在结肠肝曲升结肠与横结肠之间,或在结肠脾曲横结肠与降结肠之间,皆可有腹膜皱襞相连,称为结肠间膜,偶可引起部分肠梗阻。形成此膜的原因,有人认为是大网膜的一部分附着过远。

横结肠系膜空肠膜(mesocolicojejunal membrane):此为由横结肠系膜下面伸展至空肠近端对肠系膜缘的腹膜带,长短不定。

乙状结肠系膜带(mesosigmoid membrane):此为左髂窝的厚而短的腹膜带,将乙状结肠固定于骨盆缘,可以引起部分肠梗阻。

回结肠皱襞(ileocolic fold):此为一片腹膜皱襞,由盲肠与结肠的前面向下伸展,跨过回肠与盲肠相接处,到达阑尾基部,其中含有回结肠动脉或者盲肠前血管。

回盲肠皱襞(ileocecal fold):此腹膜皱襞由回肠终末部伸展到阑尾系膜或者盲肠,形成上、下回盲肠隐窝的边界。

腹膜腔

分部:腹膜腔为腹膜壁脏两层相连而形成的囊,为潜在的间隙,可分为腹膜大囊与小囊。**腹膜大囊**(greater peritoneal sac)为切开腹前壁以后所见的部分。**腹膜小囊**为位于胃后方的一个腹膜盲囊,亦称**网膜囊**(omental bursa),经**网膜孔**(epiploic foramen)与大囊相通。不论大囊或小囊,又因腹膜的反折而形成许多分部,互相间有其通道,血液、脓液或胃肠道内含物进入腹膜腔以后,即依此而有一定的局限性或扩散途径,对于腹部病变在查体及进行剖腹探查时皆须熟知其相互关系。更应注意的是一般有腹腔感染病变的人常仰卧,平卧或头肩部抬高,腹膜腔内积液的扩散方向即依此决定。

腹膜大囊:腹膜大囊可依横结肠及其系膜分为结肠上、下二格。上格又依肝脏及其韧带的附着可分为左膈下间隙、右前膈下间隙、肝肾陷凹及左前肝下间隙四部分。此部腹腔含有胃、脾、肝、胆囊、胰腺及十二指肠上半部等脏器。结肠下区又分为左、右结肠旁沟及小肠系膜右上与左下四部分(图 6-48)。此部腹腔含有十二指肠下半部、小肠及结肠。

左膈下间隙(left subphrenic space)前为膈及腹前壁,后为肝左叶前面,上为左三角韧带及冠状韧带的一部分,右为镰状韧带,左侧及下方均开敞(图 6-49)。

右前膈下间隙(right anterior subphrenic space)前为膈及腹前壁,后为肝右叶的前上面,上为右三角韧带及冠状韧带的一部分,左为镰状韧带,右侧经膈与肝右叶之间通向肝肾陷凹,下方开敞(图 6-50)。

肝肾陷凹(hepatorenocolic pouch)亦称**右肝下间隙**(right infrahepatic space),位于右肾前方,上为肝脏下面,下为结肠肝曲,左侧邻近网膜孔,向下与右结肠旁沟

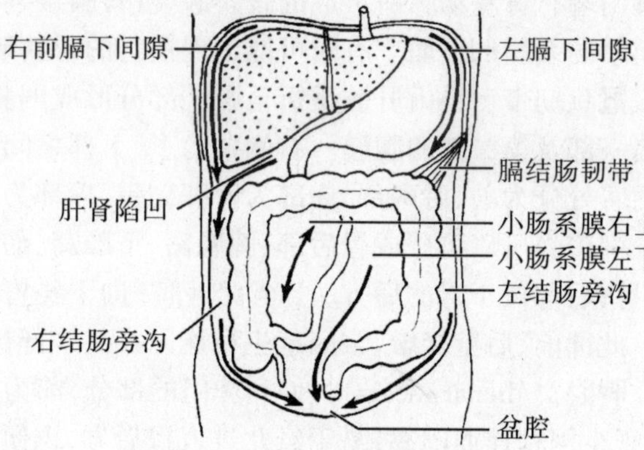

图 6-48　腹膜腔隙及其交通

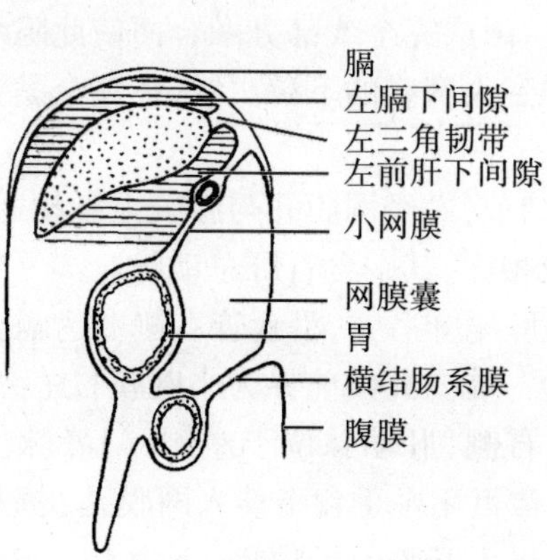

图 6-49　膈下间隙,左侧矢状切面

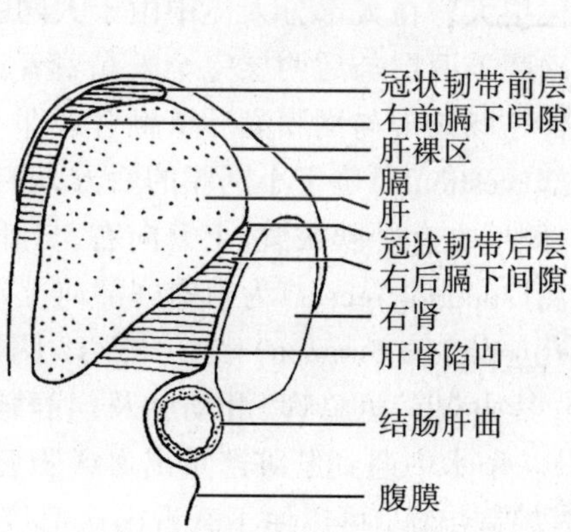

图 6-50　膈下间隙,右侧矢状切面

相续，并绕肝脏的前下缘与右前膈下间隙相通。肝肾陷凹的后上部延伸入肝脏与膈之间的部分亦称右后膈下间隙。

左前肝下间隙(left anterior infrahepatic space)位于肝脏下方,小网膜及胃与肝下面及腹前壁之间,下为横结肠及其系膜所限,向右通向肝肾陷凹。

左结肠旁沟(left paracolic gutter)位于降结肠左侧,上方借膈结肠韧带与左膈下间隙分隔,下方经盆结肠附着处的前方跨过骨盆缘而与盆腔相通。此部积脓可因结肠上格或盆腔感染蔓延而来。

右结肠旁沟 (right paracolic gutter) 位于升结肠右侧，上方与肝肾陷凹相续，下方跨过骨盆缘与盆腔相通。此部感染积液可能来自肝肾陷凹及网膜囊,例如可以来自胃或十二指肠的消化性溃疡穿孔,因而胃的内含物亦可进入盆腔。盲肠部的炎症积脓亦可通过右结肠旁沟向上蔓延到肝肾陷凹。

小肠系膜右上格位于小肠系膜附着线的右上方,右为升结肠,上为横结肠系膜,下为回盲肠交界处,左为小肠系膜。此区域中的腹后壁腹膜覆盖右肾下部、十二指肠第二部的下半及第三部、胰腺头颈部的一小部分、右侧输尿管及腰大肌。此部因有大网膜的保护，很少受到上腹部器官病变的影响，原发性病变也比较少见。阑尾炎可以引起此区域中发生积脓。此区域中有积液时，早期易于局限,在阑尾切口中可以沿升结肠内侧向上引流之。

小肠系膜左下格位于小肠系膜附着线的左下方，左为降结肠及乙状结肠。上为横结肠系膜，右为小肠系膜，下方通向盆腔，上部与小肠系膜右上格之间经一狭窄的间隙相通。此区域的腹后壁腹膜覆盖左肾下部、胰腺体部下面、十二指肠空肠曲、左侧输尿管及腰大肌。

腹膜小囊(网膜囊):网膜囊为位于胃及小网膜后方的一个腹膜盲囊,亦即左肝下间隙,上部较为狭窄,伸达肝尾叶的后方;下部较为宽广,可经横结肠的前方伸入大网膜中一段距离;左侧伸展到脾门;右侧经**网膜孔**与大囊相通。网膜囊后方有胰腺、腹主动脉、下腔静脉、左肾上端及肾上腺以及脾血管等。

网膜囊的前壁主要由胃后面及小网膜形成。

网膜囊的后壁(见图6-43),上部为覆盖膈的后下部及腹主动脉起始段的腹后壁壁层腹膜,邻近胃小弯的贲门端有胃左动脉所形成的腹膜皱襞(胃胰皱襞)伸向胰腺上缘,下部为覆盖胰腺前上面的腹膜,再向下即为横结肠系膜的上面。有时可能出现横行的胃胰皱襞,与胃左动脉无关。

冠状韧带后层由肝脏反折至膈的部分形成网膜囊的上壁及右侧壁的上部。右侧壁的下部为覆盖十二指肠第一部及第二部的腹膜。右侧壁的上、下部之间为网膜孔。网膜囊的左侧壁为胃的原始背侧系膜,为脾带的附着处分为前、后两部,前部为胃脾韧带,后部为脾肾韧带。

网膜囊可以再分成胃后部、脾隐窝、下隐窝、前庭及上隐窝等几部分。

胃后部位于胃的后方，上至贲门部，向下经胃结肠韧带后方伸入下隐窝，前为胃后壁，后为腹后壁及胰尾。此部前、后壁接触,常因产生粘连而在某些部位融合。

脾隐窝(lienal recess)为伸到脾门的部分,前为胃脾韧带,后为脾肾韧带。两韧带在脾门处融合。此隐窝较大,很少因粘连而闭塞,易于经此进入胃后方,也便于分离胃脾韧带中的胃网膜左动脉。

下隐窝 (inferior recess)为伸到胃大弯以下的部分，前为胃结肠韧带，后为横结肠系膜。此隐窝的大小及深度的变化很大。在大部分人体中由于大网膜的前两层与后两层完全或部分融合而使此隐窝或多或少地闭塞。在大网膜前两层与后两层完全未黏着者,下隐窝即远伸到大网膜的下游离缘;在完全黏着者即仅伸到横结肠。在胃结肠韧带与网膜囊后壁融合者即不形成下隐窝。

前庭部(vestibule)位于小网膜的后方,后有胰腺的网膜结节,右经网膜孔与腹膜大囊相通,向左延伸到胃胰皱襞;右侧后方有肝胰皱襞,上升向右,与肝十二指肠韧带相连,其中含有肝总动脉。

上隐窝(superior recess)为由前庭部向上延伸的部分,经肝尾叶后方,沿食管右侧上达膈。

网膜孔(epiploic foramen)相当于第12胸椎平面,大可容一指。孔的前界为小网膜右游离缘,亦即肝十二指肠韧带,其中含有胆总管、肝动脉及门静脉,胆总管位于右侧,肝动脉位于左侧,门静脉位于前两者后方(图6-51)。手术中遇到肝脏严重出血或胆囊动脉出血时，常可用左手食指伸入网膜孔，拇指在前面捏住肝动脉，暂时控制出血，可以便于查看出血部位。网膜孔的上界为肝脏的尾状叶，下为十二指肠第一部及肝动脉的横行部，后为下腔静脉及右肾上腺。由此可见，网膜孔的四周皆为重要结构，当有一段小肠经网膜孔进入网膜囊发生疝而且有绞窄时，不允许向任何一面扩大，如果不能将肠管复位，可以在胃大弯下方切开大网膜，进入网膜囊，抽空肠腔内含物以后即易于复位。

根据上述网膜囊的境界，可见手术中欲进入网膜囊时，可以切开小网膜、胃结肠韧带或横结肠系膜。切开横结肠系膜时须注意中结肠动脉在系膜中的行程并不固定，应注意避免损伤，因此对网膜囊后壁所显露的范围有限。如欲广泛显露网膜囊的后壁时，可在胃与横结肠之间切开胃结肠韧带。

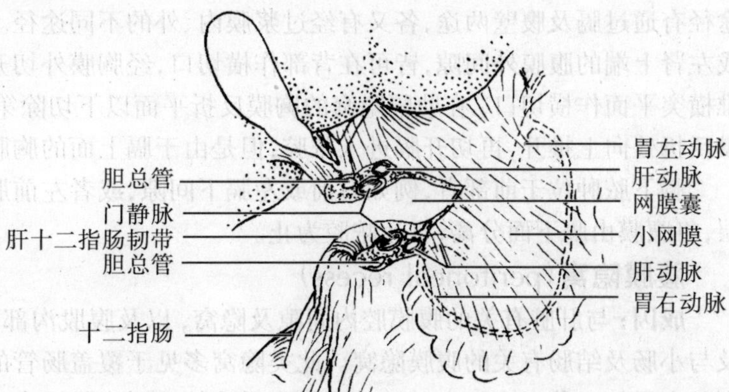

图 6－51　网膜孔前方各结构关系

膈下间隙与膈下脓肿：上述的腹膜腔在肝脏上下所形成的各部分，统称为膈下间隙(左膈下间隙、右前膈下间隙、肝肾陷凹、左前肝下间隙、网膜囊)。此外，位于冠状韧带前后两层间的肝裸区，以及在左肾上端可能形成的腹膜外间隙，向上延伸至膈下面，亦皆属于膈下间隙，但是位于腹膜外而不在腹膜腔内。由此可见，膈下间隙的上界为膈，下界为横结肠及其系膜，范围广泛。腹腔内感染经久不愈时，即有形成膈下脓肿的可能，诊断及处理均较困难。

在平卧时正常腹膜腔内的分水岭有脊柱及其前凸的腰椎部。由膈下面至骨盆缘为脊柱分为左右两侧。前凸的腰椎部将腹膜腔的上下部分隔，但在将头肩部略微抬高时即失去作用。由此可见，在平卧的姿势下，腹腔内有积液时，早期将视其来源而流向盆腔或流向膈下间隙；在半坐位的姿势下即可使积液完全流向盆腔，但是网膜囊内有积液时不在此例。因此，患病时的体位与是否易于形成膈下脓肿有密切关系。在有腹腔内感染时以及腹部手术后所采取的半坐体位，目的即在使有积液时即流向盆腔，减免形成膈下脓肿的可能，如果形成盆腔脓肿，症状较轻，处理也比较简单。

膈下脓肿多起源于上腹部器官的病变，如胃、十二指肠、肝脏及肝外胆道等；亦可来源于结肠下区的肠道病变，常见者如阑尾炎；或可为弥散性腹膜炎所遗留形成的局限性脓肿。因肝脓肿、十二指肠溃疡穿孔及阑尾炎等原因所引起的膈下脓肿，皆见于镰状韧带的右侧。因胃穿孔所致的膈下脓肿，多见于镰状韧带的左侧。膈下间隙中有感染积脓时，横结肠、横结肠系膜及大网膜皆可牢固黏附于腹前壁，防止感染再向结肠下区扩散。

肝肾陷凹为发生膈下脓肿的最常见部位，因为在平卧时此凹为腹膜腔的最低处。附近脏器病变的渗出液或穿孔以后外溢的液体皆容易聚积在此处。胃前壁或十二指肠第一部前外面的溃疡穿孔以后液体外溢，先进入结肠上格，即易于聚积在肝肾陷凹。此陷凹中积液可以向后上扩展至其后上部的右后膈下间隙，也可向下沿右结肠旁沟进入右髂窝。肝肾陷凹与右前膈下间隙虽然经肝脏前下缘的下方相通，但其中之一发生脓肿时常因肝脏的前下缘与横结肠及大网膜之间生成粘连而不易相互蔓延。肝肾陷凹的后上部右后膈下间隙中有积脓时的危险性较大，因为膈下面腹膜的淋巴管与胸腔内淋巴管相交通者很多，可能因而并发脓胸或肺脓肿。穿刺右后膈下间隙的途径可在第 12 肋下方向上进针，紧依此肋下缘向上深入找寻脓腔。

胃后壁或十二指肠第一部后内面的溃疡穿孔以后，液体即进入网膜囊，可因网膜孔粘连闭塞而局限，如果网膜孔未闭塞，液体即可经此进入肝肾陷凹。

右前膈下间隙发生脓肿的机会次于肝肾陷凹，可因肝脏或胸膜病变引起，也常因胆囊病变所致。积脓的部位可邻近冠状韧带前层，也可靠近肋弓。穿刺此间隙的途径可在紧靠肋下缘压痛最显著的部位进针，向上沿膈的穹隆弧度进入。

左膈下间隙中积脓常来源于胃前壁穿孔，较为少见，且常较小。

左前肝下间隙中积脓常来源于胃前壁溃疡或胆囊穿孔。

左肾上端腹膜外膈下间隙中感染积脓可来自左肾周围炎症或食管癌穿孔。

膈下脓肿的切开引流，主要原则在不污染腹腔的其他部位及胸腔，尤其是要注意避免胸腔并发症。切开途径有通过膈及腹壁两途，各又有经过浆膜内、外的不同途径。脓肿位于后方者，例如右后膈下间隙、肝裸区或左肾上端的腹膜外间隙，皆可在背部作横切口，经胸膜外切开膈肌进入。经胸膜外切开的方法是在第 1 腰椎横突平面作横切口，在肋膈隐窝的胸膜反折平面以下切除第 12 肋，或者在较高平面上切除肋骨以后将胸膜反折处向上推开，再切开膈进入脓腔，但是由于膈上面的胸膜常因有炎症而粘连较紧，不易分离。

膈下脓肿位于前部者，例如右前或左膈下间隙，或者左前肝下间隙，皆可在前方沿肋弓作切口，切开肌肉层，将腹膜由膈下面分离，直达脓腔为止。

腹膜隐窝(peritoneal recess)

成因：与肝脏有关的腹膜腔内间隙及隐窝，以及腹股沟部与膀胱附近的隐窝，皆已于前述及。此处仅述及与小肠及结肠有关的腹膜隐窝。此类隐窝多见于覆盖肠管的腹膜邻属有变化的十二指肠空肠交界处及回盲肠交界处。若干隐窝由于肠系膜与腹后壁的壁层腹膜融合不规则而形成。有一些隐窝则由于在血管通过处使腹膜隆起成皱襞而形成。腹膜隐窝可能成为**腹腔内疝**的所在，引起肠管绞窄。

十二指肠空肠交界部隐窝：此部可以发生的隐窝有十二指肠旁隐窝、十二指肠下隐窝、十二指肠空肠上及下隐窝以及肠系膜腹壁隐窝(图 6－52、图 6－53、图 6－54)。

十二指肠空肠上及下隐窝同时存在，为由十二指肠终末部向左延伸至腹后壁的两条腹膜皱襞形成。上隐窝的出现率，与下隐窝同时存在者约占 30%，单独出现者约占 5%。上隐窝的开口向下，深可达 2.5 cm，位于第 2 腰椎平面。下隐窝最常见，约有 50%～75% 人体有之，开口向上，深可达 1 cm 以上，位于第三腰椎平面。

十二指肠旁隐窝(paraduodenal recess)似由形成上述两隐窝的两条腹膜皱襞在左侧相连而形成，向右上开口。相连的腹膜皱襞中常含有**肠系膜下静脉**，并且常含有左结肠动脉的一条分支，少数情况下血管位于窝的后壁。隐窝的上方为胰腺及肾血管，右为主动脉及十二指肠空肠曲，左为左肾。此窝的出现率约为 2%，如果发生疝，可因肠管时常进出压迫肠系膜下静脉而出更明显的痔。当疝发生绞窄时，手术中可以向下扩大隐窝，不宜向其他方向，以免伤到血管或脏器。

肠系膜腹壁隐窝(mesentericoparietal recess)位于小肠系膜基部，可以紧邻十二指肠空肠曲，也可稍低。窝的大小不一，开口向左，盲端向右下，前有肠系膜上动脉，后为腰椎。肠系膜左面的腹膜衬于窝内，右面的腹膜覆盖窝的前面及盲端。此窝很少见。进入此窝中的疝也较少见，大者可占有全部右侧腹腔。疝的内含物为小肠，症状常为十二指肠梗塞绞痛或绞窄性梗阻，由于窝的开口较大而不易发生绞窄。如果发生绞窄，多由于疝囊开口处有粘连或者进入疝囊的小肠在囊颈处有扭转所致。进入疝囊内的小肠易于复位，如需扩大囊颈时可以向下切开，前有肠系膜上动脉，注意避免损伤。

十二指肠下隐窝(inferior duodenal recess)偶见于十二指肠第三部的后方，开口向下。

回盲部隐窝：回盲部常见的隐窝有回盲上隐窝、回盲下隐窝及盲肠后隐窝，不发生疝，可以作为标志(图 6－55)。

回盲上隐窝(superior ileocecal recess)位于回肠末端的前面或紧上方，由盲肠前动脉通过所致的腹膜皱襞(回盲上皱襞)形成，后为回肠及其系膜，右为升结肠，开口向左下，约有 1/3 人体有之。

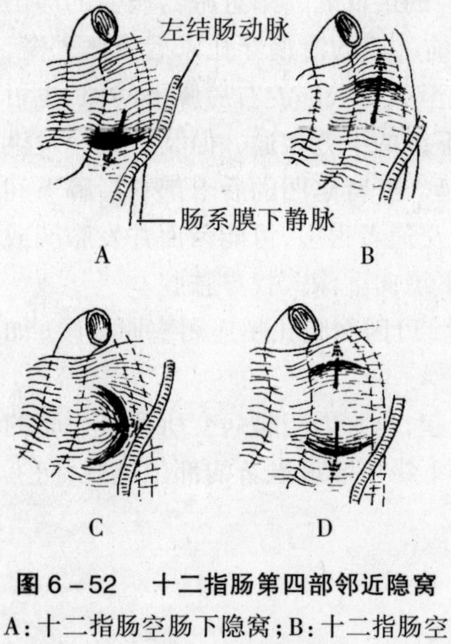

图 6－52　十二指肠第四部邻近隐窝

A：十二指肠空肠下隐窝；B：十二指肠空肠上隐窝；C：十二指肠旁隐窝；D：十二指肠空肠上、下隐窝同时存在

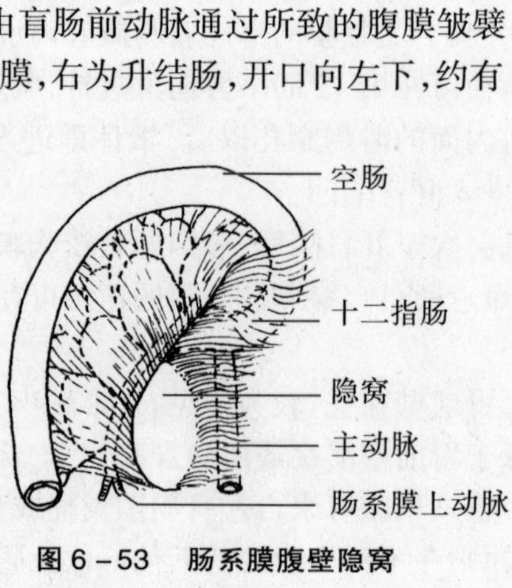

图 6－53　肠系膜腹壁隐窝

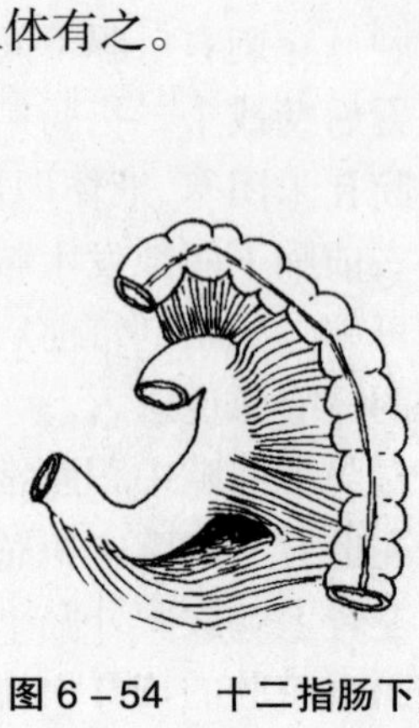

图 6－54　十二指肠下隐窝

回盲下隐窝 (inferior ileocecal recess) 位于阑尾系膜与前方的回盲下皱襞之间。此皱襞由回肠的对肠系膜缘及邻近的盲肠壁伸展至阑尾系膜的前面,其中如含有血管亦不很大,应注意勿误为阑尾系膜。系膜中含有阑尾动脉。此隐窝的出现率约为85%,特别是在阑尾系膜发育较好者。隐窝中可藏有阑尾。

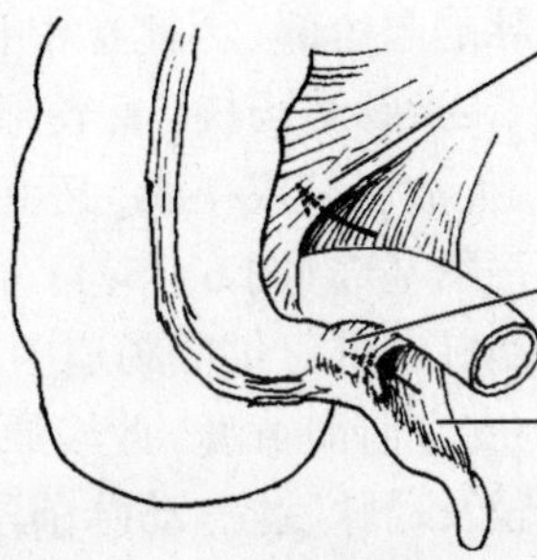

图 6-55　回盲皱襞及隐窝,箭头表示回盲上、下隐窝的位置

盲肠后隐窝 (retrocecal recess) 位于盲肠后方,前为盲肠后面,左为结肠系膜,右为由结肠到髂窝的腹膜皱襞,后为髂窝的腹膜。此隐窝的出现率约为10%,浅深不定,取决于腹膜在升结肠深面的反折情况。阑尾常伸入此隐窝中。

结肠旁隐窝 (paracolic recess):此类隐窝较少见,位于升结肠或降结肠后方,由于肠管未完全固定在腹后壁而形成,向结肠旁沟开口,在升结肠后方者开口向右,在降结肠后方者则开口向左,侧可成为绞窄性疝的所在。

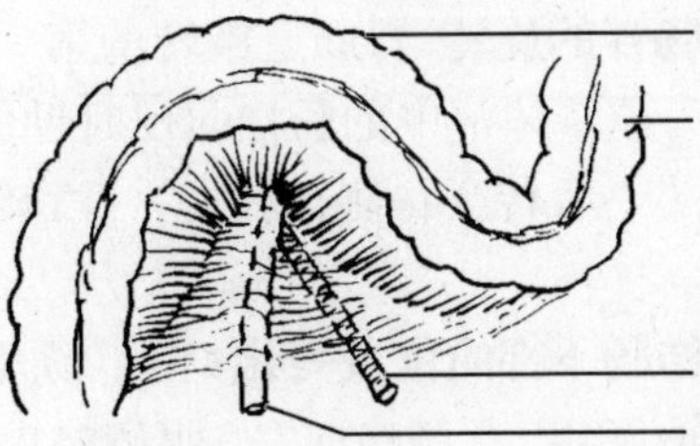

图 6-56　乙状结肠系膜隐窝

乙状结肠系膜隐窝 (intersigmoid recess):乙状结肠系膜的附着线呈"∧"形,尖部下面可能存在隐窝(图 5-56),后为左髂总动脉分叉处及左侧输尿管,内上有乙状结肠动脉。此隐窝在婴儿恒常存在,成长后可以消失而遗为一小的凹陷,手术中可依此寻找左侧输尿管。

腹腔穿刺

腹腔穿刺的适应证有(1)大量腹水可以穿刺抽吸,(2)施行人工气腹,(3)注射药剂入腹腔,(4)抽吸腹腔内液体作诊断性检查,(5)进行腹腔镜检查。进行腹腔穿刺有伤到脏器及导致腹腔内感染的危险,消毒应完善,对有肠管胀气及腹腔内粘连者应特别注意。穿刺前应排尿,以免伤到膀胱。腹腔穿刺的部位应避开腹壁上、下动脉的行径,脐以上正中线上因有镰状韧带,亦应避开。半月线附近,脐下中线附近,以及右肋缘下方皆为比较安全的穿刺部位,具体部位可依适应证决定。例如放腹水时可取坐位,在腹中线脐下 5~10 cm 处附近穿刺,两侧下腹部亦可。进行人工气腹可取平卧位,在右上腹部穿刺。

第五节　腹腔内脏器

胃肠道的胚胎发育

胃肠道各部的起源

在胚胎发育早期,消化道为一直管,称为**原肠**(primitive gut),借一**背侧系膜**(dorsal mesentery)及一**腹侧系膜**(ventral mesentery)悬挂在腹腔内的中线上。原肠分**前肠**(foregut)、**中肠**(midgut)及**后肠**(hindgut)三部分,各有其单独的血液供应来源及特殊功能。由咽部到十二指肠的胆总管开口处皆由前肠发育而来,包括咽、食管、胃、十二指肠第二部胆总管开口以上、肝脏、胆道系统及胰腺等。脾脏由前肠的背侧系膜中的间质细胞发育形成。胃及胃以下的部分由腹腔动脉供应,主要功能为消化。由胆总管开口处到横结肠的左中 1/3 交界处皆由中肠发育而来,包括十二指肠胆总管开口以下的部分、小肠、升结肠及横结肠的右 2/3,由肠系膜上动脉供应,功能有消化及吸收。横结肠的左 1/3、降结肠、乙状结肠及直肠皆由后肠发育而来。由肠系膜下动脉供应,主要功能为贮存排泄。在胚胎发育过程中,胃肠道的旋转有异常时即遗留畸形,但可以不出现症状,严重者可使消化道发生梗阻。前肠与后肠的发育变化过程很简单,组成部分的位置变异极为罕见。中肠的发育变化过程则极为复杂,因而消化道的位置畸形差不多完全限于中肠所形成的部分。

第一期旋转

原肠开始旋转时的情况:在胚胎发育早期,前肠上部呈梭状膨大,后来形成胃。胰腺长入十二指肠背侧系膜内,系膜与腹后壁腹膜融合以后即固定于腹后壁。后肠上端借背侧系膜收缩的部分固定于腹后壁靠近肠系膜上动脉的起始部,因此在中肠与后肠交界处形成弯曲的结肠角。中肠的上、下端皆固定,两点都相距很近,形成十二指肠结肠峡。盲肠部呈现膨大。**卵黄囊**(yolk sac)仍然附着于原肠。此时期中消化道的长度已大于腹腔长度,故而挤成一团,又由于体腔伸入**体蒂**(body stalk)的基部,所以肠道的中部与卵黄囊相连的部分即凸入体蒂的基部(图 6-57)。此时期中的背侧系膜仅为一片,中有供应肠管的腹腔动脉、肠系膜上动脉及肠系膜下动脉通过。供应肠道中部的肠系膜上动脉,终于凸入体蒂内的肠袢顶部,与卵黄管位于同一轴线上,并分出一支走向卵黄囊。此段原始肠袢可依此卵黄动脉分为动脉前段及动脉后段。**动脉前段**(prearterial segment)后来发育成空肠及回肠的大部分。**动脉后段**(postarterial segment)亦即卵黄管附着处远侧部分,后来发育成回肠的末段、盲肠及结肠的大部分。

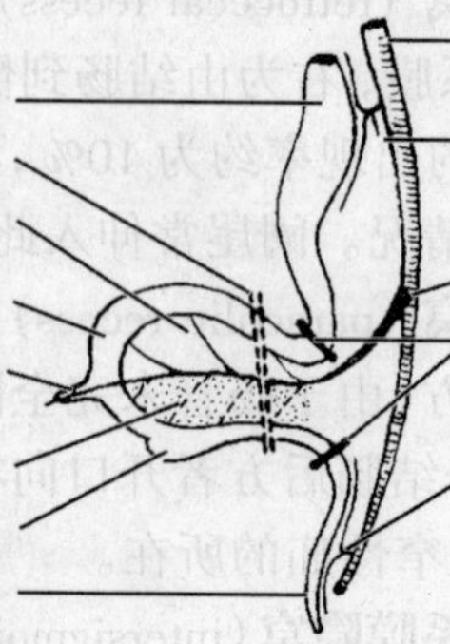

图 6-57 未旋转以前的肠道

原始肠袢的旋转:胃肠道旋转的第一期发生在第 5~10 周之间,为位于体蒂中的肠袢向反时钟的方向旋转 90°,原位于近侧的一段转至右侧,远侧的一段转至左侧(图 6-58,图 6-59)。

胃及结肠下部的位置变化:在小肠开始旋转的同时,胃亦绕其长轴旋转,背侧略向左,腹侧略向右,胃的远端连同十二指肠移向右侧。至第一期终了时,胃原先的腹侧变为胃

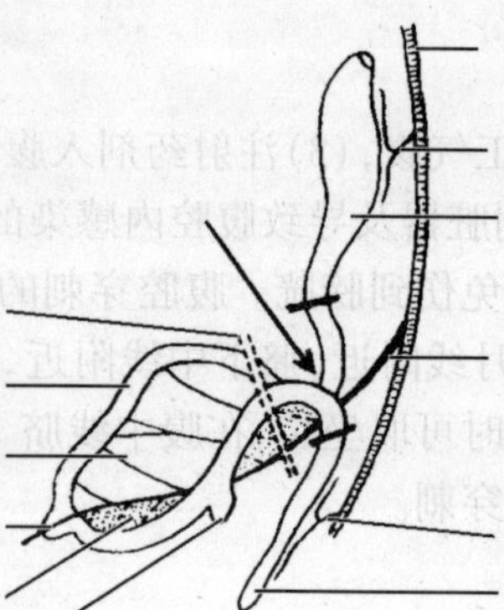

图 6-58 肠道旋转第一期(侧面观),箭头指示处为左脐静脉压迫动脉前段肠道,使之向下向右

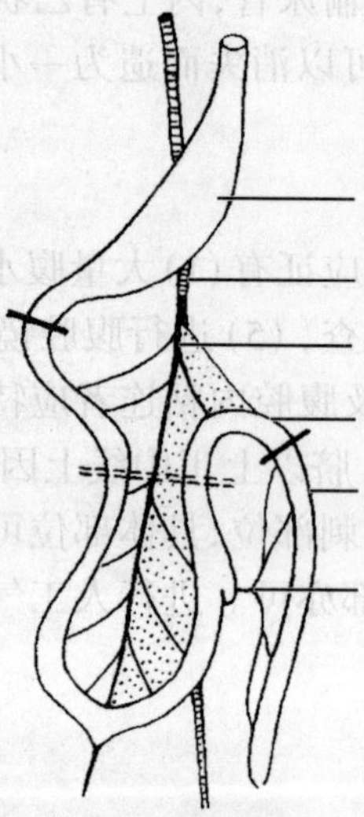

图 6-59 肠道旋转第一期(前面观)

小弯,向右而且略向上,背侧则成为胃大弯,向左而且朝下。消化道的远侧部分在旋转第一期终了时被推向左侧,系膜较短的结肠远侧部分,不仅被推向左侧,而且抵在体腔后壁上。

第二期旋转

肠管退回腹腔:第二期旋转发生在胚胎第 10~11 周,包括位于体蒂中的肠管退回腹腔的过程。这一段肠管的右侧部分首先退回,通过肠系膜上动脉及左侧肠管的后方,亦即结肠第一部的后方。由于结肠远侧部分在腹腔内已紧贴腹后壁所以退回的小肠即位于一部分肠管的前方(图 6-60)。这一段肠袢在退回腹腔的同时,长度亦迅速增加,因而形成许多肠袢。在正常情况下,结肠的第一段最后退回腹腔,位于肠膜系上动脉及即将形成十二指肠的一段小肠管的前方。

第二期旋转终了时的邻属关系:肠管完全退回腹腔以后,原为动脉前段的肠系膜即位于肠系膜上动脉的左侧;原为动脉后段的肠系膜大部分位于右侧,近侧一部分跨过肠系膜上动脉及十二指肠的前方(图 6-61)。由此可见,肠系膜上动脉所在的肠系的根部在第一期已经旋转 90°的基础上再向反时钟方向旋转 180°。至第二期旋转终了时,肠管各部的位置如图 6-61 所示。

第三期旋转

结肠固定与小肠系膜根的形成:此时期的变化较为简单。当肝脏的大小与身体的比例接近婴儿及成人

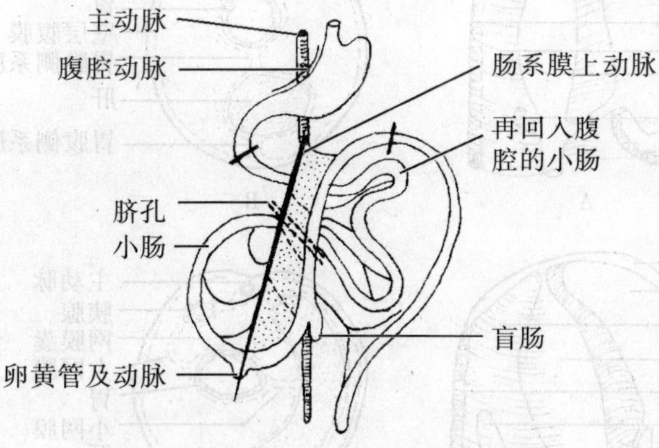

图 6-60 肠道旋转第二期(前面观)

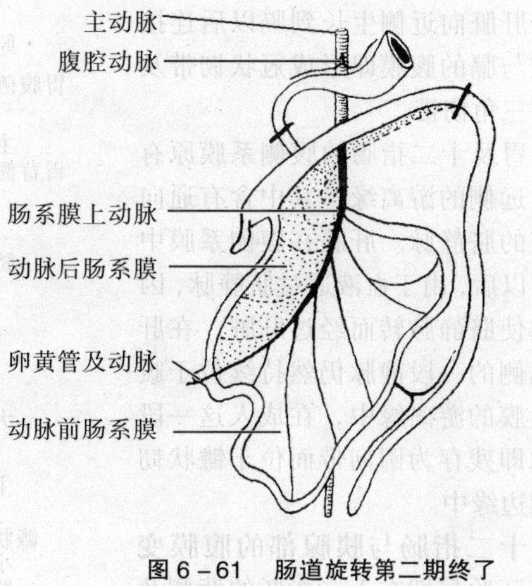

图 6-61 肠道旋转第二期终了

时,结肠的近侧段加长,出现肝曲而使升结肠与横结肠分界。盲肠下降至右髂窝。升结肠系膜贴在腹后壁上,因相邻的浆膜面消失而黏附于腹后壁(图 6-62)。至此升结肠不再有系膜,原系膜的左面浆膜变为腹后壁右侧的壁层腹膜。由于升结肠系膜仅为小肠及升结肠总系膜的右侧部分,升结肠系膜与腹后壁融合以后,小肠系膜即变为附着在腹后壁,沿回结肠动脉由横结肠系膜越过十二指肠处伸展至回盲部交界处。与此同时,降结肠系膜的绝大部分亦与左侧腹后壁的壁层腹膜融合,使降结肠变为腹膜后位的脏器。在乙状结肠部分,系膜与腹后壁的融合程度不定,但皆不完全,除紧靠直肠部分以外系膜皆不能延伸至正中线。

大网膜的形成:连接胃大弯与腹后壁的背侧系膜在此时期中折叠形成大网膜,经过横结肠及其系膜的前方。在此过程中大网膜与横结肠及其系膜接触处相邻的腹膜面消失,结缔组织融合,所以大网膜的浆膜面与横结肠系膜的浆膜面相延续。

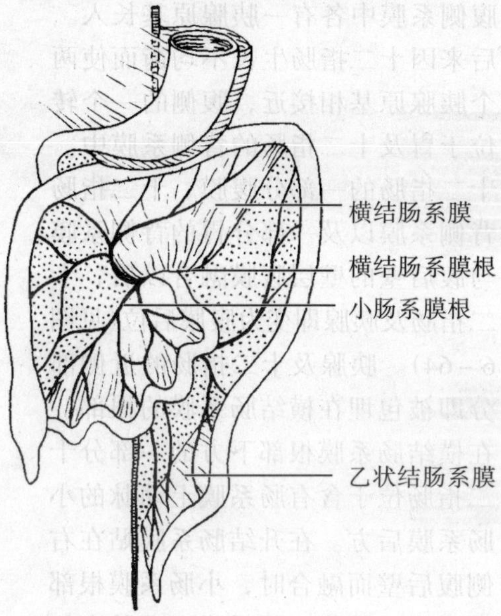

图 6-62 肠道旋转第三期终了,形成升结肠,系膜固定

肝、胃及十二指肠部腹膜的变化

胃系膜的变化:胚胎早期胃有**背侧系膜**附着于腹后壁正中线上,胃及十二指肠第一部有永久性的腹侧系膜附着在腹前壁正中线上。在胃沿其长轴向右旋转时,背侧系膜随之向左移,腹侧系膜随之向右移(图 6-63)。背侧系膜由于附着于胃的部分发育成胃大弯而形成大网膜。腹侧系膜由于附着于胃的部分发育成胃小弯而形成小网膜。胃大弯左侧的背侧系膜,在其中发育成脾脏以后即形成胃脾韧带及脾膈韧带。脾膈韧带的下份附着于左肾的前面部分称为脾肾韧带。

网膜囊的发育:网膜囊由腹膜腔右侧的一部分随胃的背侧系膜向左移位而形成。胃旋转形成大小弯以后,网膜囊即位于胃及其腹侧系膜的后方。背侧系膜的左叶腹膜与腹后壁融合,右叶腹膜即形成网膜囊后壁的壁层腹膜。背侧系膜与横结肠及其系膜前面接触的腹膜亦皆融合消失(图 6-64)。由此可见,横结肠系膜上面的腹膜实际上是来自胃背侧系膜,下面的腹膜来自原始结肠系膜。胃腹侧系膜原有朝向远侧的游离缘,肝脏发育以后其中即含有胆总管,网膜囊形成以后即在此游离缘的后方形成网膜孔,向右开口,通向腹膜大囊。

肝盲管由十二指肠近侧长出,凸入胃腹侧系膜中,长大成肝脏以后即将此部系膜分成两部分,一部分由胃至肝成为小网膜,一部分由肝脏至腹前壁成为镰状韧带。在膈发育以后,腹侧系膜即同时附着于腹前壁及膈，肝脏向近侧生长到膈以后连接肝脏与膈的腹膜即形成冠状韧带及左右三角韧带。

胃及十二指肠的腹侧系膜原有朝向远侧的游离缘，其中含有通向心脏的脐静脉。肝脏在腹侧系膜中生长以后，由于血液通过脐静脉，因而促使脐静脉转而经过肝脏，在肝脏远侧的一段静脉仍然持续位于腹侧系膜的游离缘中，在成人这一段静脉即残存为圆韧带而位于镰状韧带的边缘中。

十二指肠与胰腺部的腹膜变化： 胚胎早期在十二指肠的背侧及腹侧系膜中各有一胰腺原基长入。后来因十二指肠生长不均衡而使两个胰腺原基相接近，腹侧的一个转位于胃及十二指肠的背侧系膜中。十二指肠的一部分腹膜、十二指肠背侧系膜以及一部分胃的背侧系膜与腹后壁的壁层腹膜融合以后，十二指肠及胰腺即变为腹膜后位(见图6-64)。胰腺及十二指肠的近侧部分即被包埋在横结肠系膜的根部。在横结肠系膜根部下方的一部分十二指肠位于含有肠系膜上动脉的小肠系膜后方。在升结肠系膜贴在右侧腹后壁而融合时，小肠系膜根部即形成，原位于肠系膜上动脉右侧的一部分十二指肠的前面即为这一部分肠系膜所覆盖。

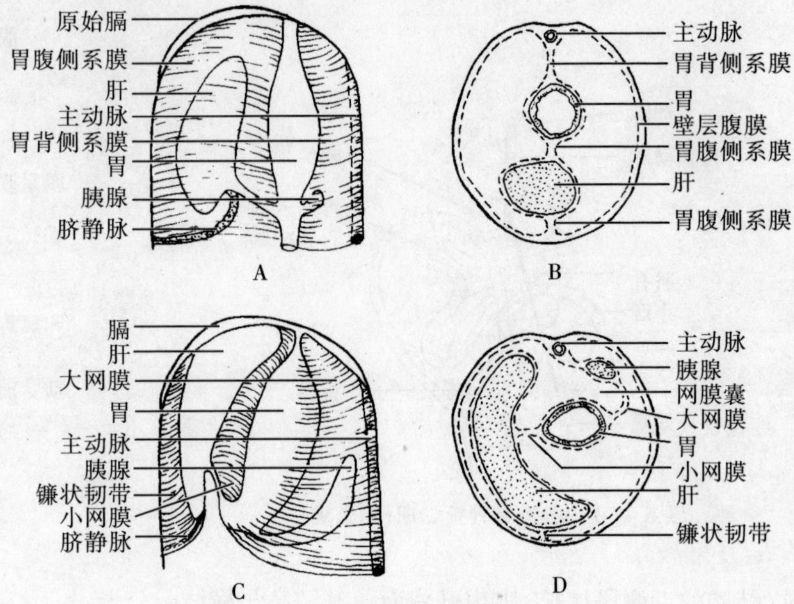

图 6-63　胃系膜的发育

A、B：旋转早期；C、D：旋转终了，融合以前；A、C：矢状切面；B、D：横切面

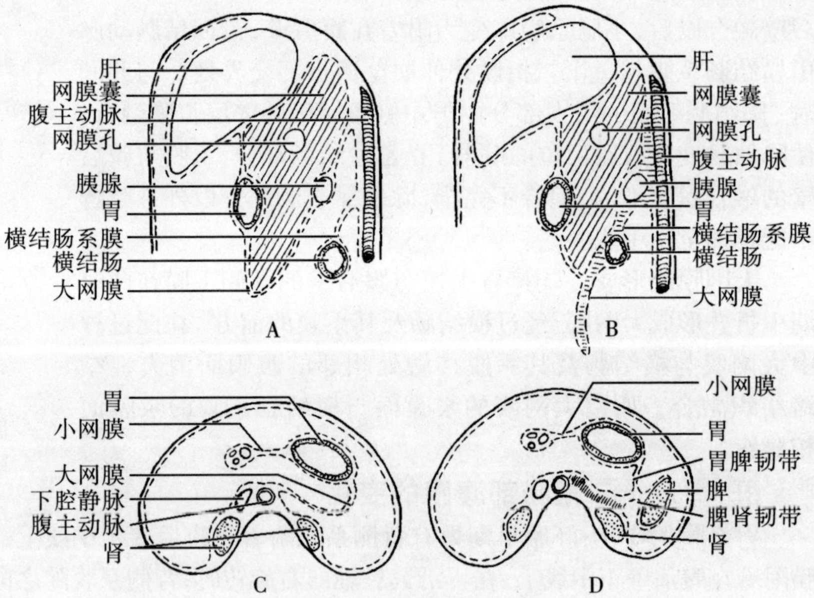

图 6-64　胃背侧系膜与横结肠系膜及腹后壁腹融合以前(A及C)与融合以后(B及D)

A、B：矢状切面；C、D：横切面

腹腔内疝

类型： 腹腔内疝的涵义是指疝入的肠袢不穿过腹壁或膈，一般可分下列三类：(1) 腹前壁的不完全疝，(2) 通过肠系膜或类似结构的自然存在或外伤形成的孔洞的疝，(3) 腹膜后疝。腹腔内疝的重要性在于发生绞窄时不如出现在体表的疝易于诊断。

腹前壁的不完全疝： 未完全凸出到外环以外的腹股沟斜疝及直疝、未完全凸出至体表的股疝以及与膀胱相邻的隐窝疝，有的学者认为皆可以属于腹前壁的不完全疝。此类疝的发生原因，与凸出至体表的疝相似，不外乎腹壁软弱、已存在的腹膜袋以及腹内压力增加等。

通过肠系膜或类似结构上**孔洞的疝：** 通过网膜孔进入网膜囊的疝亦属于此类。此类疝大多无疝囊，仅为通过腹膜缺损处形成，最常见的是通过小肠系膜的疝，亦可见于乙状结肠系膜、子宫阔韧带及横结肠系膜等处。这些部位出现孔洞的原因尚未能肯定，有人认为是在发育过程中形成，有人认为是炎症病变，也有人认为是外伤。

腹膜后疝：此类疝皆位于结肠或其系膜后方，疝囊的形成常为先天性，例如盲肠后疝及结肠后疝，由于这一部分系膜未与腹后壁融合而形成疝囊。十二指肠旁疝亦可归属于此类。

旋转异常(anomalies of rotation)

重要性：肠管旋转异常者，不仅可以出现显著的脏器异位，也可能发生肠道梗阻或绞窄。肠系膜在腹后壁融合不如正常者完全时，亦即有应固定而未固定的部分时，可使一段肠管仅借狭窄的蒂状膜附着在腹后壁，这一段肠管即因此易于发生扭转。融合不正常者也可能形成异常的肠系膜带，使肠管某处发生狭窄成角。发生腹腔内疝时，可因疝囊口较小而易于发生狭窄。上述情况中以肠扭转较为多见。

发生时期：在肠道旋转的三期中虽然皆可能发生旋转异常，但以发生在第二期者较为重要。腹腔脏器转位为原肠全部沿顺时针方向旋转而形成，不仅包括原始肠袢，也包括胃及肝脏，多认为是发生在第一期。反旋转与此不同，仅为在体蒂内的原始肠袢沿顺时针方向旋转，不包括胃及肝脏等当时位于腹腔内的脏器，有人认为发生在第二期，也有人认为发生在第一期。单纯的先天性脐疝发生在第二期，进入体蒂内的一段原肠未退回腹腔，有人认为最严重的羊膜疝是在第一期旋转以后未再旋转。第二期旋转异常所发生的畸形有未旋转、中肠反旋转、旋转不良及十二指肠旁疝等。第三期旋转异常所发生的畸形有肝下位盲肠、右腰位盲肠、盆腔位盲肠、移动性升结肠或盲肠等。旋转异常的发生率有人统计为 0.041%。

未旋转(nonrotation)：在第一期旋转终了时，如果位于体蒂中的原始肠袢一齐退回腹腔，不是像前述的分段退回，旋转即中止。退回腹腔的肠管位置关系即仍然与在体蒂内相似，原始肠袢的尖部位于下腹部，盲肠及阑尾位于耻骨联合上方略偏左侧，结肠由此上升至脾曲再下降变为降结肠，不形成横结肠，因而结肠的两部分接近平行。空肠及回肠主要位于腹腔右侧。原始肠系膜持续存在，肠系膜上动脉位于其中部。肠系膜未与腹后壁进行正常融合，仅由一蒂部在肠系膜上动脉的起始部附着于腹后壁，紧靠胃的幽门端。因此极易发生肠扭转，扭转的肠袢包括升结肠、全部小肠以及十二指肠的远侧部分。此种情况常称为中肠扭转，胎儿时期亦可出现，产生先天性的肠梗阻。由于未旋转的肠袢在腹后壁的固定附着程度并不恒定，扭转的肠袢并不一定包括全部中肠。手术中发现此类情况时，不仅须将扭转的肠袢复位以消除梗阻，并须将其固定于腹后壁，以防再发生扭转。此外，肠袢未旋转者腹膜的融合也不可能正常，可以有一些融合，因此而产生腹膜副带，虽不发生肠扭转，亦可引起肠梗阻，手术中发现时切断即可。

反旋转(reversed rotation)：此种情况虽然是发生在第二期，实际上在第一期即已开始，极为少见。胃及十二指肠仍然朝反时钟方向旋转，进入体蒂内的原始肠袢却朝顺时针方向旋转(图 6-65)。如果反旋转包括胃及肝脏即形成内脏转位。仅为原始肠袢反旋转者动脉前段的肠管位于肠系膜上动脉的前方，退回腹腔时经过动脉及动脉后段肠管的前方。因而十二指肠即通过肠系膜根部及结肠的前方，横结肠通过肠系膜上动脉的后方。正常者十二指肠因肠系膜消失而贴在腹后壁上。反旋转者十二指肠系膜易将结肠的肝曲部分压在腹后壁而发生狭窄，可以发生在生前，也可以至成人时期才出现症状。

十二指肠旁疝：此种疝分左、右两种类型，因旋转异常而产生，结肠系膜与腹后壁融合不正常，小肠进入结肠系膜的后方，手术前不易确诊。此种疝以左侧者较为多见。左侧十二指肠旁疝的疝囊位于降结肠系膜的后方，开口向右，囊颈紧位于十二指肠终末部及十二指空肠曲的左侧，囊内可以含有绝大部分小肠。疝囊颈的位置与十二指肠旁隐窝的颈部相当，囊颈的前叶内常含有肠系膜下静脉及左结肠动脉的一条分支，在进行绞窄性疝复位时，如需切开囊颈，应注意及此。

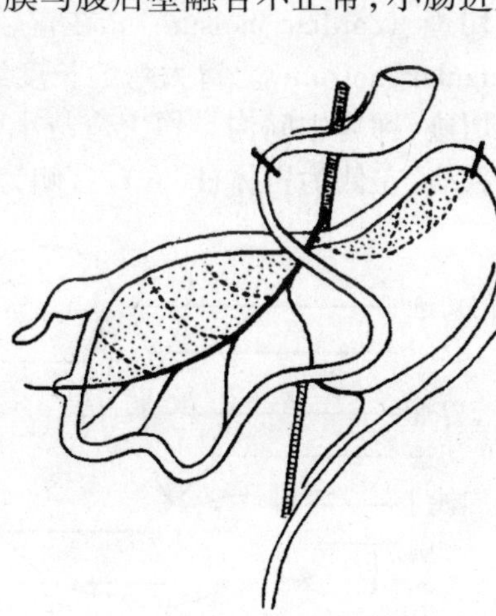

图 6-65　中肠反旋转

右十二指肠旁疝亦称肠系膜腹壁疝，疝囊的开口位于小肠系膜的基部，朝向左侧。疝囊向右伸到右结肠系膜及一部分横结肠系膜的后方。囊颈前方即为肠系膜上动脉。由此可见，疝囊的位置与肠系膜腹壁隐窝的位置相当。但是此种疝的成因显然是旋转不良，小肠的大部分位于升结肠系膜及一部分横结肠系膜的后方。

十二指肠旁疝，不论左侧或右侧，有的可将小肠退出疝囊复位，但是疝囊口可因腹膜融合而消失，整个疝囊亦可因腹膜融合而消失，小肠位于腹膜后的结缔组织中。

第三期旋转异常：第三期旋转仅为升结肠的定形及系膜的融合，因而产生异常时严重性较小。盲肠未下降到正常的右髂窝位置，可以停留在肝下或腰部，有人统计约占2%。旋转过度者盲肠可以下降到盆腔。结肠系膜未与腹后壁完全融合，为第三期旋转较多见的异常，特别是升结肠起始段未融合所形成的移动性盲肠，约占1%~2%。升结肠或降结肠的系膜皆可以有一部分或全部未与腹后壁融合，至正中线的距离亦不定。仅有部分融合者即可在结肠或连同其系膜的后方遗有一腹膜囊，开口朝向结肠旁沟，可以形成结肠旁疝或结肠后疝。结肠后疝的疝囊可以很大而含有大部分小肠。

内脏转位

内脏转位（siutus inversus）为脏器的位置左右倒置，可仅为胸腔脏器转位，也可仅为腹腔脏器转位，但以胸腹腔脏器皆有转位的完全性内脏转位较为多见。因此，在临诊上发现胸腔脏器有转位时，应再进行结肠 X 线检查，以确定有无腹腔脏器转位。右位心脏可能单独存在，但常伴有其他胸腔脏器转位。胸腔脏器转位者必为右位心脏。腹腔脏器转位者，发生在肠道旋转第一期原始肠袢反旋转而成，胃由右向左，肝脏及胆囊位于左侧，阑尾位于左下腹部。

内脏转位的发生率，不论完全性或不完全性，皆不易确知，统计的结果不一，约为0.002%~0.1%。腹腔脏器转位者在外科学方面有其重要性，如果未能预先发现，即易致诊断错误，进行不恰当的手术，较为重要的是阑尾与胆囊病变。患阑尾炎时，疼痛可以在左下腹部，也可仍然位于右下腹部（图6-66），如果未能及时发现有内脏转位，在前一种情况下即易被忽略，在后一种情况下则易误在右侧开腹。右下腹部的疼痛可能仍然为牵涉性，因为据推测盲肠与阑尾的传入神经供应在发育早期即已形成，来自神经系统的右侧半而不是两则，发生转位以后此种关系并未改变。当阑尾炎症蔓延到壁层腹膜时即出现左下腹痛。内脏转位患者患胆囊炎时，疼痛多在左上腹部，位于右上腹部者极少。

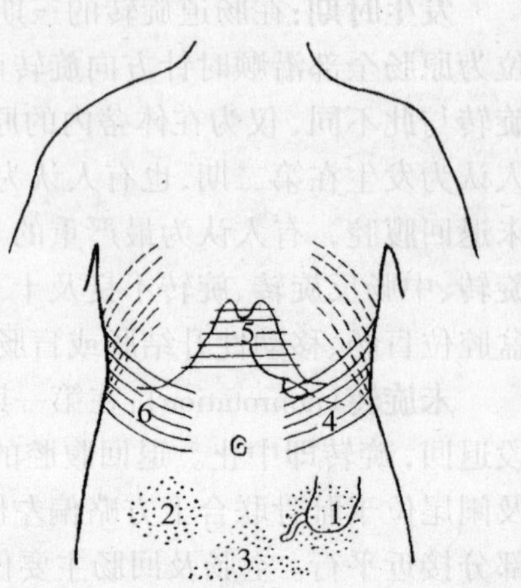

图6-66 内脏转位者胆囊及阑尾牵涉性疼痛的可能部位。阑尾疼痛可以出现于阑尾所在的部位（1），可以在耻骨上（3），也可以在右侧（2）。胆囊疼痛常位于左腹上部及背部（4），可以位于上腹部（5），也可以位于对侧（6）

胃

分部

胃（stomach）的近端为**贲门**（cardia），远端为**幽门**（pylorus），上缘为**小弯**（lesser curvature），下缘为**大弯**（greater curvature）。贲门与食管相续。食管右缘与胃小弯相延续，左缘与胃大弯相接处则呈锐角相交，称为**贲门切迹**（cardiac incisure）。在胃较为充盈的状态下，小弯的中部稍近幽门处亦出现一切迹，称为**角切迹**（angular incisure）。胃大弯的长度约为小弯的4~5倍，在距幽门与十二指肠交界处约2.5 cm的部位有一浅的切迹，称为中间沟。胃大弯与小弯的角切迹相对的部分略形扩大，由此扩大部的左侧向胃小弯的角切迹作一斜线，左侧为**胃体**（body），右侧为幽门部。由中间沟作一条与幽门部纵轴垂直的线，即将幽门部分为**幽门窦**（pyloric antrum）及**幽门管**（pyloric canal）两部分。由贲门切迹向左作一条水平线，以上为**胃底部**（fundus），以下为**胃体部**（图6-67）。

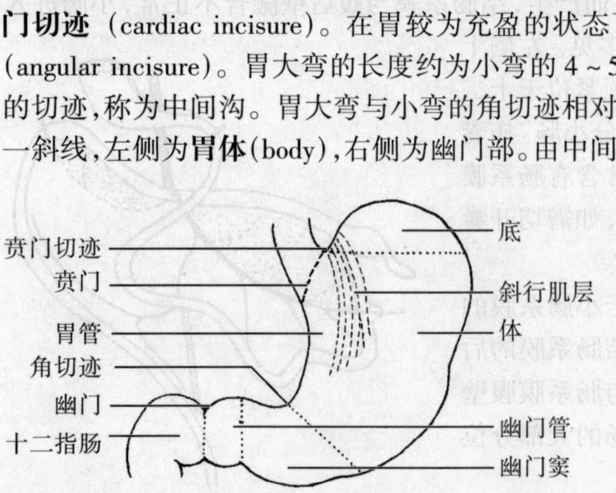

图6-67 胃的分部

幽门一词常指胃的远端而言，相当于腔内的幽门瓣所在，界限并不分明，与远侧的十二指肠间的分界虽可依管壁的厚薄决定，但与近侧的幽门管并无明显分界。

所谓的**“胃管”**（gastric canal），为由胃体部沿胃小弯延伸至幽门的一部分，形似管道，与其余部分之间有黏膜皱襞及斜行肌层的肌束分界。有人研究发现由食管进入胃的食物常先沿“胃管”到达幽门部，误吞腐蚀性药剂以后亦常腐蚀胃的小弯部分。但是也有人认为并不完全如此，少数人的胃虽无病变，但无张力，吞入检查的药剂以后即迅速分布到胃的各部分。

附着

胃的贲门端在膈的下方约 2.5 cm 处与食管相续，幽门端在正中线右侧与十二指肠相续。胃小弯通过**小网膜**附着于肝脏。胃大弯的下缘有**大网膜**附着，左缘借**胃脾韧带**与脾脏相连。胃脾韧带与大网膜的左侧相延续。胃的原始背侧系膜在左侧形成胃脾韧带、脾膈韧带及脾肾韧带，因为脾脏是在胃的原始背侧系膜中发育形成。

形状及位置

胃仅在贲门及幽门两部分较为固定，其余部分虽然有网膜附着，但是仍然较为游离。因此，胃的形状常随本身蠕动能力、充盈程度、呼吸运动、身体姿势、病变情况以及邻近器官的不同情况等变化而有所变化。一般情况下健康人胃的形状可分反乙字形、鱼钩形、圆桶形及半月形四种。

胃的位置大部分在腹上部，仅有一小部分位于左季肋部，但是正常时即因本身的充盈程度、邻近脏器的状况、年龄、胸廓形态及营养状况等不同而有所变化。胃正常而且空虚时，在身体直立姿势下，接近位于垂直位，处于腹上部的左缘。在 X 线下可见下端的幽门窦向右凸出；胃壁大部相贴，上部分开，胃底部则呈球形而充以气体。如果改为仰卧位时，胃即略微变宽而伸入左季肋部，并且略向下向右伸展，幽门移至中线略偏右侧。胃在中等充盈的情况下，身体直立时各部由上向下均匀扩大，纵轴不变，但是由于内含物聚积在胃体下部及幽门部而呈现为宽的鱼钩形。胃体及胃底位于腹上部左侧及左季肋部。幽门窦位于腹上部的下份。平卧时整个胃的位置即上移，呼气时亦上移。胃在较大程度充盈的情况下，身体直立时各部均匀扩大，仍然呈现宽厚的鱼钩形，位于腹上部及左季肋部，并且伸入脐部及右季肋部。在平卧时胃稍变圆，略向上移位，轴位转斜，大弯的弧度变小。胃大弯的最低部可以高到第 12 胸椎上半部平面，也可低到第 1 骶椎平面。幽门的位置可以变动于第 12 胸椎到第 5 腰椎平面之间，一般情况下位于幽门平面远侧，可以位于正中线或任何一侧。正常的胃，虽然在中等程度充盈的状况下在腹上部亦不能摸到。仅在有幽门梗阻或肠梗阻促使胃过度膨胀时才可能在腹上部摸到充气的平滑包块。

手术中探查胃时，在开腹后先沿大网膜向上找到胃大弯，即可将胃向下拉，同时向左牵引，以便显露幽门及十二指肠第一部。幽门的通畅程度可用手指将胃壁顶向幽门检查，如果不能容纳食指尖即可视为狭窄。如欲检查胃后壁的下部，即须切开大网膜。如欲检查胃后壁的上部及贲门即须切开小网膜。

邻属

胃的邻属关系因其位置变化较大而不恒定，各部分的毗邻大致如下。胃的**贲门端**位于左侧第 7 肋软骨距胸骨左缘外侧约 2.5 cm 远的深处，距体表约 10 cm，平第 10 与 11 胸椎间的椎间盘，前为肝左叶，后为膈，右有胃左血管的食管支。

胃底为胃的最高邻，呈圆顶状，常充以气体，可高到第 5 肋软骨平面，与膈接触，上邻心包、心脏及左肺。因而在胃过度充盈膨胀时，可能压迫心脏而发生心悸。压迫肺而引起呼吸短促。

胃的**幽门端**位于幽门平面，约平第 1 腰椎，正中线右侧约 2.5 cm，前为肝方叶。后为胰头。幽门与十二指肠交界处常显一环状沟，前面浆膜下常可见有连接幽门上静脉与幽门下静脉的一条小静脉，称为**幽门前静脉**(anterior pyloric vein)，可依此确定幽门的位置。但是这两种标志有时并不明显，表面上即不易确定幽门与十二指肠的分界。此种情况下可依管壁的厚薄决定。幽门管的环行肌层特别丰厚，近侧的幽门窦部肌层虽然较薄，但两部分之间并无明显分界，而远侧的十二指肠壁则很薄，与幽门管相接处厚薄改变明显，很容易摸清楚。胃的幽门部及十二指肠第一部皆常为消化性溃疡穿孔的部位，临床上较为重要。

胃小弯在正常时为肝脏覆盖，胃扩大或下垂时即显露在肝脏下缘以下。小弯的表面投景可由剑突左侧约 2.5 cm 远第 7 软骨处向幽门的表面投影点作一弧形线表示之。

胃大弯的上 1/3 位于左侧，中 1/3 位于左下，右 1/3 位于右下。大弯的游离度很大，位置及邻属关系因胃的充盈与否以及收缩程度的不同而有较大的变化。

胃的**前面**为肝右叶的一部分及肝左叶所覆盖，因而在腹上部剑突以下并不与腹前壁直接接触。在左侧第 8、9 肋骨内侧，肝脏下缘的左侧，横结肠上方的三角形区域中，胃前壁与腹前壁直接接触。在此区域中作剖腹切口时即易于进行胃的手术。在左季肋部胃的前面有膈、胸膜、左肺、肋骨及肋间肌等结构，此处有贯穿伤时可同时伤到胸膜、肺及胃，胃的内含物可能漏入胸腔。

胃**后面**形成网膜囊前壁的大部分，下部与横结肠及其系膜接触，稍上即与胰腺前面接触。在胰腺以上胃偏正中线左侧而与左肾上端及左肾上腺接触。再向上至胃底部即与脾脏及膈接触。胃后壁的溃疡，可能侵犯到胰腺而产生背部牵涉性疼痛，也可能侵蚀到脾动脉而产生严重的出血，也可使胃与横结肠及其系膜粘连。在后一种情况下，进行胃切除术游离胃后壁时即有伤到中结肠动脉的危险。

结构

胃壁结构分浆膜、肌层、黏膜下层及黏膜层。

浆膜(serosa)：胃壁表面在胃大、小弯的大、小网膜附着处皆有一条狭窄区域无浆膜覆盖。在胃的后面靠近贲门处有一小部分与膈肌接触的范围内亦无浆膜覆盖。此外，胃的表面皆有一层浆膜，紧密附着于深处的肌肉。

肌肉(muscle)：胃壁的肌肉可分三层平滑肌(图 6-68)。外层肌肉纵行。中层肌肉环行，在大部分范围内分布均匀，在胃底部阙如，在幽门管部特别丰厚，聚集成环状，形成**幽门括约肌**(pyloric sphincter)，突入腔内，加上表面的黏膜，形成所谓的幽门瓣。中层肌肉在贲门端与食管的环行肌层相续，并且在两处增厚形成所谓的**贲门括约肌**(cardiac sphincter)。内层肌肉斜行。

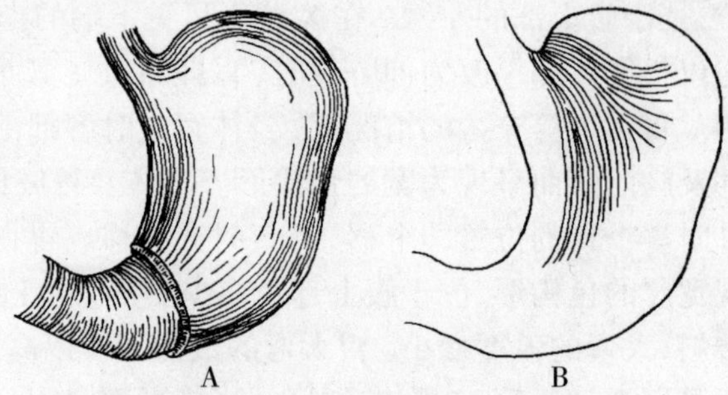

图 6-68 胃壁的三层肌肉
A：纵行及环行肌层；B：最内层斜行肌

黏膜下层(submucosa)：此层由疏松蜂窝组织组成，连接肌肉与黏膜层，较为坚韧，可以很好地支持缝线。

黏膜(mucosa)：胃的黏膜层厚而软。幽门部黏膜呈粉红色，其他部位呈红色或红棕色。在胃收缩的状态下黏膜形成许多皱襞，大部分纵行，在幽门部分以及沿胃大弯处皆特别明显。胃充盈时黏膜皱襞消失。胃的黏膜层富含血管，在小的穿刺伤中可以妥善地堵塞伤口而不使胃内含物流出。

贲门括约肌：在正常人食物通过食管与胃的连接处时速度变慢，胃内含物也不易逆行到食管内，对于此种机制的解释不一。以往有人认为存在贲门括约肌，后来一般皆认为不论在解剖学或生理学方面皆不存在贲门括约肌。有两种神经肌肉功能失调的情况，影响食物入胃，一为贲门痉挛，一为贲门肥厚。在贲门痉挛的病例中，可见食管由环状软骨平面至膈之间明显扩大，肌肉层显著肥厚，穿过膈以下的部分则无明显变化。在X线下可见梗阻处位于膈的平面，但是死后检查时在食管扩大处的远侧并无可见的梗阻。对于产生梗阻的原因有两种学说，一为不协调，肌肉不配合松弛，一为肌肉痉挛。在极少数病例中，可见贲门部肌肉肥厚，与先天性幽门肥厚相似。

幽门括约肌(pyloric sphinctor)：幽门部的环行肌层增厚形成幽门括约肌(图 6-69)。括约肌的近侧无明显的界限，远侧与十二指肠之间则有明显的分界，十二指肠的环行肌层明显变薄。括约肌与十二指肠的环行肌层之间有结缔组织隔分隔。胃的纵行肌层大部分止于胃的幽门端，小部分与十二指肠的纵行肌层相续。幽门括约肌与胃的消化有密切关系，据若干生理学家研究，有控制胃内含物进入十二指肠的功能。在胃空虚而且无游离酸时，括约肌松弛。在有游离酸或其他一些物质进入十二指肠以后，括约肌即收缩，以防止过大量通过，直到十二指肠的内含物的酸被中和或者冲淡以后括约肌才再扩大。此外，有人发现胃的纵行肌层在幽门管部有一半纤维伸入环行肌层中，有扩大幽门的作用。幽门狭窄与括约肌有关者，有**幽门痉挛**及先天性**幽门肥厚**。幽门痉挛为某种刺激引起括约肌痉挛，刺激来源可为局部或者化学性，也可为反射性。

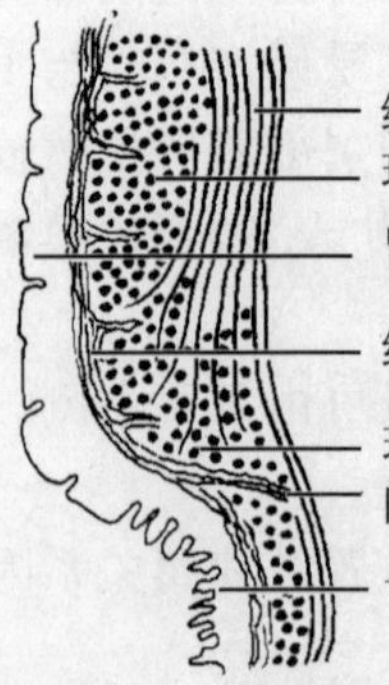

图 6-69 胃十二指肠交界处纵切面，表示肌肉层纤维的排列方式

血液供应

动脉供应：胃起源于前肠。前肠的血液供应来自腹腔动脉。因此胃的血液供应正常者完全来自腹腔动脉的分支。

腹腔动脉（celiac artery）由腹主动脉在膈的主动脉孔下方约 1 cm 处发出，粗而短，长约 1～3 cm，在两则膈脚之间约平第 12 胸椎接近水平向前，至邻近胰腺上缘处分为肝动脉、胃左动脉及脾动脉三大支，各支皆参与胃的血液供应（图 6－70）。腹腔动脉偶可发出一支膈下动脉。腹腔动脉位于网膜囊的后方，右有右腹腔神经丛及肝脏的尾状突，左为腹腔神经丛及胃的贲门端，下有脾静脉及胰腺上缘。当胃出血不止时可将手指伸到肝尾叶的后方与第 1 腰椎体间摸到腹腔动脉的搏动加压暂时制止。

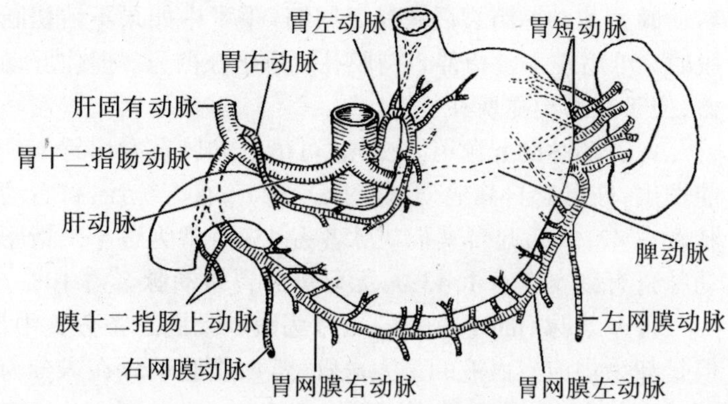

图 6－70　胃的动脉供应

肝动脉（hepatic artery）亦称**肝总动脉**，在网膜囊后壁的腹膜后沿胰腺上缘向右走，通过肝胰皱襞到达网膜孔下缘肝十二指肠韧带附着于十二指肠第一部的部位，再转而向上通过肝十二指肠韧带走向肝脏。肝动脉在转弯上行处发出胃十二指肠动脉及胃右动脉，以后上行的部分又称为**肝固有动脉**。

胃十二指肠动脉（gastroduodenal artery）常为肝动脉的第一分支，发出点在十二指肠第一部的后方、上缘或者上方，在十二指肠第一部的后面与胰腺颈部之间下行，多位于胆管的左侧，少数情况下位于胆总管的前方，到达十二指肠第一部下缘平面即分为胃网膜右动脉及胰十二指肠上前动脉以终。胃十二指肠动脉在十二指肠第一部的后方发出几条小支至十二指肠（十二指肠上动脉及十二指肠后动脉），以及一支较大的胰十二指肠上后动脉。胃十二指肠动脉由于紧邻十二指肠第一部的后面，因而可能受到此部溃疡侵犯，溃破出血进入肠道，严重者有致死的危险。

胃十二指肠动脉的起源可有变异，可以起自肝右动脉、肝左动脉、或者异常的肝动脉，甚至于起自腹腔动脉或肠系膜上动脉(图 6－71)。实际上胃十二指肠动脉起源变异者大多数为肝动脉的起源有变异。在很少数情况下胃十二指肠动脉可以阙如，分布区内即由胃网膜左动脉、胰十二指肠下动脉、肠系膜上动脉以及肝动脉的侧支等分支供应。胃十二指肠动脉偶可发出一支代替肝动脉，为一肝叶血液供应的仅有来源。此外，偶见有中结肠动脉起自胃十二指肠动脉者。在切除胰头的手术中，或者在胃部分切除术中，欲结扎切断胃十二指肠动脉时，皆应特别注意。

胃网膜右动脉（right gastro－epiploic artery）由胃十二指肠动脉分出以后，转而向左，沿胃大弯走在大网膜中，可以紧靠胃大弯，也可相距 1 cm 以上，沿途分支至胃的前后壁及大网膜，至胃体部与幽门窦交界处与胃网膜左动脉吻合。至大网膜的一条最大分支沿大网膜的右缘下降，有时称之为**右网膜动脉**（ritht epiploic artery），在大网膜的后层中与发自胃网膜左动脉的左网膜动脉吻合。在胃部分切除术中，于胃网膜右动脉下方切断大网膜及此动脉的各支以后，大网膜仍可依靠与胃网膜左动脉的吻合支获得血液供应，无虞变性。

胃右动脉（ritht gastric artery）常由肝动脉在分出胃十二指肠动脉以后于肝十二指肠韧带中转弯上行处发出，在肝十二指肠韧带中下行至十二指肠上缘，再向左沿胃小弯进行，走在小网膜附着部的两层之间，至角切迹处与胃左动脉的末支吻合，沿途分支供应幽门部。胃右动脉的起始部为一单干，少数情况下可以再分为前后两支。胃右动脉由起始处下行至胃小弯的行程，可以位于胆总管及其他血管的左侧，也可以位于胃十二指肠动脉或肝动脉的前方，也偶可位于胆总管的前方。进行胃部分切除术时，可在肝十二指肠韧带中结扎胃

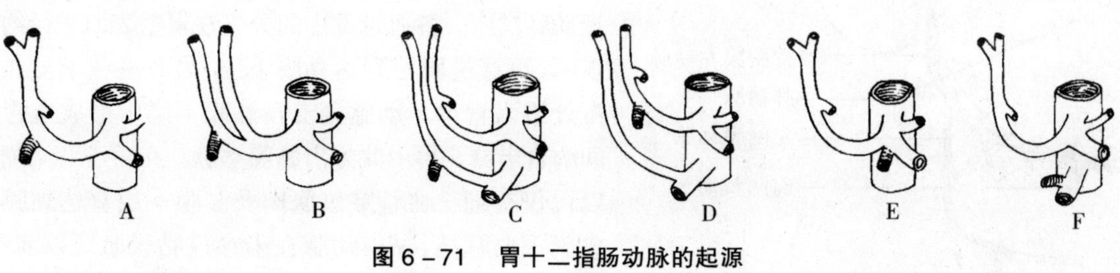

图 6－71　胃十二指肠动脉的起源

A：起自肝动脉；B、C：起自肝右动脉；C：肝右动脉起自肠系膜上动脉；D：起自肝左动脉；E：起自腹腔动脉；F：起自肠系膜上动脉

右动脉。此动脉断裂后即易于回缩，手术中如果不慎切断或结扎线滑脱时，可用左手食指伸入网膜孔，拇指在前方，捏住肝动脉以暂时止血，便于查看出血所在。

胃右动脉的起源可有变化，可由肝动脉在发出胃十二指肠动脉以前发出，亦可起自其他动脉(图 6－72)。有人统计，胃右动脉起自肝动脉者占 42.2%，起自其他动脉者占 45%(常为胃十二指肠动脉或肝左动脉)，有副支者占 1.43%，无可见的胃右动脉者占 10%。

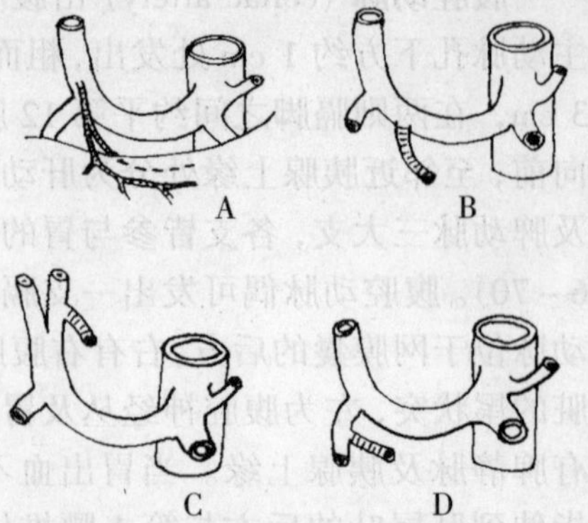

图 6－72 胃右动脉的变异

A：分为前后支；B：起始处位于胃十二指肠动脉近侧；C：起自肝左动脉；D：起自胃十二指肠动脉。

胃左动脉(left gastric artery)为腹腔动脉三条分支中最小的一支，但是却为供应胃血液的最大血管，常由腹腔动脉在未分为肝动脉及脾动脉以前发出；少数情况下可以直接起自腹主动脉，位于腹腔动脉起点的上方。此外偶可有副支存在。胃左动脉开始在网膜囊后方向上左进行，使此处壁层腹膜隆起形成胃胰皱襞，位于左侧膈脚之前，继而跨过网膜囊的上缘进入小网膜的左缘，约在食管与胃相接处跨过胃的后内面到达胃小弯靠近贲门处，再转而向下、向前、向右沿胃小弯进行，位于小网膜的两层间，至角切迹处与胃右动脉吻合。胃左动脉在邻近食管与 胃相接处发出一至数条食管支，沿食管上行，与胸主动脉的食管吻合。胃左动脉在胃小弯的行程中，发出 4～5 支至胃前壁的上部，4～5 支至胃后壁的上部，主干末 支与胃右动脉间的吻合可能仅在黏膜下而不在外部。胃左动脉在胃小弯的行程中，可能受到这一部位溃疡的侵犯而破裂大出血。少数情况下胃左动脉分成前后二支沿胃小弯进行。由于胃左动脉由起始处直接走向胃与食管相接处，可以允许胃向上移动的程度很小，因而在切除食管下段的手术中，必须先将胃左动脉切断，而后才可使胃的上部游离上提到胸腔内。在少数情况下胃左动脉发出迷走肝左动脉，统计不一，有 5%～35%，行经小网膜的上部到达肝脏的静脉韧带裂，供应肝左叶的大部分或全部，在进行胃手术结扎胃左动脉时应该注意及此。

脾动脉(splenic artery)为腹腔三条分支中最大的一支，由起始部横行向左沿胰腺上缘进行，位于网膜囊的后方，沿途分支供应胰腺，至胰尾部 发出胃网膜左动脉，本干再分支进入脾脏。

胃网膜左动脉(left gastro－epiploic artery)向前方通过胃脾韧带至胃大弯，再沿胃大弯向右走在两层腹膜间：可以紧邻胃大弯，也可相距 2 cm 以上，末支至胃体部与幽门窦交界处与胃网膜右动脉吻合。胃网膜左动脉常在起始部发出 2～4 支胃短动脉，分支至胰尾部，亦可发出至脾脏下端的动脉；在沿胃大弯的行程中发出许多上行支至胃的前、后壁，许多降支至大网膜；一支**左网膜动脉**(left epiploic artery)走在大网膜的后层中，与右网膜动脉吻合，并分出小支至横结肠(图 6－73)。胃网膜左动脉亦可由脾动脉的下终支发出，偶可由脾动脉的上终支发出。

胃短动脉(short gastric artery)常有 4～6 支，可以由脾动脉的终末段发出，也可发自胃网膜左动脉或脾动脉的上、下终支，多不很大，通过胃脾韧带至胃底部，仅供应胃大弯的左侧部分。胃短动脉的各支之间，以及与邻近的其他动脉之间，在胃壁以外均无吻合。

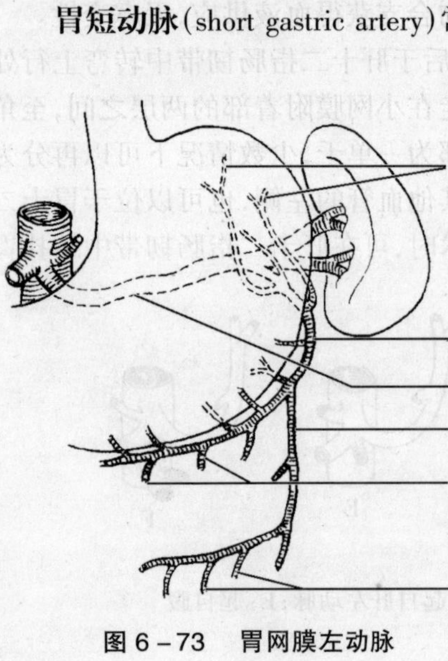

图 6－73 胃网膜左动脉

由上述胃的血液供应来源，可见胃的幽门部由胃及胃网膜右动脉供应，胃体部及胃底部由胃左、胃网膜左及胃短动脉供应。各血管发出的分支在胃壁表面进行约 1～2 cm 以后，再穿过肌层到达黏膜下层，另有一些小支在胃大、小弯处进入胃壁。动脉分支在黏膜下层中形成血管丛，互相间吻合丰富，再由此分出黏膜动脉。在胃小弯两侧 1～2 cm 以内仅有细长血管穿过肌肉及黏膜下层直达黏膜，不形成黏膜下血管丛。黏膜动脉在未穿过黏膜肌层以前互相间仍有吻合，在黏膜中则无吻合。有人认为刺激迷走神经时可使细小的黏膜血管发生显著的收缩，引起黏膜缺血，产生溃疡。另有人认为胃幽门部的血管分布较为稀少,加以此部肌肉收缩力较强,血管易于受到压缩。所以幽门部血液供应不如贲门部丰富。但是在外科学观点上,胃的血液供应是比较丰富的,互相间的吻合也很丰富,所以在进行胃大部分切除术时,虽然将沿胃进行的各血管主干尽皆结扎切断,亦不影响所保留的一部分胃的血液供应。

胃贲门端的动脉与食管下端的动脉之间吻合丰富,临床重要性较大。而在胃的幽门端动脉与十二指第一部的动脉之间则无吻合或很少吻合,即或有吻合亦无临床重要性。

腹腔动脉各分支之间的吻合亦很丰富,切断肝动脉、脾动脉、或者胃左动脉的起始部,皆可不发生功能障碍,对肝、脾或胃无影响。进行胃切除术采取任何切除及缝合方法,皆不必担心血液供应。将胃与食管断离,仅保留胃右及胃网膜右动脉,切断其他附着,将胃提到胸腔内,亦不至于影响到血液供应。

静脉回流:胃的静脉与动脉相当,沿胃大、小弯排列,但在离开大、小弯以后即不与动脉伴行(图6-74)。此外,胃的静脉也不像动脉形成总干,而是在不同部位汇入门静脉或其属支脾静脉及肠系膜上静脉。

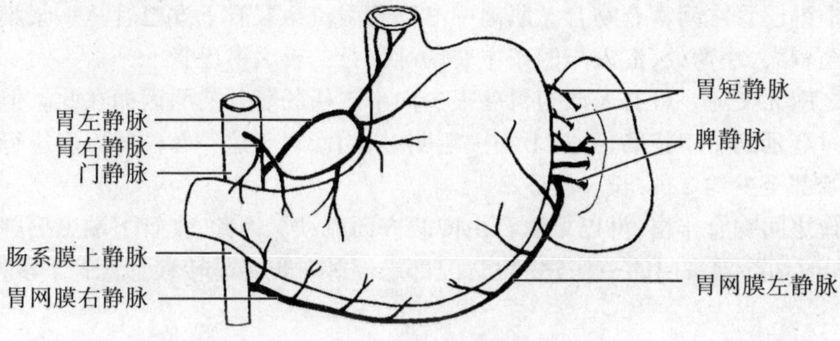

图6-74 胃的静脉

胃网膜右静脉(righr gastro-epiploic vein)汇集大网膜及胃的前面与后面下部的血液,与胃网膜右动脉在大网膜中靠近胃大弯伴行一程以后,至幽门处向后跨过胰头部前方,在胰腺颈部下缘附近,绝大部分汇入肠系膜上静脉,少数汇入门静脉。胃网膜右静脉的终末部常接收一支横结肠的静脉,形成所谓的**胃结肠干**。

胃右静脉(right gastric vein)较小,有时亦称**幽门静脉**,与胃右动脉伴行,由左向右,至幽门部向后,平十二指肠第一部上缘汇入门静脉,少数汇入肠系膜上静脉的上端。

胃网膜左静脉(left gastro-epiploic vein)汇入脾静脉主干或其主要分支。**胃短静脉**(short gastric vein)亦汇入脾静脉主干或其主要分支。

胃左静脉(left gastric vein)与胃左动脉伴行,至胃与食管交界处接收一些食管静脉,而后向后至网膜囊的后方,再向右走,多数汇入门静脉,少数汇入脾静脉,有时离开贲门端以后通过小网膜汇入门静脉。

胃的静脉互相间吻合丰富,静脉中无有效的静脉瓣。胃左静脉及胃短静脉皆接收食管下端的静脉。食管中段的静脉汇入奇静脉及半奇静脉。胃左静脉及胃短静脉皆汇入门静脉系统。食管下端的静脉与中段的静脉间富有交通。由此可见,此种交通形成门静脉系统与周身静脉系统间的侧支循环道路之一,患门静脉高压症时门静脉系统内的血液即可经过胃左静脉及胃短静脉,取道食管静脉至奇静脉系统进入上腔静脉,由此引起食管下端及胃底部静脉曲张。

淋巴回流

有关的淋巴结:腹腔内淋巴结可分壁群及脏群。壁群淋巴结与腹腔脏器有关者为位于腹主动脉四周的腰淋巴结,分为主动脉前、后及两侧各群。主动脉前淋巴结位于主动脉的前方,又分腹腔群、肠系膜上群及肠系膜下群,围绕相应动脉的起始部。脏群淋巴结皆沿至脏器的动脉分布。沿腹腔动脉三条主要分支肝动脉、脾动脉及胃左动脉分布的淋巴结,分别形成肝群、胰脾群及胃群,各群的输出管皆汇入腹腔淋巴结(图6-75)。

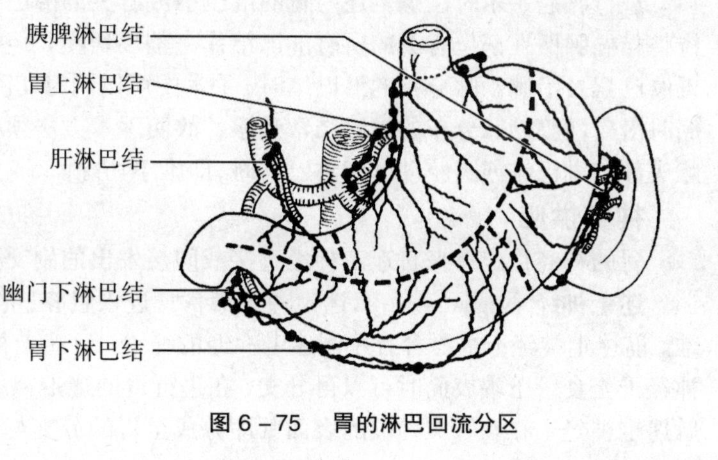

图6-75 胃的淋巴回流分区

肝群淋巴结又分**肝淋巴结**(hepatic lymph

node)及**幽门下淋巴结**(subpyloric lymph node)。肝淋巴结沿肝动脉的主干分布,沿胆总管向上延伸至肝门,位于小网膜的两层间。靠近胆囊颈部的胆囊淋巴结亦属于肝淋巴结。幽门下淋巴结常有 4 ~ 5 个,紧邻胃十二指肠动脉分叉处,位于十二指肠第一部与第二部的交角内。有时可见有一个淋巴结位于十二指肠第一部的上方,紧邻胃右动脉。肝群淋巴结接收来自胃、十二指肠、肝脏、胆囊及胰腺的淋巴管。

胰脾群淋巴结(pancreaticolienal lymph nodes)沿脾动脉分布于胰腺的后面及上缘,有 1 ~ 2 个位于胃脾韧带中,邻近胃短动脉。此群淋巴结接收来自胃、脾及胰腺的淋巴管。

胃群淋巴结(胃网膜淋巴结)分为上、下两组。**胃上淋巴结**(superior gastric lymph node)伴随胃左动脉,又分上、下及贲门旁三组,上组位于胃左动脉主干旁,下组随胃左动脉至胃小弯的分支分布于小网膜两层间。贲门旁淋巴结围绕贲门。胃上淋巴结接收来自胃的淋巴管。**胃下淋巴结**(inferior gastric lymph node)有 4 ~ 7 个,位于大网膜的两层间,靠近胃大弯的幽门一半。

胃壁的淋巴管:胃黏膜下层中的淋巴管互相间吻合丰富,形成比较稠密的淋巴管丛,因此患癌肿时易于在胃壁内蔓延。黏膜下淋巴管与肌肉中淋巴管之间富有吻合。肌肉中淋巴管引流至浆膜下淋巴管丛。浆膜下淋巴管丛再经若干小的淋巴管引流至胃大、小弯处,汇入与四条主要动脉伴行的较大淋巴管。

胃的淋巴管与十二指肠的淋巴管之间无交通,曾有人认为胃癌很少向十二指肠蔓延的原因即在此。但在临床上仍常见到胃远侧部分患癌肿时蔓延到十二指肠,外观上不一定明显,因而对于这一部位的胃癌进行胃部分切除术时应包括十二指肠的起始部至少约 2 cm 长一段。

胃贲门部的淋巴管与食管的淋巴管之间吻合丰富,淋巴可以自由向两方面流动。因此,食管下端患癌肿时容易转移到胃的贲门部,手术时应同时切除胃贲门的一部分;胃贲门部患癌肿时也容易转移到食管下段,手术时应同时切除一段食管。

胃的淋巴引流分区:胃的血液供应来自腹腔动脉的分支,四条主要血管各有其主要分布区。前已述及较大的淋巴管皆沿主要血管进行,因而胃的淋巴回流亦相应地分为四个区域,分别汇入与各血管相邻的淋巴结。区域的划分大致如图 6 - 75 所示,沿胃的长轴分为左 1/3 及右 2/3 两部分,左侧份又分为上 1/3 及下 2/3 两部分,右侧份又分为上、下两部分。

胃的右上份范围最大,淋巴管汇入胃小弯沿胃左动脉排列的胃上淋巴结上组,再到贲门旁淋巴结。

胃的右下份,亦即幽门上部的远侧部分,范围最小,淋巴管沿胃右动脉进行,汇入邻近胰头上缘的肝淋巴结。

胃的左上 1/3 部分,亦即胃体的上部及胃底部分,淋巴管沿胃网膜左动脉及胃短静脉进行,汇入胰脾淋巴结。

胃的左下 2/3 部分淋巴管沿胃网膜右动脉进行,汇入大网膜中的胃下淋巴结,再至幽门下淋巴结。

胃的幽门部为常患癌肿的部位,因而此区域的淋巴回流较为重要。若干学者认为患胃癌时,胃上、胃下及幽门下各群淋巴结几乎皆含有转移性癌肿,但是手术中不一定可以摸得出,因而主张应将此类淋巴结尽皆切除。胃下淋巴结有的可以距离胃大弯 3 ~ 4 cm,患胃癌时易于被忽略,应特别注意。沿十二指肠第一部上缘排列的肝群淋巴结受癌肿侵犯的可能性较小。

进行胃癌手术时注意上述与胃的淋巴引流有关的淋巴结广泛分布的情况,探查时不应有所忽略,切除时应将与癌肿所在部位有关的所有淋巴结作一整块切除。但须注意各区域的淋巴管相互间皆有丰富的吻合。胃癌已累及沿脾动脉分布的淋巴结时,手术中可以同时切除脾脏、胃脾及脾肾韧带、胰腺尾部及体部。患胃癌时沿胃网膜动脉分布的淋巴结常受累,故而手术方法须将大网膜同时切除。如果癌肿已经侵犯到紧邻胰腺头部的淋巴结或腹腔动脉旁淋巴结时,即难于切除。

神经供应

胃的神经供应有来自迷走神经直接或间接发出的副交感神经分支以及通过腹腔丛来的交感神经分支。

迷走神经(vagus nerve):迷走神经沿食管进入腹腔,形成前、后迷走神经干,皆含有两侧的迷走神经纤维。前迷走神经干主要含有左侧迷走神经的纤维。后迷走神经干主要含有右侧迷走神经的纤维。前、后迷走神经干至食管下端表面时可以再分支,在进行胃的迷走神经切断术中较为重要,已在胸部一章中述及。前、后迷走神经干在食管腹腔段的表面常即分成至胃的分支与至腹腔丛的分支,前迷走神经干尚分出一或数支至肝脏。此类分支虽然常有变化，但是主要分支皆位于小网膜中，或者位于胃壁上。

前迷走神经干在食管下端发出一或数肝支通过小网膜的上部，紧邻肝脏，走到肝门，在此处分支向上形成肝丛的一部分至肝脏，其他分支沿肝动脉向下至十二指肠及胃的幽门端，与肝动脉丛交通，分布于胃的幽门端，包括括约肌，同时分布于十二指肠第一部及胰腺。前迷走神经干分出许多分支至胃前壁（图 6－76），可以同时分出，也可依次分出，可为 4～10 支，分布于胃前壁，主要是贲门部。其中较大的一支称为**胃前神经**（anterior gastric nerve, Latarjet's nerve），沿胃小弯进行，供应胃窦部，直至接近幽门括约肌处，与后迷走神经干相当的分支，以及与沿胃左动脉进行的神经丛之间，皆有小的交通支。前迷走神经干至腹腔丛的主要分支在紧靠贲门部发出，沿胃左动脉至腹腔丛。肝支尚分出一些纤维沿肝动脉回走至腹腔丛。

后迷走神经干除无明显的肝支以外，与前迷走神经干相似，亦分出胃支及至腹腔丛的分支（图 6－77）。胃支可为 1～15 支，较大的一支**胃后神经**沿胃小弯进行。至腹腔丛的分支在胃左动脉到达胃小弯处发出，沿该动脉到达腹腔丛，亦可单独走向腹腔丛。

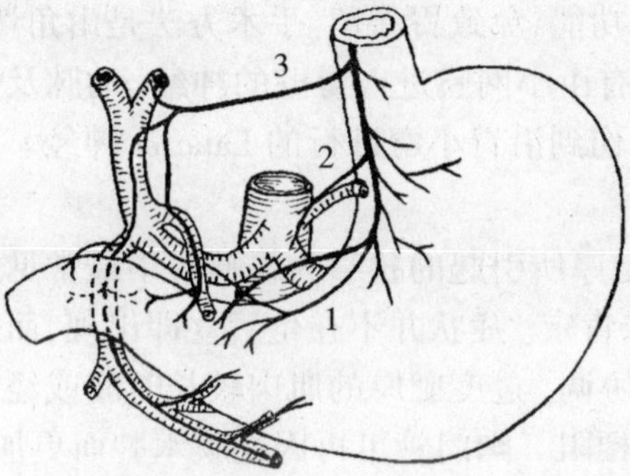

图 6－76　前（左）迷走神经分支

1：沿胃小弯进行的胃前神经分出一支至幽门部；2：至腹腔丛的分支；3：至肝丛的分支

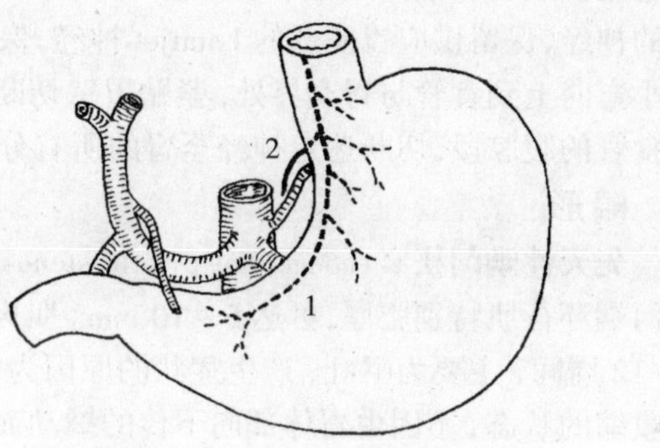

图 6－77　后（右）迷走神经分支

1：胃后神经沿胃小弯进行；2：至腹腔丛的分支

交感神经（sympathetic nerve）：胃的交感神经供应，来自**腹腔节**的节后纤维。节前纤维起自第 6～9 胸脊髓节，通过内脏大神经到达**腹腔丛**。腹腔丛由两个较大的腹腔神经节与网状神经纤维组成，围绕腹腔动脉，左、右各一，分别位于右、右膈脚之前，右侧者位于下腔静脉的后方。由腹腔节发出的神经纤维沿腹腔动脉的分支分布，至胃的分支即沿供应胃的动脉进行，特别是胃左动脉及肝动脉的胃支（图 6－78）。沿胃左动脉进行的神经丛，至胃的贲门部即分支供应该部，而后随动脉沿胃小弯进行，不到幽门部。胃的幽门端主要由沿肝动脉分支胃右动脉来的神经丛分布，亦有直接来自肝丛的分支。沿胃网膜左、右动脉及胃短动脉进行的神经纤维较少。

由上述的神经分布情况，可见供应胃的交感神经及副交感神经，主要皆沿胃小弯进行，分布于胃的大部分，与胃左动脉密切相关。神经在胃壁的肌肉层间及黏膜下分别形成丛，含有交感神经及副交感神经。神经丛内含有神经节，以位于肌肉间者为主，由迷走神经的节后神经元组成。交感神经纤维仅通过神经丛。由神经丛发出神经纤维供应肌肉及腺体。

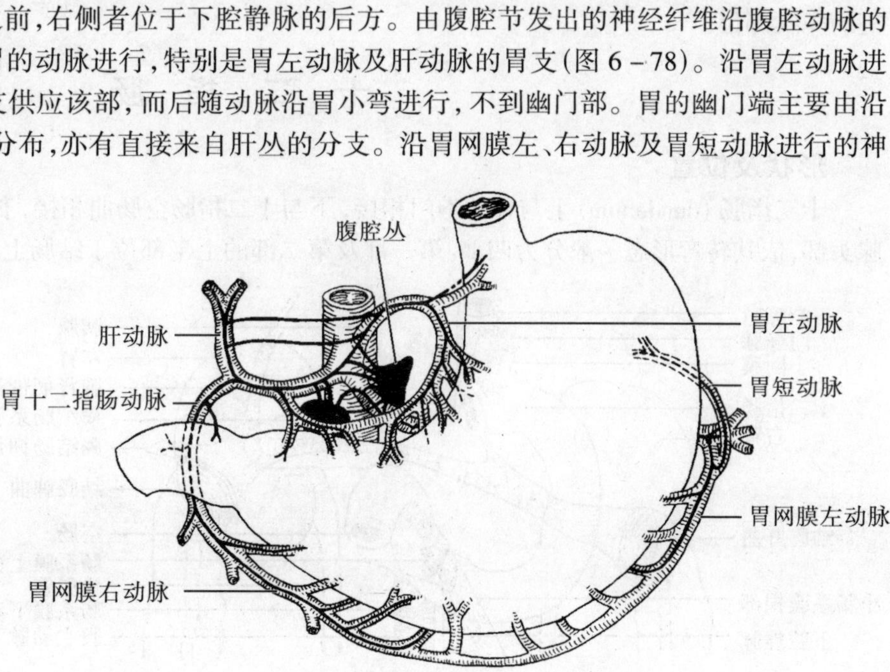

图 6－78　胃的交感神经供应

传入纤维：胃的痛觉纤维主要随交感神经及副交感神经通过内脏大神经传入，直接进入中枢神经系统而无中途站，与胃相当的生皮节为胸 6～9，因而胃疾患的牵涉性疼痛位于上腹部。

功能：据许多研究表明迷走神经及内脏神经皆含有兴奋及抑制纤维，但是在一般情况下刺激迷走神经时皆使胃的运动及酸必分增加，刺激内脏神经时即产生抑制或收缩。血管收缩主要为交感神经的作用。刺激交感神经的主要结果为抑制，收缩主要限于幽门部。

迷走神经切断术：切断胃的迷走神经供应，可使胃酸分泌减少，为治疗十二指肠溃疡的手术方法之一。此种手术有三种不同方法。最初用的一种是迷走神经干切断术，在食管下端将前后迷走神经干完全分离，各切除一小段。此种手术方法，不仅切除了供应胃的迷走神经，也切断了所有其他腹腔脏器的迷走神经供应，显然不理想。第二是选择性胃迷走神经切断术，为在前后迷走神经干分出至腹腔丛及肝脏的分支以下的部分切断，亦即仅切断胃的迷走神经供应，不影响到其他脏器的神经供应。然而胃的排空主要靠窦部的运动功能，此种选择性胃迷走神经切断术，切断了胃的全部迷走神经供应，影响了胃窦部的运动功能，仍有缺点。因此又产生了第三种手术方法，亦即所谓的高度选择性胃迷走神经切断术，亦称胃近侧迷走神经切断术或壁细胞迷走神经切断术。此种手术方法的要点是只切断供应胃底部及胃体部的迷走神经分支，切断分泌胃酸腺体的神经，保留供应胃窦部的 Latarjet 神经，保存胃窦部的运动功能，免致胃滞留。手术方法是由角切迹起，沿胃小弯向上到食管与胃交界处，紧贴胃壁切断小网膜，切断所有由小网膜进入胃壁的神经、动脉及静脉。分离食管的腹腔段，切断迷走神经至胃的所有分支。如此即可不伤到沿胃小弯进行的 Latarjet 神经。

畸形

先天性幽门狭窄(congenital pyloric stenosis)：先天性幽门肥厚所引起的狭窄为胃畸形中最常见的一种。幽门端环行肌特别肥厚，可达 5～10 mm。肌肉肥厚的原因尚未肯定。症状并不在生后立即出现，而是常在第 2～12 周间，主要为呕吐，产生症状的原因为神经肌肉功能不协调，过度肥厚的肌肉较长时间或经常处于强力收缩的状态，不因由胃体部向下传的蠕动而松弛，形成幽门梗阻。幽门管可再因黏膜水肿而更加变细，甚至于闭塞。胃的排空大为延迟，或者不能排空。胃的幽门部可以出现大而硬的卵圆形包块，体表常可摸到，并且常可在上腹部看到由左向右的蠕动波。先天性幽门肥厚有时不易与幽门痉挛鉴别。治疗先天性幽门肥厚可采取手术方法，在幽门部作纵行切口，切断肥厚的环行肌，不切开黏膜。胃壁切口不缝，容黏膜凸出，即可使症状消除，肥厚所形成的包块后来亦可消失。

憩室(diverticulum)：胃憩室很少见，与消化道其他部位的憩室相似，亦可分真性与假性两种。真性憩室的壁含有消化道壁的各层，为先天性。假性憩室亦称后天性，为黏膜经肌肉层凸出形成。贲门部及幽门部为憩室的多发部位。

十 二 指 肠

形状及位置

十二指肠(duodenum)上与胃的幽门相接，下与十二指肠空肠曲相接，长约 25～30 cm，约呈马蹄形环绕胰腺头部，依其转弯形态一般分为四部。第一部及第二部的上半部位于结肠上格，余部位于结肠下区(图 6－79)。

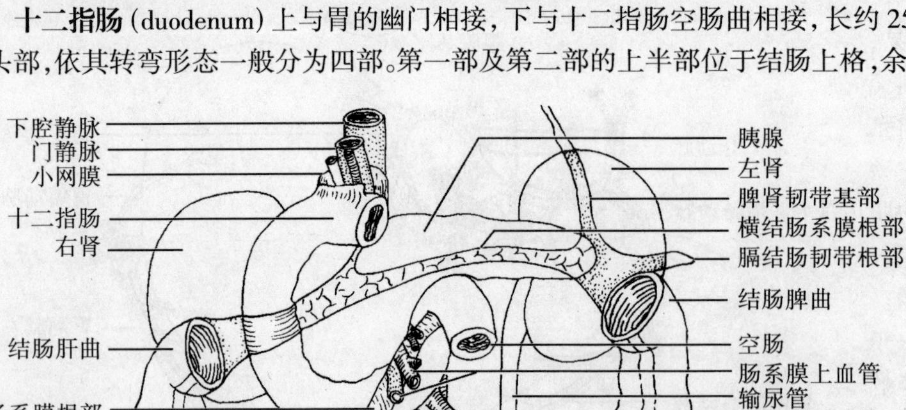

图 7－79 胰腺及十二指肠的部分邻属关系

第一部常位于胰头上方，亦可位于胰头腹侧，甚至位于第二部的前方。在俯卧姿势下十二指肠的最高点，可以变动于第 12 胸椎至第 3 腰椎之间，大多数位于第 2 腰椎平面。由俯卧转变为直立姿势时，最高点常下降1～2 椎体距离。十二指肠的最低点，亦即第三部,可以变动于第 2~5 腰椎之间,大多数略低于第 3 腰椎。十二指肠空肠曲可以变动于第 12 胸椎至第 3 腰椎之间,大多数位于第 2 腰椎平面,因有十二指肠空肠悬韧带固定而不易向下移位,但是在俯卧姿势下由胃充盈及小肠空虚的状态转为胃排空及小肠充盈的状态时即向上移位。此外,年龄愈大者十二指肠第一部的最高点愈向下移,但是第三部的最低点则无此变化。

分部与邻属

第一部: 十二指肠第一部亦称**上横部**或**上部**(superior part),平均长约 5 cm,位于胰腺头部的上方、右侧、或者前方,由与幽门相接处开始向后、向上、向右进行,至接近胆囊颈部即迅速向下转为第二部。第一部的近侧一半亦称**球部**,上连小网膜,下连大网膜,可以随胃移动,前邻肝方叶,后面与胰腺颈部之间隔以网膜囊。第一部远侧一半前邻肝脏及胆囊颈部,后邻胃十二指肠动脉、胆总管、门静脉及胰腺颈部,再后方尚有下腔静脉。肝动脉通过十二指肠第一部的上缘后方,转而上行进入肝十二指肠韧带。

十二指肠第一部含有分泌碱液的十二指肠腺(Brunner's gland),分泌液有中和由胃进入肠内的酸性内含物的作用,使液体到达十二指肠第二部时即被中和。十二指肠第一部内含酸性物质,可能与溃疡发生有关,因为 60% 的十二指肠溃疡发生在第一部。溃疡多见于前外侧面,穿孔后即进入结肠上格。发生在后内侧面的溃疡,穿孔后即进入网膜囊。位于较远侧的溃疡,穿孔后易于引起腹膜后间隙中感染,炎症可以沿下腔静脉蔓延至膈下。溃疡广泛者可以发生瘢痕化,使肠腔狭窄,引起胃扩大。后壁的溃疡可能侵蚀到通过其后方的胃十二指肠动脉或胰十二指肠上动脉,产生致命性的出血。由于十二指肠第一部与胆囊颈部密切接触,二者之一有病变时其间即易产生粘连,患胆囊结石时有可能形成自发性胆囊十二指肠瘘,容结石落入十二指肠。溃疡严重者,瘢痕较大时,手术中分离范围较大,有损伤走在第一部后方距幽门 2.5 cm 远的胆总管的危险。

第二部: 十二指肠第二部亦称**降部**(descending part),长约 7.5~10 cm,接近垂直下降,略向右凸,位于脊柱右侧,约至第 3 或 4 腰椎平面即向左转为第三部。横结肠系膜横行跨过第二部的前面中部,如果系膜在此处不明显,横结肠即直接与第二部接触。十二指肠第二部的前面,上半邻肝右叶、胆囊体部及横结肠的右侧端,下半邻小肠袢;内侧邻胰头;外侧邻升结肠、结肠肝曲及肝右叶;后邻右肾及肾上腺的内侧份、肾血管及输尿管。进行结肠右半切除术或右肾切除术时,十二指肠第二部的下半部分及第三部的右侧常被暴露,因而均有受伤的危险。胆总管及胰腺管进入十二指肠第二部中点稍下方后内面的**十二指肠乳头**(duodenal papilla)。此乳头的位置可以变动于第二部的中点与中、下 1/3 交界点之间,距幽门约 8~10 cm。此距离在久患十二指肠溃疡者可能缩短,手术中应特别注意及此,避免伤到胆总管。在活体上形态不定,可呈圆形、卵圆形或三角形,呈粉红色,在内镜检查找寻时应注意其位置及形态的可能变化。手术中欲显露胆总管的十二指肠后方的一段时,可切开十二指肠第二部右侧边缘的腹膜,将肠管向内游离,向下推开即可。

第三部: 十二指肠第三部亦称**水平部**(horizontal part)或横部,长约 7.5~10 cm,由右向左横行跨过第 3 腰椎体的前面而终于其左侧。有时可见第二、三部之间的转角较小,第三部向左上斜行,直到十二指肠空肠曲,此种情况下即不能划分出第四部。第三部后邻右侧腰大肌、输尿管、下腔静脉及腹主动脉;前有肠系膜上血管及小肠系膜根跨过,并与横结肠及其系膜相邻;下邻空肠;上邻胰头,两者间的沟中有胰十二指肠下动脉。在腹部挫伤中,可能发生十二指肠完全或不完全断裂,常见于第三部跨过脊柱处,由于肠管受到由前方传来的暴力时,向后即遇到坚硬的脊柱,再无退让余地。此外,由于此部肠管通过肠系膜上动脉与腹主动脉的交角内,任何原因牵扯到肠系膜上动脉,即可能使此角变小而压迫到十二指肠,发生梗塞绞痛或者胃扩张(图 6-80),亦即所谓的**肠系膜上动脉综合征**,唯须注意,引起十二指肠梗塞绞痛的原因以先天性纤维带较为多见。纤维带压迫十二指肠第二部或终末部。

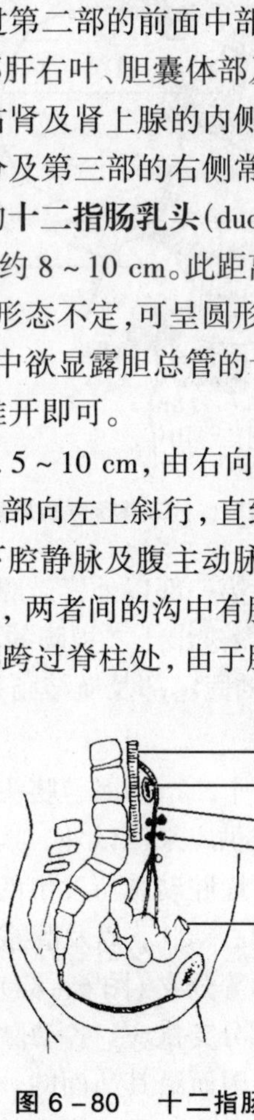

图 6-80 十二指肠第三部通过肠系膜上动脉与主动脉的交角易受压而发生梗阻

第四部: 十二指肠第四部亦称**升部**(ascending part),最短,长约 2.5~5 cm,沿主动脉左侧上升,至第 2 腰椎最高点平面即急转向前而成为十二指肠空肠曲。第四部前为小肠系膜根部及空肠,后为左侧腰大肌内侧缘、左肾血管及精索内(卵巢)血管,右为脊柱,左为空肠。第四部与左肾间有左结肠动脉及肠系膜下静脉。

十二指肠空肠曲(duodenojejunal flexure):此部一般皆位于第1,2腰椎间的椎间盘左侧,亦可低至第2或第3腰椎平面。十二指肠空肠曲一般皆位于腹膜后,横结肠系膜的基部,亦可上升至横结肠系膜以上。十二指肠空肠曲后为膈,上为胰腺下缘,左侧有肠系膜下静脉及左肾内缘,前有横结肠系膜。十二指肠空肠曲的形态并不固定,可为先向前向左,再转向右下;可为向前向下向左;可直接向前向下;也可向前向右。

十二指肠空肠悬韧带(suspensory ligament, ligament of Treitz):十二指肠空肠曲借十二指肠空肠悬韧带固定于腹后壁。此韧带由结缔组织与平滑肌组成,由右膈脚向下延伸,多数附着于十二指肠空曲及十二指肠第四部,少数附着于第三部及第四部,另有少数仅附着于十二指肠空肠曲(图6-81,图6-82)。此韧带为手术中的重要标志,常可依此决定肠管的方向以及选择胃空肠吻合的部位。用左手提起大网膜及横结肠,右手沿横结肠系膜下面向后伸到脊柱左侧,找见空肠的起始部,向前牵引时即可见到横结肠系膜根部的腹膜被拉起,深处即为十二指肠空肠悬韧带,可以摸清;借以肯定空肠的起始部。

腹膜邻属

十二指肠所呈马蹄形的前面及凸面,除横结肠系膜所跨过的第二部中点附近以外的部分皆有腹膜覆盖(图6-83),凹面及后面皆无腹膜覆盖。第一部的起始一半,除后上面一小部分以外,皆有腹膜覆盖,因而游离度较大。第四部的前面及左面有腹膜覆盖。由此可见,十二指肠属于腹膜后器官。十二指肠及胰腺与腹后壁的结构之间,仅在正中线上黏附,在其他部位则隔以两层蜂窝组织膜,为在肠管旋转过程中十二指肠贴在腹后壁以后两层腹膜消失演变形成。十二指肠由于不完全为腹膜覆盖,因而受伤时可以发生腹膜外破裂,引起腹膜后间隙感染,手术前诊断困难,手术中易被忽略。

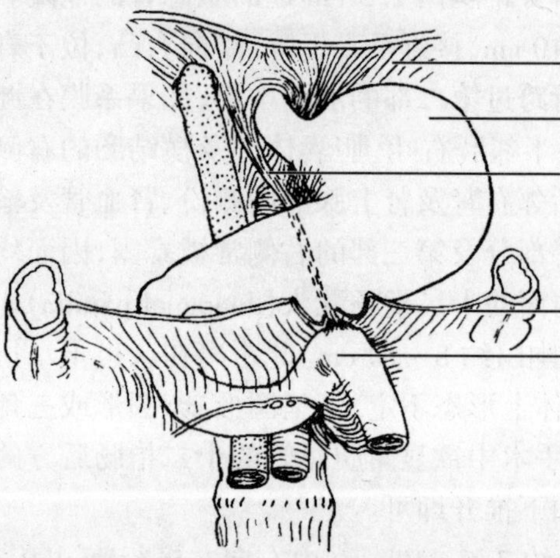

图6-81 十二指肠空肠悬韧带

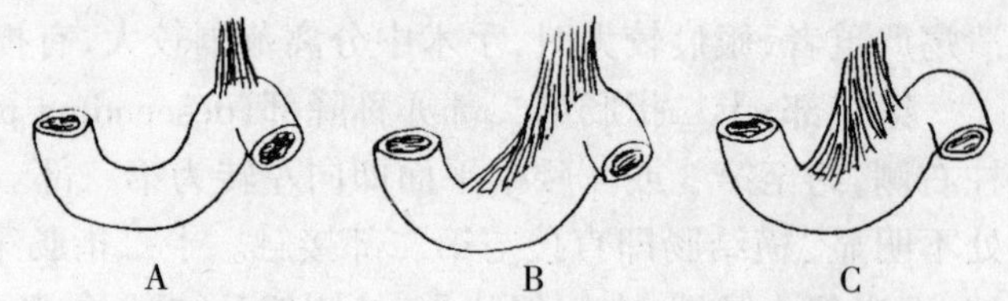

图6-82 十二指肠空肠悬韧带附丽部位的变化

A:少数; B:多数; C:少数

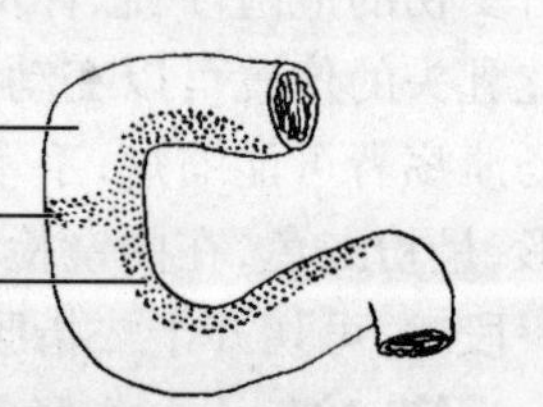

图6-83 十二指肠前面腹膜覆盖范围

十二指肠除第一部以外皆借腹膜固定于腹后壁,但因腹膜融合的程度不一而有不同程度的活动度。胆总管、胰腺管以及进出十二指肠的血管,皆有协助支持十二指肠的作用。十二指肠空肠曲由悬韧带固定,结肠肝曲、横结肠的固定部及横结肠系膜,皆有协助固定十二指肠的作用。

血液供应

动脉供应:十二指肠因与胰头部紧密相邻,除第一部单独有其血液供应来源以外,其余部分血液供应皆与胰头部共同来自腹腔动脉所发出的胃右动脉、胃十二指肠动脉及胃膜网右动脉,以及肠系膜上动脉所发出的胰十二指肠下动脉等分支(图6-84)。十二指肠空肠曲由第一支空肠动脉分支供应。各动脉至十二指肠的分支皆由其凹面进入,因而沿其凸面的外侧切开腹膜,将其与胰头部一齐向内游离时可不影响其血液供应。

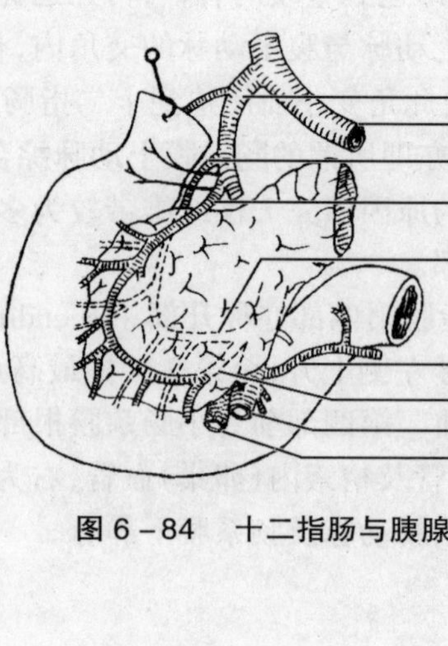

图6-84 十二指肠与胰腺头部的血液供应

十二指肠第一部的血液供应来源较多,血管皆比较细小，有十二指肠上动脉与十二指肠后动脉，以及胃右动脉、胃网膜右动脉、胃十二指肠动脉或胰十二指肠动脉等所发出的小支(图 6-85)。十二指肠黏膜下血管丛一般不丰富，因患溃疡发生严重出血者常为胃十二指肠动脉或胰十二指肠上动脉受累所致。

十二指肠上动脉（supraduodenal artery）可为一支或两支，常发自胃十二指肠动脉或肝动脉主干，供应十二指肠第一部前面的上 2/3 与后面的上 1/3。但是约有半数第一部上份的起始部由胃右动脉的分支供应。如果十二指肠上动脉很小或阙如，胃右动脉的分支以及胃十二指肠动脉发出的十二指肠后动脉即较大或较多，或者由胃网膜右动脉的分支延伸到上部(图 6-86)。在少数情况下十二指肠上动脉可以发自一支胰十二指肠动脉、胆囊动脉、肝固有动脉、肝右动脉或肝左动脉。十二指肠上动脉一般皆通过胆总管的前方,在胆总管的手术中易于受伤出血。

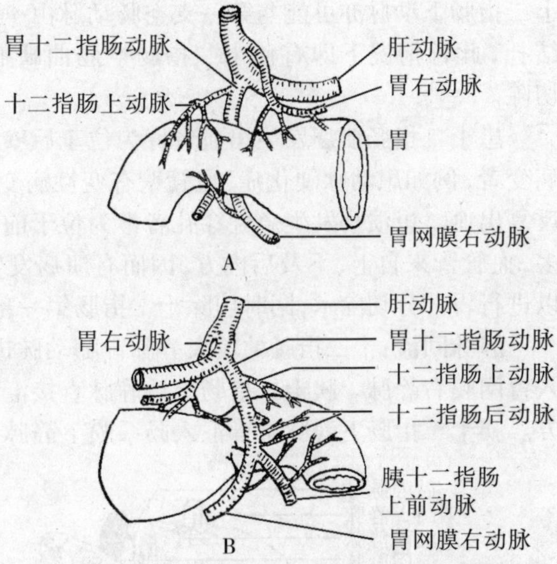

图 6-85　十二指肠第一部的血液供应

A:前面观；B:后面观

十二指肠后动脉（retroduodenal artery）为胃十二指肠动脉发出 的一或几条小支,供应十二指肠第一部后面的下 2/3。胃网膜右动脉或者胰十二指肠上前动脉分支供应十二指肠第一部前面的下 1/3。

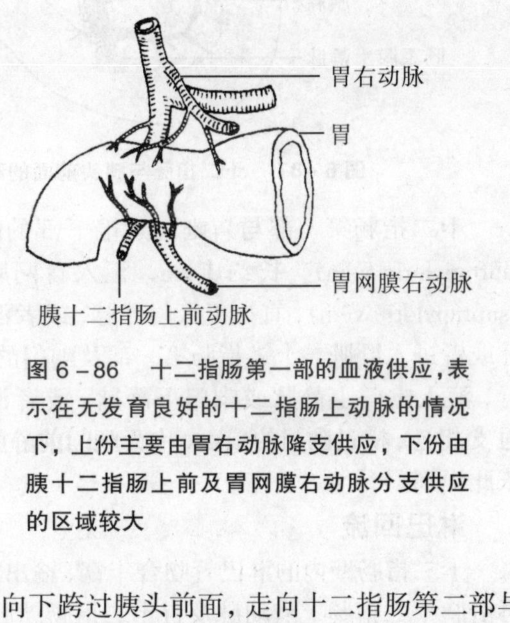

图 6-86　十二指肠第一部的血液供应,表示在无发育良好的十二指肠上动脉的情况下，上份主要由胃右动脉降支供应，下份由胰十二指肠上前及胃网膜右动脉分支供应的区域较大

胰十二指肠动脉环（pancreaticoduodenal arterial arcade)由上前、下前、上后及下后四条动脉吻合形成,分前后两弓,分支供应十二指肠的第二、三、四部及胰腺头部(见图 6-84)。动脉环至十二指肠的分支较直,而且可能包埋在胰头内，手术中将十二指肠与胰头分离时可能严重地影响到十二指肠的血液供应。前、后两动脉弓的位置并不恒定，至胰腺十二指肠间沟的距离以后弓较远，动脉弓的分支长者可不超过 3.5 cm。一般情况下动脉环完整，亦即上前与下前吻合,上后与下后吻合。少数情况下不完整,前面或后面的动脉不吻合。

胰十二指肠上前动脉（anterior superior pancreaticoduodenal artery）由胃十二指肠动脉在十二指肠第一部下缘处分出，向下跨过胰头前面，走向十二指肠第二部与第三部交界处，可以位于胰头表面，也可有部分埋入胰头中，偶有随胰腺十二指肠间沟进行者。此动脉在下方与胰十二指肠下前动脉吻合而形成前弓。动脉弓至胰腺十二指肠间沟的距离在下部较近。

胰十二指肠上后动脉（posterior superior pancreaticoduodenal artery）常为胃十二指肠动脉的第一条分支,发出点在胰头上缘以上,位于十二指肠第一部的上方或后面。如果胃十二指肠动脉位于胆总管的左侧,胰十二指肠上后动脉发出以后即跨过胆总管的前面到达胰头后面,向左下曲行,约与十二指肠的曲度相近,再跨过胆总管的后面,向下与胰十二指肠下后动脉吻合而形成后弓。

胰十二指肠下动脉(inferior pancreaticoduodenal artery)亦有前后二支,常先为一条总干,在胰颈下缘平面发自肠系膜上动脉或第一支空肠动脉,而后再分为前、后二支,亦可分别起始。胰十二指肠下前动脉向右穿过胰头部，再转而向上至胰头浅处与胰十二指肠上前动脉吻合。胰十二指肠下后动脉向外穿过胰头或经过其表面,与胰十二指肠上后动脉吻合。

胰十二指肠上前动脉偶可起自肠系膜上动脉，或为胰十二指肠下动脉的一大分支所代替。胰十二指肠上后动脉偶可起自肝动脉,发自肠系膜上动脉的肝右动脉、胰背动脉,或者脾动脉。

第一支空肠动脉常分出小支参与供应十二指肠空肠曲及第四部。此分支也可与至空肠的分支等大。胰十二指肠下动脉亦可能与第一支空肠动脉由一共同主干分出。此主干如果很短，在切除胰头的手术中必须结扎，此种情况下即有使十二指肠空肠曲缺血的危险，因而最好将十二指肠全部切除，不宜仍在第三部切除。

患十二指肠溃疡发生出血者皆为位于后壁的溃疡，使大血管破溃所致，常为胃十二指肠动脉。已有动脉病变者，例如患动脉硬化症，血管壁有变性病变，弹性较小，包埋在溃疡的瘢痕组织中破裂后不易闭合，容易反复出血。患溃疡发生急性穿孔者常为位于前壁的溃疡，出血一般不多。由于十二指肠的血液供应来源较多，血管皆来自上、下及后内方，因而有溃疡发生严重出血时，手术结扎少数血管常不易达到止血的目的，仍以进行胃部分切除术，同时切除十二指肠第一部的溃疡部分，较为安全。

静脉回流：十二指肠的较大静脉皆随动脉进行，位置较浅（图 6－87，图 6－88）。胰十二指肠上前静脉汇入胃网膜右静脉。胰十二指肠上后静脉直接汇入门静脉，常经过胆总管的后方，亦可随动脉通过胆总管的前方。胰十二指肠下静脉常皆汇入肠系膜上静脉，极少数汇入脾静脉或者肠系膜上静脉的属支。

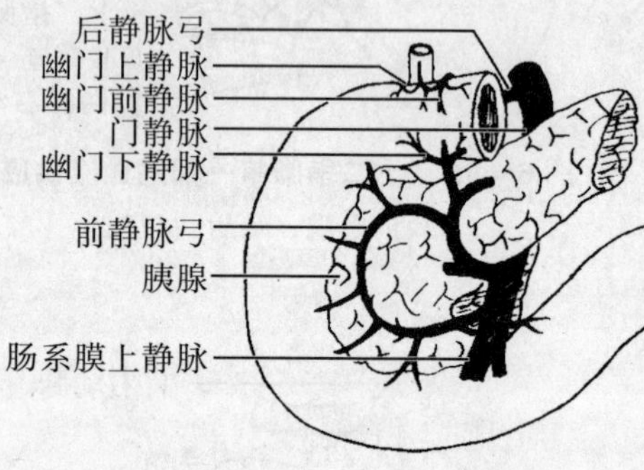

图 6－87　十二指肠与胰头前面的静脉

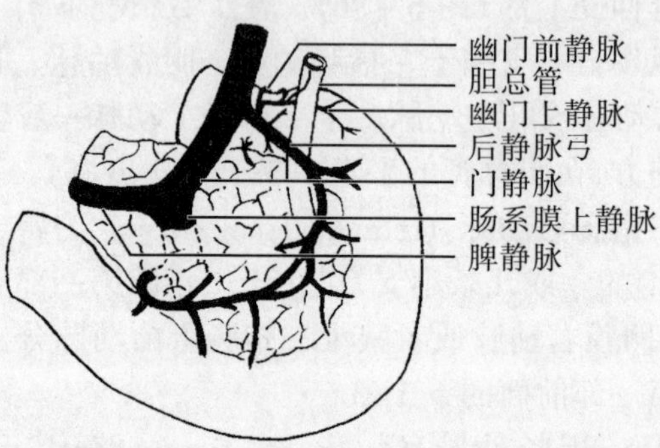

图 6－88　十二指肠与胰头后面的静脉

十二指肠第一部与胃幽门远端下部的静脉，先汇合成 2～4 干，再合成一条短干，称为**幽门下静脉**（infrapyloric vein），长约 1 cm，汇入胃网膜右静脉。在幽门上缘亦常形成两条静脉，称为**幽门上静脉**（suprapyloric vein），直接汇入门静脉，或者汇入胰十二指肠上后静脉，常有一支随胆管上行至肝脏汇入门静脉或者进入肝脏。十二指肠第一部及幽门的后面常有些小静脉，称为十二指肠后静脉，沿胃十二指肠动脉进行，汇入幽门上静脉或幽门下静脉，或者汇入胰头中的静脉，在大部分情况下幽门上、下静脉之间有交通支相连，横过幽门的前面，称为**幽门前静脉**（anterior pyloric vein），标志着胃与十二指肠的分界，手术中可依此识别。

淋巴回流

十二指肠壁内的淋巴管吻合丰富，输出淋巴管可分前、后两组。前组汇入胰腺腹侧面的淋巴结，输出管再沿胰十二指肠上前动脉及胃十二指肠动脉上行至肝动脉旁淋巴结。后组淋巴管汇入胰头后方的淋巴结，输出管再沿肠系膜上动脉进行，汇入其附近的淋巴结，并与升结肠及阑尾的输出淋巴管相交通。

神经供应

十二指肠的神经供应，来自**腹腔丛**及**肠系膜上丛**，沿动脉分支进行分布。另有人发现，肝前丛分出 3～4 支至十二指肠的后面，前迷走神经干的幽门支亦供应十二指肠第一部。十二指肠壁内的神经丛与胃及空肠的神经丛相延续。**胆道口括约肌**（Oddi 括约肌）的神经供应沿胆总管下行，与十二指肠壁内的神经丛很少或无联系。

畸形

形态变异：十二指肠的形态变异偶可见到。十二指肠第三部在第二部的前方或右侧上升，终末部可以终于右侧，也可经过胰腺及肠系膜上血管的后方至左侧终于十二指肠空肠曲。此种畸形由于旋转异常形成。此外，十二指肠未旋转者，可以具有系膜，不形成第三、四部。此种情况下常伴有梗阻或结肠未旋转。第一部极少发生畸形。

十二指肠梗阻：在胚胎发育过程中，前肠与中肠交界附近有变异时，即可发生十二指肠梗阻，多见于第二部及第三部，可分外在及内在两类。外在原因可为腹侧系膜残留、旋转异常而扭转、异常的腹膜带，或为异常的动脉压迫。其中较重要者为异常的腹膜带，常为胆囊胃结肠带，由胆囊起跨过十二指肠伸展到横结肠，可以无症状，也可引起十二指肠发生完全或不完全梗阻。引起梗阻的内在原因，常为在十二指肠乳头的上方或下方存在中隔，也可为肠管某处狭窄或闭锁。此外，在胃与十二指肠交界处以及十二指肠空肠曲，皆可发生梗阻。因为在胚胎第二月时，十二指肠因内皮增生而在肠腔内形成一中隔，使肠腔完全阻塞。此中隔后来应消失。如不消失或消失不完全，出生后即出现完全或不完全梗阻。

先天性十二指肠梗阻的症状，最早出现的是持续性呕吐。如果梗阻部位在胆总管开口以下，吐出物即含有胆汁，可借此与先天性幽门梗阻鉴别。如为完全性梗阻，在进行 X 线检查时梗阻部位以下见不到气体。

十二指肠憩室(duodenal diverticulum)：十二指肠及结肠为胃肠道憩室的多发部位。十二指肠憩室一般可分先天性及后天性两类。先天性亦称真性，憩室壁的结构与肠壁相同，含有肌肉层。后天性亦称假性，憩室壁不含肌肉层。实际上有时不易区分，憩室壁是否含有肌肉层与其大小及生长速度有关。若干学者认为所有十二指肠憩室皆不会有完整的肌肉层。

先天性憩室限于十二指肠的第二、三、四部，黏膜经肠壁的软弱部凸出，常为多数，位于十二指肠的凹面，与胰腺为邻，可位于胰腺内或其前、后方。此类憩室的形成原因也可能为胚胎发育方面的变异。肝脏由前肠与中肠交界处生出，可由一处凸出而后分支；也可为多处凸出，多余的凸出部后来应消失，如果在近侧有残留者即形成副胆管，如果在远侧有残留者即可在十二指肠第二部的后内面形成憩室，邻近胆总管的开口处。先天性憩室常呈烧瓶形，开口狭窄，憩室壁仅有黏膜层，常无症状，在发生压迫胆总管、炎症、或者恶性变等症状时始有手术适应证。

后天性憩室仅见于十二指肠第一部，常因慢性溃疡或粘连牵引所致。肠壁有一部分被溃疡破坏，代以结缔组织，或者形成隐窝，而后再形成憩室。胆囊与十二指肠第一部发生粘连时也可使之形成憩室。

十二指肠乳头憩室与胆道口壶腹部相关，可因壶腹部扩大形成，可为先天性，也可由于结石阻于壶腹部所致。

胰　　腺

位置

胰腺(pancreas)横位于胃后方的腹膜后，横结肠系膜的根部深面，约平第 1、2 腰椎体，平均长约 12 ~ 14 cm，宽约 3 ~ 8 cm，厚约 2 ~ 3 cm。胰腺前上面为网膜囊的后壁腹膜所覆盖，患急性胰腺炎时可以发生腹膜炎，渗出液先聚集于网膜囊内。如果网膜孔已经闭塞，渗出液即局限在网膜囊内，可产生似囊肿或肿瘤的体征。

分部及邻属

胰腺可分头、颈、体、尾四部(图 6 - 89，图 6 - 90)。

头部(head)：胰腺头部位于十二指肠的凹面内，正中线的右侧，比较扁，厚约 1 cm，下部向下左凸出成钩状，绕到肠系膜上动、静脉的后方。头部外邻十二指肠第二部，下邻其第三部。十二指肠第一部邻胰头上缘，但因比较活动而不固定。胰头与十二指肠接触的部分略向内凹，因而或多或少地掩盖着十二指肠的前后面。胰头前面的大部分与横结肠的起始部及横结肠系膜相邻，上部为网膜囊后壁的腹膜覆盖，下部为由横结肠系膜下面向下延伸的腹膜覆盖，并与小肠接触。肝动脉沿胰腺上缘向右进行。胰头后面邻右肾上半的内缘、右肾血管、下腔静脉、左肾静脉的终末段以及右侧膈脚。患胰头癌时可因压迫下腔静脉或门静脉而产生下肢水肿或腹水。胆总管下行途中，先位于胰头后面，终末部穿过胰头(图 6 - 91)。患胰头癌时即易于压迫胆总管，使之阻塞，产生进行性黄疸。肠系膜上动、静脉为胰头部的组织环绕，因而在此部进行手术

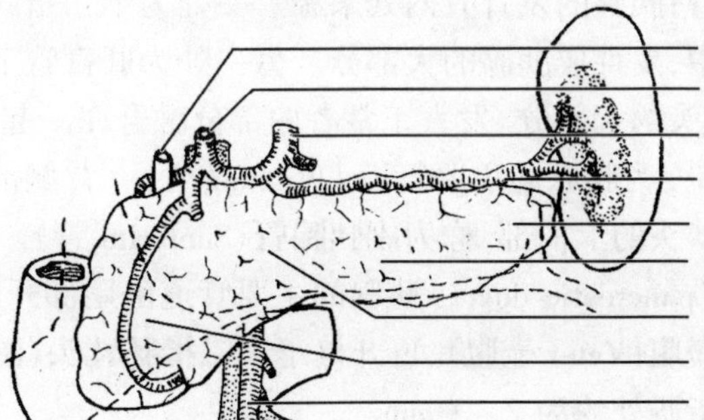

图 6 - 89　胰腺前面，虚线表示横结肠系膜根部附着线

时最好先封闭肠系膜上神经丛，可以减免操作过程中产生不良反射。

颈部（neck）：胰腺颈部为由头部上份向左延伸而且略微收窄的部分，位于十二指肠第一部起始处平面。胃十二指肠动脉及胰十二指肠上前动脉在胰腺颈部右缘的前面下降。颈部后面有浅沟，肠系膜上静脉终于此处，门静脉由此起始。肠系膜上动脉的起始部亦位于颈部后方。

体部（body）：胰腺体部位于正中线左侧，由颈部向左偏上延伸，切面约呈三角形，前上面及后面较大，下面较小。横结肠系膜大致附着于胰腺前缘，因而胰腺的前上面为网膜囊后壁的腹膜所覆盖，前下面为由横结肠系膜下面向下反折的腹膜所覆盖。胰腺体部后面由右向左与腹主动脉、肠系膜上动脉、腹腔丛、左肾动脉的起始段、左肾上腺下部、左肾上端等相邻。脾静脉位于体部后面的沟中，脾动脉大致沿体部上缘进行。胰腺体部肿瘤生长过大时，也可能向右压迫到门静脉或下腔静脉，产生腹水或下肢水肿。

尾部（tail）：胰腺尾部向左上伸入脾肾韧带中，可以远到脾门，与脾脏接触，也可距脾脏数厘米，紧邻胃大弯及左肾门。尾部的游离度较大，进行脾切除术结扎脾蒂时应注意避免伤及。

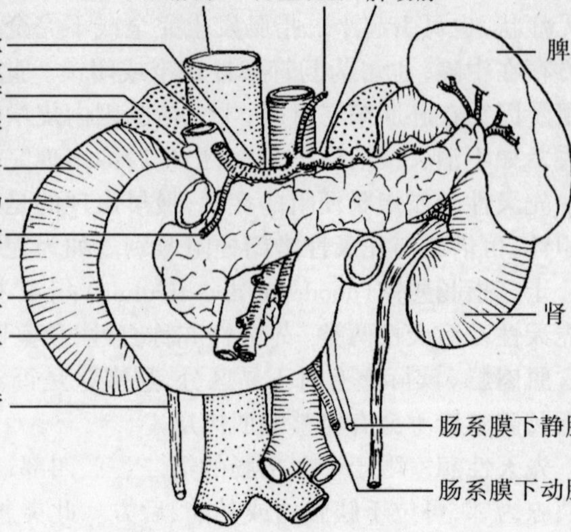

图 6－90　胰腺的位置及邻属

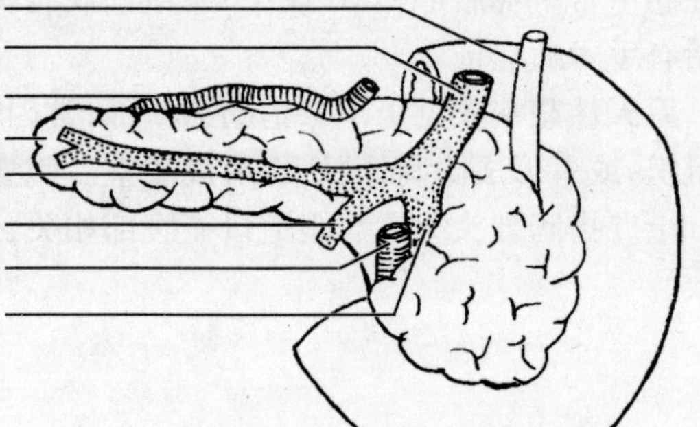

图 6－91　胰腺与十二指肠后面观

创伤：胰腺位于腹后壁腹膜囊外，上腹部钝性创伤中可能伤到胰腺，有出血局限在腹膜外，如有胰腺管破裂，胰液进入邻近组织，产生消化作用，引致剧痛，诊断不易。

囊肿：真性胰腺囊肿的性质，可为胰腺管梗阻以后分泌液潴留，也可为寄生虫、先天性或者肿瘤有囊性变。胰腺囊肿或实质性肿瘤，可以在前面、前缘或下面凸出。位于前面的肿瘤即向前凸入网膜囊，变大时即将小网膜向前推，抵于腹前壁，胃小弯被推向下，也可能在胃大弯与横结肠之间向前凸出。位于胰腺前缘的囊肿，可能使横结肠系膜两层分开，将横结肠向前推。位于胰腺下面的囊肿在横结肠下方凸出，将大网膜向前推，抵于腹前壁。

胰腺管

胚胎发育：胰腺的发育有两处来源。一处为十二指肠后壁长出的背侧胚芽，因十二指肠的发育而被带到其腹侧系膜中，发育成胰腺的大部分。另一处为肝盲管下端长出的腹侧胚芽，直接长入十二指肠的腹侧系膜中，发育成胰头的大部分。发育正常者两部分融合在一起，腺管亦吻合（图 6－92）。腹侧部分的管道原来虽然较小，后来却变为胰腺的主要管道（Wirsung 管）。背侧部分的管道后来虽然与胰腺体及尾部的管道有联系，但却只引流胰头的上前部，称为**副胰腺管**（Santorini 管）。

胰腺管（pancreatic duct）：胰腺的主要管道由尾部开始，向右进行，通过体部走向头部，与胆总管共同开口于**胆道口壶腹**（Vater 壶腹），再开口于**十二指肠乳头**（图 6－93），或者单独开口于十二指肠乳头。腺管直径在邻近十二指肠处约为 2～3 mm。

副胰腺管（accessory pancreatic duct）：有人统计，副胰腺管的出现率为 50%，开口于十二指肠乳头近侧的**小乳头**。胰腺主要由主胰腺管引流者占 90%，其余主要由副胰腺管引流。小乳头至幽门的距离平均约为

7 cm，在十二指肠乳头的近侧，相距约为 2 cm。将十二指肠近侧部分由胰腺分离时，应注意避免损伤小乳头。副胰腺管开口于小乳头者少数与主胰腺管之间无吻合，如果伤到小乳头，手术后有发生急性胰腺炎的危险。绝大多数的副胰腺管与主胰腺管之间有吻合，当主胰腺管有梗阻时，副胰腺管即可起排泄全部胰液的作用。主胰腺管也可能与副胰腺管共同开口于十二指肠乳头。胰腺管与胆总管也可能共同开口于小乳头。十二指肠乳头或小乳头可能成双。小乳头也可能阙如。

如果胆总管内有结石堵塞于远端时，胆汁及胰液受阻而不能入肠，胰腺管末端的括约肌又不足以阻止胆汁逆行入胰腺管内，即易发生胰腺炎。如果副胰腺管与主管之间有吻合，胰液即可经之入肠。

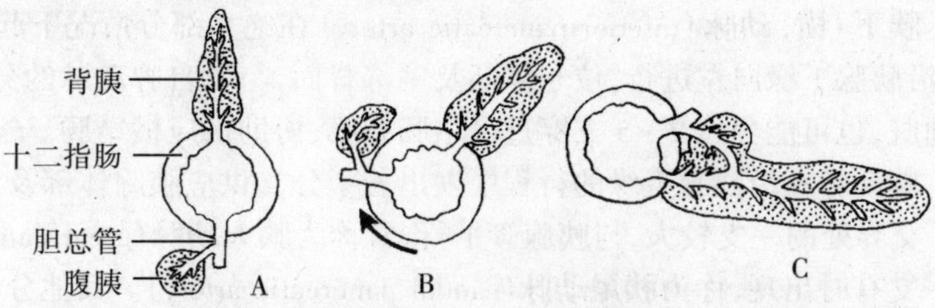

图 6－92　胰腺的发育

A：腹背两个胰腺胚芽由十二指肠两面长出；B：十二指肠不均匀生长使两胚芽接近，腹侧胚芽沿箭头方向生长，十二指肠沿箭头方向旋转；C：旋转终止，两个胚芽连合而位于十二指肠左侧，腹侧胚芽形成胰头的后部，腺管相连

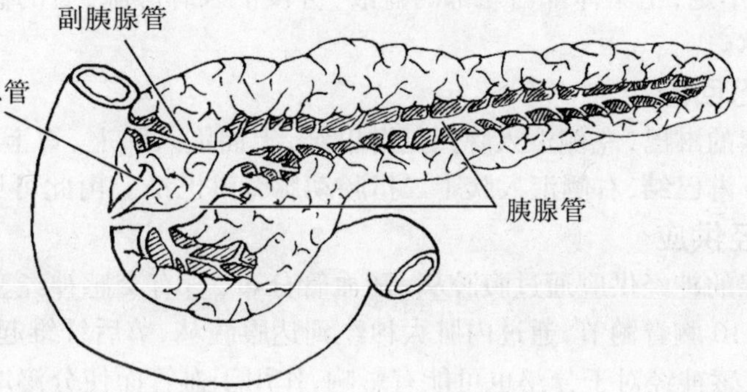

图 6－93　胰腺管

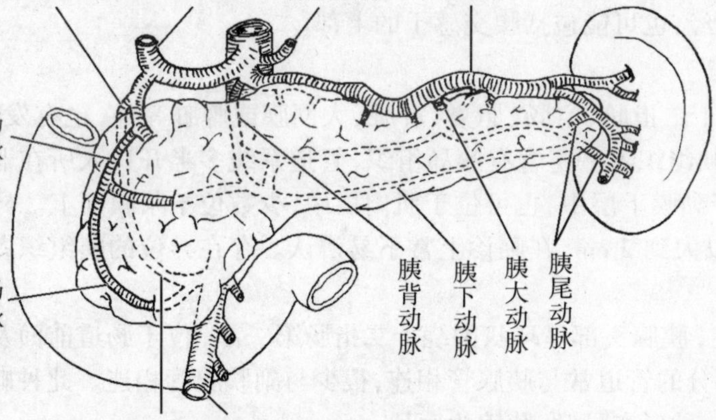

图 6－94　供应胰腺的主要动脉及其吻合

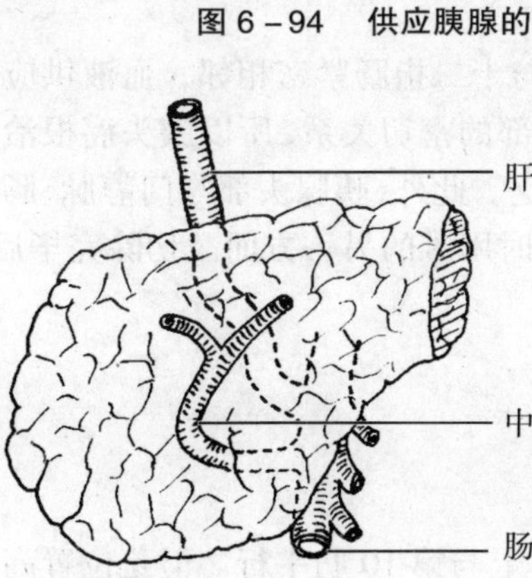

图 9－95　与胰头相邻的异常动脉，起自肠系膜上动脉的肝总动脉或肝右动脉，行经胰头后方或穿过胰头后份，中结肠动脉穿过胰头部

血液供应

动脉供应：胰腺的血液供应比较丰富，主要来自腹腔动脉的分支，亦有来自肠系膜上动脉的分支(图 6－94)。直接供应胰腺的动脉有四条胰十二指肠动脉(上前、上后、下前、下后)、胰背动脉、胰下动脉以及脾动脉的分支。肝动脉沿胰腺上缘进行时亦有分支至胰腺。如有起自肠系膜上动脉的异常肝动脉，通过胰头后方上行时亦常分支至胰腺(图 6－95)。

胰头部的血液供应主要来自四条胰十二指肠动脉构成的动脉环（见图 6－84)，已在十二指肠血液供应中述及。

胰背动脉（dorsal pancreatic artery）的出现率有人统计占 90%，常直接起自腹腔动脉、肝动脉或脾动脉的起始段，也可起自肠系膜上动脉、主动脉或膈下动脉，不论起自何处，皆在胰腺体部或颈部后方下行，常通过脾静脉的后方，分为左、右两支而终。右支分出一支至胰头钩，并协助供应头部，绝大部分穿过头部与胰十二指肠前动脉弓吻合。左支亦即**胰下动脉**。

胰下(横)动脉(inferior pancreatic artery)在绝大部分情况下起自胰背动脉,少数起自邻胰头部的其他动脉,沿胰腺下缘向左进行,位于体部及尾部背面,与发自脾动脉的分支吻合。胰下动脉偶可较大,并且分支供应脾脏,也可能分出2~5支穿过横结肠系膜,协助供应横结肠。

脾动脉在沿胰腺上缘的行程中发出若干分支供应胰腺体部及尾部,可有2~10支。其中进入胰腺左、中1/3交界处的一支较大,与胰腺管平行,常称为**胰大动脉**(great pancreatic artery),出现率约占2/3。至胰尾部的一支有时出现,称为**胰尾动脉**(caudal pancreatic artery)。其他分支常称为**胰上动脉**。胃网膜左动脉或脾动脉的终支亦可有分支至胰尾部。

静脉回流:胰十二指肠动脉的伴行静脉位置较浅于动脉,回流途径已在十二指肠的静脉回流中述及。胰下动脉的伴行静脉,多数汇入肠系膜上静脉或肠系膜下静脉,少数汇入脾静脉、结肠静脉、或者胃网膜右静脉与一条结肠静脉的汇合支。在很少数情况下,有一条静脉出自胰腺颈部后面,至头颈部交界处下缘汇入肠系膜上静脉。此静脉长仅约0.5 cm,在切除胰头时易被撕裂,产生难以制止的出血。与胰上动脉伴行的胰上静脉,支数不定,汇集体部与尾部的血液,分段汇入脾静脉,有的偶可汇入肠系膜上静脉、肠系膜下静脉或胃网膜左静脉。

淋巴回流

胰腺的淋巴,左侧汇入脾门处淋巴结,上面汇入胰上、胃上及肝淋巴结,下面至主动脉旁、肠系膜上动脉旁及胰下淋巴结,右侧汇入胰十二指肠动脉旁淋巴结。由此可见,胰腺的淋巴回流非常分散。

神经供应

胰腺的神经供应通过**腹腔丛**,随血管分布,含有交感神经、迷走神经及传入纤维。交感神经节前纤维起自第6~10胸脊髓节,通过内脏大神经到达腹腔丛,节后纤维起自腹腔丛。胰腺的分泌神经纤维由迷走神经供应。交感神经对于分泌也可能有影响,作用于血管而使分泌增加。作用于腺体本身则为抑制分泌。刺激迷走神经时即可使胰岛素的分泌增加。但是迷走神经对于胰腺的分泌作用并不太重要,切断迷走神经以后,对胰液成分的直接影响不大,而是因使胃液分泌减少,间接影响胰液的分泌。胰腺的疼痛传入纤维通过交感神经系统,主要通过内脏大神经及内脏小神经,也可能包括腰交感干的上部。

畸形

副胰:异位的胰腺组织偶可见于胃、十二指肠、空肠、胆囊、肝脏、大网膜或脾脏等处,也有发现于回肠,甚至于出现在美克耳憩室壁上。异位的胰组织不一定含有胰岛组织,管道系统多半开口入所在器官的腺管内。在胃肠道上的异位胰组织,多数位于黏膜下层中,也可位于肌肉层中,少数位于浆膜面上。异位的胰组织,可以很分散,也可集在一处,直径可以大到2 cm,在临诊上常不易辨认。存在异位的胰组织者很少出现症状。

形态变异:有一种很少见的形态改变,胰腺头部呈环状围绕十二指肠第二部,位于肠道前面及右侧的部分较为狭窄,前面也可能不完整。多余部分的管道常与胰腺管相连,很少与副胰腺管相连。此种畸形如果出现症状,即为十二指肠狭窄。此外,另有一种形态异常,胰腺为两块。

胰腺手术

胰腺手术中以胰头部癌肿根治切除最为困难。由于胰腺头部与十二指肠紧密相邻,血液供应主要共同来自胰十二指肠动脉环,淋巴引流也密切相关,加上胆总管与胰头部的密切关系,所以胰头癌根治切除术必须同时切除胰头、十二指肠及一段胆总管,手术中所须分离范围广泛。此外,胰腺头部与门静脉、肠系膜上动脉、腹主动脉及下腔静脉等重要大血管紧密相邻,为分离胰腺头部时困难的另一方面。切除完毕后,须处理胃、胆总管、胰腺及空肠四个残端与恢复整个胃肠道通路。

脾　脏

位置及邻属

脾脏(spleen)位于左季肋部,相当于第9~11肋后部之间,大体上与第10肋平行。但是位置高低并不恒定,依体格形态及邻近器官的状态而有变化,下端一般平第3腰椎上半,可变动于第1至第4腰椎下半之间。脾脏的后外面凸出,与膈接触;后内面略凹,与左肾及肾上腺的前面接触;前内面明显内凹,与胃底部接触；下端有膈结肠韧带扶托，可能有一部分与结肠脾曲接触，进行脾脏穿刺或者脾门静脉 X 线造影注射的部位，对于不肿大的脾脏可用细针通过左侧第 9 或第 10 肋间隙腋中线附近经胸膜腔进入，对于肿大的脾脏通过腹壁肌肉即可。穿刺时皆须嘱患者暂时停止呼吸运动。

活动度

脾脏仅在**脾门**处有附着，并通过与其相连的各韧带得以固定。但是脾脏的位置主要依靠膈结肠韧带支持，以及相邻的腹腔内脏器的压力维持，特别是左肾、结肠脾曲及胃。虽然如此，正常的脾脏仍有一定的活动度，常在 4 cm 以内。膈结肠韧带向下移位时，脾脏的位置即随之下移。胃与横结肠的活动度过大时，脾脏的活动度亦随之加大。脾脏过度下垂者可为先天性，也可为后天性，先天性的原因较少，例如脾蒂过长及腹腔结构特殊。后天性的原因较为多见，例如外伤或者脾肿大，韧带受到牵扯或者被撕裂，或者腹壁松弛。脾脏过度下降者，可以移位至小肠袢的前面，甚至于到达盆腔。脾蒂过长者可能发生脾脏扭转。此外，脾脏可能与邻近器官或腹膜间形成粘连而固定在异常的位置。

大小及形状

脾脏的大小及形状皆不恒定，依年龄及营养状况而有不同。正常成人脾脏的重量可以变动于 80 ~ 300 g 之间，也可能更重。肿大的脾脏可能超过正常的 10 倍。脾脏的形状可为四角形、三角形，或者楔状，与脾动脉的分支情况密切相关(图 6 – 96)。脾脏呈楔状者，脾门狭窄，边缘均匀；脾动脉主干较长，至接近脾门处才发出终末支，数目少，较为粗大，进入脾门的面积小，手术中结扎脾动脉的主干时较为方便。脾脏呈四角形或三角形者，脾动脉的主干较短，分支的部位距脾门较远，甚至于在由腹腔动脉分出以后即开始发支，最后成为多数细小的分支进入脾脏，进入脾门的面积较大，可以分散在脾门的前后 (图 6 – 97)，手术中结扎脾动脉主干时较为困难。手术中首先要进行探查脾脏，考虑是否容易切除。一般说来，前缘光滑者脾动脉分支较少，主要在脾门处进入，主干容易结扎。前缘有切迹者，脾动脉的分支常较多，有一些不进入脾门而是在脾门的前后方进入，主干距脾门较远，不易结扎。

腹膜覆盖与韧带

进行脾脏切除术必须熟悉脾脏的腹膜反折以及有关的韧带(胃脾、脾肾、脾结肠、脾膈及膈结肠韧带)，方可比较顺利地进行(图 6 – 98，图 6 – 99)。脾脏除脾门以及与胰腺接触的部位以外，皆有腹膜覆盖。在本章第四节中叙述腹膜在网膜孔平面上的反折情况时，已述及腹膜反折与脾脏的关系。现仅述及与脾脏有关的韧带如下。

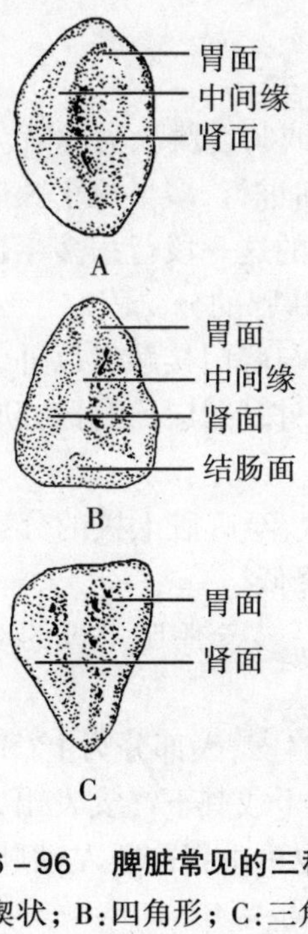

图 6 – 96　脾脏常见的三种形状

A:楔状；B:四角形；C:三角形

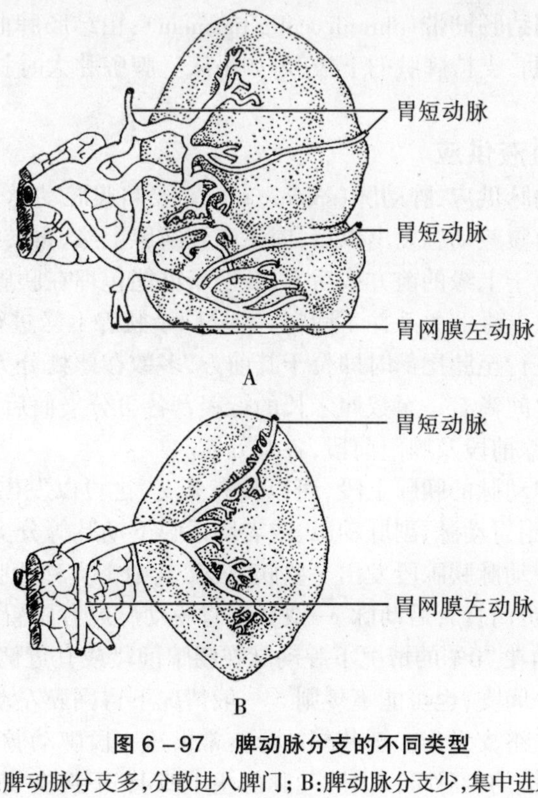

图 6 – 97　脾动脉分支的不同类型

A:脾动脉分支多，分散进入脾门；B:脾动脉分支少，集中进入脾门

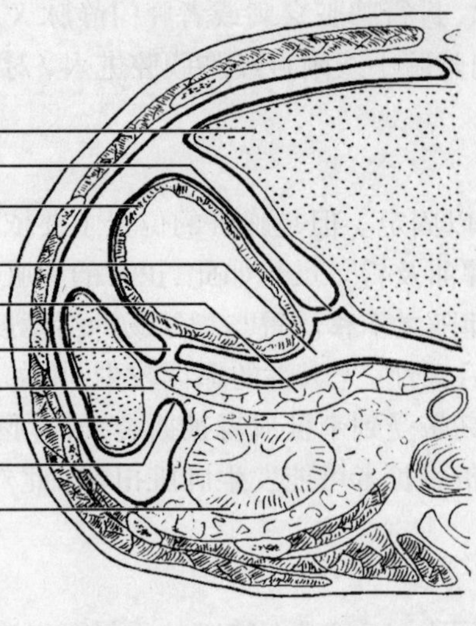

图 6－98　身体左半横切面，表示脾脏的腹膜反折

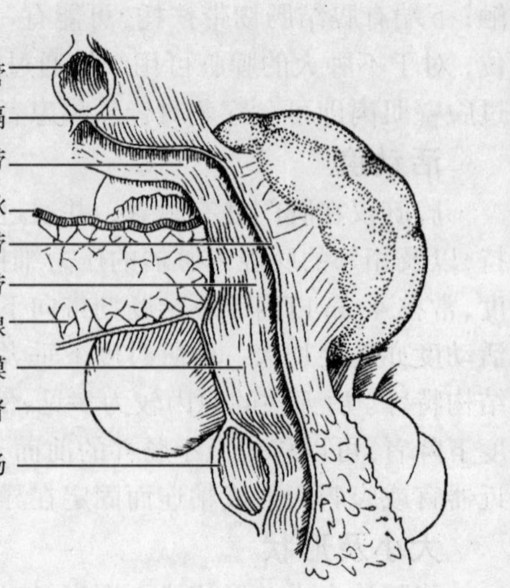

图 6－99　脾脏的韧带

胃脾韧带（gastrolienal ligament）：在胚胎时期脾脏在胃的背侧系膜中发育形成，由此将胃的背侧系膜分成两部分，胃与脾脏间的部分形成胃脾韧带，脾脏与腹后壁之间的部分形成脾肾及脾膈韧带。胃脾韧带由胃大弯左侧份伸展到脾门。两层腹膜在脾门处分开，浅层向前向外覆盖脾脏；深层向内覆盖脾动脉，延续为网膜囊后壁的腹膜。胃脾韧带的下份与大网膜的左侧份相延续。胃脾韧带中含有胃短血管。

脾肾韧带（lienorenal ingament）：胃脾韧带的深层腹膜由脾门向后移行至左肾前面的部分，与由脾脏外后面移行至脾门后方再转折至左肾前面的腹膜，合而形成脾肾韧带。此韧带较短，形成**脾蒂**（splenic pedicle），其中含有脾血管及胰腺尾部。在较少数情况下胰腺尾部与脾门直接接触，进行脾切除术时应特别注意避免损伤胰腺尾部。手术中应先切开脾肾韧带后层腹膜，才易于将脾脏向内向前游离。

脾结肠韧带（lienocolic ligament）：大网膜的左侧连接脾门下端与结肠脾曲的部分称为脾结肠韧带。

脾膈韧带（phrenicolienal ligament）：由脾肾韧带向上延伸的腹膜皱襞，到达膈，靠近胃的贲门部，称为脾膈韧带。

膈结肠韧带（phrenicocolic ligament）：由结肠脾曲向后上延伸至膈的腹膜皱襞，称为膈结肠韧带，对第 10 及 11 肋，支持脾脏的下极，形如吊床。脾脏肿大时斜向下内，因有膈结肠韧带及结肠脾曲的阻挡而不能一直向下。

血液供应

动脉供应：脾动脉（splenic artery）发自腹腔动脉，也偶有发自腹主动脉或肠系膜上动脉者。一般情况下脾动脉由腹腔动脉发出以后，向下走到胰腺上缘，再转而向左沿胰腺上缘弯曲进行，多半位于胰腺上缘的上方，也可位于上缘的前方或后方，甚至于可能包埋在胰腺实质中。但是脾动脉的这一段行程多半比较曲折，因而与胰腺上缘的关系并不固定。脾动脉沿胰腺上缘进行的一段，由其发出至胰腺的分支固定于一定的位置。脾动脉进行至胰尾部时即位于其前方，多数在此处分为终支。除在胰腺尾部与脾门接触者以外，终支在胰尾与脾门之间尚有一至数厘米长的行程，各再分支而后进入脾脏。脾动脉可以按照其行程分为胰腺上段、胰腺段、胰腺前段及脾门前段，各有分支。

脾动脉的**胰腺上段**，可以没有分支，也可以发出左膈下动脉、胰背动脉、至脾脏上极的分支、贲门食管后动脉、副胃动脉、副肝动脉、或者肠系膜下动脉等分支，出现率依上述次序降低。

脾动脉**胰腺段**发出一些胰腺支，其中一支称为**胰大动脉**；也可以发出一支至脾脏上极的动脉、胃网膜左动脉、贲门食管后动脉、一或数支胃短动脉或者副胃左动脉。

约在 70% 的情况下脾动脉在**胰腺前段**或其近侧即开始分为至脾脏的终支，大部分为上、下 终支，或者另有一中间支，也可能不规则。一般情况下胃网膜左动脉由这一段脾动脉主干或其下终支发出，也可以由其中支或上终支发出。至胰尾的分支常由这一段脾动脉主干或其分支发出，也可由胃网膜左动脉发出。至脾脏上、下极的动脉可以由脾动脉的主干或上、下终支发出。

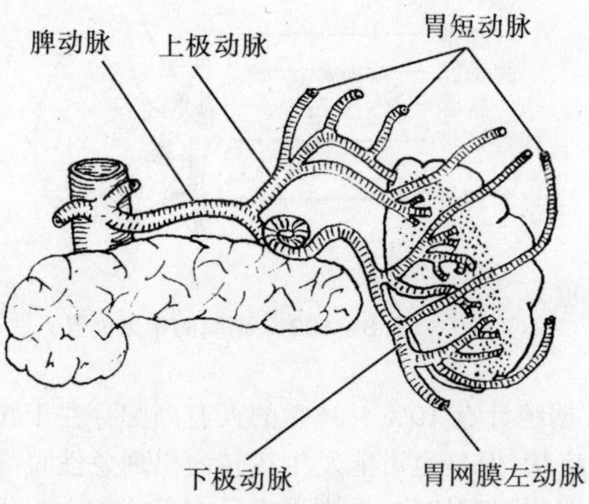

图 6-100　行程曲折的脾动脉，分成若干分支入脾，胃短动脉的数目亦较多

脾动脉如果已在胰腺前段开始分支，有上下极动脉，在**脾门前段**则再进一步分支，进入脾脏的范围较大，可占脾脏内面的 3/4 到全部。约在 30% 的情况下脾动脉分支较晚，在脾门前段分为终支，进入脾门的范围较为集中，约占脾脏内面的 1/4～1/3，常无上、下极动脉。

脾动脉进入脾脏的分支数目变化较大，据统计可为 6～36 支，平均为 17 支。至脾脏上、下极的动脉与脾门无关。**上极动脉**(superior polar artery)可为一至数支，常由主干或其上终支发出（图 6-100），亦可能由胃短动脉或者副胃左动脉发出。**下极动脉**(inferior polar artery)也常为一至数支，可以发自脾动脉主干或其下终支，也可发自胃网膜左动脉。供应胰腺尾部的胰下动脉末支也可能分支供脾脏，此分支有时很大。

进入脾脏的动脉分支皆为**终末动脉**，各分布于一个楔状区域，形成分段特征。如有一支动脉栓塞以后，供应区内即无血液供应而发生坏死。栓子常来自心脏内膜。此种分段供应的特点有利于在处理脾脏小范围创伤时进行部分切除术。手术中切开胃脾韧带显露脾蒂，切开脾肾韧带前层腹膜，分出供应受伤区域的脾血管，结扎以后即可看清脾脏受伤区域与其余血管供应区之间的分界。切除失血区，保留 0.5 cm 厚的失血组织，切面可无大出血。

患门静脉高压症者，如果不能忍受脾肾静脉吻合或者单纯脾切除术时，单纯结扎脾动脉也可以使门静脉内压力得到一定程度的下降，因为门静脉中的血液约有 40% 来自脾脏。结扎脾动脉以后的侧支循环，依结扎部位的不同而有较大的变化。一般应在胃网膜左动脉与胃短动脉起点间结扎，如果在前一动脉近侧结扎时常不足以减少脾脏的血液供应，如果在后一动脉远侧结扎时则可因切断侧支循环而使脾脏发生坏死。对于肿大的脾脏进行手术切除时，亦可先结扎脾动脉，使脾脏内的压力减低，几分钟以内即可使脾脏收缩，使大量血液进入周身循环(可以达到 500～700 mL)，使脾脏的体积与血液循环量减小，便于分离脾脏。

静脉回流：脾脏的静脉先汇合成若干小支，再汇合成 2～6 条大支出脾门。有时与动脉相似，也有出自上极或下极的静脉。在少数情况下所有静脉皆出自脾门的上部或下部(图 6-101)。此类静脉支的直径不一，可变动于 0.7～5 mm 之间，最粗大的可能大于脾静脉主干，可以用来进行脾肾静脉吻合。在很少数情况下，出自上极的静脉很长，走一长距离以后才与脾静脉主干汇合。一般情况下各静脉支汇合成脾静脉主干的部位到脾门的距离平均约为 3.4 cm，位于脾门与胰尾之间，也可位于胰尾后方，与胰尾长短有关。

脾静脉(splenic vein)主干形成以后，向右走的行程比动脉恒定，位于脾动脉的下方，胰腺后面的沟中或胰腺实质中，也不像动脉那样曲折。脾静脉向右走到胰腺颈部后方，与肠系膜上静脉成直角相接，汇合成门静脉。

胃网膜左静脉多半汇入脾静脉主干的起始段，少数汇入其下部汇合支。胃短静脉多半进入脾门上部、上极或下极，少数可有一或数支直接汇入脾静脉主干。脾静脉在胰腺后方接收若干胰腺静脉，数目不定，可为 3～13 支，数目多者不利于手术中游离脾静脉。肠系膜下静脉多半汇入脾静脉的终末段，也可汇入脾静脉与肠系膜上静脉的交角内，或者汇入肠系膜上静脉。

门静脉高压症患者，在胃脾、脾膈及脾肾韧带中，甚至于在与膈的粘连中，常含有许多粗大的侧支循环静脉，在进行脾切除术中处理此类静脉较为困难，必须特别注意。

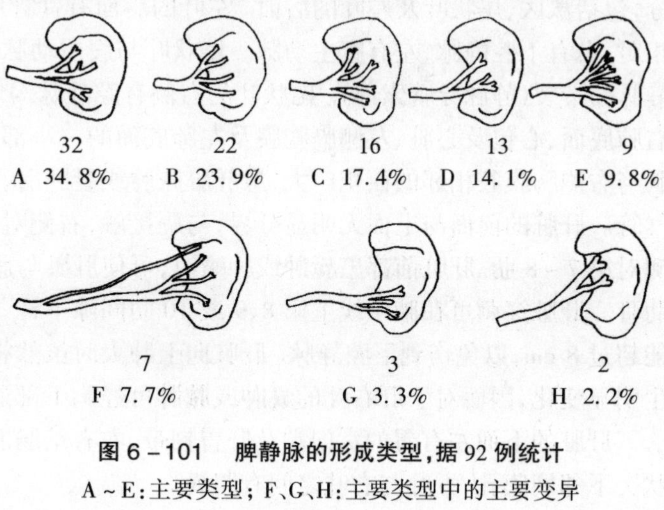

图 6-101　脾静脉的形成类型，据 92 例统计

A～E：主要类型；F、G、H：主要类型中的主要变异

淋巴回流

脾脏的淋巴管限于包囊及一些大的间隔

中，出脾门以后与来自胃大弯及胰腺的淋巴管汇合，汇入位于胃脾韧带中靠近脾门处的淋巴结及胰腺上缘的淋巴结。淋巴结的输出管沿脾动脉进行，汇入腹腔淋巴结。

神经供应

脾脏仅有交感神经供应，发自**腹腔丛**，沿脾动脉分布。运动纤维分布于脾脏的包囊、分隔及血管，受刺激时引起脾脏收缩。传入纤维不多，随交感神经进行。

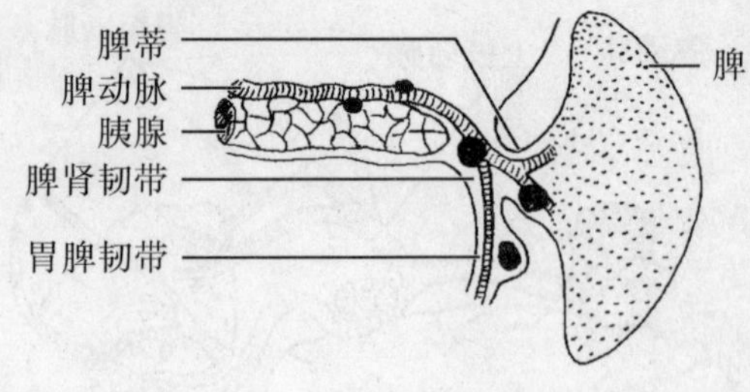

图 6－102　副脾的常见位置

畸形

脾脏本身的畸形罕见，比较常见的是**副脾**(accessory spleen)。据统计有 10% ~35% 的人有副脾存在于腹腔内，大多数位于脾血管及胰腺附近(图 6－102)。有副脾者多无症状，但是也可能发生扭转而出现急性腹部症状。在进行脾切除术中，应检查附近有无副脾存在，如有发现，即须同时切除，否则手术后有可能长大而代替已切除的脾脏作用。

肝　脏

位置与表面投影

肝脏 (liver) 的大小及位置在临床上较为重要，可以通过一般的查体、X 线或超声波检查，以确定其表面投影。肝脏约呈不规则的楔状，基底部在右侧，尖在左侧，大部分位于右季肋部，小部分位于腹上部及左季肋部。成人肝脏的最大横径为 22 ~22. 5 cm，基底部的最大上下径为 15 ~17. 5 cm，最大前后径在右肾上端平面，约为 10 ~12. 5 cm。

肝脏在身体表面的投影，随肝脏的形状、大小及位置的不同而有所变化，而且与性别、年龄、体位、体型、呼吸状况等因素有关。一般情况下，肝脏上界在胸前右侧最高点到达第 4 肋间隙，在正中线上高至胸骨剑突关节平面以上，在左侧高至第 5 肋下缘，向左延伸至左锁骨中线上第 5 肋间隙处；下缘由最左端向右下延伸，经过左侧第 8 肋软骨，在正中线上通过胸骨剑突关节至脐的中点，至右侧第 9 肋软骨以后即沿此肋向后进行。在呼吸运动时肝脏随膈肌运动而上下移动的范围可达 1 ~2 cm。矮胖体型人的肝脏横径较大，最长者左侧端可达左侧腹壁；前后径也较大，与腹后壁接触的范围较大，可达 4 个椎体长度；位置较高，下缘大致与肋弓平行。瘦长体型人的肝脏横径较小，左侧端可以仅到达正中线附近，前后径也较小，与左侧腹壁接触的范围较小；上下径相对地较大，下缘可到达肋弓以下 1 ~4 横指。介于上述两种体型之间的人，肝脏下缘常可在肋弓下缘以下触知。婴儿的肝脏相对地较大。

邻属

肝脏的凸面与膈接触。右面与右侧第 7 ~11 肋相对，在膈与胸壁之间上 1/3 有胸膜及肺；中 1/3 有右侧肋膈隐窝；下 1/3 为膈，与胸廓直接相贴。在腋中线上胸膜囊下界低至第 9 肋，肺的下界低至第 8 肋。因此，胸部右侧下部的贯穿伤可同时伤到胸膜、肺、膈及肝脏。肝脏凸面的后部为大致位于冠状韧带前层以后的部分，包括裸区、尾状叶及左叶的后面。左叶的后面有食管压迹，与食管腹段相邻。尾状叶与第 10 及 11 胸椎体相对，右有下腔静脉，左有腹主动脉。尾状叶与腹主动脉之间有右膈脚及右膈下动脉。尾状叶与左叶之间有静脉韧带裂(静脉导管索部)。尾状叶的右侧有腔静脉沟。肝脏的上面与膈的穹隆部一致，与膈、右侧膈胸膜、右肺底面、心包及心脏、左侧膈胸膜及左肺底面的一小部分相邻。心包及心脏在肝脏上面形成压迹。由于肝脏与右侧胸膜腔相邻的面积广大，患肝脏脓肿或囊肿时，可以穿破膈，进入右侧胸膜腔及右肺，也可再破入支气管。肝脏的前面与上面无明显分界，与膈接触，右侧对第 6 ~10 肋，在腹上部与胸骨剑突及腹壁相贴，在左侧对第 7 ~8 肋。肝脏前部患囊肿或肿瘤时，可使肝脏与腹前壁接触的面积加大，进行手术时有可能不需切除肋骨。肝脏穿刺可在腋中线上第 8、9 或 10 肋间隙下针，通过胸膜腔而不伤到肺，位置再高即伤到肺，进针不能超过 8 cm，以免伤到下腔静脉。肝脏向上肿大时虽然将膈及肺向上推，但是胸膜腔肋膈隐窝的位置并不发生明显变化，因而对于肝右叶的**囊肿**或**脓肿**可经胸下部通过膈及胸膜肋膈隐窝切开。

肝脏的下面左有胃的贲门端及肝胃韧带，右有结肠肝曲、右肾及肾上腺，方叶下方有幽门及十二指肠，尾状突下邻网膜孔，方叶与右叶之间有胆囊。

韧带附着

肝脏借镰状韧带、冠状韧带、左右三角韧带及小网膜，与膈、腹壁及邻近的器官相连。

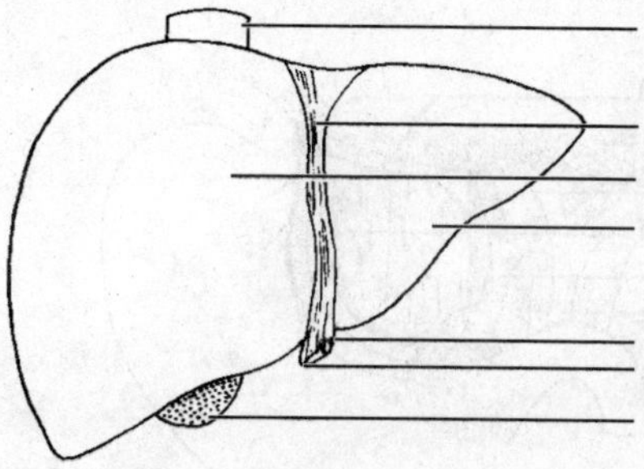

图 6-103 肝脏前面，依镰状韧带分为左右叶

镰状韧带(falciform ligament)：此韧带为一片宽广的腹膜皱襞，连接肝脏与腹前壁及膈下面，位于矢状位，可分前、后缘及游离缘。前缘附着于膈下面及腹前壁，下达脐部。后缘附着于肝脏的前上面及下面的圆韧带裂的一部分(图6-103)。游离缘由肝下面左右叶间的切迹伸展至脐。镰状韧带的两层腹膜至肝脏的上面向左右分开，移行为冠状韧带的前层。镰状韧带的游离缘中含有圆韧带。**圆韧带**(ligamentum teres)由脐伸展至肝左、右叶间的切迹，为胚胎时期左侧脐静脉的残迹，本身无血管，但是有连接腹壁静脉与门静脉系统的细小的**副脐静脉**伴行，手术中须要切断镰状韧带及圆韧带时，应先夹住而后切断，以免出血。患门静脉高压症时此静脉可以发生曲张。

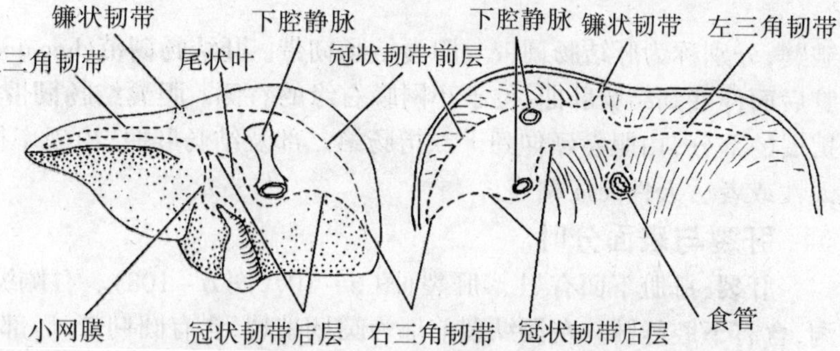

图 6-104 肝脏的膜腹反折

A:肝脏上后面;B:膈下面

冠状韧带(coronary ligament)：此韧带为连接肝脏凸面后部与膈下面的双层腹膜(图 6-104)。前层为肝右叶表面的腹膜反折至膈形成，亦称**肝膈韧带**。后层由肝下面反折至右肾、肾上腺及下腔静脉形成，亦称**肝肾韧带**(hepatorenal ligament)。前后两层腹膜在左右两端相连而成为游离缘，构成左右三角韧带。冠状韧带前后两层有一定的距离，因此在肝脏表面遗有一个无腹膜覆盖区域，称为**肝裸区**。肝脏在此处与膈之间仅有蜂窝组织相连，并与下腔静脉及右肾上腺接触。肝裸区含有门静脉与周身静脉系统的吻合静脉。冠状韧带大部分位于镰状韧带的右侧。镰状韧带与冠状韧带的前层相连。

三角韧带：冠状韧带左侧的前层腹膜距后层较近。后层在此处形成网膜囊上隐窝的上界。前层先向左进行，而后再转回向右形成**左三角韧带**(left triangular ligament)，向下延续形成小网膜的前层。肝左叶主要由左三角韧带固定，切断此韧带即可使肝左叶获得一定的游离度。例如手术中欲使食管腹段获得良好的显露时，可以切断左三角韧带。冠状韧带前层向右延伸至肝脏右叶的右后面，至接近右叶的下缘处与后层连接而形成**右三角韧带**(right triangular ligament)，比较小，前后两层腹膜相接近的范围较小。

小网膜(lesser omentum)：肝脏与胃及十二指肠间借小网膜相连。小网膜由胃小弯及十二指肠第一部伸展至肝门及静脉韧带裂，在肝脏与食管的狭窄交角内与冠状韧带后层相续，由此分隔肝方叶与肝尾状叶，并分隔尾状叶与肝左叶。小网膜附着于胃的部分称为**肝胃韧带**(hepatogastric ligament)。如果胃左动脉有一分支至肝左叶时即走在肝胃韧带中。前迷走神经干至肝蒂的分支通过肝胃韧带的上部(图 6-105)。

静脉韧带(ligamentum venosum)：此韧带为一纤维索，位于肝脏下面，由门静脉左支伸展至肝左静脉，为胎儿时期**静脉导管**的残迹(图 6-106)。静脉导管汇集胎盘来的血液不通过肝脏而直接回心，靠近门静脉的一端在出生后两天内即闭塞；靠近肝脏的一段可能终身不闭塞，并且可能接收来自肝脏及肝胃韧带的静脉，因而在成人可起到一支肝静脉的作用。

下腔静脉：肝脏后面尾状叶右侧的腔静脉沟内有下腔静脉通过，两者之间有疏松蜂窝组织相连，另有较紧密的结缔组织跨过静脉的后方，形成所谓的**腔静脉韧带**(ligamentum venosum)。有时可见在下腔静脉的后方尚有肝组织，静脉实际上穿过肝组织。下腔静脉在未穿过膈以前，接收两支肝静脉，左、右各一。

肝结肠韧带及胆囊结肠韧带：肝脏除上述正常附着以外，常可见到由肝脏或胆囊延伸到结肠肝曲的腹膜

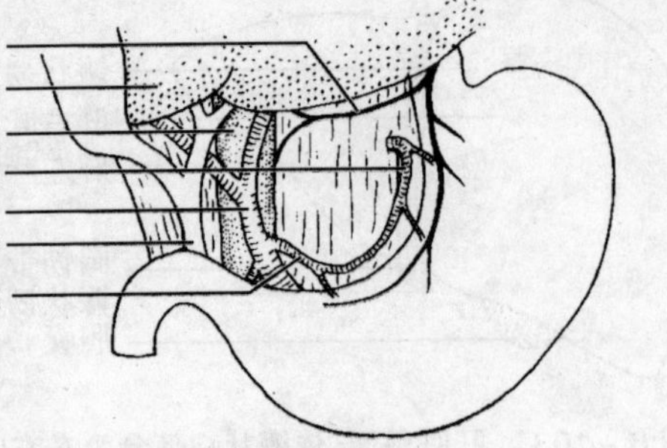

图 6－105　小网膜中的主要结构

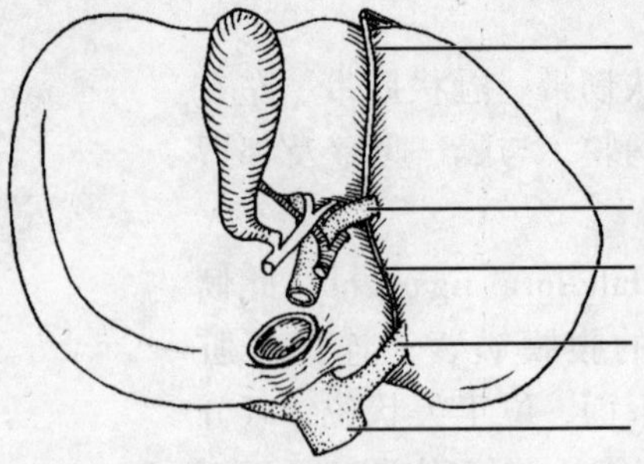

图 6－106　肝脏下面，表示圆韧带、静脉韧带及下腔静脉的关系

皱襞，分别称为肝结肠韧带及胆囊结肠韧带。**肝结肠韧带**(hepatocolic ligament)为腹后壁的腹膜隆起嵴，由肝脏后面伸展到结肠肝曲，位于小网膜右缘的右侧。**胆囊结肠韧带**(cystocolic ligament)为肝十二指肠韧带向右扩展的部分，由胆囊延伸到十二指肠第二部及结肠肝曲，出现率据尸检统计有 12% ～18%，形成原因可为先天性或者后天性炎症粘连。

肝裂与表面分叶

肝裂：肝脏下面有 H 形肝裂(图 6－107，图 6－108)。**右侧纵裂**前部为胆囊窝，含有胆囊；后部为**腔静脉沟**，含有下腔静脉。**左侧纵裂**前部为**圆韧带裂**，含有圆韧带；后部为**静脉韧带裂**，含有静脉韧带。中间的**横裂**(transverse fissure)为**肝门**所在，亦称门裂，含有肝管、肝动脉、门静脉的分支、神经及淋巴管。

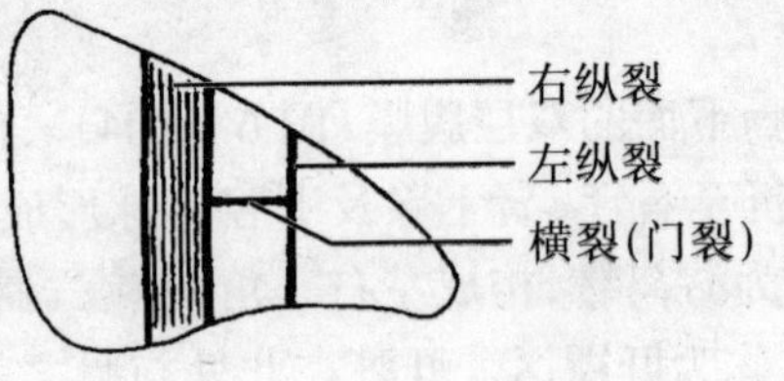

图 6－107　肝脏下面分裂

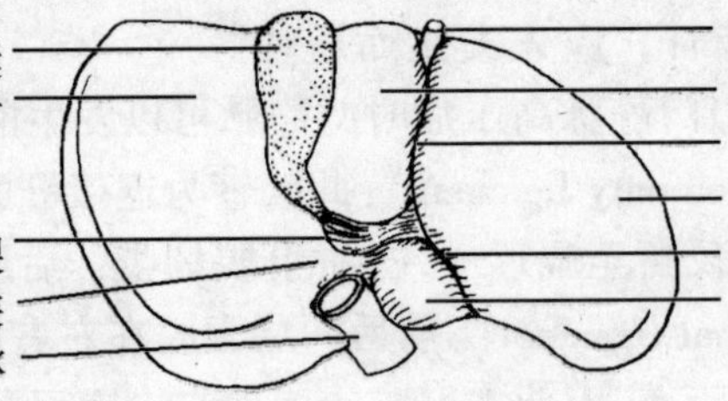

图 6－108　肝脏后下面

表面分叶：肝脏的表面分叶虽然与肝内结构不相一致，但仍然不失为重要的表面标志。表面分叶的依据为肝裂及镰状韧带的附着线。通过上前面的镰状韧带附着线及下面的左纵裂将肝脏分为左、右两叶。**右叶**(right lobe)较大，约为**左叶**(left lobe)的 6 倍。在肝脏下面，右叶的内侧部分，又依右纵裂及横裂而分出方叶及尾状叶。**方叶**(guadrate lobe)在前，略呈长方形，但其形状及大小随**胆囊窝**的位置变化而有不同，在胆囊游离或阙如的情况下即不分出方叶。**尾状叶**(caudate lobe)位于后上方，静脉韧带裂与腔静脉沟之间，下端为一浅切迹分为左、右两部分。左侧部分称为乳头突，朝向后下方，指向腹腔动脉的起点处。右侧部分较为狭窄，称为**尾状突**(caudate process)位于横裂与腔静脉沟之间，与右叶的余部相连。门静脉右支为尾状突覆盖。

内部分叶

前述的肝脏表面分叶与内部结构并不一致，不能适应肝脏切除手术的需要。按照血管及胆管在肝脏内部的分布情况划分肝叶，才能符合手术要求。肝脏内部有门静脉、肝动脉及肝静脉 3 个血管系统与 1 个胆管系统。门静脉、肝动脉及胆管 3 个系统相伴行，属于分段性，合称 Glisson **系统**。肝静脉系统分布于叶间沟内，属于段间性。多主张以 Glisson 系统作为肝 脏分叶及分区的结构依据。

门静脉经肝门入肝以后分为左、右两大支，呈丁字状横行。肝静脉最后汇合成为肝左、肝中及肝右静脉。肝中静脉与门静脉主干所在的矢状平面，称为肝血管轴或肝轴，依此即可将肝脏分为左、右两叶。肝轴平面，在肝脏下面相当于所谓的 Cantlie **线**。此线通过胆囊窝中线经肝门到下腔静脉左壁，在肝脏上面由胆囊切迹到下腔静脉左壁(图 6－109)。如此划分的肝左、右叶，各有其动脉及门静脉供应，也各有其胆管系统，在肝脏的凸面虽无明确标志，但是两叶接近等大，重量差异很少超过 100 g。前述的表面分叶法所划分出的方叶为左叶的一部分而不属于右叶，尾状叶则分属于左右叶。

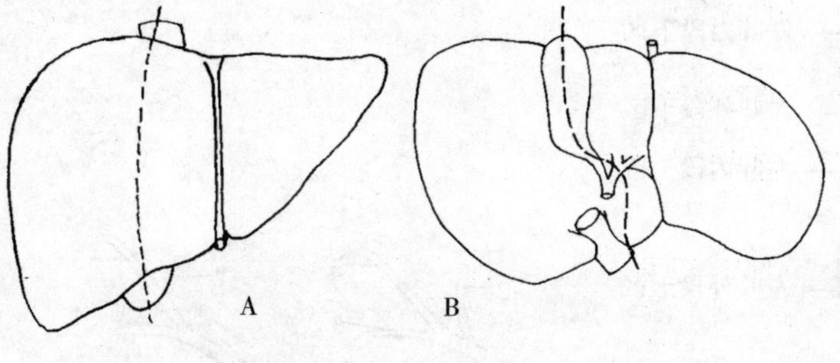

图 6－109　肝脏依照内部血管及胆管的分布而分为左右叶的表面界线

A:前上面；B:下面

肝内分区与胆管分布

左、右肝管分别进入肝脏的左、右叶以后,皆按一定形式继续分支。每一叶肝脏又依照胆管及血管的分支分布范围而可分为**段**(segment),段又分为**区**(area)。左、右肝管为一级胆管,分布范围为肝叶。二级胆管的分布范围为段。三级胆管的分布范围为区(图 6－110,图 6－111)。**肝右管**进入肝右叶以后分为前、后两支，分布区形成前后两段，但是在表面并无明显的分界标志。**肝左管**进入肝左叶以后分为内外两支，分布区形成内外两段,其间的分界可以肝脏下面的左纵裂为标志。所有各段又可依其胆管分支的引流范围而再分为上、下两区。因此左右叶各有四区,各有其胆管。右叶分为前上、前下、后上及后下四区。前上区与前下区的胆管汇合成前段胆管。后上区与后下区的胆管汇合成后段胆管。左叶分为内上、内下、外上及外下四区。内上区与内下区的胆管汇合成内段胆管。外上区与外下区胆管汇合成外段胆管。上述各区胆管汇合成分段胆管的方式只代表多数情况,少数情况可以出现不同的变化。(图 6－112,图 6－113)。例如右叶一段的胆管可以汇入肝左管或其一分支。由于此类变异较为常见,当左右肝管之一发生狭窄时,该叶肝脏不一定全部受到影响。一般所谓的**副肝管**常为某一区或段的肝管至肝外与其他胆管汇合。尾状叶常有三条胆管，右侧一条汇入肝右管，左侧一条汇肝左管，尾状突一条汇入肝右管。不论区或段的胆管分支与其他胆管的分支之间皆无吻合,因而某一区或段的胆管闭塞以后，所属范围内的肝组织即萎缩。一侧肝管闭塞以后一叶肝脏即萎缩,另一叶肝脏可以肥大而代偿其功能。

血液供应

肝动脉:肝脏的血液供应来自肝动脉及门静脉两个血管系统,在肝内的分支基本上与胆管伴行。但在肝门区域中三种管道的分支类型则有较大的差异。**肝固有动脉** (hepatic artery proper) 在肝十二指肠韧带中上行,分为左右二支,分别进入肝脏的左、右叶,随胆管按段、区分支(图 6－114)。

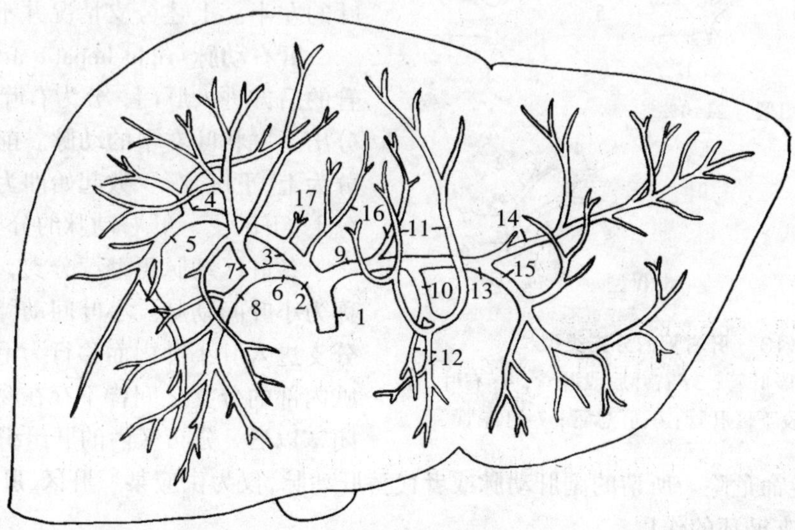

图 6－110　胆管分支

1: 肝总管；2: 右肝管，各皆直接或间接地接收尾状叶的胆管 (16)，右肝管并接收尾状突的胆管 (17)；3:右叶后段胆管；4:右叶后上区胆管；5:右叶后下区胆管；6:右叶前段胆管；7:右叶前上区胆管；8:右叶前下区胆管；9:左肝管；10:左叶内段胆管；11:左叶内上区胆管；12:左叶内下区胆管；13:左叶外段胆管；14:左叶外上区胆管；15:左叶外下区胆管

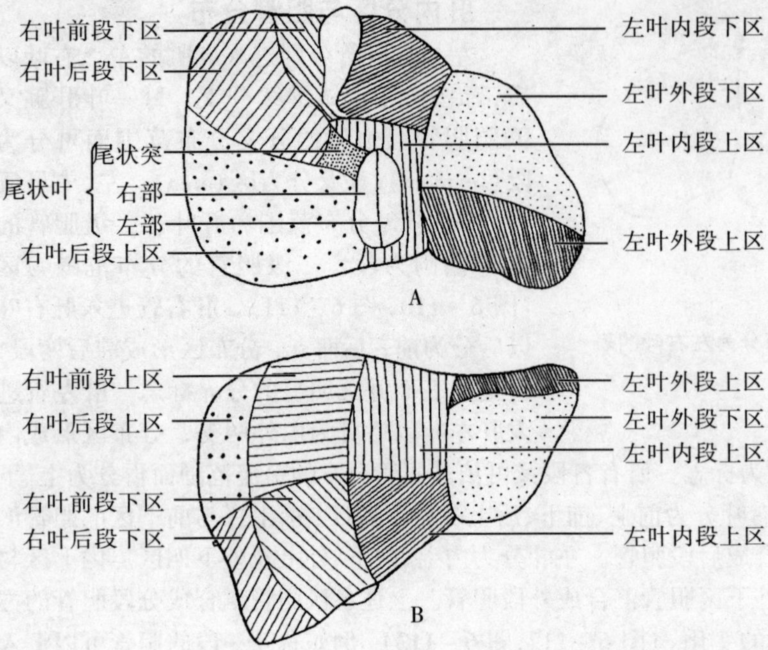

图 6－111　肝脏分叶、分段及分区

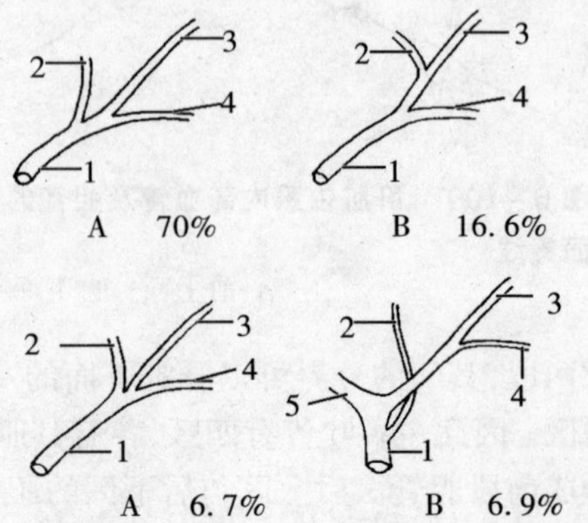

图 6－112　肝左管的分支类型

1: 肝左管; 2: 左叶内段肝管; 3: 左叶外段下区肝管; 4:左叶外段上区肝管; 5:肝右管

肝左动脉(left hepatic artery)经肝门向左走,至段区的分支大部分在肝外发出,一般先分为至内外段的分支。至内段的动脉常可在肝外见到,曾被称为肝中动脉,此支亦可起自肝右动脉,少数可起腹腔动脉、胃十二指肠动脉或胃右动脉。至内段的动脉常为一支,入肝以后再分为上、下区支,少数情况下起源处即有两支。至左叶外段的动脉,再分为上、下区动脉。肝左动脉常在起始段分出一小支至尾状叶的左半。上述分支情况并不恒定,变化较大。

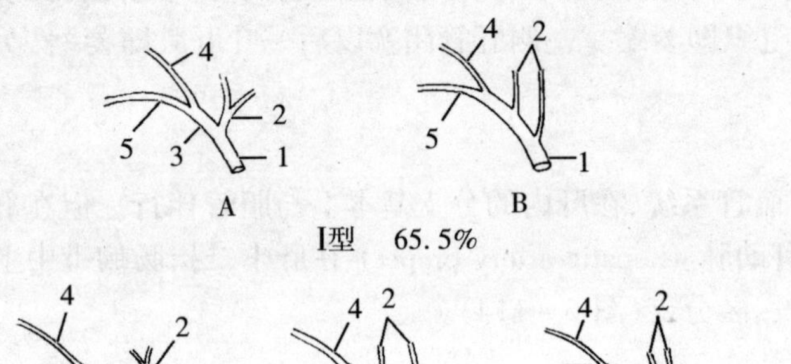

图 6－113　肝右管的分支类型

1: 肝右管; 2: 右叶前段肝管; 3: 右叶后段肝管; 4: 右叶后段上区肝管; 5:右叶后段下区肝管; 6:肝总管; 7:肝左管

肝右动脉(right hepatic artery)经肝总管或肝右管的后方进入肝门, 分为右叶前段与后段动脉, 并分出至尾状叶右半的动脉。前段动脉多为一支, 再分为上、下区支,少数起始即为两支。后段动脉再为分上、下区支。肝右动脉的分支变化亦大。

各肝区动脉再继续分支, 到肝小叶之间的分支称为小叶间动脉。小叶间动脉分支注入肝血窦, 并分支进入肝小叶内而移行为毛细血管。肝动脉在肝脏内部的分支之间皆不存在吻合。一支肝动脉损伤闭塞以后, 分布区内的肝组织即迅速发生坏死, 如果为一叶肝脏常有生命危险。所谓的副肝动脉或者代替肝动脉,仅为供应某一肝区,肝段或肝叶的动脉起源有异常,并不能起侧支循环的作用。

门静脉(portal vein):门静脉在肝十二指肠韧带中上行,至肝门略偏右侧分为左、右两干。左干较长,在横裂中向左走一短程后再进入肝脏。右干较短,立即进入肝脏。左、右二支入肝以后至各段区的分支,与胆管及肝动脉的分支伴行。门静脉在肝脏内的最终末支由肝小叶周围注入肝血窦。

肝静脉(hepatic vein): 在肝脏的四种管道系统中以肝静脉系统较为简单, 变异较少, 但是在手术中仍然很重要,因为在肝切除的手术中分离肝静脉为一重要步骤。肝静脉系统起始于中央静脉。中央静脉接收肝血

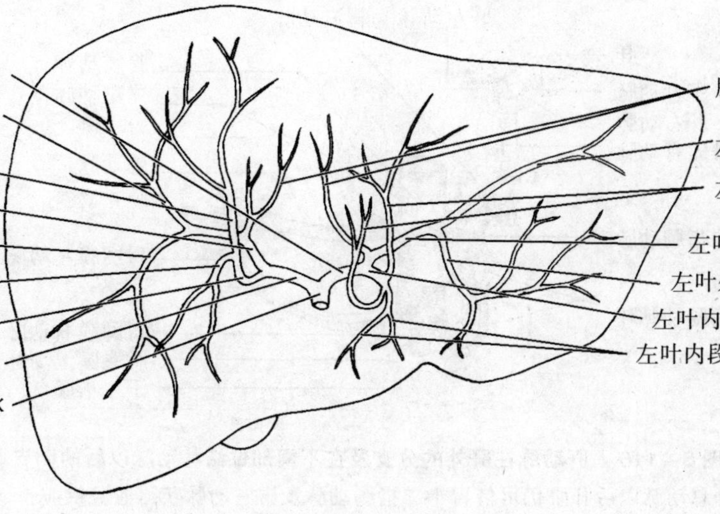

图 6－114　肝动脉在肝内分支

窦的血液。几条中央静脉汇合成小叶下静脉，再汇合成较 大的集合静脉，最后汇合成左、中、右三支肝静脉，再汇入下腔静脉。肝静脉主干位于段间裂内，属于段间性，与其他三种管道的分布不同。肝左静脉的主干位于左段间裂中，有上、下两支，上支汇集左叶外段上区的血液，下支汇集左叶外段下区的血液。肝中静脉主干位于左、右叶间的肝中裂内的上半部，表面相当于 Cantlie 线，有左、右两根，左根汇集左叶内段的血液，右根汇集右叶前段的大部分血液。肝右静脉主干位于右段间裂内，汇集右叶后段与前段上区的一部分血液。左、中、右三支肝静脉几乎全部隐埋在肝内，汇入下腔静脉的情况不一，可以分别开口，但是据多数统计在半数以上的情况下肝中静脉与肝左静脉先汇合成一干而后开口入下腔静脉。此外，在很少数情况下尚可出现不同的变异，手术中应予注意(图 6－115)。在肝切除术中如何处理肝静脉有两种意见。一种是先在肝外结扎，而后再切开肝组织，特别是在切除肝癌的手术中。另一种意见是主张在肝内分离结扎肝静脉，较为安全，因为肝静脉暴露在肝外的长度很短，不易分离。B 超检查易于查清肝中静脉，可依之区分左右叶，再借左叶肝静脉区分静脉段。

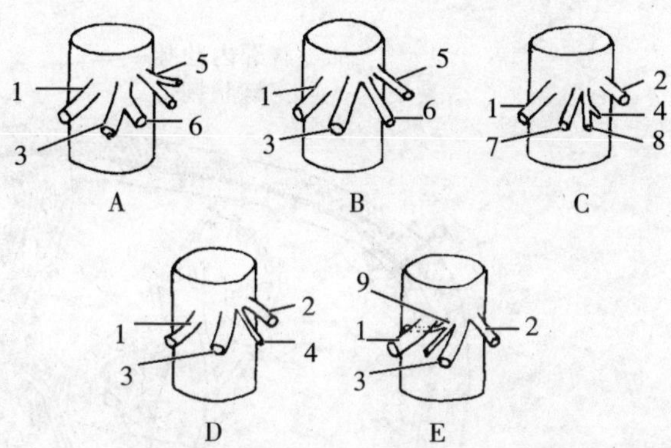

图 6－115　肝上蒂的变异

A：2 例，肝左静脉的下根并入肝中静脉，上根开口于下腔静脉；B：1 例，肝静脉上下根分别开口于下腔静脉；C：1 例，肝中静脉的左右根直接汇入下腔静脉，不合成主干；D：1例，左叶间静脉直接汇入下腔静脉；E：1 例，起自右叶后段及前段上部的两属支直接汇入下腔静脉。1：肝右静脉；2：肝左静脉；3：肝中静脉；4：左叶间静脉；5：肝左静脉上根；6：肝左静脉下根；7：肝中静脉右根；8：肝中静脉左根；9：来自右叶前段及后段上部的属支

肝动脉结扎后的侧支循环：肝脏接收肝动脉和门静脉的双重血液供应，来自肝动脉的血量占 20% ~ 25%，来自门静脉的血量占 75% ~80%。肝动脉内的压力约为 120 ~ 130 mm 汞柱，含氧量较多，氧张力为 85%。门静脉内的压力仅有 6 ~ 12 mm 汞柱，氧张力仅为 30%。由此可见，肝脏所需要的氧，主要来自肝动脉，在肝动脉发生梗阻以后即对肝脏有显著的影响。治疗肝动脉瘤可以采取肝动脉结扎术。结扎肝动脉以后，或者其他手术中误伤肝动脉以后，是否影响肝脏的活力，依结扎或损伤的部位不同而有异(图 6－116)。结扎肝动脉的起始段以后，可以不引起坏死。在胃十二指肠动脉发出点的远侧与胃右动脉发出点之间结扎肝动脉以后，尚保存通过胃右动脉的侧支循环，亦常无不良影响。如果在胃右动脉发出点的远侧结扎肝动脉以后，则因主要的侧支循环皆被切断而常引起严重的肝脏坏死或者全部坏死。因为胃右动脉及胃十二指肠动脉构成至肝脏的有效侧支循环道路。在肝固有动脉以远即无有效侧支循环，可能存在的侧支吻合(图 6－117)，皆

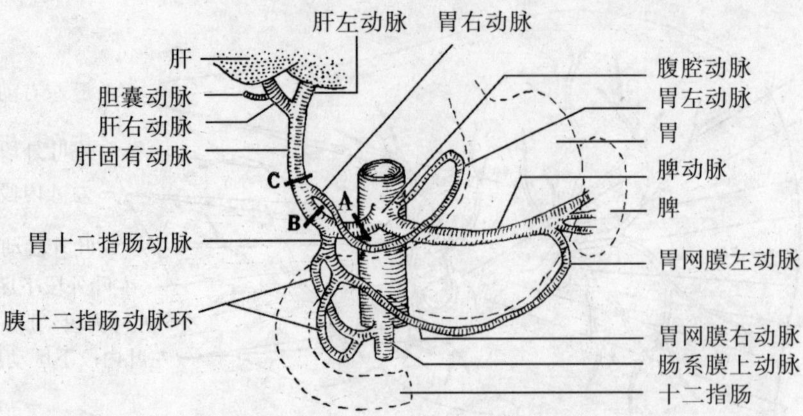

图 6－116　肝动脉在肝外的分支及在不同部位结扎动脉以后的侧支循环

A:结扎肝总动脉以后肝脏仍可借胃十二指肠动脉及胃右动脉获得血液供应;
B:在胃十二指肠动脉与胃右动脉发出点间结扎肝动脉以后,供应肝脏的血量即大为减少;
C:在胃右动脉发出点远侧结扎肝固有动脉以后主要的侧支循环即完全断绝

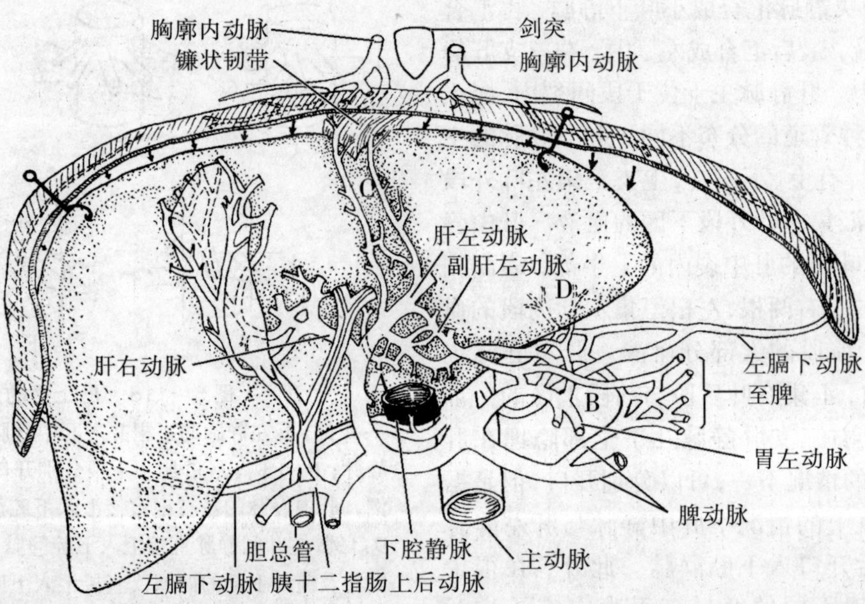

图 6－117　紧邻肝脏的肝外部动脉吻合以及除图 6－116 所示的主要吻合以外的可能存在的侧支循环

A:表示肝动脉、副肝左动脉及肝右动脉至尾状叶的分支相连接处;B:表示脾动脉、副肝左动脉及肝左动脉分支间的吻合;C:表示肝左动脉分支与胸廓内动脉分支间的吻合;D:表示胃左动脉与左隔下动脉间的吻合;膈下方的若干小箭头表示来自膈通过肝裸区进入肝脏的若干小动脉

不足以维持结扎肝固有动脉以后的血液供应。肝左、右动脉之间的侧支循环非常贫乏,有一支被结扎以后,则所供应的一叶肝脏即几乎完全失去血液供应,但是如有起源于它处的副肝动脉,其分布区不受影响。

淋巴回流

肝脏输出的淋巴量很大,约占胸导管所接收的淋巴总量的 1/4～1/2。肝脏的淋巴来源于肝内组织间隙。淋巴管可分浅、深两组,淋巴主要经深淋巴管输出。深淋巴管由小叶间的毛细淋巴管起始,一部分伴随 Glisson 系统及肝静脉系统,管径逐渐增粗,经肝门输出,汇入肝蒂中的淋巴结,或者小网膜中胃上淋巴结,再到腹腔淋巴结;另有一小部分淋巴管沿肝静脉进行,汇入膈下面及上面的下腔静脉旁淋巴结(图 6－118)。肝脏浅淋巴管汇集于腹膜下。右叶膈面的淋巴管,一部分穿过膈汇入胸骨后的胸骨旁淋巴经结,一部分到腹腔淋巴结,另一部分到肝淋巴结,肝右叶下面的浅淋巴管汇入肝淋巴结。肝左叶膈面的淋巴管,一部分汇入肝淋巴结,一部分汇入胃上淋巴结,一部分汇入膈上淋巴结。

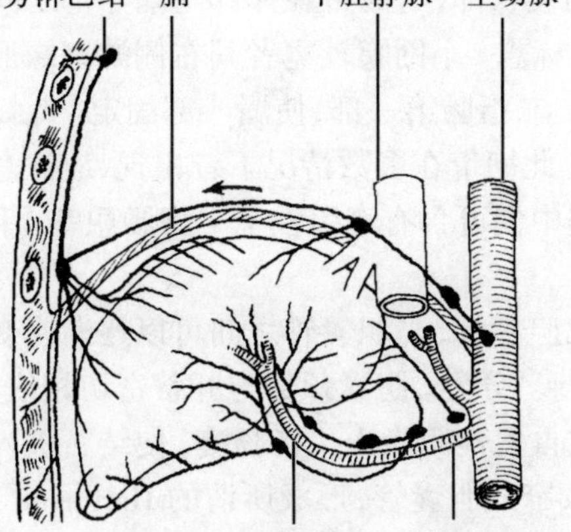

图 6－118 肝脏的淋巴回流

神经供应

肝脏本身的运动神经仅来自交感神经，节前纤维来自第 7～9 胸交感节，通过**腹腔丛**发出节后纤维，在肝门处组成**肝前、后丛**。前丛随肝动脉进行。后丛随门静脉及胆管进行。神经进入肝内，在血管及小叶间形成神经丛，进而分布到肝小叶，支配肝动脉和门静脉系统。迷走神经虽有分支参加肝前、后丛，但是受刺激时对肝脏并无影响，因而有人认为迷走神经仅分支至胆囊及胆管。

肝脏的传入纤维通过右膈神经传入。右膈神经的感觉纤维，一部分随膈下动脉进行，分布于冠状韧带、镰状韧带及附近的肝脏包膜；另有一部分通过膈神经丛及肝丛，分布于肝脏及肝外胆道统统。供应肝脏的交感神经内亦含有传入纤维。

肝蒂与肝外胆道

胆囊

位置及邻属：胆囊(gallbladder)形状如梨，长约 5～8 cm，容积约为 35～40 mL，位于肝脏右叶下面的**肝囊窝**内，借结缔组织附着于肝脏，形成肝方叶的右界(图 6－119)。胆囊可分底、体、漏斗及颈各部(图 6－120)。

胆囊底部(fundus)皆有腹膜覆盖，其位置因胆囊的充盈程度、人的体型、肝脏的大小、呼吸运动、体位以及上腹部器官的整个位置如何而有所变化。胆囊充盈时，底部可凸出到肝脏下缘以下约 1 cm 或更多，与腹前壁接触，一般情况下投影于右侧腹直肌外缘与第 9 肋软骨所形成的交角内。在肝脏下缘位置较低者、肝脏肿大者以及在站立深吸气时，胆囊底的位置皆随之下移，临床检查时应注意及此。胆囊底部钝圆，少数情况下可出现一个皱折。

胆囊体部(body)与底部之间并无明显分界。体部的上面借结缔组织附着于肝脏下面的**胆囊窝**内，侧面及下面皆有腹膜覆盖。结缔组织中有小的静脉及淋巴管通过，有时更有小的副胆管通过，手术中分离时虽有出血，但是不会太多，不难控制。体部下面与十二指肠第二部及横结肠相邻，患胆囊炎时常相粘连。患胆囊结石时可以发生自发性胆囊肠瘘而使脓液及结石进入肠道。对于胰头癌患者亦可利用此种关系进行胆囊十二指肠吻合术。

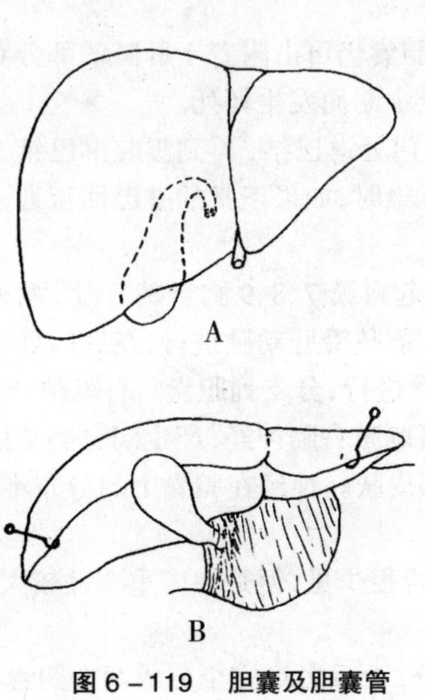

图 6－119 胆囊及胆囊管

A：由前面看；B：将肝下缘抬起以后由下看

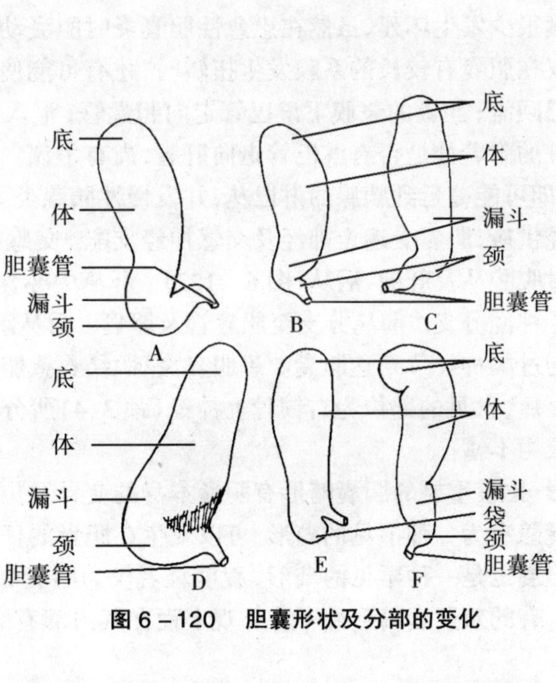

图 6－120 胆囊形状及分部的变化

胆囊的漏斗部(infundibulum)为体部与颈部之间凸向十二指肠的袋状部,有时可在体部与漏斗部之间见到收窄的分界标志。漏斗部与胆囊管平行,为手术中显露胆囊的重要标志。小网膜较宽者其右侧游离缘形成**胆囊十二指肠韧带**(cystoduodenal ligament),由胆囊的漏斗部延伸到十二指肠第一部,使漏斗部固定。此韧带为手术中一个重要标志,切断以后才可使漏斗部游离而显露胆囊管。此韧带在多数情况下皆出现,应注意与因炎症所形成的粘连相区别,虽然皆不含有大的血管,但是因为粘连中偶可含有牵引性十二指肠憩室,手术中分离时仍须特别注意。

胆囊颈部(neck)由漏斗部向上延续形成,再弯向下,迅速收窄成胆囊管,与胆囊管之间可以逐渐改变而无明显分界。颈部与漏斗部之间,外面可疏松粘着,内部借一皱襞(瓣膜)分界。胆囊颈部与肝蒂密切相依,下邻十二指肠第一部,有病变时即易产生粘连,患胆囊结石时可能形成自发性胆囊十二指肠瘘,使结石进入十二指肠。颈部与漏斗部常呈现不同程度的不对称膨大,而不是逐渐收窄成胆囊管,形成所谓的 Hartmann 袋,特别显著者即具有临床重要性,可与胆囊管产生广泛粘连,手术中分离胆囊管结扎切断时即易于将此袋状部包入。此袋状部偶可与胆总管粘连,手术中分离时易于伤到胆总管。

一般情况下,在胆囊造影的 X 线照片上可见胆囊纵行位于第 12 肋与第 1 腰椎的交角内,但不恒定,最高可达第 12 胸椎上缘平面,最低可达第 4 腰椎下缘平面,最内可达正中线右侧 2. 5 cm 处,最外可达正中线右侧 10 cm 处。在矮胖体型的人胆囊位置较高,手术中显露分离较为困难,可将腰部抬起,将肝脏下缘向上牵开,以求扩大显露范围。

结构:胆囊壁的结构分黏膜层、纤维肌肉层及外膜层。颈部黏膜向腔内凸出形成斜行皱襞。纤维肌肉层含有纵行、环行及斜行平滑肌纤维,交织成网状,夹杂有弹性组织及神经丛。

外膜为一层较厚的结缔组织,含有神经丛及较大的血管及淋巴管。胆囊即借此层组织附着于肝脏,游离面的外膜层有腹膜覆盖。

血液供应:一般情况下**胆囊动脉**(cystic artery)有一支,发自肝右动脉,迅即分为两支,一支沿胆囊的游离面进行,另一支沿附着在肝脏的一面进行(图 6 - 121)。有两支胆囊动脉者据统计可以高达 1/4 以上。胆囊动脉的起源及行径变化较大,将在肝蒂部分详述。

胆囊的静脉变化也不少,叙述不一。一般情况下,胆囊附着于肝脏一面的静脉,不与动脉相称,不形成一条单干,而是形成许多小支,分散进入肝脏。在有浆膜覆盖的部分,大部分静脉汇合成一条胆囊静脉。颈部的静脉常另外形成一条静脉。此类胆囊静脉常不很大,可汇入门静脉或其右支,亦可直接进入肝脏而后分为小支。由于胆囊静脉回流分散的特点,虽然在胆囊颈部有结石嵌顿时,对静脉回流亦不至于产生严重影响,因而胆囊炎的发病机制与静脉回流停滞的关系不大。由于胆囊的静脉很少形成与胆囊动脉伴行的较大主干,所以在胆囊切除术中一般只需注意处理动脉,不需特别注意处理静脉。

胆囊很少发生坏死,虽然在患急性胆囊炎时胆囊动脉栓塞以后,胆囊仍可由附着于肝脏的部分获得血液供应。仅在胆囊有较长的系膜发生扭转时,才有可能使血液供应完全中断而发生坏死。

淋巴回流:胆囊的浆膜下淋巴管走向胆囊管,汇入胆囊颈部及肝门处淋巴结,再到腹腔淋巴结。至于胆囊在肝脏的附着处是否有淋巴管走向肝脏,尚有争议。胆囊有慢性感染时,如果正常的淋巴回流通道已经闭塞,感染即可能蔓延到胰腺的淋巴丛,并发慢性胰腺炎。

神经供应:胆囊受迷走神经及交感神经支配。交感神经节前纤维起自第 7、8、9 胸脊髓节段。两种神经纤维皆通过**腹腔丛**及**肝前**、**后丛**(图 6 - 122)。肝丛中亦含有传入纤维。前丛沿肝动脉进行,在肝门处又有直接接收迷走神经分支。前丛分支至胆囊管及胆囊。后丛沿门静脉及胆管进行,分支到胆囊。右膈神经(颈 3、4、5)分支通过膈神经节到达胆囊。患胆囊炎、胆结石或胆管病变时即可刺激右膈神经,产生同脊髓节段分布区牵涉性疼痛,常见的部位为右锁骨上神经(颈 3、4)所分布的右肩峰部皮肤。神经在胆囊上的分布不均匀,胆囊颈部较为丰富。

畸形:比较重要的胆囊畸形有胆囊本身的变异及位置异常,虽然皆很少见,但是临床重要性较大。

胆囊憩室为一种罕见的畸形,可以发生在胆囊的任何一处。

双胆囊也是一种罕见的畸形,程度轻者仅为胆囊底部分成两部分,严重者可完全分成两个胆囊,各有其胆囊管。有的双胆囊畸形并不在外观上而在其内部有完全或不完全的分隔。

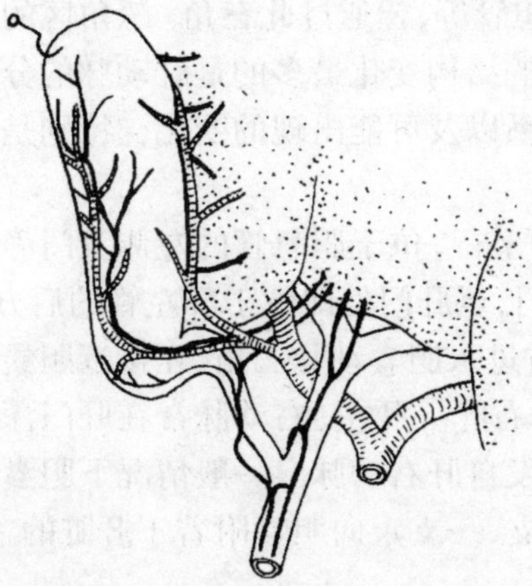

图 6－121 胆囊的血液供应。胆囊向上牵引以显露胆囊动脉深支沿胆囊的附着面进行，同时分出小支至肝脏。胆囊附着面的静脉直接汇入肝脏。浆膜面的静脉常为底部及体部一支，，颈部一支，直接汇入肝脏。偶可见有一支胆囊静脉汇入门静脉

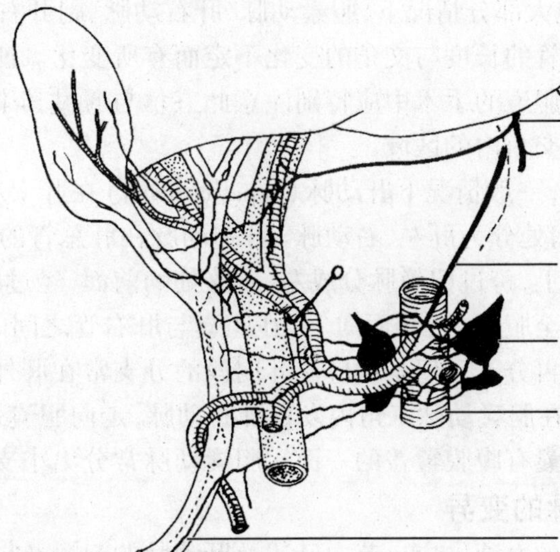

图 6－122 胆道的神经供应，肝前丛沿肝动脉进行，肝后丛由行经门静脉后方的纤维组成

先天性**胆囊缺损**也罕见，常同时伴有肝外胆道某处闭锁。胆囊管也不一定存在。肝脏的胆囊窝可以仍然出现。此种畸形在手术前不易发现。在手术中如果找不见胆囊，除可能为此种畸形以外，尚须注意是否为肝内胆囊。

无胆囊管畸形也很少见，胆囊位于胆总管的中途，肝总管或胆总管上段开口于胆囊的上部，胆总管的下段起自胆囊的下部。

胆囊的**位置变异**亦很少见。可以完全包埋在肝脏内，可为有系膜与肝脏相连，也可以完全游离而无系膜，或者位于镰状韧带左侧肝左叶的下面。胆囊有系膜者，系膜长度可为 1～3 cm。胆囊游离者不论有无系膜，皆易于发生扭转，使胆囊动脉突然发生梗塞，发生胆囊坏死。

肝蒂

肝蒂（hepatic pedicle）常指肝十二指肠韧带的上端及其中所含进出肝门的结构而言。在网膜孔平面上肝蒂中仅含有胆总管（位于前右）、肝动脉（位于前左）及门静脉（位于二者之后略偏左侧）。肝蒂中的结构在接近肝门处因血管及胆管分支而较为复杂，且多变异（图 6－123），所谓的正常关系仅占 1/3 左右，其余 2/3 皆有不同变化。门静脉在肝蒂中的邻属关系，在手术方面的重要性较小。但是胆囊管、肝管、胆总管、肝动脉及其分支等的邻属关系，在手术方面的重要性则很大，特别是在胆囊的手术中。

门静脉：一般情况下门静脉上行至肝门处分为左、右两支入肝，并且常另分出一支进入肝方叶。左、右支也有分支至肝方叶，其他分支皆在进入肝脏以后分出。左支在未进入肝脏以前的部分与圆韧带连接，转而发出静脉韧带至肝左静脉。门静脉主干及其分支在肝十二指肠韧带中以及初进入肝脏的部分皆位于肝动脉及胆管的后方。当胆总管或肝左管因有梗阻而扩大时，偶可将门静脉左支抵压在肝尾叶的尖部而发生肝左叶萎缩。

肝管及胆囊管：一般情况下肝左、右管出肝门以后迅即汇合成**肝总管**（common hepatic duct），在肝门处位于最前方。肝总管略偏右下行，与右侧的**胆囊管**（cystic duct）成一角度相交而汇合成胆总管。胆总管在肝十二指肠韧带中下行。

胆囊动脉三角：在胆囊管（右侧）、肝总管（左侧）及肝门（上方）之间，形成一个不大的三角形区域，称为**胆囊动脉三角**（cystic triangle, triangle

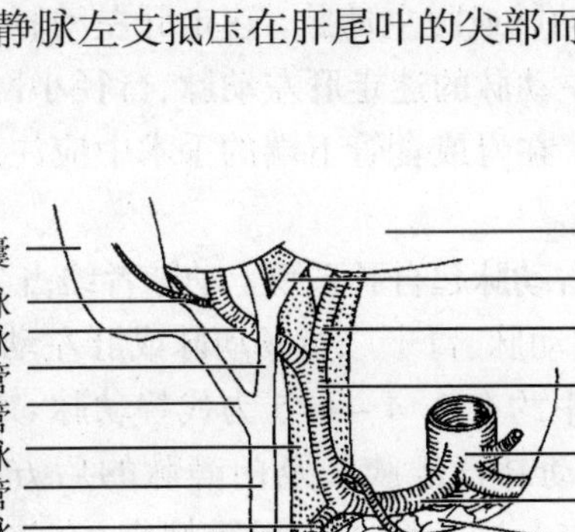

图 6－123 肝蒂部各结构正常关系

of Calot)。在绝大部分情况下，胆囊动脉、肝右动脉、副肝右动脉以及副胆管等，皆通过此三角。三角区的本身因胆囊管及肝管的长度与交角的变化不定而有所变化。通过此三角内的结构变化最多的是肝动脉的分支及邻属关系。在胆道的手术中应特别注意此三角与通过其中的各结构关系以及可能出现的变化，特别是在胆囊管与肝总管交角内的区域。

肝胆动脉：一般情况下**肝动脉**(hepatic arrery)在肝十二指肠韧带中上行，位于胆总管的左侧及门静脉的前方，至近肝门处分为肝左、右动脉。肝左动脉在肝总管的左侧走向肝门，至肝门处即位于肝左管的后方。肝右动脉走向右上，跨过门静脉分成左、右支处的前面，经过肝总管的后方进入胆囊动脉三角，在接近胆囊管处发出胆囊动脉至胆囊，再转而向上，在胆囊与肝右管之间的后方进入肝右叶。肝左、右动脉常在肝门深处或进入肝脏以后再分支。但是供应左叶内段的分支常在肝外分出，也可发自肝右动脉。一般情况下**胆囊动脉**(cystic artery)在胆囊动脉三角内发自肝右动脉，走向胆囊颈部，分为两支，一支走向胆囊附着于肝脏的一面，另一支走向胆囊有腹膜覆盖的一面。胆囊动脉常分出小支至肝脏。

肝胆动脉的变异

在本章胃的血液供应一节中已述及肝动脉的起源及行径，主干称为**肝总动脉**(hepatic artery)，分出至胃的最后一支以后的部分即称为**肝固有动脉**，在肝十二指肠韧带中上行。肝动脉及其分支的变异很多见，研究者很多，调查结果不一(图 6-124)。重要的变异包括起源，数目及位置等。描述异常动脉的名称有**迷走动脉**(aberrant artery)、**副动脉**(accessory artery)及**代替动脉**(replacing artery)等。所谓的迷走肝总或肝固有动脉不起自腹腔动脉。迷走肝左或肝右动脉不是由起自腹腔动脉的肝动脉发出，而为其他动脉的分支，可为胃右动脉或者胃网膜右动脉的分支。如果一支迷走动脉供应一肝叶，而这一肝叶同时接受一支起源正常的肝动脉，这一支迷走动脉即称为**迷走副动脉**。如果一支迷走动脉为一叶肝仅有的供应动脉，即称为**迷走代替动脉**。通常区分副动脉与代替动脉的依据为肝外解剖观察，而未考虑到其在肝内的分布。实际上所谓的副动脉，与代替动脉类似，在肝内皆有其一定的分布范围，与供应该叶的其他动脉之间并无吻合，仅是所供应的范围限于一段或一区，而不是一叶。因此，代替肝动脉与副肝动脉的区别，仅为供应肝组织的范围不同而已。此类动脉闭塞以后皆必然发生供应的组织坏死，如为代替肝动脉即为一叶，如为副肝动脉即为一段或一区。

迷走肝总动脉：肝脏的血液供应可能完全来自起源异常的迷走肝总或肝固有动脉。据统计，起源正常的肝动脉占 90% 以上，迷走肝总或肝固有动脉约占 4% ~5%，起自肠系膜上动脉者为 2.5%，起自腹主动脉者为 1.5%，起自胃左动脉者为 9.5%。迷走肝动脉由于起源异常，行径亦有改变，例如起自肠系膜上动脉的肝动脉即为经过门静脉的后方进入肝十二指肠韧带内。

迷走肝左及肝右动脉：此类动脉的出现率，据不同的统计，分别自 30% 至 43%，而且其中约有 1/4 有两支以上，可为迷走肝左动脉，也可为迷走肝右动脉，两侧的出现率相接近，左侧稍高。肝左叶有两支以上动脉供应者约占 15% ~35%。肝右叶有两支以上动脉供应者约占 7% ~8%。

迷走肝左动脉常起自腹腔动脉的分支，有统计起自胃左动脉者最多见，也有统计起自腹腔动脉或肝右动脉者最多见(图 6-125)。其余可能起自脾动脉、肠系膜上动脉、胃右动脉、胃十二指肠动脉或腹主动脉。迷走肝左动脉中约有半数为副动脉。起自胃左动脉的迷走肝左动脉，行径小网膜的上缘，于静脉韧带裂入肝，在胃或食管下端的手术中应注意有无此异常的动脉，避免损伤。

迷走肝右动脉起自肠系膜上动脉者约占 2/3，其余可起自腹腔动脉、腹主动脉、胃十二指肠动脉或肝左动脉(图 6-126)。迷走肝右动脉中约有 3/4 ~4/5 为代替动脉。起自肠系膜上动脉的迷走肝右动脉行经胰头及门静脉的后方，也有的行经胆总管的后方，向上进入肝十二指肠韧带。在进行十二指肠、胰头癌或门腔静脉吻合的手术中，皆应注意有无此异常的动脉，避免损伤。

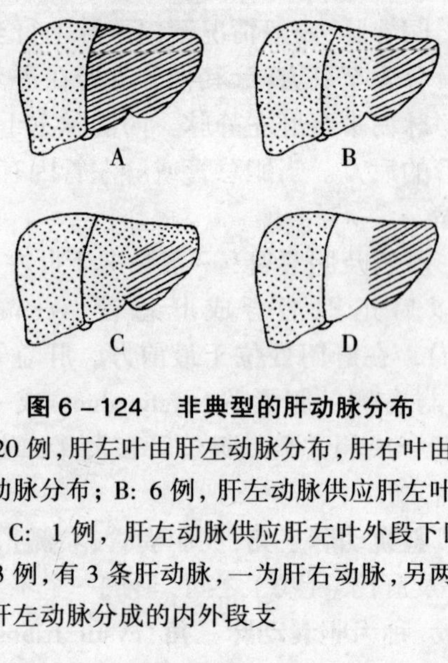

图 6-124 非典型的肝动脉分布

A: 20 例，肝左叶由肝左动脉分布，肝右叶由肝右动脉分布；B: 6 例，肝左动脉供应肝左叶外段；C: 1 例，肝左动脉供应肝左叶外段下区；D: 3 例，有 3 条肝动脉，一为肝右动脉，另两支为肝左动脉分成的内外段支

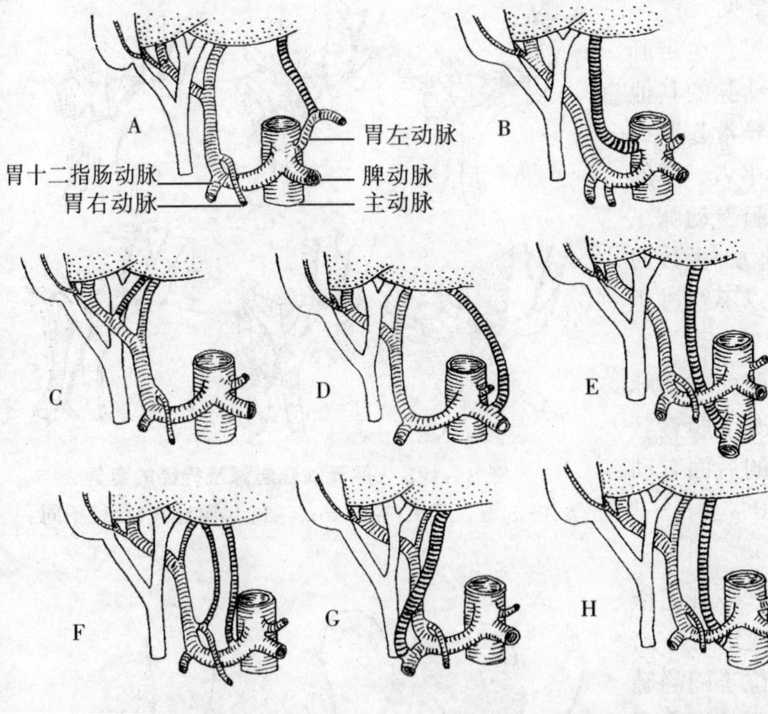

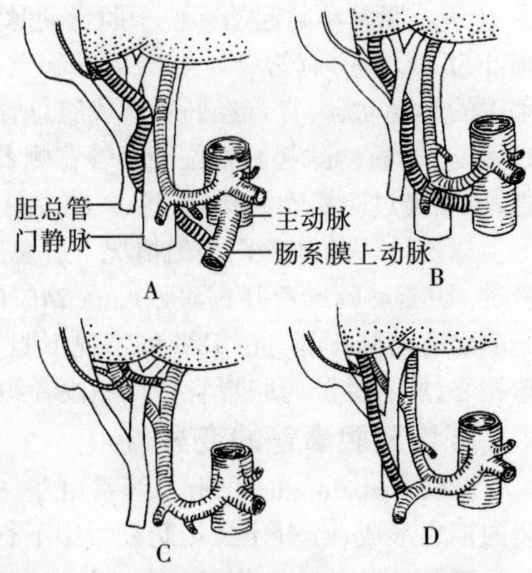

图 6－126 迷走肝右动脉的一些不同起源

A、B、C 为常见的代替肝动脉

图 6－125 迷走肝左动脉的一些不同起源，图中所示者多属于副动脉

肝左及肝右动脉行程的变异：在大部分情况下（70% ～75%）肝右动脉位于门静脉主干的前方，其余大部分位于门静脉的左侧，极少数可以位于门静脉的后方或者右侧。一般情况下肝左动脉位于胆总管的左侧。在左、右肝管汇合的位置过低者肝左动脉即在两肝管之间上行。一般情况下肝左动脉距胆囊管及其与肝总管汇合处较远，在胆囊手术中的重要性较小。

肝右动脉在胆囊手术中的重要性较大，易被损伤，由于其在胆囊动脉三角内与肝右管、肝总管及胆囊管的关系密切，而且变化较大（图 6－127）。在大部分情况下（80% ～87%）肝右动脉通过胆管的后方，主要是在肝总管的后方，少数在胆总管或左、右肝管的后方。在小部分情况下肝右动脉通过肝总管或者胆总管的前方。有时可见肝右动脉完全位于胆管的右侧或左侧。肝右动脉偶可在进入胆囊动脉三角的前后分为两条主干。一般情况下肝右动脉进入胆囊动脉三角以后即在胆囊管与肝管之间转向上进入肝右叶，紧邻胆囊管，可以与之平行，也可以有一部分相接触。正常者肝右动脉位于胆囊管的左侧，约有 10% 位于其后方，偶可位于其前方。由此可见，在胆囊手术中分离结扎胆囊管的过程中，应特别注意避免伤到肝右动脉。肝右动脉与门静脉的关系也很密切，大多数位于静脉的腹侧，约有 10% 位于其背侧，偶可位于其右侧。

胆囊动脉的变异：正常的胆囊动脉呈一单干由肝右动脉在胆囊动脉三角中发出，至接近胆囊颈部时分为两支，再分布于胆囊。少数情况下胆囊动脉可为两支以上，也可为迷走副动脉或代替动脉（图 6－128）。

有两支胆囊动脉者，有的统计在 15% 右右，有的统计高达 25%，皆可起自肝右动脉，也可为一支起源正常，另一支起源异常，或为两支起源皆异常。两支胆囊动脉的分布与一支胆囊动脉分为深、浅两支者相同，一为浅支，另一为深支。在胆囊手术中如果在靠近胆囊颈部不见浅支与深支连合时，即应注

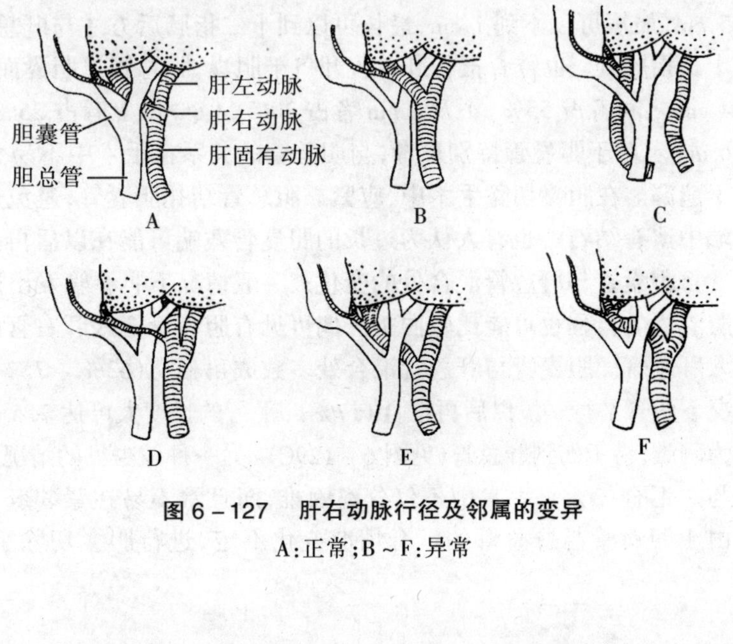

图 6－127 肝右动脉行径及邻属的变异

A：正常；B～F：异常

意是否为双胆囊动脉。胆囊动脉有三支者极罕见。

胆囊动脉的起源及行径常有变异，可以起自迷走肝右动脉、肝左动脉或肝总动脉，或者起自腹腔动脉的其他分支，甚至于起自肠系膜上动脉。据统计此类异常起源约占10%。胆囊动脉起始部位于胆囊动脉三角中者，有的统计为69.8%，有的统计为81%。起点不在胆囊动脉三角中的胆囊动脉，常行经肝总管或胆总管的前方，少数通过后方。胆囊动脉起始处位于胆管右侧者，可以不跨过胆管，也可跨过胆囊管的腹侧，各占1%左右。

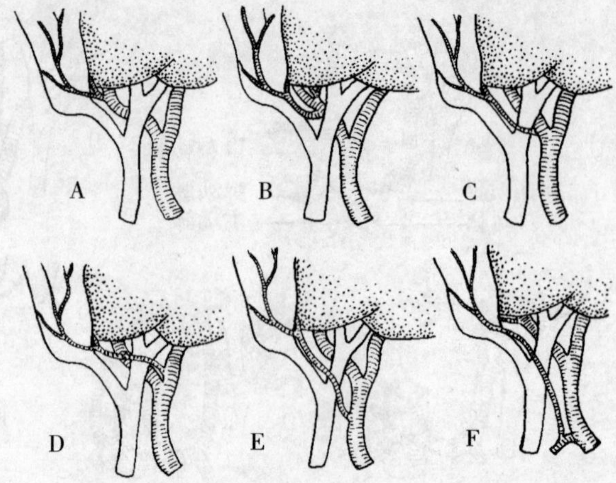

图6-128　胆囊动脉起源及行径的变异

A、B：起源正常，行径略异；C～F：起源异常，行径不同

据统计，在30%以上的情况下肝总管的前面有动脉跨过（胆囊动脉或者肝右动脉），在24%的情况下胆囊管的前面有动脉相邻，在18%的情况下胆囊管的后面有动脉相邻，肝右动脉与胆囊管平行一段者约占50%。

肝管及胆囊管的变异

肝管（hepatic duct）：肝总管常由左、右肝管在肝门横裂内汇合形成，于肝十二指肠韧带中下行，略偏内后，跨过门静脉及肝动脉的分支，离开肝门以后即位于门静脉的前外面，肝固有动脉的右侧。左、右肝管在肝外汇合者约占90%，其余在肝内汇合。两管在肝外汇合处高低部位亦不恒定，位置高者较多（图6-129）。高位汇合者靠近肝门，右、右肝管较短，汇合的角度较大。汇合位置较低者左、右肝管较长，汇合的角度较小。汇合的位置最低者可以靠近十二指肠上缘，左、右肝管较长，平行一段以后再汇合。肝总管的长度不定，取决于左、右肝管汇合部位的高低以及与胆囊管汇合成胆总管的部位高低，平均长约4 cm，可以变动于2.5～7.5 cm之间，也可因胆囊管与左、右肝管在同一处汇合成胆总管而不出现肝总管，也偶可为胆囊管与肝右管的下端汇合。肝总管的直径平均约为4 mm。

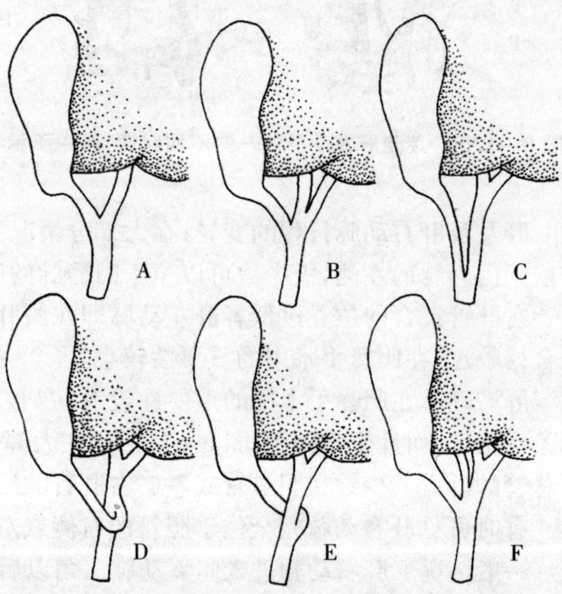

图6-129　肝外胆道的变异

胆囊管（cystic duct）：胆囊管的长度常有较大的变化，一般情况下常变动于2.5～7.5 cm之间，平均约为5 cm，最短可以不到1 cm，最长可以到十二指肠后方才与肝总管汇合（20%），甚至于低到接近胆总管开口于十二指肠处。也曾有报告肝总管开口于胆囊，胆总管出胆囊而不形成胆囊管者。据统计胆囊管的长度在2～4 cm之间者占55%，不及2 cm者占20%，4 cm以上者占25%；胆囊管的周径可变动于4～10 mm，平均约为6 mm。对于胆囊管特别长者，与胆总管的关系在手术中不易分清，易于遗留较长的残端，末端含有结石时易于遗漏。在胆囊切除手术中，应紧靠胆总管结扎胆囊管，避免遗留过长的胆囊管残端，以免隐藏感染，或在残端中遗有结石。也有人认为过长的胆囊管残端可能在以后再扩大，类似胆囊，须再行手术。

胆囊管与肝总管汇合处的变化：一般情况下胆囊管发出以后即向后向下向左与肝总管汇合成胆总管。胆囊管的行程也可能比较曲折。偶可见有胆囊管汇入肝右管的下端，或者与左、右肝管同时汇合，或者竟汇入肝左管。胆囊管与肝总管汇合处多数成角相交（63%～75%），可为小的锐角，或者大至接近直角。少数情况下两管平行一段以后再汇合（17%），平行的长度大可达7.5 cm，两管可以紧密黏附，手术中分离胆囊管时较为困难，易于伤到肝总管（见图6-129C）。另一种较少见的情况是胆囊管绕到肝总管的前面、后面、或者左侧，再与之汇合（8%），手术中不仅分离困难，而且常不易在紧邻肝总管与胆总管延续处结扎（见图6-129D、E）。由于胆囊管与肝总管的汇合情况变化不定，进行胆囊切除手术时，必须有良好的显露，分离清楚，看清汇合处的管道关系，而后才允许结扎切断胆囊管，否则很容易伤到胆总管。此外，手术中要求紧靠胆总管结扎切断胆囊管而不遗有明显的胆囊管残端；同时也要求不能过度用力牵引胆囊管，避免胆总管被拉起打弯而结扎到胆总管的管壁，引起胆总管狭窄，甚至于切断胆总管。胆囊手术中误伤胆总管以后，易于引起难于处理的胆总管瘘，尤其是在炎症粘连较多的情况下，正常的组织分界不清，须要特别注意。

副肝管(accessory hepatic duct)：有时见有副肝管，常见者出自肝右叶或肝方叶，出肝脏以后下行，与肝右管、肝总管、胆囊管或胆管汇合(见图 6－129F)。出自肝左叶的副肝管很少见。副肝管的出现率统计不一，低者不及 2%，高者有 31%。副肝管的临床重要性与副肝动脉相同。因为副肝管实际上也是引流肝脏某段或某区的胆管，出肝脏以后才与其他部分的胆管汇合。常见者为右叶的胆囊附着处，直接汇入胆囊。此种胆管皆很细小，手术中不易发现，或者易被误为结缔组织索而在切除胆囊时切断。手术中如果能够先发现此类副肝管，估计切除胆囊时必须切断者，即可先行结扎或电烙，而后再切除胆囊。较大的副肝管被切断以后，有可能影响到肝脏一定范围内的胆汁引流，但是一般情况下多可由肝内胆管间的吻合代偿，不至于使肝脏受伤，必要时可以引流伤口。

胆总管

行径：胆总管(common bile duct)由胆囊管与肝总管汇合形成，在肝十二指肠韧带中下行，经过十二指肠第一部的后方，进入胰头后面的沟内或者穿过胰头，略偏右行，终于十二指肠第二部中点稍下方的后内面，开口于十二指肠乳头。胆总管的长度因肝总管及胆囊管的长度不定而有变化，常变动于 5～15 cm 之间，一般长约 7～9 cm。管的直径可以变动于 0.5～1 cm 之间，一般约为 0.6 cm。胆总管常可分为下列四部。

胆总管**十二指肠上部**为十二指肠第一段上缘以上的部分，一般长约 3.5 cm，但随胆囊管与肝总管汇合的位置高低不同而有变化。此段胆总管位于肝十二指肠韧带中，亦即小网膜的右游离缘，左邻肝动脉，左后邻门静脉，后有网膜孔。手指伸入网膜孔中即可摸到此段胆总管。这一段胆总管的前面常有十二指肠上动脉跨过，另据统计，约在 1/3 的例证中这一段胆总管的前面有肝右动脉、肝动脉、胃右动脉、胃十二指肠动脉、或者其他异常的动脉跨过(图 6－130)。有时在胆总管的右侧出现异常的动脉。由此可见，切开胆总管的部位虽然是在其右面，但是仍应注意避免损伤可能出现的异常血管。

胆总管**十二指肠后部**为十二指肠第一部后方的部分。这一段胆总管后内邻门静脉，左有胃十二指肠动脉，前有胰十二指肠上后动脉跨过 (图 6－131)。由于十二指肠第一部常可移动，所以这一段胆总管易于显露。胆总管在网膜孔平面以下至进入胰头组织以上的一段，行程中与后面的下腔静脉之间隔以两层蜂窝组织膜及后胰十二指肠动脉弓。

胆总管**十二指肠下部**为十二指肠第一部以下至进入十二指肠第二部之间的一段。这一段胆总管先向下走在胰头后外侧面的沟中，继而逐渐偏转向外走向十二指肠第二部的中点附近，可以穿过胰头。据统计，在 60% 的情况下胆总管走在胰腺头部后方的一段不为胰腺组织包埋，仅有一层结缔组织覆盖，或者仅有一段为

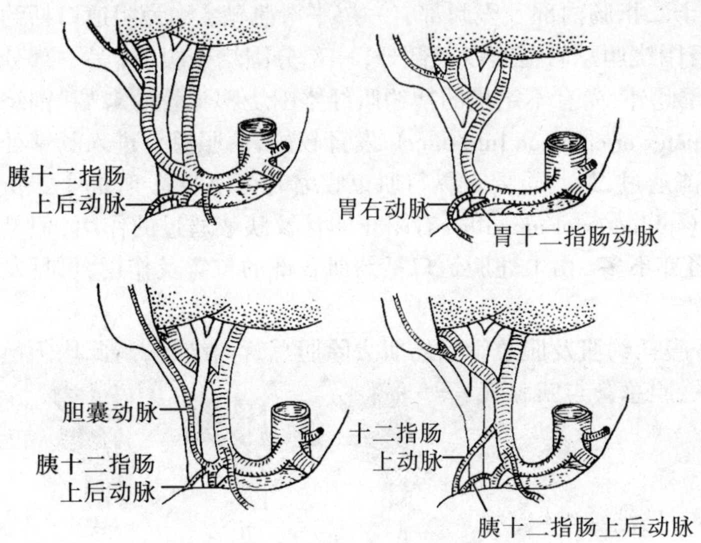

图 6－130 胆总管前面邻属的变异

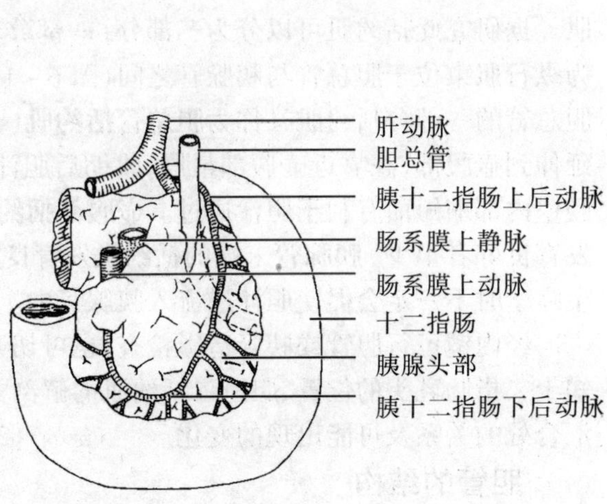

图 6－131 十二指肠与胰头后面观，表示胆总管的行径

一片或两片舌状的胰腺组织掩盖，舌状片的后缘与胆总管的后面相齐，亦即为走在胰腺组织的槽中，两者之间存在着结缔组织分界线，手术中易于分离显露胆总管。其余 40% 舌状的胰腺组织较厚，完全覆盖一段胆总管，形似胆总管穿过胰头，手术中分离胆总管时较为困难。总之，这一段胆总管与胰头的关系密切，胰头有病变时很容易侵犯胆总管。这一段胆总管的左后方与下腔静脉紧密相邻，左有门静脉及胃十二指肠动脉，外侧及后方有后胰十二指肠动脉弓，亦为手术中分离困难的原因。胃十二指肠动脉由左向右跨过胆总管的前面或后方，分支至胆总管，因而手术中分离这一段胆总管时易有出血。胰十二指肠上后动脉起自胃十二指肠动脉，向外跨过胆总管的前面，再转而向后向下沿十二指肠的凹缘进行，继而跨过胆总管的后面，向下与胰十二指肠下后动脉吻合。由胰头后面发出一条小静脉，沿胆总管的内侧上行汇入门静脉，在分离胆总管时亦易受伤出血。手术中探查胆总管十二指肠下部的方法，可以左手食指伸入网膜孔向下，拇指在胰头前面，一般可以摸清有无结石；如果胰头已因慢性炎症而有肿大时即不易摸清，必要时可以将十二指肠降部向左游离。

胆总管**十二指肠内部**为穿过十二指肠壁的一段。胆总管下端约有 10 ~ 15 mm 长一段与十二指肠壁紧密相邻。胆总管与胰腺管在十二指肠壁外有 2 ~ 10 mm 长一段紧靠在一起，胆总管位于胰腺的后方略偏上，为一总鞘所包绕。这一段胆总管的直径在 4 ~ 14 mm 之间。一般约 8. 5 mm；胰腺管的直径在 2 ~ 7 mm 之间，一般约 3. 8 mm。两管斜行通过十二指肠壁，在肠壁内平行约 5 ~ 25 mm(一般约 20 mm)一段而后汇合，再开口于十二指肠乳头。此乳头位于十二指肠第二部中下 1/3 交界处后内壁上，距幽门约 7 ~ 10 cm。在十二指肠壁因有广泛瘢痕而发生挛缩的情况下，此一距离可能大为缩短。胆总管在十二指肠壁内的一段直径变小至 5 mm 左右。十二指肠乳头的开口直径仅约 2 mm。胆总管的十二指肠壁内的一段与肠壁外一段管径常存在着显著的差异，可能在分界处的管壁内形成一隆起嵴或台阶，在用探针伸入探查时，如不小心，有可能使之形成假道。由于胆总管的十二指肠内部为比较狭窄的一段，所以常为结石停留引起梗阻的部位。胆总管内有结石时，可以切开其十二指肠上部取除，偶有须要切开十二指肠外缘的腹膜，将十二指肠连同胰头向内游离，显露胆总管的十二指肠下部切开取除。结石嵌顿在壶腹部时，有时须要切开十二指肠第二部取除。

胆总管与胰腺管末端汇合处的变化：两管汇合后管腔扩大成**壶腹**(ampullae of Vater)，再开口于十二指肠乳头。此胆道口壶腹部的范围最初延伸到两管通过十二指肠壁的全长。生长过程中两管相连接处逐渐趋近十二指肠乳头的尖部，两管通过十二指肠壁内的部分即有分隔，长度不定，最后可以仍然保存一定长度的壶腹，或者不形成壶腹，也可为两管各自开口于**十二指肠乳头**(图 6 – 132)。多有认为形成壶腹者如果有一结石堵塞在壶腹中，可使胆汁逆流入胰腺管中而引起胰腺炎。但是究竟要有多长及多大的壶腹，被结石堵塞以后仍然可以允许胆汁逆流到胰腺管内，则有争议。有统计两管各自开口者占 31%，形成壶腹长在 4 mm 以上(可以允许胆汁逆流的长度)者仅占 3. 5%；也有统计壶腹在 5 mm 以上者约占 10%。此外，有统计急性胰腺炎的患者约有 60% 有胆汁逆流入胰腺管内，但是仅有 10% 由于壶腹部被结石堵塞，因而认为其余 50% 促使胆汁逆流的原因为十二指肠乳头水肿或者胆道口括约肌痉挛。

胆道口括约肌 (sphincter of Oddi)：胆总管的十二指肠内部及壶腹部有一层平滑肌鞘，称为胆道口括约肌。据研究此括约肌可以分为三部分，一部分环行围绕胆总管壶腹以上部分，一部分围绕壶腹部，另一部分为纵行肌束位于胆总管与胰腺管之间(图 6 – 133)。此外，尚有不定量的括约肌纤维围绕胰腺管的末端。围绕胆总管的一部分括约肌又称为**胆总管括约肌**(sphincter of common bile duct)，发育较好，由胆总管进入肠壁处延伸到壶腹部，在靠近壶腹部最厚，收缩后胆汁不能通过，最为重要。纵行肌束收缩时可使胆总管的十二指肠壁内部缩短而有利于胆汁通过。**壶腹部括约肌**(sphincter of ampulla)有阻止胆汁及胰液通过的作用，但是发育良好者很少。**胰腺管**末端的**括约肌**发育良好者亦不多。由上述胆道口括约肌各部的位置及作用，可见发生痉挛时不一定会促使胆汁逆流入胰腺管内。

经内镜可行胆管或胰管造影检查，也可切开壶腹括约肌及胆总管括约肌去除胆总管内结石，诸此均须熟知十二指肠乳头的位置、胆道口括约肌的解剖关系、胆总管与胰腺管汇合处的关系及可能出现的变化。

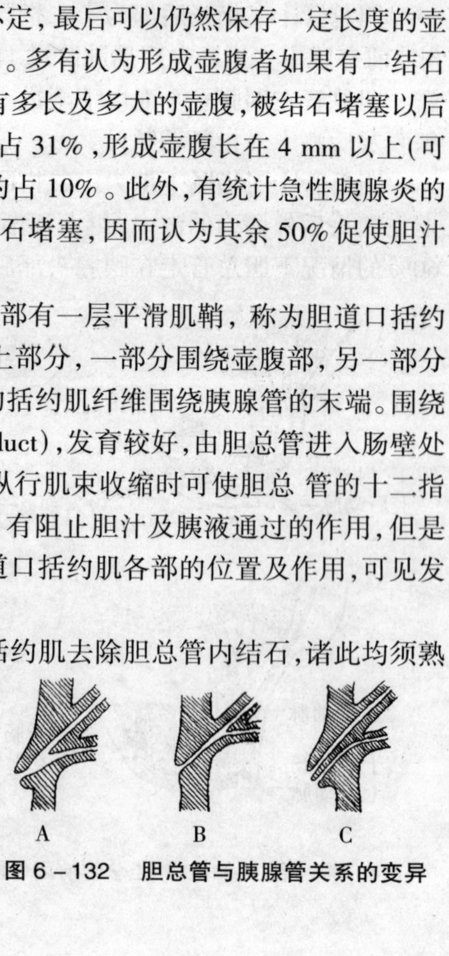

图 6 – 132 胆总管与胰腺管关系的变异

胆管的结构

肝管与胆囊管的结构相同，与胆囊相似，外为一层结缔组织，中为纤维组织层，内为黏膜层。纤维组织层由坚韧的纤维弹性组织组

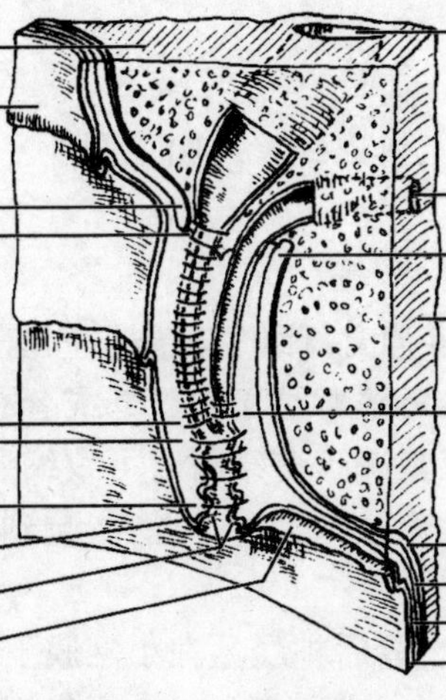

图 6-133　胆道口括约肌

成，并含有一定量的平滑肌纤维，主要环行。平滑肌痉挛时即发生胆绞痛。此外，也有人认为胆囊管、肝管及胆总管的中层主要皆含有纤维弹性组织，仅偶尔出现平滑肌细胞。胆管的黏膜层与胆囊及十二指肠的黏膜皆相似，由柱状上皮构成，含有若干黏液腺，在较大的压力下仍然可以分泌黏液。因此，在胆总管有梗阻的情况下，胆道系统内的压力加高，肝细胞不能再分泌胆汁，但是胆管的黏液腺仍能分泌黏液，积存在胆管内。胆囊管与颈部的黏膜形成**半月皱襞**（Heister 瓣），约有 5～12 个，比较有次序地斜行突入管腔内，总的看上去有似连续的螺旋形瓣膜。在胆囊管扩张时，皱襞间的间隙即加大，促使胆囊管在外观上有似扭转。此皱襞实际上不是瓣膜，并不能阻止胆汁向任一方向流动。仅可能具有防止管道过度扩张或塌陷的作用。

胆管的血液供应

动脉供应：供应肝管及胆总管的血管皆很细小，而且变化较多，在某些人体中手术时伤到此类血管时易于引起缺血。比较重要的动脉为发自胰十二指肠上后动脉及胆囊动脉的小支（图 6-134，图 6-135）。胰十二指肠上后动脉，绕胆总管进行时常发出 3～5 条小支供应胆总管的十二指肠后部，其中一支有时上行成为副胆囊动脉。有时可见十二指肠上动脉分出一支到胆总管的中下 1/3 交界处。肝右动脉常有几条小支到胆总管的中上段，供应血量不多。在胰十二指肠上后动脉低位起源的情况下，胆总管的血液供应主要可能来自肝右动脉的分支。在胰十二指肠上后动脉起自肝动脉的情况下，胃十二指肠动脉及肝总动脉即皆有分支到胆总管。胆囊动脉常分出小支到胆总管的上段及肝管。左、右肝动脉皆可分出小支到左、右肝管的肝外部分。如果沿胆总管上行的动脉不很发达时，来自胆囊动脉及肝右动脉的分支即可能形成较长的下行支。在胆道手术中应尽可能避免分离胆总管的内面，以求减免胆总管缺血坏死的可能。

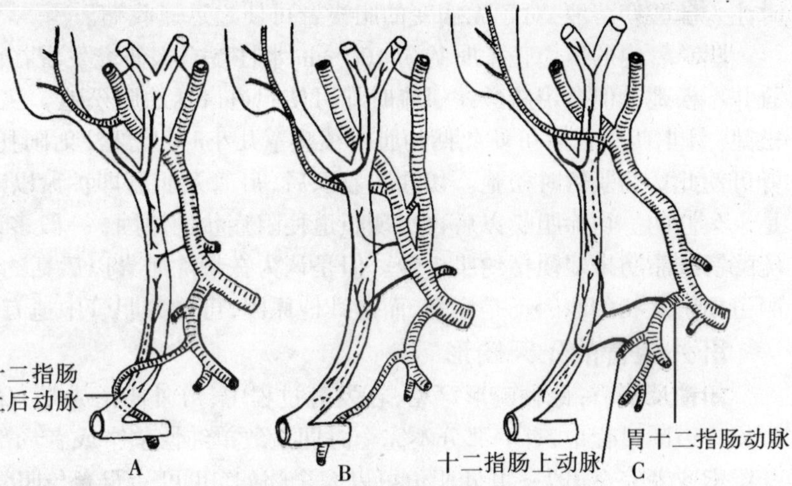

图 6-134　胆总管及肝管的血液供应

A：一般情况下主要来自胰十二指肠上后动脉及胆囊动脉；B：主要来自肝动脉；C：上份来自胆囊动脉，下份来自胃十二指肠动脉

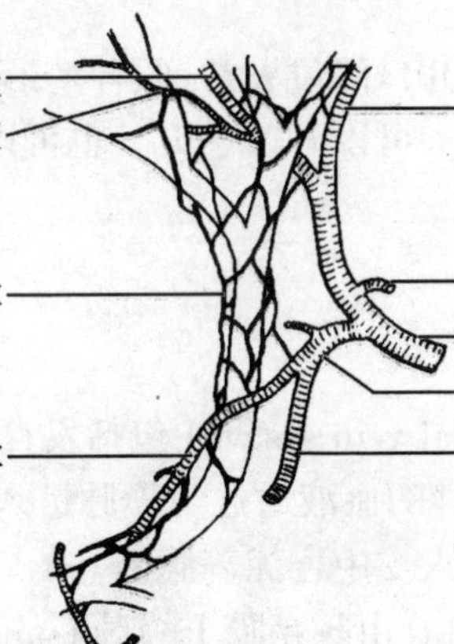

图 6-135　围绕胆总管的动脉丛

静脉回流：肝外胆管的静脉沿胆总管、胆囊管及肝管上行，直接进入肝脏（见图 6-121），多分散成毛细

血管与肝静脉汇合。胆总管下端的静脉形成小支汇入门静脉。

胆管的淋巴回流

胆总管的淋巴管汇入沿胆总管排列的肝淋巴结及胰十二指肠上淋巴结。与胆总管上、下端相邻的淋巴结,在有胆道感染、胃或胰腺癌时,均可肿大,易被误为嵌顿的结石。

胆管的神经供应与胆囊的排空

胆管的神经供应通过**肝丛**(见图 6 - 122)。传入纤维中含有许多痛觉纤维。交感神经起自第 7 ~ 9 胸脊髓节,节后纤维起自腹腔丛。副交感神经供应来自迷走神经。胆管的疼痛常位于上腹部或者右上腹部深处,并且扩散到右肩胛部。胆管突然过度充盈或者平滑肌痉挛时皆可产生疼痛。有结石时可致绞痛,无结石有梗阻时亦可产生绞痛。患胆结石时可能出现心脏症状。胆囊或胆管过度充盈扩大时,可能影响到冠状动脉的血液循环,使之减少。

胆囊的排空依靠本身收缩, 同时也与胆道口括约肌松弛有关。肝后神经丛在小网膜下缘分出几条小支(直径约 1 mm)下行到胆总管的背面,分出一些小支至胰腺以后即进入胆总管壁内,下行到十二指肠乳头供应胆道口括约肌。括约肌 不能单独收缩,常与管壁肌肉同时收缩。胆囊的排空不仅受神经支配,与胆管内的压力也有关系,但是更重要的是液体因素,也就是要在十二指肠内出现食物,主要是脂肪,特别是蛋黄,引致产生缩胆囊素,促使胆囊收缩。硫酸镁亦具有此种作用,但是小于蛋黄。缩胆囊素及硫酸镁也显然作用于胆道口括约肌,最初使其收缩,4 ~ 5 分钟以后即见括约肌进入逐渐松弛的状态,胆囊同时开始收缩。因此,在用超声波检查胆囊的排空功能以及在用 X 线进行胆囊造影检查过程中皆给以油煎鸡蛋, 在进行十二指肠引流时注入硫酸镁溶液,对于无病变的胆囊皆可使之迅速收缩。

胆总管内的压力正常时约为 100 mm 水柱。有人研究发现在已无胆囊的情况下,吃下脂肪,胆道口括约肌并不松弛, 但是用硫酸镁引流时却可使胆道口括约肌松弛。注入稀盐酸到十二指肠内可使此括约肌暂时松弛。注射吗啡以后可使此括约肌持续痉挛几小时,虽然注射阿托品亦不能防止。亚硝酸戊脂及硝酸甘油则皆可使此括约肌暂时松弛。切除胆囊以后,肝管及胆管即扩大以贮存胆汁,括约肌的张力即消失,有人认为是永久性的。切除胆囊以后再出现胆道梗阻症状的原因,一般多认为是胆道口括约肌痉挛,主张用阿托品、硫酸镁或脂肪来促使括约肌松弛。但是认为在切除胆囊以后括约肌即产生永久性松弛的学者, 认为再出现胆道梗阻症状的原因不是痉挛,而是其他原因,可能为胆管中遗有结石或者发生其他病变。

肝外胆管的先天畸形

闭锁及狭窄:此种畸形罕见,在发育过程中,肝外胆道先是空的,后来闭塞,而后再形成管道。如果在再形成管道的过程中,有一部分不完全时即遗致单纯性狭窄或者局部闭锁,范围较长时即完全不通而遗为一条纤维索或者完全消失, 肝外胆道可以完全阙如, 也可为胆囊与胆管不连接。由于此类畸形引起完全梗阻时,如不进行手术,即难于存活至半年以上,然而畸形的情况不一,能否进行胆管再造及消除梗阻并不一定。

胆总管囊肿:此种畸形罕见,产生原因与先天性闭锁相同,由于在发育时的再形成管道过程中,在胆总管的十二指肠上部与后部之间存在着瓣状梗阻所致。囊肿限于十二指肠上部,大小不定,位于小网膜中,可以到成年时才出现症状。

胆总管成双或者开口部位异常:此种畸形极为罕见,多为胆总管的下段形成两条管道,或者为左、右肝管不汇合。两条管道之一可以开口于胃。也可以是仅有一条胆总管,但是开口于胃。

门静脉系统

门静脉

门静脉系统 (portal vein system) 包括发自胃肠道除直肠下端以外的全部静脉, 以及来自脾脏、胰腺及胆囊的静脉。来自各器官的血液通过门静脉进入肝脏,再经肝静脉进入下腔静脉。门静脉系统的两端均为毛细血管。门静脉及其汇入支中皆无静脉瓣。

门静脉 (portal vein) 由**肠系膜上静脉** (superior mesenteric vein) 与**脾静脉** (splenic vein) 汇合形成,起始点位于胰腺颈部后方,下腔静脉的前方,约平第 2 腰椎,两静脉成直角相交。门静脉由起始点向上行经十二指肠第一部的后方,继而略向前倾进入肝十二指肠韧带,至肝门的右侧端分为左、右二支,分别随肝左、右动脉入肝。门静脉在肝十二指肠韧带中位于胆总管及肝固有动脉的后方中部，略偏左侧，后为网膜孔。门静脉长约8～10 cm，直径约为8～14 mm，四周有肝丛围绕，并有许多淋巴管及一些淋巴结相邻。

门静脉的汇入支

门静脉的汇入支，除脾静脉与肠系膜上静脉以外，尚有胃左静脉（冠状静脉）、胃右静脉、胆囊静脉及副脐静脉等（图6－136）。脾静脉接收胃短静脉、胃网膜左静脉、胰腺静脉及肠系膜下静脉。肠系膜下静脉又接收乙状结肠静脉及左结肠静脉。肠系膜上静脉接收小肠静脉、回肠静脉、右结肠静脉、中结肠静脉、胃网膜右静脉及胰十二指肠静脉。胃左静脉由左向右行经网膜囊的后方汇入门静脉。胃右静脉直接汇入门静脉。胆囊静脉直接汇入门静脉或其右支。与肝圆韧带伴行的副脐静脉汇入门静脉左支。

肠系膜下静脉（inferior mesenteric vein）除可汇入脾静脉以外，亦可汇入肠系膜上静脉，或者汇入脾静脉与肠系膜上静脉的交角处，百分数统计不一（图6－137）。

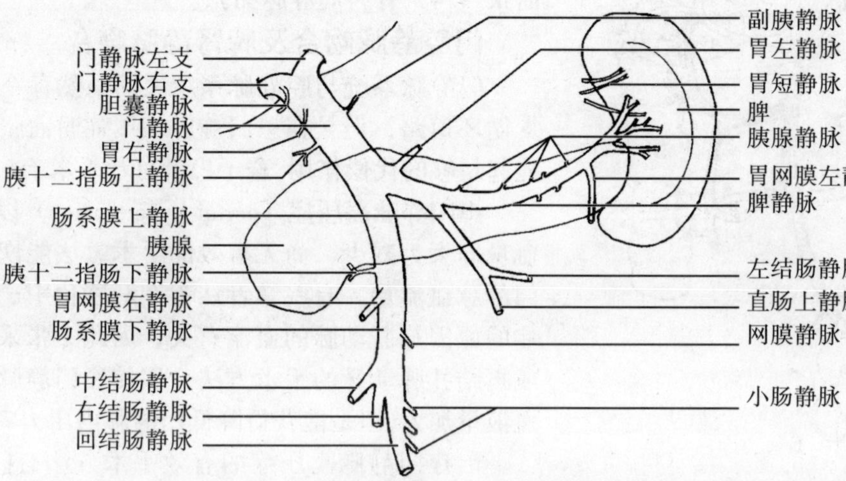

图6－136　门静脉及其汇入支

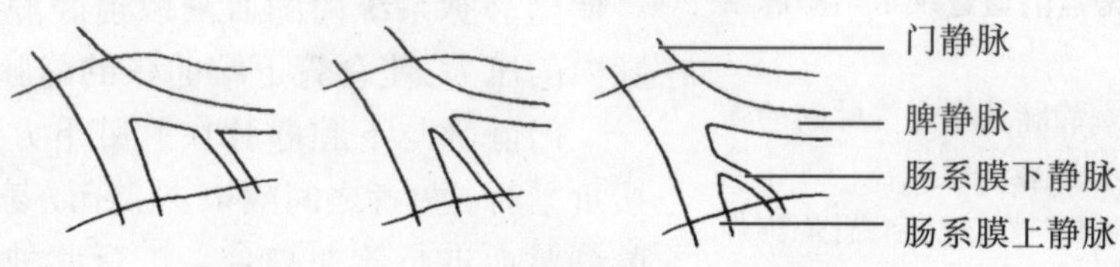

图6－137　肠系膜下静脉终末部的不同类型

门静脉侧支循环（collateral portal circulatioin）

门静脉系统与周身静脉系统间存在着多处吻合。此类吻合静脉正常时皆很细小，但是在门静脉系统内压力增高时即发生曲张，构成侧支循环的道路，因而临床上很重要，主要部位如下（图6－138）。

食管下端：胃左静脉汇入门静脉。食管静脉汇入属于周身静脉系统的奇静脉系统。两组静脉在食管下端的黏膜下层中存在着许多吻合支。此类吻合静脉缺乏坚韧的结缔组织支持，在患门静脉高压症时特别易于发生曲张，向食管内凸出，常破裂发生大量呕血，在进行食管镜检查或置放胃管、胃镜等类器械时皆极易使之受伤破裂。

直肠下端：直肠上静脉汇入肠系膜下静脉。直肠中、下静脉汇入髂内静脉，属于周身静脉系统。直肠上静脉与中、下静脉之间在直肠下端存在着广泛的吻合支，主要位于黏膜下，在患门静脉高压症时易于扩张而形成痔。对于此种原因所形成的痔不应切除，以保存侧支循环。

脐周：肝脏的镰状韧带中含有一些细小的静脉。称为**副脐静脉**（para－umbilical vein），主要的一支位于圆韧带的表面或内部，连接脐部皮下静脉与门静脉左支。此类小静脉中的瓣膜方向正常时导引血液流向肝脏，患门静脉梗阻时使之扩张以后即使瓣膜的功能不全，血液逆流，引起脐周静脉曲张。

副脐静脉有时称为副门静脉。所谓副门静脉尚包括其他在肝脏附近或内部与门静脉相连的许多小静脉。此类静脉包括胆囊深部静脉、沿胆总管上行的静脉、肝动脉壁的静脉、下腔静脉壁的静脉、小网膜及肝门处的小静脉以及在左三角韧带、冠状韧带及肝裸区连接膈与肝脏的小静脉(图 6 - 139)。

体壁与脏器裸区间:在结肠、十二指肠、胰腺及肝脏的无腹膜覆盖区与体壁之间有许多小静脉相连。在腹膜后间隙中有许多门静脉属支。此类静脉统称为 Retzius **静脉**,连接门静脉系统与腔静脉系统中的腰静脉、下部肋间静脉及膈的静脉等。

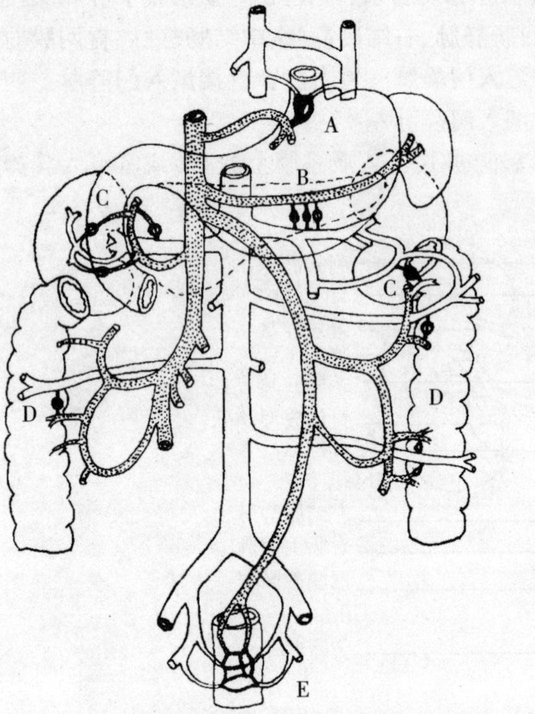

图 6 - 138　门腔静脉系统间的吻合部位(不包括至肝脏内部的直接连接),带点的血管表示门静脉系统,其他为腔静脉系统

A:食管下端胃左静脉与奇静脉及半奇静脉间的吻合;B:脾静脉与肾静脉通过胰腺静脉吻合;C:十二指肠、胰腺及结肠静脉与肾周围静脉吻合,肾周围静脉汇入肾静脉及腰静脉;D:结肠后方小静脉连接结肠静脉与腰静脉;E:直肠下端痔静脉丛连接直肠上、中、下静脉

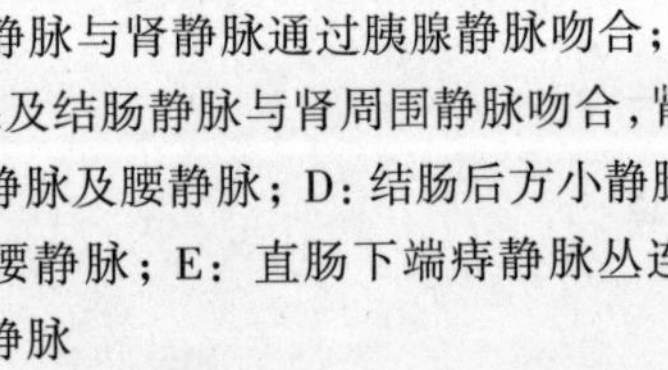

图 6 - 139　门静脉系统在肝脏内与体壁静脉之间的联系

A:悬韧带及肝裸区的静脉与膈下静脉间的连接;B:副脐静脉通过镰状韧带与腹前壁的腹壁静脉连接;C:胆管及十二指肠的静脉与肾周围静脉的连接

上述各处门腔静脉间的侧支循环,在患门静脉高压症时是否皆发生曲张并不一定,常因人而异,统计的结果亦有较大的差异。有人统计肝硬化患者,94%有食管下端及直肠下端静脉曲张,32%有体壁与脏器裸区间静脉曲张,17%有脐周静脉曲张。另有统计梗阻局限于门静脉者,56%有食管下端及直肠下端静脉曲张,75%有体壁与脏器裸区间静脉曲张,9.4%有脐周静脉曲张。

门腔静脉吻合及脾肾静脉吻合

门静脉系统与腔静脉系统之间虽然存在着前述许多侧支循环道路,但是在患门静脉高压症时曲张的血管却很少能起足够的代偿作用,若干患者可行手术治疗。

患**门静脉高压症**(portal hypertension)以后进入肝脏的血量即大为减少,尚无有效的手术方法能恢复进入肝脏的门静脉血流量。有些学者认为在**肝硬化**中产生门静脉高压症的原因与肝动脉的血流有关,因此主张采取结扎肝动脉或再结扎脾动脉的手术方法,以使经门静脉进入肝血窦的血液量加大,但是能获得降低门静脉内压力者不多。

治疗门静脉高压症的有效手术方法有**门腔静脉吻合**、**脾肾静脉吻合**以及肠系膜上静脉与下腔静脉吻合术等,皆可使门静脉系统内的血液取道腔静脉回心,从而降低门静脉内的压力,使食管下端曲张的静脉减小,防止出血。

门静脉与下腔静脉在肝脏下方与胰腺上缘之间的一段接近平行,两者之间隔以网膜孔,易于将门静脉游离移近下腔静脉而进行侧面吻合。进行此种吻合采取腹部切口时比较困难,因为门静脉位于胆总管与肝动脉的后方,位置较深,再加上肝十二指肠韧带中另有因门静脉高压症而发展成的侧支循环血管,分离更加困难,有时竟不可能。因此若干学者主张采取胸腹联合切口,可以获得较好的显露。此外,在门静脉已有海绵样改变者与门静脉及其主要汇入支先有血栓形成而后再通者等类情况下,均不宜进行门腔静脉吻合术。但是如果进行门静脉造影能发现有较粗大的肠系膜上静脉,或者在肠系膜上静脉与脾静脉汇合处呈现有扩大的血池,仍可在扩大的门静脉与下腔静脉之间移接一段血管,或者将肠系膜上静脉下段与下腔静脉下端吻合。

脾静脉的起始段与左肾静脉相距很近,可行端侧吻合术(图 6 - 140)。脾静脉跨过左肾上部。胰腺下缘接近与左肾静脉接触。手术中有时须将胰腺尾部游离。如果胰腺尾部伸达脾门,则须将脾静脉游离一段,由于胰腺静脉汇入脾静脉,分离时止血较为困难。此外,在有严重脾周炎的情况下,脾静脉可能难于游离,或者由于脾静脉汇合形成的部位有变化而不能利用其主干,必须利用其一条大的汇入支(脾静脉下干或胃网膜左静脉)作吻合。

上述几种吻合方法皆为使门静脉系统内的血液取道下腔静脉回流,不经过肝脏,不尽理想。另有一种远段脾肾静脉吻合术(图 6-141),不切除脾脏,游离一段脾静脉切断,结扎近侧断端,将远侧断端与左肾静脉作端侧吻合。结扎胃左静脉、胃右静脉及胃网膜右静脉,切断肝胃、胃结肠及脾结肠韧带,保留胃脾韧带及胃短血管,使胃及食管下段的血液经过胃短静脉及网膜左静脉转道脾静脉与左肾静脉吻合处进入下腔静脉。此种手术达到了降低胃与食管静脉内压力的目的,但肠道的血液仍然进入肝脏。

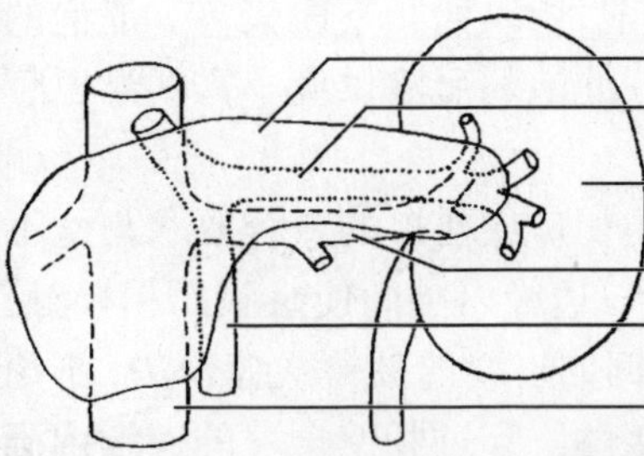

图 6-140 脾静脉与肾静脉的紧密邻属关系,位于胰腺后方的部分以虚线表示

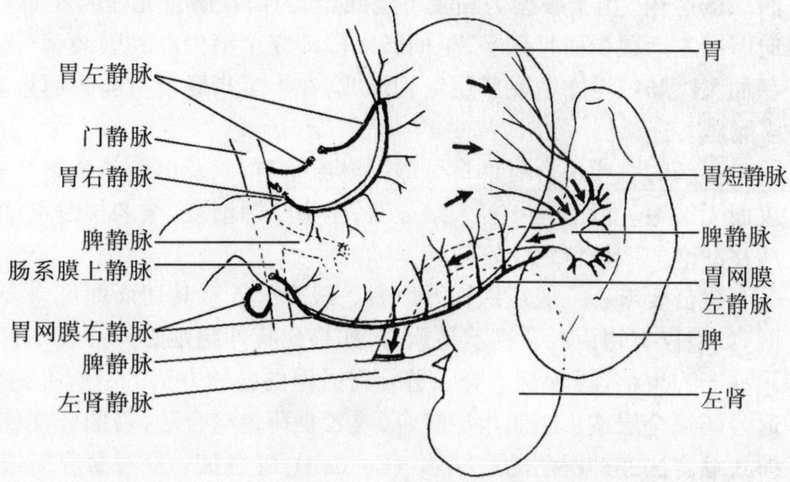

图 6-141 远段脾肾静脉吻合术

门静脉畸形

门静脉畸形非常罕见,但是临床重要性较大。门静脉可能出现的畸形有:(1)直接汇入下腔静脉,(2)与肺静脉汇合,(3)先天性狭窄,(4)主干及其汇入支通过十二指肠及胰腺的前面。

空肠及回肠

分部及位置

小肠(small intestine)包括**十二指肠**(duodenum)、**空肠**(jejunum)及**回肠**(ileum)。十二指肠由于其腹膜覆盖关系与空肠及回肠不同,而且在病变及手术方面常与上腹部器官有所牵连,所以已经单独叙述。

小肠的长度并不恒定,离体新鲜肠管平均长约 5.5~6.5 m,最长可达 9 m,最短可为 4.5 m。在活体上因有肠系膜附着而形成肠袢,长度难于测定,吞入 5 m 长的橡皮管即可通过整个消化道。空肠与回肠之间没有明确的分界,空肠约占上 2/5,回肠约占下 3/5。切除小肠超过其长度 2/5 以上时即不合乎生理要求,但是切除 1/2 仍可无碍生命。

空肠及回肠的位置并不固定,上 1/3 常位于腹腔左侧,中 1/3 常位于腹腔中部、髂窝及盆腔,下 1/3 常位于盆腔及右髂窝。回肠末段约有 5 cm 长固定于右髂窝。一般情况下十二指肠空肠曲以下 2~3 m 长的一段小肠常因系膜较长而位于盆腔中。位于盆腔中的肠管易受盆腔炎症侵犯,产生粘连,为多发小肠梗阻的部位。小肠的管径由上向下逐渐变细,上段约为 2.5~3 cm,下段约为 2~2.5 cm,有较大的异物进入肠管以后容易停留在距回盲瓣 15~30 cm 处。

小肠壁结构

浆膜:空肠及回肠除肠系膜附着缘的狭窄部分以外皆有腹膜覆盖,形成肠管的浆膜层。肠系膜缘无腹膜覆盖处在切面肠壁与肠系膜的两层浆膜会合处形成一个三角形区域,称为**肠系膜三角**,其中有进入肠壁的血管、淋巴管及神经通过。进行肠切除吻合时应封闭此三角地带,以免感染沿肠系膜淋巴管扩散(图 6-142)。

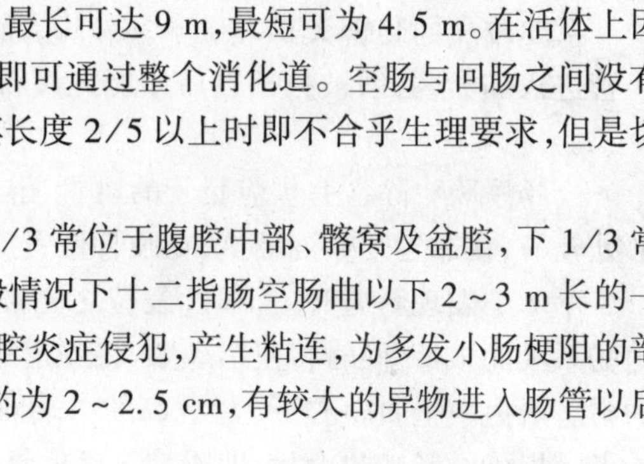

图 6-142 缝合肠系膜三角的方法

肌肉:肠壁肌层由两层平滑肌组成,外层纵行,内层环行。纵行肌层较薄,对肠系膜缘较为明显。环行肌层较厚而且较为均匀。总的比较,小肠壁的肌肉层在上段较厚,下段较薄,至靠近回盲瓣处又较厚。

黏膜下层:此层由疏松结缔组织及少量弹性纤维组成,含有血管、淋巴管及神经丛,为肠壁中最坚韧的一层,可以很好地支持缝线。缝合肠壁时不论采用何种缝合方法,缝线皆应通过此层。

黏膜:小肠的黏膜层,上段较厚而富含血管,下段较薄而且血管较少。黏膜层的最深层为平滑肌组成的黏膜肌层,浅处为网状组织层,再浅处为基膜,表面为一单层上皮细胞。黏膜比较疏松,形成**环行皱襞**,凸入肠腔内。由于皱襞为黏膜下层固定,因而在肠管充盈时亦不消失。皱襞在空肠上段多而且高,近乎相接,向下即逐渐减少而且低平,至回肠末段即完全消失。黏膜皱襞可使食物通过小肠时不至于太快,并使吸收面积加大。肠绒毛亦由黏膜层结构形成,在十二指肠及空肠大而且多,在回肠则较小而且较少。小肠黏膜有许多肠腺。

小肠的黏膜层含有许多分散的淋巴结节,以及由结节聚集形成的淋巴滤泡,皆以回肠下段较多。滤泡的表面无绒毛。滤泡在年轻人最显著,至中年即渐减,至老年时可能完会消失。滤泡的血液供应丰富。淋巴管丛在滤泡的四周特别丰富。

缝合要求:一般组织切开以后,缝合时连接其切面即可愈合。胃肠壁的切口或伤口的愈合要求与此不同,如果仅有切面对合则不易愈合,如果黏膜外翻则必然形成瘘管,必须将切口边缘内翻而使浆膜面相接触,才易于产生粘连,保证愈合。缝合胃肠壁的各种方法的基本准则皆在于此,例如连续内翻褥式缝合法,不论通过肠壁全层或浆膜肌肉层缝合,或者是荷包缝合法,目的皆在使浆膜面相接触。穿过肠壁全厚的连续内翻褥式缝合法亦即所谓的康纳尔(Connell)缝合法;穿过浆膜肌肉层的连续内翻褥式缝合法亦即所谓的柯兴(Cushing)缝合法;所谓的伦孛(Lembert)缝合法为缝线通过浆膜下层,分间断及连续两种,目的皆在于使切口边缘内翻。从结构上看肠壁的黏膜下层最坚韧,缝线应穿过此层,但是在实际操作中并不易准确做到,因此,凡不是要求通过肠壁全厚的各种缝合,为保证不进入肠腔,又不易被撕脱,皆要求缝线穿过浆膜肌肉层,所以又称为浆肌层缝合。

肠系膜(mesentery)

空肠及回肠具有系膜,附着于腹后壁。附着线由第1或第2腰椎左侧约平胰腺下缘处开始,向右下斜行,终于右侧骶髂关节的前面,长约15 cm,依次跨过十二指肠第三部、腹主动脉、下腔静脉、右侧腰大肌及输尿管等结构的前面。肠系膜的根部很短,而肠管很长,所以系膜成扇形,而且形成许多皱折。肠系膜由附着线至肠管的长度,由空肠的起始部向下即迅速变长,至15 cm处即可达到12.5~15 cm;在距十二指肠空肠曲2~3 m间的一段最长,可达25 cm;至回肠末段又迅速变短,可仅有2.5~5 cm,至回盲部交界处即消失。系膜较长的肠管大部分位于盆腔内,而且易于形成疝的内含物。但是也有人认为正常的系膜不会允许肠管进入疝囊,必须被拉长以后才能允许肠管形成疝的内含物。老年人的肠系膜可因腹壁肌肉松弛而逐渐变长。

小肠系膜中除含有供应肠管的血管、淋巴管及神经以外,尚含有一定量的脂肪。脂肪量在系膜的靠近根部处较厚,在靠近肠壁处较少;在肠管位置愈高的系膜中愈少,愈低处愈厚。

手术中发现肠道有扭结时,复位之先常须决定肠袢的远近侧,可以两手拇食二指抓住肠系膜的两面,摸向肠系膜的根部,同时将扭结理顺,将肠道完全理顺以后才能摸到系膜的根部。按前述肠系膜根部在腹后壁的附着线由左上斜向右下,位置高的一端即为近侧,低的一端为远侧。有肠梗阻时可沿胀气的肠袢向下找,或者沿塌陷的肠袢向上找,即不难找到梗阻的部位,但是常须先按上述方法决定一段肠的远近侧。

血液供应

动脉供应:空肠及回肠的血液供应完全来自**肠系膜上动脉**(superior mesenteric artery)。此动脉起自腹主动脉,位于胰腺颈部后方,约平第1腰椎,距腹腔动脉起点约1.2 cm,向下先经过胰腺钩部的前面,再跨过十二指肠第三部的前面进入肠系膜的根部(图6-143)。肠系膜上动脉在未进入肠系膜根部以前发出**胰十二指肠下动脉**及**中结肠动脉**。主干进入肠系膜根部以后走在两层腹膜间,向下逐渐偏右而使整个行程成弧形,依次跨过下腔静脉、右侧腰大肌及输尿管的前方。肠系膜上动脉由其右侧的凹面发出**右结肠动脉**及**回结肠动脉**。肠系膜上动脉的主干则离开肠系膜的根部,行程中距肠管较近,末支与回结肠动脉的回肠支吻合。回结

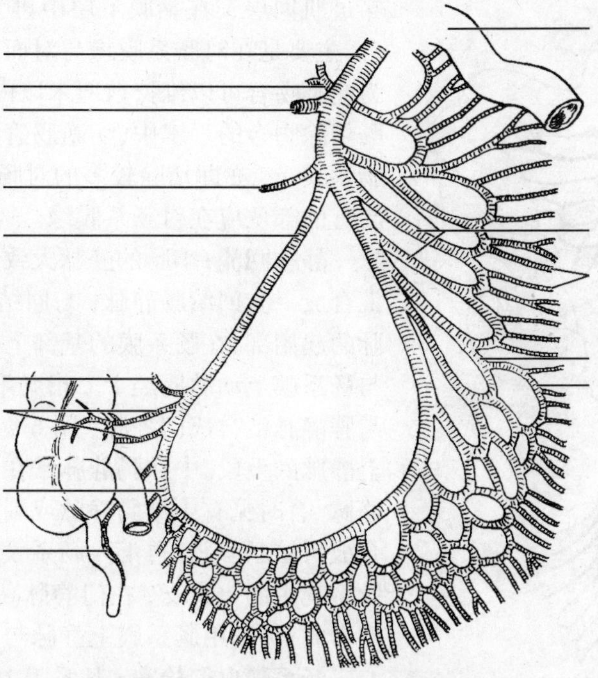

图 6－143　空肠及回肠的动脉供应

肠动脉的回肠支为回肠末段几寸长范围内血液供应的主要来源。

肠系膜上动脉由左侧凸面发出 10～16 条分支，走在肠系膜的两层腹膜间，供应空肠及回肠。分支可以多到 20 条，但是较大者很少超过 6～7 条。第一支**空肠动脉**常很小，供应空肠的起始段及十二指肠的终末部，以下的 4～6 支空肠动脉较大，供应空肠。下方的分支则又较小。每一动脉分支在肠系膜中又分为升降两支，升支与上一支动脉的降支吻合。降支与下一支动脉的升支吻合。由此在肠系膜中形成一系列的**动脉弓**（arterial arcade）。第一支空肠动脉与胰十二指肠下动脉吻合。最末一支**回肠动脉**与回结肠动脉的回肠支吻合。上述动脉弓在高位的肠系膜中较为简单，一般仅为一道，向下则渐趋复杂；在低位的肠系膜中吻合弓的分支之间再行吻合，构成第二次以至于第三次或者第四次吻合弓，形成血管网（图 6－144）。不论是几次吻合，皆由最后形成的动脉弓发出**直行动脉**（arteriae rectae）至肠壁。此直行动脉在只有一道吻合弓的部位较长，可有 4～5 cm，并且较为粗大；在回肠下部则较为短细，但是数目较多。直行动脉走近肠管以后即交替走到肠管的两面，偶可见有一支动脉再分支分别走到肠管的两面。

肠系膜上动脉分支之间的**吻合弓**，在有限范围内，亦即在一支动脉主干的分布区内，或者在相邻两条动脉主干之间的吻合弓附近，可起充分的侧支循环作用，当小的动脉被小的栓子堵塞以后，肠管仍可依靠吻合弓获得血液供应。但是在有较大的栓子堵塞肠系膜上动脉的主干或其主要分支以后，即不能依靠此类动脉弓取得充分的血液供应，由于该动脉与相邻的动脉之间，或其本身主要分支之间，皆无充分有效的吻合。

约有 20% 的人空肠系膜中的动脉弓有变异，多为血管大小的变化，约有 5% 不形成吻合弓。进行全胃切除术作食管空肠吻合时需要游离一段空肠，在无动脉弓的情况下即有发生缺血的危险，因而应先查看空肠系膜中的血管分布情况。

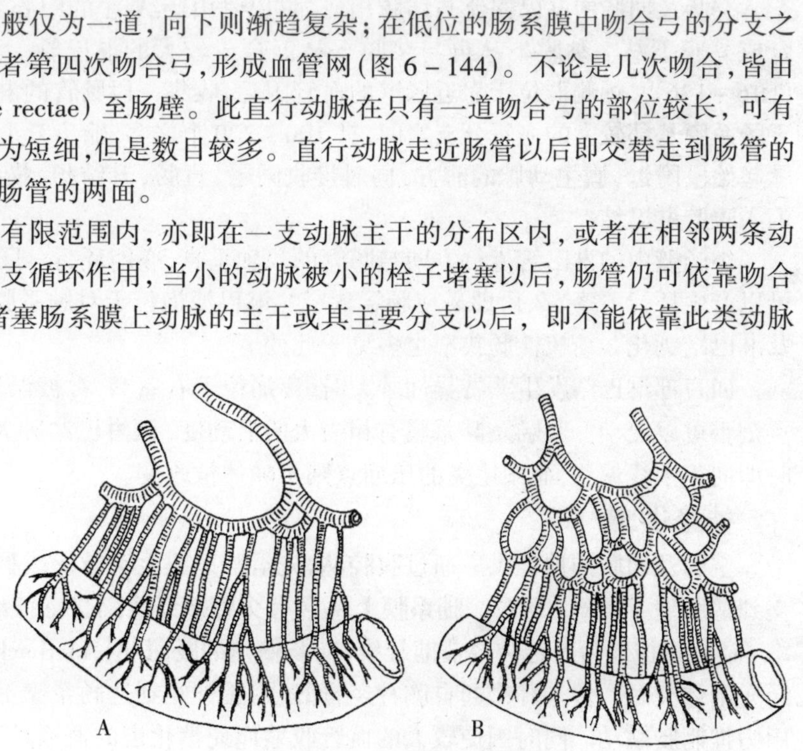

图 6－144　小肠系膜中的动脉弓

A：空肠上段；B：回肠末段

直行动脉为终末动脉，走向肠管途中互相之间没有吻合，至肠壁以后分支

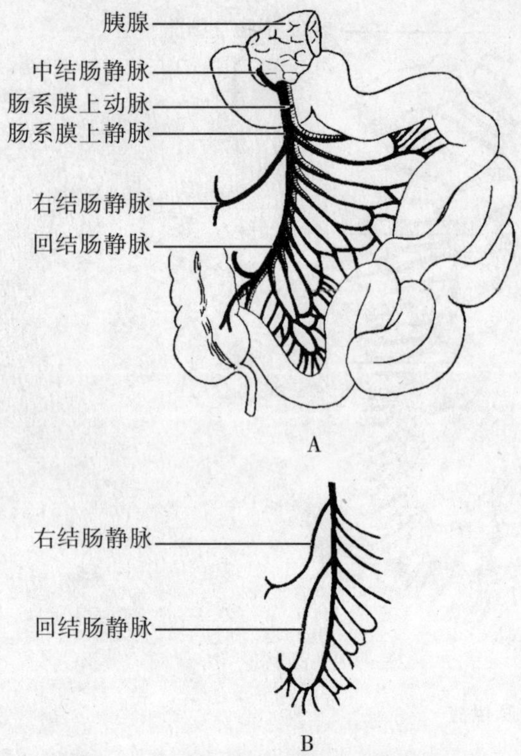

图 6－145　空肠及回肠的静脉回流

A:肠系膜上静脉由回结肠静脉起始；B:肠系膜上静脉由小肠静脉汇合形成

穿过肌肉层，在黏膜下层中再分支与相邻的直行动脉分支吻合,主要是在对肠系膜缘与对面的直行动脉分支吻合。有人认为此类吻合可以维持数厘米以内的肠管活力。虽然如此,在小肠切除吻合的手术中,切断肠管时一般皆要求不保留过多的对肠系膜缘，亦即切除较多的对肠系膜缘，采取侧面吻合法切开肠管的部位应在对肠系膜缘。

静脉回流:小肠的静脉大致与动脉相当。回盲肠部的静脉汇合成一支回结肠静脉，与回结肠动脉伴行，形成**肠系膜上静脉**的起始部,在肠系膜的基部上行,沿途接收小肠的静脉,最后与肠系膜上动脉同经十二指肠第三部的前面,至胰腺颈部后方与脾静脉汇合成门静脉（图 6－145）。**右结肠静脉**汇入肠系膜上静脉的上段。**中结肠静脉**常在接近胰腺颈部处汇入肠系膜上静脉。有时见有中结肠静脉或副中结肠静脉与胃网膜右静脉汇合成胃结肠静脉,再汇入肠系膜上静脉。肠系膜上静脉为门静脉系统中的一大支，在门静脉高压症中，不能做门腔静脉直接吻合时,可利用肠系膜上静脉与下腔静脉吻合。

肠系膜血管栓塞: 肠系膜上动、静脉栓塞的发生率较多于肠系膜下动、静脉。动脉闭塞的原因常为栓塞,很少由于血栓形成。静脉闭塞原因常为血栓形成。不论在动脉或静脉闭塞以后,皆迅速发生供应区坏死,很少能发展侧支循环,死亡率很高。发生坏死的速度,在动脉闭塞以后较快,在静脉闭塞以后较慢。此类情况在手术前很少能够获得正确诊断,手术中发现时即须切除受累的肠管,但是也有取除栓子获得成功者。

淋巴回流

空肠及回肠的淋巴回流与结肠相似。淋巴管由肠绒毛 的中心乳糜管起始,先汇合成黏膜淋巴管丛,再汇合成黏膜下丛。黏膜下丛再与浆膜下丛汇合成较大的淋巴管。引流肠管的淋巴结可分为远、中、近三群(图6－146)。远侧群位于靠近肠壁的血管附近,收集一段肠管的淋巴,输出管汇入中间群淋巴结。中间群位于肠系膜基部较大的血管分支之间,有 100～200 个之多,输出管汇入近侧群淋巴结。近侧群位于肠系膜上动脉起始段附近，腹主动脉的前方，同时接收阑尾、盲肠、升结肠、横结肠的右侧 2/3 以及胰腺的淋巴，输出管汇入腹腔淋巴结。

小肠壁内的淋巴管走行方向与肠管的长轴垂直,亦即环行。肠壁的淋巴滤泡患结核时常沿淋巴管蔓延,可以产生环行溃疡，久后即易使肠管狭窄。淋巴滤泡位于对肠系膜缘，回肠末段最多，因而此部常见患结核及淋巴结钙化。结核性肠狭窄也多见于此处。

回盲部淋巴结发生非特异性肿大时,疼痛位于右髂窝,常被误为急性阑尾炎。鉴别的要点主要在于压痛点是否可以变动。回肠及其系膜有相当大的活动度，因淋巴结肿大所引起的压痛，平卧时在右髂窝，左侧卧时即向正中线偏移,而阑尾炎的压痛点则不随体位改变。

神经供应

空肠及回肠的神经供应通过**腹腔丛**,先沿肠系膜上动脉形成稠密的肠系膜上丛,再由此丛分支沿动脉分支到达肠壁（图 6－147）。**肠系膜上丛**含有交感神经及副交感神经纤维。交感神经为起自腹腔丛的节后纤维。副交感神经为迷走神经节前纤维,与肠壁内的**肠肌丛**(Auerbach 丛)及**黏膜下丛**(Meissner 丛)中的节后神经元胞体突触。传入纤维起自胸神经,通过内脏神经到达肠系膜上丛,分布于肠系膜与肠管。交感神经的作用为抑制肠蠕动。同时因使较大的血管收缩而使消化道的血液转至身体其他部位。迷走神经的作用为促进肠蠕动及使消化液分泌增加。

空肠及回肠交感神经供应的脊髓节段起源的为末 4～5 个胸节,为两侧性。因此小肠病变所产生的牵涉

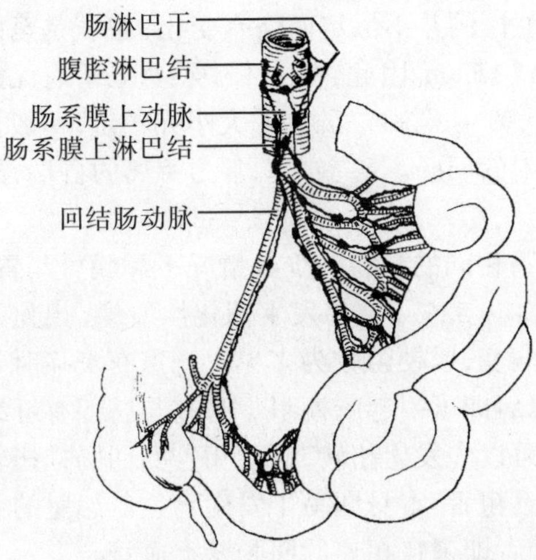

图 6－146　小肠的淋巴回流

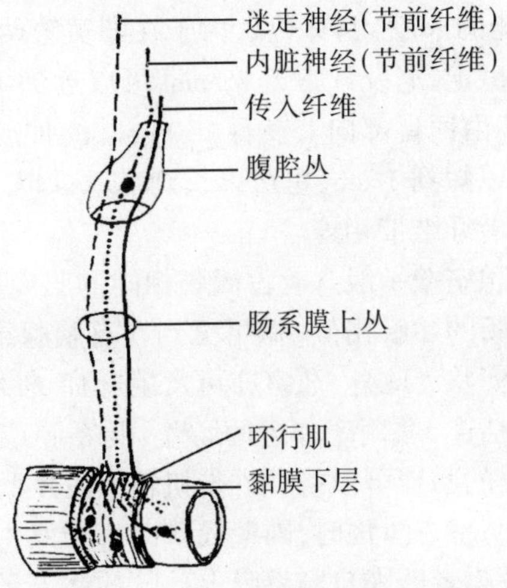

图 6－147　小肠的神经供应

性疼痛主要位于脐区(胸 10),偶可向腰背部扩散。例如腹股沟疝囊中含有小肠发生的绞窄性疼痛即首先出现在脐区,待局部肠管有炎症蔓延到壁层腹膜时才出现局部疼痛。小肠对外伤刺激不敏感,但是遇到牵扯、扭转、肠壁因过度充盈而受到过大的张力以及强烈的肠蠕动等情况时即可产生痛觉。

肠袢定位

剖腹手术中常须决定一段肠袢的高低部位。一般情况下，仅空肠的起始部可以依靠十二指肠空肠悬韧带决定,回肠末段可以依靠与盲肠相连而固定在右髂窝来决定,其他肠袢的位置变化不定,常不易决定其高低部位。虽然如此,如能熟悉前述的有关特征,仍可有所帮助。小肠的上 1/3 常位于腹腔左侧,中 1/3 常位于左髂窝及盆腔,下 1/3 常位于盆腔及右髂窝。肠壁的结构由上向下逐渐有所改变,但无明显分界。上段肠腔较粗,肠壁较厚,摸之黏膜皱襞明显,肠系膜因所含脂肪较少而较薄,血管较多而且明显,仅有 1～2 道血管弓,直行动脉较长。下段肠腔较细,肠壁较薄,黏膜皱襞较不明显,肠系膜因所含脂肪较多而较厚,血管较少而且不明显,有 2～3 道吻合弓,呈网状分布,直行动脉较短。

先天畸形

空肠及回肠部分的先天畸形,常见的有闭锁或狭窄、美克耳憩室、卵黄管血管持续存留、憩室、囊肿及分支等,皆可引起肠梗阻。

先天性闭锁或狭窄：空肠及回肠的先天性闭锁或狭窄比较少见。有人统计先天性肠梗阻占新生儿的1／2000,主要位于十二指肠及直肠,发生于空肠及回肠者较少。梗阻的类型有完全闭锁、狭窄及中隔(图6－148)。闭锁的部位可分为多处。对于完全闭锁的患儿,不能在生后 3～4 天内进行手术,死亡率即很高。

美克耳憩室(Meckel's diverticulum):在腹壁一节中已述及卵黄管的近端如果未能闭塞时即形成一憩室,称为美克耳憩室（图 6－149)。此种憩室位于胚胎时期中曾经一度凸入脐带中的一段肠袢顶端的对肠系膜

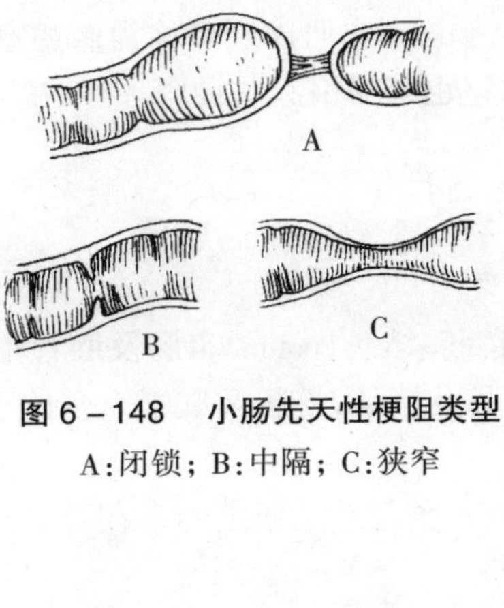

图 6－148　小肠先天性梗阻类型

A:闭锁；B:中隔；C:狭窄

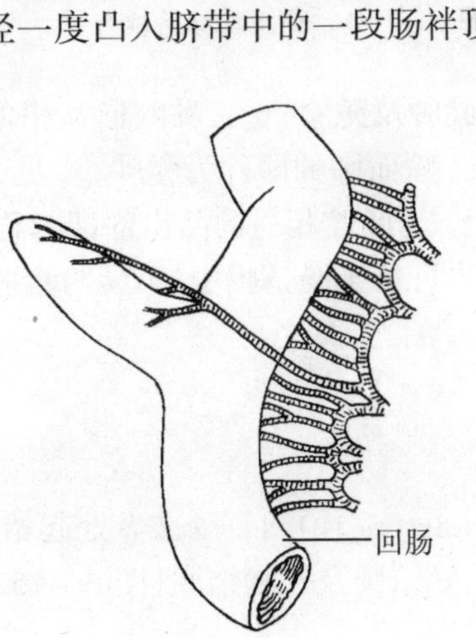

图 6－149　美克耳憩室血液供应直接来自小肠动脉弓

缘，亦即回肠的末段，具体位置由于在卵黄管两侧的回肠生长速度比例并不恒定而略有变化，也就是至回盲瓣的距离不恒定，据统计常为 82 cm，可以远到 101 cm，也可以近到 15 cm。因此，在手术中检查肠管有无此种憩室时，最好由回盲部向上查看 150 cm。此种憩室的发生率约为 1% ~2.5%。憩室的大小亦不定，一般长约 3 ~5 cm，可以短到 1 cm，也可以长到 25 cm 以上，粗细可如所依附的回肠。憩室末端常为游离的盲端，约有 10% 与脐部借纤维带相连。

美克耳憩室壁一般含有占回肠相同的肌肉层，也常具有与回肠相同的黏膜。少数情况下黏膜可与胃、十二指肠或空肠的黏膜相似，偶可见到含有胰腺组织，据统计占 12% ~52%，亦易发生消化性溃疡、出血入肠腔及疼痛等症状。此外，憩室亦可发生炎症、梗阻、套叠及肿瘤等病变，以梗阻较为多见。憩室有炎症时可以产生广泛的粘连，黏附于邻近的肠壁、肠系膜或腹壁等处，收缩以后即可引起肠梗阻。憩室与脐部有纤维带相连者，相连的肠袢可以绕纤维带扭转而发生肠梗阻。憩室本身可以先发生扭转，再使相连的回肠袢扭转而引起梗阻。憩室有溃疡时，因壁较薄而易于发生穿孔。憩室短而且粗者，本身即易于发生套叠。憩室的血液供应，在有系膜者即来自肠系膜上动脉的终末延续部分，在无系膜者即来自相连的回肠壁上血管。

手术中发现有美克耳憩室时即应切除，必须将其基部切除干净，必要时可连同一段回肠切除。因为如有上述的异位黏膜或胰腺组织存在，未能完全切除时，即可因手术使酶发生作用。用肠线缝合者易被消化而发生溢漏，产生致命性的腹膜炎。

卵黄管血管持续存留(persistent vitelline vessel)：肠系膜上动脉由卵黄动脉的腹腔段发生形成。肠系膜上静脉及门静脉由两条卵黄静脉的腹腔段发育形成。在胚胎早期卵黄血管与卵黄囊蒂一同进入体蒂供应卵黄囊，后来两者与脐的连接皆消失。三条卵黄血管之一也偶可有一部分不消失而延伸至脐(图 6 - 150，图 6 - 151)，以动脉较多。有卵黄血管残存者常伴有卵黄管消失不完全。如果血管通畅至脐，有可能产生严重的出血。不论血管是否通畅，皆可形成由肠管至脐的索条，有可能缠住一段肠管而使之发生绞窄。持续通畅的血管也可能不与脐相连，末端游离在腹腔内。

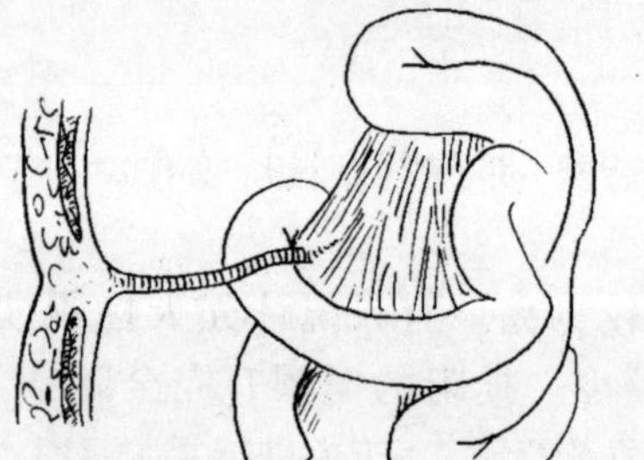

图 6 - 150　卵黄动脉持续存留

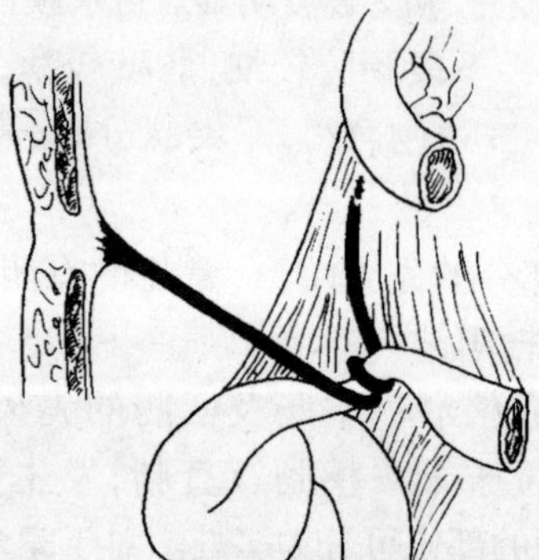

图 6 - 151　卵黄静脉持续存留，引起肠绞窄

小肠分支、囊肿及憩室：这三种畸形互相之间并无明显分野，皆具有肠壁的各层结构。不与肠管相通者，长形的称为分支，短而圆的即称为囊肿，多见于回肠下端，位于肠系膜中，血液供应与所在部位的肠管相同，可能引起肠梗阻。与肠腔相通的凸出部即为称为憩室，多见于空肠。不含肌肉层者称为假憩室。憩室多起自肠系膜缘附近，也可位于肠系膜中，不易与囊肿相鉴别。小肠憩室也容易引起肠梗阻。

大　肠

分部

大肠(large intestine)由回盲肠交界处起始，终于肛门，可分盲肠、结肠(colon)直肠及肛管等部。结肠又分升结肠、横结肠、降结肠及乙状结肠(图 6 - 152)，本节仅述及盲肠及结肠，直肠及肛管完全位于盆腔中，将在第八章中叙述。

升结肠与回肠在回盲肠交界处相接，盲肠呈盲袋向下凸出。盲肠与升结肠之间常在外表出现一斜行槽，由回肠上缘开始，向外略偏下行。此槽除起始部以外大体上标志着回盲部开口的中线，相当于回盲瓣系带的位置。如果外观上没有明显的槽，即可用回肠末端中点平面作为盲肠与升结肠的分界。升结肠沿右侧腹后壁上升，至肝曲即转为横结肠。横结肠向左至脾曲即转为降结肠。降结肠沿左侧腹后壁下降，至髂嵴平面以下即转为乙状结肠。乙状结肠至第3骶椎平面即转为直肠。升结肠与降结肠皆无系膜。横结肠及乙状结肠皆有系膜。直肠又无系膜。大肠的长度变化较小于小肠，一般约为1.5米，最长可达2米，最短可为1米。升、降结肠的长度变化较小。横结肠与乙状结肠的长度因有系膜而有较大的变化。大肠的总长度约为小肠的1/4。

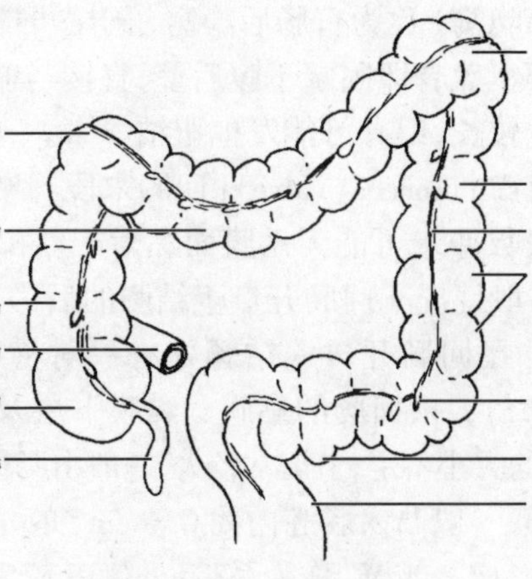

图6-152 大肠分部与特征

特征

大肠在形态与结构上与小肠有所不同，主要区别如下。

粗细：大肠较粗于小肠，可膨胀度也大于小肠。大肠的肠腔由盲肠向远端逐渐变细。盲肠的直径约为7.5 cm。乙状结肠与直肠交界处最细，直径约为2.5 cm。在小肠有慢性梗阻时上段肠腔可以变粗，甚至于超过大肠。

活动度：横结肠及乙状结肠虽然具有系膜而有一定的活动度，但是仍然不如小肠的活动度大。

结肠带(taenia)：大肠有结肠带，小肠则无此带。肠管一般具有两层平滑肌，内层环行，外层纵行。大肠的纵行肌层则不完整，在大部分范围内集合成三条宽约0.5～1.2 cm的纵行结肠带。三条结肠带在近端汇集于阑尾的基部而移行为阑尾纵行肌层；在升结肠分别位于前中、后内及后外三面；在横结肠分别位于上面的系膜缘、前面的网膜附着缘及下面；在降结肠与升结肠相同，但是较不显著，在乙状结肠常不明显；至直肠即变为完整的一层，但是在前、后两面较厚而形成两条束带。结肠带由三岁时开始明显。

结肠袋(haustra)：结肠皆有膨出的结肠袋，小肠则没有。自三岁起结肠的长度生长与结肠带的长度不一致。结肠带的生长较慢，最后较肠管短约30 cm，因而使肠管在多处成袋状膨出。结肠的环行肌层局部增厚也促使形成结肠袋。如果在袋状膨出处切断结肠带，结肠袋即消失，肠管即变长。

肠脂垂(appendices epiploicae)：结肠有脂肪垂，小肠则无。脂肪垂早在胚胎第5月时即出现，由浆膜下层脂肪凸出形成，可排成一列或两列，在升、降结肠多靠近前结肠带及后内结肠带，在乙状结肠多分布于前结肠带的两侧，在横结肠多分布于上面的结肠带附近。在盲肠、阑尾及直肠等处，脂肪垂常不明显，或者没有。偶可见到在大肠的某一处有两个脂肪垂横行相连而使肠管发生梗阻。手术中可以利用脂肪垂加强缝合口。脂肪垂可能在蒂部发生扭转，继而坏死、钙化或脱落，脱落后即在腹腔内成为游离的黄色小体。

盲肠(cecum)

位置：一般情况下盲肠位于右髂窝，后邻髂腰肌，也常可见有一部分跨过骨盆缘而伸入盆腔中，发育异常者盲肠可能高到右腰部或肝下，或者完全位于盆腔中，易成为疝的内含物。婴儿盲肠的位置常较高，年龄渐长以后才逐渐下降，孕妇因子宫增大而将盲肠上推。此外，盲肠的位置高低也与身体状况有关，在健壮者稍高，在虚弱者较低。阑尾的位置与盲肠密切相连，因而在阑尾手术中应注意可能出现的盲肠位置变化。

形状及大小：盲肠的形状因发育情况不同而有变化。盲肠阑尾部分在胚胎时期先与大肠的其他部分等粗，后来生长较慢，末端形成阑尾，上半随结肠发育成盲肠。盲肠的右侧半生长又较快于左侧半，所以最后阑尾依附于盲肠的左侧。据统计，此种正常型约占90%，其余阑尾的附着点偏外，或者仍然附着在盲肠的尖部，也有附着在回结肠交界处者。盲肠长约6 cm，直径约7.5 cm，结肠带分别位于前面、后内及后外面。

腹膜覆盖：盲肠由原始肠袢的对肠系膜缘发育形成，因而在90%以上的情况下完全有腹膜覆盖，少数情况下可有不同范围的无腹膜覆盖区或者形成系膜(图6-153，图6-154)。盲肠完全有腹膜覆盖者腹膜即由升结肠起始部的后面反折至腹后壁。升结肠在反折线以上的部分即固定在腹后壁。腹膜的反折线可以横行，约位于髂嵴平面，盲肠完全游离；也可以沿盲肠的两侧向下延伸一段，将盲肠固定在腹后壁，在盲肠后方形成一个腹膜隐窝，称为盲肠后隐窝，阑尾可能隐于其中。盲肠后面完全无腹膜覆盖者即固定于腹后壁，直接与髂腰肌接触。盲肠有系膜者如果比较长，即有可能发生扭结。

回盲瓣(iliocecal valve)：回肠末段与结肠斜行或成直角相交。回肠末段数厘米可能无系膜而黏附于髂窝，也可黏附于盲肠的内侧壁。一般情况下回肠开口于结肠的后内面，也可能开口于其内侧或后方。在回肠开口入结肠处有一对横行的瓣膜，称为**回盲瓣**(图6－155)，由回肠的黏膜、黏膜下层及环行肌凸入结肠腔内形成。瓣膜的大小不定，上瓣常较大，一般由肠壁凸入肠腔内1.5～2 cm；下瓣较小，一般凸入肠腔内约0.6 cm，亦可阙如。上、下两瓣在两侧相连，各形成一皱襞，称为**系带**，外侧者较为明显。内侧系带较不明显，少数情况下可能阙如。下瓣有防止结肠内含物逆流入回肠的作用。盲肠充盈时即使系带变紧，转而使上、下瓣靠拢。但是防止逆流并不完全依靠回盲瓣，因为下瓣常较小或者阙如。回盲瓣除依靠被牵引紧张而起作用以外，尚依靠肌肉的作用。回肠及结肠的环行及纵行肌层皆凸入回盲瓣内，具有括约肌的作用。但是在结肠充盈时对此“括约肌”所起的作用为抑制，而不是起作用以防止逆流。实际上瓣膜的被牵扯作用加上肌肉的作用，在绝大部分情况下并不能完全防止结肠内含物逆流入回肠。此外，当食物进胃以后即对回盲部的“括约肌”产生反射性的抑制作用，使回肠的内含物进入结肠。在大肠各部中盲肠壁最薄，有炎症而且远侧有梗阻时易于发生穿孔，但是在回盲瓣机能不全者穿孔的机会即较小。

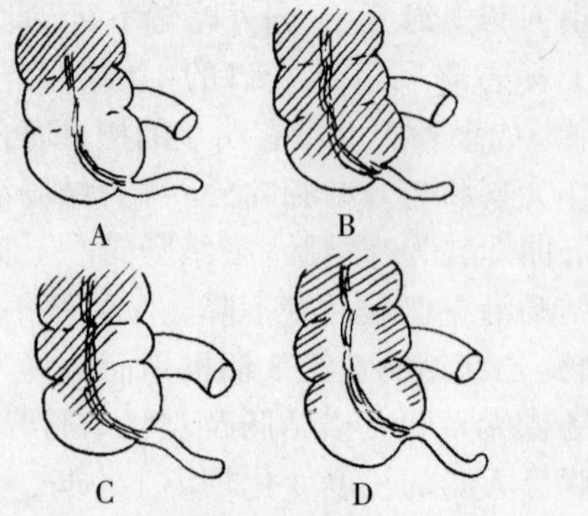

图6－153　盲肠后面的腹膜覆盖变化，阴影区表示无腹膜覆盖

A：盲肠游离；B：盲肠固定于腹后壁；C：盲肠部分固定；D：形成较大的盲肠后隐窝

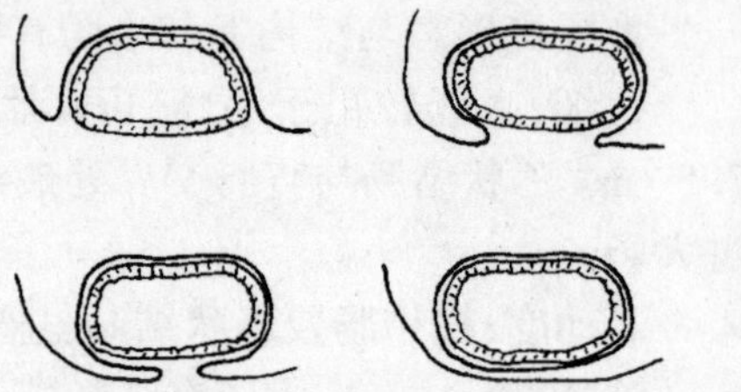

图6－154　盲肠横切面，表示不同的腹膜邻属关系

阑尾(appendix)

位置：阑尾附着于盲肠的后内面，在回肠末端的下方不到2 cm。因此，阑尾的基部总是位于盲肠后方而且比较固定，游离端由基部伸出，方向不一，位置不定，与本身的长度及其系膜的长度密切相关。阑尾的长度，一般为8～9 cm，最长可达20 cm以上，最短可以不到2.5 cm，基部直径约为6 mm。阑尾的位置大体上可以分为盲肠后位，盲肠前位、盲肠下位、结肠旁位、回肠前位、回肠后位、骶岬位及盆位等(图6－156)。各种位置所占的比例数统计不一。患阑尾炎时所表现的体征与其位置有密切关系。

盲肠后位的阑尾(retrocecal appendix)尖部常向上伸到升结肠的后方。在大部分情况下盲肠完全有腹膜覆盖，阑尾虽然位于其后方，但是仍可活动，如果系膜很短，阑尾即黏附于盲肠或者腹后壁。阑尾较长而伸到升结肠后方者，或者盲肠后面无腹膜覆盖者，即为腹膜后位。此外，腹膜后位的阑尾也常因炎症发生粘连以后所形成。对于腹膜后位的阑尾进行手术切除时，常须采用逆行切除法，也就是先分离其根部，切断以后再向尖部分离，并且常须切开盲肠或结肠外侧的腹膜。盲肠后位的阑尾后邻髂肌，患阑尾炎时可以刺激肌肉而

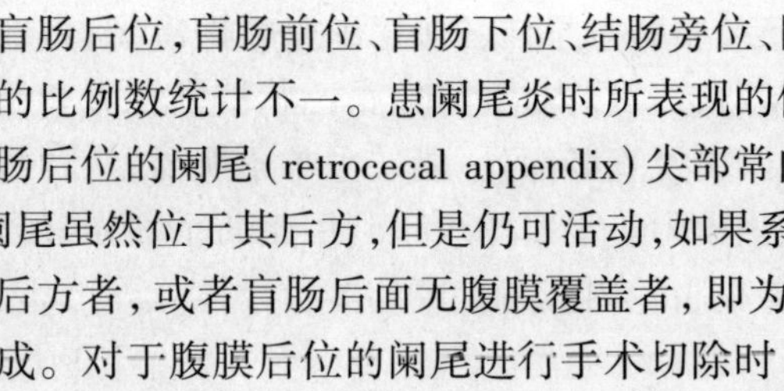

图6－155　回盲瓣

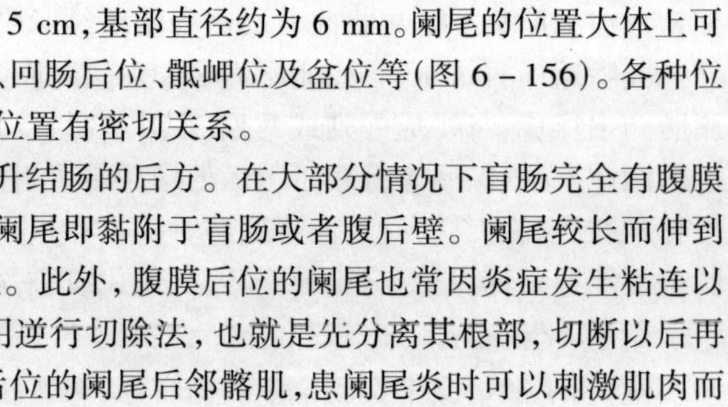

图6－156　阑尾的位置(据10000例统计)

A：盲肠后位及结肠后位；B：盆位；C：盲肠下位；D：回肠前位；E：回肠后位

不能完全伸髋,伸髋时可因肌肉紧张牵动阑尾而引起疼痛,也可引起腹膜内或腹膜外脓肿。腹膜外脓肿可能破入结肠,也可向上蔓延到肾脏周围或膈下。盲肠后位的阑尾有炎症时常有腰部疼痛。盲肠前位的阑尾有炎症时腹壁局部压痛比较明显，形成脓肿时常为小肠袢及大网膜所包绕。回肠前位及回肠后位阑尾炎症可以蔓延到回肠末段,引起剧烈的呕吐,甚至于发生肠梗阻,容易引起弥散性腹膜炎;位置较深者,尤其是回肠后位者,出现腹壁肌肉痉挛或强直的症状较晚。骶岬位及盆位的阑尾,跨过腰大肌而悬于骨盆缘者,有炎症时即可能刺激腰大肌而不能完全伸髋,伸髋时亦可因使肌肉紧张而产生疼痛;阑尾与闭孔内肌筋膜接触者,有炎症时即可引起闭孔内肌痉挛，屈髋并内旋时可因使肌肉表面的筋膜及腹膜受到刺激而引起疼痛。盆腔位的阑尾较长者有炎症时可与直肠及膀胱产生粘连,大小 便时有疼痛,有脓肿时可能破入直肠或膀胱,在女性常不易与卵巢或输卵管的炎症相鉴别。骶岬位及盆腔位的阑尾可能与腹膜后的髂血管及输尿管接触，有炎症时可能影响到输尿管而出现相应的症状,有粘连时手术分离较难。结肠旁位的阑尾如果很长,可在结肠旁沟中上升,与右肾或十二指肠接触,有炎症时即可使之受到影响,出现肾脏或十二指肠病变的症状;也可能伸到肝下,有炎症时易被误为胆囊炎。

由上述可见阑尾炎的症状因其位置变化较大而极不固定，特别是在盲肠也是游离的情况下位置变化更大。所谓的**麦氏点**为由髂前上棘至脐连线的外中 1/3 交点,一般情况下可用以表示阑尾基部的位置,患阑尾炎时最重压痛点即在此点附近。

系膜:阑尾由盲肠的一部分发育形成,盲肠既无系膜,阑尾也不应有系膜,所谓的阑尾系膜实际上是包裹阑尾动脉的腹膜皱襞,附着于回肠末段系膜的后面,一直到盲肠,附着于阑尾的范围则不定,可以较短,也可以延伸到阑尾的全长。系膜的长短也有变化,可以较短而使阑尾固定在盲肠附近,手术中游离阑尾时较为困难;也可以较长而使阑尾有较大的游离度,手术中游离阑尾时较为容易。

结构:阑尾壁的结构与盲肠相似,也分有浆膜、肌肉、黏膜下层及黏膜各层,盲肠的三条结肠带齐集于阑尾的基部,与阑尾的纵行肌层相续(图 6-157),手术中常先找到盲肠,再沿其前结肠带找寻阑尾。阑尾的肌肉层常不完整,缺损处黏膜下层即与浆膜层接触,感染即易于由黏膜扩散到浆膜,早期发生腹膜炎,也易于在早期发生穿孔。阑尾壁内含有较多的淋巴组织,在婴幼儿呈现为发育好的淋巴器官,可能具有免疫功能,至老年时期淋巴组织萎缩,代之以结缔组织。阑尾腔在婴儿较大,在老年人常完全闭塞。由于急性阑尾炎常因阑尾腔梗阻所致,因而在婴儿及老年人皆似应少发生阑尾炎。

血液供应:阑尾动脉(appendicular artery)为回结肠动脉的分支,通过阑尾系膜至阑尾,不走在系膜的游离缘中而靠近阑尾。在系膜不完整者远端无系膜处动脉即贴在阑尾壁上,患阑尾炎时即易使血管壁糜烂或早期形成血栓。阑尾动脉不与其他动脉吻合,发生栓塞或扭结以后阑尾即易于在早期发生坏死穿孔。阑尾动脉的起源及支数并不固定,可以直接起自回结肠动脉,也可以起自该动脉的一条回肠支,也可以起自**盲肠前**或**后动脉**(图 6-158)。阑尾动脉为一支者常直接起自回结肠动脉,为两支者常分别起自盲肠前、后动脉。后

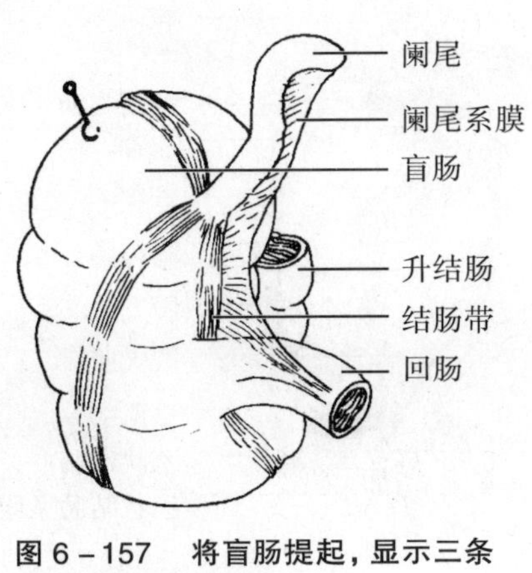

图 6-157　将盲肠提起,显示三条结肠带齐集于阑尾基部

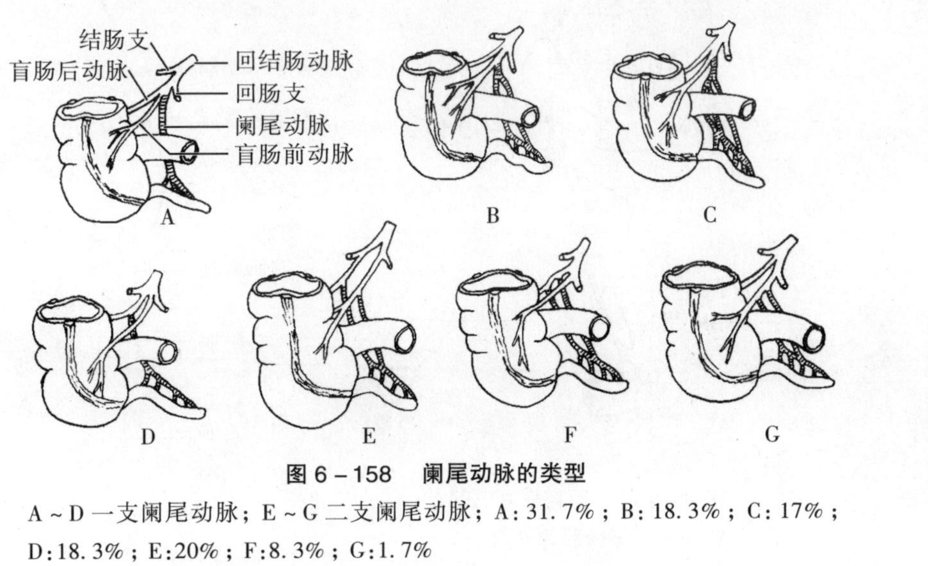

图 6-158　阑尾动脉的类型

A~D 一支阑尾动脉; E~G 二支阑尾动脉; A: 31.7%; B: 18.3%; C: 17%; D:18.3%; E:20%; F:8.3%; G:1.7%

动脉主要供应阑尾的基部。前动脉供应阑尾的远侧段。阑尾的静脉与动脉伴行,汇入肠系膜上静脉。

淋巴回流: 阑尾的淋巴管先汇入阑尾系膜基部或回盲肠交界处附近的阑尾淋巴结。此组淋巴结的输出管沿回结肠动脉上行,汇入位于十二指肠第三部前方的肠系膜上动脉旁淋巴结。此处淋巴结的输出管主要经胰腺深处汇入主动脉前淋巴结,少数行经胰腺前面与幽门下淋巴结交通,甚或再向上经过十二指肠壁与幽门上淋巴结交通。有人认为当淋巴流的压力特别大时,或者正常的回流管道因病变而发生梗阻以后,此类交通支即起作用,使阑尾炎症蔓延至胃及十二指肠(图 6-159)。此外,当大网膜粘连于发炎的阑尾时,感染亦可沿大网膜扩散至胃及十二指肠。有的阑尾炎患者主诉即为胃、十二指肠或胆囊等上腹部脏器病变的症状,阑尾本身的症状却不显,引起诊断错误,手术中可能发现幽门痉挛、幽门部充血或者幽门下淋巴结肿大。

神经供应: 阑尾的神经供应来自迷走神经及交感神经,通过腹腔丛及肠系膜上丛到达。交感神经节前纤维起自第 10~12 胸脊髓节,通过内脏小神经到达腹腔丛,再由腹腔丛发出节后纤维随肠系膜上动脉分布到阑尾。供应阑尾的传入纤维随交感神经进行。与阑尾及盲肠相当的生皮节为胸 10~12,因而患急性阑尾炎时疼痛起始于脐周,随后因阑尾浆膜发生炎症即出现右下腹部疼痛及肌肉痉挛,并且可出现下腹部立毛反应。

畸形: 阑尾畸形很少见。阑尾阙如者偶有报告。阑尾连同盲肠成双者极罕见。阑尾憩室偶可为先天性,但一般所见者皆为后天性,常因阑尾发生炎症以后有一部分肌肉层因发生肠壁内脓肿而被破坏以后形成,一般情况下皆因黏膜同时损毁而发生穿孔,不形成憩室。

结肠各部的邻属

升结肠(ascending colon):升结肠一般长约 12.5~20 cm,沿腹后壁右侧上行,后面无腹膜覆盖,下部依附于腰大肌前外面的筋膜,外侧可与髂肌及腰方肌内面的筋膜接触;上部位于右肾下端的前方,两者间隔以一定量的脂肪及肾筋膜前层(图 6-160)。由此可见,结肠炎症可能扩散至腹膜后间隙,结肠外伤穿孔也可以发生在腹膜外,右肾周围脓肿可能破入结肠。在胚胎发育过程中升结肠先由一片背侧系膜维系,旋转以后升结肠抵于腹后壁的右侧,原来系膜的右面腹膜即与腹后壁右侧的腹膜相贴而融合,形成一片筋膜,构成无血管平面。此筋膜在肾区形成肾筋膜前层。在切除升结肠的手术中沿右结肠旁沟切开腹膜以后将升结肠向内游离,沿此融合的筋膜分离时,既不会伤到浅面供应升结肠的血管,也不会伤到深面的输尿管及肾脏的血管。经腹膜腔切除右肾时亦应沿此筋膜分离。

升结肠的内侧邻十二指肠降部及小肠袢,内后方有输尿管及精索内(卵巢)血管,前邻腹前壁,或者隔以大网膜及小肠袢。

在胚胎发育过程中如果升结肠及其系膜未能完成与腹后壁融合,即可保留一部或全部系膜(图 6-161),其

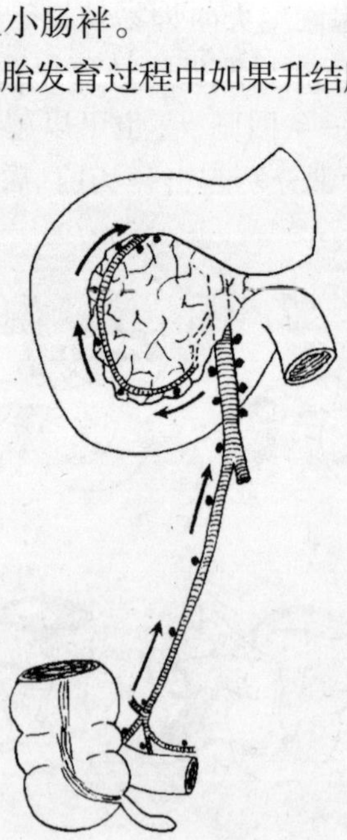

图 6-159 回盲肠淋巴回流在十二指肠部的交通

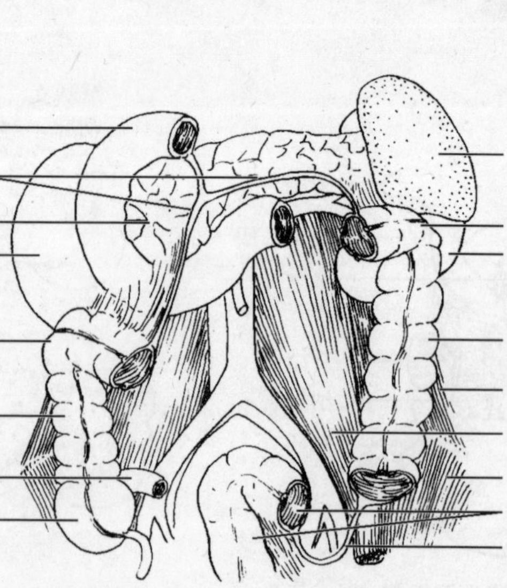

图 6-160 结肠的一部分邻属关系

发生率有统计在13% ~32%。保留一部分系膜者即形成**活动性盲肠**(图6-162)。系膜全部未消失者,亦即停止在肠道旋转的第二期终了时，整个小肠及升结肠的系膜仅在肠系膜上动脉起始部的很小范围内附着于腹后壁,整个升结肠游离。不论系膜是否完全存留,皆可不出现症状,也可能发生盲肠停滞、十二指肠梗塞绞痛(肠系膜上动脉综合征)、盲肠或升结肠扭结、肠套叠、或者移动性右肾。产生**盲肠停滞**的原因为升结肠未能固定于腹后壁,不利于对抗重力以维持及排送一柱液体粪便的功能,常使内含物停滞于盲肠中,久之可使盲肠下坠入盆腔,引致不适。产生**十二指肠梗塞绞痛**的原因,由于升结肠未固定,下坠时即可能牵扯到肠系膜上动脉,将十二指肠第三部压迫在第3腰椎体上,产生不完全的肠梗阻症状。产生盲肠或升结肠**扭结**的原因是由于其不固定而发生。发生**肠套叠**时为回肠末段套入盲肠,也可带同盲肠及阑尾套入。在盲肠固定者虽可发生肠套叠,但多不及有系膜者严重。另一方面,在升结肠有系膜者发生肠套叠时,影响血液供应而发生绞窄的可能性却小于无系膜者。产生**移动性右肾**的原因,由于结肠肝曲与右肾间有腹膜相连,升结肠不固定而下坠时即易于牵扯到右肾,使之离开原位。此外,在升结肠有系膜者患急性阑尾炎时所表现的症状常无特殊,唯在采取右下腹斜切口(麦氏切口)进入腹腔以后,常因游离的升结肠连同回肠末段移位至腹腔中部而找不见盲肠及阑尾，不得不再更换右侧分裂腹直肌切口或旁正中切口。在剖腹手术中如果发现升结肠有系膜而未能固定于腹后壁时,即应将其缝合固定于应有的位置,可以直接缝合在腹后壁的腹膜上,也可将腹后壁的腹膜纵行切开,再将两边切缘分别与升结肠的内后及外后结肠带缝合。

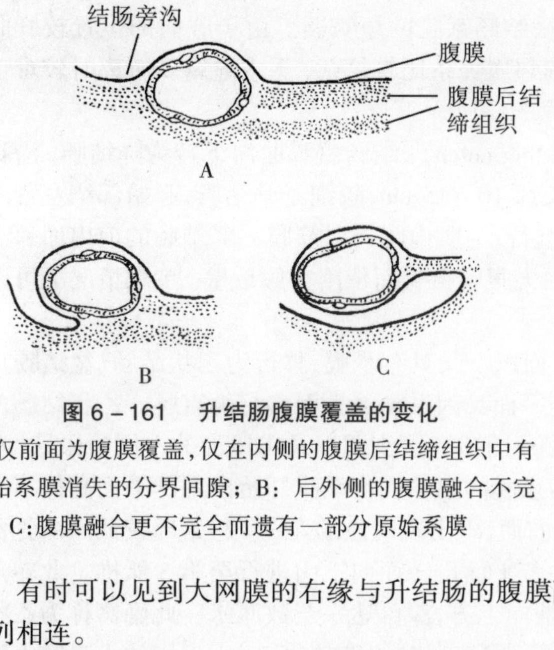

图6-161　升结肠腹膜覆盖的变化

A:仅前面为腹膜覆盖,仅在内侧的腹膜后结缔组织中有原始系膜消失的分界间隙；B：后外侧的腹膜融合不完全；C:腹膜融合更不完全而遗有一部分原始系膜

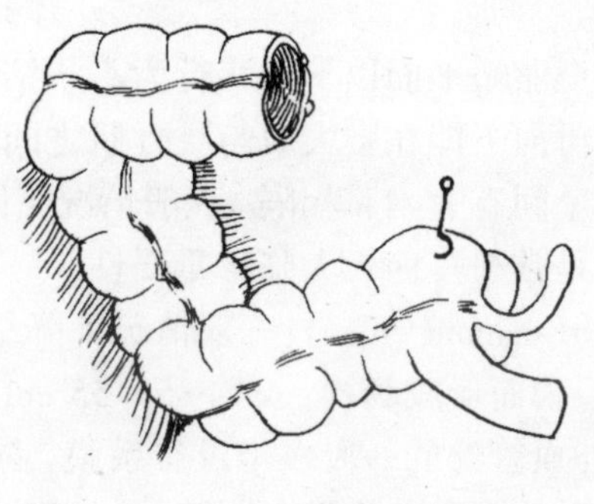

图6-162　移动性盲肠,包括升结肠的下段

有时可以见到大网膜的右缘与升结肠的腹膜融合。此种情况下横结肠右侧的一段又常与升结肠的上段并列相连。

结肠肝曲(hepatic flexure):升结肠至肝脏下方向左转为横结肠的部分称为肝曲,后邻右肾前面,上为肝脏及胆囊,内侧有十二指肠第二部及右肾,前与肝右叶下面接触,前内面与胆囊底部相邻,因而患胆囊结石时可能发生自发性胆囊结肠瘘而使结石落入结肠。肝曲除后面以外皆有腹膜覆盖。有时可见有一腹膜带由小网膜右缘伸展至肝曲,称为**肝结肠韧带**。有时也可见有一腹膜皱襞由胆囊伸展到肝曲,称为**胆囊结肠韧带**。此类韧带如有出现,皆有协助固定结肠肝曲的作用。

横结肠(transverse colon):横结肠由肝曲开始向左,跨过十二指肠与胰腺的前方,终于脾曲,长约40~50 cm,在盲肠未下降者可更长。横结肠具有系膜，为由胰腺前缘伸展至肠的双层腹膜皱襞，在腹后壁的附着线横行,跨过十二指肠第二部的中点及胰腺的头、颈、体部的前面。系膜在右侧的起始部很短,跨过十二指肠第二部以后即变长,可达10~16 cm,至左侧又变短,使横结肠紧靠胰腺尾部、胃下面及脾脏下端(图6-163)。大网膜附着于横结肠。如果大网膜的前两层黏附于横结肠时,由横结肠至胃的部分即称为**胃结肠韧带**。横结肠系膜的上面形成网膜囊后壁的一部分。横结肠系膜的两层腹膜间有中结肠动静脉通过。

横结肠的两端因系膜较短而比较固定,右侧端与胆囊及肝脏接触,患胆囊炎时易于产生粘连,有结石时可能形成自发性胆囊肠瘘,使结石落入肠腔。肝脓肿亦可能破入横结肠。横结肠的右侧一段后邻十二指肠第

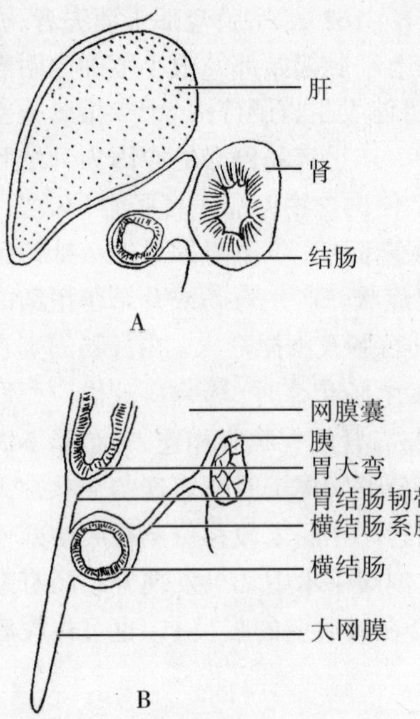

图 6－163　横结肠的邻属，矢状切面

A：通过肝曲；B：通过横结肠中部，大网膜与横结肠前面融合，形成胃结肠韧带

二部及胰腺头部。左侧端与胃大弯及脾脏下端接触，患胃癌时可能直接侵犯到结肠而发生胃结肠瘘。横结肠中段的位置因系膜较长而有较大的活动度，常向下挂，在大部分人体中可到脐平面以下。在少数情况下，系膜较长，或者肠管也较长，下挂的程度即比较显著，在男性可达髂嵴平面以下 7.5 ~ 10 cm，在女性可达髂嵴平面以下 10 ~ 12.5 cm。此类情况下当患有盆腔炎症时即易使横结肠受累，特别是在女性可能与子宫、输卵管及卵巢等粘连而起扭结，产生肠梗阻。横结肠下挂到耻骨联合上缘平面以下者，即可能形成腹股沟疝的内含物。横结肠下挂显著者，肝曲及脾曲部分皆呈锐角，相邻的两段肠管可能粘连在一起，也可能发生扭结或肠梗阻。横结肠下挂的部分一般前与腹前壁间隔以大网膜的前两层，后与小肠袢接触。

结肠脾曲（splenic flexure）：横结肠至左季肋部向下转为降结肠的部分称为脾曲，上邻胰腺尾部及脾脏，内后有左肾，前内有胃及肝左叶。脾曲对左侧第 10 或 11 肋处与膈间有**膈结肠韧带**相连。此韧带有固定结肠脾曲及支持脾脏的作用，不含大血管，切断以后始可使脾曲游离。一般情况下脾曲后面无腹膜覆盖，但是可能全有腹膜覆盖，与胰腺尾部之间连以横结肠系膜的短皱襞。由于脾曲的位置较肝曲高而且深，加以上述的邻属关系比较复杂，手术显露及游离时较难于结肠的其他部分。

降结肠（descending colon）：结肠由脾曲向下转为降结肠，沿腹后壁左侧下降，至髂嵴平面以下即移行为**乙状结肠**。降结肠长约 10 ~ 15 cm，较细于升结肠，起始部绕左肾外缘向下向内走，再向下即在腰大肌与腰方肌之间的前方垂直进行，与肌肉间隔以筋膜。降结肠的前内面邻小肠袢，前面与腹壁间有大网膜相隔。一般情况下降结肠的后面无腹膜覆盖而依附于腹后壁。少数情况下可以有系膜存留，但是常很短而无大临诊重要性。

乙状结肠（sigmoid colon）：一般情况下降结肠至髂嵴平面以下又具有系膜，移行为乙状结肠（**盆结肠**）。乙状结肠因有系膜而形成肠袢，长约 35 ~ 55 cm，至第 3 骶椎平面又因系膜消失而移行为直肠。乙状结肠由髂嵴至跨过髂外血管处的一段多半没有系膜，向下向内依次跨过髂肌、腰大肌以及肉浅面的左侧输尿管、左侧精索内（卵巢）血管及股外侧皮神经，比较固定。乙状结肠系膜的附着线依系膜开始出现的平面高低不同而有变化。起始部高在髂窝者向下右方比较直行至第 3 骶椎前面，不出现明显的弯曲。起始部较低而由骨盆缘紧上方开始者，即先沿骨盆缘上方向内上方进行，至骶髂关节平面再转而向下内进行至第 3 骶椎。此转角处常位于左髂总动脉分叉点的前面，下面常出现一腹膜隐窝伸向上方，深可达一至数厘米。此隐窝称为**乙状结肠系膜隐窝**，在婴儿经常存在，至成人时期可能消失。左侧输尿管通过此隐窝的后方，手指伸入隐窝中即可摸到输尿管在动脉前滑动，切开腹膜后即可分出。此隐窝特别大者可能形成腹内疝。乙状结肠系膜一般长约 9 ~ 10 cm，但是变化较大。系膜短者肠管也短，一部分位于左髂窝，一部分位于盆腔内。系膜长者肠管也长，位置变化也较大，可能跨过正中线远到右下腹部，出现于阑尾手术中，也可能发生扭结。乙状结肠系膜中有乙状结肠动脉及直肠上动脉通过。

乙状结肠与直肠的分界，除可依第 3 骶椎平面及有无系膜作为标志以外，尚可见到肠管直径有明显改变，上大下细，以及可以看出结肠的三条纵行结肠带至直肠即变为完整的纵行肌层。

关于乙状结肠的命名另有一种不同的方法，将由髂嵴到骨盆缘间的一段称为**髂结肠**，将由骨盆缘至第 3 骶椎间的一段称为乙状结肠。

结构

浆膜：大肠各部的腹膜覆盖范围不同，已如前述。

肌肉：大肠的肌肉层分布情况已如前述。

黏膜下层：大肠的黏膜下层紧密连接肌肉及黏膜层。

黏膜：盲肠及结肠的黏膜层无绒毛，在结肠袋之间形成半月形皱襞凸入肠腔内。大肠的黏膜与小肠的黏膜相似，亦分有黏膜肌层、网状组织层、基膜及上皮层。血管主要在网状组织层内分支。黏膜层含有许多肠腺及分散的淋巴结节，与小肠相似。

血液供应

动脉供应：大肠的血液供应，一部分来自**肠系膜上动脉**，一部分来自**肠系膜下动脉**，两条动脉的供应区大致以横结肠的左中1/3交界处为界。盲肠、升结肠及横结肠的右2/3由肠系膜上动脉的分支回结肠动脉、右结肠动脉及中结肠动脉供应。横结肠的左1/3、降结肠及乙状结肠，由肠系膜下动脉的分支左结肠动脉及乙状结肠动脉供应。回结肠动脉、右结肠动脉、中结肠动脉及左结肠动脉皆在走近肠处分为两大支，分别沿肠管走向两端而与相邻者吻合，形成由盲肠到乙状结肠的一条连续动脉，称为**边缘动脉**(图6-164)。上述各动脉的变化较大，边缘动脉也可能在某处不连续，结肠手术中应特别注意。至升降结肠的动脉分支皆位于腹膜后间隙中，切开结肠旁沟的腹膜将肠管向内游离时即可将血管一齐向内游离，在右侧应避免伤到右肾下端、十二指肠第二部及第三部、输尿管以及右侧精索内血管，在左侧应避免损伤左肾、输尿管及左侧精索内血管。

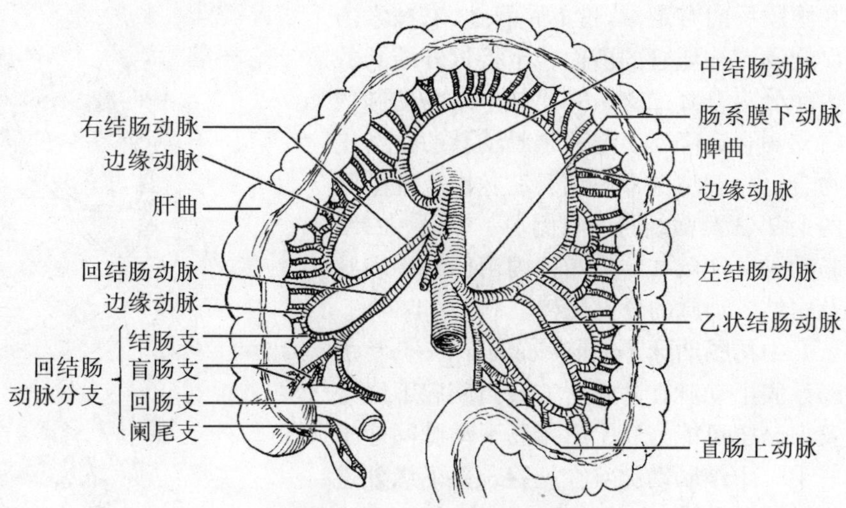

图6-164　结肠的动脉供应

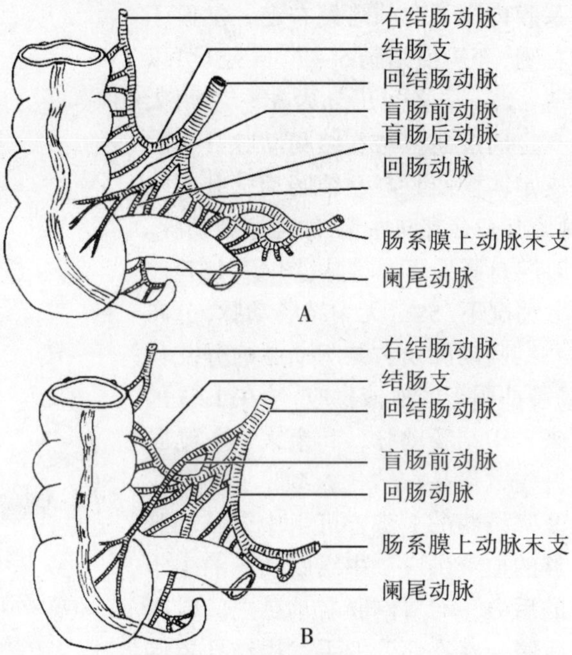

图6-165　回结肠动脉的分支

A：正常；B：几种变异，动脉分支较早，相互吻合，盲肠前动脉最先发出，结肠支不与右结肠动脉吻合

回结肠动脉(ileocolic artery)由肠系膜上动脉的右面发出，在小肠系膜的基部走向右下，至回盲肠交界处的稍上方再分支。此类分支常有盲肠前动脉、盲肠后动脉、阑尾动脉、回肠动脉及至结肠的分支等5条，有时为两支以上先同起于一干(图6-165)。此类分支的供应 范围包括回肠末段15 cm左右长的一段、盲肠、阑尾及升结肠的下段。**盲肠前动脉**(anterior cecal artery)基本上是回结肠动脉的延续，跨过回盲交界处的上缘或稍高处至盲肠前面，行程中常使腹膜隆起形成回盲上皱襞，皱襞深处形成回盲上隐窝。**盲肠后动脉**(posterior cecal artery) 行经回盲肠交界处到达盲肠后面。回肠末段15 cm左右长一段的血液供应主要来自**回肠动脉**(ileal artery)，因而在切除盲肠的手术中一般皆同时切除几寸长一段回肠，以保证用于吻合的回肠末端能有足够的血液供应。至结肠的分支向右转而上行，与升结肠平行，形成边缘动脉的起始段，一般情况下与右结肠动脉的降支吻合，在边缘动脉不完整的情况下常为此处无吻合。

右结肠动脉(right colic artery)起自肠系膜上动脉的右面，也可起自中结肠动脉或回结肠动脉(图6-166)，在腹膜后向右走，跨过下腔静脉、右精索内血管及右输尿管的前面，至接近升结肠的内缘分为升降二支，升支与中结肠动脉的右支吻合，降支多与回结肠动脉的结肠支吻合。一般情况下右结肠动脉供应升结肠的上 2/3 及横结肠的右侧端一小段。右结肠动脉可能阙如，分布区内由回结肠动脉及中结肠动脉的分支代替。

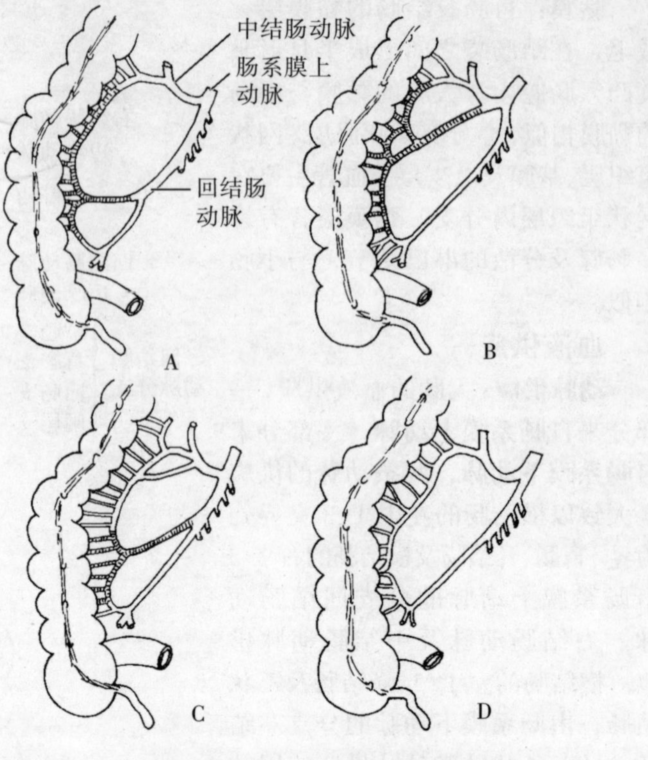

图 6－166　右结肠动脉的类型及肝曲的血液供应

A:起自回结肠动脉；B:起自中结肠动脉；C:起自肠系膜上动脉；D:无右结肠动脉

中结肠动脉 (middle colic artery) 常由肠系膜上动脉在胰腺后方或出胰腺下缘处发出，也可能与胰十二指肠下动脉同起于一干。中结肠动脉常在胰腺颈部下缘处进入横结肠系膜，也可能穿过胰腺，因而在胰腺手术中应注意避免损伤。中结肠动脉在横结肠系膜内向下向前略偏右走，常偏于正中线右侧，至距横结肠 5～7 cm 处（可以变动于 3～11 cm 之间）分为左、右两大支。右支走向肝曲，与右结肠动脉升支吻合。左支走向脾曲，与左结肠动脉升支吻合。有时另有一分支向左走，加强边缘动脉。此支有时起自肠系膜上动脉(图 6－167)。在极少数情况下（5%）无中结肠动脉，分布区内由左结肠动脉及右结肠动脉的分支代替。结肠脾曲附近的血液供应，约在 1/3 的情况下来自中结肠动脉，其余来自左结肠动脉的升支，但是在结扎肠系膜下动脉以后脾曲及降结肠的上部皆可由中结肠动脉获得足够的血液供应。中结肠动脉的主干位于胃的后方，与胃网膜右动脉之间仅隔以两层腹膜，在胃切除的手术中结扎胃网膜右动脉时应先分辨清楚，不可误伤中结肠动脉。中结肠动脉主干在横结肠系膜中略偏正中线右侧，左侧的系膜中无大血管，便于切开进行结肠后胃空肠吻合术；但是在动脉左支弧度过低的情况下，系膜可以允许切开的范围不大，即仅能采取结肠前胃空肠吻合术。

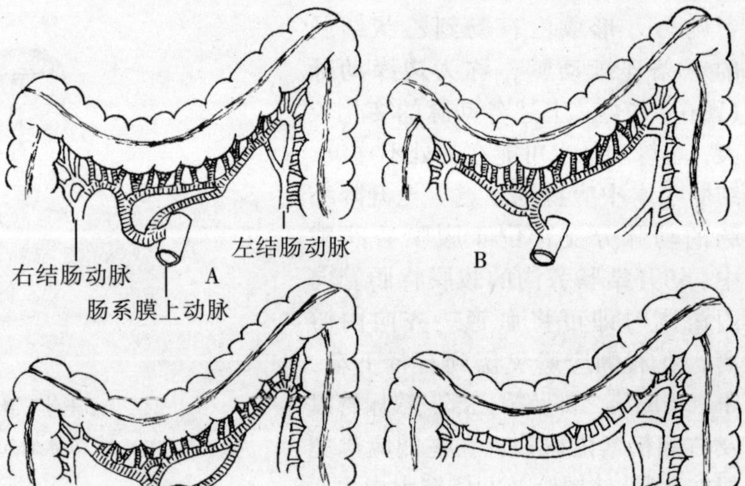

图 6－167　中结肠动脉的类型及脾曲的血液供应，D—无中结肠动脉

肠系膜下动脉 (inferior mesenteric artery) 由腹主动脉在分叉点上方约 3～4 cm 处的前面发出，位于第 3 腰椎前方，较小于肠系膜上动脉，四周绕以由主动脉丛分出的**肠系膜下丛**，在腹膜后方与左侧腰大肌的前方向左下方进行，先发出左结肠动脉及乙状结肠动脉，本干在骨盆缘处跨过左髂总动脉而易名为直肠上动脉进入盆腔。肠系膜下动脉供应降结肠、乙状结肠及直肠的大部分，在 2/3 的情况下尚供应脾曲及横结肠左侧端的一段。

左结肠动脉 (left colic artery) 在十二指肠下方约 4 cm 处起自肠系膜下动脉，于腹膜后方向左横行，也可以向左上进行，跨过左侧精索内血管、输尿管及肠系膜下静脉，至距降结肠 3～10 cm 处分为升降两支。约在

2/3 的情况下升支较大，超过脾曲，与中结肠动脉的左支吻合。升支也可很快即分为两支，一支沿结肠形成边缘动脉；另一支直接走向横结肠的左侧端，与肠系膜下静脉平行，因而可能出现在十二指肠旁疝的疝囊口边缘。升支本干或至横结肠的分支，在腹膜后的行程中可以紧邻十二指肠空肠曲，也可以在未进入横结肠系膜以前，亦即在系膜的基部，发出一分支与中结肠动脉吻合(图 6－168)。左结肠动脉的降支与最上一支乙状结肠动脉吻合。

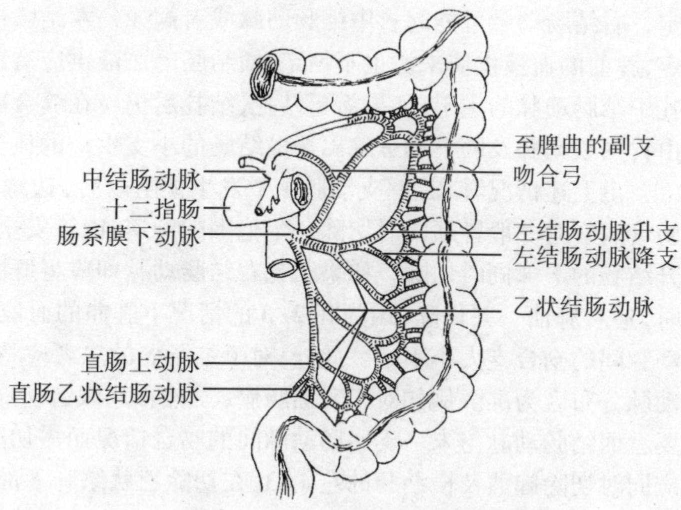

图 6－168 肠系膜下动脉有副支至脾曲，与中结肠动脉间另有吻合弓

乙状结肠动脉(sigmoid artery)常有 2～3 支，也可变动于 1～9 支之间，有的可以起自肠系膜下动脉，也有的起自左结肠动脉，相邻各支之间相互吻合而形成边缘动脉的下段。(图 6－169)。

边缘动脉(marginal artery)由供结肠的各动脉相邻分支互相吻合形成，行程中，大部分皆为单干，也偶可见到第二次吻合弓，多见于乙状结肠动脉之间。由边缘动脉到结肠壁的距离不定，依不同部位及参与形成的各动脉分叉部位的不同而有异，可变动于 1～8 cm 之间。由边缘动脉发出直行动脉至结肠壁，与小肠相似，互相之间不再有吻合。直行动脉可分长短两种(图6－170)。短支较多，可以直接起自边缘动脉，也可起自长支，经肠系膜附着处的结肠带进入肠壁，深达黏膜下层，因而沿此结肠带附近的肠壁血液供比较丰富。长支大体上交替分布于肠壁的前、后面，走在浆膜下层中，至后外及前外结肠带附近分支至脂肪垂以后再进入肌肉层，供应此两结肠带之间的区域。长短支动脉皆有神经伴行。血管在结肠壁内的吻合主要位于黏膜下层中，但是并不很丰富，对肠系膜缘附近的血管吻合更少，因而在进行结肠吻合手术时，不宜用挤压钳，一般皆采取开放式端对端吻合法，并且切除较多的对肠系膜缘，不仅可使吻合口加大，也可以避免伤到供应保留的对肠系膜缘的长支动脉，使切缘能有丰富的血液供应。如果切开结肠壁，部位应在前外与后外两条结肠带之间的中点，亦即在对肠系膜缘，可免切断长支动脉。如果切口偏向一侧，由切缘到对肠系膜中点之间一部分肠壁的血液供应，只能通过有限的吻合来自对面的长支动脉，不够充分，有发生缺血坏死的危险。此外，手术中须要夹脂肪垂切除时，不能牵扯，而且要与肠壁表面平行下止血钳，以免将长支动脉主干提起而使之受伤。

结肠动脉间的侧支循环：供应结肠的动脉各分布于一定区域，虽在某一主干被切断以后所供应的肠道仍可依靠边缘动脉获得血液供应。然而此种侧支循环是否充分则视动脉主干间的吻合支大小而定。有统计在 5% 的情况下，回结肠动脉与右结肠动脉之间无吻合。中结肠动脉与左结肠动脉间的吻合，有的较为细小，形成一薄弱点，也有统计在 5% 的情况下阙如。中结肠动脉梗阻以后横结肠发生坏死的可能性较大，因为此部边缘动脉的形成不固

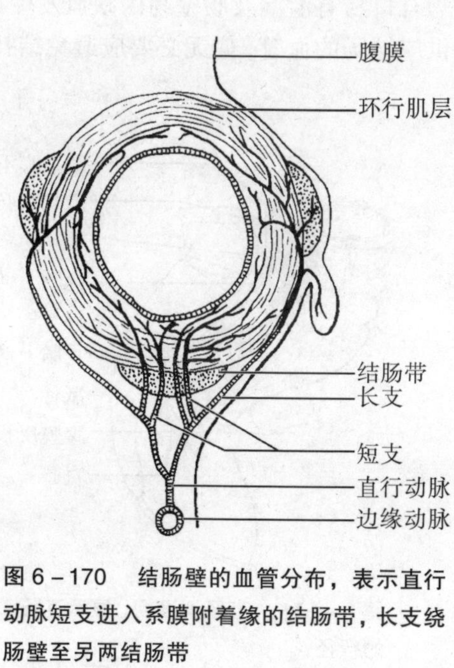

图 6－170 结肠壁的血管分布，表示直行动脉短支进入系膜附着缘的结肠带，长支绕肠壁至另两结肠带

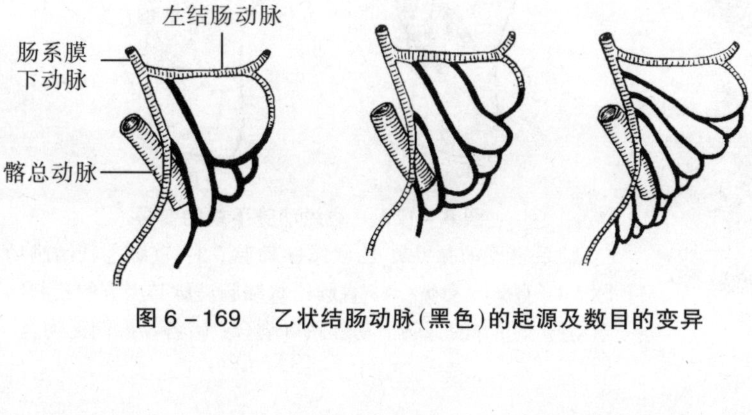

图 6－169 乙状结肠动脉(黑色)的起源及数目的变异

定，右结肠动脉可能起自中结肠动脉或者阙如，左结肠动脉的大小以及与中结肠动脉间的吻合如何均不恒定，脾曲的血液供应来源也不恒定，横结肠的血液供应有可能仅来自中结肠动脉。因此，如无必须，应避免结扎中结肠动脉的主干，如果需要结扎，结扎后仍应在缝合腹壁前注意检查横结肠有无血液供应不足的情况。由胃网膜动脉及胰下动脉发出至横结肠的小支供应的血量很少。

由上述情况看来，一支动脉主干发生梗阻以后，边缘动脉所可起的侧支循环并不一定很充分，手术切除肠管病变时一般皆须同时切除一定范围的肠道，以策安全。例如因切除盲肠而结扎回结肠动脉时，最少应将升结肠的下部同时切除，如果结扎右结肠动脉即应将肝曲同时切除。又如因切除降结肠而结扎左结肠动脉时，应将脾曲一并切除，因为在 2/3 的情况下脾曲的血液供应来自左结肠动脉，也因为左结肠动脉与中结肠动脉间的吻合支大小不定。此外，对于结肠癌的患者应将可能发生转移的局部淋巴结同时切除，为此亦须以动脉分布区为准。例如对于升结肠癌，虽然很局限者所应切除的范围亦须包括盲肠、升结肠及肝曲，有时尚要看回结肠动脉与末一支回肠动脉间的吻合情况而需切除一段回肠。同理，在切除降结肠的上部或全部时，应同时切除脾曲及横结肠的左 1/3。在切除乙状结肠下部及直肠以后，所保留的乙状结肠部分一般皆可依靠边缘动脉获得足够的血液供应。在切除直肠癌或乙状结肠癌时结扎肠系膜下动脉主干以后，据统计在 70% 的情况下降结肠仍可以依靠边缘动脉获得足够的血液供应而不需切除。

乙状结肠与直肠交界部的血液供应：直肠上动脉常分为左、右两支供应直肠，分叉位置常在直肠起始部平面，也可变动于第 1 骶椎到第 3 骶椎之间。据统计，**直肠上动脉**在骶骨前面至少分出一支**直肠乙状结肠动脉**(rectosigmoid artery)，也可多至 4～5 支，分布于乙状结肠的下部及直肠的上 1/5(图 6－171)。经常出现的一支位于骶岬下方 1～2 cm 处，呈一短干，随即分支，升支与最低的一支乙状结肠动脉吻合。此外，也有人将这一支直肠乙状结肠动脉称为最末一支乙状结肠动脉。另有不同研究结果，这一支动脉与上方的乙状结肠动脉之间的吻合，发育较好者仅占半数，或者超过半数。总之，边缘动脉与直肠乙状结肠动脉间至少在大部分情况下皆有吻合。至于直肠乙状结肠动脉与直肠上动脉的其他分支之间则少有吻合，但有的统计数字可达半数(图 6－172)。由此可见，如果切断直肠乙状结肠动脉，乙状结肠下部及直肠上部即有发生缺血的危险。因此，在切除乙状结肠而保留其与直肠交界的部分时，应仔细检查动脉的吻合情况，在边缘动脉最低的吻合弓平面切断，也就是保留直肠乙状结肠动脉或最低一支乙状结肠动脉，低于此平面时将切断直肠乙状结肠动脉(图 6－173)，因为此动脉紧邻直肠壁进行。保留的直肠乙状结肠上残端的血液供应即通过直肠上动脉与直肠中、下动脉间的吻合来自下方，通过直肠上动脉，经过最低的一支乙状结肠动脉的起点，再经最低的乙状结肠动脉到达(图 6－174)。因此，在切断肠管时不应伤到最低的一支乙状结肠动脉。

结肠手术与血液供应有关的要点：结肠手术的危险，一方面在于其内含物的感染性较大，另一方面在于吻合口易有溢漏及肠壁易因缺血发生坏死。因此，在进行结肠手术时必须特别注意其血液供应。手术中对于供应结肠的血管，如无必要应避免结扎。对于欲切除肠管的血管分布情况，一般情况下不难看清，在胖人则

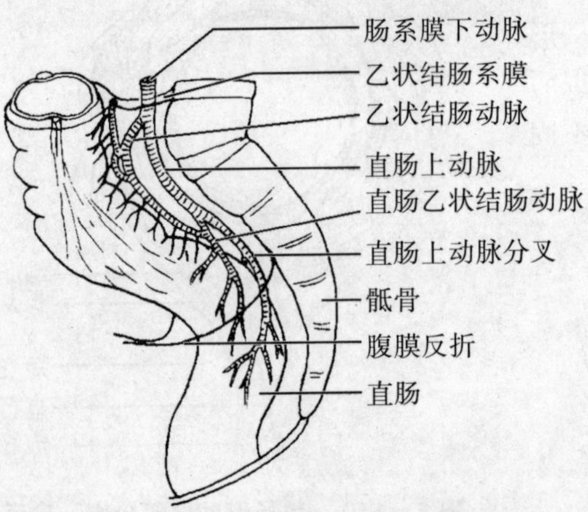

图 6－171　直肠侧面观，显示直肠乙状结肠动脉的行径

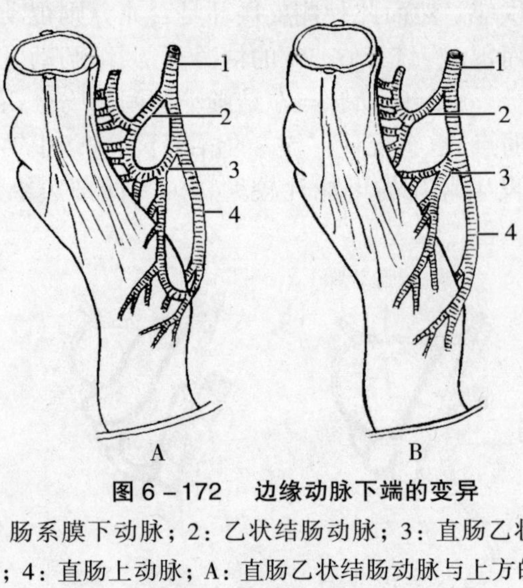

图 6－172　边缘动脉下端的变异

1：肠系膜下动脉；2：乙状结肠动脉；3：直肠乙状结肠动脉；4：直肠上动脉；A：直肠乙状结肠动脉与上方的乙状结肠动脉及下方的直肠上动脉间有吻合；B：各动脉间无吻合

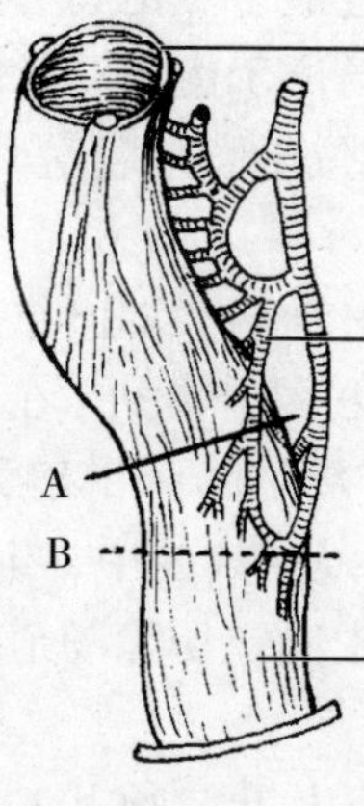

图 6－173　切除乙状结肠在 A 平面切断时可能伤到沿肠壁进行的直肠乙状结肠动脉，保留的 B 平面以上的肠管即只有依靠可能存在的直肠乙状结肠动脉与直肠上动脉间的吻合支供应，有发生缺血坏死的危险

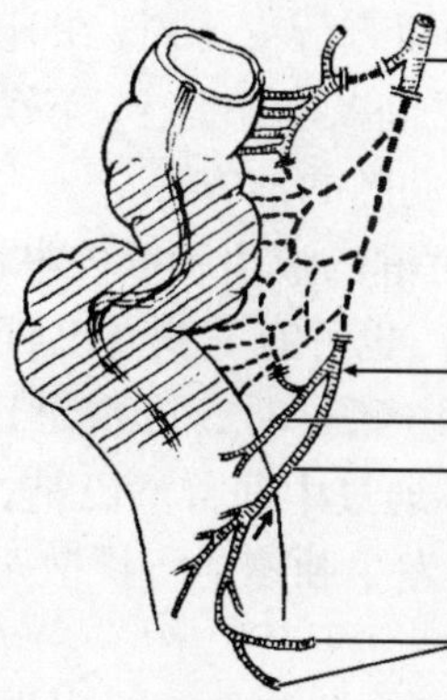

图 6－174　切除乙状结肠（阴影区）在危险点以上结扎肠系膜下动脉，保留的乙状结肠直肠交界处的血液供应，可以通过直肠上动脉与直肠中下动脉间的吻合，进入直肠上动脉，再通过危险点到达最低的乙状结肠动脉

可因脂肪较多而较难看清，但是可用手指摸清动脉的搏动以确定。游离升降结肠时皆可在结肠旁沟切开腹膜，再将肠管向内翻起，连同血管带起，即可无大出血。游离肝曲或脾曲时切断其腹膜附着处即可。切断膈结肠韧带时可能有较多的出血点需要结扎。先游离肠管可以便于显露其近侧的主要血管，在处理肿瘤之前结扎血管，以防癌细胞沿静脉扩散。先游离肠管，也便于及早用纱布垫将肿瘤包裹，以防癌细胞脱落于腹膜腔中。如果游离肠管不足，易使血管受到过大的张力。边缘动脉及直行动脉特别易于受到张力的影响而发生供应区缺血或坏死。较常见的由于血液供应不足而发生吻合口溢漏者为低位吻合，即由于近侧肠游离不够，向下移接于直肠时所受张力太大，加以缝合时技术上的困难而不易缝合准确所致。如果将近侧肠管末端勉强用力向下拉过肛门括约肌时，也可由于伤到边缘动脉而引起肠管坏死。进行永久性结肠造瘘时应保留边缘动脉，肠管要有足够的游离长度，以使在外置时血管不受到张力。如果外置的肠管松弛度不够，固定于腹壁时即易使血管受到过度牵扯而妨碍肠管的血液供应。进行暂时性结肠造瘘仅为将一段肠管外置，在肠系膜上开了一孔洞，穿过一根玻璃棒或一段橡皮管，支持肠管于腹壁外。肠系膜的孔洞应开在边缘动脉与肠壁之间。为此须切断一些直行动脉。

静脉回流：结肠的静脉回流由肠壁内的静脉丛开始，先形成小的结肠静脉离开肠管，与直行动脉伴行。此类静脉再汇合成较大的静脉，与动脉伴行。右半结肠的静脉常形成**回结肠静脉**、右结肠静脉及中结肠静脉。**肠系膜上静脉**常由回结肠静脉起始，也可由小肠静脉汇合形成，在高位接收回结肠静脉。**右结肠静脉**及**中结肠静脉**可以汇入胃网膜右静脉或者胰十二指肠上前静脉。也可以汇入肠系膜上静脉。横结肠的静脉在胰腺附近汇入肠系膜上静脉或其属支。左半结肠的静脉常汇合成**左结肠静脉**及**乙状结肠静脉**。左结肠静脉可以汇入肠系膜上静脉，也可以汇入脾静脉的末段或者肠系膜下静脉。乙状结肠静脉汇入**肠系膜下静脉**。此静脉由直肠上静脉向上延续形成，可以直行向上经过胰腺后方汇入脾静脉或者汇入脾静脉与肠系膜上静脉相汇合处，也可急转向左经过十二指肠空肠曲的上方汇入肠系膜上静脉。手术中揉动肿瘤时可使癌细胞脱落，经静脉扩散。因此，应尽可能先结扎有关的静脉，而后再游离肠管及肿瘤。显露肠系膜下静脉的方法为在降结肠外侧切开腹膜，将肠管向内游离，即可在左侧输尿的内侧找到肠系膜下静脉，进行高位结扎。

淋巴回流

大肠的淋巴引流与小肠相似，也与动脉密切相关。大肠各部淋巴引流的丰富程度依下列次序递减：盲肠阑尾、直肠、乙状结肠，结肠脾曲与肝曲，升结肠、降结肠。

肠壁淋巴丛：结肠的黏膜层中含有分散的淋巴结节。黏膜下层、肌肉层及浆膜下层中皆含有淋巴管丛，内层的淋巴丛汇入浆膜下淋巴丛，再汇入肠壁外的淋巴结。肠壁内的淋巴丛主要绕肠管环行，远近之间交通支较少，因而患癌肿时沿肠圈蔓延的速度较向上、下蔓延为快。

淋巴结：引流结肠的淋巴结有浆膜下淋巴结、结肠旁淋巴结、中间群淋巴结及近侧群淋巴结(图 6－175)。

浆膜下淋巴结紧贴肠壁，可以邻近脂肪垂的基部，一般以肠系膜缘的结肠带附近最多。结肠旁淋巴结位于肠系膜中，沿边缘动脉的短直行支排列，在升降结肠皆位于肠道的内侧，在横结肠位于边缘动脉的上下。中间群淋巴结位于动脉弓之间及肠系膜上、下动脉的主要分支附近。近侧群淋巴结位于肠系膜上、下动脉的起始段附近，亦即位于腹主动脉的前方。

淋巴流向：正常时淋巴液由肠壁内淋巴丛进入浆膜下淋巴结，再依次通过结肠旁淋巴结及中间群淋巴结，到达近侧群淋巴结，也可有一些淋巴管超越一站淋巴结而汇入更近侧的淋巴结。此外，在有病变的情况下，特别是在弯曲部患癌肿时，可因淋巴管阻塞而使病变由浆膜下淋巴结及结肠旁淋巴结直接蔓延至近侧群淋巴结，完全不通过中间群淋巴结，因而所需切除肠管的范围较大。在晚期病变中，当有较多的近侧群淋巴结受累时，可能发生肿瘤逆行扩散至引流邻近肠管的远侧淋巴结，手术中决定切除肠道的范围时应注意及此。

结肠各部的淋巴回流皆随动脉进行。引流回肠末段 15 ~ 20 cm 范围、盲肠以及升结肠下 1/3 段的淋巴管沿回结肠动脉进行，已在阑尾一节中述及。引流升结肠上 2/3 的淋巴管汇入沿右结肠动脉排列的中间群淋巴结，再流入肠系膜上动脉根部的近侧群淋巴结。引流结肠肝曲及横结肠右 2/3 的淋巴管汇入沿中结肠动脉排列的中间群淋巴结，再流入肠系膜上动脉根部的近侧群淋巴结；浆膜下淋巴结的输出管，有的可能汇入胃下淋巴结。引流结肠右半的淋巴管与引流小肠的淋巴管，在肠系膜上动脉根部附近汇合成肠淋巴干。横结肠左 1/3 及脾曲部分的淋巴管汇入左结肠动脉上支附近的结肠旁淋巴结，一部分由此汇入左结肠动脉主干附近的中间群淋巴结，再到肠系膜下动脉主干附近的近侧群淋巴结；另有少数淋巴管沿肠系膜下静脉进行，汇入肠系膜根部的较高位的淋巴结。降结肠的淋巴管先汇入沿左结肠动脉排列的中间群淋巴结，再到肠系膜下动脉主干附近的近侧群淋巴结。乙状结肠的淋巴管先汇入乙状结肠动脉主干根部的中间群淋巴结，再到肠系膜下动脉主干附近的近侧群淋巴结。

结肠癌的切除范围与淋巴回流的关系：综合前述，可见每一动脉主干分布区内的淋巴回流途径大体上可依动脉分布区决定。不论肿瘤大小，切除范围至少应包括肿瘤上、下各长约 8 ~ 10 cm 长的健康肠管以及可能有转移的中间群淋巴结。为能保证切除有关的淋巴结，相邻的动脉主干即必须同时切除，为此又须 将动脉主干供应区的肠管完全切除。因此，所需切除的肠管常很长(图 6 – 176)。

盲肠及升结肠癌所需切除范围包括回肠末段 20 ~ 25 cm 长、盲肠、升结肠、肝曲以及横结肠右 1/3。将回结肠动脉及右结肠动脉在起始处切断。切断中结肠动脉的右支。有人主张在女性尚应包括右侧卵巢，因为有人发现右卵巢与盲肠及阑尾部有淋巴管相连，结肠癌可能经此直接蔓延至卵巢。

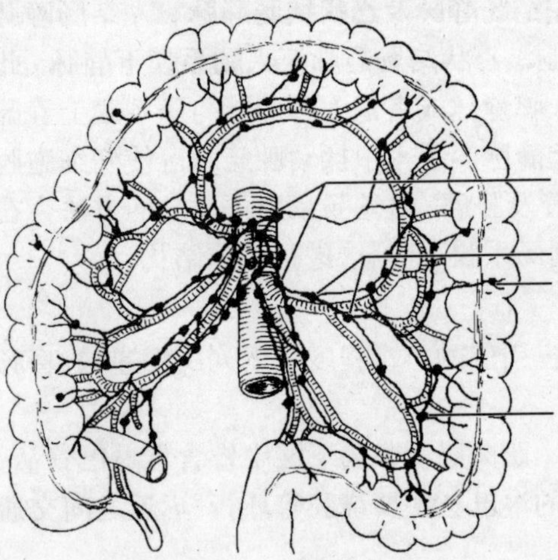

图 6 – 175　结肠的淋巴回流

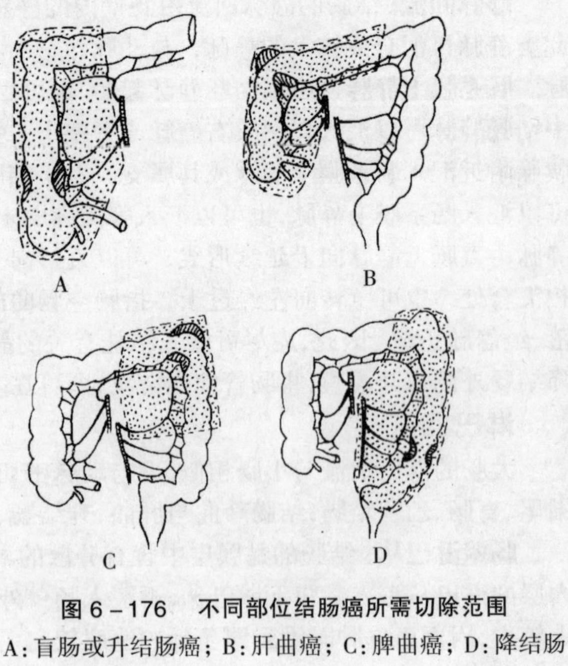

图 6 – 176　不同部位结肠癌所需切除范围

A：盲肠或升结肠癌；B：肝曲癌；C：脾曲癌；D：降结肠或乙状结肠癌

结肠肝曲癌肿所需切除的范围，除如升结肠癌以外，尚需包括横结肠的右侧 2/3，包括大网膜及胃结肠韧带。中结肠动脉于其起始处切断。

横结肠中部癌肿所需切除的范围可以比较局限，但是也有主张应包括升结肠、肝曲、横结肠、脾曲、降结肠的上半、大网膜及胃结肠韧带，切断回结肠动脉、右结肠动脉、中结肠动脉及左结肠动脉的起始部。

结肠脾曲癌肿所需切除范围包括横结肠左侧半、降结肠及乙状结肠的上半，切断左结肠动脉主干及中结肠动脉左支。

降结肠癌肿所需切除范围包括横结肠左侧半、脾曲、降结肠及乙状结肠，切断系膜下动脉的起始部。

乙状结肠癌肿所需切除范围与降结肠癌相同，对于低位的乙状结肠癌尚须切除直肠。

神经供应

大肠的神经供应有交感神经、副交感神经及传入纤维，皆沿动脉分布。供应升结肠及横结肠的神经通过**腹腔丛**及**肠系膜上丛**。供应降结肠及乙状结肠的神经大部分通过**肠系膜下丛**。腹腔丛不仅含有交感神经，也含有迷走神经及传入纤维。肠系膜上丛由腹腔丛分支延伸形成，围绕肠系膜上动脉。肠系膜下丛由主动脉丛分支延伸形成，主要来自左侧，围绕肠系膜下动脉。主动脉丛由腹腔丛下端向下延伸形成，并接收直接发自腰交感神经干的分支。

交感神经：供应大肠的交感神经节前纤维发自脊髓胸 8 ~ 腰 2 节段。由胸 8 ~ 12 发出的节前纤维通过内脏神经到达腹腔丛，再由腹腔丛发出节后纤维，随肠系膜上动脉分布于盲肠、阑尾、升结肠及横结肠。由腰 1 ~ 2 发出的节前纤维进入肠系膜下丛。由肠系膜下丛发出的节后纤维随肠系膜下动脉分布于降结肠、乙状结肠及直肠的上部(图 6 – 177)。

副交感神经：供应大肠的副交感神经节前纤维发自迷走神经及骶副交感神经。迷走神经纤维通过腹腔丛随肠系膜上动脉分布于盲肠、阑尾、升结肠及横结肠，多认为止于降结肠的中部。骶副交感神经节前纤维形成盆内脏神经，分支供应降结肠下部、乙状结肠及直肠。副交感神经的节前纤维终于肠壁肌肉内的**肠肌丛**(Auerbach 丛)及**黏膜下丛**(Meissner 丛)，再由此类神经丛发出节后纤维。

传入纤维，分布于大肠的传入纤维神经元胞体位于脊神经后根神经节中，神经纤维随交感神经分布(图 6 – 178)。有人发现大肠的感觉神经供应为两侧性，中线右侧的盲肠、阑尾、升结肠及横结肠右侧来自右侧，中线左侧的结肠来自左侧。直肠的传入纤维通过骶副交感神经。

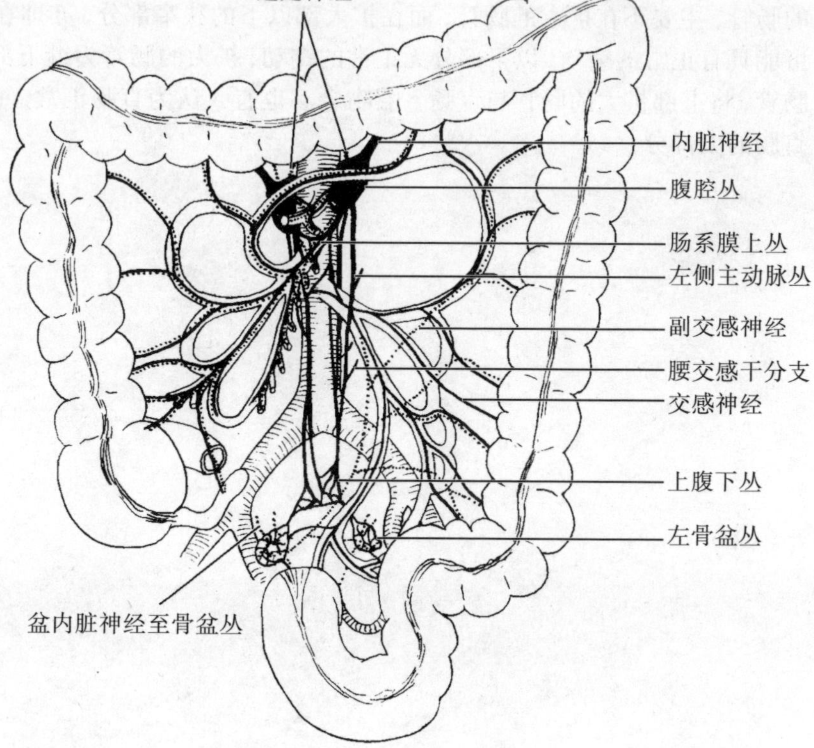

图 6 – 177　大肠的神经供应，实线表示交感神经，虚点线表示副交感神经

畸形

闭锁：大肠的先天性闭锁发生在直肠者最多。结肠部分发生闭锁者在消化道中约占 10%。

囊肿：结肠也可能发生囊肿或分支。囊肿有时也被称为分支。真正的分支为回肠末段、盲肠及升结肠，皆分为两条，阑尾也有两条。

憩室：胃肠道憩室多见于乙状结肠，据统计约占 60%。大肠的其他部位很少发生憩室。乙状结肠系膜附近的脂肪垂多而且大，与多发憩室有关。憩室壁一般无肌肉层，仅由黏膜凸出形成，故而称为假性憩室。发生憩室的部位常在血管进入肠壁的软弱处，多见于肠系膜缘结肠带与外侧结肠带之间，也常凸入脂肪垂。憩室经一小口与肠腔相通。憩室中可含有肠腔内含物，易于停滞而引起急性炎症或梗阻。憩室多见于 30 岁以后，多数无症状。

巨结肠：此种畸形为乙状结肠特别扩大及肥厚，也可延及近侧一段降结肠管。关于巨结肠的发生原因说法不一，有人分为四种：(1) 先天性器质性梗阻，肠管的神经供应及运动正常；(2) 神经性；(3) 乙状结肠特别长；(4) 营养不良，维生素缺乏、或者甲状腺功能不足等。治疗此病时应针对发生原因。

先天性神经性巨结肠（congenital megacolon, Hirschsprung's disease）被认为是肠壁内神经丛很少或无神经节细胞，病变的肠道范围在 90% 的情况下约在 5～30 cm 之间。治疗此种畸形的方法，有人采取腰交感神经切除术，同时切除一部分肠系膜下丛及上腹下丛。但是应先试行腰椎麻醉，有效时再行手术。另一种治疗方法是切除有病变的肠道，为能保证将有病变的部分完全切除，手术中可行冰冻切片检查切除肠管的近侧端。此外，也有人认为缺乏或无神经节细胞的肠管，主要不在扩大的肠管，而在扩大部以下的狭窄部分，亦即在乙状结肠直肠交界处上下，扩大的部分可能具有正常的蠕动，以下部分无正常的蠕动，扩大的肠管为继下部狭窄以后产生。因此，主张切除狭窄的肠管，将上部扩大的肠管与直肠下端吻合。也有人认为直肠正常，主张将扩大与狭窄的肠管一并切除，保留直肠的大部分。

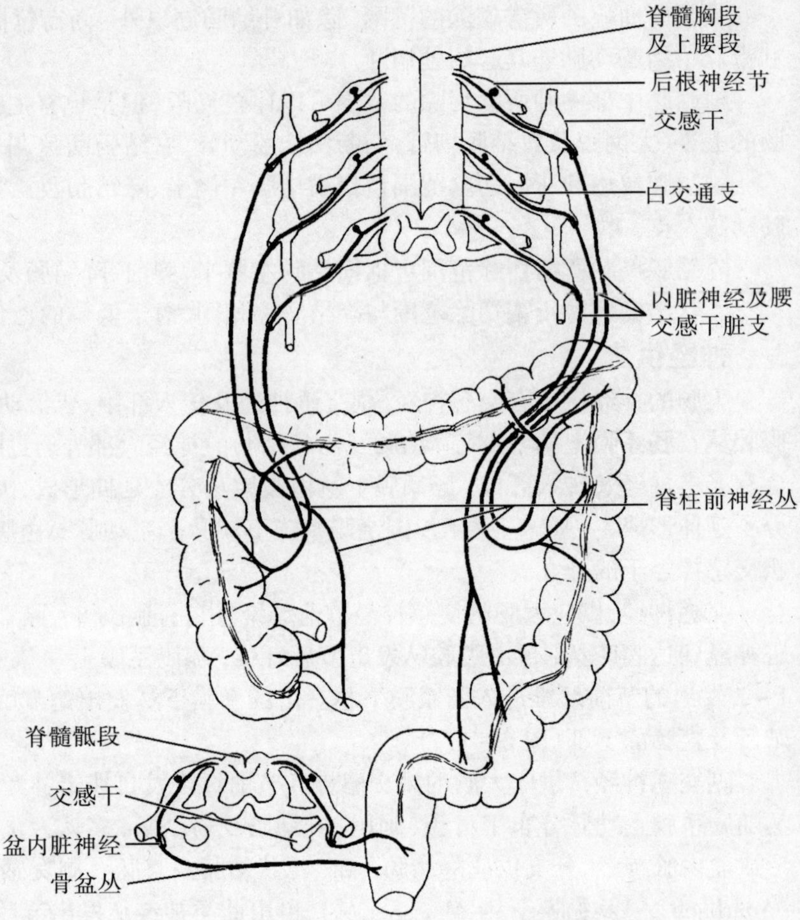

图 6－178　大肠的传入神经分布，升、降结肠皆为单侧起源，直肠的传入纤维不进入交感干而进入骶神经

第七章
腰部及腹膜后间隙

第一节　腰　　部

概　　述

境界

腰部(lumbar region)的上界为第12肋,下界为髂嵴,外界为腋后线向下的延长线,内界为腰椎棘突的连线。内侧的脊柱部分将在第十章叙述。

浅层结构

皮肤:腰部皮肤较厚,活动度较小。

皮下组织:在腰下部的皮下组织中,深处脂肪组织较多,与臀部皮下脂肪组织相续,合而形成腰臀脂肪块,在腰部覆盖背阔肌的一部分。

皮肤的神经供应与脊髓节段投影:腰部外侧份皮肤主要由第10~12胸神经后支分布。脊髓第10~12胸节依次投影于腰部。内侧份由第1~3腰神经后支分布。

深筋膜:腰部深筋膜较薄,覆盖背阔肌与腹外斜肌。

肌肉及筋膜

浅层肌肉

背阔肌(latissimus dorsi muscle):此肌起自下六胸椎棘突、全部腰椎及上部骶椎棘突与棘上韧带以及髂嵴后部的外缘,肌纤维向外上进行,外缘游离。

腹外斜肌(external oblique muscle):此肌后部起自下位肋骨及髂嵴前1/3的部分,位于腰部的外上份,后缘游离。

腰下三角(inferior lumbar triangle):背阔肌外缘、腹外斜肌后缘与髂嵴之间所形成的三角形区域,称为腰下三角(图7-1)。三角区的大小因上述两肌的发达程度不同而不固定。三角区内无浅层肌肉,深处为腹内斜肌,形成腰部的薄弱区,偶可发生疝。腰部深处脓肿可以经此三角区出现于皮下。

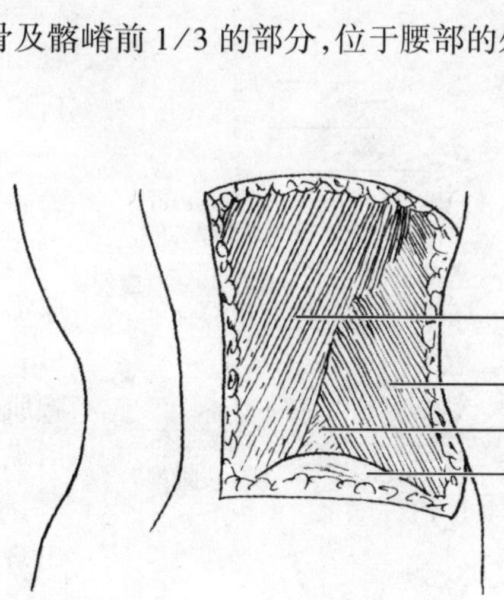

图7-1　腰下三角的境界

中层肌肉

下后锯肌(serratus posterior inferior muscle):此肌位于背阔肌深处,借腰背筋膜后层起自末两胸椎及上两腰椎棘突,斜向上外,止于第9~12肋的后面,薄而短,下部纤维位于腰肋韧带的浅处。胸膜反折线与腰肋韧带相平或稍高。因此，在肾脏的手术切口中，可以下后锯肌为标志，不伤到此肌与腰肋韧带，即可避免伤到胸膜。

骶棘肌群（sacrospinalis muscles）：这一群肌肉由骶骨背面及髂嵴后份向上伸展至枕骨，宽如手掌，分髂肋肌、最长肌及棘肌三组。髂肋肌位于最外侧，背阔肌的深面，在肾脏手术腰部切口的后端可以见到，一般不须切断，如果需要切断，应在第 12 肋的稍下方与肋骨平行切开，以免伤到末胸神经、第 1 腰神经、第 10 及 11 胸神经后支与伴行血管。

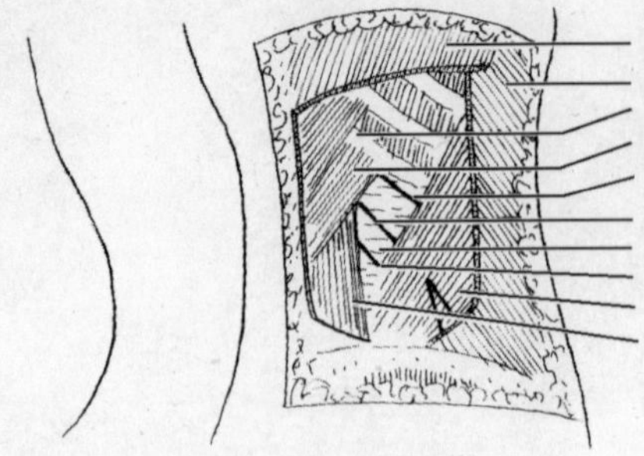

图 7-2　腰上三角的境界

腹内斜肌（internal oblique muscle）：此肌起自髂嵴前半及胸腰筋膜的后层，在后方较宽于腹外斜肌，位于腹外斜肌的深处，腰部的下外份。

腰上三角（superior lumbar triangle）：在背阔肌的深处，腰下三角的内上方，由腹内斜肌后缘、第 12 肋下缘与骶棘肌外缘形成另一三角形区域，称为腰上三角（筋膜三角），深部为胸腰筋膜三层融合的部分（图 7-2），为腰部另一个薄弱区。**腰部疝**可以发生在此三角内。深部脓肿也可经此三角区出现于浅层。肾脏手术的腰部切口即通过此三角区，切开深处的胸腰筋膜以后，即可见到末胸神经血管通过三角区的最上部，髂腹下及髂腹股沟神经通过三角区下部。在切开与缝合的过程中，皆应注意避免伤到此类血管神经。

深层肌肉

腰方肌（quadratus lumborum muscle）：**髂腰韧带**（iliolumbar ligament）由第 5 腰椎横突伸展至髂嵴后部。腰方肌呈不规则的四边形，下部较宽于上部，起自下三腰椎横突、髂腰韧带及其邻近的髂嵴长约 5 cm 一段，肌纤维向内上进行，止于第 12 肋下缘及上四腰椎横突尖部（图 7-3）。腰方肌的作用为使脊柱侧弯，两侧同时作用时为伸脊柱。此肌为胸腰筋膜前、中两层包绕，上部前有**外侧弓状韧带**，后有**腰肋韧带**。腰方肌的后面大部分为骶棘肌所覆盖。正常的肾脏伸展到腰方肌外缘 2.5 cm 以外。肾脏手术切口至此肌外缘即可，必要时可将此肌向内牵开，很少需要切开其外侧份。

腰大肌（psoas major muscle）：此肌位于腰椎体与横突之间，叠掩腰方肌前面的内侧份，起点共有 15 处，各腰椎及第 12 胸椎的椎体侧面上下缘及椎间盘，各腰椎横突的前面及下缘，上四腰椎体侧面的纤维弓。此纤维弓的深面有腰动脉、静脉以及腰交感神经干至腰神经的灰交通支各一条通过。腰大肌的纤维向下外进行，沿骨盆缘外侧下降，通过腹股沟韧带深面至股部，末端形成肌腱，与髂肌腱相合，止于股骨小转子的前面（图 7-4）。腰大肌因与肾、输尿管、盲肠、阑尾、乙状结肠、胰腺、腰淋巴结以及腹后壁的神经等关系密切而在临诊上很重要。此类脏器有病变时，腰大肌活动即可引起疼痛。由于腰大肌沿脊柱外侧进行，跨过骶髂关节，椎间关节或骶髂关节有病变时，即可引起腰大肌反射性痉挛。

腰小肌（psoas minor muscle）：此为一条细长的小肌，位于腰大肌的前面，不常出现，起自第 12 胸椎体、第 1 腰椎体以及其间的椎间盘的侧面，向下外进行，形成一条细长的扁腱，止于髂骨的弓状线及髂耻隆起。神经供应来自胸 12，胸 12 及腰 1，腰 1、2 或腰 2、3。

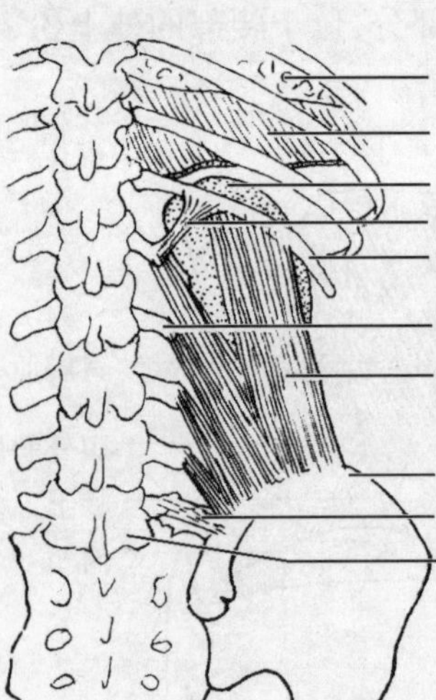

图 7-3　腰方肌

腰肌鞘（psoas sheath）：包绕腰大肌的筋膜称为腰肌鞘，内侧附着于腰椎体；外侧上部与胸腰筋膜前层相混，下部与髂筋膜相混；上端内侧附着于第 2 腰椎体，外侧附着于第 1 腰椎横突，两点之间增厚形成**内侧弓状韧带**（medial arcuate ligament），膈的一部分起自此弓；下端经腹股沟韧带深面，股血管的后方，伸展到股骨小转子，与腰肌腱相混（图 7-5）。由此可见，腰肌鞘呈漏斗状，上方开口于胸腔后纵隔。患脊柱结核，脓液可进入腰肌鞘内而形成脓肿，久之鞘即变厚，形成管状，脓液即可沿之下降，在腹股沟韧带上方或股三角内出现脓肿。

腹横肌（transversus abdominis muscle）：此肌在腰部起自三层胸腰筋膜在外侧的融合部分，起始部分为腱膜性，向外向前延伸一段

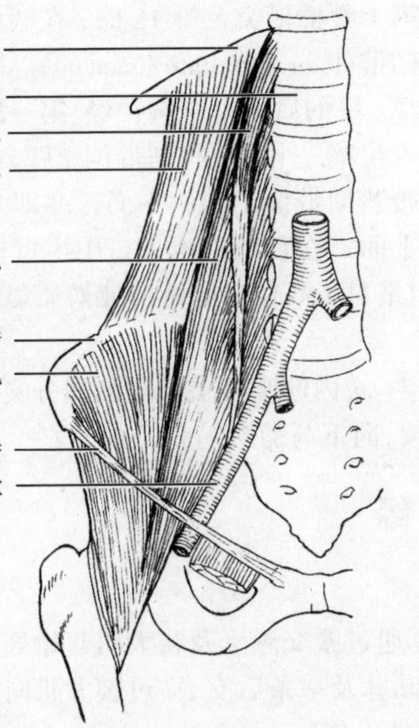

图7-4　腰肌

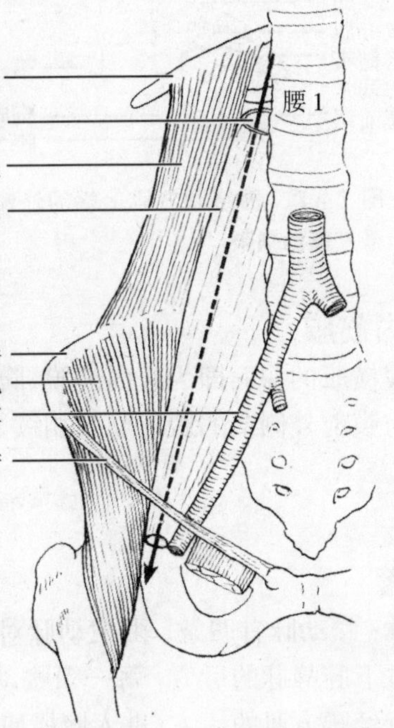

图7-5　腰肌鞘，箭头表示脓肿扩散方向

距离以后再变为肌性。**腹内斜肌**在腰部起自三层胸腰筋膜在外侧融合部分的外面，后缘位于腹横肌腱膜起始部分的内侧。因此，在肾脏手术切口中切开腹内斜肌以后，即可见到腹横肌起始部分的腱膜。此腱膜的深面与腹膜之间仅隔以腹横筋膜及腹膜外脂肪。

胸腰筋膜

胸腰筋膜：(thoracolumbar fascia)在腰部比较明显，在内侧分为后、中、前三层(图7-6)，位于第12肋与髂嵴之间。后、中两层致密而坚韧，前层较薄。后、中两层间含有骶棘肌群。前、中两层间含有腰方肌。在腰方肌外缘以外，三层筋膜融合为一层腱膜，构成腹横肌的腱膜性起点，腹内斜肌有一部分起自此腱膜的外面。

胸腰筋膜后层：此层在内侧附着于腰椎棘突及棘上韧带，下方附着于髂嵴，上方沿骶棘肌的后面向胸部延伸为胸腰筋膜胸份。背阔肌及下后锯肌的腰部起始部分，皆与胸腰筋膜后层的起始部分相混。

胸腰筋膜中层：此层在内侧附着于腰椎横突尖部，下方附着于髂腰韧带及髂嵴，上方附着于第12肋及第1腰椎的横突，在两点之间形成**腰肋韧带**(lumbocostal ligament)。此韧带位于腰方肌上端的后面，深面正对胸膜腔的下界；在进行肾脏手术采取的高位切口中，切断此韧带时应注意避免伤到胸膜囊(图7-7)。

胸腰筋膜前层：此层在内侧附着于腰椎横突前面靠近根部的隆起嵴，下方附着于髂腰韧带及髂嵴。上方

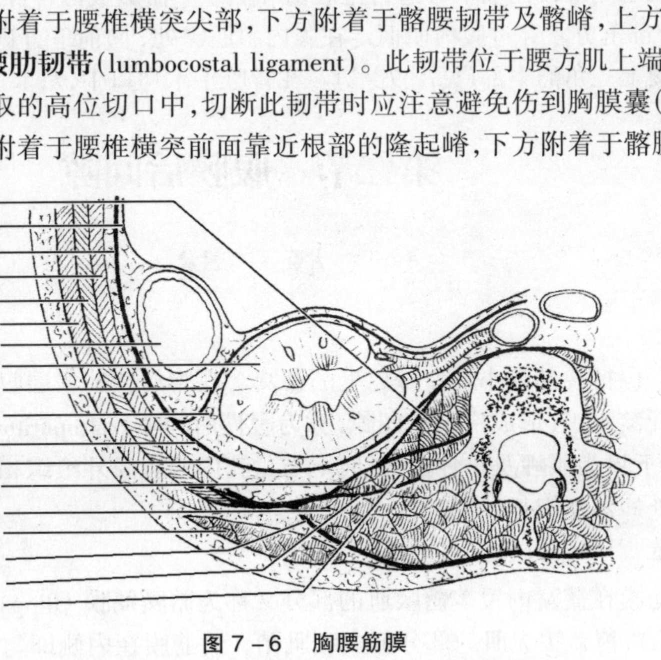

图7-6　胸腰筋膜

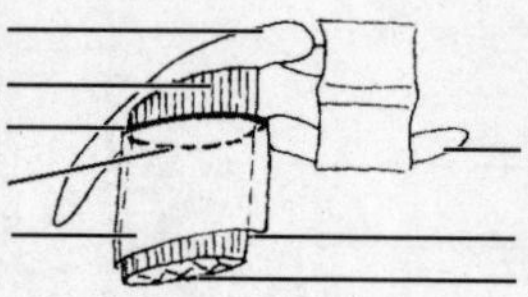

图 7-7　围绕腰方肌上端的外侧弓状韧带及腰肋韧带

附着于第 1 腰椎横突及第 12 肋，在两点之间增厚形成**外侧弓状韧带**(lateral arcuate ligament)。膈的一部分起自此弓的上缘。弓的后方有末胸神经、第一腰神经及伴行血管通过进入腹壁。外侧弓状韧带位于腰方肌的前面，与肌肉后面的腰肋韧带位于同一平面，亦即与胸膜囊的下界位于同一平面，在肾脏手术切口中也可作为保护胸膜腔的标志，但是对于高位肾脏则可能妨碍显露。

腹内筋膜

在腹横肌的深面即为腹内筋膜、腹膜外脂肪及腹膜等层。腹内筋膜覆盖肾脏的部分又称为肾筋膜。肾筋膜向外与腹前外侧壁的腹横筋膜相续，向上与膈下筋膜相续，向下与髂腰筋膜相续。

血管神经

血管

动脉：腰动脉有四条，由主动脉对上四腰椎体处发出，通过腰交感干及腰大肌起始处纤维弓的深面，在右侧通过下腔静脉的后方。每一条腰动脉皆发出一支脊柱动脉及一条后支，穿过腰大肌向外向后走。上三条腰动脉行经腰方肌的后方，进入腹横肌与腹内斜肌之间，向外下斜行。

静脉：腰静脉与腰动脉伴行。第 1、2 腰静脉及肋下静脉汇入腰升静脉。第 3、4 腰静脉汇入下腔静脉。

淋巴回流

腰部的浅淋巴管主要汇集于髂嵴上方，沿旋髂浅血管汇入腹股沟淋巴结。深部肌肉的淋巴管则沿血管进行，汇入主动脉旁淋巴结。

神经

腰部重要的神经有末胸(肋下)神经及第 1 腰神经前支，皆先通过腰大肌与腰方肌之间，继而在腰方肌与其前面的胸腰筋膜前层之间向外下斜行。末胸神经通过腰上三角的上部，穿过腹横肌起始部腱膜，沿第 12 肋下缘向外下斜行(见图 7-2)。第 1 腰神经在腰大肌质内或腰方肌的前面分为髂腹下及髂腹股沟神经两大支，前者较大。两神经跨过腰方肌的前面向外下斜行，至该肌外缘以外即穿过胸腰筋膜前层而至其前方，位于肾脏后方。髂腹下神经在髂嵴上方不远处穿过腹横肌起始部腱膜，到达该肌与腹内斜肌之间，并且在此处分为外侧皮支及前皮支。外侧支在髂嵴上方穿过腹内斜肌及腹外斜肌，跨过髂嵴，分布于臀部外侧份皮肤。前皮支在腹内斜肌与腹横肌之间继续向前下方进行至腹前外侧壁。髂腹股沟神经较小于髂腹下神经，位置也较低，与之平行，至髂嵴前部上方才穿过腹横肌而走在腹内斜肌深处，向前下方进行至腹前外侧壁。髂腹下神经与髂腹股沟神经通过腰上三角的下部(见图 7-2)。在肾脏手术切口中，对上述神经皆应注意避免损伤。

第二节　腹膜后间隙

概　　述

境界

腹后壁的范围，包括腰部及小骨盆缘以上的髂窝。在腹后壁的壁层腹膜与后方的腹内筋膜之间含有许多脏器及一定量的蜂窝组织，形成广大的间隙，称为**腹膜后间隙**(retroperitoneal space)，上界为腹膜在膈下于肝脏表面的转折处，下界为骶岬及小骨盆缘，向下与盆腔内的腹膜外组织相续，两侧界为腋后线平面，向外与腹前外侧壁的腹膜外蜂窝组织相续。

髂肌及髂筋膜

腹后壁的腹内筋膜在髂窝内覆盖髂腰肌的部分又称为**髂腰筋膜**(iliopsoas fascia)，覆盖髂肌的部分即称为**髂筋膜**(iliac fascia)，覆盖腰大肌的部分形成**腰肌鞘**。髂筋膜在内侧即与腰肌鞘相续，上方附着于髂嵴，再向上即与肾筋膜相续。**髂肌**起自髂窝内而覆盖髂窝，向下通过腹股沟韧带外侧半的深面，肌纤维集合成肌腱以后即与腰大肌腱相合，向下止于股骨小转子。

内含结构

在腹膜后间隙的蜂窝组织中，含有肾脏、肾上腺、输尿管、腹主动脉、下腔静脉、髂血管、精索内(卵巢)血管、交感干腰段、腰淋巴干、淋巴结以及神经组织等。胰腺、十二指肠及降结肠等皆各有一部分位于腹膜后间隙中，已在腹部一章中述及，本章仅述及前述各结构。

髂腰部脓肿

髂腰部脓肿常发生在腹膜后间隙中，也可发生在髂腰筋膜深面。腹膜后间隙中脓肿的来源可为肾周围脓肿、淋巴结感染、起源于阔韧带内蜂窝组织中的盆腔感染向上扩散、盲肠后位的阑尾炎以及偶见的十二指肠或胰腺感染。腹膜后间隙内的蜂窝组织疏松，有感染时很容易扩散。

髂腰筋膜深面的脓肿主要来源于脊柱结核。前已述及腰大肌鞘呈漏斗状，上口开向胸腔后纵隔，但是，内侧因肌肉附着于脊柱而阙如。因此，当胸椎、腰椎、甚至于颈椎患结核产生寒性脓肿时，脓液皆可流注入腰肌鞘内，位于肌质中或肌肉与前面的肌鞘之间，可使肌肉破坏(图 7－8)。腰肌鞘内的脓液增多以后，即可沿肌鞘下降至髂窝，可能侵犯到后方的骶髂关节；也可能在腹股沟韧带上方出现肿块，易被误为疝。脓液也可能经过腹股沟韧带深面下降至股三角内，出现在股血管的外侧，小转子的浅处。脓液在此处可能侵犯到分隔腰肌腱与髋关节囊的滑囊，如果此滑囊是与关节腔相通的即可侵犯到关节内。有时脓肿沿股鞘至股深动脉起始处，再沿此血管到达长收肌深处，而后出现于股内侧。腰肌鞘内的积脓也可在高位向外溃破，沿神经到达胸腰筋膜前、中两层之间，出现在腰部的腰上三角内或腰下三角内。腰肌鞘内的积脓也可在较低位置向外溃破，蔓延至髂筋膜与髂肌之间，在腹下部的一侧可以摸到脓肿，如果在右侧即与阑尾脓肿相似。由于髂筋膜及腹横筋膜皆附着于髂嵴，髂筋膜深面的脓液可能突破此附着处而出现于髂前上棘附近。此种情况下可在邻近髂前上棘处作斜切口，不切开腹横筋膜而将其向内分离，即可到达脓腔。腰肌鞘内的积脓也可突破肌鞘于骨盆缘的附着处进入盆腔侧壁，再经梨状肌上、下孔出骨盆至臀部，沿坐骨神经下降。患腰肌脓肿的病人，患侧髋关节即处于屈曲姿势，目的在于使腰大肌松弛，以减轻对腰肌鞘内神经的压迫。

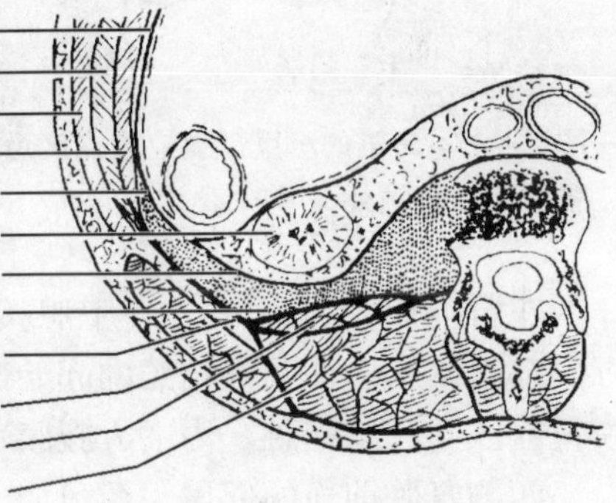

图 7－8　腰肌脓肿蔓延方向

肾　脏

位置

肾脏(kidney)长约 9～12 cm，宽约 4～5 cm，厚约 3～4 cm，位于脊柱两侧，长轴约与腰大肌外缘平行。正常的肾脏位于脐平面以上，平卧时相当于第 12 胸椎至第 2 或第 3 腰椎平面之间。肾脏下端在平卧时约位于髂嵴最高点平面上方约 5 cm，站立时可以下降到髂嵴最高点平面。右肾的位置常较低于左肾。左肾上端常平第 12 胸椎上缘，后面中部有第 12 肋跨过。右肾上端常低约 1 cm 或更多，后面仅在上端有第 12 肋跨过。因此由背部暴力所致的肾损伤，左、右肾伤部可有所不同。肾脏由平卧变换到直立姿势时的活动度，一般不超过 2.5 cm。直立时右肾下端位于髂嵴最高点平面以下者在男性有 22%，在女性有 32%；左肾下端位于髂嵴平面以下者在男性为 11%，在女性为 9%。由于肾脏上端与膈相邻，在呼吸运动时，肾脏即随之上下移动。在正常的呼吸运动时肾脏的上下移动度约在 1～2 cm 以内。肾脏的外缘常伸到骶棘肌外缘以外约 1.5 cm。一般情况下肾盂约对第 1 及第 2 腰椎横突。

肾脏的活动度超过 2.5 cm 以上者称为肾下垂，约有 60% 出现临床症状，包括肾绞痛、胃肠道症状(消化不良等)以及肋脊角附近的间歇性牵涉性疼痛等，而且容易合并有慢性肾脏感染。牵涉性疼痛常在站立较久或者活动时出现，平卧以后即可消失。产生此类症状的原因，不外乎肾蒂受到牵扯而影响到静脉回流，牵扯到内脏神经而刺激交感神经，牵扯到十二指肠第二部，以及因肾下垂以后而使输尿管发生扭曲等。输尿管长期发生扭曲以后，即可能引起肾盂扩大而产生间歇性肾盂积水。

邻属

前面：右肾前面除与肾上腺、肝裸区、十二指肠第二部以及结肠肝曲接触的部分以外皆有腹膜覆盖(图 7-9，图 7-10)。右肾上腺覆盖右肾上端，掩盖前面内侧的一小部分。肝裸区与右肾上腺及右肾前面上部接触。十二指肠第二部与右肾前面内侧接触。升结肠终末部及肝曲与右肾前面下部接触。在十二指肠第二部外侧右肾前面的腹膜覆盖区约占前面总面积的一半，亦即为肝肾陷凹的后界，前与肝脏后下面接触。在与结肠肝曲接触部的下方，另有一小片腹膜覆盖区，与小肠袢接触。

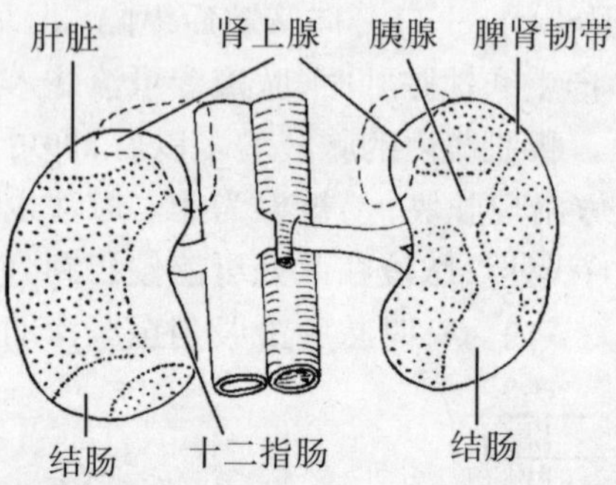

图 7-9　肾脏的腹膜邻属，黑点区为与各器官相接触处

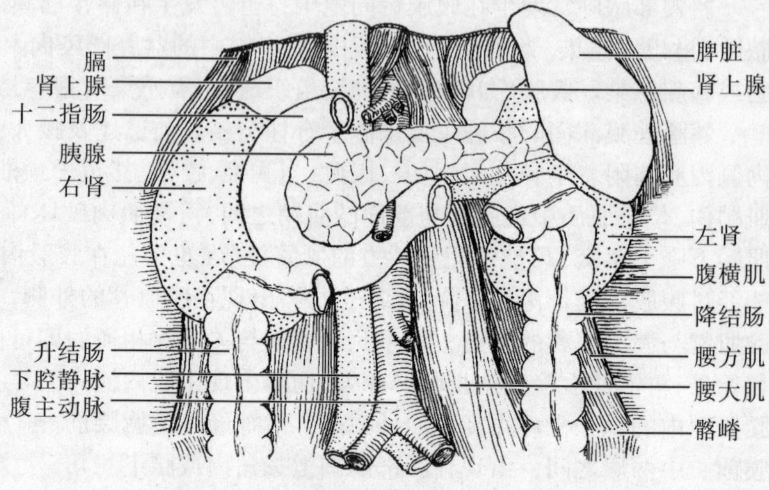

图 7-10　肾脏前面的邻属

左肾前面，上内角与左肾上腺接触，中部稍偏上内与胰腺尾部接触，外上方一狭窄区与脾膈韧带接触，下方中部与结肠脾曲及升结肠的起始部接触，此外其他部分均有腹膜覆盖。上方腹膜覆盖区与胃接触。外侧腹膜覆盖区与脾脏接触。内下方腹膜覆盖区与小肠袢接触。

两侧肾脏前面的邻属关系虽如上述，但是常因肾脏的位置不固定，肾上腺的大小形状及位置不固定，以及结肠肝曲与脾曲的高低位置不定等因素而有所变化。此外，右结肠动脉至肝曲的分支及左结肠动脉至脾曲的分支皆在腹膜后分别跨过右肾及左肾的前面。

后面：两侧肾脏后面的邻属相同，上份接近一半的范围与膈接触，以左肾的面积较大，内侧与膈脚接触，外侧与内、外侧弓状韧带接触。膈在第 12 肋的起始部与外侧弓状韧带的起始部之间常有缺损，特别是在左侧，形成**腰肋三角**(lumbocostal or vertebrocostal triangle)。在此三角区内肾脏与胸膜之间仅有一薄层结缔组织分隔，手术中分离肾脏时很容易在此处破入胸腔，应特别注意。在膈的平面以下，肾脏后面由内向外依次与腰大肌、腰方肌及腹横肌起始部的腱膜相邻。末胸神经、髂腹下神经、髂腹股沟神经及肋下血管等，皆通过肾脏与腰方肌之间，与肾脏之间有胸腰筋膜前层相隔。肾脏后面全无腹膜覆盖。

肾脏与第 12 肋的关系在临床上较为重要。此肋与肾脏之间有胸膜及膈相隔。胸膜腔的下界横行，第 12 肋斜行，两者在肋脊角的内上方相交叉(图 7-11)。第 12 肋与骶棘肌外缘成角相交，称为肋脊角。肾脏病变常在此处有疼痛及叩痛。肾脏手术的腰部切口即自此角开始。如果第 12 肋很短，不伸到骶棘肌外缘以外时，即易将第 11 肋误为第 12 肋，以致切口过高，有切开胸膜腔的危险。手术中需要切除第 12 肋时亦应注意及此。第 12 肋虽有保护肾脏的作用，但因其末端游离，受暴力时可能明显向前移位，伤到肾脏。

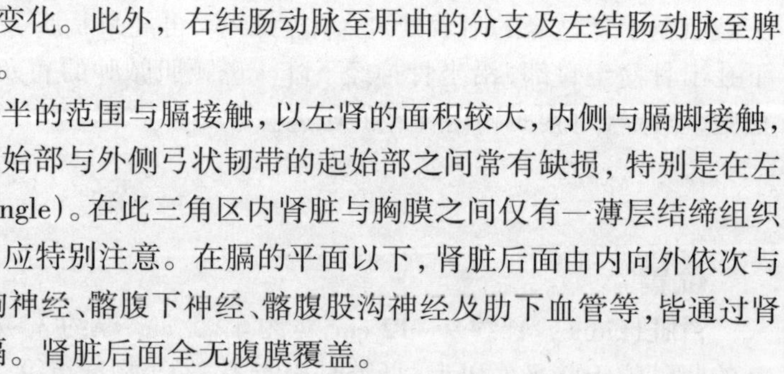

图 7-11　肾脏后面的邻属后面观

外缘：肾脏外缘不与重要结构相邻，在肾筋

膜的两层与肾脏之间以及筋膜与后方的肌肉之间，皆含有较多量的脂肪。肾脏外缘大部分有腹膜覆盖。

内缘：右肾内缘邻下腔静脉及输尿管，相距不远。左肾内缘与主动脉、十二指肠空肠曲、肠系膜下静脉、肾上腺及输尿管等相邻，至主动脉的距离较远。因此，在进行右肾手术时，应特别注意避免伤到下腔静脉及十二指肠。

结合上述，可见肾脏除前面的一小部分及外缘的大部分有腹膜覆盖以外，在大部分范围内均无腹膜覆盖，形成腹膜后器官，外伤破裂后的危险性因而较小于其他腹腔脏器。由于引起肾脏创伤的暴力常来自后方，可以不发生腹膜损伤，外渗 的血液或尿液常聚集在腹膜后间隙，有腹膜破裂时才可进入腹膜腔。

筋膜与包囊

肾筋膜(renal fascia, Gerota's fascia)：关于肾筋膜的描述不一，主要差异为在外侧及下方的范围。前曾述及腹内筋膜在腰部的部分称为肾筋膜，亦即腹前外侧壁的腹横筋膜向后至腰部即移行为肾筋膜。此层筋膜至肾脏外缘即分为前、后两层，分别经肾脏的前、后面向内包裹肾脏而形成其筋膜性包囊，称为**肾周围筋膜**(见图 7－6)，或称**假囊**(false capsule)。另一种说法，认为肾筋膜并不与腹横筋膜相延续，而是由腹膜后组织形成的另一层筋膜，包绕肾脏(图 7－12)。

肾筋膜的前层较薄，由肾脏前面向内跨过主动脉及下腔静脉的前面而与对侧者相续。后层较为发达，与腰方肌及腰大肌浅面的筋膜融合，经过主动脉与下腔静脉的后方，与对侧者相续，并且与主动脉及下腔静脉鞘相混。根据此种说 法，肾周围间隙在内侧开放，绕过肾血管而与对侧者相通。另一种说法是肾筋膜前后层在肾脏内缘相连，并且黏附于肾血管、肾盂、下腔静脉及主动脉。

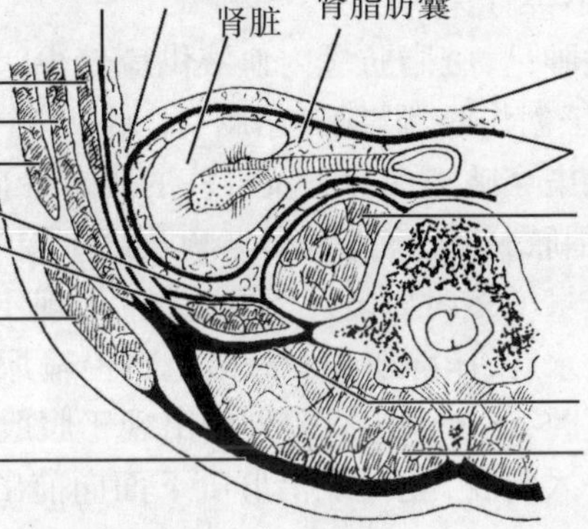

图 7－12　腰部横切面，表示腰部层次，肾筋膜与腹横筋膜不相延续，与图 7－6 所示者不同

肾筋膜前、后两层在肾脏下方合在一起，仅在输尿管通过的部分仍然分开而形成其鞘，延续至膀胱基部(图 7－13)。但也有人认为前、后两层在肾脏下端以下仍然分开，至髂窝始与髂腰筋膜相混。因此，肾周感染或出血可在肾周围筋膜前、后两层之间向下蔓延至盆腔，很少至对侧。

肾筋膜前、后层至肾脏上端包绕肾上腺以后才合为一层，与膈下筋膜相延续(见图 7－13)，但是在肾脏与肾上腺之间另有一层筋膜连接肾筋膜的前、后层而将肾脏与肾上腺分隔。因此，当肾脏有移位时肾上腺并不随之移位。

根据上述肾筋膜的邻属关系，可见肾脏只能向内或向下移动。但是仅在呼吸运动超过正常限度的情况下，肾筋膜及肾蒂才起限制肾脏移动的作用，并使之朝向一定的方向。

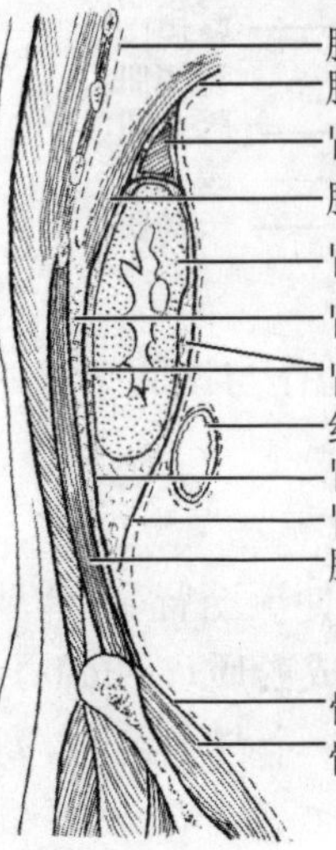

图 7－13　通过肾脏矢状切面，表示肾脏与肾上腺各位于一筋膜格内

肾周围脂肪囊(fatty renal capsule)：在肾周围筋膜囊内形成**肾周围筋膜间隙**(Gerota 筋膜间隙)，其中含有脂肪及蜂窝组织，形成肾脏的脂肪囊，又称为肾周围脂肪。脂肪囊中的结缔组织连接肾脏与周围筋膜，在肾脏的上极与内侧较为紧密，有固定肾脏的作用。在脂肪减少时，肾脏活动度加大，常向下垂。在脂肪组织减少以后，肾脏的筋膜囊也变松弛，限制肾脏的作用同时减小。肾脏的位置除依靠肾筋膜及脂肪囊维持以外，尚依靠肾蒂及腹压维持。肾脏过度向下活动或移位者称为肾下垂。**肾下垂**常见于营养不良者，也可能由于腹膜受到牵扯以及分娩以后腹壁松弛所致。肾下垂发生于右侧者较多，可能由于受到肝脏移位的影响。在脂肪囊因炎症或其他原因而损毁以后，肾脏即固定，手术中分离肾脏时即比较困难，例如在肾结核的手术中即常遇到此种情况。在婴儿及幼年时期，肾脏脂肪囊的

脂肪较少,肾脏易受外伤,容易同时伤到腹膜;又因此时期肾脏与结肠紧密相邻,较成人易于发生来自肠道的感染。脂肪囊内容易发生感染而形成肾周围脓肿。

肾周围筋膜囊内的间隙向下沿输尿管鞘延续至盆腔内,因而患肾外伤出血或周围脓肿时,首先限于筋膜囊内,继而可以沿输尿管向盆腔蔓延。两侧的筋膜囊之间由于筋膜在中间附着于大血管而不易相通。

在肾筋膜后层的后方,与腹横肌腱膜之间含有一定量的脂肪,称为**肾后脂肪**,厚薄不一,具有衬垫作用。肾脏手术切口中,切开腹横肌腱膜以后,首先遇到的是这一层脂肪,再深入才可见到肾筋膜后层。

肾纤维囊(fibrous renal capsule):肾脏表面具有一层真正的结缔组织包囊,亦即**肾固有包囊**,属于肾脏本身的一部分,但是很容易由肾实质剥离(图 7-14)。此层包囊由结缔组织形成,含有弹性纤维及平滑肌,具有弹性及一定的扩张度,虽薄但很坚实,有防止感染蔓延至肾脏及防护外伤的作用。但在肾脏急性增大时亦可因受到此包囊的限制而使肾脏发生缺血坏死。肾纤维囊有小血管及淋巴管穿过。此层包囊包绕肾脏全部,内侧附着于肾门的血管及肾盂。手术中常利用此层包膜缝合肾实质。手术中遇到肾脏与邻近组织有紧密粘连而不易分离时,可以切开纤维囊,将其由肾实质剥离,翻向肾脏内缘。但是有炎症时在肾纤维囊与肾实质之间即可能有粘连,勉强分离时仍然可能伤到肾脏实质。如果在手术中除去此层包囊,以后再生成的瘢痕性包囊,对肾脏即不再有保护作用。

肾周围脓肿:肾脏脂肪囊内血液供应较少,容易发生感染而形成肾周围脓肿(图 7-15)。感染可为血源性,也可来源于创伤或者肾脏、结肠、阑尾或脊柱病变,也可由于盆腔炎症在腹膜外组织中向上扩散所致,或者由于胸腔感染穿破膈在肋骨及脊柱的附着处向下扩散所致。广泛的肾周围脓肿常不易与腰肌鞘内积脓相鉴别。患肾周围脓肿时,疼痛常沿末胸及第 1 腰神经向腹股沟部扩散,肋脊角附近有压痛或叩痛,髋关节屈曲及内收。脓液量增多时可向外下方扩散,出现于腰方肌外缘,先至腰上三角,再出现于腰下三角,局部隆起,可以出现浅处水肿,压痛明显。脓液也可沿输尿管鞘向下蔓延到髂窝或盆腔,或者穿破肾筋膜前层沿结肠下降至髂窝或盆腔,或者沿腰肌鞘外侧出现于腹股沟韧带上方或下方。肾周围脓肿也可向上蔓延至膈下,或者再穿破膈肌进入胸腔,也可能沿肝脏下面向前出现于肋下缘,也可能破入十二指肠或结肠,但是很少破入腹膜囊内。

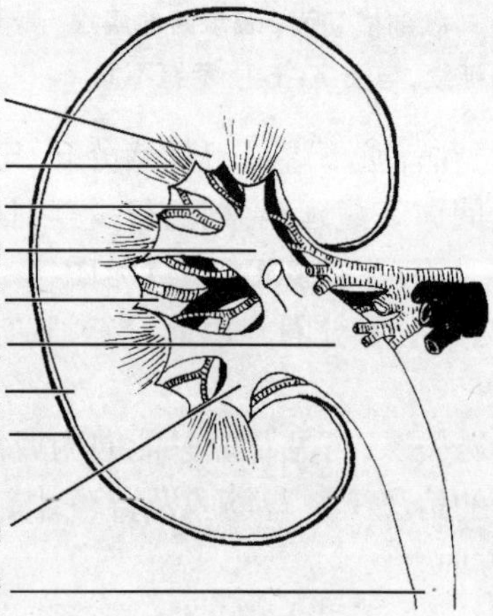

图 7-14 肾脏冠状切面

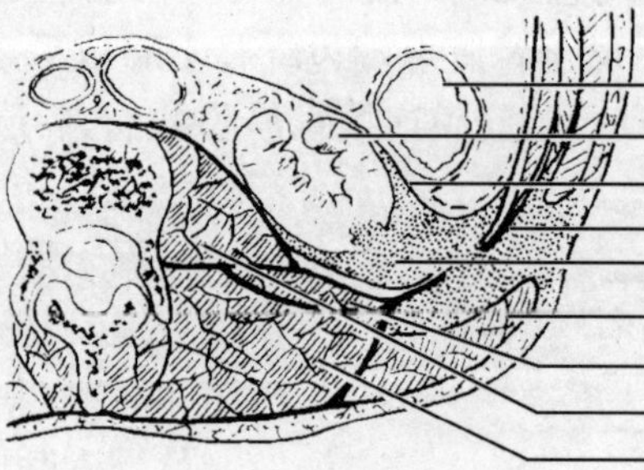

图 7-15 肾周围脓肿

肾周围脓肿确诊后应早期切开引流,以免向他处扩散。可在第 12 肋下方约 3 cm 处作与该肋平行的切口,长约 7~8 cm,切开腰部各层直达肾脂肪囊。

结构

实质结构:肾脏的实质可分皮质及髓质两部分(见图 7-14)。**皮质**(cortex)由凸出面伸展至肾窦,伸展至肾窦的部分称为肾柱。**肾柱**(renal column)之间的部分称为**肾锥体**(pyramid)。肾锥体组成**髓质**(medulla),由 8~18 个**肾乳头**形成。常为两个或更多的肾乳头突入一个肾小盏内。每一个肾乳头突入一个肾小盏内。每一个肾乳头由 2~4 个锥体形成。每一乳头的尖部有 12~80 个大的集合管开口。

肾窦(renal sinus):肾脏中部内侧有一腔隙称为肾窦,为肾盂、肾盏、脂肪及肾血管所占有,开口朝向内缘的肾门。肾血管在未进入肾窦以前及进入以后皆有分支。各血管分支差不多完全位于肾盂肾外部分的前方。

这一部分肾盂的后面很少有血管跨过，因而手术中易于显露。肾血管的分支进入肾窦以后即围绕肾盂，再进入肾实质。

肾盂及肾盏：输尿系统包括**肾盂**（renal pelvis）及**肾盏**（renal calyx）。肾盂下与输尿管相接，上与肾大盏相接。**肾大盏**(major calyx)常为3个，也可为2～5个，皆呈短而粗的管状。每一个肾大盏又各与2～3个肾小盏相接。**肾小盏**(minor calyx)共有7～13个，末端呈杯状。每一个肾小盏围绕一个**肾乳头**(renal papilla)，也可能围绕两个或者更多的乳头，所以肾小盏的总数少于肾乳头。肾小盏承接由肾乳头排出的尿液。肾盂与输尿管连接处呈漏斗状，常无明显的分界。

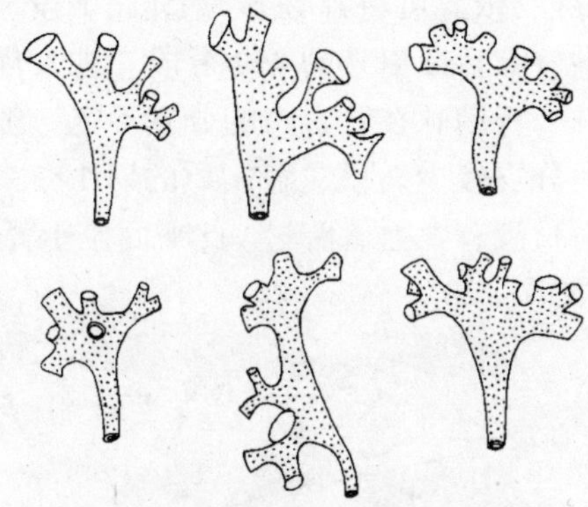

图7－16 肾盂及肾盏形态的变化

肾盂分肾内型及肾外型。肾外型肾盂大部分位于肾外，多呈漏斗状。肾内型肾盂大部分位于肾内，多呈树枝形。进行肾盂切开取石时以在肾外型肾盂较为方便，在肾内型肾盂较为困难，常须切开肾实质。肾盂及肾盏的容积约为3～10 mL，形状不恒定(图7－16)。

在X线下进行的肾盂造影，形状并不恒定，因人而异，可呈方、长、圆、分叉等形式，但是多数呈漏斗状。上肾大盏接近垂直，或者略向外斜。中肾大盏呈水平位。下肾大盏向下外。一般情况下肾盂位于第1～2腰椎横突平面，低至第3腰椎平面以下者即可认为是异常。右侧肾盂略低于左侧者，较左侧者略微宽肥。肾盂的内缘常与腰椎横突的尖部重叠，过度偏移者即属异常。肾盂的内缘皆应与输尿管内缘位于同一引线上，下缘应呈向上凸的弧形。肾盂与输尿管连接处的角度钝而圆，如果成锐角即表示肾脏的位置有改变，或者表示肾盂扩大。

肾蒂(renal pedicle)：肾蒂主要由肾动脉、肾静脉、输尿管及肾盂、神经及淋巴管等构成。各结构的排列次序由前后为肾静脉、肾动脉、输尿管及肾盂，由上而下为肾动脉、肾静脉、输尿管及肾盂(图7－17)。右侧肾蒂较短于左侧，所以切除右肾的手术较为困难。

血液供应

动脉供应：**肾动脉**(renal artery)约在第1、2腰椎间平面由主动脉的侧面发出，略低于肠系膜下动脉起点平面(图7－18)。右肾动脉较长，行经下腔静脉的后方，横过正中线，位于右肾静脉的后上方。左肾动脉位于左肾静脉的后上方，胰腺体部的后方或紧下方，前有肠系膜下静脉跨过。两侧肾动脉皆分出一或数支肾上腺动脉至肾上腺，一分支至输尿管的上段，另有一些小支至附近的脂肪组织及腹后壁。肾动脉至接近**肾门**时即分成几支，进入肾窦时又再次分支。行经肾盂及输尿管前方的分支多而且大，常位于肾静脉的后方，也可能有一支或几支跨过静脉的上缘而至其前方。偶有动脉分支走在肾盂及输尿管的后方。进行脾肾静脉吻合时，如果有一支较大的动脉位于肾静脉的上方或前方，手术即有困难。

肾脏的血液供应据研究有分区的

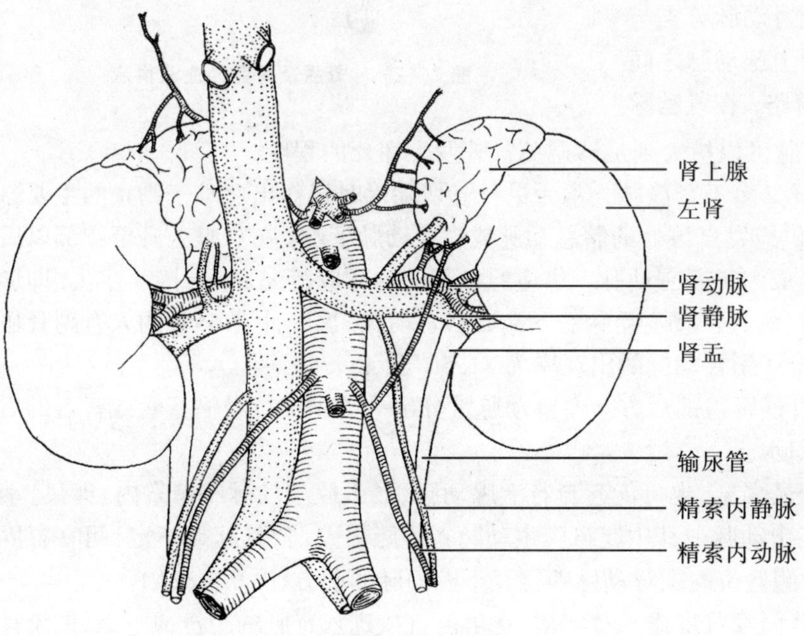

图7－17 肾蒂部各结构关系

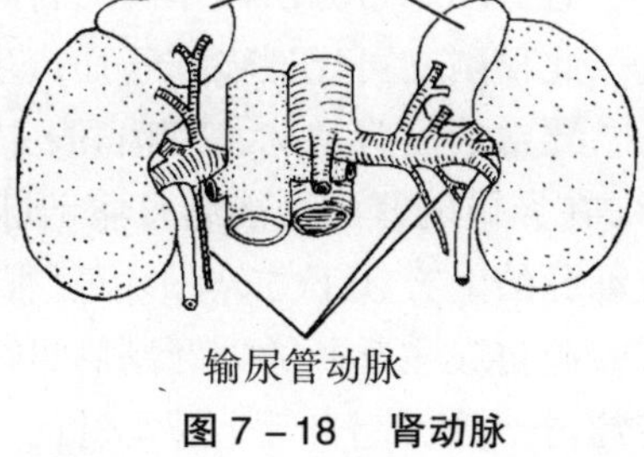

图7－18 肾动脉

特征，依此可将肾脏分为上段、下段、上前段、下前段及后段 5 个**分段**(图 7-19)。进入肾盂前方的动脉分支供应除后段以外的 4 个分段。进入肾盂后方的动脉供应后段。

肾动脉在肾窦内的分支不定。位于肾盂前面的分支多而且大，分支供应肾实质的前 2/3。位于肾盂后方的分支较少，供应肾实质的后 1/3。在前后两组动脉分支供应区之间形成一片少血的冠状平面 (Brödel 平面)，没有大血管跨过。此平面位于肾脏外侧凸缘后方约 1 ~ 1.5 cm，在此处切开肾实质时可以不发生大出血(图 7-20)。

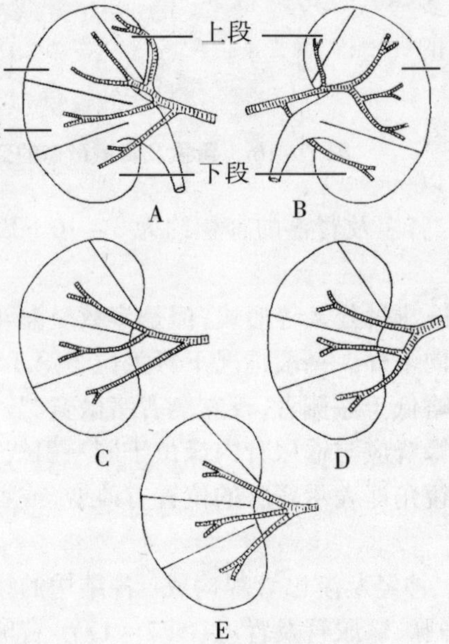

图 7-19　肾脏血液供应分区

A：右肾前面；B：右肾后面；C、D、E：右肾动脉前组分支至前面各段的变化

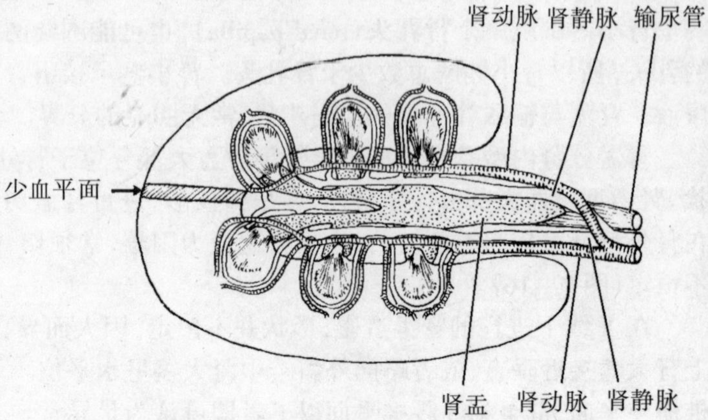

图 7-20　肾脏横切面，表示少血平面

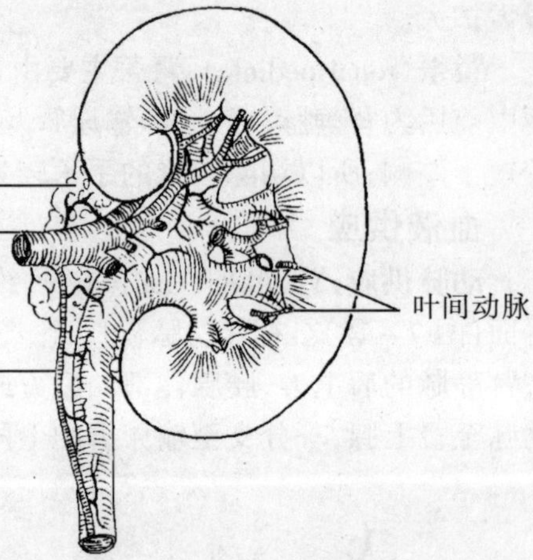

图 7-21　肾盂及肾盏的血液供应

肾动脉在肾窦内的分支发出许多小支至肾窦内的脂肪、肾盂及肾盏(图 7-21)。动脉进入肾实质以后的分支也有分支至肾小盏。在肾盂及肾盏的结缔组织中，上述各动脉的分支之间，以及与输尿管动脉的上行支之间，皆有丰富的吻合。此类吻合血管，加上肾动脉分支与脂肪囊中动脉分支之间的吻合，以及与肾上腺动脉之间的细小吻合，形成肾脏潜在的侧支循环道路，在肾动脉缓慢闭塞的情况下，输尿管动脉及包囊动脉可以扩大到足够避免肾脏发生坏死的程度。

肾血管的变异很常见，肾动脉的变异又多于肾静脉，常为进行肾切除术时损伤出血难于制止的主要原因。胚胎时期肾脏发生于骶部，原始血液供应发自该处的髂总动脉或腹主动脉下端。在肾脏上升至腰部以后即再由腹主动脉的较高处获得血液供应，成为肾固有动脉。供应原始肾的动脉应消失，如果持续存在，即形成异位的**副肾动脉**(accessory renal artery)，可起自腹主动脉的下端或髂总动脉。据统计有 65% 的人有副肾血管，常为动脉，手术中应特别注意。另有统计副肾动脉的出现率为 31.5% 及 48%。

右肾动脉常分出两条副支行经输尿管或肾盂的后方。左肾动脉常分出一条副支行经输尿管或肾盂的后方。此种副支可压迫输尿管而产生肾盂积水。

异常的副肾动脉，以起自腹主动脉者最多见，也可能起自肾上腺动脉、肠系膜上动脉或精索内(卵巢)动脉，在异位的肾脏可能起自髂动脉或骶正中动脉。其中起自腹主动脉者可能很大，但其起点不定，可在肾固有动脉的上方或下方，有的可以很低。右侧低位的副肾动脉即行经下腔静脉的前方(图 7-22A)。

起自腹主动脉的副肾动脉可以进入肾门经肾窦进入肾实质，也可能直接进入肾脏的上极或下极，据统计各约占半数。起自肾上腺动脉的副肾动脉即进入肾脏的上极。肾动脉本身亦可发出副支至上极或下极。此类上、下极血管，包括静脉，手术中如果未能预先发现，易受伤出血而使供应区肾实质缺血，静脉虽然较动脉易于受伤，但是出现的机会少于动脉。此外，直接进入肾脏下极的动脉一般皆经过输尿管的前方，容易引起肾盂积水(图 7－22B)。肾盂积水多数由于此种异常动脉压迫肾盂输尿管交界处所致。此种下极动脉在肾脏内部与其他动脉分支之间无吻合，切断后即引起供应区的肾组织坏死。因此，为欲解除输尿管的梗阻，不应切断此动脉，可行输尿管整形术，不仅可以使之离开血管，而且输尿管有狭窄时也可同时解除。

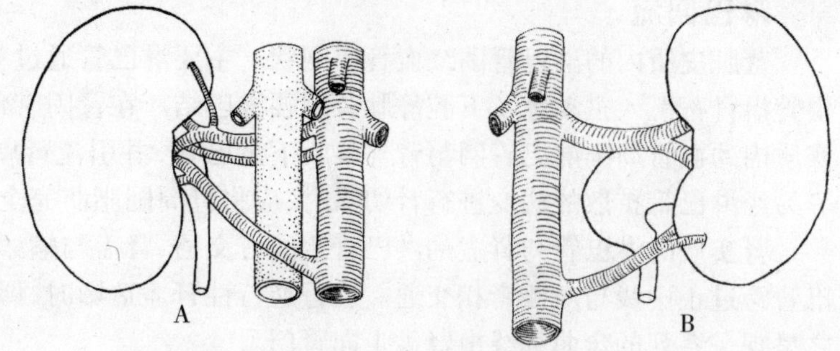

图 7－22　副肾动脉

A：肾脏位置正常，有多支肾动脉，最高一支动脉分出一支上极动脉；上两支动脉起点接近，通过下腔静脉后方；最低一支动脉通过下腔静脉前方；B：进入下极的副肾动脉，行经输尿管前方

临床上可以进行肾动脉造影以检查动脉的供应方式，因肿瘤所引起的变形、囊肿所引起的缺损以及有动脉粥样化所引起的肾动脉狭窄等情况皆可分辨。

静脉回流：肾脏的静脉先汇集于肾窦的前后部，经肾盂的前后方出肾脏，再汇合成**肾静脉**(renal vein)。两侧的肾静脉一般皆位于肾动脉的前方，汇入下腔静脉的部位可以在同一平面，或为左侧者较高，也可为右侧者稍高(图 7－23)。欲结扎下腔静脉时最高必须在一侧的肾静脉汇入点以下。右肾静脉较短，长约 2 cm 或更短。很少接收汇入支，如有即为精索内(卵巢)静脉。左肾静脉较长，约为 7 cm，一般皆接收肾上腺静脉与膈下静脉的汇合支以及精索内（卵巢）静脉与第 2 或第 3 腰静脉的汇合支。右侧的此类静脉一般皆汇入下腔静脉。在内脏转位者右肾静脉较长，两侧的汇入支恰与正常者相反。左肾静脉通过腰静脉与奇静脉及半奇静脉系统以及与椎静脉丛吻合。右肾静脉偶可为两支或 3 支。由于左肾静脉存在着上述联系，故可在其靠近下腔静脉处结扎而不致发生肾脏坏死。肾静脉在肾脏内部的分支之间吻合丰富，不存在如动脉的分区特征，某一支闭塞后也无不良后果。在肾脏的固有包囊下有许多小静脉，连接肾脏内部的静脉，并穿过包囊与脂肪囊中的静脉交通。脂肪囊中的静脉又与肾脏附近的静脉交通，包括肾静脉本身、肾上腺静脉、精索内(卵巢)静脉、输尿管静脉、腰静脉、膈下静脉及腰肌的静脉等。后方的静脉又通过腰静脉与椎静脉丛交通。由此可见，肾脏与许多相邻的组织之间有静脉联系。上述肾包囊下静脉与周围静脉间的交通虽然不太显著，但是在肾静脉逐渐发生梗塞以后，仍然可以形成肾脏的静脉侧支循环道路。

肾脏的实质性肿瘤细胞可以长入肾静脉，形成瘤栓，进而延伸至下腔静脉，有时竟使肾静脉形成一条实心的肿瘤索。由于右肾静脉较左侧者短。所以瘤栓发生在右侧者较多，发生于左肾静脉者即可发生左侧精索静脉曲张。肾静脉阻塞以后肾周围组织中的静脉即发生扩张充血，手术中发现此种情况时即可作出诊断。切除肾脏时应仔细检查肾静脉，必要时应由其汇入腔静脉处切除。

肾静脉的变异少于动脉。据统计右肾静脉为两支者占 1/4，左肾静脉有两支以上者仅占 1%。另有统计右肾静脉为多支者占 18%。左肾静脉偶可行经主动脉与脊柱之间，或者分为两支，分别行经主动脉的前后方而形成围绕主动脉的静脉环(图 7－24)。前、后两支静脉可以等大，也可不等大。主动脉后位的肾静脉接受深部静脉，特别是腰静脉，因而联系较为复杂。肾动静脉瘘很少见，多因手术或外伤而产生。

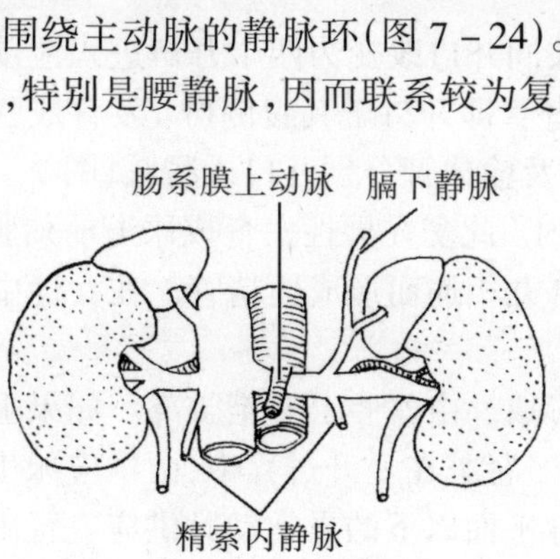

图 7－23　肾静脉

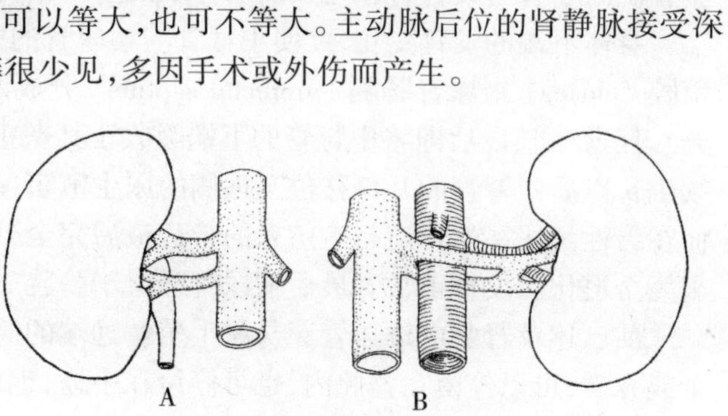

图 7－24　肾静脉常见变异

A：多支；B：环绕主动脉

淋巴回流

肾脏皮质内的淋巴管围绕血管成网状。主要淋巴管通过肾窦，大部分汇入肾门部肾盂后方的淋巴结，输出管沿肾蒂汇入主动脉及下腔静脉旁的腰淋巴结。在肾固有包囊与肾实质间尚有另一组淋巴管网，连接肾实质内的血管周围淋巴管网与肾外腹膜下淋巴管，并引流肾周围脂肪。因此对肾脏癌肿、结核、或肾上腺瘤等易经淋巴管扩散的病变进行肾切除时，应将肾周围脂肪完全移除。

肾实质的淋巴管与肾盂的淋巴管之间有交通，肾盂与输尿管上端的淋巴管汇入腰淋巴结，可能有一些淋巴管跨过正中线与对侧者相交通。进行逆行性肾盂造影时，偶可因压力过大而使药液进入肾脏的淋巴管，使之呈现一系列的弯曲细线由肾盂走向肾门。

神经供应

肾脏的神经供应来自围绕肾动脉的**肾丛**(renal plexus)。肾丛由腹腔丛的下端及主动脉丛的上端向外延伸形成，同时接收发自内脏小神经、内脏最下神经、主动脉肾节(由腹腔节分离形成)、主动脉丛及腰交感神经干的分支。肾丛中含有神经元胞体。供应肾脏的交感神经节前纤维起自胸 11 ~ 腰 2 脊髓节，与结肠的神经供应同源，因而患急性肾脏病变时常发生反射性的结肠蠕动改变，可以出现类似急性肠梗阻的症状。切断肾脏的交感神经供应，几周以后即可见排泄量增加，其机制可能为使肾脏的血液循环量增加。刺激肾蒂中神经时即使肾脏的血管收缩，可使排泄量减少。手术后产生无尿症者，可能与手术刺激肾丛有关。肾脏是否有迷走神经供应尚未确知。

先天畸形

发生率：肾脏的先天畸形包括孤肾、发育不全、多囊肾、旋转异常、异位、马蹄肾及多肾等。肾脏先天性畸形的发生率统计不一，有人统计占 3.7%。有人统计先天性畸形中有肾畸形者占 1/3。有人统计多肾畸形的发生率为 3% ~4%。有人统计尿生殖系统的患者中肾脏或输尿管上段的先天畸形占 3.1%。也有统计在肾盂造影的病例中肾或输尿管的先天畸形占 9.6%。先天性肾脏畸形中最多见的是多肾或双肾盂。上述的各种畸形也可能有两种同时存在。

先天性肾脏畸形所出现的症状，多非来源于畸形本身，而常因并发症或后遗症所引起。一般认为肾脏或输尿管有畸形者易于发生上泌尿系病变，例如感染、结石、结核或肿瘤等。有人统计，在肾或输尿管的畸形中，出现症状者占 52.2%。症状可因病变不同而异，常见者为疼痛或不适。

肾脏与输尿管的胚胎发育：肾脏由**前肾**(pronephros)及**中肾**(mesonephros)发育形成。中肾形成凸入腹腔的隆起嵴，紧邻发育中的肾上腺及生殖腺。**后肾**(metanephros)发育于更远侧的**尿生殖嵴**(urogenital ridge)的下端。供应尿生殖嵴的动脉很多，后来减少，最后只形成肾动脉、肾上腺动脉及睾丸或卵巢动脉。如有其他动脉残存，即形成异常的肾动脉。

前肾及中肾并不参与后肾的发育。前肾向远侧生长而与泄殖腔连接，管道与中肾管相合，以后即称为**中肾管**(Wolffian duct)。**输尿管(后肾管)**由中肾管的下端接近与泄殖腔连接处长出，伸向背侧及近侧，盲端很快即膨大形成肾盂。肾盂立即与尿生殖嵴远端尚未分化的后肾组织团接触。并且一再分支。形成肾大盏、肾小盏及集合管。与此同时，后肾组织团被肾盂的分支伸入。围绕每一集合管盲端的后肾组织发生成肾小体及曲小管。曲小管与集合管相连接以后肾脏的主要结构即生成。

身体下端的发育变化，促使中肾管与输尿管的关系改变，由一共同开口改变为两个开口进入泄殖腔。**泄殖腔**(cloaca)被**尿直肠隔**(urorectal septum)分成两部分以后，中肾管即开口于其腹侧份(发育成膀胱的部分)。膀胱生长以后即将中肾管的下端吸收于其壁中，终于使中肾管及输尿管分别开口入膀胱(图 7－25)。继续生长以后中肾管的开口移位至远侧的**尿生殖窦**(urogenital sinus)内。此窦在男性发育成尿道前列腺部。因而在男性泌尿系的管道与生殖系的管道最后完全分开，中肾管与睾丸相连而形成输精管。在女性中肾管后来完全退化。发育正常者最后输尿管开口于膀胱三角的外侧角。

前已述及肾脏由输尿管芽与尿生殖嵴远端的后肾组织团发育形成，由盆腔上升至腰部。如果上升不完全或异常，可以停留在盆腔内，也可停留在中途，也可能上升至对侧。肾脏在上升过程中，由供应尿生殖嵴的高位动脉逐步供应，如果上升不完全，即由起自主动脉在正常肾动脉平面以下的异常动脉供应。肾脏在上升的同时有旋转变化(图 7－26)，肾盂最初朝向腹侧，最后转而朝向内侧。上升不完全的肾脏，旋转亦可不完

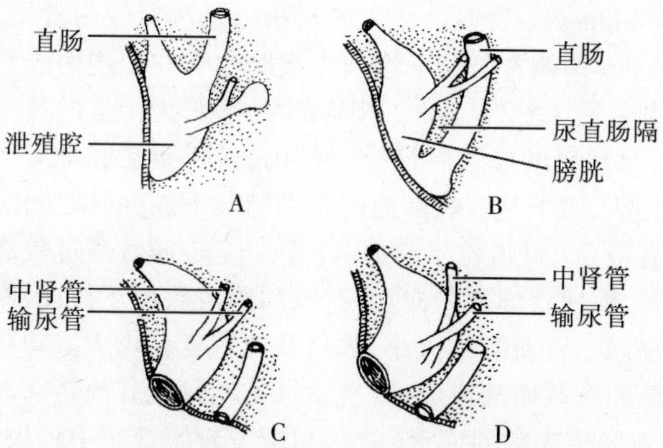

图 7-25　泄殖腔的分化，中肾管与输尿管的分隔

A：原始形态；B：直肠与膀胱分隔；C：中肾管与输尿管的总干被吸入膀胱壁内；D：膀胱壁的生长促使中肾管向远侧移位接近尿道

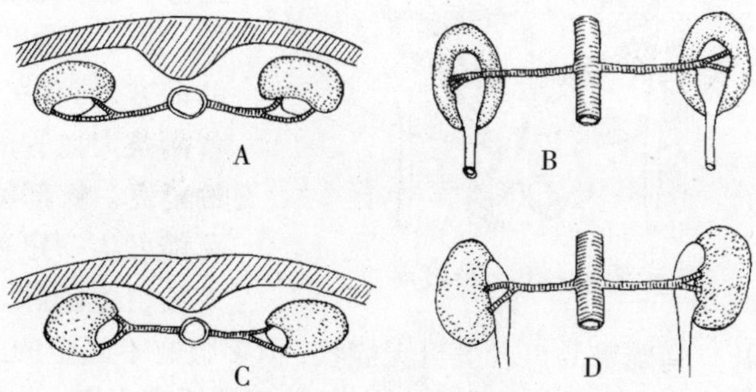

图 7-26　肾脏的旋转

A、C：腹后壁横切面看肾脏的近侧端；B、D：前面观；A、B：原始位置，肾盂朝前；C、D：肾脏内旋 90°，肾盂朝内略偏前

全，肾盂仍可朝向腹侧。

肾脏发育不全：如果两侧肾脏均未发育，出生后只能存活数日，两肾脏完全未发育者很罕见，以单侧者较多。先天性的单侧肾脏，可以位于正常位置，也可位于对侧，或者上升不完全。肾脏未发育者在多数情况下输尿管亦阙如。单侧肾脏未发育者，在男性同侧输精管亦常有缺损或者阙如，在女性一侧的卵巢及输卵管可能阙如。进行肾切除术之前应先检查确定对侧肾脏存在而且功能良好。

多囊肾(polycystic kidney)：多囊肾病变几乎全为两侧，有家族性及遗传性，而且常伴有其他先天畸形。在许多病例中出生时病变即已形成，不久即死亡。也有一些病例至成年时才出现症状。此种畸形的发生原因，一般解释为在发生过程中由输尿管芽发生形成的集合管盲端未与由后肾发生形成的曲小管连接，由肾小球排出的尿液聚集成囊，大小不一。对于多囊肾的治疗，由于病变位于曲小管与集合管交界处，而且几乎全为两侧性，所以只能采用非手术疗法。

肾脏旋转异常（abnormal renal rotation）：此种畸形多与异位或融合畸形同时存在，也可出现正常位置而无其他畸形的肾脏(图 7-27)，可以完全未旋转，不完全旋转、反旋转或者过度旋转。完全未旋转者肾盂位于前方。不完全旋转者肾盂位于前内方。反旋转或过度旋转者肾盂即位于旋转中止的方向，在肾盂造影下不易区分这两种情况，例如向内过度旋转到 270°时与反旋转 90°者相同，但是可依肾血管的位置分辨，旋转过度者血管位于肾脏后方，反旋转者血管即绕经肾脏前方。手术中如遇有此种畸形，应注意检查肾血管的位置，如需结扎血管，应先能判断不妨碍肾脏的活力时始可。旋转异常的肾脏可无碍健康，也可能出现症状，手术中不应矫正其位置，以防引起输尿管扭曲。

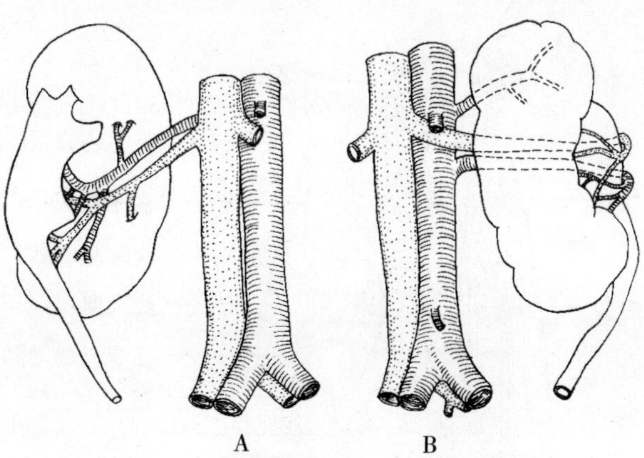

图 7-27　肾脏旋转异常，肾盂朝外

A：右肾反旋转 90°；B：左肾过度旋转 180°

肾脏异位（renal ectopia）：异位肾多为位置低于正常的肾脏，可以位于腰部或盆腔，偶可见于胸腔内。轻度的异位肾不易与肾下垂相鉴别。比较显著的异位肾，不仅输尿管不长，而且有旋转不正常，可依此与肾下垂相鉴别。病变常为双侧，但一侧较为严重。异位的肾脏常有多数血管，上部的动脉发自腹主动脉，下部的动脉发自髂外或髂内动脉，静脉亦可有多条。异位肾常有其他异常同时存在，例如形状异常、肾盂分叉或双输尿管。异位肾患者的肾上腺位置常无变化。

异位肾也可交叉至对侧，而且常与对侧肾脏融合，输尿管跨过脊柱前面，与同侧多肾畸形不同。两肾脏融合的方式不定，可以上下相连，也可以并列相连，也可以不相连。

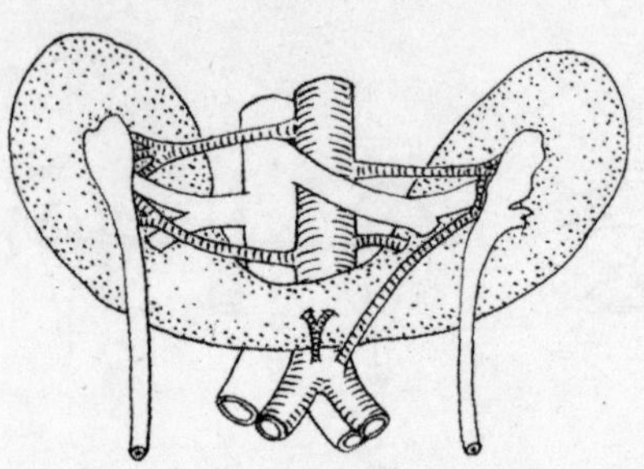

图 7－28　马蹄肾

马蹄肾（horseshoe kidney）：肾脏的先天畸形中以马蹄肾较为常见，有统计在常人中占 0.1%。两侧肾脏的下端或上端跨过脊柱相连而成马蹄形，以下端相连较为多见（图 7－28）。相连的峡 部可为正常的肾组织，也可能为纤维带。马蹄肾的位置多较低，峡部常位于主动脉分叉部的前方，前有主动脉丛或上腹下丛。峡部通过主动脉与下腔静脉之间或者两条大血管的后方者极少。肾盂位于肾血管的前方。输尿管通过峡部的前方。峡部特别大者，输尿管即须先向上行，而后跨过峡部下行，因而可能发生一定程度的梗阻。肾血管的大小、数目及位置变化均大。动脉多发自主动脉。峡部单独有其血液供应，直接发自主动脉或其他特殊动脉。马蹄肾的患者虽可无症状，但多数有不固定的腹痛及胃肠道失常的症状，查体可能发现腹部正中包块，肾盂造影可见输尿管位于肾盂外侧的特殊现象。此外，偶可因压迫下腔静脉而出现下肢水肿。对于有症状的马蹄肾，可行手术切断其峡部，再将肾脏固定，以防转位。

多肾畸形：此种畸形很少见，在正常肾脏的下方另有一肾脏，两肾的输尿管分别开口于膀胱或者在中途汇合成一条。

输尿管腹段

行径与分部

分部：输尿管（ureter）总长约 25～30 cm，直径约 0.6 cm，上与肾盂相接，在腰大肌前面下降，跨过髂总动脉分叉点附近进入盆腔，再沿骨盆后外侧壁走向膀胱，髂血管以上的一段为腹段，以下的一段为盆段，盆段将在第八章中叙述。

狭窄部：输尿管有三处生理性狭窄，上为与肾盂相接处，中为跨过髂血管处，下为通过膀胱壁内的一段。三处以膀胱壁内的一段最为狭窄，其次为与肾盂相接处。多数情况下肾盂与输尿管相接处为逐渐移行而无明显的分界，但亦有突然收窄者。输尿管结石下降时常停留在此三狭窄部之一。输尿管为肌性管，可以扩大，慢性扩大者可以粗如小肠。进行 X 线肾盂造影时应注意此类狭窄部不一定明显，而正常的蠕动反而可以出现类似的狭窄部或者扭结的情况，使输尿管出现不规则的充盈状态，放置输尿管导管时也可能使输尿管扭结，皆应注意。

腹段的邻属

输尿管前为腹后壁的壁层腹膜及肾筋膜前层所覆盖，后有肾筋膜后层的延长部，前后方的筋膜合而形成输尿管的鞘。鞘内围绕输尿管的蜂窝组织与肾周围的蜂窝组织相延续。输尿管与肾筋膜前层黏附较紧，后者又与腹膜粘着，特别是在主动脉分叉平面以下较为显著。因此，在剥离腹膜找寻输尿管时很容易将输尿管同时游离牵开而找不见，手术中应注意及此。在进行其他手术分离腹膜时，也因此易将输尿管同时游离而误伤。外伤中偶可发生输尿管破裂，尿外渗至腹膜后间隙中，引起炎症化脓。

两侧输尿管皆在腰大肌的前面向下略偏内进行（图 7－29），后方有生殖股神经通过。右侧输尿管的起始段为十二指肠第三部所覆盖；再向下行，内侧有下腔静脉，外侧有升结肠，前面与腹膜之间有右结肠血管、精索内（卵巢）血管，回结肠血管及肠系膜上血管等跨过；至骨盆缘处即跨过右髂总动脉分叉部进入盆腔。左侧输尿管在肠系膜下静脉的左侧下降，外侧有降结肠，前面与腹膜间有左结肠血管及精索内（卵巢）血管跨过，在骨盆缘的紧上方通过乙状结肠系膜隐窝的后方，可以在此

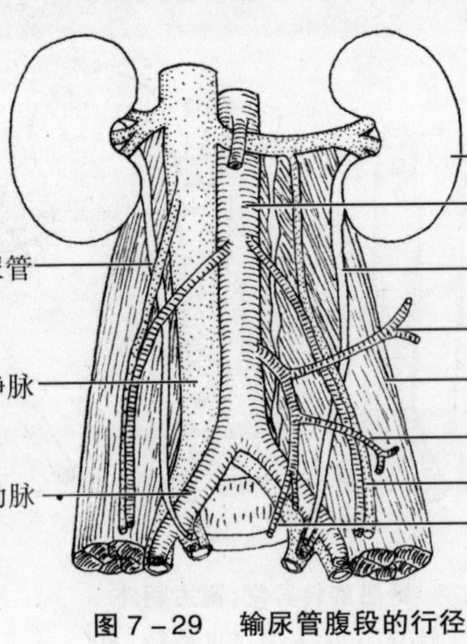

图 7－29　输尿管腹段的行径

隐窝中摸到滑动的输尿管,再向下即跨过左髂总动脉分叉点上方约 1.5 cm 处进入盆腔。左侧输尿管在跨过骨盆缘处内邻乙状结肠系膜根部。右侧输尿管在跨过骨盆缘处内侧无重要结构相邻。在主动脉分叉平面下方进行腹后壁的手术时,左侧输尿管有乙状结肠系膜根部保护而不易受伤,右侧输尿管则无保护,易被连同腹膜牵进手术野而受伤。在进行乙状结肠的手术时则易于伤到左侧输尿管。由于输尿管前面有上述血管跨过,所以腹壁外侧切口经腹膜外显露输尿管腹段的手术进路较经腹腔为安全。

在 X 线照片上查看输尿管中有无结石存留时,应先熟知输尿管行径的表面投影。肾盂位于第 1、2 腰椎间平面,距正中线约 6 cm。输尿管由此处下行,跨过第 3、4 腰椎横突的尖部及骶髂关节。输尿管跨过骨盆缘处,相当于由第 4 腰椎体至髂前上棘与耻骨联合间中点连线的上、中 1/3 交点(图 7－30)。肾结石可以位于肾实质中、肾盏、肾盂或输尿管中,大部分病例皆可在 X 线照片上显影,但应注意与肠系膜淋巴结钙化相鉴别,除依靠上述投影位置以外,最好进行输尿管插导管后照片或者肾盂造影检查。但应注意的是如果输尿管因有慢性梗阻而肥厚时,行程即可能不规则,钙化的淋巴结阴影外形常不规则,常可依此与输尿管结石相鉴别。临床上与输尿管接触的淋巴结有感染时可能引起输尿管炎症,出现疼痛及血尿,易被误为结石。

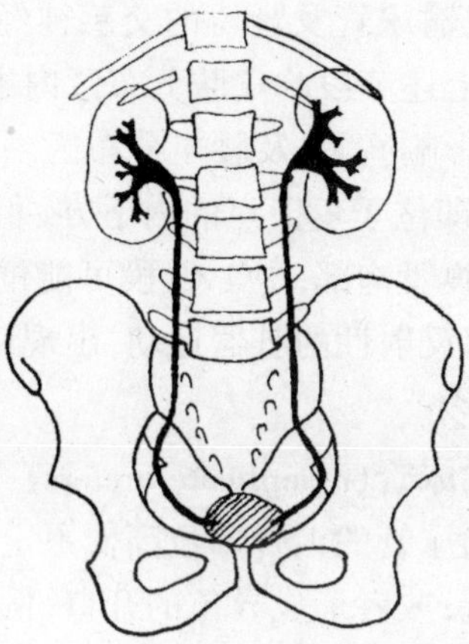

图 7－30　静脉注射肾盂造影，表示输尿管的行径与骨性标志的关系

结构

外膜：输尿管的外膜由结缔组织构成，上与肾盂的结缔组织相续,下与膀胱的结缔组织相续。

肌肉层：肾盂的肌肉可分外纵内环两层。纵行肌层向上延伸至肾盏,至肾乳头的两侧即消失。环行肌层可以追踪至肾髓质四周。输尿管的肌肉层向上与肾盂的肌层相续,厚而明显,可分三层,外层纵行,中层环行,内层纵行。三层中以内层较不明显,仅可见于靠近膀胱处。输尿管的肌肉具有节律性收缩，最大兴奋点在与肾盂相接处，蠕动波由此向下传,将尿液排向膀胱。

黏膜层：输尿管的黏膜层光滑，有少数纵行皱襞以容扩张。黏膜层上与肾盂的黏膜相续，下与膀胱的黏膜相续。上皮层与膀胱相似,亦为变移上皮。上皮的深处为一层结缔组织,含有许多弹性钎维。

动脉供应：输尿管的血液供应分段来自不同的动脉，而且不固定。一般认为肾盂及输尿管的上 1/3 段来自肾动脉的分支，输尿管下 1/3 段来自膀胱下动脉的分支，其他部分可以来自腹主动脉、髂总动脉、髂外动脉、髂内动脉、或者精索内(卵巢)动脉的分支(图 7－31),也可有子宫动脉、阴道动脉、膀胱上动脉或者直肠中动脉的分支参加。这些来源不同的动脉分支到达输尿管以后，即分为长的升、降支，在外膜层中进行，分别与上方的降支及下方的升支吻合,并且分支在输尿管壁上形成血管丛。由于血管吻合丰富,输尿管可以在任何部位切断,不致造成坏死。唯在游离输尿管时仍须注意保留管壁上的吻合血管，不可剥离过薄,否则仍有引起坏死的危险。

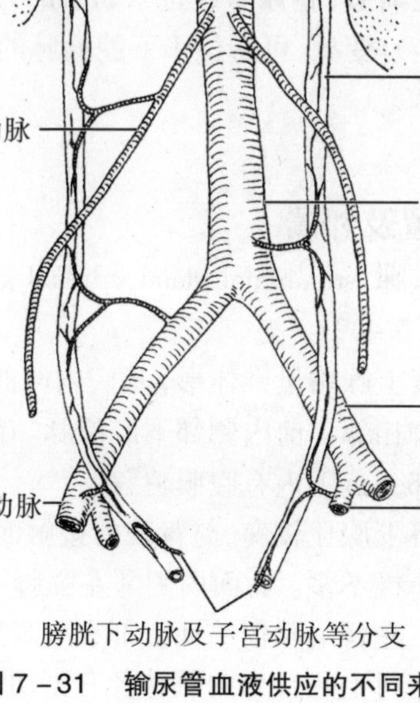

图 7－31　输尿管血液供应的不同来源

静脉回流：输尿管的静脉大致与动脉伴行，分别汇入肾静脉、精索内(卵巢)及髂静脉。在上端有一或两条纵行静脉，同时接收肾盂的静脉，最后在肾窦内汇入肾静脉

的汇入支。

淋巴回流

输尿管的淋巴管基本上与动脉伴行，先在肌肉层中及外面形成丛。输尿管中段的淋巴管汇入主动脉与下腔静脉附近的淋巴结。下端有部分淋巴管直接汇入髂内淋巴结，或与膀胱的淋巴管汇合。上端的淋巴管与肾脏的淋巴管汇合，汇入主动脉前淋巴结。

神经供应

输尿管的神经供应比较丰富，来自主动脉肾丛、精索内（卵巢）丛、主动脉丛、上腹下丛及骨盆丛等。邻近输尿管的腹膜含有丰富的神经纤维，可能协助供应输尿管。供应输尿管的神经含有交感神经及副交感神经，其功能已知者为疼痛，切断以后可以消除疼痛，但对输尿管的活动并无影响。因此，输尿管的蠕动究竟是由管壁上的神经控制，或是完全为肌源性，尚未能完全肯定，似以后者较为重要。

供应输尿管及肾盂的交感神经节前纤维起自脊髓胸 11～腰 2 节段。患肾绞痛时输尿管有强蠕动波下行，可在上述节段的皮肤分布区内出现牵涉性疼痛。肾盂部的疼痛开始于腰部的胸 11 分布区，沿同侧腹壁向下扩散，影响胸 12 及腰 1 分布区。输尿管的牵涉性疼痛常由腰部开始，沿腹直肌外侧缘向腹下部放射，如果在右侧，即位于麦氏点的内下方，但是并不恒定，可能出现的部位远比肾脏广泛。上段的牵涉性疼痛也常位于髂嵴、腹股沟部，中 1/3 段可能位于下肢内侧，下 1/3 段可能位于外生殖器。输尿管强力收缩的传入刺激，可能引起反射性的脏器运动，出现反复呕吐的症状。

畸形

双输尿管（reduplicate ureters）：此种畸形有完全性和不完全性两种，多与双肾盂或分叶肾同时存在。不完全性双输尿管的汇合部位高低不定。完全性双输尿管在膀胱的开口位置，可以很靠近；也可为一条正常，另一条较低；或者形成异位的开口，例如在尿道或前庭（女性）。此类畸形易于发生肾盂积水或者输尿管积水。

输尿管开口异位（ectopic ureteral orifice）：此种畸形为输尿管在膀胱的开口位置低于正常者，可以发生在输尿管及肾盂正常者，但多数发生在输尿管增多畸形者。其形成原因可能为在胚胎时期输尿管芽起自中肾管的位置较正常者高，中肾管开口向下移位时被吸收入生长中的膀胱壁内，终于形成低位的输尿管开口。输尿管开口入精囊或输精管的成因可能为输尿管未与中肾管分隔。输尿管开口于直肠的成因可能为泄殖腔在发生过程中分隔不正常。不论输尿管有无畸形，异位开口的位置，在男性常位于正常开口的远侧，可以位于膀胱内，也可以位于尿道前列腺部，也可开口于精囊、输精管、射精管或直肠，不会出现尿失禁；在女性可以位于膀胱、尿道、阴道前庭或直肠，开口位于膀胱颈以下者即有尿失禁，出生以后，除可正常随意排尿以外尚有经常流尿，如果开口于阴道即可经常有尿自阴道流出。如果为完全成双的输尿管，起自肾脏上部的输尿管开口位置即低于起自下部者。

其他畸形：输尿管在进入膀胱的开口处可以出现先天性瓣膜或者输尿管囊肿，但比较罕见，输尿管的行径也可能有变异，可能位于下腔静脉的后方或者绕过下腔静脉，易于发生肾盂积水。

肾 上 腺

位置及邻属

肾上腺（suprarenal gland, adrenal gland）覆盖在肾脏的上端及相接的前内面，但是两侧腺体的形状及邻属各异（图 7－32）。

右肾上腺略呈锥体形，基底内凹而适应右肾的凸出表面，覆盖在肾上极的前内面，位置高出肾脏。后面与右膈脚相邻。前内侧邻下腔静脉。前外面邻肝裸区。前下方有时与十二指肠相邻。右肾上腺仅在前面下部一小部分范围内有腹膜覆盖。

左肾上腺比较扁，与肾脏的接触面较大，约呈半月形，覆盖在左肾的内上面，向下延及肾门，上达肾上极，高出肾上极不多。后面内侧邻左膈脚。前面上邻胃，下邻胰腺及脾血管。下端与肾血管接触。上端与脾脏上端接触。左肾上腺仅前面上部有腹膜覆盖。

两侧肾上腺皆与内脏神经有密切关系，在左侧较为恒定。左侧内脏大神经通过左肾上腺与膈之间。右侧

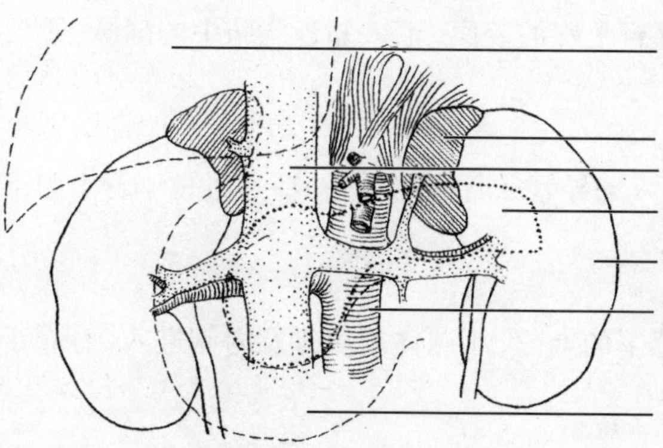

图 7-32　肾上腺的邻属

内脏大神经可以通过右肾上腺的后方，如果右肾及肾上腺的位置较低，神经即通过肾上腺上端的上内方。

筋膜连属

肾上腺亦为肾筋膜的前后层所包绕。由于两层筋膜在肾脏与肾上腺之间另有筋膜相连，所以肾上腺单独位于一个筋膜格内，与肾脏分开(见图 7-13)。肾上腺与其筋膜鞘之间有结缔组织相连。肾筋膜又固定在腹后壁及膈下面。因此肾上腺并不随肾脏活动，患游走肾或肾下垂时肾上腺仍在原位，肾脏有异位者肾上腺亦无移位，进行肾切除术由肾脂肪囊中分离肾脏时并不暴露肾上腺。但是在极少数情况下肾上腺与肾脏的关系并不如此，仍然可能紧密粘连，切除肾脏时极易将肾上腺同时切除。因而在手术中仍应仔细检查，如果遇有此种情况，可以先由肾上腺的下内角开始分离，因为在此处总可有一小的间隙，充以少量的结缔组织，便于分离。

结构

肾上腺为一对棕黄色有内分泌功能的腺体。正常肾上腺平均长 3.5 cm，宽 2.5~3 cm，厚 0.5~1 cm，重 7~12 克。每一侧肾上腺皆由**皮质**(cortex)和**髓质**(medulla)两部分组成。两部分的胚胎发生来源、组织学及生理学皆不同。髓质起源于**外胚层**(ectoderm)，与交感神经节相同，细胞有嗜铬性，分泌肾上腺素及去甲肾上腺素，受交感神经控制。皮质起源于**中胚层**(mesoderm)，细胞分为球状带、束状带和网状带三层，各分泌不同的类固醇激素，在维持生命方面极端重要。皮质的活动不完全依靠神经作用，主要受垂体前叶控制。皮质的内分泌素又转而作用于垂体，同时直接或间接地影响身体其他大部分内分泌腺体，影响着身体中许多组织及生理过程。肾上腺皮质的体积远大于髓质，约为 9∶1。初生时肾上腺的体积大于肾脏，因为胚胎末 3 个月皮质生长迅速。出生以后肾上腺的体积又迅速减小，至成年时只有肾脏的 1/28，由于皮质迅速退化所致。

肾上腺皮质与髓质所发生的功能性肿瘤也不同。起自髓质的肿瘤为嗜铬细胞瘤，产生较多的肾上腺素和去甲肾上腺素，突出的症状为高血压。肾上腺皮质的肿瘤较为复杂，可分为有功能改变和无功能改变两类。有功能改变者，临床表现为柯兴(Cushing)综合征或原发性醛固酮增多症等肾上腺性异常症。

血液供应

动脉供应：供应肾上腺的动脉最少有三来源(图 7-33)。膈下动脉走向外上的途中，在邻近肾上腺内缘处发出 5~10 条短支进入肾上腺，称为**肾上腺上动脉**(superior suprarenal artery)，为肾上腺血液供应的主要来源。动脉大小不一。各支在走近肾上腺时常又再分支而后进入腺质。**肾上腺中动脉**(middle suprarenal artery)发自主动脉的前外面，肾动脉起点的上方，走向肾上腺的内缘。此支大小不定，也可阙如，也可为多支；也可为一大支供应肾周围脂，仅分出一小支至肾上腺。**肾上腺下动脉**(inferior suprarenal artery)由肾动脉上缘发出，行程很短，进入肾上腺的下端，可为单干，也可为多支，也可起自副肾动脉。肾上极动脉也可分支至肾上腺。此外，通过肾上腺附近的其他动脉，如输尿管上段动脉及精索内动脉，皆可能分出小支至肾上腺。根据上述，可见供应肾上腺的动脉皆由腺体的边围部分进入，数目多可达数十条。

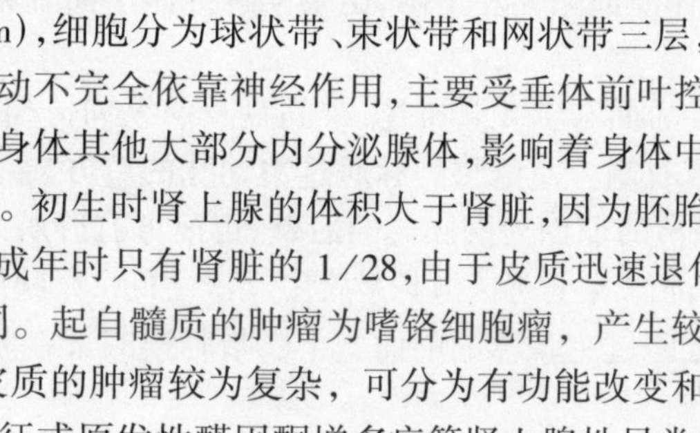

图 7-33　肾上腺的动脉供应

静脉回流：肾上腺的静脉主要汇集于一条大的**中央静脉**(central vein)，在腺门处离开腺体的前面。左侧肾上腺静脉向下行，先与左膈下静脉汇合，而后汇入左肾静脉。右侧肾上腺静脉走向内下或者横行，汇入下腔静脉，偶可汇入右肾静脉。汇入下腔静脉者行程很短，特别是在横行的情况下，很容易在肾上腺的手术中受伤。此外，有一些小的包囊静脉离开肾上腺的表面，汇入邻近脂肪中的静脉，重要性不大。

淋巴回流

肾上腺的淋巴管，一小部分走向肾脏及膈，大部分向内汇入胸导管或乳糜池，有一些通过位于肾上腺下内面的一些小淋巴结。

神经供应

供应肾上腺的神经来自内脏神经的下端、腹腔丛及腰交感干的上段，于腺体的后方及内侧进入，分布于髓质内，属于交感神经节前纤维。

畸形

肾上腺畸形很罕见。有肾脏畸形者肾上腺一般并无畸形。先天性肾脏缺损或异位者偶可伴有肾上腺缺损。肾上腺包埋在肾的皮质下者偶有报告。髓质组织可有 10% 在肾上腺以外，例如在交感干的附近。又如在主动脉的前面，肠系膜下动脉起点附近，可以出现较大块的嗜铬组织，称为主动脉体。此外，颅内或膀胱壁内皆可出现嗜铬组织。此种组织皆有分泌肾上腺素的功能，临床表现主要为高血压。

腹膜后间隙的主要大血管神经

腹主动脉（abdominal aorta）

行径与邻属： 胸主动脉于第 1 腰椎体前方正中线稍偏左穿过膈的主动脉孔进入腹膜后间隙而移行为腹主动脉，在腰椎体前面略偏左下降，至第 4 腰椎体平面分为左、右髂总动脉。分叉平面也可高至第 3 腰椎或低至第 5 腰椎。

腹主动脉的后面与上 4 腰椎体、椎间盘及前纵韧带相邻。在主动脉孔平面或稍下方，胸导管的下端紧邻主动脉的后面或右侧。左侧腰静脉通过主动脉的后方。主动脉的前面，在上部有腹腔丛向两侧延伸，向下有主动脉丛。腹腔丛的前面为网膜囊的后壁，再前方有肝脏及小网膜。胰腺颈部在腹腔动脉的下方跨过主动脉的前面，胰头钩部伸入主动脉与肠系膜上动脉之间。在胰腺后方主动脉与脾静脉或门静脉的起始段接触。左肾静脉亦在此处跨过主动脉的前面。十二指肠第三部在胰头下方跨过主动脉的前面。在十二指肠下方。主动脉的前面仅有结肠下区的腹后壁腹膜覆盖，前与小肠袢接触，易于进行手术显露。下腔静脉紧位于腹主动脉的右侧，静脉在上部略偏前，在下部略偏后。静脉的后方有右交感干，上部尚有奇静脉及右侧膈脚。腹主动脉的左侧由上向下与左侧膈脚、胰腺、十二指肠空肠曲、十二指肠第四部、左侧交感干及小肠袢等相邻。腰淋巴结紧邻主动脉的后外方。由于腹主动脉位于胃及胰腺后方，二者之一有肿瘤时皆可传导动脉的搏动，查体时易被误为动脉瘤。

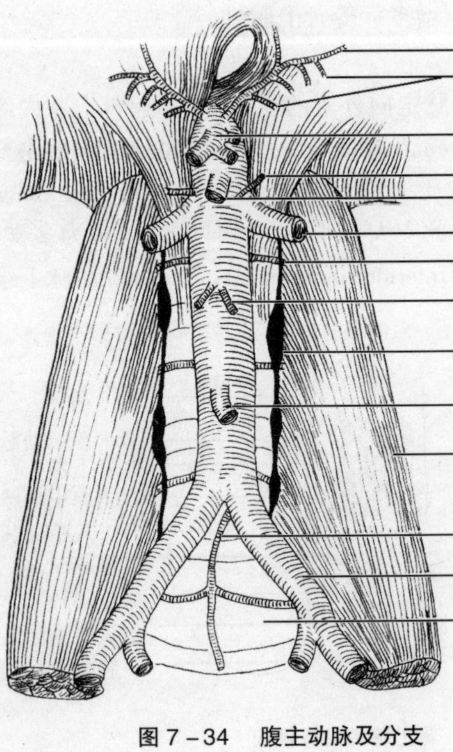

图 7－34　腹主动脉及分支

分支： 腹主动脉不成对的分支有腹腔动脉、肠系膜上动脉、肠系膜下动脉及骶正中动脉。成对的分支有膈下动脉、肾上腺中动脉、肾动脉、精索内（卵巢）动脉及腰动脉（图 7－34）。

膈下动脉（inferior phrenic artery）常由腹主动脉的起始部发出，向外上进行，跨过膈脚的前面，右侧者通过下腔静脉的后方，左侧者通过食管的后方，分布于膈，与心包膈动脉、最下位的肋间动脉及对侧的膈下动脉之间皆有广泛的吻合。膈下动脉经过肾上腺的内上方时分出小支至肾上腺。两侧的膈下动脉也可先呈一条总干起自腹主动脉，而后分支。此外，膈下动脉偶可起自腹腔动脉或者腹主动脉的其他分支，如肾动脉、胃左动脉、肝动脉或精索内动脉等。

腹腔动脉（celiac artery）常在第1腰椎体上部平面由腹主动脉的前面发出，呈一短干，长约1～3 cm，迅即分为**胃左动脉、脾动脉及肝动脉**，已在第六章中述及。腹腔动脉的起点与肠系膜上动脉的起点靠近，在极少数情况下（1.3%）两条动脉先起自一总干而后分叉。腹腔动脉向前略偏右行，两侧有腹腔神经丛。腹腔动脉的分支常有变异（图7－35），可有一支起自主动脉或肠系膜上动脉，或为某一分支的供应区有一部分由起自主动脉或肠系膜上动脉的一条副支代替，最多见的是代替肝右动脉。据统计，腹腔动脉三支的分支方式，先发出胃左动脉而后分为肝、脾动脉者占62.1%，同时分为三支者占24%，其余为有一或两支起自其他动脉。另有统计，腹腔动脉分为典型三支者占94%。

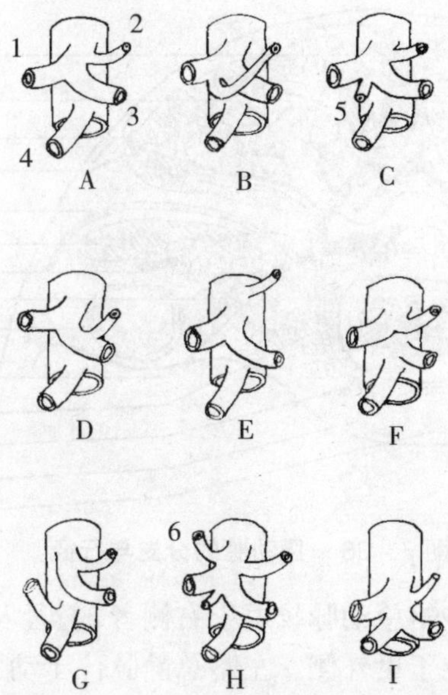

图7－35　腹腔动脉分支的主要类型

1：肝动脉；2：胃左动脉；3：脾动脉；4：肠系膜上动脉；5：胰背动脉；6：副肝动脉；A～D：有腹腔动脉主干；E～H：无腹腔动脉主干；I：腹腔动脉与肠系膜上动脉同起于一主干

肠系膜上动脉（superior mesenteric artery）的发出点常在第1腰椎体下部平面，位于胰腺颈部后方，向下向前跨过十二指肠第三部的前面进入小肠系膜根部。

肾上腺中动脉（middle suprarenal artery）起自腹主动脉的前外面，紧位于肾动脉起点的上方，向外进行。

肾动脉（renal artery）的起点平第1与第2腰椎体之间，左侧者常稍高。如有副肾动脉，起点常高于肾动脉，也可较低。

精索内（卵巢）动脉起自主动脉的前面，在肾动脉的下方约2.5～5 cm。此动脉的变化较大，两侧者可先呈一单干发出，也可有一支或两支皆起自其他动脉。在男性**精索内动脉**（testicular artery，internal spermatic artery）偏外下行，位于腹膜后的腰大肌前面，跨过输尿管时即分支供应之。右侧的精索内动脉通过回肠末段的后方，左侧者则通过乙状结肠的后方。两侧动脉向下皆沿骨盆缘进行，在腹股沟韧带上方跨过髂外动脉远端的前面进入腹股沟管内环。在女性**卵巢动脉**（ovarian artery）下行途中向外偏移的程度较小，但是左侧者偶可先向上行，经肾静脉的后方绕至其前面，再向下行，精索内动脉也可有此种变异。卵巢动脉下行途中跨过输尿管时也有分支供应之，再向下至骨盆缘处常跨过髂总动脉的分叉点附近进入盆腔，在骨盆缘处位于输尿管的外侧。左侧的卵巢动脉与输尿管同位于直肠上动脉的外侧。卵巢动脉到达盆腔以后再进入卵巢的悬韧带（漏斗盆韧带）中。

肠系膜下动脉（inferior mesenteric artery）起自腹主动脉的前面，在主动脉分叉以上约3～4 cm，向左下进行，位于腹膜后。

腰动脉（lumbar artery）常有4对，皆起自腹主动脉的背面，愈向下两侧动脉的起点愈靠近，第4对可能先呈一单干而后分支，第3对也可能如此。如有第5对腰动脉，则常起自骶正中动脉，如果起自主动脉，其中常有一支分出骶正中动脉。第一对腰动脉行经膈脚的后方或者穿过之。各腰动脉皆绕椎体向后走，通过腰大肌起自脊柱的腱弓与脊柱之间，再转而向外行，到达相邻的横突之间，位于腰大肌及腰丛的后方。上三对腰动脉也行经腰方肌的后方。第4对腰动脉则行经腰方肌的前方。两侧的动脉皆通过腰交感干的后方。右侧腰动脉较长，通过下腔静脉的后方，上两条又常行经乳糜池的后方。每一腰动脉皆在上、下横突之间发出一条较大的后支（图7－36），与腰神经后支一同向后走，分出一脊柱支沿神经根向内走，供应脊柱，本干供应腰部的肌肉及皮肤。腰动脉本干较小，沿腹侧壁向前行于腹内斜肌与腹横肌之间，与腹前壁的其他动脉吻合。

骶正中动脉（middle sacral artery）较小，起自主动脉分叉点紧上方的后面，偶可起自第5对腰动脉中的一支，或者偶可为两支。此动脉于主动脉分叉部的后方正中线附近下降，至分叉部下方前有左髂总静脉，后面紧贴第5腰椎体，向下跨过骶岬前面进入盆腔，前邻上腹下丛。

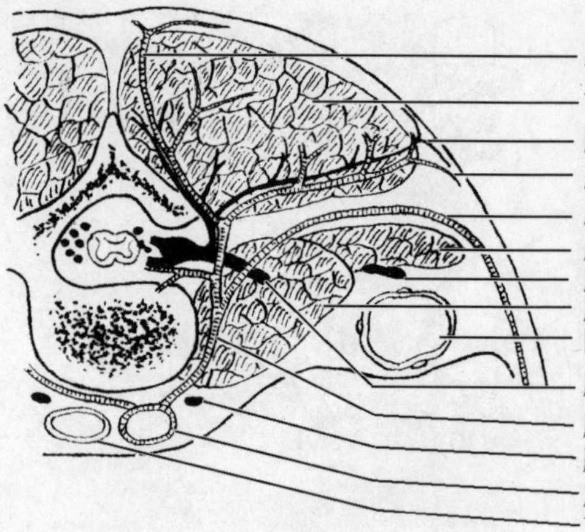

图 7-36 腰动脉的分支与行径

髂总动脉(common iliac artery)由腹主动脉分叉部起始,向下外进行至骨盆缘,至腰骶关节平面分成髂内及髂外动脉以终。髂总动脉发出小支至腹膜、腰大肌、输尿管及邻近的蜂窝组织。

右髂总动脉前邻回肠的终末部,远端分叉部的前面有输尿管跨过,在女性尚有卵巢动脉跨过;起始部的前面有主动脉丛的延伸部分,另有腰交感干的分支下行。动脉起始段的后面邻右侧腰交感干、下腔静脉的下端及左髂总静脉的上端。右髂总静脉位于动脉的外后方,相依并行。腰骶干亦通过髂总动脉的后方。

左髂总动脉较短于右侧者,行径及邻属大致相似,但是前方有乙状结肠系膜根部及直肠上动脉跨过,输尿管位于更外侧。左髂总静脉位于动脉的内后方,相依并行。

髂总动脉为常见发生动脉硬化栓塞处,可用人造血管连接腹主动脉与股动脉。

髂外动脉(external iliac artery)沿骨盆缘及腰大肌的内侧面继续髂总动脉的方向下行,跨过耻骨上支,经腹股沟韧带中点稍内侧深处进入股部而移行为股动脉,两侧髂外动脉的前方分别与回肠的终末部及乙状结肠相邻。输尿管如果不跨过髂总动脉,则跨过髂外动脉的起始部。卵巢血管亦常跨过髂外动脉的上段。生殖股神经的生殖支向下内斜行跨过髂外动脉下段的前面,走向腹股沟管内环。生殖股神经的股支位于动脉的前面。精索内血管也走在动脉的前面。输精管横行跨过动脉进入盆腔。旋髂深静脉跨过动脉下端的前面。髂外淋巴结沿动脉排列。髂外动脉的后面由上向下先部分叠掩髂外静脉,至下端即转至静脉的外侧而位于腰大肌的前面。髂外动脉于腹股沟韧带的紧上方于前面发出腹壁下动脉至腹前壁,由终末部的外面发出旋髂深动脉走向髂前上棘。此外,髂外动脉尚发出几条小支至腰大肌及邻近的淋巴结。

髂内动脉起始后即向下进入盆腔。

侧支循环: 构成腹主动脉的侧支循环如下。胸廓内动脉的末支腹壁上动脉与腹壁下动脉在腹前壁的吻合。肠系膜上、下动脉间,肠系膜下动脉与阴部内动脉间,腰动脉与髂内动脉分支间,直肠上动脉与直肠中、下动脉间,沿输尿管的动脉间,髂腰动脉与旋髂深动脉间,卵巢动脉与子宫动脉间,腰动脉与膈下动脉、肾动脉及髂总动脉分支间的吻合等。

主动脉在肾动脉平面以上突然闭塞以后即难免致死,在肾动脉平面以下有急性梗阻时即发生下肢坏死,上述侧支循环道路远不足以维持远侧的血液供应。主动脉发生慢性梗阻时可以无碍生命,若行腰交感神经切除术,可以改善侧支循环而防止或减轻下肢血液循环障碍。

结扎髂总动脉以后的侧支循环如下。直肠上与中、下动脉间,腹壁下动脉与腹壁上动脉及腰动脉间,两侧的子宫、卵巢及膀胱动脉间,旋髂深动脉与腰动脉间,骶外侧动脉与骶正中动脉间,髂腰动脉与最下位腰动脉间,闭孔动脉的耻骨支与对侧的同名动脉间的吻合等。

结扎髂外动脉以后的侧支循环如下。髂腰动脉与旋髂动脉间,臀上动脉与旋股外侧动脉间,闭孔动脉与旋股内侧动脉间,臀下动脉与股深动脉的第 1 穿支及旋股内外侧动脉间,阴部内动脉与阴部外动脉间,腹壁下动脉与腹壁上动脉及腰动脉间的吻合等。

下腔静脉及其汇入支

下腔静脉的行径及邻属:下腔静脉(inferior vena cava)由左、右髂总静脉在第 5 腰椎体前面稍偏右侧处汇合形成,略低于动脉分叉点,前有右髂总动脉越过。下腔静脉在主动脉的右侧上行,在下部先偏于动脉的后方,上行即逐渐偏位于动脉的前方,至上部即逐渐离开动脉而隔以右侧膈脚,至第 2 腰椎平面以上即进入肝脏的右纵裂内,至第 8 胸椎平面即通过膈中心腱的腔静脉孔而进入胸腔(图 7-37)。下腔静脉的前面在肾脏平面与十二指肠第一部、门静脉、胰头、胆总管的终末部、十二指肠第三部、右精索内动脉及小肠系膜根部等结构相邻。下腔静脉的后面,与右侧腰交感干及腰大肌内侧缘相邻,与膈脚间有右肾动脉、肾上腺中动脉、膈下动脉、右侧腹腔丛及右肾上腺的内侧份等结构相隔。右输尿管在下腔静脉的右侧 1 ~ 1.5 cm 处下行。

髂静脉: 股静脉经腹股沟韧带深处上行至腹部而移行为**髂外静脉**(external iliac vein),沿髂外动脉的内侧及骨盆缘向上内进行，至骶髂关节的前方与髂内静脉汇合成髂总静脉。右侧髂外静脉上行途中逐渐转位于动脉的后内方。髂外静脉内常有一或两瓣膜。腹壁下静脉、旋髂深静脉及耻骨部静脉皆在腹股沟韧带的紧上方汇入髂外静脉。

髂总静脉(common iliac vein)向上内进行,至第 5 腰椎体前面偏右处与对侧者合而形成下腔静脉。右侧髂总静脉较短于左侧者,先位于右髂总动脉的后方,至上端即位于动脉外侧。左髂总静脉较长,先位于左髂总动脉内侧,上段通过右髂总动脉的后方。髂总静脉接收髂腰静脉,有时接收骶外侧静脉。骶正中静脉汇入左髂总静脉或两侧髂总静脉相交处。

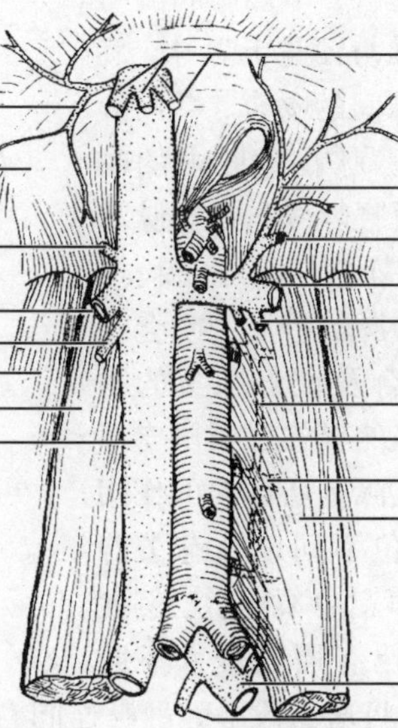

图 7－37　下腔静脉及主要汇入支，虚线表示通过腰大肌中或后方的静脉

腰静脉(lumbar vein):腰静脉共有 4 ~ 5 对,汇集腰部及腹壁的血液,至脊柱侧面即绕椎体侧面向前,行经腰大肌的深处,汇入下腔静脉的后面。左侧腰静脉较长,通过腹主动脉的后方。腰静脉在腰椎横突的前面连以纵行的腰升静脉。**腰升静脉**(ascending lumbar vein)的下端可能与髂总静脉吻合,上端参与形成奇静脉或半奇静脉。腰静脉在腹前壁与腹壁上、下静脉吻合;在脊柱旁与椎静脉丛相交通,接收其一部分血液。腰静脉与椎静脉丛中皆无瓣膜,血液可因两方面的压力变化而向一方面流动,因此癌肿可以直接通过静脉扩散至脊柱,甚至于到脑部,而不通过肺部转移。

精索内(卵巢)静脉: 在男性**精索内静脉**(testicular vein, internal spermatic vein)起始于睾丸背面,呈蔓状静脉丛上行。至腹股沟管外环下方即汇入成 3 ~ 4 条静脉,通过腹股沟管在内环外合成一至两条,进入腹腔以后即形成一条静脉,于腹膜后沿腰大肌的前面上行,右侧者在肾静脉下方斜行汇合下腔静脉的右面,左侧者通过乙状结肠的后方,于十二指肠空肠曲的后方呈直角汇入左肾静脉。精索静脉曲张多见于左侧的原因,多认为与其成直角汇入左臂静脉有密切关系。精索内静脉中无瓣膜亦与之有关。女性的**卵巢静脉**(ovarian vein)起自阔韧带中的静脉丛,与子宫静脉丛交通,跨过骨盆缘向上即汇合成一支,行径与精索内静脉相同。卵巢静脉中可能有瓣膜。此静脉与子宫静脉在孕期均显著扩大。

肾静脉及肾上腺静脉: 前已详述。

膈下静脉(inferior phrenic vein):此静脉与动脉伴行,右侧者汇入下腔静脉;左侧者常与左肾上腺静脉汇合而进入左肾静脉,亦可单独汇入左肾静脉或下腔静脉。

肝静脉(hepatic vein):下腔静脉在通过肝脏后部沟中的部分接收两支或三支肝静脉。

下腔静脉畸形: 偶见的下腔静脉畸形为在右侧有两条,输尿管通过其间;也可为在肾脏平面以下左侧出现另一条下腔静脉,连接左侧肾静脉与髂总静脉;或者为在肾脏平面以下仅有左侧下腔静脉,至肾脏平面仍然转至右侧上行。下腔静脉的起始部偶可位于右髂总动脉的前方。其他罕见的畸形有在肾脏平面以上阙如,在肾脏平面以下可以正常位于右侧,也可位于左侧,或为两侧皆有,至肾脏平面以上即穿过膈的主动脉孔进入胸腔而与奇静脉或半奇静脉相续。此种情况下肾脏以下的血液即经上腔静脉回心,肝脏的血液单独进入心脏。

侧支循环: 下腔静脉在肾静脉平面以上发生急性梗阻或结扎时即难于生存,侧支循环不足以维持生命。在肾静脉平面以下结扎下腔静脉时则可 以依靠侧支循环而无碍生命(图 7－38),但将出现下肢水肿、动脉痉挛、持续性疼痛及溃疡等症状。参与构成侧支循环的道路有:腹壁浅静脉与胸腹壁静脉间的吻合连接股静脉与腋静脉，腹壁上、下静脉间的吻合连接髂外静脉与锁骨下静脉，旋髂静脉与腰静脉间的吻合，髂内静脉与肠系膜下静脉在盆腔内的吻合，髂内静脉及腰静脉与椎静脉丛间的吻合，腰升静脉与髂外、腰、左肾、半奇或奇静脉等静脉的吻合。腰升静脉的吻合及椎静脉丛的吻合较为重要。虽然存在此类侧支循环途径，但是实际上所能起的作用则因阻塞的部位不同以及有关静脉的解剖学不恒定而不固定。例如患右侧肾肿瘤已有瘤栓侵入下腔静脉，手术时可将这一段下腔静脉连同右肾一齐切除，结扎左肾静脉。此种情况下，由于下腔静脉已因慢性病变而阻塞，有关的侧支循环已经建立，不会出现下肢症状；同时左肾的静脉也通过与肾上腺静脉、邻近的腹后壁静脉以及膈的静脉之间的交通所形成的侧支循环回流，并不发生坏死。

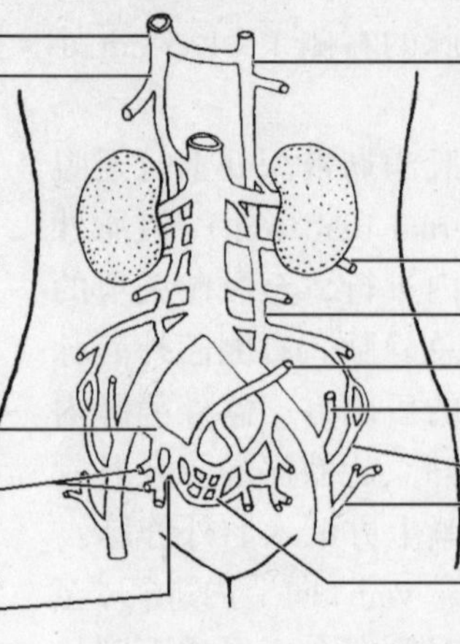

图 7-38　下腔静脉梗阻以后的侧支循环

淋巴管与淋巴结

髂外淋巴结(external iliac lymph node)：与髂外动脉相邻的淋巴结依其与动脉的关系而可分为内、外、后三组，分别位于动脉的内、外、后方(图 7-39)。每一组有 3~4 个淋巴结。最低的淋巴结靠近或者位于股环处。最高的淋巴结接近髂总动脉分叉部。内、外两组淋巴结接收发自腹股沟深、浅淋巴结的输出管，来自龟头或阴蒂的淋巴管通过腹股沟管到达，也接受来自腹前壁下部的淋巴管。内、后两组淋巴结接收发自膀胱、前列腺、尿道膜部，或者子宫颈及阴道上部的淋巴管。此外，内侧组尚接收发自髂内淋巴结以及与闭孔血管相邻的淋巴结的输出管。

髂总淋巴结(common iliac lymph node)：髂总淋巴结为髂外淋巴结向上的延续，亦可依其与髂总动脉的关系而分为内、外、后三组。外侧组有两个淋巴结，接收髂外淋巴结的一些输出管。后组常有 2~4 个淋巴结，接收髂外淋巴结及髂内淋巴结的输出管。内侧组位于主动脉分叉部的下方，左髂总静脉的前面或者骶岬的前面，常有两个，亦称骶前淋巴结。此外，髂总淋巴结亦接收骶前凹中淋巴结的输出管，以及盆腔脏器的许多输出淋巴管。由此可见，髂总淋巴结引流下肢、腹壁下部以及盆腔脏器的大部分。

腹膜后淋巴结：沿腹后壁有许多淋巴结与腹主动脉及下腔静脉相邻(图 7-40)，大致可分位于主动脉旁的**腰淋巴结**(lumbar lymph nodc)、**主动脉前淋巴结**(preaortic lymph node)及**主动脉后淋巴结**(retro-aortic lymph node)。左侧腰淋巴结位于腰大肌面上，内依主动脉排列。右侧腰淋巴结则分别位于下腔静脉的四周。

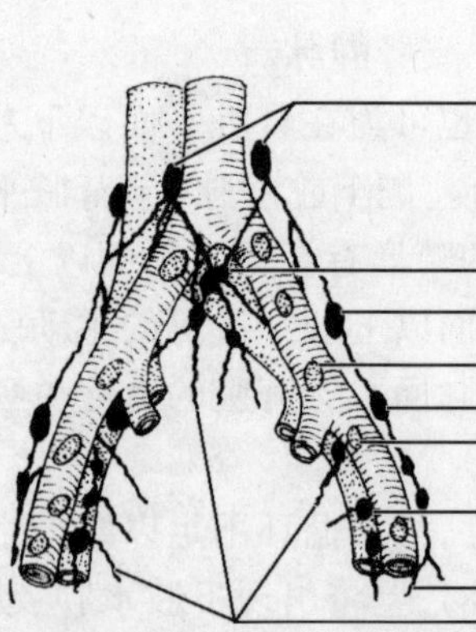

图 7-39　髂淋巴结

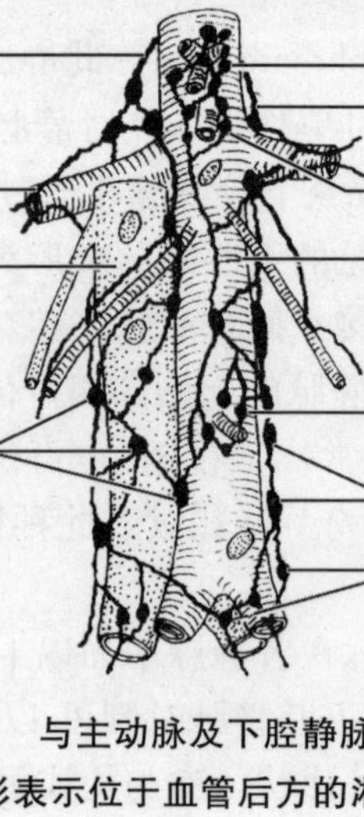

图 7-40　与主动脉及下腔静脉有关的淋巴结，圈点形表示位于血管后方的淋巴结

腰淋巴结与髂总淋巴结相延续。主动脉前群淋巴结由围绕肠系膜下动脉、肠系膜上动脉及腹腔动脉起始部的淋巴结组成,接收各动脉分布区内脏器的淋巴管。围绕肠系膜下动脉的淋巴结输出管,一部分汇入腰淋巴结,一部分上行汇入围绕肠系膜上动脉根部的淋巴结。肠系膜上动脉根部附近的淋巴结很多,输出管一部分上行汇入腹腔动脉旁淋巴结,另一部分与腹腔动脉旁淋巴结的输出管汇合成肠淋巴干。此外,主动脉前群淋巴结又接收一些腰淋巴结的输出管,本身的一些输出管又汇入腰淋巴结及主动脉后群淋巴结。主动脉后群淋巴结接收腰淋巴结及主动脉前淋巴结的输出管,本身的输出管上行汇入乳糜池或其某一汇合支。

乳糜池(cisterna chyli):胸导管的下端位于腹腔内,主动脉的右后方,紧邻脊柱及右膈脚,常扩大成囊状,称为乳糜池,由左、右腰淋巴干(腰部淋巴结的输出管)及**肠淋巴干**(intestinal lymph trunk)汇合形成。汇合的方式并不恒定(图 7-41),大多数情况下为肠淋巴干与**左腰淋巴干**(left lumbar lymph trunk)先汇合,而后再与**右腰淋巴干**(right lumbar lymph trunk)汇合。少数情况下为左、右腰淋巴干先汇合成胸导管,肠淋巴干再汇入胸导管。此外,偶可见到肠淋巴干与右腰淋巴干先汇合。主动脉后淋巴结的输出管可能直接汇入胸导管的下端,或者汇入一侧的腰淋巴干。腹腔动脉旁淋巴结的输出管除可参与形成肠淋巴干以外,尚可汇入左侧腰淋巴干。上部腰淋巴结可能有一些输出管穿过膈再汇入胸导管。下 6~7 肋间隙的淋巴管也可下行汇入胸导管的下部。

关于乳糜池的出现率统计不一,有为 100%,有为 50%~60%,有的不到 25%。乳糜池的位置常在第 1、2 腰椎体的右面,前有右侧膈脚。但是胸导管的起始平面并不恒定,可以变动于第 2 腰惟至第 11 胸椎之间。

迷走神经的腹腔部分

在胃的神经供应一节中已述及迷走神沿食管下端形成前后迷走神经干进入腹腔,分支至胃、肝及腹腔丛。迷走神经进入腹腔丛以后即与交感神经及传入纤维相混,在腹腔丛的远侧 即不可能分开。大部分交感神经丛,除去脾丛、肾丛及肠系膜下丛以外,皆有迷走神经纤维。迷走神经属于副交感神经节前纤维,在腹腔内仅通过腹腔丛等脊柱前神经节,在其中不发生突触,继续随动脉周围神经丛至所供应的脏器,在脏器壁的表面或壁中与该处的神经元胞体发生突触,由此处胞体发出节后纤维。

交感神经腹腔部分

交感神经的腹腔内部分,包括腰交感干、内脏神经的末段、主动脉前方及两侧的**神经丛**及**神经节**,以及围绕动脉至脏器的神经丛。腰交感干及内脏神经中含有交感神经及传入纤维。各神经丛及神经节中除含有交感神经及传入纤维以外,尚含有迷走神经的副交感神经纤维。

腰交感神经节干(lumbar sympathetic chain):**交感神经干**通过内侧弓状韧带的后方与腰大肌前面之间进入腹部,略向内侧倾斜沿膈脚 的外侧下行至第 2 腰椎平面以后,即沿腰大肌内侧缘下降,依附于腰椎体的前外面(图 7-42)。此外,偶可见到交感干通过膈的主动脉孔或者穿过膈脚进入腹腔。交感干至腹下部即行经髂总动静脉的后方,跨过骶岬而进入盆腔。右侧交感干位于下腔静脉右缘的后方。左侧交感干位于主

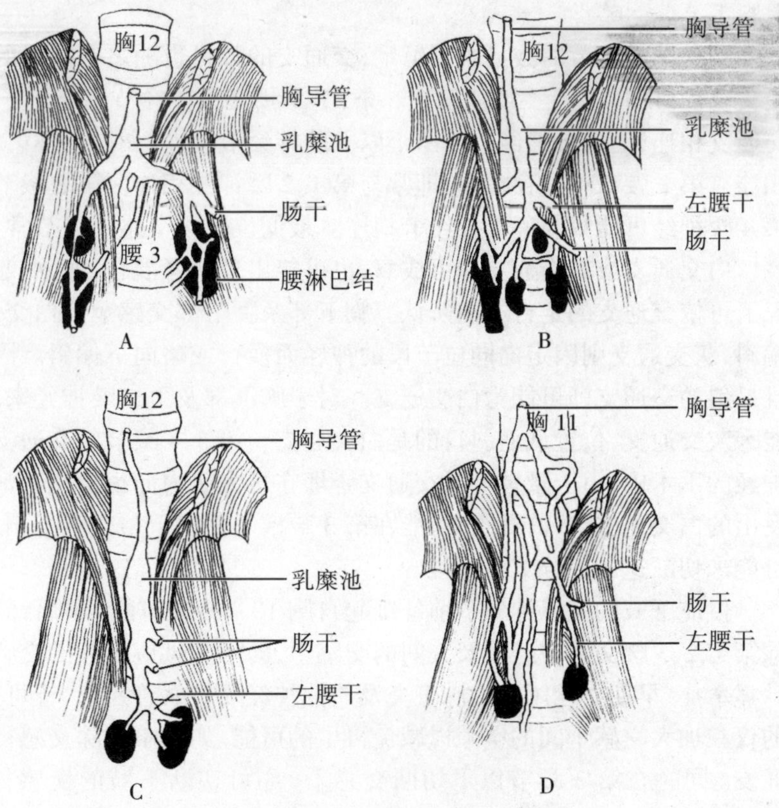

图 7-41　胸导管形成的变异

A:乳糜池接近为扩大的腰干,右侧腰干的一支穿过膈脚;B:右侧腰干的一支通过膈脚的后方;C:多数情况;D:呈网状而不形成明显的乳糜池

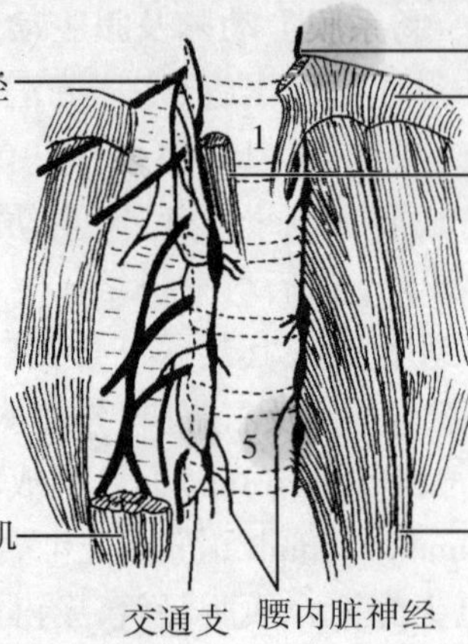

图 7-42　腰交感干

动脉左缘的后方。由此可见，在经腹腔显露交感干的手术中须将大血管向内牵开。在经腰部的手术中沿腰大肌前面向内即可找见交感干。但须注意到交感干有时可能位于腰大肌与脊柱之间的沟中，或者前面被一些起自脊柱的腰大肌纤维覆盖，手术中不易寻找。交感神经干与椎体间有腰血管通过，但是有时可以见到一或数条腰静脉跨过交感干的前面，或者穿过交感干的分裂部分。

腰交感神经节的分布常不恒定，少的可为 1 个大节，多的可为 6 个小节，多数情况下为 4 个，两侧也不一定相同。神经节小的可仅像针尖，大可到 6 mm 宽 6 cm 长。节间的神经干细可如头发，粗可达 6 mm 直径。位置比较恒定而且最大的第 2 腰节位于第 2 腰椎体下半或其下位椎间盘平面。再上方有无神经节不恒定，如有第 1 腰节则位于第 1 腰椎体或其下位椎间盘平面，内侧弓状韧带的后方，可能与末一胸节融合，经腹部的手术中看不到此节。此节如果位置较低，也可与第 2 腰节融合。位于第 3 腰椎体或其下位椎间盘平面的第 3 腰神经节在手术中易于找见，但有时被腰大肌的内缘覆盖。与第 4 腰椎相邻的第 4 腰神经节一般皆位于髂总动脉的后方，手术中不易见到。如果末一神经节低至第 5 腰椎体，即可能为腰大肌覆盖。由此可见，神经节的位置及数目皆不恒定，与椎体的关系也不固定，并不易分辨某一神经节的序数。虽然如此，手术中仍然常靠神经节与椎体的关系而决定其序数，与内侧弓状韧带相齐者为第 1 腰椎体，与主动脉分叉部相齐者为第 4 腰椎体。

每一腰交感神经节与相应的腰神经前支之间皆有灰**交通支**相连。上两神经节(有时为上三神经节)与相当的腰神经之间有**白交通支**相连。此类交通支皆向外跨过椎体侧面与腰血管伴行，通过腰大肌深处。腰交感神经节另外向内发出若干分支，一部分进入主动脉丛，另一部分经髂总动脉前方下降至第 5 腰椎体前面组成上腹下丛。

腰交感神经节的数目既不恒定；交通支的数目也随之有较大的变化。一般说来，一个腰交感神经节的交通支至少有两条以上，可能多至 5 条，1 个腰交感神经节不止与 1 条腰神经相连，大部分腰神经不止与 1 条交通支相连，上部腰神经常与两个以上的神经节相连。如果出现第 1 腰节，即常与第 12 胸神经及第 1 腰神经相连。第 2 腰节单独存在时，即常与第 1、2 腰神经相连。第 3 腰节单独存在时，即常与第 2、3 腰神经相连。第 4 腰神经可能只与一个神经节相连。最低位的腰交感神经节常仅与第 5 腰神经相连。

白交通支或灰交通支皆可成双，也可能出现两者混合。两种交通支在外观上常不易分辨。但是在一般情况下可依交通支的走行方向辨认。胸下部及腰上部交感节的白交通支由于起自上位节段的神经而常向外上偏斜，灰交通支则因走向同位节段的神经而横行或略向下偏斜。因此有白交通支相连的神经节，位置最高而且最斜的交通支即可能为白交通支。对于胸下部及上二腰神经来说，与其相连的最高位置横行的交通支可能为灰交通支，位置低而斜行的是白交通支。第 3、4 腰节的交通支则向下外斜行。虽然如此，在进行腰交感神经的手术中，由于腰神经及交通支皆埋在腰大肌内而很少能看清，所以实际意义不大。此外，由第 2 腰神经发出的白交通支(节前纤维)可能在第 3 腰椎平面以下与交感干相连。因而在第 3 腰椎平面切断交感干时有可能未切断这一部分节前纤维。

供应下肢的交感神经节前纤维起自胸 10 ~ 腰 2 节段，节后纤维发自下部腰交感节及上部骶交感节。切除第 1、2、3 腰交感神经节及其间的交感干，即可将供应下肢的交感神经节前纤维完全切断。用以治疗肢端动脉痉挛症、早期血栓闭塞性脉管炎及灼性神经痛等血管疾患，皆可获得一定的疗效。切除第 3 腰交感节的目的仅在加大交感干间的空隙以减免再生的可能。如果不切除交感神经节，而仅切断第 1、2、3 腰神经的所有交通支，同时在第 3 腰节以下切断交感干，亦可切断下肢的交感神经供应。此外，由于在第 5 腰椎平面以下两侧交感干之间有横的联系，所以有人认为欲完全切断一侧下肢的交感神经供应，最好进行两侧的交感神经切除术。

进行腰交感神经切除术之前，最好先试行普鲁卡因注射，检查有效时再行手术。患者取侧卧屈髋或者俯卧体位。在第1、2、3腰椎棘突上缘平面中线外侧约三横指远处下针，先垂直向深处进入，至触及横突以后将针抽回少许，再向内斜15～20°角，同时向上或向下跨过横突，深入3～4 cm时即可触及椎体的前外侧面，再略微变更方向朝前滑过椎体约1 cm为止（图7－43）。在第一处注射1%普鲁卡因5～10 mL，5～10分钟以后检查下肢，如果皮肤潮红及发热，即表明注射成功而且有效。注意由皮肤到横突的距离可因各人瘦胖不同而有异，但是由横突至椎体的距离在成人则无大差异。此外，应注意如果进针过深即有伤到下腔静脉或主动脉的危险。

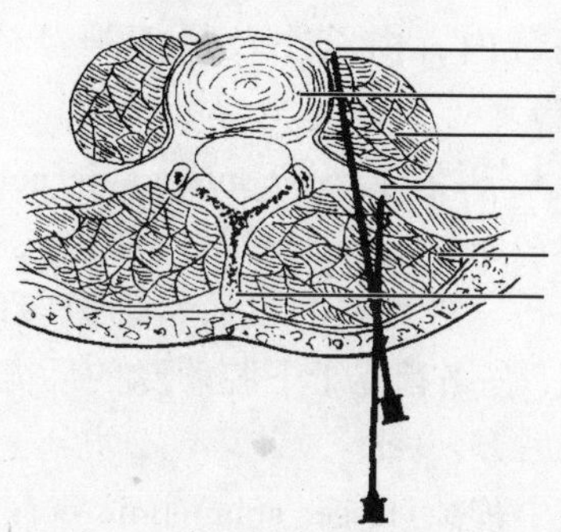

图7－43　腰交感神经封闭下针方向

腰交感神经切除术的手术途径有经腰部腹膜外及经腹腔两种。经腹腔可以同时切除两侧的腰交感节。经腰部的优点在于不进入腹腔，可以减免胃肠道的反应及腹腔内感染。

腰交感神经切除术常不易完全达到预期效果。交感神经节前纤维发出部位的最下限为第2腰神经，至多到达第3腰神经。进行胸腰交感神经切除术在远侧切断最下位的白交通支与腰交感干的连系，应可将腹下部、骨盆部及下肢的交感神经供应完全切断。对下肢来说应当可以将节前纤维完全切断，但是实际上常不完全。其原因可能由于切除腰交感干的长度不够，或者有异位的神经节与上部腰神经相连。异位的神经节可见于上三腰神经的前支中，白交通支的起点部，或者位于交通支的近侧份中。由此种神经节所发出的节后纤维不通过腰交感干而直接进入腰神经。因此在手术中切除交通支愈长愈好，希望同时切除可能存在的异位神经节。此外，由于白交通支的起点部及腰神经皆深埋在腰大肌质内，仅切除交感干时并不足以保证切断下肢的交感神经供应，最好同时切除一段腰神经，以求能将位于白交通支或神经中的异位神经节完全切除。

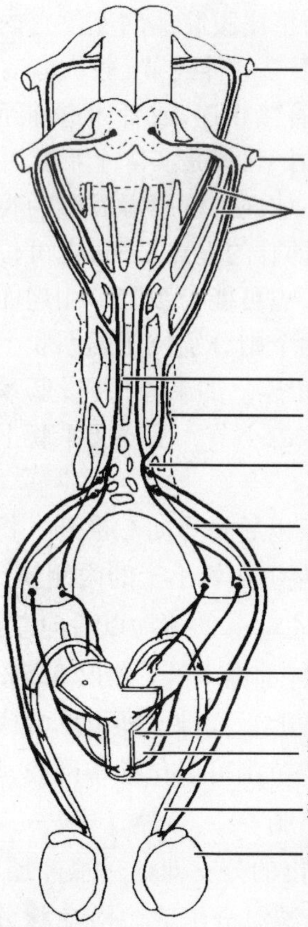

图7－44　控制射精的交感神经通路，两侧不同，表示神经纤维进入交感干的平面以及在其中下降的距离可能有的变化；腰椎五节，交感节的序数可依此确定

在男性进行两侧胸腰交感神经切除术以后，有的人丧失射精功能，有的人则不丧失。不丧失的原因可用上述未完全切除腰交感神经的道理解释。与射精有关的交感神经通过腰交感干的上部，主要通过第1腰神经的白交通支，第12胸神经中也可能含有（图7－44），有的人可低到第3腰交感节。据统计，进行两侧腰交感神经切除术，切除一侧的上三腰节及另一侧的上两或三腰节以后，射精功能永远丧失者占54%。因此治疗下肢病变采取腰交感神经切除术时，应尽可能保留第1腰节，以免产生不育。切除交感神经以后对情欲高潮并无影响。在男性进行胸腰交感神经切除术以后有时产生暂时性或永久性阳痿，原因未明，可能为间接影响，因为勃起完全由骶副交感神经控制。交感神经切除术在女性不出现明显的影响。

腰交感神经节及其间的交感干发出至脏器的分支，一般称之为腰内脏神经，含有许多节前纤维，终于脊柱前神经丛。在主动脉分叉平面以上发出的腰内脏神经进入腹腔丛或主动脉丛。在第4、5腰椎平面发出的分支即向下通过髂总血管的后方进入上腹下丛。

内脏神经（splanchnic nerve）：在胸部的交感神经解剖中已述及由胸交感干发出的内脏大、小及最下神经。除此以外，常有小支由胸交感干的下端或内脏神经在膈上方分出，主要至胸主动脉丛，有的穿过膈的主动脉孔或膈脚进入腹腔丛，手术中在膈下方很难找到切断。内脏神经进入腹腔的位置常有变化，但是一般情况下内脏大神经的位置最高最内，内脏小及最下神经依次位于下外方(图 7－45)。

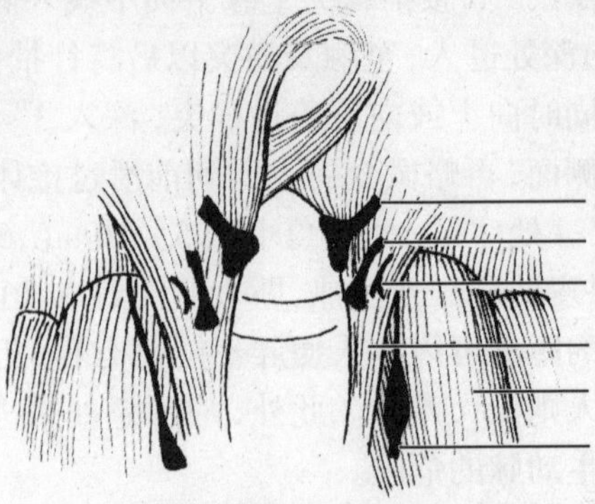

图 7－45　内脏神经穿过膈的部位，内脏大、小神经末端膨大的部分表示与神经相接的腹腔节及主动脉肾节的一部分

内脏大神经(greater splanchnic nerve)约在第 1 腰椎体上部平面穿过膈脚的肌性部进入腹腔，极少数通过主动脉孔。进入腹腔以后常即急转向前走向腹腔丛的外上角，右侧者位于下腔静脉的后方，左侧者位于左肾上腺的后方。

内脏小神经(lesser splanchnic nerve)在内脏大神经的下外方穿过膈脚，少数情况下通过主动脉孔。进入腹部以后走向腹腔丛向外侧延伸的部分（主动脉肾节），也可直接进入腹腔丛。

内脏最下神经(lowest splanchnic nerve)有时不易分辨，可能与内脏小神经联合，如果独立存在时即在内脏小神经的下外方穿过膈脚，至肾动脉起点平面终于肾丛或主动脉肾节。

脊柱前神经丛(prevertebral nerve plexus)：腹主动脉的前面及两侧有稠密的网状神经丛，由上述的所有内脏神经、腰交感干的脏支与两侧的迷走神经分支组成，为便于叙述起见而将其分为几部分。位于腹腔动脉及肠系膜上动脉起始部平面的部分称为腹腔丛。位于主动脉前面肠系膜上、下动脉起点之间的部分称为主动脉丛。位于主动脉分叉部以下两侧髂总动脉之间的部分称为上腹下丛(骶前丛)。各神经丛皆含有交感神经节。神经节有的很小，有的很大。此类神经丛沿主动脉的各分支延伸。沿腹腔动脉、肠系膜上动脉及肠系膜下动脉延伸的神经丛较为稠密。

腹腔丛(celiac plexus)位于第 1 腰椎平面，与腹腔动脉、肠系膜上动脉及肾动脉的起始部相邻，中央部分位于主动脉的前面，两侧延伸至腹后壁，主要位于膈脚的前面(图 7－46)。参与组成腹腔丛的不仅有内脏神经，尚有腰交感干的分支及前、后迷走神经干的分支。腹腔丛中含有许多大小不一的神经节，较大者有腹腔节、主动脉肾节及肠系膜上节，肉眼可以分辨，互相之间以及与对侧者之间皆可直接相连，或者通过神经丛相连。位于主动脉两侧膈脚前面的神经节称为**腹腔节**(celiac ganglion)，又称为**半月节**，但是实际上形状并不规则。右侧腹腔节的前面，上邻下腔静脉，下邻胰头。左侧腹腔节位于胰腺上方，前面为网膜囊后壁的腹膜覆盖。**主动脉肾节**(aorticorenal ganglion)也位于主动脉的两侧，略低于腹腔节，肾动脉的起点平面，也可位于肾动脉的后方或下方。此节不一定单独存在，与腹腔节间常借致密的神经丛相连，也可能与腹腔节相连而形成其下外角。**肠系膜上节**(superior mesenteric ganglion)位于主动脉的前面，如为两个则分别位于肠系膜上动脉起始部的两侧，下端可在肠系膜上动脉起始部的下方相连，上端也可与腹腔节相连。如果皆相连，肠系膜上节即与腹腔节合而形成一个马蹄形的神经节团。有的肠系膜上节形成许多分散的小节，围绕肠系膜上动脉的起始部。

在上腹部的手术中阻滞腹腔丛可以减免手术刺激所引起的不良反应。开腹以后将胃向左推开，将肝脏向上推开，先用左手在胃小弯的内侧摸到第 1 腰椎体，再摸到主动脉的搏动以后向左推开，即可于第 1 腰椎体前面下针，注射 0.5% 普鲁卡因 100 mL 至腹膜后间隙，即可麻醉腹腔丛与内脏神经，麻醉范围可以包括小网膜、肝门、胰腺、脾脏及横结肠等。

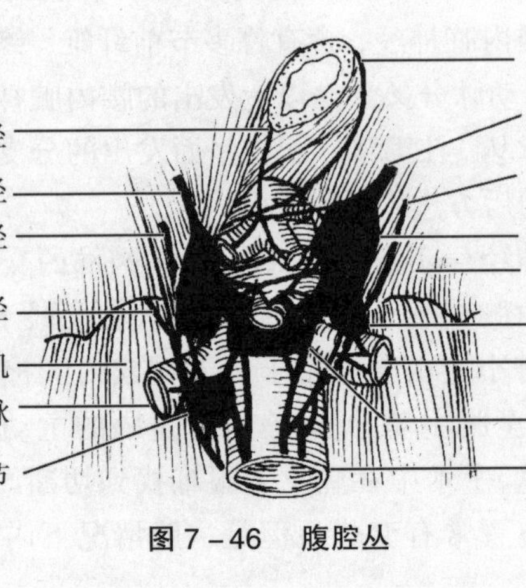

图 7－46　腹腔丛

由腹腔丛发出的分支即由交感神经、副交感神经及传入纤维混合组成，沿动脉分支进行，形成另一些神经丛，走向所供应的脏器。沿肝动脉进行者称为**肝丛**，沿胃左动脉进行者称为**胃左丛**。沿脾动脉进行者称为**脾丛**。沿膈下

动脉进行者称为**膈丛**。在膈丛与膈神经的分支连接处可能出现 1 个小的膈神经节。**肾上腺丛**较为丰富，不完全随肾上腺动脉进行，完全为交神经节前纤维。沿肾动脉进行者称为**肾丛**。沿精索内(卵巢)动脉进行者称为**睾丸(卵巢)丛**。沿肠系膜上动脉进行者称为**肠系膜上丛**。

主动脉丛(aortic plexus)由腹腔丛下端沿主动脉的前面及两侧向下延伸形成，另有腰交感神经干发出的脏支参加。主动脉丛分支至肠系膜下丛及上腹下丛，供应腹下部及盆腔脏器。

肠系膜下丛(inferior mesenteric plexus)(节)由主动脉丛分支至肠系膜下动脉周围形成，来自主动脉左面的较多，含有交感神经纤维、小的交感神经节以及传入纤维，沿肠系膜下动脉的分支分布于降结肠、乙状结肠及直肠。

上腹下丛(superior hypogastric plexus)主要位于主动脉分叉部的下方，两侧髂总动脉之间，第 5 腰椎体前面的三角形区域中，由主动脉丛向下延伸形成。腰交感干的下段一般皆有分支跨过主动脉下段或者髂总动脉的前面，或者通过髂总血管的后方，直接进入上腹下丛。此丛的左侧与肠系膜下丛相连接。上腹下丛与主动脉丛相似，也含有许多交感神经纤维及小的神经节。节前纤维主要来自腰交感干的脏支，一部分来自内脏神经，因而主要起源于脊髓交感神经中枢的最下部分。节后纤维起自腰交感节。上腹下丛可能不形成丛而仅形成几条或一条宽大的神经，特别是在后一种情况下常被称为**骶前神经**(presacral nerve)。上腹下丛在骶岬平面分为左、右两部分，向下延伸入盆腔而形成左、右**腹下神经**(hypogastric nerve)。盆腔内脏器的交感神经供应，除肠管以外，主要通过上腹下丛。肠管的神经供应来自肠系膜下丛。此外，交感神经干的盆腔内部分亦有分支供应盆腔内脏器。因此，在第八章中将详述上腹下丛。

腰神经丛

组成：腰丛(lumbar plexus)由第 1、2、3 腰神经前支与第 4 腰神经前支的大部分在腰大肌质内组成(图 7－47)，在多数情况下尚有第 12 胸神经的分支参加。第 4 腰神经前支的另一部分向下跨过骨盆缘与第 5 腰神经前支合成腰骶干，参与构成骶丛。腰丛组成的变化主要在第 4 腰神经参加的变化，向下移位者含有此神经的全部或大部分，向上移位者含有此神经的很少一部分或者没有；很少见的向上移位者含有较多的第 12 胸神经纤维，向下移位者含有第 5 腰神经的一部分。

腰丛的各神经主要在不同平面上穿过腰大肌的后部。第 1 腰神经接收第 12 胸神经的小支以后，主要部分形成髂腹下及髂腹股沟神经，其余部分与第 2 腰神经的一小部分合成生殖股神经。除此以外，腰丛各支均分成前、后股。后股较大，组成股外侧皮神经及股神经。前股组成孔神经。股外侧皮神经多起自腰 1、2、3 后股，也可起自腰 2、3、4 前股。股神经起自腰 2、3、4 后股。闭孔神经起自腰 2、3、4 前股。如有**副闭孔神经**出现，常起自腰 3、4。

分支在腹腔内的行径：腰丛各分支穿过腰大肌出现于其前面、内侧或外侧(图 7－48)。

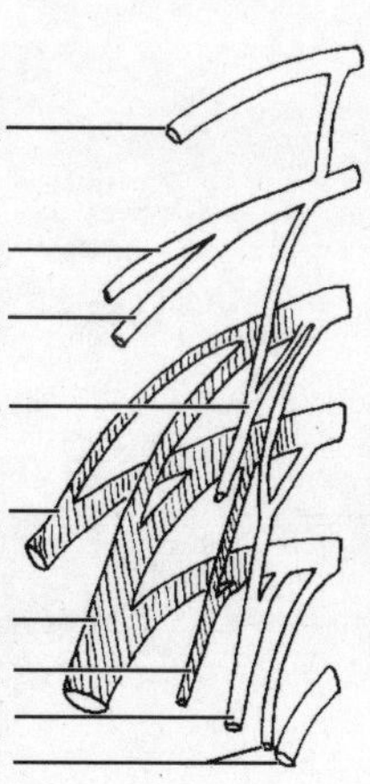

图 7－47 腰丛的组成及分支

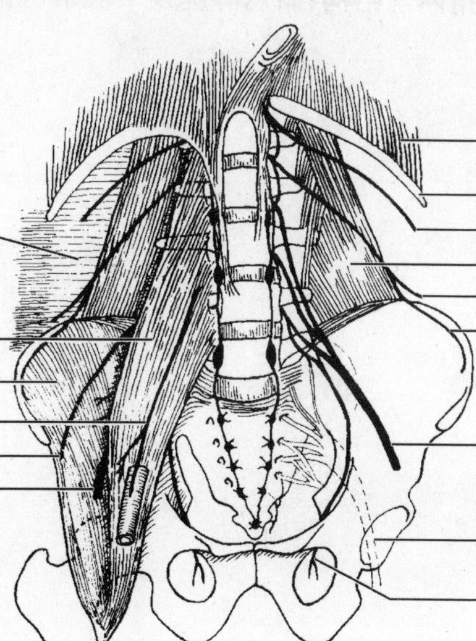

图 7－48 腹后壁肌肉及神经

髂腹下神经及**髂腹股沟神经**先为一总干，而后分叉，出腰大肌外侧缘，向外下斜行跨过腰方肌的前面，至距髂嵴不远处进入腹横肌。末胸神经位于髂腹下神经的上方，与其平行。

生殖股神经(genitofemoral nerve)起自腰1,2，出现于腰大肌的前面，于其前面下行途中穿过腰肌鞘，在距腹股沟韧带一定距离处分为生殖支（精索外神经）及股支（腰腹股沟神经）。精索外神经（external spermatic nerve）穿过腹横筋膜或内环，行经腹壁下动脉的外侧进入腹股沟管，在男性于精索后方沿之入阴囊，供应提睾肌。腰腹股沟神经(ilioinguinal nerve)位于内侧，沿髂外血管通过腹股沟韧带深处，通过股鞘，穿出其前外侧壁至股部，位于股动脉的外侧，分布于股前面上部皮肤。

股外侧皮神经（lateral femoral cutaneous nerve）在髂嵴平面或稍低处出腰大肌外缘，向外下跨过髂肌前面，至髂前上棘前下方1～2 cm处，穿过腹股沟韧带深处进入股部，或穿过该韧带。在韧带上方位于髂筋膜深处，常与之黏附。

股神经(femoral nerve)在股外侧皮神经的下方出腰大肌外缘，在髂肌与腰大肌之间的沟中下降，分支至髂肌，本干在髂腰肌前面通过腹股沟韧带深处进入股部。

闭孔神经(obturator nerve)在骨盆缘的紧上方出腰大肌的内缘，沿腰大肌内缘与椎体之间下降，与腰骶干平行，其间隔以髂腰动脉，向下跨过骨盆缘进入盆腔。

副闭孔神经(accessory obturator nerve)如果存在，即紧邻闭孔神经出腰大肌内面，沿该肌的内缘下行，跨过耻骨上支的前面进入股部，绕耻骨肌的外缘而至其深处，供应该肌及髋关节。

腰丛尚发出一些小支直接供应腰大肌、腰小肌、髂肌及腰方肌；腰大肌常来自腰2～4，也可为腰1～5；腰小肌来自腰1或1、2；腰方肌来自胸12及腰1；髂肌来自腰2、3。

腰骶干(lumbosacral trunk)由腰4、5在骨盆缘处合成，于腰大肌内侧下行，跨过骨盆缘进入盆腔。腰骶干位于闭孔神经的内后方，先为腰大肌掩盖，向下又为髂内动脉掩盖，所以在腹腔内不易见到。

腰骶三角(lumbosacral triangle)

境界：在腹后壁第5腰椎体外侧有一个三角形区域，称为**腰骶三角**(Marcille三角)。三角区的境界，内为第5腰椎体的侧面，外为腰大肌的内侧缘，下为骶骨翼的上面，后为第5腰椎横突、髂腰韧带及腰骶韧带。

左侧腰骶三角内含结构：左髂总动脉通过此三角，至外侧角处分为髂内及髂外动脉。左侧髂内及髂外静脉在此三角内汇合成髂总静脉。肠系膜下动脉通过此三角，跨过上述血管的前面而易名为直肠上动脉。精索内(卵巢)血管沿此三角的外侧边进行。输尿管通过此三角的外侧角，跨过髂总动脉分叉部。髂总淋巴结在此三角内位于血管的内侧。腰骶干沿此三角的内侧边进行，稍外有髂腰动脉及闭孔神经，动脉向上走。腰骶干通过三角区以后即与第1骶神经相连。腰交感干沿此三角的内侧边下降，发出至上腹下丛的分支。

右侧腰骶三角内含结构：髂总静脉及下腔静脉的起始部掩盖此三角。不如左侧有肠系膜下动脉。其他与左侧相同。

第八章
骨盆及盆腔脏器

第一节　概　　述

表面标志：耻骨联合、耻骨嵴、耻骨结节、腹股沟韧带、髂前上棘、髂嵴、髂后上棘、骶骨、尾骨、坐骨结节及耻骨弓等皆可摸清。

分部：骨盆外围的软组织，主要为与下肢相连的肌肉，将在第十二章中叙述。会阴部的软组织将在第九章中叙述。骶部的软组织将在第十章中叙述。骨盆的骨性部，本章主要述及与产科学有关的内容，骶、尾骨将在第十章叙述，髋骨与有关的关节及韧带在临床上与下肢的关系较为密切，主要将在第十二章中叙述。

骨盆上大下小，在髂嵴与界线之间的部分较大，称为**大骨盆**(pelvis major)，属于腹腔的一部分，已在腹腔一章中述及；界线以下的部分较小，称为**小骨盆**(pelvis minor)，亦即盆腔，上口与腹腔相续，下口主要由盆膈肌及其上、下面的筋膜所组成的盆膈封闭。本章所述骨盆限于小骨盆。

虽然由于骨盆的具体形状而没有分部的绝对界限，但是为了便于叙述，一般仍然将其分为前、后、侧壁及底部。前壁较为局限，上部由闭孔内肌的前部、耻骨联合与邻近的耻骨后面形成，下部由肛提肌起自耻骨的一部分形成。后壁由骶骨、尾骨、梨状肌及尾骨肌形成。侧壁的前上部由闭孔内肌形成，后上部由髂骨及坐骨形成，下部由肛提肌的起始部形成。底部由肛提肌形成。骨盆壁及底部的内面衬有盆筋膜、蜂窝组织及腹膜。蜂窝组织中含有血管神经及脏器。

盆腔脏器，在男女性皆有者为膀胱、输尿管盆段、尿道的一部分(后尿道)、直肠、乙状结肠的下段及一部分小肠袢。在男性有输精管的一部分、精囊、射精管及前列腺。在女性则有子宫、阴道的上段、输卵管及卵巢等。婴儿未开始行走以前小骨盆尚未发育完全，膀胱及子宫皆位于腹腔内。成长以后，骨盆随下肢的生长而逐渐发育，至青春期时始告完全，膀胱在空虚时完全位于耻骨后。

第二节　骨　　盆

骨盆的骨性部

构成

骨骼：构成骨盆**骨性部**(bony pelvis)的骨骼有**骶骨**(sacrum)、**尾骨**(coccyx)及两块**髋骨**(innominate bone)。髋骨由**髂骨**(ilium)、**坐骨**(ischium)及**耻骨**(pubis)三块骨骼连接形成，接合处在髋臼(图 8－1,8－2,8－3)。**髋臼**(acetabulum)内下方的**闭孔**(obturator foramen)由闭孔膜封闭。**闭孔膜**(obturator membrane)附着于闭孔的边缘，仅在上方的闭孔槽处留有空隙而形成**闭膜管**(obturator canal)，容闭孔血管神经通过。

关节：在形成骨盆的各骨之间有三个关节。髂骨与骶骨之间形成**骶髂关节**(sacroiliac joint)，两侧耻骨之间形成**联合**(symphysis pubis)。骶髂关节由上三节骶椎与髂骨的关节面构成滑膜关节，借坚强的骨间韧带及骶髂前、后韧带维系(见图 12－9，图 12－10，图 12－11)。此关节虽然是滑膜关节，但是由于韧带坚实，加以两骨的关节面凹凸不平，所以活动度很小，比较稳固，在下肢与脊柱之间具有吸收冲击力的作用。**骶结节韧**

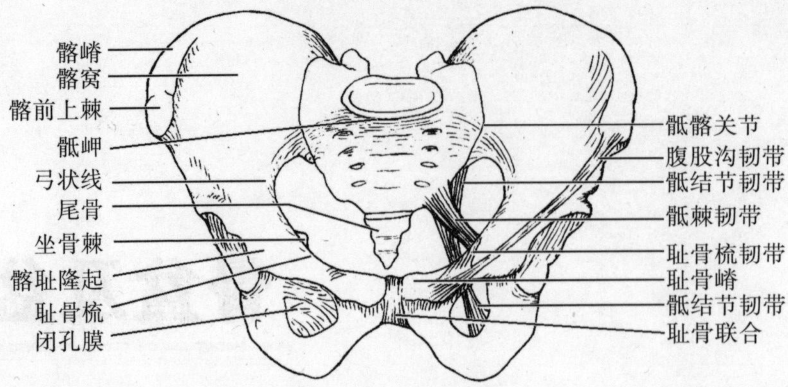

图 8-1 骨盆上面观

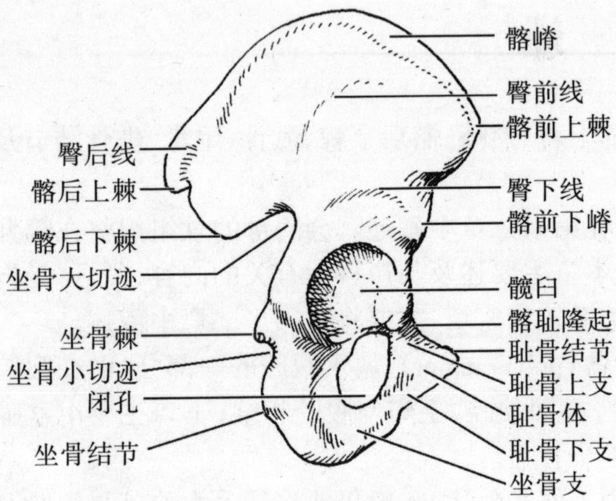

图 8-2 髋骨侧面观

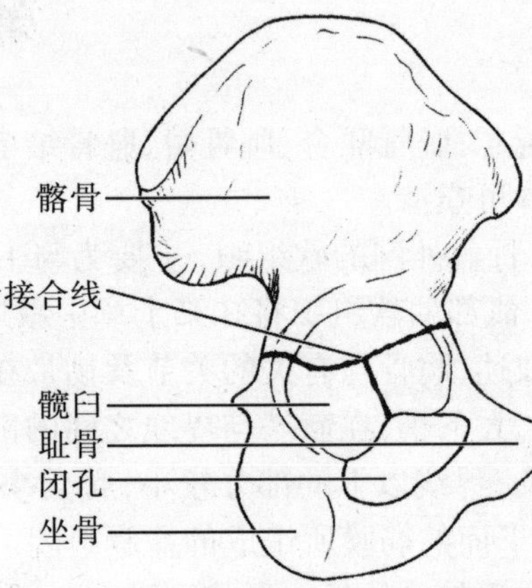

图 8-3 髋骨由三骨合成

带及**骶棘韧带**皆起自骶髂后韧带的表面，分别止于坐骨结节及坐骨棘，皆有增强骶髂关节的作用，并有防止骶骨下端向后旋转的作用。骨间韧带、骶髂后韧带及髂腰韧带有防止骶骨上端向前旋转的作用。在骶棘韧带与坐骨大切迹之间形成坐骨大孔。在骶结节韧带、骶棘韧带与坐骨小切迹之间形成坐骨小孔。

骶尾关节(sacrococcygeal joint)为微动关节，由骶骨尖部的卵圆形关节面与尾骨基部构成，间以纤维软骨盘，借前、后及外侧**骶尾韧带**(sacrococcygeal ligament)维系。前韧带由少量不规则的纤维束形成，由骶骨前面伸展到尾骨前面，与骨膜相混。后韧带为一条扁带，由骶管下口的边缘伸展到尾骨背面。侧韧带由骶骨下外角伸展到尾骨横突。正常的骶尾关节仅有轻微的前后活动度。怀孕期中活动度加大。此关节偶可形成滑膜关节，活动度特别大。

耻骨联合为软骨接合，属于微动关节，借耻骨上韧带、耻骨弓状韧带及耻骨间纤维**软骨板**维系。**耻骨上韧带**(superior pubic ligament)向两侧延伸至耻骨结节。**耻骨弓状韧带**(arcuate pubic ligament)厚而呈三角形，附着于耻骨下支，上方与**耻骨间纤维软骨板**(interpubic fibrocartilage)相混。纤维软骨板连接两骨关节面的透明软骨。10 岁以后纤维软骨板中常出现狭窄的空腔，但无滑膜。

女性在怀孕期中，由于内分泌素(relaxin)的作用，促使骨盆的韧带松弛，骶髂关节、骶尾关节及耻骨联合的活动度皆可加大，在后 3 个月中特别显著。分娩以后韧带又逐渐回缩，3～5 个月内复原。少数孕妇可以发生耻骨联合分离，活动度过大，常出现耻骨联合或骶髂关节疼痛，也可使步态摇摆。

出入口

入口(inlet)：小骨盆入口(上口)的界限为通过耻骨上缘及骶岬(第 1 骶椎体前上缘)平面；前界为**耻骨嵴**及**耻骨线**(pectineal line)；侧面为**髂耻隆起**(iliopectineal eminence)，亦即耻骨与髂骨连接处；后外侧为髂骨的**弓状线**(arcuate line)；后为**骶岬**(sacral promontory)。髂骨与耻骨部分的弧形线合称**髂耻线**(iliopectineal line)，加上骶岬，总称为**界线**(linea terminalis)。两侧的界线合而形成卵圆形或心形的小骨盆入口(图 8-4，图 8-5)。骶岬约高于耻骨联合上缘 9～10 cm，小骨盆入口平面与水平面约成 60°角相交，称为**骨盆倾斜角**。

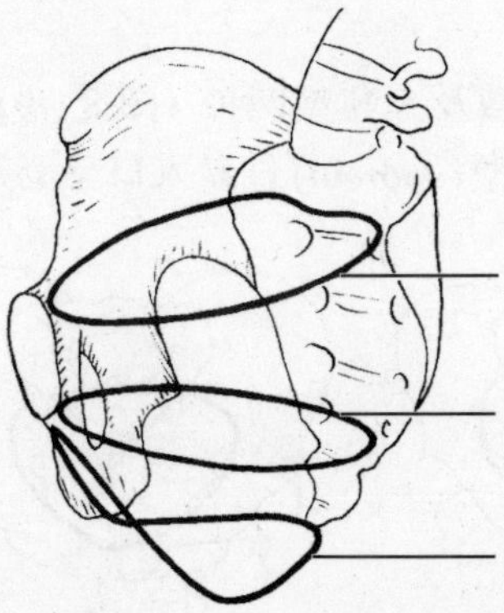

图 8-4　盆腔三个平面

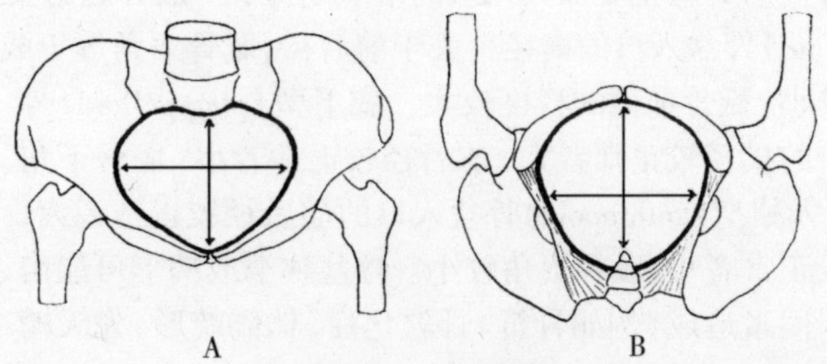

图 8-5　女性骨盆

A:入口；B:出口

在产科学方面,常须测量的骨盆径,主要为入口的前后径、横径、斜径及正中斜径(图 8-6)。

骨盆入口的前后径为由耻骨联合上缘至骶岬的距离,亦称**真直径**(true conjugate)、正中直径或骶耻内径(图 8-7)。有些学者认为骶岬的位置常有变化,不一定皆位于骨盆入口平面,可以两侧髂耻线后端间的连线跨过骶骨前面的一点作为前后径的后端。据统计在多数情况下此点位于骶岬下方 1~3 cm。女性骨盆入口的前后径约为 11 cm,小于此数者即表示骨盆可能有狭窄。如果前后径在 9~10 cm 之间,分娩时可能需要用产钳,如果小到 7.5 cm 仍可试用产钳;小于 5.5 cm 者即不可能经产道分娩。

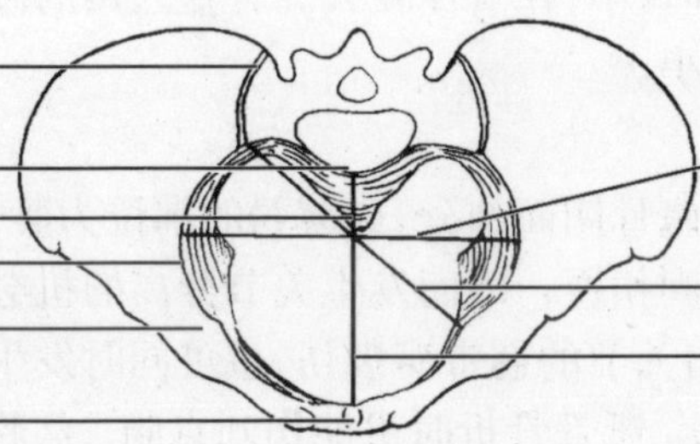

图 8-6　骨盆入口测量

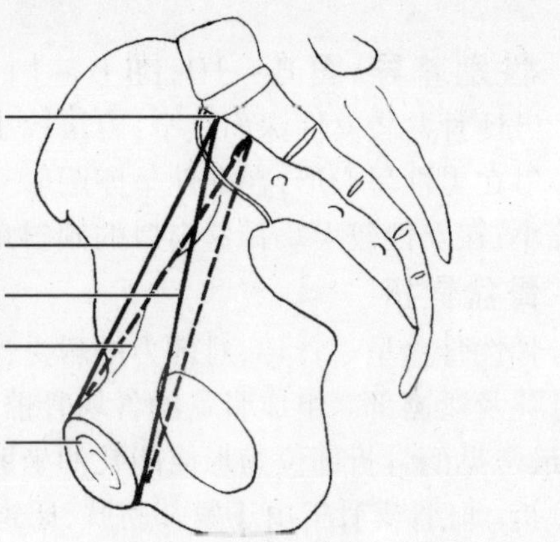

图 8-7　骨盆入口径，实线表示由耻骨至骶岬的距离，虚线表示由耻骨至骶骨前面髂耻线平面上的距离

骨盆入口的**正中斜径**(diagonal conjugate)为由耻骨联合下缘至骶岬或两侧髂耻线后端连线中点的距离,稍大于真直径,临床上作阴道手法检查时,手指可以触及骶岬,测得此距离的大约数值,协助测定是否有骨盆狭窄。

骨盆入口的横径为两侧髂耻线间的最大距离,在女性约为 13~14 cm。

骨盆入口的斜径为由一侧骶髂关节至对侧髂耻隆起的距离,在女性约为 12.5 cm。

骨盆中部在坐骨棘平面上的大小,在产科学方面也很重要,两侧坐骨棘间的距离小于 9.5 cm 者分娩时常须行手术。

在活体上测量骨盆入口的大小,借助于影像检查才能准确,一般查体时所量得的数据仅可作为参考。

出口(outlet):骨盆出口(下口)的界限,前为耻骨联合下缘及耻骨弓,侧面为耻骨下支、坐骨支及坐骨结节,后为骶结节韧带及尾骨。骨盆出口的大小在产科学方面不如入口重要,狭窄者比例数较小(图 8-8)。出口的横径为两侧坐骨结节内面的距离,在女性约为 10~12 cm。出口的矢状径(前后径)为由尾骨尖至耻骨联合下缘的距离,在女性约为 9 cm,但因尾骨有一定的活动度,可以大到 11~12 cm。矢状径在横径以前的一段称为前矢状径,在横径以后的一段称为后矢状径。**耻骨下角**(两侧耻骨下支下缘的交角)亦须测量,在女性约为 90°。

类型

骨盆的类型主要依其入口的形状划分，一般分之为女型、男型、扁平型及人猿型四种（图 8－9）。**女型**(gynecoid)骨盆入口的横径稍大于前后径，耻骨下角等于或者大于 90°。**男型**(android)骨盆入口呈心形，耻骨下角较小，骶骨前倾的程度较大。**扁平型**(platypelloid)骨盆入口的横径较正常者大，前后径较正常者小，耻骨下角较宽。**人猿型**(anthropoid)骨盆入口的前后径较正常者大，横径较正常者小，耻骨下角较小。骨盆狭窄或畸形可能由于若干因素造成，例如骨折、骨软化症、侏儒畸形、先天畸形、软骨病及脊柱畸形（前凸、侧凸、驼背等）等。

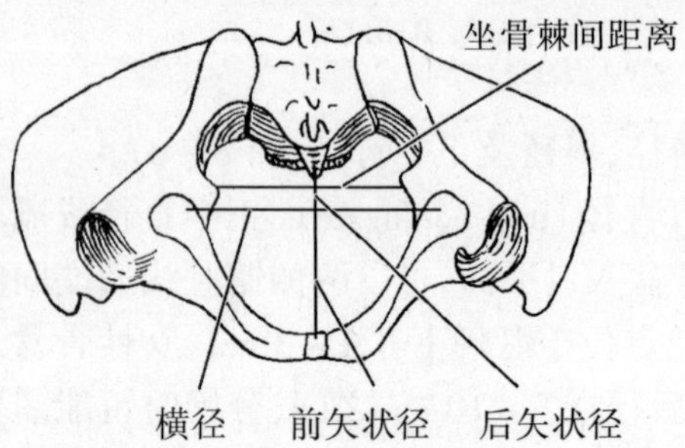

图 8－8 骨盆出口测量

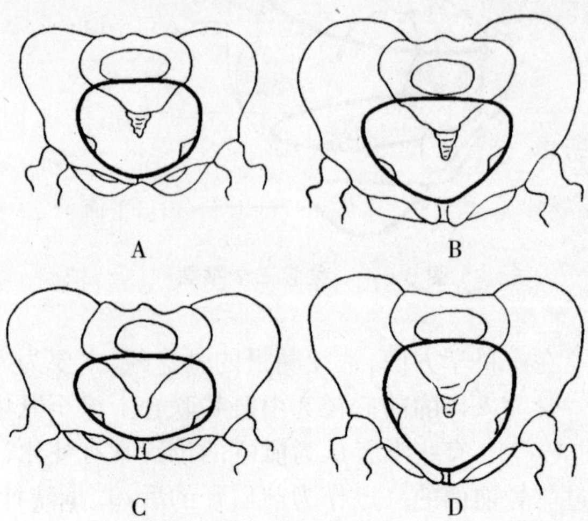

图 8－9 骨盆入口的四种主要类型

A:女型；B:男型；C:扁平型；D:人猿型

性别差异（图 8－10，图 8－11，图 8－12，图 8－13）

男性骨盆较女性深而狭窄，容量较小。耻骨下角在男性成锐角，约为 65°～70°，在女性成真角或钝角。骨盆入口在男性呈心形，在女性呈卵圆形。骨盆出口的横径在男性较小，在女性较大。骨盆入口的倾斜角在男性较小，在女性较大。骨盆出口的倾斜角在男性较大，在女性较小。

骨盆骨折

骨性骨盆呈一骨环，对暴力的耐受性较强，最坚实的部位为髋骨侧面部分，最薄弱的部位为耻骨闭孔部、髂骨翼及骶髂部。组成骨盆的各块骨骼之间皆有坚韧的韧带稳固相连，因而发生关节分离的机会少见于骨折，最常见的骨折部位为形成闭孔的坐耻骨支。并且常伴有骶髂关节的韧带撕裂伤，也可同时发生骨盆环对侧骨折。耻骨支骨折由于紧邻膀胱、尿道或阴道而常伴有合并伤。骶骨骨折时可能伤到直肠。盆腔内的大血

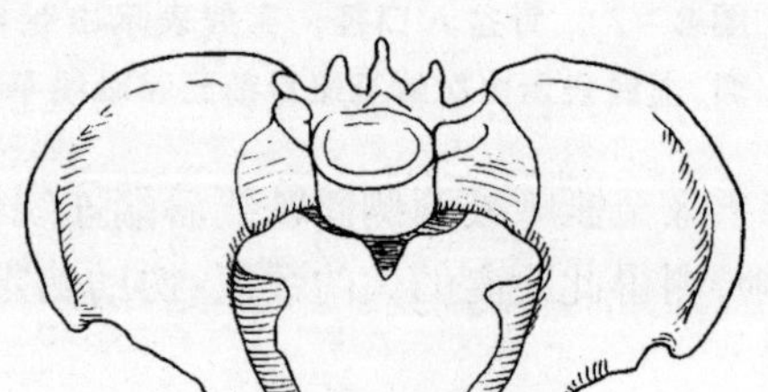

图 8－10 男性骨盆上面观

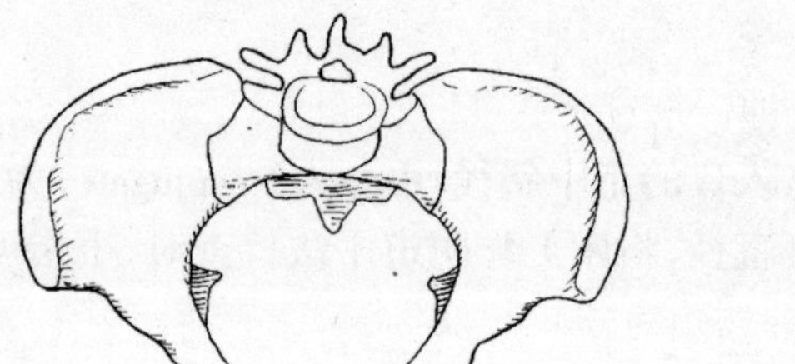

图 8－11 女性骨盆上面观

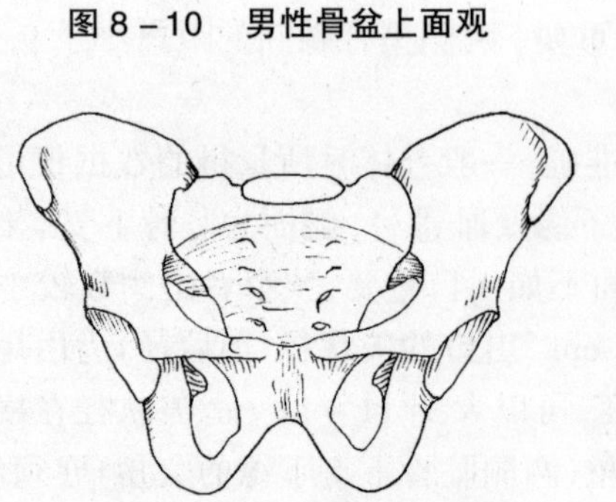

图 8－12 男性骨盆前面观

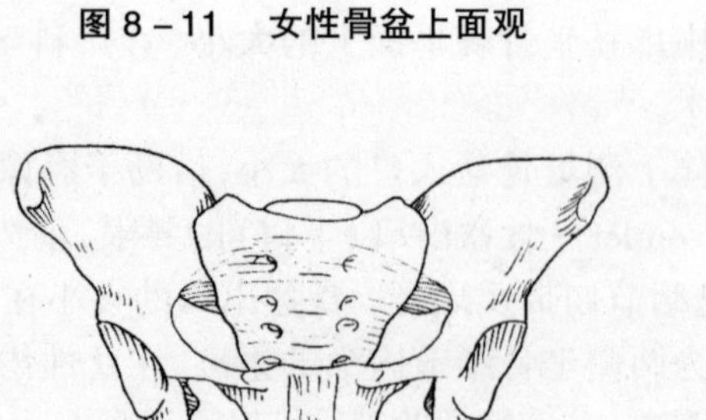

图 8－13 女性骨盆前面观

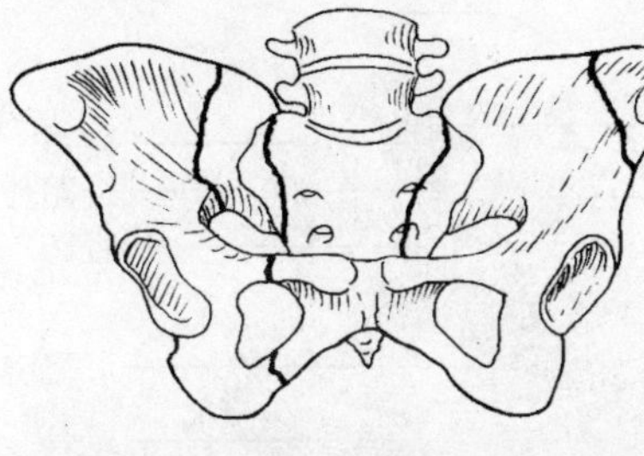

图 8－14　骨盆的软弱部与常见的骨折线

管也可能在邻近部位骨折时受伤。骶髂关节的关节面较大，韧带也很坚强，比较牢固，破裂的机会较小。耻骨联合虽为比较坚强的纤维软骨性接合，但是与骶髂关节比较，关节面很小，韧带也较薄弱，受暴力时易于断裂而移位。耻骨联合断裂以后如果错位至 2.5 cm 以上，必然同时伴有骶髂关节的韧带撕裂伤，或者关节分离，或者伴有骨盆环骨折，在垂直方向移位超过 1.2 cm 以上时，则一侧下肢缩短，产生跛行。骨盆有旋转移位时，可使腰骶关节、骶髂关节或髂关节发生机械力学的改变。

当骨盆受到来自前后方向的暴力挤压时，易于先发生耻骨支骨折（图 8－14）。如果暴力加大，即可能再发生骶髂关节分离或者邻近部分骨折。当骨盆受到来自侧面的暴力挤压时，比较薄弱的骨环前部坐耻骨支易于先发生骨折，暴力再大时即可发生髂骨翼骨折，暴力更大时即可再发生骶髂关节后韧带撕裂或者邻近部分骨折。如果在下跌时足部或坐骨结节着力，骨盆环比较坚实的主要部分可能不受伤，比较薄弱的前部可能发生骨折，或者发生髋臼骨折，使股骨头向中央脱臼，在青年或幼年时期可能发生髂、耻、坐三骨分离或髋臼缘撕脱。如果前方的坐耻骨支及骶髂关节或其附近部分同时发生纵行骨折，外侧的骨折片因腰肌的牵引作用而向上移位，骨折侧的下肢缩短。骨盆的某一局部遭受直接暴力时，也可能发生着力点骨折。髂嵴或前后上下棘皆可发生骨折或撕脱，或者发生骨骺分离。

闭合性骨盆骨折可为单纯性，也可为复杂性。复杂骨折所引起的脏器或血管损伤常较骨折本身为严重。骨折的移位或畸形不难治疗，而膀胱破裂、尿道破裂或血管撕裂伤等常伴有严重的内出血而危及生命。骨折后移位畸形取决于外力和肌肉牵引力。移位类型不外乎是骨盆环向外凸出、向内凹陷、半边骨盆垂直移位或在矢状平面上转位。

骨盆壁与骨盆底的肌肉及筋膜

肌肉

小骨盆内面的肌肉可分两组，一组为起自骨盆与下肢相连的闭孔内肌及梨状肌，另一组为起自骨盆与脏器相连而形成**盆膈**（pelvic diaphragm）的肛提肌及尾骨肌。

闭孔内肌（obturator internus muscle）：此肌覆盖骨盆壁的侧面，起自闭孔四周骨骼的盆面及闭孔膜的内面，肌纤维逐渐集中，绕过坐骨小切迹的边缘（坐骨小孔的前缘），止于股骨大转子的内面（图 8－15）。此肌后部上缘与闭孔上缘之间留有空隙而形成闭膜管，有闭孔血管神经通过。此肌在后方集合成肌束，几乎将坐骨小孔完全充填。此肌的神经供应来自腰 5 骶 1、2 分支组成的神经，在坐骨直肠窝内进入肌肉，肌肉的作用为外旋股。

梨状肌（piriformis muscle）：此肌位于骨盆后壁，起自第 2、3、4 骶椎的前面紧邻骶前孔处，肌纤维向外走，集合成肌肉腱膜性，出坐骨大孔，止于股骨大转子，由第 2 或 1、2 骶神经分支供应，作用为在屈髋姿势下使股部外展，在伸髋姿势下使股部外旋。梨状肌在通过坐骨大孔处接近完全将其充填，在上、下缘各留有空隙而分别形成梨状肌上、下孔，容血管神经通过，形成薄弱点，偶可经此发生疝，凸出至臀大肌深处。

肛提肌（levator ani musclc）：此肌形成盆膈的大部分，分隔盆腔与坐骨直肠窝，起自耻骨后面、坐骨棘以及盆筋膜壁层在上述两点间增厚所形成的**肛提肌腱弓**，止于会阴体、肛管侧面内外括约肌之间、肛尾韧带（体、缝）及尾骨

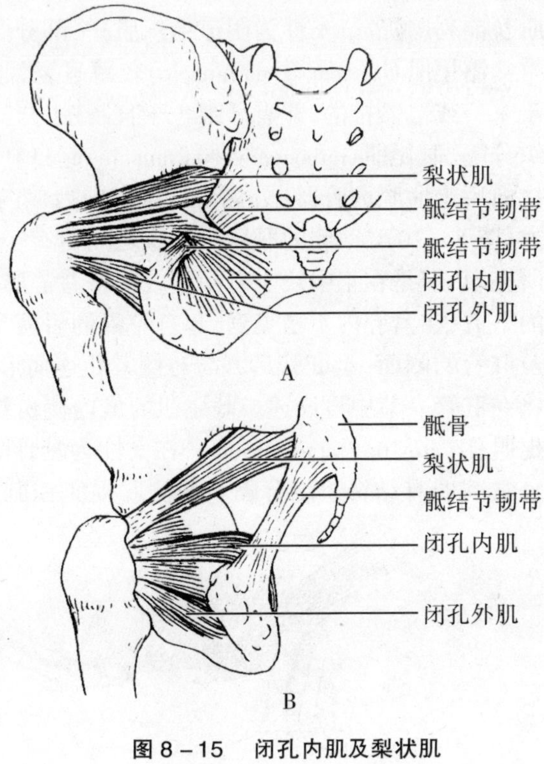

图 8－15　闭孔内肌及梨状肌

A：后面观；B：后外面观

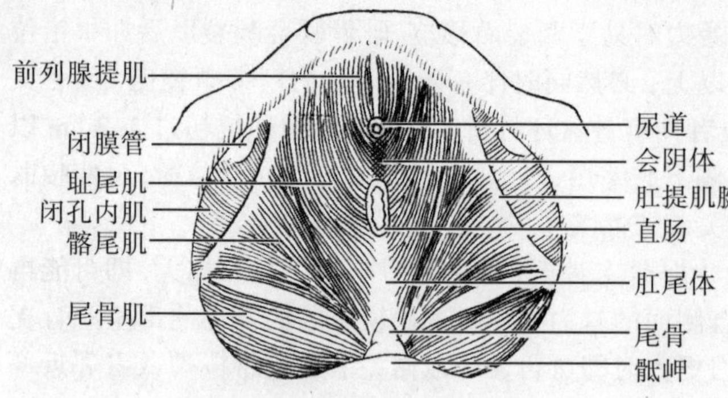

图 8-16　男性盆膈肌上面观

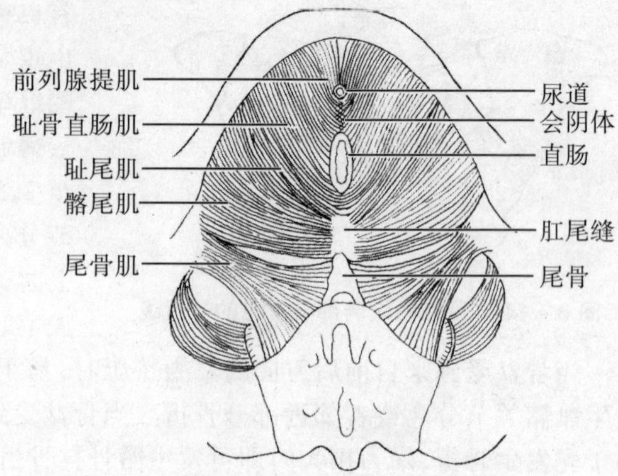

图 8-17　男性盆膈肌下面观

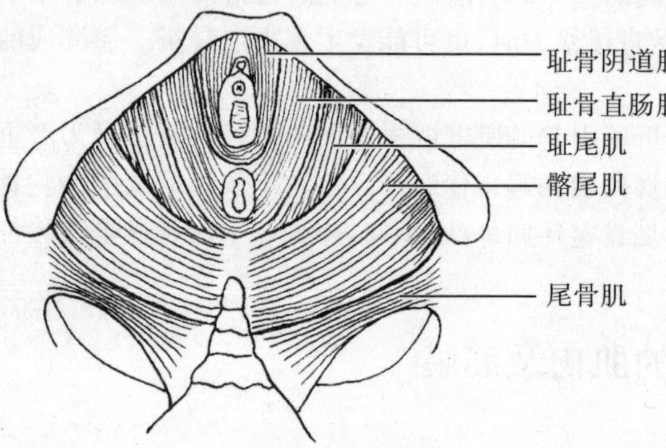

图 8-18　女性盆膈肌下面观

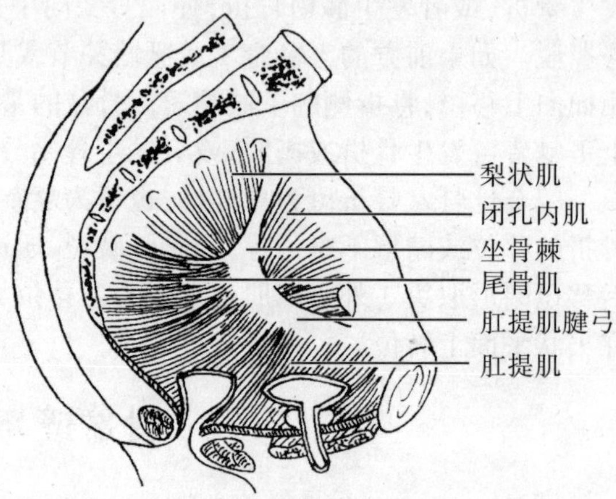

图 8-19　骨盆壁肌肉内侧面观

(图8-16,图 8-17,图 8-18,图 8-19)。肛提肌可依其纤维起止部位的不同而分为耻尾肌本部、耻骨直肠肌及前列腺提肌(女性为阴道括约肌)三部分。

髂尾肌(iliococcygeus muscle)较薄且宽,起自肛提肌腱弓及坐骨棘,止于肛尾缝及尾骨,也有描述同时止于末一或二骶椎的,并有纤维止于直肠壁,与其纵行肌层相混。髂尾肌的前缘与前方的耻尾肌之间有结缔组织分隔。**耻尾肌**(pubococcygeus muscle)起自耻骨体部后面,向后可延及闭膜管,肌纤维向后走,内侧份纤维直接向后走盆腔内脏器;外侧份纤维则向后偏内走向直肠后方,与对侧者相遇而止于肛尾缝,位于髂尾肌的上方(图 8-20)。两侧的耻尾肌前缘之间留有一条狭窄的裂隙,为内侧耻骨前列腺韧带(女性为耻骨膀胱韧带)所充填,但是在正中线上有阴茎或阴蒂背静脉及尿道通过。**耻骨直肠肌**(puborectalis muscle)位于耻尾肌本部的下方,在盆腔内不易见到,起自耻骨的后面及尿生殖膈上筋膜,向后走时逐渐与耻尾肌本部分开,行经阴道及肛管的侧面,至肛管后方与对侧者相连而形成围绕肛管的肌性吊环(图 8-21)。此肌与肛管的关系密切,将在肛管一节中再详述。耻尾肌的最内侧份纤维与前列腺或阴道紧密相连而形成其支持结构,称为**前列腺提肌**(levator prostatae muscle),在女性为**耻骨阴道肌**,亦称**阴道括约肌**(sphincter vaginae),与耻尾肌的其余部分之间偶有结缔组织分隔。两侧肛提肌在肛管与尾骨之间相连,在正中线上形成结缔组织性的**肛尾韧带**

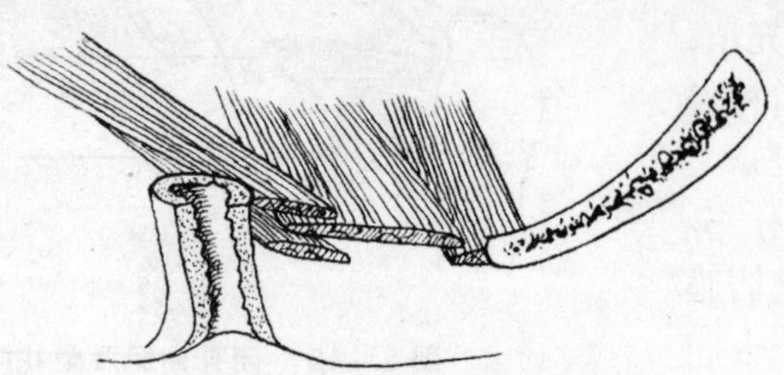
图 8-20　肛尾缝的组成

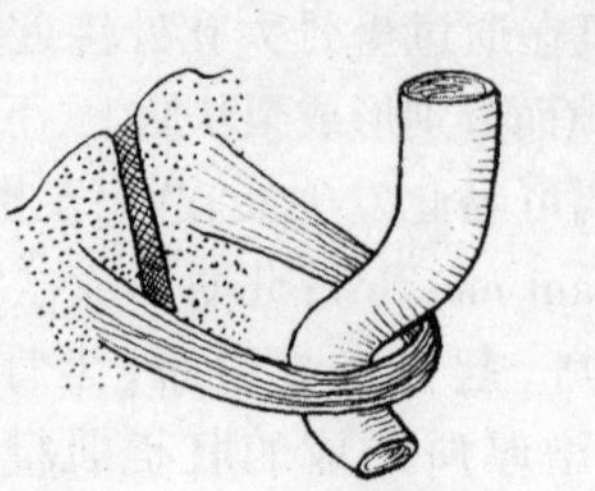
图 8-21　耻骨直肠肌

(anococcygeal ligament)肛尾体。

肛提肌由第3、4骶神经分支供应,由肌肉的盆面进入,有时仅来自骶3或骶4;前部纤维常接受阴部神经(骶2、3、4)的分支,由肌肉的下面进入。肛提肌上邻盆腔脏器,形成支持脏器的重要结构,耻尾肌与控制排尿有关,耻骨直肠肌为重要的肌门括约肌。

尾骨肌(coccygeus muscle):此肌又名**坐尾肌**(ischiococcygeus muscle),较小,位于盆膈的后部,起自坐骨棘,向内呈扇形扩展而止于下二骶椎及上二尾椎的侧面,紧位于骶棘韧带的前方。此肌由第3、4骶神经分支供应,由其盆面进入。在尾骨肌的上缘与梨状肌的下缘之间有裂隙,容骶丛的分支通过。

直肠尾骨肌及直肠尿道肌:直肠在通过盆膈处,不仅有肛提肌的纤维附着,肠壁前、后面的纵行平滑肌常分出一部分离开肠壁,分转向前、后进行,走在肛提肌的上面,形成直肠尿道肌及直肠尾骨肌(图8-22,图8-23)。**直肠尿道肌**(recto-urethralis)的前端在男性附着于尿道。此肌在女性止于阴道,但不常出现,直肠与阴道皆借附着于会阴体而相互支持。**直肠尾骨肌**(rectococcygeus muscle)的后端附着于尾骨尖。此肌有时完全为结缔组织代替而形成**直肠尾骨韧带**(rectococcygeus ligament)。直肠尾骨肌覆盖在肛尾缝的上面。直肠尿道肌覆盖在会阴体的上面。

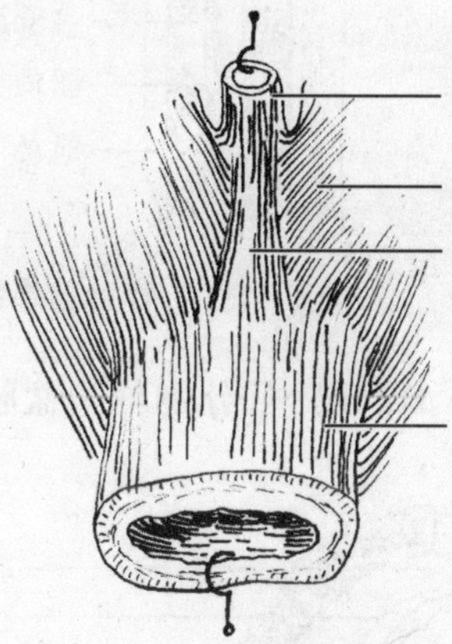

图8-22　直肠尿道肌,由上面看

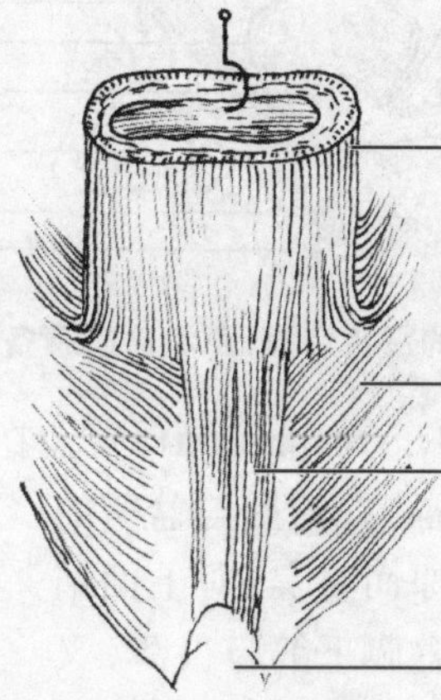

图8-23　直肠尾骨肌,由上面看

骨盆疝:骨盆壁及底的疝比较少见。**闭孔疝**(obturator hernia)为沿闭孔神经血管经闭膜管凸出的疝,常仅为腹膜外组织,也可有腹膜甚至于膀胱凸出。凸出的疝可以停留在闭孔膜与闭孔外肌之间,也可能通过闭孔外肌,或者随闭孔神经前支于闭孔外肌上方凸出。凸出的疝为耻骨肌及短收肌所掩盖。闭孔血管神经常位于疝囊颈的外侧,神经容易受到压迫而出现股内侧的分布区内疼痛,甚至于出现膝关节疼痛。检查时使股部在外展姿势下旋转,因使闭孔外肌紧张而可引起疼痛。髂尾肌与耻尾肌之间可能存在裂隙而发生疝,很少见,凸出的结构常为肠管、输卵管、卵巢或膀胱。

尾骨痛(coccyalgia):尾骨痛多见于女性,可由外伤引起。多见于女性的原因,一方面为两侧坐骨结节之间的距离较大,另一方面为骶骨与尾骨向前弯的弧度较小,后面保护较少,易受外伤。此外,尾骨痛常由于附着于尾骨甚至于骶骨的肌肉痉挛所致,主要是肛提肌及尾骨肌,也可为梨状肌或者一部分臀大肌纤维。

盆筋膜

分部:盆腔内的腹膜并不下降至盆腔底,最低的直肠膀胱陷凹或直肠子宫陷凹至盆腔底仍有一定的距离,在男性约为2.5 cm,女性稍近。盆腔内的脏器亦不紧贴盆壁肌肉。在腹膜、脏器与盆壁及底的肌肉之间充以一定量的结缔组织,统称之为盆筋膜(pelvic fascia)。盆筋膜在不同的部位形态有所不同,命名各异。覆盖在骨盆壁与底的肌肉表面的结缔组织,聚集成膜性,称为**盆筋膜壁层**(图8-24)。覆盖脏器壁的结缔组织与围绕至脏器的血管神经的结缔组织则分别形成各部的鞘。结缔组织在若干部位增厚并含有平滑肌而形成韧带。在各部位之间的结缔组织则很疏松而含有脂肪,形成潜在的蜂窝组织间隙。上述各部分的结缔组织,除壁层以外,统称为**盆筋膜脏层**(visceral pelvic fascia)。此外,在直肠与前列腺之间来源于腹膜的一片筋膜,称为**前列腺腹膜筋膜**。

盆壁筋膜(parietal pelvic fascia):盆壁筋膜覆盖在骨盆壁的肌肉及无肌肉部位的骨骼内面,上与腹膜筋膜及髂腰筋膜相续；在两侧附着于骨盆缘的髂耻线，向前延伸至耻骨后面；向后伸入直肠后方，衬于骶骨前面，在跨过坐骨大、小孔处固定于骨骼的边缘；向下覆盖闭孔内肌，固定于形成骨盆出口的坐骨与耻骨的边缘。覆盖在肌肉内面的筋膜较厚，覆盖在骨骼内面的筋膜较薄。覆盖在闭孔内肌表面的筋膜又称为**闭孔内肌筋膜**(obturator fascia)。覆盖在梨状肌前面的筋膜很薄，一般不将其归入盆筋膜，因为在肌肉内面的骶神经丛内面尚有盆筋膜向后延伸的部分覆盖。髂内血管及其分支位于筋膜与腹膜之间(图 8－25)。盆壁的筋膜在上部由耻骨后面向后至坐骨棘的一条线上增厚成一条白线，略向下弯曲，形成肛提肌的一部分起始点，又称为**肛提肌腱弓**(arcus tendineus)。有时可见此腱弓形成一条腱性索，仅在前后端附着于骨骼，中部游离，与盆壁筋膜之间遗有潜在的裂隙，可容盆腔内腹膜经此凸出至坐骨直肠窝而形成疝。

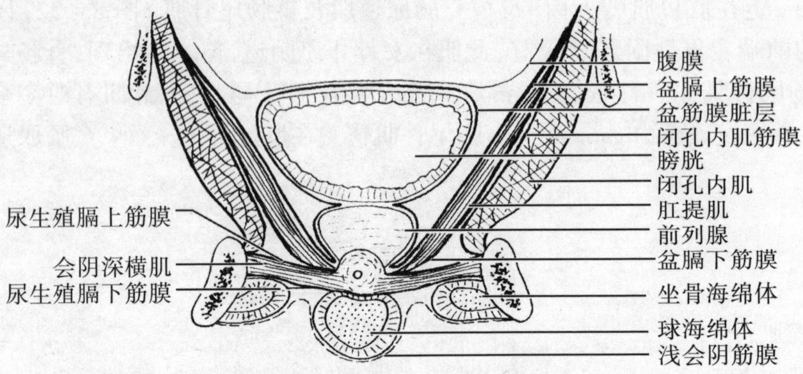

图 8－24　通过膀胱的冠状切面，表示盆筋膜各部分的相互关系

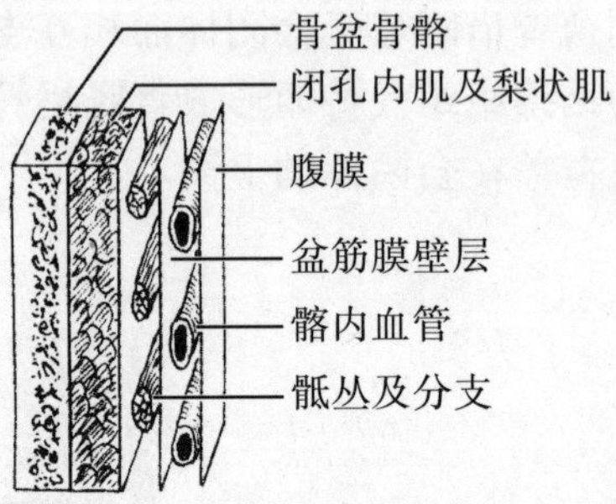

图 8－25　骨盆壁结构的排列方式

盆膈筋膜(fascia of pelvic diaphragm)：覆盖在肛提肌及尾骨肌上、下面的筋膜，分别称为**盆膈上筋膜**及**盆膈下筋膜**，与肌肉合称盆膈，在四周与盆壁的筋膜相续。盆膈上筋膜较厚而坚实，对上面结构具有重要的支持作用。盆膈下筋膜很薄，又称为**肛筋膜**，与尿生殖膈上筋膜及肛门括约肌的筋膜相续。盆膈上筋膜在男性于耻骨与前列腺之间增厚形成**内侧耻骨前列腺韧带**(puboprostatic ligament)，在女性于耻骨与膀胱之间增厚形成**耻骨膀胱韧带**(pubovesical ligament)。在稍外侧肛提肌上面的筋膜与前列腺鞘融合而形成**外侧耻骨前列腺韧带**。盆膈筋膜在脏器穿过盆膈处即牢固附着于脏器壁，与脏器壁的结缔组织相混，与脏器鞘相续。盆膈上筋膜并与走在上方的血管神经束鞘相混。

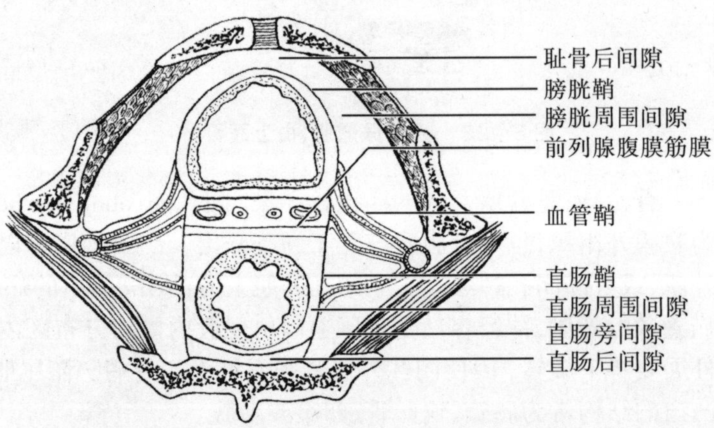

图 8－26　男性盆腔内脏器鞘及间隙，横切面

脏器鞘：盆筋膜脏层覆盖在脏器表面的部分即形成该脏器的鞘(图 8－26，图 8－27)，在脏器穿过盆膈处与盆膈上筋膜相续。这一部分筋膜在男性形成围绕膀胱、前列腺及直肠的三个鞘，在女性形成围绕膀胱与尿道、阴道与子宫下部以及直肠的三个鞘。各脏器鞘皆与其肌层相接触，并接收其肌纤维。男性的膀胱、精囊及前列腺鞘的后方与直肠之间另有筋膜分隔，称为**直肠膀胱隔**(rectovesical septum)，为胚胎时期在直肠与膀胱间伸展至盆腔底的腹膜皱襞形成，可分有两层结缔组织。后层为**直肠筋**

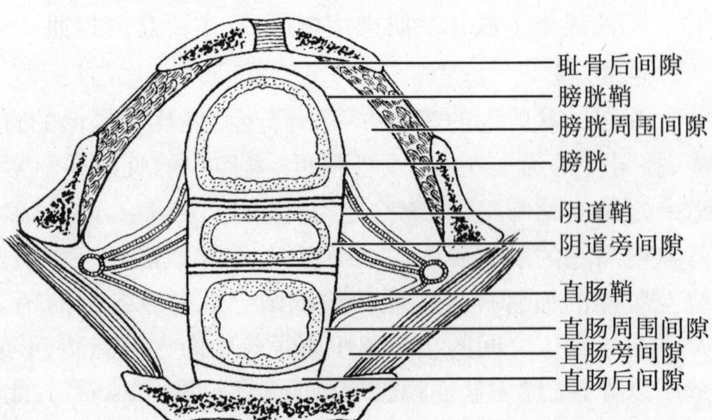

图 8－27　女性盆腔内脏器鞘及间隙，横切面

膜(rectal fascia),形成直肠鞘的一部分。前层称为**前列腺腹膜筋膜**(prostatoperitoneal membrane),较为重要,由盆腔底的腹膜向下延伸到盆膈,约呈尖在下的三角形,与精囊及前列腺黏附较紧。所谓的 Denonvilliers 筋膜,有人指的是这两层筋膜,也有人仅指前层而言。在女性是否存在**膀胱阴道隔**及**直肠阴道隔**则有争议。

韧带:盆腔内的另一部分结缔组织夹杂着一些平滑肌形成一些韧带,含有供应脏器的血管神经束,与盆筋膜壁层及脏器鞘相连。各韧带将在有关脏器部分叙述。血管周围的结缔组织起于骨盆侧壁上部髂内动脉分支处,沿血管分支及盆侧壁向下,附着于盆壁的筋膜及盆膈上筋膜,向内走向各脏器,与脏器鞘相混。髂内血管周围的结缔组织又与骨盆侧壁及后壁的骶丛、骨盆从及盆内脏神经四周的结缔组织紧密相连。结缔组织在后方附着于坐骨大孔的边缘,借髂内动脉的分支穿过骨盆侧壁而牢固依附于骨盆壁,借骶丛的神经根出骶前孔处而紧密附着于骶前孔的边缘。围绕输尿管盆段的结缔组织,以及在男性围绕输精管的结缔组织,在骨盆壁及底部皆与血管周围的结缔组织相混。

盆腔内的腹膜反折

分布

腹膜由腹壁向下越过骨盆缘覆盖骨盆侧壁及后壁。腹膜与骨盆前壁之间有膀胱相间而不直接覆盖。腹膜在后方因有直肠而仅覆盖骨盆后壁的一部分。腹膜与骨盆底之间因有盆腔脏器的下部与有关的血管神经及蜂窝组织分隔而相距较远。在骨盆缘的后部腹膜由右向左覆盖骨盆后壁,跨过骶岬,至左侧骶髂关节附近即移行为乙状结肠及其系膜的腹膜,以后再移行至骨盆后壁的左侧。乙状结肠至第 3 骶椎前面即移行为直肠,系膜消失,在此平面以下骨盆后壁的腹膜即覆盖直肠上 1/3 的前面及两侧,再向下仅覆盖直肠中 1/3 的前面。直肠的下 1/3 完全位于盆腔底的腹膜平面以下。在男性腹膜由骨盆后壁及直肠的前面与侧面向前反折至精囊上端及膀胱后面,在直肠侧面形成直肠旁凹,在直肠与膀胱间形成直肠膀胱陷凹(图 8－28)。在盆腔前部腹膜覆盖膀胱的上面,在膀胱的两侧形成**膀胱旁凹**(图 8－29),凹的外侧为覆盖输精管的腹膜皱襞所限。在直肠旁凹与膀胱旁凹之间的腹膜尚有输尿管与髂内血管所形成的隆起。在女性直肠旁凹及膀胱旁凹与男性相似,膀胱旁凹的侧界为圆韧带所致的腹膜隆起,直肠膀胱陷凹则为子宫及阴道分隔为膀胱子宫陷凹及直肠子宫陷凹(图 8－30)。阔韧带由子宫侧面伸展至骨盆侧壁。在骨盆侧壁阔韧带附着处的后方,髂内、外血管分叉所致的腹膜隆起的交角内形成一个小的卵巢窝。

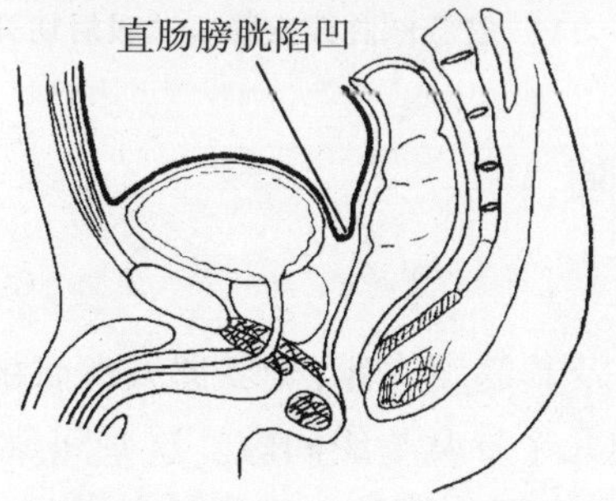

图 8－28　男性盆腔内腹膜反折

膀胱前皱襞

腹膜由膀胱的上面向前反折至腹前壁而形成膀胱前皱襞,在膀胱排空时比较清晰。此反折平面在膀胱排空时约平耻骨联合上缘,在膀胱充盈时常高于耻骨联合上缘 4～6 cm,因此进行膀胱穿刺或耻骨上膀胱切开术皆应先使膀胱充盈,可以避免伤到腹膜腔。但是仍应注意在少数情况下虽然在膀胱充盈时,腹膜的膀胱

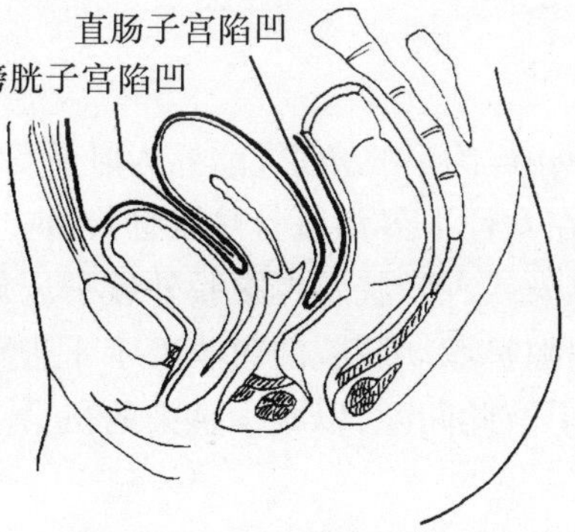

图 8－30　女性盆腔腹膜反折

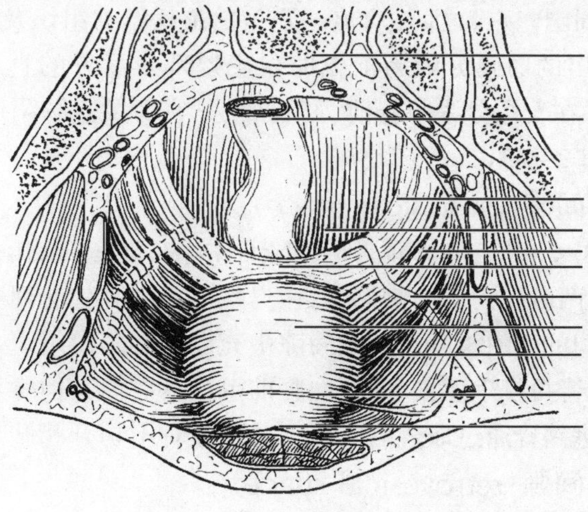

图 8－29　盆腔腹膜皱襞及陷凹上面观

前皱襞上升并不多，甚至于紧密黏附于耻骨联合而不能上升。

直肠膀胱陷凹

在男性腹膜由直肠前面向前反折至膀胱后面的转折部，距骨盆底的肌肉约 2. 5 cm 或更多。腹膜腔在此处称为**直肠膀胱陷凹**(rectovesical pouch)，形成腹膜腔的最低部，至肛门缘的距离约为 7. 5 cm。此陷凹的两侧及前方皆有比较明显的隆起嵴，称为**直肠膀胱襞**(rectovesical fold)、**骶生殖襞**(sacrogenital fold)或**尿生殖襞**，由膀胱侧面向后经直肠侧面伸展至骶骨前面，输尿管及输精管通过此皱襞中走向膀胱基部，输精管绕过输尿管的后方转向内侧。精囊沿膀胱后面向上伸展。直肠膀胱陷凹不太浅者在其前壁上可以摸到精囊的尖部。

直肠子宫陷凹

在女性腹膜由直肠前面向前反折至阴道上段及子宫的后面，形成**直肠子宫陷凹**(rectouterine pouch)。凹底的腹膜至盆底肌肉的距离与男性相同，至肛门缘的距离约为 5. 5 cm。陷凹的两侧为隆起的**直肠子宫襞**(rectouterine fold)所限。此皱襞又称为**骶生殖襞或子宫骶襞**(uterosacral fold)，由子宫颈及阴道的穹隆部两则向后经直肠侧面伸展至骶骨前面。

膀胱子宫陷凹

在女性腹膜由子宫的前面向前反折至膀胱的后面，形成**膀胱子宫陷凹**(vesicouterine pouch)。此凹底的腹膜平面较高于直肠子宫陷凹，也高于阴道前穹隆，所以阴道在后壁与直肠子宫陷凹的腹膜接触，而其前壁不与膀胱子宫陷凹的腹膜接触。

盆腔脓肿

直肠膀胱陷凹或直肠子宫陷凹为腹膜腔的最低部，腹腔内有积血或积脓时皆易于在此陷凹中聚集而形成盆腔脓肿。陷凹底至肛门缘的距离，在膀胱充盈时较大，在膀胱排空时较小，但是在有盆腔脓肿或肿瘤时皆可用手指经肛门或阴道检查摸到。特别是在患脓肿时位置常更向下降，至肛门缘的距离缩小，更易于摸清。引流盆腔脓肿可经直肠前壁或阴道后穹隆，先在凸出及波动最明显处穿刺抽吸，而后再切开直肠壁或阴道壁放出脓液，分开脓腔内腔隔，放入导尿管引流数日(图 8 - 31)。

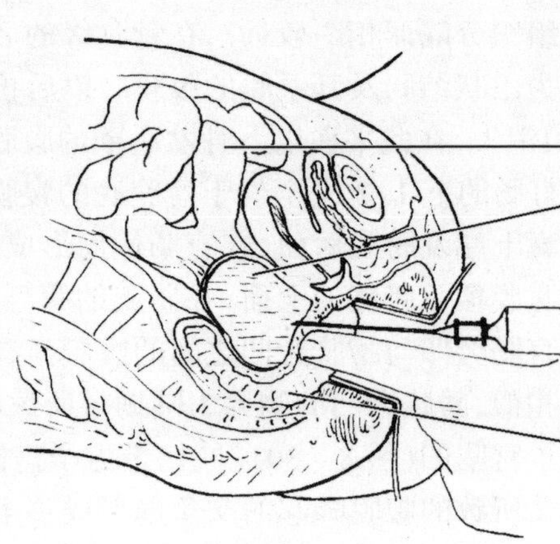

图 8 - 31　盆腔脓肿经直肠镜抽吸后切开引流

盆腔内腹膜外蜂窝组织间隙

分部

在盆腔内腹膜的下方，盆隔上筋膜的上方，耻骨的后方，闭孔内肌及其筋膜内侧，梨状肌及骶骨的前方，盆腔脏器的周围，韧带之间，含有一定量的疏松结缔组织及脂肪，形成几个蜂窝组织间隙。这些间隙为由髂内动脉鞘伸出的筋膜分隔为前方的尿生殖部及后方的直肠部。尿生殖部的间隙，在男性分为膀胱前及膀胱后间隙；在女性分为膀胱前、膀胱后、子宫旁及直肠阴道间隙。直肠部的间隙分为直肠旁及直肠后间隙(图 8 - 32，图 8 - 33)。

膀胱前间隙(prevesical space)

此间隙男女相同，亦即**耻骨后间隙**(retropubic space，Retzius space)，约呈三角形，前界为耻骨后面，后界为膀胱前面，两侧界为脐内侧韧带，在男性下界为耻骨前列腺韧带，在女性下界为耻骨膀胱韧带，向上与腹横筋膜和腹膜间的间隙相延续。此间隙中充以脂肪蜂窝组织，膀胱感染或者膀胱发生腹膜外破裂尿外渗至此间隙中以后，皆可发生感染，并可向腹前壁或盆腔内其他蜂窝组织间隙扩散。膀胱的腹膜外手术进路及子宫下部的手术进路皆通过耻骨后间隙。凡经耻骨上切开膀胱者，皆应引流此间隙，以减少感染的机会。

膀胱后间隙(retrovesical space)

在女性膀胱与直肠之间有子宫及阴道相隔，在膀胱后方形成**膀胱子宫阴道间隙**，在直肠前方形成**直肠阴

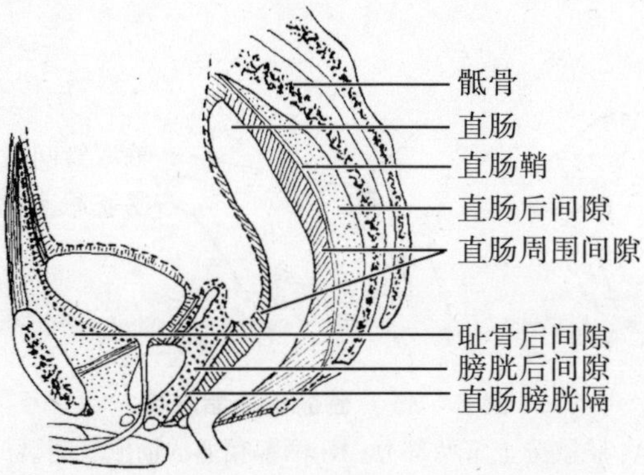

图 8－32　男性骨盆内间隙矢状切面

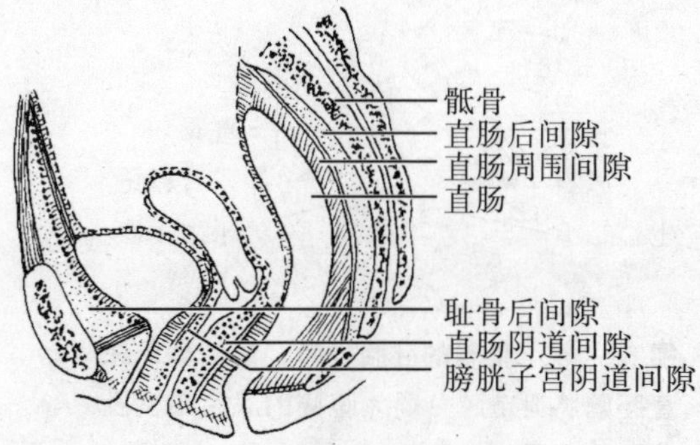

图 8－33　女性骨盆内间隙矢状切面

道间隙。膀胱子宫阴道间隙的前界为膀胱，后界为子宫颈及阴道前壁，上界为膀胱子宫陷凹底的腹膜，下界为盆膈上筋膜，两侧界为子宫膀胱韧带。直肠阴道间隙的前界为阴道后壁，后界为直肠前壁，下界为在会阴体上面直肠与阴道之间的筋膜，上界为直肠子宫陷凹底的腹膜(见图 8－33)。

男性的膀胱后间隙前界为膀胱、精囊及前列腺的后面，后界为直肠下 1/3 的前面，下界为盆膈上筋膜，上界为直肠膀胱陷凹底的腹膜。此间隙中因含有前列腺腹膜筋膜而又可分为两个间隙(见图 8－32)。

子宫旁间隙

子宫旁间隙位于阔韧带中，子宫颈及阴道的两侧，含有较多的蜂窝组织，使阴道及子宫具有一定的活动度。此间隙中有炎症时容易迅速向上扩散至骨盆侧壁，甚至于再向上进入髂窝。

直肠旁间隙(骨盆直肠间隙)

直肠旁间隙(pararectal space)的前界为骶生殖襞，前外侧界为髂内血管鞘及骨盆壁，后界为直肠蒂，内界为直肠壁的筋膜鞘，底为盆膈。在女性此间隙较大，为盆腔内各间隙中最常发生炎症积脓的部位。此间隙中有炎症积脓时，可沿供应脏器的血管神经蔓延至脏器周围的间隙，可沿走向臀部的神经血管蔓延至臀大肌深处及股后部，也可沿闭孔血管神经通过闭膜管蔓延至股前部。

直肠后间隙

直肠后间隙(retro－rectal space)的前界为直肠后面的筋膜鞘，后界为骶骨前面的盆筋膜壁层，外侧界为直肠蒂，上界为腹膜在骶骨前面的反折部，下界为盆膈上筋膜。

第三节　盆腔脏器

膀　胱

胚胎发育

在胚胎发育早期，后肠先凸出一部分形成**尿囊**(allantois)，以后不久又在远侧形成**泄殖腔**(cloaca)。泄殖腔再为向下生长的**尿直肠隔**分为腹、背两部分，腹侧为**尿生殖窦**，背侧为直肠(图 8－34)。**尿直肠膈**(urorectal septum)在尿囊与后肠相接处伸入泄殖腔的近侧，再向远侧长向**泄殖腔膜**。膀胱除基部以外的全部由尿生窦殖的近侧端发育形成，基部及尿道前列腺部由中肾管发育形成，两部分之间以输尿管间襞为界(图 8－35)。一个器官由两个起源合成者在两部分连接处即可能出现先天畸形。因而先天性膀胱憩室即发生在输尿管间襞的一条线上，紧靠输尿管口。

婴儿膀胱

初生时小骨盆尚未发育完全，因而在婴儿时期膀胱不论充盈与否皆位于腹腔内，与腹前壁接触。初生时尿道内口平耻骨联合上缘。在女性腹膜由子宫反折至膀胱颈部。在男性腹膜由直肠反折至前列腺。成长以后小骨盆逐渐加大，膀胱逐渐下降，至 6 岁时大部即进入盆腔，青春期以后即完全形成盆腔内器官，充盈时才

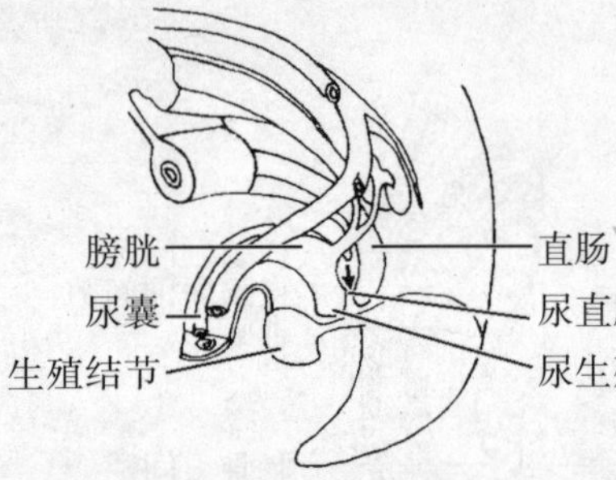

图 8-34　膀胱的胚胎发育，箭头表示尿直肠隔将泄殖腔分隔为腹侧的尿生殖窦及背侧的直肠

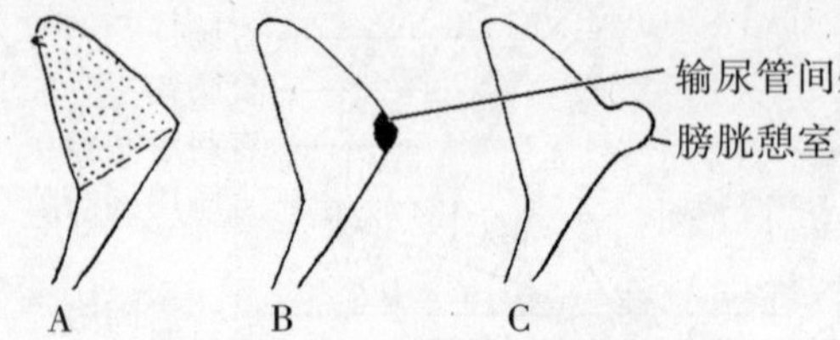

图 8-35　膀胱的胚胎发育

A：膀胱分上下两部分；B：两部相遇的输尿管间襞；C：输尿管间襞部形成憩室

上升至耻骨联合以后。因此，在婴儿或幼年作下腹部切口或腹股沟疝的手术中，虽然使膀胱排空，仍应特别注意避免损伤膀胱。

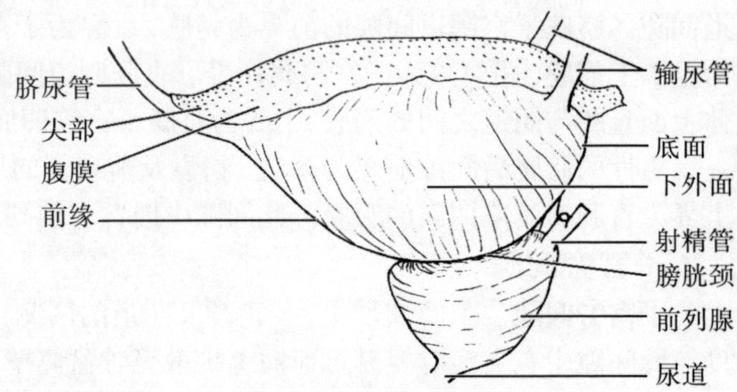

图 8-36　膀胱侧面观

位置及邻属

成人**膀胱**(urinary bladder)排空收缩时可分四面及四角，四角各与一管道相接(图 8-36)。脐尿管与前角(尖部)相连，左右输尿管与后外侧角相连。尿道与下角相连。四面为上面、左右下外侧面及底面。上面朝上，与回肠袢及乙状结肠接触。在女性前倾的子宫与膀胱的上面接触。上面向前逐渐收窄而终于尖部(前角)。尖部紧位于耻骨联合上缘的后方，借**脐中韧带**(umbilical median ligament)(闭塞的脐尿管)与脐相连。下外面的前部邻耻骨后间隙中的脂肪，后部上份邻闭孔内肌及**脐内侧韧带**(umbilical medial ligament)(闭塞的脐动脉)，下部邻肛提肌。膀胱静脉丛的若干静脉后行途中紧邻膀胱的下外面。后面朝向后下方，称为膀胱的底部或基部，在男性位于直肠前方，输精管与精囊位于两者之间。在女性膀胱基部与子宫颈及阴道相邻。下角形成膀胱颈部，为膀胱的最低部分，与尿道前列腺部相邻，在女性直接位于尿生殖膈上筋膜的上面。在男性直立时膀胱颈部略低于耻骨联合上缘平面，位于其后方约 6 cm。膀胱与前列腺相连接处外观有一条沟，沟中含有膀胱静脉丛及前列腺的静脉。这些静脉向上延伸至膀胱的下外面，向下延伸至前列腺的外面。

膀胱颈部为前列腺及尿道固定在尿生殖膈的上面。膀胱基部由膀胱侧韧带维持在一定的位置，在男性更为前列腺所固定，在女性更为子宫颈及阴道前壁所固定，因而扩张度很小。膀胱充盈时，颈部的位置固定不变，其余部分扩张上升，除膀胱基部以外，各面的面积皆变大而向外凸出，下外面与骨盆侧壁、大血管、神经及输精管接触，各边变钝而不显。膀胱上升入腹腔，将腹膜由腹前壁揭起，可使膀胱前皱襞上升至耻骨联合上缘以上 2.5～4 cm，使腹横筋膜与膀胱直接接触。膀胱充盈时即将前列腺推向后方，肛指检查时可以感觉到更为明显凸出，因此，最好在膀胱排空时检查前列腺，才可正确估计其大小。

与膀胱有关的筋膜、韧带及间隙

膀胱鞘(sheath of urinary bladder)：围绕膀胱下部的结缔组织形成膀胱鞘，在膀胱与肛提肌上面接触处由盆膈上筋膜向上反折至膀胱形成，在膀胱的下部较为明显，向上至体部及上面即逐渐变薄而与肌肉层相混，此种结构使膀胱得以有较大的扩张度。也因此缝合膀胱壁时膀胱鞘并不重要，总是连同肌肉层一齐缝合。膀胱鞘在下部与盆膈上筋膜相续，在女性较为明显；但是在男性则较不明显，因为在前下方与较发达的前列腺鞘相混而并不直接与盆膈上筋膜接触，在后下方又与围绕精囊及输精管下端的筋膜相混，所以膀胱鞘并不直接与盆膈上筋膜接触，在膀胱颈部并无明显的管状鞘。

直肠膀胱隔(rectovesical septum)：在男性膀胱基部及其后面的精囊等结构的后方，与直肠之间的直肠膀胱隔较为坚韧，在一定程度上可以限制外渗的尿液扩散。在发生膀胱前部腹膜外破裂时，尿液易于局限在膀胱与前列腺的前方及两侧。如果直肠膀胱隔亦同时破裂，外渗的尿液即易于进入直肠旁间隙中。此隔也有限制肿瘤局部扩散的作用，例如直肠癌不易向前侵犯到膀胱。此外，在切除膀胱和前列腺时，沿此隔游离，即可不伤到直肠，同理，切除直肠时亦不易损伤膀胱。

侧韧带(lateral ligament)：膀胱鞘由基部向外与围绕膀胱下动脉、膀胱输精管动脉、阴部静脉丛至骨盆壁的静脉、膀胱神经丛、输尿管下端以及在男性的输精管等结构的四周的结缔组织相延续，各结构与四周的结缔组织合而形成膀胱侧韧带，由膀胱基部向外跨过骨盆底，延伸至骨盆侧壁(图 8－37)。韧带中的结缔组织，在下方与盆膈上筋膜相混；在外侧附着于盆膈上筋膜或闭孔内肌筋膜所形成的肛提肌腱弓前部；后内缘游离而使腹膜隆起，加上其中所含结构，在男性构成**骶生殖襞**，由膀胱基部侧面伸展至直肠及骶骨，形成直肠膀胱陷凹的外侧界。此皱襞并向膀胱后方延伸，与围绕精囊的结缔组织相续，在膀胱后方形成清晰的横行膀胱后襞。在女性膀胱基部侧面的结缔组织仅形成膀胱子宫陷凹的侧界，不形成明显的皱襞，也不直接延伸至骶骨，而与后方附着于骨盆壁的类似组织相混。子宫颈侧面的结缔组织又向后延伸，绕过直肠的侧面，附着于后方的骶骨，形成子宫骶韧带。此韧带所形成的腹膜皱襞形成直肠子宫陷凹的侧界，称为骶生殖襞或子宫骶襞。在男性膀胱侧韧带中尚含有平滑肌，称为骶膀胱肌或直肠膀胱肌。与女性子宫骶韧带中所含的肌肉相当。膀胱侧韧带有固定膀胱基部的作用。

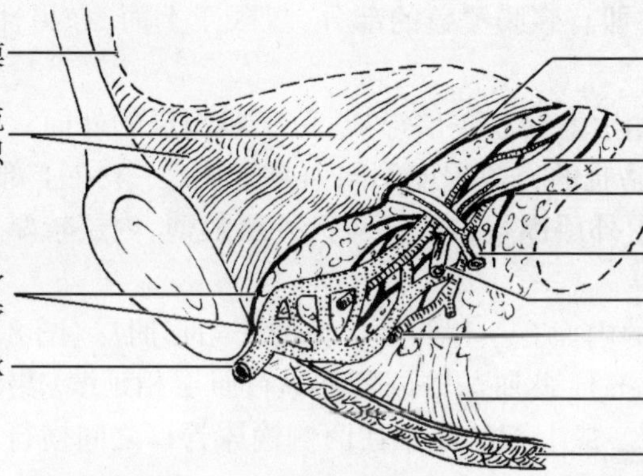

图 8－37 男性膀胱侧韧带离开骨盆壁处的结构

耻骨前列腺韧带(puboprostatic ligament)：此韧带亦称**耻骨膀胱韧带**(pubovesical ligament)。内侧耻骨前列腺韧带由盆筋膜增厚形成，含有一些平滑肌，厚而坚韧，由耻骨后面下部紧靠耻骨联合处起始，向后延伸，与围绕前列腺基部及膀胱颈部的筋膜融合。两侧的韧带合而形成耻骨后间隙底的内侧份，覆盖在两侧肛提肌前缘之间裂隙的上方。手术中用手指由上方伸入耻骨后间隙中向下可以触到此韧带。两侧的内侧耻骨前列腺韧带之间，在耻骨后方遗有裂隙，中有阴茎背深静脉通过。所谓的外侧耻骨前列腺韧带，实际上并不起自耻骨，而是起自肛提肌前部的内面，伸向前列腺及膀胱颈部侧面的鞘。

女性的耻骨膀胱韧带与男性的耻骨前列腺韧带相当，由耻骨后面伸展至膀胱颈部。两侧韧带间的裂隙中有阴蒂背静脉通过。

脐正中韧带及脐内侧韧带：脐正中韧带为闭塞的脐尿管，亦称脐尿管索，由膀胱尖部在正中线向上伸到脐，末端分为三条，分别附着于脐及其两侧闭塞的脐动脉(图 8－38)。脐内侧韧带(旧名为脐外侧韧带)为闭塞的脐动脉远侧段形成。脐动脉为髂内动脉前支的最高分支，顺主干的方向沿骨盆侧壁进行，分出一些至盆腔的分支，再转而向前向上沿骨盆的前外侧壁进行，位于膀胱外侧，约在耻骨上缘平面发出一或数支膀胱上动脉至膀胱上面及尖部，再向上管腔即闭塞而形成脐内侧韧带，在腹膜外组织中上行至脐。

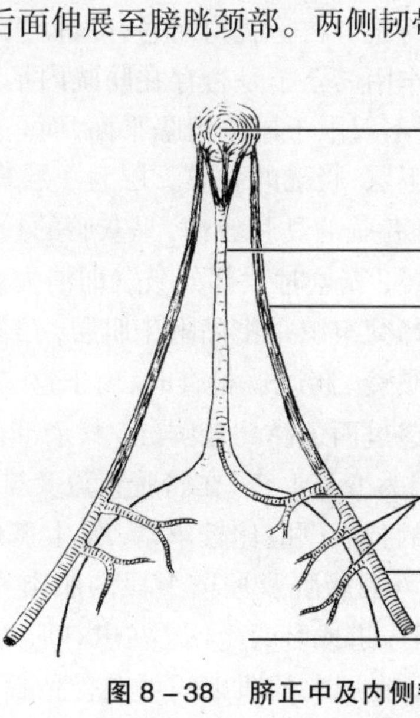

图 8－38 脐正中及内侧韧带

膀胱的固定：膀胱颈部因与尿道相续而固定于盆膈上面。因为男性尿道的盆腔内段为前列腺所固定，尿道向下即穿过盆膈及尿生殖膈。女性尿道附着于阴道前壁及穿过盆膈及尿生殖膈而固定，耻尾肌分出一些纤维附着于尿道穿过盆腔底一段的后外面；另有所谓的耻骨尿道韧带，由尿生殖膈上筋膜与相邻的肌纤维组成，起自耻骨后面，止于尿道侧壁。

耻骨前列腺韧带或耻骨膀胱韧带使膀胱颈部固定。膀胱侧韧带使膀胱基部固定于骨盆底及侧壁。脐正中韧带及内侧韧带使膀胱的前部固定，在膀胱充盈上升入腹腔以后使之紧贴腹前壁。前列腺腹膜筋膜使膀胱的后面固定。

根据上述，可见膀胱除颈部及基部固定于骨盆底及壁以外，其他部分皆有很大的扩张活动度。

与膀胱相邻的间隙：在本章第二节中已述及膀胱前间隙及膀胱后间隙的位置及范围。在第六章腹壁一节中曾经述及脐膀胱筋膜，位于两侧的脐内侧韧带之间。在此筋膜的前方，腹横筋膜的后方，有时尚可分出另一层筋膜，下方与膀胱前面的结缔组织相混，称为**脐膀胱前筋膜**（见图 6 - 9）。在腹横筋膜与脐膀胱前筋膜之间含有疏松蜂窝组织，形成间隙，向下与耻骨后间隙相续，实际上除在肥胖的人以外，在一般成人脐膀胱前筋膜并不显著，在腹膜与膜横筋膜之间蜂窝组织很少，不易分辨出前、后两个间隙，耻骨与膀胱间的耻骨后间隙清晰可辨。

结构

浆膜：膀胱壁外面的浆膜层，亦即有腹膜覆盖的部分，仅限于上面，在男性膀胱的后面尚有一小部分，其余部分皆无腹膜覆盖。

筋膜鞘：前已述及膀胱的筋膜鞘由盆筋膜脏层形成，位于肌肉层的外面。

肌肉：膀胱壁的肌肉层厚度随膀胱的充盈程度不同而有变化，一般在上部较薄。平滑肌统称逼尿肌，排列成束，方向不同，相互交错，大体上外层纵行，内层环行，外层较薄，内层较厚。有人认为在环行肌层深处尚有一些纵行肌束。

在**膀胱三角**的部分，环行肌层的内面有一片明显可见的三角形肌层（图 8 - 39），由两侧输尿管口伸展至尿道，称为**膀胱三角肌**（trigonal muscle）。此肌与输尿管的纵行肌层相延续。男性输尿管的纵行肌层在穿过膀胱壁的环行肌层以后即呈扇形扩展。最上部的纤维在两侧**输尿管口**之间横行，与对侧者相连隆起而形成**输尿管间襞**（interureteric ridge）。最外侧份的纤维直接走向尿道，至靠近尿道内口处在膀胱颈后壁的中线上可能形成轻度隆起嵴，使黏膜隆起，称为**膀胱垂**（uvula）。膀胱垂在年长者比较清晰，有人认为由尿道嵴向上扩展形成，也有人认为主要由前列腺中叶形成。实际上有前列腺中叶肥大者膀胱三角肌也同时有肥大。纵行肌层延伸至尿道以后，移行为尿道后壁的纵行肌层。在女性膀胱三角肌发育欠佳，有的人可以不明显，但其肌肉走行方向与男性相同。

膀胱壁的肌肉束延伸至膀胱颈部，而后再离开颈部，因此肌肉收缩时促使颈部开放而不是收窄。膀胱三角的后面有一些纵行肌束向下延伸，围绕尿道而形成所谓的尿道外层环行肌（图 8 - 40）。据研究这一部分肌肉并不是真正的环行而是有一定的斜度。此层肌肉在男性较为发达。一般皆认为此类肌纤维在尿道内口并不形成括约肌。在膀胱内面另有纵行肌束伸入尿道而形成其纵行内层肌，收缩时有使尿道内口开放及使尿道缩短的作用。至于是否存在膀胱内括约肌以及其结构与作用问题，尚未有定论。**尿道膜部括约肌**（膀胱外括约肌）并不仅限于尿生殖膈平面，而是延伸到其上方。

黏膜下层：膀胱的黏膜下层为一层蜂窝组织，血管、神经在此层分支以后再进入黏膜。

黏膜：膀胱的黏膜较薄，呈灰暗的粉红色，在膀胱排空时形成许多皱襞，充盈时大部分皱襞即消失。只是膀胱三角区域内的黏膜借蜂窝组织紧密黏附于肌层，虽在膀胱排空时仍然平滑而不形成皱襞。膀胱镜检查时，由于这一部分黏膜较薄，深处的血管易于透过而色泽比较鲜红，其余部分黏膜的颜色则比较灰暗。黏膜层为变移上皮，在膀胱充盈及排空时形态不同。膀胱三角部黏膜的神经供应比较丰富，发生炎症时疼痛较为剧烈。患膀胱炎时可因膀胱及尿道上段的肌肉发生痉挛收缩而出现坠痛，放射至尿道或耻骨上区。在患有尿道梗阻时，膀胱的肌束即肥厚粗大，在肥大的肌束间可能有黏膜凸入，严重者可形成**憩**

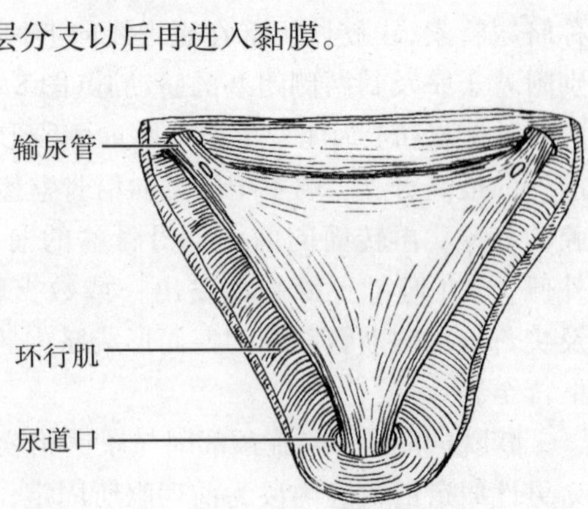

图 8 - 39 膀胱三角肌

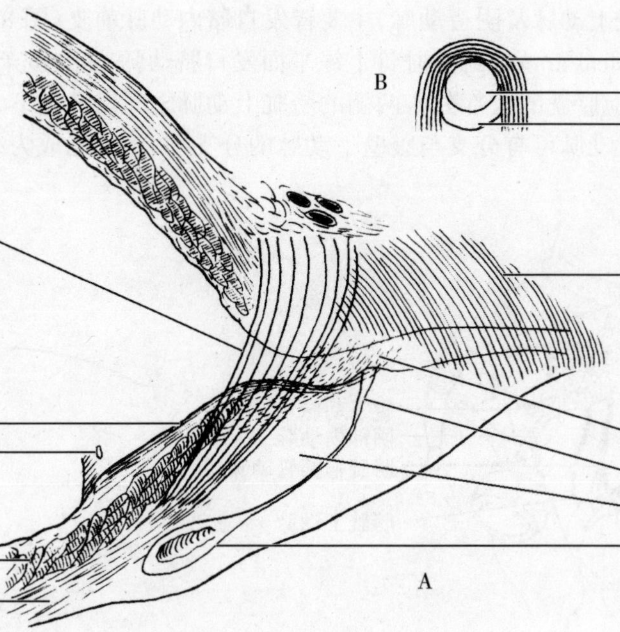

图 8－40　男性膀胱颈部的肌肉结构

A：通过膀胱颈及尿道前列腺部纵切面，表示各部肌纤维排列；B：通过膀胱颈部横切面表示纵行与环行肌纤维的形态

室，易有尿潴留，甚至于伴有结石或肿瘤。

膀胱内面

膀胱内面在两侧输尿管开口与尿道内口之间有三角形区域称为**膀胱三角**(trigone of bladder)。三角区内黏膜的特点已如上述。尿道内口为膀胱的最低部，约呈半月形，后部为膀胱垂的凸起。三角形的两后外侧角为**输尿管开口**(图 8－41)，呈斜行裂隙状，也可为圆形或卵形。输尿管末端有长约 1.5 cm 一段斜行穿过膀胱壁(图 8－42)，具有活瓣作用，当膀胱内压力加大时，即可使输尿管口被压而闭合，防止尿逆流入输尿管内。当膀胱静止时输尿管蠕动所产生的压力仍可将尿排入膀胱。输尿管收缩每分钟约为 4～5次。但是也有人认为充盈的膀胱强大收缩时，特别是在膀胱颈部有梗阻时，足可使输尿管口开敞而使尿逆流入输尿管内，上行性感染与此有关。两侧输尿管口之间的距离，输尿管口至**尿道内口**的距离，在膀胱排空时皆约为 2.5 cm，在膀胱充盈时皆约为 5 cm。膀胱基部的内面为三角后凹。膀胱内压力加大时(例如在前列腺肥大时)，此凹即变大变深，易有尿在该处存留，异物亦常在此处停留。进行膀胱镜检查时，应熟知上述膀胱内面的形态及结构特点。

血液供应

动脉供应：膀胱的血液供应丰富，特别是颈部。供应膀胱的动脉，在男性有膀胱上动脉、膀胱输精管动脉

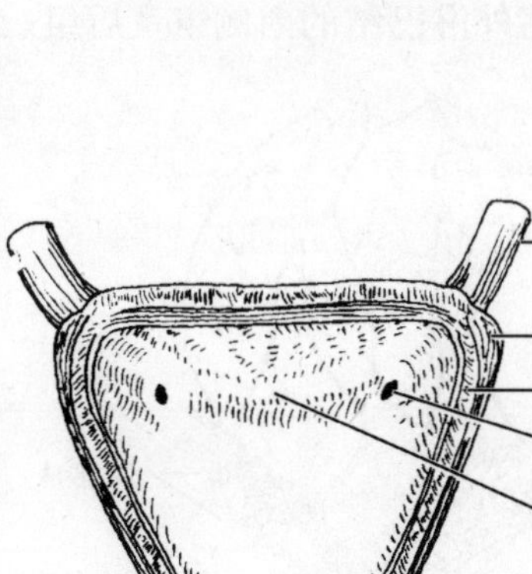

图 8－41　输尿管在膀胱内的开口

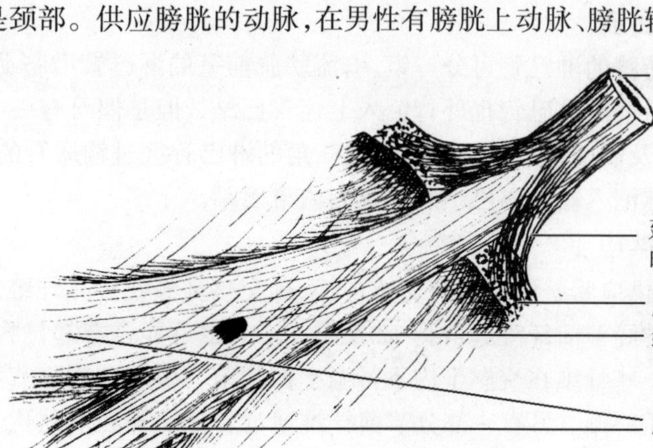

图 8－42　输尿管进入膀胱处

及膀胱下动脉，在女性有膀胱上动脉及阴道动脉，主要皆发自髂内动脉前支(图 8－43,图 8－44)。

膀胱上动脉(superior vesical artery)约在耻骨上缘平面发自脐动脉，向内进行，分布于膀胱上部，在大部分情况下每侧有 2～3 支，供应膀胱的大部分。两侧的膀胱上动脉之间以及与下方的膀胱输精管动脉及膀胱下动脉之间皆有吻合，膀胱上动脉可有分支与腹壁下动脉的分支吻合，可能成为结扎髂内动脉以后的重要侧支循环。

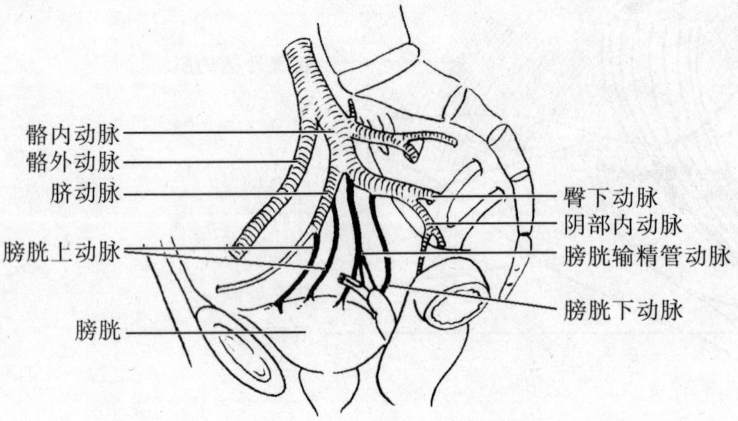

图 8－43 膀胱动脉常见起源

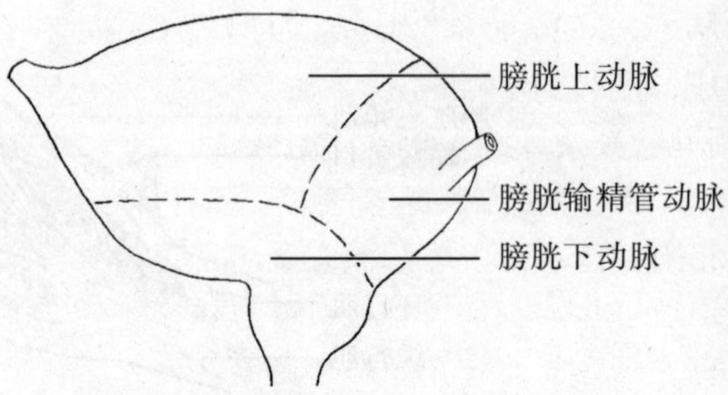

图 8－44 膀胱动脉供应分布区

膀胱输精管动脉(vesiculodeferential artery)起自脐动脉的近端，分支供应膀胱后面的 1/3～1/2、精囊、输精管及输尿管的终末部，与女性的至子宫或子宫及阴道的动脉相当。在女性也可能有分支至膀胱。

膀胱下动脉(inferior vesical artery)在男性常仅为一支，起源不定，可以起自阴部内动脉或臀下动脉，或者起自此两动脉的总干，也可起自髂内动脉，或者该动脉的其他分支。膀胱下动脉供应膀胱前面的下外侧份、前列腺及尿道前列腺部，同时分支供应精囊、输精管及输尿管的末段。此动脉与膀胱输精管动脉及膀胱静脉皆通过膀胱侧韧带中。在女性亦有与男性的膀胱下动脉相当的动脉，包括发自子宫或阴道动脉的分支。

供应膀胱的动脉在膀胱壁上形成膀胱周围丛，再分支进入黏膜。由于血液供给丰富，在膀胱病变中常易发生血尿，也因此在手术中膀胱的任何切口均不影响其血液供应。

静脉回流：膀胱的静脉不与动脉伴行，向下走向膀胱颈部，围绕膀胱下部形成静脉丛(图 8－45)。静脉丛在男性主要位于前列腺的两则，虽然接收前列腺的静脉血并不多，但是仍常称为**前列腺静脉丛**(prostatic venous plexus)，在女性称为**膀胱丛或膀胱阴道丛**。此静脉丛又称为**阴部丛**(pudendal plexus)，除接收膀胱的静脉以外尚接收阴茎(阴蒂)背深静脉，在男性尚接收前列腺、输精管及精囊的静脉，在女性尚接收阴道前壁的静脉，由阴部丛外行的静脉大部分协助形成髂内静脉，有的在闭膜管处与闭孔静脉交通。闭孔静脉又在此处与腹壁下静脉交通。在髂内静脉阻塞或被结扎以后此种吻合即可形成盆腔血液回流的侧支循环道路。由膀胱下部及前列腺走向骨盆侧壁的静脉加上四周的结缔组织形成膀胱侧韧带的主要部分。

淋巴回流

引流膀胱的淋巴管可分三组。引流膀胱前壁的淋巴管沿脐动脉进行，汇入髂外淋巴结的内侧组及后组。引流膀胱后壁的淋巴管也外行汇入上述淋巴结，但是偶可有一些汇入髂总、髂内及骶前淋巴结。引流膀胱三角的淋巴管绕过输尿管的下端，跨过脐动脉汇入髂外淋巴结后组及髂内淋巴结。

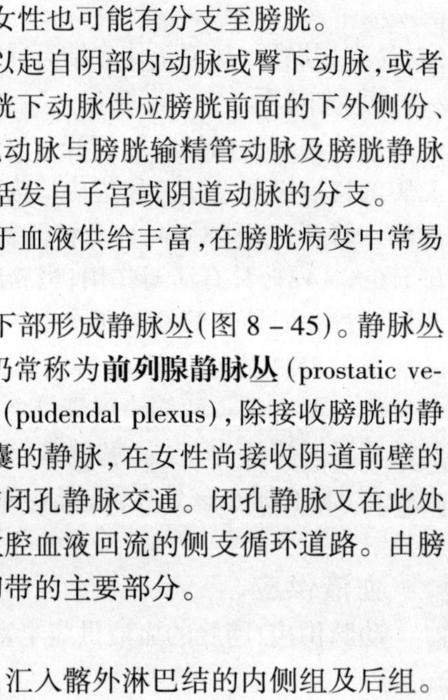

图 8－45 膀胱静脉，前面观

神经供应

来源：供应膀胱的神经有交感神经、副交感神经及传入纤维。

交感神经节前纤维起自胸 12 及腰 1、2，也可能含有起自胸 11 的纤维。有一些纤维在交感干内下行至上四腰节，再由这些腰节发出至膀胱的节后纤维。另有一部分节前纤维通过脊柱前神经节到达上腹下丛，再由此丛中的神经节发出节后纤维。

副交感神经节前纤维起自骶 2、3 或骶 2、3、4，通过盆内脏神经。节后神经元位于膀胱的浆膜下及肌束间。

交感神经通过上腹下丛进入**骨盆丛**。副交感神经通过盆内脏神经（勃起神经），也进入骨盆丛。骨盆丛先紧位于骨盆的前外侧壁，向内下延伸入膀胱侧韧带的后份中，再分出至脏器的神经丛(图 8 – 46)。脏器神经丛实际上是骨盆丛的延伸部分。骨盆丛在骨盆侧壁上位于血管的内侧。**膀胱丛**(vesical plexus)为骨盆丛向前下延伸形成，分出一些纤维至输尿管，再由输尿管到膀胱，其余纤维直接走向膀胱。

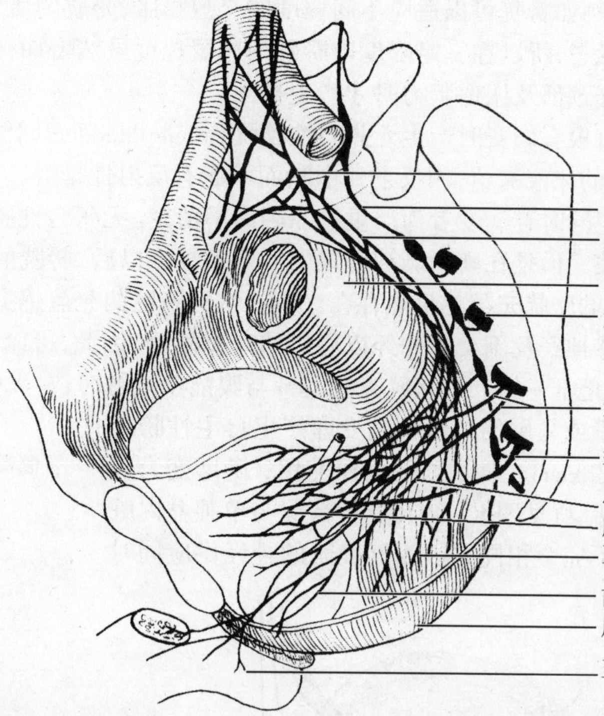

图 8 – 46　供应膀胱的神经丛

膀胱的**传入神经纤维**通道与传出纤维相同。传导膀胱充盈感觉及牵扯反射的纤维通过盆内脏神经进入骶神经。充盈感觉有一部分与膀胱充盈时接触腹壁有关。传导膀胱疼痛的纤维通过盆内脏神经，或沿交感神经进行。应注意的是膀胱疼痛性疾患可能同时累及输尿管及尿道，输尿管下段疼痛可能与膀胱疼痛同时存在，或者被误为膀胱疼痛。传导输尿管的疼痛纤维大部分沿交感神经进行，而输尿管下端与发自骨盆丛的纤维紧密相邻。这些纤维中含有交感神经与副交感神经。传入神经可以随两类神经同时进行，或者经其中之一进行。尿道括约肌远侧的尿道由阴部神经供应，也可能在膀胱病变时受累。

由于传导膀胱疼痛的周围通道不止一条，所以对于难忍的膀胱疼痛切断两侧的脊髓丘脑束以后可以获得满意的结果。也有人主张，对膀胱疼痛的病人采取切除上腹下丛及骨盆丛，同时切断盆内腔神经进入骨盆丛处的方法，不仅可使膀胱疼痛消失，过一短时期以后即无尿失禁及尿潴留的现象。

管制膀胱的大脑皮质中枢位于中央旁小叶，亦即在中央前回与中央后回相接处的大脑半球内侧面，大脑皮质的冲动向下传到脊髓骶节的膀胱运动中枢，再作用于膀胱。不论随意或长反射冲动在脊髓内的通道，包括上行及下行，据认为皆有交叉及不交叉的纤维，因而脊髓的单侧病变对膀胱很少影响。据研究认为上、下行纤维皆位于脊髓侧索的后部，位置很浅，皮质脊髓侧束的外侧，上行纤维位于下行纤维的前部(图 8 – 47)，但是下行纤维的通道位置较不肯定。尿道的传入纤维通道位于脊髓的后索。

功能：供应膀胱的交感神经与副交感神经有对抗和协同作用。膀胱的排空主要为副交感神经的作用。交感神经主要分布于膀胱的血管，供应肌肉的范围主要限于膀胱三角(图 8 – 48)。副交感神经主要供应膀胱的逼尿肌。也有人认为逼尿肌亦有交感神经供应，但是受刺激时与排尿无关，仅与射精有关，可以防止精液逆流入膀胱。另有实验证明交感神经有抑制膀胱张力的作用，增加对排尿的忍受限度。

神经病变对膀胱的影响：前已述及膀胱的随意及反射活动皆通过骶副交感神经起作用，交感神经不起主要作用。骶副交感神经起自骶 2、3(或为骶 2、3、4)，不仅含有运动纤维，也含有专入纤维，骶神经后根受伤以后即产生膀胱弛缓。不仅为膀胱平滑肌的传入与传出纤维通过骶神经发出的盆内脏神经，与膀胱颈部及尿道有关的随意肌亦由骶神经供应。阴部神经起自骶 2、3、4 与盆内脏神经同源，供应尿道膜部括约肌、肛提肌前部及尿道的远侧段。由此可见，第 2、3、4 骶神经中含有控制膀胱的绝大部分随意运动、不随意运动及传入纤维。正常的膀胱活动有两种，一种为单纯的反射活动，另一种为凌驾于反射活动之上的随意控制机制。反射活动由膀胱壁肌肉因充盈受到牵扯而产生，但是可因受到随意

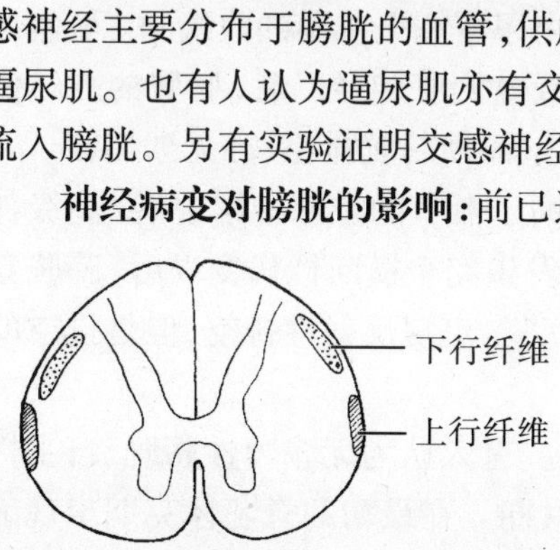

图 8 – 47　膀胱的随意控制及感觉神经纤维在脊髓中的可能位置，上行纤维紧邻脊髓丘脑侧束或位于其中，下行纤维紧邻皮质脊髓束或位于其中

控制而改变，例如膀胱可以适应不同程度的充盈膨胀，膀胱内压力不一定增加，反射活动可以被抑制，膀胱仍然处于松弛状态，所以在一定限度内膀胱的充盈程度虽然增加，仍可伴随着膀胱的压力下降。膀胱内压力增加到大于膀胱颈部及尿道阻力时才产生排尿。

骶神经后根有病变时产生**无张力性膀胱**(atonic bladder)，比较严重(图 8-49)。此种膀胱的特点为显著膨胀，有大量的尿液潴留，因反射弧中断而不能有反射性排空。此种仅有骶神经后根病变所产生的膀胱症状反而较前后根同时有病变者为严重的原因尚不清楚。无张力性膀胱患者充盈感丧失，可能与膀胱受到过度充盈的牵扯有关。但是在切断骶神经根中的传入纤维以后，膀胱的感觉并不一定丧失，因为在手术中麻醉骶神经以后，病人的膀胱充盈感仍然存在。有人认为膀胱的充盈感觉是通过上腹下丛，但是也有人证明在完全切断膀胱的交感神经及副交感神经以后仍然有充盈感。因此，可以认为两种神经系统虽然皆与传导膀胱的感觉有关，但皆不是唯一的。当膀胱充盈上升与腹前壁接触时，在无张力性膀胱患者仍可能借此产生充盈感。

脊髓骶段或马尾的广泛性病变即产生**自主性膀胱**(autonomic bladder)。病变之初为尿潴留，随即变为膀胱的自主性活动(见图 8-49)。此种情况与单独盆内脏神经损毁者不完全相同，因为肛提肌的神经供应同时丧失，但是在临诊上对于这两种情况常不易鉴别。自主性膀胱的牵扯反射丧失，逼尿肌的收缩由肌纤维本身的自主活动调节。此种膀胱的残余尿量较大，因为逼尿肌无足够能将膀胱内尿液完全排出的收缩力。虽然如此，自主性膀胱仍然比无张力性膀胱好些。此外，据观察在切除上腹下丛及盆内脏神经以后，膀胱的神经供应完全被切断。4~8 d之内膀胱的排空很不好，以后即可压迫或收缩下腹壁而使膀胱排空，亦无尿潴留。

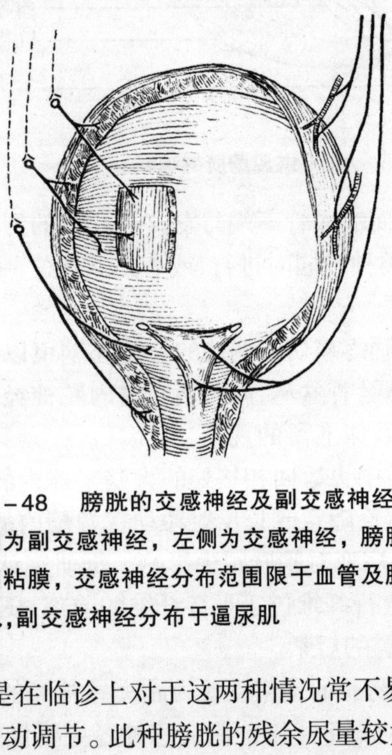

图 8-48　膀胱的交感神经及副交感神经分布，右侧为副交感神经，左侧为交感神经，膀胱内面未画粘膜，交感神经分布范围限于血管及膀胱三角肌，副交感神经分布于逼尿肌

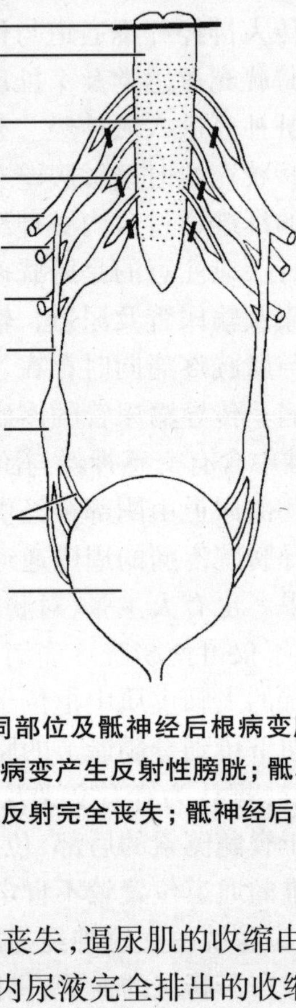

图 8-49　脊髓不同部位及骶神经后根病变所产生的病态膀胱；骶节以上病变产生反射性膀胱；骶段病变产生自主性膀胱，膀胱反射完全丧失；骶神经后根病变产生无张力性膀胱

另一种神经性膀胱称为**反射性膀胱**(reflex bladder)，脊髓病变的位置高于骶节的控制排尿中枢，高级神经中枢的冲动不能下传，膀胱仅存有单纯的脊髓反射(见图 8-49)。脊髓发生完全横断性病变以后，膀胱立即完全瘫痪，一短时期或者数月以后，膀胱壁肌肉的张力及活动力即逐渐恢复，出现反射性排空，但是排空的程度可因脊髓病变位置的高低不同而有异。位置低者尿潴留量较大。

反射性膀胱与自主性膀胱皆为自发性收缩排空，在临床上常不易区别。有人认为无张力性膀胱、自主性膀胱及反射性膀胱三种情况，可能在脊髓骶段以上的病变中出现于不同时期。在最初的脊髓休克期出现无张力性膀胱，待反射恢复时即可使膀胱部分排空而类似自主性膀胱，待反射机能充分建立以后即形成反射性膀胱。因此有人将神经性膀胱的不同类型统称为"**脊髓膀胱**(cord bladder)"。

畸形

脐尿管(urachus)：前已述及脐正中韧带为脐尿管的残迹。脐尿管早先曾被认为由尿囊的一部分形成，后来一般认为是胚胎时期膀胱的一部分。脐正中韧带的下段附着于膀胱的一部分，粗可达 8 mm 直径，长约 5～5.5 cm 一段的原始上皮不消失，管腔内可含碎屑，在 2/3 的情况下与膀胱腔之间有一层黏膜相隔（图 8－50）。未闭塞的脐尿管与膀胱终身相通者占 1/3。脐尿管如果完全未闭塞，生后即可见脐部流尿，很罕见（图 8－51）。不论先天性或后天性脐膀胱瘘，皆由脐尿管发育异常形成，先天性者应变狭窄的这一部分膀胱未变狭窄，以致脐尿管未能闭合，膀胱腔通到脐部。后天性脐膀胱瘘多见于男性的原因，可能与男性常发生尿道狭窄有关。由于脐尿管可能未完全闭塞，而且常与膀胱相通，在进行下腹部正中切口时应避免伤到脐尿管，以免可能引起伤口感染。

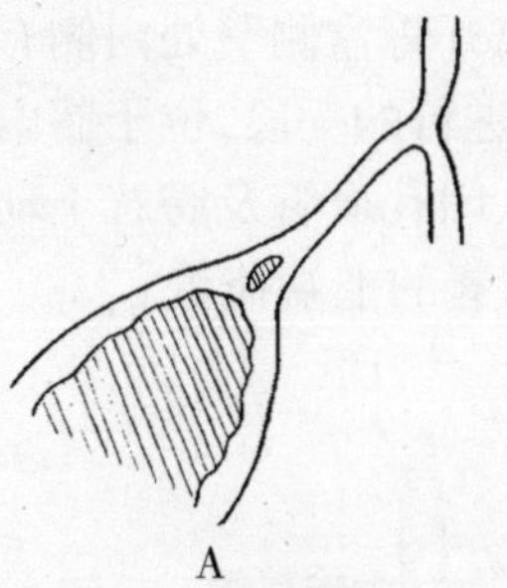

图 8－50　脐尿管的变化

A：脐尿管腔与膀胱腔不相通，占多数；B：脐尿管腔与膀胱腔相通，占少数

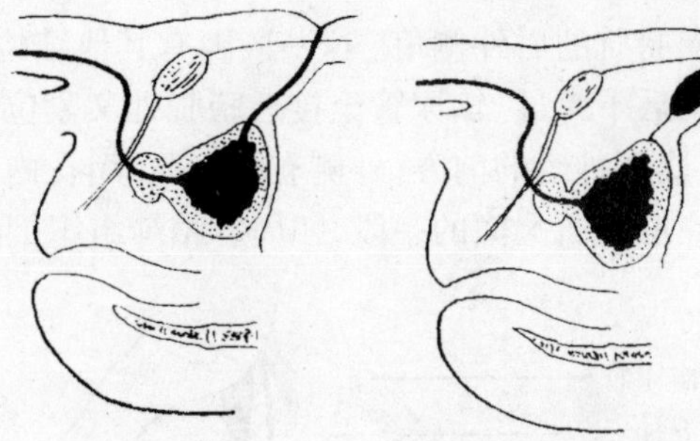

图 8－51　脐尿管先天异常

A：脐尿管瘘管；B：脐尿管囊肿

脐尿管囊肿也很罕见，可能与膀胱相通，也可能与脐相通，或者与两处皆不相通。囊肿可能很大，但是一般情况下如无感染即不易被发现。脐尿管下端位于膀胱壁内长约 1 cm 长的一段易于产生肿瘤。脐尿管囊肿在 50 岁以上易有癌变。

重复膀胱（hourglass bladder）：此种畸形为先天性，膀胱呈完全或不完全分开或葫芦形，常伴有外阴畸形。

膀胱瘘管及憩室（fistula and diverticulum）：男性的膀胱瘘管常为直肠膀胱瘘，将在直肠一节中叙述。女性的膀胱瘘管常为膀胱阴道瘘，如为先天性者则为发育过程中膀胱与阴道未能完全分隔所致。膀胱憩室绝大多数见于男性，多数与尿道梗阻有关，先天性者很少见。

膀胱外翻（exstrophy of bladder）：此种畸形多见于男性，有统计占新生儿的 1/40000，常与腹前壁下部及膀胱前壁的发育缺损同时存在，以致膀胱后壁的黏膜向外暴露。此种畸形常与尿道上裂同时存在，并且常伴有前列腺及精囊阙如以及阴囊形成不全等畸形。

膀胱破裂

膀胱排空时位于盆腔内，因保护较好而受伤的机会较少，充盈时上升至腹腔以后在外伤中发生破裂的机会较多，部位可为腹膜内或腹膜外（图 8－52）。有腹膜覆盖的部分破裂称为腹膜内破裂，常发生在膀胱的顶部及后上部，尿液外渗入腹膜腔。无腹膜覆盖的部分破裂称为腹膜外破裂，尿外渗至腹膜外间隙中。膀胱破裂以后的症状取决于破裂的部位及尿液向何处渗出。如果伤后病人不能解小便，可立即进行导尿检查。如果导出的尿量很少而且含血，或者注入一定量的液体以后不能再全部导出，即可确定诊断。必要时可以注入小量的 X 线造影剂以后检查，更易于确定诊断。不论为腹膜内或腹膜外破裂，皆须立即进行耻骨上膀胱切开术修补破裂的伤口。

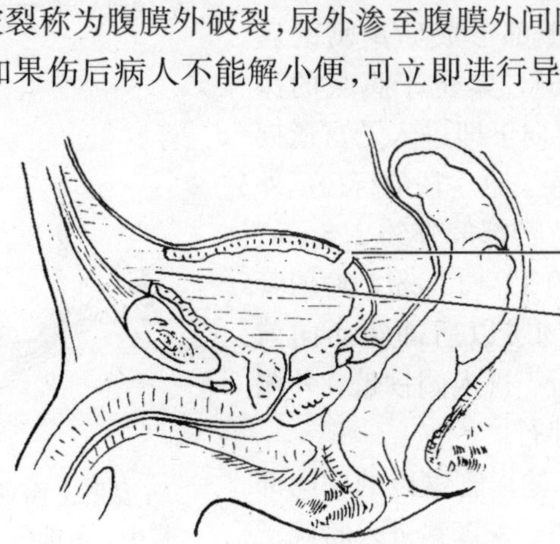

图 8－52　膀胱破裂的部位

膀胱穿刺

因尿道创伤、狭窄、结石或前列腺肥大等引起尿潴留，导尿失败时即须作耻骨上膀胱切开术。如果客观条件暂不能进行此项手术，可以暂行膀胱穿刺放尿。进行膀胱穿刺术有引起内部出血、尿外渗或感染

的可能，必须注意。穿刺部位可以选择在耻骨联合稍上方。在有尿潴留的情况下由于膀胱已呈过度充盈状态，膀胱前腹膜反折的皱襞已经升高，刺入腹膜腔的危险较小。

输尿管盆段

男性输尿管盆段的邻属

输尿管(ureter)跨过髂总动脉分叉部附近，越过骨盆缘进入盆腔，再沿骨盆侧壁向前下进行，位置很浅，紧在腹膜深面(图 8－53，图 8－54)。下行至坐骨棘平面即离开骨盆侧壁，转而向前向内进入骶生殖襞，沿肛提肌的上面走向膀胱的后外侧角。这一段因有其他结构相伴而距腹膜较远。输尿管在离开骨盆侧壁处内侧有输精管由前上向后下跨过。输尿管至接近膀胱处又紧位于腹膜深处。输尿管沿骨盆侧壁进行的一段，位于髂内动脉的下前方，腹下神经的前方，外侧有腰大肌、闭孔内肌、髂内静脉、闭孔神经、脐动脉、闭孔血管及膀胱下动脉。输尿管走在肛提肌上面的一段，四周有结缔组织围绕，与至膀胱的神经紧邻，并为精囊的上端掩盖。

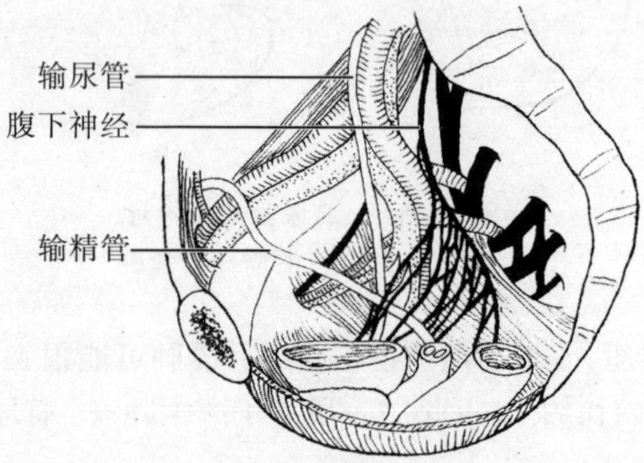

图 8－53　男性输尿管盆段盆面观

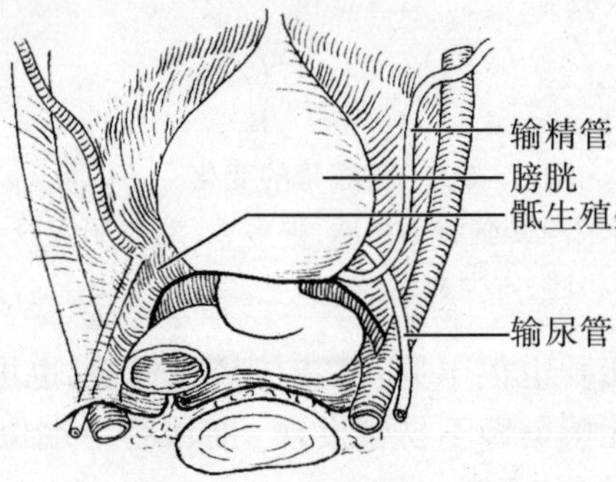

图 8－54　男性输尿管盆段上面观

女性输尿管盆段的邻属

女性输尿管盆段又可分为三部分。(1)后部，位于子宫骶韧带中。(2)中间部，位于子宫阔韧带中。(3)前部，位于膀胱子宫韧带中(图 8－55)。

后部：输尿管跨过髂总动脉分叉点附近进入盆腔。在骨盆缘处，左侧输尿管位于乙状结肠系膜的基部。卵巢动脉在输尿管的外侧跨过骨盆缘向下进入卵巢悬韧带。输尿管进入盆腔以后位于髂内动脉及其分支与闭孔神经血管的内侧，在骨盆壁的上部形成卵巢窝的后界（图 8－56），紧位于腹膜的深面。输尿管再向下即进入子宫骶韧带中，离开腹膜。这一段的行径呈外凹的弧形，下行部偏外约 2.5 cm，两侧者相距约 12～13 cm。输尿管进入子宫骶韧带以后即转而向前向内向下进行，进入阔韧带，外侧有子宫动脉伴行。

中间部：输尿管盆段的中间部通过阔韧带中，一直到进入膀胱子宫韧带处。输尿管在阔韧带基部的

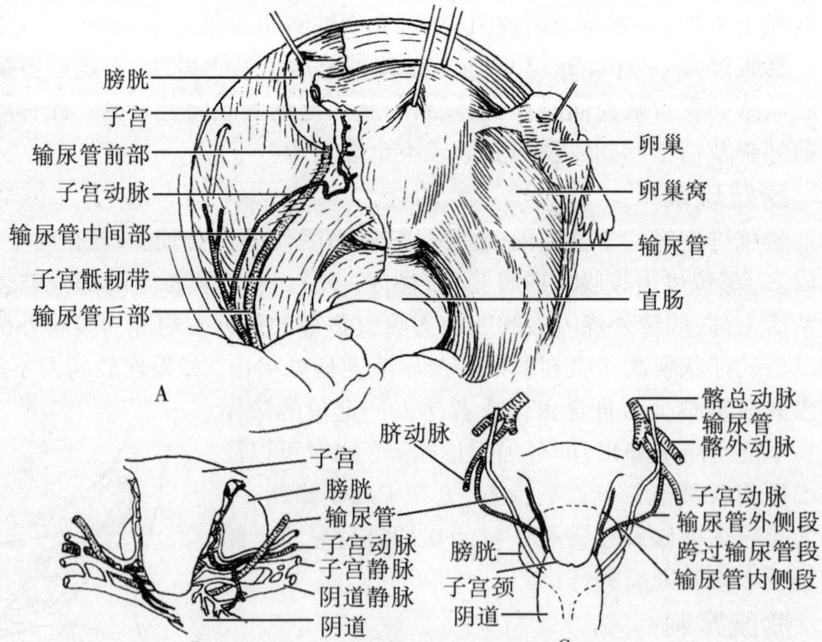

图 8－55　女性输尿管盆段分为三部

A：盆腔上面观，左侧去掉腹膜，后部位于子宫骶韧带中，中间部位于子宫阔韧带中，前部位于膀胱子宫韧带中；B：输尿管中间部有血管围绕，主要为静脉；C：子宫动脉通过输尿管后部的外侧，跨过中间部的上方，通过前部的内侧

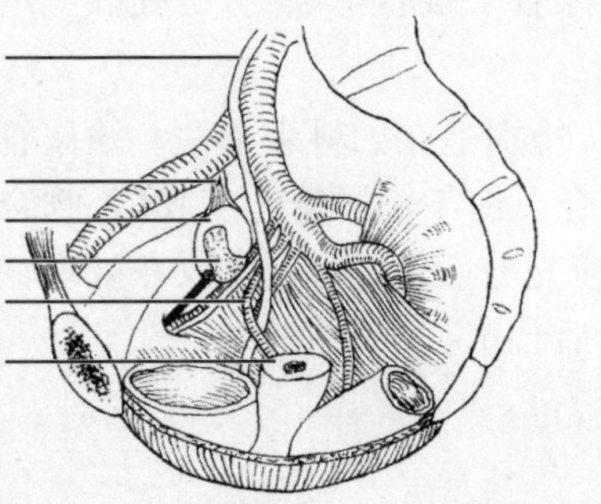

图 8-56　女性输尿管盆段的邻属

行程中距子宫颈与阴道穹隆部不远，约有 1.5～2 cm，可以变动于 1～4 cm 之间。这一段输尿管内有结石时可经阴道内摸到。子宫有新生物向外扩展时可能压迫到输尿管，晚期常引起两侧肾盂积水及尿毒症。输 尿管中间部四邻重要的血管，多半为静脉，较难游离。子宫动脉由外向内走向子宫侧面的途中，跨过输尿管中间部的上方，两者紧相接触。沿子宫及阴道侧面进行的子宫及阴道静脉丛位于输尿管的内侧。子宫与阴道静脉丛间的吻合支位于输尿管的外侧。这些血管并不与输尿管直接接触，因为输尿管具有结缔组织形成的鞘围绕。子宫与阴道静脉丛间的吻合支至子宫边缘的距离如果较近，输尿管至子宫颈的距离亦较近，如果前者较远，后者亦较远。子宫如果向一侧移位，至该侧输尿管的距离即较近。根据上述输尿管中间部的邻属关系，可见在妇科盆腔内手术中伤到输尿管的危险性很大，特别是在处理阔韧带中包块及子宫全切除的手术中，可能被结扎、钳夹、切开、刺穿或切除一段，或使其血液供应受伤。输尿管易于受伤的部位为紧邻子宫颈的一段，特别是在被子宫动脉跨过而紧相接触的部位。手术中欲游离输尿管的中间部时，应找到输尿管鞘，在鞘膜与输尿管之间分离，才可避免伤到血管，减少不必要的出血。

前部：输尿管盆段的前部为由进入膀胱子宫韧带处到直入膀胱的输尿管口之间的一段，先向前行，再逐渐向上向内，进入膀胱处位于子宫颈前唇平面下方约 1.5 cm。因而在这一段输尿管内有结石时常可经阴道检查摸到。这一段输尿管的上方及外侧有引流膀胱静脉丛的静脉，下方有阴道静脉丛向前走，内侧有子宫动脉及膀胱阴道间隙。这一段输尿管亦有结缔组织鞘围绕。

输尿管进入膀胱的部分

两侧输尿管到达膀胱后壁处相距约 5 cm。输尿管向下向内斜行穿过膀胱壁，在膀胱排空时通过膀胱壁内的一段长约 1.5 cm（见图 8-42）。这一段为输尿管最狭窄的部分。

血液供应

输尿管盆段的血液供应，一部分来自腹部，一部分来自盆腔。来自腹部者为髂总动脉、髂外动脉或腹主动脉在骨盆缘附近的分支。输尿管的下端紧邻膀胱处经常接收发自膀胱下动脉及男性的膀胱输精管动脉或女性的子宫动脉的分支，偶可接收膀胱上动脉的分支（图 8-57）。盆段上部也常接收发自髂内动脉的分支。在输尿管手术中，除应注意上述输尿管的动脉供应可能存在的变化以外，更重要的是应了解到输尿管的血管均走在输尿管周围的结缔组织中，手术中不能将此层组织剥离过远，否则将有影响输尿管的血液供应而发生坏死的危险。

神经供应

输尿管的下端有骨盆丛的分支围绕。由此丛分出小支供应输尿管。输尿管的大部分由来自腹部的神经供应，包括交感神经及传入纤维。

淋巴回流

输尿管盆段的淋巴管，有的直接汇入髂内淋巴结，有的与膀胱输出淋巴管汇合。

畸形

行径异常：输尿管盆段的行径可能出现异常，特别是在直肠癌及乙状结癌患者，在骶骨中部平面向内弯曲，可能由于淋巴结受到癌肿侵犯的结果，使输尿管靠近直肠，在切除直肠的手术中易于受伤。

瓣膜：输尿管黏膜形成瓣膜样皱襞，使管腔狭窄，多见于输尿管下端，特别是在进入膀胱的开口处。

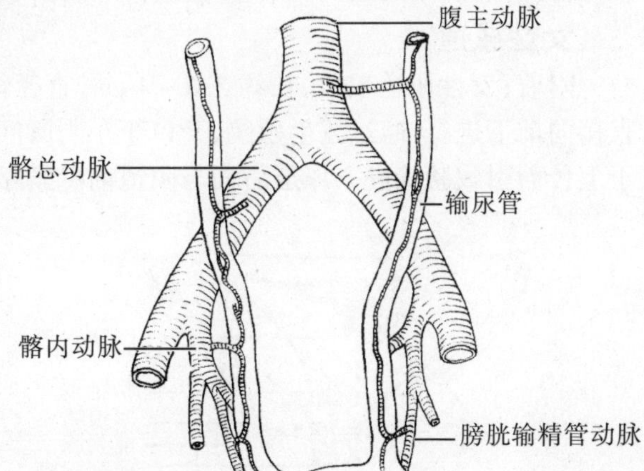

图 8-57　输尿管盆段的血液供应来源

囊肿：输尿管开口处可因胚胎时期存在的膜吸收不

完全而狭窄,可再因此引起输尿管发生囊肿样扩大。囊肿发生在输尿管下端者可以凸入膀胱内。

损伤

输尿管损伤经常与盆腔脏器损伤同时发生,也常见医源性损伤,特别是在妇科手术中。输尿管损伤范围在周径 1/3 以内者,可行手术修补,超过 1/3 以上者应切断再作吻合。由于输尿管无浆膜层,吻合口不应存在张力。吻合口应采取斜行方向,以减少愈合后狭窄的可能。周围应充分引流。有人建议在处理输尿管盆段损伤时,最好做膀胱瓣与输尿管吻合,以代替输尿管吻合,避免手术后狭窄。

尿　道

男性尿道

分部:男性**尿道**(urethra)上与膀胱颈部相接,向下穿过前列腺及尿生殖膈进入尿道海绵体,开口于龟头,按其行程可分为前列腺部、膜部及海绵体部。

尿道前列腺部(prostatic urethra)也称为**后尿道**(图 8－58),长约 5 cm,由膀胱颈到尿生殖膈上面,绝大部分为前列腺环绕,远侧段的前面先穿出前列腺而与尿道括约肌的上部接触。尿道前列腺部略向前弯曲,充盈时略呈梭状,中段最宽广,约 1.5 cm 直径,排空时前后壁相贴。这一段尿道的后壁有凸入腔内的纵行**尿道嵴**(urethral crest),使尿道腔在切面上呈半月形。尿道嵴两则的凹陷称为**前列腺窦**(prostatic sinus)。尿道嵴的上端由接近膀胱颈部处起始,如果出现膀胱垂即可能与之相续。尿道嵴的下端终于尿道膜部起始处。尿道嵴的下部扩大成**精阜**(colliculus seminalis)。精阜呈长梭状,长约 2～4 mm,中点距膀胱颈约 1.6 cm。精阜的正中线上有**前列腺囊**(prostatic utricle)的开口。此囊为一盲管,长约 4～6 mm,伸入前列腺中,为**苗勒**(Müller)管下端融合的残迹。射精管穿过前列腺,开口于精阜的前列腺囊开口的两侧略远处。三开口呈品字状。前列腺窦的底部有许多前列腺管的开口。

尿道前列腺部发生梗阻的原因不一,常见者为前列腺肥大增生。尿道内口狭窄尚可能由于慢性感染产生纤维化所致。苗勒管可能有部分残存而形成囊肿,借纤维带与尿道相连,或者径前列腺囊与尿道相通,变大时可能使膀胱颈部发生梗阻。

患精阜炎时可能使射精管开口发生堵塞或者狭窄,如果感染沿射精管向上蔓延,即可能引起精囊炎或者附睾炎。患慢性尿道炎时也可使前列腺管受累或者发生梗阻,也可沿之蔓延到前列腺而发生前列腺炎或者脓肿。

尿道膜部(membranous urethra)为通过尿生殖膈的一段,尿道**海绵体部**(cavernous urethra)为通过尿道海绵体的一段,均将在第九章叙述。

血液供应:尿道前列腺部的血液供应来自供应前列腺的血管。

神经供应:尿道近侧段的神经供应来自盆内脏神经,尿生殖膈及其以下的部分来自阴部神经。

女性尿道

附着:女性尿道较短,长约 3.5～4 cm,直径约 6 mm,较男性尿道为简单,大部分位于盆腔内。女性尿道直接向前下进行,通过尿生殖膈,开口于小阴唇间的前庭。女性尿道由于很短,易受感染而发生尿道炎,甚至于上传而引致膀胱炎。尿道后面与阴道前壁紧相接触(图 8－59),并且紧相附着,不似膀胱与阴道前壁之间

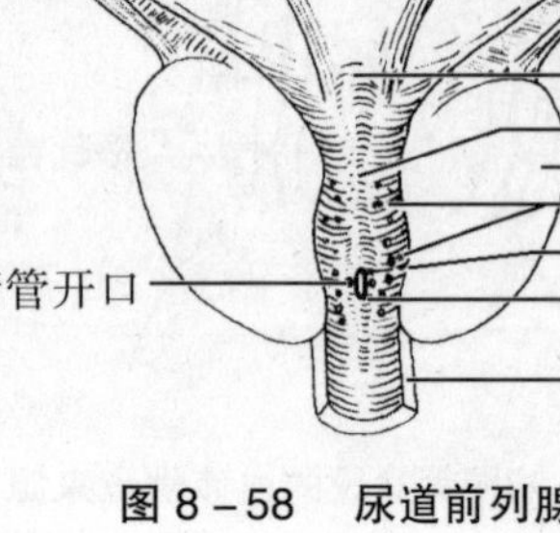

图 8－58　尿道前列腺部

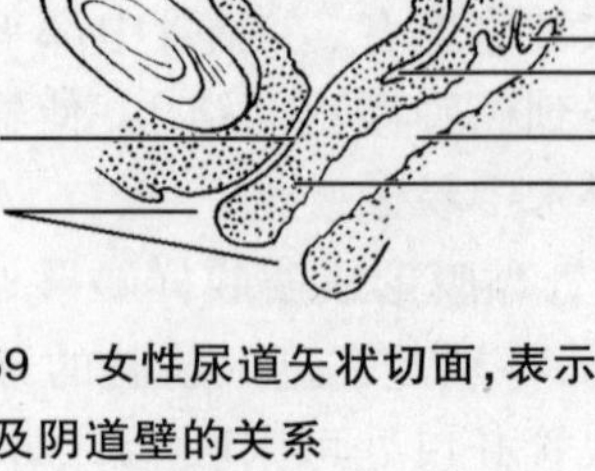

图 8－59　女性尿道矢状切面,表示尿道壁与耻骨联合及阴道壁的关系

有易于分离的无血管分界面。勉强将尿道由阴道前壁分离时必将伤到连接两者的结缔组织及血管。在前方有耻骨膀胱韧带将膀胱颈部及尿道固定于耻骨弓。此外，尚有增厚的尿生殖膈上筋膜，含有纤维，将尿道固定在耻骨上。

分部：女性尿道由膀胱颈部开始，向下穿过尿生殖膈，与男性的尿道前列腺部及膜部相当。位于尿生殖膈以上的部分亦可称为后尿道。通过尿生殖膈的部分可以称为尿道膜部。有的学者认为女性尿道膜部括约肌仅有少量的肌纤维通过尿道与阴道之间，大部分纤维皆与肛提肌纤维相似而止于阴道。有的学者认为女性尿生殖膈上、下层筋膜不易分辨，所以在尿道周围不存在会阴深隙。但是一般认为会阴深隙仍然存在，仅因尿道与阴道紧密相连，在尿道与耻骨弓之间以及在尿道与阴道之间找不到肌纤维而已。

结构：女性尿道壁可分肌肉、海绵组织及黏膜三层。关于纤维肌肉性结构的描述不一，一般多认为内层为纵行平滑肌，与膀胱逼尿肌相续，差不多延及尿道的全长。纵行肌层外面为一层环行肌，亦与膀胱逼尿肌相续。另有一层随意肌，围绕尿道的一部分，来自尿道括约肌。纵行肌层的作用主要为使尿道阻力减小。另两层肌肉的作用则为使尿道的阻力加大。尿道下 1/3 的外围主要为纤维性结构，**尿道旁腺**（paraurethral gland）特别多。尿道旁腺的一部分在尿道两侧集合成总管，开口于前庭的尿道口两侧。腺管开口处可因有感染而扩大，变得比较明显。另有一些小的尿道旁腺开口入尿道。尿道旁腺常见发生囊样扩大。尿道旁腺的囊肿或脓肿破入尿道以后容易引起尿道憩室，也可能引起尿道外瘘或尿道阴道瘘。尿道的腺癌可能即起自尿道旁腺。

在尿道壁的黏膜外有一薄层海绵样组织，含有静脉丛及一些平滑肌束。黏膜层在上方与膀胱的黏膜相续，下与前庭的黏膜相续。

女性尿道扩张度较大，可容扩大到 1 cm 直径而无损伤，导尿管或探子易于通过。

男性盆腔脏器

前列腺

位置及邻属：前列腺（prostate gland）位于膀胱与尿生殖膈之间，围绕尿道的起始部长约 5 cm 的一段。由于前列腺由尿道上皮发育形成，所以实际上形成尿生殖膈以上的一段尿道壁。前列腺上大下小，长约 5 cm。上为**基部**，宽约 3.8 cm，下为**尖部**。基底部上面与膀胱颈紧相接触，两者之间在外围呈现一浅沟，其中含有静脉丛，在沟的深处两者之间并不存在清晰的分界面。尿道进入前列腺上面靠近前缘处。尖部紧位于尿生殖膈的上面，距肛门缘约 4～5 cm。前列腺的后面与直肠相邻，两者之间有输精管及精囊的下端。因而在肛指检查时可以摸到其后面。前列腺的前面借内侧耻骨前列腺韧带附着于耻骨后面，与耻骨之间的耻骨后间隙中含有脂肪蜂窝组织及前列腺静脉丛。前列腺的下外面与肛提肌相邻。射精管穿过前列腺（图 8－60）。

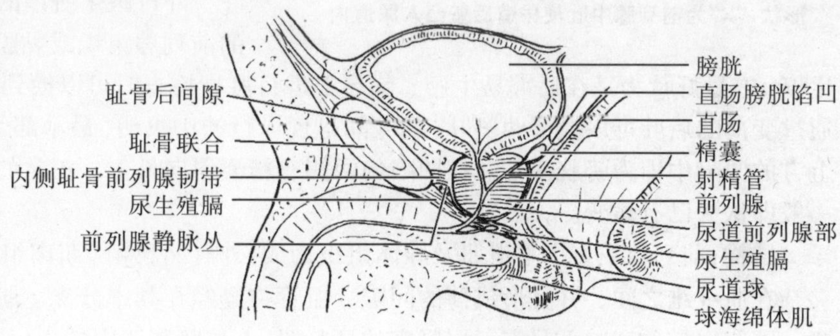

图 8－60　前列腺的邻属

胚胎发育与分叶：胚胎第三月时尿道上皮出现几处凹陷，开始发育成前列腺的腺体组织，凸入邻近的肌肉及结缔组织中，形成前列腺的原始五叶（图 8－61）。起自尿道后外侧壁的

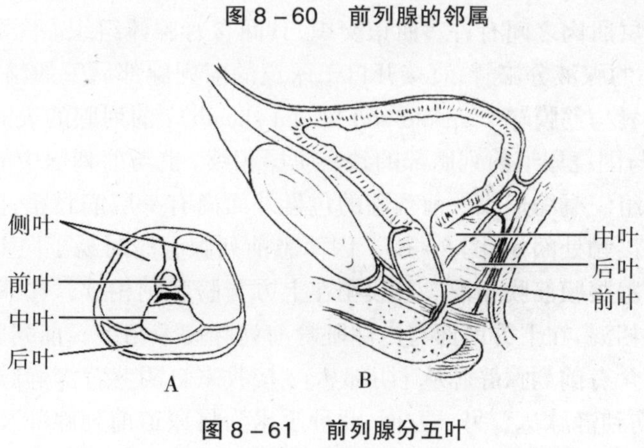

图 8－61　前列腺分五叶

A：通过膀胱颈部横切面；B：矢状切面

部分形成**两侧叶**(lateral lobe),构成前列腺的主要部分。起自尿道后壁膀胱颈与射精管开口之间的部分形成**中叶**(middle lobe)。起自尿道壁后部射精开口以下的部发形成**后叶**(posterior lobe)。起自尿道前壁的部分形成**前叶**(anterior labe)。此外,在膀胱颈部附近尚有黏膜下腺体,亦由尿道上皮发育形成。

胚胎时期的前列腺前叶所形成的腺体组织以后又逐渐消失,至出生以后即很少或无,无临床意义,尿道不会受到来自前方的压力。后叶生长以后趋向膀胱,位于中叶的后方,并且覆盖尿道及射精管,形成前列腺的后面,但是至成人时期亦萎缩不显。肛指检查所能摸到的前列腺后面即为后叶。前列腺癌多发生于此叶,肛指检查易于触及。两侧叶向外、前、后及上方生长,形成前列腺的绝大部分,向前至尿道前方几与对侧者相接,有肌纤维性峡部相连。侧叶发生肥大时即从侧面压迫尿道前列腺部,如果一侧特别肥大即可将尿道挤向另一侧,并可使之变长。如果**前列腺肥大**仅限于侧叶时,所引起的尿潴留较晚。中叶在临诊上重要性较大,位于尿道的后方,射精管的前方,紧依膀胱颈部的下方,含有大量腺体组织,向前凸入尿道,使尿道后壁隆起形成尿道嵴。尿道内口后方的膀胱垂亦由中叶隆起形成。中叶亦为常见发生肥大的部位,由于向尿道方向的阻力最小,长大的中叶即将尿道黏膜向前推,凸入膀胱,可使尿道内口完全堵塞。排尿时更将中叶挤向尿道内口,使尿道内口堵塞更加严重(图 8-62)。另一方面,由于长大的中叶通过尿道后壁黏膜与"括约肌"之间向上扩展,所以"括约肌"不能再将膀胱与尿道前列腺部分隔,以至于经常有尿液漏到尿道内。有人认为前列腺肥大患者常有欲排尿感觉的原因即在此。此外,膀胱颈部附近的黏膜下腺体,皆为黏液腺,与前列腺分隔,紧邻膀胱颈部,有轻度肿大时即可使尿道内口发生梗阻。

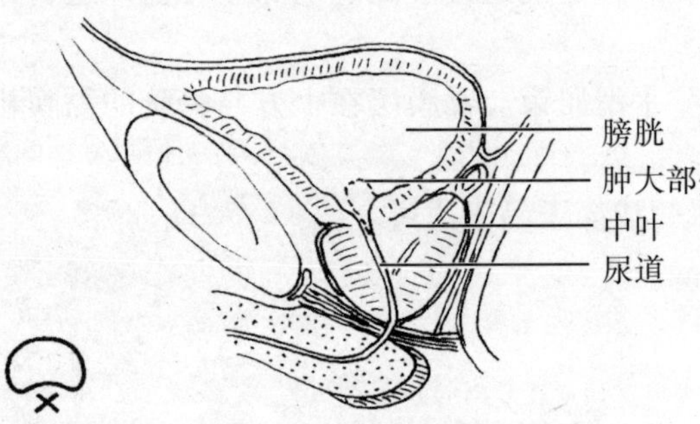

图 8-62　前列腺中叶肿大时经尿道内口凸入膀胱,堵塞内口。左小图为正常的尿道内口横切面形状,"X"为前列腺中叶使尿道后壁凸入尿道内

上述各叶在临床方面的重要性,是以前列腺分为五叶作基础。但是实际上成人的前列腺仅有侧叶持续存留,其他三叶基本上皆已不再显示,可能已萎缩或与侧叶融合。据观察成人前列腺的腺管开口情况,前部无腺管开口,射精管远侧的开口皆转而伸入侧叶;中叶腺管虽然可以分辩,但是所谓的中叶与侧叶之间并无明显的结缔组织分隔。由此可见,前叶及后叶皆已不显,亦无真正的解剖学中叶,外科医生所谓的中叶肥大实际上是由膀胱颈后部附近的前列腺组织或黏膜下腺体肥大增生形成,前述的后叶易生癌,亦最好认为是在后部易生癌。临床上进行肛指检查时可以摸到前列腺的后面,亦即原始后叶的后面,通过变薄的后叶可以摸清两侧叶,两叶间呈现纵行的中央槽,最基部为中央切迹,相当于中叶。前列腺基部上方的凹陷中即为膀胱底部。在凹陷的两侧有精囊斜向外上。正常的精囊肛指检查时不能触及,若能触及,一般即认为已有病变。

结构:前列腺主要由平滑肌及腺体组织构成,外有筋膜鞘。肌肉组织构成前列腺的基质。结缔组织很少,夹杂在肌纤维之间,并且形成薄的间隙,血管神经经在其中分支。肌肉组织在筋膜鞘下形成一层紧密的包囊。围绕尿道前列腺部另有一层紧密的环行肌,上与膀胱肌肉的内层相续,下与围绕尿道膜部的肌肉相混。在这两层肌肉之间有许多肌束交织,其间含有腺体组织。平滑肌由骨盆丛的前列腺部供应。腺体组织有 12~20 条小的腺液分泌管,直接开口于尿道的前列腺部后壁的精阜两侧。

包囊与筋膜鞘(capsule and fascial sheath):前列腺的表面有一层较白的緻密包囊,由平滑肌及结缔组织构成,与围绕尿道前列腺部的致密肌层相续,也与前列腺中的肌束相续。由此可见,包囊实际上是由前列腺的周围组织凝缩形成。前列腺的包囊外面尚有一层筋膜鞘,由盆筋膜脏层围绕前列腺及膀胱形成,在前列腺与膀胱接触处阙如(图 8-63),因而患前列腺肿瘤时易于向上经阻力较低处凸入膀胱。前列腺筋膜鞘的后份与前列腺腹膜筋膜相混。筋膜鞘在上方与膀胱鞘相续,在下方两侧与肛提肌上面筋膜形成的外侧耻骨前列腺韧带相混,在下方前面与内侧耻骨前列腺韧带相续。前列腺的包囊又称**真囊**,筋膜鞘又称**假囊**。在真假二囊之间含有**前列腺静脉丛**(阴部丛),接收来自阴茎背深静脉的血液。经耻骨上切除前列腺时为由真囊内剥离,不伤到静脉丛。另一方面,此种手术为将尿道前列腺部及其外围的肌层一并切除,射精管同时被切断,遗留纤维性管腔,精液射入此腔内以后不能再射出,仅能在随后排尿时排出,所以产生不育的后果。

血液供应: 前列腺的血液供应主要来自**膀胱下动脉**。膀胱输精管动脉、直肠中动脉、髂内动脉的前支或脐动脉皆可发出分支供应前列腺。前列腺动脉常为4~5支,未进入腺体前再分支,可以分为包囊支及尿道支两组(图8-64,图8-65)。**包囊支**与前列腺静脉丛交错,沿腺体后外面进行,分支进入腺体,主要供应腺体的周围部分,但在精阜处延伸至尿道。**尿道支**在前列腺与膀胱相接处进入前列腺,在尿道黏膜下进行,供应膀胱颈部及前列腺深部围绕尿道的组织,亦即常见发生肥大的部分。发生肥大以后,尿道支动脉亦随之扩大,手术切除时此类动脉进入腺体处即被切断,需行缝合结扎,始可无大出血。

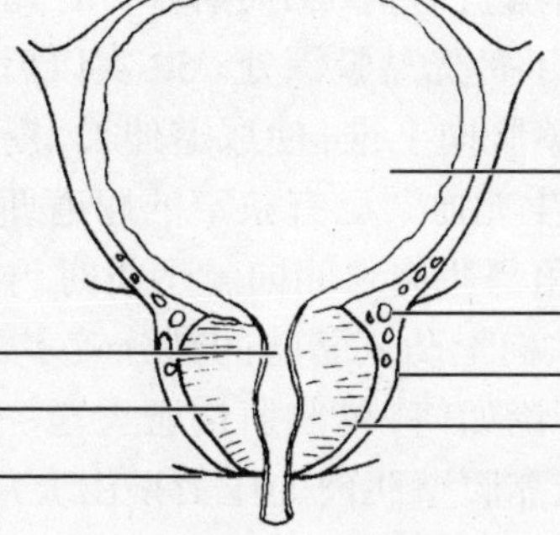

图8-63　前列腺包囊

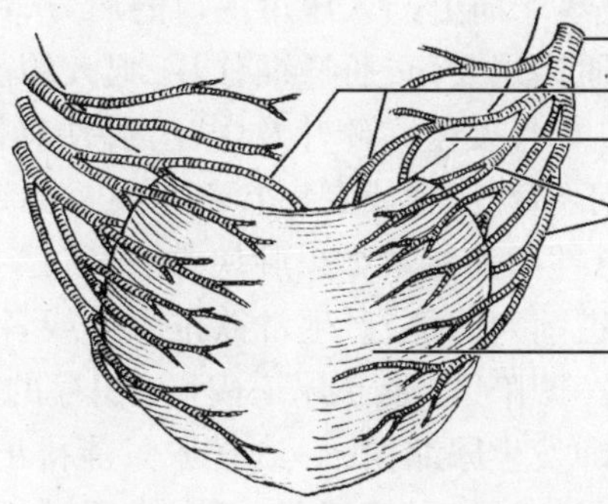

图8-64　前列腺的动脉供应

前列腺静脉丛(prostatic venous plexus)位于真假二囊之间,接收来自前方的阴茎背深静脉及少数前列腺静脉。前列腺的静脉大部分汇入膀胱静脉。前列腺静脉丛位于前列腺与膀胱之间沟中的一部分有时被称为前列腺膀胱丛。前列腺静脉丛向后走的途中又接收若干膀胱静脉、阴部内静脉及闭孔静脉,继而经过精囊外侧与输尿管下方,前列腺与肛提肌之间,转而向外至骨盆侧壁,形成膀胱侧韧带的主要部分,最后汇入髂内静脉或其分支。前列腺肥大时可因压迫前列腺静脉丛而使膀胱内充血,可能出现血尿。

前列腺癌为老年男性的多发病,有统计75岁以上者30%可在显微镜下找到癌细胞。此处癌早期多无症状。癌可经血液或淋巴扩散转移。可经前列腺静脉丛与椎静脉丛之间的交通,特别是椎管内静脉丛,连接通路是经过盆腔静脉、髂总静脉、至腰升静脉,据推理是在用力排尿时可使前列腺静脉丛中的血液经此途返流至椎静脉丛。癌细胞也可经盆腔静脉至下腔静脉、右心、肺、左心,再至周身,一般地说,易转移至骨骼。

淋巴回流: 前列腺的淋巴管很多,大部分由腺体后面及上面离开,由前面及侧面离开者较少。输出淋巴管集合成3~4条主干,主要向外汇入髂内、外动脉间的淋巴结,有的汇入尾骨前面的淋巴结(图8-66)。前列腺的淋巴管与直肠、膀胱、输精管及精囊的淋巴管之间有许多交通。因此,前列腺的感染可以来自直肠。此外,有人认为前列腺的淋巴管随动脉进行,并随动脉的变化而不定型,回流途径很分散,可以汇入所有髂外淋巴结及髂内淋巴结,亦可汇入骶外侧淋巴结,臀部淋巴结及直肠上淋巴结。前列腺癌发生早期转移至骨骼者主要是通过静脉而不是通过淋巴管。

神经供应: 前列腺的神经供应通过**骨盆丛**、**膀胱丛**及**前列腺丛**(prostatic plexus)。交感神经节前纤维起自

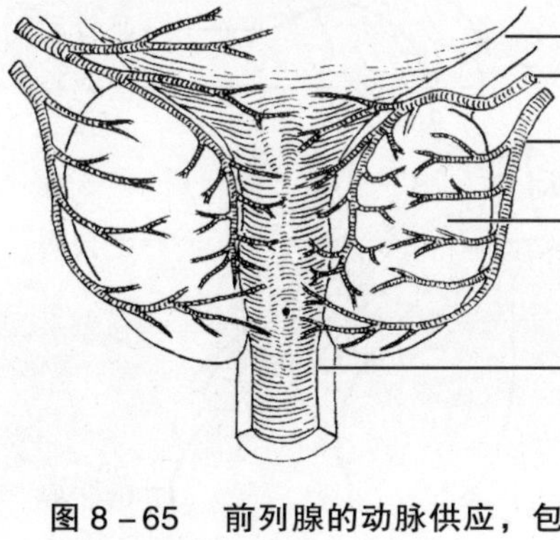

图8-65　前列腺的动脉供应,包囊支与尿道支的分布情况

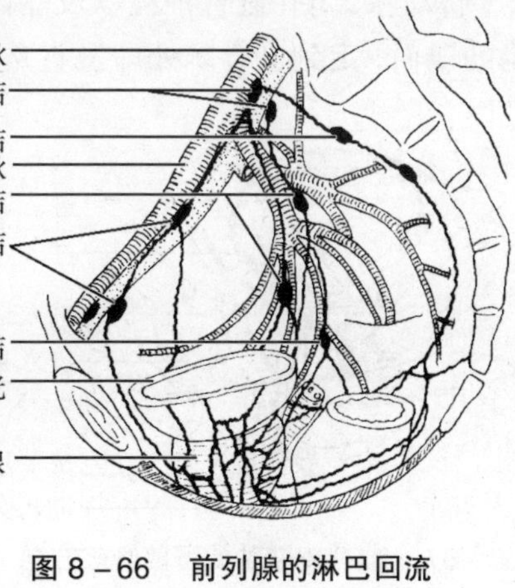

图8-66　前列腺的淋巴回流

脊髓胸下段及腰上段。传入纤维通过盆内脏神经及第 2、3、4 骶神经。因此，前列腺有病变时可以出现广泛的牵涉性疼痛，常见于腰部第 12 肋至骶骨间，亦可通过第 3 骶神经出现于足部。

前列腺肥大：前列腺在初生时很小，至青春期即迅速增大，至老年时常增生肥大，为尿道梗阻的常见原因，夜间尿频，尿急，排尿困难。前列腺肥大为腺体组织增生。前列腺可以均匀肿大，也可为一侧叶肿大，或者为中叶肿大。肥大由一群腺体开始，因而有人认为是腺瘤，长大以后即压迫四周的前列腺组织，使之变薄而形成包膜，称为**前列腺外科包膜**，手术摘除前列腺时，即由此层将长大的前列腺组织剥出，比较容易，出血不多。前列腺包膜有限制肿瘤向前、后、外各方面扩展的作用，因而长大的前列腺易于首先向前凸入尿道，使之狭窄，同时也易于向上凸入尿道内口的后方，使膀胱三角的尖部向内凸起。肥大的部分在膀胱内继续长大时即使膀胱的肌肉层变薄，肌纤维分开，肥大的前列腺组织直接位于膀胱黏膜深处。50 岁以后常有不同程度的前列腺肥大，如果发生在侧叶及中叶，肿块即围绕尿道四周，将膀胱向上推，使尿道伸长，膀胱因有逼尿肌肥厚而可暂时不出现症状或者症状不明显。如果尿道前列腺部发生充血，已有狭窄的尿道即可能出现暂时性梗阻，出现急性尿潴留。如果肿块主要经过"括约肌"与膀胱三角部肌肉之间向上生长时，排尿即失常，尿液容易漏入尿道前列腺部，产生常欲排尿感或者尿失禁。如果肿块向上凸入膀胱的部分较多，即可能在隆起部的后方形成一凹陷区，低于尿道内口，积存的尿液不易排空。不论如何，膀胱肌肉肥大至一定程度以后失去代偿作用时即发生尿潴留，一次排尿只能排出一小部分，主要依靠腹壁肌肉的压力挤出大部分，另有一部分潴留，形成大量残尿，时间稍久，可影响两侧肾功。

前列腺脓肿：前列腺脓肿可为单个大的，也可为几个小的，常向阻力最低的尿道部穿破，前列腺包囊无伸缩性，因而患脓肿时易有剧烈疼痛。前列腺鞘有防止脓肿向上破入腹膜腔的作用。坚韧的尿生殖膈有防止脓肿向下扩散到会阴部的作用，但是可以向后蔓延至直肠膀胱隔，再沿之向下经尿生殖膈与肛门之间到达会阴部，也可能使直肠膀胱隔穿破而进入直肠。脓肿也可能向前穿破到达耻骨后间隙，或者向侧向穿破通过肛提肌而进入坐骨直肠窝（图 8 – 67）。前列腺脓肿的治疗应及早经会阴部切开引流，以免组织损坏及感染扩散。前列腺静脉丛发生血栓性静脉炎时即比较严重。前列腺脓肿的切开引流，可以通过会阴部切口经前列腺腹膜筋膜与直肠鞘前面之间的间隙到达前列腺的后面，如已形成前列腺周围脓肿即可引流，如果脓肿仍然局限在前列腺内部即须切开后叶的一侧引流。

前列腺切除术：前列腺肥大或肿瘤的切除手术途径有经耻骨上、耻骨后、经会阴及经尿道等不同方法（图8 – 68）。耻骨上前列腺切除术为切开膀胱摘除肿大的腺体。对于年龄过高，心血管系统有病变，手术危险性较大的病人，可以采取经尿道切除法，较新的方法是激光去除，惟不易彻底，复发率较高。经会阴部切除前列腺可以在视野下操作，易于止血，对于癌肿尚未侵犯到筋膜鞘时亦可连同包囊完全切除，与前列腺肥大手术切除的囊内分离法不同。对于已侵及或超过筋膜鞘者，手术效果较差，多用药物或放射治疗。

输精管、精囊及射精管

输精管（vas deferens）：输精管起自附睾的下端，经睾丸后方附睾的内侧上行，参与组成精索，经过腹股沟管，通过内环以后即与精索的其他结构分开，转向内后，跨过髂外血管，再向下进入盆腔，沿盆壁向下、向后、向内走向坐骨棘。输精管在沿骨盆壁的行程中紧位于腹膜的深面，跨过脐动脉、闭孔血管神经以及髂内动脉前支的其他分支等结构的浅面，走到坐骨棘处即呈直角转而向内、向前、向

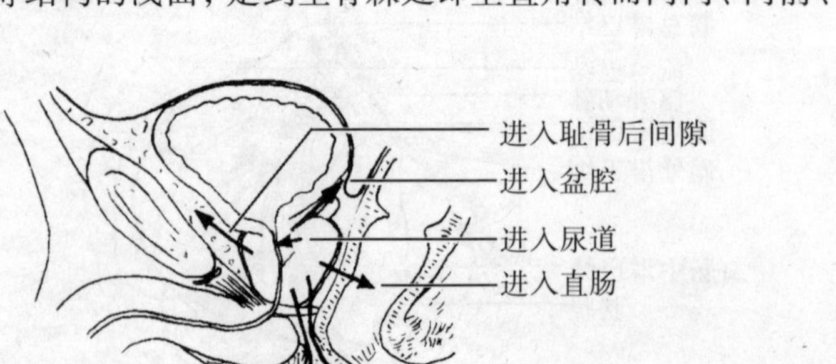

图 8 – 67　前列腺脓肿的可能溃破方向

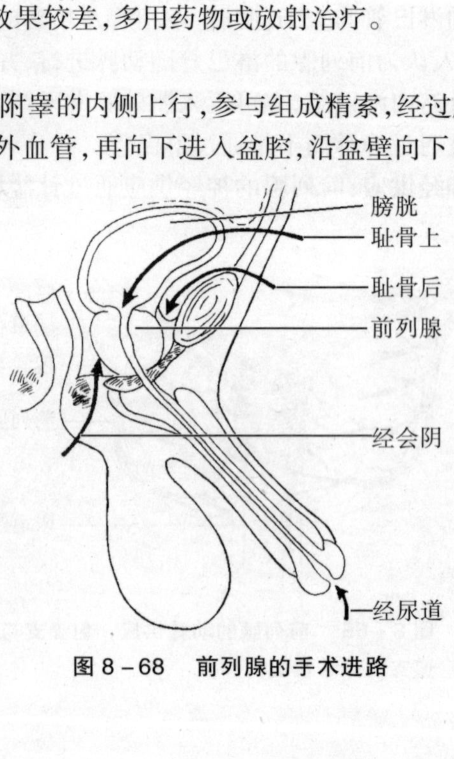

图 8 – 68　前列腺的手术进路

下，进入骶生殖襞的后部，跨过输尿管的末段前面至内侧，到达膀胱的后面（见图 8－53）。输精管在膀胱基部与直肠前壁之间向内下斜行，与对侧者逐渐接近，同时扩大成壶腹，至前列腺基部平面发出一盲囊（精囊），而后即形成细的射精管通过前列腺，开口于尿道前列腺部后壁的精阜上（图 8－69，图 8－70）。**输精管壶腹**部包埋在前列腺腹膜筋膜中，有贮存精液的功用。输精管壁的结构分三层。外层为结缔组织。中层为平滑肌。内为黏膜层，形成纵行皱襞。

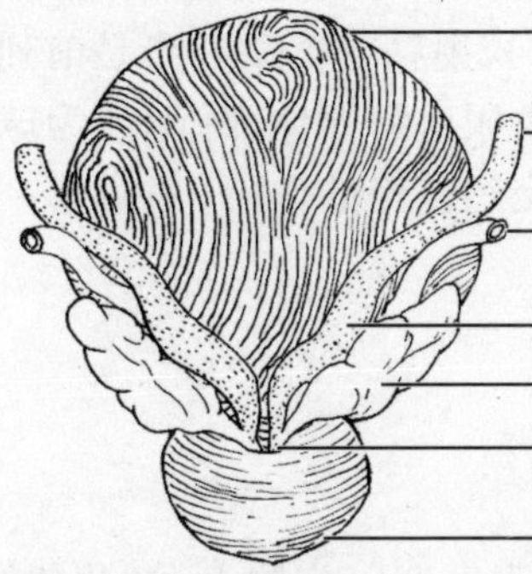

图 8－69　输精管下段及精囊的后面观

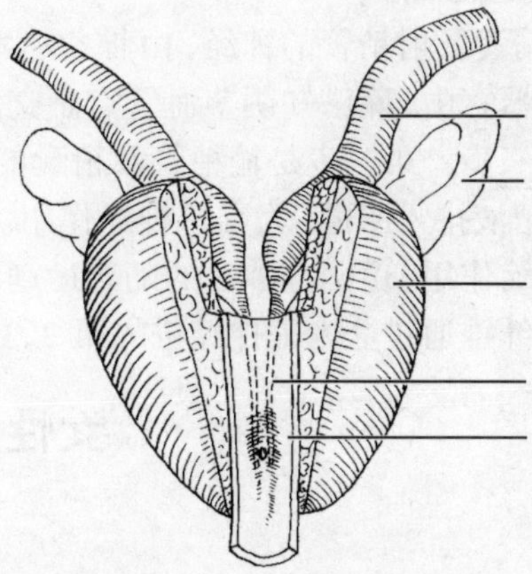

图 8－70　射精管，去除前列腺及尿道各一部分所见

精囊（seminal vesicle）：精囊为输精管末段发出的盲囊，管道折叠成多囊状，长约 5 cm，直径约 1.2 cm，如果将管道拉直，长可达 10～12.5 cm。精囊在膀胱后面伸向外上方，向上方与输精管的壶腹部相邻，上部有腹膜覆盖，下方与盆膈之间有膀胱血管相隔。两侧的精囊及输精管的下端皆为一定量的结缔组织及平滑肌所包埋，借之紧贴膀胱后壁。精囊的上端凸出至直肠膀胱陷凹底的平面以上，紧贴陷凹的前壁，前有输尿管。在直肠膀胱陷凹底的平面以下，前列腺腹膜筋膜紧密附着于精囊的后面。精囊壁的结构与输精管相似。精囊贮存精液，本身产生不含精子的液体，有滋养精子的作用。精囊肿大时肛指检查可以摸到，特别是在患结核时。精囊炎症常继发于尿生殖道其他部分感染以后。精囊有炎症时不利于精子的生活，促进精子死亡，影响生育。附睾结核常由精囊结核沿输精管蔓延而来。精囊的手术进路与前列腺的经会阴部手术进路相同。

射精管（ejaculatory duct）：射精管为输精管下段由精囊开口到终于尿道处之间的一小段，管壁较薄，管腔较细，末端直径仅约 0.5 mm。射精管由接近前列腺处开始，向下进入前列腺的后面，再偏前穿过前列腺的实质，开口于尿道前列腺部后壁的**精阜**，前列腺囊开口的两侧、近侧或者远侧（图 8－71）。射精管的壁很薄，肌肉层为平滑肌，最内层为黏膜。射精管长约 1.5 cm。两侧的射精管在起始部即接近，下行中更形靠近。患前列腺肥大时，紧邻射精管黏膜的组织有增生。黏膜下腺体发生肿瘤时与前列腺组织间有包囊相隔。射精管穿过前列腺实质，切除此种肿瘤时如能沿包囊分离即可不伤到射精管或精囊。

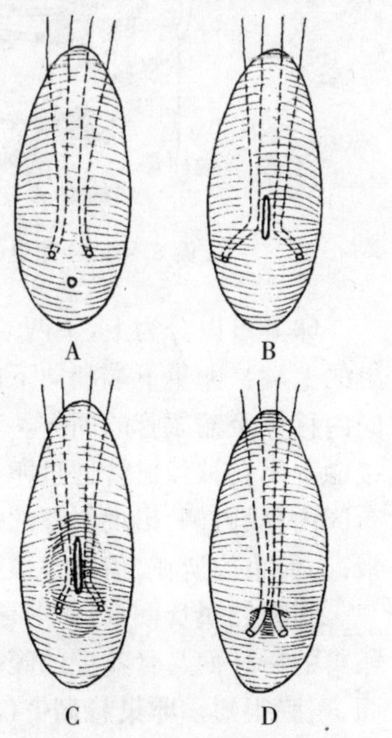

图 8－71　射精管末段及前列腺囊开口的变化，虚线表示管道在精阜黏膜深处的行径

血液供应：输精管下端及精囊的血液供应来自膀胱输精管动脉或膀胱下动脉，也常接收来自直肠中动脉的分支。**输精管动脉**到达输精管下端以后，分出一支沿输精管下行，主干沿输精管上行至附睾与精索内动脉吻合。输精管动脉常为膀胱输精管动脉的分支；也可为膀胱上动脉的分支，进入输精管的较高部位。静脉与动脉伴行，汇入膀胱静脉丛。

淋巴回流：精囊及输精管壶腹部的淋巴管，与膀胱及前列腺的淋巴管汇合，汇入髂内及髂外淋巴结。

神经供应：前列腺、精囊、输精管下段与射精管的平滑肌，神经供应来源相同，发自骨盆丛，通过膀胱丛及前列腺丛。输精管的其余部分神经供应来源与附睾相同，来自上腹下丛。交感神经节前纤维起自脊髓胸下段及腰上段，通过第 1 腰交感神经节，节后纤维起自上腹下丛及骨盆丛。在腰交感神经切除术中，如果同时切除两侧的第 1 腰节，即使射精功能丧失。切除上腹下丛以后亦常使射精功能丧失，其原因可能为输精管运送精子的功能减弱，以及输精管、精囊及射精管不能将精液排入尿道。另一方面，此种手术同时影响到膀胱颈部肌肉的神经供应，排精时易于向上进入膀胱，不易向下进入尿道远侧。

供应前列腺、精囊及射精管的神经，由骨盆丛发出以后即含有交感神经、副交感神经及传入神经纤维。但是在男性的生殖器官中，除已知阴茎血管有副交感神经供应以外，其余部分的副交感神经供应如何，尚未完全了解。射精分三步。第一步是输精管及精囊的反射性蠕动将精液排入射精管。第二步是前列腺平滑肌的节律性收缩，将精液排入尿道，为交感神经作用。最后一步是将精液由尿道海绵体部排出，为球海绵体肌的反射性节律性收缩作用，由阴部神经的随意运动纤维支配，是不是副交感神经的作用，意见不一。供应前列腺及精囊的传入纤维通过盆内脏神经进入第 2、3、4 骶神经。

女性盆腔脏器

卵巢

位置及邻属：卵巢(ovary)的大小平均为 3.6 cm × 1.8 cm × 1.2 cm，青春期以前较小，怀孕期较大，老年时萎缩至成年期的 1/3。卵巢位于阔韧带的后方，输卵管的下方，骨盆侧壁的**卵巢窝**(ovarian fossa)中，借**卵巢系膜**(mesovarium)附着于阔韧带的后面及骨盆壁(图 8 - 72，图 8 - 73)。卵巢窝的前界为脐动脉，后界为输尿管。初次怀孕时卵巢即随增大的子宫及阔韧带进入腹腔，分娩以后虽然可以再回入盆腔，但是很少到达原来位置，可以停留在盆腔后部的任何一处；也可能移到直肠子宫陷凹中而位于子宫颈的侧面或后方，阴道双手合诊检查时可以摸到。右侧卵巢及输卵管邻近阑尾，宫外孕破裂后因之易被误为阑尾炎。

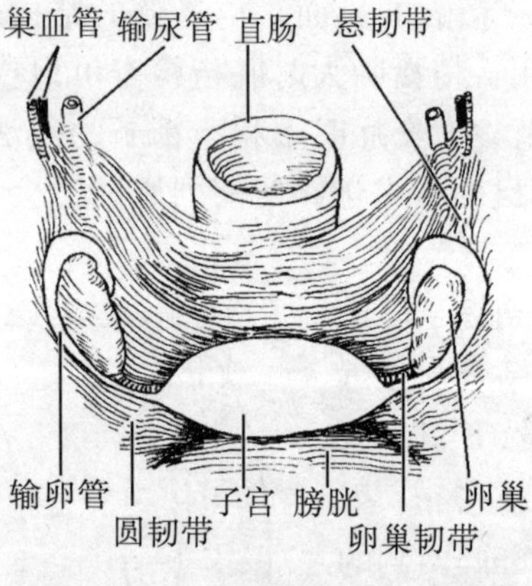

图 8 - 72 卵巢的位置，上面观

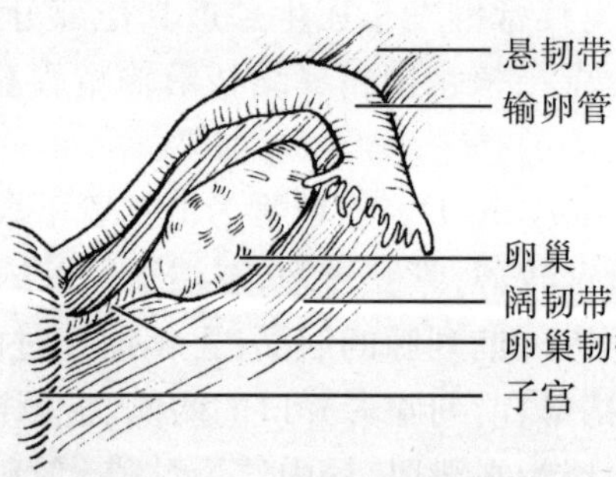

图 8 - 73 右侧卵巢后内面观

卵巢可以分为上、下两端，内、外两面及前、后两缘。上端较圆，为输卵管伞所覆盖。卵巢悬韧带附着于卵巢的上端。卵巢下端朝向下内，与子宫外上角之间有卵巢韧带相连。当子宫偏于一侧时，另一侧卵巢下端即向内移位至输尿管的前方。卵巢的内面朝内，大部分为输卵管覆盖。外面朝外，与骨盆侧壁卵巢窝中的腹膜接触。闭孔神经血管通过卵巢窝的底部。此窝的腹膜即由闭孔神经分布。因而卵巢病变时常在闭孔神经分布区内(股内侧)出现牵涉性疼痛。卵巢的后缘游离，向后偏外朝向输尿管。前部向前略偏外，朝向脐内侧韧带，为卵巢门所在，借卵巢系膜附着于阔韧带的后面。

腹膜邻属及韧带：卵巢是唯一的腹膜腔内器官，表面的上皮与卵巢系膜的腹膜在白线处相续(图 8 - 74)。卵巢的后外面与骨盆壁的腹膜接触，前内面直接朝向腹膜腔内，前面与卵巢系膜相连而附着于阔韧带的后面，系膜很短。**卵巢悬韧带**(suspensory ligameat)，亦称**漏斗盆韧带**(infundibulopelvic ligament)，由卵巢上端伸展至骨盆侧壁，亦即阔韧带的外侧 1/5，为轻度隆起的腹膜皱襞，上端起自髂外血管与腰大肌的浅面，下端与卵巢系膜的上端相续。此韧带中含有卵巢血管及少量结缔组织。**卵巢韧带**(ovarian ligament)为一圆索，含有结缔组织及平滑肌，包埋在阔韧带的两层之间，由卵巢下端伸展至子宫外侧，输尿管的下方。

血液供应：卵巢的血液供应来自卵巢动脉及子宫动脉的卵巢支。**卵巢动脉**(ovarian artery)发自腹主动脉，起点略低于肾动脉，下行跨过骨盆缘，进入卵巢悬韧带，分支通过卵巢系膜进入卵巢。卵巢动脉在怀孕期中显著扩大，通过与子宫动脉的吻合协助供应子宫。子宫动脉沿子宫侧面上行，分支供应输卵管及卵巢，至卵巢的分支进入卵巢系膜，再分支进入卵巢，并与卵巢动脉的分支吻合(图 8－75)。**卵巢的静脉**出卵巢门以后，先形成静脉丛，与卵巢动脉伴行，上行至腹腔以后即汇合成单干，右侧者汇入下腔静脉，左侧者汇入左肾静脉，相当于男性的精索内静脉。

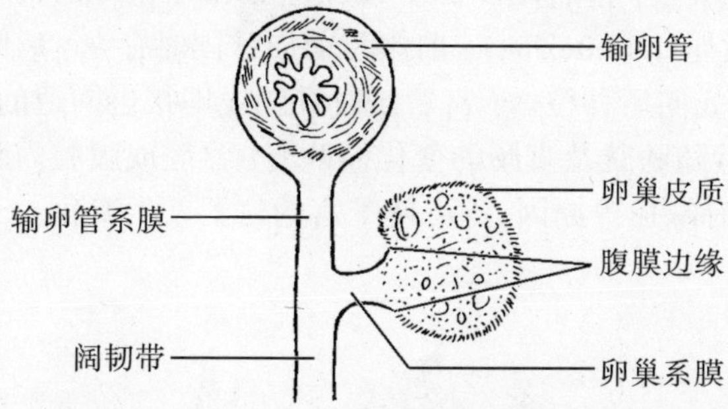

图 8－74　阔韧带上部切面，表示卵巢的腹膜邻属

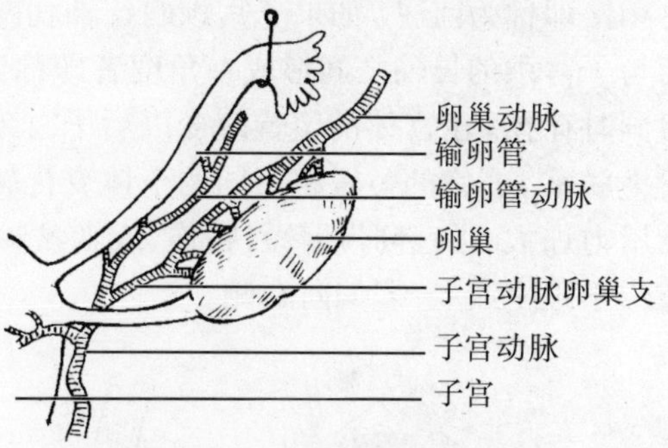

图 8－75　卵巢的血液供应

淋巴回流：卵巢的淋巴管与输卵管及子宫上部的淋巴管汇合，汇入主动脉及下腔静脉附近的淋巴结。

神经供应：卵巢的神经供应发自肾丛或主动脉从的上端，沿卵巢动脉形成**卵巢丛**(ovarian plexus)，随动脉到达卵巢。切断卵巢悬韧带即切断此动脉及神经丛，卵巢仍可由子宫动脉的卵巢支获得血液供应。卵巢的传入纤维可能通过第 10 胸神经进入脊髓。因此，有的人在排卵期会有脐周疼痛，生皮节相同。

子宫

形状及大小：**子宫**(uterus)形状如梨，长约 7.5 cm，前后厚约 2.5 cm，上 2/3 较扁，下 1/3 呈圆桶状，与输卵管相接处最宽，约为 5 cm。使用子宫探子时应注意子宫的长度。子宫的前面与膀胱接触处扁平，后面凸出。

分部及位置：子宫分底、体及颈三部，颈部与体部之间以较为狭窄的峡部为界。成人子宫上 2/3 为底部与体部，下 1/3 为颈部(图 8－76)。在胎儿时期子宫颈远大于子宫体部。在幼儿时期子宫颈仍为子宫体的一倍大。青春期以后子宫各部始发育至成人的比例。怀孕时子宫显著增大，分娩以后虽然回缩，但是在停经以前并不能回缩至原来的大小。

子宫底部(fundus)呈圆顶状，为子宫与输卵管相接处以上的部分。子宫侧面与输卵管相接处称为**子宫角**(uterine cornu)。子宫体部(body)愈向下愈狭窄，从前面看约呈三角形。子宫体部活动度最大，颈部较为固定。子宫体部的内腔约呈三角形，基底在上，下方经内口与颈部的管道相续，上方两侧与输卵管的管道相续。子宫体部的内腔容积很小，约为 3～8 mL。

子宫颈部(cervix)与体部之间在外观上不一定出现明显收窄的**峡部**(isthmus)，但是内部黏膜则有明显变化。子宫颈部呈狭窄的圆桶形，经阴道前壁凸入阴道与阴道成直角相交。子宫颈由于穿过阴道而可分为阴道上部及阴道内部。阴道上部后邻小肠袢，前邻膀胱。子宫颈内的管道呈梭状，长约 2.5 cm，开口入阴道的部位称为**外口**(external os)，与子宫体内腔相接处称为**内口**。子宫颈外口在未产妇呈圆孔形或小的横行裂隙，边缘平滑，在经产妇则呈较宽的不规则横裂。子宫颈在未怀孕时触之硬度如鼻尖部，在怀孕期中即变软如口唇。子宫颈内口有解剖内口与组织学内口之分。所谓**解剖学内口**(anatomical internal os)为内腔的最狭窄部分，相当于子宫颈的上缘，亦即一般所谓的子宫内口，所谓**组织学内口**(histological internal os)

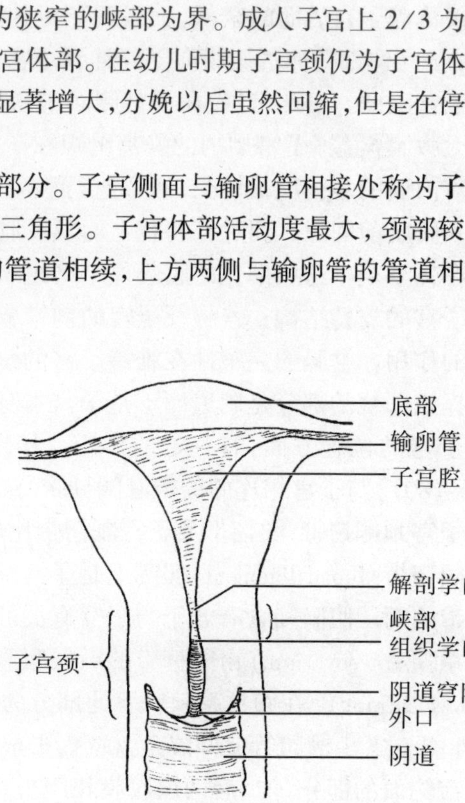

图 8－76　子宫及阴道上部冠状切面

位于峡部的下方。峡部长约 6～10 mm，内腔下端逐渐扩大而与子宫颈内腔较宽的部分相续。此相续的部分有时称为峡部外口，上、下部的黏膜外观不同，所以又称为组织学内口。怀孕至第三月以后，峡部扩大，组织学内口即变为产科学内口。扩大的峡部即变为子宫下段。整个子宫方向的变化称为前倾或后倾（图 8－77，图8－78）。子宫体部与颈部间的角度加大或减小则称为前屈或后屈。正常的子宫多为**前倾**（antiversion）及**前屈**（antiflexion）。站立时子宫体接近水平，稍高于耻骨联合上缘，外口位于坐骨棘连线的中点，子宫长轴与阴道长轴接近成直角相交，因而子宫底朝前，位于耻骨联合上缘后方，称为前倾，如果子宫体部更向前而与颈部间成角相接即称为前屈。如果子宫颈的长轴朝向上后即称为子宫**后倾**（retroversion）。如果子宫体的长轴更向后移而与子宫颈的长轴之间形成一角度者即称为子宫**后屈**（retroflexion）。前倾与前屈常同时存在。后倾与后屈也常同时存在。子宫体的位置改变以后子宫颈即向前或向后移位。子宫后倾时其轴线即接近阴道的轴线，易于发生脱垂。子宫的位置在不同的个体变化较大，而且随膀胱及直肠的变化而改变。盆腔或腹腔内脏器或组织的压力加大、子宫韧带缩短、粘连、或者盆膈的结构有缺损等原因，皆可使子宫的位置发生变化。子宫也不一定位于正中线上，多偏向右侧。

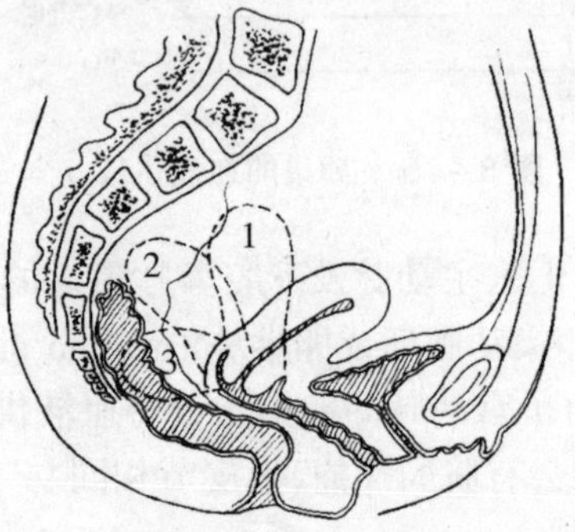

图 8－77　子宫由正常的位置向后移位

1：后倾；2：中度后屈；3：显著后屈

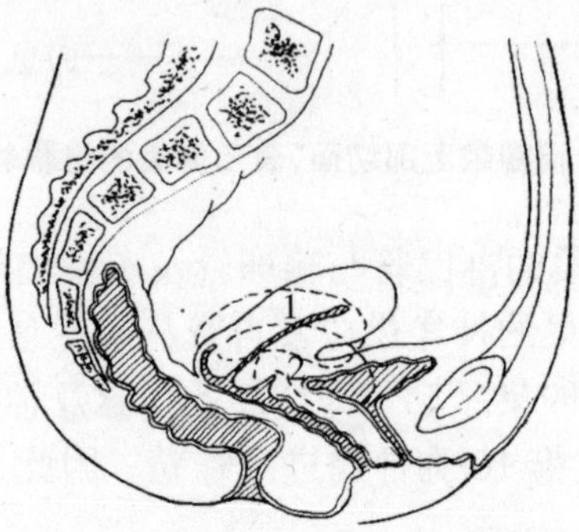

图 8－78　子宫由正常的位置向前移位

1：中度前屈；2：显著前屈

腹膜邻属：子宫的前、后面皆有腹膜覆盖。前、后面的腹膜在两侧相遇而与侧面的阔韧带相续。后面的腹膜不仅覆盖子宫后面的全部，而且向下延伸到阴道的上部，再反折到直肠的前面，反折部形成直肠子宫襞及陷凹。子宫体部前面的腹膜向下延伸到子宫的体部与颈部交界处即向前反折到膀胱的后面（图 8－79），形成膀胱子宫陷凹。由此可见，在子宫侧面阔韧带附着部分的峡窄区域内无腹膜覆盖，子宫颈的阴道以上部分前面亦无腹膜覆盖。子宫周围的蜂窝组织在子宫颈与阴道交界处较多，与骨盆内的腹膜外窝组织相续。根据上述子宫前面的腹膜反折情况，可以进行腹膜外剖腹取胎术。因为在怀孕时膀胱升高，作下腹部正中切口，即可进入膀胱前间隙。而后将膀胱上面及膀胱子宫陷凹的腹膜向上分离推开，显露子宫下部的前面，再行切开。在怀孕期中这些部位的腹膜外结缔组织皆增厚，有利于分离腹膜。

子宫的支持结构：盆膈及子宫的韧带皆有支持子宫于一定位置的功用。直肠及膀胱亦有协助维持子宫位置的作用。盆膈的完整性在维持子宫的位置方面虽然比较重要，但是单独盆隔肌并不能防止子宫脱垂，因为肛提肌围绕的部分是阴道而不是子宫本身。正常的子宫在前屈的位置下大部分重量落在膀胱的上面，在维持子宫的位置方面，有一定的作用。如果子宫变为直立位置时，本身的重量即由韧带及阴道上端承担（图 8－80）。与子宫相连的韧带有阔韧带、圆韧带、子宫骶韧带及子宫颈侧韧带。在支持子宫位置方面最主要的是子宫颈侧韧带；圆韧带及子宫骶韧带比较次要，有维持子宫前倾的作用，阔韧带不起明显作用。

阔韧带（broad ligament）实际上是子宫、输卵管及卵巢的**系膜**（图 8－81），由子宫侧面伸展至骨盆侧壁。阔韧带的两层腹膜间含有若干与子宫有关的结构。输卵管系膜与卵巢系膜实际上皆属于阔韧带的一部分。**卵巢系膜**（mesovarium）由阔韧带的后层腹膜反折至卵巢形成。阔韧带在卵巢系膜以上的部分形成**输卵管系膜**（mesosalpinx），在卵巢系膜以下的部分为**子宫系膜**（mesometrium）。阔韧带上缘游离，内侧 4/5 含有输卵管，外侧 1/5 由输卵管繖伸展至盆壁而形成**漏斗盆韧带**（悬韧带，infundibulopelvic ligament）。在阔韧带附着于子宫侧面的部分，前、后两层腹膜相距很近，其间除有输卵管、卵巢韧带及圆韧带以外，仅含有少量的结缔组织及平滑肌。阔韧带的外侧上缘仅为前、后层腹膜相贴而附着于骨盆侧壁。阔韧带的基部由子宫向外延

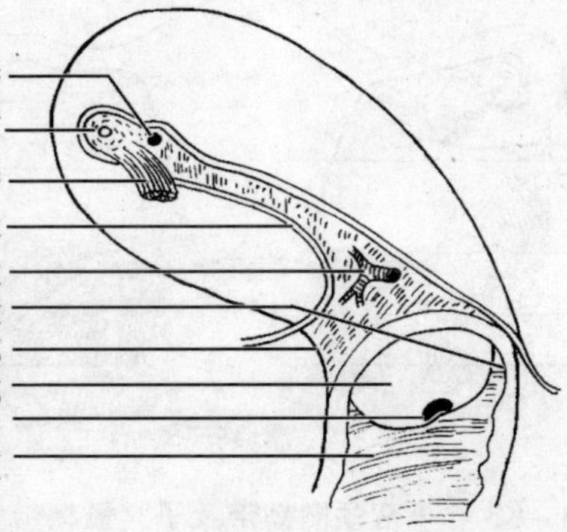

图 8－79　子宫侧面观，子宫动脉下方的裸区为子宫骶韧带及子宫颈侧韧带附丽处

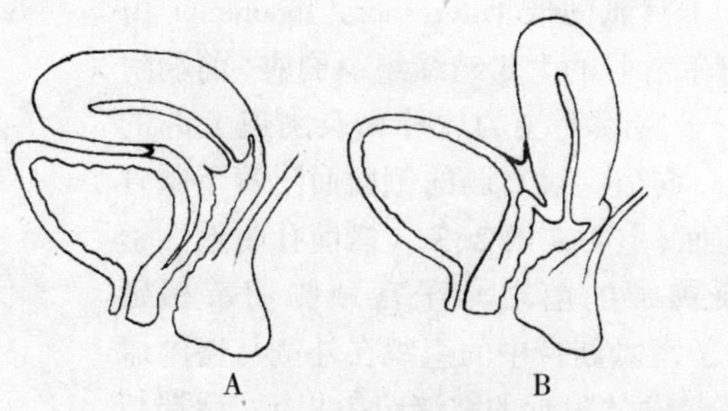

图 8－80　子宫位置的维持

A：子宫的重量落在膀胱上面；B：子宫的重量落在子宫颈及阴道上端

伸，前后两层腹膜分开，前层向前延伸入膀胱旁凹，后层向后延伸至直肠子宫皱襞。由此可见，阔韧带在骨盆底及侧壁的附着线呈三角形，尖在上，宽的基底在下。圆韧带、卵巢韧带、子宫及卵巢的血管等皆位于阔韧带的两层腹膜之间。此外，在阔韧带中可能出现来自中肾排泄系统的残迹（图 8－82），可能发生**囊肿**。中肾的近侧端可能残留在阔韧带的上部靠近卵巢的部分，形成**卵巢冠**（epoophoron）。由中肾管残留形成的一条管道与输卵管大致平行，由中肾小管残留形成的一些小管则成直角汇入主管，合而形成鸡冠。据观察卵巢冠恒常出现。较远侧的中肾小管可能残留而形成**卵巢旁体**（paroophoron），靠近子宫。中肾管的更远侧部分可能残留而形成**卵巢冠纵管**（Gartner's duct），与子宫平行，沿阴道侧壁向下延伸，或者包埋在子宫或阴道壁中。在卵巢系膜中及卵巢门处可能出现若干细管，称为**卵巢网**（rete ovarii），相当于男性的睾丸网。近侧的一条中肾小管可能残存而在紧靠卵巢及卵巢冠处形成小的囊肿，可以附着于卵巢冠，称为**卵巢囊状附件**（appendix ovarii），相当于男性的附睾附件。阔韧带上偶可出现口袋或孔洞，口袋可能为先天性，孔洞可能由于外伤所致，极罕见的是可能引起肠疝绞窄。

圆韧带（round ligament）为纤维肌性结构，由子宫的外上角卵巢韧带附着处的紧下方起始，在阔韧带中向外进行，使阔韧带的前层腹膜隆起，至骨盆侧壁再于腹膜外向前进行，越过闭塞的脐动脉、髂外血及腰大肌，再跨过骨盆缘而进入腹股沟管内环，通过腹股沟管，出外环以后即分散成许多细的纤维束而终于**大阴唇**，与其中的结缔组织相混。圆韧带在进入腹股沟管处可能有一个腹膜鞘突随之进入，亦可能发生斜疝，另有发自腹壁下动脉的一小支及生殖股神经的生殖支伴行。圆韧带比较松弛。子宫因膀胱充盈或怀孕而向后移位时，圆韧带即可将其牵引向前复位。子宫恢复到正常的前倾位置以后，即可依靠后面所受的腹压维持。如果圆韧带的功能丧失，腹腔内压力将迫使子宫向下朝向阴道，从而再使支持子宫的其他结构承受过大

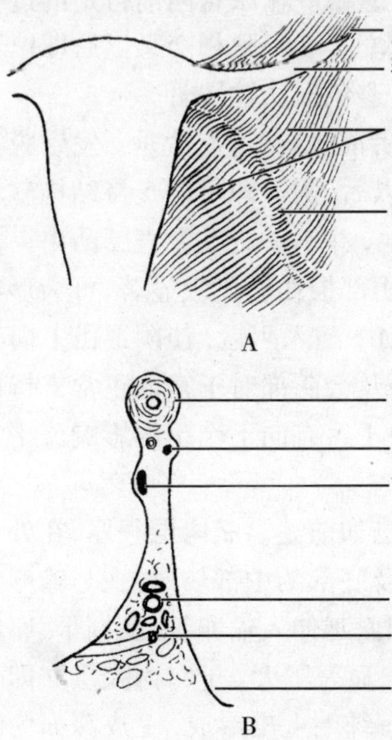

图 8－81　子宫阔韧带

A：前面观；B：邻近子宫处矢状切面

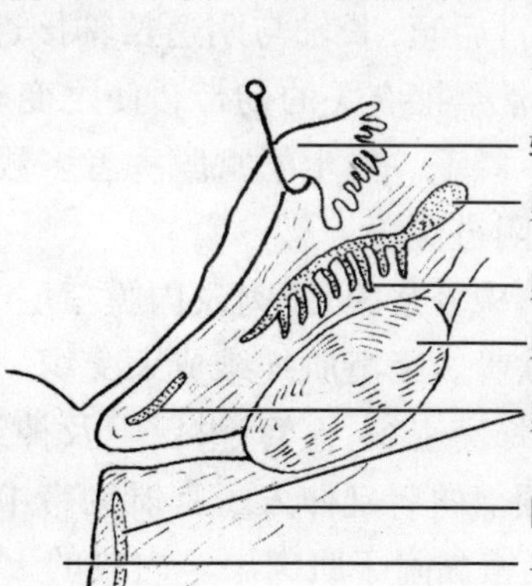

图 8－82　阔韧带中胚胎残迹

的张力，终于发生子宫脱垂。

子宫骶韧带（uterosacral ligament）由含有平滑肌的大量结缔组织构成，前端附着于子宫颈上端的后外面及阴道上部的侧面，向后经过直肠的侧面而附着于骶骨的前面，主要在第 2、3、4 骶前孔附近。子宫骶韧带的前端与子宫颈侧韧带相延续。子宫骶韧带中的组织在外侧与髂内血管及骨盆丛附近的结缔组织相续，后端与骶丛前面的结缔组织相续，下方与盆膈上筋膜相混（图 8 – 83，图 8 – 84）。子宫骶韧带使腹膜隆起，称为**子宫骶襞**，内面明显，形成直肠子宫陷凹及直肠旁凹的外侧界。子宫骶韧的作用在于支持子宫颈朝上后方以维持子宫前屈的位置，如因炎症而缩短时即可使子宫颈向后，使子宫前屈的程度加大。如果比韧带功能丧失，子宫颈即向下向前移位，子宫体向后移位，轴线接近阴道的轴线，子宫即易于在腹腔内压力下向阴道方向脱垂。

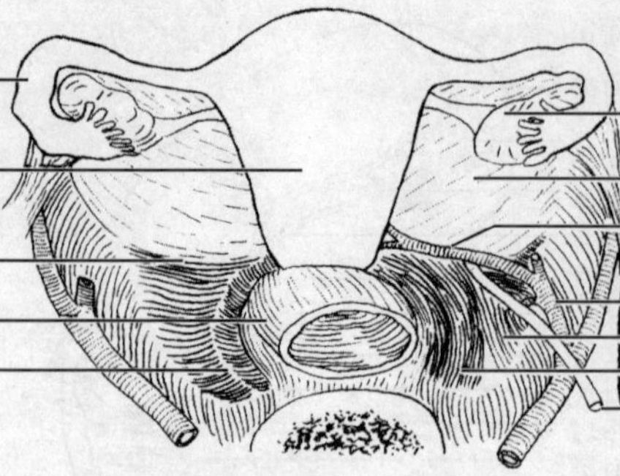

图 8 – 83　子宫颈侧韧带及子宫骶韧带上后面观

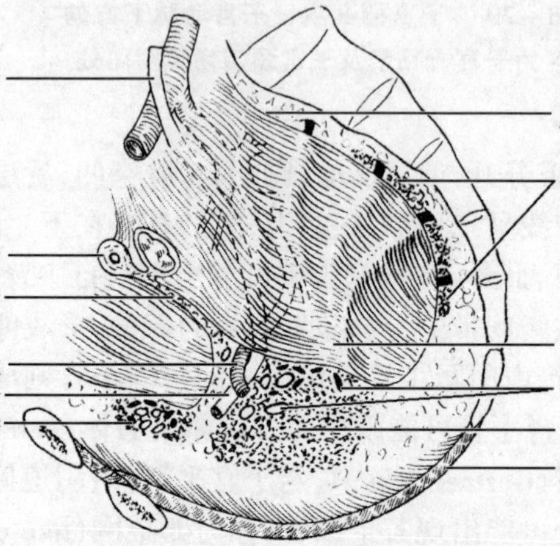

图 8 – 84　通过子宫外侧矢状切面，表示子宫颈侧韧带及子宫骶韧带

子宫颈侧韧带（lateral cervical ligament）又称为子宫颈横韧带或**子宫主韧带**（cardinal ligament），位于阔韧带的基部，上方与阔韧带两层腹膜间的结缔组织相续，下方附着于盆膈上筋膜，内侧附着于子宫颈与阴道上部筋膜鞘的侧面，并且向后与同侧的子宫骶韧带相续，外侧附着于骨盆侧壁。子宫颈侧韧带的矢状切面约呈三角形。此韧带主要由血管及结缔组织构成，并含有少量平滑肌，形成支持子宫及阴道上部的主要结构，受伤或者受到牵扯变松弛以后即易于发生子宫脱垂。子宫血管位于子宫颈侧韧带的上缘中。输尿管向前行走的过程中通过子宫颈侧韧带的附着根部，距子宫颈外侧约 1.5 ~ 2 cm，位于子宫动脉的下方，紧相交叉以后即位于子宫颈侧韧带的前上面。手术中在子宫颈侧面分离时，应特别注意此种关系，避免损伤输尿管。

子宫脱垂（prolapse of uterus）可以同时伴有阴道前壁或后壁脱垂，或者前、后壁皆有脱垂。发生脱垂的原因主要为产伤。如果在分娩时发生会阴撕裂，使肛提肌分裂而伤到盆膈以后，阴道即可因支持结构软弱而向下坠，直肠容易向前凸入阴道后壁，但是因为直肠与阴道后壁间黏附松弛，并不一定发生直肠凸出。子宫前方围绕膀胱基部的肛提肌及筋膜损伤以后即形成软弱点，特别是在有会阴部损伤时比较显著，可为形成阴道前壁脱垂的原因。子宫后倾，长轴与阴道长轴接近一致时，即易于逐渐向下凸入阴道，使阴道由上向下逐渐外翻。子宫的重量经常牵扯有关的韧带，使之变软弱，加以受伤的盆膈及会阴部对子宫的正常支持作用大减，所以允许子宫向下脱垂。发生子宫脱垂者多数皆先发生阴道脱垂，对于宫有向下牵引的影响。子宫体完全脱垂时即为外翻的阴道覆盖。

结构：子宫壁的结构分浆膜、肌肉及内膜三层。**浆膜层**亦即腹膜层，已如前述。**肌肉层**很厚，在处女紧密而坚韧，刀切时类似软骨。平滑肌纤维成束交织、有似毛毡，在子宫体部及底部的中部较厚，在与输卵管相接处较薄。肌束间杂有蜂窝组织、血管、淋巴管及神经。子宫的肌纤维在侧面延伸入输卵管、圆韧带、卵巢韧带及阔韧带中，在子宫颈部向后延伸入子宫骶韧带中。在怀孕期中子宫肌肉显著肥大。**子宫内膜**层亦即子宫黏膜，厚约 2 ~ 5 mm，紧密黏附于肌肉层。内膜的上皮层由一单层高柱状有纤毛上皮形成，上皮深面为结缔组织，其中含有许多子宫腺。子宫体部的黏膜光滑。颈部的黏膜则形成许多隆起嵴，下半有许多乳头，上 2/3 含有许多分泌清而黏稠的碱性黏液的腺体；上 2/3 的上皮具有纤毛，向下至子宫颈外口即逐渐改变为复层鳞状上皮。子宫颈阴道内部的外面为复层鳞状上皮。

血液供应：子宫的血液供应主要来自**子宫动脉**（uterine artery）。不在怀孕期卵巢动脉较细小，子宫动脉通过与卵巢动脉间的吻合协助供应卵巢。在怀孕时动脉皆显著扩大，卵巢动脉即通过与子宫动脉间的吻合协助供应子宫。子宫动脉起自**髂内动脉**，方式不定，可以单独起自其前支，也可与其他动脉共同起自一主干。子宫动脉发出以后，沿骨盆侧壁向前、向内、向下进行，紧邻输尿管，至子宫颈外侧即急转向内，在距子宫约2 cm处跨过输尿管的前上面，紧靠阔韧带的基部走向子宫颈（图8-85），与伴行静脉同位于子宫颈侧韧带的上部。在切除子宫的手术中，钳夹子宫动脉时，如不注意，即有伤到输尿管的危险，尤其是在左侧，输尿管紧邻子宫颈左面，特别是在有粘连或肿瘤浸润等情况下，正常的解剖关系易有变化，更应注意。子宫动脉走近子宫颈时即分支。最大的一支为主干的延续，转而向上沿子宫侧面进行，分支供应子宫体部及底部(图8-86)，至阔韧带上部接近输卵管处即分为输卵管支及卵巢支。至子宫的分支走向正中线，迅速变细，因而在子宫的正中线上纵行切开时很少出血。至输卵管的分支供应输卵管。至卵巢的分支进入卵巢系膜，供应卵巢，并分支与卵巢动脉吻合。子宫动脉的其他分支供应子宫颈及阴道上部，也可能分支供应膀胱，行程比较曲折，可以适应子宫颈扩张的需要。

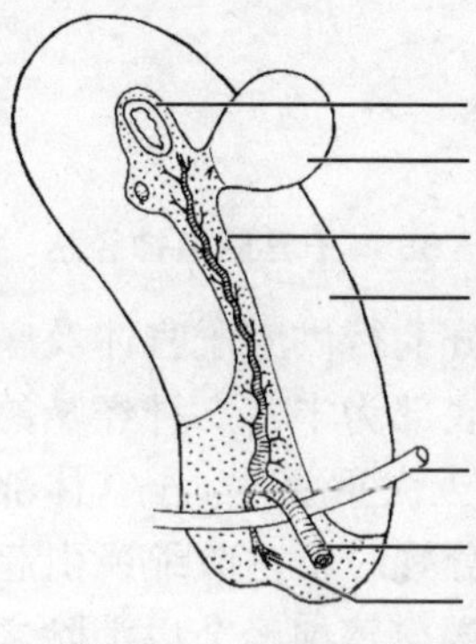

图8-85　子宫动脉侧面观，表示阔韧带的组成及输尿管与子宫动脉的关系

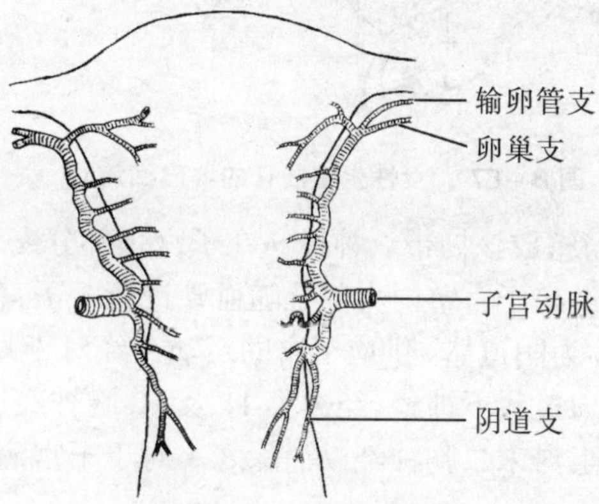

图8-86　子宫动脉

子宫的**静脉丛**汇集于子宫侧面，下行至子宫颈外侧，与上行的阴道静脉丛汇合成**子宫静脉**（uterine vein）在开始向外走的部分仍然成丛状，或者呈多支，位于子宫动脉的上下，至骨盆侧壁常汇合成两条主干，再汇入髂内静脉。围绕子宫动、静脉的结缔组织比较致密，与血管合而组成子宫颈侧韧带的上部。

淋巴回流：女性生殖器官具有丰富的淋巴引流管道。子宫的输出淋巴管大部分汇入髂内、髂外、髂总及骶前淋巴结，少数汇入腰淋巴结（图8-87）。子宫体的上部及子宫底部的大部分淋巴管，在阔韧带的上部向外走，接收输卵管及卵巢的输出淋巴管，通过漏斗盆韧带，再随卵巢血管向上走，在主动脉分叉部到肾动脉平面之间分别汇入沿主动脉排列的淋巴结。子宫体部有一些淋巴管走向对侧。子宫体的上部及底部有一或两条淋巴管随圆韧带通过腹股沟管，汇入腹股沟淋巴结浅群。子宫体下部的淋巴管在阔韧带的下部外行，一部分随子宫血管进行，汇入髂内淋巴结，大部分转而沿骨盆侧壁向上汇入髂外淋巴结。子宫颈部的淋巴管，大部分向外汇入髂内及髂外淋巴结，另一部分向后汇入骶前淋巴结及髂总淋巴结内侧群。

根据上述子宫淋巴管分途引流的情况，可见患子宫底及体部癌肿时可能扩散的途径很多，可能受到侵犯的淋巴结，包括盆腔淋巴结、腹股沟淋巴结浅群及主动脉与下腔静脉附近的淋巴结，手术时不可能完全切除。子宫颈部的淋巴引流范围较小，第一站淋巴结位于盆腔内及沿骨盆缘的血管排列。所谓的Wertheim手术或其改良法，即在尽可能切除与子宫颈淋巴管有关的淋巴结。切除子宫、阴道及子宫旁组织，同时广泛切除骨盆侧壁的组织。由主动脉分叉平面的淋巴结开始，尽可能切除髂总、髂内及髂外血管附近的组织以及直肠后方的组织，在骨盆侧壁应特别注意避免损伤闭孔神经及输尿管以及供应输尿管的血管。

神经供应：子宫及阴道的神经供应来自骨盆丛发出的**子宫阴道丛**（uterovaginal plexus），含有交感神经、副交感神经、传入纤维及神经节（图8-88）。神经节可能主要为交感神经。若干交感神经节前纤维通过上腹下丛到达盆腔。至于子宫壁内部是否含有神经元胞体，说法不一，有人认为没有，有人认为限于子宫颈部。子宫平滑肌的收缩可能主要为交感神经的作用。子宫阴道丛在子宫颈侧韧带的上部走向子宫颈，与子宫血管

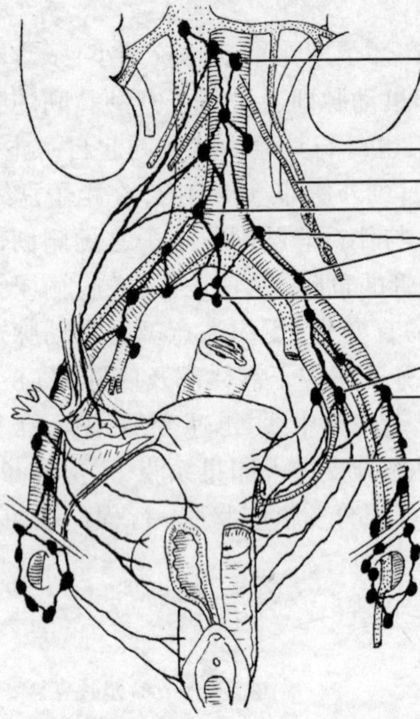

图 8－87　女性生殖器官的淋巴回流

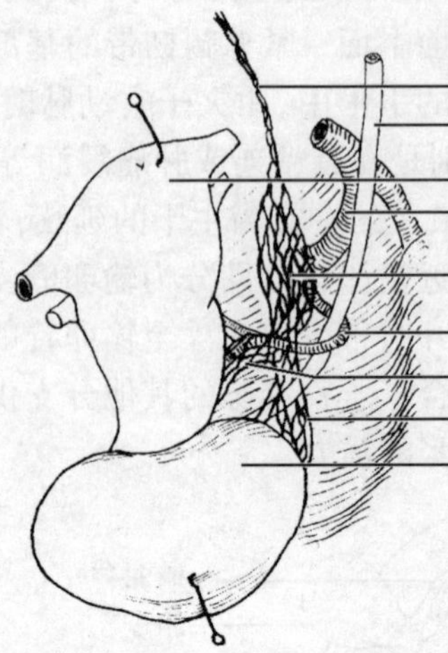

图 8－88　子宫阴道神经丛

交错，参与组成该韧带。神经丛在子宫颈部分支，一部分进入子宫颈，一部分上行供应子宫体及底部以及输卵管。神经在子宫壁内大部分随血管进行。子宫颈部的神经供应较体部及底部为丰富。神经丛的下部走向阴道，又称为**阴道丛**。供应子宫的运动神经对于月经及分娩时子宫的活动并无大重要性。子宫体部及底部的传入纤维通过腹下神经，经过第 11 及 12 胸神经进入脊髓(图 8－89)。因而分娩时子宫收缩所引起的疼痛可于脊柱旁阻滞末二胸神经以消除之。对于子宫癌所产生的疼痛可阻滞上三腰交感神经节以消除之。子宫颈部的传入纤维通过骶神经进入中枢。

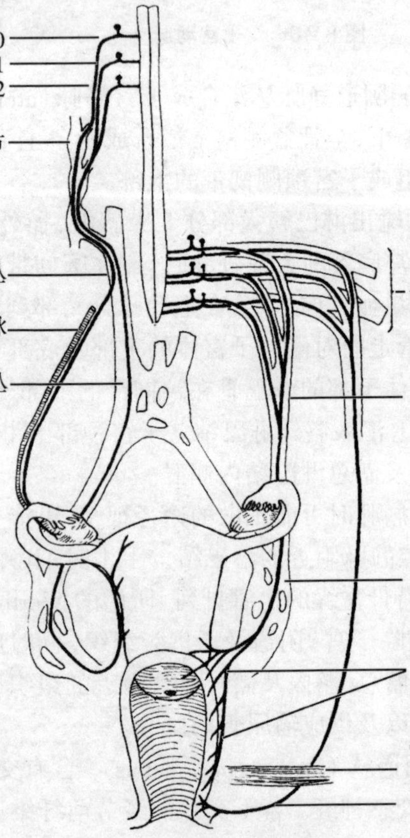

图 8－89　女性生殖器官的传入神经供应，左侧表示通过骶神经进入脊髓，右侧表示通过交感神经进入脊髓

输卵管

位置及邻属：输卵管(uterine or Fallopian tube)位于阔韧带的上部游离缘中，长约 10 cm，直径约 0.6 cm，内侧端与子宫体部与底部交界处相接，由此先向外横行朝向卵巢的下端，再向上跨过卵巢的前内面，绕过卵巢的上端向后向下，终于输卵管繖，覆盖卵巢的后面。与输卵管相连的一部分阔韧带又称为**输卵管系膜**(mesosalpinx)。输卵管腔的内侧端与子宫腔相通，外侧端开口入腹膜腔。

分部：输卵管可分子宫内部、峡部、壶腹部及漏斗部(图 8－90)。输卵管的管腔大小可因人而异，各部亦不相等。**子宫内部**(uterine portion)为通过子宫

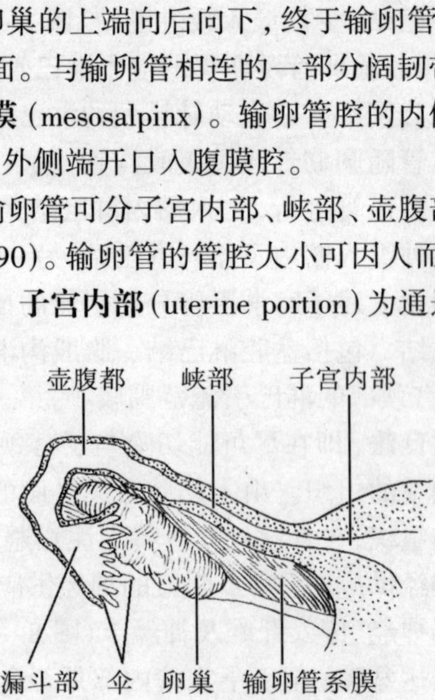

图 8－90　左输卵管后面看管道分部

壁的一段,管腔较细,直径约 1 mm 或更细。**峡部**(isthmus)为由子宫角向外约 2.5 cm 的一段,管壁较厚,管腔仍然很细,但是向外逐渐扩大。**壶腹部**(ampulla)为由峡部向外的扩大部分,最粗,管腔最大,壁最薄而且可以扩张,最长而且比较曲折。发生了宫外孕位于输卵管中者,多位于壶腹部。**漏斗部**(infundibulum)为壶腹部向外延伸成漏斗状的部分。此两部相连的颈部比较狭窄,直径约 2 mm 或更小。漏斗部末端游离并呈许多指状突,称为**输卵管伞**(fimbriae)。有一只特别大的突起,称为卵巢伞,依附于卵巢。

结构:输卵管的黏膜形成纵行皱襞,上皮与子宫内膜相续,亦为纤毛上皮。纤毛的运动方向促使腹膜腔内的液体进入输卵管,再进入子宫。输卵管壁的肌肉层较厚,外层纵行,内层环行。肌肉层外为浆膜下层及浆膜层。

血液供应:输卵管的血液供应来自子宫动脉与卵巢动脉的输卵管支。

淋巴回流:输卵管的淋巴管沿供应卵巢及子宫底的动脉进行,汇入主动脉附近的淋巴结。

神经供应:输卵管的神经供应来自子宫丛及卵巢丛,起自胸 10~12。

阴道

形态与分部:阴道(vagina)由小阴唇间的开口起始,向上向后通过尿生殖膈及盆膈,终于子宫颈的周围(图 8-91),上段位于盆腔内,下段位于会阴部。阴道的方向约与骨盆入口平面平行,长轴与前倾的子宫约成 90°角。阴道的前壁长约 6.5 cm,后壁长约 8 cm。阴道的下端最狭窄,两侧壁相接触;盆膈以上的部分则为前后壁相接触;上端则为凸入的子宫颈分开而形成潜在的间隙,称为**穹隆**(fornix)。穹隆可分前、后及两侧四部分,后穹隆最深。老年时期阴道变短变细,子宫颈凸入阴道内的程度减小,穹隆消失。

邻属:阴道前面上部邻膀胱后面及输尿管的终末部,下部邻尿道及耻骨联合后方及下方的蜂窝组织,阴道后壁上部约 1.2 cm 长一段,为直肠子宫陷凹中的腹膜覆盖,与小肠袢相邻,向下有一部分与直肠相邻,再向下与会阴体相邻。阴道的侧面,在盆膈以上与子宫动脉的阴道支、膀胱阴道静脉丛及输尿管的终末部相邻。输尿管末段变粗或有结石时皆可经阴道侧穹隆摸到。阴道的中、下 1/3 交界处通过盆膈,再向下又通过尿生殖膈。阴道的会阴段两侧与前庭球及球海绵体肌相邻。

阴道的前后活动范围很大,可容较大限度的扩张,两侧为坐骨棘及骶棘韧带所限而扩张余地较少。可在穹隆侧面摸到子宫动脉的搏动。可经阴道后穹隆切开作腹腔镜检查(culdoscopy)。也可经后穹隆穿刺进入直肠子宫陷凹,紧靠卵巢,在超声监测下穿刺卵巢滤泡。对成熟的滤泡可能取出成熟的卵子,进行体外授孕。也可经此途将精子送入直肠子宫陷凹,与卵子一同被输卵管吸入怀孕。

结构:阴道壁的外层为结缔组织,含有血管丛、淋巴丛、神经节及神经纤维。中层为平滑肌及致密结缔组织。平滑肌内层环行,外层纵行。阴道黏膜在前后壁形成许多横行皱襞。经产妇的阴道黏膜则变平滑。阴道黏膜不含腺体,覆盖以复层鳞状上皮。

有关的筋膜及支持结构:围绕阴道上部的盆筋膜脏层形成阴道的鞘,比较薄,与阴道壁的外层结缔组织相混,向上与围绕子宫颈的结缔组织鞘相混,在通过盆膈处与盆膈上筋膜相续,在两侧与子宫颈侧韧带相续。阴道前面的筋膜鞘与膀胱后面的筋膜鞘间存在着明显的少血平面。这两部分筋膜鞘在盆膈上面相续,在两侧增厚形成**膀胱阴道韧带**(vesicovaginal ligament)。在阴道的后面,阴道鞘与直肠鞘之间同样存在着少血平面,两部分筋膜鞘在盆膈上面相续,但不形成韧带。

在阴道穿过盆膈处,与肛提肌的纤维紧密附着,后方又与会阴体融合,借以获得支持。阴道的前壁与尿道紧密黏附,尿道又附着在耻骨弓,由此支持阴道。**耻尾肌**的最内侧份纤维绕阴道的两侧,形成所谓的**阴道括约肌**。阴道在通过尿生殖膈处接收会阴深横肌及尿道括约肌的纤维,大部分肌纤维横行止于阴道的侧壁。

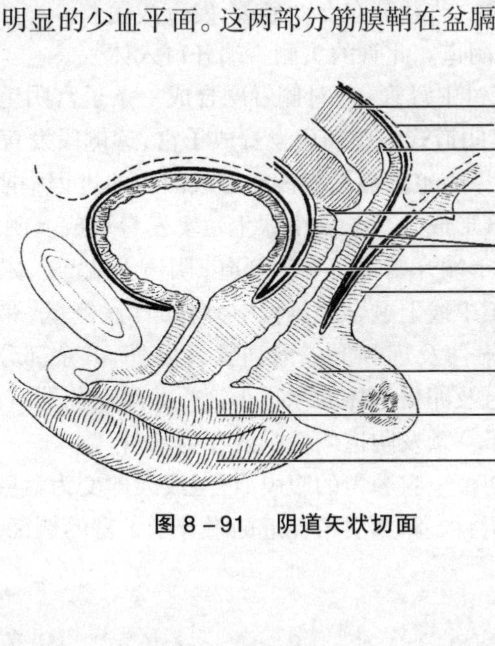

图 8-91　阴道矢状切面

血液供应: 阴道的血液供应主要来自**阴道动**

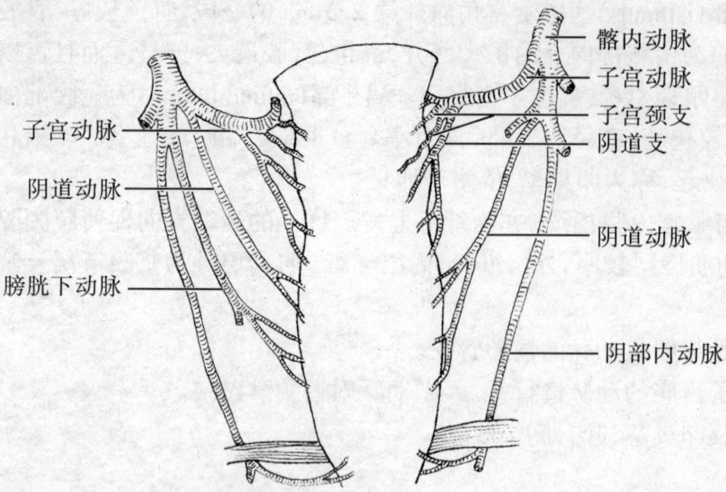

图 8－92　阴道的动脉供应来源

脉及子宫动脉的阴道支（图 8－92）。阴部内动脉分支供应阴道的下部。膀胱下动脉及直肠中动脉也常有分支供应阴道。阴道动脉（vaginal artery）常与子宫动脉、膀胱下动脉或直肠中动脉同起自髂内动脉，也可单独起自髂内动脉前支，供应阴道的中段。子宫动脉的阴道支供应阴道的上段。供应阴道的各动脉在阴道壁上相互吻合，在前后壁的正中线上与对侧者吻合。阴道的血液供应丰富，外伤中易产生致命性出血。

阴道的静脉在阴道壁及筋膜鞘中形成稠密的静脉丛，主要向上汇入子宫静脉。静脉丛的下部与膀胱静脉丛相连，汇入膀胱静脉。阴道下段的静脉汇入阴部内静脉。

淋巴回流：阴道上 3/4～4/5 的淋巴管向上向外进行，与引流子宫颈的淋巴管汇合，汇入髂内淋巴结，或者随阴道动脉进行而汇入髂内淋巴结。阴道下 1/5～1/4 的淋巴管向下至外阴部，再汇入腹股沟淋巴结浅群。

神经供应：阴道的大部分神经供应来自子宫阴道丛的下份，发自骨盆丛。阴道的下端由阴部神经分布。阴道的疼痛不论是通过骨盆丛或阴部神经传入，皆通过第 2、3、4 骶神经进入脊髓。

女性生殖器官畸形

胚胎发育：在胚胎时期未分性别以前，腹壁后的腹膜外组织中有 4 条平行管道向尾侧生长，左、右**苗勒**（Müller）管及左、右**中肾管**（图 8－93）。各管皆终于泄殖腔的前部——尿生殖窦。中肾管在男性显著，发育成附睾、输精管及射精管。苗勒管在女性显著，发育成输卵管、子宫及阴道。此管的头侧一端开口入体腔，尾侧端跨过中肾管，与对侧者融合成一条子宫阴道管，再开口于尿生殖窦。继后苗勒管的近侧段发育成**输卵管**。**子宫阴道管**的中间段发育成**子宫**，远侧段发育成阴道的上部。子宫阴道管进入尿生殖窦的开口位置初时较高，在尿生殖窦逐渐变浅而形成前庭的过程中阴道同时生长，通过前庭向外开口。**阴道**的上 4/5 由子宫阴道管发育形成，下 1/5 由尿生殖窦发育形成。阴道在发育过程中，曾经一度由于上皮增生而为实质性索，以后再由下端开始重新变为管道。阴道下端凸入尿生殖窦中形成的皱襞发育成处女膜。两侧苗勒管的中间部分趋近正中线上融合的过程中，离开骨盆侧壁，带起一腹膜皱襞，形成**阔韧带**。苗勒管在男性除近侧残留成睾丸附件及远侧形成前列腺囊以外，其余部分后来完全消失。中肾管在女性亦仅两端残存，头侧一端形成**卵巢冠**及**卵巢旁体**的纵行小管。此类退化器官的横行小管位于卵巢附近的阔韧带中。中肾管的尾侧一端可能在子宫颈及阴道侧壁中残存为细管。

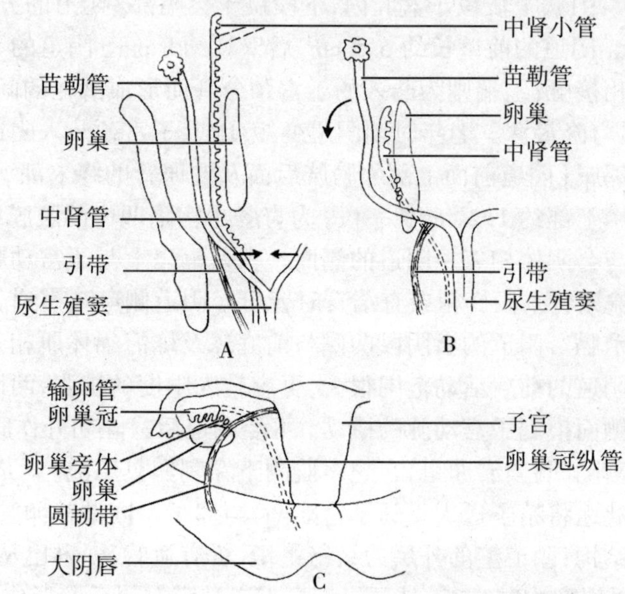

图 8－93　女性盆腔器官的胚胎发育

A：出现两条中肾管及两条苗勒管；B：中肾管退化；C：苗勒管的近侧段形成输卵管，中间段合而形成子宫，远侧段合而形成阴道的上段，中肾管仅有两端残存，近侧端形成卵巢冠及卵巢旁体，远端可能残存而形成卵巢冠纵管

卵巢最初位于腹腔内的腹膜后，至成人即变为盆腔内器官。**卵巢引带**的尾侧端附着于皮肤，这一部分皮肤发生成大阴唇。卵巢引带在近侧附着于子宫的侧面。在引带通过腹股沟管至大阴唇的行程中有管状腹膜

随之凸出，称为 Nuck 管。卵巢下降入盆腔时，供应它的血管神经即随之跨过髂外血管向下延伸。发育完成以后卵巢引带即形成**卵巢韧带**及**子宫圆韧带**，因此，两韧带在子宫的附着处相延续。圆韧带由子宫体侧面输卵管下方起始，跨过骨盆侧壁及髂外血管，绕过腹壁下动脉，通过腹股沟管，终于大阴唇，相当于男性的睾丸引带。

两性生殖器官的同源胚胎发育

原始部分	男性	女性
生殖腺	睾丸	卵巢
生殖韧带	睾丸引带	子宫圆韧带
苗勒管	睾丸附件	子宫、输卵管、阴道上 4/5
中肾小管	输出小管，旁睾，迷走小管	卵巢冠、卵巢旁体
中肾管	附睾管，输精管，精囊，射精管	卵巢冠纵管
尿生殖窦	尿道前列腺部的下部、膜部及海绵体部，尿道球腺	前庭，阴道下 1/5，前庭大腺
生殖结节	阴茎，阴囊	阴蒂，阴唇，前庭球，后连合

卵巢畸形：卵巢的位置可能出现异常，在下降过程中如果未能停留在正常位置，即可达到更低的部位，可以位于腹股沟管中或者大阴唇中，可能成为腹股沟疝或股疝的内含物。在子宫后倾或者后屈、怀孕后阔韧带未能复原以及卵巢肿大等类情况下，皆可使卵巢的位置改变。卵巢移位以后，常因发生粘连而不能恢复原位。异位的卵巢常有疼痛及压痛。

先天性一侧卵巢**阙如**很罕见，常出现在生殖系统一侧完全阙如者。

卵巢可以发生**囊肿**。多数囊状卵泡未发育成熟时即可形成多数小的囊肿，直径 1 ~ 2 cm，囊壁薄，内含清液，常见于卵巢有慢性炎症及硬化者。大的黄体血肿未能吸收时即可能形成黄体囊肿，常较大，可有 8 ~ 10 cm 直径，囊壁薄，囊内液体中有含铁血黄素。卵巢的子宫内膜囊肿起自异位的子宫内膜组织，在月经期发生与子宫内膜相同的变化，但是血液无出路，若不破裂即聚集在囊内，使囊肿逐渐长大，易被误为黄体血肿。

卵巢可以发生**扭转**。正常的卵巢因为系膜很短，而且上、下端皆有韧带附着，比较固定，不易发生扭转。患卵巢肿瘤以后，蒂部变长，比较游离，易于发生扭转。卵巢发生扭转以后，血液供应被切断，出现急性腹痛。

卵巢中偶可含有肾上腺或甲状腺组织，可能发生肾上腺瘤。卵巢肿瘤中含有甲状腺组织者可以称为**畸胎瘤**(teratoma)。

双子宫及阴道(uterine and vaginal dupliaction)：两侧苗勒管的中间部融合不完全时即形成不同程度的双子宫及阴道(图 8－94)。常与肾脏畸形同时存在。此种畸形的子宫怀孕以后，易于发生小产、早产、难产或子宫破裂等危险。

一侧输卵管成双：一侧输卵管的一部分或全部为两条，极罕见。

单角子宫（unicornuate uterus）：一侧的苗勒管未发育或过早退化，仅由另一侧的苗勒管发育成子宫及同侧的输卵管，即形成单角子宫。

阴道畸形(anomalies of vagina)：在发育过程中阴道曾经一度变为实质性索，以后再变为管道。如果未能再形成管道则遗为阴道完全闭锁。如果仅为远端未通畅都即遗为处女膜闭锁(imperforate hymen)。

阴道瘘（vaginal fistula)：先天性肛门闭锁者常伴有**直肠阴道瘘**(图 8－95)。**膀胱阴道瘘**较为少见。两种先天性阴道瘘皆由于发育过程中泄殖腔分隔为直肠与尿生殖窦的过程不完全所致。后天性膀胱阴道瘘及直肠阴道瘘常因难产

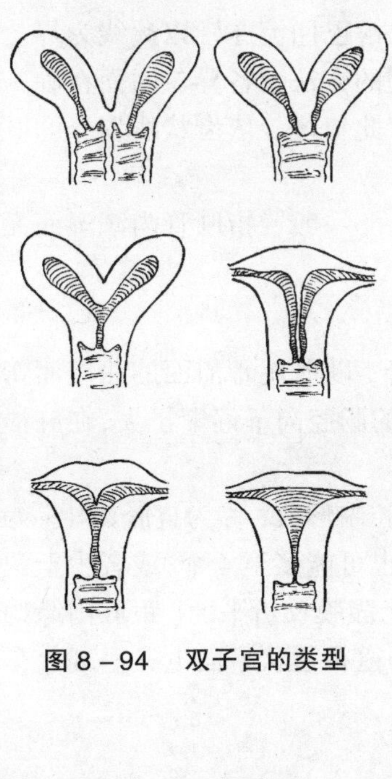

图 8－94 双子宫的类型

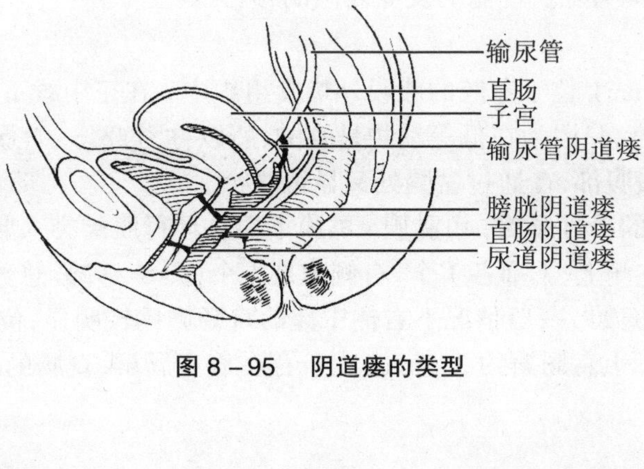

图 8－95 阴道瘘的类型

及产程过长，阴道与相邻的膀胱或直肠壁受压坏死而产生，也可能由于患癌肿所致。膀胱阴道瘘在膀胱一侧的开口，可以位于膀胱三角，也可位于膀胱的后上部。输尿管阴道瘘常为医源性。

膀胱膨出及直肠膨出：膀胱膨出（cystocele）为膀胱突入阴道前壁，可行手术修补软弱的阴道前壁。直肠膨出（rectocele）为直肠突入阴道后壁，由于阴道后壁薄弱而发生，特别是由于支持阴道的会阴体有撕裂伤及阴道两侧的耻尾肌与耻骨直肠肌纤维被分开所致。手术修补时应包括阴道的后壁及损伤的会阴体，在直肠与阴道之间缝合两侧的盆膈肌、尿生殖膈及肛门外括约肌的前部纤维。

直肠及肛管

分界

乙状结肠与直肠的分界：乙状结肠下行至第3骶椎前面系膜即消失而移行为直肠。但是系膜的消失平面与骶椎的关系并不固定，可因肠管的充盈状态不同而有变化，在不同的人体亦不尽相同。在肠道的移行部位有关的形态及结构的改变，有的明显，有的不明显。因此，乙状结肠与直肠的分界实际上是人为的确定，也因此有人将移行部位称为乙状结肠直肠区(图8-96)。

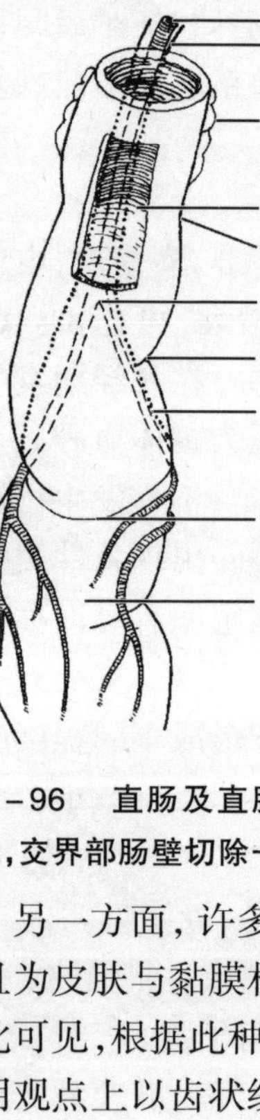

图8-96 直肠及直肠乙状结肠交界部前面观，交界部肠壁切除一小块表示黏膜变化

在乙状结肠与直肠相接处，除系膜的变化以外，结肠袋及脂肪垂消失。结肠带变为两条宽带，分别位于前后面，再即下逐渐分散而形成完整的纵行肌层。在肠系膜消失处原在其中下降的直肠上动脉分为左、右两支。两段肠道相接处，外部可能出现狭窄。内部的黏膜也可有显著变化。最高位的直肠瓣，虽然稍低于上述的分界标志，但是仍然有人用为分界的标志。两部分肠道相接的狭窄部在活体上较为明显，肠管在此处曲向后方而形成一角度。在尸体上结肠黏膜形成皱襞，直肠黏膜平滑，但是在活体上进行直肠镜检查时并不易看出此种区别。

直肠与肛管的分界：直肠向下移行为肛管，穿过盆膈，终于肛门。关于直肠与肛管的分界部位意见并不一致。一般的解剖学者皆将肠管在盆膈平面以上的扩大部分称为直肠，开始通过盆膈以下的狭窄部分称为肛管。按照此种划分方法，肛管为在肛提肌平面以下的一段，方向朝向下后，与朝向下前的直肠约成80°~90°角，为外括约肌所环绕。两段肠管相接的弯曲转角处位于盆膈上面的平面，亦即为两段肠管的分界标志。

另一方面，许多临床医生认为应将齿状线作为直肠与肛管的分界标志，理由是不仅在外观上易于分辨，而且为皮肤与黏膜相接处，上、下方的恶性病变性质不同，神经分布、静脉回流及淋巴回流亦皆以此线为界。由此可见，根据此种划分方法，分界上、下方的解剖结构不同，所需进行手术处理的方法也各异。因而在临床应用观点上以齿状线划分直肠与肛管的方法，不仅较为合理，而且实用，本书依此叙述。依齿状线划分的肛管长度仅为1.3 cm左右，由齿状线向上延伸的纵行黏膜隆起皱襞称为直肠柱。

肛门缘：肛管的下界亦即**肛门缘**（anal verge），也无明显标志，不易准确标示，一般皆指肛管内潮湿而无毛及腺体的皮肤与四周干燥而有毛及汗腺的皮肤之间的移行区。

直肠

位置及形态：直肠（rectum）位于盆腔的腹膜外蜂窝组织中，在正中线下降，随骶尾骨前面的曲度而弯曲。这一段肠道实际上并不直，只因为在低等动物是直的，所以称为直肠。直肠的肠腔向下逐渐扩大，在肛提肌上方可以显著扩大，称为**壶腹部**，在通过盆膈处又显著收窄。

直肠内部的侧面有横行的半月形瓣，由黏膜、黏膜下层及环行肌层突入肠腔内形成，称为**直肠瓣**（recta fold）一般情况下共有3个，左侧上、下部各1个，右侧中部1个(图8-97)。总数也可能多至4个，或者少至两个，如为两个，则为左下位的阙如。一般情况下右侧中部的直肠瓣比较明显，位于腹膜反折平面。距肛门缘约7 cm。乙状结肠直肠交界处距上直肠瓣约3.5 cm。由于存在着直肠瓣，直肠的肠道在冠状平面上又呈现3个

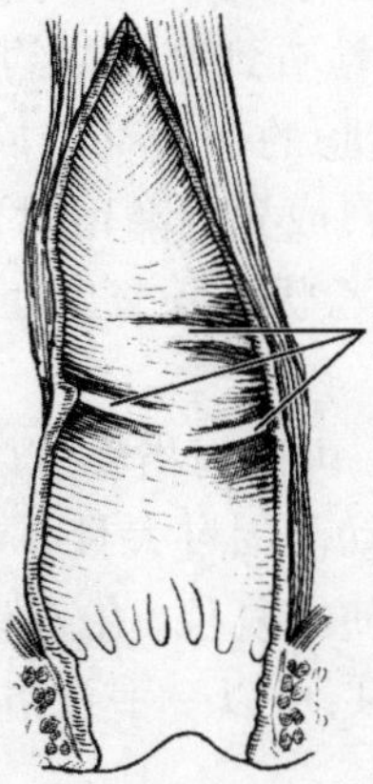

图 8－97　直肠内面，表示直肠瓣

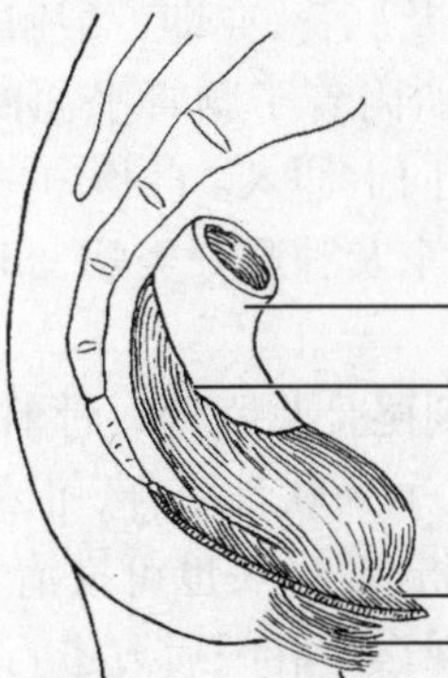

图 8－98　直肠侧面观表示腹膜反折线

弯曲，上、下部向右弯，中部向左弯，尤其是在肠管充盈时比较明显。此外，在直肠与乙状结肠交界处黏膜亦常形成环行的隆起皱襞。在婴儿时期直肠接近垂直，而且接近直管状，因为在儿童时期以前骨盆尚未发育完全，直肠尚不完全属于盆腔器官，同时由于直肠瓣在婴儿期以后才开始形成。根据上述直肠所存在的曲度以及其通过盆膈时所形成的角度，在作肛指检查、直肠镜检查、乙状结肠镜检查、或者插肛管时，开始时应朝向前上，待通过肛管进入直肠以后即应转而朝向后上，再向上时不仅须要注意沿直肠在矢状平面上沿骶尾骨的曲度进行，而且应同时注意其在冠状平面上所存在的弯曲，以免损伤。右侧的直肠瓣因为比较明显，常妨碍插肛管。在直肠瓣的上方有微小的病变时，在检查过程中可能受到直肠瓣的阻碍而不易被发现，因此看直肠镜时应注意不漏看直肠瓣的上面。

腹膜反折：直肠长约 12～15 cm，上 1/3 的前面及两侧均有腹膜覆盖，中 1/3 仅前面有腹膜覆盖，下 1/3 则完全没有腹膜覆盖(图 8－98)。腹膜由直肠前面向前反折到骨盆外侧壁而形成**直肠旁凹**。此处腹膜反折线的平面相当于右侧直肠瓣。腹膜由直肠前面向前反折至膀胱后面，形成**直肠膀胱陷凹**。在成年男性膀胱后面精囊上部平面以下即无腹膜覆盖。但是在新生儿因为腹膜反折平面较低，腹膜覆盖的范围可以包括膀胱后面、精囊及前列腺的后面，甚至于低到骨盆底。出生以后这一部分腹膜很快即合而形成直肠膀胱隔。

结构：直肠壁分黏膜、黏膜下层及肌肉层。黏膜层厚而富含血管，呈粉红色到暗红色，表面平滑，但是因有若干肠腺隐窝而有时呈绒布状。有时可因黏膜下淋巴组织聚集而使黏膜表面呈乳头状，或被误为腺瘤。直肠腔内一般不含粪便，肠壁黏膜出现一些横行皱襞，肠腔充盈时皱襞即消失。黏膜下层由疏松蜂窝组织构成，因而黏膜的活动度较大。在幼儿此层蜂窝组织较多，容易发生黏膜脱出。肌肉分内环外纵两层。环行肌层在下端增厚形成肛门内括约肌。纵行肌层在上端与乙状结肠带相续。外结肠带转至前面，与前结肠带相合而分布于直肠的前面。后结肠带延伸至直肠后面。前、后面的结肠带由直肠的起始部向下即逐渐分散而形成完整的纵行肌层，延续至肛管。

邻属

直肠：直肠后面与直肠上血管、骶正中血管、骶骨、尾骨及肛尾缝等结构相邻。直肠上血管与肠壁密切相依，在切除直肠癌的手术中须同时切除血管。骶正中血管位于直肠后面与骶尾骨之间。直肠通过盆膈处距后方的尾骨尖约 2.5 cm。直肠的后外侧面与梨状肌、尾骨肌及肛提肌等相邻，其间有骶外侧血管、骶神经、尾神经及交感神经干通过。骶神经丛与直肠紧密相邻，因而患直肠癌时可于早期使神经受到刺激而出现会阴部疼痛或者坐骨神经痛的症状。直肠前面有腹膜覆盖区与盆结肠的终末部及小肠袢相邻。在男性直肠前面腹膜反折平面以下与膀胱后面、输精管的末端及精囊相邻，壶腹部与前列腺相邻。发自骶 2、3 的盆内脏神经位于直肠前外方，分支经直肠前方供应球海绵体肌，在直肠癌切除术中如果伤及此神经，即可使射精功能丧失。在女性直肠前面上 2/3 与子宫及阴道的上 1/3 间有小肠袢相隔，下 1/3 与阴道的中 1/3 相邻。

肛管(anal canal)：肛管前方在男性借会阴体与会阴深横肌、尿道膜部及阴茎球部等分隔，在女性借会阴体与阴道下 1/3 分隔。肛管后方与肛尾缝相邻，两侧为坐骨直肠窝。

肛指检查：直肠及肛管的邻属关系在临床上很重要，若干病变可经肛指检查发现。用食指先向前上伸入肛门内 4 cm 以上即可越过内括约肌平面进入直肠的壶腹部。手指所可感觉到的狭窄段为肠管在肛提肌平面以上的一段，包括直肠的下端及肛管，亦即一般解剖学者所称的肛管，可以检查到肛门括约肌的功能如何，应特别注意到狭窄段上部肛提肌附着于肠管平面的肛直肠环。手指进入直肠的壶腹部以后即应转而朝向后上，沿尾骨与骶骨前面的曲度向上伸入。直肠内一般不含粪便，有粪便、粪石或异物潴留时皆不难分辨。肛管及直肠壁有血栓形成的痔、狭窄及肿瘤等类病变时皆可摸到。直肠及其与乙状结肠交界处肿瘤，90% 皆可经肛指检查发现。

在直肠后方手指可以摸到尾骨及骶骨。骨骼前面有肿瘤时易于摸清。可以拇指在肛门后方对食指捏住尾骨，检查有无骨折。骶尾关节为软骨结合，正常者有轻微的活动度，活动范围过大且有疼痛者，结合外伤史，即可诊断为骨折。如果骨折有移位，也可摸清，即可将尾骨推向后方而使之复位。在直肠与骶骨间的直肠后间隙中有炎症时也不难发现。经肛门后方进行骶骨前方神经封闭注射时，可以一手食指伸入直肠内，导引注射针在直肠与骶骨间向上深入，以免刺伤直肠。

在直肠侧面手指可以摸到坐骨棘，再依坐骨棘确定坐骨大孔的位置。通过坐骨大孔的梨状肌、臀上下血管神经、坐骨神经、阴部血管神经、股后皮神经、至股方肌及闭孔内肌神经等，以及依附于骨盆侧壁的髂内动脉及其大的分支，皆可在直肠的侧面摸到。直肠两侧的直肠旁间隙中有炎症积脓时挤压到直肠，也可在直肠的侧面摸到。

在直肠的前面直肠膀胱陷凹或直肠子宫陷凹中，有炎症积脓或来自腹腔脏器的转移性肿瘤时，皆可经肛指检查发现。乙状结肠末段发生肿瘤或肠套叠时，肛指检查常可摸到包块。盆腔位的阑尾有炎症时，肛指检查常可有触痛。回盲部发生肠套叠时，肛指检查也可能摸到包块，特别是在幼儿。无并发症的内痔，肛指检查时不能摸到，可依此与肿瘤鉴别。

在男性手指伸入肛门至 4 cm 以上即可在前面摸到前列腺，大小、硬度及有无炎症皆可摸清。精囊如果不肿大即不易摸到。在前列腺的上方两侧精囊之间，可以摸到膀胱底部，膀胱内有较大结石时即可摸到。输尿管结石嵌顿在膀胱壁内时也常可摸到。尿道球腺有炎症时可在盆膈平面的前方出现压痛。置放尿道探子时用一手指伸入肛门内，可以协助探子通过。

在女性进行肛指检查，可以摸到子宫的位置变化以及子宫颈的方向。分娩过程中子宫颈扩大的程度可经肛指检查确定。卵巢及输卵管末端皆位于直肠的侧面，患卵巢肿瘤、输卵管炎或子宫外孕时，均可以经肛指检查摸到。根据直肠与阴道的邻属关系，有肛门狭窄者可经阴道检查直肠的情况，直肠内有粪石嵌顿时也可经阴道推挤以协助排出。

直肠镜及乙状结肠镜检查： 直肠镜检查比较简单，先行肛指检查，无狭窄或梗阻时即可允许插入直肠镜。进行乙状结肠镜检查，病人应采取胸膝位，使小肠袢移向头侧，直肠膀胱陷凹或直肠子宫陷凹排空，减轻乙状结肠所受的压力，但仍须先行肛指检查。不论置放直肠镜或乙状结肠镜，皆应注意直肠通过盆膈处的转角方向，先朝向脐的方向插入肛门，待通过盆膈以后再转而朝后上进入。如为直肠镜可待完全插入以后再抽出镜心，在逐步退回直肠镜的过程中察看直肠及肛管的内面。如为乙状结肠镜则可在通过盆膈以后即抽出镜心，注入适量空气，在直视下逐步深入。

肠腔内形态

划分区域的标志： 直肠下端及肛管内面的形态及与深部结构的关系在临床上很重要。由于前述对直肠与肛管的分界概念不一致，因而对于划分区域的标志及命名亦不统一，甚至于互相矛盾。常见的名称有肛门皮肤线、白线、黏膜皮肤线、齿状线、肛管直肠线、肛梳及肌间沟等。这些名称主要根据组织学决定。按照前述以齿状线作为肛管与直肠分界的标志，肛梳与肌间沟应为同义词，齿状线与黏膜皮肤线及肛管直肠线皆应为同义词。肛门皮肤线位于下方，白线位于稍上方，齿状线位于白线上方，白线与齿状线间的区域称为肛梳（图8－99）。

肛门皮肤线（anocutaneous line）：此线亦即肛门缘，为肛管下部复层鳞状上皮与肛门周围带毛皮肤的移行区，实际上没有明确的分界线。肛门因括约肌的作用而处于闭合状态时，皮肤形成多数辐射状皱折，肛门扩大时即消失，不应误为外痔。

白线：在肛门缘上方约 1.5 cm 处的一线呈蓝白色，称为**白线**（white line of Hilton），标志着内、外括约肌相接处的沟，所以摸起来更清楚些。关于 Hilton 白线的描述很不一致。有人认为代表原始肛与后肠的交接线，也就是皮肤与黏膜的交界线，亦即齿状线的同义词。一般认为 Hilton 所描述的白线原指肛梳。

齿状线（pectinate or dentate line）：肛瓣与直肠柱的基部相连的一线称为齿状线，明显可见，位于白线上方约 0.5～0.9 cm，肛门缘上方约 2 cm，为直肠与肛管的分界线。一般多认为齿状线为属于外胚层的原始肛与属于内胚层的后肠相连接的线，为皮肤与黏膜的交界线，所以也常称为**黏膜皮肤线**（mucocutanous line）。

直肠柱（rectal column）：直肠下端的永久性纵行黏膜隆起称为直肠柱，数目不定，常为 5～10 条。直肠柱长约 1 cm，最宽的基部约为 3～6 mm，向上逐渐变小而不显。相邻的直肠柱基部借肛瓣相连（见图 8－99），合而形成齿状线。直肠柱内含有一条动脉、一条静脉及一些纵行肌。

肛瓣及肛窦：连接相邻直肠柱基部之间的皱襞称为**肛瓣**（anal valve）。每一肛瓣的上方有一小的陷窝称为**肛窦**（anal sinus），为直肠柱间的槽向下延伸至肛瓣上缘平面以下的部分。肛管腺开口于肛窦中。绝大部分肛瘘的原始开口皆位于肛窦中。在切开此种瘘管时应同时切开肛瓣，如果肛瓣有增厚即应同时切除。此种变厚的肛瓣有时被误称为肛乳头。

肛管腺（anal gland）：肛窦内含有管状开口，称为肛管腺或肛小管（图 8－100）。管内的上皮性质不恒定，多为变移上皮，也可为鳞状上皮、柱状上皮或者方形上皮。肛管腺一般皆呈管状，有时也可有腺泡。肛管腺不一定在所有人体中皆有，据统计在半数人有之，皆不很多，据研究最多者有 7 个。肛管腺在肛管的四周分布亦不均匀，多开口于肛管后壁的肛窦。腺管的长度不定，有的可仅伸入内括约肌，有的则可伸到或通过外括约肌。肛窦以及与之相连的肛管腺可以发生感染，从而形成瘘管，可为完全或不完全者，内口皆在肛窦中，不完全的瘘管盲端终于括约肌中，完全的瘘管外口位于肛门外会阴部。由于绝大部分肛瘘的内口皆在后方的肛窦，肛管腺感染又常与肛窦感染同时存在，肛瘘外口的位置与可能存在特别长的肛管腺有关，因而一般皆认为肛瘘的发生与肛管腺感染具有密切关系。肛瘘与肛门裂绝大多数位于后方的原因有两方面，一方面即为肛管腺多见于后方，另一方面由于肠管在通过盆膈处成角，前壁由会阴体支持固定，后壁则易于在粪便通过时受伤。

肛梳的临床重要性

位置：白线与齿状线之间的区域称为**肛梳**（pecten），宽约 0.5～0.9 cm，表面皮肤呈发光的蓝白色。此种形态与上皮之下含有较多的结缔组织有关。

形成：直肠的纵行肌层在肛门内括约肌的外围下降至肛管，与肛提肌止于肛管部分的纤维合而形成许多辐射状的纤维隔（图 8－101）。最内侧的分隔绕过内括约肌的下缘，向内向上分散止于肛管的皮肤而使之形成肛梳。这一部分纤维隔常被称为**肛门肌间隔**（intermuscular septum）。

上皮结构：肛梳的上皮属于变移上皮。肛门皮肤线以外的皮肤为复层鳞状上皮，具有汗腺及毛囊，比较干燥。由肛门皮肤线向上，皮肤即比较湿润，汗腺逐渐减少，毛囊消失，虽然仍为复层鳞状上皮，但是角化程度较小。在胎儿、新生儿及儿童时期，肛管的复层鳞状上皮向上皆明显止于齿状线，再向上即移行为复层柱状或方形上皮，

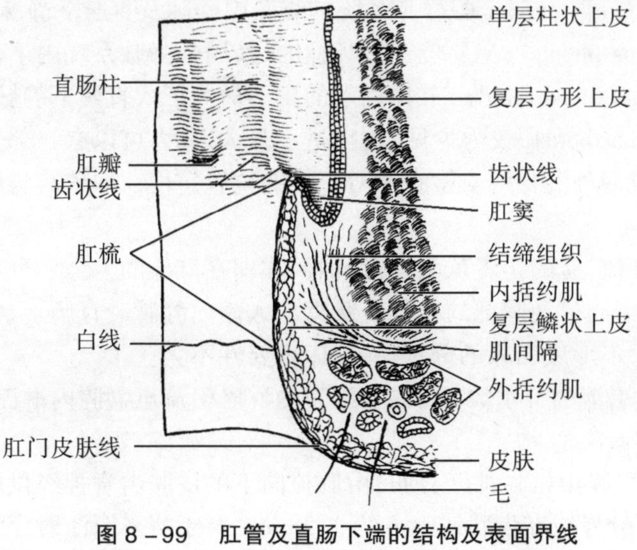

图 8－99　肛管及直肠下端的结构及表面界线

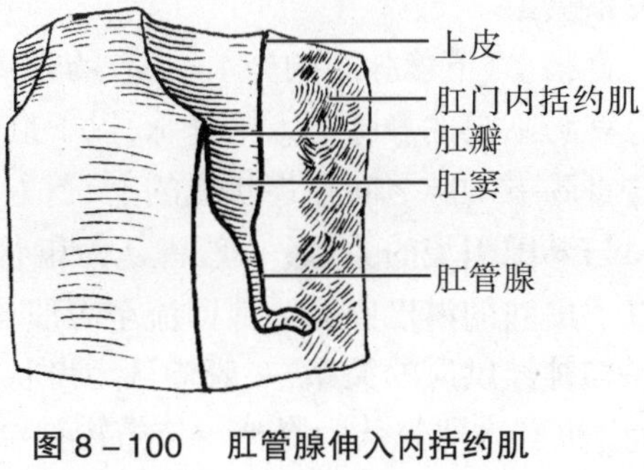

图 8－100　肛管腺伸入内括约肌

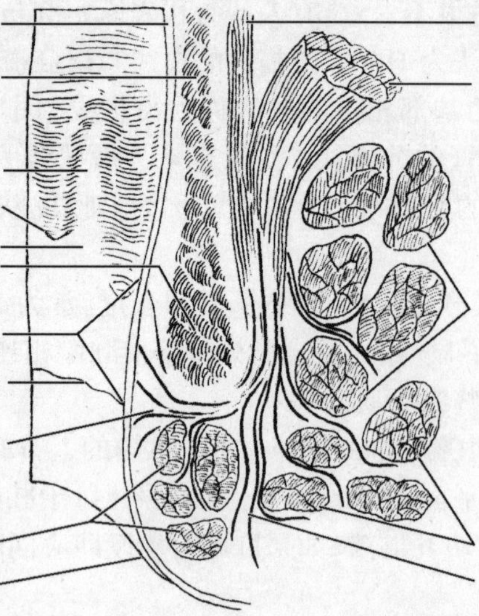

图 8－101　肛梳与内部结构关系

至直肠柱上端即移行为单层柱状上皮。至于成人肛管的上皮变化，多认为与上述者相同，但是也有人认为复层鳞状上皮可以随年龄的增长而向齿状线以上延伸，逐渐趋向直肠柱的上端。实际上位于齿状线以下的恶性肿瘤活检结果几乎完全是鳞状上皮癌，而位于齿状线以上者几乎完全是腺癌。不论如何，肛管的皮肤与肛门四周的皮肤不同，常称这为变移上皮。

与肛乳头的关系：在胚胎发育过程中肛管由外胚层向内生长的原始肛与后肠向外生长合而形成。两者相遇处形成**肛膜**（anal membrane）。肛膜在发育正常者应完全消失，如果完全未消失即成为先天性肛门闭锁，如果消失不完全即在齿状线处留有三角形或圆锥形皮赘，称为**肛乳头**(anal papilla)，常呈粉红色，可引起刺激疼痛或发痒，与前哨痔不同。

与肛门裂及前哨痔的关系：肛瓣撕裂后即形成肛门裂，由齿状线的紧下方开始，终于肛门缘。肛瓣撕裂后常在肛裂的下端形成皮赘，称为前哨痔，与真正的外痔不同，阻碍肛门裂的愈合。查体时如先见到前哨痔，即应注意其上方有无肛门裂。肛门裂的位置常在肛门的后方，次见于前方，两侧也可发生。由于肛门裂的位置在齿状线以下，属于脊神经分布区，所以疼痛剧烈。手术中如果细心检查，常可在裂的近端找到肛窦。手术治疗肛门裂时，不仅应将溃疡及烈底的瘢痕组织完全切除，且应同时切除前哨痔及切断外括约肌的皮下部，使由齿状线上方开始向下至肛门缘的皮肤形成平整的创面，可以由上向下愈合。

与肛门括约肌的关系：在肛指检查时可在肛梳处摸到内、外括约肌之间的**肌间沟**（intermuscular groove)。此沟虽然标志内括约肌的下缘，但是并不代表外括约肌上缘。因为在正常情况下外括约肌的上部围绕内括约肌的下部，不能摸到外括约肌的上缘。所以肌间沟仅能标志内括约肌的下缘与外括约肌皮下部之间的槽。

与筋膜的关系：盆膈下筋膜与坐骨直肠窝的半月状筋膜在肛管周围融合而终于肛门内外括约肌之间，相当于肛梳，因而此处肠壁最薄弱。坐骨直肠窝内脓肿常经此薄弱处穿破入肛管内，因而瘘管的内口常在肛梳处。

与血液供应的关系：属于门静脉系统的直肠上静脉，与属于腔静脉系统的直肠中静脉及直肠下静脉，在直肠下端相交通，形成**直肠静脉丛**(hemorrhoid venous plexus)，主要位于直肠柱内，易因门静脉系统内下传的压力而曲张成痔，位于肛梳的上方，称为**内痔**(internal hemorrhoid)。肛梳以下的皮下静脉汇入直肠下静脉，曲张而形成的痔位于肛梳以下，称为**外痔**(external hemorrhoid)，较为少见。内痔过于长大以后，可以有一部分曲张的静脉丛向下经过肛梳的深面延伸至皮下而形成内外混合痔。检查时对于痔的位置定性，即依其与肛梳的关系决定。

直肠上、下静脉间的分水岭，有的学者认为在肛梳，有的学者认为在齿状线，亦即在肛梳的上缘。分水岭以上直肠黏膜的静脉汇入门静脉，以下肛管的静脉则通过会阴部的坐骨直肠窝汇入髂内静脉。直肠上、中动脉与直肠下动脉之间在齿状线的上、下方吻合丰富，不形成明显的分水岭，临床重要性不大。

与淋巴引流的关系：一般皆认为齿状线是淋巴引流的分水岭，线以上黏膜的淋巴引流至盆腔内淋巴结，线以下皮肤的淋巴经会阴部回流至腹股沟淋巴结。

与神经供应的关系：一般皆认为齿状线以上的黏膜由植物神经分布，由肛梳向下的皮肤由脊神经供应。此外，也有人研究认为脊神经与植物神经分布区的分界线在齿状线上方约 1.2 cm。对于痔采取注射疗法时应在不敏感的黏膜下针。肛门裂即因位于脊神经分布区内而有剧痛。直肠癌因位于齿状线以上而可以长期无疼痛,肛梳以下患癌肿时即可在早期产生剧痛。

肛门括约肌

内括约肌(internal anal sphincter):直肠的环行肌层至下端显著增厚形成内括约肌,下缘终于肛门缘的上方。内括约肌上下范围约 2.5 cm,延及肛管上部,上缘因与环行肌层相续而无明显的界限;下缘游离,检查时可以摸清楚。外括约肌深部围绕内括约肌,其间有直肠肛管的纵行肌相隔。外括约肌皮下部位于内括约肌的下方,其间有与纵行肌层相延续的纤维隔相隔。

纵行肌层:直肠在穿过肛提肌处纵行肌层的外面即覆盖以肛提肌纤维。肛提肌围绕直肠肛管的一部分肌纤维、腱纤维及筋膜,与肠管的纵行肌层相混而沿肛管下降,形成肠壁的一部分。由直肠前壁发出一部分平滑肌纤维转而沿肛提肌的上面向前,形成直肠尿道肌(见图 8-22)。由直肠壁侧面向外发出一部分肌纤维与肛提肌上层相混。由直肠壁后面发出一部分平滑肌纤维转而沿肛提肌上面向后,形成直肠尾骨肌(见图 8-23)。直肠在穿过肛提肌处即借上述各部分肌纤维牢固地附着于肛提肌。

直肠纵行肌层与肛提肌相混而形成的纵行肌层围绕肛门内括约肌,在内、外括约肌之间下降,形成两者间的分隔。此由筋膜、平滑肌、随意肌及腱性纤维混合的形成纵行纤维层,愈向下愈为结缔组织所代替,随意肌纤维逐渐消失,至内括约肌下缘平面即分成许多辐射状的纤细分隔,最内侧的分隔向内绕过内括约肌下缘而附着于肛梳的皮肤(见图 8-101),其他分隔则分散附着于肛门周围皮肤以及伸入坐骨直肠窝中,有一些通过外括约肌下部。附着于肛门周围皮肤的纤维,围绕肛门呈辐射状排列,因含有平滑肌纤维而使皮肤起皱。这些纤维肌性隔与**肛门瘘管**的形成有密切关系。前已述及肛管腺向下伸入肛管的纵行肌层中,甚至于到达外括约肌中。后部肛管腺感染化脓穿破以后的外口,常位于外括约肌皮下部以外,外括约肌浅部的两条后束之间的三角形区域中。脓液常沿纤维肌性隔蔓延,因而所形成的瘘管即通过或绕外括约肌进行。切开瘘管时应切开其全长,不论瘘管的类型如何,皆须切开肛瓣及肛梳。对有外口的瘘管至少尚须切断外括约肌皮下部。由于纤维隔通过或者消失在外括约肌中,致使有外口的瘘管与外括约肌各部的关系不恒定,所需切断外括约肌的范围亦不恒定。肛管腺感染以后,炎症可沿外括约肌浅部进行,或者沿纤维到达坐骨直肠窝而在该处引起脓肿。若干坐骨直肠窝脓肿皆有瘘管通向肛窦。

肛门随意括约肌:耻骨直肠肌与**肛门外括约肌**(external anal sphincter)皆为肛门的随意括约肌。**耻骨直肠肌**(puborectalis muscle)为肛提肌的一部分,与直肠的关系密切(见图 8-17)。这一部分肌纤维起自耻骨后面,也可能有一些肌纤维起自尿生殖膈上筋膜,向后行经直肠的侧面,在女性先通过阴道的侧面,至直肠后方与对侧者相连,合而成形成一条肌性吊索,围绕直肠通过盆膈处(见图 8-21)。耻骨直肠肌在肛提肌各部中最厚,位于耻尾肌的下方,在盆面不能见到。也有人将耻骨直肠肌归为耻尾肌的下部,因为两者之间并无明显的分界。此外,耻骨直肠肌在绕过直肠后方的部分与外括约肌深部肌纤维之间也无明显的分界。一般皆认为耻骨直肠肌具有重要的括约肌作用,在肛指检查时可以摸清其上缘。肠管通过盆膈处的曲度主要依靠耻骨直肠肌维持。肛管前面于会阴体的附着以及肠管与肛提肌上面的附着皆与此曲度的维持有关。耻骨直肠肌与外括约肌各部分合而形成避免肛门失禁的随意括约肌。耻骨直肠肌、内括约肌及外括约肌,由肠管的屈曲部向下围绕直肠下端及肛管,合称**肛直肠环**(anorectal ring),肛指检查时可以清楚地摸到。此环具有维护肛门不失禁的重要功能,主要为其随意肌部分的作用,手术中不切断即无妨。也有些学者认为,内、外括约肌皆可以切断,只要不切断耻骨直肠肌及直肠的纵行肌层,即不会发生大便失禁。

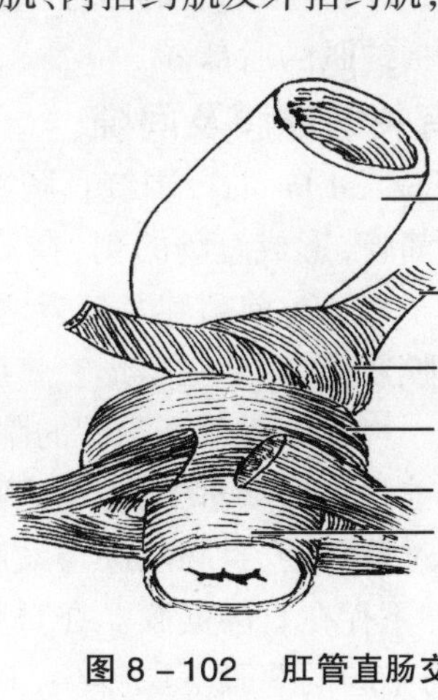

图 8-102　肛管直肠交界部肌肉

外括约肌可分皮下部、浅部及深部,位于内括约肌的浅面,围绕肛管(图 8-102,图 8-103,图 8-104)。此种分部是人为的,各部分之间的界限并不易分清。外括约肌**皮下部**位于内括约肌及肛管纵行肌层下端的下方,呈环状围绕肛管,无骨性起点。皮下部的上缘与内括约的下缘之间有纵行肌层发出的肌间隔相隔。外括约肌**浅部**呈梭状围绕肛管,起自末节尾骨及肛尾缝,绕过内括纳的

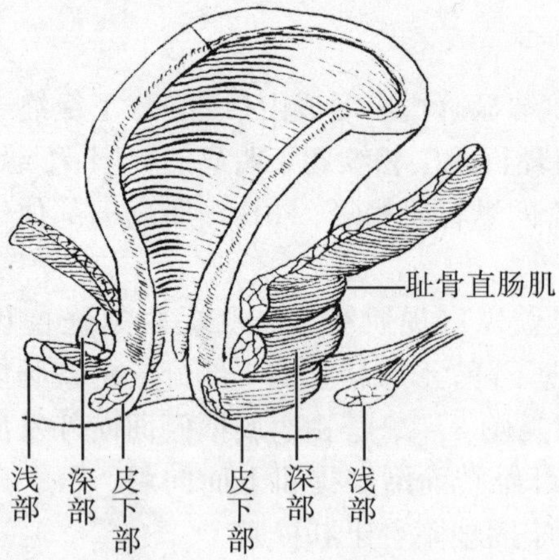

图 8-103 肛门外括约肌

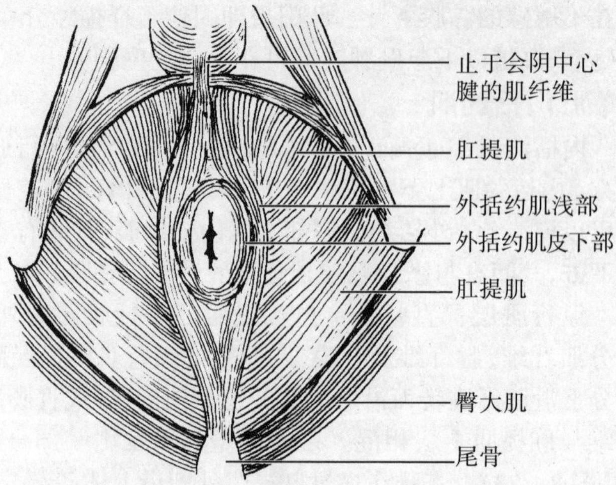

图 8-104 肛门外括约肌下面观

下部，向前止于会阴体。浅部位于皮下部的外侧，间于皮下部与深部之间，与肛管的关系不如皮下部及深部密切。浅部肌束由起点向前至肛管后方分叉部与肠管之间留有三角形间隙。在外括约肌浅部的上方，深部的后方，盆膈的下方，形成**肛管后深间隙**，下方与皮肤之间形成**肛管后浅间隙**；深浅两间隙通过上述三角形间隙相通，向外通入坐骨直肠窝。由此可见，两侧的坐骨直肠窝借肛管后深间隙中的脂肪及结缔组织相通，炎症可以经此相互蔓延。因后部肛管腺发生感染时在上述三角形区域中穿破皮肤，也易于向两侧坐骨直肠窝蔓延，因而易于形成马蹄形瘘管。外括约肌**深部**呈环状围绕肠管的纵行肌层及内括约肌，不附着于骨骼，位置最高，与耻骨直肠肌紧密相依，具有重要的括约肌功能。

在正常情况下，肛门内括约肌的下部与外括约肌的上部相互重叠。在某些情况下，例如在麻醉以后或牵扯肛门时，内括约肌的下端可以下降至外括约肌的下端平面以下，手术中必须注意及此。内括约肌的纤维颜色发白。外括约肌的纤维颜色发红。在痔手术中可能暴露的是内括约肌。肛门裂底部的肌肉也是内括约肌。

在女性会阴深横肌有一部分纤维向后穿过会阴体，围绕肛管，紧位于外括约肌深部的上方，也具有括约肌的作用，但是常被看作为外括约肌深部或者耻骨直肠肌的一部分。

肛门瘘管(anal fistula)大部分皆通过外括约肌的浅部，也可以通过内、外括约肌之间，或者通过外括约肌的其他部分。进行瘘管手术时须切断浅处的一部分括约肌。切断外括约肌的皮下部一般无不良后果。切断外括约肌时一般应注意与肌纤维的方向垂直切断，一次只能切断一处而不能切断两处，切断以后最好用肠线将两断端作“8”字形缝合一至数针，避免肌肉回缩过远，裂隙过大。如需将外括约肌全部切断，应分两次进行，第一次切断深部，待愈合后切断浅部。填塞在切断的括约肌之间的敷料应在48小时内取出，以后不应再填。

神经供应：肛门外括约肌的神经供应来自由阴部神经分出的直肠下神经及会阴神经深支。第4骶神经的会阴支供应外括约肌的后部。

与直肠有关的筋膜及间隙

直肠筋膜(rectal fascia)：围绕直肠有一薄层结缔组织，于直肠的肌肉层附着松弛，易于剥离，称为直肠筋膜或直肠周围筋膜，形成直肠的鞘，在盆腔脏器鞘中属最薄者(图 8-105)。直肠筋膜位于直肠前面的部分，在男性亦即位于直肠与前列腺及精囊之间的部分，也有人称之为直肠膀胱隔的后叶。直肠膀胱隔的前叶又称为**前列腺腹膜筋膜**，约呈三角形。直肠筋膜则围绕直肠呈桶状。由此可见，将两筋膜归在一起分为前后叶并不完全恰当。直肠筋膜于直肠壁的附着松弛，手术中在筋膜与肠壁之间或在筋膜外分离时皆比较容易，在经会阴部进行前列腺切除术中，若能注意及此，可免伤到直肠。

在直肠穿过盆膈处，直肠筋膜与盆膈上筋膜相续。在直肠前面直肠膀胱陷凹底以上，腹膜牢固地附着于直肠壁，此处即不存在直肠筋膜。在直肠的侧面，腹膜的附着比较松弛，可容直肠扩张，此处结缔组织仍然形成一层，上方与结肠的浆膜下层相续，下方与直肠下部的筋膜鞘相续，其中有直肠上动脉的左、右分支通过。

直肠韧带：所谓的直肠韧带有直肠蒂及直肠悬韧带。**直肠蒂**（rectal stalk）或称**直肠侧韧带**（lateral ligament of rectum），由直肠侧面的盆筋膜脏层围绕直肠中动脉及伴行的直肠中神经丛形成，由直肠壁下 2/3 的侧面伸展到骶骨前面外侧份第 3、4 骶前孔。**直肠悬韧带**（suspensory ligament）为位于直肠后面的一束结缔组织，由第 3 或第 4 骶椎前面中部伸展到直肠后面，属于骶前筋膜的一部分（Waldeyer 筋膜），形成直肠后面的附着。

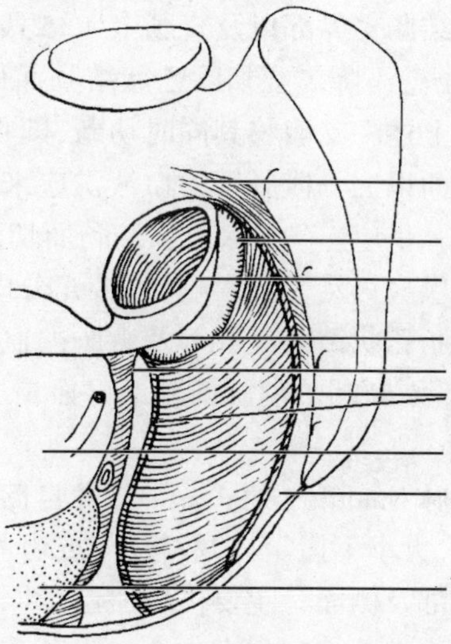

图 8－105　与直肠有关的筋膜间隙

手术中欲将直肠完全游离切除时，应先将直肠蒂及直肠悬韧带分别夹住而后切断，在直肠筋膜后面与骶尾骨前面之间的结缔组织中含有骶正中血管及交感神经干骶段的下部。手术中将直肠由此类结构分离时如能沿直肠筋膜与骶尾骨之间的分界面进行，即可无大困难。切除骶骨病变时如能沿此分界面进行，也可避免伤到直肠。直肠在膨大时即扩展到骶神经丛的前面，但是在两者之间仍有比较厚的结缔组织相隔，手术中可以借之有所保护。

与直肠有关的间隙：在本章第二节中已述及与直肠有关的直肠后间隙、直肠旁间隙及膀胱后间隙。由上述与直肠有关的筋膜分布情况，可见在直肠的筋膜鞘与肠壁的纵行肌层之间尚存在着另一处间隙，称为**直肠周围间隙**，重要性较小。由前述直肠前面与膀胱或子宫阴道间的间隙，因存在前列腺腹膜筋膜或直肠阴道隔而又可分为两个间隙，可见在经会阴部进行前列腺切除术中，一般要求至少应将直肠筋膜连同直肠向后分离，或者在前列腺腹膜筋膜的前方分离，力求尽可能紧靠前列腺的后面进行，避免伤及直肠，但是实际上可能是通过两个间隙中的任何一个。

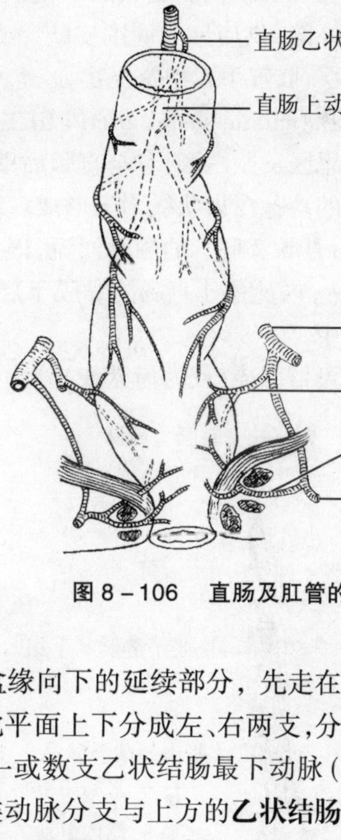

图 8－106　直肠及肛管的血液供应

血液供应

动脉供应：直肠及肛管的血液供应来源，主要有直肠上动脉、直肠中动脉及直肠下动脉，骶正中动脉亦分出小支至直肠（图 8－106）。

直肠上动脉（superior rectal artery）为肠系膜下动脉跨过骨盆缘向下的延续部分，先走在乙状结肠系膜中，至第 3 骶椎平面即到达直肠乙状结肠交界处而靠近肠壁，在此平面上下分成左、右两支，分别由直肠后面绕到肠壁两则，再沿之下行。直肠上动脉在未分叉以前，常分出一或数支乙状结肠最下动脉（或称**直肠乙状结肠动脉**），沿肠壁下降，与主干平行。在腹腔一章中，已述及此类动脉分支与上方的**乙状结肠动脉**以及与直肠上动脉左、右支之间的吻合，在直肠乙状结肠交界部血液供应方面的重要性。直肠上动脉的分支主要分布于直肠的黏膜下层，供应直肠及肛管内面全部及浆膜面的上半，与直肠中、下动脉吻合。直肠上动脉的右支进入肠壁，穿过肌肉层，在黏膜下层中沿直肠后外面的腹膜反折线下降，至直肠中点附近即分为右前及右后两支。右前支在直肠的右前部下降，再分为一些终支，至直肠与肛管交界处的紧上方即形成内痔丛。右后支在直肠的右后部下降，末支终于内痔丛，本干在行程中分出两条较大分支，分别偏前、后下行，终于右中及后正中线处。直肠上动脉的左支进入肠壁穿过肌肉层以后，在直肠的左侧中部下降，最后亦分支形成内痔丛，本干也发出两条分支，分别偏前、后向下进行，左前支又可再分出一支在前正中线下降。由此可见，直肠上动脉至直肠的主要分支有 3 条，继发分支可多至 5 条，各支最终皆在直肠与肛管相接处的上方形成痔丛，位于直肠柱内，在直肠柱的基部各末支仍然保存一条较大的中心血管。各动脉丛合而形成直肠的痔环。

直肠乙状结肠交界部以及直肠上1/5段的血液供应，来自直肠上动脉未分成左右两支以前的主干发所出的分支，沿肠壁下降。在切除乙状结肠而保留直肠的手术中，在直肠乙状结肠交界部或紧下方切断时，如未能注意保护上述降支而将其同时切断，即将影响直肠上段的血液供应。在经会阴部切除直肠以后，此类分支亦为切断平面以上一段肠管的血液供应来源，手术中亦应避免损伤。直肠的大部分由直肠上动脉的左、右支及直肠中动脉供应。在切除乙状结肠而切断直肠上动脉以后，虽然连同直肠的上1/5段同时切除，直肠其余部分的血液供应仍然受到影响，是否充分即取决于直肠上动脉的左右支与直肠中、下动脉间的吻合是否充分。由于沿直肠乙状结肠交界部及直肠的血管吻合不一定充分，在切除乙状结肠或直肠的一部分手术中，应先检查肠管上、下断端的动脉搏动或出血情况，观察侧支循环是否充分，再决定能否切断肠系膜下动脉或直肠上动脉。

直肠中动脉(middle rectal artery)发自髂内动脉的主干或其分支，也可能发自阴部内、臀下、闭孔、脐、膀胱或其他动脉，大小不恒定，多数较小，或者阙如。此动脉通过盆筋膜脏层所形成的直肠带到达直肠侧面，分布于直肠的下部及侧面，主要供应肌层，同时分支供应膀胱基部及阴道上部。两侧的直肠中动脉之间有吻合，与直肠上、下动脉之间亦有吻合。由于直肠中动脉的大小不定，也不恒常出现，所以在直肠的血液供应方面并不重要。

直肠下动脉(inferior rectal artery)由阴部内动脉在阴部管内发出，穿过管的内侧壁，向前内进行，通过坐骨直肠窝的后外部，供应肛门周围皮肤、肛管、直肠下部以及外括约肌。此动脉发出的深支在齿状线平面附近到达黏膜下层，肛管手术中常见出血。

骶正中动脉(middle sacral artery)由主动脉在分叉点上方约1 cm处后面发出，于骶尾骨前面下降，分出若干小支至肛尾区及骶尾区，参与直肠后壁的血液供应，与直肠下动脉吻合。

供应直肠的动脉在齿状线附近形成广泛的吻合，不在齿状线形成明显的分水岭。

静脉回流：直肠及肛管的静脉回流，因与痔的发生有关而较为重要(图8-107)。直肠的静脉在肠壁中形成内、外静脉丛，内丛位于直肠的黏膜下层及肛管的皮下组织中，外丛位于腹膜反折平面以下肠壁肌肉层外围的疏松组织中。

内静脉丛可依肛梳(或为齿状线)分为上、下两组。下组下行汇合成**直肠下静脉**(inferior rectal vein)，再向外汇入阴部内静脉。上组先在直肠柱内形成蔓状丛，再由丛的上端发出小静脉干在黏膜下层中上行一段距离以后，至齿状线上方约10 cm处再穿过肌肉层至肠壁外，接收肠壁肌肉的静脉，先在肠壁两侧汇合成两条**直肠上静脉**(superior rectal vein)，再至肠壁后方汇合成一条主干，上行汇入肠系膜下静脉。由此可见，肛管的静脉汇入直肠下静脉。齿状线上方的直肠黏膜静脉汇入直肠上静脉。

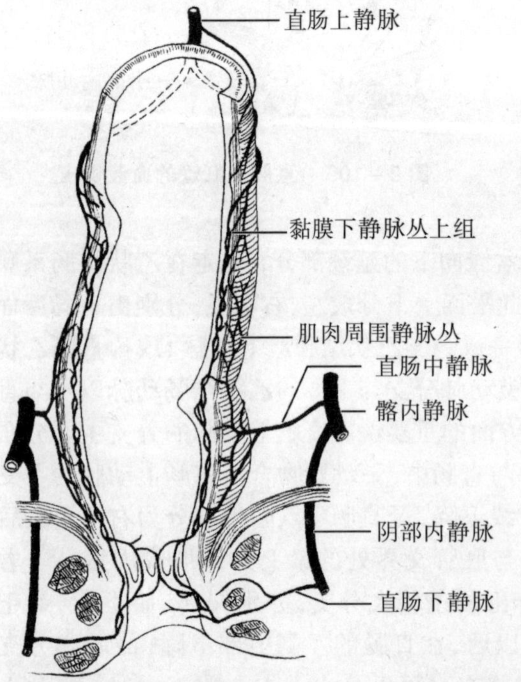

图8-107 直肠及肛管的静脉回流，黏膜下静脉从齿状线以上汇入直肠上静脉，齿状线以下汇入直肠下静脉；直肠中静脉主要接受肌肉层静脉，也接受一些黏膜下静脉丛的交通支

外静脉丛又可分上、中、下三组。上组位于腹膜反折平面以上，汇集肠壁肌肉层的静脉，与由黏膜下层上行的静脉丛汇合成**直肠上静脉**。中组位于腹膜反折平面以下，肛提肌以上，注要汇集直肠下半肌肉层的血液，与前方的膀胱前列腺静脉丛或子宫阴道静脉从交通，向外汇合成两条或多条**直肠中静脉**(middle rectal vein)，与同名动脉伴行，汇入髂内静脉。下组主要位于肛门外括约肌皮下部中，汇出静脉一部分向前通过阴囊与股部之间至股三角汇入大隐静脉，一部分通过外括约肌浅、深部之间向后汇入尾骨部的静脉丛，一部分较大的**直肠下静脉**向外通过坐骨直肠窝汇入阴部内静脉。上、下两组静脉丛相互交通，形成门腔静脉间的侧支循环道路之一，但是与中组静脉丛之间则很少交通。

直肠上、中、下静脉在直肠下端相互吻合，形成门静脉系统与腔静脉系统间的侧支循环道路。一般情况下直肠上静脉与中静脉间的交通支并不太多，但是在年龄增长以后即逐渐加多,在发生痔时亦加多。此类交通支大部分位于直肠的黏膜下层中,患肝硬化时即可显著扩大,并不在常见发生痔的部位。直肠上静脉与子宫静脉间的吻合,也构成门腔静脉系统间的重要侧支循环道路。直肠癌可以通过淋巴管或血管转移,经血管转移时可于早期发生肝脏转移,但是经淋巴管转移的临床重要性较大。

痔(hemorrhoid):直肠中、下静脉内皆有瓣膜,引导血流离开肠管汇入髂内静脉。直肠上静脉及黏膜下静脉丛内则无瓣膜，承受门静脉入肝处以下的压力。此处，直肠上静脉斜行穿过肠壁肌肉层，所经孔道的大小很容易受到肌肉收缩的影响，孔道变大时，上方的血液可逆流入黏膜下静脉丛，变小时又妨碍静脉丛中的血液回流。另一方面，黏膜下静脉丛位于疏松结缔组织中，缺乏支持，易于受到直肠内的粪便压迫，影响血液回流。因此，在长期便秘，长久站立以及门静脉循环梗阻（例如肝硬化）等类情况下，皆可使直肠上静脉或黏膜下静脉丛中的血液回流受阻,引起直肠下端的黏膜下静脉丛扩张而形成痔,称为**内痔**(图 8－108)。心脏病患者有静脉压力增高时，也可出现直肠静脉扩张出血。前已述及直肠的黏膜下静脉丛与肛管的皮下静脉丛相交通,因而由于上述原因发生内痔时压力可以继续下传而使肛管的皮下静脉丛扩张成痔,称为**外痔**。但是内痔过于长大以后亦可有一部分经过肛梳深处突出至皮下而为外痔。此类情况下出现的内、外痔即合称为混合痔。此外,肛门括约肌痉挛为促使肛管内的皮下静脉丛扩张成外痔的常见原因。肛门静脉呈辐射状排列,因便秘而过度用力排便时可使一支静脉破裂出血,形成肛门周围皮下血肿,或者称为血栓性外痔。内、外痔的诊断可依其与肛梳的关系决定。单纯的外痔少见,检查发现外痔时,应在查无内痔以后才能诊断为外痔。在大部分情况下外痔皆与内痔同时存在而称为**混合痔**(mixed hemorrhoid)。

内痔的发生部位依据直肠上静脉主要汇入静脉丛的位置决定。前已述及直肠上动脉 3 条主要分支的末支,分别位于直肠下端的左中、右前及右后,亦即位切会阴卧位的 3、7、11 点钟处,伴行静脉丛的位置与此相当,所形成的痔称为原发性内痔(图 8－109)。与动脉左中支及右后支的各分支伴行的静脉丛则分别位于前、后、右中、左前及左后各处,所形成的痔称为继发性内痔。由此可见,原发性内痔可有 3 处,继发性痔可以多至 5 处,共可有 8 处。前已述及每一条动脉分支至直肠柱内形成丛状时仍然保存一支较大的中心动脉,在切除痔的手术中,必须在痔的上端妥善结扎此动脉,以免过多出血。动脉的位置可以手指摸清。

淋巴回流

回流途径：大肠癌约有半数发生在直肠。直肠癌的扩散及手术时所需切除范围与淋巴回流的道路有密切关系。直肠壁内的淋巴管包括黏膜下及肌肉中的淋巴丛。主要淋巴管多向肠壁外进行，而不是沿肠管纵行。肛门周围皮肤及肛管内变移上皮皆含有稠密的淋巴丛。直肠与肛管两部分淋巴管的不同回流途径有其临床重要性。一般皆认为齿状线是淋巴回流的分水岭,以上的淋巴管汇入盆腔淋巴结,以下的淋巴管汇入腹股沟淋巴结浅群。至于上、下两组淋巴管在齿状线上是否交通,则有不同意见。这一点在临床上很重要,如果

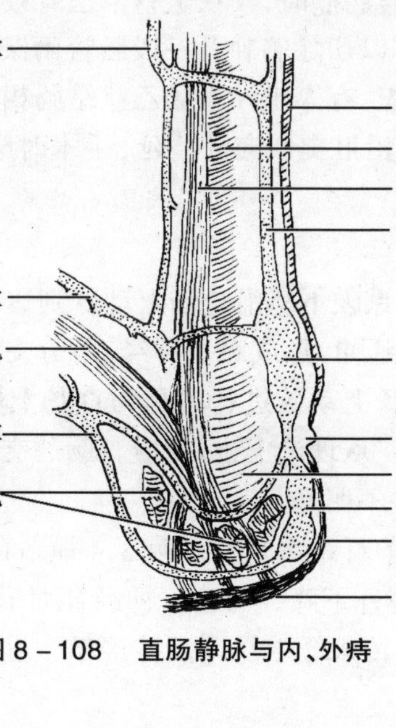

图 8－108　直肠静脉与内、外痔

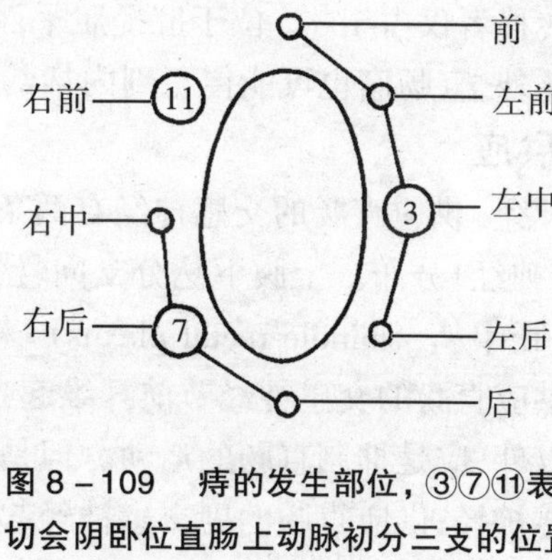

图 8－109　痔的发生部位，③⑦⑪表示切会阴卧位直肠上动脉初分三支的位置，亦即与其相当的静脉丛所形成的三处原发性痔的位置，其他为继发性痔的位置

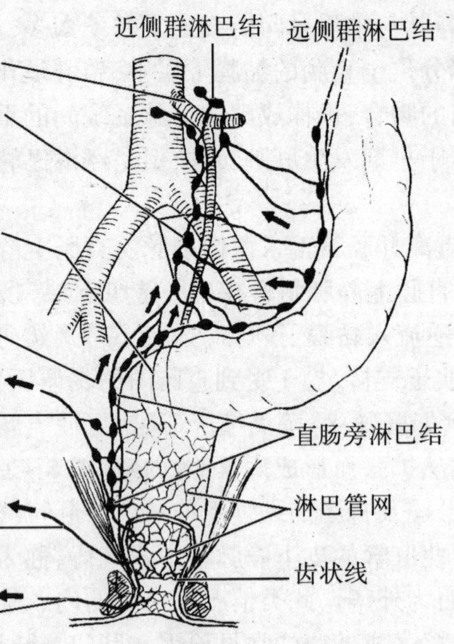

图 8－110　直肠及肛管淋巴回流

存在跨过齿状线的交通支，齿状线以上的直肠癌即可向下逆行转移至肛管以及腹股沟淋巴结浅群。相反，齿状线以下的肛门癌也可向上转移至直肠下动脉旁淋巴结。实际上此类现象皆有出现，患肛门癌时直肠上动脉旁淋巴结与腹股沟淋巴结同样易于受累，紧邻齿状线的癌肿更容易直接蔓延到另一方。

直肠及肛管的淋巴管按其回流途径的不同可分为上、中、下三组(图 8－110)。**下组淋巴管**汇集肛门周围皮肤与齿状线以下肛管皮肤的淋巴丛，向前通过会阴部或股内侧的皮下组织，到达**腹股沟淋巴结**浅群，再转而汇入髂外或髂总淋巴结。肛门周围淋巴丛与尾骨后面皮肤的稠密淋巴管网相交通，后者又向上与臀部的浅淋巴管相交通，因此会阴浅部的淋巴，又可向后向上转经臀部，再沿髂嵴向前汇入腹股沟淋巴结。

中组淋巴管汇集齿状线以上约 10 cm 长一段肠管的淋巴，齿状线紧上方的淋巴管，一部分沿直肠柱向上与黏膜下淋巴丛汇合后继续上行。另一部分穿过肠壁向外走，又可分为三部分：(1) 下部一些不经常出现的淋巴管，在肛提肌的下方向外随直肠下血管通过坐骨直肠窝，汇入沿阴部内动脉排列的淋巴结，再转而汇入**髂内淋巴结**。(2)中部淋巴管在肛提肌上面沿直肠中血管进行，汇入髂内淋巴结。(3)上部淋管巴最重要，沿肠壁上行，汇入**直肠旁淋巴结**。

上组淋巴管引流齿状线上方 10 cm 以上的区域，淋巴管穿过直肠上段肠壁的肌肉层，汇入位于肠壁肌肉层与直肠筋膜间的**直肠旁淋巴结**。这些淋巴结的输出管沿直肠上血管上行汇入与该血管相邻的淋巴结。

有关淋巴结与癌转移：根据上述淋巴回流途径，患肛管癌肿时，可以蔓延到会阴部皮肤、坐骨直肠窝中指肪及肛门外括约肌，转移到腹股沟淋巴结。齿状线上方的癌肿，可以蔓延到坐骨直肠窝、肛提肌及髂内淋巴结，也可向上转移到直肠旁淋巴结，或者侵犯到膀胱基部及精囊，在女性可以侵犯到阴道后壁、子宫颈及阔韧带基部，可以继续沿直肠上动脉向上通过乙状结肠系膜到达左髂总动脉分叉部淋巴结，同时侵犯到盆腔腹膜及乙状结肠系膜。由此可见，患直肠癌时的转移途径并不恒定。有人认为直肠癌的转移方向首先是向上，直肠及直肠乙状结肠交界部的癌肿首先转移至相同平面或紧上方的淋巴结，再沿直肠上动脉进行，并不超越沿途任何一个淋巴结。也有人认为不尽如此，在上行淋巴管并未明显阻塞时即可向外转移至骨盆侧面的淋巴结，患低位直肠癌时也可出现高位的直肠上动脉旁淋巴结转移，因而认为仅经会阴部切除直肠癌的手术方法不可取，应在高位结扎切断直肠上动脉。此外，一般多认为患直肠癌时，仅在上行淋巴管被堵塞以后，才会逆行向下转移，对于较高位的癌肿，尚未发现逆行向下转移时，可以切除癌肿及一段肠管而保留肛门括约肌，在癌肿下端以下 5 cm 处切断肠管，清除邻近的淋巴结及蜂窝组织。有人统计直肠乙状结肠相接部的癌肿，发生逆行向下转移者仅占 1%。位于肛提肌平面附近的直肠癌，常沿肛提肌向外蔓延，手术时应将肛提肌尽可能地切除。此外，直肠癌也可能侵犯到内括约肌、血管及神经。

神经供应

交感神经：供应直肠的交感神经有两条通路，一条起自**肠系膜下丛**沿直肠上动脉到达，另一条通过**上腹下丛**(骶前神经)分布。上腹下丛分支向骨盆两侧的后外侧壁延伸，形成腹下神经，再分支进入骨盆丛(下腹下丛)。**直肠中丛** (middle rectal plexus) 来自骨盆丛。沿直肠上动脉进行者称为**直肠上丛** (superior rectal plexus)。供应直肠的交感神经节前纤维起自脊髓第 1、2 腰节。从理论上说，供应直肠的交感神经功能，除作用于血管以外，应是抑制直肠的运动。但是实际上抑制作用并不明显。

副交感神经：供应直肠的副交感神经起自盆内脏神经。节前纤维来自脊髓第 3、4 骶节(或为 2、3，或为 2、3、4)，由相应的骶神经在出骶前孔以后发出，沿骨盆壁向前外下降，与腹下神经合而形成**骨盆丛** (pelvic plexus)。此丛沿骨盆侧壁向前向下延伸，含有交感、副交感、传入纤维及许多神经节。供应直肠的副交感神经节前纤维再通过由骨盆丛分出的直肠中丛沿直肠中动脉到达直肠壁。

传入纤维：直肠与肛管的传入纤维皆通过相同的骶神经，但是所经道路不同。直肠的传入纤维通过**盆内脏神经**，与副交感神经伴行，经过骨盆从及直肠中丛到达肠壁，分布区下达齿状线，上达直肠乙状结肠交界部。肛管的传入纤维，虽然也起自第2～4骶节，但是通过阴部神经，走到肛提肌下方的会阴部，再与供应肛门周围皮肤及外括约肌的纤维一齐通过直肠下神经到达，分布于齿状线以下的部分。供应肛管与直肠的传入纤维功能亦不相同。齿状线以下的变移上皮及皮肤，对触觉、温度觉及痛觉敏感。直肠的黏膜则对此类刺激不敏感。但是直肠膨胀时，与肠道的其他部分相似，可以产生痛觉。其他部分肠道的痛觉纤维随交感神经进行，通过上部腰神经或胸神经。直肠的痛觉纤维则随副交感神经进行，通过骶神经。直肠的传入纤维中，除痛觉纤维以外，尚有一部分与反射及随意控制排便有关。

肛管及肛门周围皮肤的神经供应：这一区域的交感神经供应来自骶尾交感神经节发出的纤维，分布于腺体及血管。供应肛管的副交神经可能为直肠壁内Auerbach丛向下的延续。此区域的感觉神经通过**直肠下神经**分布。

肛门的神经肌肉节制机能

肌肉作用：肛门的节制机能主要依靠外括约肌及耻骨直肠肌组成的肛直肠环（图8－111）。内括约肌的作用不大，手术中切断以后多认为可以不发生功能障碍，但是也有人发现常有轻微的失禁。而外括约肌仅为深部具有重要的随意节制肛门的作用，手术中切断其浅部及皮下部以后均无功能障碍，但是也有人认为必要时深部也可切断，保留耻骨直肠肌即可。

神经作用：前已述及直肠的传入纤维与直肠及肛管平滑肌的传出纤维通过盆内脏神经，肛门随意肌的运动神经通过阴部神经及第4骶神经，皆通过第2～4骶神经。脊髓骶节或马尾有病变时，直肠及肛管的肌肉即瘫痪，产生大便失禁，但是可以通过肠壁内神经丛的作用而产生自主性排便。

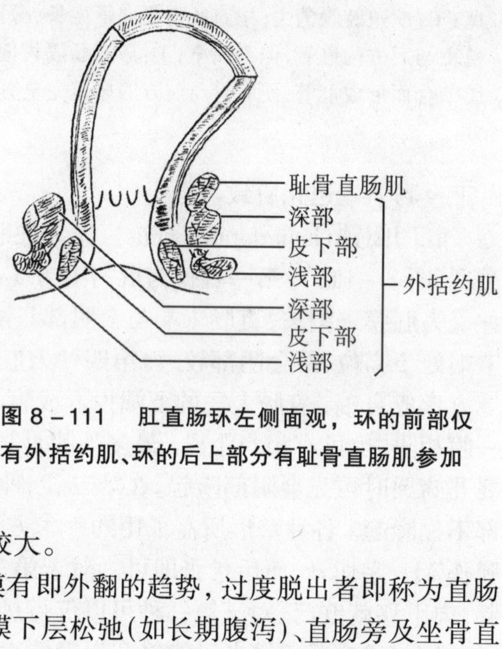

图8－111　肛直肠环左侧面观，环的前部仅有外括约肌、环的后上部分有耻骨直肠肌参加

直肠的支持结构与脱垂

支持结构：直肠的位置依靠腹膜反折、直肠筋膜、直肠蒂、肛提肌、直肠尿道肌、直肠尾骨肌、直肠上血管以及盆腔内腹膜外与坐骨直肠窝中的脂肪蜂窝组织支持。腹膜将直肠固定于骨盆后壁。直肠筋膜借与盆筋膜脏层的其他部分相连而协助固定直肠。直肠于肛提肌的附着形成牢固的附着点。直肠蒂支持直肠的作用主要依靠其中的直肠中血管。在女性此韧带可以分为后外侧的直肠后部以及前外侧的直肠阴道部，直肠后部较大。

直肠脱垂：（prolapse of rectum）正常人解大便时直肠下端黏膜有即外翻的趋势，过度脱出者即称为直肠脱垂。患直肠黏膜肿瘤（如腺瘤及息肉等）、肠壁过分收缩而使黏膜下层松弛（如长期腹泻）、直肠旁及坐骨直肠窝中脂肪组织减少、骨盆底的肌肉松弛以及腹内压力增加而使直肠下降等类情况下，皆可能发生脱垂。仅有黏膜脱出至肛门外者称为部分脱垂。直肠壁各层皆脱出至肛门外者称为完全脱垂，严重者腹膜亦可脱至肛门平面以下，手术中应特别注意及此。对于部分脱垂的手术治疗，在无肌肉功能障碍者可如痔切除法吊起黏膜。对于完全脱垂的治疗较难，手术方法较多，包括收小直肠通过盆膈的开口、固定直肠或结肠以及切除一段直肠或乙状结肠等，常用的方法有切除脱出至肛门外的肠管而后吻合、在盆腔内缝合耻骨直肠肌以修补盆膈以及将直肠固定于骶骨前面等。

畸形

胚胎发育：直肠及肛门的先天畸形（最多见者为肛门闭锁）有统计占新生儿的1/1500～1/10000，男性较多。肛门直肠先天畸形与胚胎发育密切相关（图8－112）。**尿直肠隔**（urorectal septum）将**泄殖腔**（cloaca）分隔为前、后两部分，后为直肠，前为**尿生殖窦**（urogenital sinus）。尿直肠隔与**泄殖腔膜**（cloacal membrane）融合以后，此膜即被分为**尿生殖膜**与肛膜。**肛膜**（anal membrane）介于直肠末端与会阴部之间，如果不消失即成为肛门闭锁。直肠与**尿生殖窦**尚未完全分隔时的相连部分称为**泄殖管**（cloacal duct）。尿直肠隔发育不好者泄殖

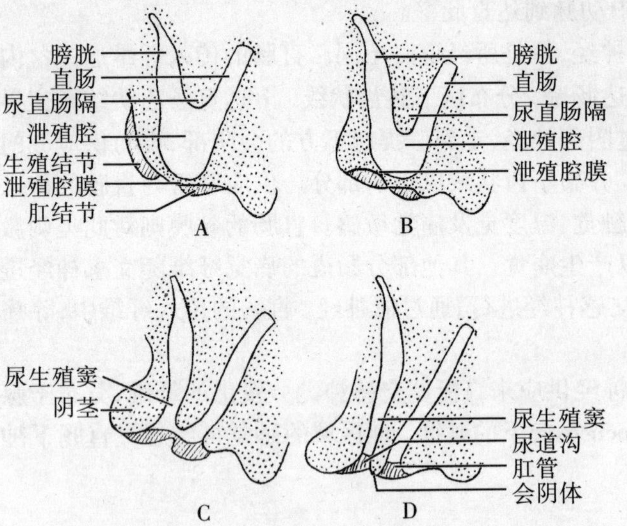

图 8－112 直肠下部及肛管的胚胎发育

A：膀胱及直肠在高位注入泄殖腔，生殖结节及肛结节位于泄殖腔膜的两侧；B：尿直肠隔向下生长，两侧的尿生殖结节融合形成阴茎，肛结节在泄殖腔膜后方融合而形成肛凹，无前壁；C：泄殖腔膜消失，尿直肠隔更向下生长，分隔前方的尿生殖窦与后方的肛管，但不完全；D：尿直肠隔再向下生长，与肛结节合而形成肛管，使肛管与前方的尿道完全分隔

管即持续存在，留有直肠与尿生殖道间的低位瘘管。此外，也有人认为直肠与尿生殖窦的分隔过程不是由上向下，而是由两侧向中线上长出皱襞，如果未能完全相融，即可形成高位或多处瘘管。直肠阴道瘘可能由于发育畸形而不是发育中止所致，因为一般皆认为处女膜标志着阴道与尿生殖窦相接平面，如果发育中止而形成的直肠阴道瘘即应开口于处女膜下方的前庭而不是开口于阴道。此外，由于也有人认为泄殖腔膜在尿直肠隔未与之接触以前即破裂，不先形成肛膜，而是泄殖腔的后部可能不消失而形成肛膜，持续者即成为肛门闭锁，如果仅有一部分消失即成为肛门狭窄，或者仅有残迹而成为肛乳头。

肛管下端由**肛结节**(anal tubercle)形成。两侧的肛结节在后方相连，向前绕肛门侧面而至其前方，与尿生殖隔的后面融合。如果肛结节的发育有畸形，即可形成先天性的肛门瘘，开口于会阴部、阴囊或阴茎，在女性可以开口入前庭。如果肛结节发育不完全，同时伴有肛膜未消失，即产生肛门闭锁，外观上无肛门。直肠与肛膜分隔过远者，可能由于直肠下端退化所致。

肛门闭锁(imperforated anus)：先天性肛门直肠闭锁可以有四种类型(图 8－113)。第一种仅为肛门上方 1～4 cm 处出现狭窄。第二种仅为肛膜未消失，直肠末端与会阴部只隔一层薄膜。第三种直肠末端处于高位，距会阴部较远。第四种为肛门及直肠下段发育正常，上方形成盲端，直肠上段的下端也形成盲端；两盲端之间可以仅有一膜相隔，也可有相当距离。最多见的是第三种。在第二种情况下，婴儿啼哭时可见会阴部隆起。在第三、四种情况下，婴儿啼哭时会阴部不显隆起。各种畸形所需采用的手术方法不同。对于第二种将肛膜作"十"字切开，而后扩张即可。对于第三、四种须行剖腹，游离直肠，向下移就肛门。对于第一种可以仅行扩张术，必要时行成形术。

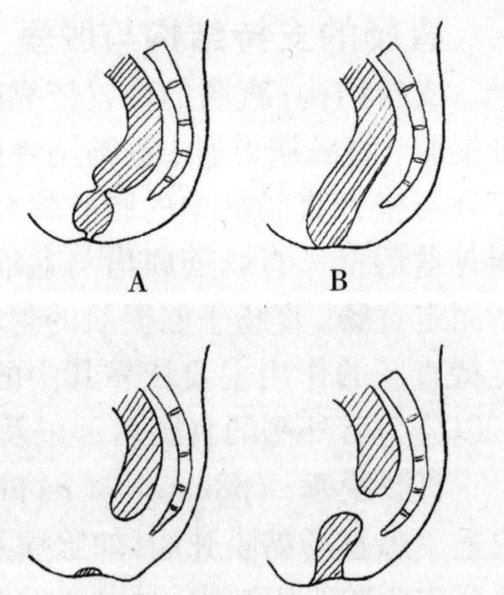

图 8－113 先天性肛门闭锁类型

肛门或直肠闭锁者可能伴有先天性直肠瘘，开口于肛门前方的会阴部、膀胱、尿道、或者女性阴道。也可同时伴有其他畸形，如先天性心脏畸形、食管闭锁、小肠闭锁、唇裂、腭裂、尿道下裂、阴道隔以及脊柱畸形等。

直肠瘘(rectal fistula)：先天性直肠瘘在男性可为直肠膀胱瘘开口于膀胱三角，也可为直肠尿道瘘开口于尿道前列腺部或膜部，或者为直肠会阴瘘开口于肛门外括约肌的前方(图 8－114)。直肠膀胱瘘在女性较为少见，仅与直肠阴道瘘同时存在(图 8－115)。直肠阴道瘘可以单独存在，开口于阴道或前庭。在女性还可出现直肠子宫瘘或直肠会阴瘘。

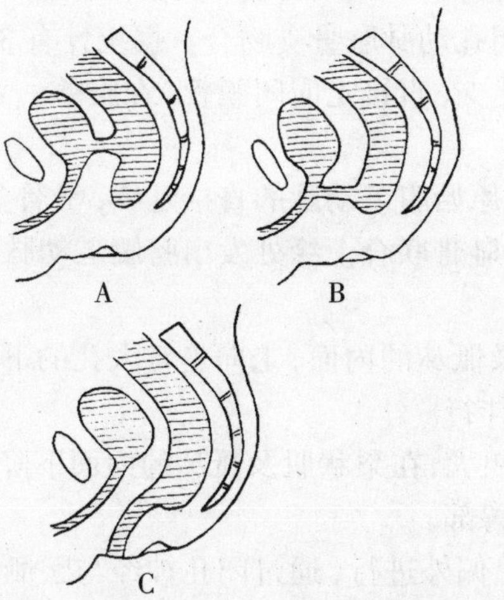

A　B　C

图 8－114　男性直肠瘘伴有肛门闭锁的类型

A:直肠膀胱瘘；B:直肠尿道瘘；C:直肠会阴瘘

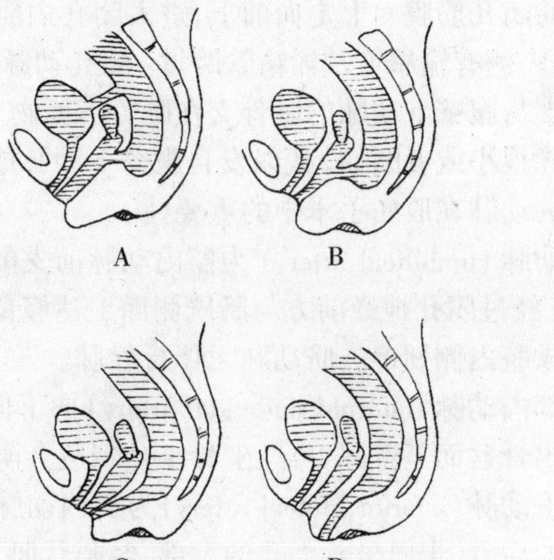

A　B　C　D

图 8－115　女性直肠瘘伴有肛门闭锁的类型

A:直肠阴道瘘及直肠膀胱瘘；B:直肠阴道瘘；C:直肠开口于舟状窝；D:直肠开口于会阴体

盆腔内的大血管及淋巴结

动脉

供应盆腔内结构的血管,大部分皆位于腹膜与筋膜间的腹膜外脂肪中。神经的起始部则位于筋膜后。供应盆腔脏器的动脉有直肠上动脉、骶正中动脉以及髂内动脉的许多分支。各动脉至有关脏器的分布情况已如前述,现述及动脉的总体分布情况如下:

髂内动脉(internal iliac artery):此动脉的供应区包括骨盆壁及盆腔内脏器、臀部、外生殖器官及股内侧部,主干对腰骶关节平面起自髂总动脉,较细于髂外动脉,长约 3～4 cm,向下跨过腰大肌的内侧面进入盆腔,跨过骶髂关节,至坐骨大切迹上缘处分为前、后支以终(图 8－116)。髂内动脉在跨过骨盆缘处与腰大肌间有髂外静脉相隔。髂内静脉位于动脉的后外方。输尿管跨过髂内动脉的盆面,或者略偏动脉的前后。动脉进入盆腔以后即位于闭孔神经及腰骶干的内侧。髂内动脉最短可为 1 cm,最长可达 7 cm,短者髂总动脉即长,长者髂总动脉即短。两侧髂内动脉常不等长。髂内动脉分为前、后支的平面可以变动于骶骨上缘到坐骨大切迹上缘之间,前、后支的分支也可有较大的变化。总的说来,后支分布于体壁及臀部,前支分布于脏器。在胎儿时期髂内动脉为髂外动脉的一倍大,末支上升至腹前壁的后面,进入脐带而成为脐动脉。出生以后,胎盘循环停止,腹前壁的一段动脉即闭塞而形成**脐内侧韧带**。

髂内动脉的前支较长于后支,紧贴骨盆外侧壁,发出脐动脉、膀胱上动脉、膀胱下动脉、直肠中动脉、闭孔动脉、阴部内动脉及臀下动脉,在女性常发出子宫动脉及阴道动脉,在男性尚可单独发出一支前列腺动脉或者膀胱输精管动脉。各动脉皆有静脉伴行。在血管分支与骨盆壁腹膜间的结缔组织中含有骨盆神经丛。髂内动脉后支较短,分为髂腰动脉、骶外侧动脉及臀上动脉。前支及后支的再分支方式皆不恒定。

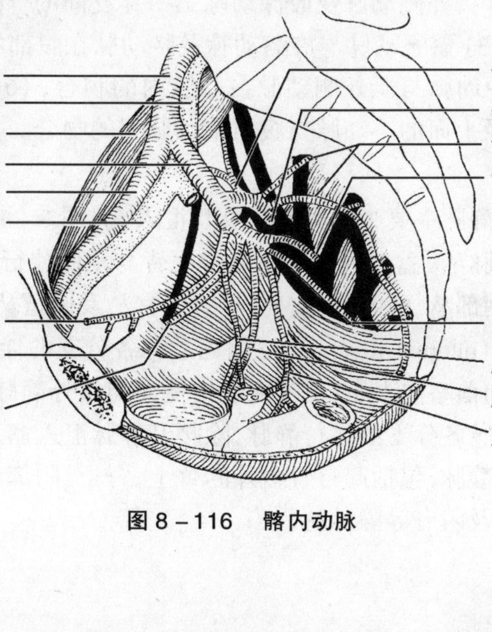

图 8－116　髂内动脉

闭孔动脉(obturator artery)沿骨

盆侧壁的闭孔筋膜面上走向前下，进入闭孔内肌上缘的闭膜管出骨盆，与闭孔静脉及神经伴行，神经在上，静脉在下，内侧有输尿管及输精管跨过。闭孔动脉在盆腔内分支至髂窝，一支到膀胱，一支到耻骨后。闭孔动脉的耻骨支与腹壁下动脉的耻骨支在耻骨后面吻合，并与对侧的闭孔动脉耻骨支吻合。据统计有 30% ~35% 闭孔动脉很小或者阙如，代以发自腹壁下动脉或髂外动脉的闭孔支，直接走向闭膜管，在腹壁一章中已述及此异常的动脉在股疝手术中的重要性。

脐动脉（umbilical artery）为髂内动脉前支的最高位分支，为原始腹下动脉的直接延续，沿骨盆缘下方向下向前，经过闭孔神经前方与膀胱侧面上达腹前壁的后面，常在耻骨联合上缘处发出膀胱上动脉，再向上即闭塞形成脐内侧韧带。脐动脉无伴行静脉。

阴部内动脉（internal pudendal artery）向下向外跨过梨状肌及骶丛的内面，走向坐骨大孔的下缘，经梨状肌下孔出骨盆而至臂部，再经坐骨小孔到达会阴部，有阴部神经伴行。

臀下动脉（inferior gluteal artery）为髂内动脉前支的终支，最粗大，在梨状肌及骶丛的内面下降，位于阴部内动脉的后方，走向坐骨大孔的下部，经梨状肌下孔出骨盆而达臀部。

髂腰动脉（iliolumbar artery）由髂内动脉后支发出以后，向上偏外进行，通过闭孔神经与腰骶干之间，到达腰大肌内缘，在骨盆缘分为髂、腰二支。髂支横行跨过髂肌，供应髂肌及髂骨。腰支沿脊柱上行，供应腰大肌及腰方肌，与最下一支腰动脉吻合，发出一支脊柱动脉通过第 5 腰椎与第 1 骶椎之间的椎间孔进入椎管。

骶外侧动脉（lateral sacral artery）常为上、下两支。上支较大，向内走，与骶正中动脉吻合以后进入第 1 或第 2 骶前孔，分支供应骶管内结构以后再出相应的骶后孔到达骶骨背面，与臀上动脉吻合。下支向下斜行跨过梨状肌及骶神经的前面，到达骶前孔的内侧，在骶骨前面下降，至尾骨前面与对侧同名动脉及骶正中动脉吻合；沿途分支进入骶前孔，供应骶管内结构以后再出骶后孔。

臀上动脉（superior gluteal artery）为后支的最大分支，在盆腔内的行程很短，通过腰骶干与第 1 骶神经之间，或者第 1、2 骶神经之间，向后穿过盆筋膜壁层，出梨状肌上孔至臀部，有臀上静脉及臀上神经伴行。

骶正中动脉（middle sacral artery）：此动脉起自腹主动脉分叉部的上方，有时与第 5 腰动脉同起，在骶骨前面正中线下降，也可偏向一侧，包埋在结缔组织中，一般情况下沿途发出小支向后走，与骶外侧动脉吻合。骶正中动脉偶可发出异常的肾动脉供应异位于盆腔的肾脏，或者分支供应直肠。

盆腔内的动脉侧支循环：髂内动脉至脏器的分支在脏器壁上相互吻合，形成两侧髂内动脉间的侧支循环。髂内动脉的壁支与骨盆外的血管之间也有若干细小的吻合。在较大的盆腔手术中，结扎某一或几支动脉以后，仍可有良好的侧支循环。结扎一侧的髂内动脉以后，参与构成侧支循环的动脉吻合有：(1)子宫动脉与卵巢动脉间的吻合，(2)两侧膀胱动脉间的吻合，(3)直肠中、下动脉与直肠上动脉间的吻合，(4)闭孔动脉与腹壁下动脉及旋股内侧动脉间的吻合，通过耻骨支与对侧者吻合，(5)臀下动脉与股深动脉旋支及穿支间的吻合，(6)臀上动脉与骶外侧动脉间的吻合，(7)髂腰动脉与最末一支腰动脉间的吻合。在结扎两侧的髂内动脉起始部以后，虽使盆腔内的血液供应显著减少，但是仍可通过下列吻合而获得血液供应：(1)臀部的臀上、下动脉与旋股内、外侧动脉及股深动脉第一穿支间的“十”字吻合，(2)闭孔动脉与旋股内侧动脉及腹壁下动脉间的吻合，(3)髂腰动脉与旋髂动脉及腰动脉在腹部的吻合，(4)阴部内动脉与阴部外动脉在会阴部的吻合，(5)骶正中动脉与骶外侧动脉在盆腔内的吻合，(6)直肠中、下动脉与直肠上动脉在直肠壁内的吻合，(7)膀胱前面及上面的小动脉与腹前壁动脉间的吻合。

静脉

骨盆内的静脉主要为髂内静脉及其汇入支（图 8 - 117）。此外尚有直肠上静脉及骶正中静脉，在女性另有卵巢蔓状静脉丛。盆腔内的静脉基本上皆与动脉伴行，壁很薄。相邻静脉之间吻合丰富，形成若干静脉丛，分有直肠丛、阴部丛、膀胱丛、前列腺丛、子宫丛及阴道丛，位于有关脏器的壁上或壁中。

髂内静脉（internal iliac vein）：髂内动脉各分支的伴行静脉汇合形成髂内静脉，主干很短，起始部紧靠坐骨大孔上方，向前略向上走，至腰大肌内侧面与髂外静脉汇合成髂总静脉。髂内静脉位于髂内动脉的后方略偏内。髂内动脉各分支的伴行静脉，除腰升静脉汇入髂总静脉以及胚胎时期的脐静脉向上汇入肝脏以外，其余皆汇入髂内静脉，包括起自骨盆外的臀上、臀下、阴部内及闭孔静脉，以及骶外侧静脉与起自骨盆内的直肠中、膀胱、子宫及阴道等静脉丛。

骶正中静脉（middle sacral vein）：此静脉与骶正中动脉伴行，常汇入左侧髂总静脉，也可能汇入两侧髂总静脉的交角内。

交通：根据上述各种静脉的交通情况，可见盆腔内的静脉可以通过阴部静脉丛（膀胱前列腺静脉丛）及阴部内静脉接收会阴部的静脉血，也可以通过阴部丛与闭孔静脉间的交通与腹壁上静脉或髂外静脉交通。此外，盆腔内静脉又可通过骶外侧静脉与脊柱的静脉丛交通，盆腔内的炎症或恶性肿瘤易于经此蔓延或转移到脊柱，甚至于不通过肺而再直接向上到达颅内静脉窦。子宫静脉与直肠上静脉间的吻合也构成门静脉与腔静脉系统间的侧支循环道路。

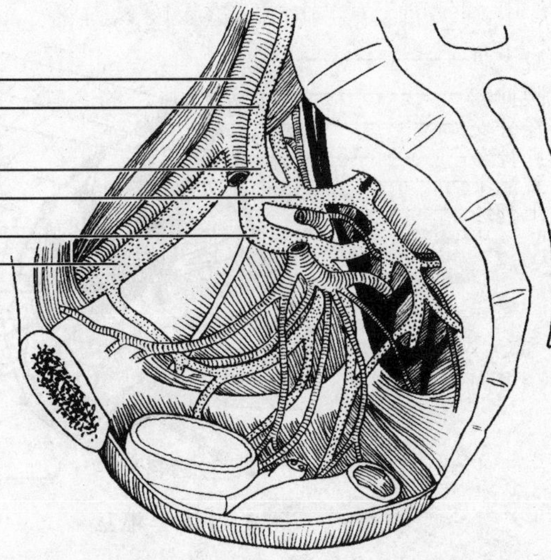

图 8－117　髂内静脉及其汇入支，后支接收髂静脉、髂腰静脉、臀上静脉、臀下静脉及阴部静脉，前支接收闭孔静脉及脏器的大部分静脉

淋巴结

在第七章中已述及沿髂外动脉及髂总动脉排列的淋巴结。这些淋巴结除接收下肢及腹前壁下部的淋巴以外，同时接收大部分盆腔内的淋巴。盆腔内各器官的淋巴回流已如前述，一部分汇入盆腔内的淋巴结，一部分直接汇入髂外及髂总淋巴结，另有一些淋巴管直接汇入主动脉旁淋巴结。

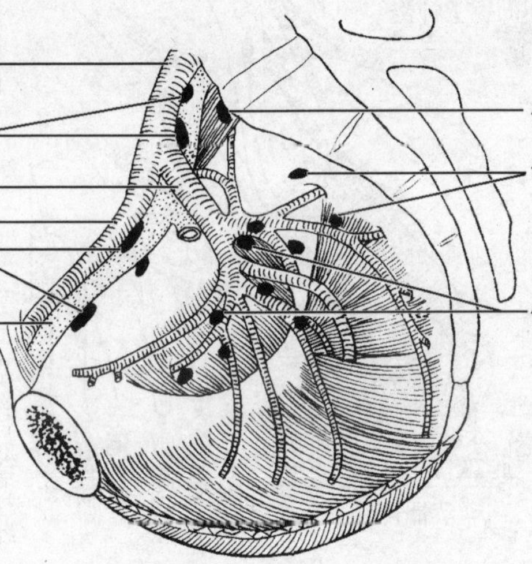

图 8－118　盆腔内邻近骨盆壁的淋巴结

盆腔内的淋巴结，有一些小的紧邻脏器，更多的是沿髂内动脉的分支排列，包埋在骨盆侧壁的腹膜外蜂窝组织中（图 8－118），按所相邻的动脉命名，但是位置既不固定又分散，数目也不定。因此，在切除恶性肿瘤时应将骨盆壁的蜂窝组织广泛剥离，才能切除有关的淋巴结。此外，又由于可以有一些淋巴管直接汇入髂外或髂总淋巴结，这些淋巴结亦应同时移除。虽然如此，仍不能保证将有关的淋巴结完全移除，因为盆腔淋巴结的输出管可以直接汇入腹腔内淋巴结，卵巢、输卵管及子宫底部也可有一些淋巴管直接汇入主动脉旁淋巴结。

盆腔内的神经

骶丛

位置：骶丛（sacral plexus）神经位于梨状肌的前面，为一层紧密的结缔组织所包绕。这一部分结缔组织沿骶神经前支附着于骶前孔的边缘，沿通过坐骨大孔的神经延伸至骨盆外，在骨盆内与髂内动脉分支周围的结缔组织相续，覆盖在神经丛内面的结缔组织，可以看作为盆筋膜壁层的一部分，分隔神经丛与髂内血管（见图8－25）。

骶丛的盆面大部为髂内血管所覆盖。血管出骨盆的分支一般皆穿过骶丛神经。在骨盆壁内面所能见到的骶丛为参与组成的骶神经前支以及位于梨状肌面上的大块神经组织（图 8－119）。在骨盆内面显露骶丛的手术比较困难，因为神经的内面有髂内血管的许多分支，以及由第 2～4 骶神经前支的前内面发出的盆内脏

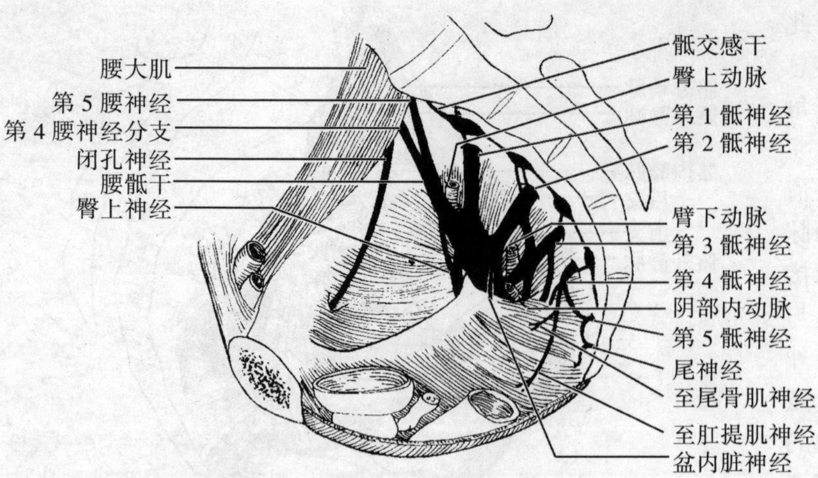

图 8－119　骶丛

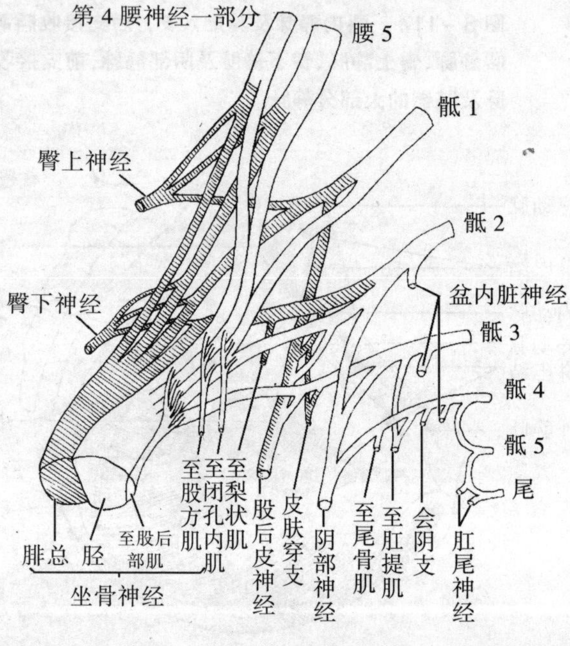

图 8－120　骶丛的组成，有阴影者为脊神经后支及其分支

神经在骶丛的内面向下、向前进行。如果采取经臀部的后方手术进路，切除构成坐骨大孔的一部分髂骨及骶骨；切除梨状肌，即可避免上述阻碍而完全显露骶丛。

组成：骶丛由腰 4、5 及骶 1、2、3 的前支组成（图 8－120）。第 4 腰神经前支的一部分沿腰大肌的内侧下降，与第 5 腰神经前支平行或者合而形成腰骶干，穿出腰大肌的内面到达腰大肌与骶岬间的沟中，继而向下跨过骶骨翼及骨盆缘，至梨状肌上缘平面即与第 1、2、3 骶神经前支联合而构成骶丛。上三骶神经（有时尚有骶 4）前支出骶前孔以后在梨状肌面上向外略偏下进行，走一短程以后即与腰骶干合而形成一大块神经组织，而后再发出若干分支。

分支：骶丛的分支在通过坐骨大孔处发出，到达臀部以后才完全分开，所以大部分在骨盆内不易看到，或者完全看不到。在分支中，仅有臀上神经通过梨状肌上孔，其余皆经梨状肌下孔出骨盆。

邻属：髂内血管的分支位于骶丛与腹膜之间。臀上动脉穿过骶丛，可以通过腰骶干与第 1 骶神经间，或者通过第 1、2 骶神经之间，与臀上神经一同通过梨状肌上孔出骨盆。臀下动脉在经过梨状肌下缘处常位于骶丛的前面，可以通过坐骨神经与阴部神经之间到达臀部，也可为主干或分支穿过坐骨神经的起始部。阴部内动脉先位于骶丛的内侧，至臀部仍然位于最内侧。

损伤：骶丛位于骨盆后外侧壁的深处，在一般的盆腔手术中并不易受伤。盆内脏神经为骶丛的重要分支，易于在手术中受伤。在怀孕或分娩时偶可伤到骶丛，常为胎儿头压迫到腰骶干。在许多产伤瘫痪中，并不是直接伤到骶丛，而是受到凸出的椎间盘压迫。椎间盘突出的发生率在怀孕期中加大的原因为受到内分泌影响促使韧带软化所致。骶丛受到压迫时常引起下肢痛。

尾丛

尾神经丛（coccygeal plexus）由第 4 骶神经的一部分、第 5 骶神经及尾神经组成，位于尾骨肌的盆面，分支供应肛提肌、尾骨肌、肛门外括约肌以及尾骨附近的皮肤。

闭孔神经

闭孔神经（obturator nerve）起自腰丛，通过盆腔进入股部，不分布于盆腔。此神经由第 2、3、4 腰神经分支组成，与股神经同源，穿过腰大肌而出现于其下内方，紧靠骶髂关节后方跨过骨盆缘，向前经过输尿管及髂内血管深处沿骨盆外侧壁进行，位于闭孔血管的上方，跨过闭孔内肌内面的筋膜，通过闭膜管出骨盆，到达股内侧部时已形成分支，供应内收肌及股内面皮肤。怀孕后期增大的子宫可能压迫神经而出现内收肌痉挛及股内面疼痛，平卧后症状消失。闭孔疝亦可压迫闭孔神经而出现相同症状。皮肤分布区内可查到痛觉改变。由于闭孔神经位于骨盆侧壁，所以在广泛切除盆腔内淋巴结的手术中易于受伤。欲切断髋关节的一部分神经供应，或者为解除内收肌痉挛而欲切断闭孔神经时，可以采取盆腔内腹膜外的手术进路，因为神经到达股部时不仅已形成分支而且位置也很深。

交感神经

交感神经通过骶交感干、直肠上丛及上腹下丛三条道路进入盆腔(图 8－121)。

骶交感神经节干(sacral sympathetic chain)：此干为腰交感干向下通过髂血管后方延伸入盆腔内的部分，同样由神经节及纤维组成。神经节间的纤维主要含有腰 1、2 的下行纤维与随交感神经上行的传入纤维。骶交感干与腰交感干的不同点，仅为与脊神经间只有灰交通支(节后纤维)相连，因为节前纤维组成的白交通支仅限于腰 2 以上。骶交感干每侧各有 3～4 个神经节，偶可多至 6 个。神经节干在骶骨前面下降，逐渐向内偏移，行程中大致位于骶前孔的内侧，跨过第 4 骶前孔，下部略偏于尾骨外侧。两侧的骶交感干下段之间常有交通支跨过骶骨或尾骨相连，末端可能在尾骨前面相连而形成一个独立的奇神经节，也不可相连。

骶交感干除有灰交通支与骶神经相连以外，尚有许多小支与骨盆丛相连。此类细支可能含有少数神经纤维，也可能含有传入纤维。由此可见，骶交感干与盆腔脏器的交感神经供应无大关系，主要供应下肢。由骶交感神经节发出节后纤维，形成灰交通支至骶神经。骶交感干在手术方面的重要性不大，不仅由于位置深在盆腔内而难于进行手术，也因为如果切除，只能切断供应下肢的节后纤维，不起作用。供应下肢的交感神经节前纤维通过腰交感干，进行腰交感神经切除术才能切断供应下肢的交感神经节前纤维，获得治疗效果。

直肠上丛(superior rectal plexus)：前已述及直肠上丛为肠系膜下丛的延续，沿直肠上动脉进行，分布于乙状结肠的下部及直肠，除含有交感神经以外尚可能含有传入纤维。直肠上丛与腹腔内其他神经丛的不同点在于不含迷走神经纤维。直肠上丛在盆腔内与上腹下丛及腹下神经之间皆有联系，因而可能经此分出交感神经供应其他脏器，但是此类交通支可能主要由上行供应乙状结肠及一部分降结肠的副交感神经组成。

上腹下丛：(superior hypogastric plexus)此神经丛又称为腹下丛或骶前神经，为进入盆腔的交感神经主要部分，由主动脉丛向下跨过主动脉分叉部延伸至第 5 腰椎体前面形成（图 8－122)，位于骶岬下方两侧髂总动脉间的三角形区域中，左侧与肠系膜下丛之间有联系。两侧腰交感干的下端皆分出一支至上腹下丛。上腹下丛的下界常位于骶岬平面或稍低处，再向下即分为左、右腹下神经，沿骨盆侧壁下降。上腹下丛的分叉部可以形成蔓状，有时称为**中腹下丛**。

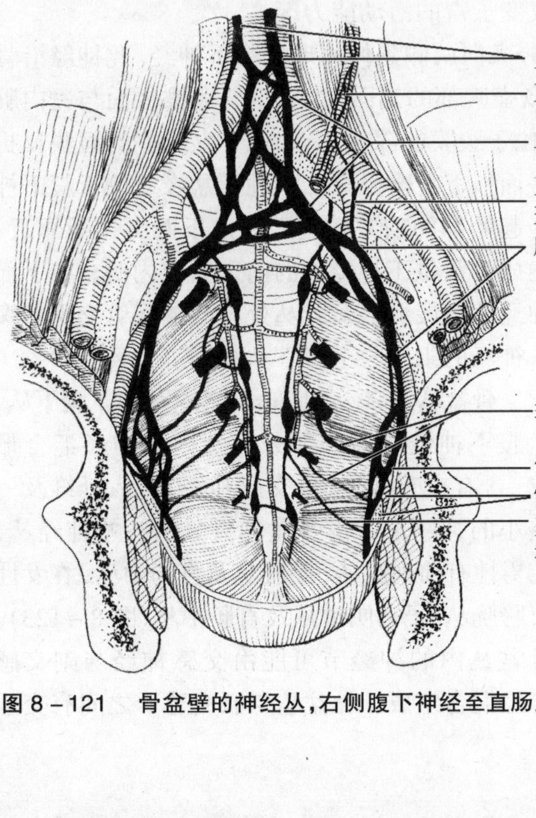

图 8－121　骨盆壁的神经丛，右侧腹下神经至直肠上丛的分支未画出

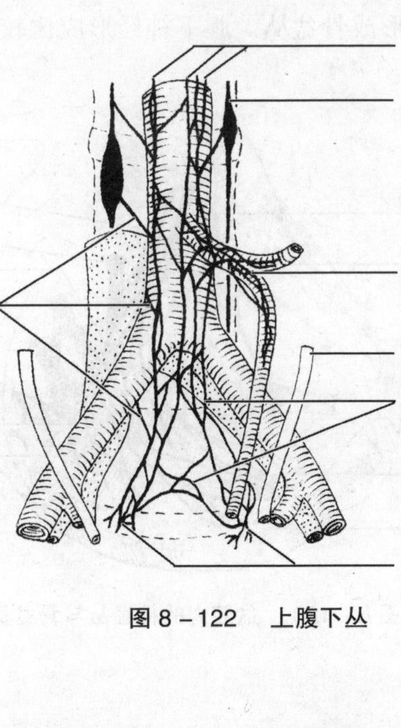

图 8－122　上腹下丛

上腹下丛在大体解剖方面经常变化不定。根据上述，上腹下丛的位置主要限于第5腰椎体的前面，在多数情况下呈丛状，少数情况下呈索条状。腰交感干至上腹下丛的分支，可以跨过髂总血管的前面，也可经过血管的后方，或者通过髂总动、静脉之间。在完全切除上腹下丛的手术中应注意将此交通支一并切除，可将含有神经丛的结缔组织连同腹下神经的起始部一并切除，切断与交感干间的交通支。上腹下丛的位置常偏于左侧而不在正中线上，移位显著者可以位于乙状结肠系膜根部的后方，前有直肠上动脉通过，注意不要误为肠系膜下丛。在此类情况下，进行神经丛的手术时应先将直肠上动脉及其分支向左游离，才可显露神经丛。切除上腹下丛时有伤到紧邻其左侧的供应结肠的一部分副交感神经的危险，特别是在神经丛向左移位的情况下危险性较大。手术中切除的范围如能不低于腹下神经的最高部，手术后一般即不至于出现结肠神经供应损伤的症状。

上腹下丛的前面即为腹膜，后面即为第5腰椎体的前面，黏附皆不紧，切开上述三角区的腹膜即易于分离。上腹下丛的两则尚有输尿管通过。输尿管通过三角区的外下角。手术中分离腹膜时易于将右输尿管牵引到手术野内。左侧输尿管与上腹下丛之间有乙状结肠系膜根部及直肠上动脉相隔，不易被牵拉到手术野中。上腹下丛在下降入两侧髂总动脉之间的三角区时跨过左髂总静脉的前面。静脉壁很薄，分离神经丛时应注意避免损伤静脉及其小的汇入支。骶正中动脉位于上腹下丛的后方，包埋在第5腰椎体前面的结缔组织中，进行神经丛的手术时如不分离过深，即可避免损伤。骶正中静脉可以汇入骶外侧静脉，或者通过三角区汇入左髂总静脉，手术中亦应注意。

上腹下丛含有混合神经纤维及小的神经节。神经节完全为交感神经节后神经元。终于神经节的交感神经节前纤维主要来自第1、2腰神经。另有一部分节前纤维通过上腹下丛，到达远侧的神经丛，终于其中的神经节。由此可见，上腹下丛及腹下神经皆含有交感神经的节前及节后纤维。此外，上腹下丛内尚含有传入纤维，传导盆腔脏器的痛觉。上腹下丛的左侧与由盆腔上行供应乙状结肠与降结肠的副交感神经有相当密切的关系，副交感神经虽然不一定混在丛内，但是总有一部分与此神经从紧密相邻，在神经丛的手术中易于受伤，好在大部分副交感神经纤维皆在上腹下丛的平面以下进入乙状结肠系膜。

切除上腹下丛在女性可无不良后果。在男性则不同，交感神经与射精功能有关，切断盆腔内的交感神经供应以后可使射精功能受到严重影响或者完全丧失而引致不育，发生于腰交感神经切除术以后者约占50%~60%，发生于上腹下丛切除术以后者更多，可能全部出现。上腹下丛切除术治疗先天性巨结肠症、植物神经系统功能失调及骨盆内难忍疼痛等均无明显效果，因为前已述及各脏器的传入纤维绝大部分随盆内脏神经进入骶神经，仅子宫的传入纤维有一部分通过上腹下丛。对于严重的痛经切除上腹下丛的疗效可达50%以上，其作用机制可能包括切断传入纤维、子宫血管扩张以及改变子宫的活动能力等。

腹下神经(hypogastric nerve)：上腹下丛至骶岬平面以下即分叉向两侧延伸而形成腹下神经。此神经沿骨盆壁向外下延伸，包埋在骨盆壁的结缔组织中，略向前绕过直肠壶腹部的侧面，约至第5骶椎平面与盆内脏神经合而形成**骨盆丛**。腹下神经形成比较狭窄的扁带，上端紧位于腹膜的深处，下端位于盆腔底的腹膜反折平面以下。输尿管在跨过骨盆缘处位于腹下神经起始部的前方较远处；向下两者逐渐靠近，输尿管紧位于神经丛的前上方或内侧；在下部神经丛扩展形成盆骨丛处即与输尿管交叉。腹下神经的组成与上腹下丛相同。

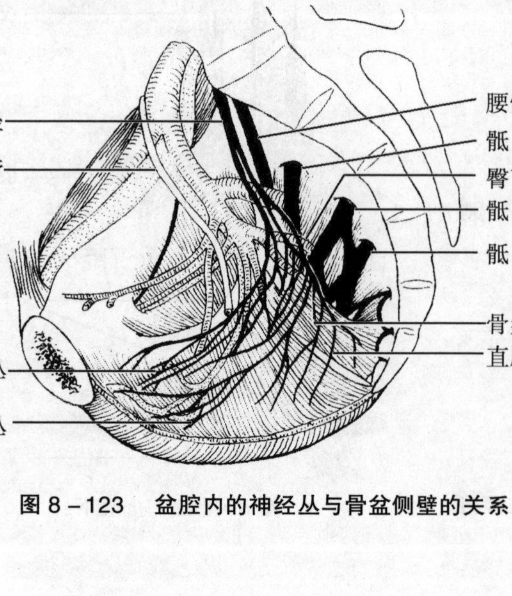

图8-123 盆腔内的神经丛与骨盆侧壁的关系

骨盆丛 (pelvic plexus)：此丛亦称**下腹下丛**，由腹下神经的延伸部分与盆内脏神经汇合形成，含有交感神经、副交感神经、传入纤维及一些小的神经节。由骨盆丛再分出一些神经丛，在男性有前列腺丛、膀胱丛及直肠中丛，在女性有膀胱丛、子宫阴道从及直肠中丛(图8-123)。骨盆丛内的神经节可能由交感神经与副交感神经混合组成。骨盆丛与骶交感干之间有交通相连。

骨盆丛位于直肠壶腹部的外侧及前外侧,与骨盆壁间有髂血管的分支分隔,但是仍然借四周的结缔组织附着于骨盆壁,神经丛与血管走向脏器的分支互相交错。骨盆丛距直肠较远,在直肠手术中分离直肠时受伤的机会较小,但是在分离骨盆侧壁的淋巴结时受伤的机会即较大。骨盆丛形成一片紧密的神经组织,高约2.5 cm,长约3~5 cm。盆内脏神经进入骨盆丛的外面(深面)。骨盆丛至脏器的分丛由其内面、前缘及下缘发出。由后下缘发出一些分散的神经形成**直肠中丛**,向内向下略向前随直肠中动脉走向直肠。在男性骨盆丛于骶生殖襞的深处向前延伸,分支到精囊,而后进入膀胱侧韧带中,随同膀胱血管及输尿管走向膀胱及前列腺。在女性骨盆丛分出直肠中丛以后继续向前延伸,走在子宫骶襞的上部,分出子宫阴道丛以后继续向前向下,穿过子宫颈侧韧带,再经膀胱侧韧带到达膀胱。**子宫阴道丛**发出以后随子宫骶韧带转而向内向前与子宫血管一齐走向子宫颈。在直肠切除术以后发生膀胱功能障碍的主要原因即为伤到骨盆丛,伤到供应膀胱的副交感神经。

副交感神经

起源及组成:供应盆腔的**骶副交感神经**又称为**盆内脏神经**(pelvic splanchnic nerve)或者**勃起神经**,起自骶神经前支穿出骶前孔以后的部分。神经起源常为骶3、4,骶2或骶5也可能有分支参加,也可能仅起自骶2,一般情况下起自骶3的分支最粗大。盆内脏神经中不仅含有副交感神经纤维,也含有传入纤维。传入纤维包括传导膀胱与直肠排空反射的纤维及传导疼痛的纤维。

行径:盆内脏神经由上述骶神经在梨状肌的内面向下向外走的部分前面发出,向下向前走,很快即到达腹下神经与骨盆丛相接处,与骨盆丛平行一段以后再进入其深面,行程约长2 cm。此外,可能有一些盆内脏神经的纤维不进入骨盆丛,直接向下走向乙状结肠及降结肠,或者直接走向膀胱。

第九章 会阴部

第一节 概述

境界：会阴部(perineum)呈菱形，其尖前为耻骨联合，后为尾骨尖，两侧为坐骨结节。菱形的边，前外为坐骨及耻骨下支边缘，后外为臀大肌下缘。

分部：在两侧坐骨结节前端之间作一连线，可将会阴部分为前后两部，皆呈三角形，前为**尿生殖部**(尿生殖三角)，后为**肛门部**(肛门三角)(图9-1，图9-2)。女性的骨盆出口较大于男性，所以会阴部也较大。肛门三角较为简单，两性相同。尿生殖三角较为复杂，两性各异。**会阴体**介于前后两部之间。

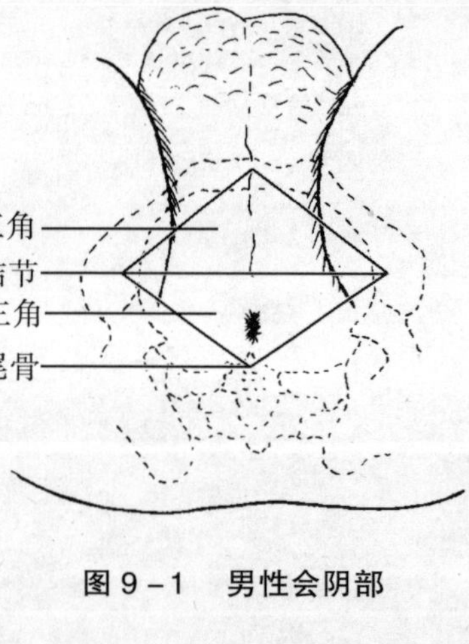

图9-1 男性会阴部

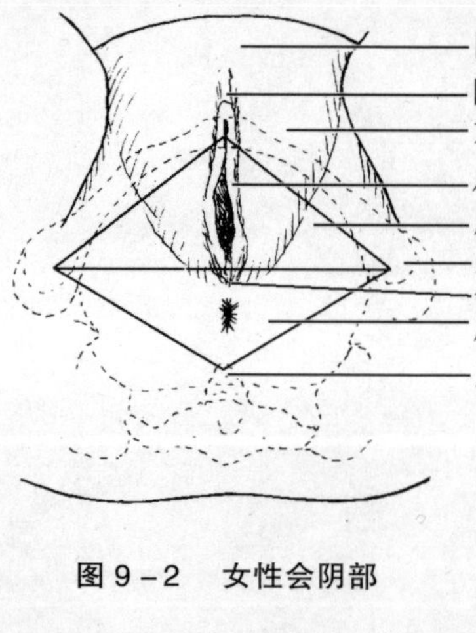

图9-2 女性会阴部

皮肤的神经分布：会阴部的神经供应主要来自后方。股后皮神经的会阴支分布于肛门外侧皮肤，向前延续成**阴囊后长神经**(long posterior scrotal nerve)分布于阴囊的后外部，在女性为**阴唇后长神经**(long posterior labial nerve)分布于大阴唇的后1/3下外部(图9-3)。尾骨尖部与肛门之间的皮肤由**尾神经**(coccygeal nerve)及第4、5骶神经分布。耻骨联合附近由发自腰丛的髂腹股沟神经及生殖股神经分布。**髂腹股沟神经**(ilioinguinal nerve)起自腰1，出腹股沟管，与起自腹壁下血管的精索外血管伴行，在男性分布于阴茎基部背面及阴囊前面的大部分皮肤，称为**阴囊前神经**(anterior scrotal nerve)，在女性分布于阴阜及大阴唇的前部2/3。关于此神经的神经痛问题，见第六章第三节。**生殖股神经生殖支**起自腰1、2，协同髂腹股沟神经分布。除上述神经的分布区以外，会阴部其余皮肤皆由**阴部神**

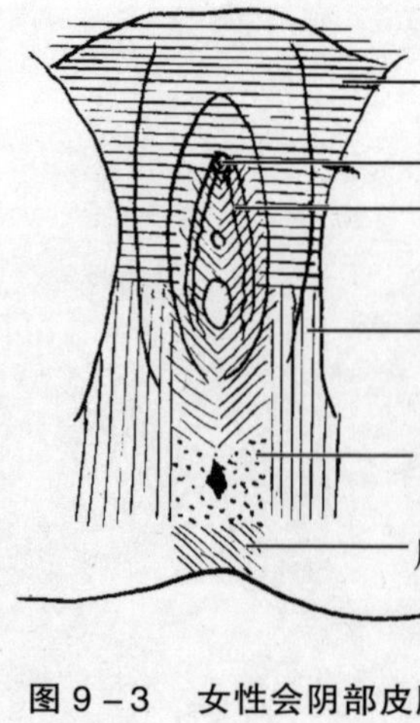

图9-3 女性会阴部皮肤的神经供应

经(pudendal nerve)(骶 2、3、4)分布。由阴部神经分出的**直肠下神经**(inferior rectal nerve)供应肛门周围后 2/3 的皮肤。肛门周围前 1/3、阴囊或小阴唇、以及阴茎或阴蒂的大部分等处皮肤,皆由阴部神经的其他分支供应。阴茎或阴蒂部由阴部神经发出的深支阴茎或阴蒂背神经分布。其余部分由阴部神经的会阴浅支阴囊或阴唇后神经分布。对于严重的搔痒症可以切断阴部神经会阴浅支与股后皮神经会阴支及髂腹股沟神经。

第二节　肛门三角

范围

肛门三角(anal triangle)的中部为肛管的终末部及肛门外括约肌,两侧及后方为坐骨直肠窝。其中肛管及肛门外括约肌已在骨盆一章中述及。

坐骨直肠窝

形状及境界:坐骨直肠窝(ischiorectal fossa)(坐骨肛门窝,ischioanal fossa)为肛门三角区皮肤与盆膈之间的部分。一侧的坐骨直肠窝呈锥体形,底在下,长及深各约 5 cm,宽约 2. 5 cm。两侧的坐骨直肠窝经肛管后深间隙相通。坐骨直肠窝的外侧壁由闭孔内肌及其表面的筋膜与坐骨结节形成,接近垂直(图 9 – 4)。内侧壁由斜行的盆膈肌下面及盆膈下筋膜与肛门外括约肌形成。在肛管后方内侧壁不完整,仅有肛门外括约肌伸展至尾骨的一些纤维,两侧的坐骨直肠窝绕过这一部分肌纤维相通。坐骨直肠窝在后方经臀大肌下缘深处延伸到骶结节韧带,形成**后隐窝**(posterior recess)。坐骨直肠窝的前部到达尿生殖膈后缘,并且再向前延伸到尿生殖膈的上面与盆膈的下面之间,一直到达两膈相贴处,形成**前隐窝**(anterior recess)。两则坐骨直肠窝的前部之间有会阴体及尿生殖系统的中部结构分隔。内、外侧壁在上方相遇而成的锐角,形成坐骨直肠窝的顶。坐骨直肠窝的底即为肛门三角的皮肤(图 9 – 5)。关于命名问题,由此可见,用“坐骨直肠窝”一词比“坐骨肛门窝”准确,肛门只是内壁的下缘,不能代表窝的内侧壁。

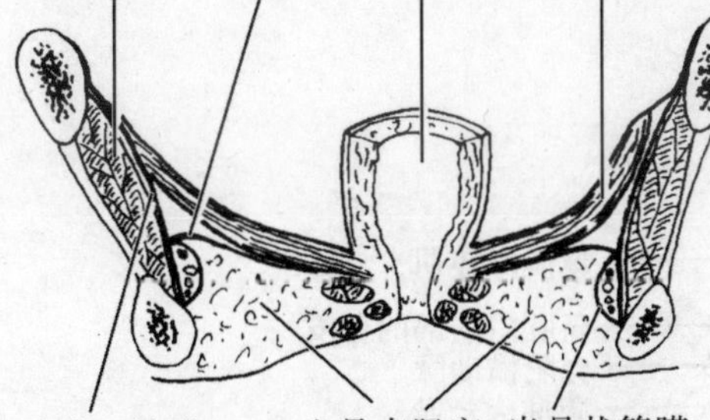

图 9 – 4　坐骨直肠窝冠状切面

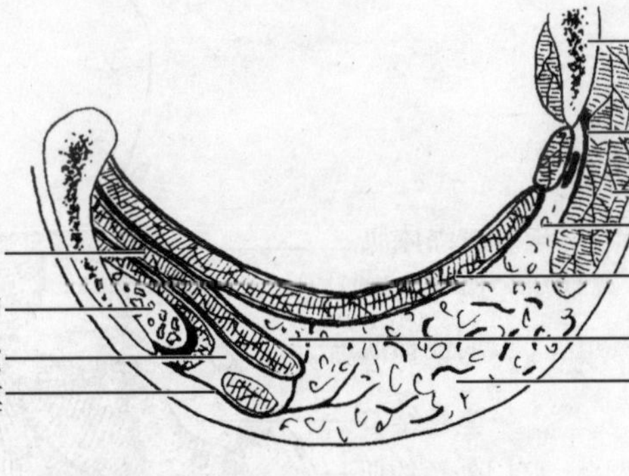

图 9 – 5　通过坐骨直肠窝的矢状切面

筋膜壁:坐骨直肠窝的筋膜壁由盆膈下筋膜及闭孔内肌筋膜形成。在坐骨直肠窝的外侧壁沿阴部血管神经的行程线上形成一条筋膜性管道,称为**阴部管**(pudendal or Alcock’s canal),血管神经的主干通过其中。在上述筋膜壁的浅处尚有一层**半月状筋膜**(semilunar fascia)。半月状筋膜在后方由阴部血管神经进入坐骨直肠窝处起始,在此处附着于骶结节韧带,向前沿坐骨直肠窝的外侧壁延伸到前隐窝内阴部管终了处。因此有人认为坐骨直肠窝的外侧壁由半月状筋膜形成。半月状筋膜向内跨过坐骨直肠窝的顶部覆盖盆膈肌的下面,终于肛提肌下缘,与肛门外括约肌表面的筋膜相混。半月状筋膜在前方于尿生殖膈后缘平面转而向下附着于此缘。半月状筋膜很薄,在大部分范围内紧贴闭孔内肌筋膜及盆膈下筋膜,不易分离,但是在坐骨直肠窝的顶部则呈圆顶状,称为**顶膜**(roof membrane),与坐骨直肠窝的顶部之间形成一间隙,称为**顶膜上间隙**(suprategmental recess)。此间隙有时不归为坐骨直肠窝的一部分。

脂肪组织:坐骨直肠窝中含有大量脂肪及许多纤维隔。纤维隔与深处的筋膜相连。有些纤维隔发自肛管的纵行肌层。脂肪组织中含有第 4 骶神经会阴支,第 2、3 骶神经皮支,以及股后皮神经的会阴支。坐骨直肠窝中的脂肪有协助支持直肠的功用,因患消耗性病变使脂肪减少或消失时即可能发生直肠脱垂。

施瓦耳贝(Schwalbe)**裂隙**:肛提肌在前方起自耻骨,后方起自坐骨棘,在两点间起自闭孔内肌筋膜。有时可见肛提肌起自一条腱性索,称为**肛提肌腱弓**,仅前后端附着于骨骼,中间部分不附着于闭孔内肌筋膜,与筋膜间形成潜在的裂隙,称为**施瓦耳贝裂隙**。腹膜可经此裂隙突入坐骨直肠窝的顶膜上间隙而形成内疝。疝的覆被结构有半月状筋膜及脂肪。

肛尾缝及尾骨球

肛尾缝(anococcygeal raphe):肛尾缝又称**肛尾体或肛尾韧带**,为一团纤维腱性索,含有外括约肌的后部纤维、会阴深组肌肉向后延伸的纤维以及耻尾肌中部的纤维,由肛管伸达尾骨尖部与两侧以及骶骨下部,分隔两侧坐骨直肠窝,并将肛门后方的蜂窝组织间隙分为上、下两部分。肛尾缝损伤以后可能失去对肛门的支持作用。

尾骨球(coccygeal body):尾骨球为一团黄色的球状组织,直径约 2 mm,位于尾骨尖的前面或紧下方,盆膈肌下方的肛尾韧带中,由动静脉吻合及神经组织聚积形成。

血管

会阴部的主要血管为阴部内动、静脉。**阴部内动脉**(internal pudendal artery)由髂内动脉分出,经梨状肌下孔出骨盆到臀部,再与阴部神经一同跨过坐骨棘进入**阴部管**而达会阴部,分支与神经相似。阴部内动脉进入阴部管以后立即分出一或数支**直肠下动脉**(inferior rectal artery),向内向前通过坐骨直肠窝,分支供应肛门周围皮肤、外括约肌、肛管及直肠下部(图 9-6)。阴部内动脉的主干在阴部管内继续前行,至接近尿生殖膈后缘处分出**会阴浅动脉**(阴囊后动脉或阴唇后动脉)及会阴横动脉。**会阴横动脉**(transverse perineal artery)向内横行至会阴体中点,位于会阴浅横肌的浅面,供应会阴体附近的组织,与对侧者吻合。会阴浅动脉(superficial perineal artery)跨过会阴浅横肌向前,供应阴囊或阴唇。阴部内动脉的主干继续前进行入坐骨直肠窝的前隐窝,由尿生殖膈的上面进入会阴深隙。阴部内动脉的主干及分支皆有静脉伴行。

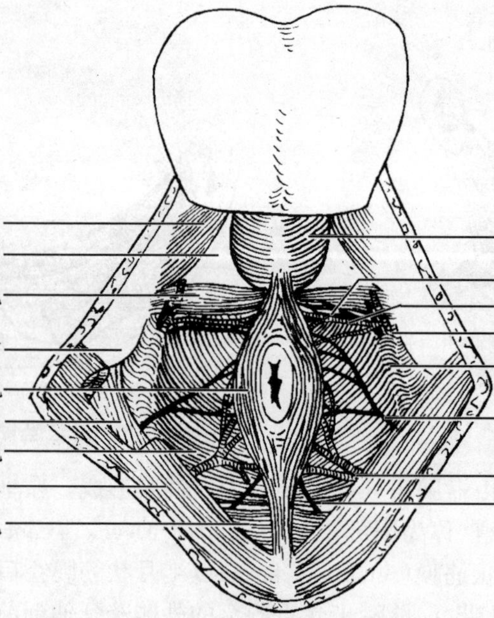

图 9-6 肛门三角内的血管神经

淋巴

肛管及肛门周围皮肤的淋巴汇入腹股沟淋巴结,患癌肿时易于使该处淋巴结受累。

神经

阴部神经(pudendal nerve):此为供应会阴部的最大神经,起自骶 2、3、4(或为骶 2、3,或为骶 3、4),经梨状肌下孔出骨盆至臀部,再与阴部内血管一同跨过坐骨棘,经过**坐骨小孔**到达会阴部的**阴部管**内。阴部神经在阴部管内向前走一短程后即发出直肠下神经。直肠下神经有时直接起自第 3、4 骶神经,与阴部神经分开。

不论在哪一种情况下，**直肠下神经**(inferior rectal nerve)皆穿过阴部管的内侧壁向前内进行，同时分支，穿过坐骨直肠窝内的脂肪结缔组织，供应肛门外括约肌、肛门周围皮肤及肛管上皮(齿状线以下)。阴部神经分出直肠下神经以后的主干，继续前行一短程以后即分为会阴神经及阴茎(阴蒂)背神经，仍然同位于阴部管内。**会阴神经**(perineal nerve)随即分为深、浅两支。深支在接近阴部管的前端时又分为一些小支，其中1～2支穿出阴部管的内侧壁向内走，供应肛门外括约肌及肛提肌的前部纤维；其余分支前行至尿生殖膈。浅支主要为皮支，向前至尿生殖三角。**阴茎(阴蒂)背神经**(dorsal nerve of penis or clitoris)在阴部管内继续前行，位置较高，与会阴神经之间隔以阴部内血管，至阴部管的前端即穿过尿生殖膈上筋膜而进入会阴深隙，继续前行。

第4骶神经会阴支：此分支在骨盆内分出，经过尾骨肌与肛提肌之间进入坐骨直肠窝的后部，供应肛门外括约肌的浅部、阴囊肉膜及一部分会阴部皮肤。

股后皮神经会阴支：前已述及此神经分支供应肛门外侧皮肤。

神经阻滞：在肛门手术中可以采取局部麻醉。阻滞阴部神经干的方法为在肛门与坐骨结节间中点下针，左手食指在肛门内摸到坐骨结节，导引针向坐骨结节刺入，至触及其下缘稍上方即可注射麻药。此外，尚须在肛门的后外方注射麻药到皮下，深达盆膈肌下面，以麻醉股后皮神经与第4骶神经的分支。如果不注射阴部神经主干，而在肛门与坐骨结节之间中点进针，向深处前后作扇形浸润至盆膈肌亦可。

坐骨直肠窝脓肿与肛门瘘管

在第八章中已述及肛门瘘管与肛管腺感染的关系，也曾述及肛门外括约肌浅部在肛管后方分叉之间所形成的三角形间隙与坐骨直肠窝相通，与感染蔓延及马蹄形瘘管成因之间的关系。肛窦或肛管腺感染常引起坐骨直肠窝脓肿。此外，肠腔感染也可能扩散至坐骨直肠窝，直肠旁间隙的脓肿也可能穿破盆膈形成坐骨直肠窝脓肿。坐骨直肠窝中的脂肪蜂窝组织较多，血液供应较少，抵抗力较低，有感染时易于化脓。坐骨直肠窝中的脓肿可以比较局限而靠近肛门，也可能很大，将盆膈肌推向上方贴近直肠的下段，但应注意在切开引流时脓液超过100 mL以上者即常为直肠旁间隙中同时有积脓，应注意探查，扩大盆膈肌的通道。坐骨直肠窝中有较多的神经分支通过，因而有炎症时疼痛较剧。

坐骨直肠窝中有炎症积脓时，因窝底皮肤的阻力较大而易于在不同平面向肠管内穿破，也可以穿破盆膈肌蔓延到直肠旁间隙，再破入直肠，但是在多数情况下皆沿盆膈下筋膜向内通过肠壁最薄弱处的内、外括约肌之间经肛窦底部穿破，形成的瘘管内口位于齿状线附近(图9－7)。不论如何，对于肛门旁脓肿皆应争取早期切开引流，不能看作一般脓肿待有明显波动以后再切开，避免向肠管内穿破，减免形成瘘管的可能性。所有肛门旁脓肿，不论切开引流或自行溃破，皆可能形成瘘管，特别是位于距肛门缘4 cm以内者。因而在切开引流时切口应尽可能靠近肛门，以便在形成瘘管以后易于处理。此外，由于一侧坐骨直肠窝中的感染可以通过肛管后间隙蔓延到对侧，因而在切开引流时应注意是否要同时引流对侧。

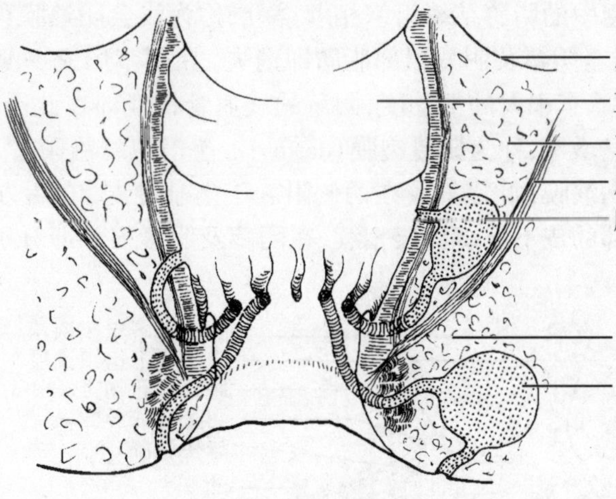

图9－7　肛门直肠瘘的形成部位，右侧为脓肿可能发生的部位及溃破方向，左侧为脓肿排空以后形成瘘管的位置

肛门部瘘管(anal fistula)的类型不一。仅有一个开口，位于皮肤或肠管内者，称为不完全瘘管。有两个开口，分别位于皮肤及肠管内者，称为完全瘘管。此外，瘘管的深浅位置也不尽相同，可以紧位于皮下或黏膜下，可以通过括约肌的皮下部与浅部之间，可以通过外括约肌的浅、深部之间，可以穿过外括约肌深部及内括约肌，或者穿过盆膈肌在肛直肠环以上开口入直肠。

因坐骨直肠窝脓肿或直肠旁间隙脓肿所形成的瘘管外口，距肛门缘常有一段距离。一般情况下只有一个外口时，常可依照外口的位置与通过肛门所作横线的关系测定内口的位置(Goodsall规律)。如果外口至肛门缘的距离在 2.5～4 cm 之间，而且位于横线上或其前方，内口即位于由外口至肛门的辐射状线上，主要管道直行；如果外口位于横线后方，内口即位于肠管内的后正中线上，主要管道曲行。如果外口至肛门缘的距离在 4 cm 以上，不论位于上述横线的前后，内口皆在后正中线上。此外，前已述及坐骨直肠窝内的炎症可以经过肛管后深间隙蔓延到对侧，因此所形成的瘘管即绕过肛门后方而成为马蹄形。通过坐骨直肠窝的瘘管内口，除可以位于齿状线附近以外，也可位于肛直肠环的上方。骨盆直肠瘘的内口总是位于肛直肠环以上。肛门瘘管常因反复发作急性炎症而使管道分叉，形成多数外口，而内口仍然是一个。

肛门瘘管的位置愈深，手术治疗的困难愈大。欲切除全部管道，主要应先找到内口，查清管道与肛直肠环的关系。如果肛直肠环上部未受累，即可切开瘘管浅面的皮肤，切开肛门外括约肌的皮下部或再切开浅部，沿探针切除全部瘘管及四周瘢痕组织，最后切除过多的皮肤，使伤口充分敞开。切断括约肌时应与其纤维的方向垂直。如果瘘管累及肛直肠环上部，即不能采取一次完全切除的方法，以免因切断肛直肠环而发生失禁，可切开外括约肌的一部分，不切断肛直肠环的上部，切除瘘管的边围部分暂时保留邻近肛直肠环的上部，再采取挂线疗法穿过橡皮筋勒紧。

第三节　男性尿生殖三角

层次与血管神经

浅层结构

皮肤：尿生殖三角(urogenital triangle)部的皮肤较薄，含有大量皮脂腺及汗腺。

皮下组织：在腹壁一章中已述及腹前壁下部的皮下组织可以明显分为两层，浅层主要为脂肪性，深层为膜性。两层向下跨过耻骨嵴与会阴部的皮下组织相续。因此，会阴部的皮下组织，除阴茎及阴囊以外，仍然可以分为浅深两层，浅层为脂肪性，深层为膜性。脂肪层在两侧与股部的皮下脂肪相续，在后方与肛门三角内坐骨直肠窝中的脂肪结缔组织相续。深层称为**浅会阴筋膜**(superficial perineal fascia, Colles'fascia)。皮下组织浅、深两层至阴茎及阴囊根部脂肪即消失，在阴茎形成一薄层疏松的浅阴茎筋膜，间于皮肤与深阴茎筋膜之间，允许皮肤有很大的活动度，阴茎的浅血管神经即在此层中(图 9－8)。阴囊的皮下组织因含有许多平滑肌纤维而明显增厚，称为**阴囊肉膜**(dartos)。平滑肌纤维附着于阴囊皮肤，收缩时即使皮肤起皱。

浅会阴筋膜：此层筋膜在两侧附着于坐耻骨支，在后方附着于尿生殖膈后缘，在前方跨过耻骨前面而与腹前壁下部的皮下组织深层相续，在阴茎及阴囊根部即分别与皮下组织及肉膜相续(图 9－9，图 9－10)。

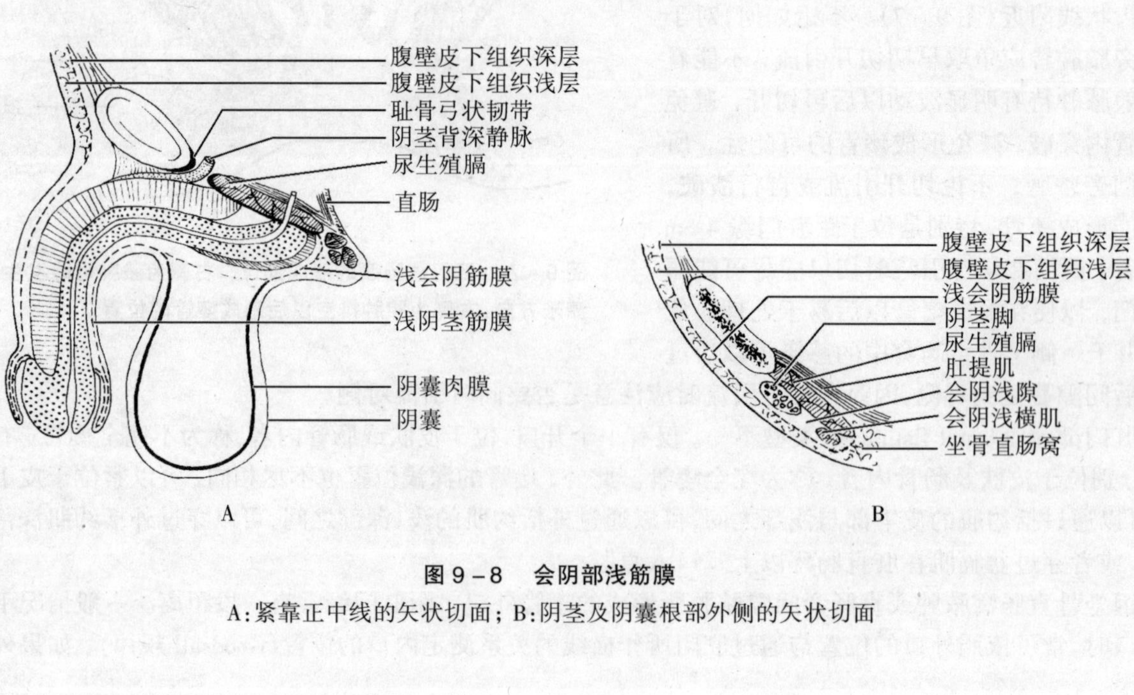

图 9－8　会阴部浅筋膜

A：紧靠正中线的矢状切面；B：阴茎及阴囊根部外侧的矢状切面

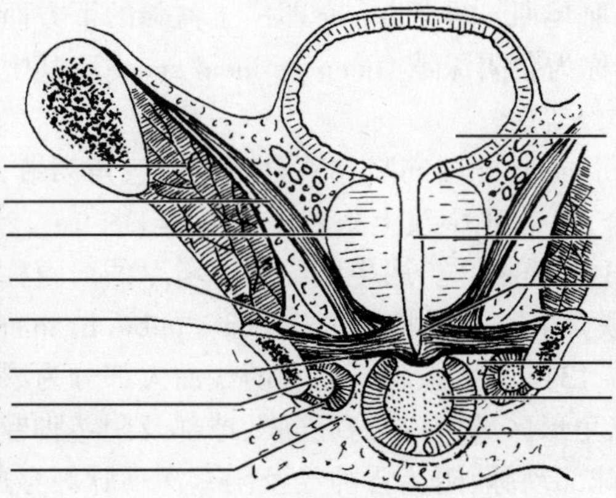

图 9-9 男性尿生殖三角冠状切面

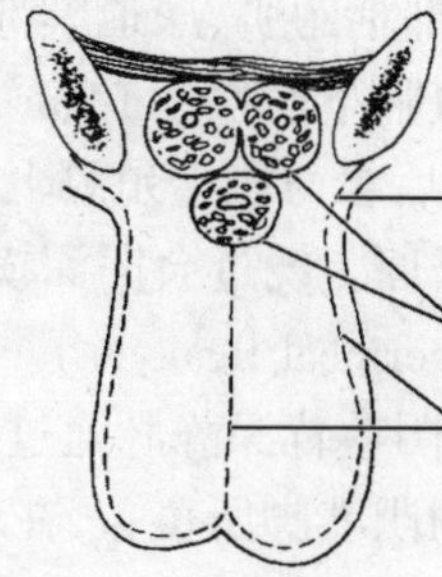

图 9-10 会阴部浅会阴筋膜，通过阴囊的冠状切面

会阴浅隙

境界：在浅会阴筋膜与尿生殖膈下筋膜之间形成潜在间隙，称为**会阴浅隙**(superficial perineal space or pouch)。此隙的四邻境界与浅会阴筋膜的附着相同，亦即在两侧及后方封闭，在前方则跨过耻骨嵴而与腹前壁皮下组织深层深面的潜在间隙相通，在中部与阴茎及阴囊浅部筋膜深处的间隙直接或间接相通。

会阴浅隙中含有阴茎脚、尿道海绵体的固定部、坐骨海绵体肌、球海绵体肌、会阴浅横肌以及阴部血管神经的浅部分支(图 9-11)。

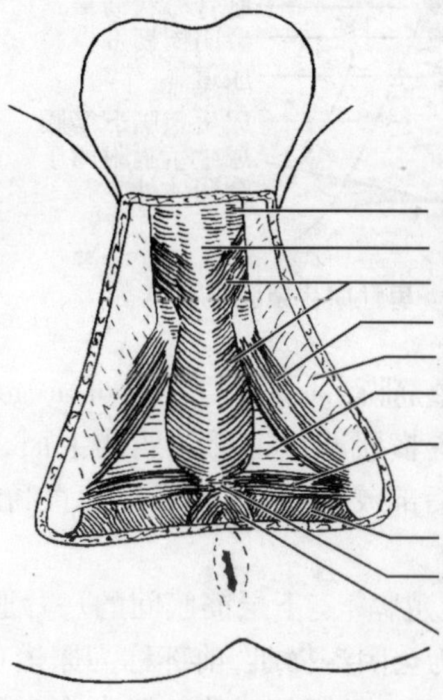

图 9-11 男性会阴浅隙中肌肉

阴茎根部：阴茎根部亦即固定部，包括球部(bulb)及阴茎脚(crura)。**阴茎球部**(尿道球)由尿道海绵体后端膨大形成，紧贴尿生殖膈下筋膜的下面。**阴茎脚**由阴茎海绵体后部形成，由坐骨下支中部及尿生殖膈下筋膜的下面向耻骨角延伸。

会阴浅横肌(superficial transverse perineal muscle)：此肌位于会阴浅隙的后部，起自坐骨结节内侧前部，紧依尿生殖膈后缘下面向内横行或略向后弯曲止于会阴体。

坐骨海绵体肌(ischiocavernosus muscle)：此肌覆盖在阴茎脚的表面，起自坐骨结节的内侧与邻近的坐骨支，向前掩盖阴茎脚的游离面，止于两侧阴茎脚相遇的部分。

球海绵体肌(bulbocavernosus muscle)：两侧的球海绵体肌在正中线上相连，大部分肌纤维即起自相连的中缝，后分纤维起自会阴体。肌纤维向前向上覆盖尿道海绵体球部及阴茎海绵体根部，最后部纤维止于尿生殖膈下筋膜，稍前部纤维止于尿道海绵体的背面。最前部纤维则向外向上绕到阴茎海绵体的背面，止于阴茎背面的深筋膜。球海绵体肌及会阴浅横肌皆有一些肌纤维通过会阴体，与肛门外括约肌的皮下部及浅部相续。

神经供应：上述会阴浅隙中的肌肉皆由阴部神经的终末分支会阴神经深支供应。

会阴体(perineal body)：会阴体亦称**会阴中心腱**(central perineal tendon)，为肛管直肠交界部、前列腺尖部以及球海绵体肌之间的纤维肌性结构。肛门外括约肌浅部、球海绵体肌、会阴浅横肌、直肠尿道肌以及肛提肌等，皆有纤维附着于会阴体。由此可见，会阴体形成会阴部的重要支持结构。

尿生殖膈与会阴深隙

组成：**尿生殖膈**(urogenital diaphragm)由两层筋膜夹一层肌肉组成。肌肉与筋膜在两侧皆附着于坐耻骨支(见图 8-9)。肌肉的前后缘游离。上、下层筋膜即绕过肌肉的前后缘相连。尿生殖膈张过骨盆出口肛门与会阴体前方的部分，约呈三角形，位于肛提肌前部（耻尾肌）的下方，亦即位于盆膈的下方而不在同一平面上。在尿生殖膈上、下层筋膜之间形成潜在的间隙，称为**会阴深隙**（deep perineal space），其中含有会阴深横肌、尿道膜部括约肌、尿道膜部、尿道球腺以及血管神经等。

尿生殖膈下筋膜（inferior fascia of urogenital diaphragm）：此层筋膜亦称**会阴膜**或**三角韧带**，在两侧附着于坐耻骨支；后缘与尿生殖膈上筋膜及浅会阴筋膜融合，并在正中线上附着于会阴体（图 9－12）；前部靠近耻骨联合处增厚，绕过会阴深横肌前缘而与尿生殖膈上筋膜融合。尿生殖膈前缘增厚的筋膜称为**会阴横韧带**（transvese perineal ligament）。在会阴横韧带与耻骨联合下方的**弓状韧带**（arcuate pubic ligament）之间形成卵圆形裂隙。阴茎背深静脉通过此裂隙进入骨盆（图 9－13）。尿生殖膈下筋膜的浅面大部分为尿道海绵体的球部及两侧的阴茎脚所覆盖，在球部两侧仅各有小的三角形区域可以见到筋膜，球部及阴茎脚皆牢固附着于筋膜的下面。尿生殖膈下筋膜为尿道、尿道球腺管、至球部动脉、阴茎背神经及阴茎深动脉等穿过。

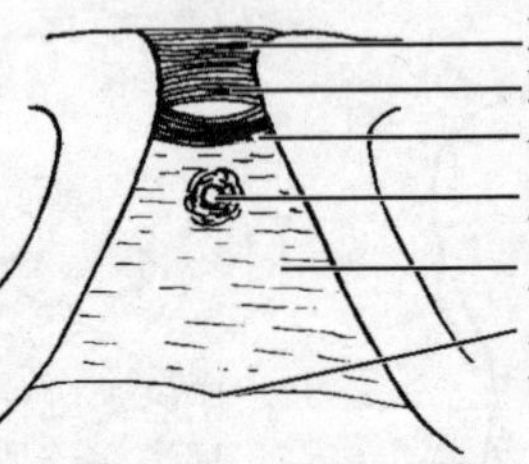

图 9－12　男性尿生殖膈下面

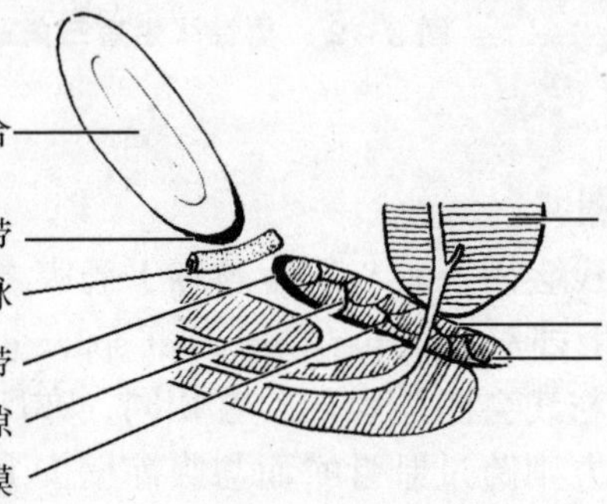

图 9－13　耻骨弓状韧带与会阴横韧带

尿生殖膈上筋膜（superior fascia of urogenital diaphragm）：此层筋膜不如下筋膜发达，为一层疏松结缔组织，覆盖会阴深横肌及尿道括约肌的上面，两侧附着于闭孔内肌筋膜，前、后缘皆与尿生殖膈下筋膜融合。上筋膜的后部较为明显，形成坐骨直肠窝前隐窝的底部，前部与肛提肌下面紧相接触，与盆膈下筋膜不易分开。

肌肉：尿生殖膈上、下层筋膜间的一片肌肉总称为**会阴深横肌**（deep transverse perineal muscle），但是也常将其后部称为会阴深横肌，前部称为尿道（膜部）括约肌（图 9－14）。会阴深隙中的肌肉，除围绕尿道的部分环行以外，实际上是两侧对称的肌肉在中缝上相接，仅是由于接缝不明显而被看做是一块肌肉。后部的会阴深横肌与前部的尿道括约肌之间并无明显的分界。横行纤维属于会阴深横肌，起自坐骨支，向内止于中缝及会阴体。围绕尿道膜部的环行纤维属于**尿道括约肌**（sphincter urethrae muscle）。但是尿道括约肌的纤维并不仅限于尿生膈殖平面，尚且向上延伸入前列腺中一段距离。此外，另有一部分肌纤维起自耻骨弓，向内呈弓状通过尿道前、后而与对侧者相接，可以视为括约肌纤维，也可视为会阴深横肌纤维。会阴深横肌及尿道括约肌皆由阴部神经的会阴深支供应。

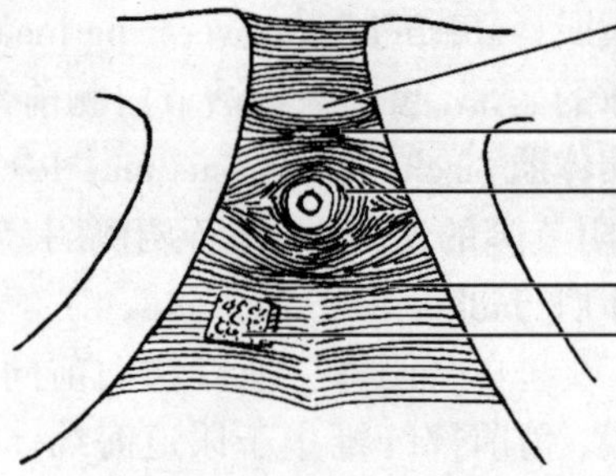

图 9－14　男性尿生殖膈肌肉

尿道膜部（membranous urethra）：尿道通过尿生殖膈的部分称为尿道膜部，由出前列腺下端开始，至进入尿道海绵体部为止，长约 1～1.5 cm。尿道海绵体的球部，在尿道后方紧贴尿生殖膈，在尿道前方与尿生殖膈之间尚有一段距离，加上前列腺下端在尿道后方向下伸展较多，因而尿道膜部的前壁长于后壁（图 9－15），前壁在尿生殖膈下筋膜以下至进入尿道海绵体球部之间的一段长约 0.5 cm。尿道膜部的壁最薄弱，为尿道括约肌所环绕，借纤维性扩张

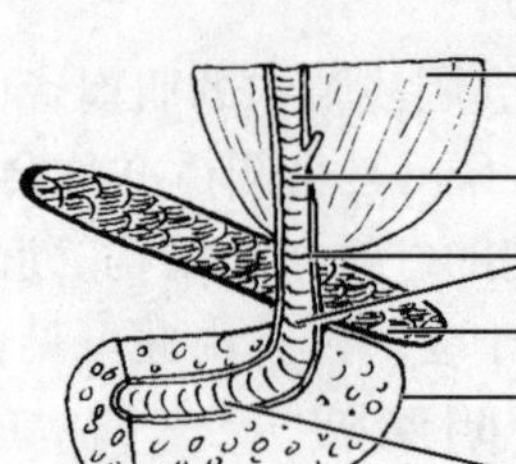

图 9－15　尿道膜部

结构紧密附着于尿生殖膈,因而比较固定,在外伤中最易发生断裂。尿道膜部的管腔为尿道各部中除外口以外最狭窄的部分,不易扩张。尿道膜部的位置在耻骨联合下方约 2.5 cm,会阴中点上方约 2 cm。尿道前列腺部及膜部的方向朝下略偏前,尿道球部则向上向前,膜部与球部相接处呈直角弯曲。诸此因素,造成在置放尿道器械或骨盆骨折时,易于发生尿道膜部破裂。破裂的部位可以发生在膜部与前列腺部相接处,可以完全断裂,也可以发生在会阴深隙中,或者发生在前壁位于尿生殖下膈筋膜以下的部分。

尿道球腺(bulbo - urethral gland):尿道球腺大如豌豆,位于尿道膜部的后外方,包埋在环行括约肌后外方的肌纤维间。腺管长约 2.5 cm,可达 3～4 cm,通过尿生殖膈下筋膜,开口于尿道球部的底。每一腺体各接收尿道球动脉的一条分支。尿道球腺可以发生感染化脓,形成脓肿时肛指检查可以摸到,积脓可以破入尿道、会阴部或直肠。

血液供应

阴部内动脉(internal pudendal artery):尿生殖三角内的血液供应主要来自阴部内动脉。在肛门三角一节中已述及阴部内动脉在阴部管内前行,至接近尿生殖膈后缘处分出会阴浅动脉及会阴横动脉。**会阴浅动脉**再分为内、外阴囊后动脉,穿过浅会阴筋膜进入会阴浅隙,继续前行,供应浅隙中结构及阴囊浅层结构。**会阴横动脉**在会阴浅横肌的浅面向内横行至会阴体(图 9 - 16)。阴部内动脉的另一末支**阴茎动脉**(artery of penis)在阴部管内继续前行至坐骨直肠窝前隐窝,有阴茎背神经伴行,一同穿过尿生殖膈上筋膜而进入会阴深隙。动脉在深隙中相当于球部平面处分出一支**尿道球动脉**(artery of bulb),横行向内,分出至尿道球腺的动脉以后穿过尿生殖膈下筋膜,再分为两支进入阴茎球部,供应尿道海绵体及尿道黏膜。阴茎动脉主干在会阴深隙中续断前行,分支供应深隙中肌肉,至接近耻骨弓处分为阴茎深动脉及阴茎背动脉(图9 - 17)。**阴茎深动脉**随即进入阴茎海绵体,再分为两支,分别向两端进行。**阴茎背动脉**与阴茎背神经伴行而位于其内侧,在阴茎脚与耻骨弓之间走向阴茎背面。

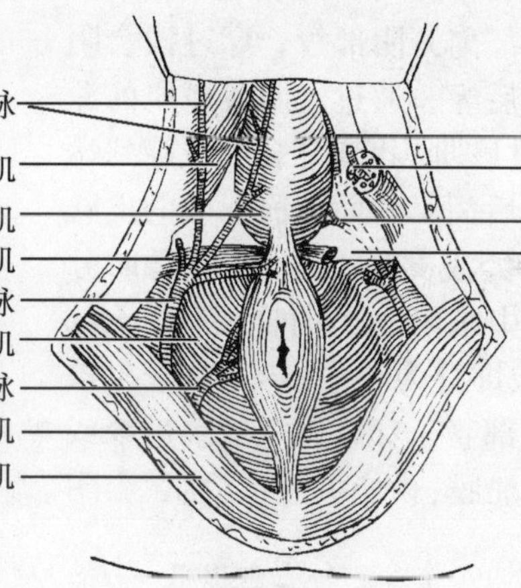

图 9 - 16 阴部内动脉在会阴部的分支

阴部内静脉(internal pudendal vein):阴茎背深静脉主要通过耻骨弓状韧带与会阴横韧带之间的裂隙向后汇入前列腺静脉丛(阴部丛),另有分支向外与阴茎背动脉伴行,形成阴部内静脉的起始部,沿动脉向后走,接收与动脉分支伴行的静脉,如阴茎脚的静脉、球部静脉、阴囊静脉及直肠下静脉等,进入骨盆以后汇入髂内静脉。阴部内静脉在行程中为两条,但是常在未进入骨盆以前汇合成一条。

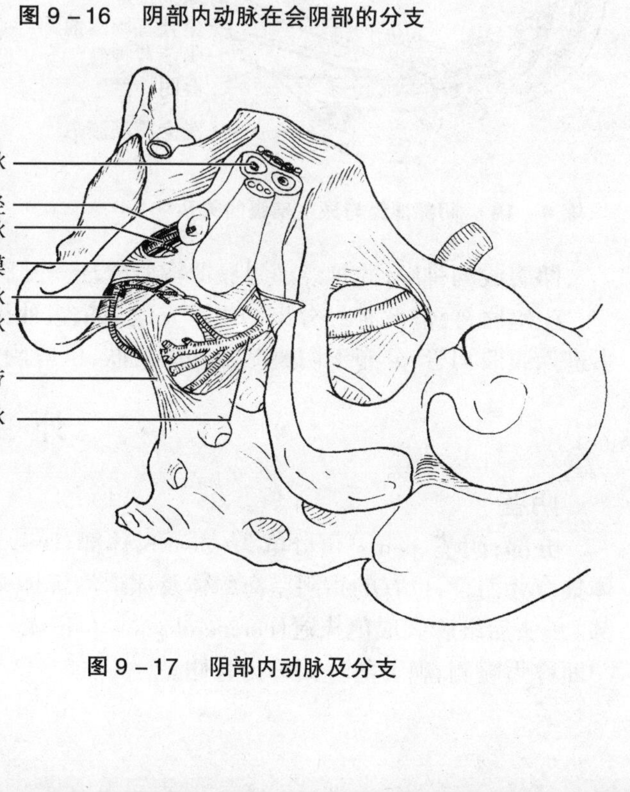

图 9 - 17 阴部内动脉及分支

其他血管:尿生殖三角的前部另有其他血管分布。**阴部外浅动脉**(superficial external pudendal artery)在腹股沟韧带下方发自股动脉,穿过股鞘出卵圆窝,走向阴茎及阴囊根部,分支至腹前壁下部、阴茎及阴囊根部,有一支至阴茎背面形成**阴茎背浅动脉**(superficial artery of penis)。此类分支主要供应皮肤，并与阴茎背动脉、阴部外深动脉以及对侧的阴部外浅动脉分支吻合。**阴部外深动脉**(deep external pudendal artery)起自股动脉或旋股内侧动脉，在阔筋膜深处向内走，至股内侧穿出阔筋膜而终于阴囊外面。此动脉可能阙如。**精索外动脉**(提睾动脉)(cremastericc artery)起自腹壁下动脉，沿精索通过腹股沟管，供应精索的被膜及提睾肌，在阴囊中与阴部外浅及外深动脉、阴部内动脉及精索内动脉(睾丸动脉)等吻合。上述各动脉皆有静脉伴行，最大的一支为阴茎背浅静脉，至阴茎根部分为左右两支，形成阴部外浅静脉，汇入大隐静脉。

淋巴回流

男性尿生殖三角内的淋巴，主要汇入腹股沟淋巴结浅群。阴茎的淋巴一部分汇入腹股沟淋巴结深群，一部分随阴茎背深静脉直接进入骨盆，与前列腺的淋巴管汇合，汇入髂内淋巴结。

神经供应

阴部神经：在肛门三角一节中已述及阴部神经在阴部管内与阴部内血管伴行，进入阴部管以后即分为直肠下神经、会阴神经及阴茎背神经。后两条神经在阴部管内继续前行，阴茎背神经位于阴部内动脉的上方，会阴神经位于动脉的下方。

会阴神经：尿生殖三角内的神经供应主要来自会阴神经。此神经在阴部管内前行，至接近尿生殖膈后缘时分为浅、深二支。浅支立即分为内、外两支**阴囊后神经**(posterior scrotal nerve)，在坐骨直肠窝的前部离开阴部管，穿过浅会阴筋膜或者尿生殖膈后缘，通过会阴浅横肌的深处或浅处，或者穿过该肌。再离开会阴浅隙到达皮下，分布于阴囊后面、外面及前下面的皮肤(图9-18)。**会阴神经浅支**在通过会阴浅隙时分出一些小支供应其中肌肉。**会阴神经深支**(deep perineal nerve)很快即分为一些小支，在尿生殖膈后缘附近离开阴部管，穿过尿生殖膈后缘或其紧下方的浅会阴筋膜，供应尿道括约肌、会阴深横肌及会阴浅隙中的肌肉，另有一支供应尿道海绵体的球部及尿道球部。

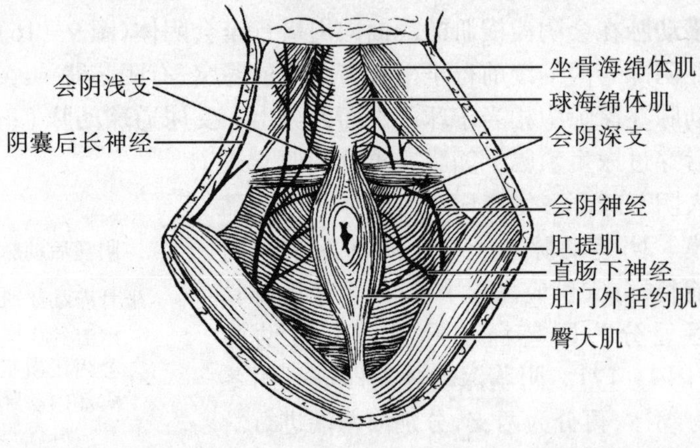

图9-18　至男性尿生殖三角的神经，左侧表示深支，右侧表示皮支，阴囊后长神经为股后皮神经的分支，其他皆为阴部神经分支

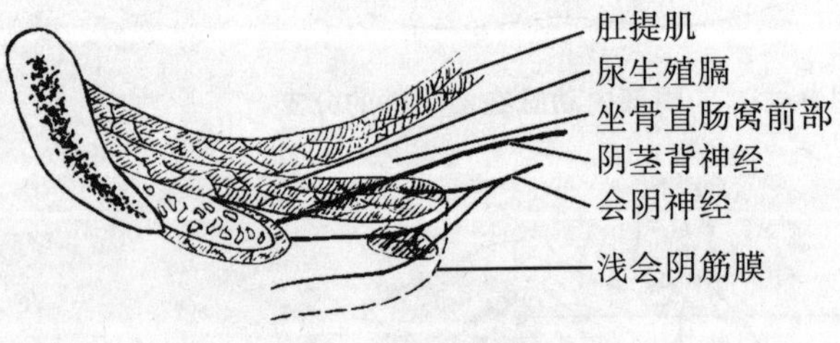

图9-19　阴部神经与尿生殖膈的关系

阴茎背神经：此神经进入坐骨直肠窝的前隐窝，再向下穿过尿生殖膈上筋膜进入会阴深隙，继续向前穿过会阴深横肌(图9-19)，跨过阴部内动脉位于其外侧，至接近耻骨弓处再穿过尿生殖膈下筋膜而进入会阴浅隙，在耻骨与阴茎脚及尿道海绵体之间转而向前穿过阴茎悬韧带及深筋膜，到达阴茎背面。

髂腹股沟神经：此神经通过腹股沟管外环离开腹壁，分支形成阴囊前神经。

生殖股神经：此神经分出的生殖支成为**精索外神经**(external spermatic nerve)在腰大肌面上下降，随同精索进入腹股沟管，分布于阴囊基部外面皮肤，供应阴囊肉膜的不随意肌。

外生殖器

阴茎

分部：阴茎(penis)可分**龟头**(glans)、**体部**(body)与**根部**(root)，体部活动，根部固定。根部常指三束海绵体集合处而言，也有的指阴茎海绵体及尿道海绵体全部固定部而言。体部由三束海绵体集合处开始，终于颈部。龟头后端膨大成**龟头冠**(corona of glans penis)。龟头冠上方的沟为冠状沟，亦即颈部。阴茎勃起时朝下的一面称为腹侧，朝上的一面称为背侧。

皮肤：阴茎皮肤薄，无毛，向前延续游离形成**包皮**（prepuce），包皮内面称为内板，为变移上皮，含有皮脂腺，其分泌物与脱落上皮形成包皮垢。包皮垢利于细菌生长，因而在包皮与龟头之间易有炎症，多次感染，可在包皮内面与龟头之间形成粘连。龟头下方的皮肤形成**系带**（frenulum）附着于包皮。腹侧皮肤显有中缝，向近端与阴囊的中缝相续。阴茎的皮下组织松弛，无脂肪，皮肤因而有很大的活动度。正常情况下包皮可以顺利向上翻起。如果包皮开口过小而不易向上翻或不能向上翻者称为**包茎**（phimosis）。如果翻上后狭窄口嵌在冠状沟中，使龟头发生肿胀即称为**嵌顿包茎**，如不及时复位，可能发生龟头坏死，不能复位者即应作背裂手术，在背侧纵行切开狭窄环。包茎的并发症较多，应及早作环切手术。包皮过长者亦可作环切术。由于阴茎的皮肤很松弛，活动度很大，作包皮环切术时应注意勿将皮肤过分向下牵引，以免切除过多。龟头的皮肤与深处的白膜紧密融合。

皮下组织：阴茎的皮下组织为一薄层疏松结缔组织，不含脂肪，称为**浅阴茎筋膜**（superficial fascia of penis），与浅会阴筋膜及其浅面的蜂窝组织层相续。浅阴茎筋膜中如有血液或外渗的尿液聚积时即可发生明显肿胀。阴茎背浅静脉走在此层中。

深阴茎筋膜（deep fascia of penis，Buck's fascia）：在阴茎的皮下组织与包绕海绵体的白膜间有一层深筋膜，称为深阴茎筋膜（图9－20）。此层筋膜包绕三束海绵体，并且分隔伸入尿道海绵体与阴茎海绵体之间。深阴茎筋膜与包绕海绵体的**白膜**紧密相贴，但是阴茎背血管神经的主干及主要分支皆走在两层筋膜之间。深阴茎筋膜在前端止于冠状沟，在后部至三束海绵体相聚合处即不明显，分别包绕三束海绵体而与其白膜融合，以至于消失。深阴茎筋膜不与他处深筋膜相续。

阴茎悬韧带（suspensory ligament of penis）：阴茎除通过阴茎脚及球部附着于尿生殖膈的下面以外，尚借悬韧带附着于耻骨联合及腹白线的下部（图9－21）。阴茎在悬韧带附着的部分以下即活动游离。阴茎悬韧带的主要部分侧面观呈三角形，起自腹白线的下端及耻骨联合前面上部，向下附着于阴茎根部背面的深阴茎筋膜。在阴茎悬韧带主要部分的两侧另有一部分，较不明显，又称为**系韧带**（fundiform ligament），由耻骨联合向下绕经阴茎根部的两则，附着于阴囊中隔。

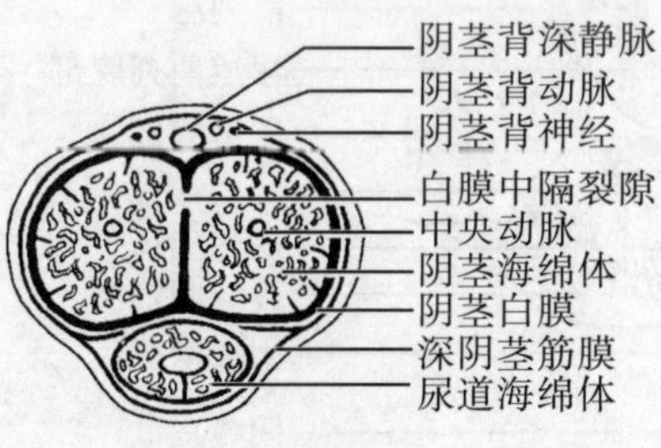

图9－20　深阴茎筋膜与白膜

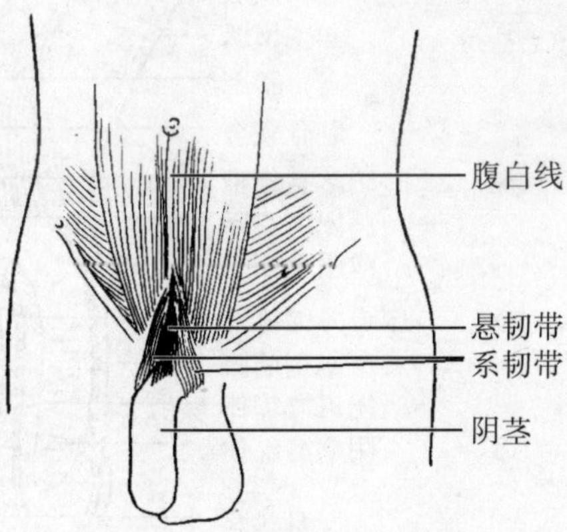

图9－21　阴茎悬韧带

海绵体：阴茎的海绵体有三束，背侧两束为**阴茎海绵体**（corpus cavernosum），腹侧一束为**尿道海绵体**（corpus spongiosum）。三束海绵体皆起自会阴浅隙，起始一段远离而固定，向前逐渐靠近，至耻骨联合下方始合而形成阴茎体（图9－22，图9－23）。在阴茎体部，两束阴茎海绵体分别位于背面两侧，借**白膜**融合成的中隔相连并列；尿道海绵体较薄，位于腹侧中部，借白膜、深阴茎筋膜及共同的血管神经与阴茎海绵体相连。阴茎海绵体起始部为**阴茎脚**。

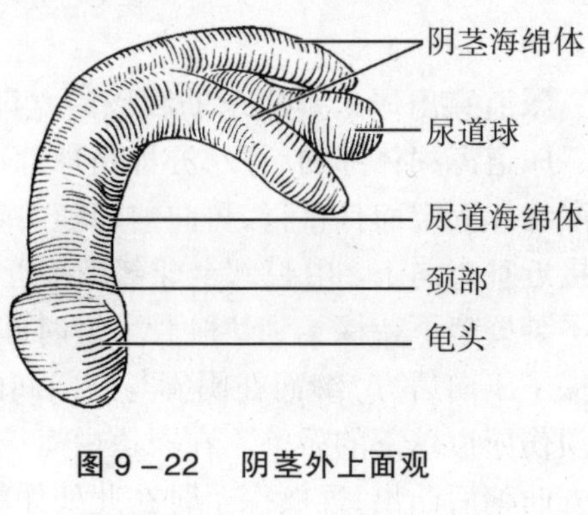

图9－22　阴茎外上面观

海绵体主要由海绵样勃起组织构成，外围为白膜。海绵组织的间隙接受动脉的血液。阴茎海绵体比较粗大，而且坚实，构成阴茎勃起组织的主要部分。尿道海绵体比较细小，而且又构成尿道壁，所占勃起组织的比例较小，远端膨大成龟头而覆盖阴茎海绵体的末端。尿道海绵体的腹侧有中缝，延及全长，为胚胎发育过程中由槽状形成管状尿道的痕迹。

白膜（tunica albuginea）为海绵体周围的致密结缔组织层，深面与海绵组织间隔相续。尿道海绵体的白膜较薄，而且弹性较大。两侧的阴茎海绵体并扰以后，相接触面的白膜即融合成一片中隔，称为**阴茎隔**(septum of penis)。但是两侧的阴茎海绵体组织仍然通过中隔的裂隙相连。尿道海绵体的白膜与阴茎海绵体的白膜之间，在两侧有深阴茎筋膜的分隔伸入，并有阴茎背血管神经的分支进入，表面呈现槽状，在中部白膜则融合，不易将尿道海绵体与阴茎海绵体分开。尿道海绵体末端形成的龟头覆盖阴茎海绵体末端的部分，不仅白膜融合，而且有由阴茎海绵体延伸入龟头的血管神经通过，更不易将两者分开。

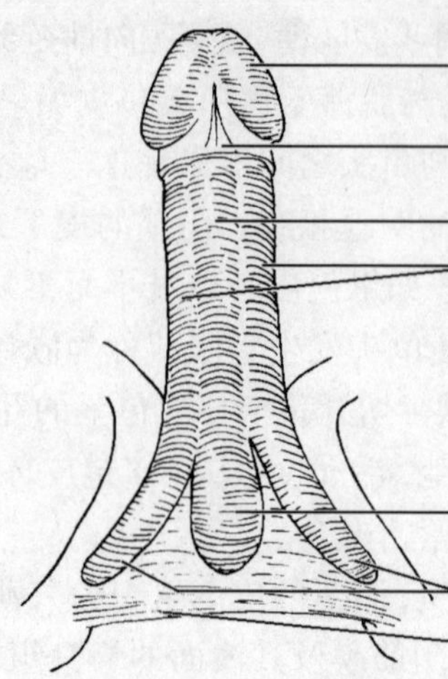

图 9－23　阴茎下面观

尿道海绵体部：男性**尿道**(urethra)可分前列腺部、膜部及海绵体部(spongy urethra)，全长约 18～22 cm。前列腺部长约 5 cm，已在骨盆一章中述及。膜部长不及 2 cm，已在尿生殖膈一节中述及。**海绵体部**长约 15 cm，通过尿道海绵体的全长(图 9－24)。尿道海绵体部常被称为前尿道。尿道在尿生殖膈以上的部分常被称为后尿道。尿道海绵体部又可分为**球部**、**体部**及**龟头部**。尿道球部扩大成为除前列腺部以外尿道第二扩大部。体部为通过阴茎活动部的一段，不包括龟头部。龟头部为通过龟头的一段，亦即舟状窝。

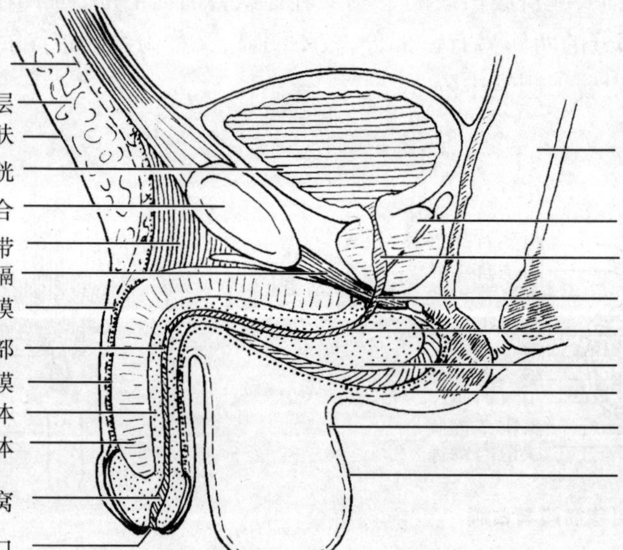

图 9－24　男性尿道分部以及与破裂后尿外渗有关的筋膜

尿道穿出尿生殖膈下筋膜以后立即与尿道海绵体球部的上面接触，进入球部的上面距其后端约 1 cm 处。尿道海绵体部的后段，亦即由球部向前到阴茎悬韧带附着处的一段，亦即**尿道球部**(bulbous urethra)，随同海绵体固定而且直行，再向前即随阴茎的活动部弯曲向下，当阴茎勃起时两段的方向则一致。尿道前列腺部接近垂直向下。由膜部至球部则接近成直角转弯。在置放尿道探子时应熟知上述的尿道曲度(图 9－25)，在平卧姿势下待探子到达耻骨下方时即应将阴茎转向下，使尿道海绵体部与膜部的轴线一致，并在耻骨下方将探子压向后方，继而在阴囊与肛门间的会阴体表面将探子推向前上方，使探子头沿尿道前壁向上进行，以免损伤尿道球部的后壁。在尿道由海绵体部转为膜部处，不仅曲度有改变，而且形成一小的盲囊沿海绵体部的方向朝后凸出，置放探子时在此处如能沿前壁进行即可不进入此盲囊，避免损伤。当探子头通过尿生殖膈以后即不需再变更方向。尿道狭窄可以发生在海绵体部的任何一处。扩大球部的狭窄时应特别小心，避免穿出假道，必要时可用一手指伸入肛门导引探子头向上。

尿道球腺管开口于尿道球部的后壁，距尿道进入海绵体处约2.5 cm。尿道进入龟头以后即扩大成舟状窝，呈横的扁管道。龟头末端的尿道外口呈纵行的小裂隙，为整个尿道最狭窄的部位。尿道膜部亦为比较狭窄的部位，舟状窝、球部及前列腺部的中份最宽广。**舟状窝**(navicular fossa)的顶部有一黏膜皱襞，形成一陷窝，直径约5 mm，可容扩张，可妨碍导尿管深入。**尿道外口**(meatus)不仅最狭窄，扩张度也最小，放置导尿管或探子时如能通过外口，向上即无大困难，其他部分皆有较大的扩张度。一般情况下尿道可容25号(F)导尿管或探子通过。

尿道的结构分黏膜及黏膜下层。黏膜层上皮为柱状上皮。接近外口处为鳞状上皮。黏膜下层由勃起组织形成。再向外为一层环行平滑肌，分隔黏膜下层与尿道海绵体。

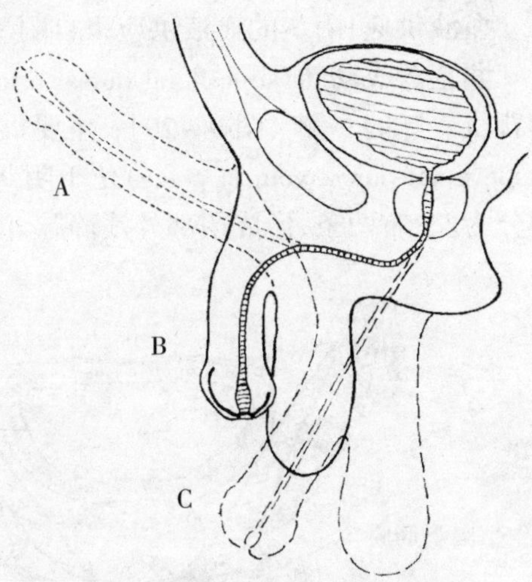

图 9－25 尿道矢状切面，表示曲度

A：勃起时；B：一般情况下；C：将阴茎向下拉以便置放直的器械

尿道破裂与尿外渗：尿道破裂后尿外渗的途径依破裂的部位不同而有异，主要取决于在尿生殖膈的上方或下方。最常见的破裂部位是尿道球部和膜部。如果尿道在前列腺尖部与尿生殖膈之间完全断裂，尿即外渗至盆腔内腹膜外间隙中(图 9－26)。如果破裂处位于通过尿生殖膈中的膜部，外渗的尿先进入会阴深隙，以后再向上进入盆腔内腹膜外间隙，由于尿生殖膈下筋膜较厚，尿液很少向下到会阴部。如果尿道破裂的部位在尿牛殖膈以下，可以发生在球部，也可发生在阴茎的活动部，尿外渗的范围取决于深阴茎筋膜是否破裂(图9－27，图 9－28)。常因外伤或置放器械所引起的尿道球部损伤，深阴茎筋膜同时破裂，外渗的尿进入会阴浅隙、阴茎及阴囊，沿浅会阴筋膜扩散，向后止于会阴中部，向两侧止于坐耻骨支，向前可以越过耻骨嵴而达腹前壁皮下组织膜性层的深处。阴茎活动部的尿道因炎症破裂以后，深阴茎筋膜一般不破，外渗的尿即进入深阴茎筋膜与白膜之间。

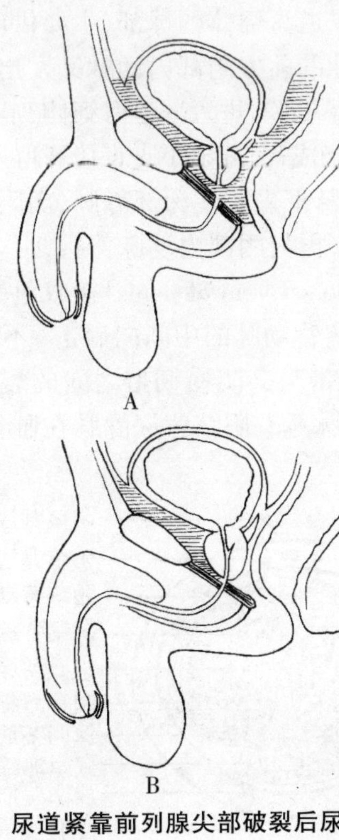

图 9－26 尿道紧靠前列腺尖部破裂后尿外渗的部位

A：完全断裂，尿外渗至直肠膀胱周围的腹膜外间隙；

B：仅有尿道前壁破裂，尿外渗至膀胱前间隙

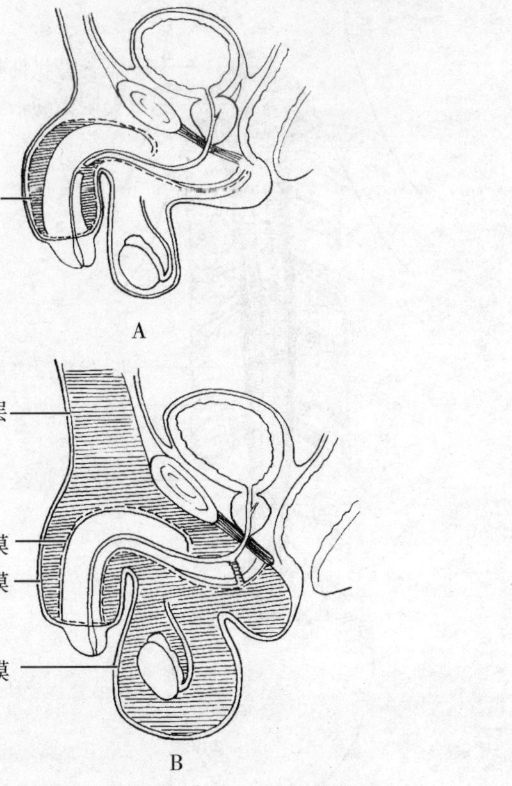

图 9－27 尿道海绵体部破裂后尿外渗的两种途径

A：深阴茎筋膜未破，尿液局限在此层筋膜深处；

B：深阴茎筋膜同时破裂，尿液在浅筋膜深处扩散

血液供应:阴茎的血液供应来自阴茎背浅动脉、阴茎背动脉及阴茎深动脉。

阴茎背浅动脉(superficial dorsal artery of penis)为阴部外浅动脉的末支,位于阴茎背面的皮下组织中,阴茎背浅静脉的一侧(图 9-29),主要供应阴茎皮肤,与阴茎背动脉及对侧的背浅动脉吻合。**阴茎背浅静脉**(superficial dorsal vein of penis)位于阴茎的背正中线上,两侧阴茎背浅动脉的中间,不成对,上行至阴茎根部即分为左、右两条,形成阴部外浅静脉,汇入大隐静脉。

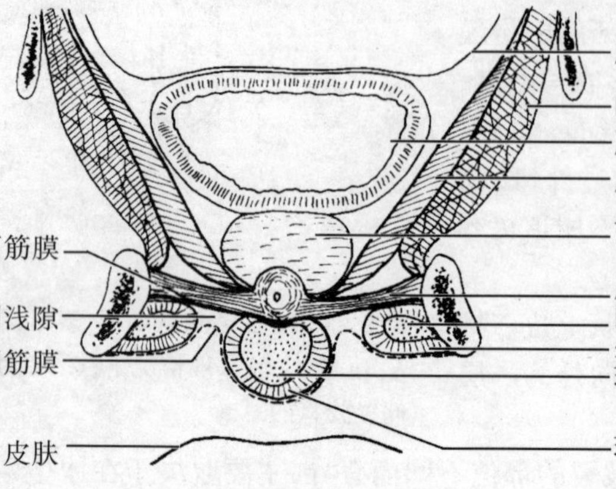

图 9-28　尿生殖三角冠状切面,表示与尿道破裂后尿外渗有关的筋膜

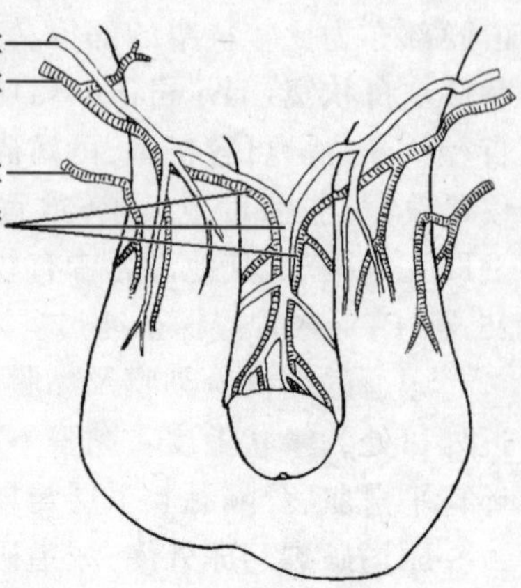

图 9-29　阴部外浅深血管

前已述及阴部内动脉最终分为阴茎背动脉及阴茎深动脉。**阴茎背动脉**(dorsal artcry of penis)通过阴茎脚与耻骨支之间到达阴茎活动部的背面,深阴茎筋膜与白膜之间,阴茎背深静脉的外侧,阴茎背神经的内侧,向下走向龟头(图 9-30)。动脉沿途分支向外绕过阴茎海绵体走向尿道,协助供应阴茎海绵体及尿道海绵体(图 9-31)。

左、右**阴茎深动脉**(deep artery of penis)分别进入该侧阴茎脚,在阴茎海绵体的中央走向远端,沿端分支供应海绵体组织。**尿道球动脉**进入尿道海绵体的球部,主要供应尿道海绵体的后段。在尿道球动脉的前方阴部内动脉又发出**尿道动脉**,向前向内穿过尿生殖膈下筋膜,进入尿道海绵体,走向龟头。供应海锦体的动脉小支缠绕成袢,分出小支直接开口入海绵体。

阴茎海绵体的静脉汇入阴茎深部静脉,出阴茎以后,形成阴部内静脉的起始部,再与阴部内动脉伴行,汇入髂内静脉。**阴茎背深静脉**(deep dorsal vein of penis)接收龟头及阴茎海绵体的血液,在两侧阴茎背动脉的中间向后走,不成双,至阴茎根部通过**耻骨弓状韧带**与**会阴横韧带**之间的裂隙进入骨盆,分为两支汇入阴部静脉丛。阴茎背深静脉在耻骨联合下方与阴部内静脉交通。

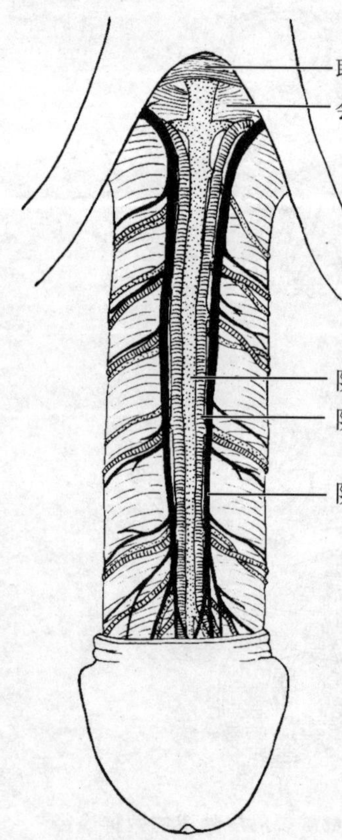

图 9-30　阴茎背深血管及背神经在阴茎背面的行径

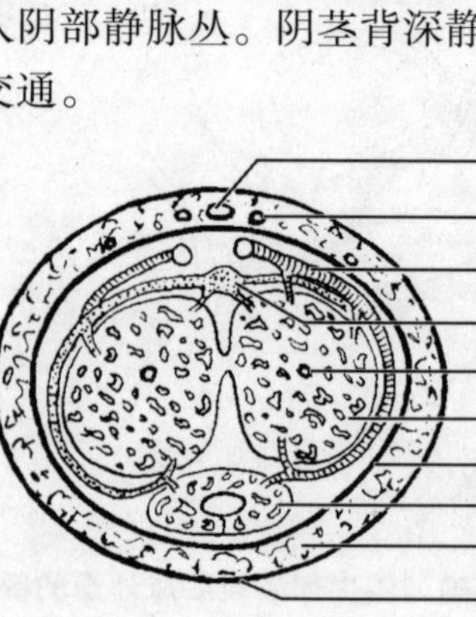

图 9-31　阴茎横切面,表示血管分布

淋巴回流：阴茎皮肤的淋巴管(不包括龟头部分)由包皮起始，随阴茎背浅静脉进行至阴茎根部，再转而向外随阴部外浅静脉进行，终于腹股沟淋巴结浅群。龟头的淋巴管先在皮下形成丰富的淋巴丛，与尿道及皮肤的淋巴管吻合。淋巴丛起自腹侧，先沿冠状沟走向背侧，再沿阴茎背深静脉走向阴茎根部。此处淋巴管又形成丛，大部分汇入腹股沟淋巴结浅群，一部分汇入腹股沟淋巴结深群，有一些终于股管内的淋巴结(Cloquet 淋巴结)，另有一些随睾丸血管通过腹股沟管汇入髂外淋巴结。尿道的淋巴结，一部分与龟头的淋巴管汇合，近侧部分绕到背侧汇入与阴茎背深静脉伴行的淋巴管，主要终于腹股沟淋巴结浅群。尿道膜部及邻近的尿道海绵体近侧份的淋巴管，一部分进入盆腔内汇入髂外淋巴结。龟头为常发生癌肿的部位，根据上述淋巴回流情况，可见切除阴茎癌时若须行淋巴结清扫，即须切除腹股沟淋巴结及髂外淋巴结。

神经供应：阴茎根部背外侧份的皮肤由髂腹股沟神经的末支**阴囊前神经**分布。阴茎的其他部分由阴部神经的终末分支阴茎背神经供应。**阴茎背神经**(dorsal nerve of penis)通过尿生殖膈到达会阴浅隙，再与阴茎背动脉一同转而向前，经过坐骨海绵体、尿道海绵体与耻骨之间，穿过深阴茎膜及悬韧带到达阴茎背面，在深阴茎筋膜与白膜之间走向龟头，位于阴茎背动脉的外侧。阴茎背神经在阴茎背面的行程中分支走向腹侧，但是主要皆分布于皮肤。尿道的神经供应来自会阴神经的深支，由尿道海绵体的球部进入。龟头的神经供应丰富，来自阴茎背神经。勃起组织的神经供应来自骨盆丛，通过前列腺丛而出其下端，形成几条分支，称为海绵体丛或神经，穿过尿生殖膈，一些小的分支进入阴茎海绵体的后端深面，较大的分支与阴茎背神经联合。会阴神经至球部的分支，供应尿道海绵体及尿道，直达龟头。会阴神经另有分支至阴茎脚。当性欲激起时，由于副交感神经的作用而使平滑肌松弛，袢状动脉扩张充血变直，允许血液进入海绵体，使之充血扩大。球海绵体肌和坐骨海绵体肌压迫海绵体外的静脉丛，阻止静脉血回流，使海绵体变大，阴茎变硬。泄精后由于交感神经的作用而使袢状动脉的平滑肌收缩，球海绵体肌及坐骨海绵体肌松弛，允许更多的静脉血液回流，阴茎变软复原。

阴茎大小平均长约 9.5 cm，但是个体差异较大，然而勃起时差异却不大，小阴茎勃起时增加的血量常大于大阴茎。

进行包皮环切术时麻醉阴茎背神经即可，在平卧的姿势下紧依耻骨联合的前面中点向深处垂直进针，穿过阴茎悬韧带及深阴茎筋膜，至触及坚实的白膜时即表示已到达神经血管所通过的间隙，将针向左、右各偏移 1 cm 即可注射麻药；开始即偏向一侧下针亦可，分别注射药液至两侧的阴茎背神经附近。

先天畸形：阴茎畸形较多见的是尿道下裂。尿道上裂等其他畸形较为罕见。

阴茎的发育，首先在体壁腹侧正中线上泄殖腔膜的近侧出现一隆起，称为**生殖结节**(genital tubercle)。结节的尾侧一面出现一槽，形成**尿道沟**(urethral groove)。生殖结节迅速长大形成原始阴茎，尿道沟加深。阴茎基部两侧开始出现圆形隆起(图 9－32)。泄殖腔膜消失，泄殖腔分为尿生殖部及直肠以后，尿道沟即与尿道开口的前端相通。尿道沟卷合成一条管道而形成尿道海绵体部以后阴茎即形成。卷合成管道的过程系由尿生殖窦的开口处开始，逐渐向远侧延伸，合成以后即在阴茎腹侧的正中线上形成中缝。若尿道沟不延伸至龟头，由此形成的尿道外口即位于龟头基部。但是另有一片实质性表皮细胞板由尿道延伸到龟头，也开始形成槽状，与尿道沟相似，最后也卷合成管道，与上方的尿道相接，终于使尿道开口于龟头尖部。包皮由龟头基部向远侧长出的皮肤皱折形成，深面与龟头的上皮融合，以后再与龟头分开，但是在腹侧正中线上持续不分开而形成系带。初生时包皮与龟头分离尚不完全，一般至 3 岁以后即可完全分开。

尿道下裂 (hypospadias) 的成因为上述尿道沟卷合成管道的过程不完全，尿道可以开口在尿道沟的任何一段。最严重者尿道沟完全未卷合成尿道，尿道即开口于会阴部，与女性的尿生殖窦开口于会阴部相似，外观上有时竟不易鉴别为男性或女性，所以称为两性畸形。尿道沟也可能仅有一段卷合，尿道开口于阴茎的腹侧 (图 9－33)，远近部位不

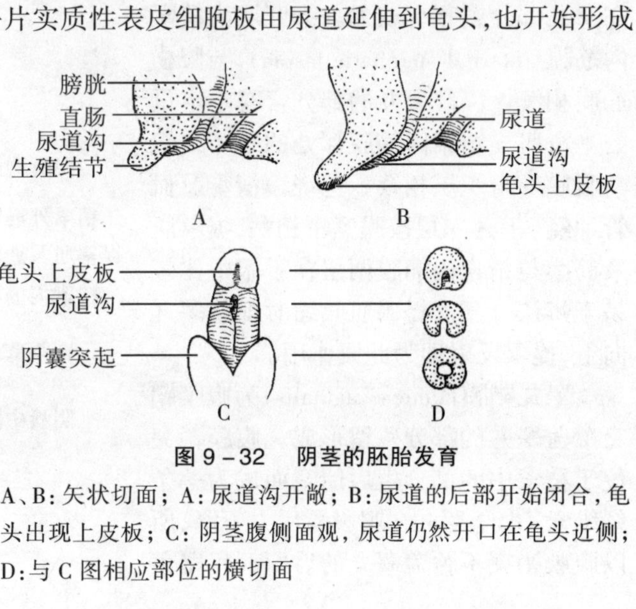

图 9－32　阴茎的胚胎发育

A、B：矢状切面；A：尿道沟开敞；B：尿道的后部开始闭合，龟头出现上皮板；C：阴茎腹侧面观，尿道仍然开口在龟头近侧；D：与 C 图相应部位的横切面

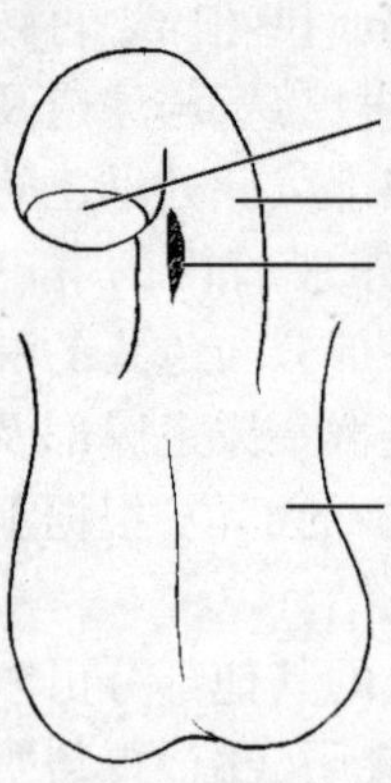

图 9－33　尿道下裂

定，例如阴囊与阴茎交界部或阴茎部，但是最多见的是仍然开口于龟头下方，仅是略向龟头的腹侧移位，轻者可不必进行手术。尿道下裂常伴有阴茎向腹侧弯曲，由于尿道海绵体在下裂的开口到龟头间的一段发育不全，只形成一条纤维索，不能与阴茎相应地发育，终于使阴茎向腹侧弯曲，勃起时不能伸直。因而处理时不仅要建立尿道至龟头，同时应解除弯曲，使之在勃起时能伸直。

尿道上裂(epispadias)很少见，尿道开口于阴茎的背面，可以位于龟头，也可位于阴茎根部，甚至与膀胱外翻同时存在。此种畸形的形成原因，很可能是发育变异而不是发育不完全。泄殖腔膜向头侧移位至接近体蒂处，所以当生殖结节出现时即位于尿生殖窦的远侧，在阴茎的背侧形成尿道沟。

其他阴茎畸形如成双或阙如、或者阴茎位于阴囊的后方，皆很罕见。此外，在阴茎腹侧的中缝上偶可见有表皮管道或囊肿，可能由于尿道沟卷合不良残留上皮形成。

阴囊

皮肤：阴囊(scrotum)皮肤很薄，儿童期有一定的透明度，有皮下溢血时即变色。皮肤松弛，弹性也大，有较大的肿胀余地。如因病变发生部分坏死，或者手术以后，愈合后亦不易发生瘢痕挛缩。阴囊皮肤因深面有肉膜附着而形成皱折。由于皱折很多，易积存污物，不易清洗，手术切口应尽可能避开，例如进行睾丸手术时可以通过腹股沟切口将睾丸向上推到切口内。

皮下组织：阴囊的皮下组织很松弛，不含脂肪，易于积存大量血液或尿液。因各种原因引起全身性水肿时也易于首先出现在阴囊，但应注意与尿外渗、鞘膜积液或疝鉴别。阴囊为常发生象皮病的部位，原因在于皮下组织的淋巴管及组织间隙易于扩张。阴囊的皮下组织大部分变为一层**肉膜**(dartos)，含有大量平滑肌纤维，附着于皮肤。阴囊肉膜层在中线上向深部分出一片**中隔**(scrotal septm)，分隔两侧睾丸。此中隔并不完整，一侧深部有积液时仍可蔓延至对侧。阴囊肉膜层与浅会阴筋膜及腹前壁下部皮下组织膜性层相续，因而筋膜深面有积液时很容易相互蔓延。肉膜深面的蜂窝组织很松弛，其中含有许多小血管，手术切口中应仔细结扎，以免手术后渗血。

睾丸被膜：阴囊中隔分隔两侧睾丸，两侧睾丸各有其完整的被膜(图 9－34)。完全包绕睾丸的被膜有三层，分别与腹壁的肌肉或筋膜相续。最内层的**鞘膜**，相当于腹膜层，不完全覆盖睾丸。在腹股沟部一节中已述及腹壁层次与精索各层被膜的关系。肉膜深处的最外层为**精索外筋膜**(external spermatic fascia)，起自腹股沟管外环，与腹外斜肌及其筋膜相续，但是不含腱膜性纤维，比较薄（见图 6－32)。中层为**提睾肌及筋膜**(cremasteric muscle and fascia)，与腹内斜肌腱膜相续，有时亦含有来自腹横肌的纤维。此层所含的肌肉多少不恒定，但是一般在精索部分皆可辨认，在睾丸部分则很少或无。第三层为**精索内筋膜**(internal spermatic fascia)，与腹横筋膜相续，围绕睾丸的部分含有一定量的平滑肌。精索内筋膜深处的结缔组织与腹膜外组织层相续，包绕输精管及血管神经。上述三层被膜紧密相贴，提睾肌及筋膜与精索内筋膜两层在手术中比较易于辨认分开。提睾肌收缩时即使睾丸向上，**提睾反射**即为此肌作用。

睾丸鞘膜(tunica vaginalis)为腹膜鞘突覆盖睾丸的部分残留形成。腹膜鞘突位于精索中的部分生后闭塞而成为一条纤维索。由于睾丸在腹膜囊后方下降，所以腹膜鞘突不覆盖睾丸的后面，仅覆盖

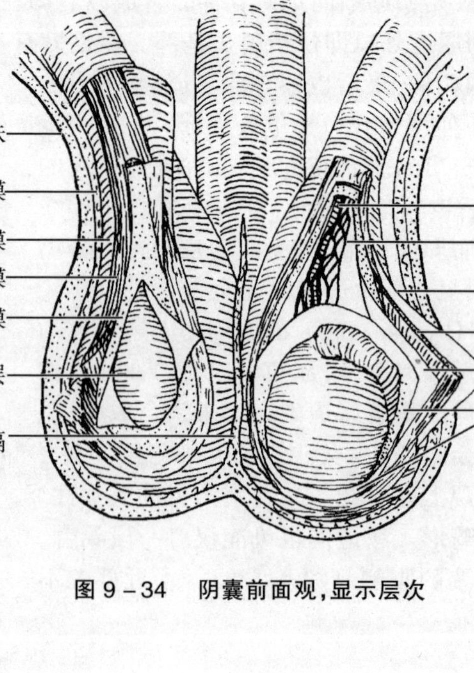

图 9－34　阴囊前面观，显示层次

其前面及两侧(图 9 - 35)。睾丸鞘膜形成封闭的囊,较大于睾丸,在睾丸的上、下端皆伸出一段距离。鞘膜囊紧贴睾丸的一层称为**脏层** (visceral layer),外面一层称为**壁层** (parietal layer)。脏层伸入睾丸与附睾体部之间形成一条浅沟,称为**附睾窦**。脏层鞘膜在睾丸上端附睾头部附着处由睾丸移行至附睾,在睾丸的后内侧反折为壁层,在后外侧则由附睾反折为壁层,因而在睾丸后面血管进入处没有鞘膜覆盖。

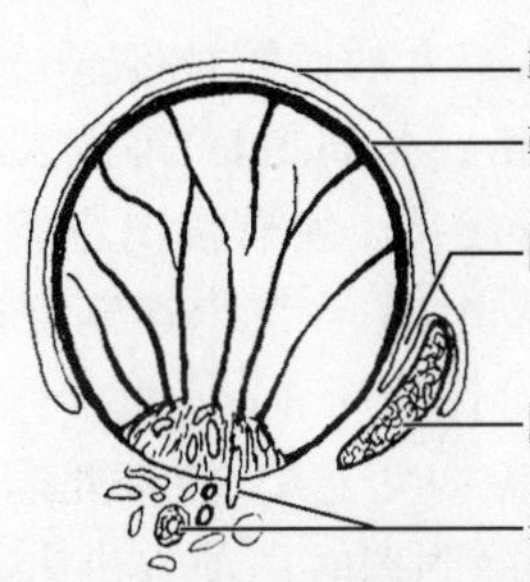

图 9 – 35 右侧睾丸横切面,由上面看,表示鞘膜

正常睾丸鞘膜囊内仅含有少量浆液,浆液量过多时即称为鞘膜积液。由于鞘膜囊可以存在不同形式,鞘膜积液的类型亦随之而有变化(图 9 - 36)。最常见的一种是睾丸鞘膜型,亦即正常成人型的鞘膜囊,仅限于睾丸及附睾部分。如果鞘膜囊向上延伸到精索内一段距离,发生积液时即称为婴儿型,但是并不仅限于婴儿。睾丸鞘膜囊与腹膜腔相通者称为先天性鞘膜积液。鞘膜积液囊在上方与腹膜腔相通,但是下方不与睾丸鞘膜囊相通者,则称为漏斗型鞘膜积液。鞘膜积液局限于精索中,既不与腹膜腔相通,也不与睾丸鞘膜囊相通者,称为精索鞘膜积液。

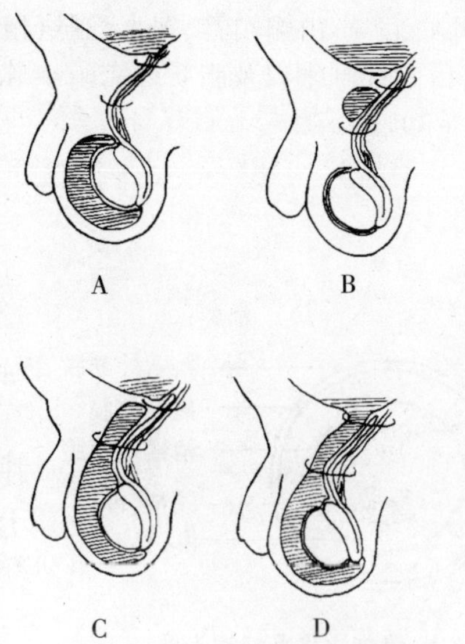

图 9 – 36 鞘膜积液的类型

A:睾丸鞘膜积液; B:精索鞘膜积液;
C:婴儿型; D:先天型

较大的鞘膜积液可行手术治疗。如为精索鞘膜积液,多可将囊肿完全剥离。如为睾丸鞘膜积液,则切除多的囊壁,再将残余囊壁向后翻转包绕睾丸缝合,或者沿附睾附近尽可能切除囊壁而不做缝合,使保留的一部分鞘膜壁层与脏层皆与被膜接触,再产生液体时即可迅速被吸收,不至于再形成积液。对于先天性鞘膜积液,应在腹股沟管内环处结扎鞘膜囊颈,以阻断腹腔内液体外流,若仅行鞘膜翻转缝合术即易再发。

睾丸及附睾:成人**睾丸**(testis)大小约为 3.7 cm×2.5 cm×2.5 cm。左侧睾丸稍低于右侧。附睾(epididymis)及输精管依附于睾丸的后外侧面,鞘膜脏层覆盖睾丸的前面及两则,在转折为壁层处可形成系膜。有时可见系膜仅限于附睾头部。睾丸以精索为蒂部,转离正常的位置,称为**睾丸扭转** (testicular torsion),发生原因与提睾肌强力收缩、过大的鞘膜囊及出现系膜有关。右侧睾丸扭转常沿顺时针方向进行,左侧则相反。扭转的程度可为 90°~360°,可行手术复位固定。此外,有时可见睾丸沿其长轴向前转,附睾位于睾丸的前面,输精管沿精索的前面下降,鞘膜囊位于睾丸后面,有积液进行穿刺时应特别注意。

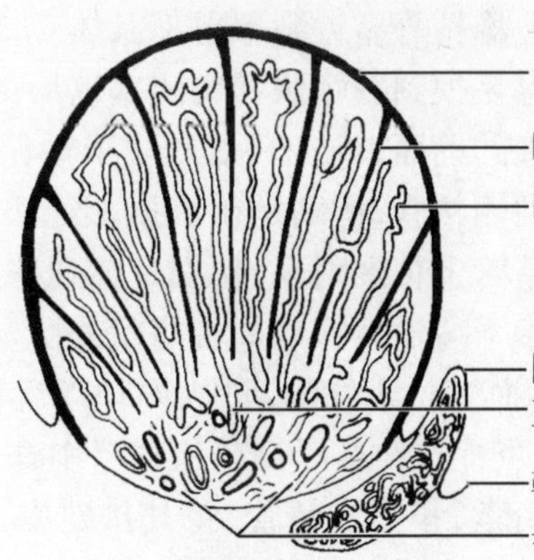

图 9 – 37 睾丸横切面

睾丸外围有一层非常致密的结缔组织,称为睾丸白膜(图9 - 37)。**白膜**(tunica albuginea)浅面有鞘膜脏层覆盖,深面发出分隔伸入睾丸内部,使之形成分叶。在睾丸的后部白膜及分隔集合成紧密的结缔组织,形成**睾丸纵隔**(mediastinum testis)。由于白膜致密而坚韧,无大扩张余地,因而当睾丸有急性炎症时易于产生剧痛;患腮腺炎并发急性睾丸炎以后常遗致睾丸收缩,创伤性水肿及渗出液容易压迫血管而影响睾丸的血液供应,易于发生萎缩,原因皆在此。附睾无致密结缔组织层覆盖,所以单独有炎症时疼痛较为轻微,但是肿胀迅速而广泛。

睾丸小叶内的细精管近皮层者成袢状,称为**曲细精管** (convoluted seminiferous tubule),向内逐渐变成直管(直细精管)。**直管**(straight seminiferous tubule)与睾丸网相连。每一小叶内有 3~4 个曲细精管袢,各管之间互相吻合。每一曲细精管长约 30~90 cm,直径约 150~200 μm。整个睾丸有小叶 200 余个。相邻小叶内的曲细精管袢之间亦偶可通过纤维隔的缺损处相吻合。有些曲细精管不与其他曲细精管吻合,一端终于盲管。

睾丸纵隔有进入睾丸的血管神经通过，含有组成**睾丸网**(rete testis)的小管。此类小管连接直细精管与输出小管。**输出小管**(efferent ductule)再进入附睾头部(图 9 - 38)。睾丸输出小管约有 15 ~ 20 条，穿出白膜。每一条输出小管再曲行成袢。所有输出小管最终汇合成一条附睾管道，形成附睾头部、体部及尾部。附睾管长约 6 m，盘旋于体部及尾部，在尾部逐渐变厚而形成输精管。在附睾尾部可能出现迷走管道，末端形成盲管。

附睾(epididymis)长约 3.8 cm，直径约 0.5 cm，外形如蚕，由上向下分头(head)、体(body)及尾部(tail)。头部较大，呈帽状覆盖睾丸上端，借睾丸输出小管与睾丸相连。体部及尾部依附于睾丸后外面，无管道相连，易于由睾丸分离。切除附睾时由前方进入，将附睾由睾丸分离时应注意避免伤到供应睾丸的血管。附睾除后缘以外皆有鞘膜覆盖。附睾炎症常为结核性或化脓性。

精索(spermatic cord)：精索通过腹股沟管，跨过耻骨结节前面，到达睾丸后上缘，由输精管、睾丸动脉(精索内动脉)、静脉、淋巴管、生殖股神经生殖支、交感神经纤维、腹膜鞘突闭塞后的纤维索以及脂肪蜂窝组织等构成，外围有三层**被膜**包裹(精索外筋膜，提睾肌及筋膜、精索内筋膜)(图 9 - 39)。

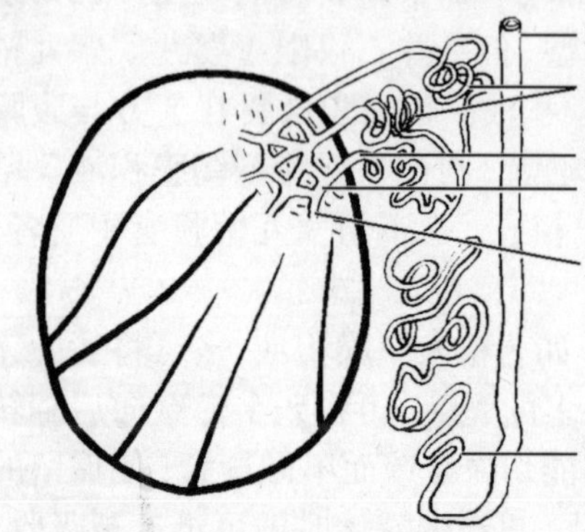

图 9 - 38　睾丸的管道

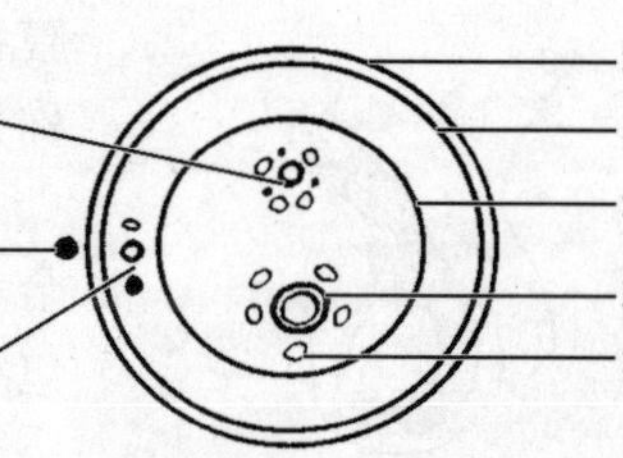

图 9 - 39　精索断面，表示所含各结构关系

输精管(vas or ductus deferens)：输精管由附睾管延续形成，壁较厚，外直径约为 2 ~ 3 mm，全长约 45 cm，由附睾尾部起始，沿附睾后面上升，通过精索及腹股沟管进入腹部，绕过腹壁下动脉起始部的外侧进入骨盆，再沿骨盆壁进行，紧位于腹膜下，至坐骨结节处再向内转至膀胱基部，与精囊汇合成射精管，通过前列腺，开口入尿道。输精管靠近附睾尾部及体部的起始段行程比较曲折，再向上即直行。输精管在精索内位于后部，在体表很容易摸到。腹膜鞘突闭塞以后的纤维索紧依输精管的前面，未闭塞所形成的斜疝疝囊在外环处也位于输精管的前面，在内环处则位于输精管的前外，血管的前方，手术中应依此找寻疝囊。分离疝囊时应注意避免伤到输精管，特别是在小孩，必要时可在两者之间注射少量生理盐水以利于分离。感染可由前列腺或膀胱经输精管上传到附睾，特别是前列腺切除后的腺床感染，因而在此手术中应同时切断输精管。

在精索下段输精管四周有蔓状静脉丛向上汇合成精**索内静脉丛**。在精索的上段及腹股沟管内，输精管位于内侧，血管位于外侧，进入内环以后输精管即与血管分途。正常的输精管在体表可以摸到，呈光滑均匀的圆索，患炎症或结核时即变粗或呈串珠状。进行绝育结扎输精管的手术简单易行。方法之一是在阴茎根部一侧捏起精索，摸清输精管，将其挤到皮下，再在浅处作小切口切开皮肤，用蚊式钳分开皮下组织及筋膜，即可勾出输精管，结扎切除一小段。切断输精管以后，必要时可行重建术，在 30 岁以前吻合的成功率可达 70%，术后 3 ~ 4 d 即可排送精子。

血液供应：阴囊外围组织的血液供应来自阴部内动脉的阴囊后支、阴部外浅动脉、阴部外深动脉(见图 9 - 16，图 9 - 29)、腹壁下动脉的**提睾支**以及精索内动脉的小支。各动脉相互吻合，在睾丸的主要血液供应断绝以后可以起侧支循环作用。各动脉均有静脉伴行。

睾丸及附睾的血液供应主要来自睾丸动脉，亦接受输精管动脉的血液。**睾丸动脉**(testicular artery)较大，又名**精索内动脉**，起自腹主动脉，至腹股沟管内环处进入精索，随之下降，在精索中位于输精管的前方，为静脉丛包绕。睾丸动脉在外环的稍下方发出一支供应邻近的精索被膜，并与供应被膜的其他动脉吻合。睾丸动脉的分支大部分进入睾丸纵隔，分支进入小叶间(图 9 - 40)，有一些则单独穿过白膜，在其深处绕睾丸的边围进行，分支与小叶间动脉吻合。**输精管动脉**(deferential artery)由膀胱输精管动脉分出，到达输精管的末段，再沿之通过腹股沟管走向睾丸,分支供应输精管、附睾及睾丸,在附睾尾部与睾丸动脉分支吻合。

睾丸及附睾的血液供应不仅来自睾丸动脉及输精管动脉。供应阴囊的动脉通过与此两动脉间的吻合支也参与供应睾丸及附睾(图 9-41)。此类吻合支虽然在解剖时并不易看清,但是在切断睾丸动脉及输精管动脉以后仍可维持睾丸及附睾的血液供应,不至于发生坏死,然而将发生睾丸萎缩。将下降不全的睾丸移置于阴囊以后,此种侧支循环不能立即建立,故应特别注意保存睾丸的血液供应。

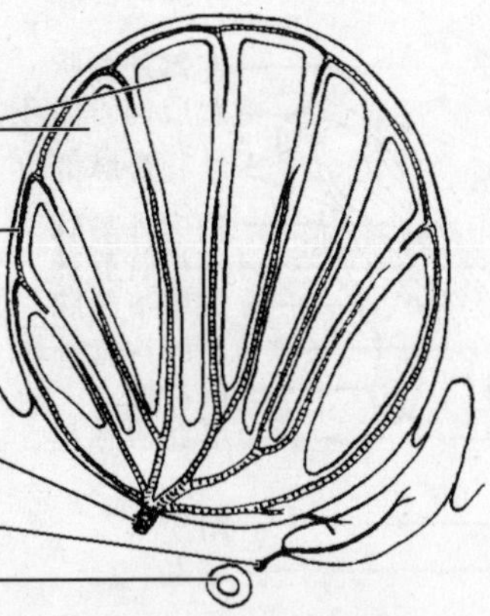

图 9-40 睾丸的血管分布

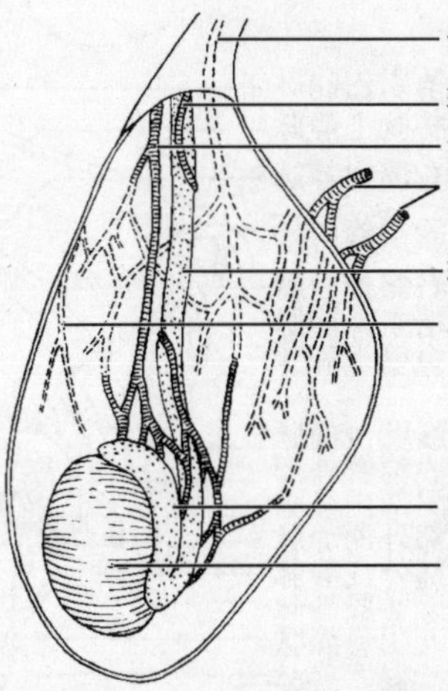

图 9-41 睾丸动脉供应的侧支循环,虚线表示在睾丸被膜上的动脉

睾丸的静脉主要经**睾丸静脉**(精索内静脉)(testicular vein)回流。静脉先在精索的下段形成**蔓状静脉丛**(pampiniform venous plexus),共约有 10~12 条,依其与输精管的关系而可分为前、后两组。前组较多,围绕睾丸动脉,形成蔓状丛(图 9-42)。患**精索静脉曲张**时此组静脉首先受累。后组较少,起自附睾。有时尚可见有中组,围绕输精管上行。静脉上行以后数目即逐渐减少,但是逐渐变粗,至腹股沟管内环处即合成一条精索内静脉,右侧者至接近肾蒂处汇入下腔静脉,左侧者接近成直角汇入左肾静脉。精索的蔓状静脉从常见发生曲张,90% 发生在左侧,其原因主要即在此。此外,也有人认为左侧睾丸的位置较低,静脉较长,精索内静脉通过乙状结肠后方,易受其中粪便的压迫,皆与左侧多发静脉曲张有关。原发性精索静脉曲张在平卧时能迅速消失,若不消失或消失迟缓,应考虑曲张的原因有可能为腹后壁肿瘤或肾肿瘤压迫所致。

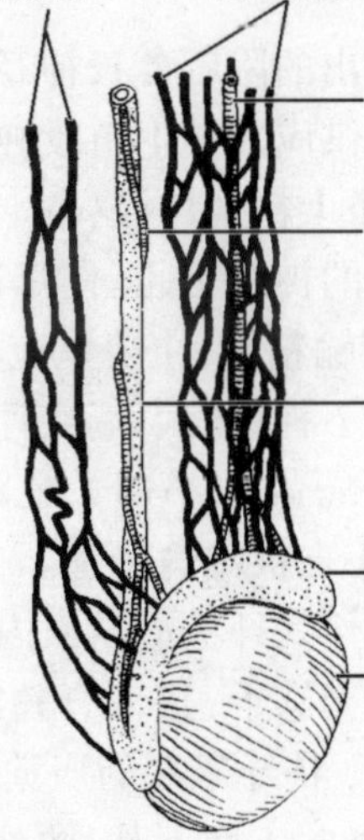

图 9-42 阴囊右侧蔓状静脉丛,右面观

精索静脉曲张多可自愈,不需手术治疗,对于静脉持续扩大者可行手术。经阴囊切除曲张的静脉效果不好。根据上述产生静脉曲张的原因,在腹股沟部作斜切口,暴露腹股沟管,分离精索的静脉,在紧靠内环处结扎精索内静脉,切除一段,不能遗漏分支,消除来自上方的静脉压力,效果比较理想(图 9-43)。此种手术不影响精索内静脉的侧支循环,分离静脉时注意不伤到精索内动脉即不妨碍睾丸的血液供应。

淋巴回流:阴囊的淋巴管特别多,上行汇入腹股沟淋巴结浅群。睾丸内的淋巴管也特别多。引流睾丸及附睾的淋巴管常有 4~8 条,在精索内上行,通过腹股沟管,沿精索内静脉向上,汇入主动脉旁淋巴结,因而睾丸肿瘤常转移至肾脏平面乳糜池下端附近的淋巴结,虽然原发肿瘤不太大时即可有较大的腹腔内转移。发生腹腔内转移以后即易于发生胸腔内及肺部转移。又由于两侧的淋巴结之间交通支很多,胸部主动脉旁淋巴结与颈部淋巴结之间也有丰富的吻合,因而睾丸的恶性肿瘤,不仅可以转移到腹部或胸部,也可转移到颈部,检查时应注意各处淋巴结是否受累。腹股沟淋巴结结仅在肿瘤侵犯到阴囊皮肤时才可能发生转移。

神经供应:阴囊皮肤的神经供应,后面由阴部神经分出的阴囊后神经内、外支分布,后外面 1/3 由股

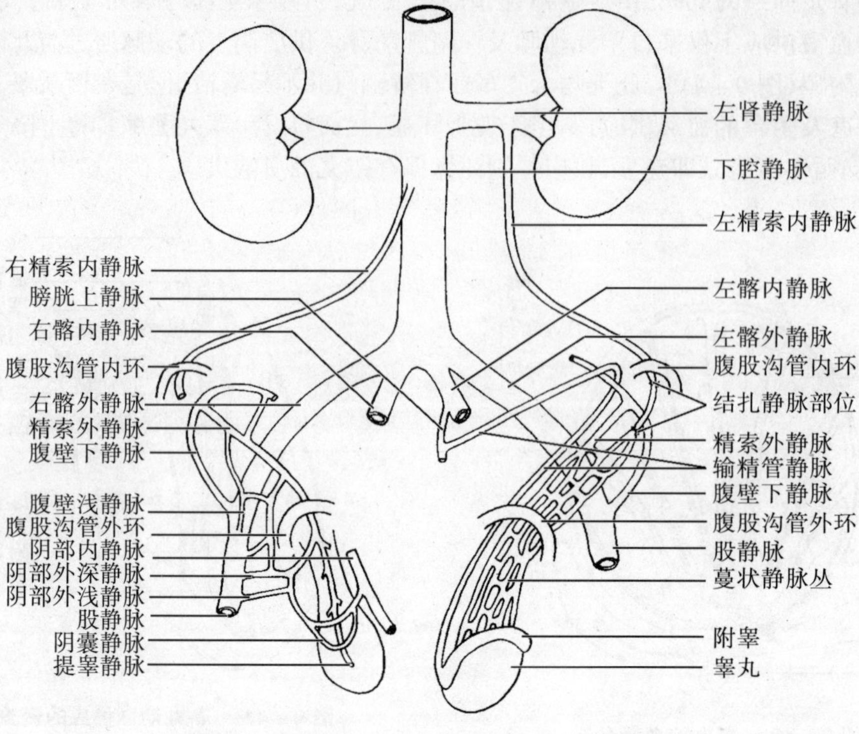

图 9-43　治疗精索静脉曲张在腹股沟管内环处结扎精索内静脉，不影响蔓状静脉丛与周身静脉系统间的交通，消除产生静脉曲张的静脉压力

后皮神经分出的阴后囊长神经分布，前面 2/3 由髂腹股沟神经及生殖股神经分布(图 9-44)。睾丸被膜及提睾肌的神经供应来自生殖股神经的生殖支(**精索外神经**)。睾丸的神经供应来自肾丛的下端及主动脉丛的上端，形成几条**上精索神经**(superior spermatic nerve)沿精索内动脉下降(图 9-45)，直接进入睾丸，不与供应附睾及输精管的神经交通。附睾的神经供应有两部分，一部分来自上腹下丛，形成**中精索神经**(middle spermatic nerve)，先到输精管，主要供应输精管，分支延伸到附睾；另一部分起自腹下神经的下端或骨盆丛的上端，形成**下精索神经**(inferior spermatic nerve)，也随输精管到附睾，主要供应附睾，仅分出小支供应输精管。

睾丸的传入纤维沿精索内动脉进行，通过腹腔丛及腰上部或胸下部交感干，进入脊髓第 10～12 胸节，有的可进入更高位的胸节，传导睾丸的痛觉。附睾痛觉纤维的传入道路与睾丸相似，通过上腹下丛，再经主动脉丛或腰交感干上行，通过胸 11、12 及腰 1 脊神经进入脊髓。据研究睾丸及附睾的局部痛觉取决于阴部神经阴囊后支的完整性，当此神经被麻醉

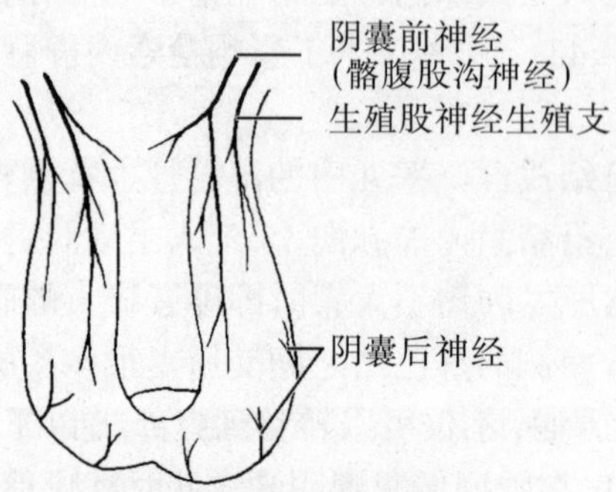

图 9-44　阴囊前面的神经供应

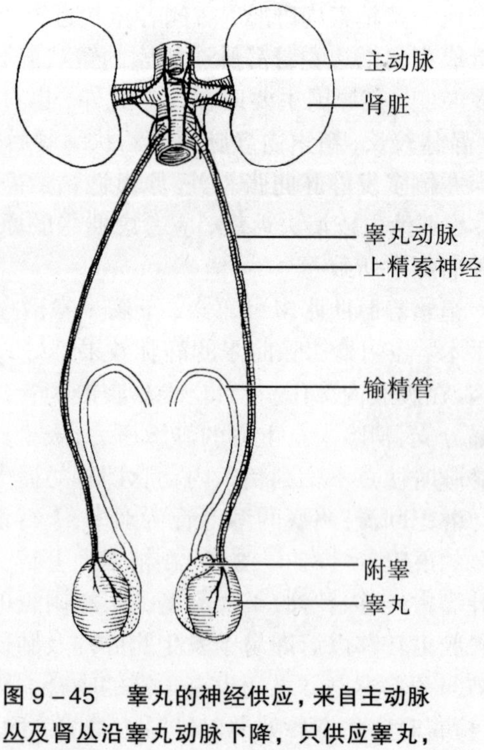

图 9-45　睾丸的神经供应，来自主动脉丛及肾丛沿睾丸动脉下降，只供应睾丸，沿输精管进行的神经供应附睾

时疼痛即出现在第1腰神经的皮肤分布区内(通过生殖股神经),当生殖股神经也被麻醉时疼痛即出现在第10胸神经的皮肤分布区内。

先天畸形:与睾丸及附睾有关的先天畸形较多,有胚胎时期残迹、输精管变异、睾丸发育畸形等。

胚胎时期的残迹可能有囊肿、睾丸附件、附睾附件、迷走小管及旁睾等(图9-46)。**中肾管**的一部分发育成附睾及输精管,较近侧部分发育成睾丸的输出小管,其他部分后来应消失,如果消失不完全即可能形成囊肿、附件、迷走小管及旁睾等。**囊肿**可紧邻睾丸或附睾。**睾丸附件**(appendix testis)由苗勒管上端残留形成,位于睾丸或附睾表面,形扁有蒂,位于鞘膜与白膜之间,小者可以不显,较大者可凸出而垂悬,如果在其蒂部发生扭转,即可产生睾丸部隐痛或剧痛,可行手术切除。**附睾附件**(appendix epididymis)由中肾管的近侧份残留形成,常形成悬垂小体附着于附睾头部,可能发生扭转,产生隐痛或剧痛,可行手术切除。迷走小管由中部的中肾小管残留形成,可以位于上部,与附睾头部相邻,与睾丸网相接,盲端由睾丸伸出,可能形成精液囊肿。**迷走小管**(ductuli aberrantes)也可能位于附睾尾部,有可能扭转而产生症状。**旁睾**(paradidymis)为远侧中肾小管残留形成,很小,位于睾丸纵隔部血管的前方,由一些小的盲管组成,不经常出现,多在儿童早期消失。

输精管由中肾管发育形成,输出小管由中肾小管发育形成,两者如果不连接即形成**迷走的输精管**(aberrant vas)及附睾,常与睾丸未下降同时存在(图9-47)。输精管的阴囊部分可能阙如。

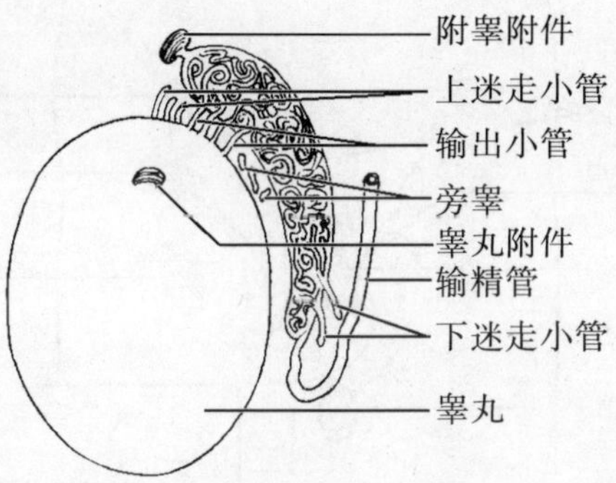

图9-46 与睾丸及输出小管有关的胚胎残迹

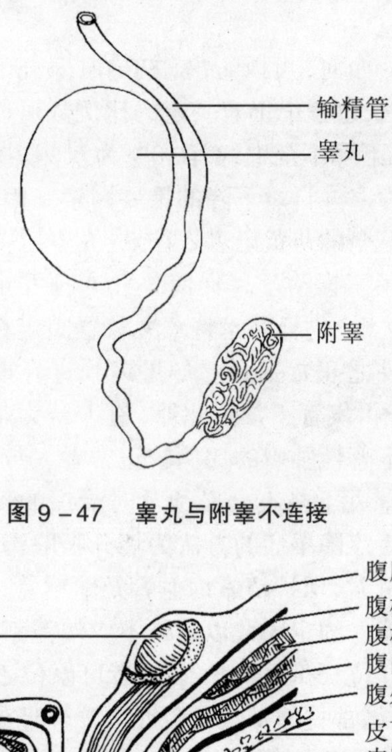

图9-47 睾丸与附睾不连接

睾丸发育畸形包括阙如、下降不全及异位。两侧睾丸阙如者极为罕见,一侧阙如者较多见。睾丸在胚胎第3月时由腰部下降至髂窝,在第4~7月时可邻近腹股沟管内环处。在第4月时腹壁各层凸出形成**腹股沟囊**(inguinal bursa),在第5月时囊的下端到达阴囊的上部。在形成腹股沟囊的过程中,**睾丸引带**及**腹膜鞘突**逐渐变大,下端逐渐接近阴囊。在第7~8月时睾丸即下降入阴囊,以后再下降到正常位置。睾丸的下降,虽然与腹股沟囊口的加大及睾丸本身长大有关,但主要为睾丸引带的牵引作用(图9-48)。睾丸引带的上端附着于附睾而不附着于睾丸本身,下端附着于腹股沟囊壁而不附着于阴囊底。睾丸下降不全者可位于腹腔内、腹股沟管内、外环以下或者阴囊上部(图9-49),未下降入阴囊者皆称为**隐睾症**(cryptorchidism)。睾丸下降不全的发生率统计不一,有为0.2%;有统计1岁以内为14%,1~5岁之间减少到4%;也有统计初生时为3%,青春期为1%。也有统计早产儿有

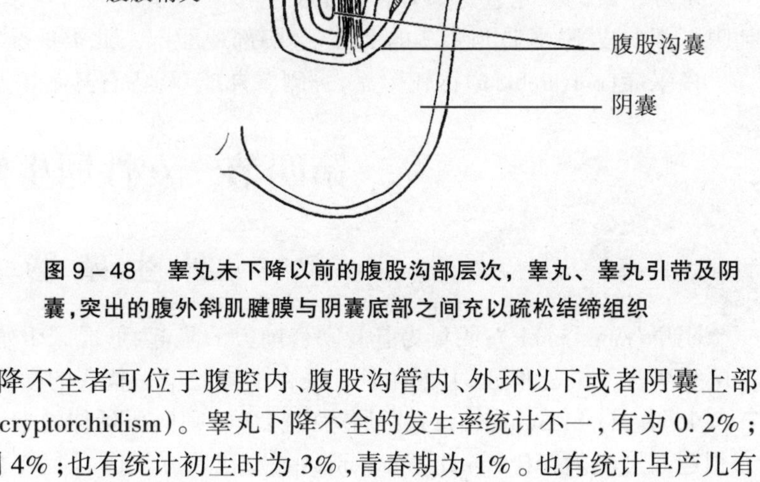

图9-48 睾丸未下降以前的腹股沟部层次,睾丸、睾丸引带及阴囊,突出的腹外斜肌腱膜与阴囊底部之间充以疏松结缔组织

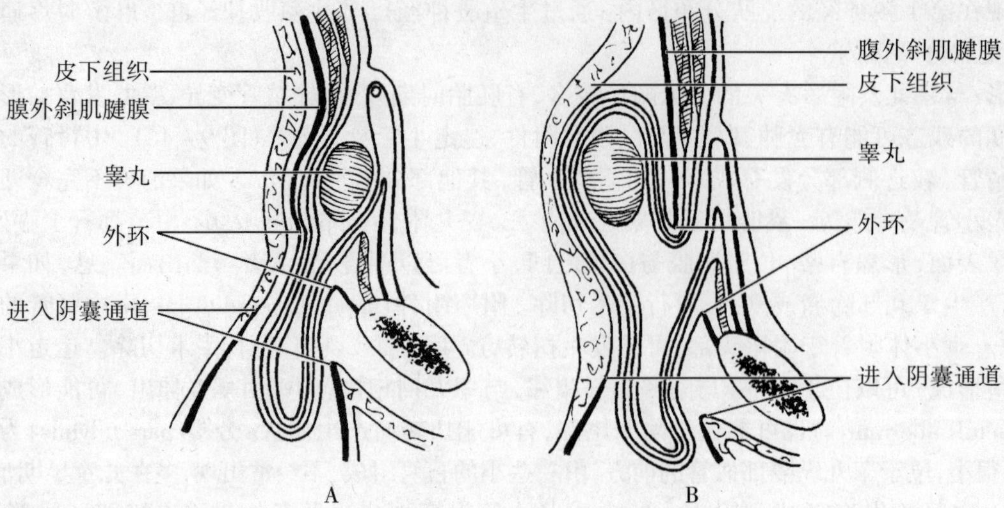

图 9-49　睾丸下降不全的两种类型

A:位于腹股沟管中；B:外环以外的皮下组织中

30%。不论如何，可以看出，初出时睾丸下降不全者，在成长过程中仍有一定的比例数可以继续下降。睾丸下降不全中约有10%为双侧。睾丸本身的长大为睾丸自然下降的重要因素。因此，对睾丸下降不全的儿童患者，在6～8岁以前可先短时间试用激素治疗，促使睾丸本身发育而下降。如果失败，再行手术将睾丸移置固定在阴囊中，仍可使之正常发育。如果迟到青春期再手术，即不能再发育正常。此外，有人认为未下降的睾丸发生恶性肿瘤的比例较正常者大数十倍，这一点为睾丸下降不全必须及时治疗的理由之一。手术治疗隐睾症的方法为切开腹股沟管，分离睾丸及精索，保护精索内血管及输精管，将睾丸向下牵引，固定于阴囊底；或者固定于肉膜与皮肤之间，以防睾丸回缩。固定睾丸以后皆不应使精索内血管及输精管承受过大的张力。

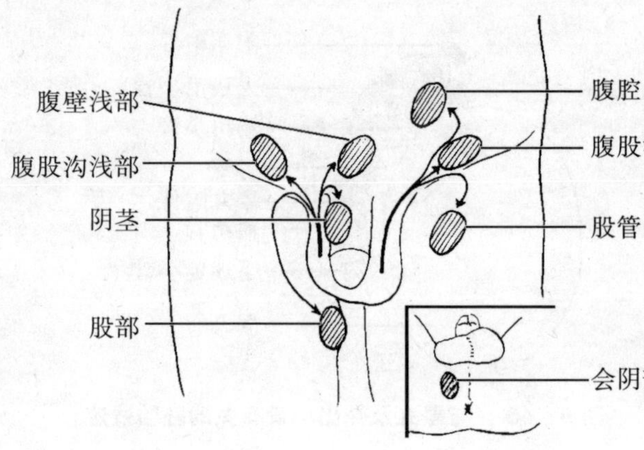

图 9-50　睾丸异位的可能位置

睾丸异位(ectopia of testis)者可以位于腹下部的皮下组织中、股管内、股浅部、阴茎根部或者会阴部的皮下组织中，最常见的是位于腹股沟管外环外侧，腹外斜肌腱膜浅处(图 9-50)。在儿童期应行睾丸固定术。在成人应切除异位的睾丸。

位置正常的睾丸遭受暴力时可能发生移位，比较罕见，可以移到腹股沟管、腹腔、或者股管中，也可以移到腹下部的皮下、耻骨与阴茎的前方、会阴部或股部。此类情况常须行手术复位。

多睾症(polyorchism)比较罕见，一侧睾丸成双，各有其附睾及输精管，或者共有一附睾及输精管。

第四节　女性尿生殖三角

外生殖器

阴阜(mons pubis):阴阜为耻骨联合前方的隆起，形成尿生殖三角的前界。成年妇女阴阜有阴毛丛生，其范围呈尖在下的三角形，上方在耻骨联合上缘处呈一整齐的横线。阴阜的隆起由皮下脂肪垫形成。

大阴唇(labium majus):大阴唇为由阴阜两则向下延伸的丰满皮肤皱襞(图 9-51)。两侧大阴唇在阴阜下方相连而形成**前连合**(anterior commissure)，在后方相连而形成不太明显的**后连合**(posterior commissure)。一侧大阴唇相当于男性阴囊的一半。两侧大唇间的裂缝相当于阴囊的中缝。在未产妇两侧大阴唇相接触，为外阴部在外观上仅能见到的部分。在经产妇两侧大阴唇即分开，外观上可以见到小阴唇。大阴唇前大后小，一般长约 8 cm，宽约 3 cm，但是大小及形状取决于所含的脂肪组织量。大阴唇的外侧界为皮肤上的沟。大阴唇的外面为一般的皮肤，有毛，富含皮脂腺；内面皮肤薄而柔软，含有大的皮脂腺滤泡。大阴唇含有指状脂肪束，有水肿时可以很显著，有急性炎症时易于发生坏死。大阴唇的皮下脂肪中含有平滑肌纤维，与男性的阴囊肉膜相当，子宫圆韧带可以出腹股沟管外环，延伸到大阴唇中。

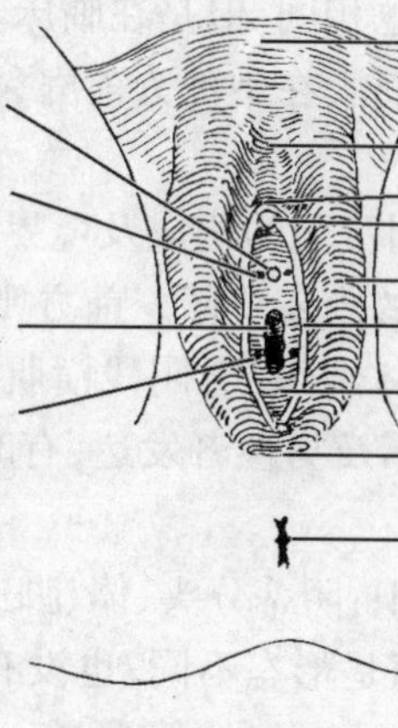

图 9－51　女性外阴

小阴唇(labium minus)：小阴唇为大阴唇内侧的皮肤皱襞，与大阴唇合同掩盖前庭，幼年时完全为大阴唇掩盖，经产妇及老年时可显著突出外露。小阴唇较大阴唇短而薄，前部最明显，向后逐渐变小而与大阴唇相混。小阴唇的前端分成两薄片皱襞，外侧一片绕过阴蒂上方，与对侧者相连而形成**阴蒂包皮**(prepuce of clitoris)；内侧一片在阴蒂下方与对侧者相合，并与阴蒂相连而形成**阴蒂系带**(frenulum of clitoris)。在后连合稍前方，两侧小阴唇的后端之间，可能有一条横行皮肤皱襞相连，称为**阴唇系带**(frenulum of labia or fourchet)。小阴唇的皮肤无毛，有似黏膜，富含感觉神经末梢。皮下结缔组织呈海绵样，无脂肪，富含血管。阴蒂包皮有时过长，可以切除一部分以增性欲。

阴蒂(clitoris)：阴蒂为阴阜及阴唇覆盖，分开小阴唇以后可见到阴蒂头及体的一小部分。阴蒂相当于男性的阴茎，分头、体、脚三部分，将在会阴浅隙中详述。

阴道前庭(vaginal vestibule)：前庭为小阴唇间的裂隙，分开小阴唇以后约呈三角形，尖在阴蒂、基部为阴唇系带。**阴道口**(vaginal orifice)位于前庭的后半。阴道口与阴唇系带间的凹隐称为前庭窝或**舟状窝**(vestibular or navicular fossa)。阴道口的形状依处女膜的形态而定。**尿道口**紧位于阴道口的前方，距阴蒂约 2 cm。**前庭大腺管**开口位于阴道口的两侧。**尿道旁腺**的开口 (opening of paraurethral duct) 位于尿道口两侧。**前庭小腺**(lesser vestibular gland)开口于尿道口与阴道口之间。

尿道口(urethral orifice)：尿道外口位于前庭的前部，形状不恒定，一般呈纵行裂隙，撑开时直径约为 4 mm。尿道口边缘的黏膜形成略微隆起的皱襞，有保护尿道口，防止感染上传的作用。**尿道肉阜**为由尿道口边缘长出的结缔组织息肉，基底较宽，含有较多的血管神经，所以外观很红，触痛明显，有时不易与尿道黏膜突出相鉴别，症状显著者可行手术切除，切除不完全时易于复发。

处女膜(hymen)：正常的处女膜为薄片黏膜皱襞，附着于**阴道入口**的边缘，中部有开口。开口可以很小，或者大可容一指尖，可呈圆形或半月形，也可以呈筛状。婴儿时期有的仍封闭，至青春期开口以容月经外泄。婚后处女膜即破裂而呈星状浅裂。有某些例证，处女膜特别肥厚，性交前需行扩大开口，以免撕裂时疼痛过于剧烈。分娩后处女膜即被撕裂成锯齿状隆起，称为处女膜痕。一般情况下可依处女膜的形状分辨为未婚、已婚或经产者。处女膜偶可闭锁或者完全阙如。处女膜闭锁者可能迟至青春期才被发现，虽然出现月经的一般症状，但是月经不能外流，聚集在阴道内，使之形成扩大的包块。首先出现的症状可能为包块压迫尿道而引起的尿潴留。聚集的液体量加多时可能使子宫腔扩大，也可再使输卵管扩大。月经聚集于阴道内称为阴道积血，子宫再扩大时即称为阴道子宫积血，输卵管也扩大时即称为阴道子宫输卵管积血。治疗方法为切开处女膜。处女膜不论破裂与否，前端皆有一黏膜带与尿道口底部相连，进行阴道手指检查或性交时皆可使此黏膜带牵扯尿道口底部，可以产生疼痛。

层次与血管神经

浅层结构

女性尿生殖三角内的皮下组织，虽然与男性同样分为浅、深两层，浅层为脂肪性，深层为膜性，附着以及与相邻部位的关系也相同，但是在临床上的重要性却远不及男性，因为在尿外渗方面无大重要性。与男性不同的一点为浅会阴筋膜在中部为前庭裂分开。

会阴浅隙

境界：女性会阴浅隙的构成及境界与男性相同，为**浅会阴筋膜**与深面的**尿生殖膈下筋膜**之间的间隙，两侧及后方皆为筋膜的附着所限，前方则沿浅会阴筋膜与腹前壁皮下组织膜性层深面的间隙相通。会阴浅隙中含有阴蒂的海绵体组织、会阴浅横肌、坐骨海绵体肌、球海绵体肌、前庭球、前庭大腺以及阴部神经血管的浅部分支。各肌肉不及男性者发达，有时不明显。尿生殖道的终末部通过会阴浅隙而将其不完全分为左右两部分。

阴蒂的勃起组织：阴蒂分头、体、脚三部，头及体的一小部分外露，其余部分皆位于会阴浅隙中（图 9－52）。阴蒂与阴茎相当，但是形态不同，也没有尿道通过。坐骨海绵体形成**阴蒂脚**，长约 4 cm，由勃起组织组成，起自坐耻骨支，有坐骨海绵体肌覆盖，向前至耻骨联合下方与对侧者合而形成阴蒂体。**阴蒂体**长约 2.5 cm，弯转向下向后，借**悬韧带**附着于耻骨联合。虽然两侧的阴蒂脚表面皆有一层密致结缔组织（**阴蒂筋膜**），但是合成阴蒂体以后的中隔并不完整。**阴蒂头**（glans of clitoris）为一小块勃起组织，覆盖阴蒂体的末端，与阴茎的龟头相当，也富有神经供应。阴蒂包皮及系带来自小阴唇。阴蒂头为前庭球的海绵组织向前延伸形成，与前庭球间借称为**中间部**（pars intermedia）及**连合部**（commissure）的细束勃起组织通过阴蒂的下方相连。在性勃起或刺激时阴蒂不会变长。在非洲及南美的某些地方，有一种习俗，切除阴蒂头，作为青春期的割礼，严重影响性欲，幸好小阴唇等性敏感部位保留。

前庭球（vestibular bulb）：前庭球由含有较多血管的结缔组织构成（图 9－53），属于勃起组织，长约 4 cm，宽约 0.5 cm，位于前庭的两侧，表面为球海绵体肌覆盖。前庭球的前端变细，形成中间部，绕过尿道的侧面向前与对侧者合而形成一束连合部，通过阴茎体的下部而与阴蒂头相连。前庭球的内面紧贴前庭的侧壁，偶可延伸到阴道后壁，下面伸到阴唇基部，上面与尿生殖膈下筋膜接触，后端与前庭大腺接触。性勃起或受刺激时因副交感神经作用，阴蒂及前庭球皆勃起。在切除前庭大腺时可能伤到前庭球而发生较多的出血。阴唇外伤时也可能同时伤到前庭球而发生较多的出血。

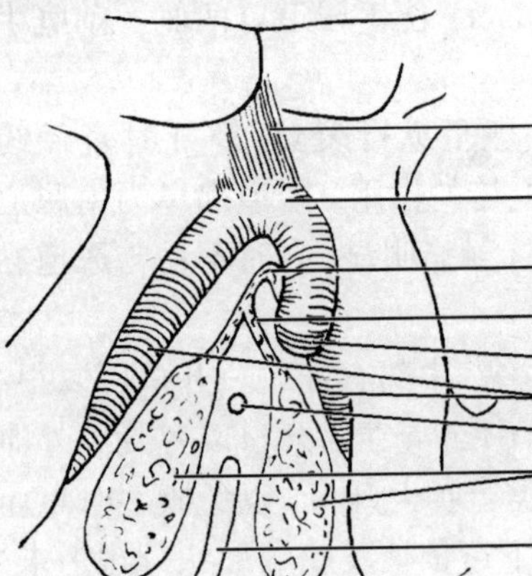

图 9－52 阴蒂

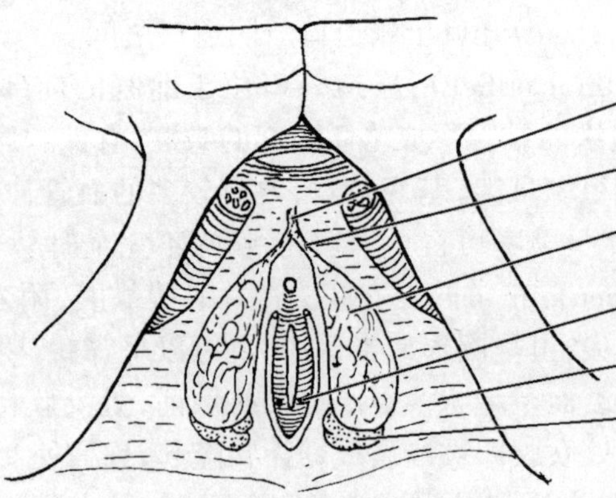

图 9－53 前庭球及前庭大腺

前庭大腺（greater vestibular gland）：前庭大腺呈卵圆形，长约 1 cm，位于阴道下部两侧，大部分在前庭球的后方，常有一部分为前庭球的后端所掩盖，有一条细长的腺管，在阴道口的两侧开口于前庭。前庭大腺虽然与男性的尿道球腺相当，但是并不位于会阴深隙的肌肉中，所在位置较浅，与尿生殖膈下筋膜的关系不易明确分辨，有人认为位于会阴浅隙中，也有人认为位于会阴深隙中，也有人认为位于浅隙与深隙相邻处的结缔组织中。性勃起时，因副交感神经的作用而使尿道旁腺及前庭大腺的黏液分泌增加，起润滑作用。前庭大腺可以发生囊肿。认为前庭大腺位于会阴深隙中者，即认为囊肿起自腺管而不是起自腺体本身，因为腺体位于尿生殖膈下筋膜深处，不易扩大成囊肿，腺管位于尿生殖膈下筋膜浅处，可以扩大成囊肿。治疗此种囊肿的方法，无炎症时可以完全切除，有炎症者可以切开引流。前庭大腺的原发性癌很少见。

会阴浅横肌(superficial tranverse perineal muscle):女性的会阴浅横肌与男性者相当,但是发达的程序不定,一般均很细小,起自坐骨结节的前部,向内横行止于会阴体,有一些肌纤维与肛门外括约肌、球海绵体肌、或者会阴深横肌相续(图 9-54)。

坐骨海绵体肌(ischiocavernosus muscle):此肌覆盖阴蒂脚,起自坐骨结节的内侧,止于阴蒂脚及耻骨弓的边缘,作用时压迫阴蒂脚,阻止其中血液回流,协助阴蒂勃起。

球海绵体肌 (bulbocavenosus muscle):此肌起自会阴体,向前即为前庭裂分开,经过前庭的侧面,覆盖前庭球的外面,前端分为两部分,内侧份止于阴蒂背面,外侧份附着于尿生殖膈下筋膜及坐骨海绵体肌。球海绵体肌为前庭勃起组织的作用肌。

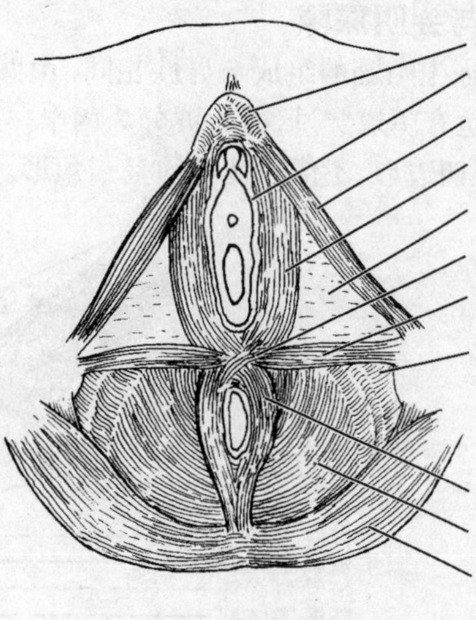

图 9-54 女性会阴浅隙的肌肉

神经供应:上述会阴浅隙中的肌肉由阴部神经会阴支供应。

会阴体(perineal body):会阴体或称**会阴中心腱**(central tendon),在女性较为重要,与分娩有关。女性会阴体与男性相似,前有尿生殖三角的肌肉及阴道附着,后有肛门括约肌附着,形成阴道与肛管的支持点。会阴体为阴道与肛管间的纤维肌性隔,纵切面呈楔状,尖朝上,基底朝下(图 9-55),两侧有会阴浅横肌附着,前有球海绵体肌附着,后有肛门括约肌附着,有一些肌纤维束通过结缔组织连接各肌肉,连接会阴深横肌与肛门括约肌的纤维较为明显。

怀孕时会阴体具有支持子宫的作用。分娩时常发生**会阴撕裂**,累及会阴体与附着于此的结构,轻者可仅累及阴道黏膜,重者可以累及尿生殖膈、肛提肌与肛管的肌肉及黏膜(图 9-56)。有时阴道黏膜及皮肤皆无明显撕裂伤,仅伤到深部的肌肉及筋膜,阴道外口因支持结构减弱而松弛,且常伴有直肠突出。发生会阴撕裂后即应行手术修补,轻者缝合撕裂的皮肤及黏膜即可,严重者应同时缝合撕裂的肌肉。手术方法为在直肠与阴道之间切开,分开阴道与直肠壁,修补直肠前壁,缝合断裂的肛门外括约肌,修补肛提肌及尿生殖膈,最后缝合浅层结构。对于严重的陈旧性会阴撕裂伤,手术方法相同,但须注意修补直肠突出。

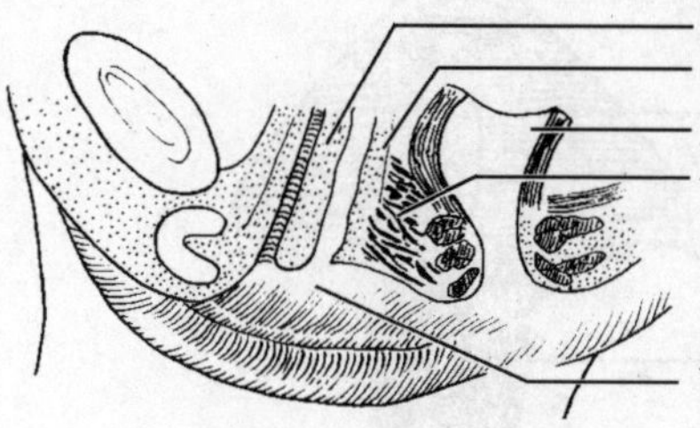

图 9-55 女性会阴体矢状切面

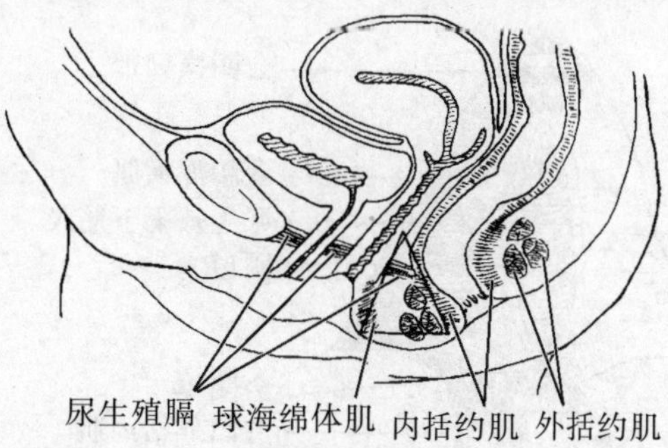

图 9-56 三角区表示女性会阴部在分娩时易于发生撕裂的范围

分娩时为避免会阴体及其邻近结构被撕裂,在经产妇应小心保护会阴,在初产妇可预行**会阴切开术**。初产妇会阴较紧,对胎儿阻力较大,有时可能发生严重撕裂伤,如能适时切开会阴,不仅有利于胎儿娩出,并可防止会阴严重创伤。切开后的伤口边缘整齐,较撕裂伤容易对合,愈合较好。会阴切开的部位多选择侧切。有时行正中切开。侧切为由会阴后联合向一侧的坐骨结节方向剪开,与会阴正中线成 45°~60°角,切口长约 3~4 cm,切开阴道黏膜及会阴部皮肤,切口较长时即切开球海绵体肌、会阴浅横肌及尿生殖膈。正中切开为在会阴正中线直接向后切开会阴体,应注意避免伤到肛门外括约肌。缝合时先缝合深层组织,而后缝合黏膜及皮肤,避免留有死腔。

尿生殖膈与会阴深隙

组成：女性尿生殖膈的组成与男性相同，由两层筋膜夹一层肌肉组成（图 9－57）惟不如男性者发达，不仅有尿道穿过，也有阴道穿过，由此被分为两半。尿道包埋在阴道前壁中。女性的尿生殖膈因后缘中点与会阴体融合而约呈四边形，不像男性者约呈三角形。

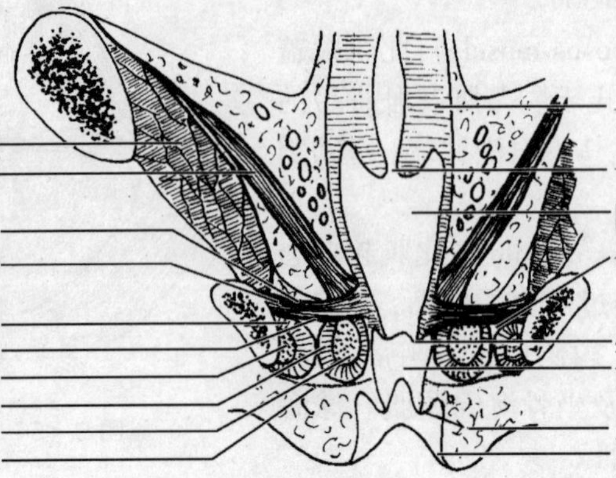

图 9－57　女性尿生殖三角冠状切面

尿生殖膈下筋膜（inferior fascia of urogenital diaphragm）：此层筋膜的附着与男性相同，惟其后缘中部形成纤维性凸出部向后附着于会阴体（图 9－58）。此层筋膜的中部有尿道及阴道通过，尿道穿过处距耻骨联合下缘约 1～1.5 cm，再向后 1 cm 为阴道通过处的前界。

尿生殖膈上筋膜（superior fascia of urogenital diaphragm）：此层筋膜不如下筋膜发达，附着与男性相同。

肌肉：女性会阴深隙的肌肉与男性相似，由会阴深横肌与尿道括约肌组成，但是较不发达。**会阴深横肌**位于后部，前与尿道括约肌之间并无明显的分界（图 9－59）。会阴深横肌起自坐骨支，肌纤维向内横行，在中线上呈腱性与对侧者交织，前部纤维止于阴道壁，后部一些纤维止于会阴体。**尿道括约肌**围绕尿道膜部，邻近尿道的肌纤维环行；外围的纤维起自侧面的坐耻骨支内面约 2 cm 长的一段，前份纤维向内行经尿道的前后至正中线，与对侧者相连，后部纤维止于阴道壁的前部。括约肌接近尿道及阴道壁的部分主要为腱性。会阴深隙的肌肉由阴部神经的会阴深支供应，作用为收缩尿道及使阴道变扁。

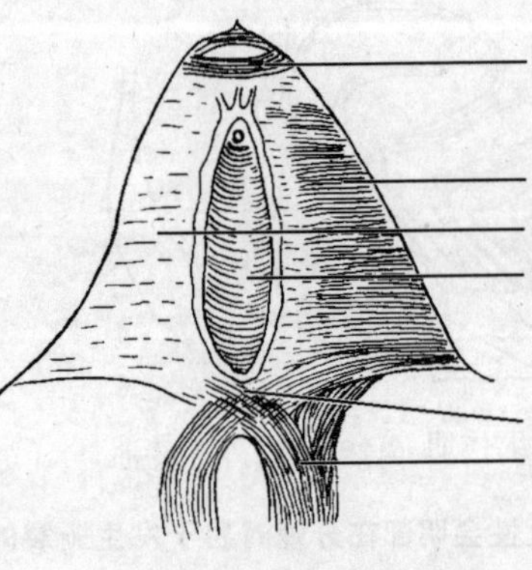

图 9－58　女性尿生殖膈下面观，图右侧除去尿生殖膈下筋膜显示会阴深横肌及其与肛管肌肉的关系

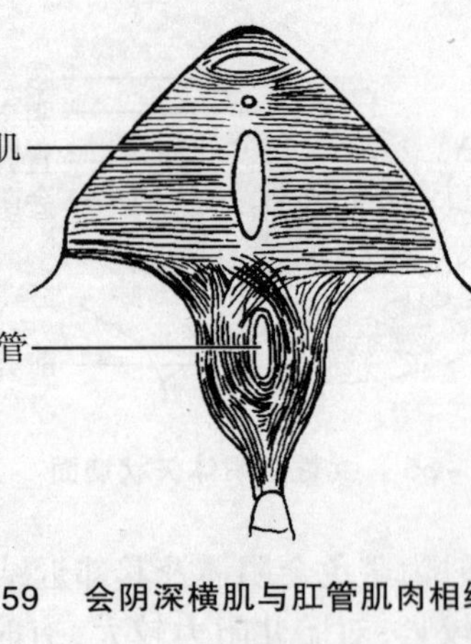

图 9－59　会阴深横肌与肛管肌肉相续

尿道（urethra）：女性尿道已在骨盆一章中详述。

血液供应

阴部内动脉（internal pudendal artery）：女性的阴部内动脉行径及分布与男性相似，但是口径较小，分出直肠下动脉以后在阴部管内前行，分出阴唇后动脉至大、小阴唇，由本干或会阴支分出会阴横动脉至会阴体（图9－60）。阴部内动脉的主干继续前行，口径很小，进入尿生殖膈的上面，穿过此膈，分出一支动脉至前庭球，一支**阴蒂深动脉**至阴蒂海绵体，一小支**阴蒂背动脉**（dorsal artery of clitoris）至阴蒂背面。

静脉：尿生殖三角内的静脉大体上与动脉伴行，但是**阴蒂背深静脉**（deep dorsal vein of clitoris）大部或全部通过耻骨弓状韧带与会阴横韧带间的孔进入骨盆，汇入阴部静脉丛。

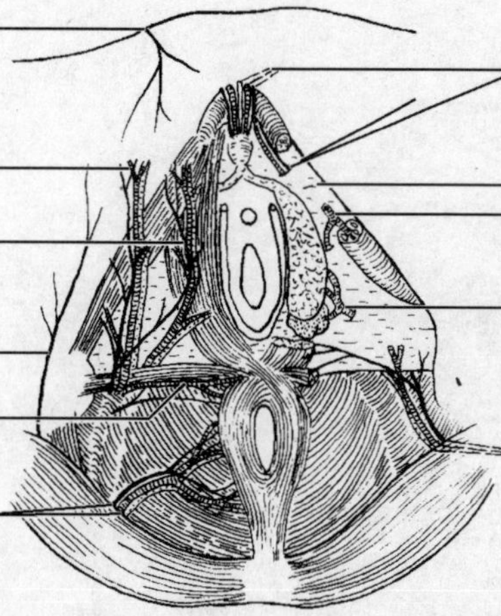

图 9-60 女性会阴部的血管神经

淋巴回流

女性外阴部的淋巴，大部分沿阴部外浅血管进行，汇入腹股沟部淋巴结浅群。阴蒂深部的一部分淋巴管汇入腹沟淋巴结深群；有一些淋巴管沿阴蒂背静脉进行，与尿道上部及膀胱的淋巴管汇合，汇入髂淋巴结。阴道下部的淋巴管与阴唇的淋巴管汇合，一部分上行至骨盆内，汇入髂总及骶淋巴结。

神经供应

行径：阴部神经（pudendal nerve）在阴部管内前行，分为会阴神经及阴蒂背神经。会阴神经再分为内、外**阴唇后神经**（posterior labial nerve）及股支。股支亦即会阴深神经，供应会阴浅隙及深隙的肌肉。**阴蒂背神经**（dorsal nerve of clitoris）很细小，与阴部内动脉一同穿过尿生殖膈上筋膜，在尿生殖膈中前行，再穿过尿生殖膈下筋膜至阴蒂背面。阴部神经中含有起自骶 2、3 的副交感神经纤维，随之分布。分娩时胎头压迫阴部神经周围组织，可致剧痛，可以注射麻醉此神经通过坐骨棘附近处以止痛，可经阴道下针至坐骨棘附近。

阴部神经痛：阴部神经痛的症状及体征很多，主要为会阴部前述神经分布区疼痛，个体变化很大，诊断比较困难，多被忽略，用电生理学检测可有助于诊断。

按前述的阴部神经的起源及行径分析。如果病变在骶丛，由于骶丛位于盆腔内，若干盆腔内病变均可能刺激骶丛而出现神经痛。此种情况下受累的神经尚应包括坐骨神经，疼痛范围广泛而不是限于某一皮神经，仔细检查各有关的皮神经分布区，应不难区分。同时还有盆腔内原发病变的症状与体征，经腹部检查、肛指检查、阴道检查亦不难区分。

在查无上述各种可疑情况以后，分析神经受累的部位应是在出梨状肌下孔跨过坐骨棘处及走在阴部管中的一段。神经在此两处最易受到挤压刺激。惟究竟是在哪一段，仅靠查体不易确定。据 Bautrant 等报道 212 例会阴神经痛，排除 12 例为中枢性者以外的 200 例，女性的病因包括产伤及外伤，用电生理学检查，确定伤在跨过坐骨棘处者占 68%，在阴部管中受累者占 20%，行浸润治疗半数恢复，余半数手术减压治疗，一年后 86% 未再发症状。注射方法如下。

会阴部阴部神经注射法：用强的松龙混悬液加麻药，在肛门与坐骨结节间中点下针，左手食指在肛门内摸到坐骨结节，引导针向坐骨结节刺入，至触及其下缘，再移至稍上方，即可注射药液。如恐一点注射不够理想，也可移针注射邻近 2～3 点，扩大范围，减少神经被遗漏的可能。

臀部阴部神经注射法：病人取俯卧位，摸清髂后上棘、尾骨尖、股骨大转子，按第十二章第一节所述确定梨状肌下缘的表面投影（见图 12-4），画好线，再摸清骶骨外缘，画好线。坐骨棘在体表难于摸到。在两线相交点的下方深处即为阴部神经出梨状肌下孔处，再下即为骶棘韧带及坐骨棘。在两线交点下外约 1 cm 处下针，直向深处进针，至触及韧带性或骨性结构，即可注入药液。只要体位及定位无误，如此进针，不会伤到其他重要结构。

第十章 脊柱部

第一节 脊柱部软组织

概述

境界

脊柱部上起枕骨上项线，下至尾骨，两侧至伸肌外缘，包括脊柱及其周围组织。

浅层结构

皮肤：脊柱部皮肤厚而致密，借若干纤维小梁与深筋膜相连，不易移动。

皮下蜂窝组织：此部皮下组织致密，含有若干纤维小梁及脂肪颗粒，易患疖及痈。

浅部的神经：脊柱部皮肤的神经供应，由上向下由**脊神经后支**依次分布。脊神经后支为混合神经，一般皆再分为内、外两支，在胸6或胸7以上，内侧支供应皮肤及肌肉，外侧支纯为肌支。在下部则相反，外侧支供应皮肤及肌肉，内侧支纯为肌支。颈1无皮支。颈2、3后支分支至头皮。颈3、4后支分支至项部皮肤。颈5、6可能没有分支至项部皮肤。颈7、8及腰4、5皆无分支至脊柱部皮肤。下二骶神经及尾神经后支皆不分内、外支，但皆发出皮支，合成一条神经干，分布于尾骨背面附近皮肤。上、下部皮神经的行径不同。上部皮神经在距离脊椎骨不远处向后通过肌肉，到达皮下组织中以后再向外延伸（图10-1）。下部皮神经则在肌肉中向下外斜行，至距正中线较远处始到达皮下组织中，而且低于其起始平面（图10-2）。

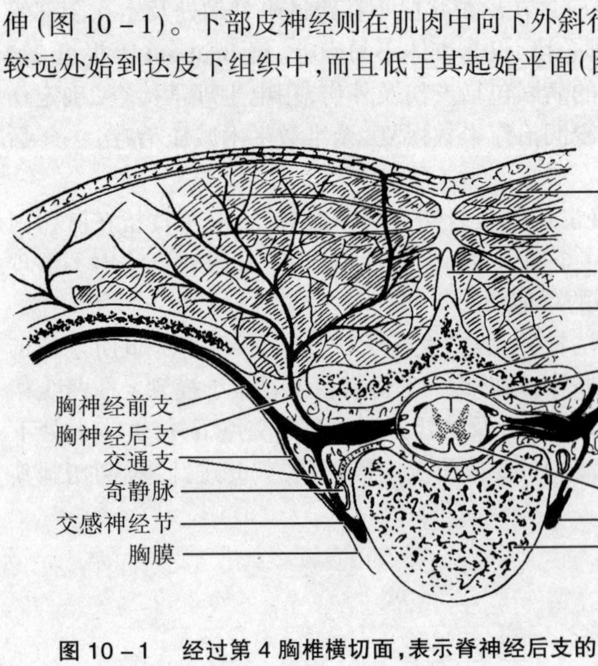

图10-1 经过第4胸椎横切面，表示脊神经后支的分布

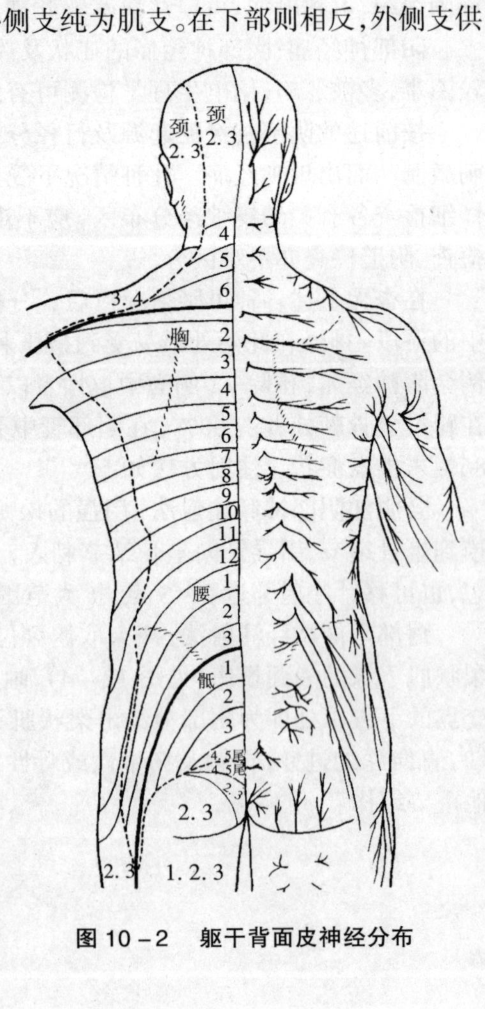

图10-2 躯干背面皮神经分布

深筋膜:脊柱部深筋膜较薄,附着于棘突,覆盖斜方肌及背阔肌,与相邻区域的深筋膜相续。

神经痛:在第五章第二节中曾述及胸神经痛,对于检查确诊仅为胸神经后支受累的病例,可以采取糖皮质激素注射治疗。根据上述胸神经后支在胸6或7以上及以下有所不同的特点,在胸6或7以上注射其内支穿出深筋膜处,位于中线旁约2 cm;在胸6或7以下注射其外支穿出深筋膜处,位于中线旁约6 cm。由于此种病例常为2条以上的相邻神经受累,故可先定一条纵行线,用长针由下端下针至皮下,进入深膜的深处、斜方肌的浅处,沿既定的线向上进针,上下超越所估计的神经穿出处,分散注入药液,再抽针至皮下,在同一线上注入药液。为此,不论神经穿出深筋膜的位置如何变化,皆可被注射到,可以获得良好的效果。

肌肉及筋膜

肌肉分组

脊柱部肌肉可分浅、深两组。浅组有斜方肌、背阔肌、小菱形肌、大菱形肌、上后锯肌及下后锯肌。深组有夹肌、骶棘肌及横突棘肌三群。斜角肌、头长肌及颈长肌皆与脊柱有关。

筋膜

浅、深两组肌肉间有明显的筋膜相隔。在项部分隔两组肌肉的筋膜为颈筋膜包围层及椎前筋膜后份(见图4-7)。**颈筋膜包围层**在后正中线附着于项韧带,向外随即分裂包绕斜方肌,在该肌深面的一层较厚,至该肌前缘又合为一层,向前跨过颈后三角,形成颈后三角内的浅层筋膜,至胸锁乳突肌后缘又分裂包绕该肌。**椎前筋膜**在后方亦起自项韧带,经斜方肌深处向外,覆盖深组肌肉,向前跨过颈后三角,形成该三角内的深层筋膜,再向内覆盖脊柱前方肌肉。由此可见,项部深组肌肉,包括斜角肌及头、颈长肌,皆为椎前筋膜所覆盖。在斜方肌与深组肌肉之间,实际上有两层筋膜相隔,在颈后三角内亦有两层深筋膜。两层筋膜间有潜在间隙,易于分开。

在项部两侧肌肉之间有**项韧带**(ligamentum nuclae),由枕外隆凸延伸到第7颈椎棘突,深处附着于寰椎后结节及其余颈椎棘突。此韧带有较大的弹性。时可见到项韧带有部分钙化。

在背部分隔浅、深两组肌肉的筋膜,薄而透明,内侧附着于棘突,外侧附着于深组肌肉的边缘、肋骨及肋间肌浅面的筋膜。

在腰部分隔浅、深两组肌肉的筋膜,特别增厚,称为**胸腰筋膜后层**。深组肌肉与腰方肌之间的一层筋膜,称为**胸腰筋膜中层**。腰方肌前方的一层筋膜,称为**胸腰筋膜前层**,较为薄弱。三层筋膜的范围及附着,详见第七章第一节。

浅组肌肉

脊柱部浅组肌肉与上肢关系密切,详见第十一章第一节。本章仅述及上、下后锯肌。

上后锯肌(serratus posterior superior muscle):此肌位于菱形肌深处,通过一薄片腱膜起自项韧带的下部、第7颈椎与上二或三胸椎棘突及其间的棘上韧带,向外下进行,分成三或四片肌肉,分别止于第2~4或第2~5肋的肋角外侧(图10-3),由上四肋间神经供应,作用为上提所终止的肋骨。

下后锯肌(serratus posterior inferior muscle):此肌位于背阔肌深处,通过一薄片腱膜起自末二胸椎及上二腰椎棘突与其间的棘上韧带,向外上进行,分成三或四片肌肉,分别止于末三或四肋的肋角外侧。肌肉起始部腱膜的浅面与背阔肌的起始部腱膜相混。此肌由第8~11肋间神经分支供应,作用为使所止于的肋骨下降。

深组肌肉

深组肌肉较多而且很复杂,有的起自棘突而止于棘突,有的起自棘突而止于横突,有的起自横突而止于棘突,有的起自颅骨。肌肉的长短亦不一致(图10-4)。肌肉分组的方法不一,比较简单的一种是依其主要部分的走行方向决定。依照此种分法,较长的肌肉可以再分为三群:(1)夹肌群,起自棘突及项韧带,向外上止于横突或颅骨,有头夹肌与颈夹肌。(2)竖脊肌群,大体上纵行,由横突至肋骨,由肋骨至肋骨,由肋骨至颈椎横突,或者由棘突至棘突。(3)横突棘肌群,包括半棘肌、多裂肌及回旋肌,起自横突,向上内止于棘突。此外,仅从一椎骨到相邻的另一椎骨的节段肌有棘间肌与横突间肌,枕下部的短肌亦另属一组。长肌肉本身的起止也很复杂,互相间的分界也远不如肢体肌肉清晰。

夹肌:头夹肌(splenius capitis muscle)起自项韧带的下半、第7颈椎及上三胸椎棘突,向外上止于枕骨上

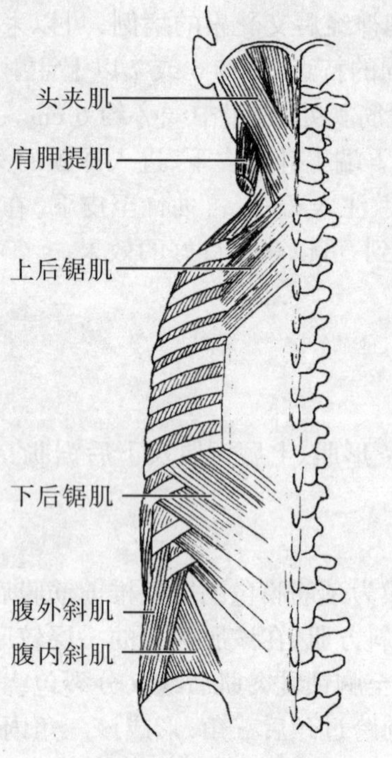

图 10-3　后锯肌

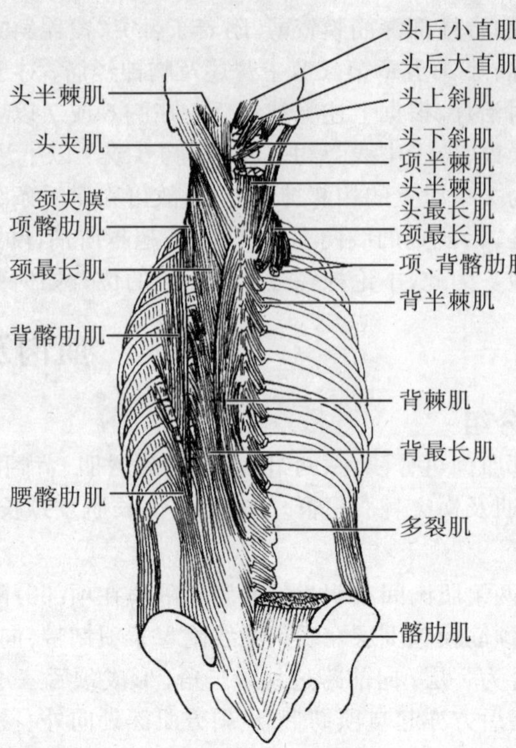

图 10-4　背部深肌

项线外侧份的下方以及乳突位于胸锁突肌深处的部分。头夹肌的起始部分为斜方肌所掩盖，外侧形成颈后三角底的一部分。

颈夹肌（splenius cervicis muscle）起自头夹肌起始部下方的 3~6 胸椎棘突，向外上进行，形成 2~4 条肌腱止于上 2~4 个颈椎横突后结节，止点处为肩胛提肌所掩盖。

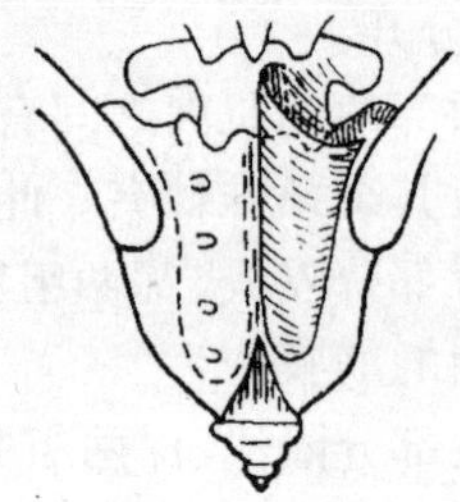

图 10-5　骶骨背面骶棘肌起点腱膜的套状形态（右）及其在骶骨上的 U 形起点（左）

竖脊肌群（erector spinae muscle）：此群肌肉亦称**骶棘肌群**（sacrospinalis muscle），为脊柱部最大的肌群，在腰部更特别发达。此肌群又可分为几组，下方为共同性起点，大部分为腱性，起自骶骨后面及中嵴、骶结节韧带与髂嵴的后份。起始部的腱膜形成套状（图 10-5）。一部分肌性纤维起自腱膜套的内面及髂嵴的一部分。另有一部分肌性与腱性混合起始部起自腰椎及下二胸椎棘突。此群肌肉至腰上部大部分即变为肌性，可分三组，由外向内为髂肋肌、最长肌及棘肌。肌群愈向上愈变细，但是最长肌至颈部又变粗。三组肌肉各又分组。**髂肋肌**（iliocostalis muscle）又分成腰、背、项三部分。**最长肌**（longissimus muscle）在骶棘肌群中属最大，又分成背、颈、头三部分。**棘肌**（spinalis muscle）在骶棘肌群中属最细小，常不太明显，虽可分背、颈、头三部分，但常仅在背部有之。

在腰部扭伤中，与腰椎间关节运动有关的肌肉易于受伤，特别是骶棘肌部分，查体时局部有深压、叩痛及反应性肌肉痉挛，可采用糖皮质激素局部注射，应将药液广泛浸润到受伤范围内。

横突棘肌群（transversospinalis muscle）：此群肌肉主要充填于棘突与横突之间椎弓板背面的沟中，又分半棘肌、多裂肌及回旋肌三组。**半棘肌**（semispinalis muscle）仅在颈、背部有之，位置最浅。**多裂肌**（multifidus muscle）位于半棘肌深处，由骶骨伸达第 2 颈椎，在骶部为骶棘肌起始腱膜所掩盖，在腰部为髂肋肌所掩盖。**回旋肌**（rotatores muscle）最细小，位于多裂肌深处，不易与其分开，亦由骶骨上达第 2 颈椎。

节段肌：此组肌肉有棘间肌及横突间肌。**棘间肌**（interspinalis muscle）在颈部最发达，有 6 对，两侧者之间仅隔以棘间韧带；在胸部常仅出现于第 1、2 胸椎之间及末二胸椎之间；在腰部的上 5 个棘突之间常有 4 对。**横突间肌**（intertransversarii muscle）位于相邻的横突之间，颈部及腰部者较为发达，背部大部阙如。

枕下部肌肉：此组肌肉有四条，位于颈上部的半棘肌深处，枢椎横突与枕骨之间（图 10-6）。**头下斜肌**（obliquus capitis inferior muscle）起自枢椎棘突，向外上止于寰椎横突。**头上斜肌**（obliquus capitis superior muscle)起自寰椎横突,向上后偏内止于枕骨外侧份上、下项线之间。**头后大直肌**(rectus capitis posterior major muscle)起自枢椎棘突,向上略偏外止于枕骨外侧份下项线的下方。**头后小直肌**(rectus capitis posterior minor muscle)起自寰椎后结节,向上略偏外止于枕骨内侧份下项线的下方。

枕下三角(suboccipital triangle):在头下斜肌、头上斜肌与头后大直肌之间,形成一个不大的三角形区域,称为枕下三角。

其他与脊柱有关的肌肉:除上述肌肉以外,与脊柱有关的肌肉尚有肋提肌、前外侧肌肉、腰方肌及腰大肌,后两肌详见第七章。

肋提肌(levatores costarum)为小片肌肉,在第7颈椎到第11胸椎范围内,由横突至下位肋骨的肋角内侧后面,共有12对,分长短两组,长者跨过一肋骨,作用皆为提肋骨(图10-7)。

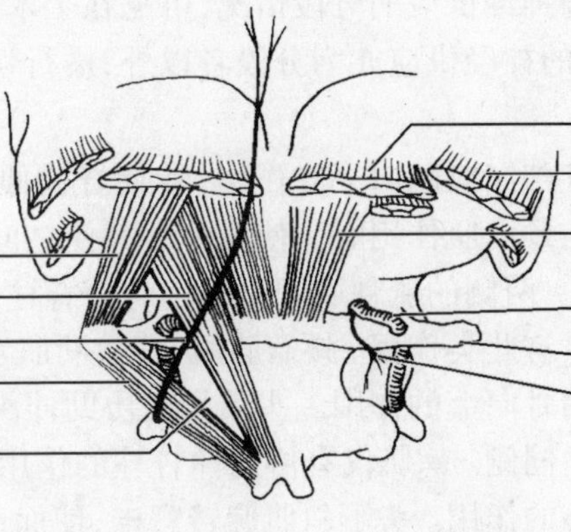

图10-6 枕下部肌肉与枕下三角

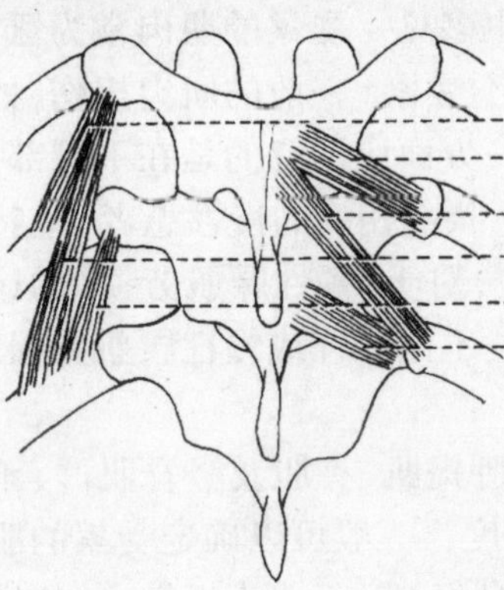

图10-7 回旋肌与肋提肌

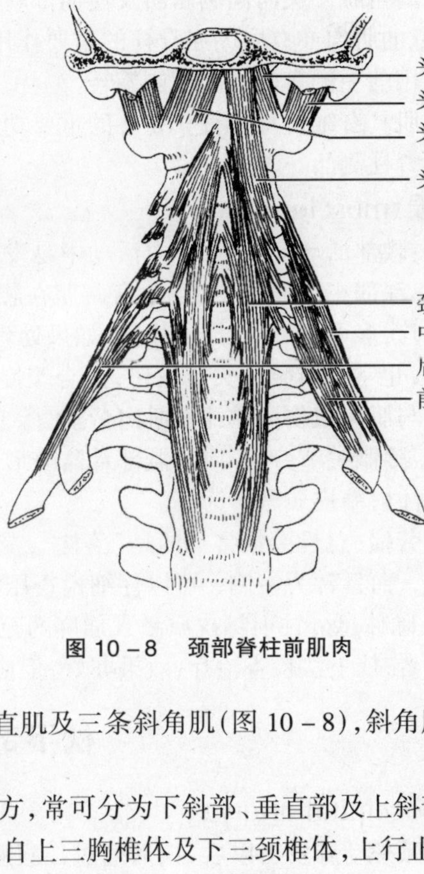

图10-8 颈部脊柱前肌肉

前外侧肌肉在颈部有颈长肌、头长肌、头侧直肌、头前直肌及三条斜角肌(图10-8),斜角肌已在第四章中详述。

颈长肌(longus colli muscle)位于颈椎及上部胸椎的前方,常可分为下斜部、垂直部及上斜部。下斜部起自上三胸椎体,上行止于第5、6颈椎横突前结节。垂直部起自上三胸椎体及下三颈椎体,上行止于第2~4颈椎体。上斜部起自第3~5颈椎横突前结节,止于寰椎前结节。

头长肌(longus capitus muscle)掩盖脊柱前面的一部分,位于颈长肌上斜部的前方,起自第3~6颈椎横突前结节,止于枕骨底部下面。

头侧直肌(rectus capitus lateralis muscle)起自寰椎横突,止于枕骨颈静脉突的下面。

头前直肌(rectus capitus anterior muscle)起自寰椎侧块上面,止于枕骨底部头长肌止点与髁部之间。

神经供应

脊柱部深组肌肉绝大部分皆由脊神经后支供应。胸下部及腰部的外侧横突间肌则由脊神经前支供应。颈部前、后横突间肌亦皆由脊神经前支供应。枕下部四肌皆由第1颈神经后支供应。所有脊柱前肌肉皆由脊神经前支供应。脊神经后支含有感觉及运动纤维。若干神经供应肌肉以后再分支供应脊柱部皮肤。上二颈神经不分内外支。由第3颈神经到第3骶神经后支皆再分为内外支,向下斜行,供应低于神经穿出平面1~2节处的肌肉,内支供应内侧的肌肉,外支供应外侧的肌肉。内外两支之一,供应肌肉以后再供应皮肤。

由上述肌肉神经供应的分段情况，可见在手术中横行切断肌肉以后，不会引起肌肉瘫痪。身体其他各处肌肉，除腹直肌的神经供应亦为分段者以外，横行切断以后，必有一部分(常为远侧段)因神经受伤而瘫痪。

作用

大部分脊柱部深肌趋向一齐作用，皆使脊柱伸直，有一些使脊柱向同侧弯曲，有一些使脊柱或头旋转。一侧的头夹肌与颈夹肌作用时，使头伸直并使之向同侧弯曲，同时使面部转向同侧。两侧的夹肌同时作用时，使头颈后伸。两侧的骶棘肌同时作用时使脊柱后伸，一侧作用时伸脊柱并使之向同侧弯曲及旋转。髂肋肌及最长肌也具有此类作用。腰髂肋肌、背髂肋肌及背最长肌可能有协助牵引肋骨向下的作用。项髂肋肌可能有协助牵引肋骨向上的作用。头最长肌协助伸头，一侧肌肉作用时使头向同侧屈曲，并与同侧夹肌协同作用而使面部转向同侧。棘肌仅有协助伸脊柱的作用。横突棘肌群不仅具有伸脊柱的作用，并有使之向同侧弯曲及向对侧旋转的作用。头下斜肌旋转寰椎，使面部转向同侧。头上斜肌伸头并使之弯向同侧。头后大直肌伸头并使之转向同侧。头后小直肌仅有伸头的作用。

脊柱前方肌肉的作用主要为使头及脊柱屈曲。头长肌及颈长肌使头颈屈曲。头侧直肌协助头侧屈。头前直肌屈头。斜角肌使头向同侧屈曲及使面部转向对侧。腰大肌协助屈脊柱。腰方肌协助使脊柱侧弯。此外，腹前外侧壁的肌肉亦有协助屈脊柱的重要作用。一侧的腹外斜肌与对侧的腹内斜肌同时作用时，使脊柱向腹外斜肌作用的一侧弯曲及向对侧旋转。

脊柱部深肌具有维持身体直立姿势的重要功能，瘫痪以后身体的直立姿势即不能维持。一侧的肌肉有痉挛时即引起脊柱侧凸。

肌肉劳损(muscle strain)

腰肌劳损：腰部活动度大，在体力活动中易发生肌肉扭伤，运动员中也多见。受累的肌肉常为骶棘肌，腰方肌较少受累，深部小肌肉更少受累。背阔肌在腰部主要为腱膜性，一般不受累。一般的肌肉扭伤，如能早期即给以适当治疗，多可在2~3周内痊愈。如果处理不当，可遗为慢性。另一方面应注意的是在下腰部扭伤中，不仅有肌肉伤，也常伴有腰骶关节扭伤，愈合缓慢，常被忽略。因此，对下腰部伤痛的慢性患者，应特别注意区分关节扭伤与肌肉扭伤。单纯的肌肉劳损，除非职业性，很少遗为慢性，对于“慢性腰肌劳损”的诊断要慎重。许多慢性“腰骶关节劳损”或腰骶部骨骼畸形，常被误为“腰肌劳损”。不论急性或慢性腰肌劳损的治疗，皆以局部广泛注射糖皮质激素为好。

项部肌肉劳损：急性劳损常见的是“落枕”，受累的肌肉有斜方肌、肩胛提肌、夹肌及竖脊肌群，不一定是全部同时受累，而且常为一侧，可以仔细检查压痛及痉挛的范围及浅深度，一般可以确定受累的肌肉及范围。治疗方法，除休息外注射糖皮质激素加麻药至受累的范围全部，效果良好。对于遗为慢性者，特别是对于长时屈颈工作者，依上法检查治疗，效果亦好，但应注意避免不良的工作姿势及锻炼颈部肌肉，以免复发。

枕下部的血管神经

枕动脉(occipital artery)

枕动脉由颈外动脉发出以后，向后通过二腹肌后腹与头最长肌深处，跨过枕下三角上部浅处，越过头半棘肌外缘，上行至头皮。枕动脉发出浅、深两降支。浅降支在头半棘股的浅面下降，与颈横动脉的升支吻合。深降支在头半棘肌的深面下降，与肋颈干的升支吻合。上述动脉的伴行静脉，在头半棘肌中及其周围形成静脉丛。

椎动脉(vertebral artery)

在枕下三角的深处，可以见到寰椎后弓及寰枕后膜的各一部分。寰椎后弓上方有第1颈神经及椎动脉通过。椎动脉在通过上六颈椎横突孔的行程中位于颈神经的前方，在第1、2颈椎横突孔之间的一段向外凸出，穿过寰椎横突孔以后即转而向内，沿寰椎后弓上面的沟横行一段，跨过寰枕关节的后面，再穿过寰枕后膜至其深处。椎动脉沿途分支进入每一椎间孔。椎动脉有椎静脉丛伴行。静脉丛通过颈椎横突孔以及绕横突下行，至第6颈椎处形成一条**椎静脉**，下行汇入头臂静脉。

颈神经

第1颈神经(**枕下神经**)由寰椎后弓上方穿出，常通过椎动脉与后弓之间，亦可通过动脉上方，后支供应枕下四肌及头半棘肌的上部,前支绕过寰枕关节外侧向前走。

第2颈神经后支经寰椎后弓下方,第2颈椎横突上方穿出,绕过头下斜肌下缘,分支供应浅处的头半棘肌及其他肌肉以后,主干即穿过头半棘肌,转而向上成为**枕大神经**(greater occipital nerve),跨过枕下三角的浅处,穿过斜方肌近枕骨的附着部至头皮,分布于头皮后份,直达两耳间向冠状平面(见图10-6)。

枕大神经常接收颈3的交通支,也偶有颈1交通支参加。颈3的分支如不参加枕大神经,即为第3枕神经,分布于枕部中线一侧狭窄区域内头皮。

枕大神经常患**神经痛**,头后一侧大范围内疼痛,常被误为**偏头痛**(migraine),也有两侧同时并发者,分布区内皮肤刺痛改变。分析病因,最大可能是在神经通过第2颈椎横突上方的部分受到骨膜改变的刺激所致,因为颈椎病多见。神经再向上行程曲折,通过肌肉,不易受到卡压。据此,笔者皆采取糖皮质激素混悬液注射神经通过第2颈椎横突上方的部分,效果良好。注射的方法是,病人取正坐位或平卧位,头正位,在颈侧先摸清颈椎横突,能摸到的最高位横突即为第2颈椎横突,因为第1颈椎横突在体表不能摸到。定点第2颈椎横突后,直对之进针,即可触及骨,注入少量药液,而后将针向上后滑过横突尖深入0.5~1 cm,注入2~3 mL药液。再将针略向回抽,朝向上后沿神经的行程深入2~3 cm,注入2~3 mL药液即可。要点是必须先摸清第2颈椎横突以定位,进针以后必须能触及骨才能注入药液,否则难于保证效果。

单发的第3枕神经痛很少见,对枕大神经痛患者偶可见注射治疗后不能使症状完全消失。此种病例有可能为颈3参加的分支也受累,可以再加注颈3后支,依上法摸清第3颈椎横突注入药液。

先天畸形

胚胎尾部持续存在:胚胎第2月时出现的尾部,偶可持续至生后。

尾窦(caudal sinus):胚胎时期背部的神经沟合成神经管以后,背面皮肤即在正中线上融合。融合不完全时,生后即在骶骨背面遗有凹陷或长的管道,称为尾窦。窦的表层含有皮脂腺及毛发。窦的开口过小时引流即不畅,分泌物可能潴留,以致有恶臭。有感染时即易形成脓肿,偏于正中线一侧,中线上的窦口仍可有排出物。此种情况常因未能及时识别为先天性,仅作切开引流或括除术,多次复发而不能痊愈。欲得根治,必须将窦道及侧支管道完全切除。

皮样囊肿(dermoid cyst):胚胎时期背部的神经沟合成神经管以后,背面皮肤在正中线上融合过程中,如果有一部分外胚层组织被埋入,后来即可能在深筋膜深处或椎弓深处形成囊肿,称为遗留性皮样囊肿,出现于背正中线上,多见于骶尾部。位于椎弓深处的囊肿,可能引起脊髓受压迫的症状。此种囊肿的内含物似油灰,并可含有毛发。此种囊肿有时不易与皮脂腺囊肿鉴别,后者也可能含有毛发,但是如果进行组织学检查,即不难分辨。皮样囊肿的壁中含有皮肤的衍生物,如毛囊及汗腺等,以及含有皮肤的乳头层。皮脂腺囊肿的壁中则不含此类结构。

第二节 脊 柱

骨骼组成

正常组成

脊柱(verterbral column)由33块椎骨组成,颈椎7节,胸椎12节,腰椎5节,骶骨由5节骶椎融合形成,尾骨由4节(也可为3~5节)融合形成。在第1、2颈椎之间因第1颈椎无椎体而无椎间盘。骶、尾骨皆因融合而无椎间盘。其他各相邻椎骨的椎体之间皆有椎间盘(图10-9)。

椎骨数目的变异

组成脊柱的椎骨数目偶可为32或34。数目变异发生于骶尾骨者无临床重要性。组成脊柱各段节数的变化较总数变异为多见,原属于某一段的一节椎骨变成与其相邻一段中的一节,约在5%~20%人体中有之。此种变异,最多见的是一节尾骨参与组成骶骨,其次是组成胸、腰段的数目增减。颈椎的数目极少变异。

一节尾骨与骶骨融合时无临床重要性。与第12胸椎相连的第12肋可能很短或阙如。第1腰椎可能有

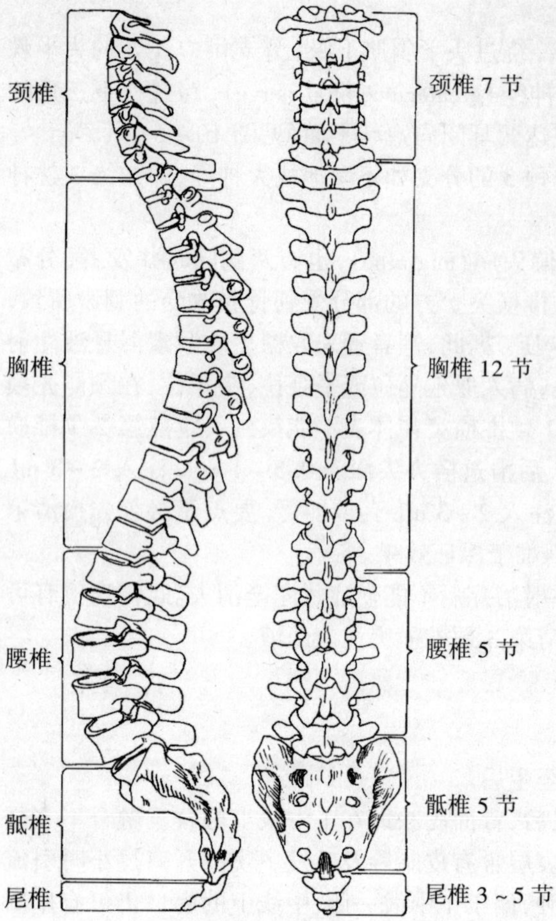

图 10－9 脊柱全貌

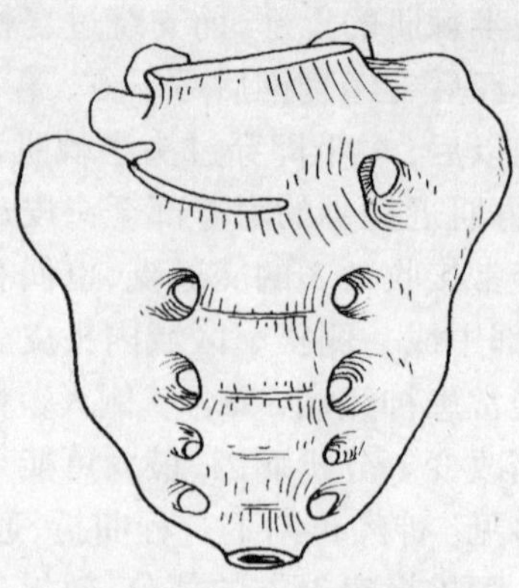

图 10－10 第 5 腰椎单侧骶化

一肋骨相连。此类胸、腰段有无肋骨相连的椎骨数目的变化，亦不影响脊柱的强度。第 5 腰椎可能与骶骨融合，称为第 5 腰椎骶化。第 1 节骶椎可能变为活动的腰椎，称为第 1 骶椎腰化。这两种情况的临床重要性皆较大。但是椎骨数目的变异多见于解剖及尸检中，影像照片上也常见，但无有关病史。因此，对常见的腰背痛的病因要归咎于椎骨数目变异时应慎重。

第 5 腰椎骶化（sacralization）为其横突与骶骨融合，可为双侧或单侧（图 10－10），影响不同。如果为双侧皆融合，使脊柱的胸腰段缩短，活动度减小，坚强度加大。如果为单侧融合，常引起脊柱侧凸，因肌肉不平衡而易于发生关节炎及疼痛，因关节不对称而使腰部特别易于受伤，为下腰部疼痛的常见原因之一。第 5 腰椎骶化者横突较宽，位置也较深，第 5 腰神经所通过的椎间孔变狭窄，可能使神经受压迫而产生坐骨神经痛的症状。有的病例由于第 4、5 腰神经所组成的腰骶干，在跨过第 5 腰椎横突前面的部分受到牵扯而产生牵涉性疼痛。

第 5 腰椎横突与骶骨翼上面接触而形成假关节，为骶化的早期，可无症状，也可出现持续性腰痛。疼痛的原因，可为两骨直接摩擦，或为邻近的腰骶干受到刺激所致，或为第 5 腰神经受到压迫所致。此种情况下，第 5 腰神经前支可能通过一骨性管道穿出。管道的境界，内为骶髂关节，外为此假关节，上为第 5 腰椎横突，下为骶骨翼，后为骶骨上关节突。第 5 腰神经通过此管道的部分可能受压迫而产生坐骨神经痛，特别是在腰骶关节有病变时为然。

第 1 节骶椎腰化（lumbarization）时，使脊柱的胸腰段加长，活动度加大，坚强度减少，易于受伤。如果为单侧腰椎化则可因关节不对称及肌肉不平衡而引起关节炎及疼痛等症状。

椎骨数目的变异与神经丛组成的变异之间并无绝对相应的关系。脊柱的组成有变异者神经丛的组成可以正常。神经丛的组成有异常者，虽然常见于脊柱组成有变异者，但是也可见于脊柱组成正常者。如果有相应的变化，脊柱缩短者神经丛的组成向上移位，脊柱变长者神经丛的组成向下移位。虽然下肢生皮节的变异，较常见于脊柱组成的变异者，但是皮肤的神经节段分布，如果以总序数排列而不依脊柱分段排列，不论脊柱的组成如何，皆无变化。肌肉的神经供应节段起源常有变化。下肢某一肌肉的神经供应节段起源，在腰骶丛的组成向上移位者亦趋于向上移位，在腰骶丛的组成向下移位者亦趋于向下移位。

个别椎骨的形态与结构

典型椎骨

典型的椎骨（typical vertebra）可分**椎体**（vertebral body）及**椎弓**（vertebral arch）两部分，合而形成**椎孔**

(vertebral foramen)。椎孔中有脊髓通过。椎弓又分椎弓根、椎弓板、棘突、横窦及关节突各部。**椎弓根**(pedicle)前与椎体相连,后与椎弓板相连。**椎弓板** (lamina) 后中线上有**棘突** (spinous process), 两侧有**横突** (transverse process),上、下缘各有两关节突(图 10-11)。相邻椎骨的**关节突**(articular process)之间构成滑膜关节。除上二颈椎以外,骶骨以上,相邻椎骨的椎体之间皆借椎间盘构成关节。椎间盘与椎体的骨质间隔以一薄层透明软骨。成人椎体上、下面的边缘由骨骺环形成的部分无软骨覆盖。关节突的关节面皆有透明软骨覆盖。椎骨不含骨髓腔,主要由松质骨构成,外围包以一薄层密质骨。椎体的密质骨最薄。椎弓根的切迹、椎弓板的内板以及棘突上缘等处的密质骨最厚。因此,在受暴力时易于发生椎体压缩性骨折,椎弓部分除遭受直接暴力以外很少发生骨折。在整体脊柱上, 各椎骨的椎孔串连而形成**椎管** (vertebral canal)。每一椎骨的椎弓根的上下宽度皆小于椎体, 下缘有一深的切迹, 上缘有一很浅的切迹, 由此在上下相邻的椎弓根之间形成椭圆形的**椎间孔**(intervertebral foramen)。孔的上界为上位椎骨椎弓根的下切迹,下界为下位椎骨椎弓根的上切迹,前界为椎体及椎间盘的后外侧面,后界为关节突的骨骼。椎间孔中有神经根通过。

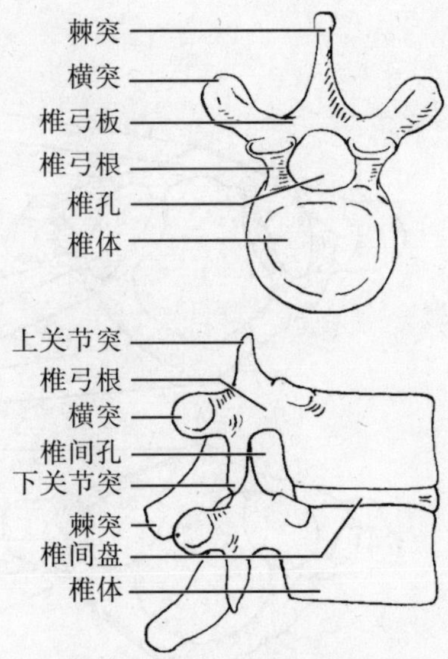

图 10-11 典型椎骨分部

不同部位椎骨的特征

颈椎(cerical vertebra):颈椎(图 10-12)皆很小,椎孔约呈三角形。椎弓根短而圆,向外向后伸,上、下切迹的深度约近相等。颈椎的椎弓板较他处薄,横径较大。关节突不太明显而仅有关节面。关节面较平,平面与水平面约成 45°角(图 10-13),上者面向后向上,下者向前向下。**横突**较短,有前、后两根,后根发育成为真正的横突,前根发育成为**肋突**(costal process),两突间连以肋横突板,合而形成**横突孔**(transverse foramen)。横突末端为**后结节**(posterior tubercle)。肋突末端为**前结节**(anterior tubercle)。棘突很短,末端分两叉,但是第 6、7 颈椎棘突很长。第 1 颈椎棘突仅在后弓上呈结节状。颈椎棘突因浅面有宽厚的项韧带而不易摸清。在枕骨下方所可摸到的最高位棘突为第 2 颈椎。

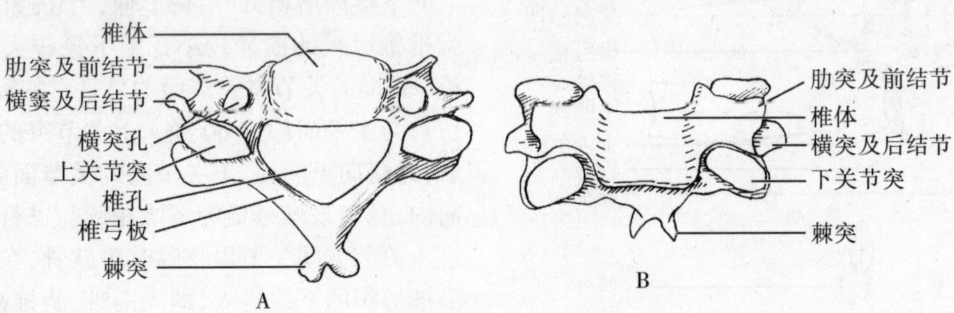

图 10-12 第 5 颈椎

A:上面; B:前面

第 1 颈椎称为**寰椎** (atlas), 无椎体, 仅有前、后弓, 两侧为增粗的侧块。**侧块** (lateral mass) 带有横突及上、下关节凹(图 10-14)**前弓** (anterior arch) 较短, 后面有一关节面, 与枢椎齿突构成关节, 前面有前结节。**后弓** (posterior arch) 较长, 有一小的后结节, 外侧上面有**椎动脉沟** (sulcus for verebral artery)。**上关节凹** (superior articular fovea) 向内, 向前、向上, 与枕骨髁构成关节。**下关节凹**(inferior articular fovea)接近扁平,与枢椎上关节面构成关节。横突较其他颈椎突长而且粗。

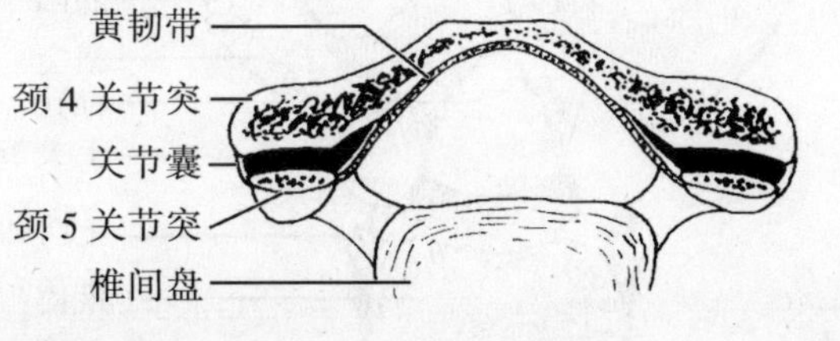

图 10-13 通过第 4、5 颈椎间椎弓关节的水平切面

第 2 颈椎称为**枢椎**(axis)。椎体上端具有**齿突**(dens)。**椎弓板**厚。棘突粗而且长。椎弓下切迹特别深,无上切迹。没有真正的上关节突。上关节面向上,向后,略向外。**横突**最短,末端仅有后结节(图 10-15)。

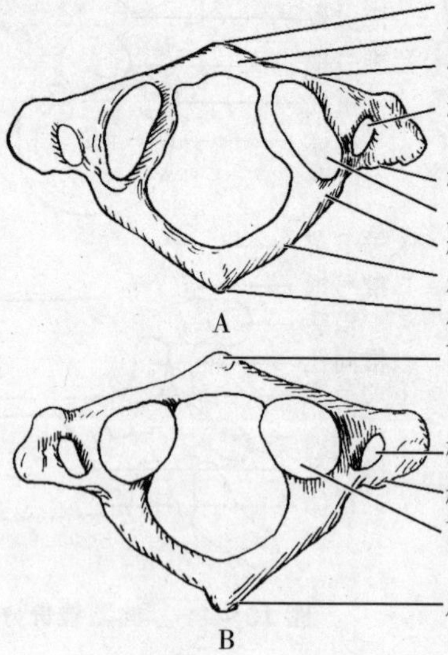

图 10 – 14　寰椎

A:上面；B:下面

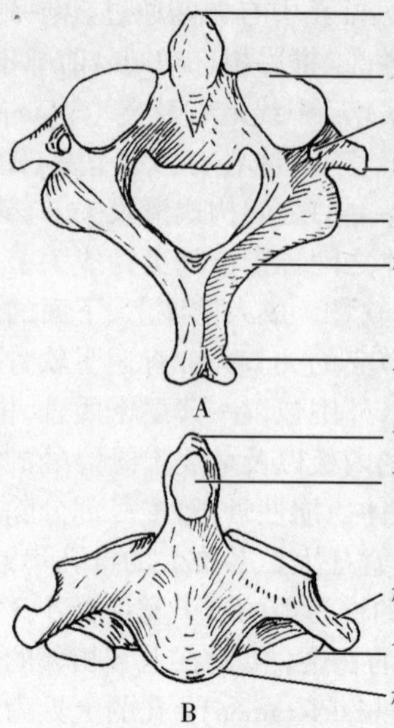

图 10 – 15　枢椎

A:上面；B:前面

第 7 颈椎棘突在所有椎骨中最长(有的人为第 1 胸椎棘突最长),末端不分叉。**横突孔**很小,一般皆不为椎动脉通过。横突前根很细小,常无前结节,但是偶可发育成为颈肋。

胸椎(thoracic vertebra):胸椎(图 10 – 16)的大小界于颈椎与腰椎之间,位置愈低者愈大。椎体后部每侧皆有上、下肋凹,上大下小。上位椎体的**下肋凹**(inferior costal fovea)与下位椎体的**上肋凹**(superior costal fovea),加上椎间盘的侧面,合而与相当下位椎骨序数的肋骨头构成关节。第 1 胸椎体的上肋凹单独与第 1 肋骨头构成关节。第 9 ~ 12 胸椎体的侧面,皆仅有 1 个肋凹,各与相应的肋骨头构成关节。胸椎的**椎弓根**由上向下逐渐增粗,向后偏上伸,上切迹浅,下切迹深。胸椎椎弓板的横径较小,上下径较大而叠掩下位椎板。胸椎的**关节突**关节面约呈垂直的冠状位(图 10 – 17),与水平面约成 60°角。上关节突的关节面平而朝后,并略向上向外。下关节突的关节面朝前,并略向下向内,且与该椎弓板的下缘相续。进行脊柱融合时须进入关节突间关节以移除其中软骨,在胸部可用骨凿沿椎弓板的下缘进入,即无困难。胸椎**横突**长而厚,向后外并偏后伸出,位于肋骨后方,末端膨大。上 10 个

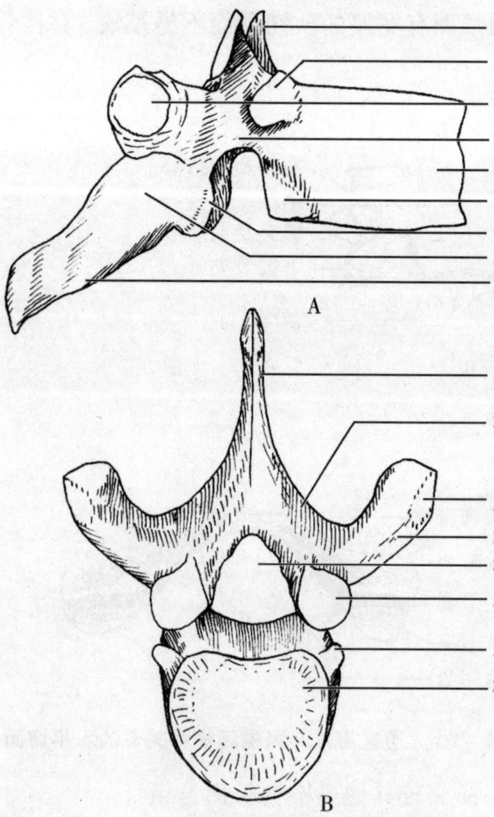

图 10 – 16　胸椎

A:侧面；B:上面

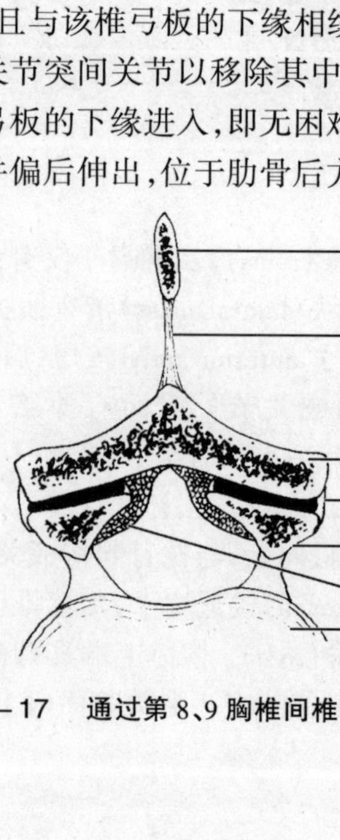

图 10 – 17　通过第 8、9 胸椎间椎弓关节的水平切面

胸椎横突的末端皆有肋凹（costal fovea of transverse process），与肋骨构成肋横突关节。胸椎棘突较长而且向下倾斜。上三胸椎棘突皆大致向后平伸，尖端对该椎体下缘。第4～12胸椎棘突皆向下倾斜，尖端大致对下位椎体的中点以下。上肢依附于体侧时，第3胸椎棘突位于两侧肩胛冈内侧端的连线上，第7胸椎棘突位于两侧肩胛下角的连线上（图10－18）。全部胸椎棘突皆可摸清。

腰椎（lumbar vertebra）：腰椎（图10－19）比较粗大。椎弓根短而厚，向后略偏外平伸，上切迹浅，下切迹深。椎弓板厚而坚实，上下径小于椎体，因而在相邻的椎弓板之间遗有空隙，有利于进行腰椎穿刺。**上关节突**较为粗大，第1腰椎者关节面朝内略偏后，愈下位者朝后的程度愈显著。由此可见，腰椎的关节突关节面，与水平面约成90°角，上部者接近矢状位（图10－20），下部者则接近冠状位。上关节突后缘形成**乳突**（mammillary process）。**下关节突**明显向下突出，关节面的方向与下位椎骨的上关面相适应。腰椎**横突**细而长，前后扁，向外并向后突出。第三腰椎横突最长。腰椎横突由肋突发育形成。原始横突缩成一小块，有一沟，有脊神经后支通过。沟的上方为乳突，下方为副突，两者皆为真正的横突。肋突如果未与椎弓融合，即有滑膜关节相连而形成腰肋。腰椎横突有强大的腰大肌及腰方肌附着，有时可因肌肉猛力收缩而发生撕脱骨折，成为腰部软弱及持续性腰痛的常见原因。

第5腰椎**横突畸形**较为多见。原始横突与肋突融合过程中，两者之间一度形成一孔洞，偶可见第5腰椎横突遗有与颈椎横突相似的孔洞。第5腰椎横突正常者较短，向外伸出，不与髂嵴接触。此横突如果过长，即可与髂嵴或骶骨接触，形成关节，可以产生腰痛。连接第5腰椎横突与髂嵴后部的髂腰韧带，由胸腰筋膜前中两层的下缘增厚形成，如果发生骨化，亦可产生与此类似的结果，使两骨固定，常引起腰痛。此类情况均可行手术切除过长的第5腰椎横突。

腰椎**棘突**侧面观很宽，上下观则很薄，但末端变厚，因而手术中沿其侧面进行骨膜下剥离肌肉时较为困难。腰椎棘突向下的倾斜度较小，尖端大致与其下位椎间盘相对（图10－21）。第4腰椎棘突尖端对该椎体下缘，位于两侧髂

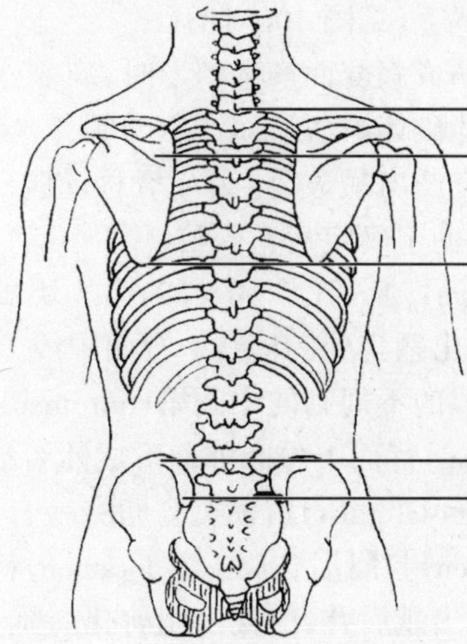

图10－18 背部椎骨棘突标志

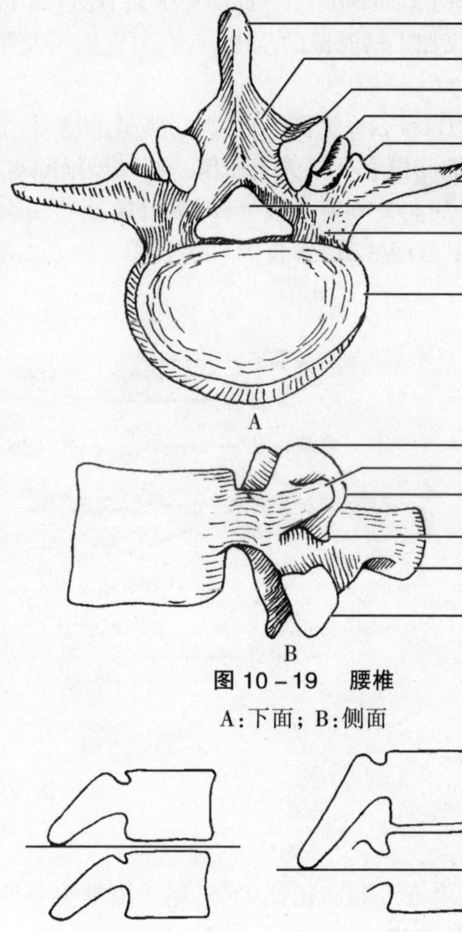

图10－19 腰椎

A：下面；B：侧面

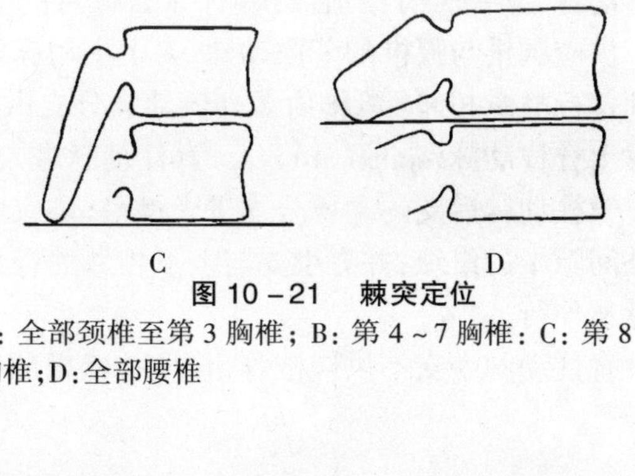

图10－21 棘突定位

A：全部颈椎至第3胸椎；B：第4～7胸椎；C：第8～12胸椎；D：全部腰椎

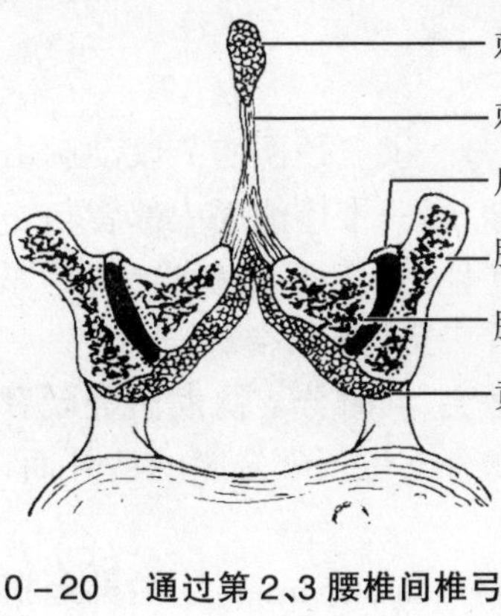

图10－20 通过第2、3腰椎间椎弓关节的水平切面

嵴最高点的连线上(见图 10 – 18)。

脊柱因外伤或病变而产生畸形时,病变处棘突可能明显凸出。凸出的部位因病变的性质不同而有异。患脊柱结核因椎体破坏被压缩而产生的驼背,病变最严重的椎骨棘突凸出最显著。发生椎体压缩性骨折以后,上位椎骨的棘突凸出最显著。发生脊柱前脱臼以后,脱臼椎骨的下位椎骨棘突凸出最显著。查体时应熟知此类关系,可以有助于确定病变部位。

骶骨(sacrum):骶骨(图 10 – 22)由 5 块骶椎融合形成,上宽下窄,略呈三角形。中份由 5 块骶椎体融合形成,前面可以看出融合处的横线。背面中线上有 4 个棘结节,合而形成**正中嵴**(median crest)。正中嵴两则有关节突融合形成的不规则的**中间嵴**(intermediate crest)。再外侧有**骶后孔**,孔的外侧有**外侧嵴**(lateral crest)。**骶管**(sacral canal)背面下份阙如而形成**骶管裂孔**(sacral hiatus)。孔的两侧有突起的**骶角**(sacral cornua)。骶骨的**外侧部**(pars lateralis)由横突与肋突融合形成,与中部之间以骶后孔为界。由横突融合形成外侧嵴。**骶前孔**(pelvic foramen)与**骶后孔**(dorsal foramen)相对而形成前后方向的管道。各管皆向内与**骶管**相通,骶神经皆经此穿出,后支出骶后孔,前支出骶前孔。骶骨上面前缘向前凸出形成**骶岬**(sacral promontory)。上部背面有两个**上关节突**(superior articular process),面向后,与第 5 腰椎的下关节突构成关节。骶骨外侧部的上部宽大,称为**骶翼**(ala sacralis),外面有**耳状关节面**(auricular surface),与两侧髂骨构成**骶髂关节**。耳状关节面在女性较小,常仅在上两骶椎的范围内,在男性则延及第 3 骶椎的一部或全部。两侧髂后上棘的连线跨过第 2 节骶椎的中部。

尾骨(coccyx)(见图 10 – 22):典型的尾骨由 4 节尾椎融合而成,亦可为 3 节或 5 节,常为始基型。第 1 节最大,上面与骶骨下端关节面借一始基型椎间盘构成关节;背面有两个向上突出的**尾骨角**(coccygeal cornua),为椎弓根及上关节突的残迹;两侧有始基型横突。第 2 节尾椎亦常见有可以分辨的始基型**横突**。以下两节尾骨(可为 1 节或 3 节)皆仅为小块骨质。第 1、2 尾椎间也可能存在有始基型椎间盘,形成关节而有活动。其余

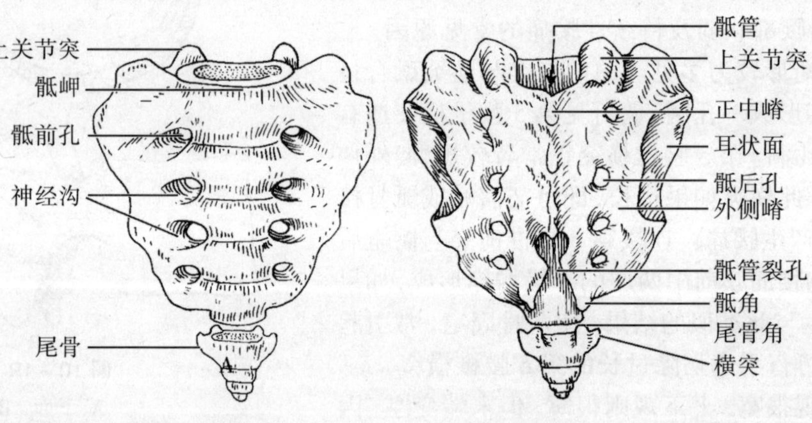

图 10 – 22 骶骨与尾骨

A:前面; B:后面

尾椎皆融合在一起。由此可见,尾骨虽常为一块,但亦偶可为两块。

血液供应

动脉:典型椎骨的血液供应,来自邻近的**节段动脉**(segmental artery)。供应颈椎的节段动脉由椎动脉发出。供应胸椎与腰椎的节段动脉,为由主动脉发出的肋间动脉及腰动脉,每一椎体侧面中部皆与一节段动脉及其伴行静脉相邻。骶椎由骶外侧动脉分支供应。节段动脉后支在绕椎骨侧面向后走的途中,至邻近椎间孔处发出**脊柱动脉**(spinal artery)。脊柱动脉进入椎间孔,即分为前、中、后三支(图 10 – 23)。

脊柱动脉**后支**的主要分支进入椎弓,供应椎弓根、横突、椎弓板及棘突,同时分支协助供应硬脊膜及硬脊膜外间隙中的组织,并有小支与上下相邻的脊柱动脉后支吻合。此种吻合支位于硬脊膜的后外面,与后内椎静脉丛伴行。

脊柱动脉**中支**不供应椎骨,供应神经根的硬脊膜鞘,并分出**根动脉**(radicular artery),沿神经根穿过硬脊

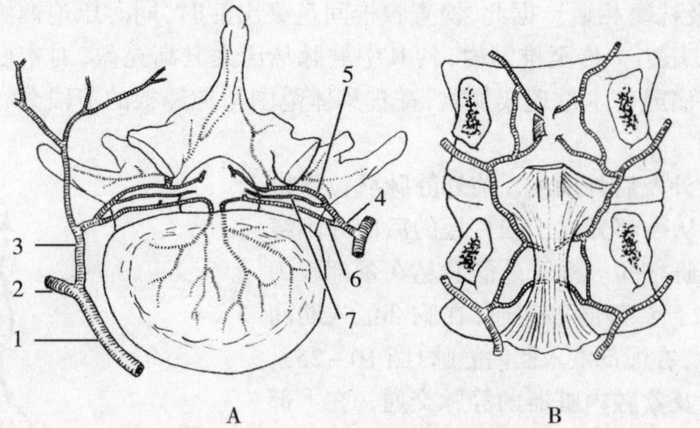

图 10－23 椎骨的血液供应

A:下面；1:节段动脉；2:前支；3:后支；4:脊柱动脉；5、6:至脊柱及硬脊膜外间隙的分支；7:根动脉；B:移除椎弓板以后显示至椎体的动脉，移除一部分后纵韧带，显示动脉进入椎体处

膜，与脊髓前动脉吻合，协助供应脊髓。

脊柱动脉**前支**供应椎体，分支至硬脊膜的前外侧份及硬脊膜外间隙中组织，并分支与上、下相邻的脊柱动脉前支吻合。此种吻合支与前内椎静脉丛伴行。前支主干分成升降两终支，分别向上及向下斜行，通过后纵韧带的深处，至上、下位椎体后面的中部再进入椎体。由此可见，每一椎体的后面有四条动脉进入，各经一孔，或为两条动脉进入一孔。各终支在未进入椎体以前，皆分支供应后纵韧带。椎体内的动脉，在胚胎及儿童时期，分支穿过软骨板供应相邻的椎间盘，在成人则不到达椎间盘。

椎体的血液供应丰富，容易受到乳腺、前列腺及肾脏的恶性肿瘤与结核等血源性病变侵犯。结核性病变可以由椎体的上、下面靠近椎间盘处开始，也可由椎体前部前纵韧带深面开始，很少由椎体中心开始。

节段动脉不仅与脊髓前、后动脉间有吻合，与上、下相邻的节段动脉及对侧的节段动脉之间皆有吻合。此类吻合构成脊柱部的动脉侧支循环，在脊髓动脉闭塞、胸主动脉切除移植以后、主动脉狭窄，以及主动脉下端闭塞等情况下，皆很重要。

静脉：椎骨的静脉汇入围绕脊柱及椎管内的静脉丛。**静脉丛**依其位于椎管内外而分为内外两组，互相间吻合丰富。椎体的静脉，一部分由后面中部穿出，汇入前内静脉丛，另一部分由前外面穿出，汇入前外静脉丛(图 10－24)。椎弓的静脉汇入邻近的后内及后外静脉丛。

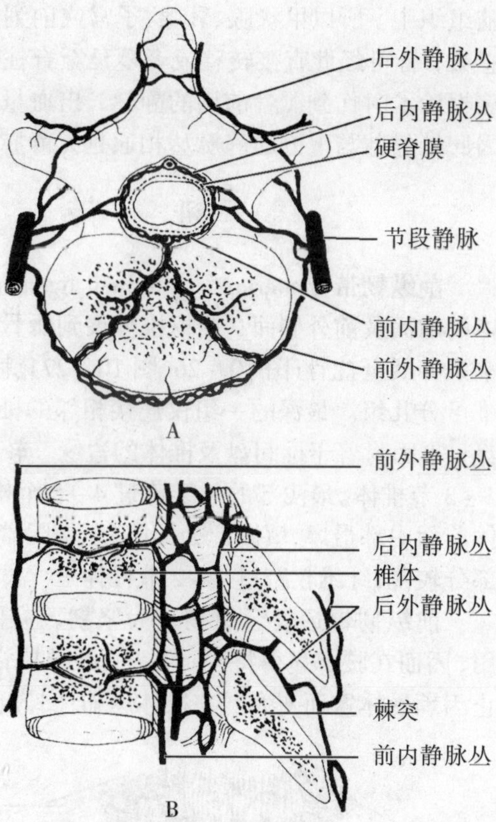

图 10－24 椎骨的静脉

A:横切面；B:矢状切面

椎管内静脉丛形成连续的网状，位于硬脊膜外间隙中，可分**前内**静脉丛及**后内**静脉丛。在椎体后面，后纵韧带两侧，形成两条纵行的**前内静脉丛**，延及椎管的全长，两侧者之间有行经后纵韧带深面的横行静脉相连，上端与椎静脉及颅内的基底丛、缘窦及枕窦相通。侧面借通过椎间孔的静脉与椎管外静脉丛交通。在椎间盘突出症中，通过椎间孔的静脉可能扩大而压迫到神经根。静脉丛在椎管内的后部形成两条纵行的**后内静脉丛**，较不明显，两侧者之间有交通，通过椎弓板之间与后外静脉丛交通，向前外与前内静脉丛交通，上端

亦与颅内的基底丛、缘窦及枕窦相通。据此，检查腰椎间盘突出症时，同时压迫两侧的颈内静脉，迫使血液回流受阻，颅内静脉压升高，压力下传至椎管内，使其中静脉丛压力升高充盈，对本已受压的神经根更加受力，数秒钟后即可使原有的疼痛或麻木重现或加重，查看具体范围与神经根的节段分布区是否一致，借之以与常见的下肢皮神经痛相鉴别。

椎管外静脉丛可分前外及后外两组。**前外静脉丛**位于椎体前面及两则。**后外静脉丛**一部分位于椎弓板的后面并围绕诸突，一部分位于背部深肌之间。椎管外静脉丛在颈部较为发达，与椎静脉、枕静脉及颈深静脉等交通，在胸部汇入肋间后静脉，在腰部汇入腰静脉，在骶部汇入髂内静脉（图 10－25），分别与乳腺静脉、肾静脉及盆腔内脏器的静脉交通，在上部并通过头臂静脉与甲状腺下静脉交通。椎静脉丛由于其中一般无瓣膜，或者有瓣膜而功能不全，当下腔静脉有梗阻时即可形成侧支循环的道路之一。也因此当咳嗽或排便用力时，皆可使腔静脉系统或者门静脉系统中感染性栓子或瘤细胞，直接经此通道进入椎静脉系统中，停留在椎骨、脊髓、颅骨或脑组织中。所以甲状腺、乳腺、子宫或前列腺等的恶性肿瘤或感染，皆可经此直接转移或者蔓延至脊柱或颅骨。进行直肠癌根治术时伤到骶骨前面的静脉，出血量大而不易制止，即因此处静脉与上方的静脉丛相通且无静脉瓣之故。

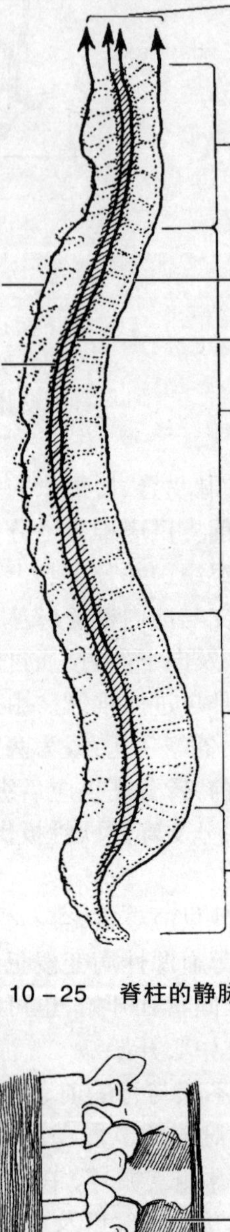

图 10－25　脊柱的静脉回流

韧　带

前纵韧带（anterior longitudinal ligament）：此韧带位于椎体的前面及前外侧面，由枢椎伸展到骶骨盆面上部，上端有窄条伸展至枕骨（图 10－26，图 10－27）。韧带扁而宽，纵行纤维可分几组。最深的一组仅连接相邻的椎体，跨过 1 个椎间盘，牢固附着于椎间盘及椎体的边缘。较浅的一组纤维跨过 2～3 节椎体。最浅部的纤维跨过 4～5 个椎体。前纵韧带在椎体前面中部最厚，填满此处凹陷，但是附着不牢。韧带的两侧部分较薄，纤维仅跨过 1～2 节椎体。

前纵韧带远较后纵韧带为坚韧，有防止脊柱过伸的作用，因而在腰部显得特别重要，协助维持脊柱腰段的曲度，防止因承受体重而变大。在椎体压缩性骨折中，前纵韧带一般

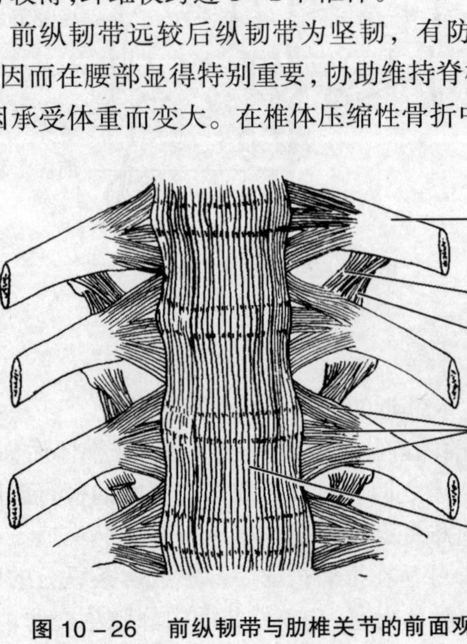

图 10－26　前纵韧带与肋椎关节的前面观

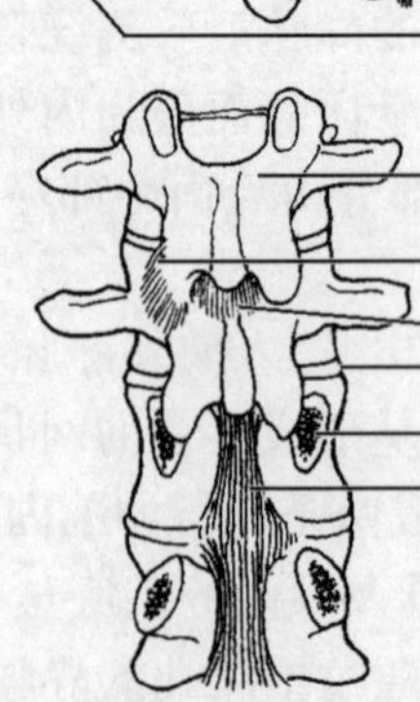

图 10－27　脊柱的主要韧带

皆无损伤。在运送伤员时放在俯卧位以使脊柱处于过伸的位置，用石膏固定时亦将脊柱置于过伸的位置，目的是利用此种姿势，以使被压缩的椎体通过前纵韧带附着于椎体上、下缘的牵引作用而恢复原形以后，再借前纵韧带的夹板作用而固定于适当的位置(图 10－28)。

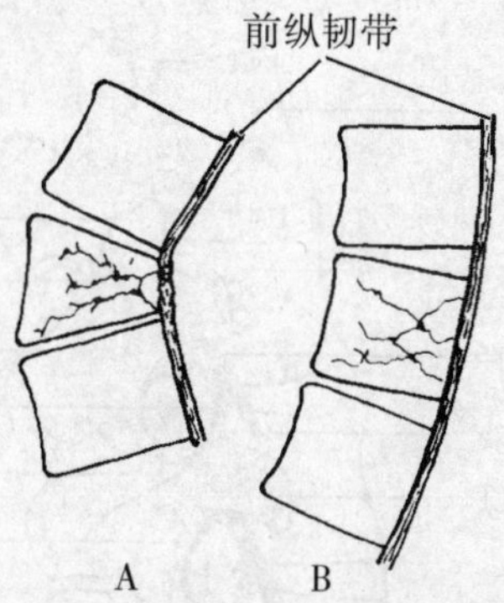

图 10－28 利用前纵韧带使压缩的椎体复位

A:骨折后; B:固定脊柱于过伸的姿势

后纵韧带(posterior longitudinal ligament):此韧带位于椎管内椎体的后面，由枢椎伸展到骶骨，上端与由枢椎体到枕骨的覆膜相续。后纵韧带与前纵韧带相似，牢固地附着于椎体后面的上、下缘及椎间盘，与椎体后面中部之间则有腔隙，其中有供应椎体的动静脉进出。此韧带的纤维长短不一致，深部纤维连接邻近两椎体，浅部纤维长者可以跨过几个椎体。后纵韧带在颈部较宽，在胸腰部邻近椎体边缘及椎间盘的部分也较宽，与椎体后面中部相邻的部分则较为狭窄。此韧带在椎间盘后面的部分虽然较宽，但是两侧部分较薄，远不及中部厚，所以椎间盘向后凸出时，发生于外侧者远多于中线附近者。

关节囊韧带(capsular ligament):椎弓关节具有关节囊韧带，薄而松弛，无特别增强脊柱关节的作用。

横突间韧带(intertransverse ligament):此韧带连接相邻横突的边缘，颈部阙如，腰部较为发达，但是维护脊柱稳固性的作用甚微。

棘上韧带(supraspinous ligament):此韧带为跨过棘突尖的一薄束弹性组织，短纤维连接邻近的棘突，长纤维连接几节棘突。此韧带的深面与棘间韧带相混，至颈部与**项韧带**相续。

棘间韧带(interspinous ligament):此韧带位于相邻的棘突之间，由上位棘突的下缘到下位棘突的上缘，薄而柔弱，腰部者较为发达。

黄韧带(ligamenta flava):此为脊柱后部重要的韧带，连接相邻的椎弓板，由上位椎弓板的下缘前面伸展到下位椎弓板上缘的后面，向两侧由中线到椎弓关节囊。两侧的黄韧带之间有狭窄的裂隙，其中有连接后外静脉丛与后内静脉丛的静脉丛通过。腰部黄韧带的外侧与椎弓关节囊相混，前外侧缘则显著向前凸出，占据椎间孔下份的大部，形成椎间孔的后缘。椎间孔的骨性后界为关节突的骨骼。黄韧带主要由弹性纤维组成，平均厚约 2.8 mm，腰部者最厚，呈黄色，因而称为黄韧带，为身体中仅有的弹性显著的韧带，在脊柱前屈时可延长而允许相邻的椎弓板分开，在脊柱伸直时即缩短，不至于形成皱折而被卡在两椎弓板之间或者压迫到硬脊膜。黄韧带具有维持身体直立姿势的作用。

有时可见有一或数处黄韧带因连续受伤而发生纤维化增生肥厚，有统计平均达 5.1 mm。常见黄韧带肥厚的部位在第 4、5 腰椎间。肥厚的韧带可压迫通过椎间孔的神经，或者凸入椎管内压迫马尾。病变较重时可出现腰痛，疼痛向一侧或两侧股部扩散，运动力减弱。进行蛛网膜下腔造影检查，可以确定病变部位。黄韧带肥厚时相邻的椎弓板亦常有肥厚，治疗方法可行手术切除肥厚的韧带及相邻的椎弓板。此外，有人发现黄韧带向前凸，由于椎弓关节面边缘骨质增生所致。也有人认为脊柱颈段强力过度后伸时，使附近椎弓板间的间隙变得过小，起过黄韧带正常弹性回缩的范围以外，韧带即向前凸入椎管，可以占据椎管内间隙的 30%，伤到脊髓。

脊柱腰部的韧带受伤撕裂以后，常形成下腰部疼痛的原因之一。在扭伤中常见损伤的韧带有棘上韧带、棘间韧带及关节囊韧带。

关　　节

滑膜关节

椎弓关节(jont of vertebral arches):此种关节亦称**关节突关节**(zygapophyseal joint，facet joint)。脊柱的滑膜关节，除寰椎与枕骨间及寰椎与枢椎间的关节以外，皆由关节突构成。关节面覆盖一层透明软骨。上关节突**关节面**的方向皆趋于朝后，下关节突关节面的方向皆趋于朝前，关节面大致扁平。脊柱各段关节突关节面的方向并不相同。脊柱各段的活动范围及程度主要即取决于关节突关节面的形态。关节囊外层为纤维层，内

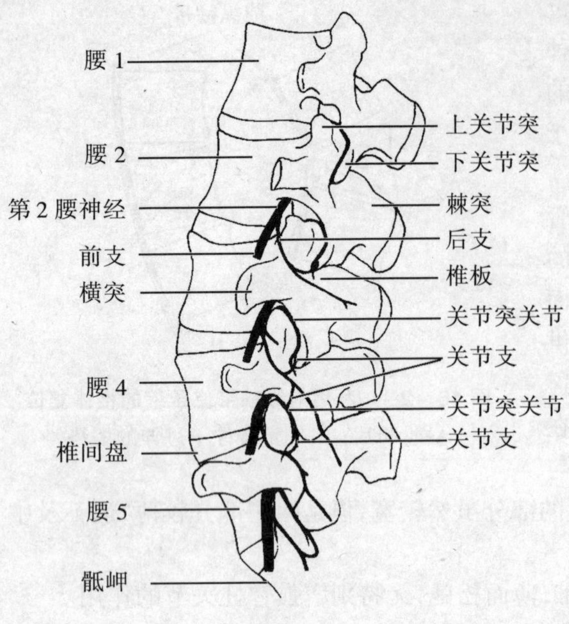

图10-29 椎弓关节的神经供应来自脊神经后支的内侧支

层为滑膜层。脊神经后支的内侧支向后向下进行，通过横突内侧份后面的沟，分支供应同位的椎弓关节，也可再分支至下位椎弓关节（图10-29）。

椎弓关节的关节囊皆比较松弛，特别是在颈部，关节突之间可有活动的余地。另据研究，活动度最大者为第4、5腰椎间的椎弓关节，关节囊特别松弛，滑膜易被夹在关节突之间，出现突发性下腰部剧痛，特别是当脊柱由屈曲而有旋转的姿势伸直时易于发生。关节的神经供应特别丰富，所以疼痛剧烈。研究者认为产生下腰部突发性剧痛的原因常在此，一般并不是由于韧带受到扭伤或撕裂。此种疼痛一般位于腰骶部。当椎间盘所在椎体之间的间隙变狭窄时，椎弓关节的关节囊即变得更加松弛，关节的活动度更形加大，更易出现上述症状。若干病人有反复发作的病史。此种疼痛不向小腿部扩散。

腰部椎弓关节的临诊重要性较大，常见扭伤或劳损，为引起腰痛的常见原因，特别是在下腰部，常被误为腰肌劳损。由于此关节紧邻椎间孔及脊神经出椎间孔处，当关节受伤或有病变，例如扭伤或关节炎，相邻的神经根即极易受累，发生同节段分布区内疼痛或肌肉痉挛。在腰部疼痛疑为因此所致者，如保守疗法无效，有作神经近关节处切断术，或经皮神经根溶解术（percutaneous thizolysis）。

寰枕关节（atlantooccipital joint）：寰椎上关节突与**枕髁**（occipital condyle）之间构成寰枕关节，为滑膜关节，关节囊附着于关节面的边缘。此外，两骨尚借寰枕前膜及寰枕后膜相连。**寰枕前膜**（anterior atlantooccipital membrane）上端附着于枕骨大孔前缘，下端附着于寰椎前弓，边缘与两侧的滑膜关节囊相混。**寰枕后膜**（posterior atlantooccipital membrane）下端附着于寰椎后弓，上端附着于枕骨大孔后缘，边缘与两侧的滑膜关节囊相混，两侧部分紧依寰椎后弓的上方有椎动脉及第1颈神经穿过。枕髁的关节面向外凸，位于斜位，两侧关节面的前端间距离较近于后端间的距离。寰椎的上关节面向内凹，与枕骨髁的关节面相适应，两者之间不允许有旋转运动，仅允许有伸屈及侧弯运动；只有在头侧弯时才伴有轻度的旋转运动，弯向该侧的枕骨髁略向前滑，对侧的枕骨髁略向后滑。

寰枢关节（atlantoaxial joint）：寰椎与枢椎借3个滑膜关节相连，两侧各有1个椎弓关节，中间1个关节由枢椎齿突与寰椎前弓构成。寰椎下关节突与枢椎上关节突的关节面皆接近扁平，略向外下倾斜而不是水平横位，可允许有滑动。关节囊附着于关节面的边缘。齿突与寰椎前弓间的关节较为复杂。齿突向上凸出，前面与寰椎前弓的后面接触，构成滑膜关节。齿突后面与寰椎横韧带之间另有滑膜囊。此关节可以允许颅骨及寰椎围绕齿突旋转。

与寰枢关节有关的韧带：这一部分韧带包括覆膜、寰椎十字韧带、齿突尖韧带及翼状韧带（图10-30，图10-31）。

覆膜（tectorial membrane）为宽而扁的纤维束，下端附着于枢椎体的下部，与后纵韧带上端相续，上端分散附着于枕骨大孔前半的边缘。此韧带后面紧贴硬脊膜，前面有**寰椎十字韧带**。

十字韧带（cruciform ligament）位于覆膜的前面，两者相接触。十字韧带的横行纤维束亦称**寰椎横韧带**（transverse ligament of atlas），比较厚，连接两侧寰椎侧块的内侧结节，行经齿突后方，与齿突间有滑膜囊相隔，维持齿突向前紧抵

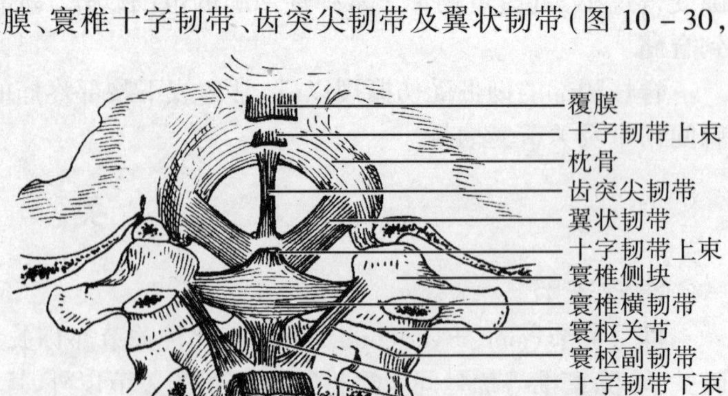

图10-30 枕骨、寰椎与枢椎间的韧带，由后面看

于寰椎前弓上。横韧带被撕裂后，齿经即可向后移位，压迫脊髓致死。十字韧带的纵行纤维分上、下两束，上束为由横韧带上缘伸展至枕骨大孔内部前缘紧上方的一小束纤维，下束为由横韧带后缘向下经覆膜前面伸展至枢椎体的一小束纤维。这两束纵行纤维与横韧带合面成十字形，所以合称为十字韧带。

齿突尖韧带（apical ligament）为由齿突尖向上伸展至枕骨大孔前缘的一细束纤维，位于十字韧带上束的前面，为胚胎时期脊索的残件。

翼状韧带（alar ligament）由齿突尖的两侧向上外伸展至枕骨大孔边缘枕骨髁的内侧，前邻寰枕前膜。此韧带比较宽厚坚实，有限制头部在齿突上转动的作用。

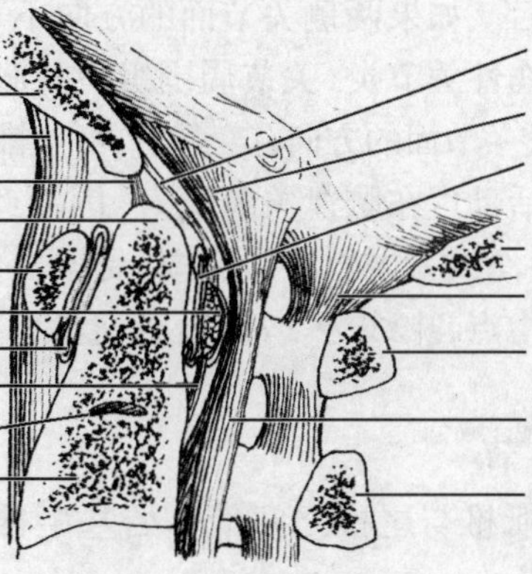

图 10－31　椎管上端正中矢状切面，表示与寰椎及枢椎有关的关节及韧带

椎体关节

脊柱的活动部分，在相邻的椎体之间借椎间盘构成**关节**（joint of vertebral body），由前纵韧带与后纵韧带维系。

颈部的椎体关节与胸、腰部者不同。胸、腰部的椎体关节由椎间盘完全分隔上、下位椎体形成。颈部椎间盘不伸到椎体两边，髓核的位置偏前，在椎间盘的两侧相邻的椎体接触。第3至第7颈椎体的上面呈鞍状，两边向上突出，外后部称为**钩突**，覆盖上位椎体下面两侧边缘的斜坡。两椎体在此处几乎直接接触，并常形成小的滑膜关节，具有关节囊、滑膜及关节软骨，称为**外侧椎体关节或钩椎关节**（图10－32）。此关节接近呈直立位，有防止上位颈椎向外或向后外移位的作用。此关节重要性更大的是其后外面紧邻颈神经根，前外面邻近椎动脉及其周围的交感神经丛。此关节有创伤等类病变时易产生骨赘，向后外方凸入椎间孔压迫颈神经，或者向前外凸出压迫到椎动脉，出现相应的症状。病变以活动较多且易受伤的颈4、5间及5、6间最多见。有时凸出的髓核进入此关节，与骨赘合而形成结节凸入椎间孔。在X线侧位或前斜位照片上可以看清钩突或骨赘。

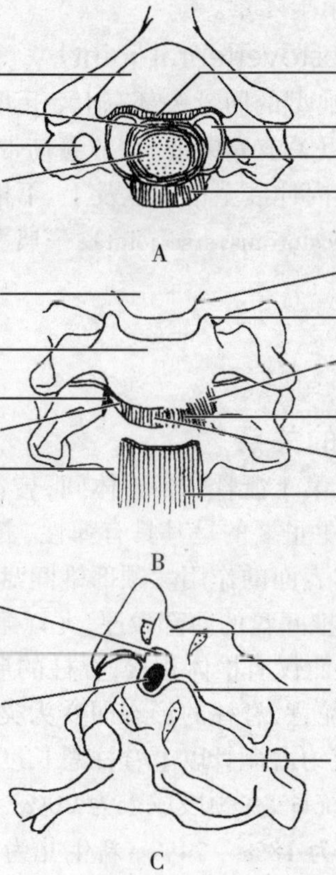

图 10－32　外侧椎体关节

A:第5颈椎上面观，椎间盘两侧为外侧椎体关节面；B:前面观；C:侧面观，神经根与外侧椎体关节及椎弓关节的关系

腰骶关节

第5腰椎与第1节骶骨构成**腰骶关节**（lumbosacral joint），结构与上方各椎骨间关节基本相似，分椎体关节及椎弓关节，具有同样的韧带。此外，尚有髂腰韧带及外侧腰骶韧带。**髂腰韧带**（iliolumbar ligament）很坚强，由第5腰椎横突向外伸展至髂嵴内侧唇的后部，由胸腰筋膜前中二层下缘增厚形成。**外侧腰骶韧带**（lateral lumbosacral ligament）与髂腰韧带相续，由第5腰椎横突下缘伸展至骶翼，再转而与骶髂前韧带相续。

第5腰椎上关节突的关节面朝向后内，下关节突的关节面朝向前外。骶骨上关节突的关节面向后略偏向内，大致与第5腰椎的下关节突关节面相适应，但是常有较大的变化，可为一侧向后而另一侧向内，或者为两关节面皆向后。如果两侧关节面的方向不对称，关节的运动即有异常，脊柱的运动机制易有改变，容易发生局限性的创伤性关节炎，关节周围组织肿胀，或引起骨质增生，发生变形，可以压迫第 5 腰神经而产生坐骨神经痛。关节突关节面的方向有变异者，可使椎间孔变小或变形，亦可压迫或刺激第 5 腰神经而产生坐骨神经痛。

脊柱的活动度在腰骶关节最大，因而此关节受伤的机会很多，如久治不愈，即形成下腰部疼痛的常见原因，易被忽略而误为慢性腰肌劳损。受累部位常为椎弓关节囊及韧带，可采取糖皮质激素局部注射，于腰 5 与骶 1 棘突间中点，中线旁 2 cm 处直向深处下长针，触及关节囊后注入部分药液，再提针向外注射韧带，效果良好。

骶尾关节

第 5 节骶椎与尾椎之间借一始基型椎间盘构成**骶尾关节**（sacrococcygeal joint），四周绕以纵行的**骶尾韧带**。

骶髂关节

骶骨的耳状关节面与髂骨构成**骶髂关节**(sacroiliac joint)。两骨的关节面皆呈波浪形而互相适应，有坚强的韧带相连，详见第十二章。

肋椎关节（costovertebral joint）

肋头关节：一典型的肋骨头部有上、下两关节面，分别与上位椎体的下肋凹及下位椎体的上肋凹构成关节。关节的四周绕以关节囊韧带。关节囊韧带的前部特别增厚，形成**肋头辐状韧带**(radiate ligament of rib)，由肋头前面分三束向内伸展至椎间盘及上、下椎体(见图 10－26)。

肋横突关节(costotransverse joint)：一典型的肋骨由结节部与下位横突构成肋横突关节，但是与上下位横突皆有韧带相连。

椎 间 盘

位置与脊柱的关系

由第 2 颈椎至第 1 骶骨的各椎体间，皆借椎间盘构成椎体关节。**椎间盘**（intervertebral disc）不仅有维系相邻椎体的作用，更重要的是其具有弹性，相邻的椎体间才能有轻度的运动，中心的髓核在运动时具有使重力均匀分散于椎体表面的作用。颈部椎间盘的前部较厚。胸部椎间盘的前后部接近等厚。胸上部椎间盘较薄于胸下部。腰部椎间盘的前部较厚，尤以第 5 最显著。脊柱各段的曲度即与椎间盘的前后部厚度是否相等有关。如无椎间盘而仅有椎体相接，脊柱的形状即变得比较直而且显著向前倾。60 岁以后的老年人，椎间盘萎缩，形成老年性驼背，脊柱的形态即变为类似仅有椎体相接的曲度。

椎间盘总高度约占骶骨以上脊柱总长度的 1/4～1/3，因年龄不同而有异，在脊柱各段所占该段长度的比例亦不相同。据统计，在颈段成人为 20%～24%，较新生儿略低，在胸段成人为 18%～24%，新生儿为 31%；在腰段成人为 30%～36%，较新生儿略低。老年时期变矮的原因主要即为椎间盘萎缩及脊柱的胸部曲度加大。

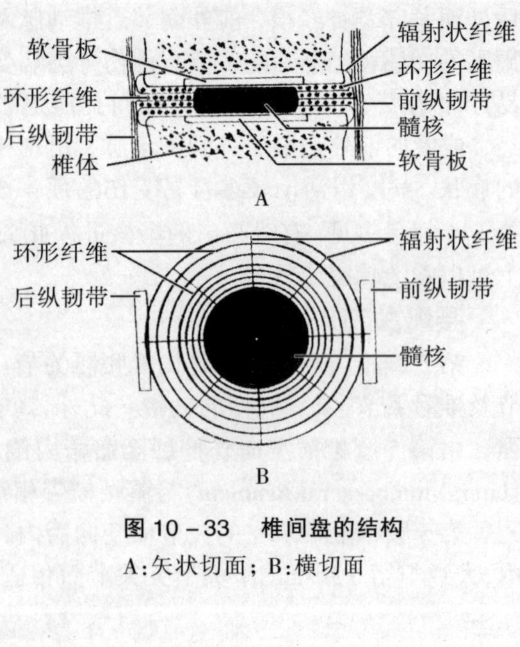

图 10－33 椎间盘的结构

A:矢状切面；B:横切面

组成

椎间盘由纤维环及髓核两部分组成，纤维环位于四周，髓核位于中央（图 10－33），除边缘部分以外，与椎体的松质骨之间隔以一薄片软骨板。有不少学者将软骨板归属于椎间盘而分其为三部分。实际上**软骨板**(cartliaginous plate)为生长期中椎体上、下面的骺软骨，成年以后与纤维环合而形成保护髓核的结构，防止其凸入椎体的松质骨中。因而椎间盘是否应包括软骨板并无重要意义。

纤维环（anulus fibrosus)：纤维环位于四周，构成椎间盘的大部分，由纤维软骨组成。纤维成分特别显著，可分环行及辐射状两组。环行纤维在椎体之间斜行,主要分层排列成若干同中心的环。前后部最浅的纤维,分别与前纵韧带及后纵韧带相混。边围部分有一些纤维越过软骨板的边缘,伸入椎体骨骺环的骨髓中。深部纤维伸入软骨板中。辐射状纤维至周围即跨过相邻椎体的边缘而伸入骨髓中。纤维环与髓核虽可清晰分辨,但两者之间并无明显的分界线。纤维环的前部较宽于后部,髓核并不位于中心而偏后。由于纤维环的后部较为狭窄,加以后纵韧带较为薄弱,因而发生椎间盘突出者常为向后。

髓核(nucleus pulposus):髓核位于椎间盘的中部略偏后,主要由黏液状物质组成,含有 80% 以上的水分。水分所占的比例因年龄的增长而渐减,据测定,在新生儿约为 88%,在老年人约为 70%。长久站立或负重过久以后,椎间盘即因长时间承受压力而失去一部分水分,高度减小,人即变矮;压力消除以后,又可重新吸入水分而使体积复原。因此,人的高度,在一天之中可因姿势的变化及是否承重而有不同。失水后在男性可矮 2 cm,在女性可矮 1.2 cm。

不同年龄时期的变化

髓核在 10 岁以内发育较快;10 ~ 12 岁之间继续发育,水分略有增加,与纤维环的分界比较明显。至接近 30 岁时,髓核变得不太清楚,与纤维环的分界变模糊。在 30 ~ 50 岁时,髓核的水分逐渐减少,逐渐纤维化。至 50 ~ 70 岁时,髓核的大部分即与纤维环中的纤维软骨成分相混而逐渐变为纤维软骨性。在髓核变化的同时,纤维环亦有改变,10 ~ 20 岁之间主要仍在继续分化。至接近 20 岁时即开始发生变性,纤维变得不太清晰,细胞核似乎减少,并且常可见到有早期的玻璃化现象。在 20 ~ 30 岁之间,纤维环开始有明显磨损的现象,纤维变粗而透明,纤维层间出现裂隙。30 岁以后,纤维环的变性改变逐渐更加显著,在变粗的纤维中间逐渐出现软骨细胞群,同时出现色素沉着,常称之为棕色变性。椎间盘的前部因经常承受较大的压力,至老年时期可以明显萎缩,严重者可能消失,以致相邻的上、下椎体靠近,将纤维环压向四周膨出,促使增生成骨赘(osteophyte),可能压迫神经根而出现神经症状。上下位椎体也可能接触融合,脊柱的胸部曲度加大,形成老年性驼背。

物理性能

一般常谓椎间盘有可压缩性,实际上正常的椎间盘因含有大量水分而并无可压缩性,仅为在承受压力时改变形状,变扁向四周扩张,纤维环向外凸出,在脊柱的不同方向运动时适当其变化而已(图 10 – 34)。正常情况下椎间盘在椎间韧带及纤维环的张力下即承受相当大的压力,站立时所承受的压力较大于平卧时。站立时下位椎间盘所承受的压力较大于上位椎间盘。椎间盘在脊柱运动时所承受的压力较大于静止时,特别是腰部。据研究,在运动时椎间盘所承受的压力可以超过 90.72 kg(200 lb)或 136.08 kg(300 lb);由弯腰姿势举起 22.68 kg(50 lb)重物体时,椎间盘所承受的压力可达 226.8 kg(500 lb)。椎间盘受压变形以后,在相当大的范围内除去压力以后仍可恢复原形。

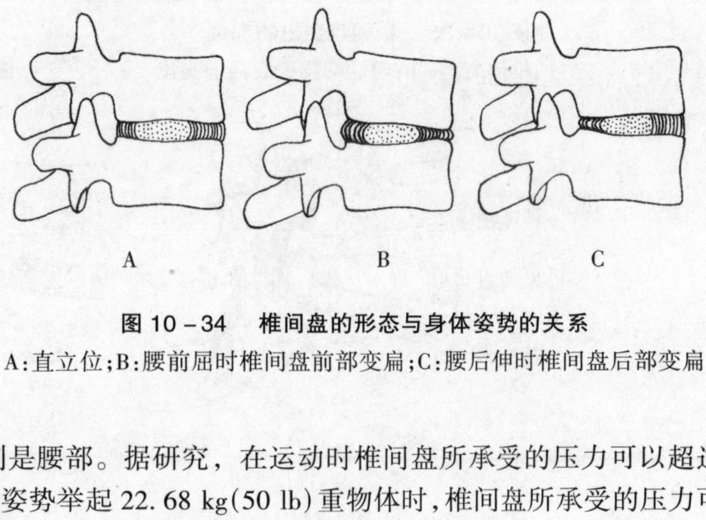

图 10 – 34 椎间盘的形态与身体姿势的关系

A:直立位;B:腰前屈时椎间盘前部变扁;C:腰后伸时椎间盘后部变扁

血液供应

胎儿时期椎间盘的血液供应来自周围血管及通过软骨板来的相邻椎体中的血管,但是血管不进入髓核。此类血管在出生以后皆有变性,来自椎体的血管至成年时皆完全闭塞。纤维环的边周部分,除胎儿以外,一般无血管。但是也有人发现在 30 岁以后其后部可有血管生长,此种现象可能为企图修复或者吸收坏死部分的反应。

神经供应

后纵韧带有神经分布。有人在第 4 与第 5 腰椎间的椎间盘纤维环的后部中发现有神经及神经末梢,可能来源于第 4 或第 3 腰神经。神经无髓鞘,与传导疼痛有关,因而纤维环的后部及后纵韧带受到牵扯或被撕裂以后可有疼痛。此外,有人发现供应脊髓被膜的神经,含有脊神经及交感神经纤维,进入椎间孔以后分支至后纵韧带。在纤维环的边缘也发现有神经纤维,但是在纤维环的内部尚未能肯定含有神经纤维。

椎间盘突出

类型:椎间盘突出(protrusion of intervertebral disk)主要是髓核突出,大体上可分三种类型。最常见的一种是局限性突出,纤维环变薄。较少见的一种是纤维环破裂,变性的组织突入硬脊膜外间隙中,有致密结缔组织包绕。偶见的一种是突出的组织在椎管内形成一明显而坚实的隆起嵴。

部位:髓核突出,可以向上或向下通过软骨板进入椎体,或者向四周任何方向突出(图 10-35)。向前或前外方突出者较为罕见,而且不伤到重要结构,临床上无大重要性。突入相邻椎体中虽然比较多见,但是只有较严重者才能在放射线照片上发现。若干称为 Schmorl 体者即为髓核通过软骨板的发育缺损处,常为供应椎间盘的血管通过处,突入椎体的松质骨中。此种突出,一般无症状,但是如果发生在负重的青年人而且较为严重时,椎体间的间隙即可变狭窄,可能形成驼背。向后方或后外方突出者较为多见,有伤到神经根的危险,临床重要性较大。椎间盘突出最常见者是经后纵韧带的外侧向后外方突出,压迫神经根,可将神经根挤向内侧或外侧,或者向后(图 10-36,图 10-37),进行影像检查也可能不易发现。

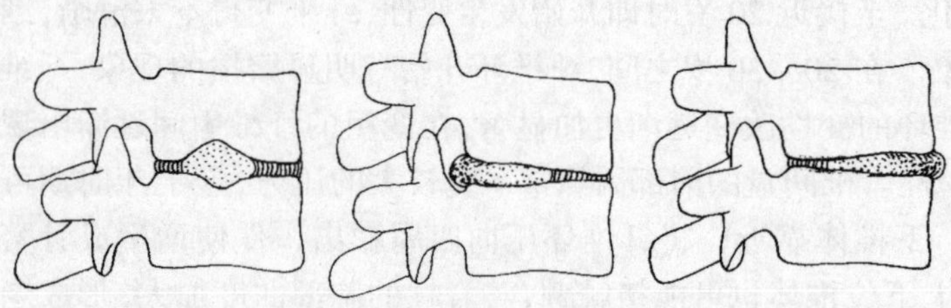

图 10-35　椎间盘突出的部位

A:向椎体突出; B:向后突出; C:向前突出

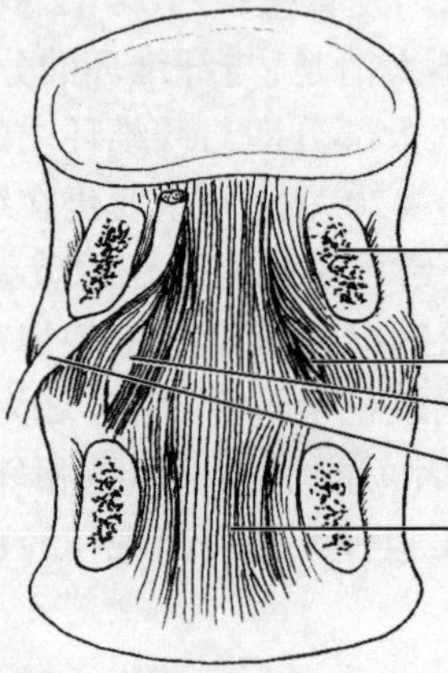

图 10-36　椎间盘突出,右侧轻,左侧重,压迫到神经根

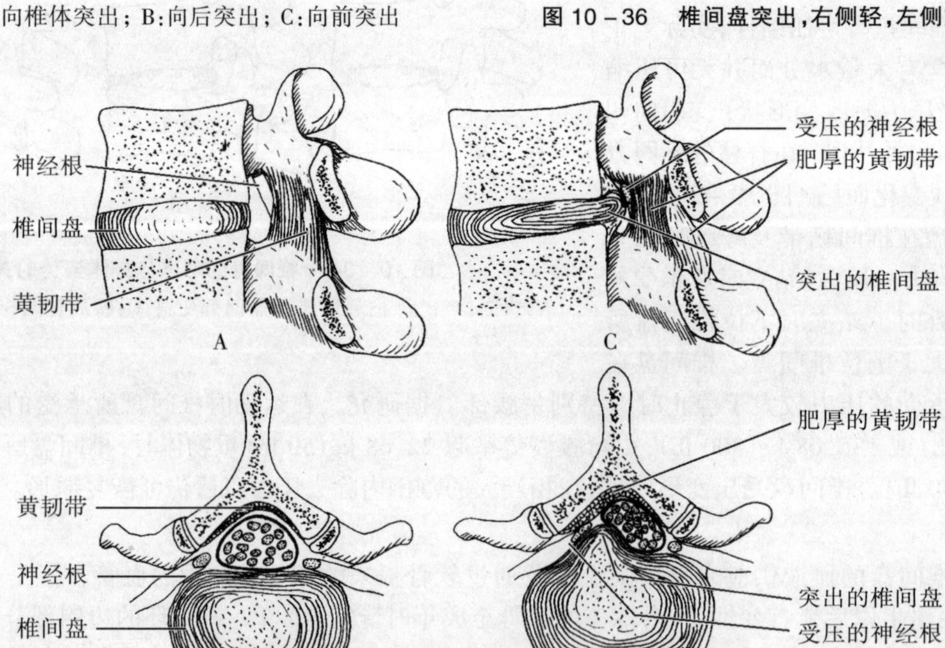

图 10-37　神经根与椎间盘的关系

A、B:正常; C、D:椎间盘突出压迫神经根

发生原因:腰部椎间盘突出多因严重扭伤所致,例如猛力举重物且有扭转时,或由高处跌下时,但是主要原因可能是该椎间盘已有变性病变。此外,有报告因行腰椎穿刺致伤而发生腰椎间盘突出者。也有无明显受

伤历史的病例。

疼痛：椎间盘突出的主要或仅有的症状为疼痛，可在伤后立即出现，也可能在受伤以后一段时间出现。引起疼痛的原因很多，可为敏感的纤维环及后纵韧带受到牵扯或破裂。例如第2腰神经有一分支在椎体后面的后纵韧带中下降到第5腰椎平面，受刺激时即产生疼痛。疼痛也可由于硬脊膜囊的前部受到突出的椎间盘压迫所致，因为硬脊膜囊仅前部有神经分支。椎间盘损伤以后，有关的韧带、肌肉及滑膜关节即经常受到过大张力，亦可因此产生疼痛。突出的椎间盘压迫到神经根所引起的疼痛为常见的症状，但是出现的时间一般较晚。

神经根疼痛的最常见原因即为受到突出的椎间盘压迫或刺激，具体症状依突出的椎间盘的部位、突出的方向及程度，以及受压迫的神经根序数及数目而定。

颈部椎间盘突出：脊柱颈段承受较大的运动张力，颈下部最大，因而发生椎间盘突出的部位常在第5、6，受压迫的神经根为颈6、7（图10－38）。脊髓颈段占据椎管内的范围较大，加以神经根较短，行程较横，因而较为固定。神经根出硬脊膜囊时横行走向椎间孔，仍有硬脊膜囊包裹的一段紧密贴附于椎体，亦使脊髓及其被膜较为固定。颈部椎间孔的前后径较小，当椎弓关节或钩椎关节有炎症时即可变得更小。由此可见，颈部椎间盘突出的程度一般虽然不大，但是压迫神经根或脊髓的危险性却较大于腰部。椎间盘向后外突出者最常见，仅可能出现神经根受压迫的症状。向后方中线旁突出者，可能压迫到神经根与脊髓，同时出现两者受压迫的症状，或者两者之一先出现受压迫的症状。向后突出的部位靠近正中线者，即可能压迫到脊髓横径的全部。椎间盘突出至椎管内形成横的隆起嵴者，以颈部较为多见。

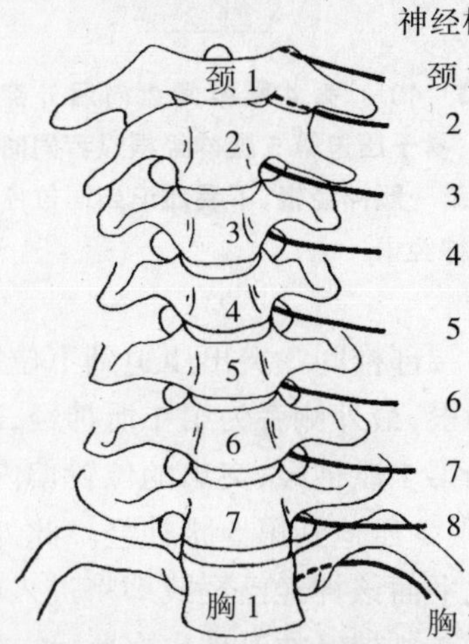

图10－38 颈神经与椎间盘的关系，颈神经通过相同序数颈椎的上方，同一序数的椎间盘则位于下方，因而某一椎间盘突出时受压迫的是下一位序数的神经根。

第5颈椎间盘突出时，受压的神经根为颈6，典型症状为肩部及上臂疼痛，拇指及食 指出现感觉异常，同时有肱二头肌反射减弱或消失。第6颈椎间盘突出时，爰压迫的神经根为颈7，疼痛区为食 指、中指或第4指，包括拇指尖，肱三头肌反射减弱或消失。真正的运动瘫痪很少见。在确定诊断方面，感觉异常的症状较运动或反射异常更为可靠。头向疼痛一侧扭转时可使感觉症状加剧。颈部某一椎间盘突出时，只压迫到一条神经根，易于作出准确定位（图10－39），如果有多数椎间盘突出，即有相同数目的神经根受压迫的症状，易十鉴别，在腰部则不然。

腰部椎间盘突出：腰部椎间盘突出，绝大部分为第5或第4，约占95%。多数为一处突出。少数不止一处，可为第4、5，或为第3、4、5。突出的部位，可在后正中、中线旁或者后外侧，最常见的是在后纵韧带的外侧，亦

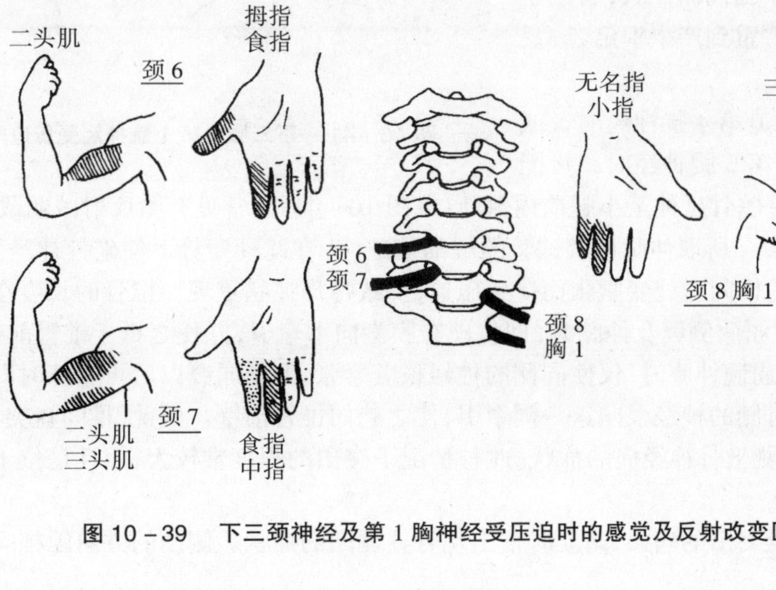

图10－39 下三颈神经及第1胸神经受压迫时的感觉及反射改变区域

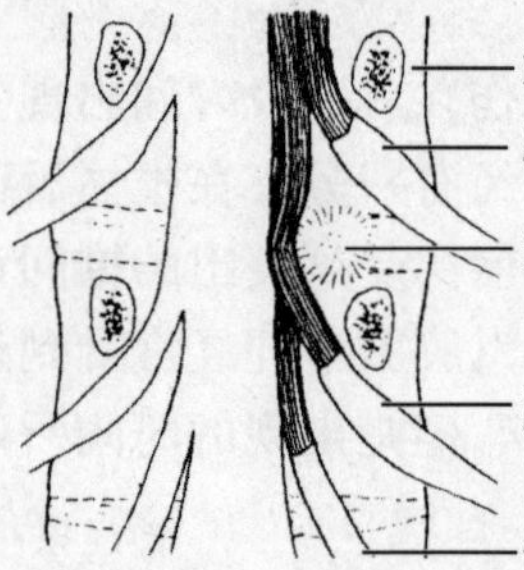

图 10－40　第 4 腰椎间盘向后外突出时，易于压迫第 5 腰神经根或者同时压迫第一骶神经根，不易压迫到同位序数的神经根

即在神经根的深处。突出过大时可以压迫到马尾。一般情况下突出的椎间盘只压迫到一或两条神经根。腰部椎间孔远大于神经根的直径。神经根在通过椎间孔处紧靠上位椎弓根，跨过该椎体的后面，高于同位序数的椎间盘(图 10－40)。因而突出的椎间盘并不易压迫到同位序数的神经根，而是易于压迫到下位序数或者更下位序数的神经根。例如第 5 腰椎间盘突出时，常压迫到第 1 骶神经，也可压迫到第 2 骶神经，很少压迫到第 5 腰神经。第 4 腰椎间盘突出时常压迫到第 5 腰神经，也可压迫到第 1 骶神经，很少压迫到第 4 腰神经。

颈部与腰部椎间盘突出，虽然皆易于压迫到下位序数的神经根，但是道理不同。颈部由于第 1 颈神经上方无椎骨，所以神经根的序数不与椎间盘的序数一致。例如跨过第 5 颈椎间盘后面，通过第 5 椎间孔的是第 6 颈神经。

腰部椎间盘突出压迫到下位序数一或两条神经根，与突出的方向及程度有关。跨过第 5 腰椎间盘后面的神经根，最外侧者为第 1 骶神经，次外侧者为第 2 骶神经。因此，当第 5 腰椎间盘向后外侧突出时，最容易压迫到第 1 骶神经，突出的位置偏内时即容易压迫到第 2 骶神经，突出程度严重者可以同时压迫到第 1、2 骶神经，很少压迫到第 5 腰神经。此外，在跨过第 5 腰椎间盘后面的神经根中，以第 1 骶神经的活动度最小，因为在此平面该神经已经或即将进入硬脊膜鞘，此鞘较为坚实，无大肿胀余地。第 5 腰椎间盘突出较次易于压迫到第 2 骶神经的道理也在此，该神经在此平面位于次外侧，即将进入硬脊膜鞘而比较固定。一般说来，神经根由突出的椎间盘平面至进入椎间孔的距离愈长者活动度愈大，在该椎间盘突出时愈不易受到压迫。

腰部椎间盘突出时，与颈部相似，很少发生肌肉瘫痪，因为绝大部分肌肉的神经供应皆来自两节或更多的脊髓节段。所以神经症状主要为反射减弱或消失以及触觉减退或感觉异常，但不一定很显著，常不易依靠神经检查而准确定位。

第 5 腰椎间盘突出压迫到第 1 骶神经时，常有小腿后外面及足部外侧份疼痛及麻木或痛觉减退(图 10－41)。受累的肌肉常见为小腿后面的腓肠肌及比目鱼肌，软弱无力。多数病例出现踝反射减弱或消失。

第 4 腰椎间盘突出压迫第 5 腰神经时，出现足背及踇趾疼痛，或为小腿前外侧面、踇趾及足跟内侧等处触觉减退(见图 10－41)。如果出现肌肉软弱的症状，常为小腿前面伸肌，特别是踇长伸肌易于受累，偶有严重到产生垂足者，反射改变不恒定。

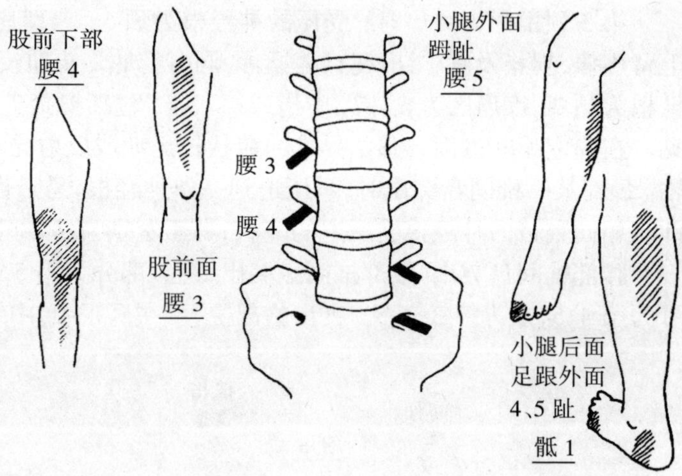

图 10－41　下三腰及第 1 骶神经受压迫时的感觉改变区

第 3 腰椎间盘突出压迫第 4 腰神经时，或者第 2 腰椎间盘突出压迫第 3 腰神经时，可能出现股前面疼痛，向下跨过髌骨延伸至小腿前内侧面(见图 10－41)。常见有膝反射减弱或消失。

检查椎间盘突出的病人，所取伸膝屈髋试验的解剖基础，为在此种姿势下使坐骨神经受到牵扯，再牵引到神经根，使其跨过突出的椎间盘处变紧张而受到压迫，引致疼痛症状重现。椎管的长度在脊柱全伸与全屈时的差异可达 7 cm。同时屈两侧髋及伸膝时，即将硬脊膜囊向下牵引，并使之抵于椎管前壁，两侧神经根的硬脊膜鞘皆变紧张。一侧屈髋伸膝时，仅使同侧的神经根变紧张，但是屈髋以后再屈膝时即使神经根松弛。一侧屈髋伸膝时，亦可将对侧的神经根向这一侧牵引，使之趋向椎管前壁。因此，椎间盘突出的病人中，约有 1/3 屈健侧下肢时出现患侧坐骨神经痛的症状。此种情况下突出的程度常较大，而且是位于受影响的神经根内侧。

并发脊柱侧凸：椎间盘突出的病人，站立时常出现脊柱侧凸的症状。侧凸的方向因椎间盘突出的部位及程度不同而有异。在颈部脊柱向椎间盘突出的一侧弯曲时,可因使突出的程度加重而引起疼痛,向健侧弯曲时则可因椎体间的间隙加大而使疼痛消减。在腰部如果出现脊柱侧凸,与椎间盘突出的关系则不恒定,有的朝向患侧,有的朝向健侧,有的则呈交替性。突向患侧的原因,有的为腱侧骶棘肌痉挛,使患侧加于椎间盘的压力消减;有的可能为纤维环有一大块与椎间盘分离,位于椎体间,呈楔状作用而使脊柱弯向对侧。也有人认为脊柱侧凸的方向因受压迫的神经根位于椎间盘突出处的内侧或外侧而有不同,如果在外侧,脊柱即突向健侧,以使神经松弛;如果在内侧,脊柱即突向患侧(图 10-42)。也有人发现,不论神经根位于突出处的内侧或外侧,脊柱皆可向健侧或患侧凸出。对于出现交替性脊柱侧凸的病人,如果矫正侧凸时即可见疼痛最剧烈,不论让脊柱弯向哪一侧皆可使疼痛消减;手术中可见受压迫的神经根跨过椎间盘突出处的顶点,不论脊柱弯向哪一侧,皆可使神经根滑到所弯向的一侧而使所受张力消减(图 10-43)。脊柱侧凸,不论解释如何,并不能使椎间盘突出的程度减轻,因而亦不能借此以确定突出在哪一边。

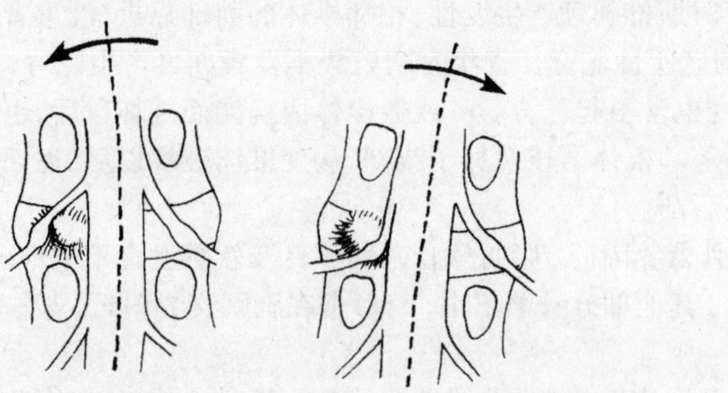

图 10-42 椎间盘突出时脊柱侧凸的方向取决于突出的部位与神经根的关系

A:神经根移位至外侧;B:神经根移位至内侧

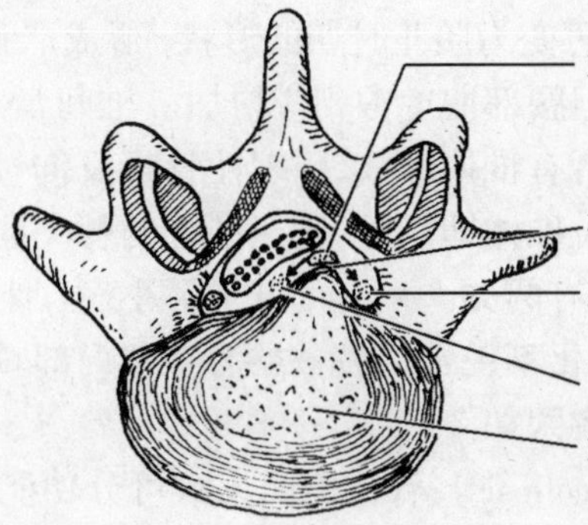

图 10-43 椎间盘突出症出现交替性脊柱侧凸的可能性机制,神经根位于突出的椎间盘顶点受到张力,移位至一侧以后即可使张力消减

运动障碍:突出的椎间盘如果影响到脊神经前根时,即可能出现运动障碍的症状。但是如果仅有一条前根受到影响,所引起的轻瘫可能不显著。如果出现轻瘫的症状,其范围亦为节段性者,可以协助诊断。

脊柱的曲度

正常曲度

脊柱的正常曲度由椎体及椎间盘连接形成。椎间盘的形态为构成脊柱曲度的主要因素。脊柱的曲度,在胚胎早期呈马蹄形,出生时即形成原发性脊柱曲,颈部及腰部则接近直线,胸部及骶部仍然保留一定程度的原始后凸。生后 2~3 月开始抬头以后,颈部逐渐形成永久性前凸,5 个月开始坐立以后即逐渐产生腰部前凸的曲度(图 10-44)。由此可见,颈部曲与腰部曲皆为继发性,因代偿而产生。脊柱的继发性曲度形成以后,在直立的姿势下传达躯干以上的体重于骨盆时,可以不需肌肉的作用力维持。女性的腰部曲度大于男性,腰骶交界部前凸的程度较大。正常人脊柱胸段有轻度的生理性侧凸,由第 5 胸椎到第 8 胸椎向右凸,形成的原因,主要可能为主动脉压迫,也可能与右手活动较多的肌肉牵引作用有关。至老年时期,由于椎间盘萎缩,整个脊柱的前弯程度加大,与无椎间盘而将所有椎骨叠在一起所形成的曲度相似。脊柱可以吸收相当大的冲击力,除因椎间盘有很大吸收作用以外,弯曲的形态亦为一重要因素。

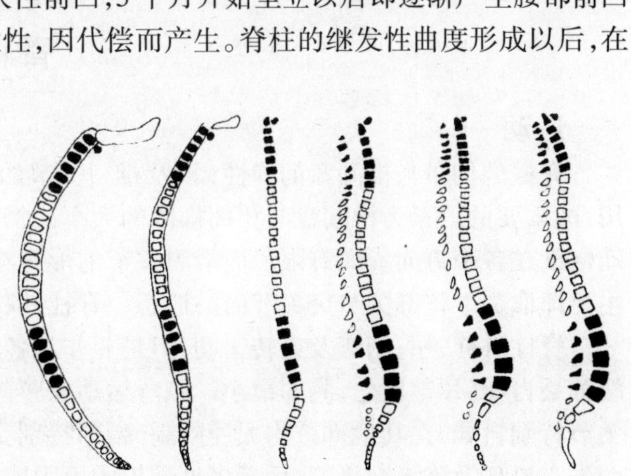

图 10-44 脊柱曲度的发育

曲度异常

脊柱曲度异常(abnormal spinal curvature)较为复

杂，常有两处以上曲度有改变，同时伴有旋转。为简化起见，一般常仅分为前凸、后凸及侧凸三类，原因可为先天性、在发育期中形成、外伤、长期不良姿势、或是某种手术以后。在发育期中形成者，常在生后脊柱生长迅速时期出现。因外伤所致者，例如因椎体压缩性骨折所引起的驼背。因姿势不良所引起者，例如若干前凸或侧凸。因手术所致者，例如胸廓改形术以后所形成的侧凸。

脊柱前凸(lordosis)：正常的腰部曲度增大时即形成脊柱前凸，多为代偿性。例如在小儿因身体重心较成人略偏前，促使脊柱腰部前凸的程度稍大于成人。又如脊柱胸段产生后凸畸形时，身体重心前移，促使产生腰部代偿性前凸。另一方面，腰部曲度随骶骨的前倾程度不同而有变化。如果骶骨较正常者更趋于水平位，不论为先天性或因骨盆逐渐前倾而形成者，腰部前凸的程度即加大。双侧髋关节脱臼者骨盆的前倾程度加大，促使脊柱腰段的曲度加大。脊柱前移为形成腰部前凸的另一原因。

脊柱后凸(驼背)(kyphosis)：典型的脊柱后凸见于胸部。正常者身体重心在此处即位于脊柱前方，有使此曲度加大的趋势，因此，老年人多有轻度驼背。老年时期椎间盘产生变性，相邻椎体的前部靠近，严重者可以互相接触，脊柱再变为胎儿时期的形状，形成严重的老年性驼背。青年时期姿势不良者亦可产生驼背，改变主要在胸上部，但腰部曲度常相应增加。椎间盘病变也常引起驼背。一或数椎体因病变而破坏以后，也产生驼背畸形，常见者有椎体结核、压缩性骨折及佝偻病等。椎体结核常见于胸部，病变椎体破坏以后，逐渐被压缩成楔状，上下位椎体即靠近，病变椎骨的棘突明显后凸。

先天性驼背有两类。一类可见于呆小病、骨软骨营养障碍、脂肪软骨营养不良及软骨发育不全等病人，伴有广泛性的骨化不正常。另一类为脊柱局部畸形，其他部分骨骼正常，畸形常在胸腰交界附近，某一椎体仅为始基型，或者阙如。

脊柱侧凸(scoliosis)：脊柱侧凸大致可分功能性及结构性两类。功能性侧凸常为暂时性，例如可因背部一侧肌肉痉挛引起。骨盆向一侧倾斜者亦可引起代偿性的脊柱侧凸。功能性脊柱侧凸持续过久以后，亦可产生结构性改变。结构性脊柱侧凸由于脊柱的结构改变而产生，形成永久性畸形，脊柱侧凸可能只出现在一处，但是常出现另一处相反方向的代偿性侧凸。此外，脊柱侧凸皆伴有旋转，且常伴有前凸及后凸。引起脊柱侧凸的原因不一，可为先天性、自发性或某些其他病变。

先天性脊柱侧凸由先天性脊柱畸形引起，可为某一椎体一侧缺损而呈楔状，或为一或多数椎骨骨化不全。

自发性脊柱侧凸最常见，患者常有新陈代谢异常，脊柱的发育生长不正常，椎骨骨骺受压。侧凸原发在腰部者程度常不太大，引起的畸形较轻，肋骨不受影响，肩部平面不变。侧凸原发在胸部者较为多见，也最重要，胸廓变形，肩下垂，髋部凸出明显。

可以引起脊柱侧凸的病变，如脊髓灰质炎等神经性疾患及骨软骨性营养不良等骨骼疾病。因神经疾患而产生的脊柱侧凸，由于肌肉瘫痪，作用力不平衡所致，坐骨神经痛常并发脊柱侧凸，在急性病变中多见躯干弯向对侧，使患侧的椎弓关节间隙加大，椎间孔变大，以求减少对神经的压力。在慢性病例中躯干则常弯向患侧，以求使神经松弛。

脊柱的运动

运动

脊柱的韧带与椎间盘的弹性，以及椎弓关节的位置，既允许脊柱有一定程度的运动，也有限制运动的作用，最重要的因素为椎间盘与相邻椎体的大小比例与关节突关节面的方向。椎体关节为纤维软骨性连接，运动幅度在各个方向皆属有限。而滑膜关节的形态在脊柱的运动方面则很重要，脊柱不同部位的运动度如何，主要即取决于该部关节突关节面的形态。脊柱的稳固性依靠有关的肌肉、韧带、椎间盘及曲度维持。

脊柱有伸、屈、侧弯及旋转运动，但是并非在各部皆有这几种运动。各活动部皆有伸屈运动，寰枕关节及腰部最自如，颈部次之，胸部最小。侧弯运动在腰部及寰枕关节最大，颈部次之，胸部最小。旋转运动在寰枢关节特别自如，在其他部位均大受限制，腰部特别受限。脊柱两分段交界处的运动度较大，易于受伤，特别是颈胸交界部及胸腰交界部，后者多见骨折的原因即在此。

颈部的运动：寰枕关节主要有伸屈运动，侧弯运动度很小。寰枢关节仅容有旋转运动。以下的颈段脊柱，由于椎间盘较厚及椎体上下面的形状关系，相邻的椎体间可有轻度滑动。关节突的关节面处于斜位，相邻的椎骨间可有各个方向的轻度运动。弯曲时下关节突的关节面略向上前滑动。脊柱的各种运动中以弯曲运动最为自如,特别是在颈部。颈部的后伸运动度也较大。后伸时下关节面略微向下向后滑动。侧弯时,该侧的下关节突关节面略微向下向后滑动,对侧的下关节突关节面则略微向上向前滑动,因此伴有面部向同侧轻微转动。旋转运动中椎间盘有所扭转。由于关节突的关节面既不是位于水平位,也不是下真正在一个圆弧上,所以旋转时常伴有向同侧的轻度侧弯。

胸部的运动:脊柱胸部虽然可有各种运动,但因椎间盘较小及肋骨与胸骨的限制范围皆很小,尤以在上胸部为然。胸部关节突的关节面接近位于冠状平面,并且接近位于中心在椎体前方的一个圆弧上,屈曲运动亦因此受限。伸直时下关节突的关节面略微向下滑动,至遇棘突及椎板而止。侧弯运动主要为肋骨及胸骨所限,关节突方向的限制作用不大。关节突关节面的方向有利于旋转运动。肋骨与胸骨则限制旋转运动。

腰部的运动:腰部椎间盘较厚,特别是前部。关节突关节面的方向,上部者接近矢状位,向下侧逐渐改变,至下部即接近位于冠状位。因此,在腰上部几乎不允许有旋转运动。腰骶关节的关节突关节面约位于冠状位,因而有旋转运动。第4、5腰椎间亦可能有轻度的旋转运动。腰部的伸屈运动较为自如,特别是后伸,侧弯运动较为局限。

脊柱运动肌

屈肌:脊柱的屈肌包括附着于脊柱前面的肌肉以及一些并不直接相连的肌肉,前一类有头长肌、颈长肌、斜角肌及腰大肌,后一类有胸锁乳突肌及腹壁诸肌。

伸肌:脊柱的伸肌为位于其后方的肌群。

侧弯作用肌:脊柱侧弯主要为背部一侧肌肉及腹前外侧壁肌肉作用的结果。

旋转作用肌:头颈向一侧旋转时为同侧的头长肌与半棘肌作用的结果。背部外侧的长肌在使脊柱侧弯时可同时使之略向该侧旋转。半棘肌、多裂肌及回旋肌等大部分使脊柱向对侧旋转。一侧腹外斜肌及对侧腹内斜肌同时作用,使脊柱向腹外斜肌作用的一侧弯屈,并向对侧旋转。

腰骶交界部

腰骶滑膜关节可有屈、伸及侧弯运动,在大部分人体中尚可有轻度旋转运动。此关节面接近位于冠状位。第5腰椎下关节突位于后方,关节面朝前。第1骶椎上关节突位于前方,关节面朝后。身体直立时,此关节以上的身体重力有将第5腰椎向前推的倾向,而第1骶椎上关节突则有防止第5腰椎下关节突向前,防止腰骶关节松弛的作用(图10-45)。但是由于腰骶部的脊柱角度远较它处明显,第5腰椎仍然较其他腰椎易于发生松弛。

脊柱腰骶部所呈角度的大小,取决于骶骨上面倾斜度的大小,后者又取决于骶骨的倾斜度(图10-46)。骶骨愈近水平位者,腰骶连接处的角度愈显著。此角度在年龄愈大者愈显著。此角度愈不显著者腰骶关节愈坚强。

在具有正常的脊柱曲度者,身体直立时的体重垂直线,在颈部通过大部分椎体的后方,在颈胸交界处通过椎体,在胸部通过大部分椎体的前方,在胸腰交界处再通过椎体,在腰部通

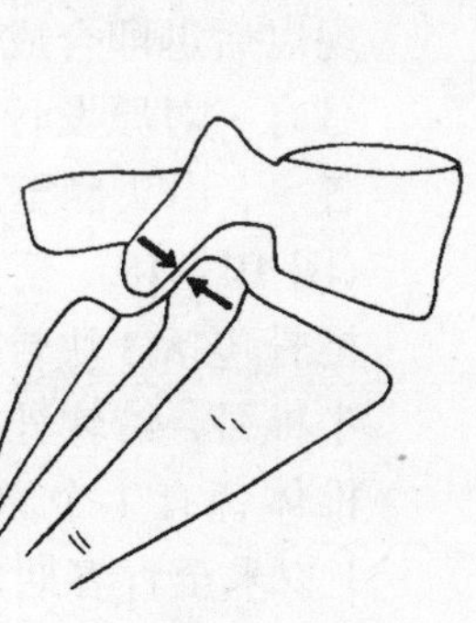

图10-45　腰骶关节的关节突关节面咬合方向,阻止第5腰椎向前移位

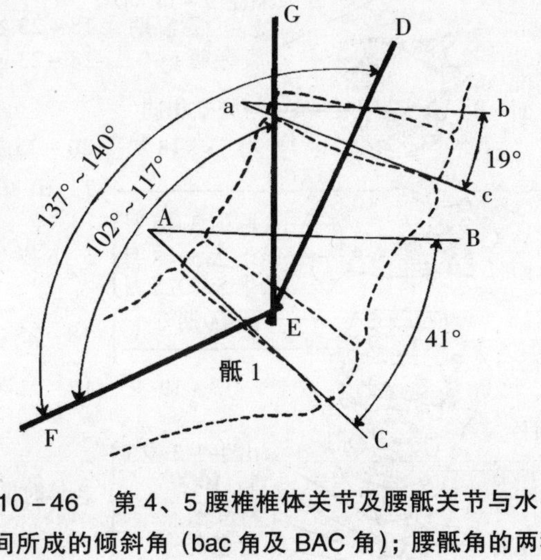

图10-46　第4、5腰椎椎体关节及腰骶关节与水平线间所成的倾斜角(bac角及BAC角);腰骶角的两种不同测量方法,FEG角为通过第1、2骶椎的中心线与垂直线所形成的角度,FED角为通过第5腰椎与第1骶椎的中心线所成的角度

过大部分椎体的后方，再向下即通过第 5 腰椎及腰骶连接处。颈曲与腰曲有利于支持上部重力。胸曲不利于支持上方的重力，受力时有加大曲度的倾向。脊柱在由一处曲度转为另一处曲度的部位颇不利于支持重力，易于发生骨折。此种变化在腰骶部特别显著。此外，当身体重力前移时，到腰骶连接处的前方即促使腰部曲加大，以求使身体重力再向后移及使腰骶连接处向前移。由此可见，腰骶连接处特别易受劳损，临床重要性较大。

胚胎发育与先天畸形

胚胎发育

间质期：胚胎早期先在背部出现**神经沟**(neural groove)，继而合成**神经管**(neural canal)。中枢神经系统即由神经管壁发育形成。神经管最终形成脊髓中央管。在神经管的前方有一条细胞群形成**脊索**(notochord)。约在胚胎第 4 周时，中胚层体节的内侧份形成**生骨节**(sclerotome)，开始发育成脊柱。生骨节位于脊索外侧，原始的分节与其所起源的体节相对，相邻的生骨节之间有一条节间动脉相隔。每一生骨节迅即分为头尾两部分，相邻两节的头尾部再连合成椎骨原基。至此所形成的骨骼节段即不再与原始体节所形成的生肌节相对，原始节间动脉亦不对两椎骨之间而对一椎骨的中部。两侧的椎骨原基随即向内生长，包绕脊索而形成椎体，向背侧绕过神经管而形成椎弓，向前外侧生长而形成横突及肋骨原基。椎骨之间的疏松间质组织发育成椎间盘。在发育过程中，脊索包绕在椎体中的部分终至消失，包绕在椎间盘中的部分则发育成髓核。

软骨化与骨化

在间质椎弓向后生长及肋突向前外生长的过程中，由头侧向尾侧陆续出现**软骨化中心**，每一椎体左右各一，椎弓的两半各一，两侧肋突各一。椎弓向后生长，至第 3 月始与对侧者连合而形成完整的弓状，如果发育不好而不连合，仍然遗有裂隙，即形成脊柱裂，以使正在发育中的脊膜及脊髓膨出。在椎弓未完全连合以前，软骨性椎体中出现**原发骨化中心**，胸下部及腰上部先出现，头尾侧再相继出现(图 10-47)。**原发骨化中心**每一椎体有 1 个，也有人认为先为椎体的腹背部各有 1 个，出现以后迅即合成 1 个。每一椎弓有一对原发骨化中心，两侧各一，由头侧至尾侧陆续出现(图 10-48)。至出生时典型的椎骨包括 3 块骨骼，椎体及两半椎弓，借软骨相连。尾椎仅椎体各有 1 个原发骨化中心，1 岁末至青春期之间出现，椎弓部分无骨化中心。出生以后，两侧椎弓先连合，而后再

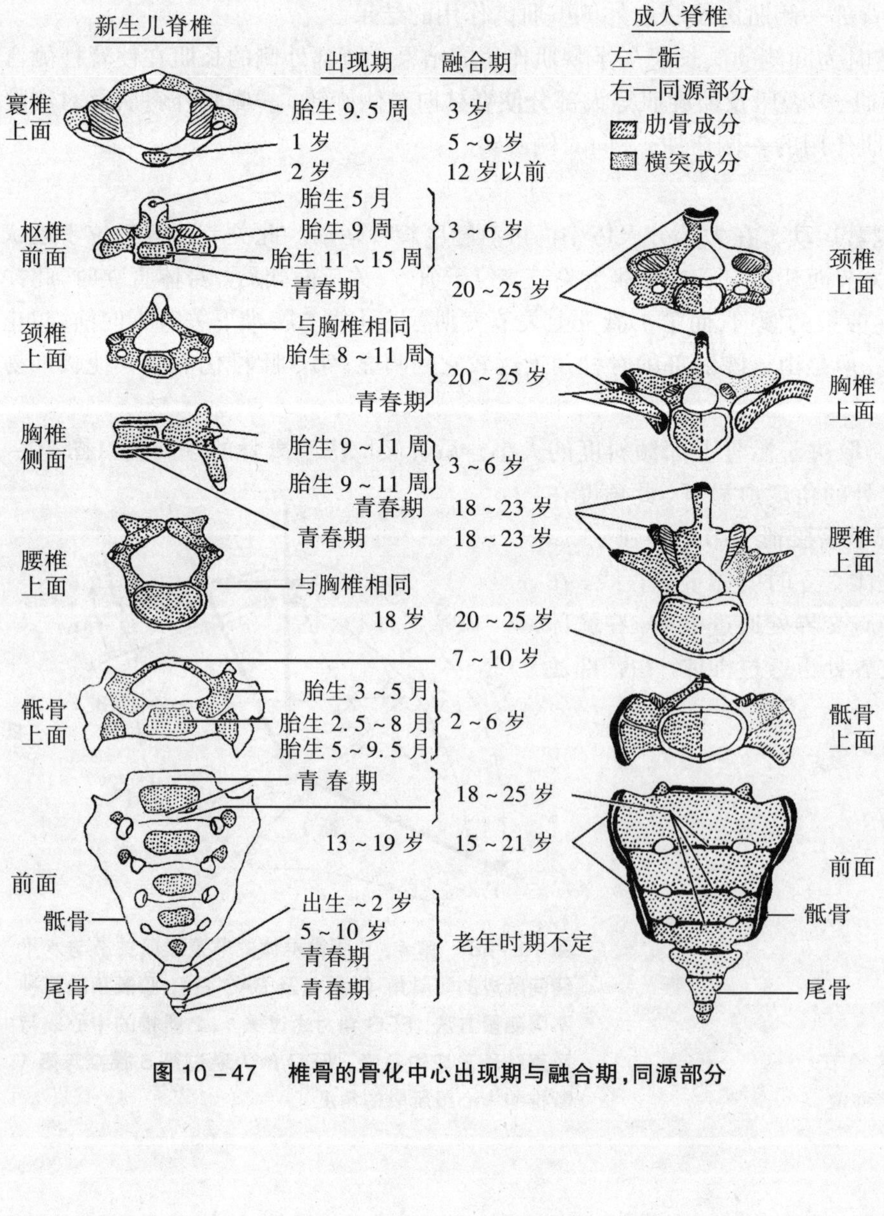

图 10-47 椎骨的骨化中心出现期与融合期，同源部分

与椎体连合。胸椎及腰椎的椎弓板在1岁以内形成骨骼。颈椎椎弓板在2岁初形成骨骼。骶骨椎弓板迟至7～10岁间始形成骨骼。椎体与椎弓融合的时期，颈部为3岁，胸部为4～5岁，腰部为6岁，骶部为7岁或更晚。颈椎及腰椎的肋突与横突融合。胸椎肋突与椎骨间形成关节。骶椎肋突融合形成侧块，与椎弓融合，椎弓再与椎体融合。连接椎体与椎弓的软骨板偶有持续存在者，特别是腰部，在X线下应注意与骨折鉴别。

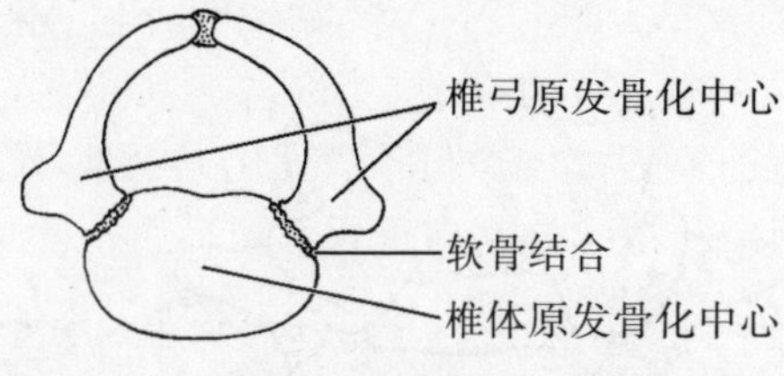

图10－48　椎骨的发育，原发骨化中心

椎骨的**继发骨化中心**约在青春期时出现，亦即骨骺，位于椎体的上下面及各突起部，共有5个(图10－49)。棘突尖部1个。两横突尖部各1个。椎体上下面的边缘各1个，呈环状。分叉的棘突则两叉尖部各有1个。腰椎乳突另有1个。各继发骨化中心在25岁前融合。棘突尖的继发骨化中心，有的可能不融合，形成游离的骨骼。

椎体上、下面覆盖以软骨板，结构与长骨的骨骺板相似，但生长至最后并不完全消失，在椎体的上、下面形成一薄层透明软骨，与椎间盘相邻(图10－50)。

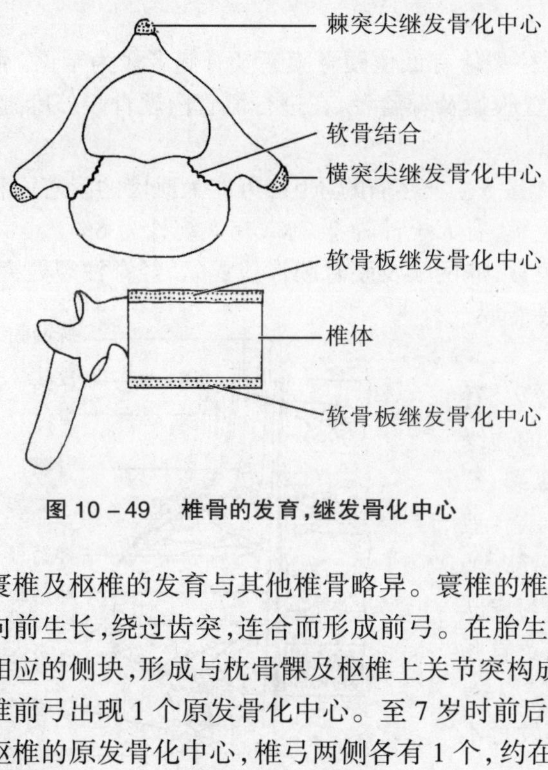

图10－49　椎骨的发育，继发骨化中心

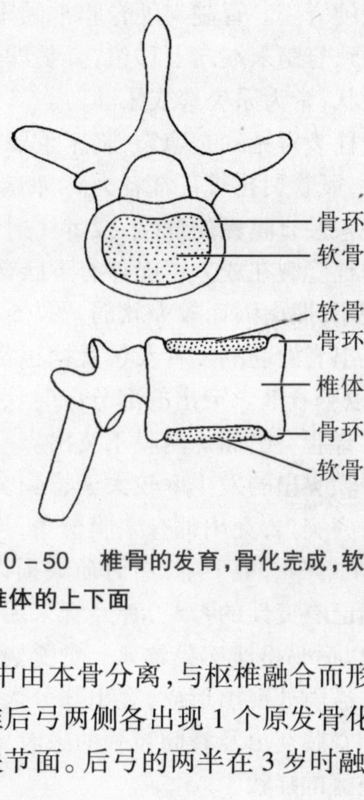

图10－50　椎骨的发育，骨化完成，软骨板位于椎体的上下面

寰椎及枢椎的发育与其他椎骨略异。寰椎的椎体在发生过程中由本骨分离，与枢椎融合而形成其齿突，椎弓向前生长，绕过齿突，连合而形成前弓。在胎生第9周时，寰椎后弓两侧各出现1个原发骨化中心，并发育成相应的侧块，形成与枕骨髁及枢椎上关节突构成滑膜关节的关节面。后弓的两半在3岁时融合。在1岁时寰椎前弓出现1个原发骨化中心。至7岁时前后弓与侧块融合。

枢椎的原发骨化中心，椎弓两侧各有1个，约在胎生第9周时出现；椎体下份有1个，约在胎生第11周时出现；椎体的上份及齿突的大部分合有两个，胎生第5周时出现，第7月时再合成1个继发骨化中心，6～12岁间融合。青春期时椎体下面出现1个继发骨化中心，20～25岁时融合。

骶椎在18～25岁间由下向上渐次融合。

每一椎骨皆有肋突。第5腰椎的肋突形成横突的前部。第1、2、3骶椎的肋突各有1个继发骨化中心，发育成骶骨侧块的大部分。

对于25岁以下的人，由于椎骨骨化尚未完全，影像照片上应注意不要误为骨折。

先天畸形

颈部畸形：脊柱颈都畸形并不多见，且常不严重。偶可见两节或三节颈椎融合在一起，多为第2、3颈椎，很少发生症状。寰椎畸形有前弓不全、前后弓皆不全、后弓阙如、部分或全部与枕骨融合以及与枢椎融合等。偶可见有副枕下骨，可为游离的小骨，或者与寰椎上部融合。枢椎齿突可能不与本骨融合，成为分离的小骨，或与寰椎或枕骨融合。此种情况下，寰枢关节即特别软弱，头部与寰椎易于向前后脱臼。

胸部畸形：脊柱胸段的畸形主要为**半边椎骨**(hemivertebra)，形成先天性脊柱侧凸。亦可见有某一或数椎

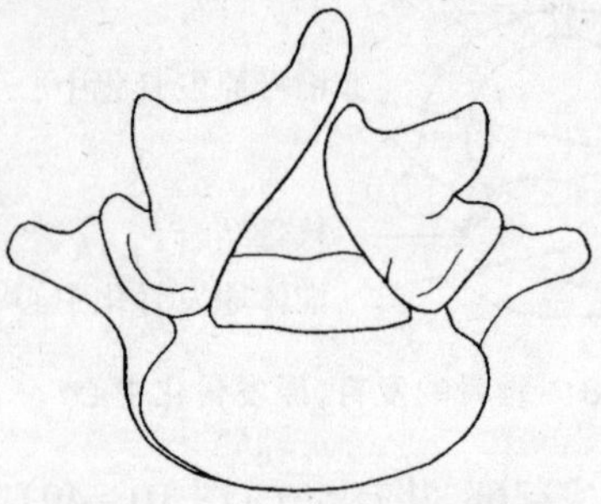

图 10－51　腰椎脊柱隐裂

体不全或阙如，形成先天性驼背。偶可见有脊柱裂及第 12 胸椎腰化者。

腰部畸形：常见的脊柱腰部畸形有脊柱裂、第 5 腰椎骶化及第 5 腰椎下关节突关节面方向变异等。

骶尾部畸形：常见的骶骨畸形为脊柱裂，可以发生在上部，或在下部为骶管裂孔变长，或延及整个骶骨。尾骨或骶骨完全阙如都极为罕见。

脊柱裂（spina bifida）：两侧椎板未在中线上连合而遗有骨质裂隙，称为脊柱裂，腰骶部较为常见（图 10－51）。仅有骨质缺损者称为**脊柱隐裂**（spina bifida occulta）。缺损大而有脊髓被膜突出者称为**脊膜突出**（meningocele）。有脊髓突出者称为**脊髓脊膜突出**（meningomyelocele）。脊柱裂发生在上腰部或更上方者，常伴有脊髓缺损；严重者神经管未在后方连合，出生后即开向体表，脊髓暴露在表面。

脊柱隐裂的骨质缺损处充填以结缔组织，可能伴有一瘘管由皮肤伸展至硬脊膜，或者为一纤维索由皮肤凹陷伸展至硬脊膜。脊髓与硬脊膜常黏附于隐裂处的结缔组织。在胚胎早期，脊髓与脊柱等长，以后因脊柱生长较快而致脊髓末端向上移位，脊髓即受到黏附于隐裂处的结缔组织牵扯。因而有脊柱隐裂着可在 8～14 岁间出现症状，常为尿失禁或尿潴留。

骶部脊柱裂常见的是隐裂，临床重要性较小。骶部脊柱裂伴有低位硬脊膜囊及脊髓者较为罕见。骶管下部的脊柱裂，骶管裂孔较正常者为高，如果同时有低位硬脊膜囊及脊髓者，在进行骶管内硬脊膜外麻醉时，注射针即有进入硬脊膜囊的危险，或者注射针不易进入骶管。

腰部脊柱隐裂在成人可能伴有下腰部疼痛，有人统计占 5%。疼痛的原因，可能为肌肉的附着面积因骨质缺损而较小，肌肉因而较为软弱。第 5 腰椎隐裂的发生率，有人统计为 2.3%，有人统计为 6%。

脊膜突出者脊髓的发育及位置均正常，软脊膜覆盖正常，蛛网膜及硬脊膜形成囊状，经脊柱裂处突出，位于皮下，充以脑脊液。突出的部分有时仅有蛛网膜而无硬脊膜，有的仅有硬脊膜突出而蛛网膜不突出。

脊髓脊膜突出的发生率较大于脊膜突出，骨质缺损较大，脊髓及脊膜一齐突出，突出部有浆膜覆盖，皮肤止于突出部的边缘（图 10－52）。严重的病例除有骨质缺损以外，体表出现纵裂，裂底可以见到已有变性的神经，神经管未闭合成中央管，有脑脊液流出，出生以后易迅速感染致死。**脊髓囊肿**为中央管向后膨大，后壁经脊柱裂隙处突出形成，突出部分无硬脊膜，蛛网膜与皮肤接触。脊髓脊膜突出及脊髓囊肿的患者，常有下肢、膀胱及直肠等部位神经瘫的症状。

脊柱前裂极少见，偶可发生于骶部或颈部，由于椎体发育不全而形成，可有脊膜突出，或与脊柱后裂同时存在。

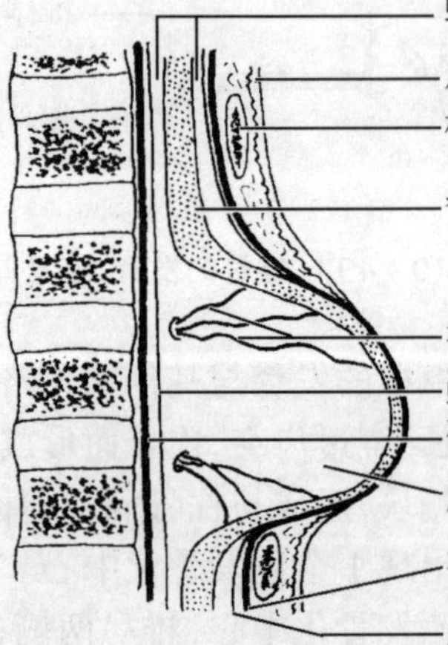

图 10－52　脊髓脊膜突出

脊 柱 损 伤

骨折（fracture）

脊柱可因遭受直接或间接或间接暴力而受伤，间接暴力所致的损伤较为常见而且较为复杂。脊柱遭受挤压外力时的反应，视椎间盘的健康状况而定。如果椎间盘正常充实，垂直方向来的压力由髓核传至软骨板，迫使其凸向椎体的松质骨，从而使椎间隙变小，纤维环略向边围鼓出。因此，椎间盘及软骨板具有吸收挤压外力的功用。如果外力足以使软骨板破裂，髓核即被挤入松质骨中，再发生骨折。骨折可为压缩性，或为纵行或斜行骨折而无挤压。在老年人髓核已失去正常的充实状态，受压力时即使纤维环凸出，压力再大时即可使纤维环破裂，发生髓核凸出，或经纤维环传到椎体的边围部分，发生边围部分或全部塌陷。仅有软骨板骨折而无骨质骨折时，X 线即不易查见。

脊柱遭受严重的屈曲外力时，后部结构首先受到张力，椎体前部受到挤压。脊椎骨有三处支点，椎体及两关节突各一，关节突、棘突及椎板皆较椎体坚实，因而易于发生椎体前部压缩性骨折。后部结构承受过大的张力时亦可受伤，首先是椎弓关节囊损伤，其余依次是棘间韧带、后纵韧带及椎间盘纤维环后分被撕裂。如果暴力更大时，可能引起更大损伤的次序为完全脱臼伤到脊髓、单侧脱臼、双侧脱臼、椎弓骨折以及骨折脱臼并发或不并发瘫痪。脊柱骨折常伴有不同程度的椎间盘损伤。遭受屈曲外力时如果发生椎间盘突出，即向前而不是向后。

脊柱遭受严重的过伸外力时，由于前纵韧带很坚韧，椎弓部分先发生骨折，而后才易于伤到该韧带。

脊柱受到旋转外力时特别易于受伤。例如在颈部受到旋转及轻度屈曲的外力时，即可能发生后部韧带、椎弓关节囊及后纵韧带破裂，终至脱臼。如果同时带有挤压的外力，椎体亦可能被压缩。脊柱在伸直的姿势下遭受过大的旋转暴力时，可以引起前纵韧带损伤及脱位。在遭受屈曲而有旋转的暴力时，可能发生椎体一侧楔状骨折，或更有椎弓骨折。

脊柱压缩性骨折多见于胸腰交界部，次见于颈下部。因为此两处为脊柱的活动部与固定部的交界处，易于受伤。骨折可累及一或数椎骨。颈下部骨折虽然较胸腰部骨折为少见，但是危险性却较大。一般多见的是压缩骨折，无脊髓损伤，处理的首要原则是将脊柱置于过伸的位置，借前纵韧带与后方关节突的夹板作用，使骨折复位而维持之(见图 10－28)。如果仍然将脊柱置于屈曲的姿势时，即有再发生前脱臼或伤到脊髓的危险。

脱臼(dislocation)

脊柱脱臼较骨折为少见，脱臼中以颈部为多见。椎管在各段大小不一，颈部很小，脊髓充满其中，颈椎轻度骨折或脱臼皆极易伤到骨髓，椎间盘突出亦如此。脊柱除颈部由于关节突的方向接近横行而可能发生单纯脱臼以外，其他部位均因相邻关节突互相咬扣而不可能发生单独脱臼，脱臼时必伴有骨折(图10－53)。颈椎正常即有旋转运动，因而可以发生单侧脱臼，发生双侧脱臼时易伴有骨折。颈椎脱臼时上一椎骨向前移位，下关节突向前滑过下位椎骨的上关节突向前移位，脱臼不一定伤到脊髓，但是移位的关节突易于压迫到神经根，引起其皮肤分布区内疼痛。脱臼的骨骼或损伤后出血进入椎管内，均可能伤到脊髓。常见发生颈椎脱臼的部位为第 3、4 颈椎之间，第 4、5 颈椎之间及第 5、6 颈椎之间。

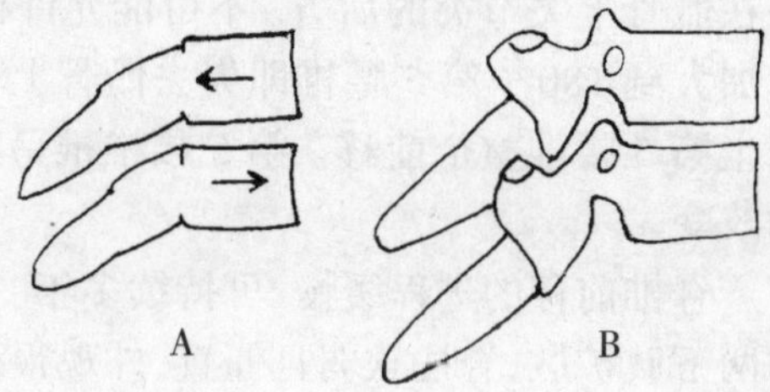

图 10－53

A：颈椎可以发生单纯脱臼而无骨折；B：胸椎由于关节突关节面方向关系，发生脱臼时必伴有骨折

因外伤引起枢椎齿突骨折或寰椎横韧带损伤时，或在先天性齿突缺损者，可以发生寰椎与枢椎间脱臼(图 10－54)。寰枢间脱臼常立即致死，或引起严重的脊髓损伤。由于寰椎的椎孔较大，脱臼移位不大时，也可能不引起严重脊髓损伤。脱臼后立即致死的原因，常为齿突骨折后移位，压迫到脊髓。

骶尾关节可因外伤而发生脱臼，常发生在坐位下跌臀部着地。除局部压痛外，肛指检查可觉察到尾骨的活动度加大，明显者尾骨向前倒，可抵之向后复位，1 月内不再着力即可痊愈。

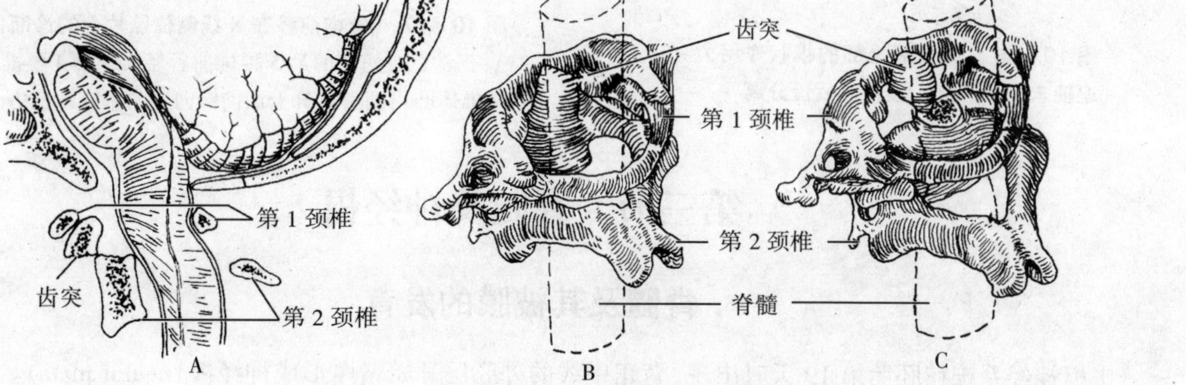

图 10－54 寰椎连同颅骨脱臼，伴有枢椎齿突骨折压迫脊髓

B：正常；A、C：压迫脊壁情况，应行手术消除压力

脊椎骨脱离与脊椎前移

脊椎骨脱离(spondylolyisthesis):此种畸形为一椎骨的一侧或两侧椎弓因有缺损而分为前后两半,缺损线通过上、下关节突之间,前半包括椎体、椎弓根、横突及上关节突,后半包括下关节突、椎弓板及棘突(图 10-55)。此种情况多发生在第 5 腰椎,其他腰椎偶可见到,原因未明。

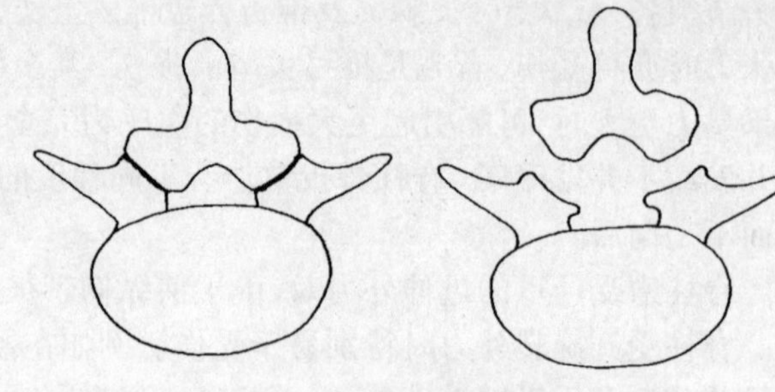

图 10-55 第 5 腰椎后半未与前部融合

脊椎前移 (spondylolysis):此种病变发生在腰骶部,脊柱腰部以上逐渐向前移位,常见的是第 5 腰椎以上前移,亦偶可为第 4 或第 3 腰椎以上前移。病变多半发生在有脊椎骨脱离者。无脊椎骨脱离而发生脊椎前移者很罕见,其原因可能为第 5 腰椎椎弓的关节突之间薄弱、脊柱后部韧带较弱、第 5 腰椎下关节突畸形、或者腰骶滑膜关节变性。在有脊椎骨脱离者,身体重力压迫第 5 腰椎向下,骶骨上关节突向上的楔状作用,迫使第5腰椎在脱离的部位前后分开,下关节突及棘突在原位不动,上关节突、椎弓根及椎体则向前移位(图 10-56)。腰骶滑膜关节有变性者可能发生第 5 腰椎轻度前移。正常者第 5 腰椎下关节突与椎弓根约呈 90°角,稳固重叠在骶骨上关节突的后方,不可能允许椎弓前移。如果第 5 腰椎下关节突的位置变平,与椎弓根间的角度可加大到 180°,第 5 腰椎即失去骶骨上关节突的阻挡作用,椎间盘及韧带支持不了上方的压力,因此逐渐产生第 5 腰椎整个前移。第 5 腰椎椎弓的上下关节突之间如果因外伤发生骨折以后,亦可产生脊椎骨脱离的改变。

脊椎前移的进程缓慢,可持续多年。患者可无症状,特别是在年轻人。常见的症状主要为下腰部隐痛,并向两下肢扩散,脊柱软弱且僵直,外观很少出现第 5 腰椎棘突明显凸出畸形。症状与病变为单侧或双侧有关,单侧病变者易因马尾受压迫而早期出现瘫痪的症状。在女性患者,因骨盆入口变小,分娩时胎头进入盆腔困难,易于发生胎儿颅骨、肋骨或肢体骨折,或者发生产伤瘫痪。在 X 线侧位照片上,正常人的第 5 腰椎前后径小于第 4 腰椎,第 5 腰椎体前面位于由骶骨上面前缘向上与此面相垂直的引线后方;在脊椎前移患者,则可见第 5 腰椎的前后径大于第 4 腰椎,第 5 腰椎体前面向前移至上述垂线的前方(图 10-57)。

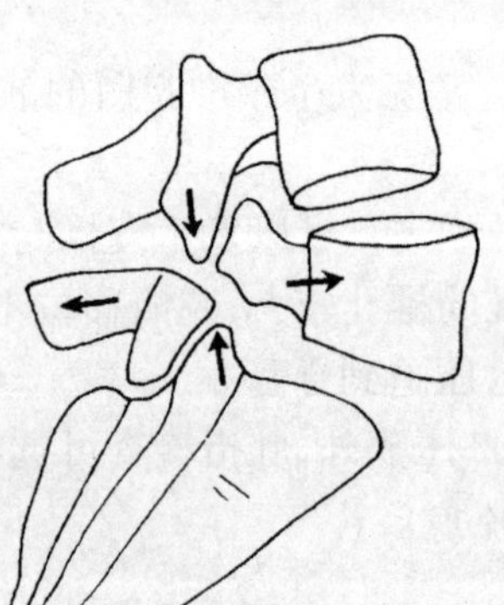

图 10-56 骶骨后上部的楔状作用力迫使未融合的第 5 腰椎前后份分离

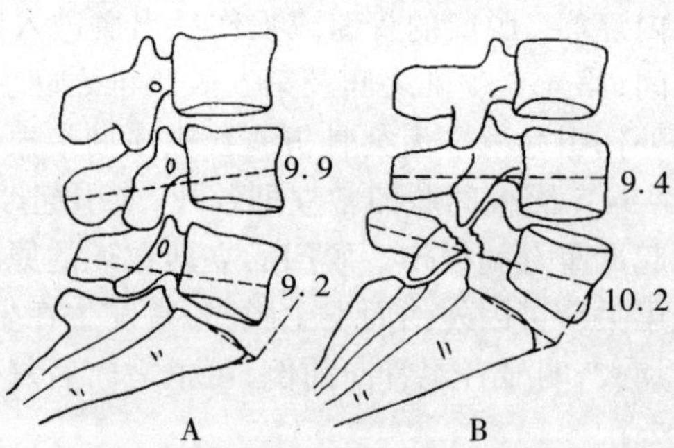

图 10-57 脊椎前移在 X 线侧位照片上的诊断体征

A:正常;B:病变的第 5 腰椎前后径大于第 4 腰椎,第 5 腰椎体凸出到由骶骨上面前缘向上的垂直线前方

第三节 脊髓及神经根

脊髓及其被膜的发育

中枢神经系统在胚胎第 19 天时出现,背正中线的外胚层开始增厚形成**神经板**(neural plate)。继而神经板迅速增厚,边缘部分增厚更快,因此逐渐形成**神经沟**(neurogroove)。沟的边缘再在后方相遇融合成**神经管**(neurotube)。在未完全形成管状以前,头侧部分即开始膨大而发育成未来的脑,尾侧部分较细小而发育成未

来的脊髓。尾侧部分初时较短，后来由于胚胎尾侧部分增长而变长。

在神经管闭合时，两侧边缘出现**神经嵴**(neurocrest)。神经嵴先为一条细胞带，继即分节，细胞形成后根神经节的神经元。神经管闭合以后，管壁迅速增厚而逐渐分化为三层。内层形成脊髓中央管的上皮。中层发生成脊髓的灰质。外层发生成脊髓的白质。

在发育早期，神经系统占有胚胎的大部分。脊髓的生长速度在胚胎早期远较后期为快，然而胚胎其他部分在早期的生长速度更快。因而在胚胎第2月时，脊髓所占胚胎的大小比例即迅速减小；至第3月以后，所有器官均已形成时，比例减小的速度又变慢。至胚胎第3月末，生长中的脊髓与脊柱仍然差不多等长。再晚脊髓的生长速度即不如脊柱快，因而脊髓末端逐渐升高，分节不与脊柱的节段相对。脊髓末端原本通过所包绕的脊髓膜而附着于尾侧端椎骨，升高以后末段即逐渐被拉长成为无功能的终丝。脊神经早已形成，与各椎骨形成固定联系，脊髓下端升高以后，神经根即变为出脊髓以后纵行一段距离，由此形成马尾，各神经根到达相当的椎间孔再向外穿出椎管。

硬脊膜由邻近的中胚层发育而来。蛛网膜及软脊膜由来自外胚层的神经嵴发育形成。

脊髓被膜

硬脊膜

硬脊膜(spinal dura mater)由致密纤维结缔组织构成，呈管状(图10－58)，由枕骨大孔伸展至第2骶椎中部，上端在枕骨大孔处与硬脑膜内层相续，并因与孔缘的骨膜相融合而固定。硬脊膜外面粗糙，与硬脊膜外脂肪中的结缔组织相混，在前正中线上形成小梁，将硬脊膜固定于椎管内面的后纵韧带上。在椎间孔处硬脊膜围绕神经根及后根神经节，与其周围的结缔组织相混而牢固附着于椎间孔的骨骼(图10－59)。围绕神经根的硬脊膜鞘具有保护根的作用，在椎间孔处牵扯神经时，作用力即通过硬脊膜鞘传至硬脊膜囊，不至于沿神经根传到脊髓。硬脊膜囊的末段逐渐变细，下端有一条纤维索向下延伸，称为**硬脊膜终丝**(filum of dura)，与尾骨背面的结缔组织相混，协助低位神经根固定硬脊膜囊的下段。硬脊膜的内面光滑，与蛛网膜间偶可有一些结缔组织小梁相连，在神经节的部位或其远侧，围绕神经根的硬脊膜与蛛网膜相融合。硬脊膜有先天性缺损者蛛网膜可凸出，或者形成硬脊膜及蛛网膜憩室，有人认为偶见的硬脊膜囊肿的来源即在此。

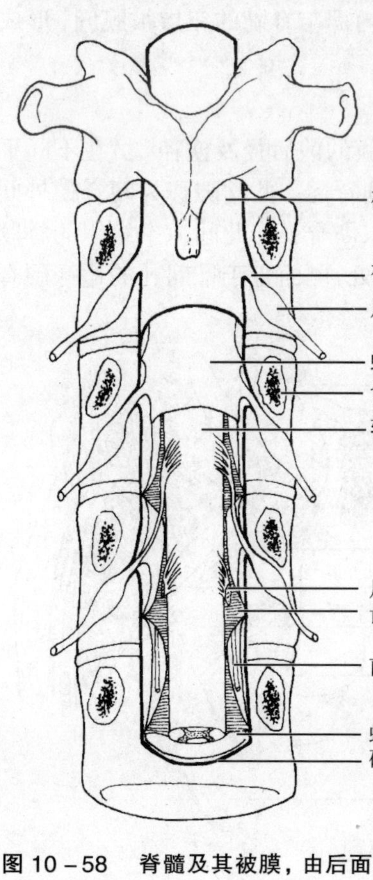

图10－58　脊髓及其被膜，由后面看，上部在椎管内，下部切除椎板，显示各层被膜及内部结构关系

硬脊膜囊的下端，一般情况下约平第2骶椎中点平面，但并不恒定，可变动于第1骶椎中点至第3骶椎中点之间，在婴儿大多数较低，进行骶管内硬脊膜外麻醉时应注意及此。

蛛网膜

脊髓蛛网膜(arachnoid mater)位于硬脊膜深面，两者

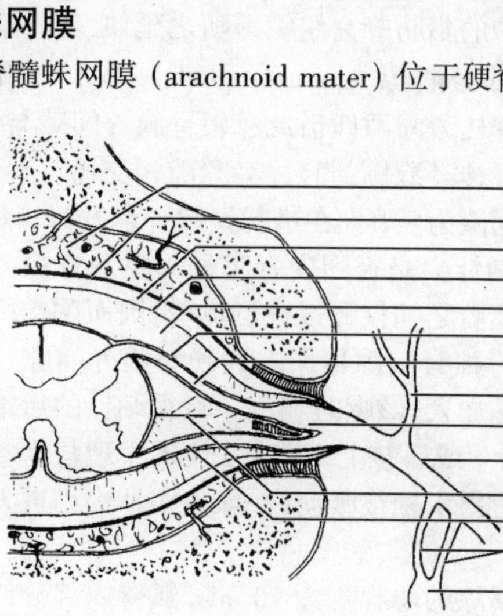

图10－59　脊髓及其被膜横断面

紧相贴附。蛛网膜的外面光滑;内面粗糙,发出许多结缔组织小梁,通过蛛网膜下腔而与软脊膜相连。蛛网膜的内面、软脊膜的表面及小梁的表面,皆有一层扁平细胞覆盖,相互延续。由此可见,蛛网膜下腔具有上皮覆盖。

软脊膜

软脊膜(pia mater)为扁平细胞及少量结缔组织形成的一层薄膜,紧贴在脊髓及神经根的表面,深面借结缔组织依附于神经系统。在脊髓两侧,软脊膜、蛛网膜及硬脊膜连以致密的结缔组织带,由脊髓伸展至硬脊膜,称为**齿状韧带**(denticulate ligament),沿脊髓的全长附着于前后根之间,略偏脊髓侧面中线的后方,约在后1/3与前2/3交界处(见图10-58,图10-59)。两齿状韧带各发出若干**齿状突**(denticulation),通过蛛网膜下腔,穿过蛛网膜而附着于硬脊膜。脊髓即借此韧带悬于蛛网膜下腔中,不至于扭转。齿状韧带在齿状突之间的部分,仅由脊髓略形伸出,边缘游离。此韧带的第1齿状突,由第1颈神经平面的上方伸展至硬脑膜的最低部。最低的1个齿状突由末胸与第1腰神经根之间,或第11与第12胸神经根之间,向外伸展至该两神经根进入硬脊膜鞘之间的硬脊膜。由此可见,齿状突的数目并不恒定,可为20或21,两侧亦可能不相等,手术中并不能依靠最低的1个齿状突的位置来决定哪一条神经根是末胸神经,末一齿状突可能位于该神经根的上方或下方。手术中如需显露脊髓的前外面时,可切断一齿状突,夹持其近脊髓的一端,稍作牵引即可。

椎管内间隙

椎管

脊髓及其被膜位于椎管内。**椎管**(vertebral canal)由各椎骨的椎孔连接形成,前壁为椎体、椎间盘与后纵韧带,侧壁为椎弓及其间的椎间孔,后壁为关节突、椎弓板及其间的黄韧带。椎管在颈部及腰部较为膨大,以容纳脊髓的**颈膨大部**(cervical enlargement)及**腰膨大部**(lumbar enlargement)。椎管的横切面,在颈部及腰部约呈三角形,在胸部约呈圆形,在骶部则变扁。进入椎管的手术进路为切除椎弓板及其间的黄韧带。在腰下部由于相邻的椎弓板间遗有裂隙,尤其是在第4、5腰椎之间及第5腰椎与骶骨之间较为显著,进行椎间盘的手术时,如果所需的手术野不大,可以仅切除黄韧带而不切除椎弓板。在椎管内面与脊髓的三层被膜间,形成硬脊膜外间隙、硬脊膜下间隙及蛛网膜下腔。

硬脊膜外间隙

部位:在椎管壁与硬脊膜之间存在着间隙(epidural space),脊髓及其被膜的前后径及横径,虽在不同平面上有所不同,但皆小于所在部位的椎管内径,所以在脊柱运动时不会压迫到脊髓。此间隙称为**硬脊膜外间隙**,其中充以脂肪及结缔组织,并含有椎管内静脉丛的一部分,以及供应脊柱、硬脊膜与此间隙中组织的脊髓动脉分支。此间隙在上端终于硬脊膜附着于枕骨大孔处,下端终于骶管裂孔处,侧面止于椎间孔的边缘硬脊膜附着处。惟每一神经根出椎间孔进入脊柱旁间隙时,硬脊膜外间隙中的脂肪蜂窝组织即随之延伸,硬脊膜外间隙借此与**脊柱旁间隙**(paravertebral space)相交通(图10-60)。脊柱旁间隙即借此经硬脊膜外间隙与上、下位及对侧的脊神经周围的脊柱旁间隙相交通。

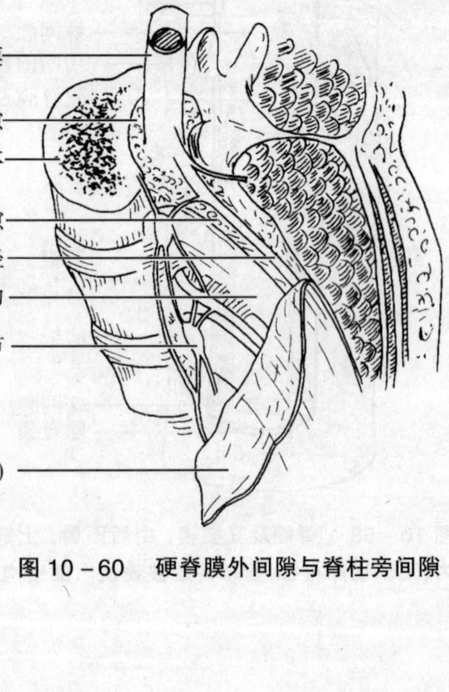

图10-60 硬脊膜外间隙与脊柱旁间隙

硬脊膜外间隙为负压,在进行硬膜外麻醉时,可利用此点检查穿刺针尖是否到硬脊膜外间隙。脊柱旁间隙在胸部与胸膜腔之间仅隔以壁层胸膜,因而胸腔内的压力变化传到脊柱旁间隙再影响到硬脊膜外间隙。深吸气时胸腔负压加大,咳嗽时相反。在穿刺针的后端开口处滴上一滴水,或者接上玻璃管,注入生理盐水。如果水滴或玻璃管内水柱被吸向内,即表明针尖已进入硬脊膜外间隙。

硬脊膜外间隙的总容积为70 mL,骶管内部分约为25~30 mL,在胸部较为狭窄,在腰部稍为宽广,在硬脊膜囊的后方较大于前方。

血管:在椎骨的血液供应一节中已述及椎管内的**静脉丛**及动脉。硬脊膜外间隙中的静脉,在椎体后面形成两条纵行的前内静脉丛,在硬脊膜囊的后外形成两条纵行的后内静脉丛,皆延及椎管的全长,互相之间以及与椎管外静脉丛之间,皆富有吻合。由节段动脉发出的**脊柱动脉**,经椎间孔进入椎管,而后分为前、中、后三支。各分支间互有吻合,在脊髓前后方的硬脊膜外间隙中形成纵行的动脉,分别与静脉丛伴行。进行腰椎穿刺时,有可能伤到硬脊膜外间隙中的静脉丛,因而在抽出的脑脊液中可能混有血液。进行椎弓板切除时,可因伤到硬脊膜外间隙中的静脉丛而引起较多的出血,造成手术困难,必须特别注意止血。

硬脊膜外间隙阻滞麻醉:注射麻药至硬脊膜外间隙中,10~20 min 后可以达到麻醉脊神经的目的,由于药液不进入硬脊膜囊,较为安全。由于脊髓的被膜随神经根向外而形成其鞘,附着于椎间孔的骨缘,因而注入硬脊膜外间隙中的药液不至于经椎间孔逸出,而在间隙中扩散,渗透过形成神经根鞘的脊髓被膜而作用于神经根。硬脊膜外间隙的容积虽然变化不大,但是在注入一定量的麻药以后,由于药液在其中可以向上下扩散,不易局限在一处,因而所产生的麻醉平面并不恒定。也有人认为药液可以渗透过硬脊膜,进入蛛网膜下腔,麻醉脊髓。

穿刺部位视手术需要而定,进行上腹部手术常在第 7 至第 9 胸椎间,下腹部手术常在第 10 至第 12 胸椎间。在胸段注射麻药后,麻醉平面上升幅度多较大,下降幅度较小,在腰段则相反。因此,胸段穿刺点应低于手术切口的中心,腰段则应高于手术切口中心。穿刺的方法为采用带针芯的针头,在棘突间下针,方向依所在部位决定(见图 10-61),待穿过棘间韧带以后即取出针芯,换接玻璃管,注入生理盐水,再继续向深处进针。当针头通过黄韧带以后即有失阻感,依前述原理确定针尖已进入硬脊膜外间隙,即可换接注射器,抽无液体以后,先注入少量生理盐水,如果没有阻力,即可注入麻药,在成人一次总量不宜超过 20 mL。在穿刺过程中,如果穿破硬脊膜,有脑脊液流出,即应更换其他麻醉方法,因为如果再注射麻药至硬脊膜外间隙中,药液即可能经硬脊膜的针孔进入蛛网膜下腔。

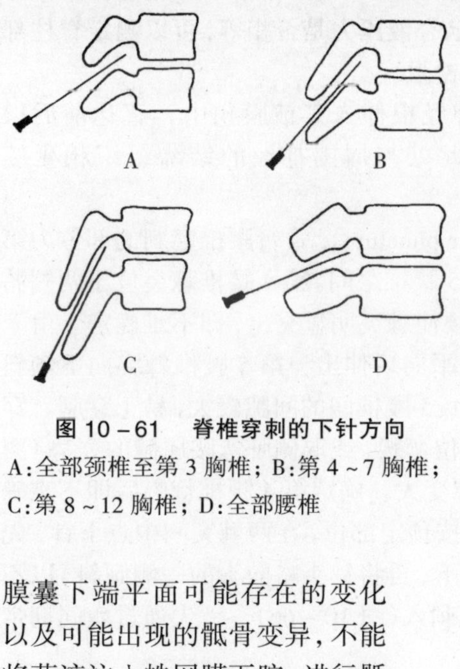

图 10-61 脊椎穿刺的下针方向

A:全部颈椎至第 3 胸椎; B:第 4~7 胸椎; C:第 8~12 胸椎; D:全部腰椎

进行会阴部手术所常采用的**骶管内麻醉**,亦属硬脊膜外间隙阻滞麻醉,为经骶管裂孔注射麻药至骶管内硬脊膜外间隙中。患者取胸膝位或俯卧,先摸清两骶角,再在尾骨背面定一点,使成等边三角形,在后一点下针,与皮肤面成 45°角向上刺入,穿过骶尾韧带即可将针倒至与皮肤面约成 30°角进入骶管。针头再深入 3~4 cm 时可触及骶管后壁(图 10-62),将针回抽 2~3 mm,抽无液体后即可注入 20~30 mL 麻药。如果下针方向不对,易至骶管背面,注入药液后骶骨背面即显隆起。进行此种麻醉时,应注意硬脊膜囊下端平面可能存在的变化以及可能出现的骶骨变异,不能将药液注入蛛网膜下腔。进行骶管内麻醉时,虽然注入同量的药液,但是所产生的麻醉平面并不恒定,有的仅可麻醉下位骶神经,有的则可高达第 6 胸神经。

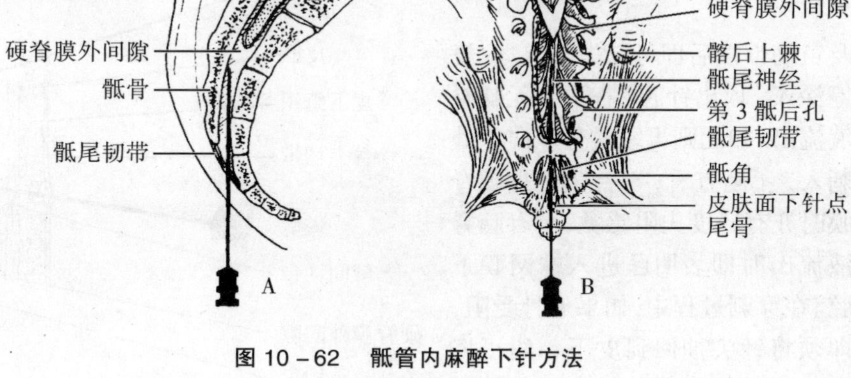

图 10-62 骶管内麻醉下针方法

A:正中矢状切面; B:背面

硬脊膜下间隙

硬脊膜与蛛网膜紧相贴附,但是两者的接触面皆光滑,其间存在着潜在的间隙,称为硬脊膜下间隙(subdural space)。正常者此间隙中仅含有少量具有润滑作用的液体,并偶有小静脉及细小的结缔组织带通过。

蛛网膜下腔

部位:在蛛网膜与软脊膜间形成宽广的腔隙,称为蛛网膜下腔(subarachnoid space),中含**脑脊液**,有结缔组织小梁及血管通过。由于蛛网膜紧贴硬脊膜,蛛网膜下腔的下端平面与硬脊膜囊的下端一致,约平第 2 骶椎中部。蛛网膜下腔在胸部特别狭窄,在腰部则较宽广。在第 2 腰椎平面以下,亦即脊髓末端平面以下,此腔特别宽广,其中仅含有马尾神经根而不含脊髓,因而所含脑脊液较多,神经根在其中可以被自由移动。由此可见,在第 2 腰椎以下进行腰椎穿刺时,一般情况下不会伤到脊髓及神经根,并可吸得较多量的脑脊液(图 10-63,图 10-64)。

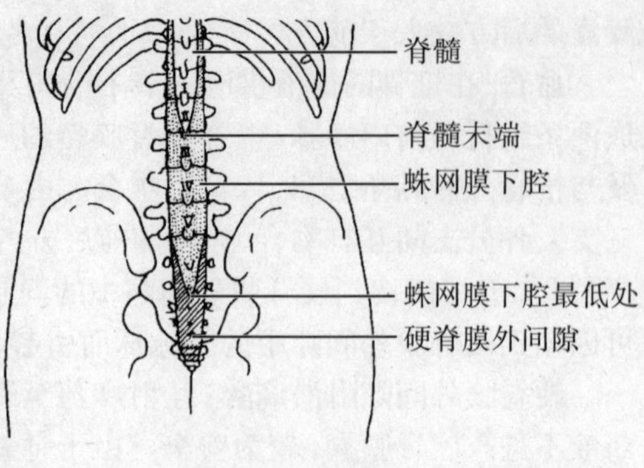

图 10-63 脊髓末端及蛛网膜下腔最低处平面

围绕脊髓的蛛网膜下腔,通过枕骨大孔与颅内的蛛网膜下腔相通。脑脊液的大部分在脑的脑室系统中形成,经第 4 脑室中孔与侧孔流入小脑延髓池,到达蛛网膜下腔,分散于脑及脊髓的表面,最后为突入上矢状窦的蛛网膜绒毛吸收入上矢状窦。由此可见,围绕脊髓的脑脊液循环方向是先由颅内向下,而后再回流至颅内。作小脑延髓池及腰椎穿刺,同时测量两处的脑脊液压力是否相等,可以测定脊柱部的蛛网膜下腔是否有梗阻。

蛛网膜下腔沿神经根伸入其被膜鞘中,直达前后根联合处。被膜鞘在此处与周围神经的结缔组织相延续(见图10-59)。

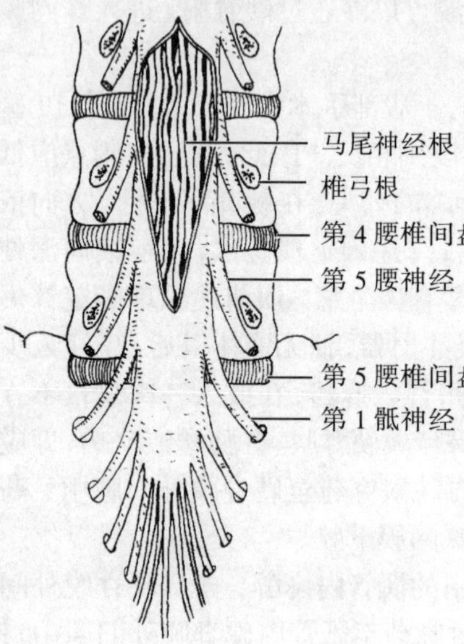

图 10-64 蛛网膜下腔在腰部含有神经根组成的马尾,神经根的硬脊膜鞘紧贴椎弓根

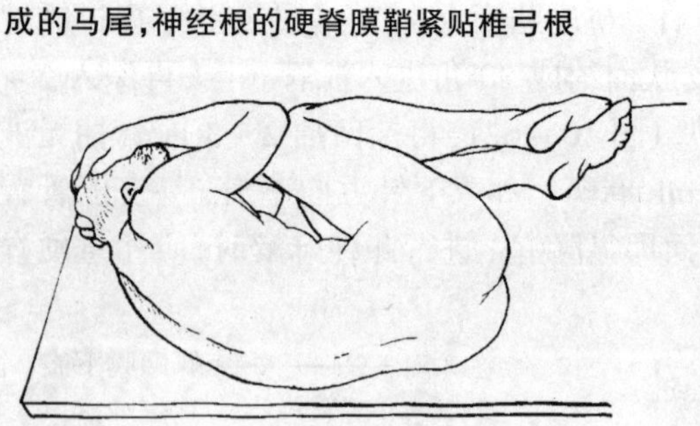

图 10-65 腰椎穿刺的体位

腰椎穿刺(lumbar puncture):常行腰椎穿刺的部位为第 3、4 腰椎之间与第 4、5 腰椎之间。第 4 腰椎棘突位于两侧**髂嵴**最高的连线上,弯腰使棘突明显突出,即不难确定。由于第 4 腰椎棘突接近水平向后伸出,第 5 腰椎棘突向下倾斜的程度较大,因而第 4、5 腰椎间的间隙较大,易于穿刺。穿刺时应使患者取正坐位弯腰,或取侧卧弯腰屈髋的姿势(图 10-65),以使椎间隙变大。确定第 4 腰椎棘突后即不难确定第 3、5 腰椎棘突,按预定部位,在两棘突间中点下针,先与皮肤面垂直刺入皮下,再将针头略向头的一侧倾斜,以不超过 15°为宜,再笔直刺入(图 10-66)。针尖通过棘间韧带及黄韧带以后即可有失阻感觉,暂停深入,取出针芯,查看有无脑脊液流出。如无则再缓慢分步向深处刺入,不断查看,至针尖通过硬脊膜时亦有轻度失阻感觉,至有脑脊液流出时即表明已进入蛛网膜下腔。在穿刺过程中,如果遇骨受阻,即须将针尖抽回到皮下,纠正姿势,再行刺入,不可中途变更方向,

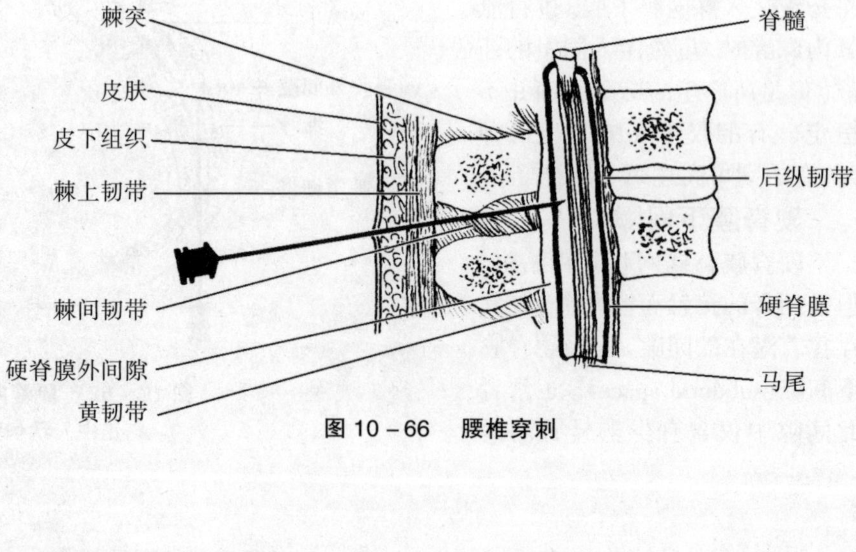

图 10-66 腰椎穿刺

因为穿刺针的硬度有限,难于在厚而坚韧的韧带中变更方向。

由于脊髓下端一般位于第 2 腰椎体下缘平面以上,因而按上述部位穿刺时无虞伤及脊髓。神经根皆漂浮在脑脊液中,易于让开针头,不易受伤;但是如果穿刺部位不在正中线而偏于一侧时,则有可能碰到某一神经根,产生其节段分布区内剧痛。

脊 髓

长度

脊髓(spinal cord)与延髓的分界,人为的定在锥体束交叉部的最下限,外部可以**枕骨大孔**平面或第 1 颈神经根最高位纤维起始部平面分界,如遇第 1 颈神经无后根者即仅能以枕骨大孔作为分界的标志。枕骨大孔平面稍高于第 1 颈神经根最高位的纤维起始部平面。由于在胚胎时期中,脊柱、硬脊膜囊及蛛网膜囊的生长速度远较脊髓为快, 所以出生后脊髓的末端即较脊柱、硬脊膜囊及蛛网膜囊的下端高几个椎骨。脊髓的末端,在初生儿常较低,可平第 3 腰椎;在成年人大部约位于第 1、2 腰椎间椎间盘的中点平面以下,少数可高至第 12 胸椎中部,或低至第 2 腰椎下缘。脊髓的长度,因躯干的长度不同而不恒定,有人统计,在男性平均为 45 cm,在女性平均为 42 cm。脊髓各部的直径不一,横径大于前后径。椎管各部的内径大于所含脊髓直径的一倍。

圆锥及终丝

脊髓下端的**圆锥**(conus medullaris)由第 4 骶神经发出处起始,终于尾神经起点下方,再向下即变为**脊髓终丝**(filum terminale)。终丝的结构,主要为神经胶质,有软脊膜包绕,偶可含有正常的神经细胞及纤维。圆锥及终丝四周绕以腰下部及骶尾神经,合而组成**马尾**(cauda equina)。终丝的前面有一条明显的静脉,可借此与神经根区别。终丝向下穿过蛛网膜囊及硬脊膜囊的下端,即绕以由硬脊膜随之向下延伸形成的鞘,亦即硬脊膜终丝,继续下行止于尾 骨背面。终丝中的神经细胞及纤维,可能延伸到硬脊膜囊外的一段中。由初生到成年,圆锥长大的程度有限,而终丝却大为加长。终丝的上段中尚含有脊髓**中央管**(central canal)向下的延续部分。在圆锥与终丝交界处,有时可见中央管扩大,称为**终室**(terminal ventricle)。覆盖中央管的室管膜细胞,向下延伸到终丝的硬脊膜囊内部分。终丝的上段中,特别是终室周围,所含的室管膜细胞,相对地较多,可能与该部多见脑室膜瘤有关。

外部标志

脊髓后正中线有**后正中沟**(posterior median sulcus)。后外侧面有**后外侧沟**(posterior lateral sulcus)。胸中部以上在后正中沟与后外侧沟之间尚有**后中间沟**(posterior intermediate sulcus),标志薄束与楔束的分界。前面正中线有**前正中裂**(anterior median fissure)。前外侧面有**前外侧沟**(anterolateral sulcus)。在后正中沟与后外侧沟之间为脊髓白质的后索。在后外侧沟处灰质后角几近表面。白质的侧索由后外侧沟开始,向前延伸,与前索间的分界,常以前根纤维穿出处为准。由前根纤维穿出处至前正中裂之间为白质前索。

分节与定位

脊髓的**节段分界**(segmentation),内外皆无明显标志,仅可依靠脊神经根划分。某一脊神经所发出的部位即为某节段,其范围人为地规定为由该神经根的最高位纤维附着点平面,到下位神经根的最高位纤维附着点平面之间的一段。由于后根中大量的传入纤维在脊髓中可能上行一段距离,所以某一节段并不能包括进入的感觉神经纤维所终止的第 2 站胞体的大部分。复由于进入前根的运动神经纤维由胞体发出以后可能先在脊髓中下降一段距离,而后穿出,所以某一节段也不一定能包括发出该节运动神经的全部胞体。由于脊髓远较脊柱为短,脊髓的节段即不全与相应的椎骨序数相齐(图 10 - 67)。第 1 颈脊髓节对第 1 颈椎体平面。至颈下部某一脊髓节段即较相同序数的椎骨高一节,例如第 6 颈脊髓节与第 5 颈椎相对。在胸上部高两节,例如第 5 胸脊髓节与第 3 胸椎相对。在胸下部高 3 节,例如第 10 胸脊髓节与第 7 胸椎相对。腰骶及尾脊髓节则与末三胸椎及上二腰椎相对。脊髓的**颈膨大部**为颈 5 ~ 胸 1 节段,表面投影相当于第 3 颈椎至第 1 胸椎。**腰骶膨大部**为腰 2 ~ 骶 3 节段,表面投影相当于第 10 胸椎至第 1 腰椎。脊髓节段本身的长度并不一致,胸节最长,颈节次之,腰节更次,骶尾节皆很短。

血液供应

动脉：脊髓的血液供应，一部分来自一条脊髓前动脉及两条脊髓后动脉，一部分来自沿神经根进行的**根动脉**(图 10－68,图 10－69,图 10－70)。**脊髓前动脉**(anterior spinal artery)由起自椎动脉的一对分支合成，沿前正中裂进行。**脊髓后动脉**(posterior spinal artery)起自小脑下后动脉或椎动脉，沿后外侧沟进行。三条动脉皆不大，下行途中，在不同平面上有根动脉加强。

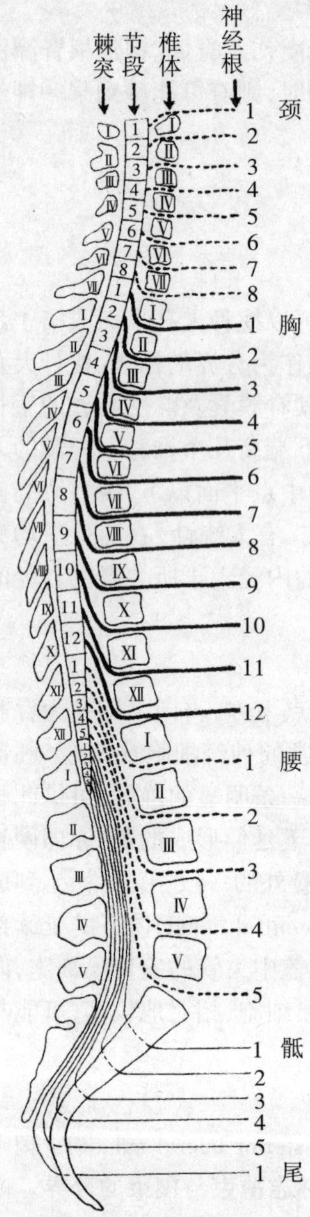

图 10－67　脊柱矢状切面，表示脊髓节段及神经根与椎骨的关系

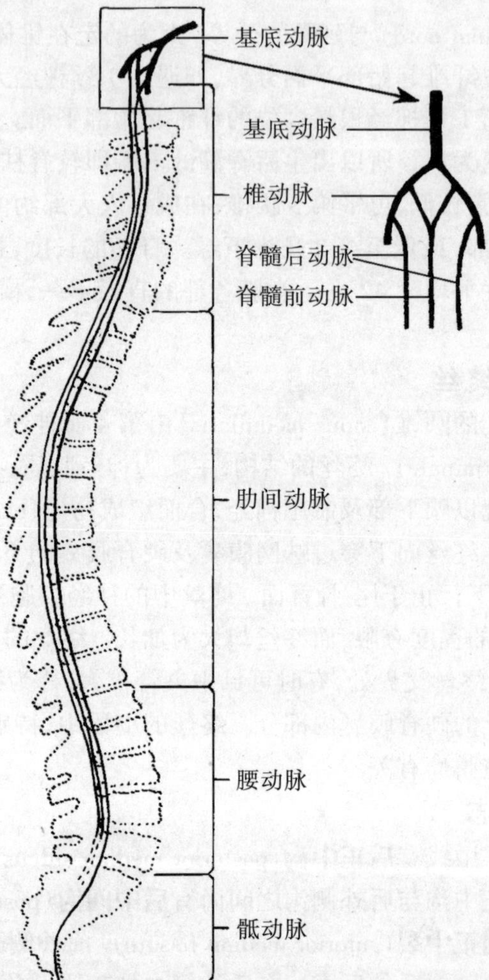

图 10－68　脊髓的血液供应，脊髓前后动脉及节段动脉

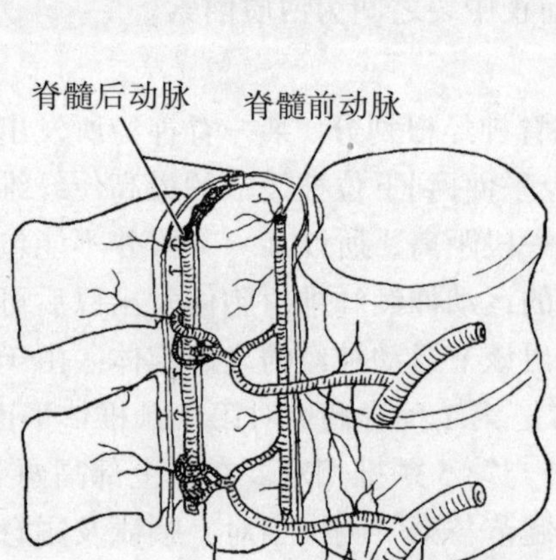

图 10－69　脊髓节段动脉

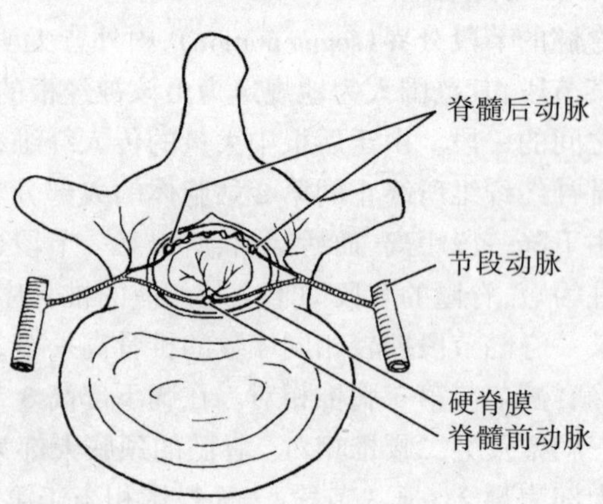

图 10－70　脊髓节段动脉

根动脉(radicular artery)为节段动脉脊柱支的中间支(见图 10－23)。胚胎时期根动脉的数目与神经根及脊髓节段的数目相同。出生以后,许多根动脉消失,有的根动脉变大,最终的数目并不恒定,沿前根至脊髓前动脉的根动脉常有 6～8 支,沿后根至脊髓后动脉者常有 5～8 支。根动脉的大小亦不恒定,小者可能仅供应神经根及其被膜鞘,一般以胸下部及腰部者较大。比较经常存在的根动脉是来自椎动脉的最高两节前、后根动脉。

脊髓前动脉及**前根动脉**的分支,供应脊髓灰质的前角、中间带及后角的基部,也供应白质的前索及侧索的深部。**脊髓后动脉**及**后根动脉**的分支,供应白质的后索、灰质后角的大部分及白质侧索的浅部。脊髓前、后动脉间的吻合,以在脊髓的颈段及腰段较好,胸段较差,因而在胸部伤到脊髓前动脉以后的危害性较大。根动脉中常以发自第 1 及第 11 肋间动脉者较大而且较为重要。发自第 1 肋间动脉的根动脉,由此平面向下供应脊髓,与脊髓前动脉吻合的方式,仅容血流向下而不向上。因而当脊髓前动脉在枕骨大孔与颈 8 之间任何一处受伤以后,脊髓缺血的程度皆以颈 8 最显著,以下可由根动脉维持。来自第 11 肋间动脉的根动脉,分向上、下供应脊髓,受伤后可能发生几个脊髓节段软化。一般说来,如果根动脉很少粗大者,脊髓前动脉即较粗大,在发生根动脉梗阻时脊髓前动脉可起较好的侧支循环作用。脊髓颈上段的血液供应,可以通过基底动脉的良好吻合,一般情况下很少受累。脊髓胸段以下血液供应发生障碍的机会较多。在主动脉的手术中,阻断血流的部位及时间,对于脊髓的血液供应皆有密切关系。如果在左锁骨下动脉起点近侧阻断主动脉弓血流,脊髓贫血或缺血的范围可到胸上段或颈下段。如果在左锁骨下动脉起点远侧阻断主动脉的血流,脊髓的血液供应,腰骶段不可避免地要受到影响,胸段是否受累则不一定。在肾动脉平面以下阻断主动脉以后一般不会出现神经症状或坏死。在腹部或腰部手术中,有时须牵开或结扎一或数支腰动脉。如果发出大的脊柱动脉的腰动脉长时间受压或被结扎后,可能影响脊髓下 2/3 段的血液供应,使之缺血,有发生截瘫的危险。脊柱骨折、脱臼或骨折脱臼,皆可能影响脊柱动脉对脊髓的血液供应。根动脉有闭塞性病变时,亦如此。

静脉:脊髓的静脉与动脉相似,但是脊髓前、后静脉皆趋向于为一单干。静脉不仅与延髓的静脉交通,而且在不同平面向外汇入根静脉。根静脉亦以腰部者较大。

内部结构

在脊髓横断面上,中部为灰质,四周为白质,并为**前正中裂**(anterior median fissure)及**后正中隔**(posterior median septum)分为左、右两部(图 10－71)。前正中裂不完全分隔两侧白质。后正中隔则完全分隔两侧白质,伸展至灰质。白质由神经纤维组成,灰质主要由神经元的胞体组成。位置愈高处白质愈多。在膨大部灰质的前角较大。灰质的中央有中央管。此管在成人常局部闭锁,至 40 岁以上仍然贯通脊髓全长者仅占 7%。

灰质(gray matter):在脊髓横断面上,灰质约呈 H 形,分前角(柱)、后角(柱)、中间带及连接两侧中间带的**中央中间灰质**(central intermediate gray matter)。中间带由颈 8 至腰 2 向外侧突出而形成侧角(柱)。

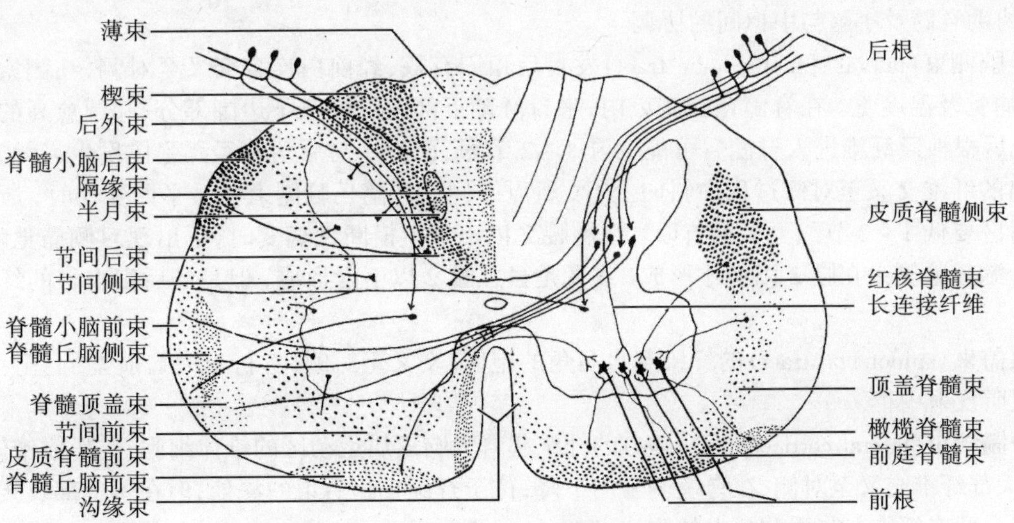

图 10－71　脊髓束路在横断面上的位置

前角(anterior cornu)在脊髓的胸段较狭小,在颈、腰膨大部皆较大。其中主要含有供应随意肌的运动神经元胞体。供应四肢肌肉的运动神经元胞体位于颈、腰膨大部前角的外侧份。运动神经元的轴突出前外侧沟而形成脊神经前根。运动神经细胞依其大小可分为α及γ两类。大的为α神经元,作用在使肌纤维收缩。小的为γ神经元,作用在于调节肌纤维的敏感性,无使肌纤维收缩的功能。

中间带与前后角之间无明显分界,其中有一部分细胞参与脊髓小脑前束的组成,另含有大量的中间神经元。中间带的内侧份与本体觉有关。**侧角**(lateral cornu)内含有交感神经系统的联系细胞,其轴突随脊神经前根出脊髓,再离开前根而形成白交通支至交感神经节。在脊髓的第2、3或3、4骶节内的中间带外侧份含有骶副交感神经核。

后角(posterior cornu)含有许多感觉神经元胞体,脊神经后根的感觉纤维进入脊髓在此处中转后再传向中枢神经系统的其他部分。此外,后角并含有形成脊髓反射的联系细胞。后角尖部的胞体与痛觉传导有关,中央部分的固有核与触压觉的传导有关,近根部的背核(Clarke核)与本体觉有关。

灰质除含有上述神经元胞体而外,尚含有若干分散的中间神经元,联系脊髓内各部。

白质(white matter):脊髓白质含有上行、下行及节间联系神经纤维,可分后索、侧索及前索三部分。**后索**(posterior funiculus)位于灰质后角与后正中隔之间。**侧索**(lateral funiculus)位于灰质前、后角之间。**前索**(anterior funiculus)位于灰质前角与前正中裂之间。两侧白质前索之间连以白连合。白质中的上、下行纤维皆排列成束。

前索内含有上、下行纤维,上行纤维束愈向上由于纤维量逐渐增加而愈粗大,下行纤维束愈向下则由于纤维数量逐渐减少而愈变细小。

后索内完全为上行纤维,形成**薄束**(gracile fasciculus)及**楔束**(cuneate fasciculus)。纤维由后根神经节内的胞体发出,传导皮肤的感觉与温度觉及关节、韧带、肌肉与肌腱的本体觉。传导身体下部感觉的纤维靠近正中线,体位愈高的纤维愈偏外。传导下肢及会阴部的感觉纤维组成薄束。传导躯干及上肢的感觉纤维组成楔束。薄束及楔束的纤维皆终于第四脑室后缘,分别与薄核及楔核的胞体发生突触。后根神经节内发出此类纤维的神经元胞体损毁以后,纤维即变性,司平衡作用的本体觉不能上传至脑中枢,形成运动失调症。此为脊髓痨经常出现的主要症状。

侧索内含有上行及下行的纤维。上行纤维较少,位于浅处;下行纤维较多,位于深处;但在相邻的纤维束间仍有交错。上行纤维形成脊髓小脑前、后束,脊髓丘脑侧束及脊髓顶盖束。脊髓丘脑侧束位于脊髓小脑前束的深处。下行纤维形成皮质脊髓侧束(锥体侧束)、红核脊髓束、顶盖脊髓束及橄榄脊髓束,由后向前依次排列。

脊髓小脑前束(ventral spinocerebellar tract)发自后角前部及中间带后外侧部,交叉至对侧的侧索内上行。脊髓小脑后束(dorsal spinocerebellar tract)发自背核,在同侧的侧索内上行。前、后束传导肌肉及其浅处皮肤的感觉,协助脊髓及小脑与中枢间的协调。

脊髓丘脑侧束(lateral spinothalamic tract)发自后角固有核,经前白连合交叉至对侧,在侧索前部上行至丘脑,传导痛觉及温度觉。在脊髓丘脑侧束内,来自脊髓下部的纤维位于边围部分,起源愈高的纤维愈位于内侧。由于后根神经纤维进入脊髓后可能上升1~2节段,而后才与后角神经元胞体发生突触,又由于由后角胞体发出的纤维交叉至对侧过程中斜向上行,所以一侧的脊髓丘脑侧束在一平面受伤时,所表现的对侧皮痛觉障碍区要低1~2节或更多的节段。脊髓腰2以下发生横断性病变时,不出现对侧痛觉障碍的原因,可能是由于髓丘脑侧束在腰2以上才形成,或者是虽在腰2以下已形成,但是经后根上行的纤维仍然到达腰2以上。

脊髓顶盖束(spinotectal tract)的纤维起自后角的胞体,交叉至对侧,上行至中脑顶盖(上丘、下丘),传导触压觉至视听反射中枢。

皮质脊髓侧束(lateral corticospinal tract)的纤维起自大脑皮质运动区的锥体细胞,先形成锥体束,下行至延髓下端,大部纤维交叉至对侧,在脊髓侧索内下降,位于脊髓小脑后束的深处,但在颈上部及腰骶部则位于脊髓的浅处。此束纤维与灰质前角内的胞体发生触,司肌肉运动。

红核脊髓束(rubrospinal tract)的纤维起自中脑红核的细胞,交叉至对侧,下行至脊髓,与灰质前角内的胞体发生突触,与维持姿势的张力有关。

顶盖脊髓束(tectospinal tract)的纤维起自上丘,交叉至对侧,下行至脊髓,由前索延伸至侧索,与灰质前角内的胞体发生突触,与视觉反射有关。

橄榄脊髓束(olivospinal tract)位于前根的外侧,纤维起自延髓的橄榄核。

前索内含有上、下行纤维,形成皮质脊髓前束、前庭脊髓束、脊髓丘脑前束、顶盖脊髓束、脊髓橄榄束、网状脊髓束及沟缘束。

皮质脊髓前束(ventral corticospinal tract)的纤维起源与皮质脊髓侧束相同,但不在延髓内交叉至对侧,仍在同侧下行至脊髓,邻近前正中裂,下降至终末部时再交叉至对侧,与灰质前角内的胞体发生突触,司肌肉运动。

前庭脊髓束(vestibulospinal tract)的纤维起自脑桥及延髓中的前庭侧核,下行至脊髓中位于前索的浅部,与同侧灰质前角中的胞体发生突触,为平衡反射的传出道路,与肌肉张力有关。

脊髓丘脑前束(ventral spinothalamic tract)的纤维起于对侧胶质中的胞体,在灰连合中交叉,经前索前外侧浅部上行至丘脑,为第二级感觉神经元,传导触觉与压觉。脊神经前根纤维进入脊髓以后通过此束的外侧份。

脊髓橄榄束(spinoolivary tract)主要为交叉性,止于下橄榄核及其副核,为脊髓与小脑的通路之一。

网状脊髓束(reticulospinal tract)的纤维发自脑干的网状结构,下行入脊髓,一部分在前索内形成内侧网状脊髓束,一部分在侧索内形成外侧网状脊髓束,形成脑干与脊髓联系的主要通路。

功能

脊髓通过上行的传导道路将感觉冲动传达脑的各部,通过下行的传导道路接受脑的控制与调节。脊髓本身也能完成一系列的反射活动,主要有屈肌反射、牵张反射及内脏活动等(图 10-72)。

屈肌反射为一种保护性反射,当肢体受到损伤性刺激时,即可引起该肢体反射性回缩。划跖试验阳性(Babinski 反射)属于一种病理状态下的屈肌反射。

牵张反射为横纹肌活动的基础,当某一肌肉受到牵扯时其肌梭即受到刺激,冲动由后根传入脊髓,通过联系神经元,直接止于前角的 α 运动神经元,引起该肌反射性地收缩。

内脏活动受植物神经系统支配。植物神经系统中的交感神经完全位于脊髓的胸腰段内。支配盆腔脏器的副交感神经位于脊髓骶段。因此脊髓对于血管及脏器有直接反射活动。

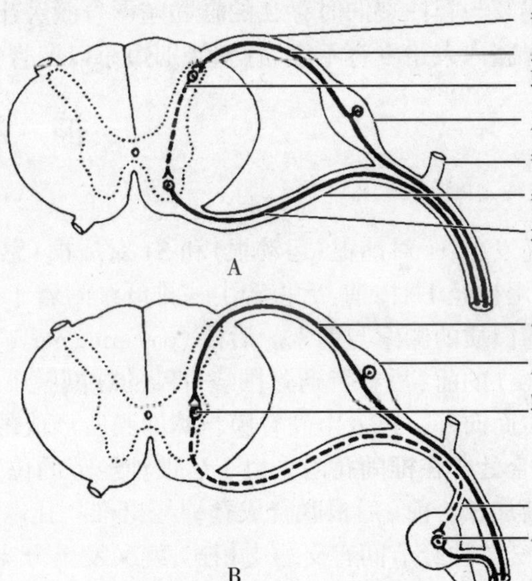

图 10-72 脊髓反射

A:体神经反射; B:交感神经反射

脊髓的传导通路病变

传入道路:感觉传达大脑通过三级神经元。

第一级神经元胞体位于后根神经节内,边围轴突形成周围感觉神经,向心轴突通过脊神经后根进入脊髓。一部分向心轴突通过联系神经元与低级运动神经元构成脊髓反射。另一部分向心轴突分成升降支。降支的行程很短,迅即终于灰质。薄束与楔束之间的半月束即由此类降支组成。升支长度不定,一小部分上行至不同平面终于灰质,绝大部分上行组成薄束与楔束,终于薄核及楔核。

第二级神经元胞体位于脊髓或脑干的灰质内,向心轴突交叉至对侧丘脑。

第三级神经元胞体位于丘脑内,纤维上行通过内囊至大脑皮质。

在传入通路中,通过丘脑至对侧大脑皮质者为有知觉的感觉,至小脑者为与肌肉平衡有关的感觉,至脑干或脊髓者则为反射作用。在传入通路上任何一处有病变损毁以后,供应区内的感觉即丧失,最常见的原因为周围神经病变。脊髓一侧有病变或高位感觉中枢有病变时，即出现身体同侧或对侧感觉障碍。一般情况下，病变不至于累及所有的传导道，感觉并不完全丧失。广泛的病变可能仅出现轻度的感觉障碍，痛觉及温度觉可能消失，触觉正常；或为肌肉感觉丧失，实体感觉无改变。

传出通路：由大脑皮质运动中枢至随意肌(横纹肌)的传出通路，仅通过两级运动神经元。**高级运动神经元**纤维交叉至对侧的脑神经核或脊髓灰质前角，与其中的低级运动神经元胞体发生突触。至脊髓的纤维形成皮质脊髓束(锥体束)。**低级运动神经元**纤维即通过运动神经至随意肌。大脑皮质其他区域的传出通路(锥体外系)通过数级神经元，中间神经元位于脑干内。在传出通路上有病变时，所表现的症状依高级或低级运动神经元受累的不同而有异。

高级运动神经元在内囊部分有病变时，可发生身体大部分肌肉瘫痪的症状。在低位病变中，以下的脊髓运动中枢供应肌即完全瘫痪。大脑皮质的局限性病变，仅发生一肢体或其一部分肌肉的有限程度瘫痪。高级运动神经元病变时所产生的肌肉瘫痪为痉挛性，肌肉的反射及张力均加强，对刺激过敏，略有萎缩，肢体强直。脊髓横断以后，以下供应区的肌肉即完全瘫痪，而且松弛，反射消失。

低级运动神经元有病变而发生变性以后，供应肌即变软弱或瘫痪。有刺激性病变时，供应肌即有异常收缩。肌肉瘫痪以后，肢体即变细而松弛，关节也变松弛。低级运动神经元的病变，一般仅发生少数或一组肌肉瘫痪，并可伴有感觉障碍。若为一条周围神经病变时，即出现供应肌瘫痪及分布区内感觉障碍。如果瘫痪的肌肉不只一条神经供应，但是具有相同的脊髓节段起源，感觉障碍区的脊髓节段分布也相同时，即可决定病变是在脊髓或神经根。

畸形

前已述及与脊柱裂同时存在的脊髓畸形脊膜突出及脊髓脊膜突出。此外，偶见的脊髓畸形有一段双脊髓、囊肿、脊髓内束路发育不全、脊髓特别短小以及脊髓下端特别固定而使整个脊髓被牵拉向下等。

神　经　根

行径

由脊髓发出 31 对前根(运动根)和 31 对后根(感觉根)，其中颈神经 8 对，胸神经 12 对，腰神经 5 对，骶神经 5 对，尾神经 1 对。前、后根皆由一排纤维附着于脊髓。**前根**(anterior nerve root)起自脊髓前外侧份，附着线分隔脊髓白质的侧索与前索。**后根**(posterior nerve root)附着线分隔脊髓白质的后索与侧索。每一**脊神经**(spinal nerve)的前、后根皆通过围绕脊髓的蛛网膜下腔，依不同平面而有不同程度的向下倾斜，至相应的椎间孔处再转而向外，进入由硬脊膜与蛛网膜所形成的鞘中，至后根神经节的远侧即相联合。后根神经节及前、后根联合处皆在椎间孔内。由于后根神经节的位置恒定位于椎间孔中，所以上、下神经根的长度不等，由上向下逐渐加长。前、后根联合成脊神经出椎间孔以后随即又分成前、后支，皆为混合神经。在分支处的远侧，前支与交感神经节间有交通支相连，继又发出分支返回至脊髓及其被膜(见图 10－59)。脊神经的后根远大于其前根，只有第 1 颈神经的后根可能发育不好或阙如。

后根神经节

脊神经后根由后根神经节(dorsal root ganglion)发出的纤维组成，全部为感觉纤维。神经节由感觉神经元胞体组成，但不一定所有感觉神经元胞体皆位于神经节内，在后根中亦有少许散在的感觉神经元胞体。因此，有人认为对某些疾病进行神经根切断术以后，疼痛仍可再复发的原因即在此。颈、胸、腰段的后根神经节皆位于椎间孔内。骶尾神经的后根神经节则位于骶管内。

邻属

神经根与蛛网膜下腔的关系：神经根出脊髓以后，穿过蛛网膜下腔至相应椎间孔的行程中，因位置高低不同而有不同程度的向外下倾斜。前、后根到达椎间孔平面即分别向外穿过硬脊膜囊侧壁，各带出一个硬脊膜及蛛网膜盲袋进入椎间孔，两根即由此各形成一个硬脊膜及蛛网膜鞘，鞘内含有一段蛛网膜下腔的延续部分。这一段神经根因为已不在硬脊膜总囊内而常被为硬脊膜外段。两鞘相贴的一部分合而形成两根间的一片中隔，或者融合在一起，延伸到后根神经节的近端，但是围绕两根的蛛网膜下腔仍然分开(见图 10－59)。硬脊膜鞘沿神经根延伸至两根联合处(神经节的远侧)即延续成脊神经外膜，蛛网膜至此处即与神经束膜相续，软脊膜在此处与神经内膜相续。蛛网膜与软脊膜亦在此处相融合而使延续至神经根鞘内的蛛网膜下腔闭塞。蛛网膜下腔沿神经根鞘延伸的距离并不恒定，有的仅达后根神经节的近端，有的可超过神经节的远端而包绕一段脊神经。后一种情况具有一定的潜在的临床重要性，在进行脊柱旁注射脊神经时，药液即有可能进入蛛网膜下腔。一般皆认为围绕神经根的蛛网膜下腔与围绕周围神经的脊柱旁间隙不交通，但是某些物质可以透过两者的隔障。在某种异常的情况下，注入蛛网膜下腔中的药液，包括 X 线造影剂，可以向远侧扩散到周围神经中。神经根在蛛网膜下腔中的行程，位置高者较短，位置愈低者愈长。在腰部蛛网膜下腔中的马尾神经根较松而略呈波浪状（见图 10 - 64），以适应颈部与躯干弯曲时使硬脊膜囊变长及屈髋时牵引硬脊膜囊向下而对神经根的牵扯，可免神经根受伤。神经根进入硬脊膜鞘以后即直行，无大退让伸缩性，因而虽在有轻度椎间盘突出时，即易于压迫到此段神经根而产生疼痛。

神经根与软脊膜的关系：脊神经根离开脊髓形成前、后根时即有一层软脊膜包裹，位于蛛网膜下腔中。围绕神经根的软脊膜可分内外两层。外层的结缔组织延伸入周围神经中，与神经内膜相续。内层则伸入神经根内形成软膜环，亦即神经根在靠近脊髓处所通过的结缔组织区域。神经胶质伸入神经根内不及 1 mm 远，与远侧无神经胶质的过渡区，相当于软膜环的部位。神经纤维的髓鞘在软膜环处较为狭窄，因此，有人认为神经纤维在此处特别易于受伤。

神经根与椎间孔及椎间盘的关系：前、后根在后根神经节的远端联合成混合神经干而出椎管。腰以上的后根神经节皆位于椎间孔中。但是寰椎与颅骨间以及寰椎与枢椎间皆不形成椎间孔，因而上二颈神经的后根神经节即分别位于寰椎与枢椎后弓的上方。骶神经节位于骶管中。腰以上的脊神经则在出椎间孔后即分成前、后支，后支向后至背部肌肉及皮肤。前支除胸部者以外皆形成神经丛。骶神经在骶管中即分成前、后支，前支出骶前孔，后支出骶后孔。前支在起始处与交感神经节有一或数交通支相连；并分出细小的脊髓被膜支，返回进入椎间孔供应脊髓动脉、硬脊膜、后纵韧带及椎间盘的后面。

神经根在通过椎间孔的部分常易受到压迫。一般说来，椎间孔的大小皆与其中所通过的神经根粗细相适应。椎间孔的上下径较长，虽然在没有椎间盘而使上、下椎体接触时，相邻的椎弓根亦不至于压迫到神经根，特别是在腰部，神经根紧靠上方的椎弓根跨过椎体。在颈部则由于椎间孔的上、下径远大于椎间盘的厚度，虽在椎间隙变窄而使椎间孔变小时，也不足以压迫到神经根。因此，当某一腰椎间隙变狭窄时，虽然可能出现下腰部疼痛，但不一定是由于椎间孔变小所引起，可能为椎弓关节受到过分张力所致。

椎间孔的前后径较小，特别是在腰部。另一方面，腰部椎间孔由上向下渐次变小，而腰神经根则由上向下渐次变粗。腰下部椎间孔的前后径，亦即由黄韧带至椎体的距离，大于所通过其中的神经根不到 1 mm，仅可容神经根通过。由此可见，任何原因使椎间孔前后径变小时，皆可压迫到神经根，神经鞘有肿胀时亦易出现神经受压迫的症状。引起椎间孔狭窄的常见原因为椎间盘向后外突出。关节突的关节面滑动、关节炎性骨质增生、颈部的外侧椎体关节创伤增生、相邻的椎骨松弛、椎间盘突出所引起的静脉充血、椎间孔边缘的滑膜肿胀、黄韧带纤维化以及其他邻近软组织改变等，皆可引起椎间孔狭窄。在腰下部发生上述病变而压迫神经根时，即出现**坐骨神经痛**的症状。第 4、5 腰神经根通过椎间孔的部分皆较长，仅有硬脊膜鞘，不似其他神经根有蛛网膜鞘保护，所以不浸在脑脊液中，同时各有静脉丛包绕，因此，当静脉丛过分发达或充血时，皆可能刺激神经根而产生腰痛。第 5 腰神经根所通过的椎间孔，前界为第 5 腰椎体的后外面、椎间盘的后面及骶骨上部的后面，后界为关节突的前面，外界为腰大肌及髂腰韧带。此处病变及畸形较多，因而第 5 腰神经常易受到压迫。

颈神经根出椎间孔直接跨过同一平面的椎间盘后外面，但是与神经根序数的关系在颈部与腰部有异，在椎间盘突出时的重要性已在本章第二节中详述。

神经阻滞麻醉

骶后孔骶神经阻滞麻醉（图 10 - 73）：第 1 骶后孔距骶正中嵴约 3 cm，约在第 5 腰椎横突尖的垂线上。同侧的第 1、2 骶后孔相距平均约为 2. 6 cm，第 2、3 骶后孔相距平均约为 2. 5 cm，第 3、4 骶后孔相距平均约为 2. 3 cm。各骶后孔位于由**髂后上棘**至**尾骨尖**的引线上，可依此定位。注射麻药至骶后孔中即可麻醉下四对骶神经。进针不得过深，以免通过骶前孔进入盆腔，伤到直肠。骶骨上部较厚，而且向前倾斜，因而注射上部骶后孔时进针应较深。采用此法麻醉骶神经时，如果同时进经骶管裂孔注射麻药至骶管内，更可保证麻醉的效果。

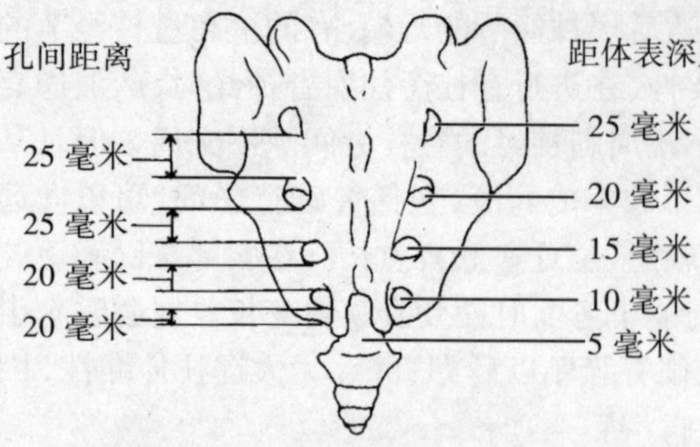

图 10－73　骶骨后面，表示骶后孔距体表深度及相互间距离

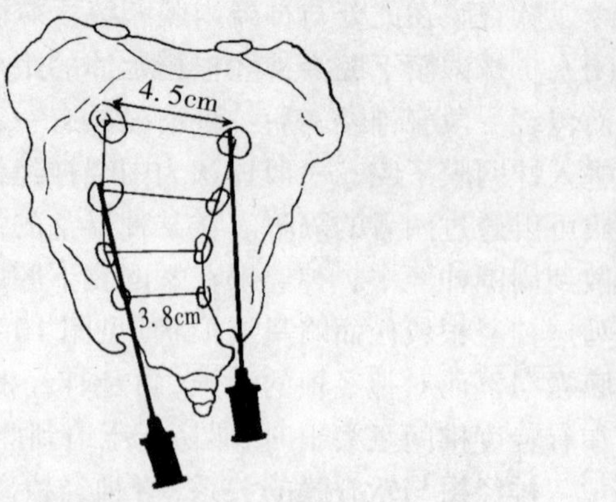

图 10－74　骶前孔骶神经阻滞麻醉下针部位

骶前孔骶神经阻滞麻醉（图 10－74）：病人采取节会阴卧位，在骶尾关节平面距正中线约 1. 5～2 cm 处下针，沿骶骨前面向上偏外进针，同时注射麻药。在骶骨前面的凹陷中注入较多量的药液后，即将直肠推向前方，可免伤及，同时可达到麻醉骶丛的目的。

脊柱旁周围神经阻滞麻醉： 某些手术可采取脊柱旁周围神经阻滞麻醉。暂时或永久消除疼痛亦可采取此种方法。阻滞部位为脊神经刚出椎间孔处。沿脊柱活动部皆可采用。但在颈部很少采用，可以颈丛或臂丛神经阻滞代替。在腰部亦少应用，仅在胸部应用较多。在胸部注射时应注意避免进入胸腔，伤及肺而发生气胸。注射方法为在背正中线旁 4～5 cm 处下针，略向内斜，至触及横突的后面，再将针移至横突下方滑向深处，继续深入约 1 cm，即可到达脊神经刚出椎间孔处（图 10－75），注入药液，检查效果，证实穿刺正确以后，再依法进行上下位的神经阻滞。阻滞范围一般应超越所欲麻醉平面的上下各一神经。

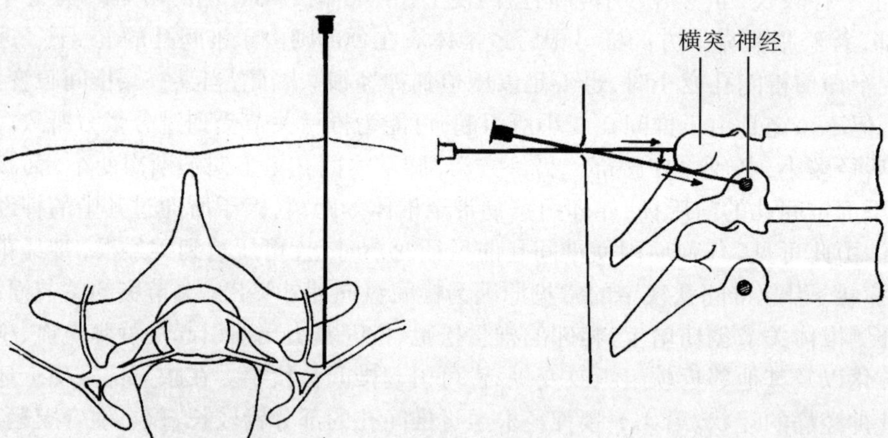

图 10－75　脊柱旁神经封闭

脊髓病变

脊髓完全横断

脊髓休克期： 典型的脊髓损伤常见于骨折脱臼及枪弹伤中。脊髓突然完全横断以后，首先出现脊髓休克，病变平面以下所有功能立即丧失，肌肉瘫痪为弛缓性，感觉完全丧失，反射消失，膀胱及直肠麻痹。如果损伤部位高在脊髓胸段，尚有交感神经血管收缩纤维瘫痪的症状，血压显著下降，无其他休克症状，与腰椎麻醉时偶可发生的低血压相似，病变平面以下不出汗，皮肤干燥、发冷及轻度发绀。

反射活跃期： 脊髓休克期过后，损伤平面以下的脊髓功能开始恢复一部分，进入反射活跃期。平滑肌的作用最早恢复。膀胱由于括约肌张力的恢复远早于逼尿肌，因而由早期的尿失禁转变为尿潴留。膀胱由于括约肌张力的作用恢复很快，可以早在伤后几小时，可以早于其他平滑肌几周。血管张力恢复，血压回升至正常。骨骼肌张力恢复，并产生痉挛。由于屈肌先恢复而且较伸肌有力，因而瘫痪的肢体持续处于半屈姿势。再晚一些时间，肢体的反射性活动及深反射恢复，膀胱及直肠恢复反射性排空功能。出汗恢复。皮肤的营养改善，褥疮开始愈合。肌肉的反射活动有利于促进血液循环，肢体变温暖，色泽恢复。

脊髓不同平面完全截断后的特征：在颈4以上完全横断时，即必因呼吸肌瘫痪而迅速致死。颈5完全横断以后，因膈神经（颈3、4、5）未伤而不至于立即危及生命，仅出现躯干及肢体高位运动神经元瘫痪的症状。感觉丧失区的最高平面，身体前面较低于后面。前面平第2肋软骨，以上的皮肤由颈3、4分布。后面较高，因为颈3、4后支分布区的下限高于其前支。此种损伤常继发脊髓上行性水肿，数日后即易因呼吸肌麻痹致死。脊髓在颈6完全横断以后，因颈5未受伤而出现肩外展及外旋、前臂屈曲及旋后的典型体征。发生上行性水肿，累及颈5以后，上肢即完全瘫痪。

脊髓颈5至胸2间的任何部位病变，在胸前所出现的感觉障碍区，皆在第2肋软骨平面以下。因为颈5至胸1前支组成臂丛，分布于上肢，不到躯干前面。胸前部的皮肤分布区，颈4与胸2直接相邻。所以必须检查上肢或背部，始能测定受伤的准确部位。

脊髓胸段胸2以下的损伤，感觉丧失区的上界，即为受累的肋间神经分布区。由于胸段神经根先向外下斜行一段以后才出椎间孔，以后又向下外斜行，所以脊柱的损伤部位远高于感觉丧失区的上界平面。胸下部损伤横断脊髓以后，下肢的感觉及运动功能即完全丧失。脊柱的损伤部位虽然位于幽门平面以上时，腹壁肌肉因由第7~12胸神经供应而不受影响，仅在腹壁下部有感觉改变。膀胱及直肠的脊髓中枢位于受伤平面以下，所以出现反射性排空。如果横断平面高于第7胸节时，腹壁肌肉即全部瘫痪，出现 腹部鼓胀。如果脊髓的受伤部位在膀胱与直肠的中枢第2、3骶节时，即产生膀胱及直肠完全潴留。

脊柱腰部发生骨折脱臼时，仅可能影响到马尾神经根。由第3骶神经分布的鞍状区域内感觉改变常为不对称性。由于是神经根受伤，精细感觉丧失区常小于粗感觉丧失区，膀胱及直肠常受累，但很少完全瘫痪。

脊髓一侧损伤

脊髓一侧完全损伤时，损伤节段的同侧供应肌完全呈现弛缓性瘫痪，感觉完全丧失。在损伤平面以下，同侧供应肌呈现痉挛性瘫痪及深反射亢进。由于痛觉、温度觉及一些触觉纤维进入脊髓后随即交叉至对侧的脊髓丘脑侧束中上行，触觉及压觉的纤维进入脊髓以后上升一段距离才交叉至对侧的脊髓丘脑前束中上行，所以出现身体对侧痛觉及温度觉丧失，同侧触压觉丧失。由于传导本体感受觉的纤维进入脊髓后在同侧上行至延髓，所以只在同侧瘫痪的肢体出现肌肉及关节感觉丧失的症状，上达损伤平面。在运动瘫痪的最上限，常出现一狭窄的感觉完全丧失区，由于此区域的感觉纤维刚进入脊髓中的一段受伤所致，因而可依此感觉丧失圈的位置来决定损伤的准确平面。在此区域的紧上方常有一狭窄的感觉过敏区。这些体征统称为脊髓半横断综合征（Brown – Séquard 综合征）。膀胱、直肠及生殖器的神经供应来自两侧，因而不出现此类器官功能障碍的症状。

脊髓的局限性病变

对于脊髓局限性病变的定位比较困难，必须进行仔细的感觉、运动及反射检查，应熟知皮肤的脊髓节段分布区及肌肉的节段神经供应。现将供应主要肌群的神经节段及常用反射检查的节段范围，列如表10–1。

表10–1 若干运动及反射的神经供应脊髓节段起源

肌 群	反 射	神 经
头颈伸屈及旋转		副神经，颈1~4
提肩胛骨		副神经，颈3~5
上旋肩胛骨		副神经，颈5~7
回收肩胛骨		副神经，颈5、7、8
下降肩胛骨		副神经，（颈5、6），颈7~胸1
下旋肩胛骨		（颈3~5），颈7~胸1
前伸肩胛骨		（颈3、4），颈5~胸1
膈 肌		颈3~5

续表 10－1

肌　群	反　射	神　经
外展肩关节	肱二头肌	颈5、6
外旋肩关节	肱桡肌	颈5、6
屈肘关节		颈5、6
前屈肩关节		颈5、6　(颈7)
后旋前臂		颈5、6，(颈7)
后伸肩关节		颈5～胸1
内旋肩关节		颈5～胸1
内收肩关节		胸5～胸1
伸腕关节		颈6、7，(颈8)
前旋前臂		颈6、7，(颈8)
屈腕关节		颈6～胸1
长的伸指肌		(颈6)，颈7，(颈8)
伸肘关节	肱三头肌	(颈6)，颈7、8　(胸1)
外展腕关节		(颈6)，颈7～胸1
内收腕关节	腕部肌腱	颈7～胸1
长的屈指肌		颈7～胸1
手内部肌肉		颈8，胸1
躯干肌		胸1～12
	腹上部浅反射	胸6、7
	腹壁上半浅反射	胸8、9，(胸10)
	腹壁下半浅反射	(胸10)，胸11～腰1
	提睾	腰1、2
屈髋关节		腰2、4，(腰5，骶1)
内收髋关节		腰2～骶2
外旋髋关节		腰2～骶2
内旋膝关节		腰2～骶2
伸膝关节	髌反射	(腰2)，腰3、4
屈膝关节		(腰2、3)，腰4～骶2，(骶3)
外展髋关节		腰4～骶1
内旋髋关节		腰4～骶1
内翻足		腰4～骶1
背屈踝关节		(腰4)，腰5，骶1
伸趾肌		(腰4)，腰5，骶1
外翻足	内侧腘绳肌	(腰4)，腰5，骶1，(骶2)
伸髋关节	外侧腘绳肌	(腰4)，腰5～骶2
外旋膝关节		(腰4)，腰5～骶2
跖屈踝关节	跟腱	(腰4、5)，骶1、2
	足底面	腰5～骶2
屈趾肌		(腰5)，骶1、2，(骶3)
足内部肌		(腰5)，骶1、2，(骶3)
会阴部肌	球海绵体肌	(骶2)，骶3，(骶4)
	肛门	骶3～5，尾1

第十一章 上 肢

第一节 肩 部

表面解剖

骨性标志:锁骨、肩峰及肩胛冈皆浅在皮下,均可清楚地摸到。**锁骨**的三**角肌粗隆**在肌肉发达的人也可摸到,易被误为外生骨疣。在上臂外展的姿势下,可以在腋窝深处摸到肱骨头。**肱骨头**的方向与肱骨内上髁一致,检查肩部外伤或对肩关节脱臼采取手法复位时,皆可根据内上髁决定肱骨头的方向。**肩胛骨**在比较瘦的人皆可清楚地摸到。上臂依附于体侧时,肩胛冈的根部平第3胸椎棘突,肩胛骨下角平第7胸椎棘突并与第7肋相对,肩胛骨上缘对第2肋。在瘦人可在锁骨下方摸到肩胛骨喙突。

肌性标志:肩部(shoulder region)的丰满轮廓由肱骨上端及三**角肌**形成。肱骨头脱臼以后,肩部正常的丰满轮廓即消失,肩峰明显凸出,三角肌变平。三角肌因任何病变而萎缩以后,也出现此种变化。三角肌与胸大肌之间的沟在瘦人常可看清。此沟中含有头静脉、胸肩峰动脉的分支以及1~2个淋巴结。锁骨下窝的深度不定,在肱骨头向前脱臼至喙突下、锁骨骨折有移位以及患腋窝肿瘤等情况下,此窝即消失。**腋前皱襞**由胸大肌下缘形成。**腋后皱襞**由背阔肌及大圆肌下缘形成。

胸 肌 部

浅层结构

皮肤:胸肌部(pectoral region)的皮肤较薄,移动度较大。

皮下组织:胸肌部的皮下组织中含有不定量的脂肪,在女性包绕乳腺。

浅部的血管神经:胸肌部的浅血管神经及淋巴管已在第五章第二节中叙述。

深筋膜:胸肌部的深筋膜亦称**胸肌筋膜**(pectoral fascia),在上方附着于锁骨前面;向下覆盖胸大肌的表面,再向下与腋窝底的腋筋膜及前锯肌与腹外斜肌浅面的筋膜相续;向外与臂部深筋膜相续;在内侧附着于胸骨。

肌肉及锁胸筋膜

胸大肌(pectoralis major muscle):此肌起自锁骨前面内侧半、胸骨柄及胸骨体的前面、上六肋软骨及腹上部的腹直肌鞘(图11-1),止于**肱骨大结节嵴**(crest of greater tubercle of humerus)。起于锁骨的肌纤维向外下斜走,最外侧者止点最高,最内侧者止点最低。起自胸肋部上份的肌纤维几乎横行向外,经过锁骨部肌纤维的后方面与之相混。起自胸肋部下份的肌纤维止点最高。因此,近止点处的肌腱折叠成两层。在胸大肌止点处的肌腱与肱二头肌长头肌腱之间常出现一滑囊。胸大肌断裂很少见,可因猛力收缩或遭受直接暴力而发生,遇此类情况须注意排除肋骨骨折及脏器伤。

胸大肌由胸内、外侧神经供应。**胸外侧神经**供应锁骨部及胸肋部的上部。**胸内侧神经**供应胸肋部的下部及腹部的部分。胸大肌的主要作用为内收上臂,并有使上臂内旋的作用。上部纤维单独作用时协助屈曲上臂至水平位。下部纤维单独作用时协助后伸上臂至身体侧面。

胸大肌偶可有一部分先天性阙如，常为胸肋部，无腋前皱襞，无明显功能障碍。

胸大肌的血液供应，主要来自**胸肩峰动脉**的胸肌支，与胸外侧神经伴行，进入肌肉的深面。**胸廓内动脉**(internal thoracic artery)的肋间穿支供应胸大肌胸肋部的起始部分。**胸外侧动脉**分支供应胸大肌的外下部。胸肩峰动脉的三角肌支走在三角肌与胸大肌之间的沟中，分支供应两肌。胸大肌覆盖肋间隙内侧端的部分，有胸廓内动脉的皮肤支穿过，手术中分离肌肉的胸骨部起点时即必然切断此类血管。

胸小肌(pectoralis minor muscle)：此肌位于胸大肌的深面，起自第 2～5 肋靠近与肋软骨交界处，止于肩胛骨喙突的前内缘(图 11－2)。起止点皆不恒定，可能起自第 3～5 肋或第 2～4 肋，少数可以另有一部分浅部纤维形成肌腱止于肱骨大结节、肩关节囊或肩胛盂。胸小肌由**胸内侧神经**供应，作用在使肩胛骨外角向下及协助前锯肌牵引肩胛骨向前。胸小肌的血液供应主要来自胸肩峰动脉的胸肌支及胸外侧动脉。

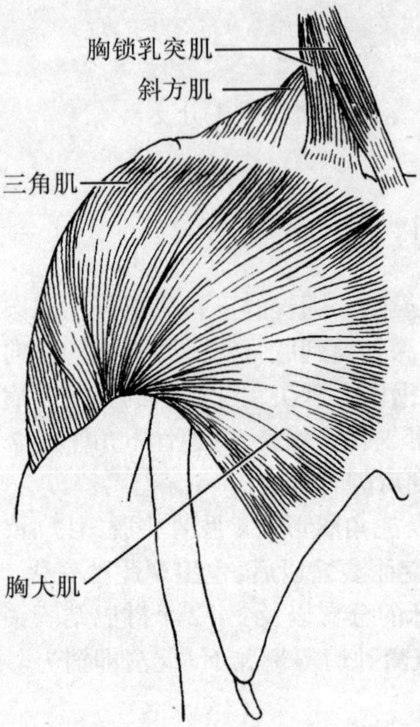

图 11－1 胸大肌

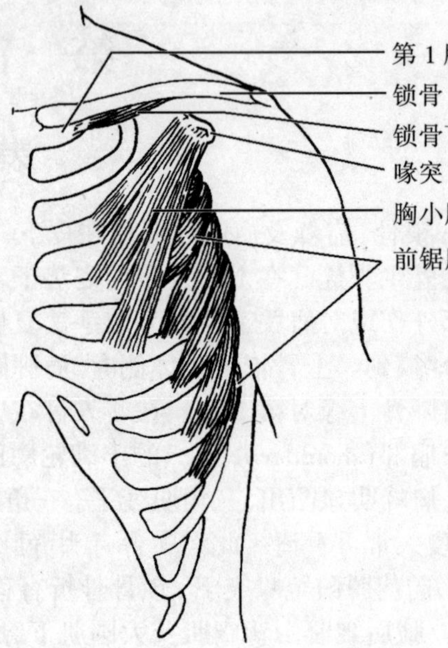

图 11－2 胸小肌、锁骨下肌及前锯肌

胸小肌与臂丛神经、腋动脉及腋静脉的关系密切，为一重要标志。胸小肌上缘的表面投影为由第 3 肋近肋软骨处到喙突尖的连线，下缘的表面投影为由第 5 肋近肋软骨处到喙突尖的连线。

锁骨下肌 (subclavius muscle)：此肌起自第 1 肋与肋软骨交界处，接近横行向外走，止于锁骨下面的沟中，为锁胸筋膜的上份所包绕。锁骨下肌由锁骨下肌神经供应，进入肌肉的后面，作用为当上肢远离肢体运动时使锁骨固定。

锁胸筋膜 (clavipectoral fascia)：此层筋膜位于胸大肌深面，在上方包绕锁骨下肌而附着于锁骨，向下覆盖锁骨与胸小肌之间的三角形区域(锁骨胸小肌三角)，再分为两层包绕胸小肌，至该肌下缘又合为一层，与腋筋膜及前锯肌浅面的筋膜相续。在胸小肌以上部分又称为**喙锁筋膜或肋喙筋膜** (coracoclavicular or costocoracoid fascia)，在锁骨下肌前面的部分在内外附着于第 1 肋及喙突，又称为**肋喙韧带** (costocoracoid ligament)。附着于腋筋膜的部分称为**腋窝悬韧带**(suspensory ligament of axilla)，有维持腋窝凹陷的作用。此筋膜位于腋静脉及腋动脉第一段的前方，参与构成腋鞘。在上臂外展的姿势下，由于腋血管变紧张而牵扯到腋鞘，同时也使锁胸筋膜变紧张。因此，在显露腋动脉第一段的手术中，外展上臂即可便于切开此层筋膜。

血管神经

头静脉(cephalic vein)：此静脉向上走在三角肌与胸大肌之间的沟中，先位于深筋膜的浅面，而后穿过深筋膜到其深面，跨过胸小肌的前面，至该肌内侧即穿过锁胸筋膜而汇入腋静脉。根据此种关系，头静脉可以作为手术中找寻腋动脉第一段及腋静脉的标志。头静脉与颈外静脉之间常有一条小静脉跨过锁骨相连，发生锁骨骨折时可能伤到此交通支而产生血肿。在腋静脉有栓塞或在乳腺癌根治手术中被切除一段以后，此交通静脉即变粗大。当腋静脉有栓塞时，头静脉即形成上肢血液回流的主要侧支循环通道。因此，在手术中应避免损伤头静脉。

胸外侧动脉(lateral thoracic artery)：此动脉位于胸大肌深处，沿胸小肌下缘进行，有同名静脉相伴，在女性供应乳腺的血液较多。

胸外侧神经(lateral pectoral nerve)：此神经起自臂丛外侧束或第5、6、7颈神经前支，跨过腋血管的前面，在胸小肌的上方穿过锁胸筋膜，与胸 肩峰动脉的胸肌支伴行，终于胸大肌的上部。

胸内侧神经(medial pectoral nerve)：此神经起自臂丛内侧束，通过腋动、静脉之间至浅处，常有发自胸外侧神经的一条分支跨过腋动脉的前面与此神经相连。此神经向下穿过胸小肌或者绕过其下缘，分支供应该肌以后再进入胸大肌的下部。

胸肩峰动脉(thoracoacromial artery)：此动脉大部分为胸大肌掩盖，主干很短，常分为锁骨支、三角肌支、肩峰支及胸肌支，在胸小肌上方穿过锁胸筋膜。三角肌支走在三角肌与胸大肌之间的沟中，有头静脉伴行。肩峰支向外走，跨过喙突，行经三角肌深处，至肩峰部穿过三角肌而终于皮下。锁骨支走向上内，供应锁骨下肌及胸锁关节。胸肌支在胸大、小肌之间下降，供应此两肌及乳腺。动脉的各分支皆有静脉伴行。

淋巴结

在锁骨下方三角肌与胸大肌之间的沟中，含有1~2个淋巴结，紧靠头静脉。

腋　　窝

境界及四壁

腋窝(axilla)为上臂与胸廓之间的间隙，由肌肉围绕形成，上臂外展时呈四边形锥体，尖部朝向上内，基底朝向下外(图11-3)。

底：腋窝底的界限，前为胸大肌下缘，后为大圆肌和背阔肌下缘，内为前、后界在胸廓面上的连线，外为前、后界在上臂内侧面的连线。腋窝底的层次，由浅入深为皮肤、皮下组织及深筋膜。皮肤长毛区的前界相当于喙肱肌的内侧缘，手术显露腋动脉第三段时可用此作为切口位置的标志。深筋膜又称为**腋筋膜**(axillary fascia)，由胸大肌下缘延伸到背阔肌下缘，边围部分较为坚韧。

尖：腋窝尖部由三块骨骼形成，前为锁骨，后为肩胛骨上缘，内为第1肋。

前壁：腋窝前壁由前述胸肌部各层结构组成。腋前皱襞由胸大肌下缘形成。

后壁：腋窝后壁由背阔肌、大圆肌及肩胛下肌形成，肩胛骨在背面形成支架。腋后皱襞主要由背阔肌形成，外侧一小部分由大圆肌形成。在肩胛下肌与大圆肌之间有三角形空隙，其基底部为外侧的肱骨外科颈。此三角区因后方有肱三头肌长头通过而分为内、外两部分，外侧份称为四边间隙（孔），内侧份称为三边间隙(孔)(图11-4，图11-5)。**四边间隙**(quadrangular space)较为重要，其界限外为肱骨，内为肱三头肌长头，上为肩胛下肌，下为大圆肌。**三边间隙**（triangular space）的界限，上为肩胛下肌，下为大圆肌，外为肱三头肌长头。

外侧壁：腋窝外侧壁由喙肱肌、肱二头肌、肱骨干近端及肩关节囊的内侧份形成。

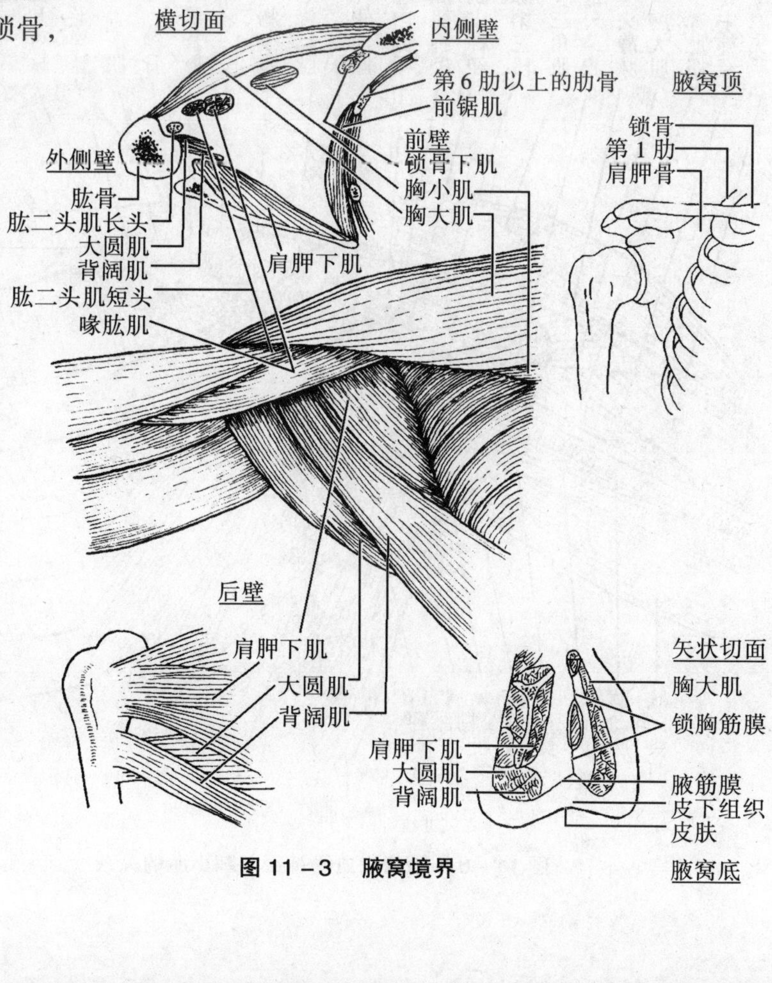

图11-3　腋窝境界

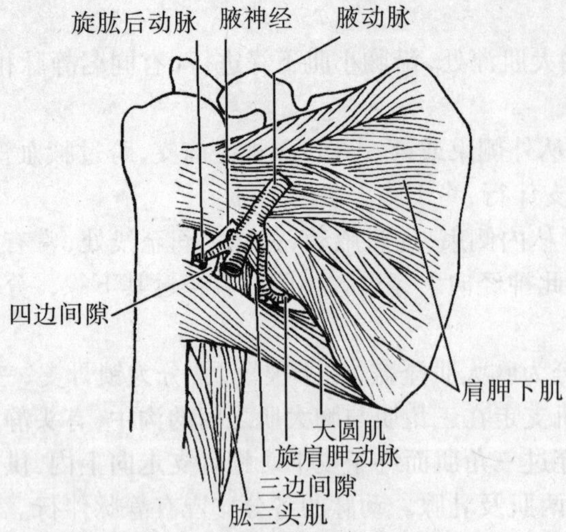

图 11－4 三边间隙与四边间隙前面观

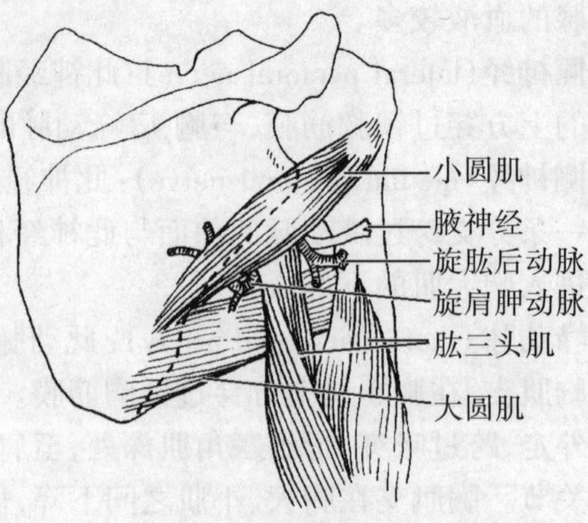

图 11－5 三边间隙与四边间隙后面观

内侧壁：腋窝内侧壁由胸廓外侧壁的上五肋及肋间隙与前锯肌形成。

内含结构

腋窝内含有疏松蜂窝组织、淋巴结、腋动脉及其分支、腋静脉及其汇入支、臂丛及其分支以及肋间臂神经(胸 2)等(图 11－6，图 11－7)。

腋鞘(axillary sheath)：围绕腋窝内血管神经束的筋膜鞘称为腋鞘。颈部的椎前筋膜覆盖在斜角肌、臂丛及锁骨下动脉的前面，神经血管进入腋窝时穿过此层筋膜，筋膜即随之向下延伸到腋窝，构成围绕腋窝血管神经束的管状鞘，向下延伸到肘部。腋鞘在腋窝上部尚有锁胸筋膜分出的一部分参与构成。腋淋巴结有一部分位于腋鞘内，因而在进行乳腺癌根治手术中必须切除一部分腋鞘，才有可能将鞘内的淋巴结完全切除。

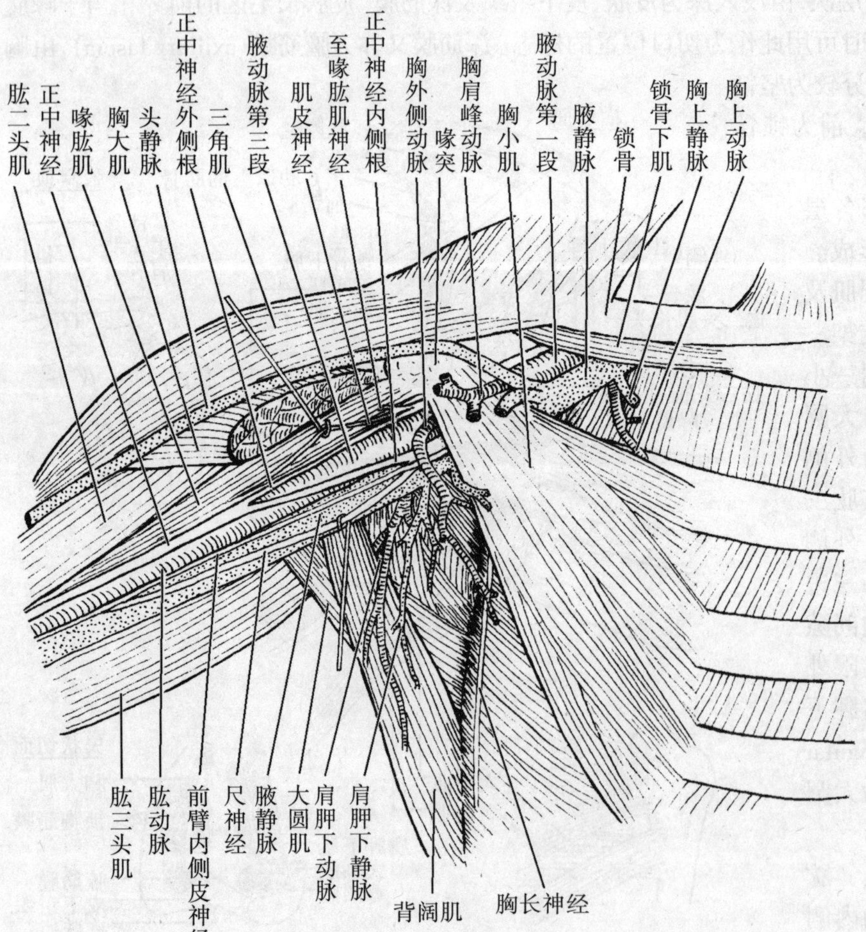

图 11－6 腋窝内血管神经与胸小肌的关系

腋静脉(axillary vein)：腋静脉为**贵要静脉**向上的直接延续，由大圆肌下缘平面到第 1 肋外缘，再向上即移行为锁骨下静脉。肱静脉常在肩胛下肌下缘平面汇入腋静脉。在上臂依附于体侧的姿势下腋静脉位于腋动脉的前下方。在外展上臂的姿势下静脉即位于动脉的前方。腋淋巴结的外侧群、中央群及尖群沿腋静脉的内侧排列。腋静脉常在肩胛下肌下缘处含有两叶瓣膜。**旋肱前后静脉**(humeral circumflex veins)、**肩胛下静脉**(subscapular vein)、**胸外侧静脉**(lateral thoracic vein)及**头静脉**(cephalic vein)等皆汇入腋静脉。除头静脉以外各静脉皆与同名动脉伴行。**胸肩峰静脉**(thoracoacromial vein)不形成主干，分别汇入腋静脉及头静脉。

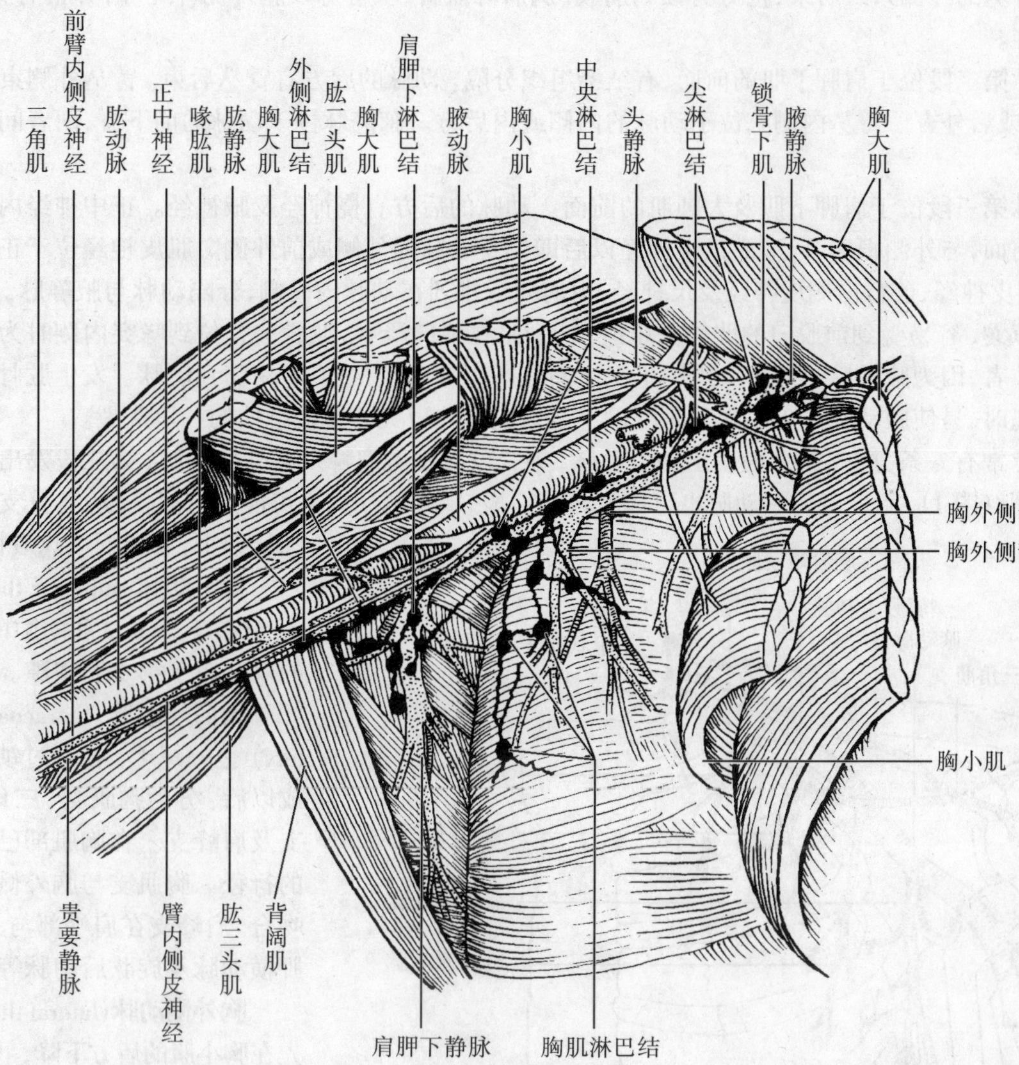

图 11－7 腋窝静脉与淋巴结

腋静脉的位置较浅于腋动脉，直接外伤时容易先受伤，而在牵引或脱臼时则以动脉受伤的机会较多。腋静脉与腋动脉紧密相邻，为外伤性动静脉瘘的常见部位。锁胸筋膜参与构成腋鞘，并且黏附于腋静脉，使静脉破裂后不易闭合而有大量出血，且有空气进入静脉的危险，进行腋窝手术时应特别注意及此。腋静脉的各汇入支与胸壁的静脉之间多有广泛的吻合。各汇入支多与腋淋巴结相邻，因此，在乳腺癌根治手术中，应将各汇入支的末段与淋巴结一并切除。

腋静脉偶可发生栓塞。腋静脉因外伤、栓塞或者受到肿大的淋巴结压迫而梗阻以后，即出现上肢水肿。在进行乳腺癌根治切除术以后，有的可能发生上肢水肿，其原因有人认为由于腋静脉栓塞者较由于淋巴回流受阻者多。腋静脉位于腋动脉第一段前面的一段，可能有一处两叶瓣膜。此段静脉邻近锁骨下肌，当上臂高举过头时肌肉即与静脉接触。发生腋静脉栓塞的病人，有的有在上臂高举过头的姿势下工作的病史，因而有人认为其病因是此段静脉受到锁骨下肌及肋喙韧带压迫，伤到静脉瓣而引起血栓形成，与因病变而发生者不同。

腋动脉（axillary artery）：腋动脉由第 1 肋外缘延伸到大圆肌下缘，长约 15 cm，在第 1 肋以上与锁骨下动脉相续，在大圆肌下缘以下与肱动脉相续。腋动脉的表面投影为在外展上臂至 90°的姿势下，由锁骨中点至肘窝中点的连线在腋后皱襞以上的一段。腋动脉与腋静脉及臂丛神经的关系密切。腋动脉通过胸小肌的后方，可依此将动脉分为三段，胸小肌以上为第一段，胸小肌后方为第二段，胸小肌以下为第三段。

腋动脉**第一段**位于前锯肌第一叉头起始部的上面，后有臂丛内侧束及胸内侧神经，皆位于腋鞘内。胸长神经在腋鞘的后方下降。腋静脉位于腋动脉的前下方。胸内侧神经通过腋动、静脉之间至胸小肌。腋动脉的外上方有臂丛的外侧束及后束；前方有锁胸筋膜、胸肩峰血管、头静脉及胸外侧神经等，并常有胸内、外侧神经的吻合袢。

腋动脉**第二段**位于肩胛下肌的前面，有结缔组织分隔。动脉的后方有臂丛后束。臂丛外侧束位于动脉的外侧、前外或后外方。臂丛内侧束位于动脉的内侧或内后方。腋静脉位于动脉的前下方，两者间有臂丛内侧束相隔。

腋动脉**第三段**位于肩胛下肌及大圆肌的前面。动脉的后方有桡神经及腋神经。正中神经内侧根斜行跨过动脉的前面，与外侧根连合，形成正中神经以后即位于动脉的外侧或前外侧。肌皮神经位于正中神经的外侧。臂内侧皮神经、前臂内侧皮神经及尺神经，由前向后排列在动脉的内侧，分隔动脉与腋静脉。此段腋动脉靠近肩关节囊，容易受到前脱臼的肱骨头压迫，特别是在脱臼严重，肱骨头移位到喙突内侧时为然。脱臼以后过迟复位者，因为腋动脉与肱骨头周围组织之间已产生陈旧性粘连，容易伤到动脉。发生肱骨外科颈骨折或骨骺分离时，易使腋动脉位于肩胛下肌腱以上至该肌腱与肩关节囊接触处的一段撕裂。

腋动脉常有 6 条分支，第一段发出胸上动脉，第二段发出胸肩峰及胸外侧动脉，第三段发出肩胛下及旋肱前、后动脉（图 11－8）。胸肩峰动脉也可能发自第一段，胸外侧动脉也可能发自第三段。各分支中以胸上动脉最细小，肩胛下动脉最粗大。

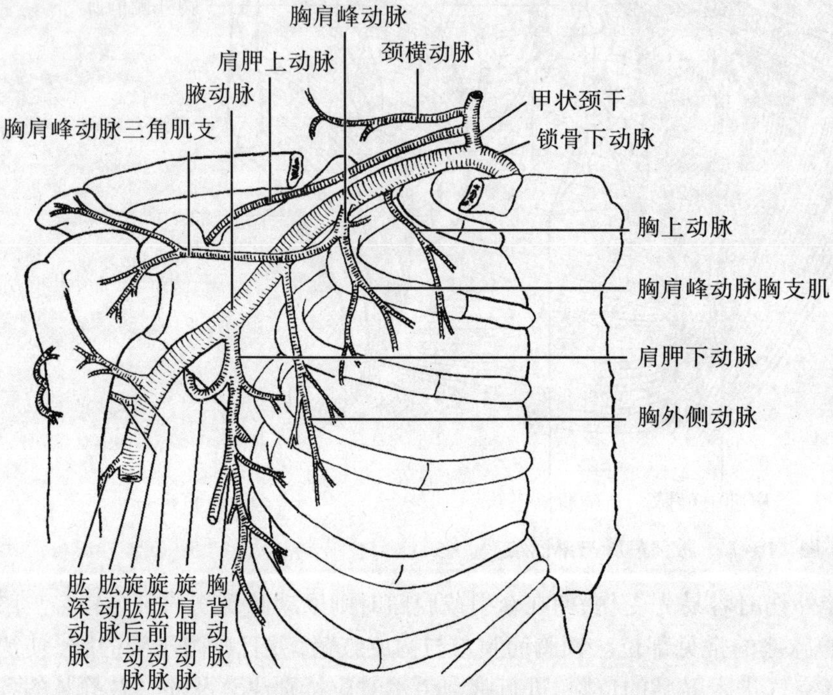

图 11－8　腋动脉的分支

胸上动脉（superior thoracic artery）分布于第 1、2 肋间隙的内侧端，有的仅分布于第 1 肋间隙。

胸肩峰动脉（thoracoacromial artery）呈一短干，在穿过锁胸筋膜以前或以后，分为胸肌支、三角肌支、锁骨支及肩峰支。在胸肌部已述及各分支的行径。胸肌支与胸外侧动脉之间有吻合。肩峰支在肩峰部与三角肌支、肩胛横动脉及旋肱后动脉等吻合。

胸外侧动脉（lateral thoracic artery）先在胸小肌的后方下降，再沿其下缘进行，分支供应胸大肌、胸小肌、前锯肌及第 3～5 肋间隙的外面，与肋间动脉、胸肩峰动脉的胸肌支及胸背动脉等吻合。

肩胛下动脉（subscapular artery）的起点常靠近肩胛下肌的下缘，沿该肌的肋面下降，分支至该肌以后即分为旋肩胛动脉及胸背动脉。**旋肩胛动脉**（circumflex scapular artery）较大，绕肩胛下肌下缘向后，通过三边间隙，绕过肩胛骨外缘，经小圆肌深面至冈下窝，与肩胛上动脉及颈横动脉的分支吻合。**胸背动脉**（thoracodorsal artery）沿肩胛下动脉的主干方向下降，与胸背神经伴行，分支至腋窝后壁及胸廓，与颈横动脉深支、胸外侧动脉及第 4～6 肋间动脉等吻合。

旋肱前、后动脉（anterior and posterior circumflex humeral arteries）常皆发自腋动脉第三段的终末部。旋肱前动脉比较细小，向外行经喙肱肌及肱二头肌深处，绕肱骨外科颈的前面向外走，至三角肌深处与旋肱后动脉吻合，行程中分支至邻近的肌肉及肩关节。旋肱后动脉向后走，通过四边间隙，绕肱骨外科颈后面向外至三角肌深面，有腋神经伴行，分支至邻近的肌肉、肩关节及肱骨上端，在三角肌深面与旋肱前动脉吻合，有一条分支穿过三角肌至肩峰部与肩胛上动脉及胸肩峰动脉的肩峰支吻合，有一支沿三头肌长头向下与肱深动脉的分支吻合。最后一吻合支可能很大。旋肱前、后动脉紧邻肱骨外科颈，此部骨折时皆可能受伤。

上述各动脉皆有静脉伴行。各静脉皆汇入腋静脉。

腋动脉分支的变异较为常见（图 11－9，图 11－10）。分支的数目可能为 5～11 条。上述 6 要分支皆为单独发出者仅约占半数，其余皆为有两支以上先呈一条主干而后再分支。

腋动脉的手术显露：腋动脉第一段的位置较深，可能暴露的范围较小，手术进路中遭遇的小血管较多，因而手术显露较为困难。患者平卧，将肩部椎向上后。由喙突至胸锁关节作一弯向下方的弧形切口，切开皮肤及皮下组织。将胸大肌的锁骨部切断或与胸骨部分离，牵开肌肉，显露锁胸筋膜及胸小肌。在切口的外侧端可以见到头静脉及胸肩峰动脉。在胸小肌上方切开锁胸筋膜，避免伤到腋静脉及胸外侧神经。将腋静脉向前下方牵开，即可显露腋动脉。必要时可先沿头静脉分清腋静脉，再沿胸肩峰动脉分离追寻至腋动脉。为便于分离动脉，可将上臂放在靠近身体侧面的姿势，以免腋静脉掩盖动脉。分离动脉时，应注意避免伤到后外方的臂丛及紧邻的胸内、外侧神经。如果手术野显露不好，必要时可以切断胸小肌。

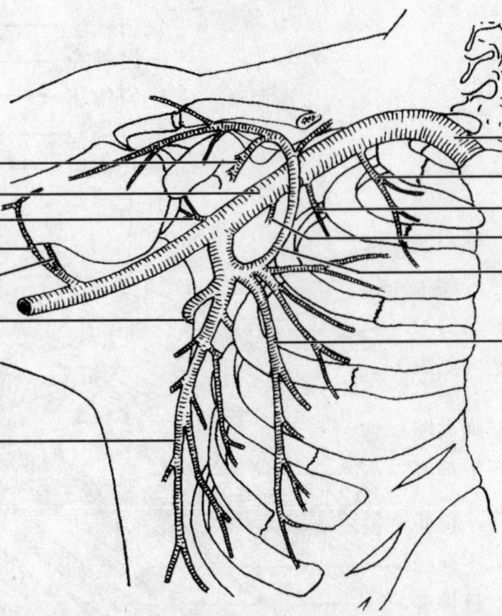

图 11－9　腋动脉分支显著集中的类型

腋动脉**第三段**的位置较浅，易于显露。将上臂置于外展的位置，以腋前皱襞为中点，沿前述的动脉投影线作切口。切开皮肤、皮下组织及深筋膜，即可显露喙肱肌。将此肌连同肌皮神经向外牵开，即可显露腋鞘。纵行切开腋鞘，将腋静脉向下牵开，分开腋动脉周围的神经，即可游离动脉。如需结扎腋动脉，最好先分清肩胛下动脉的发出点，在其近侧结扎，较为安全。

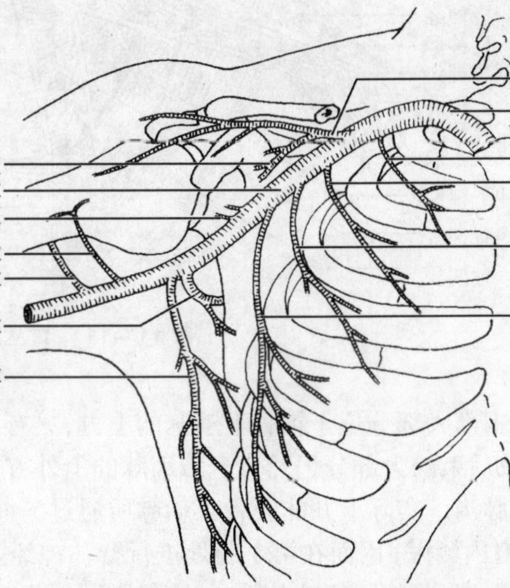

图 11－10　腋动脉分支分散的类型

结扎腋动脉以后的侧支循环：在胸肩峰动脉起点以上结扎腋动脉以后的侧支循环，与结扎锁骨下动脉第三段以后者相同，有胸廓内动脉与胸上动脉及胸外侧动脉间的吻合，肩胛上动脉的肩胛后支与肩胛下动脉的旋肩胛动脉间的吻合，以及肩胛上动脉的肩峰支与胸肩峰动脉的肩峰支间的吻合等。在胸外侧动脉的起点与肩胛下动脉的起点之间结扎腋动脉第三段以后的侧支循环，由近侧的肩胛上、颈横、胸廓内、肋间、胸上、胸肩峰及胸外侧等动脉，与远侧的肩胛下、旋肱前及旋肱后等动脉在肩胛部及胸壁上的吻合完成。在肩胛下动脉与旋肱前、后动脉的起点之间结扎腋动脉第三段以后的侧支循环，由近侧的胸肩峰动脉及肩胛上动脉的分支，与远侧的旋肱前、后动脉吻合完成，但较不充分。在旋肱前、后动脉起点远侧结扎腋动脉以后的侧支循环更差，仅有旋肱前、后动脉与肱深动脉升支之间的吻合。由此可见，如果必须结扎腋动脉，应尽可能在肩胛下动脉的起点以上结扎，较为安全。

臂丛：**臂丛**(brachial plexus)由颈 5、6、7、8 及胸 1 脊神经前支组成，并接收颈 4 及胸 2 所发出的交通支，可分根、干、股、束及分支各部。根及干位于颈部。股部位于锁骨后。束及分支位于腋窝(图 11－11)。在第四章中已对臂丛作较为系统的叙述，本章仅述及臂丛的腋窝部分。束部与腋动脉的第一、二段相邻。分支围绕腋动脉第三段(见图 11－6)。

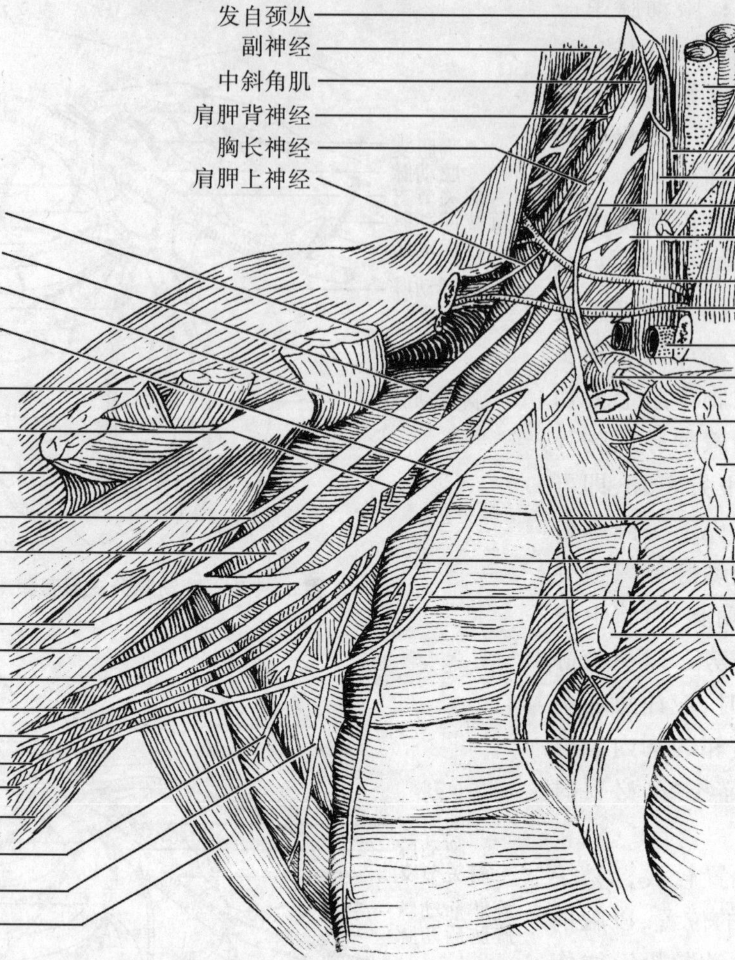

图 11－11 臂丛及其分支

臂丛在颈根部大部分位于锁骨下动脉的上方，只有下干位于动脉的后方。血管神经束跨过第 1 肋进入腋窝时，外侧束及后束的大部分仍然位于腋动脉的上外方，内侧束则位于动脉的后方与第 1 肋之间。第 1 肋外面的锁骨下动脉沟，实际上并非锁骨下动脉所通过，而是臂丛的下干或内侧束通过。由于内侧束的位置转深，尺神经起自内侧束，因而在第 1 肋处进行臂丛神经阻滞麻醉时，在尺神经的分布区内常不易获得满意的效果。在腋窝上部，臂丛紧邻腋动脉，与腋静脉同位于腋鞘内，外侧束及后束的大部分皆位于动脉的外上方，下干或内侧束位于动脉的后方。各束的主要分支皆紧密围绕腋动脉。

外侧束(lateral cord)在腋窝上部发出胸外侧(胸前)神经，本干至胸小肌后方或下方即分为肌皮神经及正中神经**外侧根**(lateral root)。肌皮神经偏外下行，进入喙肱肌。外侧束也常分出一支至尺神经，通过正中神经外侧根的后方。

内侧束(medial cord)在腋动脉的后方发出胸内侧(胸前)神经，再向下即转至动脉的内侧，至胸小肌下缘即发出臂内侧皮神经及前臂内侧皮神经，最终分为尺神经及正中神经内侧根。臂内侧皮神经转到腋动脉的前面。尺神经在腋动脉的后内方向下走，位于动、静脉之间。正中神经**内侧根**(medial root)斜向外下，跨过动脉的前面，与外侧根联合成正中神经。正中神经位于腋动脉的前外侧或外侧，位置较浅，创伤中容易受伤。前臂内侧皮神经在腋动脉的前面下降。

后束(posterior cord)先位于腋动脉的外上方，很快即转到动脉的后方，在此处发出上肩胛下神经到肩胛下肌的上部，发出胸背神经在腋动脉的后方下行到背阔肌，发出下肩胛下神经到肩胛下肌的下部及大圆肌。后束的终末支分为腋神经及桡神经。桡神经为后束的直接延续，较为粗大，在腋动脉后方下行，跨过大圆肌及背阔肌以后即离开腋窝，经过肱三头肌长头与肱骨之间到达上臂后面。桡神经在腋窝或上臂前部的行程中，发出臂后皮神经及两条至肱三头肌的分支。使用腋下拐杖不妥时可能压迫到后束，主要是桡神经。

腋神经(axillary nerve)由后束分出以后,即在腋动脉与肩胛下肌之间下行,绕过该肌下缘,穿过**四边间隙**,再分为前、后支。主干在通过四边间隙时分支至肩关节,由关节的下方进入。后支发出分支至小圆肌以后,绕过三角肌后缘,在此处分支供应三角肌,末支呈**臂上外侧皮神经**(upper lateral brachial cutaneous nerve),在三角肌后缘中点穿出深筋膜,分布于上臂上部的外面及后面。前支继续绕肱骨外科颈走向后外,进入三角肌深处,供应此肌,终于其前缘,有旋肱后动脉伴行。腋神经在三角肌前部深处又发出一些皮支,穿过肌肉,分布于三角肌部前份皮肤。腋神经在行程中先有一段紧邻肩关节囊的下面,继后即紧贴肱骨外科颈。因此,当发生肱骨头向前脱臼时即易使腋神经受到牵扯,当发生肱骨外科颈骨折时即可能直接刺伤腋神经,使用腋下拐杖不恰当者久后也容易压伤腋神经,三角肌部的严重挫伤也可能伤到腋神经。腋神经损伤以后,三角肌即瘫痪萎缩,肩部变扁平,同时有上臂上部外面及后面皮肤感觉障碍。

上肢手术,骨折或脱臼的复位,皆可采用臂丛阻滞麻醉,注射麻药至根、干及束的四周,注射方法已在第四章中述及。

淋巴结:腋窝淋巴结有 12~36 个,可分胸肌、外侧、肩胛下、中央、尖五群(见图 11-7)。

外侧群(lateral group)位于腋窝外侧,深筋膜的深面,邻近腋静脉的下段,接收来自上肢的绝大部分淋巴管,输出管汇入中央群及尖群淋巴结。手及前臂发生淋巴管炎时,外侧群首先受累。

胸肌群(pectoral group)位于腋窝内侧,胸大肌后面与锁胸筋膜之间,沿胸外侧动脉排列,靠近前锯肌,有的位于胸大、小肌之间。此群淋巴结接收来自同侧乳腺、胸壁前部与腹壁脐以上浅层的淋巴管,输出管汇入中央群及尖群淋巴结。

肩胛下群(subscapular group)位于肩胛下肌的前面,邻近腋后皱襞及肩胛下血管,接收同侧肩部及胸壁背部浅层的淋巴管,输出管汇入外侧群上部及中央群淋巴结。

中央群(central group)位于腋窝中部,锁胸筋膜的后方,接收来自胸壁背部深层组织及胸肌、外侧、肩胛下三群淋巴结发出的淋巴管,输出管汇入尖群淋巴结。肋间臂神经通过中央群淋巴结之间,淋巴结肿大时即可压迫神经,引起上臂内侧疼痛。

尖群(apical group)淋巴结亦称**锁骨下淋巴结**,位于锁胸筋膜后方,腋静脉上段前方,第 1 肋间隙上方,胸小肌上缘以上,接收其他各群腋淋巴结的输出管。尖群淋巴结的输出管称为**锁骨下干**,左侧者汇入胸导管或者单独汇入颈静脉角,右侧者与颈干或支气管纵隔干汇合,或者单独汇入颈静脉角。此外,有一些输出管汇入颈下深淋巴结,因而在腋淋巴结的引流区内患癌肿时可能侵犯到颈下深淋巴结,例如患乳腺癌时即常转移到颈下深淋巴结。位于三角肌与胸大肌之间沟中的淋巴结,输出管穿过锁胸筋膜,汇入腋淋巴结尖群。

腋淋巴结的血液供应丰富,外侧群、胸肌群及尖群来自胸肩峰动脉,中央群来自胸外侧动脉及胸背动脉,肩胛下群来自肩胛下动脉或者胸背动脉的分支。

腋窝通道与感染的扩散

腋窝内含有大量蜂窝组织,沿血管神经周围的蜂窝组织与锁骨上部、胸大小肌之间、肩胛下肌与前锯肌之间、三角肌部、肩胛部及上臂等处的蜂窝组织连接。腋窝中炎症常因底部的皮脂腺、汗腺或毛囊感染向深处蔓延所致,或者由于臂部感染沿淋巴管蔓延而来。腋窝由于蜂窝组织很多,大量积脓能使表面的凹陷消失。积脓可沿上述通道蔓延,沿腋鞘到肘部,通过腋窝尖到颈后三角内,向前到胸大小肌之间,或者通过三边间隙或四边间隙到肩胛骨背面或三角肌深处,也可能穿破腋窝底的筋膜及皮肤。

引流腋窝脓肿的切口位置,可视脓肿的具体部位决定。脓肿位于腋窝中部者,可在腋窝底部前、后皱襞之间作与皱襞平行的切口引流,要求不伤到外侧的肱血管、前内侧的胸外侧血管及后内侧的肩胛下血管。位置较高,位于锁胸筋膜深处的脓肿,可以采用显露腋动脉第一段的切口引流。胸大、小肌之间有积脓时,常在锁骨下窝或腋前皱襞处显出,可以直接在显出处作切口引流。

三 角 肌 部

浅层结构

皮肤:三角肌部(deltoid region)的皮肤较厚,借纤维隔附着于深筋膜。

皮肤的神经分布:三角肌部的皮肤主要由**臂上外侧皮神经**(upper lateral brachial cutaneous nerve)(颈 5、6)

分布,肩峰处由锁骨上神经分布。臂上外侧皮神经由腋神经发出(详见本节腋窝部分),发生**神经痛**的病例不少见,主诉为肩痛,常被误为"肩周炎",查体无肩关节,肱二头肌腱鞘炎,三角肌下滑囊炎等常见病的体征,三角肌亦无变化,仅可查到神经分布区(见图 11－153)的后大部分,上及肩峰下,后及肩胛部三角肌浅面,下及上臂中点,刺痛过敏或减退。前方不到三角肌前缘,这一部分皮肤由供应三角肌的神经分支分布而无改变,如有改变则表明病变在腋神经主干,必同时有三角肌改变的体征。对于仅为皮神经痛的治疗方法,以采用糖皮质激素混悬液注射神经绕过三角肌后缘中点,穿出深筋膜的一段,在此点下针,分注药液至皮下、三角肌后缘约 2 cm 范围,再向深处朝向腋窝注入药液,深入 2 cm 左右即可。

皮下组织: 三角肌部的皮下组织中等厚度,不含重要的血管神经,常在此处进行皮下注射。肩峰浅处的皮下组织中常含有一滑囊。

深筋膜: 三角肌部的深筋膜掩盖三角肌,并且发出分隔伸入肌束间。此层筋膜在前方与胸肌筋膜相续,在后方增厚而与覆盖冈下肌的筋膜相续,在上方附着于锁骨、肩峰及肩胛冈,在下方与上臂的深筋膜相续。

肌肉

三角肌 (deltoid muscle): 此肌起自锁骨前缘的外 1/3、肩峰尖及外缘以及肩胛冈的下缘,止于肱骨干中点外面的**三角肌粗隆**(deltoid tuberosity)。肌肉大而丰厚,呈三角形,掩盖肩关节的前、后、外三面,形成正常的肩部丰满外形,少量药液肌肉注射常在此处进行。三角肌前缘与胸大肌之间的沟中有头静脉及胸肩峰动脉的三角肌支通过。三角肌的前部深处有喙突、喙肱肌及肱二头肌起始部,外后部掩盖肱骨外科颈、大圆肌、冈上肌及冈下肌的止点部。三角肌由腋神经供应,为上臂强有力的外展肌,起自锁骨部的纤维有使上臂内收及内旋的作用,后部肌纤维的作用恰与此相反。上臂外展运动,起始 15°主要为冈上肌的作用,继后主要为三角肌的作用。三角肌瘫痪以后,上臂外展即受限,肩部变扁平。

三角肌下及肩峰下囊(subdeltoid and subacromial bursae): 三角肌与肱骨干上部之间有一滑囊。肩峰与冈上肌腱及肩关节囊之间也有一滑囊,与冈上肌腱黏着。此两滑囊常相通而形成一大腔,在上臂外展到 90°以上时,滑囊的肩峰以外的部分即完全折皱到肩峰深处(图 11－12,图 11－13)。根据此种位置变化的特点,可以鉴别滑囊炎与其他关节周围疾患。患滑囊炎时,上臂紧靠体侧,在肩峰下方的三角肌面上有压痛。如果再将上臂外展到 90°以上,即可因滑囊已全部隐没在肩峰深处而使原来的局部压痛消失。滑囊炎患者,上臂外展及外旋时,皆因肱骨大结节在肩峰下移动,压迫滑囊而产生局部疼痛。滑囊壁粘连以后,即影响上臂的外展运动。肱骨上端骨折及附着于结节部肌肉的广泛损伤,皆必然侵犯到此滑囊。

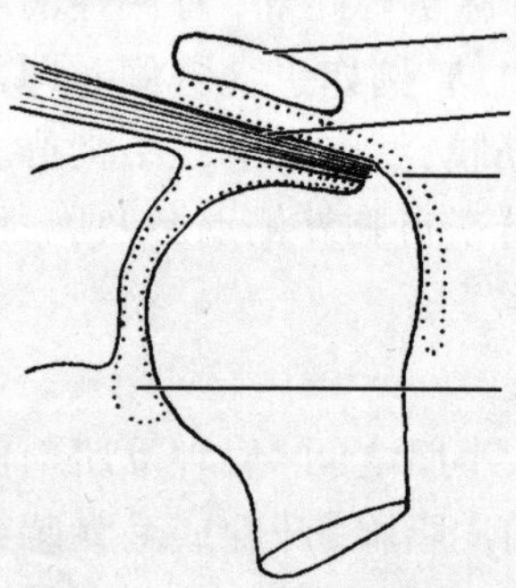

图 11－12　三角肌及肩峰下囊

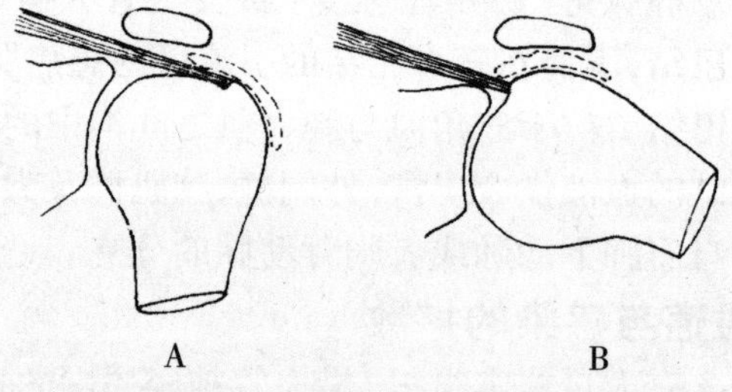

图 11－13

A: 上臂依附于体侧时三角肌下囊露在肩峰外; B: 上臂外展以后滑囊即隐于肩峰深处

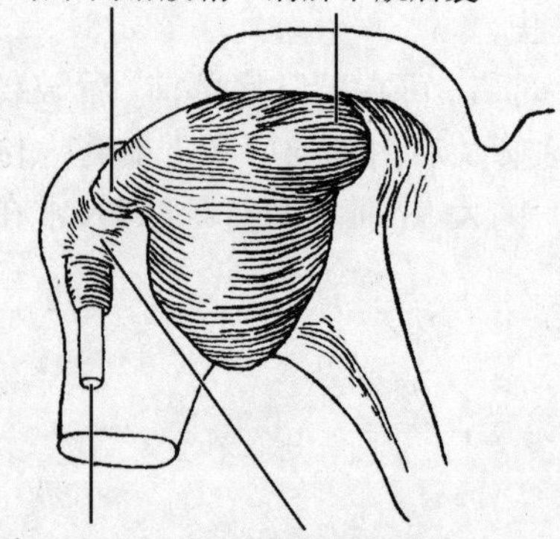

图 11－14　肩关节滑膜囊前面观

此滑囊炎不少见,常被误为"肩周炎",依上述特点不难鉴别。治疗方法,可采取糖皮质激素混悬液局部注射。上臂下垂,在肩峰外侧约 1.5 cm 处下针,先注入药液至肱骨大结节骨面,再向肩峰深处水平进针至肩峰下,注入药液即可。

肱二头肌 (biceps brachii muscle): 此肌长头呈一圆腱起自肩胛骨盂上结节(supraglenoid tubercle),穿过肩关节囊,通过肱骨的**结节间沟**下行。肌腱通过肩关节腔的部分为一层滑膜所包裹,出关节囊以后即带出一滑膜鞘到**结节间沟**(intertubercular sulcus),形成**结节间滑膜鞘**(intertubercular synovial sheath)，延伸到结节间横韧带的下方，相当于外科颈平面。肌腱在结节间沟中为结节间横韧带所固定，不至于移位。**结节间横韧带**(transverse humeral ligament)由肱骨大结节到小结节，由肩关节囊增厚形成(图 11－14)。此韧带被撕裂后，肱二头肌长头肌腱即脱位到小结节内侧，发生肩痛。正常的肱二头肌长头肌腱，有增强肩关节上方，保持肱骨头紧贴肩胛盂的作用。肱二头肌短头与喙肱肌同起自肩胛骨喙突。喙肱肌较细小，沿肱二头肌内侧下行。

肱二头肌长头肌腱先由起始部向外跨过肱骨头，再转而向下通过结节间沟，当肌肉收缩时肌腱处于不利的位置，易于受到磨损，特别是在小结节上方骨质形成隆起嵴、骨面变粗糙、或者小结节长有骨刺时更是这样。另一方面，由于肱二头肌长头肌腱穿过肩关节囊，因而在关节有炎症时常使肌腱受累。例如患肩关节骨性关节炎时，肱骨头产生骨赘，使肱二头肌长头肌腱经常受到摩擦，产生退行性病变，轻即影响肌腱功能，重则可能产生自发性或因肌肉轻微收缩而使肌腱在通过结节间沟的部分断裂。对断裂的肌腱治疗可将远断端固定在肱骨干上。

肱二头肌**长头腱鞘炎**(tenosynovitis)为常见的肩部病变，特别是在中年以上的人，病因可为外伤。风湿病及类风湿性关节炎患者皆可并发此病。肌腱及腱鞘通过结节间沟中的部分皆有炎症，早期有充血、水肿及细胞浸润，久后即可能产生纤维化，滑膜可显著增厚，并形成粘连。病变早期的主要症状为肩部疼痛，肩关节的运动可以不受限制，用力屈肘及前臂后旋时皆可使疼痛加剧，手上举过头或后伸至肩胛部时亦可使疼痛加剧，压痛点局限于结节间沟可视为典型的诊断体征。疼痛剧烈者可以引起肌肉痉挛，使肩关节的运动受限。病变日久，可以发生**关节周围炎**，肩关节周围的软组织亦发生纤维化，形成袖口的肩关节囊三肌腱发生退行性变炎症，疼痛范围广泛，肩关节的运动受到不同程度的限制，上臂处于内收及内旋的姿势，此时最大压痛点仍然位于结节间沟。病变过久，肌腱可能萎缩及坏死，易于发生撕裂。如果炎症消退，肌腱在结节间沟中形成牢固的粘连以后，肩关节的功能可以恢复。

对于肱二头肌腱鞘炎的治疗，除适当的局部休息及理疗以外，局部注射糖皮质激素(强的松龙)，常可获得良好的效果，特别是早期病例。但是能否获得应有的疗效，关键在于注射者是否熟知肌腱及腱鞘与结节间沟的位置关系。在上臂外旋的姿势下即很容易摸清肱骨大小结节及结节间沟，必要时可略微转动上臂以协助确定肌腱的位置。注射时亦应使上臂处于外旋的姿势。因为在内旋的姿势下，结节间沟接近位于内面，注射针不易触及。在外旋的姿势下结节间沟即转到前面，易于注射。药液必须注射到腱鞘内，邻近的软组织亦应注射。否则即不易获得理想的效果。肱二头肌短头的起始部，亦即紧靠喙突的部分，常同时有炎症，喙突部及紧下方有压痛，需同时注射适量药液。对于急性患者注射 1～2 次即可。对于慢性患者，注射 2～3 次以后，再进行一时期锻炼，多可使关节的功能完全恢复。否则，可行手术，将肌腱固定丁结节间沟中，或者切除肌腱的关节囊内部分而将其固定到喙突或移植到结节间沟外侧的骨质中。

关于“肩周炎”一词，不仅常见于一些书籍中，在一些商业广告中，一般人的概念中，皆广泛地存在。有称为冰冻肩、五十肩者皆泛指肩痛、活动障碍等症状。肩周组织结构复杂，不可能是全有炎症，究竟是哪一结构的病变并不明确。“肩周炎”与“肩关节周围炎”不能混为一谈。用“肩周炎”一词者表明并未认识究竟为何病，所以治疗方法也多种多样，难有对症有效者。常见的肩周病变，除二头肌腱鞘炎为最多发生的以外，尚有慢性肩锁关节劳损、三角肌及肩峰下滑囊炎、臂上外侧皮神经痛等，治疗方法各异。其他少见。俗称的“肩周炎”，绝大多数实为肱二头肌腱鞘炎，只要能熟悉肩部各解剖结构及其功能，仔细检查，不难明确诊断，进行具体对症治疗。

血管神经

三角肌部的血管神经，主要为旋肱前、后动脉及腋神经。神经血管的行径已在腋窝部分述及，主干皆走在三角肌深面，行程中的体表投影相当于三角肌中点稍高处的横线，距肩峰约 3.8～5 cm(见图 11－20)。显露肩关节的切口，最好在三角肌前缘附近，可以避免伤到腋神经。

肩 胛 部

浅层结构

皮肤：肩胛部(scapular region)的皮肤较厚，附着于深部组织较紧，移动度较小。此部皮肤由肋间神经分布。

皮下组织：肩胛部的皮下组织比较致密。

深筋膜：肩胛部的深筋膜很薄，发育欠佳。

肌肉及有关筋膜

肩胛部肌肉可分浅深两层。浅层有斜方肌及背阔肌。深层有冈上肌、冈下肌、小圆肌、大圆肌及肩胛下肌。肩胛提肌、大菱形肌、小菱形肌及前锯肌等皆与肩胛部密切相关(图 11－15)。

斜方肌(trapezus muscle)：此肌起自枕骨的枕外隆凸与上项线的内 1/3、项韧带、全部胸椎棘突及棘上韧带，肌纤维分别向下外、向外、向上外进行，止于锁骨外 1/3 后缘、肩峰内缘及肩胛冈上缘与下缘的结节，与肩胛冈的根部之间常有一滑囊。斜方肌掩盖冈上肌的全部及菱形肌的大部分，下部重叠在背阔肌上部的浅面。在斜方肌下缘外侧可以见到冈下肌及大菱形肌的一部分。当肩胛骨外展时，在斜方肌、背阔肌与大菱形肌之间，有一个三角形区域，称为听诊三角 (triangle of auscultation)，适对胸廓的第 6 肋间隙。

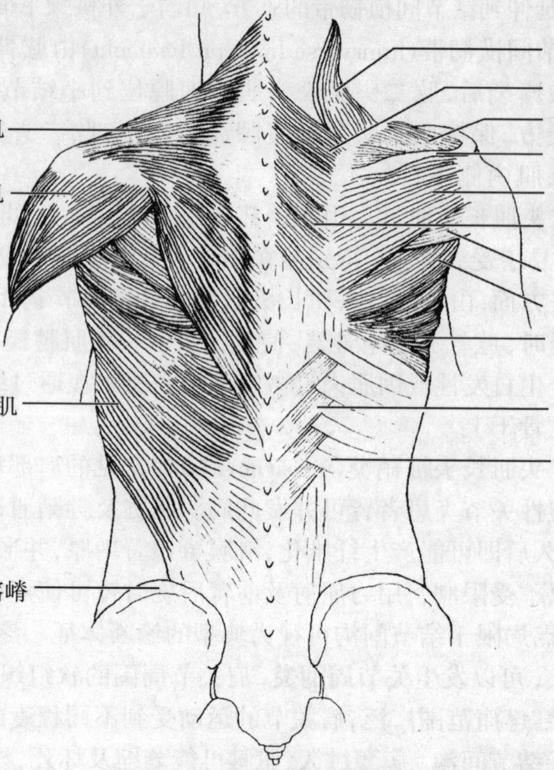

图 11－15　背部浅层肌肉

斜方肌由副神经及第 3、4 颈神经分支供应。副神经常有颈2 分支参加，进入斜方肌的前缘或深面。第 3、4 颈神经的分支通过颈后三角，参加副神经进入肌肉，或者直接进入肌肉。有人认为斜方肌的运动纤维完全来自副神经，感觉纤维完全来自颈神经。斜方肌的作用主要在使肩胛骨外角上升，肌纤维一齐作用时使肩胛骨向后，上部及下部纤维一同作用时使肩胛骨向外上旋转。

背阔肌 (latissimus dorsi muscle)：此肌起自下六胸椎棘突，并通过胸腰筋膜后层起自腰椎及骶椎棘突与髂嵴后部；另有一部分纤维起自下 3～4 肋，与腹外斜肌的起点相间；此外，尚可能有一部分肌纤维起自肩胛下角。背阔肌由广阔的起点向外上方进行途中逐渐集中，至大圆肌下缘即逐渐绕过该肌而至其前面，背阔肌原来的前面扭转朝后，最终形成一扁腱，长约 7 cm，止于肱骨结节间沟的内后部。背阔肌腱的下部纤维与大圆肌腱相混。两肌腱之间虽然常有一滑囊，但是由于肌腱相依很紧而仍然不易分开。在背阔肌近止点处，前面有腋血管神经、喙肱肌及肱二头肌短头跨过，后邻肱三头肌长头。背阔肌由**胸背神经**供应，主要作用在使上臂内收、内旋及后伸，瘫痪后即失去攀登力，不能使用腋杖。

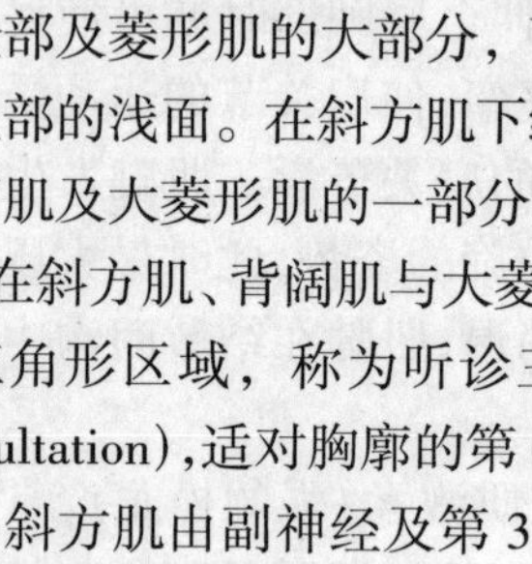
图 11－16　冈上肌的水平位置

冈上肌(supraspinatus muscle)：此肌大部分为斜方肌掩盖，起自**冈上窝**(supraspinatous fossa)的内 2/3 及肌肉浅面的筋膜，向外横行，经过肩峰与喙肩韧带深面，呈一宽的扁腱，掩盖肩关节的上面，与关节囊融合，止于肱骨大结节的上面(图 11－16)。冈上肌由肩胛上神经供应。上臂外展运动，起始 15°以内主要为冈上肌的作用，以后主要为三角肌的作用。冈上肌瘫痪以后，上臂依附于体侧时起始外展的功能即丧失，但是将上臂甩离体侧或者用另一手将其推离体侧以后，即仍然可以依靠三角肌的作用而外展，瘫痪后即失去攀登力，不能使用腋杖。

年轻时冈上肌腱不易断裂，用力过大时可使大结节撕脱。冈上肌腱在年长者易有变性病变，弹力消减，甚至于发生钙化。冈上肌腱钙化可引起肩峰下滑囊炎及钙化，局部压力增加，外展上臂即痛。在肩关节内收的姿势下病变距肩峰较远，外展至 50°～130°时即因冈上肌腱与肩峰紧相接触而产生疼痛。有人认为 40 岁以上者此肌腱皆不正常，靠近止点处易因肌肉本身的强力收缩，或者肌腱被抵在肩峰的锐利缘，或者肩关节脱臼等原因而发生破裂。损伤后的早期，可能在肩峰下方的大结节顶部内侧有局部压痛，但是过后不久可以逐渐减轻。唯须注意，此压痛点在外展上臂以后即因大结节隐在肩峰深处而消失（图 11－17）。损伤以后上臂开始外展的功能大为减弱，久后即因肌肉萎缩而使冈上窝变扁平。因为肩峰下滑囊的深面黏附于冈上肌腱，冈上肌腱又与肩关节囊融合，所以在冈上肌腱断裂以后，三角肌下及肩峰下滑囊即与肩关节腔相通（图 11－18）。此种情况下，如果肩关节内有渗出液，上臂外展以后渗出液即被挤到三角肌下滑囊中，将三角肌抬起而使之在外观上特别显著。

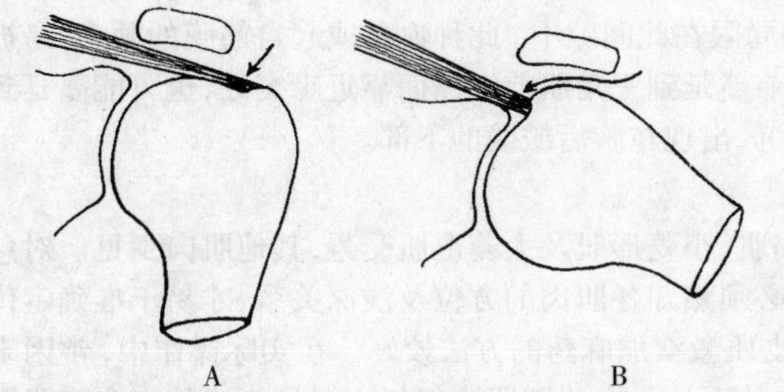

图 11－17　箭头所指处表示冈上肌损伤后的压痛点

A：上壁依附于体侧时压痛点可查出；B：上臂外展以后压痛点隐于肩峰下而查不出

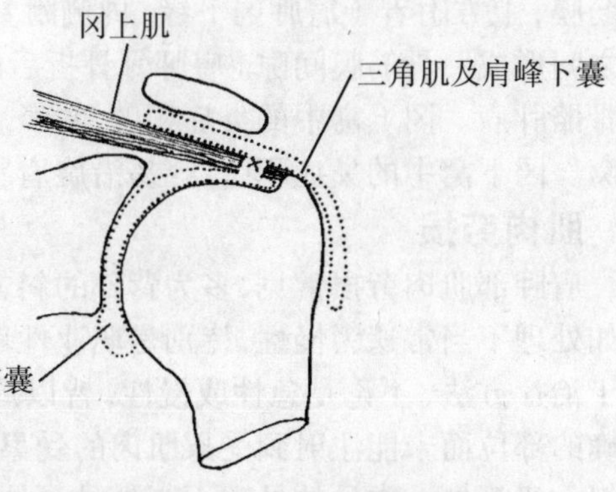

图 11－18　有 X 处表示冈上肌腱断裂处，使肩关节囊与三角肌及肩峰下滑囊相通

冈下肌（infraspinatus muscle）：此肌有一部分为三角肌及斜方肌所掩盖，起自**冈下窝**（infraspinatous fossa）的全部及肌肉浅面的筋膜，止于肱骨大结节冈上肌止点的稍后方。肌腱与关节囊的后面紧密粘连，但有时可能有一小的滑囊相隔，滑囊与肩关节腔相通。冈下肌由肩胛上神经供应，作用为使上臂外旋。

小圆肌（teres minor muscle）：此肌位于冈下肌的下方，起自肩胛骨外缘的中部以及与冈下肌分隔的筋膜隔，沿冈下肌下缘走向外上，止于肱骨大结节后面冈下肌止点的稍下方。肌腱的一部分止于肩关节囊的后面。小圆肌由腋神经分支供应，作用为使上臂内收及外旋。

大圆肌（teres major muscle）：此肌位于小圆肌的下方，起自肩胛骨背面外缘的下 1/3 以及与小圆肌分隔的筋膜隔，走向外上，形成一扁腱，长约 5 cm，在背阔肌腱的后方止于肱骨小结节嵴。此肌由下肩胛下神经供应，作用为使上臂内收及内旋。

肩胛下肌（subscapularis muscle）：此肌覆盖在肩胛骨的腹侧面，起自**肩胛下窝**（subscapular fossa）的大部分，向外跨过肩关节的前面，呈一扁腱止于肱骨小结节。肌纤维在关节的前方变为腱性，与关节囊紧密粘连。在此肌与肩胛下窝及肩胛骨颈部之间，靠近肩关节处，有一滑囊相隔，以利于肌肉在肱骨头及肩胛骨颈部的前方移动。此滑囊的一端位于肩胛下肌内；另一端位于肩胛下肌腱深处，常与肩关节腔相通，形成关节囊的一人软弱点，肱骨头可能经此向前脱臼。在肩胛下肌的前面与喙肱肌自喙突的起始部之间也常出现一滑囊。肩胛下肌由上、下肩胛下神经供应，作用为使上臂内收及内旋。

肱三头肌（triceps brachii muscle）：此肌长头起自肩胛骨盂下结节，向下经过肩胛下肌与大圆肌的后方，分隔后两肌之间的间隙，使之形成三边间隙与四边间隙。

肩胛提肌（levator scapular muscle）：此肌起自上三或四颈椎横突后结节，走向下外，止于肩胛骨上角及内缘的后面到肩胛冈基部。肌肉的下部为斜方肌所掩盖。肩胛提肌的神经供应来自颈 3、4，为颈丛的深支，进入肌肉起始部的前外面，肌肉的作用为提升肩胛骨上角，或者当肩胛骨向上旋转时使上角固定。

小菱形肌（rhomboideus minor muscle）：此肌起自项韧带下部、第 7 颈椎与第 1 胸椎棘突及其间的棘上韧带，止于肩胛骨内缘后面肩胛冈根部平面，由**肩胛背神经**供应，作用与大菱形肌相同。菱形肌瘫痪以后，肩胛骨即较健侧为低，下角距正中线较远。

大菱形肌（rhomboideus major muscle）：此肌起自第 2、3、4、5 胸椎棘突及棘上韧带，止于肩胛骨内缘后面肩胛冈根部以下的部分，由**肩胛背神经**供应，作用为旋转肩胛骨，使其下角向内，并使肩胛骨向后，内缘升高。

前锯肌（serratus anterior muscle）：此肌呈锯齿状起自上八或九肋的前部外面及肋间肌浅面的筋膜，向后形成扁肌覆盖胸廓侧面，止于肩胛骨内缘及上、下角的肋面，由**胸长神经**供应，作用为牵引肩胛骨向前，特别是下角，同时使肩胛骨向上旋转。此肌同时有维持肩胛骨内缘紧贴胸壁的作用，所以瘫痪后肩胛骨即呈**翼状**

外凸。肩胛骨向上旋转,上臂始可充分外展,此一运动不仅为前锯肌的作用,尚有斜方肌的上部纤维参加,但是前锯肌本身即可完成此一动作,因而在前锯肌瘫痪以后肩胛骨即不能向上旋转,上臂即不能充分外展或屈曲。胸长神经在颈部有较好的保护,在胸部因位置较浅而易于受伤,特别是在乳腺癌根治切除术中。

筋膜(fascia):在肩胛骨背面,冈上肌的浅面有一层致密的筋膜。在冈下肌与小圆肌的浅面也有一层致密的筋膜,上方附着于肩胛冈下缘,内侧附着于肩胛骨内缘,外侧附着于肩胛骨外缘。如此在肩胛骨背面与筋膜之间形成一骨筋膜间隙。肩胛骨骨折后的渗血容易局限在此间隙中。此种血种或起自筋膜的肿瘤,易被误为骨骼肿瘤。冈上窝中的炎症积脓,常经肩胛切迹向前蔓延到三角肌前缘深面靠近喙突处,也可能蔓延到冈下窝。冈下窝中的炎症积脓,容易沿旋肩胛血管向下沉,出现在腋后皱襞的下部。

肌肉劳损

肩胛部肌肉劳损常见,多为背部的斜方肌、肩胛提肌、小菱形肌及大菱形肌受累,其他肌肉少见。对急性者如处理不当常遗为慢性,特别是职业性者。检查时必须熟知各肌肉的方位及浅深关系,才易于准确定位。关于治疗方法,不论是急性或慢性,皆以局部注射糖皮质激素加麻药的方法较好。在实际操作中,常因未明准确的部位而未能注射到受累肌肉的受累范围内而收效不佳。上述四肌中仅斜方肌位于浅处,余三肌皆位于斜方肌深处。常见的处理不当处是深处三肌中某一肌受累,注射时仅注射到浅处的斜方肌,或未注射到肌肉受累的全范围。由于肌肉受累的范围常较大,注射时必须用 8 cm 长针头,才能作广泛浸润。

血管神经

肩胛部的血管吻合:肩胛上动脉由锁骨下动脉第一段所发出的甲状颈干分出,走向外后,通过**肩胛切迹**,肩胛上横韧带的浅面或深面,经过冈上窝,绕过肩胛冈外缘,到冈下窝的冈下肌深处,沿途分支供应冈上、下窝的肌肉肌及骨骼。**颈横动脉**也由锁骨下动脉第一段分出,发出一深支沿肩胛骨内缘下降至肩胛骨下角(图 11－19)。**肩胛下动脉**由腋动脉第三段发出,沿肩胛骨外缘下降,分出旋肩胛动脉穿过三边间隙至冈下窝(图 11－20)。各动脉分支在肩胛骨背面形成丰富的吻合网,构成锁骨下动脉第一段与腋动脉第三段之间的侧支循环通道。

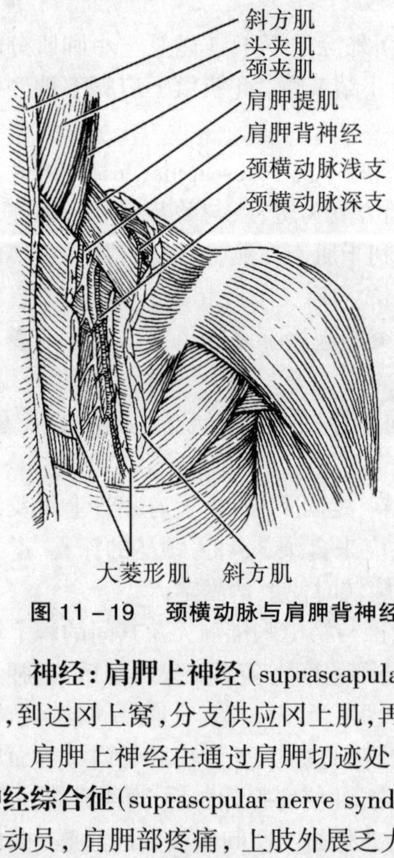

图 11－19 颈横动脉与肩胛背神经

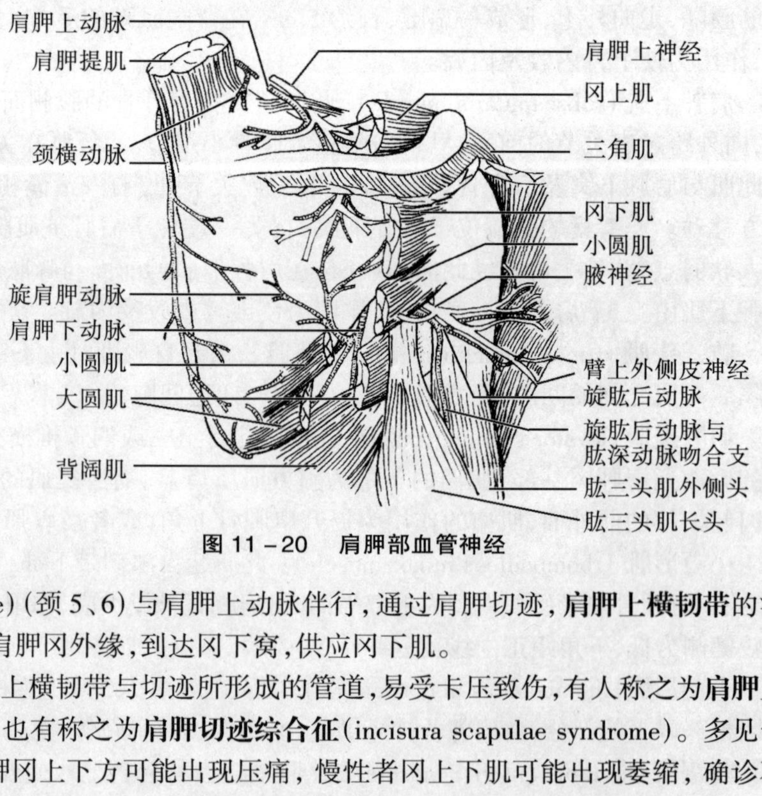

图 11－20 肩胛部血管神经

神经:肩胛上神经(suprascapular nerve)(颈 5、6)与肩胛上动脉伴行,通过肩胛切迹,**肩胛上横韧带**的深面,到达冈上窝,分支供应冈上肌,再绕过肩胛冈外缘,到达冈下窝,供应冈下肌。

肩胛上神经在通过肩胛切迹处由肩胛上横韧带与切迹所形成的管道,易受卡压致伤,有人称之为**肩胛上神经综合征**(suprascpular nerve syndrome),也有称之为**肩胛切迹综合征**(incisura scapulae syndrome)。多见于运动员,肩胛部疼痛,上肢外展乏力,肩胛冈上下方可能出现压痛,慢性者冈上下肌可能出现萎缩,确诊不易。一般情况下肩胛上神经无皮支,无皮肤刺痛感觉改变的体征。但近年来有报道在尸体解剖中发现有皮支者,在冈上窝中发出。笔者在 5 例冈上窝部疼痛者,4 例有肩胛冈中份皮肤相当大的范围痛觉改变,前方的颈

4分布区、内侧部的颈5～胸1后支分布区、肩下外面的臂上外侧皮神经(颈5、6)分布区,皆无改变,据此推定为肩胛上神经的皮支分布区。5例均采取注射强的松龙混悬液到肩胛切迹处,由肩胛冈中点稍外向前下进针,朝向喙突基部内侧,先触及骨面,再向浅处移针,注射药液到肩胛切迹附近,连同浸润邻近的冈上肌,当即止痛,1周后痊愈。文献报道的有限病例皆为采取手术切除肩胛上横韧带减压。

肩 带

组成

肩带(shoulder girdle)由锁骨与肩胛骨构成。锁骨有维持肩关节于一定位置的作用,使上臂能有一定的活动余地。上臂的运动与肩胛骨的运动有关。肩胛骨的活动度部分取决于锁骨的活动度。

锁骨

形态:锁骨(clavicle)浅在皮下,外侧份向后弯,内侧份向前弯(图11－21)。滋养血管孔位于外、中1/3交界处的后面。锁骨外侧端与肩峰构成**肩锁关节**,内侧端与胸骨柄构成**胸锁关节**,皆有坚韧的韧带相连。锁骨遭受直接或者间接暴力时皆可能发生骨折,例如跌跤时手或肩部着地,外力上传,即常引起锁骨骨折。常见的骨折部位为最软弱的外、中1/3交界处。在一般情况下,骨折后的移位取决于肌肉牵引力及上肢重力。内侧断端因胸锁乳突肌的作用而向上移位。外侧断端因胸大肌的作用及上肢的重力牵引而向下向内移位(图11－22)。锁骨骨折不易固定,治疗时应特别注意。锁骨骨折在儿童常为青枝骨折。偶有连接头静脉与颈外静脉的一条静脉跨过锁骨前面,易为骨折所伤。锁骨骨折愈合常有延迟,因为血液供应原本不充分或被阻断。

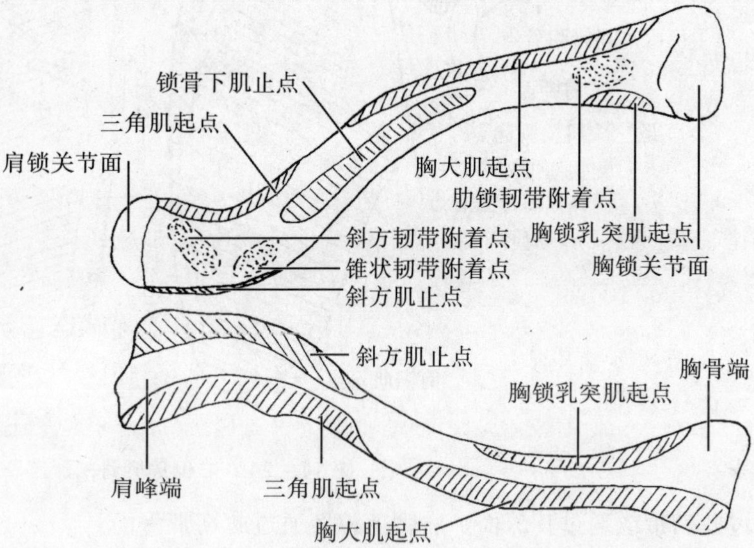

图11－21 右侧锁骨的形态与肌肉起止点,上图由下面看,下图由上面看

骨化:锁骨的骨化中心出现最早。胚胎第5～6周时在锁骨的外、中1/3交界处出现两个原发骨化中心,很快即合成1个,骨化由此向两端进行。偶有两个骨化中心不连合者,以致锁骨的内、外两段不连接。18～20岁时在锁骨内侧端的软骨中出现1个继发骨化中心,至25岁时与骨干融合(图11－23)。罕见的锁骨发育畸形,可全部或内2/3或外1/3阙如。**锁骨颅骨发育不全**患者除颅骨骨化不全外尚有锁骨全部或部分阙如。

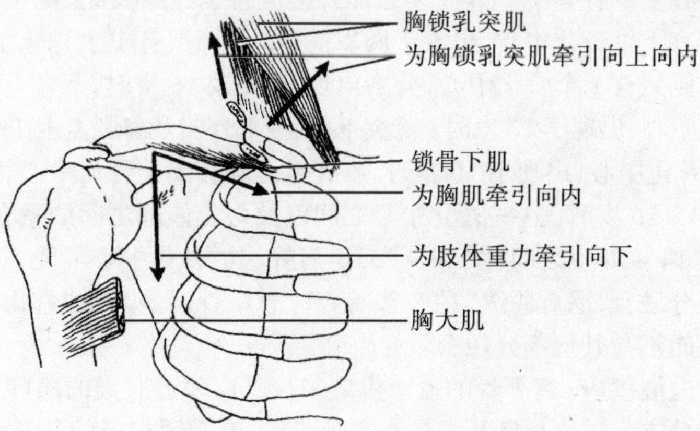

图11－22 锁骨内中1/3交界处附近骨折后移位方向与作用力

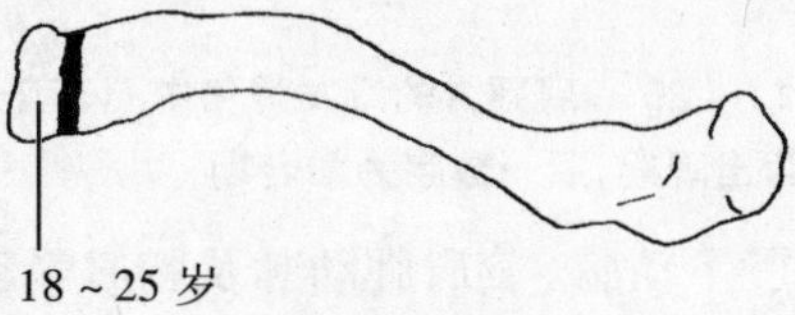

图11－23 锁骨胸骨端的继发骨化中心,18岁时出现,25岁时融合

血液供应:锁骨的血液供应来自肩胛上动脉及胸肩峰动脉。

肩胛骨

形态:肩胛骨(scapula)为三角形的扁平骨,在胸廓背面对第2～7肋,有三缘、三角、两面及两个突起(图11－24)。上缘最短、薄而锐。**肩胛切迹**(scapular notch)位于上缘喙突基部的内侧,约对肩胛冈中点偏外处。

内缘最长且较厚。外缘上端为**肩关节盂下结节**(infraglenoid tubercle)。**上角**(superior angle)为斜方肌掩盖,体表不易摸清。**下角**(inferior angle)容易摸到,上肢依附于体侧时,此角对第 7 肋间隙。**外角**(lateral angle)形成**肩胛盂**(glenoid cavity)(**关节盂**)。肩胛盂与骨体部相接的部分称为**颈部**。**喙突**(coracoid process)由上缘外侧呈直角向前外凸出,为三角肌前部所掩盖。在锁骨下窝的外侧,锁骨下方约 2.5 cm 处,稍加压力即可摸到喙突,在胖人有时不易摸清。**肩胛冈**(scapular spine)的外侧端为**肩峰**(acromion)。

肩胛上横韧带(superior transverse scapular ligament)亦称肩胛上韧带(suprascapular ligament)或肩胛横韧带(transverse scapular ligament),由上缘至喙突基部,跨过肩胛切迹,韧带如果骨化即形成一孔。肩胛上血管跨过此韧带或通过其深面。肩胛上神经通过此韧带深面。

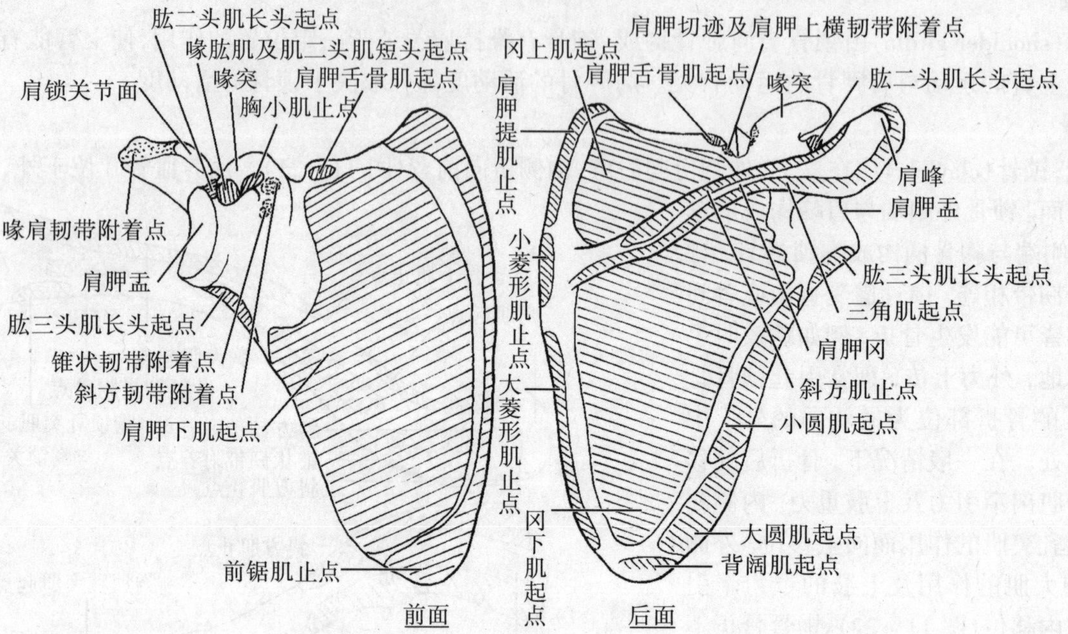

图 11-24　右侧肩胛骨的形态及肌肉起点

骨化:肩胛骨的原发骨化中心出现于胚胎第 8~9 周。继发骨经中心至少有 6~7 个,在 X 线照片上应特别注意及此。喙突的大部分有 1 个骨化中心,出现于两岁前后。肩峰端有 1 个骨化中心,后外侧另有 1 个骨化中心,分别出现于 14 及 16 岁时,下角有 1 个骨化中心,出现于 17 岁时。喙突下部、根部外侧及肩胛盂上 1/3 有 1 个骨化中心,出现于 10 岁时。肩胛盂边缘有 1 个骨化中心,出现于 14~16 岁时。这些骨化中心之间以及与骨体部之间的融合期,约在 14~20 岁之间(图 11-25)。肩峰端的骨化中心可能不与其他部分融合,遗有骺线,在 X 线检查时有似骨折。喙突的骨化中心亦可能不与其他部分融合。

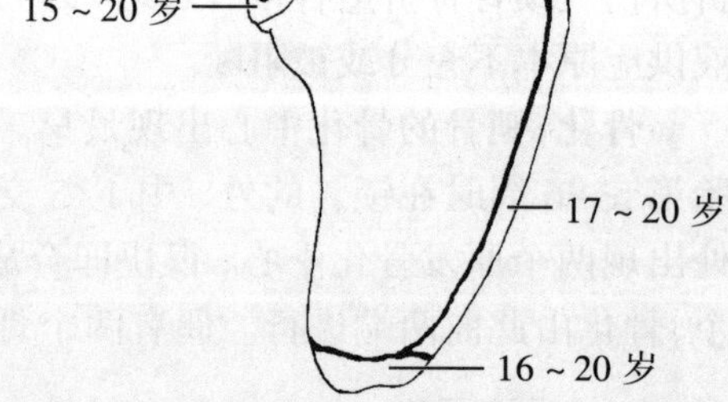

图 11-25　肩胛骨的继发骨化中心,前一数字为出现期,后一数字为融合期

血液供应:肩胛骨的血液供应来自供应邻近肌肉的肩胛上动脉、肩胛下动脉、旋肩胛动脉及胸肩峰动脉等的分支。滋养血管孔分散在各处,靠近肩胛冈根部的孔最大。

骨折:肩胛骨有丰厚的肌肉保护,运动度又较小,而且贴在有弹性的胸廓上,所以发生骨折的机会不多。比较常见的一种骨折是通过冈下窝的骨折,骨折后因有覆盖肌肉的夹板作用而无移位或凸出,在 X 线的照片上不难确定诊断。骨折发生在肩胛骨颈部时,骨折线由肩胛切迹延伸到外缘的上部,接近与关节盂的关节缘平行,由于连接喙突与锁骨的韧带坚韧而常无大移位。肩峰偶可发生骨折,骨折后常由于围绕此部的结缔组织致密而无大移位。肩峰骨折须与骨骺未融合者相鉴别。在查有活动的肩峰时,如有外伤史即可能为骨折,再检查对侧肩峰是否活动。喙突的位置较深,极少发生骨折。

畸形:肩胛骨的先天畸形有先天性位置过高、肩峰不连及喙突不连。

先天性肩胛骨**位置过高**为肩胛骨由一块骨骼、软骨或一条纤维带固定于脊柱颈段。畸形在胚胎发育早期即形成，使肩胛骨不能下降到正常平面，常伴有一定程度的脊柱侧凸，亦可能伴有头面部畸形、斜颈、骨骼或肌肉缺损。由于肩胛骨的位置过高，肩部亦随之抬高，颈部患侧变短，斜方肌凸出，上肢的功能障碍不大。此种畸形也可能为双侧，治疗方法可行手术切除异常的骨骼或软骨。

肩峰不连常为双侧，肩峰的主要部分单独由1个骨化中心形成，在X线下所见的骺线易被误为骨折线。正常的肩峰骨骺在25岁时与肩胛冈融合，异常者可能不融合，仅借软骨或关节相连，可以形成活动的肩峰，在X线下也易被误为骨折，可以检查对侧鉴别之。

喙突不连，由于其主要部分单独由1个骨化中心形成，偶可不与肩胛骨的体部融合。

肩锁关节

结构：肩峰与锁骨的外侧端构成**肩锁关节**（acromioclavicular joint）。两骨的关节面呈平的卵圆形，向内下倾斜，锁骨的外侧端略形覆盖在肩峰的上前面。两骨的关节面之间，有的人有1个**关节盘**，使关节腔完全或不完全分为两部分。关节囊薄弱，上、下分别增厚形成上、下**肩锁韧带**（acromioclavicular ligament）。喙锁韧带及喙肩韧带皆有增强肩锁关节的作用（见图11－29）。关节面的方向也有利于关节的稳固性，肩峰的关节面有扶托锁骨关节面的作用，防止其下沉，也因此在外伤脱臼时锁骨向上移位者较为多见。

喙锁韧带（coracoclavicular ligament）可分斜方韧带及锥状韧带两部分。**斜方韧带**（trapezoid ligament）位于前外侧，宽约2.5 cm，下端附着于喙突的上面前份，上端附着于锁骨下面。**锥状韧带**（conoid ligament）位于后内侧，下端附着于喙突的上面，上端附着于锁骨下面。上肢重力有很大一部分通过喙锁韧带传到锁骨。肩锁关节脱臼，移位过大者必有喙锁韧带撕裂。

喙肩韧带（coracoacromial ligament）呈三角形，基部附着于喙突水平部的后外缘，尖部附着于肩峰尖。

血液及神经供应：肩锁关节的血液供应，来自肩胛上动脉、旋肱后动脉及胸肩峰动脉等分支在肩峰部所形成的动脉网。关节的神经供应来自锁骨上神经外侧支、腋神经及肩胛上神经。

运动：肩锁关节的运动皆为滑动，而且限于在肩胛骨及锁骨一齐在胸锁关节活动时调节肩胛骨及锁骨。正常时没有单纯的肩锁关节运动。锁骨上下活动时肩胛骨即在锁骨上转动，可达60°～70°。肩锁关节的前后活动度很小。

脱臼：肩锁关节脱臼并不少见，锁骨的外侧端移位到肩峰上方。完全性脱臼者，肩锁韧带、三角肌及斜方肌皆有撕裂，喙锁韧带也常有撕裂。

肩锁关节劳损：常提重物、肩部遭受来自外方的直接冲击等情况下，均可伤及肩锁关节，暴力尚不足以使关节脱臼时，可使关节囊韧带遭受牵扯撕裂伤，在剧烈的运动员中多见，例如橄榄球运动中，局部肿胀疼痛、压痛，活动障碍。慢性劳损无明显肿胀，但常出现活动弹响，常被误为"肩周炎"。仔细检查，不难确诊。对于慢性劳损治疗方法，以局部注射糖皮质激素混悬液为佳。先摸清锁骨外侧端与肩胛骨之间的凹陷，于此点下针，呈约45°角水平方向内进针，触及关节囊即开始注入药液，并分向上内及下内注射关节囊的可能到达部位。而后再在中间向关节内进针，注意此关节面的斜坡形位置，沿此方向朝向内后，即不难进入，注入约1 mL药液即可，此法效果良好，1～3次可治愈。但须注意避免致病原因，否则可复发。

胸锁关节

结构：**胸锁关节**（sternoclavicular joint）由锁骨的内侧端与胸骨柄上外角的锁骨切迹及第1肋软骨构成，间以纤维**软骨盘**（图11－26）。锁骨的关节面较大于胸骨的关节面，一小部分掩盖在第1肋软骨的上面。关节面呈卵圆形，相互凹凸交错。锁骨的关节面凸出的部位呈竖直的方向，凹陷的部位呈水平的方向，但是两骨凹凸的程度不大，而且不完全相适应，同时由于其间隔以关节盘，所以并不能形成鞍状关节的功能，而略具杵臼关节的运动。关节腔为关节盘分成两部分，有的关节盘中部有一孔洞。关节盘在上方紧密附着于锁骨及锁骨间韧带，在下方紧密附着于第1肋软骨，在边缘的其余部分附着于关节囊。锁骨的上下运动在锁骨与关节盘

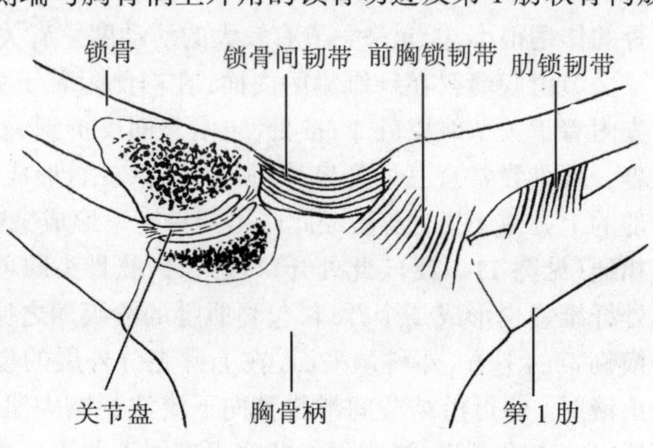

图11－26　胸锁关节及有关的韧带

间，前后运动包括锁骨与关节盘间的活动及关节盘与胸骨间的活动。锁骨的上下运动度约可达 60°，前后运动度可达 20°～30°。围绕锁骨长轴的旋转度约可达 30°。

胸锁关节的关节囊有前、后**胸锁韧带**（sternoclavicular ligament）增强。后胸锁韧带较为坚韧，因而前脱臼较为多见。在胸骨柄上方，连接两侧锁骨的**锁骨间韧带**（interclavicular ligament），有防止锁骨向外移位的作用。连接第 1 肋前端上面与近锁骨内侧端下面的**肋锁韧带**（costoclavicular ligament），有防止锁骨向上移位的作用。

血液及神经供应：胸锁关节的血液供应，来自胸肩峰动脉的锁骨支与胸廓内动脉的分支，有时更有肩胛上动脉或其他接近关节的动脉分支参加。神经供应来自锁骨下肌神经与锁骨上神经内侧支。

脱臼：胸锁关节脱臼比肩锁关节脱臼少见，最多发生的是前脱臼，也可能发生上脱臼或后脱臼。发生后脱臼的危险性在于压迫上纵隔的大血管及气管。

肩 关 节

结构

骨性组成：肩关节（shoulder joint）由肱骨头与肩胛骨的肩胛盂构成。肩胛盂比较浅，但因有纤维软骨性盂唇而使其深度稍有增加。虽然如此，肱骨头也只有很小的面积与肩胛盂接触（图 11－27，图 11－28）。肱骨头关节面的面积约为肩胛盂的四倍，因此肩关节能有较大的活动度。肩胛盂的盂唇上下部宽约 0.5 cm，前后部较为狭窄。在肩关节习惯性脱臼的病人，盂唇常有一部分与骨骼脱离。

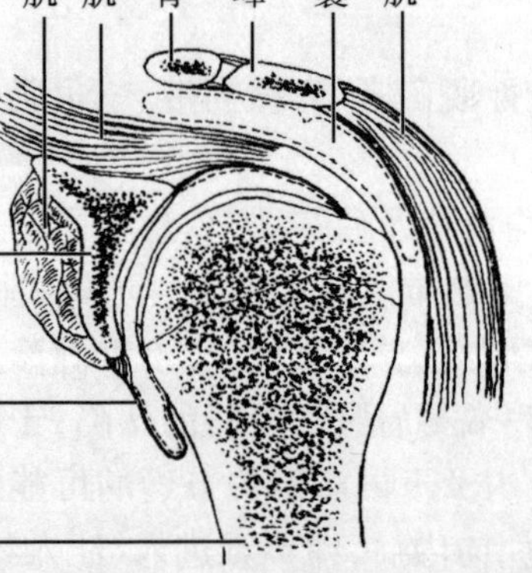

图 11－27 肩关节冠状切面

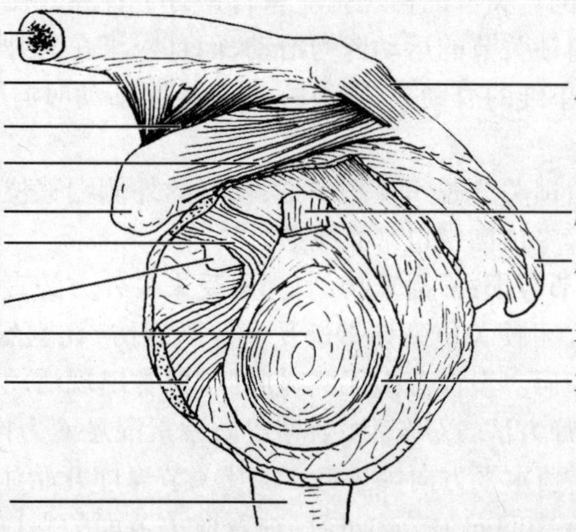

图 11－28 肩关节移除肱骨以后内面观

关节囊：肩关节纤维囊在近侧附着于肩胛盂的骨缘及盂唇；远侧大部分附着于肱骨头的关节缘，下部附着于关节缘下方约一横指宽处的解剖颈（图 11－29，图 11－30，图 11－31）。纤维囊厚而坚韧，但是很松弛，维系两骨的作用很小，能允许关节有较大的活动度。肩关节的稳定度主要依靠紧贴关节囊的肌肉腱性结构维持。

关节滑膜囊衬在纤维囊的内面，在内侧附着于盂唇；在外侧前后附着于肱骨头关节缘（解剖颈），上下方皆先附着于关节缘以外 1 cm 处，再沿骨面反折到关节缘。肱二头肌长头肌腱通过关节腔内的一段亦为滑膜包裹。纤维囊常有三处开口，滑膜经开口突出，形成关节囊的软弱点。①前方常有的 1 个开口位于盂肱韧带中部的上方或下方，滑膜经此凸出到喙突下形成**喙突下滑囊**（subcoracoid bursa），使关节腔与肩胛下肌后滑囊相通（见图 11－28）。此处开口过大时，肱骨头即可能经此直接向前脱臼。②在肱二头肌长头肌腱穿出关节囊处纤维囊也形成 1 个开口，包裹肌腱的滑膜随之突出纤维囊，伸入结节间沟，形成**结节间滑膜鞘**，到达结节间横韧带的下方，外科颈平面，在上臂充分外展的姿势下向下延伸的距离最远（见图 11－14）。肩关节腔有渗出液时，即可沿结节间滑膜鞘向下流注到胸大肌止点处，并可能在此处穿破而形成瘘管。③纤维囊的后面偶可有 1 个开口，滑膜可经此突出到冈下肌深面而形成 1 个滑囊。肩关节腔内有较多量的渗出液聚集时，

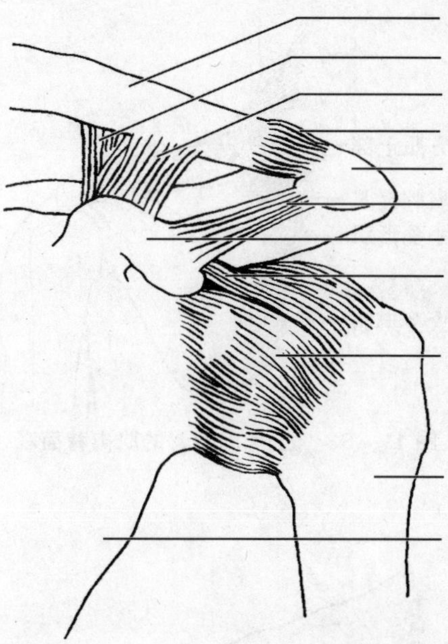

图 11-29　肩关节前面及锁骨肩峰端的韧带

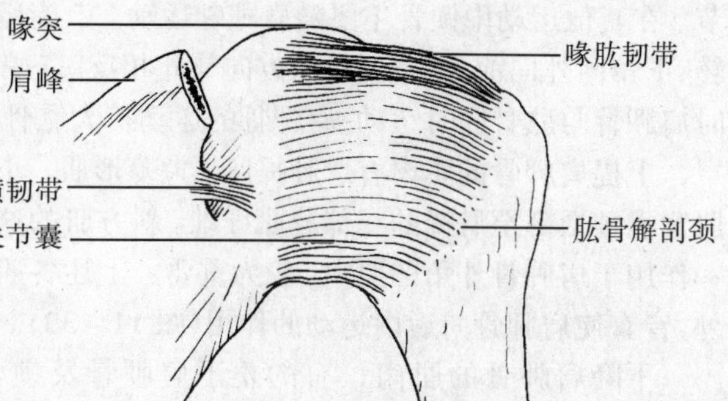

图 11-30　肩关节后面

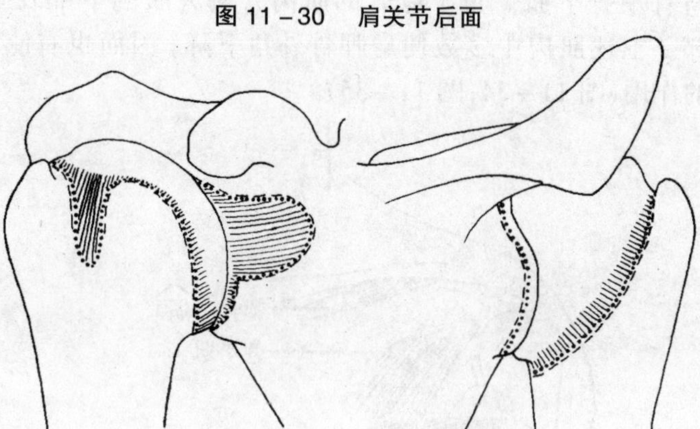

图 11-31　肩关节囊附着线

A:前面; B:后面;虚线:纤维囊附着线;点线:滑膜在骨骼上反折线;阴影区:滑膜反折至骨面上范围

除可经上述部位显出而外，也可能经肩峰下囊出现于外侧,或者出现于三角肌前缘。

增强关节的结构:肩关节主要依靠韧带及肌肉增强。关节囊的前面有**盂肱韧带**(glenohumeral ligament),由关节囊增厚形成,外面不明显,在关节囊的内面可以见到,可以分为上、中、下三部分(见图 11-28, 图 11-29), 增强关节的作用不大。关节的上方有**喙肱韧带** (coracohumeral ligament) 增强。此韧带由喙突基部伸展到肱骨大结节,后缘与关节囊相连，前缘明显增厚而且游离 (见图 11-29,图 11-30)。在喙肱韧带与关节囊之间,靠近喙突处有时可能有 1 个滑囊。**结节间横韧带**由肱骨小结节到大结节。跨过肱二头肌长头肌腱而固定其位置,增强关节的上方。此韧带一经被撕裂以后,肱二头肌长头肌腱即移位到小结节内侧,失去增强关节的作用。由此可见,结节间横韧带增强关节的作用属于间接者。

肩关节的上方尚有喙突、肩峰及由喙突外缘到肩峰内缘的**喙肩韧带** (coracoacromial ligament) 所形成的**喙肩弓**(coracoacromial arch)保护(见图 11-28,图 11-29)。此弓可以防止肱骨头向上脱臼及向前后移动。

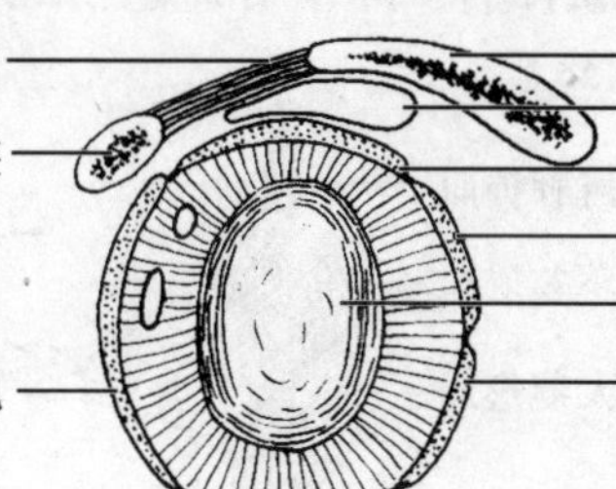

图 11-32　肩关节矢状切面,表示增强关节囊的结构

由前面叙述过的跨过肩关节的肌肉分布，可见在关节囊的前、上、后三面,有肩胛下肌、冈上肌、冈下肌及小圆肌等肌腱联合成一总腱,呈帽状与关节囊紧密相贴,形成增强肩关节的坚强保护结构 (图 11-32), 称为**肩袖** (rotator cuff)。各肌的腱性部常发生退行肌腱炎,特别是老年人,如有钙化,可在影像照片上显示。在关节的前方尚有喙肱肌、肱二头肌短头及胸大肌等保护。在关节的上方尚有三角肌保护。在上臂外展的姿势下,肱三头肌长头紧位于肩关节囊最软弱部的下方,因而在此种姿势下也有保护作用。

血液供应:肩关节的血液供应,来自邻近的旋肱前后动脉、肩胛上动脉及肩胛下动脉等的分支。

神经供应:肩关节的神经供应,来自肩胛上神经、腋神经及胸外侧神经,有时有发自臂丛后束或桡神经的分支参加。

肩部的运动

肩胛骨的运动:肩胛骨的运动有上提、下降、绕胸廓外展与内收、上旋及下旋等。旋转运动主要在肩锁关节。在其他运动中锁骨主要随肩胛骨运动。上旋运动为肩胛盂向上转，下角向外向前，下旋运动的方向与此相反。正常情况下肩部运动时肩胛骨与肱骨同时运动，肩胛骨的运动扩大肱骨的运动范围。

上提肩胛骨的肌肉有肩胛提肌、大菱形肌、小菱形肌以及斜方肌紧靠颈根部至肩峰的一部分肌纤维。斜方肌的这一部分纤维为唯一作用于肩胛骨外角的肌肉，较为重要。上述各肌肉除肩胛提肌以外，皆有使肩胛骨向后内运动的作用(图 11-33)。

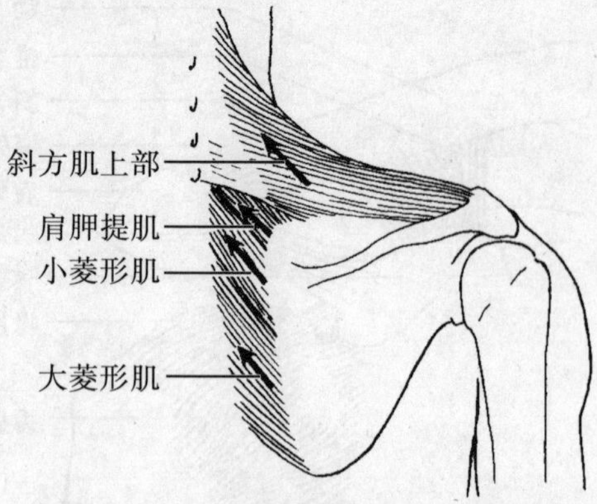

图 11-33　上提肩胛骨的肌肉背面观

下降肩胛骨的肌肉，有的止于肩胛骨及锁骨，有的止于肱骨。上肢重力亦有牵引肩胛骨外角使之下降的作用。止于肩胛骨的肌肉有前锯肌的下部、斜方肌的下部及胸小肌。止于锁骨的肌肉有锁骨下肌。止于肱骨的肌肉有胸大肌的下部及背阔肌的下部。上述肌肉中多数使肩胛骨外角下降，因而也有使肩胛骨外旋的作用(图 11-34，图 11-35)。

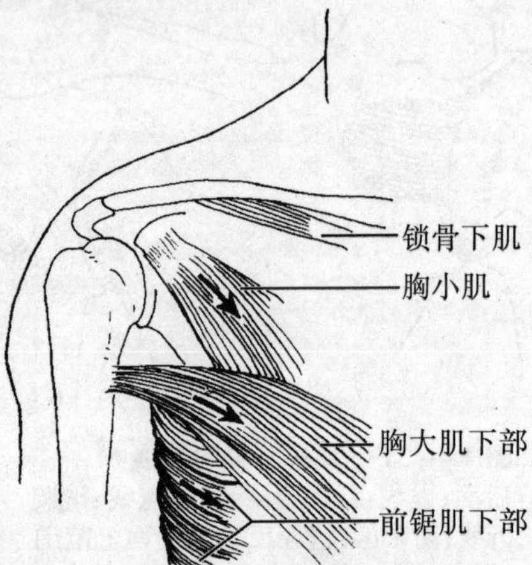

图 11-34　前面使肩胛骨下降的肌肉

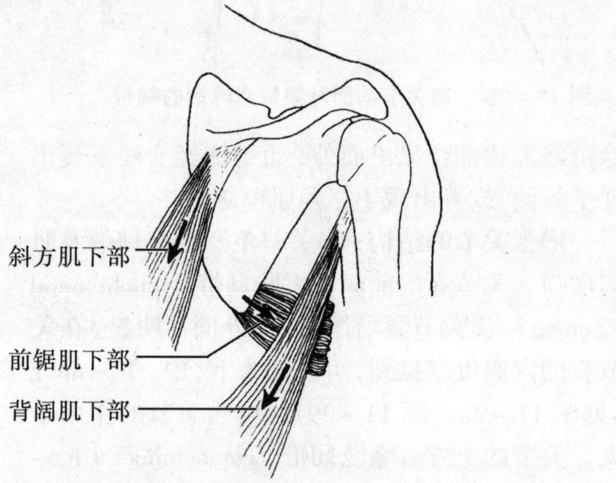

图 11-35　后面使肩胛骨下降的肌肉

上旋肩胛骨的肌肉主要为前锯肌。此肌单独作用时即可使肩胛骨完全上旋。斜方肌的上部及下部纤维有协助作用，但不能单独使肩胛骨完全上旋。斜方肌作用于上旋运动的起始阶段，同时支持肩胛骨外角，直到上臂外展到 45°。因此，斜方肌瘫痪以后，上臂外展之初，肩胛骨下垂而且下旋，只有在前锯肌开始作用以后才上升及向上旋转(图 11-36)。

下旋肩胛骨的肌肉较多，有止于内缘的上提肌与止于肩胛骨外侧及肱骨的下降作用肌，包括肩胛提肌、大菱形肌、小菱形肌、胸小肌、胸大肌下部及背阔肌等(图 11-37，图 11-38)。

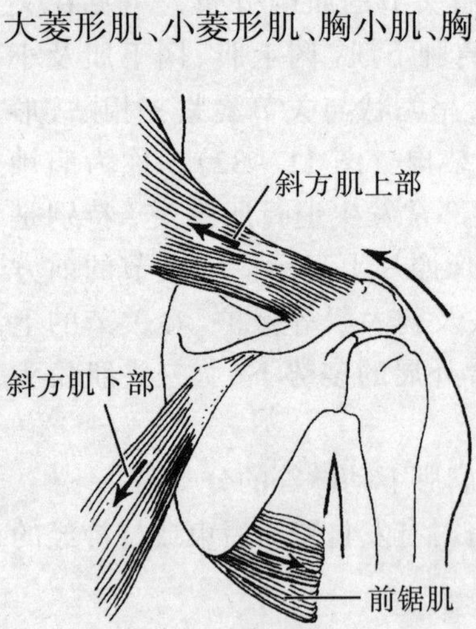

图 11-36　使肩胛骨向上旋转的肌肉，背面观

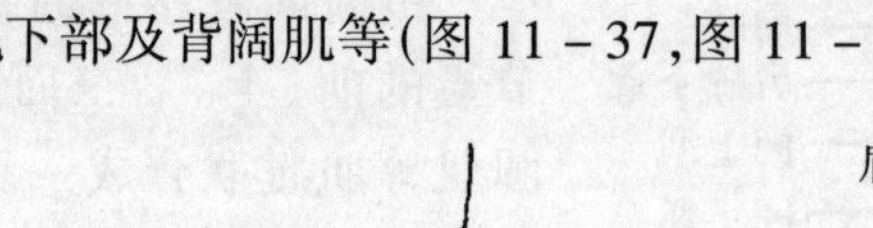

图 11-37　前面使肩胛骨向下旋转的肌肉

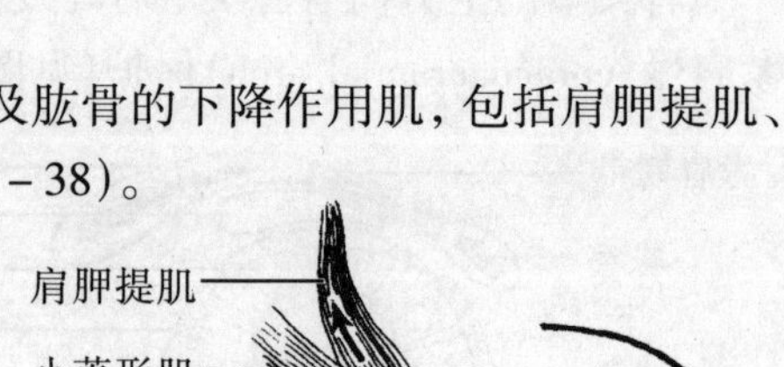

图 11-38　后面使肩胛骨向下旋转的肌肉

外展肩胛骨的肌肉主要为前锯肌，作用时同时使肩胛骨内缘贴紧胸廓，但不能防止肩胛骨外角及外缘呈翼状凸出，而胸大、小肌作用时即可防止。因而三肌同时作用时即可使肩胛骨绕胸廓平稳外展(图11-39)。

内收肩胛骨的肌肉有斜方肌、大菱形肌、小菱形肌及背阔肌(图11-40)。

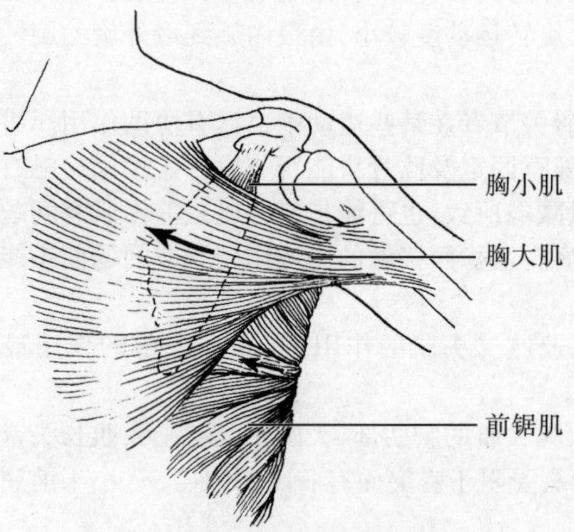

图11-39 外展肩胛骨的肌肉

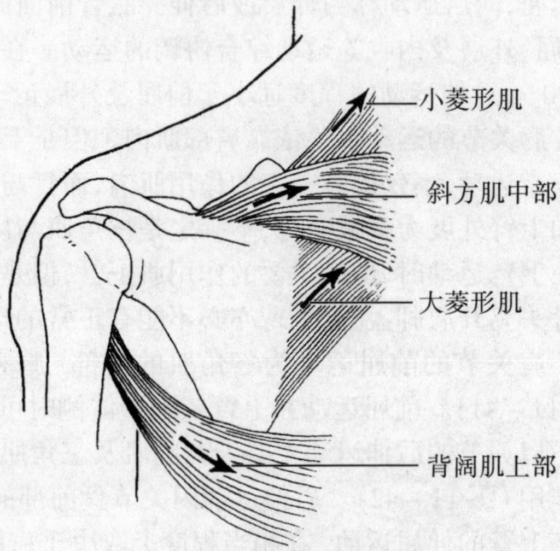

图11-40 内收肩胛骨的肌肉

在维持肩胛骨的正常运动方面，最重要的是斜方肌及前锯肌。在肩胛骨的前后运动中，胸大肌及背阔肌的功能也很重要。前锯肌瘫痪以后，可以利用胸大肌的下部借筋膜穿过肩胛骨固定，以代偿其一部分功能。诊断与治疗有关肩胛骨运动的疾患时，应熟知有关的作用肌肉及其神经供应，现综合如表11-1。

表11-1 肩胛骨的运动方向、作用肌肉及神经供应

运动方向	作用肌肉		神经供应	脊髓节段起源	
				范围	主要节段
上提	主要	斜方肌中部	副神经		
		肩胛提肌	颈3、4	颈3~5	颈3、4
		大、小菱形肌	肩胛背神经	颈4~6	颈5
下降	主要	背阔肌下部	胸背神经	颈6~8	颈7
		胸大肌下部	胸前神经	颈6~胸1	颈7、8
	协助	前锯肌下部	胸长神经	颈5~8	颈6
		胸小肌	胸内侧神经	颈8，胸1	颈8，胸1
		斜方肌下部	副神经		
		锁骨下肌	锁骨下肌神经	颈3~8	颈5
上旋	主要	斜方肌（主要为中部）	副神经		
		前锯肌	胸长神经	颈5~8	颈6
下旋	主要	肩胛提肌	颈3、4	颈3~5	颈3、4
		大、小菱形肌	肩胛背神经	颈4~6	颈5
		胸小肌	胸内侧神经	颈7~胸1	颈8，胸1
	协助	胸大肌下部	胸前神经	颈6~胸1	颈7、8
		背阔肌	胸背神经	颈5~8	颈7
外展	主要	前锯肌	胸长神经	颈5~8	颈6
		胸小肌	胸内侧神经	颈7~胸1	颈8，胸1
	协助	胸大肌	胸前神经	颈5~胸1	颈5~7
内收	主要	斜方肌	副神经		
		大、小菱形肌	肩胛背神经	颈4~6	颈5
	协助	背阔肌	胸背神经	颈6~8	颈7

肩关节的运动：肩关节的运动度很大，有伸、屈、外展、内收、旋转及环行等各种运动。肩关节运动时必然伴有肩胛骨及锁骨的运动。描述肩关节运动的方向一般皆以身体平面为准，而不是以肩胛骨平面为准。肩胛

盂略向前斜，肩胛骨平面与身体的冠状平面约成 30°角相交。因而在身体冠状平面上的外展运动，在肩胛骨平面上则同时有后伸运动；在身体矢状平面上的前屈运动，在肩胛骨平面上则同时有外展运动。按一般的习惯描述，外展为上臂在身体冠状平面上离开体侧的运动，与此相反的运动称为内收。上臂向前运动称为屈曲或前屈，向后运动称为伸展或后伸。肱骨前面向内转的运动称为内旋，向外转的运动称为外旋。环行运动为伸、屈、外展及内收等运动综合协调的运动。在上述运动中，旋转运动度较小，由最内旋到最外旋的旋转度仅约 90°。后伸运动的程度远小于前屈及外展运动。

肩关节的运动主要依靠肩部肌肉，但是上臂肌肉跨过肩关节者在某些运动中也具有协助作用。肩关节的正常运动，不仅依靠一定的作用肌肉，而且与肩胛骨能否随意固定及肱骨头能否与肩胛盂稳固接触有关。例如上臂外展力量减弱时，不一定是三角肌与冈上肌的力量减弱所致，也可能是斜方肌或前锯肌有问题。又如在上臂运动时，虽然主要的作用肌正常，但是使肱骨头与肩胛盂稳固接触的协调作用肌有问题而不能防止肱骨头离开肩胛盂时，上臂亦必不能有正常的运动。

肩关节的**前屈**运动为三角肌的前部、胸大肌、喙肱肌及肱二头肌的作用，三角肌前部的作用最重要（图11－41）。前屈运动在上臂依附于体侧时可达半个圆周。

肩关节的**后伸**运动主要为背阔肌及三角肌后部的作用，胸大肌的胸肋部、大圆肌及肱三头肌长头皆有协助作用（图 11－42）。后伸运动因关节囊前部的限制及肱骨头受阻于喙突而有一定的限度，远小于前屈运动度。上臂的伸屈运动，在相当程度上取决于肩胛骨的运动度。当上臂前屈时，肩胛骨上角向后，下角向前，在后伸运动中肩胛骨的运动恰好与此相反。

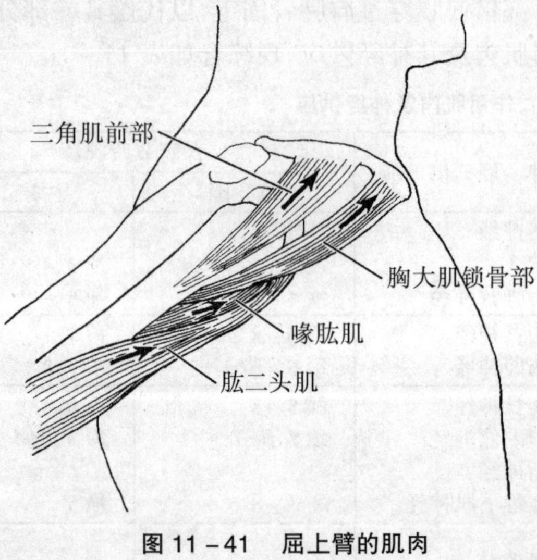

图 11－41　屈上臂的肌肉

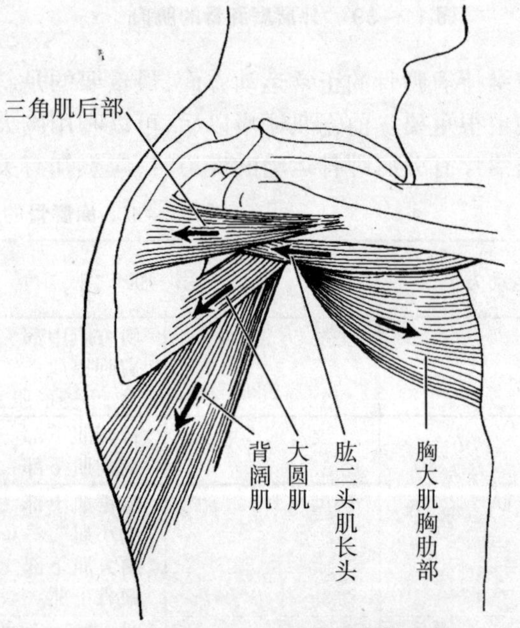

图 11－42　伸上臂的肌肉

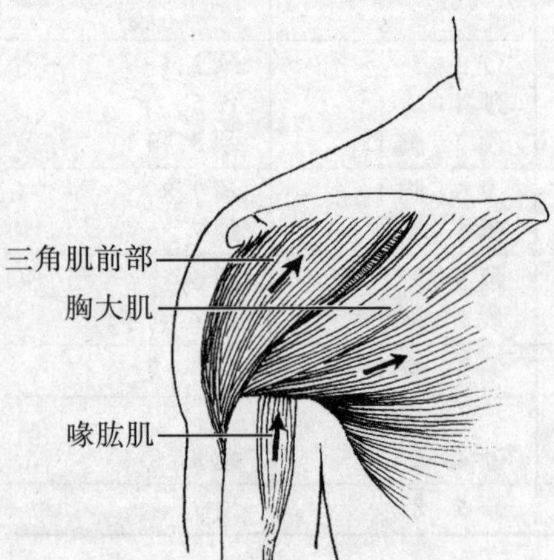

图 11－43　前面内收上臂的肌肉

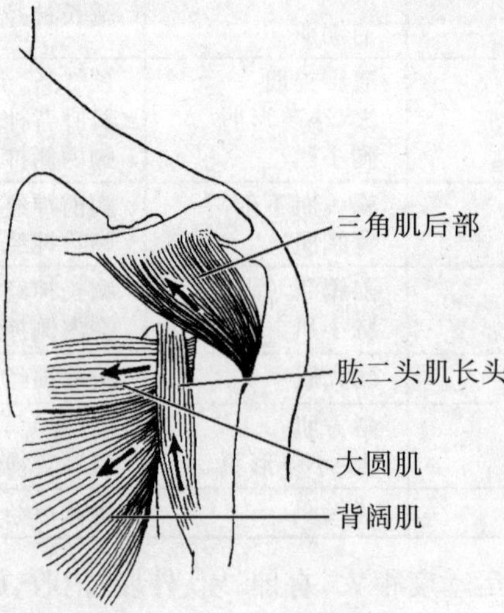

图 11－44　后面内收上臂的肌肉

肩关节的**内收**运动主要为胸大肌、背阔肌及大圆肌的作用，三角肌的后部、喙肱肌、肱三头肌长头、冈下肌、小圆肌及肩胛下肌等皆有协助作用（图 11－43，图 11－44）。

肩关节的**旋转**运动，向外为冈下肌、小圆肌及三角肌后部的作用，冈上肌亦有协助作用。内旋运动主要为肩胛下肌的作用，大圆肌、三角肌前部、胸大肌及背阔肌的作用次之(图 11－45)。

肩关节的外展运动为三角肌及冈上肌的作用。上臂依附于体侧时，三角肌的作用处于不利的位置。因此,外展运动起始 15°主要为冈上肌的作用,继后才主要为三角肌的作用(图 11－46)。

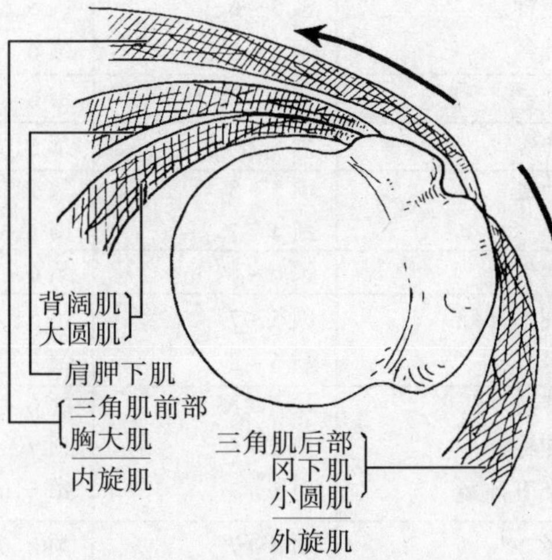

图 11－45　旋转上臂的肌肉

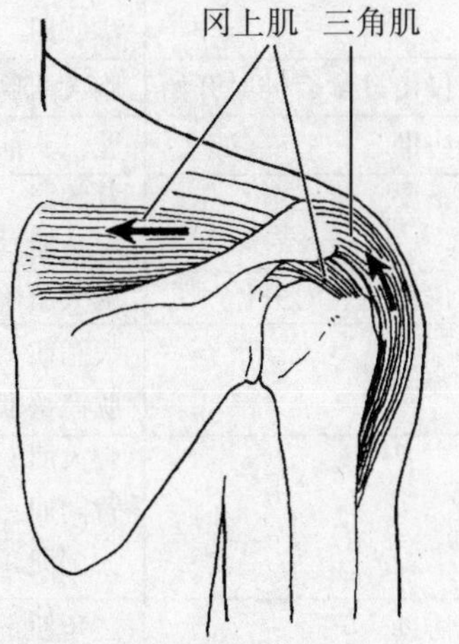

图 11－46　外展上臂的肌肉

上臂的外展运动比较复杂。肩部的大部分运动,皆同时有肱骨及肩胛骨的活动。有人认为在上臂外展过程中,最初 90°的运动在肩关节,继后 90°为肩胛骨的运动。因为肱骨外展到 90°时大结节即遇到肩峰,不能继续外展(图11－47)。如果先将肱骨作最大限度的外旋，而后再外展,大结节即转移到肩峰后方,不会再碰到肩峰受阻，肱骨得以继续外展，最大可达 180°。此外，另有人认为在上臂外展过程中，肩胛骨及肱骨同时皆有运动，仅是活动度不同,肱骨的运动度较大而已。

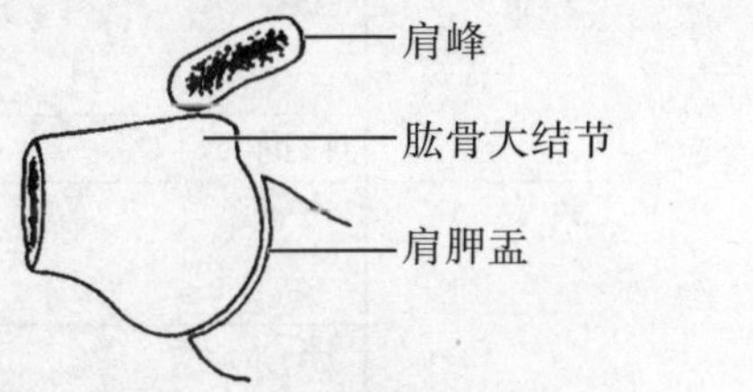

图 11－47　肱骨外展至 90°以上时即因大结节部遇肩峰而受阻

上臂外展为对抗重力的运动。当肩关节有疼痛性病变时,上臂即依附于体侧,疼痛剧烈者必将前臂放在躯干的前面而使肱骨处于充发内旋的姿势。若不纠正,日久以后,即有发生内旋肌及肩关节囊挛缩的可能,原发病虽可治愈,但上臂的外展运动即可因此受到影响。遇到此类情况,应先努力消除挛缩,使能充分外旋,而后才能使外展功能充分恢复。

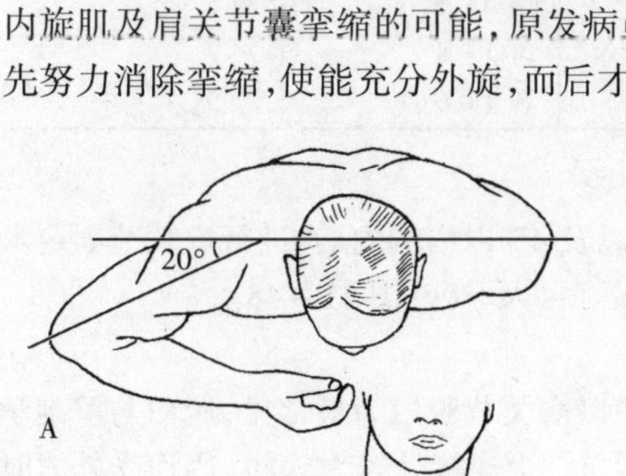

图 11－48　肩关节强直时的最大功能位置

A:上面观;B:前面观

上臂的运动、作用肌肉及神经供应如表 11－2。

了解表 11－2 所列作用于上臂运动的各组肌肉的神经供应来源，即可易于理解当损害主要限于组成臂丛的上部神经干时所呈现的典型上肢体位。例如患欧勃 (Erb) 瘫痪所表现的体征，由于包括胸大肌锁骨部的屈肌群主要由组成臂丛上干的第 5、6 颈神经供应，而伸肌群的神经供应则主要来自臂丛的下部，所以屈肌群的功能障碍较为显著,上臂处于轻度后伸的体位。由于外展肌的神经供应来自第 5、6 颈神经，而内收肌群的神经供应主要来自臂丛下部，所以上臂处于内收的位置。又由于外旋肌群的神经供应来自臂丛上部，而内旋肌群的神经供应主要来自臂丛下部，所以上臂处于轻度内旋的姿势。此外，由于上臂屈面肌肉的神经供应亦来自臂丛上部，故而同时出现屈肘力大为减弱的体征。治疗此类肩部肌肉瘫痪，一般说来，在肩部进行肌肉移植的效果并不理想，所以常采用关节固定术。但是在两侧肩部同时有损害者,可在一侧采取肌肉移植术,对另一侧行关节固定术。也有人主张在仅有一侧病变而且不太严重时,仍以采取肌肉移植术为佳。

表 11-2 上臂的运动方向、作用肌肉及神经供应

运动方向	作用肌肉		神经供应	主要节段起源	
				范围	脊髓节段
前屈	主要	三角肌前部	腋神经	颈4~7	颈5、6
		胸大肌锁骨部	胸外侧神经	颈5~6	颈5、6
		喙肱肌	肌皮神经	颈5~8	颈6、7
	仅由过度后伸时开始	胸大肌胸肋部	胸前神经	颈6~胸1	颈6~8
	协助	肱二头肌	肌皮神经	颈5、6	颈5、6
后伸	主要	背阔肌	胸背神经	颈5~8	颈7
		三角肌后部	腋神经	颈4~7	颈5、6
	仅由前屈时开始	胸大肌胸肋部	胸前神经	颈6~胸1	颈6~8
	协助	大圆肌	下肩胛下神经	颈5~7	颈5、6
		肱三头肌长头	桡神经	颈6~8	颈7~8
内收	主要	胸大肌	胸前神经	颈5~胸1	颈6~8
		背阔肌	胸背神经	颈5~8	颈7
		大圆肌	下肩胛下神经	颈5~7	颈5、6
	协助	三角肌前后部	腋神经	颈4~7	颈5、6
		喙肱肌	肌皮神经	颈5~8	颈6、7
		肱三头肌长头	桡神经	颈6~8	颈7、8
外展	主要	三角肌	腋神经	颈4~7	颈5、6
		冈上肌	肩胛上神经	颈4~6	颈5
	协助	肱二头肌长头(?)	肌皮神经	颈5、6	颈5、6
外旋	主要	冈下肌	肩胛上神经	颈4~6	颈5、6
		小圆肌	腋神经	颈4~7	颈5、6
	协助	三角肌后部	腋神经	颈4~7	颈5、6
内旋	主要	肩胛下肌	肩胛下神经	颈5~7	颈5、6
	协助	大圆肌	下肩胛下神经	颈5~7	颈5、6
		三角肌前部	腋神经	颈4~6	颈5、6
		胸大肌	胸前神经	颈5~胸1	颈5~8
		背阔肌	胸背神经	颈5~8	颈7
		冈上肌(?)	肩胛上神经	颈4~6	颈5

肩关节的功能位置

由于肩部最有效的运动范围为90°以内的外展,60°以内的前屈,以及45°以内的内旋。进行肩关节固定术的最大功能位置为外展45°~60°,前屈45°,对于年轻患者外展角度最好再大一些(图11-48)。

肩关节脱臼

脱臼的解剖学基础:根据一般的统计,在关节脱臼(dislocation)中以肩关节脱臼为最常见,脱臼与解剖学的关系密切。在儿童时期,肩关节囊及其增强结构较为坚韧,但骨骺与骨干连接处较为软弱,因而受外力时发生骨骺分离者较为多见。成人的关节囊较为软弱,关节的稳固性因运动增加而减小,关节的坚强度靠肌肉维持,因而在受外力时发生脱臼者较为多见。肩关节的肩胛盂很浅,其关节面与肱骨头关节面的面积差异很大,连接不稳固,关节的活动度又很大,构成容易发生脱臼的潜在原因。肩关节脱臼常发生在受伤之前无防范,四邻增强关节的肌肉未起保护作用,上臂处于外展姿势下,手或肘部着力过大、或者上臂受到牵扯、或为肩部直接遭受迫使肱骨头向下的暴力等情况下。在上臂外展的姿势下发生脱臼的机制属于杠杆作用,肱骨干形成杠杆的长臂,肱骨上端形成杠杆的短臂,肩峰形成杠杆的支点。在上臂外展过程中,至大结节的到肩峰受阻以后,若受到强力迫使继续外展时,如果不发生肩峰骨折,肱骨头即被撬向下,抵到关节囊的下部。根据前述增强关节囊的结构,可见前、上、后三面皆有坚强的结构保护,下面最弱而易被抵到此处的肱骨头撕裂,让肱骨头向下脱出到肩胛盂的下方,肱三头肌之前,形成肩胛盂下脱臼。一般的肩关节脱臼,皆先为此种

类型,但是移位到肩胛盂下方的肱骨头难于不再移动,常为屈肌及内收肌牵引向前,形成前脱臼。

前脱臼: 肱骨头由上述肩胛盂下脱臼的位置移位到前内方而形成前脱臼。但是前脱臼也可为肱骨头直接通过关节囊的前部而发生，因为关节囊的前部较为薄弱，带有一孔，使关节滑膜腔与肩胛下肌后滑囊相通。前脱臼的肱骨头如果停留在喙突下方,肩胛下肌腱与肩胛骨颈部之间,即成为喙突下脱臼。如果肱骨头继续向内移位,完全进入腋窝,到达锁骨下方,前锯肌与胸大小肌之间,即成为锁骨下脱臼。此种情况下肩胛下肌腱常受到过度牵扯或被撕裂。

发生前脱臼以后,向前移位的肱骨头可能压迫到腋窝的血管神经,使臂丛受伤的可能性较大。腋神经紧贴肱骨外科颈向后走，向下或向前脱臼者均易牵扯到腋神经而使之受伤。向前移位的肱骨头可能压迫到腋血管,有发生上肢水肿或者坏死的危险。如果脱臼迟未复位,久后腋血管与肱骨头之间即可能产生粘连,再复位时即有撕裂血管的危险,应特别注意。

发生前脱臼以后,肩部的丰满外形即消失,肩峰变得明显突出,用一根直尺或棒可以同时碰到肩峰及肱骨外上髁。上肢的运动范围大为减小,手掌不能摸到对侧肩部。

后脱臼: 上臂在内收的姿势下被强力内旋时,有可能发生肩关节后脱臼。此种脱臼有肩峰下及冈下两种类型。肩峰下脱臼为肱骨头移位到肩胛盂后缘,肩峰下方,抵在肩胛骨颈部,肩胛下肌腱受到牵扯或被撕裂。冈下脱臼为肱骨头更向后移位到冈下窝，此种情况下肩胛下肌皆被撕裂。后脱臼也可能伴有关节囊后部撕裂、关节囊由肩胛骨颈分离、或者盂唇脱离。后脱臼没有伤到腋神经危险。

直立脱臼: 此种脱臼为肱骨头停留在肩胛盂的下方,上臂上举在头的侧面,肱骨头也可能向下移位到前锯肌的浅面。

脱臼的复位方法: 直接复位法为直接牵引上臂，与使肱骨头移位的肌肉作用力对抗。助手固定病人躯干,手术者牵引上臂,同时用脚抵在病人腋窝。开始牵引的同时,将上臂外展,以使肱骨头离开肩胛骨,使肩胛下肌腱及关节囊的下部变紧张。如果是关节囊前部撕裂,经牵引后即可复位。如果是关节囊下部撕裂,牵引后再将上臂内旋,即可利用肩胛下肌变紧张以后的压力,迫使肱骨头经关节囊的裂口复位。

脱臼的间接复位法可分四步。第一步将上臂贴在身体侧面,抓紧肱骨下端向下拉。第二步为握住腕部,将前臂向外转到接近冠状平面上,以使肱骨外旋。这一步可使解剖颈离开盂缘,使大结节的后面与肩胛盂的关节面相对,两部分之间隔以一部分关节囊。如果是关节囊的前部撕裂,因外旋而变紧张的肩胛下肌腱,即可迫使肱骨头复位。如果第二步未能复位,则再进行第三步,将肘部向内移(内收)到胸前,使大结节向后转,即常可使肱骨头复位。否则再进行第四步,将肘部贴在胸前(内收)的同时,迅速内旋上臂使手掌能达到对侧肩部,使肱骨内旋,同时将肘部略微抬高,即可使肱骨头向下经过关节囊的破裂处复位。

复发性前脱臼: 关于复发性前脱臼的原因尚未有一致看法。发生急性肩关节脱臼者,年龄愈大,复发的比例数愈大。治疗此种脱臼的手术方法不一,主要皆在修复关节的前面以支持肱骨头。如果有关节囊及盂唇脱离,将其固定在肩胛盂的边缘即可。如果关节囊的前部已很薄弱,或者脱离的盂唇已消失,则可将关节囊固定在肩胛骨颈部及肩胛盂的前面,或再将肩胛下肌腱折叠缝合于缺损处,或者将肩胛下肌腱切断而后再将其缝合固定在肱骨大结节上以使之变紧张;也可利用阔筋膜修补缺损,或者用一块骨移植片固定于肩胛盂前缘。肩胛下肌腱缩短以后,可以限制肱骨头外旋,减免再发生前脱臼。

第二节　上　臂

表面解剖

骨性标志: 在**上臂**(upper arm)外面中部凹陷处可以摸到肱骨的**三角肌粗隆**(deltoid tuberosity),三角肌止于此处,相当于喙肱肌止点平面、肱肌起点的最上缘、肱骨的滋养动脉在内面进入骨骼平面以及肱深动脉与桡神经跨过肱骨干后部平面。

肌性标志: 在比较瘦的人上臂前、后面皆可见到明显的肌性隆起,前面为肱二头肌,后面为肱三头肌。在肱二头肌隆起的两侧各显一沟。**内侧沟**由腋后皱襞前方开始,沿上臂内侧下降,至上臂下 1/3 即逐渐斜向肘窝中心。内侧沟的前方为肱二头肌及喙肱肌,后方为肱三头肌;沟的深处有贵要静脉、肱动脉、肱静脉及正中神经等通行。**外侧沟**不如内侧沟明显，由上臂外面中部接近三角肌止点处起始，向下终于肘部前面。外侧沟的前方为肱二头肌；后方上为肱三头肌，下为肱桡肌及桡侧诸伸肌；沟的深处有头静脉向上走。

浅层结构

皮肤与皮神经：上臂皮肤薄而均匀，移动度大，特别是前面，有利于制作带蒂皮瓣移植，但外伤时也容易被撕裂。上臂皮肤的神经分布，外面上部为腋神经的末支**臂上外侧皮神经**（upper lateral brachial cutaneous nerve），外面下部为桡神经分出的**前臂后皮神经**（posterior antebrachial cutaneous nerve）的分支**臂下外侧皮神经**（inferior lateral brachial cutaneous nerve），后面一条纵行区域为**臂后皮神经**（posterior brachial cutaneous nerve），内面及前面为**臂内侧皮神经**（medial brachial cutaneous nerve）及**肋间臂神经**（intercostobrachial nerve），肘窝上方一小部分为前臂内侧皮神经。

皮下组织：上臂的皮下组织中含有一定量的脂肪。

浅部的血管：**头静脉**（cephalic vein）通过肱二头肌外侧沟的皮下组织中，在上部即位于三角肌与胸大肌之间的沟中。引流拇指与食指的淋巴管与头静脉伴行。**贵要静脉**（basalic vein）在下部通过肱二头肌内侧沟的皮下组织中，有前臂内侧皮神经伴行。贵要静脉至上臂中、下1/3交点附近即穿过深筋膜而至其深面，在肱动脉与肱静脉的后面或内侧上行，至大圆肌下缘以上即易名为腋静脉。贵要静脉在上部常接收两条肱静脉中的内侧一支。前臂内则皮神经在上臂中、下1/3交点附近穿出深筋膜，到达皮下，沿贵要静脉下行。

皮神经痛：上臂各皮神经皆可发生神经痛。

臂后皮神经由桡神经发出，在腋窝附近穿出深筋膜，分布于上臂后面中下部皮肤（见图11-153），偶可发生神经痛。主诉即为臂后面疼痛，查有刺痛改变，可行糖皮质激素混悬液注射治疗。在上臂后面中线上中点下方2 cm下针，沿三角肌后缘朝向腋窝进针，分注药液至皮下与深筋膜下，远至6~7 cm处即可。神经穿出深筋膜的部位有的较低，分布范围即较低，可达肘后面，注射下针部位及范围须视具体情况决定。

臂下外侧皮神经与**前臂后皮神经**由桡神经发出，可以先呈一干而后分开，也可分别发自桡神经，穿过外侧肌间隔，在肱肌与肱桡肌之间下降。臂下外侧皮神经迅即穿出深筋膜，紧邻头静脉，分布于臂下半外侧及前面与肘部前外面皮肤（见图11-153）。前臂后皮神经在稍低位穿出深筋膜，向后下进行经外上髁后方至前臂后面，分布区下达腕背。两神经皆可发生**神经痛**，可以单独发生，也可同时发生。单独发生的臂下外侧皮神经痛常被误为网球肘，因为后者疼痛即在此神经的分布区。神经受卡压部位可能在穿过臂外侧肌间隔处，也可能在肘上穿出深筋膜处，体外不易区分。采取糖皮质激素混悬液注射治疗的方法，先确定肱桡肌与肱肌之间的沟，屈肘即可摸清。在肘前稍上紧依头静脉外侧下针，沿沟的方向进针，先进入深筋膜深处，直达外侧肌间隔，深约6~7 cm，沿途注入药液。再抽针至皮下，分两路进针，一路在同一方向，另一路稍偏后，分别沿途注入药液至皮下，以使前臂后皮神经穿过处的深筋膜也能包括在注射范围内。进行前臂手术采取肘部神经干阻滞麻醉时，此两神经亦须注射，可如上述方法进行，也可在肱骨外髁前后进行皮下浸润。

臂内侧皮神经起自胸2外侧支的**肋间臂神经**，穿过腋窝，与发自臂丛后束的臂内侧皮神经（胸1）联合，穿出臂内侧上部深筋膜至皮下，分布于臂内面上部的皮肤，可下达臂中下部（见图11-153）。此神经发生**神经痛**者不多见，主诉即为分布区疼痛，可查到刺痛改变的体征，别无其他体征。确定诊断，可采取糖皮质激素混悬液注射治疗，于上臂内面中线上在中点以下进针，沿中线向上注射药液到皮下及深筋膜下，远至7 cm以上即可。

深筋膜及骨筋膜间隙

上臂**深筋膜**包裹上臂全部，与肩部及肘部的深筋膜相续。在上臂两侧，各由深筋膜的深面分出一片肌间隔，走向深处，附着于肱骨（图11-49，图11-50，图11-51，图11-52）。**外侧肌间隔**（lateral intermuscular septum）由肱骨外上髁伸展到三角肌粗隆，在下部位于肱桡肌与肱三头肌之间，在中部位于肱肌与肱三头肌之间。**内侧肌间隔**（medial intermuscular septum）由肱骨内上髁延伸到胸大肌与背阔肌的止点，有腋鞘增强。由此可见，在上臂深筋膜的深处，肌间隔与肱骨之间，形成前、后两个骨筋膜间隙，分别含有屈肌及伸肌。屈肌格中尚含有肱血管、贵要静脉、正中神经、肌皮神经及前臂内侧皮神经等重要结构。桡神经、肱深动脉及尺神经等则通过前、后两间隙。由于前、后两个骨筋膜间隙只是在下部分开，在上部并不明显分隔，所以在有出血或炎症渗出液时，只能在一定程度上限制其扩散。

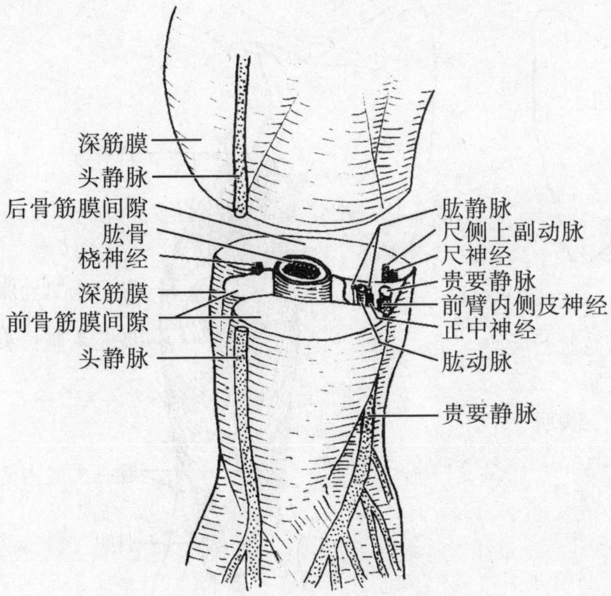

图 11-49 上臂深筋膜与骨筋膜间隙

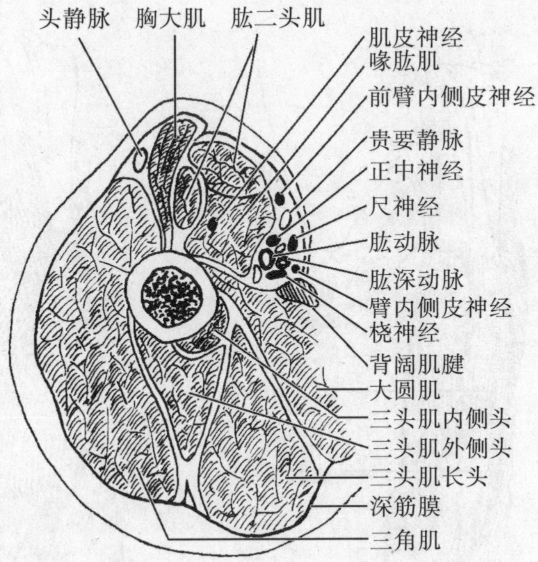

图 11-50 上臂上 1/3 腋下缘平面横断面

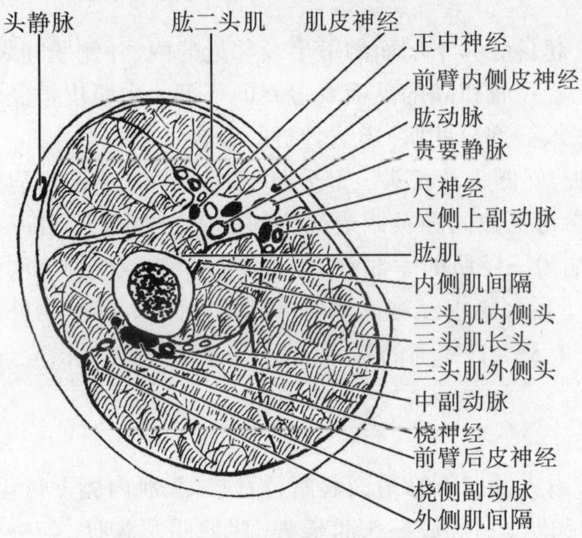

图 11-51 上臂中 1/3 横断面

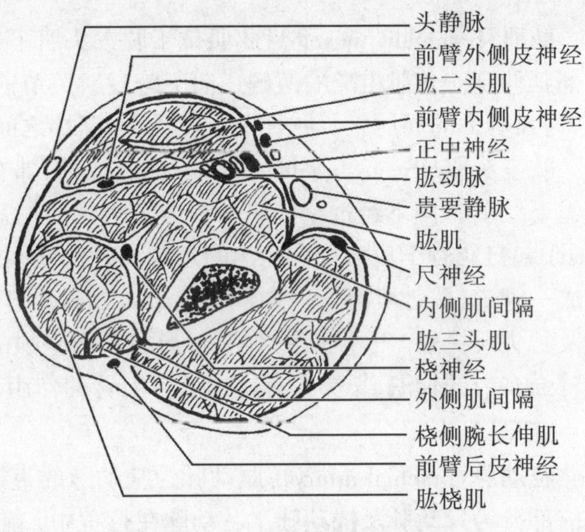

图 11-52 上臂下 1/3 横断面

肌肉

上臂的前骨筋膜间隙中所含的屈肌有肱二头肌、喙肱肌及肱肌，皆由肌皮神经供应（图 11-53，图 11-54）。后骨筋膜间隙中含有肱三头肌，由桡神经供应（图 11-55）。

肱二头肌（biceps brachii muscle）：此肌位置最浅，有长、短两头。**长头**（long head）位于外侧，起自肩胛骨盂上结节及邻近的肩胛盂缘，形成圆形肌腱，穿过关节囊，向下通过肱骨结节间沟。肌腱在此处有胸大肌覆盖，至胸大肌腱的下部深处即变为肌性，到上臂中部与短头联合。**短头**（short head）起自肩胛骨喙突的尖部。肱二头肌在接近止点处变为一圆腱及一片腱膜。圆腱止于桡骨粗隆的后部，与桡骨粗隆的前部之间有一滑囊相隔。**肱二头肌腱膜**（bicipital aponeurosis）在肘关节平面起自圆腱的内侧缘，向内与肘窝的深筋膜融合而止于尺骨上端的皮下缘。肱二头肌由肌皮神经供应，有使肩关节前屈的作用，当肱骨处于外旋的位置时长头有协助肩关节外展的作用。肱二头肌由于跨过肘关节的前面而为强有力的屈肘肌及前臂的旋后肌，在伸肘的姿势下旋后力较弱。

喙肱肌（coracobrachialis muscle）：此肌位于肱二头肌短头的内侧而与之平行，起自肩胛骨喙突的尖部，止于肱骨干中段的内面，由肌皮神经供应，作用为使上臂前屈及内收。

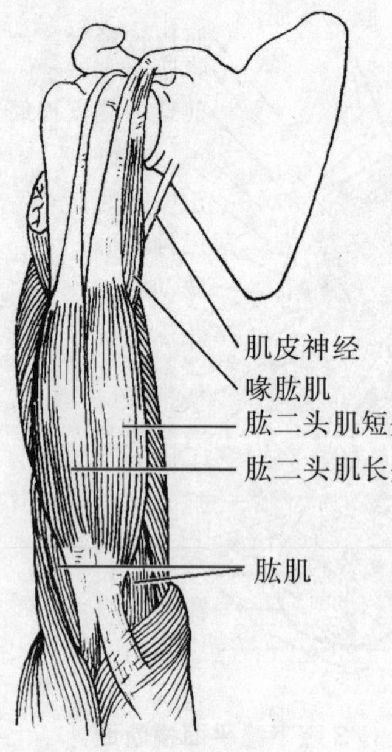

图 11－53　上臂前面肌肉

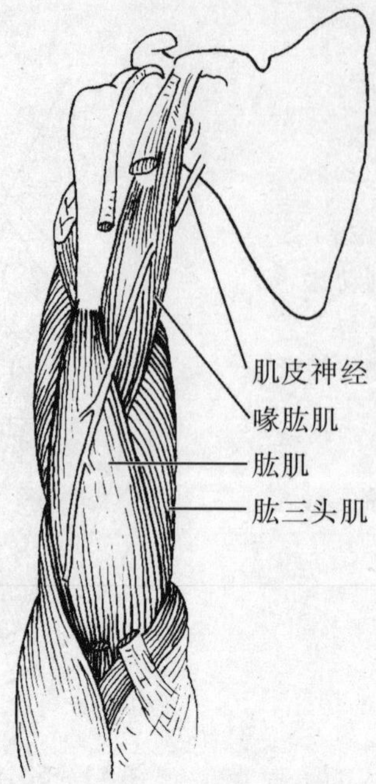

图 11－54　喙肱肌与肱肌

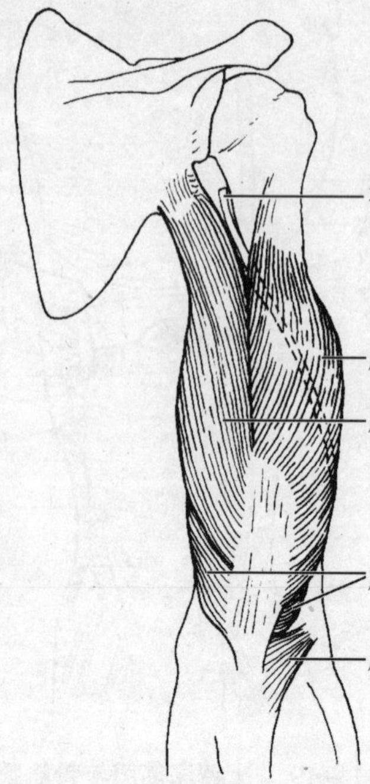

图 11－55　肱三头肌与肘肌

肱肌(brachialis muscle):此肌位于肱二头肌下部深面,起自肱骨干前面的下半及邻近的内、外侧肌间隔,上部延伸到三角肌粗隆的两侧，向下跨过肘关节前面而止于尺骨粗隆的前面及冠突的下部，由肌皮神经供应,为强有力的屈肘肌。肱骨干下段骨折,断端之间可能嵌入一部分肱肌,影响骨折的愈合。

肱三头肌(triceps brachii muscle):此肌起始部有内侧头、外侧头及长头三部分。**长头**(long head)起自肩胛骨盂下结节，向下经过小圆肌的前方及大圆肌的后方，参与三边间隙及四边间隙的形成。**外侧头** (lateral head) 起自肱骨干后面桡神经沟的近侧及外侧肌间隔,上端为三角肌的后部所掩盖,下行中掩盖桡神经沟而形成一管道(肱骨肌肉管)。**内侧头**(medial head)起自肱骨干后面桡神经沟远侧的全部及内侧肌间隔,为外侧头及长头所掩盖。三个头最终相合,形成宽而坚强的肌腱,止于尺骨鹰嘴的背面。肱三头肌由桡神经供应,为前臂强有力的伸肌,长头尚有协助后伸上臂的作用。

血管

肱动脉(brachial artery):肱动脉为腋动脉的直接延续,由大圆肌下缘平面起始,沿肱二头肌内侧下行,至肘前部分为**尺动脉**及**桡动脉**。肱动脉在行程中，前邻肱二头肌，后邻肱三头肌长头、喙肱肌及肱肌，与桡神经、正中神经及尺神经相邻,有两条肱静脉及一条贵要静脉伴行(图 11－56)。肱动脉的上 1/3 段紧位于深筋膜的深面,后邻桡神经、肱三头肌长头及内侧头,外邻正中神经及喙肱肌,内邻前臂内侧皮神经及尺神经,再内侧有贵要静脉。肱动脉的中 1/3 段渐向前倾斜，前有肱二头肌内侧缘覆盖，后邻喙肱肌的近止点部及肱肌。正中神经向下斜行跨过此段动脉的前面。前臂内侧皮神经及贵要静脉位于此段动脉的内侧。肱动脉的下 1/3 段前面也为肱二头肌所覆盖,内邻正中神经,后邻肱肌。由此可见,肱动脉的位置很浅,沿肱二头肌内侧沟皆可摸到其搏动,上 2/3 位于肱骨干的内侧,可以紧压于肱骨而暂时制止远侧的外伤出血。肱动脉的表面投影,为在上臂外展 90°的姿势下由锁骨中点至肘窝中点连线的腋后皱襞以下的一段。肱动脉在上臂发出肱深动脉、尺侧上副动脉及尺侧下副动脉(图 11－57)。

肱深动脉(profunda brachii artery):此动脉为肱动脉的最大分支,起自肱动脉上段的后内面。起点可能高到靠近大圆肌下缘处,也可能起自腋动脉,或者与肱动脉的其他分支同起。肱深动脉与桡神经一齐向下向后走,通过肱三头肌长头与内侧头之间向外,经过桡神经沟。肱深动脉至外侧肌间隔附近即分为前、后二支。前支称为**桡侧副动脉** (radial collateral artery),与桡神经一同穿过外侧肌间隔,在肱肌与肱桡肌之间向下降,至肱骨外上髁的前方与桡侧返动脉吻合。后支称为**中副动脉**(middle collateral artery),在外侧肌间隔后方下降,至外上髁的后方与骨间后返动脉吻合。如此即在肱骨外上髁的前后形成一个动脉环。

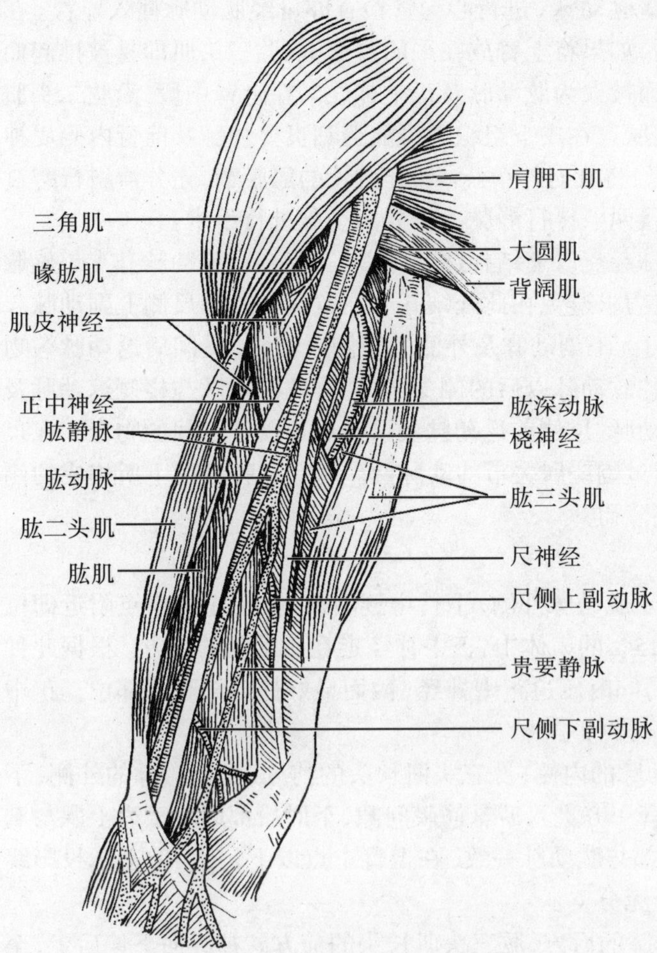

图 11－56 上臂主要血管神经

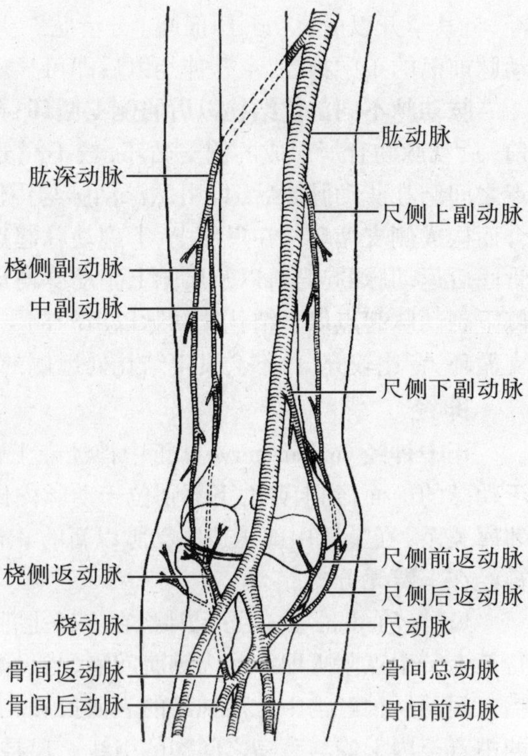

图 11－57 肱动脉的分支及肘部动脉吻合

肱深动脉在上段发出一条升支，比较重要，与旋肱后动脉吻合，形成腋动脉与肱动脉间的侧支循环通道。此吻合支一般皆比较细小；但有时可以特别粗大，找不见起自肱动脉的肱深动脉主干，此种情况下肱深动脉即起自旋肱后动脉。

尺侧上副动脉（superior ulnar collateral artery）：此动脉由肱动脉在上臂中部分出，与尺神经伴行，向下偏后穿过内侧肌间隔到后骨筋膜间隙中，经过内上髁的后方，与尺侧下副动脉及尺侧后返动脉吻合。尺侧上副动脉的表面投影，为由肱骨干内面中点至内上髁后面的引线。此动脉有时与肱深动脉同起。

尺侧下副动脉（inferior ulnar collateral artery）：此动脉由肱动脉在内上髁上方约 4 cm 处发出，在正中神经与肱肌之间下行，至内上髁的前面、旋前圆肌的深面，与尺侧前返动脉吻合。如此即在内上髁的前后形成一个动脉环。尺侧下副动脉另有一条分支，横行向外，跨过肱骨的后面，与围绕外上髁的动脉环吻合。

肱动脉的变异：肱动脉的变异不太少见，有些统计在 12% ～15% 之间。变异的一种是肱动脉在高位分成尺动脉及桡动脉。此种情况下，当尺动脉或桡动脉在前臂受外伤出血时，欲在上臂结扎肱动脉即不易达到止血目的。另一种异常是肱动脉或腋动脉先发出一支**浅肱动脉**（superficial brachial artery），走在正中神经浅面，向下分成**浅尺动脉**（superficial ulnar artery）及**浅桡动脉**（superficial radial artery）；本干向下称为深肱动脉，至前臂成为骨间总动脉。**浅正中动脉**较为罕见，由腋动脉分出，在正中神经的前面下降。有上述动脉异常者，肱深动脉及尺侧上副动脉仍可起自肱动脉的其余部分。有时肱动脉正常，但是发出骨间总动脉的位置在上臂而不在肘窝。

肱动脉除发出上述分支以外，在上臂尚发出一些肌支及至肱骨的**滋养动脉**（nutrient humeral artery）。滋养动脉在上臂中部发出，在肱骨的前内面进入。此动脉也可能很细小或阙如。

肱静脉（brachial vein）：肱动脉有两条伴行静脉，位于动脉的两侧。两条静脉间有若干连接支。内侧一支静脉常在上臂上部汇入**贵要静脉**。外侧一支肱静脉上行至腋窝内汇入腋静脉。

肱动脉的手术显露：上肢外伤中有时需行手术显露肱动脉。进行心导管检查亦可经肱动脉插入导管。在上臂显露肱动脉，以中段较为容易。外展上臂，手旋后，如果将上臂放在平的台面上，肱三头肌即易被推起而易被误为肱二头肌，尺侧上副动脉及尺神经易被暴露而被误为肱动脉及正中神经。在上臂中段，沿肱二头肌内侧缘，沿前述肱动脉的表面投影线作切口。切开皮肤，在皮下组织中可能遇到贵要静脉及前臂内侧皮神经，将其牵开以后再切开深筋膜。分清肱二头肌内侧缘，将其向外牵开。切开血管的筋膜鞘，先分清斜行跨过动脉前面的正中神经，牵开神经以后即可显露肱动脉及两条伴行静脉。再分离动脉进行手术。

肱动脉不同部位结扎以后的侧支循环：在肱深动脉起点以上结扎肱动脉以后，仅有肱深动脉升支与旋肱前、后动脉吻合所形成的侧支循环，较不充分，因而应力求避免在此处结扎。在肱深动脉与尺侧上副动脉起点之间结扎肱动脉以后，即由肱深动脉与内侧的尺侧上、下副动脉及外侧的桡侧返动脉、骨间后返动脉等吻合而构成侧支循环。在尺侧上、下副动脉起点之间结扎肱动脉以后的侧支循环，有肱深动脉与桡侧返动脉及骨间后返动脉的吻合，以及尺侧上副动脉与尺侧下副动脉、尺侧前返动脉及尺侧后返动脉之间的吻合。在尺侧下副动脉起点以下结扎肱动脉以后的侧支循环，通过围绕肘关节的动脉网。在后三种情况下所构成的侧支循环，皆比较充分，不会发生结扎处远侧的血液循环障碍。

神经

正中神经(mdian nerve)**：**正中神经在上臂上部位于肱动脉外侧，下行中逐渐偏内，至上臂中点附近即位于动脉的前面，到上臂的下部则位于动脉内侧。约在 15% 的人体中，正中神经走在肱动脉的后方。根据此种邻属关系，在上臂中部压迫肱动脉以暂时止血时，容易同时压迫正中神经，因而最好选择较高的部位。正中神经在上臂无分支。

尺神经(ulnar nerve)**：**尺神经在上臂上部位于肱动脉的内侧，肱三头肌长头的前方，贵要静脉的外侧，下行至上臂中点附近即穿过内侧肌间隔，与尺侧上副血管一齐进入后骨筋膜间隙，至肘后部即位于内上髁与鹰嘴之间的尺神经沟中。尺神经的表面投影，在上臂上部与肱动脉一致，在上臂中点以下，为由肱动脉投影线的中点至内上髁与鹰嘴之间沟的引线。尺神经在上臂无分支。

桡神经(rdial nerve)**：**桡神经在腋窝下部位于肱动脉的后方，肱三头肌长头的前方。神经向下偏后走，至上臂上部即与肱深动脉一齐通过肱三头肌长头与外侧头之间，到达肱骨干后面肱三头肌内、外侧头之间的桡神经沟，斜向下外跨过肱骨干中段的后面(图 11－58)。桡神经在沟中紧贴肱骨。神经再向下到三角肌止点至肱骨外上髁连线的上、中 1/3 交点附近，与肱深动脉前支一齐穿过外侧肌间隔而进入前骨筋膜间隙。桡神经再向下走，先位于肱肌与肱桡肌之间，继位于肱肌与桡侧腕长伸肌之间，至外上髁平面即分为浅、深两支。深支即**骨间后神经**。肱肌下部向外凸出而掩盖桡神经。桡神经在前骨筋膜间隙中的表面投影相当于肱二头肌外侧沟。

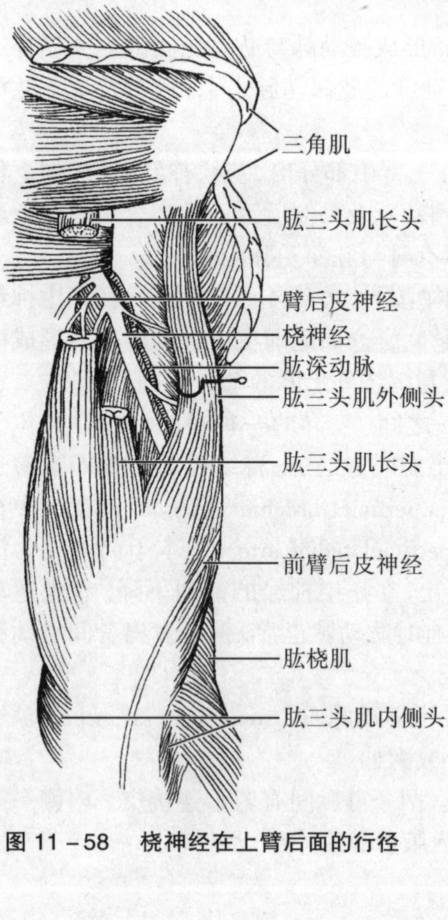

图 11－58　桡神经在上臂后面的行径

桡神经在腋窝内分出**臂后皮神经**(posterior brachial cutaneous nerve)。在腋窝中发出至肱三头肌长头及内侧头的分支，走在肱三头肌长头与外侧头之间时，又发出一支至外侧头及一支至长头，走在肱三头肌内侧头的面上时即分支至此头，至外侧肌间隔附近又发出**臂下外侧皮神经**及**前臂后皮神经**，再向下又发出至肱桡肌的神经与至桡侧腕长伸肌的神经。桡神经在邻近肱肌处常分支至该肌的外侧份。

桡神经在臂中段的行程中易于受伤而出现症状。例如睡眠时上肢姿势不当即可压到桡神经。

由于桡神经走在桡神经沟中的一段与肱骨接触，因而肱骨干中段骨折时可能直接伤到桡神经，或者在骨折愈合期中神经被骨痂包入而受伤。对于此处骨折，在伤后检查时即应注意是否有桡神经损伤，以便及时处理，在行手法或手术复位时均应注意避免伤到桡神经。根据此种邻属关系，在上臂上止血带时应避开中段，手术中也应避免将上臂放在手术台的边缘，以免伤到桡神经，进行肱骨干的其他手术时也应特别注意及此。桡神经走在桡神经沟中的一段受伤以后，即因所供应的前臂伸肌瘫痪而产生垂腕；供应肱三头肌的分支多在较高平面发出，所以无该肌瘫痪的症状。

肌皮神经（musculocutaneous nerve）：此神经先位于肱动脉的外侧与喙肱肌之间，在此处发出一或数分支至喙肱肌，而后穿过喙肱肌，到上臂下部即走到肱二头肌与肱肌之间，发出一支至肱二头肌及一支至肱肌（图 11－59），再向下即纯为感觉支，至肘部即出现在肱二头肌腱外侧，下行成为**前臂外侧皮神经**（lateral antebrachial cutaneous nerve）。偶可见到肌皮神经在肱二头肌后方分出一条相当大的神经干，向下偏内走，与正中神经联合，此种情况下的正中神经外侧根很细小。

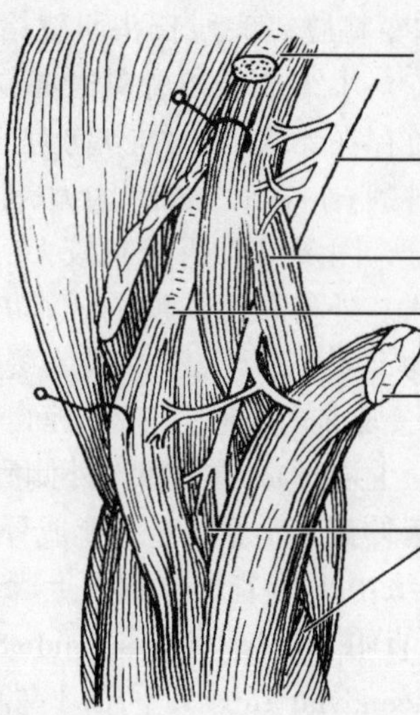

图 11－59　肌皮神经在上臂的分支

臂内侧皮神经（medial brachial cutaneous nerve）：此神经初位于血管的前方，至上臂上部即穿出深筋膜，分布于上臂前面及内侧面皮肤（见图 11－153）。

前臂内侧皮神经（medial antebrachial cutaneous nerve）：此神经初位于血管内侧，向下即转到血管前面，至接近肘上部即穿出深筋膜而到皮下组织中，分出一小支至上臂下部的一小部分皮肤，主干下行到前臂内侧。

正中神经及尺神经的手术显露：在上臂手术显露此两神经时，均可采用前述显露肱动脉的切口。切开深筋膜以后即可在肱动脉的附近找到正中神经。显露尺神经时，须先将正中神经、肱血管及前臂内侧皮神经等向外牵开，在上臂的下部尚须切开内侧肌间隔。

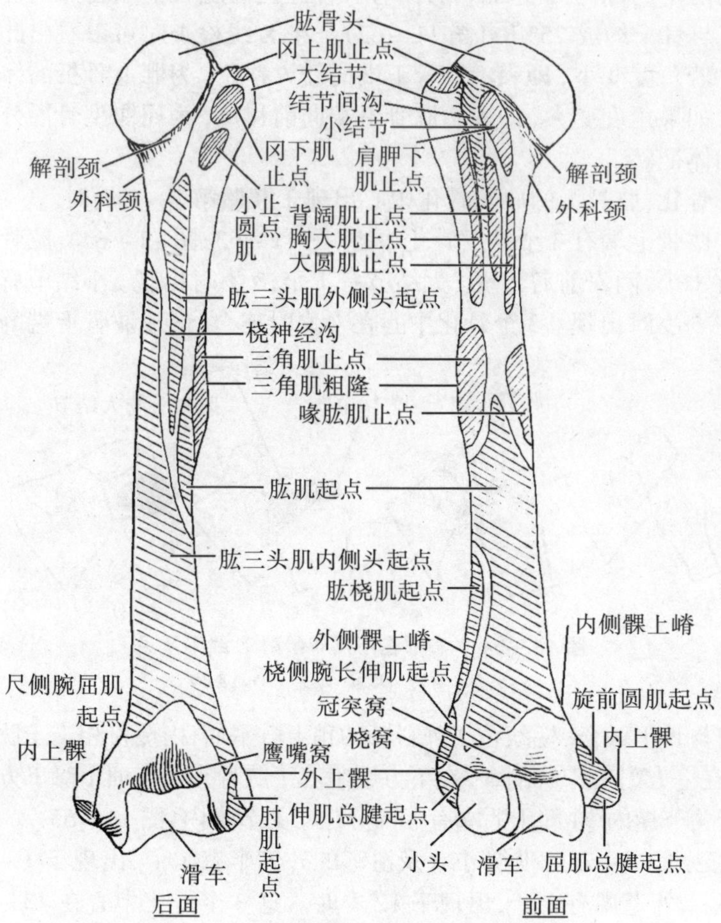

图 11－60　右侧肱骨的形态及肌肉起止点

桡神经的手术显露：显露桡神经上段的切口，可由三角肌后缘中点开始，向尺骨鹰嘴的方向延伸。切开皮肤、皮下组织及深筋膜，找到肱三头肌长头与外侧头的分界。分开这两部分肌肉以后，即可找到桡神经及肱深动脉走在桡神经沟中的起始段。如果将肱三头肌外侧头向外牵开，即可显露绕神经走在桡神经沟中的一段，必要时可以切断肱三头肌外侧头。在上臂下半显露桡神经可在前外面肱肌与肱桡肌之间作切口，切开浅层结构以后，找到两肌间的分界，分开两肌，即可在深处找到桡神经。

肱骨

分部：肱骨（humerus）可分上、下端及骨干三部分（图 11－60）。

肱骨上端可分头（head）、解剖颈、大结节、小结节及外科颈几部分。肱骨头表面形成一个球面的 1/3，有软骨覆盖。软骨的中部厚，边缘部分较薄。**解剖颈**（anatomical neck）为围绕关节软骨边缘的收窄部分。由解剖颈向前凸出的部分为大、小结节。两个结节之间的凹槽为结节间沟（图 11－61）。**大结节**（greater tubercle）位于外上方。**小结节**（lesser tubercle）紧位于解剖颈下方的前部。有时可见有一隆起嵴，由小结节向上延伸，将肱二头肌长头肌腱抬起，使该肌腱易于受到磨损，并且易于脱位。小结节长出骨刺时亦易使肱二头肌腱受伤。骨刺常与隆起嵴同时存在。大、小结节均为三角肌所覆盖，在体表可以摸到。肱骨**外科颈**(surgical neck)为大、小结节下方约一横指宽处的略形变细的部分，因多见骨折而有较大的临床重要性。外科颈与解剖颈在内侧相遇。外科颈为旋肱前、后动脉所环绕，紧邻腋神经。

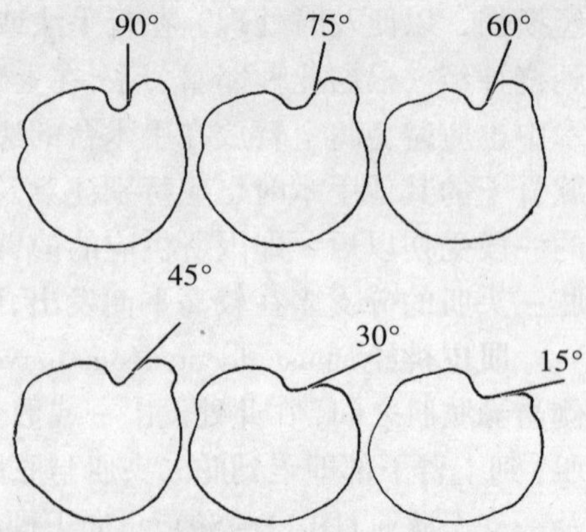

图 11－61　肱骨上端横断面，表示结节间沟的不同深浅度及其内侧壁的倾斜度。

肱骨干的上半呈圆形；下半呈三棱形，向下逐渐变扁。骨干可分前、内、外三缘及前内、前外与后三面。前缘由大结节前方延伸到冠突窝的外缘，上端形成结节间沟外侧唇的部分为大结节嵴。外缘由大结节后面延伸到外上髁，下份形成**外侧髁上嵴**(lateral supracondylar ridge)。内缘由小结节延伸到内上髁，上端形成结节间沟内侧唇的部分为**小结节嵴** (crest of lesser tubercle)，下部形成**内侧髁上嵴**(medial supracondylar ridge)。前面上端有结节间沟。外面中点有**三角肌粗隆**。**桡神经沟**(radial groove)由后面开始，斜向下外，终于三角肌粗隆的下方。有时在肱骨干下部的前内面距内上髁约 5 cm 处出现一个骨性突起，大小不定，与内上髁之间有一条纤维带相连。此种情况下正中神经及肱动肱即经过骨突的后方，通过纤维带与骨突之间向前。

肱骨下端分为滑车及小头两部分。**小头**(capitulum)前面紧上部为桡窝，中含脂肪组织，在肘全屈时容纳桡骨头。**滑车**(trochlea)前面紧上方为**冠突窝**(coronoid fossa)，中含脂肪组织，在肘全屈时容纳尺骨冠突。滑车后面紧上方为**鹰嘴窝**(olecranon fossa)，在伸肘时容纳鹰嘴。**外上髁**(lateral epicondyle)位于小头外侧上方，后面平滑，浅在皮下，易于摸清。**内上髁**(medial epicondyle)位于滑车内侧稍上方，上缘距离滑车内缘约 2.5 cm，后面有尺神经沟。肱骨下端扁而向前弯，与骨干约成 25°角（图 11－62）。在 X 线检查时可以看出此角。若角度变小，即表示肱骨下端向后方移位，为髁上骨折的体征。如果角度变大，即表示肱骨下端向前移位，为屈曲型骨骺分离的体征。

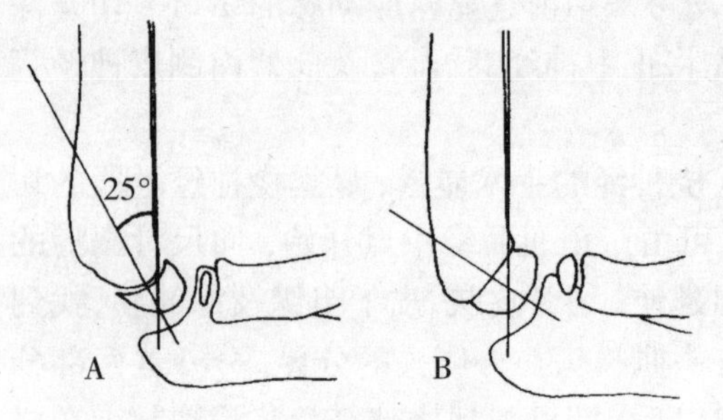

图 11－62　肱骨下端骨骺倾斜度

A：正常；B：超过 25°，为屈曲型骨骺分离

骨化：肱骨干的原发骨化中心出现于胚胎第 8～9 周时。

肱骨上端有 3 个继发骨化中心（图 11－63，图 11－64）。肱骨头有 1 个，两岁前后出现。大结节有 1 个，3 岁时出现。小结节有 1 个，5 岁时出现。3 个骨化中心在 7 岁时连合，形成肱骨上端的骨骺呈帽状覆盖在肱骨干的上端，至 18～20 岁间与骨干融合。骺线位于外科颈的稍上方平面，内侧份相当于肱骨头下缘，外侧份通过大结节的最下部。关节囊在上方附着于解剖颈，在下方则附着于肱骨头关节面下缘下方约 2.5 cm 处的骨干部分。因而骺线的内侧份位于关节囊内，亦即干骺端有一部分位于关节囊内（图 11－65）。

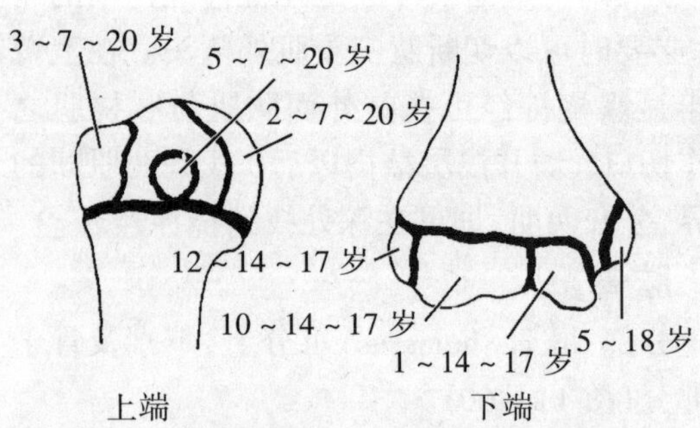

图 11－63　肱骨上、下端的继发骨化中心，前一数字为出现期，中间数字为与邻近骨骺融合期，末一数字为与骨干融合期

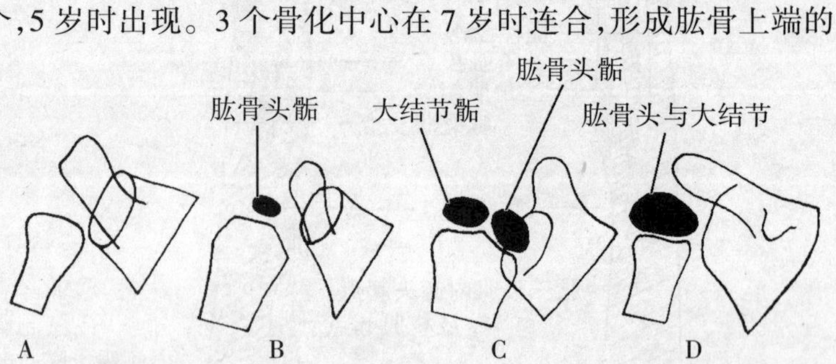

图 11－64　肩部在不同年龄时 X 线下所见

A：2 月；B：2 岁；C：4 岁；D：14 岁

肱骨下端有 4 个继发骨化中心（图 11－66，见图 11－63）。肱骨小头及滑车的外侧半有 1 个，出现于 1～2 岁时。滑车的其余部分有 1 个，出现于 10 岁时。外上髁有 1 个，出现于 12 岁时。这 3 个骨化中心在 13～15 岁时融合成肱骨下端真正的骨骺，至 17 岁时与骨干融合。内上髁有 1 个继发骨化中心，出现于 5 岁时，至

18～19 岁时与骨干融合。肱骨下端骺线位于外上髁平面。由于内上髁另有 1 个骨骺，因而骨干有一部分伸入内上髁的骨骺与下端的其余部分之间。关节囊在前方附着于冠突窝及桡窝的边缘；在后方附着于鹰嘴窝远侧半的边缘，跨过窝的中部；在内、外侧附着于距关节缘约 0.6 cm 处。由此可见，肱骨下端的干骺端有一部分位于关节囊内（见图 11－65）。肱骨下端骺线，在生长方面不如上端骺线重要。肱骨的生长有 4/5 来自上端骨

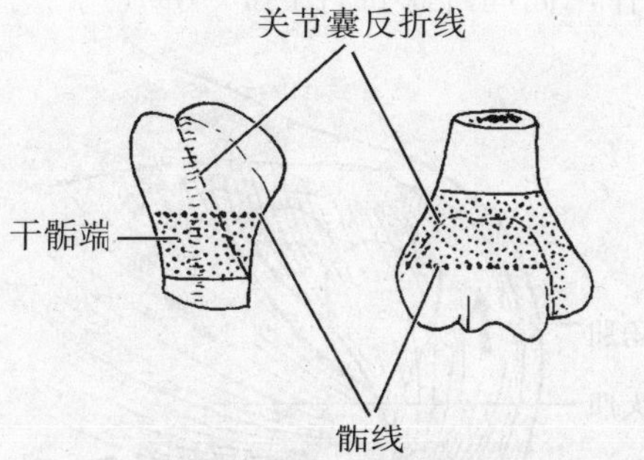

图 11－65　肱骨上、下端的骺线与关节囊反折线的关系

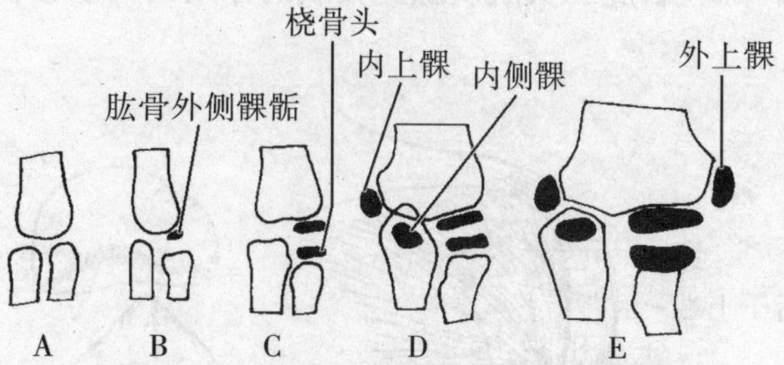

图 11－66　肘部在不同年岁时的 X 线下所见

A：初生；B：2 岁；C：6 岁；D：11 岁；E：13 岁

骺，因而如果在幼年时期切除肘关节以后对于肱骨生长的影响较小。

血液供应：肱骨的血液供应来自肱动脉的分支。**滋养动脉**为发自肱动脉中点附近的一小支，进入肱骨干前内面中部的滋养动脉孔。孔的位置可以位于骨干中、下 1/3 交界处，也可高到三角肌粗隆下端平面以上。孔的开口朝上，向下斜行进入骨髓腔。肱深动脉在进入桡神经沟的起始部，也常发出一支滋养动脉，在沟的内上方进入肱骨，可能大于前内面的一支，肱骨干中段骨折时可能伤到此滋养动脉，使骨折的愈合延迟。肱骨上端的血液供应主要来自旋肱后动脉，进入骨骼的孔道特别多。肱骨下端的血液供应来自肘关节动脉网，以后面为主，外上髁后面的滋养动脉孔特别显著。

肱骨骨折移位的解剖基础

肱骨上端骨折：肱骨上端常见的骨折类型有解剖颈骨折、大结节部骨折、外科颈骨折及上端骨骺分离等。

解剖颈骨折多发生于老年人，常因跌倒时肩部着地所致。近侧骨折端可连带一部分结节部或外科颈部。骨干常嵌入头部。如果无嵌入，而且关节囊完全自近侧骨折端撕脱时，近侧骨片则因无血液供应而必将坏死。但是在多数情况下近侧骨折端的内侧尚有一部分骨膜与关节囊相连，血液供应仍可维持，可以愈合。

大结节部骨折常为直接暴力所致，也可能由于冈上肌、冈下肌及小圆肌的猛力收缩而被撕脱。此种骨折也可能伴有肱骨颈部骨折或肱骨头前脱臼。大结节部的骨折片，因直接暴力所引起者常无移位，因间接暴力所致者则为冈上肌、冈下肌及小圆肌牵引向后上方移位。远侧骨折端则为其他止于肱骨上端的肌肉牵引而内旋，因而复位时须使上臂外展及外旋，方可使骨折片对位。假如采用此种方法不能复位，则须进行手术。

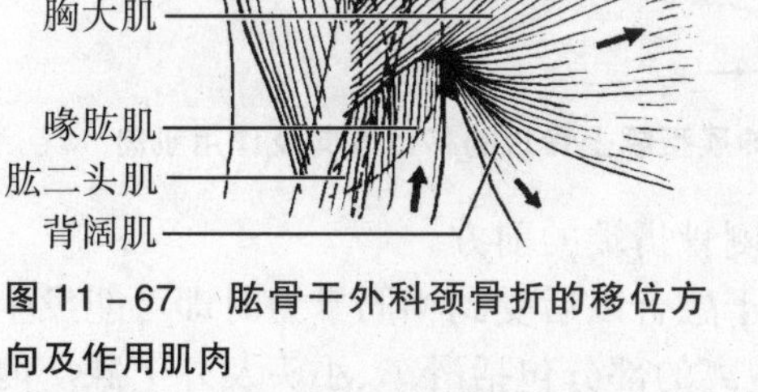

图 11－67　肱骨干外科颈骨折的移位方向及作用肌肉

外科颈骨折多见于青壮年，常为间接暴力所致。骨折以后，若无嵌入，近侧骨折端即因冈上肌的作用而轻度外展，因附着于大结节的外旋肌的作用大于附着在小结节的肩胛下肌的内旋作用而外旋（图 11－67）。但是近侧骨折端外展程度的大小与肱二头肌长头肌腱有关。如果此肌腱仍在结节间沟中未移位，则可协助固定近侧骨折端，骨折的移位不大。如果此肌腱已由结节间沟中脱出，即失去固定作用，骨折的移位即较大。远侧骨折端向上内移位，有刺伤腋窝血管神经的危险。复位时应先用力牵引，使近段骨骼内收，将远侧骨折端向外推，使与近侧骨折端对合，而后再将上臂移靠身体侧面固定。须将上臂固定在外展及外旋位置的病例不多。复位时外展上臂不能过分用力或过于迅速，因为胸大肌可能形成梃杆力的支点，以至于使远侧骨折端向内，刺伤腋窝内结构。仅外展上臂而不牵引时刺伤腋窝结构的危险性更大。

肱骨**上端骨骺分离**常发生在 20 岁以前，致伤原因与外科颈骨折相同。两断端完全分离后移位情况及复位方法与外科颈骨折相同。由于上端骨骺原呈帽状覆盖在骨干的上端，所以复位比较困难，但是一

经复位以后即易于固定(图 11－68)。此种损伤后,可能发生骺软骨过早骨化,使肱骨生长停滞,上臂不能达到与健侧同等长度。

肱骨干骨折:肱骨干骨折常发生在肌肉保护较少的部位。

肱骨干上 1/3 三角肌止点以上骨折,近侧骨折端因胸大肌、大圆肌及背阔肌的作用而内收;远侧骨折端因喙肱肌、肱二头肌及肱三头肌的作用而向上移位,因三角肌的作用而向外移位(图 11－69)。

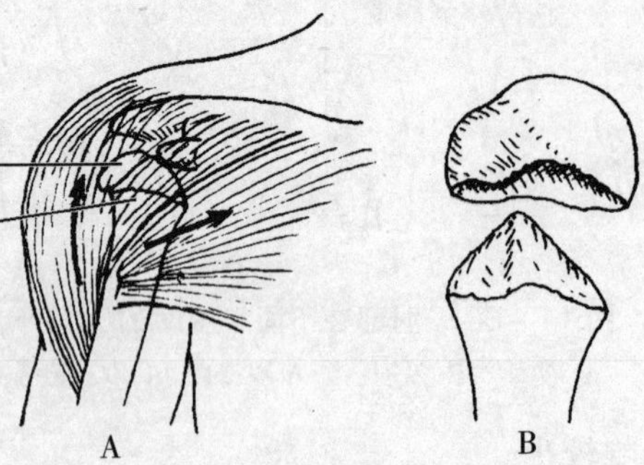

图 11－68　肱骨上端骨骺后分离

A:箭头表示骨干上端向上向前移位; B:骨骺呈帽状

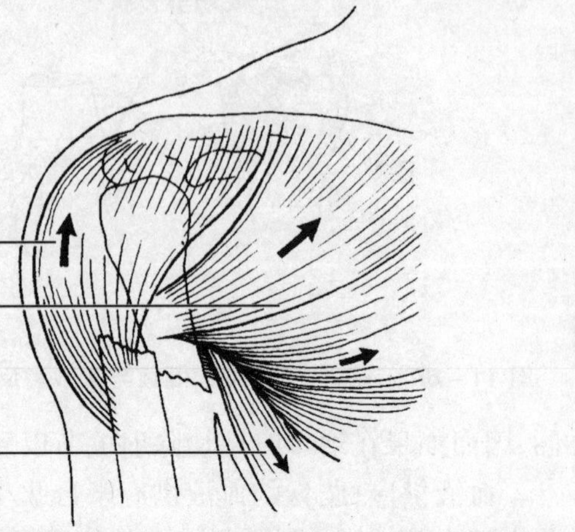

图 11－69　肱骨干三角肌止点以上骨折的移位方向及作用肌肉

肱骨干中部三角肌止点以下骨折较为多见,近侧骨折端因三角肌及冈上肌的作用而向外移位,远侧骨折端相对地向内移位,并因肱二头肌及肱三头肌的作用而向上移位(图 11－70)。因肌肉猛力收缩所致的骨折,发生在肱骨干者较多于其他骨干,且多见于三角肌止点以下,例如在投掷手榴弹时因用力不当而偶可发生的骨折。

肱骨下端骨折:肱骨下端骨折常见的类型有髁上骨折、骨骺分离及内上髁骨折等。

髁上骨折多见于儿童时期, 可以分为伸展型及屈曲型两种, 伸展型髁上骨折较为多见, 远侧骨折端因肱三头肌的作用而向后及向上移位, 近骨折端相对地突向前下方, 刺入肱肌, 甚至于伤到肘窝内的正中神经及肱动脉 (图 11－71)。屈曲型髁上骨折较为少见,常因肘后方遭受暴力所致,远侧骨折端移位到近侧骨折端的前方。

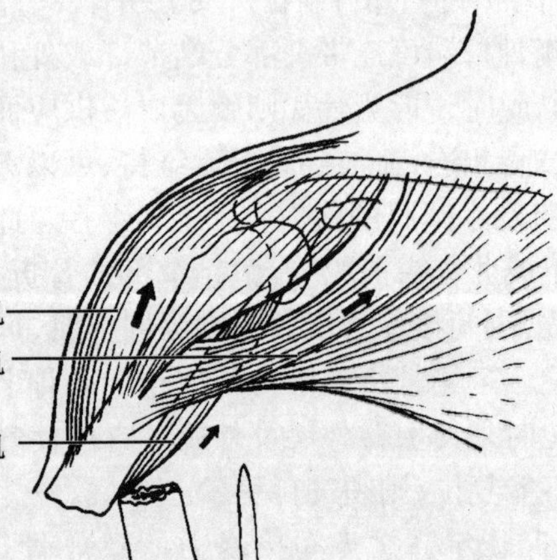

图 11－70　肱骨干三角肌止点以下骨折的移位方向及作用肌肉

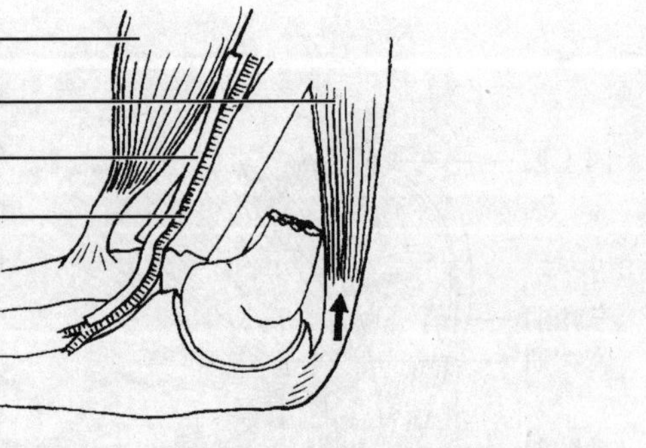

图 11－71　肱骨伸展型髁上骨折的移位方向及作用肌肉

肱骨下端**骨骺分离**为儿童及青春期中常见的损伤。在骨骺与骨干融合以后受到相同暴力时即可能发生髁上骨折。骨骺分离也常伴有骨干远端骨折。发生骨骺分离时,其脱离的部分包括滑车、小头及外上髁。内上骨因另有一骨化中心,位于关节囊外,常不与上述骨骺同时分离,可以单独分离,时间可能迟到 20～25 岁,分离以后即为附着于此处的肌肉牵引向下前移位。在 5 岁以前, 肱骨下端包括 4 个骨化中心的整个软骨结构,可能一齐与骨干分离,症状有似髁上骨折。青春期以前发生骨骺分离时,可能伴有肘关节脱臼。

肱骨内上髁明显凸出,可能发生骨折而脱离,为附着于此处的前臂屈肌牵引向下前移位。此部骨折位于关节囊外,有伤到尺神经的危险,应予注意。

肱骨下端骨折复位以后, 几乎完全固定在过度屈肘的位置。此种姿势下肱三头肌紧张, 可起夹板作用,维持肱骨下端于固定的位置。此种骨折以后有发生前臂肌肉**缺血性挛缩**（Volkmann 缺血性挛缩）的危险，几小时以后屈肌即可能发生广泛性病变，纤维化以后出现爪形手。其原因曾被认为是由于内部渗出液或出血的压力，或者来自外部夹板的压力，阻碍静脉回流所致。以后则被认为是血管收缩或者节段性动脉痉挛，可为肱动脉直接受到骨折端损伤，也可为内部渗出液或者出血压迫到供应肌肉的血管，也可为夹板或者绷带过紧，影响到肌肉的血液供应。因此，治疗时应先检查有无交感神经及血管受伤的现象，并应尽早使骨折复位。复位以后所采取的屈曲位置，应在屈曲至摸不到桡动脉搏动以后再伸展 10°～15°。固定以后仍应检查桡动脉的搏动。如果出现不相称的过分剧痛，即可疑为出现挛缩的症状，应切开石膏，加大伸肘的角度，以消除水肿。必要时应除去石膏，改作尺骨鹰嘴部骨骼牵引，或者再切开肱二头肌腱膜。

第三节　肘　　部

表面解剖

骨性标志：在**肘部**（elbow region）肱骨内、外上髁皆可清楚地摸到，内上髁较为明显。肱桡关节线水平行，肱尺关节线则向内下倾斜，内外上髁至关节线的距离不等，内上髁位于肱尺关节线上方约 2 cm，外上髁位于肱桡关节线上方约 1 cm。在肘后部可以清楚地摸到尺骨鹰嘴 。鹰嘴与内上髁间的沟中有尺神经及尺侧后返动脉通过。

肌性标志：肘前部有 3 条肌性隆起，中间者为肱二头肌及其肌腱，外侧者为肱桡肌及伸肌，内侧者为旋前圆肌及屈肌。肱二头肌及其腱膜可以摸到，在肘半屈的姿势下用力时特别明显。在三条肌性隆起之间有两条沟，位于肱二头肌腱的两侧，向上分别与肱二头肌内、外侧沟相续，在下方则相汇合。内侧沟的深处有肱血管及正中神经。外侧沟的深处有桡神经浅支、肱深动脉前支及桡侧返动脉。

浅层结构

皮肤：肘前部的皮肤较薄，后面的皮肤较厚，由于皮下组织疏松而皆有较大的移动度。

皮下组织：除特别胖的人以外，肘前部的皮下组织不多，浅静脉充盈时明显可见，便于进行静脉穿刺。在肱骨内、外上髁的浅处皆可能出现滑囊。

浅部的血管神经：浅部血管神经主要位于肘前部的皮下组织中，有头静脉、贵要静脉、头正中静脉、贵要正中静脉、肘窝正中静脉、前臂外侧皮神经及前臂内侧皮神经等。浅静脉为在临床上常行静脉穿刺的部位，排列方式不恒定。

头静脉（cephalic vein）通过肘窝，沿肱二头肌外侧上行。**贵要静脉**（basilic vein）通过肘窝内侧上行。两条静脉之间有不同型式的吻合支，常见者呈“M”形，由前臂正中静脉上行至肱二头肌腱外侧时分为两支，分别汇入头静脉与贵要静脉形成。内侧支称为**贵要正中静脉**（median basilic vein），行经肱二头肌腱前方，与肱动、静脉及正中神经之间隔以肱二头肌腱膜，至内上髁前方汇入贵要静脉。外侧支称为**头正中静脉**（median cephalic vein），至外上髁前方汇入头静脉。较少见的吻合方式呈“N”形，中间一支称为**肘窝正中静脉**（median cubital vein），汇入贵要静脉。前臂深静脉在肱二头肌腱膜远侧缘处汇入正中静脉，肘部受到创伤或因绷带压迫过紧时，均可使此静脉受压而致前臂深处的静脉回流受阻，可能成为前臂肌肉缺血性挛缩的原因之一，因此有人认为可以切开深筋膜以消除压力。静脉穿刺常选择一支肘窝静脉进行。

前臂外侧皮神经（lateral antebrachial cutaneous nerve）为肌皮神经的续行段，在上臂下部走在肱二头肌与肱肌之间，至肘部上份穿过肱二头肌腱外侧的深筋膜到达皮下，在头静脉的深面下行到肘关节平面分为前、后二支，再下行至前臂，分布于前臂外面及前面外侧份皮肤（见图 11－153），此神经偶可发生**神经痛**，分布区内刺痛改变。采用糖皮质激素混悬液注射治疗的方法，为在肘前先摸清肱二头肌外缘，于肘关节平面下针，沿头静脉向上进针，远达 5～6 cm，分别注入药液至皮下及深筋膜下即可。进行前臂以下手术，采用神经干麻醉时，可在肘关节平面注射麻药至头静脉附近。

前臂内侧皮神经（medial antebrachial cutaneous nerve）在上臂中部即与贵要静脉一齐穿过深筋膜。神经到达皮下，分为前、后二支。前支较大，通过贵要正中静脉(或为肘窝正中静脉)的浅面或深面下行至前臂。后支在贵要静脉的内侧向下内斜行，经过肱骨内上髁的前方，至前臂后面。分布于前臂内面及前面内侧份皮肤(见图 11－153)。此神经偶可发生**神经痛**，分布区内刺痛改变。采用糖皮质激素混悬液注射的治疗方法，为在上臂中下 1/3 交界处前内面依贵要静脉下针，沿静脉走向分注药液至皮下与深筋膜下，远至 6～7 cm 即可。进行前臂以下手术采用神经干麻醉时，为在肘关节平面注射麻药至贵要静脉两旁的皮下组织中。

肘窝的静脉比较明显。贵要正中静脉比较粗大，便于穿刺，但应注意与前臂内侧皮神经及肱动脉的关系，避免伤到这些结构。其他吻合静脉也可穿刺。穿刺头静脉或头正中静脉时，应注意其附近有前臂外侧皮神经通过。穿刺时，或者注射有刺激性的药液外溢时，如果伤到邻近的皮神经，皆可引起过分疼痛。神经受到过分刺激时，可能引起反射性的肱肌及肱二头肌痉挛，使前臂屈曲。注射有刺激性的药液或作较频繁的穿刺时，最好不选择头静脉，以保留在肱静脉或腋静脉万一因损伤而发生栓塞以后唯一的侧支循环通道。

在肱骨内上髁上方有滑车上淋巴结，一或数个，沿贵要静脉排列。

深筋膜：肘部的深筋膜与上臂及前臂的深筋膜相续，在肘窝内因有肱二头肌腱膜附着而比较坚强，在尺骨鹰嘴部有肱三头肌腱扩张部增强。

肘 前 部

肘前部的肌肉与肘窝

肘前部的肌肉可分三群，中间群为肱肌及肱二头肌，外侧群为肱桡肌及手与指的伸肌，内侧群为旋前圆肌及屈肌(图 11－72)。肌肉之间的凹陷称为**肘窝**(cubital fossa)。肘窝的上界为肱骨内外上髁之间的连线，外界为肱桡肌，内界为旋前圆肌。

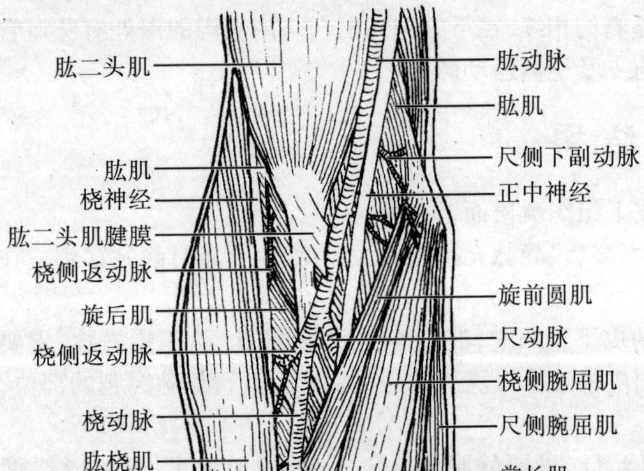

图 11－72　肘窝内血管神经

肱二头肌(biceps brachii muscle)：此肌下部位于肘前部浅处，终末部形成一圆腱及一片腱膜。圆腱经内、外侧肌群间向深处止于桡骨粗隆的后部，与粗隆的前部之间隔以一滑囊。腱膜由肌腱的内侧缘及肌性部的下内侧份发出，宽约 2 cm，向下向内跨过肘窝的前面，与前臂屈肌上端浅面的深筋膜相混。

肱肌 (brachialis muscle)：此肌位于肱二头肌深处，下端形成宽而坚韧的肌腱，紧依肘关节的前面，止于尺骨冠突的下部及粗隆的前面。

肱桡肌(brachioradialis muscle)：此肌(肱骨外侧髁上嵴上 2/3)，起始部位于肱三头肌与肱肌之间，丰厚的肌质部叠掩肱肌及桡侧腕长伸肌的一部分，下行越过肱骨外上髁的前面，形成肘窝的外侧界。

旋前圆肌(pronator teres muscle)：此肌起自肱骨内上髁、内侧髁上嵴、内侧肌间隔及尺骨冠突，走向下外，形成肘窝的内侧界。在旋前圆肌的内侧尚有其他前臂屈肌的起始部。

血管神经

肱动脉(brachial artery)：肱动脉由上臂进入肘窝，沿肱二头肌内侧缘下行，通过肱二头肌腱膜深面，至尺骨粗隆与桡骨颈平面分为尺动脉与桡动脉，前者较粗。紧依肱二头肌的内侧可以清楚地摸到肱动脉的搏动，一般即在此处听肱动脉的搏动声以测量血压。**桡动脉**(radial artery)偏外下行，至肱桡肌内缘即沿之下降。**尺动脉**(ulnar atrtery)偏内下行，进入起自肱骨内上髁的肌肉深处。

桡动脉分支：桡动脉在近起始部发出的**桡侧返动脉**(radial recurrent artery)向外上进入肱桡肌深面，走在旋后肌的面上，分支至邻近肌肉，在肱肌与肱桡肌之间沿桡神经的行径上升，与肱深动脉的前支桡侧副动脉吻合，参与形成肘关节动脉网。

尺动脉分支：尺动脉在肘部发出尺侧前、后返动脉及骨间总动脉，前两者常先起自一主干。**尺侧前返动脉**(anterior ulnar recurrent artery)在肘关节的紧下方发出，常为一小支，在肱肌与旋前圆肌之间上行，至内上髁的前面与尺侧下副动脉吻合。**尺侧后返动脉**(posterior ulnar recurrent artery)较大,起点稍低于尺侧前返动脉,向内后通过指浅屈肌与指深屈肌之间,到达尺侧腕屈肌的深面,再沿尺神经向上,至内上髁的后方,与尺侧上、下副动脉吻合。**骨间总动脉**(common interosseous artery)在桡骨粗隆平面的紧下方发出,长约 1 cm,在拇长屈肌与指深屈肌之间向下略偏后走,至骨间膜上缘处分为骨间前动脉及骨间后动脉。**骨间前动脉**(anterior interosseous artery)在骨间膜的前面下降。**骨间后动脉**通过斜索的上方或斜索与骨间膜上缘之间,至骨间膜的后面,再向下走。由骨间后动脉主干上段发出的**骨间后返动脉**(posterior interosseous recurrent artery),向上经过肘肌深处及外上髁后方,与中副动脉及尺侧下副动脉吻合。

正中神经(median nerve):正中神经在肘窝内位于肱动脉的内侧,相距约 0.5～1 cm,向下通过旋前圆肌深浅两头之间进入前臂。正中神经与肱动脉有蜂窝组织围绕。在肘下部正中神经与尺动脉之间有旋前圆肌深头相隔。尺动脉通过旋前圆肌深头的深面。正中神经在肘关节平面或稍下方发出至肘关节的分支及至旋前圆肌的分支,再向下又分支至桡侧腕屈肌、掌长肌及指浅屈肌,在肱骨内上髁平面下方约 5 cm 处又发出**骨间前神经**(图 11－73,图 11－74)。正中神经通过旋前圆肌两头之间的部分,可因外伤、肌肉肥大、或纤维带的压迫而受伤。在肘部进行神经干阻滞麻醉时,麻醉正中神经的方法是先在肘窝中点模到肱二头肌腱,再在肌腱的内侧摸到肱动脉的搏动,在搏动点的内侧 0.5～1 cm 处进针,穿过肱二头肌腱膜以后再深入约 1 cm 即可注射麻药。

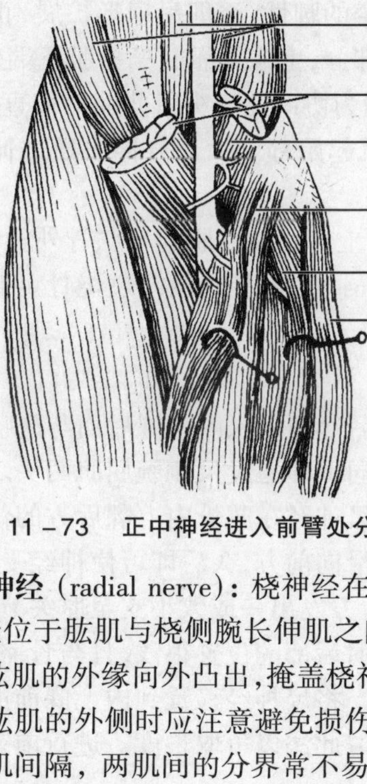

图 11－73 正中神经进入前臂处分支

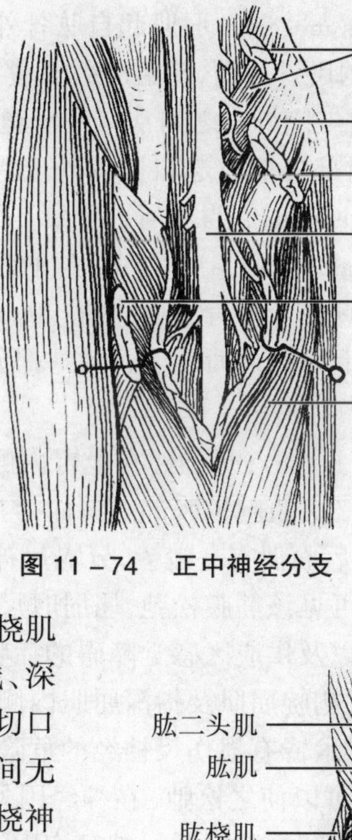

图 11－74 正中神经分支

桡神经(radial nerve):桡神经在肘前上部先位于肱肌与肱桡肌之间,继位于肱肌与桡侧腕长伸肌之间,至肘关节平面即分为浅、深二支。肱肌的外缘向外凸出,掩盖桡神经,在进行肘关节的手术切口中分离肱肌的外侧时应注意避免损伤桡神经。肱肌与肱桡肌之间无明显的肌间隔,两肌间的分界常不易确定。因而在手术中寻找桡神经时,常易误入肱肌与肱二头肌之间,将肌皮神经误为桡神经,必须注意避免。可先将肱二头肌腱外侧缘提起,找到肱二头肌与肱桡肌之间的间隙,再将肱桡肌向外牵开,即容易找到桡神经分叉处(图 11－75)。**桡神经深支**向下向后穿过旋后肌两头之间,至前臂后面,成为**骨间后神经**。深支穿过旋后肌处紧邻桡骨头,桡骨头脱臼或骨折,皆有伤到此神经的危险,在肘关节的外侧手术进路中也有伤到此神经的危险。在前臂旋前的姿势下,可使桡神经深支离开肱桡关节远一些,以减少神经在手术中受伤的危险。**桡神经浅支**为感觉支,沿肱桡肌内侧缘下降,进入前臂的桡侧沟。在肘部麻醉桡神经的方法是在肘窝中点到外上髁连线的中点进针。由于桡神经在此处行径较不固定,注射药液的范围应较大。

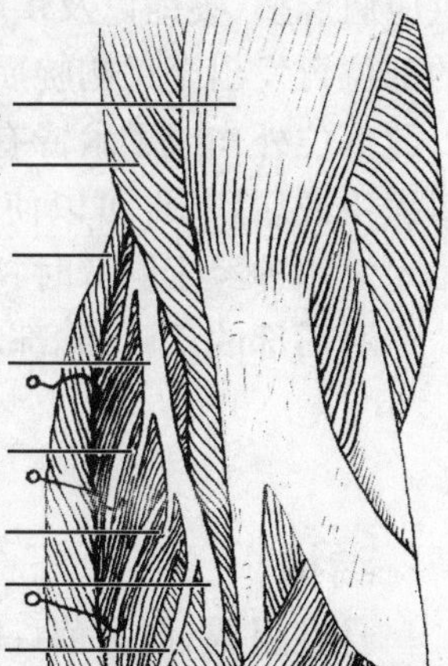

图 11－75 桡神经在肘窝内分支

肘窝内血管神经的手术显露：在肱二头肌腱的内侧作切口，切断贵要正中静脉或肘窝正中静脉，将贵要静脉向内侧牵开。切开肱二头肌腱膜，将肱二头肌腱向外牵开，将旋前圆肌向内牵开，向深处分离，即可显露肱动脉的下端及尺、桡动脉的起始段，以及动脉内侧的正中神经。经此切口亦可引流肘窝深部脓肿。在肱二头肌腱外侧与肱桡肌之间作切口时，可以显露桡神经分为深、浅支的部分、桡侧返动脉、肘关节外侧份及桡骨头颈等处。

肘后部

肌肉

肱三头肌(triceps muscle)：肘后上部有肱三头肌的下端，形成一片宽而坚强的肌腱，止于尺骨鹰嘴上面的后部，并由肌腱边缘发出纤维扩张部向下覆盖肘肌，附着于前臂深筋膜，肌腱与肘关节囊后面之间有一滑囊分隔，较小而不重要。在肌腱内部靠近止点处也可能出现滑囊。在肌腱的扩张部及鹰嘴 背面与皮肤之间常有一皮下滑囊，工作时常以肘后部着桌的人易于发生此滑囊炎症，可能再引起附近软组织发生广泛性炎症。

尺侧腕屈肌(flexor carpi ulnaris muscle)：此肌起自肱骨内上髁，尺骨鹰嘴内缘及尺骨后缘上 2/3，通过肘后部内侧份，掩盖肘肌的近止端部分。

肘肌(anconeus muscle)：肘肌起自肱骨外上髁的后面，起始部呈狭窄的腱性，迅即呈扇形扩展，止于尺骨鹰嘴 外面及邻近的尺骨后面，掩盖肘关节囊后面及桡骨环状韧带各一部分，上缘紧靠肱三头肌下端外侧。在肘肌起始部的肌腱与桡骨头之间常有一滑囊。肘肌由桡神经供应，作用为协助肱三头肌使前臂伸直。

伸肌：在肘后部外侧有起自肱骨外上髁及外侧髁上嵴的前臂伸肌起始部。大部分伸肌通过**伸肌总腱**(common extensor tendon)起自肱骨外上髁。

旋后肌(supinator muscle)：在肘后伸肌起始部的深面尚有旋后肌的上部。旋后肌起自肱骨外上髁、桡侧副韧带、桡骨环状韧带及尺骨**旋后肌嵴**(supinator crest)及**窝**(supinator fossa)，向外向前绕过桡骨上端的后面及外面，止于桡骨上段的外面及前面的一部分。

血管神经

尺神经(ulnar nerve)：尺神经在上臂内侧肌间隔的后方下降，至肘后部即进入内上髁后面与鹰嘴内侧之间的沟中，位于肱三头肌腱扩张部的深面，与骨膜接触，很容易摸到，再向下即通过尺侧腕屈肌两头之间进入前臂。在内上髁的后面偶有一滑囊，分隔尺神经与内上髁及肱三头肌。尺神经在肱骨内上髁后方的位置由浅面的筋膜固定，偶可见该筋膜松弛，屈肘时尺神经即越过内上髁的表面滑向前方，久后即可使神经受伤，出现供应肌麻痹、萎缩以及供应区感觉障碍的症状。尺神经常在内上髁的后方发出一或数小支至肘关节，在稍低的部位再发出至尺侧腕屈肌及指深屈肌内侧头的分支。由于尺神经在肘后部的位置很浅，且与骨骼接触，所以此部位外伤或手术皆有损伤尺神经的危险，特别是在内上髁骨折时。将尺神经移置到内上髁前面的皮下组织中或屈肌中，可以使之松弛，在神经因外伤有缺损者，缝合时可采取此法以争取长度。进行前臂以下的手术采用神经干麻醉时，在肘后尺神经沟中注射即可。

肘后部的动脉：此部动脉为肘关节动脉网的一部分，为肱动脉、桡动脉及尺动脉的分支，皆比较细小。

肘关节

结构

骨性组成：肘关节(elbow joint)包括肱尺关节、肱桡关节及桡尺近侧关节。这 3 个关节共有 1 个关节囊，在外科学观点上应看作一个整体(图 11 - 76)。**肱尺关节**(humeroulnar joint)由肱骨下端内侧的滑车与尺骨的滑车切迹构成。**肱桡关节** (humeroradial joint) 由肱骨下端外侧的小头与桡骨头关节凹构成。**桡尺近侧关节**(proximal radioulnar joint)由尺骨上端的桡切迹与桡骨头的环状关节面构成。肘关节属于铰链型关节，关节面的形态特殊，不易错位。肱尺关节仅能有伸屈运动。肱桡关节属于杵臼关节，除有伸屈运动以外，尚有桡骨的旋前及旋后运动。

正常的肘关节，伸直时尺骨鹰嘴的隆起与肱骨内、外上髁位于同一直线上，屈肘时此三点即形成一个底边在上的等腰三角形的3个顶点(图11-77)。发生肱骨髁上骨折以后，三点的关系不变。发生肘关节后脱臼以后，尺骨鹰嘴的隆起点即移位到肱骨内、外上髁的连线以上。这两种外伤在外观上类似，但是可以根据上述关系鉴别。

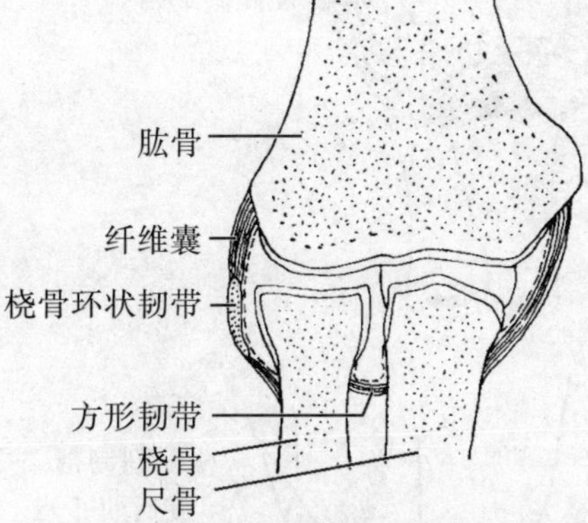

图 11-76　肘关节冠状切面

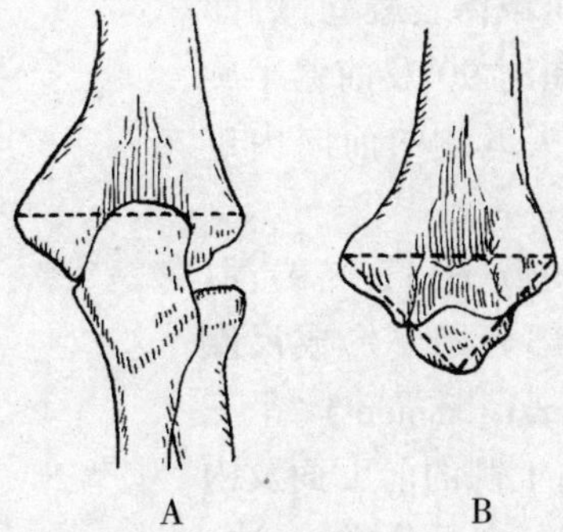

图 11-77　肘关节骨性标志

A:伸直时内外上髁及尺骨鹰嘴 三点成一直线；

B:屈肘时内外上髁及尺骨鹰嘴三点连线形成等腰三角形

由于肱骨内侧髁较大于外侧髁，外上髁在关节线以上1 cm，内上髁在关节线以上2 cm。因此，肘关节的关节线不与肱骨的纵轴垂直，关节伸直并后旋时，前臂向外偏斜，与上臂形成约165°~170°角，称为**外偏角**或**携带角**(carrying angle)，关节全屈时此角即消失。此外，尺骨鹰嘴的横轴与尺骨干所成的外角小于90°，亦为前臂向外偏斜的因素之一。前臂中度旋前时，由于桡骨与肱骨在一条直线上，外偏角即不显。此角过小者称为**肘外翻**(cubitus valgus)，亦即前臂向外偏斜的程度特别大。此角过大者称为**肘内翻**(cubitus varus)，亦即前臂向内偏斜。肘关节正常者，上臂依附于体侧，前臂旋后，完全屈肘时手指应对着锁骨的内侧端而不是对着肩部。肱骨下端骨折可能使外偏角改变，治疗时欲获得前臂与上臂的直线对位以及恢复外偏角，即应注意在使前臂完全旋后而屈肘时，手指能对着锁骨的内侧端。

肘关节骨骼的骨骺较其他关节为多，肘关节常易受伤，因而易致骨骺损伤。骨骺在未开始骨化以前，在X线下不显影，受伤时不易查出。因此，在小孩肘部受伤时，虽然X线检查未见异常，也应考虑到有骨骺分离的可能。

关节囊：肘关节纤维囊的前后部比较薄，特别是后部与肱三头肌紧邻的部分最薄，仅有保护关节内滑液的功用。纤维囊的两侧部分厚而坚韧，有维系骨骼防止关节侧向移位的作用，一侧被撕裂以后，前臂即向对侧移位。

纤维囊的前部，上方附着于肱骨的桡窝及冠突窝的边缘与内、外上髁，下方附着于尺骨冠突前缘及桡骨环状韧带的前部。纤维囊的后部，上方附着于鹰嘴窝远侧半的边缘及内、外缘与内、外上髁，下方附着于尺骨滑车切迹的上缘及外缘与桡骨环状韧带(图11-78)。

肘关节的**滑膜囊**虽然衬在纤维囊的内面，附着于三骨的关节缘，但是在上方的桡窝、冠突窝及鹰嘴窝中并不随纤维囊伸到其最高附着处。这几个窝中的脂肪位于纤维囊内，但是在滑膜囊外。滑膜在外侧延伸到桡尺近侧关节内，到达桡骨环韧带的下缘以下约0.6 cm，围绕桡骨颈。偶见桡窝中的脂肪变为纤维软骨性，凸入关节，引致关节发生渗液及闭锁。

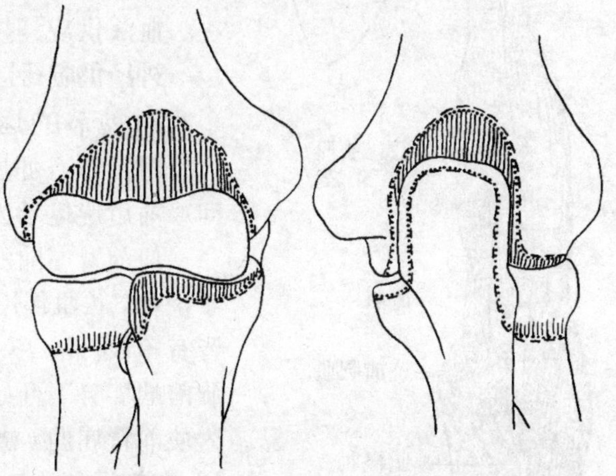

图 11-78　肘关节关节囊附丽

A:前面；B:后面；虚线：纤维囊附丽线；点线：滑膜在骨骼上反折线；阴影区：滑膜反折至骨面上范围

由于关节囊的后部较为薄弱，关节腔内有渗出液时即首先出现于肱三头肌腱两侧的鹰嘴 旁沟中，关节化脓时也常在肱三头肌腱一侧穿破而形成窦道。关节腔内有渗出液时，可经肱三头肌腱的外侧进针抽吸，若经肌腱的内侧进针即有伤到尺神经的危险。由于关节囊的桡骨头与肱骨外上髁之间距休表最近，因而有渗出液时也可在屈肘90°及前臂半旋前的姿势下于桡骨头近侧向前向内进针抽吸。

增强关节囊的韧带(图11-79)：肘关节纤维囊的内侧部分增厚形成**尺侧副韧带**(ulnar collateral ligament)，呈三角形，上端附着于内上髁的前下面及内上髁与滑车间的沟中，向下分成前、中、后三部分。前部较强，附着于冠突的内缘。中部较薄，附着于冠突与鹰嘴间的隆起嵴，与两点间的横韧带相混。后部附着于鹰嘴的内缘。

肘关节纤维囊的外侧部分增厚形成**桡侧副韧带**(radial collateral ligament)，呈扇形，由外上髁的前下面伸展到桡骨环状韧带的外面，短而坚韧。

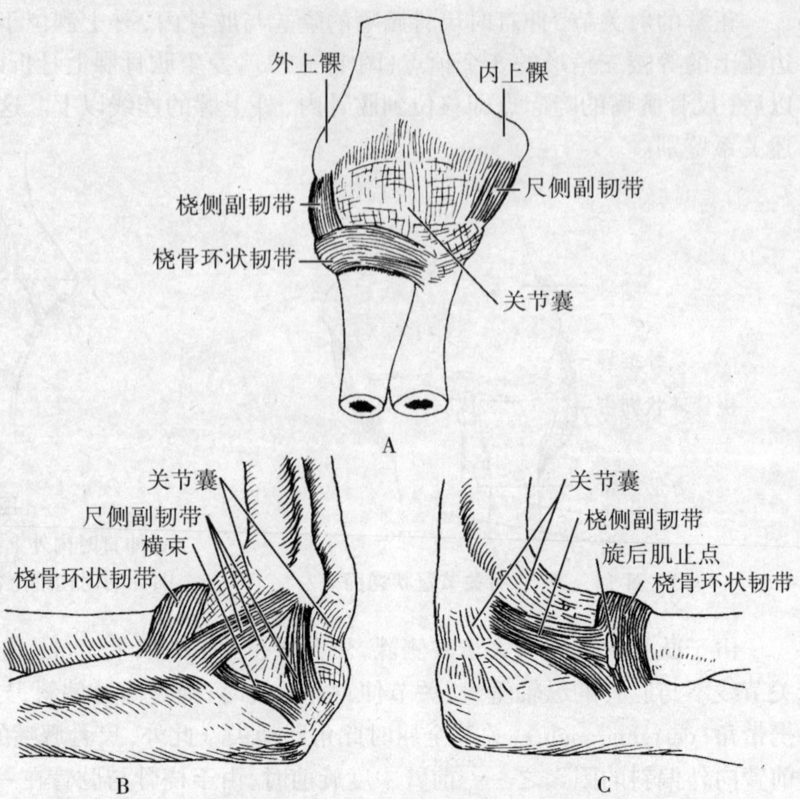

图11-79 肘关节韧带
A：前面观；B：内面观；C：外面观

桡骨环状韧带(annular ligament)形成圆周的4/5，围绕桡骨头，虽然只附着于尺骨桡切迹的前缘及后缘，但因有桡侧副韧带附着而不易向下移位。环状韧带不仅有将桡骨头固定于尺骨的功用，也有维系肱桡关节的作用。成人的桡骨环状韧带与尺骨的桡切迹合而形成上下大小的漏斗状结构，亦即韧带的上缘与桡切迹上缘所形成的圆周，大于韧带下缘与桡切迹下缘所形成的圆周。由此可见，环状韧带围绕桡骨头及颈部，不允许其向下滑脱。但是在7~8岁以下的小儿，桡骨环状韧带虽圆筒状，桡骨头又较小，用力牵拉前臂时即有将桡骨头由环状韧带内拉出的危险。许多桡骨头脱臼的小儿病例，即因前臂受到过度牵拉而发生。

桡尺近侧关节的下方有**方形韧带**(quadrate ligament)，由尺骨的桡切迹远侧缘伸展到桡骨颈的内侧。

血液供应：肘关节的血液供应来自围绕肘部的血管网。

神经供应：肘关节的神经供应来自正中神经、尺神经、桡神经及肌皮神经。

肘关节的运动

肘关节有伸屈及前后旋两类运动。伸屈运动位于肱骨与尺骨及桡骨之间。前后旋运动为手及前臂的旋转运动，位于尺骨与桡骨之间。

使前臂屈曲的主要肌肉为肱二头肌及肱肌(图11-80)。肱二头肌作用于桡骨。肱肌作用于尺骨。肱肌的作用，不论前臂位于旋前或旋后的姿势下，皆有等效。肱二头肌的屈曲作用，在前臂旋后的姿势下开始即有作用，在前臂旋前的姿势下开始时应同时阻止旋后始可立即起作用。肱桡肌的主要作用亦为使前臂屈曲。桡侧腕长伸肌亦有协助屈肘的作用。旋前圆肌亦有屈肘的作用，在旋后的姿势下较强。正常时前臂屈曲至与上臂的软组织相遇受阻而止，伸直运动至尺骨鹰嘴抵到肱骨鹰嘴窝中的脂肪为止。关节面间的伸屈运动度最大约为140°，在60°~120°之间功效最大。

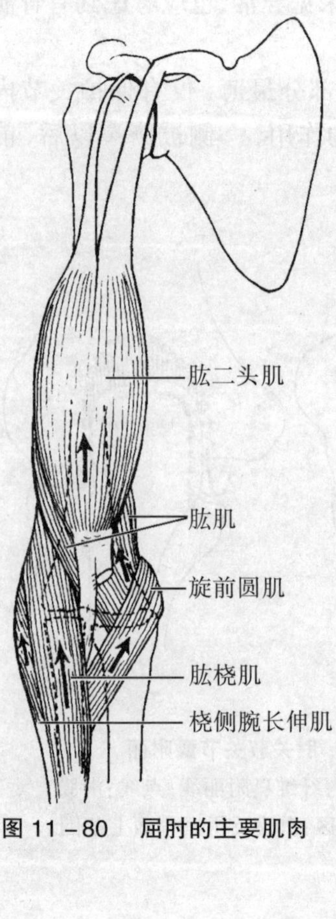

图11-80 屈肘的主要肌肉

使前臂伸直的主要肌肉为肱三头肌，肘肌可能有协助作用。

前臂的旋前与旋后运动为桡骨头在环状韧带与尺骨桡切迹的圆周中的转动，桡骨转动的同时带同手部运动使之旋前或旋后。在旋后的姿势下尺骨与桡骨处于平行位置，旋前时桡骨即跨过尺骨而与之呈交叉状态。运动在骨间韧带(骨间膜及斜索)与桡尺远侧关节。前后旋的最大限度可达 150°～160°，功效最大的范围为由中位旋转前 80°及旋后 45°。使前臂旋前的肌肉，主要为旋前圆肌及旋前方肌，两者皆可单独具有强力的旋前作用(图 11－81)。旋前圆肌的作用在前臂伸直的姿势下更大些。肱桡肌、桡侧腕屈肌及掌长肌皆有协助旋前的作用。使前臂旋后的肌肉主要为旋后肌及肱二头肌(图 11－82)。仅旋后肌即可有良好的旋后作用。旋后肌的作用在前臂伸直时更大些。肱二头肌的旋后作用在肘微屈时更大些。在充分旋前的姿势下，桡侧腕长伸肌及肱桡肌皆有引致旋后的作用。

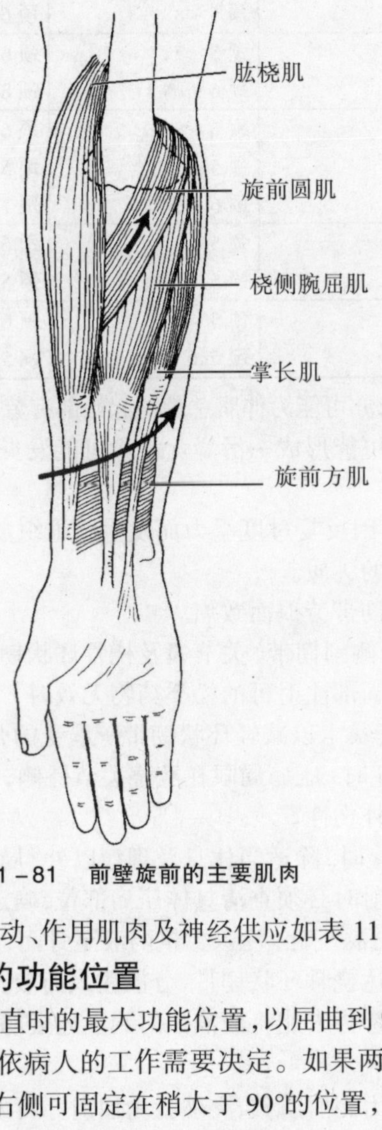

图 11－81　前壁旋前的主要肌肉

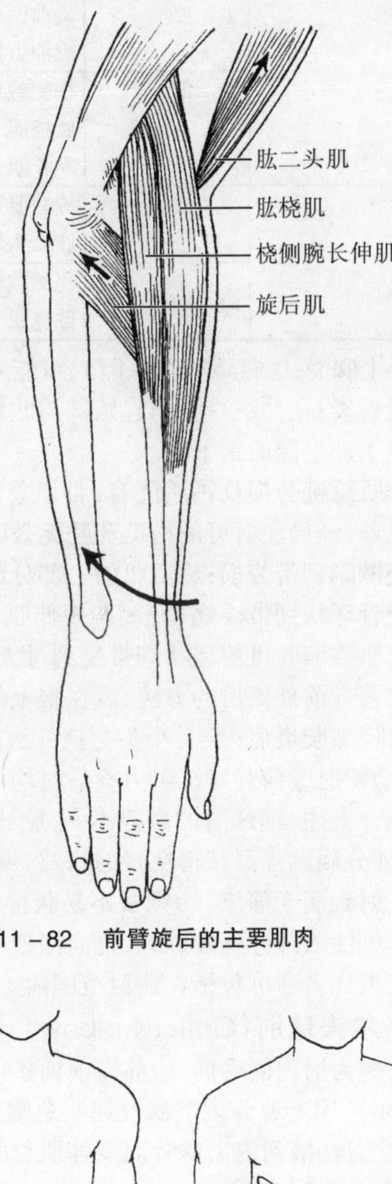

图 11－82　前臂旋后的主要肌肉

肘部的运动、作用肌肉及神经供应如表 11－3。

肘关节的功能位置

肘关节强直时的最大功能位置，以屈曲到 90°～115°之间为佳，可依病人的工作需要决定。如果两侧的肘关节皆须固定，右侧可固定在稍大于 90°的位置，左侧可固定在稍小于 90°的位置，前臂皆置于旋前与旋后的中间位置，亦即手掌贴胸时拇指向上的位置(图 11－83)。

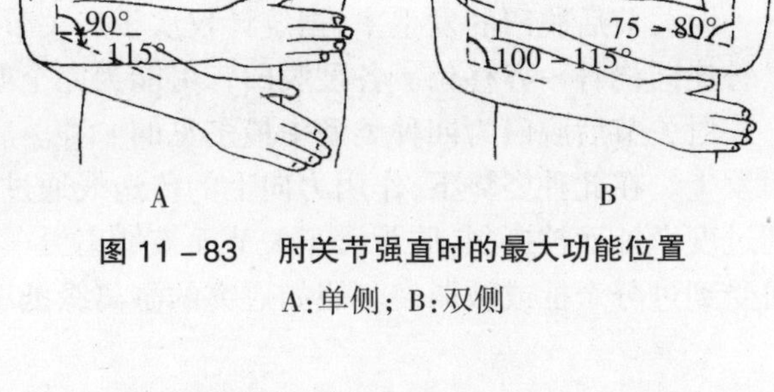

图 11－83　肘关节强直时的最大功能位置

A：单侧；B：双侧

网球肘

肘部外侧的局限性疼痛及压痛，临床上统称为**网球肘**(tennis elbow)，早先多见于网球运动员，因伸肌反复强力收缩，特别是作反拍强力抽杀的动作而致病，由此得名。我国的网球运动长时间尚不普及，而此种病人很多，皆因日常活动中反复伸屈肘过频，或过度用力所致。具体病变部位不一，可能有下列几种情况，应仔细检查，对症治疗。

表 11－3　肘部的运动方向、作用肌肉及神经供应

运动方向	作用肌肉		神经供应	脊髓节段起源	
				范围	主要节段
伸	主要	肱三头肌	桡神经	颈 6～8	颈 6～8
	协助	肘肌	桡神经	颈 7、8	颈 7、8
屈曲	主要	肱二头肌	肌皮神经	颈 5、6	颈 5、6
		肱肌	肌皮神经	颈 5、6	颈 5、6
		肱桡肌	桡神经	颈 5、6	颈 5、6
	协助	旋前圆肌	正中神经	颈 5～7	颈 6、7
		桡侧腕长伸肌	桡神经	颈 5～8	颈 6、7
旋前	主要	旋前圆肌	正中神经	颈 5～7	颈 6、7
		旋前方肌	正中神经	颈 6～胸 1	颈 8、胸 1
	协助	桡侧腕屈肌	正中神经	颈 6～8	颈 6、7
		肱桡肌	桡神经	颈 5、6	颈 5、6
		掌长肌	正中神经	颈 6～胸 1	颈 7、8(?)
旋后	主要	旋后肌	桡神经	颈 5～7	颈 6
		肱二头肌	肌皮神经	颈 5、6	颈 5、6
	协助	桡侧腕长伸肌	桡神经	颈 5～8	颈 6、7
		肱桡肌	桡神经	颈 5、6	颈 5、6

外上髁炎:压痛局限在外上髁,可能为外上髁的骨膜有炎症,亦可能为伸肌总腱的起始部有劳损或撕裂伤。

滑囊炎:在伸肌总腱的起始部与肱桡关节的关节囊之间,可能形成一滑囊。滑囊可能发炎,出现症状,压痛点位于外上髁的紧下方。

伸肌总腱劳损及钙质沉着:伸肌总腱紧依外上髁下方处,因反复过度受力而发生纤维织炎,也可能发生钙质沉着,经局注射可的松类药物无效时,可行手术切除沉着的钙质。

桡侧副韧带劳损:旋后肌的一部分起于此韧带,也可发生韧带劳损而致痛。

桡骨环状韧带疼痛:桡侧腕短伸肌起自外上髁、肘关节桡侧副韧带、关节囊及桡骨环状韧带。有的学者认为此肌收缩时可使环状韧带受到过大张力而产生疼痛。经局部注射可的松类药物无效时,有据此采用切除环状韧带前外侧份的方法,或在腕上部作桡侧腕短伸肌腱延长术以减轻环状韧带所承受的张力。

滑膜皱襞炎症:肱骨小头与桡骨头间关节滑膜皱襞有炎症时,压痛局限在肱桡关节外侧,肘关节轻度屈曲,被动伸肘或前臂对抗阻力旋后时均可引起疼痛,病因常为外伤性。

综合上述,网球肘的病因不一,临床上有时不易分辨,治疗时,除适当休息及理疗以外,局部注射强的松龙,大部分病例皆可获得良好的疗效,少数病例效果不显。注射时必须查清具体压痛部位,确定病变所在,将药液注射到病变部位,否则常不易获得应有的疗效。先在外上髁下针,注入少量药液至骨面,再向下进针至伸肌总腱注入部分药液,而后再向深处的桡侧副韧带进针,直达桡骨环状韧带,分散注入药液,有滑囊炎及滑膜皱襞炎症者亦可包括在注射范围内。一般注射效果不佳者皆为未能将药液注射到上述全部范围。

高尔夫球肘(Golfer's elbow)

此病为肘内侧疼痛,向前臂前面扩散,常由于反复过度用力屈肘所致,突然猛力屈肘亦可发生,例如打高尔夫球时,引起肱骨内上髁及屈肌总腱劳损,表现为内上髁及屈肌总腱压痛。治疗方法比较简单,可一如网球肘,注射药液到内上髁骨面及伸肌总腱内即可。

肘关节脱臼

肘关节后脱臼的发生率,据统计仅次于肩关节脱臼。前臂骨骼可以向前、向后、向内或向外移位,脱臼的尺骨连同桡骨一齐移位。各型脱臼皆可能为完全或不完全者。

肘关节后脱臼为四种类型中最多见的一种。后脱臼常在手伸直、前臂伸直并外展的姿势下跌跤手着地而发生。在此种姿势下,作用力向上的传送线通过肘关节横轴的后方,关节囊前部及侧副韧带的前部皆因受到过度牵扯而被撕裂,肱骨滑车关节面被撬离滑车切迹而向前移位,滑过冠突而至其前方。附着于冠突的肱肌受到过分牵扯或被撕裂。假如冠突的游离缘抵于滑车的下部则为不完全脱臼。如果冠突向后上方移位到

鹰嘴窝中则为完全脱臼。完全脱臼时,桡骨头移位到肱骨外上髁的后方;前臂呈半屈姿势,外观上似乎变短,与上臂约成120°角,肘窝加深;鹰嘴明显凸出,向后上移位,与内、外上髁三点的关系改变。后脱臼的复位方法为先牵引的前臂,使肌肉松弛以后,再屈肘即可。

肘关节前脱臼较为罕见,因肘后部遭受暴力而发生,前臂骨骼移位到滑车的前方。作用力继续加大时可能使连接肱骨与鹰嘴的韧带撕裂。

肘关节向内或向外脱臼也很少见,常在手伸直并旋前的姿势下跌手部着地而发生。脱臼的方向,取决于上传的作用力通过肘关节横轴中点的内侧或外侧。外脱臼常为完全性,程度轻者桡骨头移位到肱骨外上髁的下方,冠突的锐利缘移位到滑车与肱骨小头间的沟中;程度严重者桡骨头移位到肱骨外侧,滑车切迹移位到肱骨小头及外上髁的下方。向内脱臼较为罕见,多为不完全性。

桡骨头半脱臼

在桡骨头前方,关节滑膜经桡骨环状韧带凸出,无纤维囊保护,较为薄弱,桡骨头容易经此向前脱臼。在幼儿(7~8岁以下)时期,手或腕部受到过大力量牵引或扭转时,即有发生桡骨头前脱臼的危险。发生桡骨头前脱臼以后,肘部不能运动,前臂维持在半旋前的位置,旋后及屈肘皆大受限制而且疼痛。此种脱臼的复位方法为先使前臂伸直,牵引前臂,手旋后,同时将桡骨头向后推,再屈肘即可。复位后固定在屈肘及手旋后的姿势。

第四节 前 臂

表面解剖

前臂(forearm)上部肌肉较为丰厚,下部则因肌肉大部变为腱性而较细。身体强壮者前臂后外侧缘所呈现的明显隆起,由肱桡肌及两条桡侧伸肌形成。后外侧缘的下1/3所呈向下向外向前的轻度隆起为伸拇肌跨过所形成。后面中部由肱骨外髁向下伸展的隆起,主要由伸指肌形成。此隆起的内侧,在肌肉发达者呈一沟,标志着尺骨后缘。尺骨后缘全长皆位于皮下,易于摸到。桡骨上半部的位置深,不易摸到,下半部则较浅而易于摸到。

浅层结构

皮肤:前臂前内面皮肤薄而易于移动,后外面皮肤较厚,且多汗毛。

皮下组织:前臂的皮下组织,上部较厚,所含脂肪较多。

浅部的血管神经:前臂浅静脉主要有头静脉、贵要静脉及**前臂止中静脉**(median forearm vein)。**头静脉**起自手背桡侧,上行绕过前臂的桡侧而至前臂前面外侧,继续上行至肘窝。**贵要静脉**起自手背尺侧,向上至前臂尺侧继续上行。前臂正中静脉起自手掌,向上至前臂前面中部继续上行。

前臂前面的皮下淋巴管位于浅静脉的浅面,后面的淋巴管向上皆逐渐分别经两侧绕行至前面而与前面的淋巴管汇合,因而患急性淋巴管炎时只在前面出现红线。前臂的浅淋巴管不一定与浅静脉伴行,而且沿其行程中无淋巴结。

前臂的皮神经有前臂外侧皮神经,前臂内侧皮神经及前臂后侧皮神经。**前臂外侧皮神经**(lateral antebrachial cutaneous nerve)为肌皮神经的续行段,至前臂分成前、后两支,分别在前臂外侧份的前、后面下行。前支在腕部与桡神经浅支间有交通,延伸至鱼际部。后支常止于腕部,亦可延伸至手背外侧。**前臂内侧皮神经**(medial antebrachial cutaneous nerve)至前臂亦常分成两支,分别于前臂内侧份的前、后面下行,远达腕部。**前臂后皮神经**(posterior antebrachial cutaneous nerve)由桡神经在穿过臂外侧肌间隔处发出,穿深筋膜,经过肱骨外上髁的后方,在前臂后面中部下行。由此可见,前臂前面差不多完全由前臂内、外侧皮神经的两前支分布,后面两侧分别由前臂内、外侧皮神经的两后支分布,中部则由臂后皮神经分布。各皮神经皆可发生神经痛,分布区感觉改变,注射治疗方法见肘部一节。

深筋膜及骨筋膜间隙

前臂的深筋膜,上与肘部的深筋膜相续,下与腕部的腕横韧带及腕背侧韧带相续。前臂外侧的深筋膜比

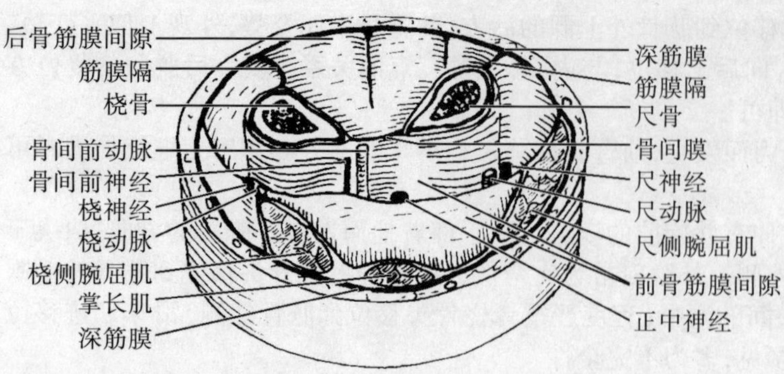

图 11-84　前臂横断面表示骨筋膜间隙

较明显。上部深筋膜的深面形成某些肌束的起点。**肌间隔**、肌肉鞘及血管鞘皆由深筋膜分出形成。前臂前面下部的深筋膜分两层,一层位于掌长肌、尺侧腕屈及桡侧腕屈肌的浅面,较为薄弱;另一层位于上述三肌与其他屈肌之间,较为坚韧。深筋膜沿尺骨后缘分出一片筋膜隔至尺骨,与骨膜相连。在桡侧也分出一片筋膜隔至桡骨,与骨膜相连,此筋膜隔的上 3/4 不太明显。这两片筋膜在内、外侧分隔前臂的伸、屈肌。包绕前臂的深筋膜与这两片筋膜隔,加上前臂骨间膜与骨骼,形成前、后两个骨筋膜间隙(图 11-84,图 11-85,图 11-86)。前骨筋膜间隙中含有屈肌群、尺动脉、桡动脉、尺神经、桡神经浅支及正中神经。后骨筋膜间隙中含有伸肌群、桡神经深支及骨间后动脉。

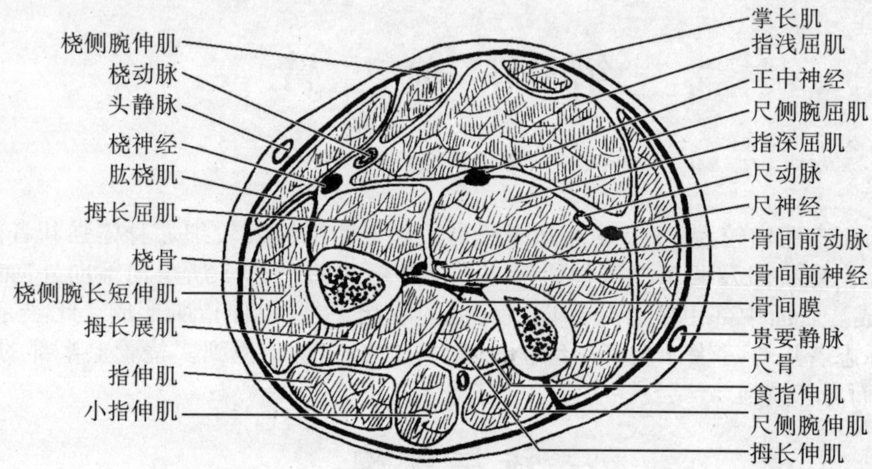

图 11-85　前臂上 1/3 横断面

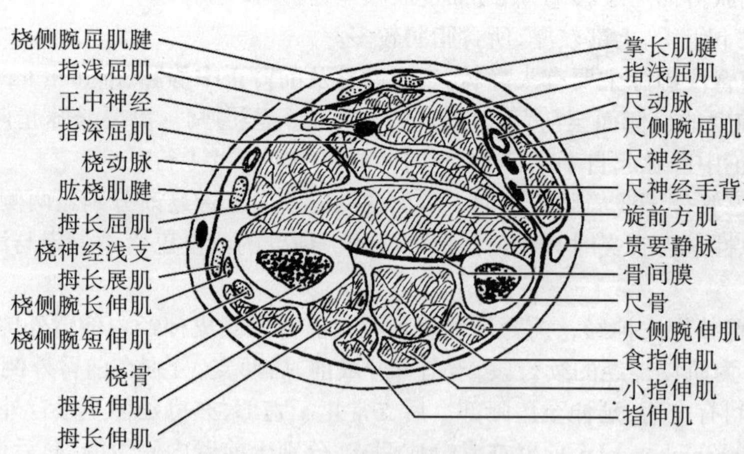

图 11-86　前臂下 1/3 横断面

前臂前部

肌肉

前臂前面的肌肉可分四层。第一层肌肉由外向内为肱桡肌、旋前圆肌、桡侧腕屈肌、掌长肌及尺侧腕屈肌,除肱桡肌以外皆起自肱骨内上髁,形成**屈肌总腱**(图 11-87)。第二层肌肉为指浅屈肌。第三层肌肉为拇长屈肌与指深屈肌,掩盖尺桡骨前面的大部分。第四层肌肉为旋前方肌。

肱桡肌（brachioradialis muscle）：此肌起自肱骨外侧髁上嵴的2/3及上臂外侧肌间隔，至前臂中部即形成一扁腱，下行止于桡骨茎突上方外面，由桡神经走在肱桡肌与肱肌间沟时分支供应。此肌的作用主要在使前臂屈曲，作用力以手中位时最大，当前臂处于旋前位时即协助旋后至中位，当前臂处于旋后位时即协助旋前至中位。

旋前圆肌（pronator teres muscle）：此肌起始部分浅、深两头。浅头较大，起自肱骨内上髁、内侧髁上嵴及上臂内侧肌间隔。深头起自尺骨冠突。肌肉向下外进行，呈扁腱止于桡骨干的中1/3外面，近止点部分为肱桡肌所掩盖。旋前圆肌的深头分隔正中神经与尺动脉，动脉位于深头的深面，神经通过深、浅两头之间。此肌由正中神经通过两头之前分支供应，其作用为使前臂旋前及屈曲，旋前力大，屈曲力小。常见的变异为没有深头。

桡侧腕屈肌（flexor carpi radialis muscle）：此肌起自内上髁基部及肌肉上部浅面的深筋膜，下行至前臂中部即移行为扁腱，至腕部即变为圆腱，止于第2、3掌骨基部，由正中神经供应，作用为屈腕及使之轻度向桡侧偏斜。此肌在体表可以摸清，在瘦人可明显见到其肌腱的隆起。

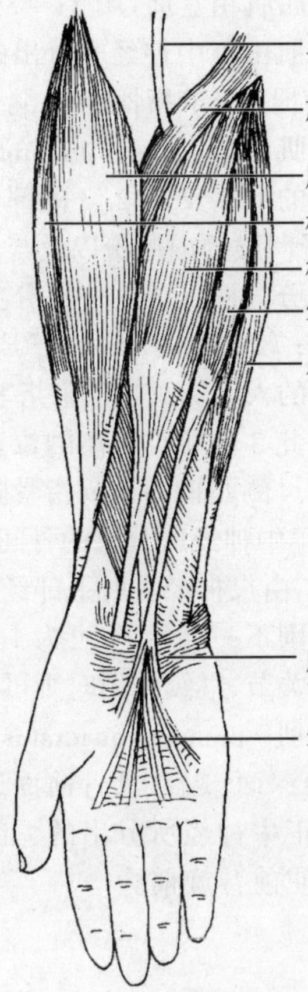

图 11－87 前臂前面第一层肌肉

掌长肌（palmaris longus muscle）：此肌起自肱骨内上髁、浅面的深筋膜以及与桡侧腕屈肌及尺侧腕屈肌分隔的筋膜隔。肌性部分很短，下行至前臂上、中1/3交界处即移行为腱性。肌腱较桡侧腕屈肌的肌腱长而且细，下行通过腕横韧带的浅面，至手掌与掌腱膜相续，在通过腕横韧带处与之相黏着。掌长肌由正中神经供应，作用为屈腕。据统计1600个上肢的结果，掌长肌缺少者占12.9%，有的是单侧缺，有的是双侧缺。掌长肌腱在体表可以摸清，在瘦人常可明显见到其隆起，位于桡侧腕屈肌腱的内侧。

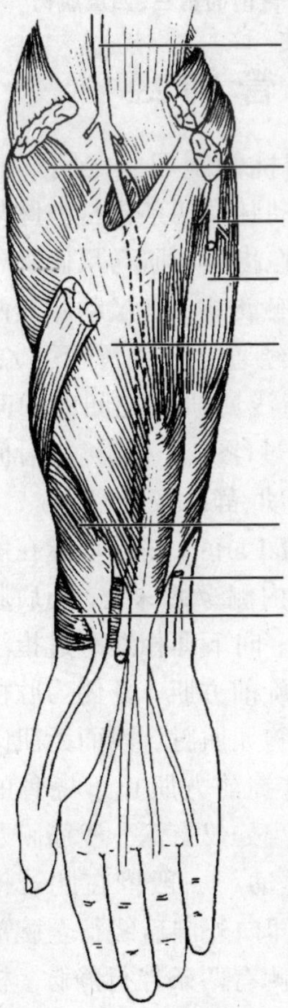

图 11－88 指浅屈肌

尺侧腕屈肌（flexor carpi ulnaris muscle）：此肌起自肱骨内上髁、浅面的深筋膜及桡侧的筋膜隔，另有一头通过一片筋膜起自尺骨鹰嘴内缘及尺骨皮下缘的上2/3，下行至腕前，形成一扁腱止于豌豆骨，由尺神经穿过肌肉两头之间时分支供应，作用为屈腕及使手向尺侧偏斜，并有协助屈肘的作用。

指浅屈肌（flexor digitorum superficialis muscle）：此肌位于第一层肌肉的深面，偏于尺侧（图11－88），肱尺头起自肱骨内上髁、尺侧副韧带及尺骨冠突基部内缘，桡头起自桡骨前缘的上2/3。两头下行即联合，肌纤维至前臂下1/3即变为四条肌腱，深、浅各两条，浅者止于3、4指中节指骨基部，深者止于第2、5指中节指骨基部。此肌的尺、桡骨两部分起点之间连以纤维带，正中神经及尺动脉通过此纤维带的深面进入前臂的第二、三层肌肉间。此肌由正中神经分出数支供应。最高的一支在正中神经未穿过旋前圆肌以前的部分发出，进入此肌的肱尺头。正中神经行至此肌后方时又发出数支至其两头。此肌作用在使近侧指骨间关节屈曲，同时有使掌指关节、腕关节及肘关节屈曲的作用。

拇长屈肌（flexor pollicis longus muscle）：此肌起自桡骨前面的斜线与旋前圆肌止点之间的部分以及骨间膜中的1/2的外侧半。肌腱形成于肌肉的尺侧，至腕上部尚接收桡侧来的肌纤维，在腕上部手术中可依此特征与桡侧腕屈肌相鉴别(图 11－89)。拇长屈肌腱止于拇指末节指骨基部。此肌由正中神经所分出的骨间前神经分支供应，常为两支，作用在使拇指末节指骨屈曲，继续作用时则可使掌指关节屈曲。

指深屈肌(flexor digitorum profoundus muscle)：此肌起自尺骨前面及内侧面的上 1/2 至 2/3 的部分（肱肌与旋前方肌附着点之间的部分)、骨间膜的内侧份以及与尺侧腕屈肌之间的筋膜隔。肌性部向下迅即分为两部分，一部分主要起自骨间膜的肌纤维形成至食指的肌腱；较大的内侧部分形成一宽的总腱，至腕管内始分为 3 条肌腱。有的人尺侧三指的末指节能够单独屈曲，有的人则不能，其原因即与此 3 条肌腱分离的位置高低有关。指深屈肌的 4 条肌腱分别止于尺侧四指的末节指骨基部。此肌的桡侧一半纤维至第 2、3 指，由正中神经所分出的骨间前神经分支供应；尺侧一半纤维至第 4、5 指，由尺神经在肘下部经过此肌前方时分支供应。两神经所供应的范围不一定各半，可为 1∶3，也可为 3∶1。此肌作用为屈曲远侧指骨间关节，继续作用时则可使手指近侧的关节及手屈曲。

旋前方肌（pronator quadratus muscle)：此肌位于前臂下部第三层肌肉的深面，起自尺骨前面远侧 1/4，向外止于桡骨前面远侧 1/4，由正中神经所分出的骨间前神经分支供应，由其深面进入，作用在使前臂旋前。

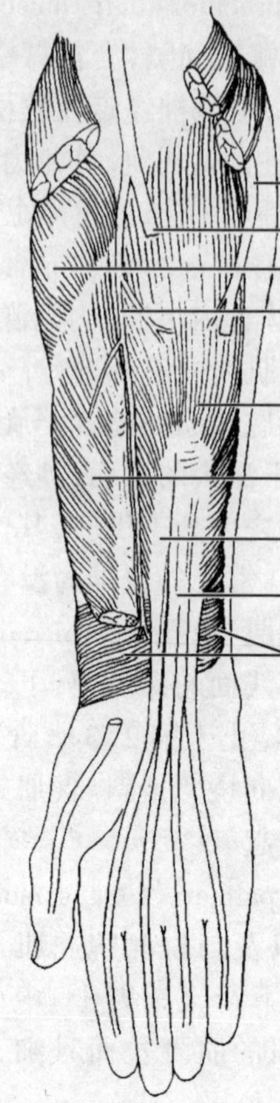

图 11－89　前臂前面第三、四层肌肉

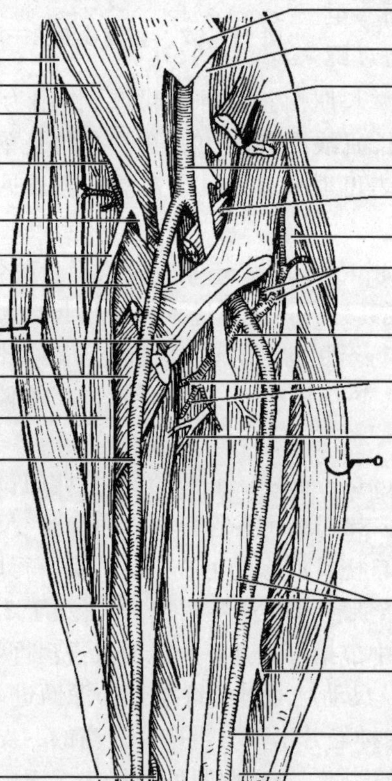

图 11－90　前臂前面的主要血管神经

血管神经

在肱桡肌与桡侧腕屈肌之间形成的桡侧沟中，有桡动脉及两条伴行静脉与桡神经浅支通过。在指浅屈肌与尺侧腕屈肌之间所形成的尺侧沟中，有尺动脉及两条伴行静脉与尺神经通过。在前臂下 1/3 桡侧腕屈肌腱与指浅屈肌腱之间的中间沟中有正中神经通过(图 11－90)。在骨间膜的前面有骨间前动、静脉及神经。

桡动脉（radial artery)：此动脉在前臂上部位于肱桡肌内侧缘的深处，旋后肌及旋前圆肌的前面；向下即相继跨过指浅屈肌、拇长屈肌及旋前方肌，外侧为肱桡肌腱，内侧为桡侧腕屈肌腱，浅面无肌肉覆盖。桡动脉跨过旋前方肌止于桡骨的部分，位置很浅，浅处仅有深、浅筋膜及皮肤，易于摸到搏动，一般皆在此处摸脉搏。动脉至腕上即向外向后绕行至腕部桡侧。桡动脉的两侧有两条伴行静脉。桡神经浅支沿动脉的外侧下降。桡动脉的表面投影为由肘前部中点肱二头肌外缘至桡骨茎突前面的连线。

桡动脉近于起始部发出**桡侧返动脉**,向下再发出一些肌支至前臂前面桡侧的肌肉,至腕上部又发出一掌浅支及一腕掌侧支(图 11-91)。

桡动脉可能很细而终于前臂的肌支,或者终于掌浅支或腕支,此类情况下正常桡动脉的末支分布区即由尺动脉或骨间动脉的分支代替。桡动脉也可能没有。分布区完全由尺动脉或骨间动脉的分支代替。上述各种情况下在腕上部即摸不到脉搏。桡动脉偶可能在腕上部即分为两终支,一支再分为腕支及掌浅支,另一支跨过伸肌腱至腕背。桡动脉的位置可能很浅,跨过肱桡肌至腕背,此种情况下在腕前稍上部也摸不到脉搏,而可在腕背侧摸到。此类异常虽然不太多见,但在临床检查脉搏时仍应注意,如果在腕前上部摸不到脉搏,即应在腕背检查(**迷走桡动脉**),再摸不到时即应检查另一只手,或在其他易于摸到脉搏的部位检查。

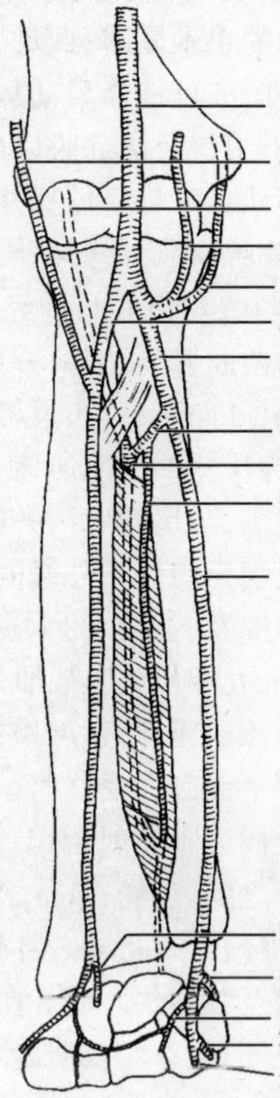

图 11-91 前臂动脉

桡动脉的手术显露:桡动脉的位置很浅,任何一处皆易于显露,进行动脉输血时常选择桡动脉的下段。手术方法为在前述的表面投影线上作切口,如在上部即须将肱桡肌内缘向外牵开,如在中部则因动脉距桡神经很近而应注意避免伤到神经,在下部因动脉浅在深筋膜深面而较易显露。在手术前及手术中皆应考虑到前述可能出现的异常。桡动脉与尺动脉在前臂的分支之间形成丰富的吻合,在结扎断裂的血管时必须结扎两断端,才能达到止血的目的。亦因此在桡动脉或尺动脉的任何一处结扎以后,皆不会发生远侧血液循环障碍。

桡神经(radial nerve):桡神经在肱骨外上髁前方分为浅深二支。浅支先在肱桡肌深面下降,至前臂中部即靠近桡动脉而位于其外侧,至前臂下 1/3 又向外偏行而离开桡动脉,行经肱桡肌腱的深面,渐到肌腱的外侧,至腕上部穿出深筋膜而分布于腕及手的背面外侧皮肤。桡神经线支仅约有 1/3 的例证分支至桡侧腕短伸肌,其余皆无肌支。

尺动脉(ulnar artery):尺动脉在前臂上部向下内斜行,先经旋前圆肌深头的深面,借此头与正中神经分隔,继而通过指深屈肌浅面与桡侧腕屈肌、掌长肌及指浅屈肌的深面。动脉由指浅屈肌内深面显出以后即近乎垂直下行,大部分为尺侧腕屈肌所掩盖,后方为指深肌,外邻指浅屈肌,仅在腕上部位于尺侧腕屈肌与指浅屈肌之间。尺动脉的两则有两条伴行静脉,下 2/3 的尺侧又紧邻尺神经。尺动脉下 2/3 的表面投影为由肱骨内上髁至豌豆骨连线的下 2/3。

尺动脉于近起始部发出尺侧前、后返动脉,稍低处又发出**骨间总动脉**,下行途中分出一些肌支至前臂前面内侧的肌肉。骨间总动脉在拇长屈肌与指浅屈肌之间向下略偏后走,至骨间膜上缘处即分为骨间前动脉及骨间后动脉。**骨间前动脉**(anterior interosseous artery)沿骨间膜的前面下降,位于拇长屈肌与指深屈肌之间,至旋前方肌上缘或该肌后方即分为前、后终支。前终支于骨间膜前面下降,至腕关节前面参与形成腕前动脉网。后终支较大,通过骨间膜下部的孔道至前臂后面,下行至腕背部,参与形成腕背动脉网。骨间前动脉有两条静脉及骨间前神经伴行,神经位于动脉的外侧。骨间前动脉于近起始部发出一小支正中动脉,并发出一些肌支及至尺、桡骨的滋养动脉。**正中动脉**(median artery)经指深屈肌与拇长屈肌之间向外走,在接近正中神经以后即与之一齐下降,并供应此神经,终于腕部。骨间后动脉至前臂后面。

前臂动脉异常者不多。在上臂一节中已述及肱动脉可能在不同平面分为尺动脉与桡动脉;或者发出浅肱动脉,向下分为浅桡动脉及浅尺动脉,本干成为深肱动脉延续至前臂而为骨间总动脉。浅桡动脉在前臂的行程与正常者相似。浅尺动脉在前臂的行程则多变化,多紧位于深筋膜的深处,斜行跨过前臂屈肌的浅面,至前臂中部到达尺侧腕屈肌的外缘,继而与之平行或为之掩盖。尺动脉可能阙如,而为正中动脉或骨间前动脉代替。尺动脉可能不参加掌浅弓而终于掌深弓。

正中动脉在正常者为骨间前动脉的分支,异常者可能发自腋动脉、肱动脉或尺动脉。也有正中动脉特别粗大,参与构成掌浅弓、与掌浅弓的分支连合,或者直接分为指动脉。

尺动脉的手术显露:此动脉的上 1/3 位于屈肌深处,手术显露较难,下 2/3 的位置较浅而易于显露。进行动脉输血时亦可选择尺动脉。手术方法在前臂旋后的姿势下,在前述的动脉股影线上作必要长的切口。切开皮肤、皮下组织及深筋膜以后,可以尺侧腕屈肌的外缘作为找寻动脉的标志。但在前臂中 1/3 部分该肌外缘常不易辨认,可将手伸直并外展以使该肌紧张,即不难识别。尺动脉与尺神经为一层筋膜包绕而密切相邻,位于尺侧腕屈肌外缘深处,并且固定在指深屈肌面上,神经位于动脉的内侧,将尺侧腕屈肌向尺侧牵开即可找见血管。先将血管与神经分开,再进行必要的手术,以免伤及神经。尺动脉与桡动脉在行程中吻合丰富,手术结扎时两断皆须结扎,方可止血。

尺神经(ulnar nerve):尺神经通过尺侧腕屈肌两头之间进入前臂,于指深屈肌的浅面下降,邻近指浅屈肌的内侧缘,为尺侧腕屈肌所掩盖,至前臂中部即靠近尺动脉而与之伴行,位于动脉的尺侧,至腕上由尺侧腕屈肌腱深处显出,与尺动脉一齐经过豌豆骨的桡侧,腕横韧带的浅面,进入手部。尺神经在前臂的表面投影,为由肱骨内上髁至豌豆骨外缘的连线。尺神经在前臂上部常再分支至尺侧腕屈肌(图 11 - 92),在前臂下部发出手背皮神经及一条小的掌皮支。**手背皮神经**在尺侧腕屈肌深处距尺骨茎突尖约 7 cm 处发出,于尺骨茎突上方约 3 cm 处经尺侧腕屈肌尺侧缘与尺骨之间到达皮下,跨过尺骨茎突至手背。**掌皮支**位于尺神经的前面,至腕上穿出深筋膜,跨过腕横韧带浅面到达小鱼际部。由于尺神经至前臂肌肉的运动支发出平面很高,靠近肱骨内上髁平面以上受伤时始可出现前臂肌肉瘫痪的症状。尺神经手背支偶发**神经痛**,无掌支受累的症状,可采取糖皮质激素注射治疗。按上述的神经行径,在尺骨茎突的浅面上方 1 cm 处下针,向深处进入尺骨与尺侧腕屈肌腱之间,远约 3 cm,沿途注入药液即可。

正中神经(median nerve):此神经通过旋前圆肌两头之间,与尺动脉间隔以该肌深头。神经再通过指浅屈肌腱弓深面及其两头之间,在指深屈肌浅面紧依指浅屈肌的深面下行,至前臂下 1/3 即位于指浅屈肌与桡侧腕屈肌之间,前有掌长肌腱覆盖。正中神经在腕上约 2.5 cm 处发出掌皮支,经桡侧腕屈肌与掌长肌腱之间穿出深筋膜,下行分为内外两支,跨过腕横韧带浅面,分布于手掌。正中神经在前臂中 1/3 的行程中有正中动脉伴行,在动脉创伤时容易伤到神经,应予注意。正中神经在腕上部的行程较浅,易于受伤。肌肉在腕上部多半移行为肌腱,创伤中也易于被撕裂,手术中应注意与正中神经鉴别,不要误将肌断端与神经断端缝合。正中神经在发出骨间前神经的平面以下受伤后,前臂肌肉不受影响。

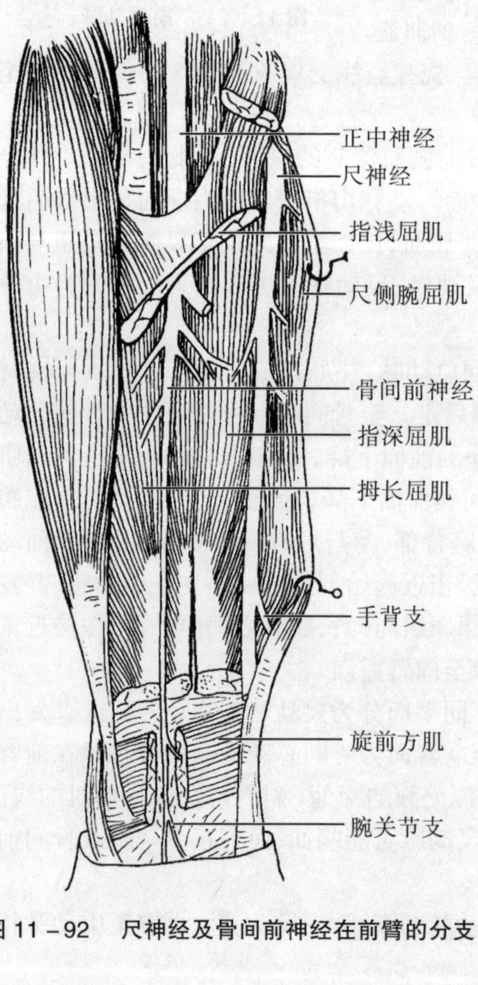

图 11 - 92　尺神经及骨间前神经在前臂的分支

旋前圆肌综合征(pronator syndrome):此为正中神经通过旋前圆肌两头之间的部分受到卡压而出现的症状,外伤、肌肉肥大、纤维带等均可引发,前臂近侧部分有疼痛及压痛,前臂反复活动时即引发症状。

正中神经与尺神经之间可能有交通支,据统计 406 只上肢的结果占 15% 此交通支常很细小,由正中神经或骨间前神经在前臂上部发出,经指深、浅屈肌之间下行,与尺神经联合。

正中神经的手术显露:在前臂手术显露正中神经,以在下 1/3 较易。沿掌长肌腱或在该肌腱与桡侧腕屈肌腱之间作切口均可。切开皮肤、皮下组织及深筋膜,将掌长肌腱略向尺侧牵开,即可找见正中神经。

骨间前神经(anterior interosseous nerve):此神经由正中神经在肘下部发出,先在指深屈肌的浅面下降,继在该肌与指长屈肌之间下行至骨间膜前面,旋前方肌的后面,有骨间前动脉伴行,供应指深屈肌的外侧半、拇长屈肌、旋前方肌、骨间膜及尺桡骨的骨膜,末支至腕关节前面协助供应该关节(见图 11 - 92)。

蜂窝组织间隙

在前臂前面的第三、四层肌肉之间形成一蜂窝组织间隙,其境界前为指深屈肌,后方下部为旋前方肌,后方上部为骨间膜的下部,上界为指深屈肌与拇长屈肌的起点,下界经腕管与手部的掌中间隙相通。此间隙在腕上 5 cm 处最宽,直接位于尺、桡骨之间的部分最浅。手部的桡侧滑囊或尺侧滑囊感染,皆可能引起此间隙中感染积脓。此间隙中有感染时,脓液量可以很多而不易在体表查到波动,积脓量最多可以超过 250 mL。此间隙中感染可能沿血管神经及其周围的蜂窝组织向上扩散到肘窝，再沿桡神经扩展到上臂后部的骨筋膜间隙，或者沿肱动脉到上臂前部，亦可沿骨间后动脉到前臂后部。此间隙中的积脓可在腕上两侧作切口引流，桡侧经肱桡肌与桡骨间进入,尺侧经尺侧腕屈肌与尺骨间进入,作对穿引流。

前臂后部

肌肉

前臂后面的肌肉可分浅、深两层。浅层由外向内为桡侧腕长伸肌、桡侧腕短伸肌、指伸肌、小指伸肌、尺侧腕伸肌及肘肌(图 11－93)。前 5 条肌肉中,除桡侧腕长伸肌以外,皆由一**总腱**起自肱骨外上髁。深层由外向内为旋后肌、拇长展肌、拇短伸肌、拇长伸肌及食指伸肌(图 11－94)。

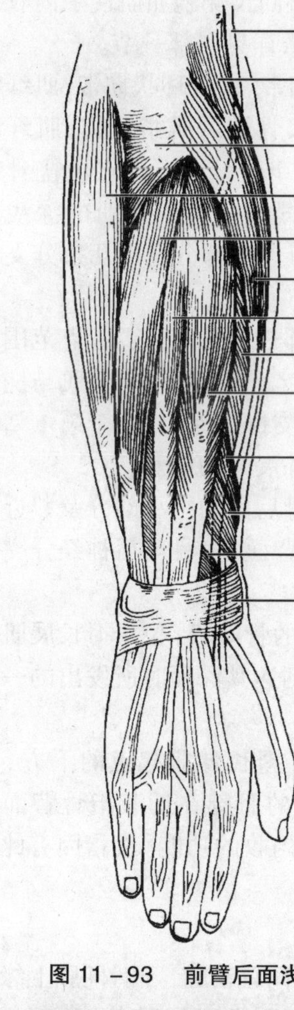

图 11－93 前臂后面浅层肌肉

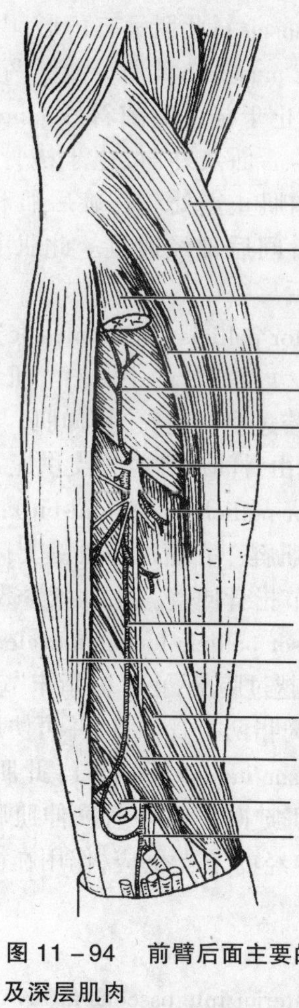

图 11－94 前臂后面主要的血管神经及深层肌肉

桡侧腕长伸肌(extensor carpi radialis longus muscle):此肌位于最外侧,紧邻肱桡肌,起自肱骨外侧髁上嵴的下 1/3、上臂外侧肌间隔及伸肌总腱,于肱桡肌的深面经肱骨外上髁的前方下降,掩盖桡侧腕短伸肌,先位于桡骨的外侧,至前臂中部即位于桡骨的后面。此肌再向下即形成一长腱,行经拇长展肌腱及拇短伸肌腱的深面,通过伸肌腱支持带的深面,止于第 2 掌骨基部。此肌由桡神经在肱骨外侧髁平面发出分支供应,进入肌肉的深面,作用在协助伸腕及外展腕,并略有使前臂屈曲的功能。

桡侧腕短伸肌(extensor carpi radialis brevis muscle):此肌起自肱骨外上髁、桡侧副韧带、关节囊、环状韧带及深筋膜,下行中先为桡侧腕长伸肌所掩盖,继而位于该肌内侧,至前臂即移行为扁腱,通过伸肌腱支持带的深面,止于第3掌骨基部。此肌由桡神经深支或浅支在起始段发出的分支供应,主要作用为伸腕,并有协助外展腕的功能。

指伸肌(extensor digitorum muscle):此肌位于前臂后面中部,起自肱骨外上髁及前臂后面的深筋膜,于桡侧腕长、短伸肌的尺侧下降,至前臂下部先行移行为腱性,再分为四条肌腱,通过伸肌腱支持带深处,分别走向尺侧四指,在掌指关节背面形成扩张部,于近节指骨背面接收蚓状肌及骨间肌的肌腱,止于中节及末节指骨基部背面。至小指的肌腱常较细,或者阙如。此肌由骨间后神经在穿过旋后肌至此肌深处时发出的3~4条分支供应,作用在使尺侧四指的所有关节伸直,但是在掌指关节过伸的姿势下对指骨间关节即不起作用。

小指伸肌(extensor digiti minimi muscle):此肌起自肱骨外上髁,沿指伸肌内侧下降,肌腱通过伸肌腱支持带的深面,与指伸肌至小指的肌腱联合,止于中、末节指骨基部背面。此肌由骨间后神经至指伸肌的一条分支穿过该肌以后供应,作用在使小指所有的关节伸直,并有使小指强力内收的功能。小指因有此肌存在而可单独伸直。

尺侧腕伸肌(extensor carpi ulnaris muslce):此肌起自肱骨外上髁,并通过深筋膜起自尺骨后缘中1/2,至腕部变为腱性,位于尺骨下端背面的沟中,通过伸肌腱支持带的深面,止于第5掌骨基部的尺侧面。此肌由骨间后神经分支供应,与至指伸肌的神经同起于其起点附近。肌肉的作用为伸腕并协同尺侧腕屈肌使手内收。

肘肌(anconeus muscle):此肌呈三角形,由肱骨外上髁延伸至尺骨干上部后面,详见肘部一节。

旋后肌(supinator muscle):此肌分浅深两部。浅部起自肱骨外上髁、桡侧副韧带、桡骨环状韧带,肌纤维向下,掩盖深部纤维,止于桡骨的**前斜线**(anterior oblique line)上方。深部起自尺骨**旋后肌嵴**及窝,肌纤维向外绕过桡骨上端的后面及外面,止于桡骨上段的前、**后斜线**(posterior oblique line)之间,止点由桡骨粗隆平面伸展至旋前圆肌止点处。在旋后肌和浅面的伸肌总腱起点之间常有一滑囊。在旋后肌的深浅两部分肌纤维之间有骨间后神经通过。此肌由该神经在未进入肌肉以前及通过肌肉中部分发出几条分支供应,作用在使桡骨旋后。

拇长展肌(abductor pollicis longus muscle):此肌起自尺骨与桡骨的后面以及邻近的骨间膜。起点范围约占尺骨中点近侧的1/4及桡骨的中1/3。肌纤维向下偏外行,肌腱在前臂中下1/3交界处由指伸肌与桡侧腕短伸肌之间穿出,跨过桡侧腕长、短伸肌,与拇短伸肌腱紧密相依,经过伸肌腱支持带深面,止于第1掌骨基部的前外面。此肌由骨间后神经分支供应,作用在使拇指外展,同时有协助手外展的功能。

拇短伸肌(etensor pollicis brevis muscle):此肌位于拇长展肌的远侧,起自桡骨后面的一小部分及邻近的骨间膜,肌腱与拇长肌腱一齐通过伸肌腱支持带深面,止于拇指近节指骨基部的背面,由骨间后神经分支供应,作用在使拇指近节指骨伸直。此肌在少数情况下阙如。

拇长伸肌(extensor pollicis longus muscle):此肌起自尺骨中1/3后面及邻近的骨间膜,位于拇长展肌起点的下方。肌腱斜行越过腕部,止于拇指末节指骨基部背面。此肌由骨间后神经到达其深面时所发出的一或数支供应,作用在使拇指两指骨伸直,并可协助伸腕。

食指伸肌(extensor indicis muscle):此肌起自尺骨及邻近的骨间膜,紧位于拇长伸肌起点的下方,在该肌的内侧下行,肌腱向下向外通过伸肌腱支持带的深处,与指伸肌至食指的肌腱在近节指骨背面联合。此肌由骨间后神经的末支供应,作用在协助指伸肌使食指伸直,并有使食指内收的功能。食指因有此肌而可单独伸直。

血管神经

骨间后动脉(posterior interosseous artery):此动脉在邻近骨间膜上缘处发自骨间总动脉,于骨间膜上缘上方通过尺、桡骨之间,到达前臂后面的旋后肌与拇长展肌之间,继与骨间后神经在浅、深两层肌肉向下行至腕背,终于腕背动脉网(见图11-94)。骨间后动脉到达前臂后面时迅即发出若干肌支。由主干的上段发出**骨间返动脉**(interosseous recurrent artery),向上穿过旋后肌,通过肘肌深处,经外上髁后方与肱深动脉的后降支及尺侧下副动脉吻合,参与构成肘关节动脉网。骨间后动脉的下段很细,不易看清,有骨间前动脉的后终支加强。

骨间后神经(posterior interosseous nerve):此神经亦即**桡神经深支**,为运动支,供应前臂的伸肌。骨间后神经通过旋后肌的浅、深两部分纤维之间，绕过桡骨，于旋后肌下缘稍上方穿出，到达前臂后面浅、深两层肌肉间，向下有骨间后动脉伴行(见图 11－94)。骨间后神经穿出旋后肌以后即发出若干分支至浅层肌肉。主干较细，继续下行，跨过拇长展肌的背面，为指伸肌所掩盖，约至前臂中点以下即离开骨间后动脉而于骨间膜的后面下降，位于拇长伸肌及食指伸肌的深面，终于腕关节背面。神经在跨过深层各肌的浅面时即分支供应之(图11－95，图 11－96)，末支供应桡腕关节及腕骨间关节。前臂后面伸肌，除桡侧腕长伸肌及肘肌由桡神经主干分支供应以外，皆由骨间后神经分支供应。骨间后神经亦发出至骨间膜及尺、桡骨的感觉神经。由于至各肌肉的分支皆由神经干的桡侧发出，因而在手术中分离此神经干时应沿其尺侧进行，始较安全。骨间后神经穿过旋后肌而绕过桡骨的一段，在桡骨上 1/3 骨折中可能受伤，引起前臂后面浅层伸肌的大部分及全部深层肌肉瘫痪，肱桡肌及桡侧腕长、短伸肌不受累。神经在此处扁而薄，断裂后缝合较为困难。

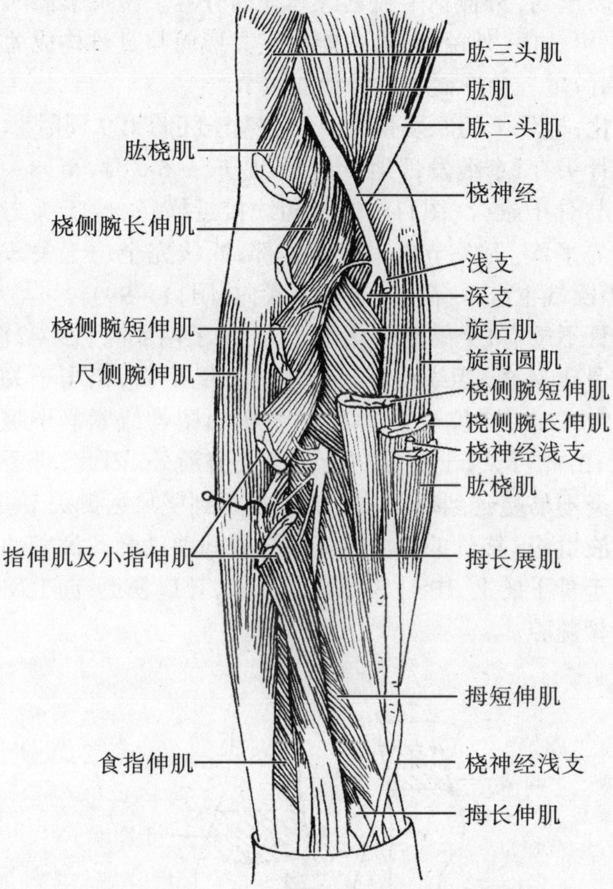

图 11－95 桡神经在前臂后面的行径及分支

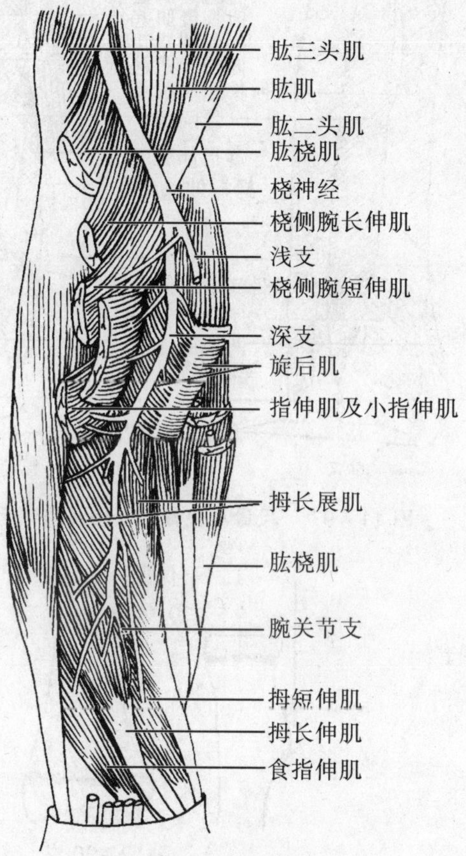

图 11－96 桡神经在前臂后面的分支

前臂骨骼

桡骨

分部:桡骨(radius)可分上端、下端及骨干三部分(图 11－97)。

桡骨上端分头、颈及粗隆三部分。桡骨头呈碟状，形成关节凹(articular fovea)，与肱骨小头构成关节，有关节软骨覆盖。头部的环状关节面(circumferentia articularis)与尺骨的桡切迹构成桡迟近侧关节，为环状韧带所围绕。在前臂伸直的姿势下，肘后面外侧可以见到一清晰的凹陷。在凹陷的下部可以摸到桡骨头，当手前后旋转时即可觉察到桡骨头转动。在凹陷的上部可以摸到肱骨外上髁。两骨性标志之间即为肱桡关节线。桡骨**颈**(neck)为桡骨头下方的收窄部。**桡骨粗隆**(radial tuberosity)为颈部下方内侧的隆起部分，前面平滑，后面粗糙。

桡骨干的近侧较细，向下即渐粗而且较为坚实，中 1/3 外面有旋前圆肌止点。

枕骨下端为桡骨最粗大的部分，外面宽约 1.2 cm，延续为**茎突**(styloid process)。茎突为外侧向下凸出的部分，为拇长展肌腱与拇长伸肌腱所掩盖，检查时应使此两肌松弛，方可易于膜清茎突。桡骨茎突最下端较尺骨茎突最下端低约 0.6 cm，在诊断桡骨骨折时应注意此种正常关系。下端的内面凹陷而平滑，称为**尺切迹**(ulnar notch)，与尺骨头构成桡尺远侧关节。后面凸起，中心有**背侧结节**(dorsal tubercle)，为一明显的隆起嵴，易于摸清。结节的内侧有拇长伸肌腱通过的斜沟。再内侧有指伸肌腱及食指伸肌腱通过的宽而浅的沟。结节的外侧有桡侧腕长、短伸肌腱通过的两条浅沟。前面平滑而略凹，远侧缘为一厚嵴，在腕上可以摸到，外侧借一锐利缘与外面分界。腕关节面凹而光滑，可分内、外两部分，内侧份呈方形而与月骨构成关节，外侧份呈三角形而与舟骨构成关节。

骨化：桡骨干的原发骨化中心出现于胚胎第 7 周时。

桡骨头有1个继发骨化中心，出现于5～6岁时，至18～20岁时与骨干融合(图11－98)。骺线接近横行，位于头与颈部交界平面。肘关节囊附着于颈部，骺线完全位于关节囊内，干骺端也有一部分位于关节囊内(图11－99)。

桡骨下端有1个继发骨化中心，出现于两岁时，19～21岁时与骨干融合。骺线位于尺切迹的上缘平面，相当于关节缘上方1 cm 处，位于关节囊外。关节囊附着线紧靠桡腕关节缘。由此可见，干骺端完全位于关节囊外。因此，骨干的骨髓炎不易蔓延到桡腕关节而易蔓延到桡尺远侧关节。

血液供应：桡骨的血液供应来自骨间前动脉。**滋养动脉孔**位于骨干的上、中 1/3 交界处前面，开口朝下，向上斜行进入骨髓腔。

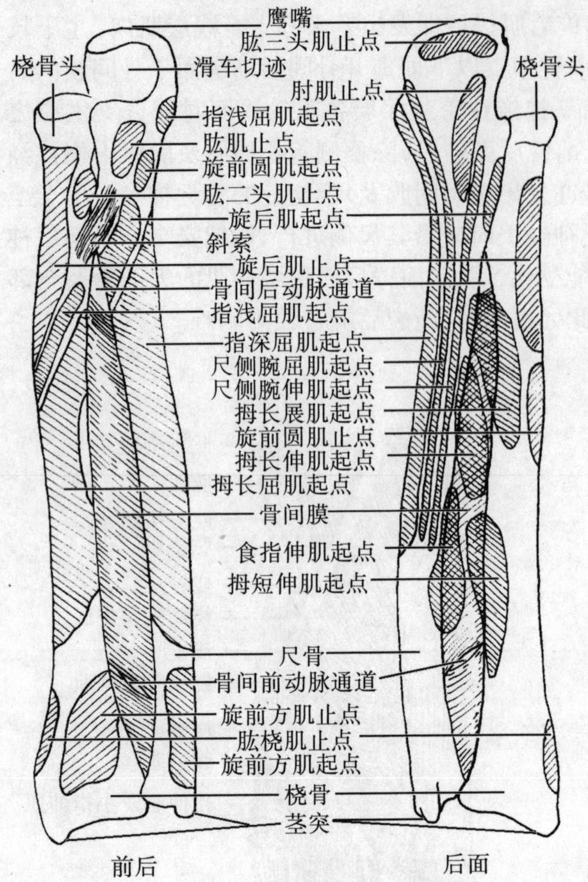

图 11－97　尺骨与桡骨的形态及肌肉起止点

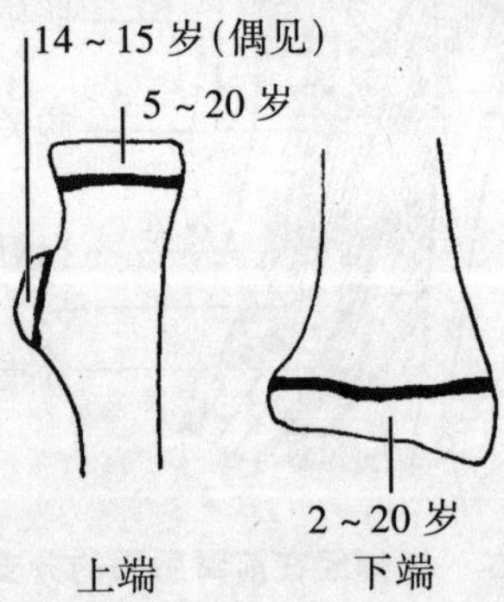

图 11－98　桡骨上、下端的继发骨化中心，第一数字为出现期，第二数字为与骨干融合期

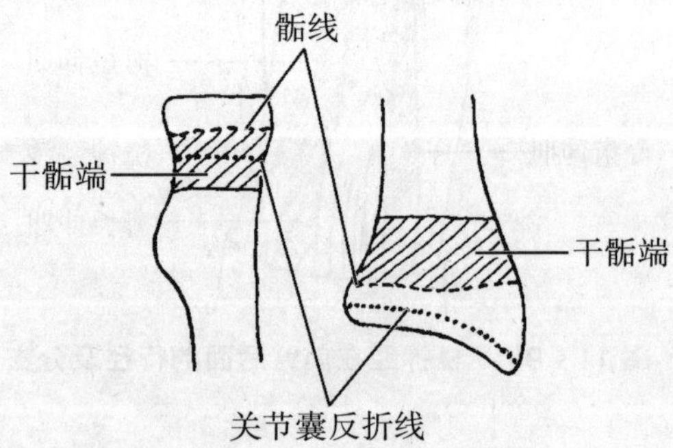

图 11－99　桡骨上、下端的骺线与关节囊反折线的关系

尺骨

分部：**尺骨**(ulna)可分上端、下端及骨干三部分(见图 11－97)。

尺骨上端分鹰嘴、冠突、桡切迹及滑车切迹各部。**鹰嘴**(olecranon)后面易于摸清，上端在肘部伸直时与肱骨内、外上髁位于同一平面。**冠突**（coronoid process）位于前方，为止于此处的肱肌所掩盖。**桡切迹**（radial notch）位于外面，与桡骨头构成桡尺近侧关节。**滑车切迹**(trochlear notch)为鹰嘴与冠突间的凹陷，与肱骨滑车构成关节。在幼儿时期，由于冠突及鹰嘴的骨性隆突发育尚不如成人明显，所以肘关节脱臼较成人为多见。冠突前下方的粗糙隆起为**尺骨粗隆**(ulnar tuberosity)。

尺骨干的近侧粗，愈向下愈细。骨干的后缘全长皆浅在皮下，易于摸清。

尺骨下端分头及茎突两部。**头部**(head)小而圆，外面与桡骨下端的内面构成桡尺远侧关节，远端一面与三角形关节盘构成关节。**茎突**(styloid process)由头的后内侧向下凸出，手完全旋后时易于摸清。

骨化：尺骨干的原发骨化中心出现于胚胎第7周时。

尺骨上端有1个继发骨化中心，出现于10岁时，18岁时与骨干融合(图11-100)。罕见者此中心未与骨干融合而形成肱三头肌腱中的一个游离骨，应与鹰嘴骨折未连接者相鉴别。骨骺为尺骨鹰嘴上端的一薄片骨骼。关节囊附着于关节面边缘附近，骨骺及骺线完全位于关节囊外(图11-101)。

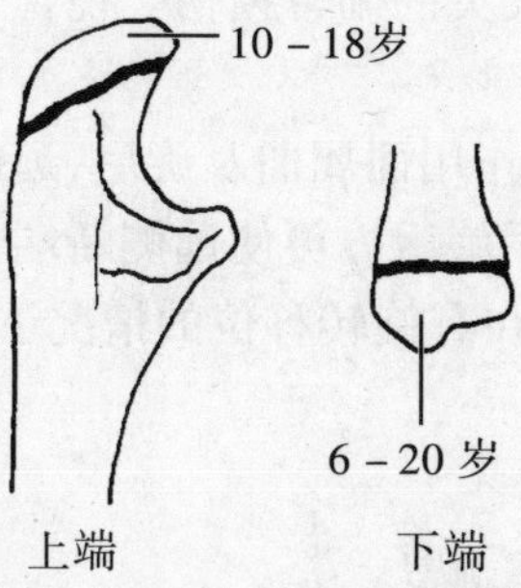

图11-100　尺骨上、下端的继发骨化中心，第一数字为出现期，第二数字为与骨干融合期

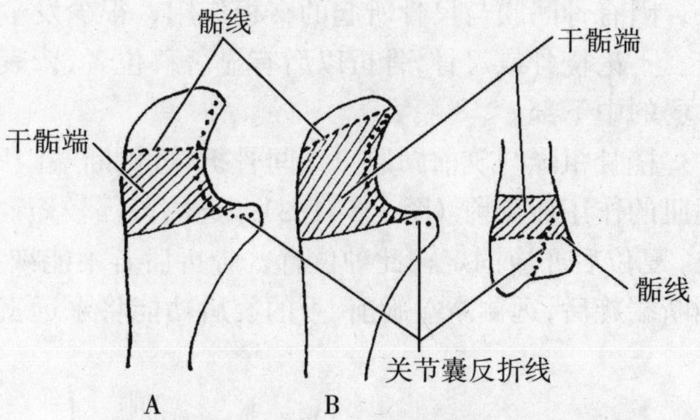

图11-101　尺骨上、下端的骺线与关节囊反折线的关系，A及B为上端骨骺两种大小不同类型

尺骨下端有1个继发骨化中心，出现于5~7岁时，19~21岁时与骨干融合。骺线平面较高于桡骨下端骺线平面，相当于尺骨下端桡尺关节面上端平面。关节囊的绝大部分附着于关节面的边缘，仅外侧一小部分附着于桡尺远侧关节面的近侧，因而干骺端仅在此处有一小部分位于关节囊内。

血液供应：尺骨的血液供应来自骨间前动脉。**滋养动脉孔**位于骨干的上、中1/3交界处的前面，开口朝下，向上斜行进入骨髓腔。

桡尺关节

桡骨与尺骨在上、下端分别构成桡尺近、远侧关节，两骨骨干间连以斜索以及骨间膜。桡尺近侧关节已在肘部一节中叙述。桡尺远侧关节将在腕部一节中叙述。

斜索(oblique cord)：此为一条细的纤维束，由尺骨粗隆向下外斜行至桡骨粗隆的下方，跨过骨间膜上缘，与骨间膜上缘之间留有裂隙。裂隙中有骨间后血管通过。

骨间膜(interosseous membrane)：此膜附着于桡骨及尺骨的相邻边缘，上由桡骨粗隆下方2.5 cm处起，向下延伸至桡尺远侧关节囊而与之相混。骨间膜的纤维方向由桡骨向下内斜行至尺骨，桡骨所承受由手部传来的冲击力，有一部分沿相反的方向通过骨间膜传至尺骨，再上传至肱骨。因此，骨间膜有消减冲击力的作用(图11-102)。

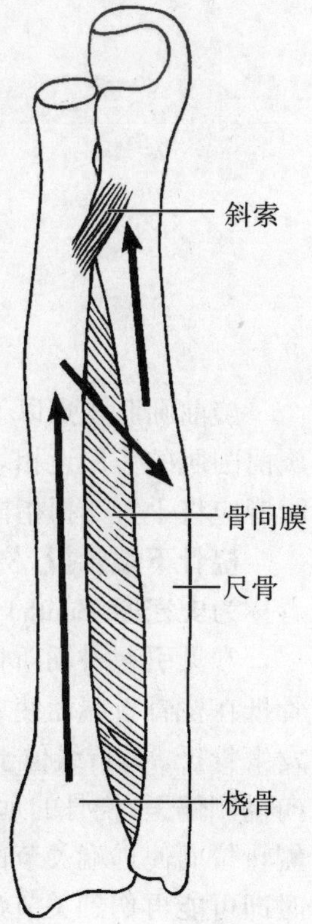

图11-102　前臂骨间膜，箭头表示来自手部外力上传的方向

前臂完全旋后时，尺、桡两骨近乎平行，两者间的间隙较宽，骨间膜变紧张。旋前的程度逐渐增加时，两骨间的间隙即逐渐变小，至两骨接触时骨间膜即松弛。在拇指向上的半旋前姿势下有利于肌肉松弛，有利于前臂骨折端的对位，有利于骨折固定以后旋前与旋后功能的恢复。

前臂的旋前旋后运动，为桡骨及围绕固定的尺骨运动。旋转运动的轴心通过桡骨头中心及下端关节盘于尺骨的依附处。旋后运动为旋后肌、肱二头肌及肱肌的作用。旋前运动为旋前圆肌及旋前方肌的作用。由完全旋后的位置开始，旋前的旋转度可达130°。

骨折移位的解剖基础

桡骨颈骨折：桡骨头位于来自手部经桡骨向上传的外力作用线上。桡骨头及颈部同时承受前臂扭转的张力。桡骨颈部骨折较为常见，桡骨头可以向前、向后或向外移位，以向前移位较为多见。肘关节囊的前部及环状韧带撕裂后，桡骨头移位至肱骨前方，严重影响肘关节的运动度，屈曲运动限制在

90°以内,旋转运动更大受限制,以致手的功能发生严重障碍。如果桡骨头游离而落入肘关节内,应手术切除,以免发生畸形愈合或不愈合。移除桡骨头以后,只要能修复环状韧带,即不可妨碍功能。在少年期以前的颈部骨折常为头部骨骺分离,不应移除桡骨头,以免后来形成过度的肘外翻。

桡骨干骨折: 桡骨干骨折常因遭受直接或间接暴力,或腕部受到扭转力所致。单独发生桡骨干骨折以后,因有骨间膜与尺骨所起的夹板作用,很少发生重叠或缩短。骨折端的移位方向取决于肌肉作用力的方向。不论桡骨或尺骨,骨折以后有显著移位者,皆表示有近侧或远侧桡尺关的韧带损伤。桡骨骨折多见于较软弱的中下部。

桡骨粗隆与旋前圆肌止点间骨折,近侧断端因肱二头肌与旋后肌的作用而屈曲及旋后,远侧断端因旋前圆肌的作用而旋前(图 11-103)。近侧段因较短而不易复位,屈肘及手旋后方可使远侧断端对近侧断端复位,复位后亦应固定在此种位置。骨折后若不能恢复骨骼的直线对位,在有旋转移位的情况下愈合,亦即近侧断端旋后,远侧断端旋前,手的旋后功能将永远丧失。

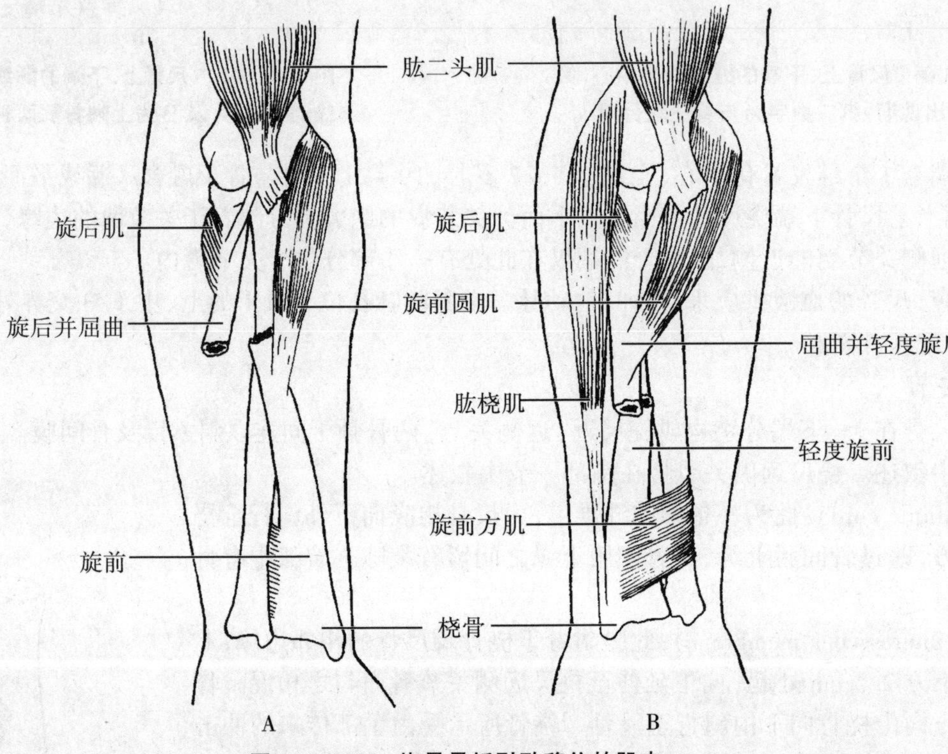

图 11-103 桡骨骨折引致移位的肌肉

A:旋前圆肌止点以上骨折; B:旋前圆肌止点以下骨折

旋前圆肌止点以下骨折,近侧断端轻度内收并屈曲于中度旋前的位置,由于肱二头肌及旋后肌的作用与旋前圆肌的作用近相均衡所致。远侧断端因旋前方肌的作用而旋前及被牵向尺骨。此种骨折的复位与固定时皆应将手置于拇指向上手掌对胸的旋前与旋后的中间位置。

桡骨下端骨折: 桡骨下端 2.5 cm 以内的骨折,远侧断端向后移位者称为**科勒斯**(Colles)骨折,向前移位者称为**史密斯**(Smith)骨折,前者远比后者常见。

常见引起科勒斯骨折的原因在腕背伸(伸掌)的姿势下跌跤,手掌着地,腕前面承受的压力过大,促使腕骨抵在桡骨下端而使之发生骨折。由于腕部韧带的抗张强度大于桡骨,故常在韧带与肌腱尚未受伤时即先发生骨折。骨折线位于桡骨下端 2.5 cm 以内,一般为横骨折。常见的移位为远侧断端嵌入近侧断端,后旋并向桡侧偏歪,桡骨的远端关节面略转向背侧。远侧断端亦可不嵌入近侧断端而向背侧移位,亦可绕横轴向背侧转位而使远端关节面显著转向背面,桡骨茎突上升至尺骨茎突平面或更高,手向桡侧偏斜。如果外力更大时即可能再伤到关节盘而引起尺骨茎突骨折。如果关节盘、尺侧副韧带及桡尺远侧关节的韧带被撕裂,尺骨茎突即可刺破皮肤突出。此种骨折有移位者,即使手的外观呈典型的所谓"餐叉状畸形"(图 11-104)。无显著移位者外观可无畸形,易被误为扭伤。对有移位的骨折复位时所采取的方法,即由上述移位的方向决定。

第一步是牵引手部，使嵌入部松脱。第二步是使手向尺侧偏斜并向掌屈。牵引的同时要用手指紧压远侧断段的背面以促使其复位。复位后即固定在手过度屈曲及尺侧偏斜的姿势。在桡骨下端发生骨折的当时或治疗过程中，皆可能伤到正中神经而不易发现。因为固定在过度屈腕的姿势下可能促使横腕韧带的边缘抵在神经上而使之受伤，所以在采取此种姿势固定时应注意检查拇、食二指掌面的感觉。

史密斯骨折的移位方向，恰与科勒斯骨折相反，常为屈腕姿势下跌跤手背着地所致。外力通过桡骨远端的前面，远侧骨折端向前向近侧移位。

桡骨下端骨骺分离为20岁以前的一种常见损伤，移位后的畸形与科勒斯骨折相似，但手向桡侧偏斜的程度较不显著，复位较为困难。发生骨骺分离时，由于关节滑膜不延伸到骺线平面而不伤到关节腔。

尺骨鹰嘴骨折：此部骨折常在跌跤时肘部着地而发生，骨折线的部位不定，可以靠近鹰嘴的尖部或者横过其体部。骨折片包括滑车切迹的近侧半，所以伤到关节腔。受伤时肱三头肌收缩，肌肉的作用力亦与骨折有关。单纯肌肉的作用力亦可致骨折，近侧骨折片常为肱三头肌附着处的一小片。所有的鹰嘴骨折，近侧骨折片皆为肱三头肌牵引向上移位，但是附着于鹰嘴两侧的肱三头肌腱扩张部、尺侧副韧带、尺骨骨膜及肘肌等，皆有与肱三头肌相反的作用，阻止骨折片向上移位，因而骨折片的移位程度即依此类结构被撕伤的程度决定。骨折片分离过远者不易对合。手法复位后须固定于完全伸肘位。如果行手术复位缝合固定或螺丝钉固定，即不必须固定于完全伸肘位。

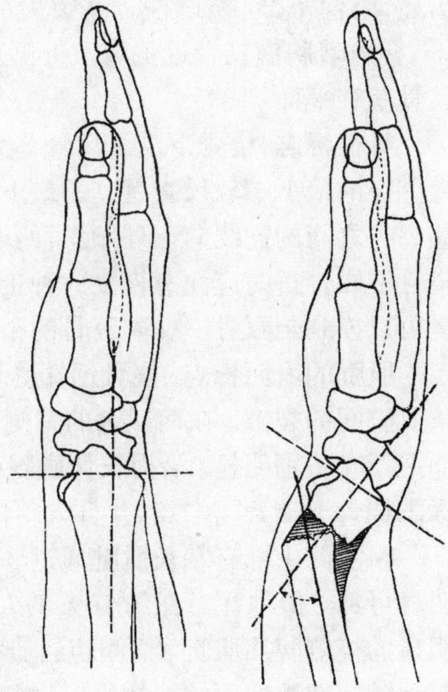

图11－104

A：正常的手与前臂的直线对位关系；B：桡骨下端骨折手与前臂的直线对位改变，出现“餐叉状畸形”，如不复位，将形成如阴影区所表示的畸形愈合

尺骨干骨折：单纯的尺骨干骨折常因遭受直接暴力所致，骨折线常为横行。骨折后的移位程度常不很大，移位的方向取决于肌肉作用力的方向。尺骨干骨折亦可因间接暴力所致，例如跌跤时手的尺侧缘着地，即可发生尺骨干的下1/3骨折。尺骨干的后缘浅在皮下，因而骨折常为哆开性。单独的尺骨干骨折，因有桡骨的夹板作用，移位多半不大。由于外力所产生的移位，或是远侧断端受到旋前方肌的牵引作用，皆有使尺桡两骨间的间隙变狭窄的趋势。尺骨干上1/3发生骨折时，引起骨折的暴力常同时作用于桡骨，迫使桡骨环状韧带撕裂，发生桡骨头前脱臼。骨折以后尺骨的近侧断端被附着于冠突与粗隆的肱肌牵引向前移位。桡骨头向前脱臼的原因为附着粗隆的肱二头肌牵引作用。尺骨上1/3骨折进行手法复位较为困难，不易对位固定，多须进行手术复位，用髓内钢针固定，桡骨头脱臼即不难复位。

前臂双骨折：间接暴力可以引起单独桡骨骨折或者尺、桡骨双骨折，如为双骨折则在不同平面。直接暴力亦可引起双骨折，骨折线常在同一平面。尺、桡两骨只有一骨发生骨折时前臂不会有短缩。如果骨折以后前臂有短缩则必为双骨折，或者为一骨骨折同时伴有另一骨的近端或远端脱臼。双骨折多发生在中1/3或下1/3，常因跌跤时手着地所致。骨折线多半横行，亦可为不同程度斜行。若为斜行骨折，骨折端趋向重叠移位。若为横行骨折，骨折端易向侧面移位。骨折端也可向不同方向成角畸形。两骨皆可发生青枝骨折、不完全骨折或骨膜下骨折，皆常见于儿童时期。在儿童时期发生不完全骨折时，前臂即易发生成角畸形。发生双骨折后常因旋前肌的作用而使两骨靠近，又因伸屈肌的作用而使骨折端重叠。下部双骨折，近侧骨折端常重叠于前方，并常因旋前方肌的作用而使两骨远侧骨折端靠近。前臂双骨折进行手法复位，较为困难，不易对位固定，仅适用少数选择性病例。一般双骨折常须进行手术复位，采用钢板或髓内钢针固定。

第五节　腕　　部

表面解剖

皮肤标志：腕掌侧面的皮肤有三条横行皱折(transverse wrist crease)。近侧两条较不明显。远侧一条较为明显，略向下凸，横过桡骨茎突尖部及月骨下分，位于桡腕关节弓形线的远侧约 2 cm，腕掌关节的近侧约1 cm，标志着腕横韧带近侧缘及近侧列腕骨。中间一条皮肤皱折标志着桡腕关节线。近侧一条皮肤皱折标志着尺骨茎突平面。

骨性标志：桡骨下端及尺骨茎突皆浅在皮下，可以明显地摸到。桡骨茎突较尺骨茎突更向掌侧凸出。桡骨茎突的最下端较尺骨茎突的最下端低约 0.6 cm（见图 11－112）。尺骨茎突尖相当于桡腕关节线平面。两茎突尖之间的连线向下外倾斜，两端标志桡腕关节线两端最远的部分，中部位于关节线远侧约 1 cm。在处理桡骨下段骨折时应注意恢复此种正常倾斜度。在腕部掌侧面远侧皮肤皱折的桡侧可以摸到舟骨结节，在尺侧可以摸到豌豆骨。在豌豆骨的稍远侧，平第 4 掌骨尺侧缘，可以摸到钩骨钩。

肌腱的表面标志：桡骨远端的外面有拇长展肌腱与拇短伸肌腱跨过，外展拇指时明显可见，可以摸到两条肌腱间的裂隙。在两肌腱的背侧呈现明显的凹陷，称为**解剖学鼻烟窝**（snuff box），其背侧界为拇长伸肌腱，伸拇指时特别明显。沿拇长伸肌腱可以摸到桡骨下端背面的背侧结节，位于肌腱的外侧。此肌腱跨过桡骨处标志桡骨下端背面中点，并且大约标志着下方的舟骨与月骨间的间隙。

腕掌侧中部有**掌长肌腱**通过。当屈腕约呈 30°并尽可能使鱼际与小鱼际靠拢时，此肌腱在体表面即特别明显可见。但须注意在约 10% 的人体中没有掌长肌。常长肌腱的深处有正中神经。掌长肌腱的桡侧有较不明显的桡侧腕屈肌腱。桡侧腕屈肌腱的桡侧有桡动脉。如果桡动脉的掌浅支分出部位过高，即可在腕上摸到双脉跳。在腕前面的尺侧缘，尺侧腕屈肌腱明显可见，特别是在略形屈腕并将小指用力紧压于掌心时为然。

腕　掌　面

浅层结构

皮肤：腕掌面的皮肤薄而易于移动。

皮下组织：在腕前面的皮下组织中，尺侧有贵要静脉的起源支、前臂内侧皮神经的末支及尺神经掌皮支。桡侧有头静脉的起源支及前臂外侧皮神经的末支。中部有前臂正中静脉的起源支及正中神经掌皮支。

深筋膜（deep fascia）：腕掌面的深筋膜，上与前臂深筋膜相续，下与手掌深筋膜相续，中部增厚形成腕掌侧韧带及腕横韧带。

腕掌侧韧带（volar carpal ligament）：此韧带由豌豆骨及尺骨茎突向外伸展至桡骨茎突，近侧与尺侧腕屈肌腱、掌长肌腱及桡侧腕屈肌腱浅面的深筋膜相续。腕掌侧韧带的桡侧份与腕横韧带的浅面相融合，尺侧份与腕横韧带之间形成一管道，管底为腕横韧带的尺侧缘，管中有尺动脉通过，神经位于动脉的尺侧。

腕横韧带（transverse carpal ligament）：此韧带亦称**屈肌支持带**（flexor retinaculum）由深筋膜增厚形成，很坚强，大小如一般的小邮票，宽约 2.5 cm，上与前臂深筋膜及尺侧腕屈肌腱、掌长肌腱、桡侧腕屈肌等深处的筋膜相续，下与掌腱膜相续，尺侧附着豌豆骨及钩骨钩，桡侧附着于舟骨结节及大多角骨。在大多角骨的附着处分为两部分，一部分附着于大多角骨结节，一部分附着于该骨的掌面，两部间形成一裂隙，中有桡侧腕屈肌腱通过。腕横韧带与腕骨之间形成一管道，称为**腕管**（carpal tunnel）。鱼际及小鱼际诸肌、除小指展肌以外，皆有一部分起自腕横韧带的浅面。由此可见，腕横韧带至皮肤仍有一定的距离（图 11－105）。

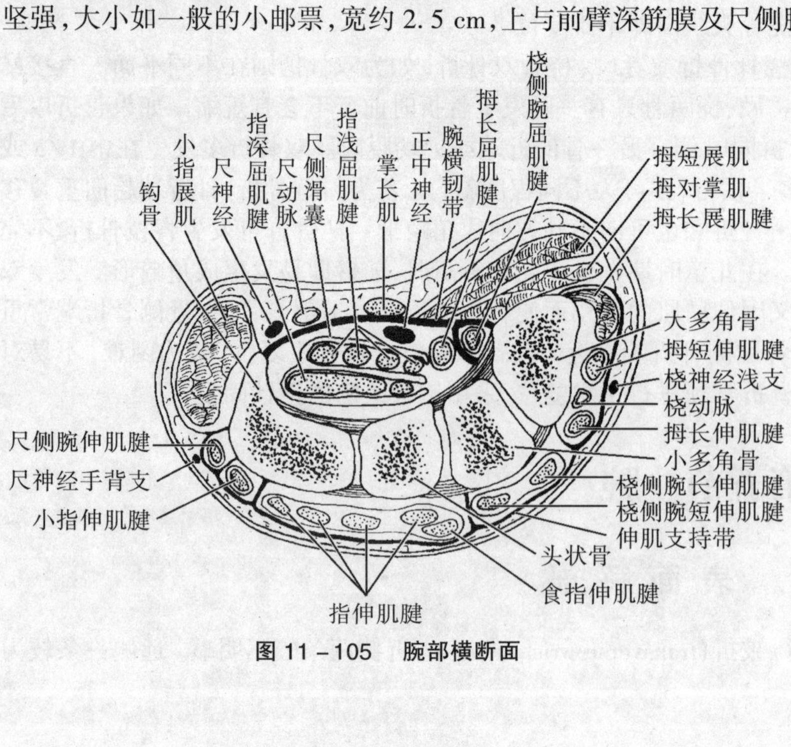

图 11－105　腕部横断面

腕横韧带浅面结构

桡动脉（radial artery）：桡动脉在前臂越过旋前方肌以后即与桡骨下端接触，位于肱桡肌与桡侧腕屈肌之间，有两条静脉伴行，浅面紧靠深筋膜，易于在此处摸到动脉的搏动。桡动脉在桡骨茎突平面发出掌浅支及腕掌侧支，以后即向下绕过桡骨下端的桡侧面走向前侧。**掌浅动脉**(superficial palmar artery)向下跨过腕横韧带的浅面至手掌，与尺动脉的掌浅支吻合形成掌浅弓。腕掌侧支下行至腕管底部，与尺动脉的腕掌侧支、骨间前动脉的腕支及掌深弓的返支等吻合，供应腕管底部及腕骨。

桡侧腕屈肌腱(flexor carpi radialis muscle)：此肌腱在桡动脉的尺侧下行，穿过腕横韧带桡侧端附着于大多角骨处所形成的单独裂隙，再经过大多角骨前面的沟，由原来腕管内前外侧的位置迅速转到腕管底部，止于第2、3掌骨基部。此肌腱在行程中跨过舟骨结节的掌面，可以作为确定舟骨结节的标志。肌腱由即将进入腕横韧带裂隙处开始，到止点为止，为一单独的腱鞘包绕。在此肌腱止点与所止的掌骨基部之间常出现滑囊。

掌长肌腱(palmaris longus muscle)：此肌腱通过腕掌侧中部，平分腕部远侧皮肤皱折，正对屈指肌腱的桡侧缘，向下跨过腕横韧带的浅面，延伸入手掌而移行为掌腱膜。掌长肌腱的纤维有一部分止于腕横韧带的浅面。此肌腱在腕上部掩盖正中神经。在无掌长肌者，正中神经在腕上部的位置即很浅，容易受伤。

尺侧腕屈肌腱(flexor carpi ulnaris muscle)：此肌腱位于腕前面尺侧，下行止于豌豆骨，有一部分纤维止于腕横韧带的浅面。肌腱在腕部并不完全为腱性，仍有肌纤维伴随。肌腱与豌豆骨的上部之间可能出现一滑囊。肌腱深处有尺动脉及尺神经。

尺动脉及尺神经：两者皆位于尺侧腕屈肌腱的深面，至接近豌豆骨平面即由肌腱深面显出，下行进入腕掌侧韧带与腕横韧带之间。血管神经为结缔组织固定在一起，手术中分离动脉时应注意避免伤到神经。**尺动脉**(ulnar artery)在对豌豆骨处分为浅、深两支。浅支较大，进入手掌浅部，形成掌浅弓。深支较小，穿过腕横韧带至手掌深部，参与构成掌深弓。尺动脉在腕部发出**腕掌支**及**腕背支**，分别行经肌腱深面，供应腕部的前、后面。**尺神经**(ulnar nerve)紧靠豌豆骨的桡侧缘通过腕横韧带的浅面筋膜管道，至对钩骨处分为浅、深二支，浅支下行至手掌浅部，**深支**下行至手掌深部。尺神经**浅支**供应内侧手指掌面及手掌尺侧皮肤。神经在通过管道处可受卡压而发生**神经痛**，可在可以摸到的豌豆骨外缘上方下针，向远处进针至钩骨远侧，沿途注射糖皮质激素混悬液即可。进行手部手术采取神经干阻滞麻醉时，紧依豌豆骨外缘向深处下针即可。

通过腕管内结构

腕管中有正中神经、指浅屈肌腱、指深屈肌腱及拇长屈肌腱等通过(见图11-105)。

正中神经(median nerve)：此神经在前臂先位于指浅屈肌深面，至腕上部即移行该肌腱桡侧而且略浅，至达掌长肌深处，略偏桡侧，神经的桡侧即为桡侧腕屈肌腱。神经在腕上部由于位置浅，易于受伤。在腕部进行神经干阻滞麻醉时，紧依掌长肌腱桡侧进针，略偏向尺侧，针尖穿过肌腱平面即可，但须先在皮下注射掌皮支。正中神经在腕上部有时有一细小的正中动脉伴行。神经在此处与肌腱外观不同的特点在其表面有若干小血管，手术中应注意鉴别。正中神经向下进入腕管以后即位于腕横韧带与屈肌腱鞘之间，至腕横韧远侧缘处即分为5~6支，进入手掌部。正中神经在腕管内因所处间隙很小，易被抵在韧带上受压损伤，产生分布区感觉异常、麻木及运动障碍，称为**腕管综合征**(carpal tunnel syndrome)。产生压迫的原因，可为腱鞘炎肿胀、关节炎的晚期、腕骨脱臼，或者陈旧性骨折，但是有时并不易发现任何可见的原因。腕管综合征的主要症状为鱼际肌肉萎缩，感觉障碍的症状不一定明显。治疗方法可切开腕横韧带。腕横韧带被切开以后可无不良后果，因为所有屈手指的强力运动皆处于轻度伸腕(背伸)的姿势。此种姿势下屈肌腱皆紧抵在腕管背面，虽然失去腕横韧带的支持，也不会影响肌腱的功能。

正中神经在腕上约2.5 cm处发出的**掌皮支**跨过腕横韧带的浅面至手掌，分布于掌凹及鱼际部皮肤。患腕管综合征时此支并未受累。因此，检查时如果这一部位皮肤感觉同时有改变，即表明神经病变发生在发出掌皮支以上的部分，并非腕管综合征，如果仅有掌皮支分布区感觉改变的症状，而无手指部及鱼际肌受累的症状，可以判定为掌皮支的神经痛(炎)。这是易被忽略的问题。对于掌皮支的神经痛，治疗方法，可在腕上近侧皱襞处紧依掌长肌腱外缘下针注射糖皮质激素混悬液至皮下及深筋膜下，向近侧远至3 cm即可。

屈指肌腱：**指浅屈肌腱**(flexor digitorum superficialis muscle)在前臂下1/3即变为分离的四条肌腱，浅深各二，浅者至第3、4指，深者至第2、5指。**指深屈肌腱**(flexor digitorum proundus muscle)在前臂下部只有至食指的肌腱分开，皆位于指浅屈肌腱的深面。各肌腱下行至腕部，通过腕管时仍然保持上述关系，亦即排成三层，最浅层两条为至第3、4指的指浅屈肌腱，中层两条为至第2、5指的指浅屈肌腱，第三层为两条指深屈肌腱。有的人指深屈肌腱至腕管内即分为 4 条。指深、浅屈肌腱在未进入腕管以前即开始同位于 1 个总的腱鞘中，腱鞘随肌腱进入手掌。

拇长掘肌腱 (flexor pollicis longus muscle)：此肌腱在腕部位于桡侧腕屈肌腱的背侧，正中神经的桡侧后方，指深屈肌腱的桡侧。拇长屈肌腱在未进入腕管前即开始为一单独的腱鞘包绕，腱鞘随肌腱至其止点。拇长屈肌腱鞘与**屈肌总腱鞘**在腕管内紧相接触，两者在此处相通者约占半数。

腕掌侧动脉网 (palmar carpal arterial rete)：此动脉网亦称动脉弓，由尺动脉的腕掌侧支与桡动脉的腕掌侧支吻合形成，位于桡骨下端与近侧列腕骨的掌面，与骨间前动脉的前终支及掌深弓的返支之间皆有吻合。

腕 背 面

浅层结构

皮肤：腕背面皮肤较厚于腕前。

皮下组织：在腕背部的皮下组织中，桡侧有**头静脉**的起源支、前臂外侧皮神经的末支及桡神经浅支。**桡神经浅支**于前臂下端由肱桡肌腱深处出其外缘面到达皮下，在桡骨茎突的外面跨过拇长展肌腱、拇短伸肌及拇长伸肌腱的浅面，至腕背再分支进入手背。中部有前臂后皮神经的末支。尺侧有贵要静脉的起源支、尺神经手背支及前臂内侧皮神经的后支。

桡神经在手背的分支可以单发**神经痛**，分布区内痛觉改变，可采取糖皮质激素混悬液注射治疗。在桡骨茎突平面上紧依伸拇长肌腱的内缘下针至皮下，向上沿头静脉进针，跨过桡骨茎突，至头静脉的深处，到达肱桡肌腱外缘，沿途注入药液即可。进行手部手术在腕部作神经干阻滞麻醉时，可如法进行。

深筋膜：腕背面的深筋膜增厚形成**腕背侧韧带** (dorsal carpal ligament)，亦称**伸肌支持带**(extensor retinaculum)。此韧带宽约 2.5 cm，斜行于腕背，不及腕横韧带坚韧。腕背侧韧带在上、下分别与前臂及手背的深筋膜相续，尺侧边附着于三角骨及豌豆骨，桡侧边附着于桡骨前缘远侧端约 2.5 cm 长的一段（图 11-106）。此韧带跨过尺骨头处只形成其环韧带，并不附着于尺骨，所以并不影响桡骨围绕尺骨的运动。

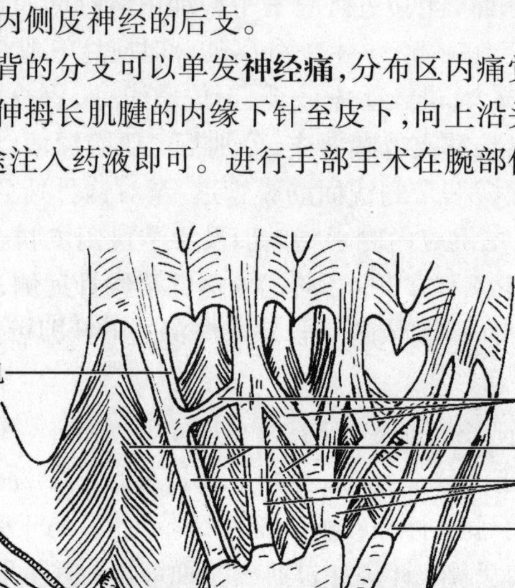

图 11-106　腕背及手背伸肌腱及腱鞘

深部结构

肌腱：由腕背侧韧带的深面分出 5 片筋膜隔，伸展至桡骨及尺骨，将韧带与骨骼间的间隙分成 6 个并列的分格，皆有伸展腱通过（见图 11-105）。由桡侧向尺侧计，第一格位于桡骨远端外面，其中有**拇长展肌腱**及**拇短伸肌腱**。第二格中有**桡侧腕长、短伸肌腱**。第三格中有**拇长伸肌腱**。第四格较宽，在桡骨背面尺侧形成一浅槽，其中有**指伸肌腱**及**食指伸肌腱**，肌腱深面有骨间后神经及骨间前动脉的后终支。第五位于桡骨与尺骨下端之间的间隙中，其中有**小指伸肌腱**。第六格位于最尺侧，在尺骨远端背面形成一沟，其中有**尺侧腕伸肌腱**。9 条肌腱中，在通过腕背的部分，指伸肌腱与食指伸肌腱共居一腱鞘，桡侧腕长、短伸肌腱共居一腱鞘，拇长展肌腱与拇短伸肌共居一腱鞘，其余三肌腱皆各有一腱鞘。诸腱鞘的近端位于腕背侧韧带的深处，或者向上略超过其上缘，远侧端延伸至手背，大部分终于掌骨基部稍远侧，拇长伸肌腱鞘常延伸到第 1 掌骨远端。常见腕背部出现的**腱鞘囊肿**，可能起自关节囊，也可能起自腱鞘。伸肌腱跨过桡骨处位于腱鞘中的部分，可因肌肉反复作用，或因遭受直接外伤，引起狭窄性**腱鞘炎**，以拇长展肌腱及拇短伸肌腱较为多见。在桡骨远端骨折中常发生拇长伸肌腱破裂。

拇长伸肌腱通过腕背时，在上部位置偏内，先位于桡侧腕长、短伸肌腱的尺侧，向下逐渐跨过两肌腱的浅面而到达其桡侧，伸拇指时可以明显地见到此肌腱的隆起。拇长展肌腱与拇短伸肌腱位于最桡侧，与拇长伸肌腱间的解剖学鼻烟窝中有桡动脉通过。窝底为桡骨茎突尖部、舟骨、大多角骨及第 1 掌骨基部。有舟骨骨折时在此凹陷中可有压痛。

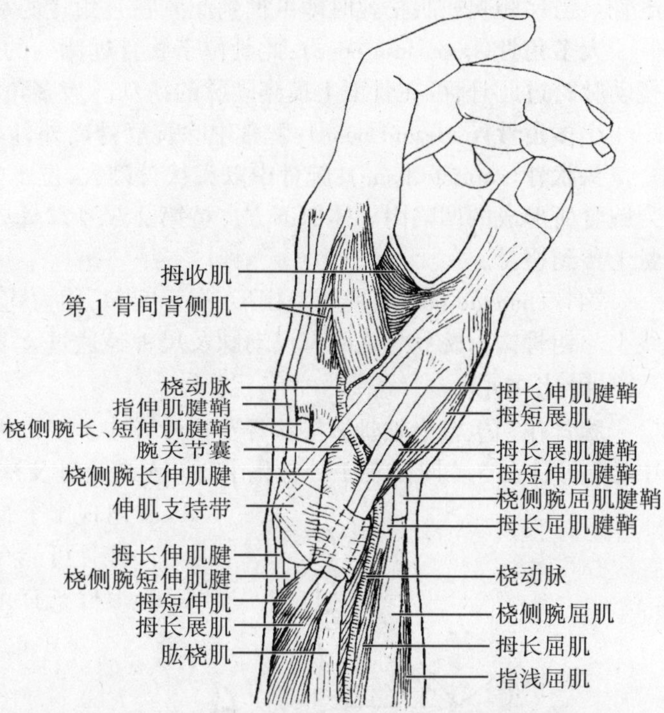

图 11－107 左腕桡侧面的肌腱、腱鞘及桡动脉等位置关系

动脉：桡动脉(radial artery)在桡骨远端平面转向腕背，向下斜行跨过腕部桡侧(图 11－107)，到达手背。行程中通过拇长展肌腱及拇短伸肌的深处，经过**解剖学鼻烟窝**及拇长伸肌腱的深处，到达第 1 掌骨间隙的背面。动脉的深面紧邻桡腕关节的桡侧副韧带、舟骨及大多角骨。桡动脉在未进入拇长伸肌腱的深面以前，发出一条腕背支及一条至拇指桡侧的指背动脉。桡动脉腕背支向尺侧横行，通过伸肌腱的深面，约平掌骨基部，与尺动脉的腕背支吻合，形成腕背动脉网(见图 11－132)。**骨间前动脉**(anterior interosseous artery)的后终支到达腕背部以后，下行参与构成腕背动脉网。**尺动脉**(ulnar artery)在腕掌面发出一条腕背支，绕过腕部尺侧，到达腕背部，发出至小指尺侧的指背动脉以后，向桡侧与桡动脉的腕背支吻合。

腕背动脉网(dorsal carpal arterial rete)亦称动脉弓。由此网发出小支至腕关节前面，发出 3 条掌背动脉，分别下行至第 1、2、3 骨间背侧肌的背面。腕背动脉弓与腕掌侧动脉弓合而形成围绕腕部的动脉环，构成尺动脉、桡动脉及骨间总动脉之间的侧支循环通道。

腕 骨

组成

腕骨(carpal bone)共有 8 块，排成远近两列，每列 4 块，依其形状命名。近侧列由桡侧向尺侧为舟骨、月骨、三角骨及豌豆骨。远侧列由桡侧向尺侧为大多角骨、小多角骨、头状骨及钩骨。各骨大致皆为方形，皆可分六面，前后面、外侧骨骼的外面及内侧骨骼的内面皆有韧带附着，其余各面则与相邻的骨骼构成关节。腕骨的中心部分为松质骨，周围部分为密质骨，关节面的一部分或全部有软骨覆盖。

舟骨(scaphoid bone)：舟骨在近侧列腕骨中最大，形状如靴。近侧的关节面凸出，与桡骨下端关节面构成关节。舟骨下外侧份的结节紧位于皮下，在鱼际基部对中指桡侧的引线上可以摸到，有时可见明显隆起，但常为跨过此处的桡侧腕屈肌腱所掩盖。腕前远侧皮肤皱折的外侧端跨过舟骨结节。舟骨在腕骨中最常发生骨折，在解剖学鼻烟窝中有压痛。

月骨(lunate bone)：月骨呈半月状，位于腕骨近侧列的中部，近侧关节面凸出，与桡骨下端及关节盘构成关节。远侧关节面及舟骨远侧关节面的一部分与头状骨的头部构成关节。月骨的前面宽于后面，其他腕骨皆为后面宽于前面，因而月骨易由相邻腕骨向前脱臼，为腕骨中最常发生脱臼者。

三角骨(triquetral bone)：此骨呈三角形，近侧面有一小的关节面，在手内收的姿势下与关节盘构成关节，在手伸直的姿势下与尺侧副韧带构成关节。三角骨近侧面的其余部分不参与构成关节。舟骨、月骨及三角骨共同构成桡腕关节的关节面。

豌豆骨(pisiform bone)：此骨位于小鱼际的基部，腕前尺侧。有些解剖学者视豌豆骨为尺侧腕屈肌腱中的子骨。当尺侧腕屈肌松弛时即可摸到此骨在三角骨的掌面上滑动。豌豆骨不参与桡腕关节的构成。

大多角骨(trapezium bone):此骨位于腕骨远侧列的最桡侧,与近侧的舟骨皆可在解剖学鼻烟窝中摸到。桡动脉跨过此骨,可在骨面上摸到动脉的搏动。大多角骨的远侧关节面呈鞍状,与第 1 掌骨构成关节。

小多角骨(trapezoid bone):腕骨中除豌豆骨以外,以小多骨最小,大、小多角骨皆位于头状骨的远侧。

头状骨(capitate bone):腕骨中以头状骨最大,位于中央,最突出。此骨分头、颈、体三部 。头部位于近侧列腕骨所形成的凹陷内。体部下方支持第 2、3、4 掌骨。手部着地时作用力即经头状骨的头部通过舟骨及月骨上传到桡骨。

钩骨(hamate bone):此骨呈楔形,有一突起,称为钩,可在体表摸到,位于豌豆骨下外,第 4 指尺侧缘的引线上。钩骨钩与豌豆骨之间有尺动脉及尺神经通过。

骨化中心

腕骨在初生皆为软骨。头状骨及钩骨皆在 1 岁以内出现 1 个骨化中心。三角骨在 3 岁时出现 1 个骨化中心。月骨在 5 岁时出现 1 个骨化中心。大多角骨及舟骨在 6 岁时各出现 1 个骨化中心。豌豆骨在 10 岁时出现 1 个骨化中心。各腕骨不一定皆由 1 个骨化中心长成。某一腕骨可能有两个或 3 个骨化中心,以舟骨较为多见,在 X 线照片上检查有无骨折时应注意及此(图 11－108,图 11－109)。

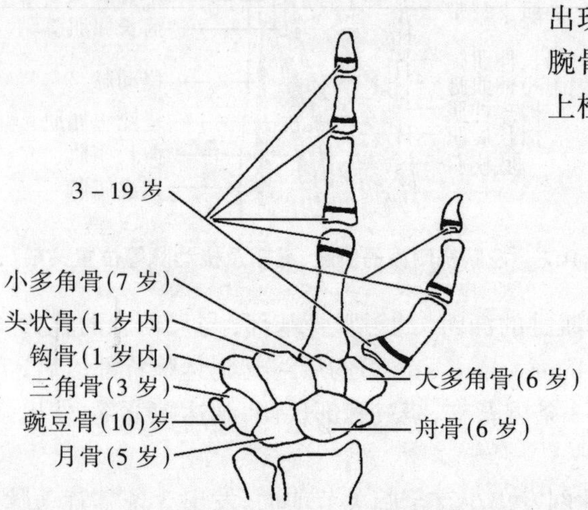

图 11－108 腕骨的原发骨化中心出现期。掌骨与指骨的继发骨化中心,3 岁时出现,19 岁时与骨干融合,第 3～5 掌骨及指骨与第二掌骨及指骨相同

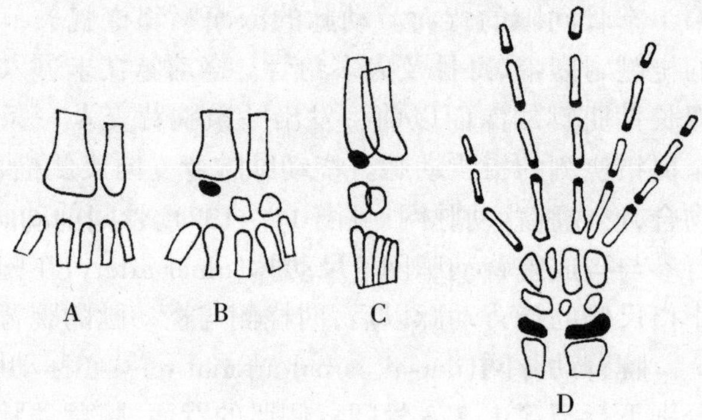

图 11－109 手及腕部在不同年龄时 X 线下所见

A:2 月; B:2 岁前后观; C:2 岁侧面观; D:12 岁

腕骨畸形

融合:相邻的腕骨可有先天性融合,腕骨的总数减少,最常见者是月骨与三角骨融合,不出现症状,常在 X 线检查中发现。

腕骨增多:有人认为**二分骨**(bipartite bone)或**三分骨**(tripartite bone)是由两个或 3 个骨化中心未能融合而形成。常见的是二分舟骨,分界线常在狭窄的腰部。此部亦为常发生骨折处,因此,二分舟骨常被误为未连接的骨折。也有人认为二分舟骨实际上就是因为外伤形成。由于二分舟骨可能为单侧,外伤后的二分舟骨也可能为双侧,所以两种情况不易鉴别。有谓小多角骨常见有二分骨,但是有时可能为常见的副骨中央骨,位于小多角骨的背面,因而实际上不易鉴别。钩骨钩可单独由 1 个骨化中心生成,可能不与体部融合,易被误为骨折,此种不融合常为两则者,可以检查对侧以与骨折鉴别。

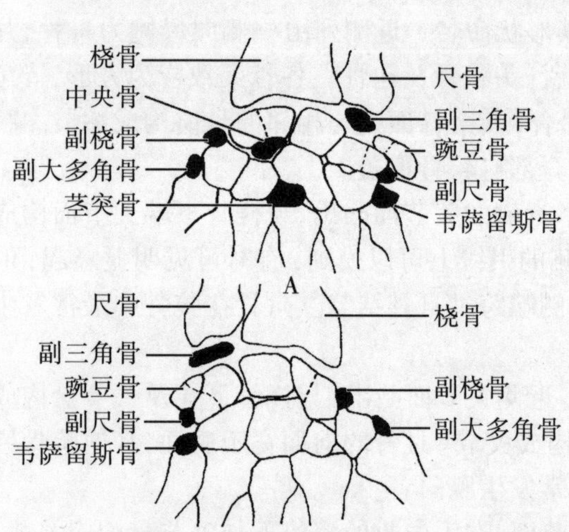

图 11－110 腕部副骨

A: 背面; B: 掌面,舟骨、三角骨及豌豆骨的虚线表示可能出现的二分骨

腕部副骨

腕部副骨较足部少见(图11－110),重要性亦较小,可见者如下。**副三角骨**(os triangulare)位于尺骨远端与三

角骨之间。**中央骨**(os centrale)位于腕背面,舟骨、小多角及头状骨之间。此骨在胚胎第二月时出现为一块软骨,后来常与舟骨融合而形成其尺侧的远侧份,也有人认为应该消失。**茎突骨**(os styloideum)位于腕背第3掌骨基部,实为第3掌骨的茎突,有时成一单独的骨化中心,形成一游离骨。**韦萨留斯骨**(os Vesalianum)位于第5掌骨基部的尺侧,腕背及掌面皆可见到。**副大多角骨**(os para-trapezium)楔入大多角骨与第1掌骨基部之间,背面及掌面皆可见到。**副桡骨**(os radiale)及**副尺骨**(os ulnare)皆罕见,分别位于两列腕骨间的桡侧及尺侧。

腕部关节

分部

腕部关节包括尺骨与桡骨下端、两列腕骨及掌骨基部所组成的关节,可分桡尺远侧关节、桡腕关节、腕骨间关节、腕掌关节及掌骨间关节。

桡尺远侧关节

桡尺远侧关节(distal radioulnar joint)由尺骨头与桡骨的尺切迹及远侧的三角形**关节盘**构成,为滑膜关节,借关节盘及连接关节面间的薄弱关节囊韧带维系。关节盘为一块厚的三角形纤维软骨板,尖部附着于尺骨茎突基部的凹陷内,基部附着于桡骨的尺切迹下缘,前、后缘与桡腕关节囊相混。关节盘有时有一孔,形成桡尺远侧关节腕与桡腕关节之间的通道。桡尺远侧关节的关节囊薄弱,有薄弱的前、后韧带覆盖关节的前、后、上三面,与桡腕关节的关节囊韧带相续。关节滑膜覆盖关节囊的内面及关节盘的上面,并向上突出,在前臂骨间膜下端的前方形成一盲囊。

桡腕关节

骨性组成:桡腕关节(radiocarpal joint)亦称**腕关节**(wrist joint)近侧关面由桡骨远端的凹形关节面及三角形关节盘的下面形成,远侧关节面由舟骨、月骨及三角骨的凸面与三块腕骨间的骨间韧带形成(图11-111)。关节盘分隔此关节与桡尺远侧关节。桡骨下端关节面略向掌侧倾斜,范围可以变动于1°~30°之间;同时略向尺侧倾斜,范围可以变动于15°~30°之间(图11-112)。

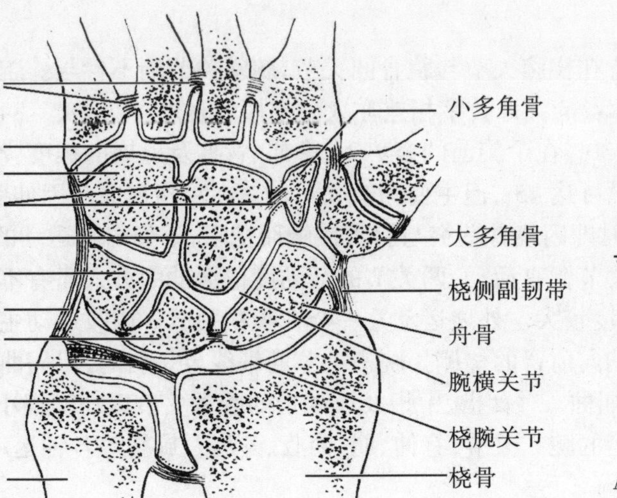

图11-111 腕关节冠状剖面观

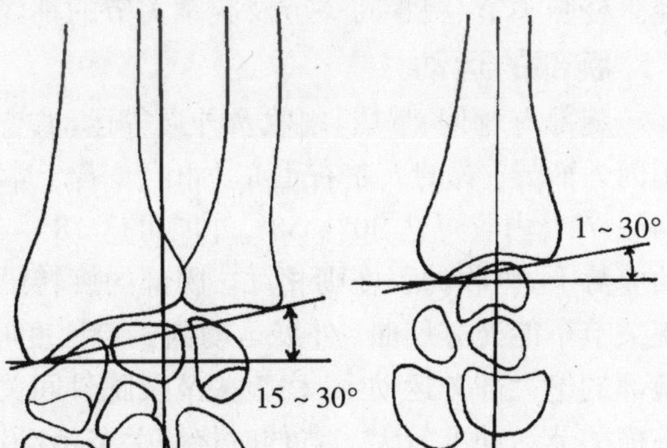

图11-112 桡腕关节

A:桡骨茎突在尺骨远侧约0.6 cm,桡骨关节面向内倾斜约15°~30°;B:侧面观,桡骨关节前倾约1°~30°

关节囊及韧带:桡腕关节纤维囊中度坚韧,附着于上、下关节面的边缘。增强关节囊的韧带有掌侧桡腕韧带、掌侧尺腕韧带、背侧桡腕韧带、桡侧副韧带及尺侧副韧带。**掌侧桡腕韧带**(palmar radiocarpal ligament)占有关节囊前面的大部分,由桡骨远端前缘伸展至近侧列腕骨,有一部分纤维伸展至头状骨,当前臂旋前或旋后时即牵引头状骨随之运动。**掌侧尺腕韧带**(palmar ulnocarpal ligament)起自尺骨远端及关节盘,伸展至三角骨。**背侧桡腕韧带**(dorsal radiocarpal ligament)起自桡骨远端后缘,向下附着于舟骨、月骨及三角骨。掌面的副韧带较强于背侧副韧带,有防止关节过伸的作用。由于背侧副韧带较为薄弱,关节内渗出液时容易先在后面显出。关节囊的两侧部分特别增厚形成侧副韧带。**桡侧副韧带**(radial collateral carpal ligament)由桡骨茎突伸展至舟骨结节及大多角骨,浅面有桡动脉跨过。**尺侧副韧带**(uluar collateral carpal ligament)由尺骨茎突伸展至豌豆骨及三角骨。

关节囊的内面、关节盘的下面以及腕骨间韧带的表面皆有滑膜覆盖。滑膜腔一般不与相邻的关节腔相通,但若关节盘有孔时即易与桡尺远侧关节腕相通,如果有一腕骨间韧带不完整时即与腕骨间关节腔相通。

腕骨间关节

腕骨间关节(intercarpal joint)包括两列腕骨之间所构成的腕中关节以及同一列各腕骨之间所形成的关节。**腕中关节**(midcarpal joint)又称为**腕横关节**(transverse carpal joint)。近侧列的舟骨、月骨及三角骨之间,借掌侧与背侧韧带及**骨间韧带**(interosseous ligament)相连,三骨间的关节腔与腕横关节腔相通。豌豆骨与三角骨间形成一小的**滑膜关节**(pisotriquetral joint),不与其他关节腔相通。远侧列 4 块腕骨间亦借掌侧与背侧韧带及骨间韧带相连,在骨间韧带的远、近侧皆形成关节腔,分别与腕掌关节腔及腕横关节腔相通。构成腕横关节的两列腕骨之间,借掌侧韧带、背侧韧带、内侧副韧带及外侧副韧带相连。腕横关节的滑膜很簿,有时突出至腕背部形成囊肿。如果远侧列腕骨韧带不完整,腕横关节即与对尺侧四指的腕掌关节腔及掌骨间关节腔相通。

腕掌关节(carpometacarpal joint)

第 1 掌骨与大多角骨构成关节,不与其他腕掌关节相通。此关节呈鞍状,有滑膜,关节囊松弛,活动度大。尺侧 4 掌骨与腕骨间形成一总关节腔。第 2 掌骨与大多角骨、小多角骨及头状骨的一部分构成关节。第 3 掌骨与头状骨构成关节。第 4 掌骨与头状骨的一小部分及钩骨构成关节。第 5 掌与钩骨构成关节。尺侧的总腕掌关节借**前**、**后腕掌韧带**(carpometacarpal ligament)及尺侧韧带相连。

掌骨间关节(intermetacarpal joint)

相邻的掌骨基部之间构成很小的关节,滑膜腔与腕掌关节腔相通。每一滑膜腔的前、后面,分别有掌侧及背侧掌骨间韧带增强。相邻掌骨之间尚有骨间韧带相连,增强滑膜腔的远端一面。

腕部关节的血液及神经供应

腕部骨骼及韧带的血液供应来自腕的背侧与掌侧动脉网。桡尺远侧关节的神经供应来自骨间前、后神经。桡腕关节、腕骨间关节及腕掌关节的神经供应来自骨间前、后神经与尺神经的手背支及深支。

腕部的运动

腕部有背伸、掌屈、内收及外展等运动,皆在桡腕关节与腕骨间关节,腕掌关节则不参与。腕部的运动范围因人而异,有的人左右手亦不相等,若干学者的统计数字相差亦大。掌屈的程度可达 68°~84°,背伸可达 64°~72°,内收可达 30°~58°,外展可达 18°~30°。在手旋前的姿势下,掌屈、背伸及外展的程度皆稍大于旋后的姿势下,内收的程度则相反。腕部的旋转虽可达 45°,但主要为被动运动。在手指屈曲时因伸肌腱紧张,桡腕关节不能充分屈曲。外展运动到一定程度时即因桡骨茎突与腕骨接触而受阻,不如内收运动的范围大。在腕部的绝大部分运动中,桡腕关节及腕骨间关节皆有活动,两关节的活动度依活动的方式而有不同。掌屈时腕横关节活动度较大。背伸时桡腕关节活动度较大。外展运动几乎全在腕横关节。内收运动主要在桡腕关节。桡腕关节的轴线倾斜,因而屈曲时使手偏向前臂的桡侧。腕横关节的轴线也是斜的,但屈曲时使手偏向尺侧。两关节同时屈曲则均衡而产生单纯的屈曲。对食指、中指及第 4 指的腕掌关节运动度很小。而对拇指及小指的腕掌关节运动度则很大,特别是拇指的腕掌关节,有伸、屈、内收、外展及旋转等各种运动,此关节在手的功能方面很重要。

屈腕肌主要为桡侧腕屈肌、尺侧腕屈肌及掌长肌。拇长展肌有一定的屈腕作用。手指的长屈肌只有在手指伸直的姿势下才具有屈腕的作用,同理,只有在伸腕的姿势下才能有效地屈指(图 11-113)。

伸腕肌主要为桡侧腕长、短伸肌及尺侧腕伸肌。手指的长伸肌只有在手指屈曲的姿势下才有协助伸腕的作用(图 11-114)。伸腕肌完全由桡神经支配,神经瘫痪后即产生垂腕。

腕部外展主要为拇长展肌及拇短伸肌的作用,桡侧腕长伸肌、桡侧腕短伸肌、桡侧腕屈肌及拇长伸肌皆有协助作用(图 11-115,图 11-116)。

腕部内收为尺侧伸肌与尺侧腕屈肌协同作用的结果。

腕部的运动、作用肌肉及神经供应如表 11-4。

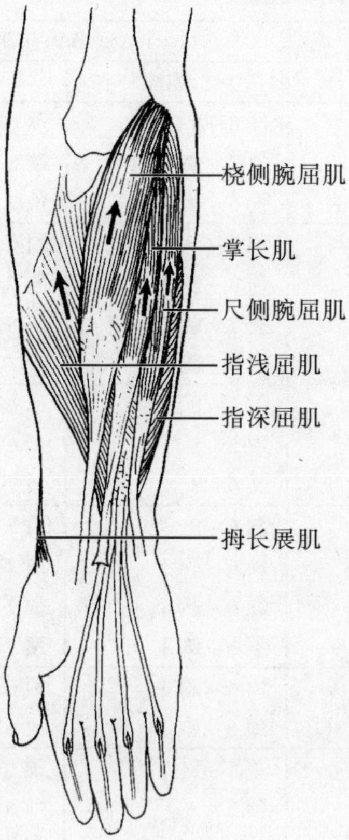

图 11－113 屈腕的主要肌肉

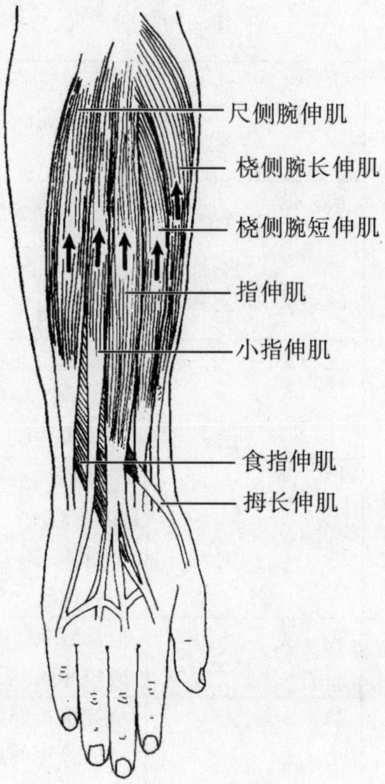

图 11－114 伸腕的主要肌肉

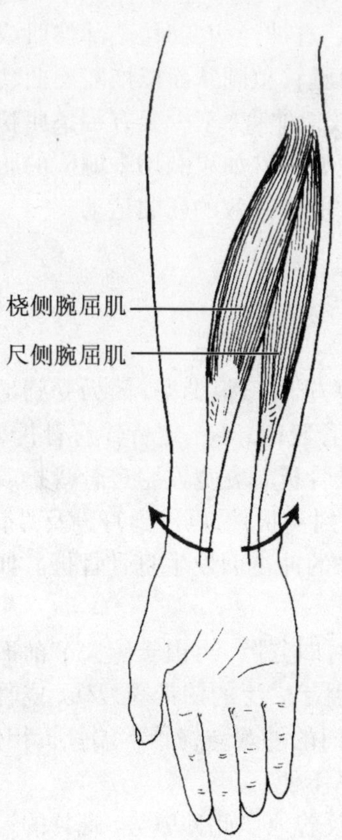

图 11－115 前臂前面内收及外展腕的肌肉

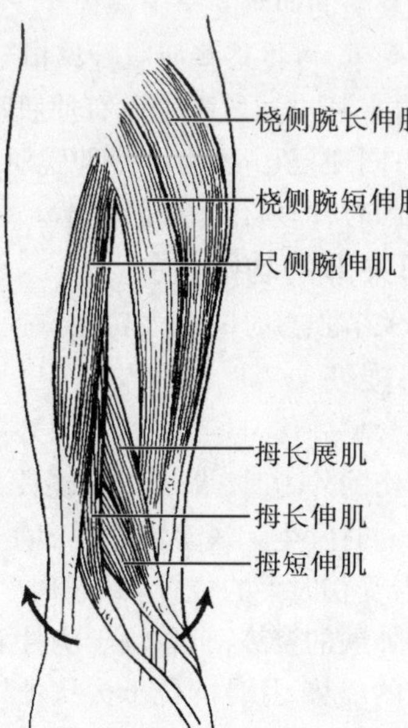

图 11－116 前臂后面内收及外展腕的肌肉

表 11－4　腕关节的运动方向、作用肌肉及神经供应

运动方向	作用肌肉		神经供应	脊髓节段起源	
				范围	主要节段
掌　屈	主　要	桡侧腕屈肌	正中神经	颈 6～8	颈 6、7
		尺侧腕屈肌	尺神经	颈 7～胸 1	颈 8，胸 1
		掌长肌	正中神经	颈 6～胸 1	颈 7、8
	协　助	拇长展肌	桡神经	颈 6～胸 1	颈 6、7
		指浅屈肌	正中神经	颈 7～胸 1	颈 7～胸 1
		指深屈肌	正中神经及尺神经	颈 7～胸 1	颈 8，胸 1
		拇长屈肌	正中神经	颈 6～胸 1	颈 7、8(?)
背　伸	主　要	桡侧腕长伸肌	桡神经	颈 5～8	颈 6、7
		桡侧腕短伸肌	桡神经	颈 5～8	颈 6、7
		尺侧腕伸肌	桡神经	颈 6～8	颈 7、8
	协　助	指伸肌	桡神经	颈 6～8	颈 7、8
		食指伸肌	桡神经	颈 6～胸 1	颈 7、8
		小指伸肌	桡神经	颈 6～胸 1	颈 7、8
		拇长伸肌	桡神经	颈 6～胸 1	颈 7、8
外　展	主　要	拇长展肌	桡神经	颈 6～胸 1	颈 6、7
		拇短伸肌	桡神经	颈 6～胸 1	颈 6、7
	协　助	桡侧腕长伸肌	桡神经	颈 5～8	颈 6、7
		桡侧腕短伸肌	桡神经	颈 5～8	颈 6、7
		桡侧腕屈肌	正中神经	颈 6～8	颈 6、7
		拇长伸肌	桡神经	颈 6～胸 1	颈 7、8
内　收	主　要	尺侧腕伸肌	桡神经	颈 6～8	颈 7、8
		尺侧腕屈肌	尺神经	颈 7～胸 1	颈 8，胸 1

手指及腕的伸肌完全由桡神经支配，屈肌由尺神经及正中神经支配。有神经病变时，全部伸肌或全部屈肌皆可能受累，可将某些屈肌腱移植至背面以恢复背伸功能，或将某伸肌腱移植到掌面以恢复屈曲功能。但应注意，并非所有屈肌腱或所有伸肌腱皆能移植，因为要使手指能够有效地伸直，至少要有一条屈腕起固定作用才行；同理，至少要有一条伸腕肌起固定作用时才能使指手指有效地屈曲。如果利用未瘫痪的肌肉不能使腕部稳固时，即须行关节固定术。在腕背伸及轻度内收的位置，手指才能作有效的屈曲运动。

腕部关节的功能位置

腕部关节强直时的最大功能位置，为将手固定在 25°～30°背伸。

腕部损伤

腕部常见外伤，除一般扭伤以外，重要者为脱臼与骨折。单纯桡腕关节脱臼很少见，因为受到足够引起广泛撕裂伤的外力时，常即引起桡骨下端骨折或者腕骨的骨折脱臼。腕骨脱臼，不一定皆伴有骨折，可为一块或几块同时发生。最多见的脱臼是月骨前脱臼。最多见的骨折是舟骨骨折。究竟发生舟骨骨折或月骨脱臼，主要看受伤时手的位置。跌跤时手掌着地，外力主要经第 3 掌骨上传到头状骨，再传到舟骨及月骨。如果手部处于外展的姿势，舟骨位于桡骨下方，即易因直接受到由头状骨传来的冲击而发生舟骨骨折。如果手部处于内收的姿势，月骨即位于头状骨与桡骨间，易受外力而发生脱臼。

桡腕关节脱臼：一般情况下，由手部上传的冲击力通过腕部各关节时即分散，再由于腕关节前面的韧带较为坚强，所以桡腕关节脱臼少见。暴力特大时亦可发生此关节脱臼，引起广泛的韧带撕裂伤，桡骨与尺骨下端可于腕背面或掌面凸出，向掌面凸出者亦即桡腕关节后脱臼。后脱臼的外观与桡骨下端骨折相似，但是肿胀可以延伸到手部，背面有明显的凸起，尺桡两骨的茎突与骨干的关系不便。

舟骨骨折：舟骨骨折多见于青年男性，常发生在手伸直并外展时跌跤着地。此种姿势，舟骨的尺侧部分固定在桡骨与头状骨的头部之间，桡侧部分受到来自第 1、2 掌骨经大、小多角骨上传的外力时即因失去支持

而被推向后方，引起其狭窄的腰部发生骨折，在解剖学鼻烟窝处出现肿胀及压痛。此种骨折的重要性在其不愈合。对不易愈合的原因说法不一，例如为远侧骨折片活动，近侧骨折片血液少，或为骨折处浸在关节液中(滑液对骨再生有抑制作用)等，一般认为血液供应的因素很重要(图 11－117)。大部分情况下，舟骨有两条滋养动脉，一条进入结节的掌面，另一条进入近侧半的背面。少数情况下近侧半没有明显的滋养动脉供应，在腰部发生骨折以后，近侧骨折片的血液供应即有障碍，愈合延迟，或者不愈合，或者发生近侧骨折片缺血坏死，代以由远侧长入的肉芽组织，可能再遗致晚年发生骨性关节炎。时间稍久以后缺血的近侧骨片在 X 线下即易查出，因为无血的骨折片密度不变，远侧骨片及其他腕骨则因不多用患手而密度渐小，可依此鉴别。此种骨折不易固定，也是不易愈合的原因之一。将手固定于背伸 30°并内收的姿势，使桡侧副韧带紧张，可以协助固定远侧骨折片，有利于愈合。近侧骨折片血液供应良好者固定 8～10 周即可愈合，血液供应差者有的须固定 20 周或更久始可。固定终不愈合可行手术植骨。

月骨脱臼：月骨脱臼常发生于手极度背伸前臂固定时手掌着地(图 11－118)。连接月骨与桡骨及尺骨的掌侧韧带附着最坚强。连接月骨与其他腕骨的韧带皆较为薄弱，受外力时附着处易于撕裂，月骨绕其在桡骨的韧带附着处旋转，远端凹面转向掌侧或再转向上。月骨向掌侧脱臼至腕管内，很容易压迫到屈肌腱及正中神经，发生正中神经手部分布区的神经痛及手指持续屈曲。握拳时可见第 3 掌骨向上缩，头部的凸起程度减小而与邻近的掌骨相齐。月骨的血液供应主要通过附着于其背侧的韧带，脱臼时背侧的韧带被撕裂，影响到月骨的血液供应，可能产生进行性变性病变，晚期多不免坏死，在X 线照片上可见月骨变扁，密度加大。月骨脱臼常不易确诊，在进行 X 线检查时应熟知近侧列腕骨的形态，侧面观月骨近侧的帽状消失；前后观四边形消失，远侧缘呈三角形覆盖在头状骨上。治疗月骨脱臼，可先试行手法复位。牵引手指，使头骨离开桡骨下端，使月骨所占的正常空隙恢复，月骨即常可复位，必要时可在掌面加压协助。手法复位失败以后，可行手术复位或切除。如已坏死即必须切除。

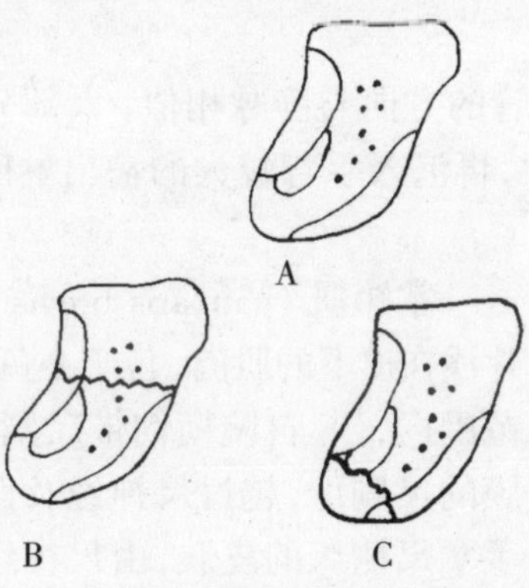

图 11－117 舟骨的血液供应与骨折的关系

A：进入骨骼的血管主要位于远侧半；B：骨折线通过舟骨的腰部，未伤及近侧半的血液供应；C：骨折线位于近侧份，近侧骨折片的血液供应断绝，因而难免发生坏死

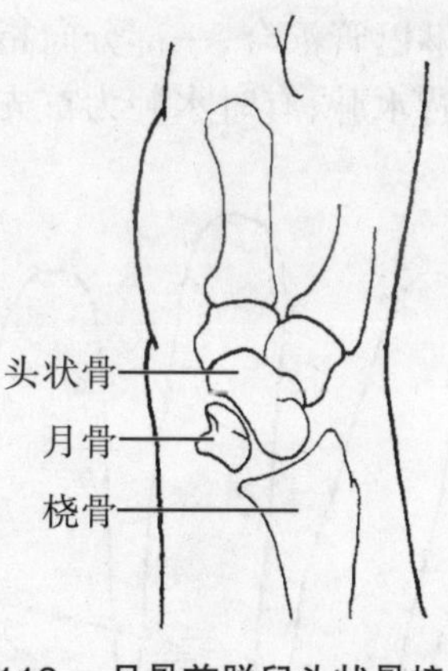

图 11－118 月骨前脱臼头状骨接近桡骨关节面

第六节 手 部

表面解剖

手掌中部凹陷，呈三角形，深处的结构复杂，临床上较为重要。手掌桡侧份为鱼际隆起，尺侧份为小鱼际隆起。手掌表面有两道接近横行的皮肤皱折及两道斜行的皮肤皱折。**近侧横皱折**(proximal transverse crease)通过手掌中部，其中份对掌浅弓的突出部。掌深弓的表面投影位于常浅弓投影的近侧约 2 cm。掌浅弓发出的指掌侧总动脉下行至距指蹼约 1 cm 处分为指掌侧固有动脉。**远侧横皱折**(distal transverse crease)横过第 3、4、5 掌骨颈部，标志着尺侧三指屈肌腱鞘的起始部，掌腱膜在此平面分成至手指的 4 条分叉。掌指关节对远侧横皱折至指蹼间的中点。两条斜行皮肤皱折分别形成鱼际及小鱼际与手掌中部的分界，但是尺侧皱折常不明显。

手背的伸肌腱不仅可以摸清，而且常明显可见。5条掌骨皆可摸到。拇指与手掌拼扰时，第1骨间背侧肌在第1、2掌骨之间形成明显的隆起。

手指掌面的横行皮肤皱折并不完全与关节相对。**掌指皱襞**(proximal flexion crease)位于掌指关面远侧约1.8 cm。手指的**中间皮肤皱折**(middle flexion crease)正对近侧指骨间关节，**远侧皮肤皱折**(distal flexion crease)位于远侧指骨间关节的近侧。据拳时各关节背面皆呈现凸起，由掌骨头形成。掌指关节位于凸起部的远侧约1 cm。近侧指骨间关节位于凸起部远侧约0.5 cm。远侧指骨间关节位于凸起部近侧约0.3 cm。

手 掌 部

浅层结构

皮肤：手掌(palm of hand)皮肤较手背皮肤厚而致密，鱼际较薄，对掌骨头处则特别增厚。手掌皮肤富有血管，汗腺也较多，但无汗毛及皮脂腺。手掌中部皮肤与掌腱膜之间连以坚实的纤维束，移动度很小。

皮下组织：手掌部的皮下组织少而致密，含有坚韧的纤维小梁，连接皮肤与掌腱膜，使皮下脂肪成颗粒状，因而在此部不易发生水肿及皮下溢血，有炎症时疼痛较为剧烈。在手掌皮肤皱折处皮下组织更少，纤维小梁更为致密。由于手掌部皮下组织稀少，皮肤厚而固定于掌腱膜，使手掌对擦力及压力有较大的耐受性。

浅部的血管神经：手掌部的皮下组织中含有皮神经、浅静脉及淋巴管。

手掌皮肤的神经供应有5条。正中神经的掌皮分支布于掌凹及鱼际部皮肤。尺神经掌皮支分布于手掌尺侧1/3的皮肤。前臂内侧皮神经的前支常分出一小支，与尺神经掌皮支联合，协同分布于小鱼际近侧份。桡神经浅支的分支与前臂外侧皮神经的末支在腕部联合，分布于鱼际桡侧份的皮肤。

手掌浅静脉小而不明显，大部分向内、外缘集中，经手背静脉回流，一小部分形成一条小的前臂正中静脉上行至前臂，因而手掌握物时血流不受阻。

手掌浅淋巴管特别多，形成丰富的皮下淋巴丛。输出淋巴管的方向与静脉相似，大部分亦向两侧集中，与拇指及小指的淋巴管汇合，一部分向指蹼(web of fingers)集中，再汇入手背较大的输出淋巴管。因此，手掌有感染时常发生背水肿，有时水肿为首先出现的体征。

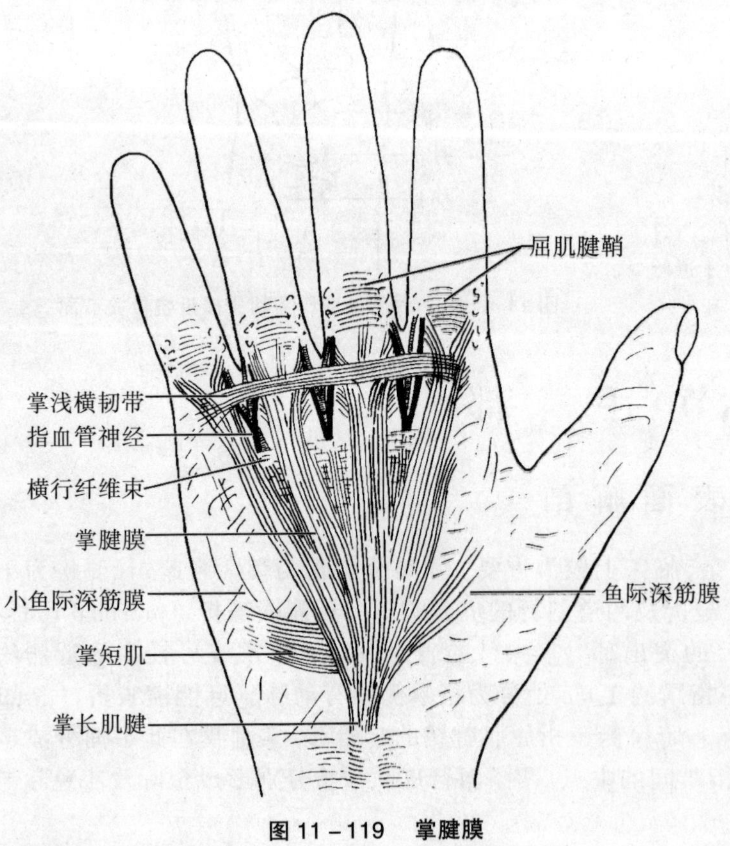

图11－119 掌腱膜

掌短肌(palmaris brevis muscle)：此为一片浅在皮下的肌肉，位于小鱼际近侧约2.5 cm范围内，起自腕横韧带尺侧份的浅面及掌腱膜的尺侧份，越过尺神经及血管的浅面，止于手掌尺侧缘的皮肤，由尺神经浅支供应，作用在手指屈曲时使小鱼际的筋膜及皮肤隆起，抓物更加稳固。

深筋膜：手掌深筋膜的结构特殊，可分内、中、外三份。内、外两部分覆盖小鱼际及鱼际肌肉，薄而柔弱。中间部分厚而坚韧，称为掌腱膜(图11－119)。

分部与骨筋膜间隙

掌腱膜(palmar aponeurosis)由其深面的两侧发出两片筋膜隔，内侧(尺侧)隔沿小鱼肌肉桡侧向深处附着于第5掌骨，外侧(桡侧)隔沿鱼际肌肉尺侧向深处附着于第1掌骨，由此将手掌分为内、中、外三格，分别形成三个骨筋膜间隙(图11－120，图11－121)。内、外侧格分别含有小鱼际肌肉及鱼际肌肉，较不重要。中间格内含有至手指的屈肌腱及主要的血管神经，重要性比较大。

手掌**内侧格**间隙中积脓时不易向中间格内蔓延，直接出现小鱼际的浅处，可以在第5掌骨的前内侧切开，不至于伤到手掌的血管神经。

手掌**中间格**又为由掌腱膜深面分出的一片筋膜，向深处沿第2蚓状肌鞘及尺侧滑囊的桡侧，伸展至第3掌骨浅面的掌深筋膜而分成两部分。手掌中间格的间隙，两侧封闭，远近端开放。近端沿屈肌腱经腕横韧带深面通向前臂。远端由于掌腱膜的分叉附着而形成7条通道。4条在各分叉的两条之间，有屈肌腱通过。3条在各叉之间，相当于指蹼的部位，有蚓状肌及至手指的血管神经通过。由于掌腱膜较厚，深处有积脓时不易穿破腱膜至浅处，而易沿上述通道蔓延至手指或前臂。

手掌**外侧格**间隙中有积脓时易于局限，不易向后及向内侧蔓延，应在鱼际桡侧对第1掌骨远侧份切开引流，可以避免伤到由内侧进入鱼际肌肉的运动神经。

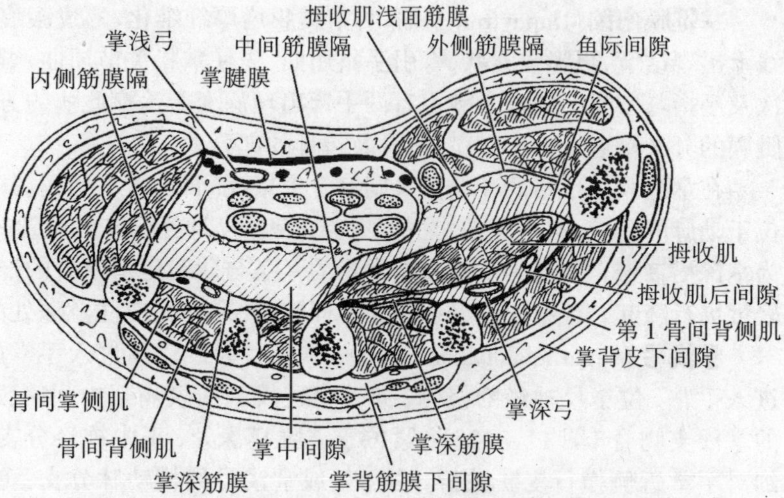

图11－120 手掌近侧横切面，表示掌深间隙

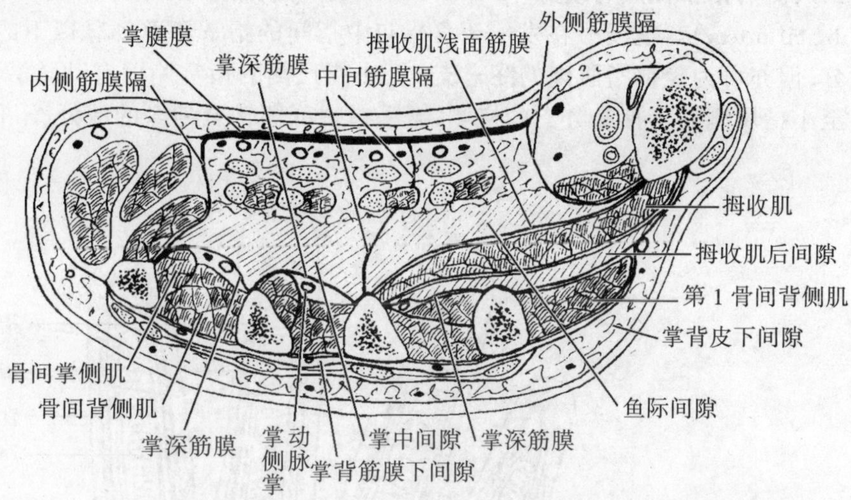

图11－121 手掌远侧横切面，表示掌深间隙

手掌中部

掌腱膜：这一部分筋膜呈三角形，尖在近侧，基底在远侧，掩盖手掌的主要部分。掌腱膜的结构呈腱膜性，纤维主要纵行，在近侧有一小部分与掌长肌腱相续，大部分附着于腕横韧带的远侧缘。掌腱膜的远端在对手掌远侧横行皮肤皱折处分为4条分叉，分别至尺侧四指，每一分叉又分为两条，附着于掌骨、掌深横韧带、近节指骨及中节指骨近段的侧面，并与屈肌腱的纤维鞘相续，使屈肌固定于手指前面（图11－122）。在对掌骨头处4条分叉的纵行纤维深面含有横行纤维。在对指蹼处4条分叉的浅面又有不太明显的横行纤维相连，形成**掌浅横韧带**（superficial transverse metacarpal ligament）。此韧带的桡侧部分较为发达，尺侧部分较薄，在两端及手指根部两侧将皮肤固定于指骨，在手指间支持指蹼的皮肤皱折。掌腱膜有保护深处主要血管神经的作用。

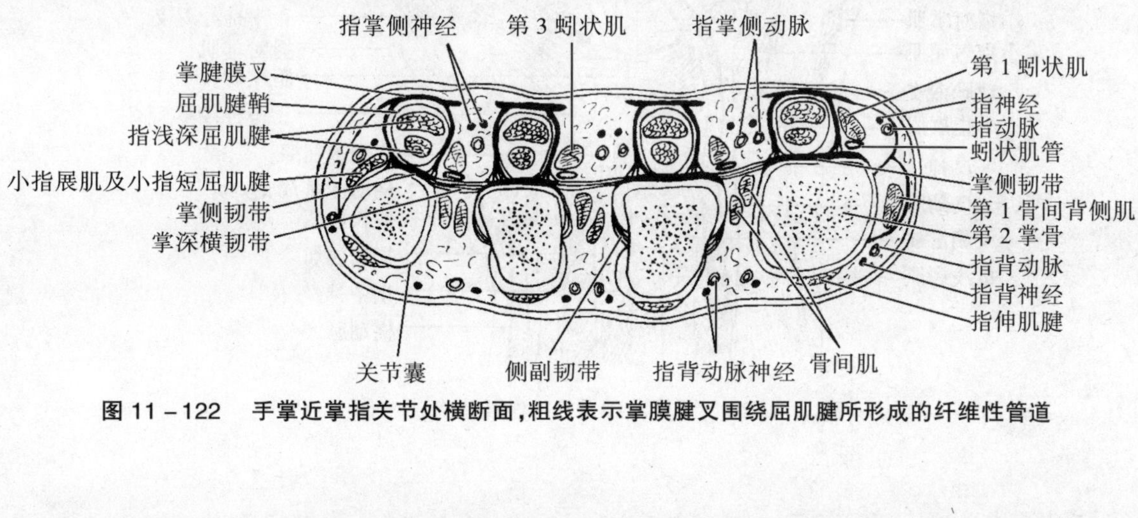

图11－122 手掌近掌指关节处横断面，粗线表示掌膜腱叉围绕屈肌腱所形成的纤维性管道

掌腱膜挛缩(Dupuytren 挛缩)为掌腱膜增厚纤维化,形成瘢痕组织,引起挛缩,首先在手掌对第 4 指的引线上出现结节,再形成索状,牵引手指屈曲,先使掌指关节屈曲,继使近侧指骨间关节屈曲,第 4 指首先受累,次及小指与中指。约有半数患者两手皆出现病变。治疗此病的方法,不仅须切除全部掌腱膜,并应同时切除腱膜的分叉附着于手指腱鞘、掌骨及指骨的部分。

在掌腱膜至手指的 4 条分叉间有 3 个**指蹼间隙**,含有脂肪,并有蚓状肌与至手指的神经血管通过。神经位于动脉的浅处,皆在此处分叉至手指的侧面,神经分叉的位置较高。指蹼间隙的前界为掌浅横韧带,后界为掌深横韧带,侧面为掌腱膜至手指的叉条与屈肌腱鞘融合的部分。手指并拢时指蹼间隙浅面的皮肤呈现轻度纵行隆起。经指蹼切开引流手掌间隙的感染时,应注意深处的血管神经。

掌浅弓(superficial palmar arch):掌浅弓为尺动脉进入手掌的续行段。尺动脉经豌豆骨与钩骨的桡侧进入手掌,位于尺神经的桡侧,向外穿过尺侧筋膜隔至中间筋膜格内,呈弓状斜行至手掌中点,与桡动脉的掌浅支吻合(图 11－123),紧位于掌腱膜深处,正中神经分支、屈肌腱及蚓状肌的浅面,弓形的突出部约对手掌近侧横行皮肤皱折。参与组成掌浅弓的桡动脉分支,可为桡动脉的掌浅支,或为拇主要动脉与食指桡侧动脉的主干,或为后两者中的一支。掌浅弓有两条细小的伴行静脉。掌浅弓在掌短肌深面发出至小指尺侧的**指掌侧固有动脉**(proper digital artery),在掌腱膜深面发出 3 条至手指的**指掌侧总动脉**(common digital artery)。掌浅弓在发出至食指与中指间的指掌侧总动脉以下的部分,常代表桡动脉参与构成的部分,但亦可为至拇指肌肉的终末支。至小指尺侧的指掌侧固有动脉沿小鱼际肌肉的浅面尺侧下行,先位于至小指尺侧的尺神经分支的桡侧,至手指根部即转至神经的深处,下行至小指尺侧。3 条指掌侧总动脉分

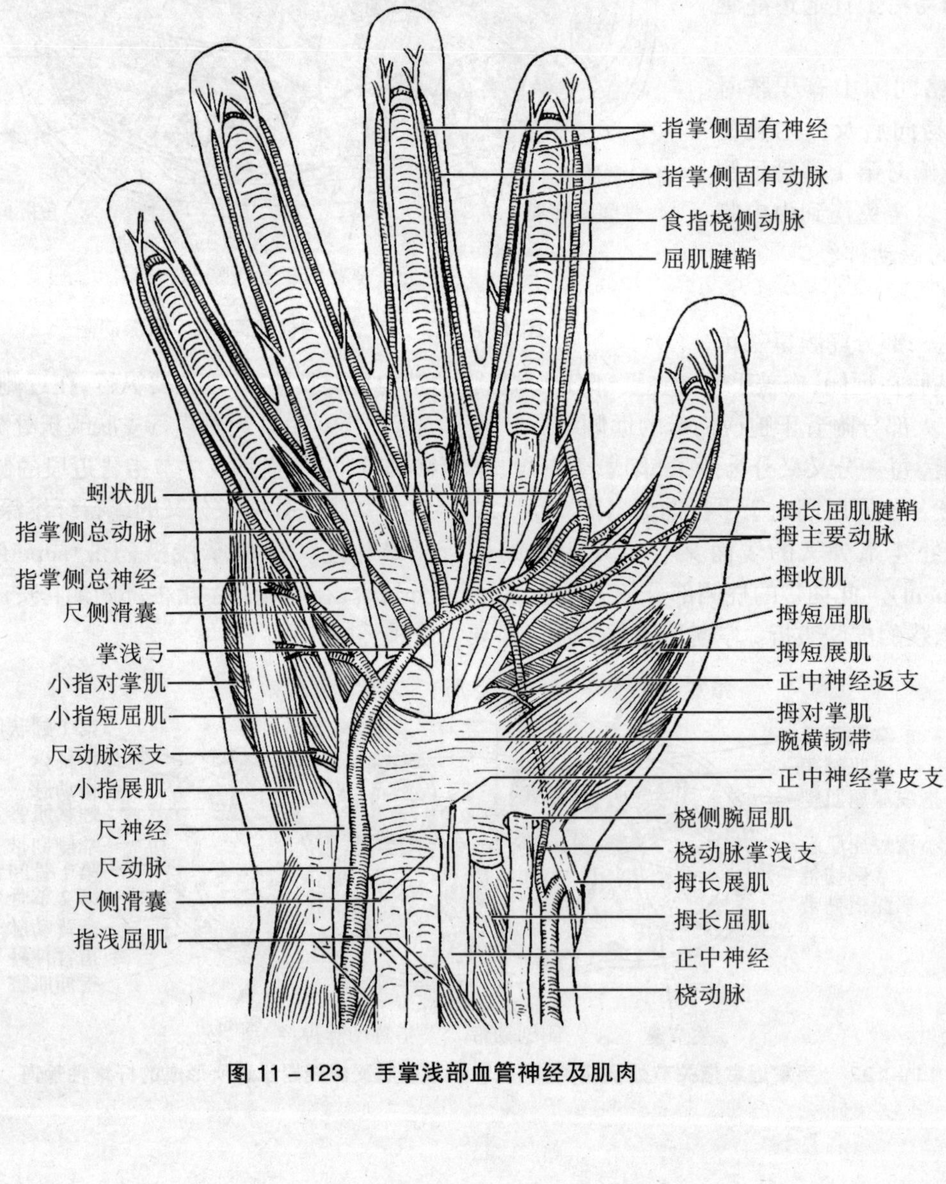

图 11－123　手掌浅部血管神经及肌肉

别于第 2、3、4 蚓状肌的浅面下行，走向第 2、3、4 指蹼，先位于相应指神经的浅处，到神经分为至手指侧面的分支以下即转到神经的深处，至距指蹼边缘约 1 cm 处再各分为两条指掌侧固有动脉，沿相邻的手指侧面下行，位于神经的背侧。3 条指掌侧总动脉在近掌骨头平面处皆接收发自掌深弓的一条分支，再向下又各发出一分支向后通过掌骨之间，与相应的掌背动脉吻合。至小指尺侧的指掌侧固有动脉是否接收来自掌深弓的分支则不一定。内侧两条指掌侧总动脉分别对第 4 掌骨两侧的间隙，因而在第 4 掌骨远侧份的掌面作切口时，不会伤到掌浅弓或其分支。

掌浅弓的构成并不恒定，主要变化在与桡动脉的吻合以及有无正中动脉参加(图 11－124)。也可能没有掌浅弓，指动脉由掌深弓发出。桡动脉至手掌浅部的分支为掌浅支，在腕上部发出，跨过腕横韧带浅面，下行至鱼际肌肉。此支如果参与构成掌浅弓，即继续下行，经过拇短展肌与拇对掌肌之间，或者越过鱼际肌肉浅面，至手掌中格内，参与构成掌浅弓。

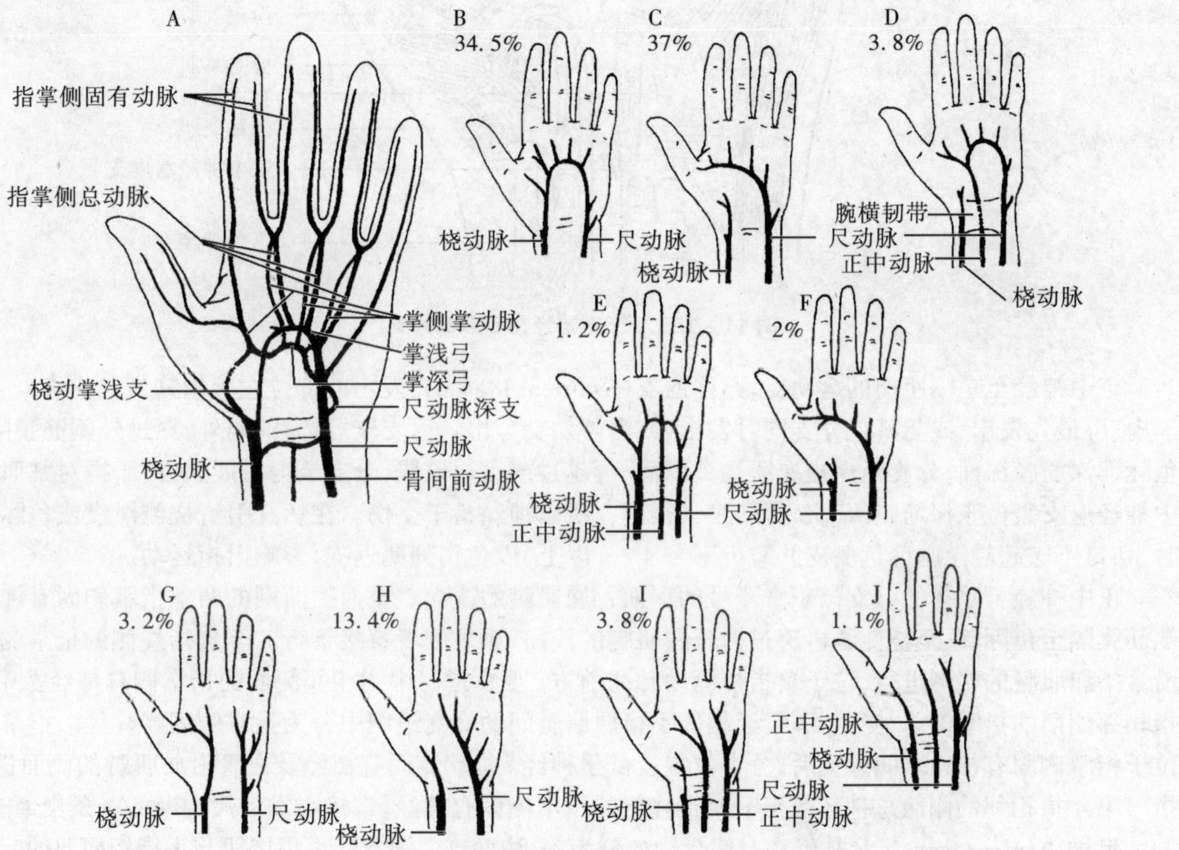

图 11－124　掌浅弓的构成及变异，据 650 例调查

A：掌浅弓的正常形成；B～F：形成完整弓的百分比，在 650 例中共占 510 例；
G～J：不形成完整弓的百份比，在 650 例中共占 140 例

掌浅弓受伤断裂以后必须结扎两断端才能止血，在前臂单独结扎桡动脉或尺动脉时不能止血。掌深弓出血时也如此。手掌动脉与前臂骨间动脉之间有吻合。掌浅弓与掌深弓之间，通过血管干本身，以及由掌浅弓发出的指动脉与掌深弓发出的掌侧掌动脉之间，皆有吻合。

正中神经(median nerve)：正中神经通过腕横韧带与屈肌腱之间进入手掌，常在对腕横韧带远侧缘处分为内外两支(图 11－125)，分支处可高至腕管内，或低至手掌近侧。分支有至鱼际部肌肉的肌支，至拇指的神经，至食指桡侧的指掌侧固有神经，至食指与中指间的**指掌侧总神经**(common digital nerve)，以及至中指与第 4 指间的指掌侧总神经。分支的方式并不固定，一般情况下，常为桡侧支先分支至鱼际肌肉，再分支至拇指及食指桡侧，至食指的分支再分支到第 1 蚓状肌。尺侧支先分为两支，各再分支分布于食指与中指相邻的侧面，以及中指与第 4 指相邻的侧面。至食指与中指间的分支供应第 2 蚓状肌。指掌侧总神经下行分为**指掌侧固有神经**(proper digital nerve)。

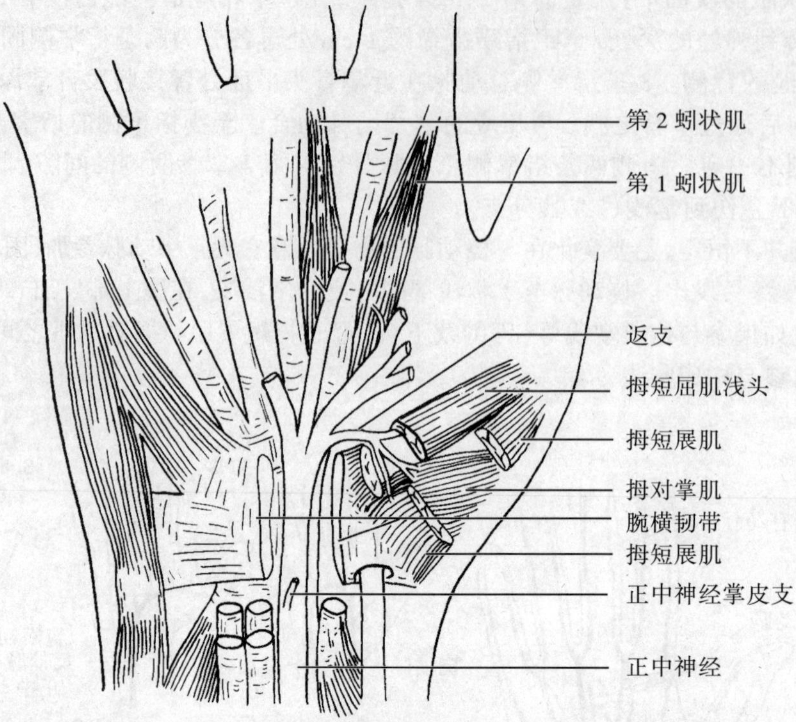

图 11－125 正中神经在手掌部分支

正中神经至鱼际肌肉的运动支，亦称**返支**(recurrent branch)，发出的部位在腕横韧带远侧缘以下 1 cm 范围内，可最先发出，或与其他分支同时发出，或由外侧支分出。返支较短，向前向外，穿过外侧筋膜隔，先位于鱼际部深筋膜深面，分支至拇短屈肌浅头以后，再越过或穿过该肌，分支至拇短展肌，终于拇对掌肌。由于正中神经返支紧位于深筋膜深面，深筋膜又很薄，所以神经易于受伤。在切开引流桡侧滑囊或鱼际间隙感染时，切口不应超越至腕前远侧皮肤皱折下方 4 cm 以上，以免伤到此返支，影响拇指运动。

正中神经至手指的分支位于掌浅弓的深面，屈肌腱的浅面。至拇指两侧的两条指掌侧固有神经穿过桡侧筋膜隔至鱼际部，至桡侧者再跨过拇长屈肌腱的浅面，至尺侧者直接下行。至食指桡侧的指掌侧固有神经沿食指屈肌腱的桡侧进行，位于食指桡侧动脉的前方。至食指与中指相邻侧面的指掌侧总神经及中指与第 4 指相邻侧面的指掌侧总神经，下行至相邻手指屈肌腱间的蜂窝组织中分为指掌侧固有神经。指掌侧总动脉位于指掌侧固有神经之间且偏后，分支位置较低于神经。指掌侧固有神经及血管沿屈肌腱的侧面进行。至中指与第 4 指相邻的侧面总神经或至第 4 指桡侧的指掌侧固有神经，常接收发自尺神经的一条交通支。

尺神经(ulnar nerve)：尺神经在对钩骨钩处分为深、浅两支。**深支**经小指展肌与小指短屈肌的起点之间进入深处。**浅支**沿尺动脉下行，常在腕横韧带远侧缘的近侧，掌短肌的深面或远侧，分为两支。一支为至小指尺侧的指掌侧固有神经，在小指短屈肌的浅面下行，跨过至小指尺侧的指掌侧固有动脉浅面，到达小指尺侧。此支分支供应掌短肌。另一支为至小指与第 4 指相邻侧面的指掌侧总神经，一直走向两指间指蹼，下行至相邻手指屈肌腱间的蜂窝组织中分为指掌侧固有神经。此支可能分出一支与最内侧的正中神经至手指的分支交通。

长屈肌腱(long flexor tendons)：在腕管内指浅屈肌位于指深屈股腱的浅面。指浅屈肌腱的 4 条分叉排成浅、深两列，浅列两条至第 3、4 指，深列两条至第 2、5 指，穿出腕管进入手掌以后，即逐渐分散而排在同一平面上。指深屈肌腱在腕管内常只有至食指的肌腱分开，进入手掌以后各肌腱即相互离开，紧位于相应的指浅屈肌腱深处，相依下行。拇长屈肌腱腕管内位于指深、浅屈肌腱的桡侧，出腕管以后位于拇短屈肌的起始部的深处，如果此肌有深、浅两头则通过两头之间，至掌指关节前方即变浅，浅面有至拇指桡侧的指掌侧固有神经跨过，深面有至拇指桡侧的指掌侧固有动脉通过。

腱鞘(tendon sheath)：指深、浅屈肌腱在腕管与手掌部共同有一**总腱腱**(common flexor tendon sheath)包绕，称为**尺侧滑囊**(ulnar bursa)。拇长屈肌腱在腕管内与手部单独有一腱鞘包绕，称为**桡侧滑囊**(radial bursa)(见图 11－123)。

尺侧滑囊的大部分情况下随中间三指的屈肌腱延伸至手掌中点，不与此三手指部分的腱鞘相通，但与小指的腱鞘之间则无间断。有人统计367只手的结果，此种类型占71.4%，其余呈现其他不同的类型(图11－126)。某一手指腱鞘与尺侧滑囊相通者，有感染时即易相互蔓延，诊断及手术时皆应注意及此。按上述统计，小指腱鞘不与尺侧滑囊相通者约占19%。此种情况下小指腱鞘炎即不易蔓延至尺侧滑囊，因此，对任何小指腱鞘炎进行手术切开时，应先在无血的手术野内详细检查腱鞘的两部分是否相通，再次定腱鞘切口的长度以及是否应向上延伸。

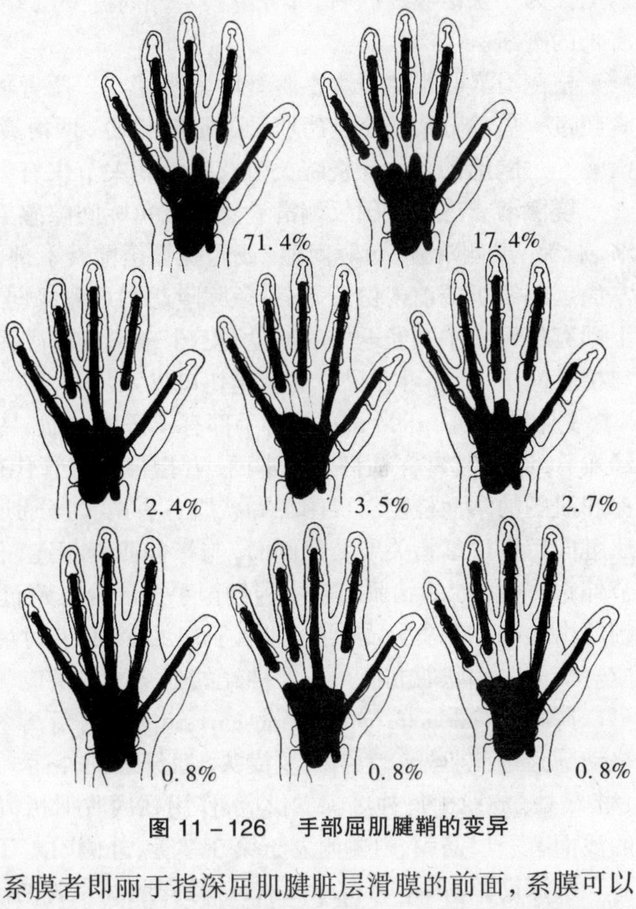

图11－126 手部屈肌腱鞘的变异

在手掌部尺侧滑囊及屈肌腱无腱鞘包裹的部分，后方为一层结缔组织。至手掌远侧部分，屈肌腱即位于由掌腱膜至手指的分叉所分开的两条走向中指节两侧而形成的不完整的管道中。此管道与手指部分围绕腱鞘的纤维骨性管道相续。相邻管道之间有指血管神经。

在尺侧滑囊内滑膜包裹深、浅屈肌腱的情况并不固定。一般情况下，各指深屈肌腱共为一层滑膜包裹，由一系膜附着于背侧壁层滑膜的桡侧，而不是每一条肌腱分别有滑膜包裹(见图11－120)。指浅屈肌腱则多为各条分别有脏层滑膜包裹，有无系膜不定，有系膜者即丽于指深屈肌腱脏层滑膜的前面，系膜可以延伸至肌腱通过鞘内的全长或一段。由此可见，在尺侧滑囊内，指深屈肌腱的血液供应可以通过系膜到达，而指浅屈肌的血液供应即必须由尺侧滑囊以上的肌腱部分下降，或由肌腱在手掌部无腱鞘的部分上行，在手掌部分全为腱鞘包裹的情况下则来自肌腱的止点部分。此外，也可为屈肌腱排成浅、深两层，分别嵌入尺侧滑囊的桡侧，使滑囊的壁脏两层间的盲囊形成前、中、后3个袋状囊，在尺侧相互通连(见图11－105)。

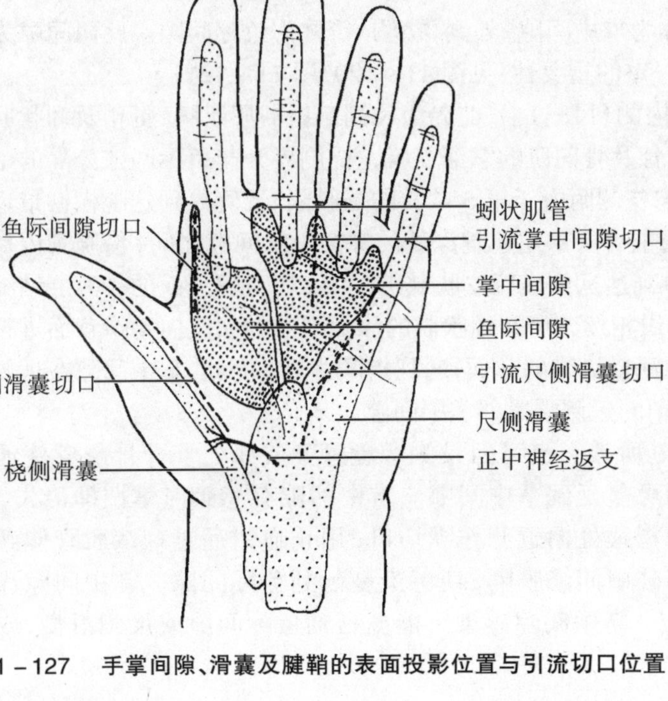

图11－127 手掌间隙、滑囊及腱鞘的表面投影位置与引流切口位置

尺侧滑囊感染常见因小指的屈肌腱鞘感染扩散所致，局部穿刺伤、掌中间隙感染、第4指或中指的**腱鞘炎**的感染，如果该指腱鞘与尺侧滑囊不相通，脓液即先穿破腱鞘的近侧端，沿蚓状肌蔓延至掌中间隙，而后再引起尺侧滑囊感染。尺侧滑囊感染可以蔓延至深部的骨骼或关节、蚓状肌鞘、掌中间隙、桡侧滑囊、或前臂下部深处的蜂窝组织间隙。引流尺侧滑囊感染的切口，可由手掌远侧横行皮肤皱折处开始，对第5掌骨的桡侧缘切开(图11－127)。感染已蔓延到腕上时可在腕上部沿尺骨另作切口。如需同时引流小指的腱鞘，可将手掌部切口延伸至小指的桡侧。

桡侧滑囊由腕横韧带上缘以上0.5～2.5 cm处起始，随拇长屈肌腱延伸至其止点。约在5%的情况下，腱鞘的腕管内部分不与手指部分相通。腱鞘在掌指关节以上仅为一层滑膜,在手指部分滑膜层外尚有一层纤维鞘。桡侧滑囊的近侧份可能有腱系膜,手指部分可能有长的腱纽。

桡侧滑囊与尺侧滑囊在腕管内紧密相邻。两者相通者约占半数,有人统计高达85%,可以直接相通,或者经过一单独分离的至食指肌腱的腱鞘相通。两滑囊相通者,一滑囊中有感染时即易于蔓延至另一滑囊。两滑囊经过腕前的部分与桡腕关节及腕骨间关节仅有韧带相隔,因而患滑囊炎时有引起关节炎的可能。

桡侧滑囊感染常因尺侧滑囊感染或鱼际间隙感染蔓延所致。桡侧滑囊感染也可蔓延到拇指的指骨间关节、骨骼、尺侧滑囊、鱼际间隙,或经腕管至前臂下部深处的蜂窝组织间隙。引流桡侧滑囊的切口,可由拇指掌面远侧皱折的前内份开始,沿鱼际隆起的尺侧缘向上延伸,最高不得超过腕前远侧皮肤折下4 cm处,再向上即有伤至正中神经返支的危险(见图11-127)。感染已蔓延到前臂时,可在腕上桡侧另作切口,经肱桡肌与桡骨间进入,亦可在尺骨前面作切口进入。

蚓状肌(lumbricle muscle):手部有4条蚓状肌,皆起自指深屈肌腱的手掌部分,位于相应手指的桡侧,神经血管的深面,掌深横韧带的掌面,有指神经血管伴行。外侧二蚓状肌各有一头,分别起自食指与中指的指深屈肌腱的掌面桡侧。尺侧二蚓状肌各有两头,分别起自尺侧三指的指深屈肌相邻的侧面。蚓状肌很细小,肌腱向后绕过掌指关节的桡侧面,与指伸肌腱相连,作用在使掌指关节弯曲,并通过指伸肌腱而使指骨间关节伸直。桡侧二蚓状肌由正中神经至手指的分支跨过肌肉的浅面时分支供应,神经进入肌肉的浅面。尺侧二蚓肌由尺神经深支分支供应,进入肌肉的深面。有时可以见到第4指的蚓状肌全部或一部由正中神经分支供应。桡侧二蚓状肌亦偶可有尺神经的分支参与供应。偶可有蚓状肌多于4条或少于4条者。

拇收肌(adductor pollicis muscle):此肌位于手掌桡侧深部,呈三角形,起自第3掌骨的前面及头状骨,以桡动脉穿过此肌处分为斜头及横头。肌纤维向外逐渐集中,止于拇指的近节指骨基部。肌肉的远侧缘伸到第1指蹼处。此肌由尺神经深支供应,作用在内收拇指,在第1掌骨已旋转至对掌位置时则协助对掌。在拇收肌的浅面有一层筋膜,内侧附着于第3掌骨,外侧附着于第1掌骨。

掌深筋膜(deep palmar fascia):骨间肌及掌骨的前面有一层较为坚韧的掌深筋膜覆盖,在第1、5掌骨处与由掌腱膜分出的内、外侧筋膜隔相续,在第3掌骨处与拇收肌前面的筋膜及由掌腱膜至第3掌骨的中间筋膜隔相续,上与腕部的掌侧韧带相续,下掌深横韧带相续(见图11-121)。**掌深横韧带**(deep transverse metacarpal ligament)有3条,连接内侧四掌骨头(见图11-122)。

掌深间隙(deep palmar space):在屈肌总腱鞘、屈指肌腱及蚓状肌的深面,掌深筋膜与拇收肌浅面筋膜的浅处,含有少量蜂窝组织,形成潜在蜂窝组织间隙,内、外侧界分别为由掌腱膜深面两侧分向第5与第1掌骨的筋膜隔。此间隙又为由掌腱膜深面分出的筋膜隔沿第2蚓状肌鞘及尺侧滑囊的桡侧至第3掌骨浅面的掌深筋膜而分成内、外两部分,内侧(尺侧)份称为掌中间隙,外侧(桡侧)份称为鱼际间隙。此两间隙为手部有感染时易于积脓的部位,因而在临床上具有一定的重要性(见图11-120,图11-121)。

掌中间隙(midpalmar space)位于掌凹的内侧(尺侧)半,前界为尺侧三指的屈肌腱、腱鞘及蚓状肌深面的一薄层结缔组织,后界为覆盖内侧两个半掌骨及骨间肌的掌深筋膜,桡侧界为与鱼际间隙分隔的中间筋膜隔,尺侧界为由掌腱膜深处发出沿小鱼际肌肉桡侧附着于第5掌骨的筋膜隔。近侧界到达腕横韧带远侧缘平面,为尺侧滑囊附着于腕管壁处所限,但是与前臂下部屈肌腱深处的蜂窝组织间隙之间,借腕管内尺侧滑囊深处的蜂窝组织,存在着潜在的通道。远侧界到达远侧横行皮肤皱折平面。屈肌腱深面的一薄层结缔组织在手掌远侧与掌深筋膜浅面及指蹼处的结缔组织相续,但在蚓状肌的深面则因蚓状肌向手指背面进行而形成通道,称为**蚓状肌管**(lumbricle canal),经过掌深横韧带的掌面,通到指蹼背侧。因此,掌中间隙在远侧经过第2、3、4蚓状肌管通到手背。第3、4指屈肌腱鞘的近侧端紧邻掌中间隙。

掌中间隙感染常因尺侧三指腱鞘炎蔓延所致,也可因尺侧滑囊感染或深处掌骨骨髓炎蔓延所致。鱼际间隙感染、直接刺伤、指蹼处感染等均可蔓延到掌中间隙。掌中间隙有感染时掌凹即消失,有积脓时可在第3、4指间的指蹼或第4、5指间的指蹼处向近侧作纵切口,用止血钳通过蚓状肌管伸到屈肌腱深处引流,向外不能超过第3掌骨,以免穿破中间筋膜隔,使感染蔓延到鱼际间隙。掌中间隙浅面有许多重要结构,不宜直接在其浅面作切口引流。掌中间隙感染可能蔓延到鱼际间隙或尺侧滑囊,或者通过腕管到前臂深部的蜂窝组织间隙。

鱼际间隙(thenar space)位于掌凹的桡侧半,前界为至食指的屈肌腱及蚓状肌,后界为拇收肌及浅面的筋膜,桡侧界为由掌腱膜深面发出沿鱼际肌肉尺侧附着于第 1 掌骨的筋膜隔,尺侧界为与掌中间隙分隔的中间筋膜隔。近侧界到达腕横韧带远侧缘平面,为屈肌腱鞘附着于腕管壁处所限。远侧界到达近侧横行皮肤皱折平面,并沿第 1 蚓状肌管通到手背。第 2、3 指腱鞘的近端紧邻鱼际间隙。

鱼际间隙感染可因局部刺伤、食指或中指的腱鞘炎、拇指擦伤、桡侧滑囊感染,或者掌中间隙感染蔓延所致,亦可因外侧三掌骨骨髓炎蔓延所致,感染如果来自食指腱鞘炎,脓液先穿破腱鞘的近侧端,再通过蚓状肌管到鱼际间隙。鱼际间隙中有感染积脓时,脓液位于拇收肌前方,拇食二指间的指蹼隆起,可对第 2 掌骨下半桡侧缘作切口,用止血钳伸入屈肌腱与拇收肌之间引流,向尺侧不能超过第 3 掌骨,以免穿破中间筋膜隔,使感染蔓延到掌中间隙。鱼际间隙感染可能蔓延到掌中间隙或桡侧滑囊,或者经拇收肌两头之间向后蔓延。

拇收肌后间隙(posterior adductor space)位于拇收肌与第 1 骨间背侧肌前面的掌深筋膜之间。此间隙为封闭性,但是其中感染可沿桡动脉扩散到鱼际间隙,或者向后到骨间肌后方。鱼际间隙桡侧壁的结缔组织在第 1 指蹼处紧密附着于拇收肌远侧缘,将鱼际间隙与拇收肌后间隙分隔,两间隙中感染即因此而不易绕过拇收肌远侧缘相互扩散。

掌深弓(deep palmar arch):此动脉弓由桡动脉的末支与尺动脉的深支吻合形成(图 11－128,图 11－129)。桡动脉由前臂下端绕过腕部外面,到达第 1 掌骨间隙的近侧端,穿过第 1 骨间背侧肌的两头之间,在此处分为掌深弓及**拇主要动脉**(princeps pollcis artery)。**食指桡侧动脉**(radialis indicis artery)一般皆由拇主要动脉发出,但亦可由掌深弓的起始部发出。拇主要动脉在第 1 骨间背侧肌与拇收肌之间邻近第 1 掌骨处下行。**掌深弓**在拇收肌深处向内横行,跨过第 2 掌骨及其两侧骨间肌的掌面,再穿过拇收肌的横头与斜头之间到达肌肉的前面,继续向内跨过第 3、4 掌骨及骨间肌的近端,至第 5 掌骨基部附近与尺动脉的深支吻合,位于拇收肌前面筋膜及掌深筋膜的深处。尺动脉的深支小于浅支,起点对豌豆骨远侧缘,随尺神经的深支经过小指展肌与小指短屈肌起点之间,到达深部与掌深弓吻合。据统计,尺动脉深支经过小鱼际肌肉桡侧进入深处者占 34%。掌深弓的构成亦多变异,主要在于是否有尺动脉深支参加;桡动脉的末支可能很细小,掌深弓由尺动脉深支形成;桡动脉的浅支可能不与掌浅弓连接而参加掌深弓(图 11－130)。

掌深弓在跨过第 3、4 骨间背侧肌处皆分出一支,穿过骨间肌的两头之间,与掌背动脉吻合。掌深弓又向远侧发出 3 条**掌侧掌动脉**,并向近侧发出小支至腕关节的前面。3 条掌侧掌动脉分别位于第 2、3、4 掌骨间隙的掌面,在骨间肌的浅面下行,分支至掌指关节,再转至浅处与掌浅弓发出的指掌侧总动脉吻合。

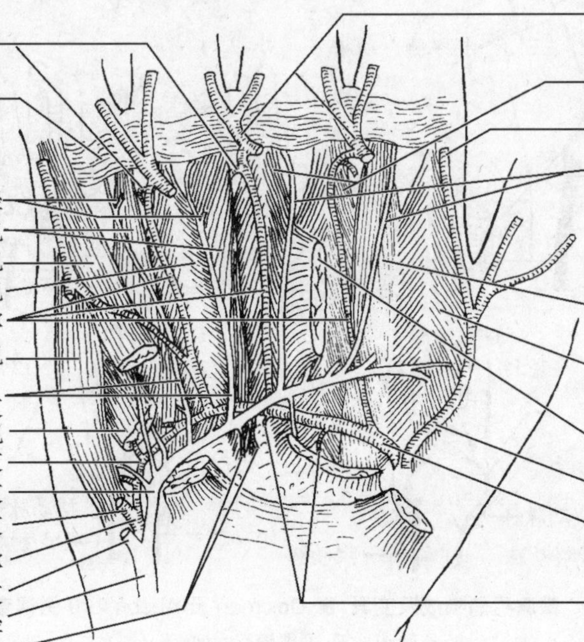

图 11－128　掌深弓及尺神经深支

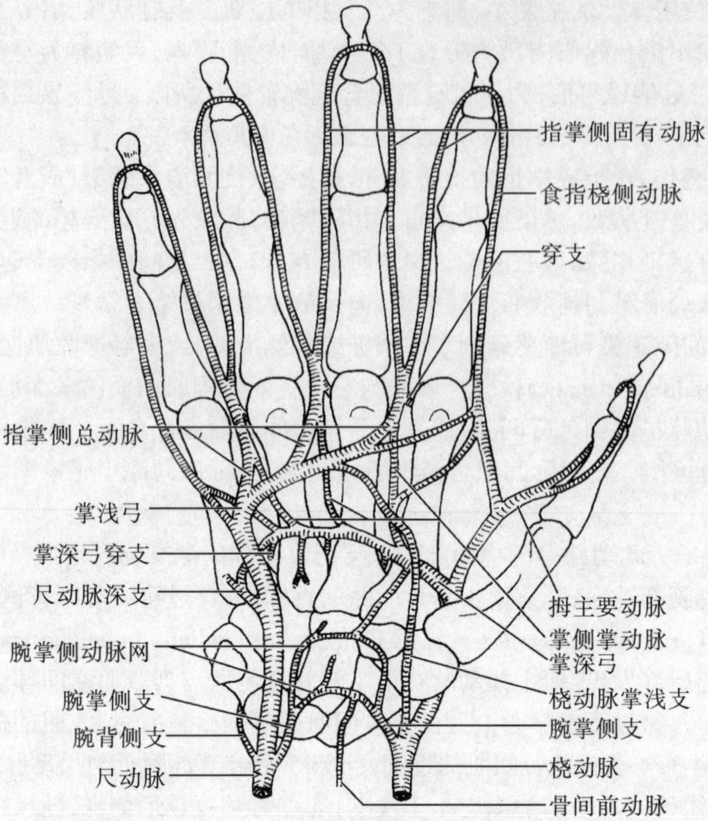

图 11-129　手掌动脉

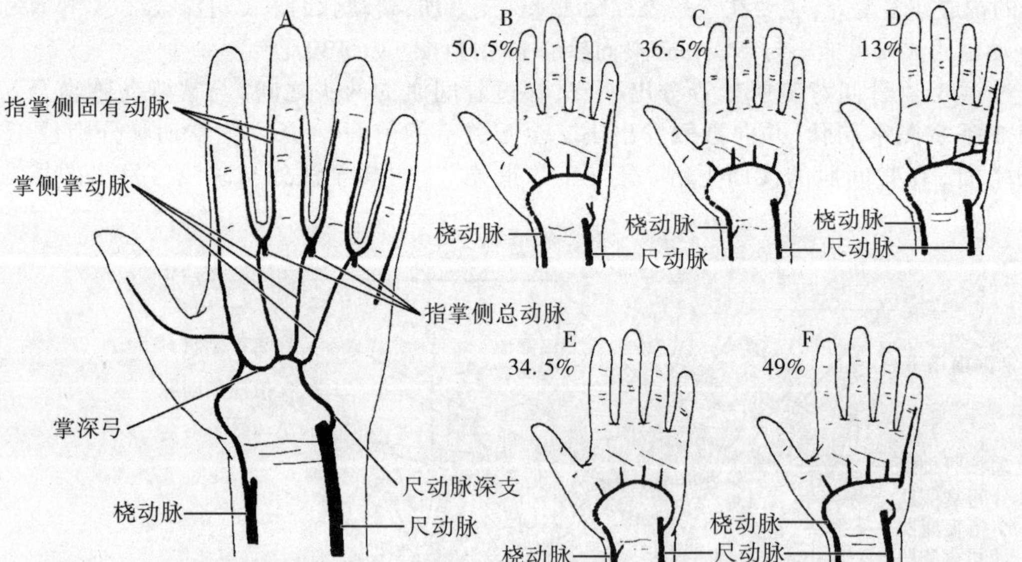

图 11-130　掌深弓的横成及变异,据 Colcman 及 Anson 200 例调查

A:掌深弓的正常形式; B、C、D:尺动脉深支形成掌深弓的百分比; E～H:掌深弓完整与不完整的百分比,完整的有四种类型,不完整的有两种类型(I、J)

尺神经： 尺神经深支为运动支，供应手的大部分肌肉，与尺动脉深支伴行，通过小指展肌与小指短屈肌起点之间，穿过或绕过小指对掌肌近起始部的背侧缘至手掌深处，在掌深筋膜深面向桡侧跨过手掌，与掌深弓平行而位于其近侧，通过拇收肌两头之间，跨过掌深弓而至其远侧，终于第1骨间背侧肌（见图11－128）。尺神经沿途分支供应小鱼际三肌、尺侧二蚓状肌、全部骨间肌、拇收肌及拇短屈肌深头（有此头存在时），并分支至内侧2～4掌指关节及腕骨间关节。尺神经深支有时亦供应鱼际肌肉，或与正中神至鱼际肌肉的分支相连。腕部起自关节的囊肿，可能压迫到尺神经的浅支或者深支。腕骨或掌骨骨折皆可能伤到尺神经深支。

鱼际部

深筋膜：鱼际部深筋膜（thenar fascia）远较掌腱膜为薄，覆盖鱼际部肌肉，外侧附着于第1掌骨背面，内侧与掌腱膜相续。掌腱膜常有一些纤维沿鱼际深筋膜延伸至拇指的掌指关节，但是并不很发达，而且不与拇长屈肌腱鞘相连，因而患掌腱膜挛缩症者拇指很少受累。

肌肉： 鱼际部肌肉有拇短展肌、拇短屈肌及拇对掌肌，前两肌位于浅处（见图11－123）。三肌皆位于拇长屈肌腱的桡侧，形成鱼际部隆起（thenar eminence）。

拇短展肌（abductor pollicis brevis muscle）起自腕横韧带桡侧浅面的近侧份、大多角骨及舟骨，止于拇指近节指骨基部的桡侧，作用在牵引拇指向前，运动平面与手掌平面成直角相交。

拇短屈肌（flexor pollicis brevis muscle）位于拇短展肌的内侧，浅头起自腕横韧带及大多角骨，与拇短展肌同止。有时另有一深头，起自小多角骨及头状骨掌面的韧带，与浅头间隔以拇长屈肌腱，通过拇长屈肌腱的深处，再与浅头联合，由尺神经深支供应。此肌作用在使拇指的掌指关节屈曲，并协助对掌。

拇对掌肌（opponens pollicis muscle）位于深处，起自腕横韧带及大多角骨，止于第1掌骨前面的桡侧半，肌肉有时可分浅、深两部分，作用在牵引拇指越过手掌并使之向内转，以使拇指头掌面能够与其他手指头掌面相对。拇展肌与拇对掌肌共同作用时即使拇指旋转对其他手指抓物。

鱼际肌肉借外侧（桡侧）筋膜隔与手掌中格分隔，因而肌肉有感染积脓时不易向内侧蔓延，引流的切口应在外侧，以免损伤供应肌肉的神经。鱼际三肌皆由正中神经返支供应（见图11－125）。桡动脉掌浅支位于此返支的内侧，手术中可以动脉为标志，保护神经。异常者鱼际三肌肉之一或全部皆由尺神经供应，或由尺神经与正中神经共同供应。

桡动脉掌浅支： 此动脉在腕上部由桡动脉发出，跨过腕横韧浅面，下行至鱼际部，参与构成掌浅弓者即继续下行，经过拇短展肌与拇对掌肌之间，或者跨过鱼际肌肉的浅面，到达手掌中间格内。

小鱼际部

深筋膜：小鱼际部深筋膜（hypothenar fascia）远较掌腱膜为薄，覆盖小鱼际肌肉，内侧（尺侧）附着于第5掌骨背面，外侧（桡侧）与掌腱膜相续。

肌肉： 小鱼际肌肉与鱼际肌肉相当，有小指展肌、小指短屈肌及小指对掌肌（见图11－123），形成小鱼际隆起（hypothenar eminence）。

小指展肌（abdutor digiti minimi muscle）的位置最浅最内（尺侧），起自豌豆骨及尺侧腕屈肌腱下端，止于小指近节指骨基部的尺侧，并常由肌腱止点处发出一小条绕过小指尺侧缘而止于伸肌腱。此肌作用在使小指以中指为运动轴线外展。

小指短屈肌（flexor digiti minimi brevis muscle）起自腕横韧带及钩骨钩，与小指展肌同止于小指近节骨基部的尺侧，部分与之融合，作用在使小指的掌指关节屈曲。

小指对掌肌（opponens digiti minimi muscle）位于深处，起自腕横韧带及钩骨钩，止于第5掌骨前面尺侧份的全长，作用在牵引第5掌骨向前，使掌凹加深，以利小指与拇指相对。

小鱼际肌肉由尺神经深支在未进入肌肉之间以前或者进入肌肉之间的部分分支供应。

骨间肌

骨间肌（interosseous muslce）为手掌最深部的肌肉，绝大部分充填于掌骨之间的间隙中，分为掌侧与背侧两组。骨间肌与掌骨的掌面及背面皆有一层较坚韧的筋膜覆盖。掌侧的筋膜称为掌深筋膜，在第1、3、5掌骨处分别与手掌的外、中、内三片筋膜隔相续，近侧与腕管内关节浅面的韧带相续。

骨间肌共有7条，掌侧3条，背侧4条，第1掌骨间隙无骨间掌侧肌（图11－131）。第1**骨间掌侧肌**起自

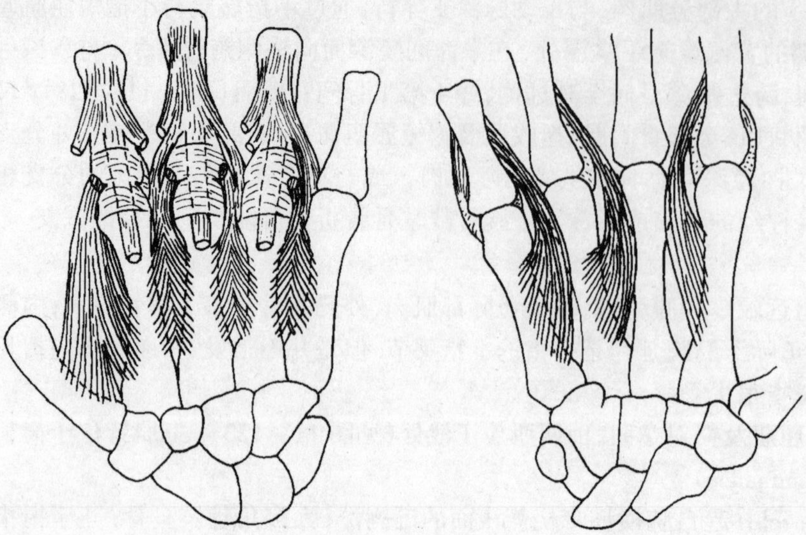

图 11－131　骨间肌的起止
A：骨间背侧肌；B：骨间掌侧肌

第 2 掌骨干的尺侧，向下行经第 2 掌指关节的尺侧。第 2、3 骨间掌侧肌分别起自第 4、5 掌骨干的桡侧，向下分别行经第 4、5 掌指关节的桡侧。各肌腱皆通过掌深横韧带的背面，附着于相应手指的近节指骨基部及伸肌腱扩张部。4 条**骨间背侧肌**皆各有两头，分别起自相邻的掌骨的侧面，骨间掌侧肌起点的背侧。第 1 骨间背侧肌止于食指的桡侧。第 2、3 骨间背侧肌分别止于中指的两侧。第 4 骨间背侧肌止于第 4 指的尺侧。各肌腱皆行经**掌深横韧带**(deep transverse metacarpal ligament)与连接掌骨头的**掌背侧韧带**之间，在内侧 3 个掌骨间隙中形成 3 个骨纤维性管道，有骨间肌通过。掌深横韧带分隔骨间肌与蚓状肌。骨间肌的主要作用在使手指内收或外展，以沿中指的想象线为轴心，骨间背侧肌的作用在外展相应的手指。骨间掌侧肌的作用在内收相应的手指。此外，由于骨间肌跨过掌指关节处位于关节运动轴心的前方，故有协助屈曲此关节的作用，又因止于伸肌腱扩张部而有协助指骨间节关伸直的作用。

正常者骨间肌皆由尺神经深支跨过肌肉的掌面邻近掌骨基部处所发出的分支供应。少数情况下第 1 骨间背侧肌的一部或全部由正中神经分支供应。

手　背　部

浅层结构

皮肤：手背部(dorsum of hand)皮肤较薄而易于移动，含有皮脂腺及短的汗毛。

皮下组织：手背部皮下组织松弛，所含脂肪量不多，深部呈一层膜性。

神经血管：手背皮下组织中含有皮神经、手背静脉网及手指与手掌侧部的大部分输出淋巴管。

手背皮神经有尺神经手背支及桡神经浅支。**尺神经**手背支在前臂中点稍低处由尺神经发出，至腕上经尺侧腕屈肌深面转向背后，绕过腕部尺侧，穿出深筋膜至手背。在手背分成两支或三支，一支至小指尺侧，一支至第 4、5 指相邻侧面，如有第 3 支即至第 3、4 指相邻侧面或仅至第 4 指桡侧。尺神经手背支在手背的行程中分支供应手背尺侧的皮肤。

桡神经浅支在前臂下部经肱桡肌深面转至背面，穿出深筋膜，常分为 5 条指背神经(dorsal digital nerve)，分布于桡侧 3 个半手指的背面。神经先在腕背侧韧带的浅面分成内、外两支。外侧支在手背先分出至拇指桡侧的指背神经，此神经与前臂外侧皮神经的背侧支交通，分布于鱼际外侧皮肤及拇指近指节背面桡侧皮肤。外侧支再分为两支，分布于拇指与食指近指节相邻的背面。内侧支在手背亦分成两支，一支分布于食指与中指近指节相邻的背面皮肤；另一支分布于中指节背面尺侧皮肤，或者与尺神经的一支联合而共同分布于第 4 指与中指近指节相邻的侧面。手背桡侧皮肤即由桡神经浅支分布。

手背的神经分布常有**变异**，常见者为第 3、4 指相邻侧面的神经来源不恒定，可全为桡神经分布，或由桡神经与尺神经联合共同分布，或为第 4 指桡侧由尺神经单独分布，亦即桡神经在手背的分布区常为桡侧 3 个半或 3 个手指。少见的变异是桡神经分布区可以小到桡侧 1 个半手指，或者大到 5 个手指(图 11－132)。

桡神经的上臂发出的前臂后皮神经，末支常越过腕部，分布于手背近侧桡神经浅支与尺神经手背支分布区之间的部分。

手背**浅静脉**呈网状。手指背面静脉纵行，接收来自掌面的静脉。相邻手指的静脉至掌骨头处汇合掌背静脉。各掌背静脉与小指尺侧及食指桡侧的静脉间呈现不同的连接方式，形成**手背静脉网** (dorsal venous network)。手掌面的静脉绕过手掌内、外侧缘及通过指蹼处汇入手背静脉。手背静脉网在尺侧形成贵要静脉的起始部,在桡侧形成头静脉的起始部。

手背的结缔组织中富含淋巴管。此部淋巴管又接收掌面大部分淋巴管,再上行至前臂后面。手掌部淋巴管仅有一小部分上行至前臂前面。因此,手掌部炎症很容易出现手背部水肿。

深筋膜:手背深筋膜很薄,可分浅、深两层(图 11-133)。两层之间有伸肌腱及其腱鞘通过。浅层筋膜的近侧与腕背侧韧带相续。深层筋膜位于覆盖骨间肌背面筋膜的浅处。浅、深两层筋膜在伸肌腱的两则融合,附着于第 2、5 掌骨,并绕手的内外缘,分别与小鱼际及鱼际部的深筋膜相续。两层筋膜在远侧伸展至指蹼,在掌指关节处与伸肌腱融合。在浅、深两层筋膜之间,相邻的伸肌腱间另有一薄层结缔组织相连。骨间肌背面有一薄层筋膜覆盖,附着于邻近的掌骨。

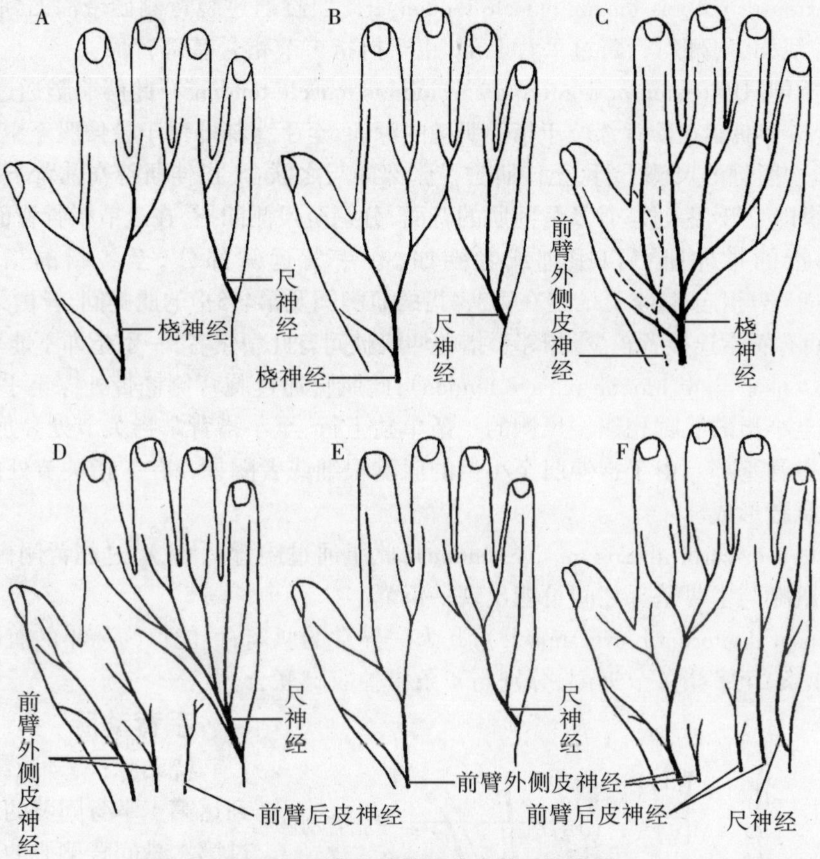

图 11-132 手背皮肤神经分布的不同类型

A 及 B:常见的变化,其余为少见的变异

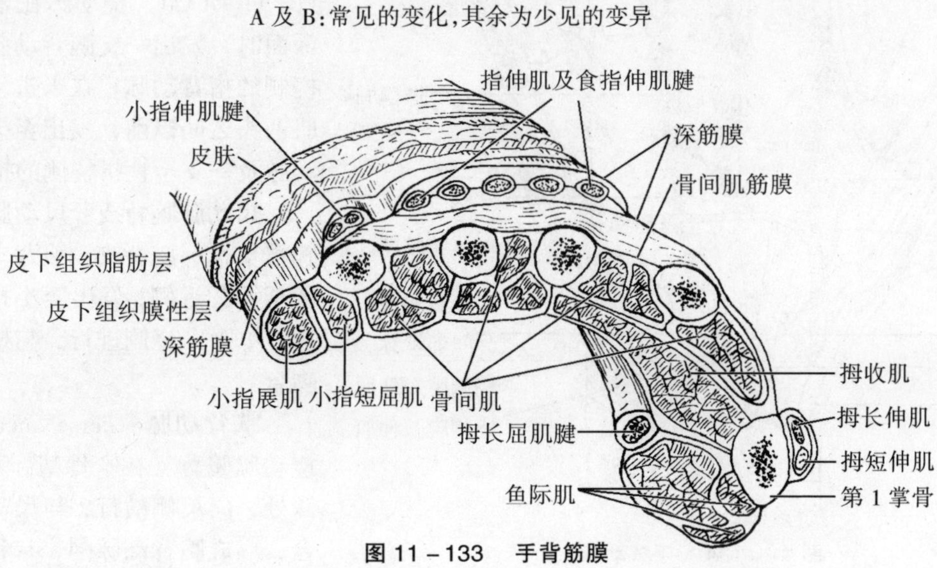

图 11-133 手背筋膜

伸肌腱(extensor tendon)

拇长展肌腱(abductor pollicis longus muscle tendon)**及拇短伸肌腱**(extensor pollicis brevis muscle tendon):此两肌腱同经腕背侧韧带深面至手背桡侧,拇短伸肌腱稍形叠盖在拇长展肌腱的背面,向下两肌腱即分开。拇长展肌腱走向掌侧,止于第1掌骨基部的前外面。拇短伸肌向下止于拇指近节指骨部的背面(见图11-106,图11-107)。在拇长展肌腱止点部深面可能出现一滑囊。在拇长展肌腱与拇短伸肌腱之间也可能出现一滑囊,此两肌腱与桡侧腕长、短伸肌腱之间也可能出现一滑囊。

桡侧腕长、短伸肌腱(extensor carpi radialis longus and brevis muscle tendons):此两肌腱同经腕背侧韧带深面至手背,随即分开。桡侧腕长伸肌腱止于第2掌骨基部背面,与掌骨基部之间常有一滑囊。桡侧腕短伸肌止于第3掌骨基部背面。

拇长伸肌腱(extensor pollicis longus muscle tendon):此肌腱通过腕背侧韧带深面到达手背外侧,越过桡侧腕长、短伸肌腱的浅面,向外斜行跨过手背上部,止于拇指末节指骨基部背面。

指伸肌腱及食指伸肌腱(extensor digitorum and indicis muscle tendons):此两肌腱通过腕背中部,经腕背侧韧带深处至手背。食指伸肌腱在腕背部位于指伸肌腱的深面,至手背部即位于指伸肌至中指与至食指的肌腱之间,紧靠至食指的指伸肌腱的尺侧下行,至伸肌腱扩张部即与之联合。指伸肌腱在前臂下部即已分成4条肌腱,至腕背侧韧带远侧缘即分开,跨过掌骨及骨间肌的背面,分别至尺侧四指,在近节指骨背面扩张,止于中节及末节指骨基部,至小指的指伸肌可以很细或者阙如。在手背远侧部分,至各指的指伸肌腱间常有**斜索**(intertendinous connetion)相连,最常见的是在第3、4指的肌腱间及第4、5指的肌腱间,皆由第4指的肌腱向远侧伸出。第2、3指的肌腱间有斜索连接者较少。相邻手指的伸肌腱间有此斜索者,一手指即不能单独自由伸屈。

小指伸肌腱(extensor digiti minimi muscle tendon):此肌腱通过腕背侧韧带处深至手背即分为两条。桡侧的一条与指伸肌腱至小指的肌腱相连。尺侧的一条单独下行,至小指背掌指关节处参加伸肌腱扩张部,止于小指的中节及末节指骨基部。由于指伸肌至小指的肌腱很细或者阙如,在掌指关节处的伸肌腱扩张部可主要或完全由小指伸肌腱形成。

尺侧腕伸肌(extensor carpi ulnaris muscle tendon):此肌通过腕背尺侧,经过腕背侧韧带深处,止于第5掌骨基部的尺侧。在肌腱与掌骨基部之间可能出现一滑囊。

指短伸肌(extensor digitorum brevis muscle):此为一异常的肌肉,可能仅为一小的肌束;也可发达良好,起自腕背尺侧,分成4条,至掌指关节近侧,分别与4条指伸肌腱联合。

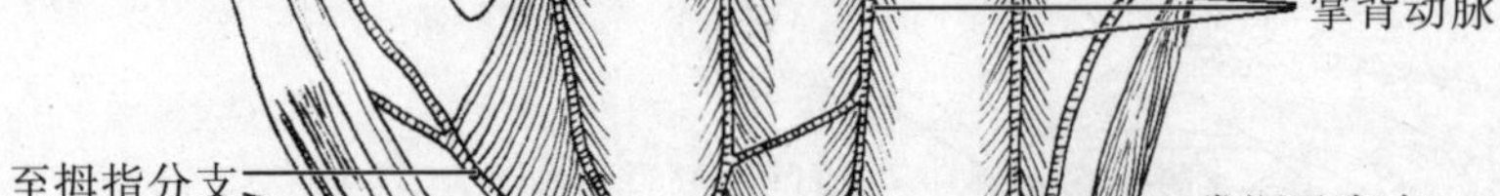

图11-134　手背动脉

手背动脉

桡动脉:桡动脉绕过腕部桡侧至手背,到达第1掌骨间隙的近侧端,即向深处穿过第1骨间背侧肌的两头之间进入手掌部(图11-134)。桡动脉在未到拇长伸肌腱深面时,发出一支腕背动脉及一支至拇指桡侧的指背动脉;在未进入第1骨间背侧肌两头之间以前,发出至拇指尺侧的指背动脉及一支至食指桡侧的指背动脉。

尺动脉腕背支:尺动脉在腕部发出一腕掌支及一腕背支。腕背支向后绕腕部尺侧至手背近侧,发出至小指尺侧的指背动脉,本干向桡侧进行,与桡动脉的腕背支吻合。

掌背动脉(dorsal metacarpal artery):桡动脉腕背支在掌骨基部平面,伸肌腱的深处,向尺侧横行,与尺动脉的腕背支吻合,形成腕背动脉网,有骨间前动脉的后终支参加。由腕背动脉网发出3条掌背动脉,分别在第2、3、4骨间背侧肌的浅面下行,各皆接收一条来自掌深弓的交通支,各皆在掌骨头平面分为两条**指背动脉**(dorsal digital artery),分布于近指节背面。

掌背间隙

手背面的深筋膜加上覆盖**骨间肌的筋膜**(dorsal interosseous fascia),形成皮下间隙与筋膜下间隙(见图11-133)。皮下间隙位于深筋膜的浅面,含有疏松蜂窝组织,患脓肿时炎症可扩散到整个手背。筋膜下间隙位于包绕伸肌腱的两层深筋膜与覆盖骨间肌的筋膜之间,亦含有疏松蜂窝组织,其中有感染积脓时,向远侧可至掌指关节深筋膜的附着处,向近侧可至掌骨基部,引流的切口可与伸肌腱平行。

手　指　部

皮肤:手指(finger)掌面的皮肤较厚,含有大量汗腺,无毛囊,活动度很小。背面皮肤较薄,含有皮脂腺,有汗毛,活动度较大。

皮下组织:手指掌面的皮下组织含有少量脂肪,为大量的致密纤维小梁所分隔。纤维小梁的大部分由皮肤的乳头层垂直伸向屈肌腱鞘及骨膜。皮肤即因此比较固定。皮下组织中有炎症时亦因而易向深处蔓延。在指节间皮肤皱折处深面所含脂肪量很少或无,皮肤被紧密固定于屈肌腱鞘,因而此处受刺伤时容易伤到腱鞘,发生腱鞘炎。末指节掌面的皮下纤维小梁更特别坚实致密,连接皮肤与骨膜,在远侧4/5形成封闭的区域。末指节的血液供应来自指骨掌面两侧的指掌侧固有动脉。末节指骨骨骺部分的血液供应由该动脉进入远端封闭区域以前的部分发出,而远侧骨干及软组织血液供应则由该动脉进入远端封闭区域以后的部分发出(图11-135)。因此,患脓性指头炎时因有致密纤维小梁而无大肿胀余地,供应远侧4/5的血管易受压迫,使骨干缺血发生坏死。虽在20岁以后,骨干与骺已连接,骨骼坏死仍然局限在远侧4/5,不影响到原骨骺部分,新骨仍可由此端长出。

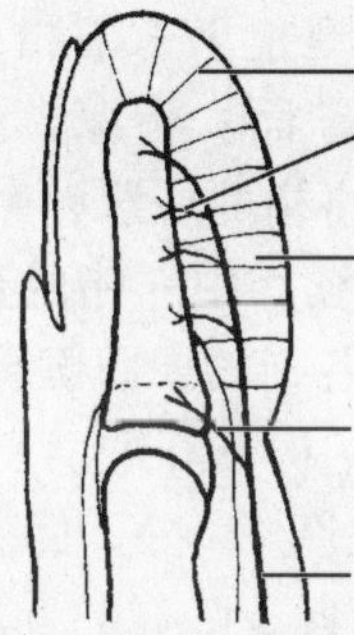

图11-135　手指末节指骨血液供应的特点

每一手指皆由皮下组织聚集形成的纤维隔,分别由指骨的内、外侧面伸向皮肤,称为**皮肤韧带**(cutaneous ligament of digit)。每一指骨的每一侧皆有掌侧及背侧皮肤韧带,指固有动脉及神经即走在两韧带之间(图11-136)。手指背面的皮下组织松弛,几乎不含脂肪。

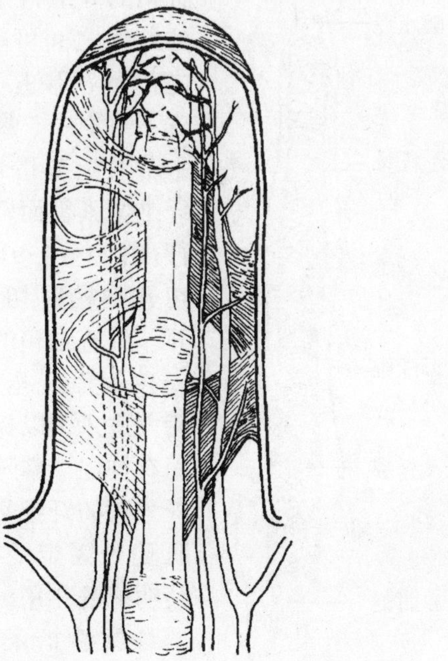
图11-136　手指的皮肤韧带掌面观,右侧的掌侧韧带未画出,以显示掌侧与背侧皮肤韧带间的指动脉及神经

血液供应:指掌侧总动脉(palmar metacarpal artery)由**掌浅弓**的凸面发出,下行分为**指掌侧固有动脉**(proper digital artery),分布于手指掌侧与远侧段的背面。手指背面近侧份的血液供应,来自腕背动脉网发出的掌背动脉所分成的**指背动脉**(dorsal digital artery)。指掌侧总动脉与指掌侧总神经在通过掌腱膜远侧至手指分叉间的蜂窝组织中分为指掌侧固有动脉及神经(见图11-123)。在手指基部的近侧,血管神经位于屈肌腱与蚓状肌之间,动脉位于神经的背侧。血管神经至手指以后即位于屈肌腱的侧面,平指骨的掌面,在手指的掌侧与背侧皮肤韧带之间下行,神经仍然位于动脉的前方(图11-137)。手指两侧的动脉末支在指端跨过指骨吻合成弓状。指固有动脉在行程中分支至手指前面及骨骼。指动脉无伴行静脉,汇集掌面血液的小静脉皆向后至手指背面形成静脉丛。

神经供应:供应手指的神经,不仅供应软组织,也供应关节。在多数情况下,桡侧3个半手指的掌面及中末指节的背面由正中神经分布,近侧指节的背面由桡神经分布。尺侧1个半手指由尺神经分布。尺神经手背支至小指背面的指背神经可追寻至手指末端，分布至末节皮肤。至小指掌面的尺神经分支,除供应甲床以外,不供应中末指节背面皮肤。少数情况下尺神经的分布区包括尺侧两个或两个半手指。供应中间三指远中指节背面的神经,皆为指掌侧固有神经在近节指骨基部发出的背侧支(见图 11－137)。根据上述指血管在手指侧面两皮肤韧带之间的关系，在进行手指手术采取局部麻醉时，可在手指根部两侧中点对指骨进针，除注射麻药至两皮肤韧带之间以麻醉指掌侧固有神经以外，尚须将麻药浸润至手指背面以麻醉**指背神经**。如果进行中间三指的远中指节手术仅麻醉掌侧固有神经即可。

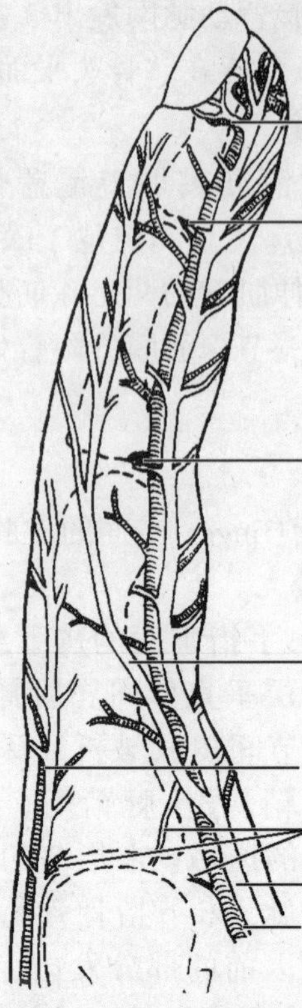

图 11－137　手指动脉神经侧面观

淋巴管：手指皮肤及皮下组织皆富有淋巴毛细管网，由此发出小淋巴管，向手指背面集中，形成 1～2 条输出淋巴管，至指蹼处转至手背上行,因此手指掌面有炎症时很容易出现背面水肿。

屈肌腱及腱鞘：在尺侧四指的近侧部分，指浅屈肌腱仍然位于指深屈肌腱的浅面。至近节指骨前面,指浅屈肌腱即成两条,其间有指深屈肌腱通过。至近节指骨的远侧,指深屈肌腱即位于指浅屈肌腱的浅面(图 11－138)。指浅屈肌腱的两条分别止于中节指骨基部的掌面两侧。指深屈肌腱止于末节指骨基部的掌面。拇长屈肌腱止于拇指末节指骨基部的掌面。指深、浅屈肌腱在手指部共有一**腱鞘**(digital tendon sheath)。小指的屈肌腱鞘与尺侧滑囊相连。拇指的拇长屈肌腱鞘与桡侧滑囊相续。中三指的屈肌腱鞘一般皆起自掌骨颈平面,不与尺侧滑囊相通。各指的屈肌腱鞘皆终于肌腱的止点(见图 11－123)。手指屈肌腱鞘的结构分纤维层及滑膜层,滑膜层覆盖在纤维层的内面。鞘的两端封闭,滑膜反折至肌腱表面而形成腱外膜(见图 1－6)。屈肌腱的纤维鞘由掌指关节平面伸展至末节指骨的近端,附着于指骨的两侧,与深处的骨骼合而形成坚韧的骨筋膜性管道,维持肌腱于固定的位置。纤维鞘在关节前方的部分较为薄弱松弛，有利于手指屈曲，但是腱鞘感染亦常经此薄弱的部分侵入。这一部分腱鞘的纤维斜行交叉，交叉的纤维之间可能遗有间隙，内部的滑膜层可能凸出至皮下组织中，易受感染。在中节及近节指骨干的前方，纤维鞘紧密而坚韧，纤维横行(图 11－139)。因此,纵行切开腱鞘时切口即易于敞开。引流腱鞘的切口，一般皆在侧面经指血管神经的后方进入，以免伤到指掌侧固有神经。掌腱膜与屈肌腱纤维鞘的纤维相续，有维持肌腱于固定的位置以增加其功能的作用。掌腱膜不发出纤维性扩张部至拇长屈肌腱鞘，为拇指有较大活动的因素之一。纤维鞘包盖肌

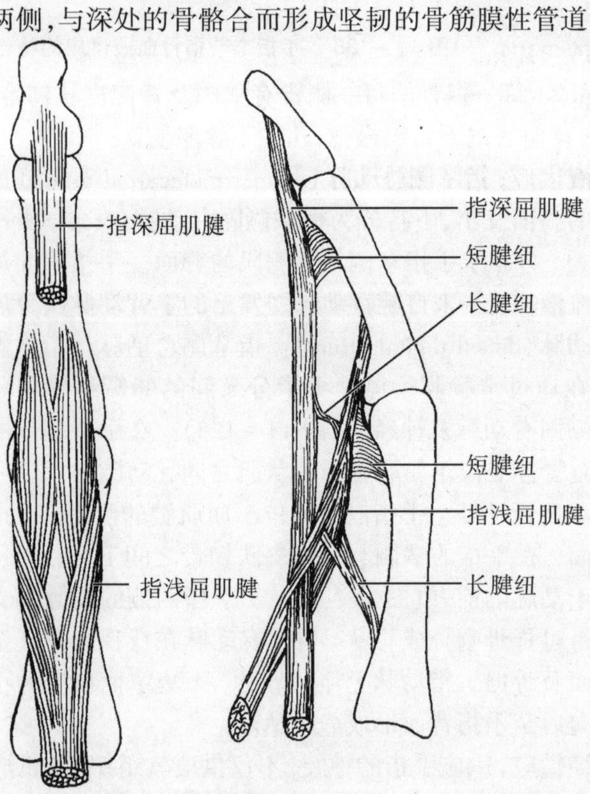

图 11－138　屈指深浅肌腱在腱鞘内的关系与腱纽
A:正面观；B:侧面观

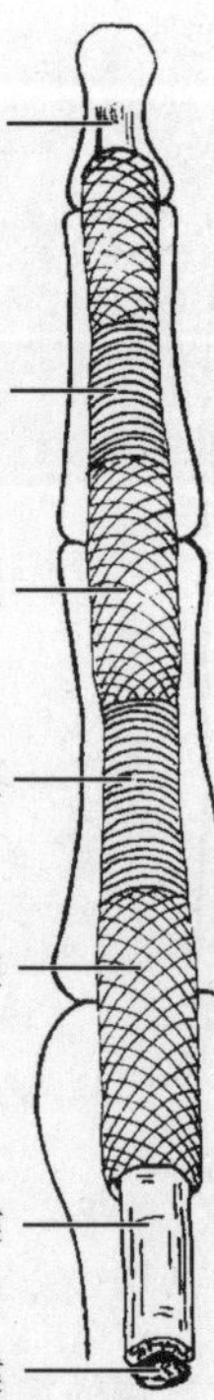

图 11－139　屈肌腱鞘结构

腱，因有一些收部而呈不规则的囊状，在收窄部不易和积存脓液，在远端及关节前方的扩大部则易有脓液积存。在肌腱发生局部肿长或者腱鞘的横行纤维部分发生狭窄时，皆可能影响肌腱的功能，手指不能随意伸屈，已屈曲时推一下才可使之伸直，已伸直的手指要扳一下才能屈曲，称为扳机指。

有时可见先天性小指屈曲，症状显著近节过伸，中指节屈曲，有的为纤维鞘的关节前部挛缩所致。患腱鞘炎以后所遗致的手指屈曲，由于肌腱鞘粘连所致。

指浅、深屈肌腱在腱鞘内分别有腱外膜包裹。腱外膜与腱鞘的脏层滑膜融合。腱鞘的壁脏两层滑膜除在腱鞘的两端延续以外，尚有滑膜形成的腱纽相连。深、浅肌腱的末端背面与腱鞘背侧壁之间皆有三角形的**短腱纽**(short vincula)相连。浅肌腱的短腱纽附着于近节指骨远端及近侧指骨间关节的掌侧韧带。深肌腱的短腱纽附着于中节指骨的远侧半。短腱纽的近侧尚有**长腱纽**(long vincula)，为狭窄的长条，数目不定。浅肌腱常有两条长腱纽，附着于近节指骨。深肌腱常仅有1条长腱纽，附着于浅肌腱末端两叉间相连的滑膜，亦可通过浅肌腱的分叉之间附着于指骨(见图11-138)。

指浅屈肌腱的背面有一条动脉及两条静脉。动脉发自指动脉至近侧指骨间关节的分支，通过短腱纽至肌腱，两侧的动脉吻合。指深屈肌腱的血液供应来自腱鞘的两端，有一条长的动脉由手掌部到达肌腱的背面，至远侧指骨间关节的动脉分出一支经短腱纽供应肌腱的终末部，并与近侧的动脉吻合。在外伤或手术中，如果伤到腱纽，即影响到肌腱的血液供应。肌腱缺血以后即可能与腱鞘粘连，成为腱鞘内修复肌腱以后效果不理想的原因之一。

屈肌腱断裂以后的修复较难于伸肌腱，主要由于屈肌腱的滑动机制、滑膜鞘以及血液供应来自腱鞘两端的特点。屈肌腱在手掌部断裂者较在腕部或手指部断裂者修复易于成功的原因也在此。肌腱的手指部分断裂时，修复的主要问题在于如何连接断端、恢复其光滑面及血液供应等，结果常不能令人满意。如果断裂处不在手指的腱鞘内，即应尽可能进行一期缝合，但可因肌腱缺损过多或者近断端回缩过远而很困难或竟不可能，必要时应行肌腱移植。如果仅须修复一条肌腱，可利用掌长肌腱移植，亦可利用足部肌腱移植。

指深、浅屈肌腱在近侧指节处腱鞘内断裂后，同时修复者常易在深、浅肌腱间发生粘连。由于单独指深屈腱即可使手指完全屈曲，故对此种损伤可将指浅屈肌腱切除一段，任其上端回缩而无须修补，仅修复指深屈肌腱即可。指深屈肌腱断裂处如有缺损，或者近侧断端不能拉到末节指骨基部固定时，皆可移植一段肌腱以迁就之。在腱鞘内缝合肌腱断端以后，常不免与腱鞘产生粘连，失去屈曲功能。因此尚须广泛切开腱鞘，或将缝合处的腱鞘切除一部分，填一些蜂窝组织到肌腱缝合处的周围。如此可使缝合的肌腱在愈合期中不受到过大的压力，增加局部的血液供应，并可使缝合处与松弛的软组织接触而不至于产生紧密的粘连，再形成滑动面，有利于功能的恢复。虽然如此，肌腱在腱鞘内断裂者，修复后效果良好的比例仍然不大。

伸肌腱：拇指背面有拇短伸肌腱及拇长伸肌腱，分别止于近节及末节指骨基部背面。拇长伸肌腱接收发自拇短展肌及拇收肌的纤维性扩张部。此扩张部有维持伸肌腱于拇指背面的作用。

指伸肌腱至掌骨头的远侧即扩张，不仅掩盖掌指关节的背面，同时覆盖此关节侧面的大部分(图11-140，图11-141)。扩展部的中部较厚，为伸肌腱继续向前延伸的纤维。扩张部的近侧份纤维绕过掌指关节的侧面斜向掌侧，附着于掌深横韧带。在掌深横韧带的远侧，扩张部的另一部分横行纤维连接伸肌腱与蚓状肌及骨间肌的肌腱。扩张部的深部纤维附着于掌指关节囊，伸肌腱借此得以使掌关节伸直。在近节指骨干的背面，当骨间肌与蚓状肌接近伸肌腱时，扩张部即渐变狭窄。在近侧指骨间关节的近侧，蚓状肌及骨间肌的肌腱与伸肌腱联合处，伸肌腱分成三束，中间及两侧各一。骨间肌腱发出纤维跨过伸肌腱的侧束而与其中间束联合，其余纤维则与伸肌腱的侧束联合。蚓状肌腱在手指桡侧，紧在骨间肌腱的远侧与肌腱联合。在伸肌腱分成三束与蚓状肌及骨间肌的肌腱联合处，三束之间有形成**三角膜(三角韧带)**(triangular membrane)的纤维相连，共同形成一片腱膜性扩张部，覆盖近侧指骨间关节的背面及两侧。扩张部的中束与此关节背面的关节囊融合，两则束亦皆附着于关节囊的后外面。此腱膜性扩张部，借一些横行纤维及一些斜行纤维，附着于近侧指骨间关节囊与近节指骨的侧面。此类纤维具有支持带的作用，以维持伸肌腱的三束于一定的位置。伸肌腱扩张部的中束，由伸肌腱的中束与蚓状肌及骨间肌肌腱的一部分组成，止于中节指骨基部背面。侧束亦含有骨间肌腱的纤维，桡侧的一束尚含有蚓状肌腱的纤维。三束在中节指骨背面集中形成一条肌腱，跨过远侧指骨间关节，在此与关节囊融合，末端止于末节指骨基部背面。

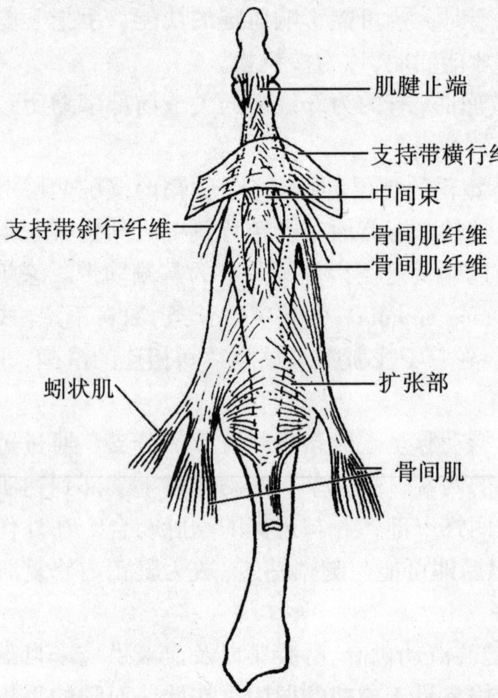

图 11－140　手指伸肌腱结构背面观

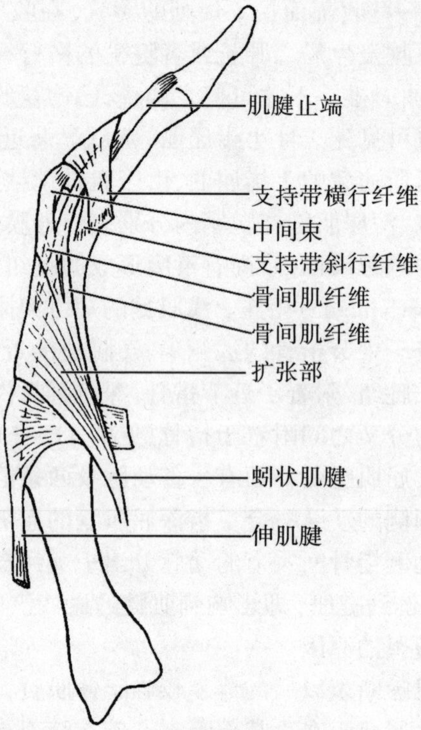

图 11－141　手指伸肌腱结构侧面观

由上述可见伸肌腱在手指部的结构比较复杂，损伤以后可能遗致不同的畸形。在掌指关节及近侧指骨间关节处的损伤，特别易于伤到连接几个组成部分的纤维，手术修复时应特别注意及此。损伤可以引起不同程度的肌腱移位，朝向背侧或掌侧。有的损伤可能遗致后伸或者屈曲畸形。伸肌腱在掌指关节处受伤，肌腱与扩张部断离，向掌侧移位时亦可产生扳机指的症状。此种情况下，手指伸直时肌腱仍然处于正常的位置，但是当近节指骨屈曲至约 45°时，肌腱跨过关节最凸出的部位即因受到较大的张力而滑向关节的一侧，肌腱作用时即不能再使关节完全伸直，加上被动外力始可。

在近侧指骨间关节损伤中发生伸肌腱的侧束向背侧移位时亦可能遗致畸形，屈末指节时即出现近侧指骨关节过伸。另一方面，如果在此部位伤到肌腱的中束时，即可使侧束向前移位，企图伸手指时即出现远侧指骨间关节过度伸直及近侧指骨间关节屈曲(图 11－142)。

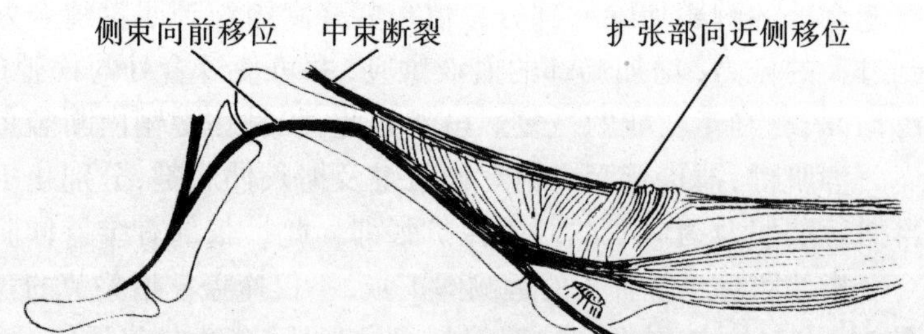

图 11－142　手指伸肌腱在近侧指骨间关节背面受伤，中束断裂，侧束向前移位，近侧指骨间关节屈曲，掌指关节及远侧骨间关节过度伸直

伸肌腱在中节指骨或远侧指骨间关节背面断裂以后，或者由末节指骨的止点撕脱以后，末指节即不能伸直，处于屈位，称为**锤状指**。

手部骨骼与关节

掌骨

形态：5 块**掌骨**(metacarpal bone)形态相似(图 11－143，图 11－144)，皆可分为基部、干部及头部。近侧端为**基部**(base)，略形膨大，近端有与腕骨构成关节的关节面，侧面有与相邻掌骨构成关节的关节面。第 1 掌骨基部呈马鞍状，与大多角构成关节。第 2 掌骨基部近侧面凹陷，与小多角骨相接；凹陷的尺侧缘与头状骨相接，桡侧缘与大多角骨相接。第 3 掌骨基部与头状骨相接，后外侧有一向近侧凸出的短突。第 4 掌骨基部呈方形，与钩骨相接，亦有一小部分与头状骨相接，第 5 掌骨基部与钩骨相接，内侧有一结节。

掌骨**骨干**(shaft)有三边,横切面呈三角形,分背面及内、外两侧面,背面平,前缘呈一隆起嵴。各骨干皆略呈弓形,凸面朝向背侧。第3掌骨的前缘几乎完全为拇收肌横头的起点所占有。第2、4、5掌骨前缘为3条骨间掌侧肌的起点。5条掌骨相邻的前内侧面及前外侧面为4条骨间背侧肌的起点。第1掌骨干最短。

尺侧四**掌骨头**(head)的远端皆圆滑凸出,与近节指骨构成掌指关节。握拳时掌指关节的凸出部即由掌骨头远端形成。

骨化:每一掌骨各有1个原发骨化中心,出现于胚胎第9周时。出生时所有掌骨皆已骨化。第1掌骨只在基部有骨骺,其余掌骨只在头部有骨骺,继发骨化中心皆在3岁时出现,19岁时与骨干融合(见图11-108,图11-109)。第1掌骨头部及其他掌骨基部皆罕见出现骨骺。

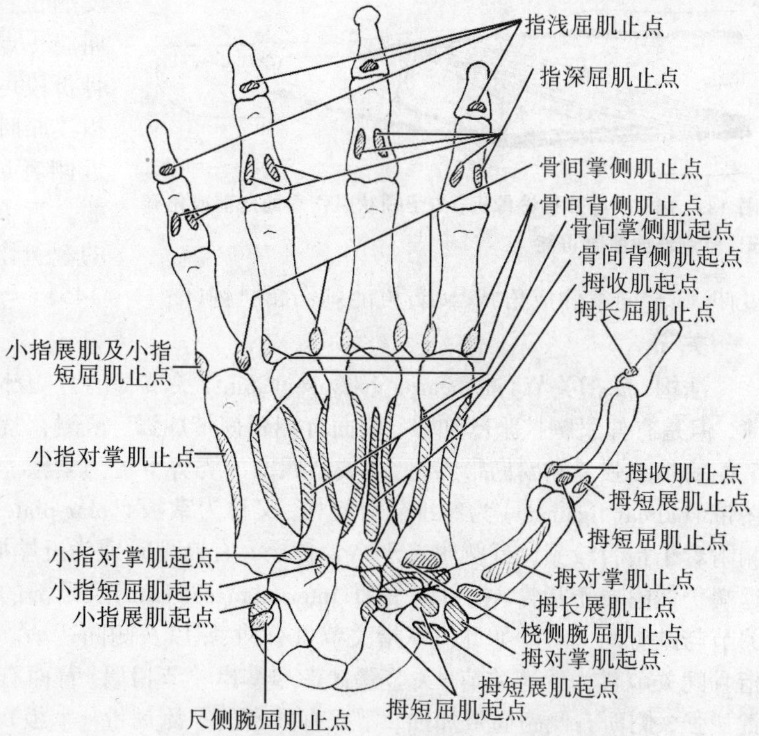

图11-143 腕骨与手部骨骼掌面的肌肉起止点

骨折:掌骨骨折常因在握拳姿势下掌骨头遭受暴力所致。第1掌骨基部骨折,常因拇指在屈曲姿势下指骨间关节遭受暴力或在伸指姿势下指端遭受暴力,迫使掌骨屈曲而发生,远侧骨折端因拇指伸屈肌的合并作用而向后及向近侧移位,近侧骨折常略偏桡侧。此种骨折因近侧段很短而不易复位,可行骨骼牵引固定于石膏夹板中。

掌骨干骨折时因屈指肌力量较大而常向背侧凸出成角畸形。若为斜行骨折则可有短缩。远侧骨折段因与指骨相连而被屈肌牵引成屈曲位,复位以后应在背面用直夹板固定,第2、5掌骨的一侧因无支持而需另加夹板固定。骨折如未能复位,即遗致畸形,可影响骨间肌及蚓状肌的功能。有移位的骨折须行持续弹力牵引复位。

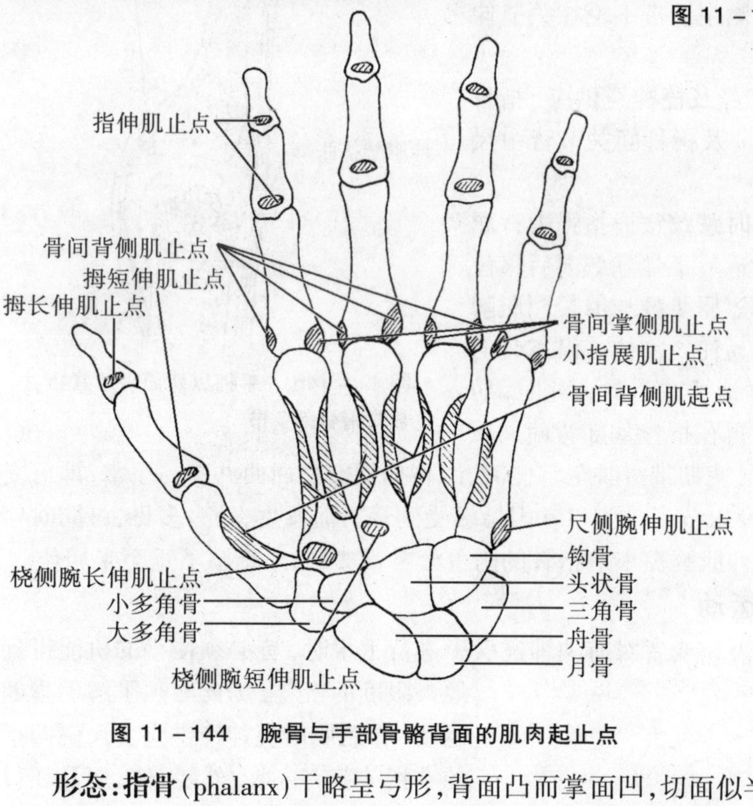

图11-144 腕骨与手部骨骼背面的肌肉起止点

指骨

形态:**指骨**(phalanx)干略呈弓形,背面凸而掌面凹,切面似半月形。各**近节指骨**(proximal phalanx)基部的关节面略凹,与掌骨头构成关节。近、中各指骨的头部关节面呈滑轮状。远、中各指骨基部的关节面与此滑轮状关节面相适应,有两凹,中间隔一隆起嵴。**远节指骨**(distal phalanx)的远端略形膨大,掌面形成粗糙的结节。拇指仅有两节指骨。

骨化:各指骨骨干有1个原发骨化中心,出现于胚胎第8周时。各指骨近端皆在3岁前后出现1个继发骨化中心,19岁左右与骨干融合(见图11-108,图11-109)。

骨折:远节指骨骨干骨折以后,远侧断端因无任何肌肉牵引而无大移位,末节指骨基部骨折,累及指深屈腱或指伸肌腱的止点部分时,远侧段因有指深屈肌或指伸肌的牵引作用而极度屈或过伸,复位后应固定在相

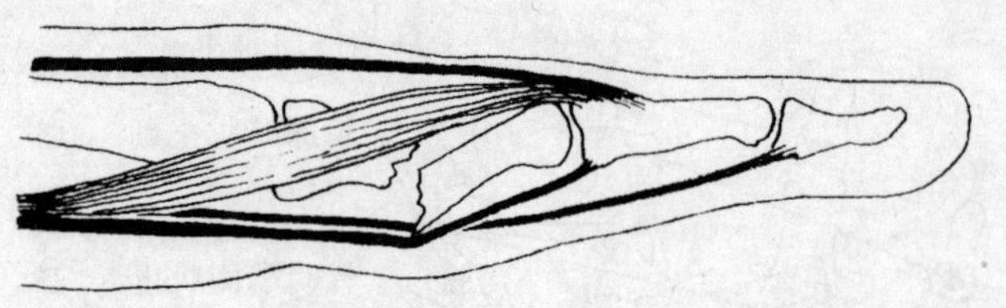

图 11－145　近节指骨骨折，由于蚓状肌作用而向前成角畸形，有刺伤屈肌腱可能

反的位置。中节指骨骨折的移位，因骨折线位于指浅屈肌止点的近侧或远侧而有不同；位于远侧者远侧骨折段可因指伸肌的作用而背伸，近侧骨折段可因指浅屈肌的作用而掌屈，结果形成“V”形畸形；位于近侧者远侧骨折段即因指浅屈肌的牵引作用而屈曲。近节指骨骨折后近侧骨折段因骨间肌及蚓状肌的牵引作用而屈曲，远侧骨折段因长的伸肌作用而过伸，断端向掌侧成角状凸出，可能刺伤屈肌腱(图 11－145)。

关节

结构：掌指关节(metacarpophalangeal joint)关节囊的背侧部分很薄，但是有伸肌腱扩张部加强，侧面有侧副韧带加强，掌侧有紧密的掌侧韧带加强。侧副韧带斜行，在关节屈曲的姿势下更为紧张。**掌侧韧带**(palmar ligament)为纤维软骨性板，又称为**掌板**(volar plate)，远侧附着于指骨较紧，近侧附着于掌骨较松，有撕裂时即为近端撕裂，远端仍然附着于指骨。**指骨间关节**(interhalangeal joint)及足部的跖趾关节与趾骨间关节均如此。掌指关节可有伸、屈以及侧向运动。所有指骨间关节皆为铰链关节、关节囊韧带与掌指关节相似，背面有伸肌腱加强，侧面有侧副韧带加强，掌面有致密的掌侧韧带（掌板）加强(图 11－146)。掌侧韧带有防止过伸的作用。侧副韧带不论在关节伸或屈的姿势下皆呈紧张状态。

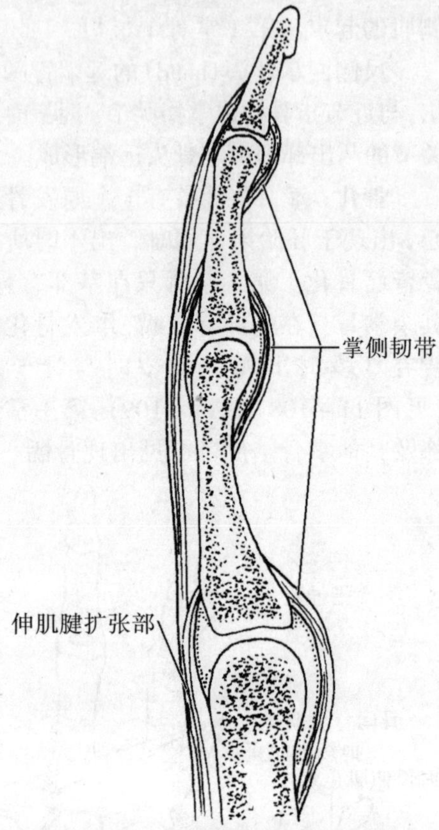

图 11－146　手指纵切面表示掌指关节与指骨间关节

神经供应：桡侧三指的掌指关节由正中神经及桡神经供应，指骨间关节由正中神经供应，尺侧二指的掌指关节及指骨间关节皆由尺神经供应。

脱臼：拇指的掌指关节脱臼，常在手过伸时跌跤致拇指强力背屈发生。掌侧韧带于掌骨的附着处被撕裂，连同近节指骨基部向后移位到掌骨头后面(图 11－147)。掌骨头凸出至拇短屈肌腱与拇长屈肌腱及拇收肌腱之间(图 11－148)，因而牵引时不易使之复位。沿掌骨的方向牵引拇指时，指骨基部及掌侧韧带将更紧地抵在掌骨头背面，妨碍复位。应先将拇指背屈至与掌骨成直角时，再在指骨基部背面加压推向掌骨头，使掌侧韧带离位以后，并牵引至可使韧带滑脱至掌侧时，继将拇指突然屈曲并牵向手掌，即可复位。中节指骨及末节指骨脱臼常因指端受到暴力而发生，较为多见，可同时伴有骨折。由于伸肌腱在末节指骨的附着处常被撕裂，末指节下垂至半屈位。

手指的运动

在处理手外伤或者对有关神经疾患进行手术时，皆必须使手的机能得到最大限度的恢复，为此必须了解手指的运动、作用肌肉及神经供应。尺侧四指的掌指关节有内收、外展、伸、屈及环行运动。内收及外展以通过中指的中线为轴心。外展的运动为 4 条骨间背侧肌及小指展肌的作用(图 11－149)。第 1 骨间背侧肌止于食指桡侧而使之外展。第 2、3 骨间背侧肌分别止于中指的桡侧及尺侧，使中指在本身中线上外展。指伸肌使手指伸直时有协助外展的作用，

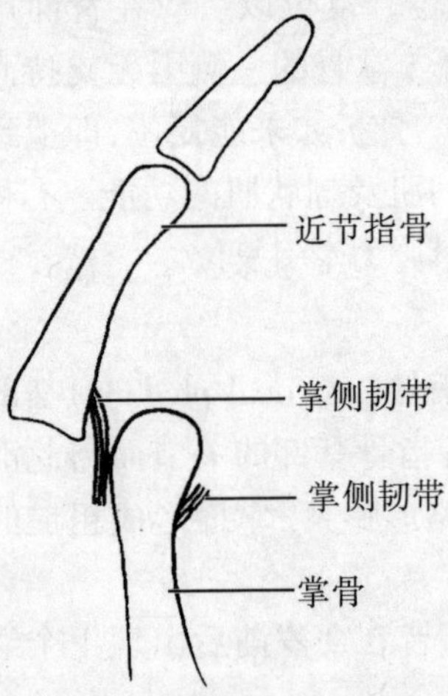

图 11－147　拇指掌指关节脱臼，近节指骨向后移位，掌侧副韧带由掌骨撕脱，随指骨向后移位，常妨碍复位

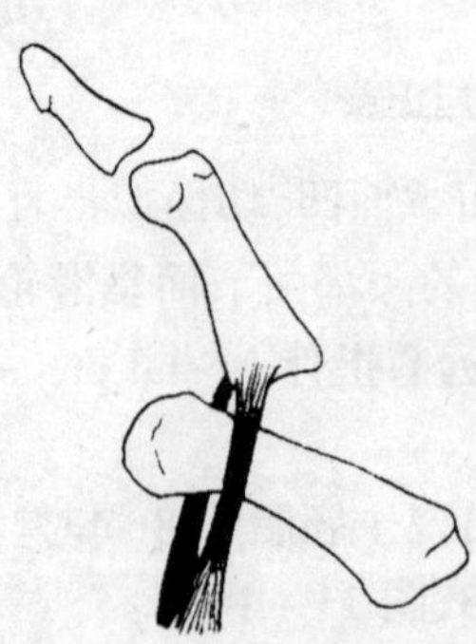

图 11－148　拇指掌指关节脱臼后小肌肉夹住掌骨头妨碍复位

但不能单独使手指外展。小指伸肌为强有力的外展肌。第 2、4、5 指的内收为 3 条骨间掌侧肌的作用(图11－150)。第 1 骨间掌侧肌止于食指的尺侧。第 2、3 骨间掌侧肌分别止于第 4、5 指的桡侧。手指的长屈肌作用时亦有协助内收的作用,但亦不能单独使手指内收。4 条蚓状肌皆经手指桡侧至伸肌腱扩张部,因而可使食指及中指外展,使第 4、5 指内收。

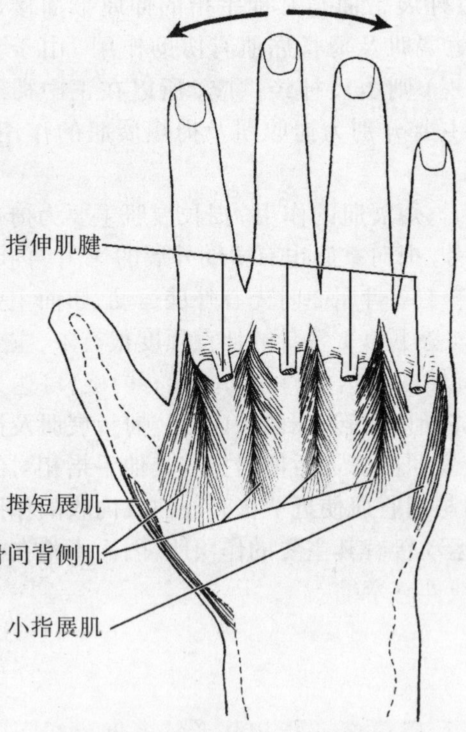

图 11－149 外展手指的主要肌肉

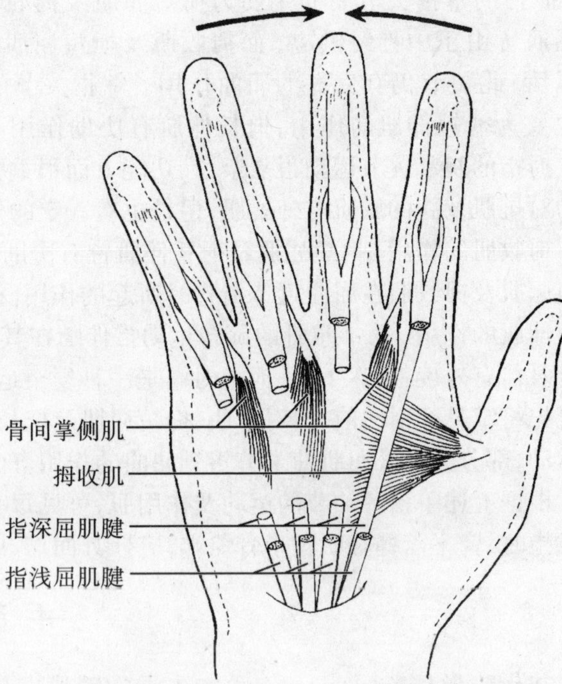

图 11－150 内收手指的主要肌肉

内侧四指掌指关节的屈曲运动，主要为所有蚓状肌、骨间肌及小指屈肌的作用，其中以骨间肌的作用较为重要(图11－151)。因此,手的内部肌肉瘫痪时掌指关节即呈过伸状态。手指的长屈肌有协助屈曲掌指关节的作用。掌指关节的伸直运动为指伸肌、食指伸肌及小指伸肌的作用。

内侧四指的指骨间关节有伸屈运动。末指节的屈曲为指深屈肌的作用。中指节的屈曲为指浅屈肌的作用。指深屈肌作用时亦有使中指节屈曲的作用，因而不能单独屈曲末指节。对于指骨间关节伸直作用的意见不一，一般多认为是长的伸指肌、骨间肌及蚓状肌一齐作用的结果。骨间肌为指骨间关节强有力的伸肌。当掌指关节维持在略形屈曲的姿势时,指伸肌亦可使指骨间关节伸直。

拇指的运动较为复杂，与其他手指有异。拇指的指骨间关节与其他手指者相似，亦为铰链关节，屈曲可至 90°，过伸的程度则依关节囊前部的松弛度决定。屈曲仅为拇长屈肌的作用。伸直主要为拇长伸肌的作用。此外拇短伸肌常有一部分与拇长伸肌腱平行或联合而止于末节指骨，拇短展肌及拇收肌皆分出一部分腱性纤维至拇长伸肌腱，所以这三条肌肉皆有协助拇指伸直的作用。

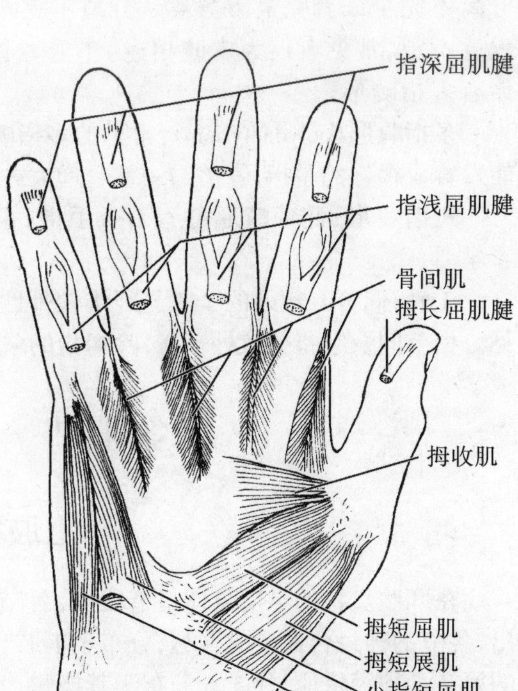

图 11－151 屈手指的主要肌肉

拇指的掌指关节运动度虽然较大，但是内收、外展以及屈曲运动均有一定限度，因为第 1 掌骨头较其他掌骨头为扁，关节面延伸至掌面的范围较小，过伸的程度取决于关节面的形状及关囊前份的松弛度。描述拇指的掌指关节与腕掌关节的伸、屈、内收及外展运动是以拇指的正常位置为准，运动平面与其他手指不同。拇指在正常的位置时，背面与其他手指背面约成直角相交，因而两者的伸屈平面亦约成直角相交。尺侧四指的内收与外展平面亦即手掌平面。而拇指的掌指关节及腕掌关节的外展为拇指由与食指桡侧接触的位置离开运动，相反者为内收运动，此一平面与手掌平面约成80°角相交。由此可见，拇指的伸屈平面与其他手指的内收外展平面平行，拇指的内收外展平面与其他手指的伸屈平面接近平行。拇指的掌指关节屈曲主要为拇短屈肌及拇收肌的作用，拇短展肌及拇长屈肌有协助作用。由于大部分屈肌皆由正中神经供应，而拇收肌及拇短屈肌深头（不常出现）则由尺神经供应，所以在正中神经损伤以后，此关节仍有良好的屈曲作用。掌指关节的内收及外展主要分别为拇收肌及拇短展肌的作用；伸直主要为拇短伸肌的作用，拇长伸肌有协助作用。

拇指的腕掌关节运动很复杂，在功能方面很重要。外展主要为拇短展肌的作用。拇长展肌主要为拇对掌肌的对抗肌及腕的屈肌与外展肌，但是也有一定的外展拇指的作用。拇对掌肌也有协助外展的作用。内收主要为拇收肌的作用。拇短屈肌及拇长伸肌皆有协助内收的作用。第1掌骨屈曲时先有外展运动，屈曲主要为拇短屈肌及拇收肌在屈曲近节指骨时所起的作用。在拇指休息的姿势下第1掌骨的伸直程度很有限，主要为拇短伸肌的作用。第1掌骨的旋转运动常伴随在其他运动中，总旋转度可达45°；屈曲时伴有内旋，可达30°；伸直时伴有外旋，可达15°。拇指对掌是一种复杂运动，第1掌骨先向内旋转、屈曲及内收。拇短展肌及拇对掌肌先将掌骨牵引向前，拇对掌肌、拇短屈肌及拇长屈再使之内旋及屈曲。最后使拇指与其他手指相对的对掌运动，部分为拇长屈肌使末节指骨屈曲的作用，部分为拇短屈肌与拇收肌使近节指骨屈曲及内收的作用。

根据上述手指各关节的运动及作用肌，可见每一关节的各种运动皆有其主要的作用肌，因而不论在哪一位截指时，皆不需缝合肌腱于骨骼端，应任其回缩，以免引起屈曲或伸直挛缩。

手部畸形

并指畸形(syndactylism)：手的先天性畸形中最常见的是并指，以第3、4指相并者较多见。在胚胚发育过程中，手先为一整块，继后出现4条沟，拇指首先分离，其他各指先由末端开始分离。相邻的手可能分离不完全或者完全不分离。分离不完全者为根部相连。拇指由于首先分离而很少未分开者。并指的程度不定，常见者仅为皮肤相连，严重者骨骼有融合，神经血管亦可相连，末端可能有两片指甲。并指常伴有多指畸形。

多指畸形(polydactylism)：常见的多指畸形为多一只小指或拇指。多余的手指可能仅为一团软组织，也可能发育成很好的手指，骨骼与一掌骨增大或分叉的头部构成关节。

短指畸形：此种畸形可为1个手指，也可为全部手指。短的原因可能为指骨短、某一节指骨缺损、或者掌骨短。

子骨：偶可有额外的子骨与纤维软骨性掌侧韧带相连，在X线下可能不易发现。指节间子骨以拇指为多见。指节间及掌指关节处子骨，除拇指的掌指关节处为两个以外，皆为1个。各处子骨的出现率不一。

第七节 上肢的神经供应及损伤

上肢神经供应的一般规律

在胚胎发育的早期身体呈节段性，各节段皆有固定的神经供应。上肢由第5、6、7、8颈节及第1胸节长出，各节的神经合而形成臂丛，分布于上肢。各神经的节段分布区与上肢的长轴平行。中指由组成臂丛中心的第7颈神经供应，颈5、6分布于其桡侧，颈8与胸1分布于其尺侧，包括皮肤与深部结构(图11-152)。臂丛分根、干、股、束及分支，股部分前、后股，前股分布于上肢的屈面，后股分布于上肢的伸面。尺神经、肌皮神经及正中神经皆起自前股，供应上肢的前面。桡神经起自后股，供应上肢的后面。上肢肌肉的神经供应与神经的组成及分布见表11-5及表11-6。

供应上肢血管的交感神经纤维，除沿锁骨下动脉及其分支布以外，另有一部分随臂丛神经分布于其邻近的动脉。臂丛中所含的交感神经纤维特别易于受压损伤。手掌及手指部汗腺的神经供应来自正中神经。此神经受伤以后即可能出现麻痹性出汗过多的症状。

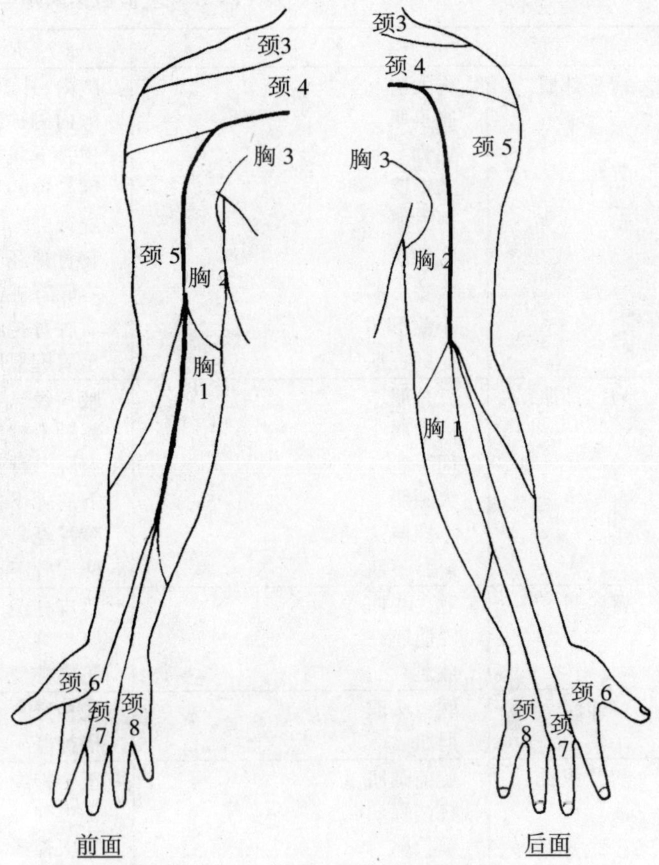

图 11－152 上肢的生皮节，表示脊神经的节段分布区，粗黑线表示轴线

上肢皮肤的神经分布

肩部皮肤由锁骨上神经分布，发自颈丛（颈3、4）。腋窝底及上臂内面一部分皮肤由第2肋间神经外侧支(肋间臂神经)分布。有时可见第3肋间神经外侧支分布至腋窝底的皮肤。此外，上肢皮肤完全由臂丛的分支分布(图11－153)。

供应上肢的神经损伤

神经根及臂丛损伤

第5颈神经损伤：第5颈神经根离开脊髓到出椎间孔的一段，可因患颈椎结核或骨折而受伤，出现菱形肌、冈上肌、冈下肌、三角肌、肱二头肌、肱肌及肱桡肌等完全或不完全瘫痪，肩部外展功能障碍。

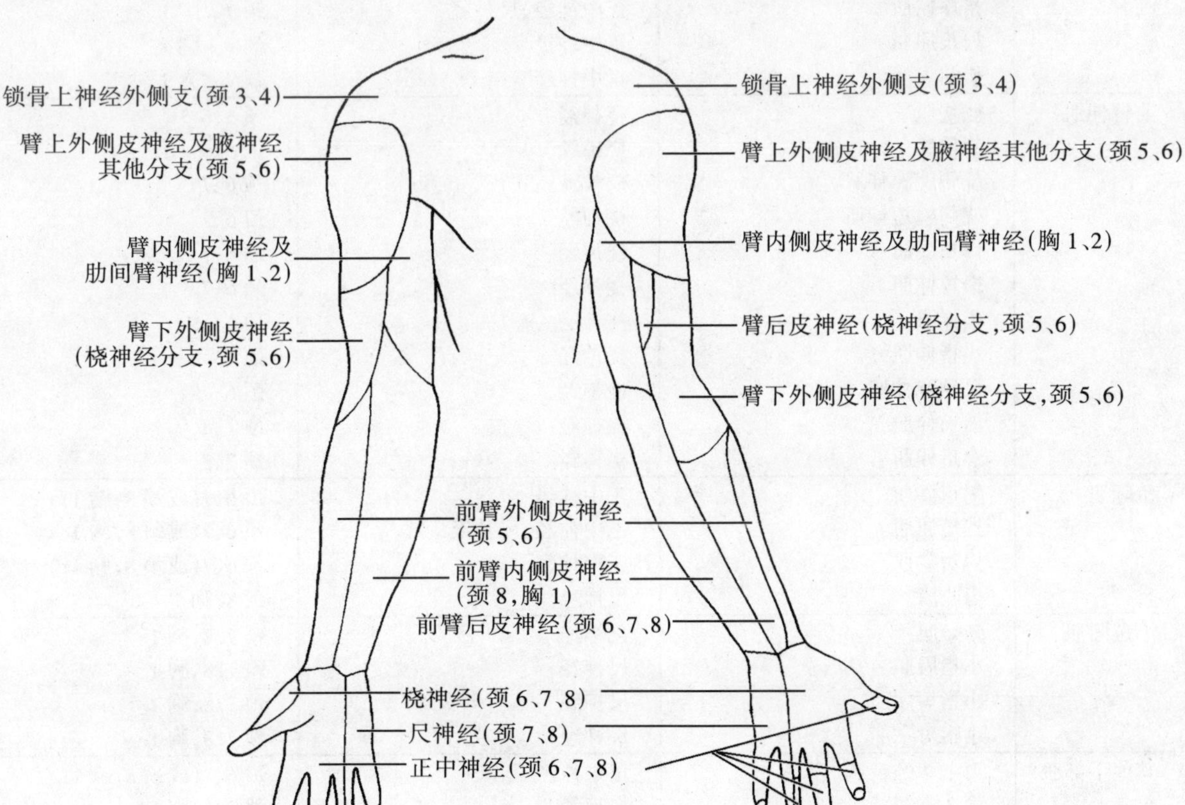

图 11－153 上肢皮肤的神经分布，一般情况，不包括变异

表 11－5　上肢肌肉的神经供应及其脊髓节段起源

肌　群	肌　肉	周围神经供应	脊髓节段起源
肩外部肌	胸大肌	胸内、外侧神经	颈5～胸1
	胸小肌	胸内侧神经	颈8～胸1
	锁骨下肌	锁骨下肌神经	颈5、6
	前锯肌	胸长神经	颈5～7
	斜方肌	副神经	脑神经
	背阔肌	胸背神经	颈6～8
	大菱形肌	肩胛背神经	颈5
	小菱形肌	肩胛背神经	颈5
	肩胛提肌	至肩胛提肌神经	颈3、4
肩内部肌	三角肌	腋神经	颈5、6
	冈上肌	肩胛上神经	颈5、6
	冈下肌	肩胛上神经	颈5、6
	大圆肌	下肩胛下神经	颈5、6
	小圆肌	腋神经	颈5、6
	肩胛下肌	两肩胛下神经	颈5、6
臂屈肌	肱二头肌	肌皮神经	颈5、6
	喙肱肌	肌皮神经	颈5～7
	肱肌	肌皮神经	颈5、6
臂伸肌	肱三头肌	桡神经	颈6～8
	肘肌	桡神经	颈7、8
前臂屈肌	旋前圆肌	正中神经	颈6、7
	桡侧腕屈肌	正中神经	颈6、7
	掌长肌	正中神经	颈7、8
	尺侧腕屈肌	尺神经	颈7?8，胸1
	指浅屈肌	正中神经	颈7～胸1
	指深屈肌	正中神经、尺神经	颈7～胸1
	拇长屈肌	正中神经	颈7～胸1
	旋前方肌	正中神经	颈7～胸1
前臂伸肌	肱桡肌	桡神经	颈5、6
	旋后肌	桡神经	颈5、6
	桡侧腕长伸肌	桡神经	颈6、7
	桡侧腕短伸肌	桡神经	颈6、7
	拇长展肌	桡神经	颈6、7
	拇短伸肌	桡神经	颈6、7
	指伸肌	桡神经	颈6～8
	小指伸肌	桡神经	颈6～8
	尺侧腕伸肌	桡神经	颈6～8
	拇长伸肌	桡神经	颈7、8
	食指伸肌	桡神经	颈7、8
鱼际肌	拇短展肌	正中神经	颈6、7(或颈8，胸1?)
	拇短屈肌	正中神经、尺神经	颈6、7(或颈8，胸1?)
	拇对掌肌	正中神经	颈6、7(或颈8，胸1?)
	拇收肌	尺神经	颈8，胸1
小鱼际肌	掌短肌	尺神经	颈7?8，胸1
	小指展肌	尺神经	颈7?8，胸1
	小指短屈肌	尺神经	颈7?8，胸1
	小指对掌肌	尺神经	颈7?8，胸1
其他手部肌	第1、2蚓状肌	正中神经	颈6、7(或颈8，胸1?)
	第3、4蚓状肌	尺神经	颈7?8，胸1
	骨间背侧肌	尺神经	颈7?8，胸1
	骨间掌侧肌	尺神经	颈7?8，胸1

表 11－6 上肢神经的组成及分布

神 经	脊髓节段起源	肌 肉 分 布	皮 肤 分 布
副神经	脑神经	斜方肌、胸锁乳突肌	无
锁骨上神经	颈 3、4	无	颈根部、胸上部、肩部
肩胛背神经	(颈 4),颈 5	大菱形肌、小菱形肌	无
胸长神经	颈 5～7	前锯肌	无
肩胛上神经	颈 5,(颈 6)	冈上肌、冈下肌	无
锁骨下肌神经	(颈 4),颈 5,(颈 6)	锁骨下肌	无
上肩胛下神经	颈 5	肩胛下肌	无
胸背神经	颈 7、8	背阔肌	无
下肩胛下神经	颈 5、6	肩胛下肌、大圆肌	无
胸外侧神经	颈 5～7	胸大肌	无
胸内侧神经	颈 8,胸 1	胸大肌、胸小肌	无
肌皮神经	(颈 4),颈 5、6,(颈 7)	喙肱肌、肱二头肌、肱肌	前臂
正中神经	颈 5～8,胸 1	除指深屈肌内侧半及尺侧腕屈肌以外的所有前臂前面肌肉,拇短展肌,拇对掌肌,拇短屈肌的大部分,第 1、2 蚓状肌	手掌及手指
臂内侧皮神经	(颈 8),胸 1	无	上臂
前臂内侧皮神经	颈 8,胸 1	无	前臂
尺神经	颈 7、8,胸 1	尺侧腕屈肌、指深屈肌内侧半、全部小鱼际肌肉、全部骨间肌、第 3、4 蚓状肌、拇收肌、拇短屈肌的一小部分	手
腋神经	颈 5、6,(颈 7)	三角肌、小圆肌	上臂
桡神经	(颈 5),颈 6～8,胸 1	上臂及前臂后面全部肌肉	上臂、前臂、手
肋间臂神经	胸 2,(胸 3)	无	上臂

第 5、6 颈神经损伤:在分娩时所致神经损伤中最常见的是欧勃(Erb)瘫痪,为第 5、6 颈神经联合形成的臂丛上干(欧勃点)损伤。上干很短,迅即发出肩胛上神经及锁骨下肌神经,再分为前、后股。常见的产伤瘫痪为难产时因臂受到过度牵引,头肩间的角度加大,使臂丛的上干受到过度牵扯或撕裂,损伤部位在肩胛上神经起点的近侧。在下跌时肩部着地,或肩部突然受到重力,使头肩间角度加大,也可产生此种损伤。其他如刺伤、枪伤、或手术中意外伤等,皆可引起此种损伤。损伤性质,在一般的产伤中常为第 5、6 颈神经根由脊髓撕脱,在其他外伤中可为第 5、6 颈伸经根联合成上干处损伤。如果是神经根撕脱伤,即不能再生,无望恢复。如果为上干断裂,则有希望再生,恢复功能,特别是经过适当手术处理者。在欧勃点损伤完全瘫痪的肌肉有三角肌、冈上肌、冈下肌、小圆肌、肱二头肌、肱肌及肱桡肌。前三肌的作用为肩外展及外旋。后三肌的作用为屈肘。弱软的肌肉有大圆肌、胸大肌、背阔肌及肩胛下肌。诸肌的作用为使肩内收及内旋。受轻度影响的肌肉有旋前圆肌、旋后肌、屈腕肌及鱼际肌。损伤后的体征为上肢悬挂于体侧,上臂内旋,前臂前旋,腕及手指屈曲,肩外展及外旋功能丧失。发生在老年者可以同时查出三角肌部下份及上臂的臂上外侧皮神经(颈 5、6)分布区感觉迟钝,可能有一小部分感觉完全丧失。如仅为颈 5 神经根损伤,因其体表无单独皮肤分布区而无皮肤感觉改变的体征。在第 5、6 颈神经根未联合成臂丛上干以前的部分损伤后的体征,除上述者外,尚有菱形肌瘫痪及大部分前锯肌瘫痪。

第 7 颈神经损伤:此神经根损伤以后,喙肱肌瘫痪;由桡神经供应的所有肌肉,除肱桡肌以外,尽皆瘫痪。

臂丛外侧束损伤: 外侧束含有第 4～7 或第 5～7 颈神经的分支。此部损伤后的体征与欧勃瘫痪的不同点,为肩部肌肉或肱桡肌不受累,而旋前圆肌及桡侧腕屈肌则完全瘫痪。

臂丛后束损伤:后束含有 5～8 颈神经的分支,损伤后瘫痪的肌肉有三角肌、大圆肌、小圆肌、背阔肌、肩胛下肌、肱桡肌,伸肘的肱三头及肘肌,伸腕的桡侧腕长、短伸肌及尺侧腕伸肌,伸指的指伸肌、小指伸肌、食指伸肌、拇长伸肌、拇短伸肌及拇长展肌等。

第 8 颈神经及第 1 胸神经损伤:此两神经根损伤后出现手内部肌肉及屈指肌瘫痪的体征。臂丛内侧束损伤以后,除此类体征以外,尚有尺侧腕屈肌瘫痪。

正中神经及尺神经联合病变:此种损伤所产生瘫痪的肌肉有手内部肌肉、尺侧腕屈肌、全部手指屈肌、旋前肌及全部屈腕肌；所生产的感觉障碍有正中神经及尺神经分布区内皮肤感觉完全丧失，同时有分布区内位置感觉、深部感觉、骨骼感觉以及实体感觉等丧失的症状。

低位产伤瘫痪：此种瘫痪由于过度向上牵引上臂，伤到臂丛下干所致，运动功能障碍与伤到颈 8 与胸 1 神经根者相同，并有前臂及手与小指内侧感觉丧失。

臂丛全部损伤：此种损伤产生全部上肢肌肉瘫痪、消瘦及变性病变，上臂下部、手及前臂感觉丧失。如果第 1 胸神经根靠近脊髓部分受伤以后，即因伤到通过此神经根供给瞳孔及上睑板肌的交感神经而出现瞳孔缩小及轻度睑下垂的体征。在此种损伤中是否出现瞳孔体征，可以作为有无手术修复断裂神经的依据，因为出现此种体征时即表明损伤部位靠近脊髓而不易修复。

一般多认为臂丛的牵扯伤常无真正的纤维撕裂伤，多半是神经受牵扯时结缔组织被撕裂，神经中及附近有出血，后来形成瘢痕，包埋神经，加重其损伤。神经断裂后断端包埋在瘢痕组织内，如果不进行手术修复，即无再生可能。神经受到牵扯以后，常使运动神经纤维的传导功能暂时受到抑制，对感觉纤维常无影响，两个月内可望完全恢复，有变性病变者恢复常很慢，而且不完全，特别是远侧肌肉。

臂丛主要分支损伤

桡神经损伤：桡神经在未发出分支的高位损伤以后，包括所有肘、腕、掌指关节及拇指各关节的伸肌、旋后肌及肱桡肌等瘫痪，出现肘半屈手前旋并下垂以及手指半屈等症状（图 11－154）。远侧及中间指节因骨间肌及蚓状肌的作用而仍可伸直。因尺侧腕伸肌瘫痪而致腕内收力软弱。手指因位于屈曲位而握拳力减小。桡神经损伤后的感觉障碍较不重要，因为分布区与相邻神经分布区有较大的重叠，在手部的分布区内完全丧失感觉者很少见，多仅限于拇指及食指背面，亦可包括中指的一半，以及手背的桡侧。在前臂后面可能出现感觉迟钝。

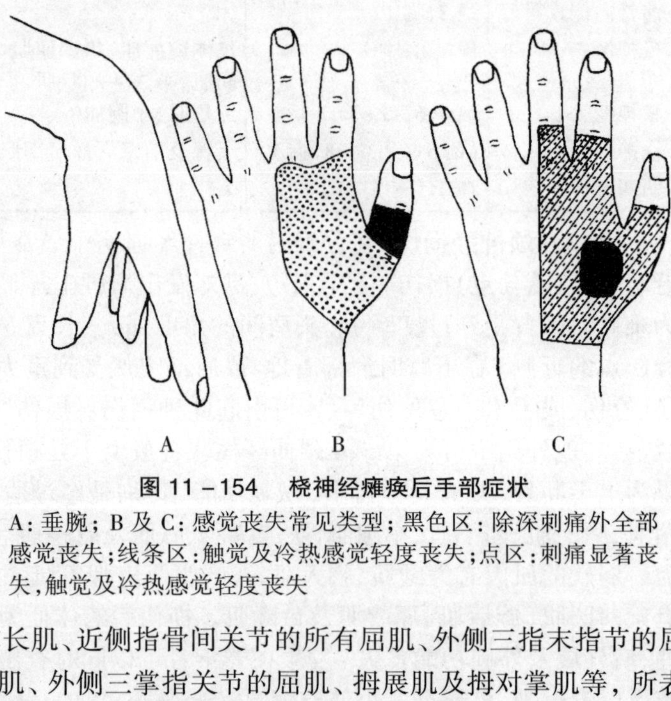

图 11－154　桡神经瘫痪后手部症状

A：垂腕；B 及 C：感觉丧失常见类型；黑色区：除深刺痛外全部感觉丧失；线条区：触觉及冷热感觉轻度丧失；点区：刺痛显著丧失，触觉及冷热感觉轻度丧失

常见的肱骨干中段骨折所引起的桡神经损伤，主要症状为前臂后面伸肌瘫痪以后的垂腕及手背桡侧的感觉障碍。桡骨头脱臼或骨折可单独伤到骨间后神经，除肱桡肌及桡侧腕伸肌以外，前臂后面的其他伸肌皆瘫痪，虽可伸腕，但无力。

正中神经损伤：正中神经在肘部以上完全损伤以后，瘫痪的肌肉有旋前圆肌、桡侧腕屈肌、掌长肌、近侧指骨间关节的所有屈肌、外侧三指末指节的屈肌、外侧三掌指关节的屈肌、拇展肌及拇对掌肌等，所表现的体征为前臂不能完全旋前，只可由肱桡肌的作用旋前至中位，屈腕力大为减弱，外侧三指不能屈曲，拇指不能对其他手指抓物。感觉障碍有上述各瘫痪肌肉的痛觉丧失，手部分布内感觉障碍，外侧的三指尖部的压力感觉消失，指骨间关节感觉消失（图 11－155）。此外，尚有显著的营养性改变，食指的末指节特别显著。

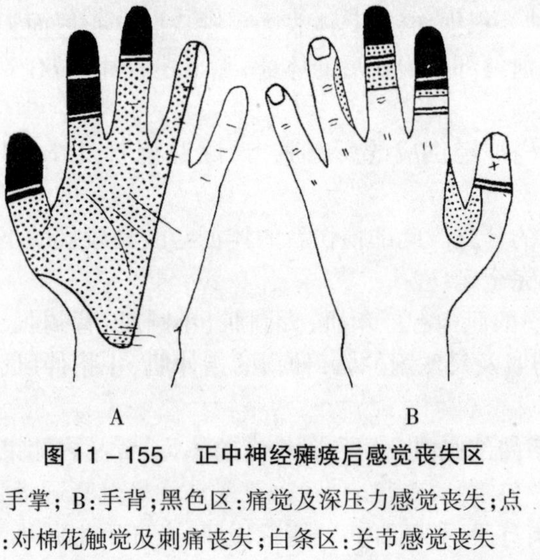

图 11－155　正中神经瘫痪后感觉丧失区

A：手掌；B：手背；黑色区：痛觉及深压力感觉丧失；点区：对棉花触觉及刺痛丧失；白条区：关节感觉丧失

正中神经在前臂受伤以后，前臂肌肉的功能多无改变，出现拇展肌、拇对掌肌及外侧二蚓状肌瘫痪与鱼际肌肉萎缩的体征。拇指外展力的丧失，不能对其他手指抓物，在握拳抓物的动作中，食、中二指运动迟缓。手指休息时因拇收肌的对抗肌作用消失而使拇指处于内收状态。正中神经损伤后的手依其形态而称为猿手。

尺神经损伤:尺神经损伤以后的症状依损伤部位在开始分支处以上或以下而可分为两种类型，包括运动、感觉及营养性改变。尺神经在肘上无分支,这一段损伤以后瘫痪的肌肉有尺侧腕屈肌、指深屈肌内侧半、小鱼际肌肉、拇收肌、掌短肌、全部骨间肌、内侧二蚓状肌及拇短屈肌深头。症状有屈腕及内收腕力减弱,轻度的爪形手(图 11－156)。手指仍可由指伸肌的作用而外展,由指深、浅屈肌的作用而内收。第 4、5 指屈曲力减弱。小指近指节伸直。拇指不能内收。掌指关节是否过伸则不一定。长的伸肌可以代替蚓状肌与骨间肌的作用而使中、末指节伸直。小鱼际肌肉萎缩。手掌与手背尺侧 1 个半手指的感觉障碍(图 11－157)。所在上述各肌的痛觉消失。小指各关节及第 4 指的指骨间关节感觉丧失。手尺侧及小指的压力感消失。

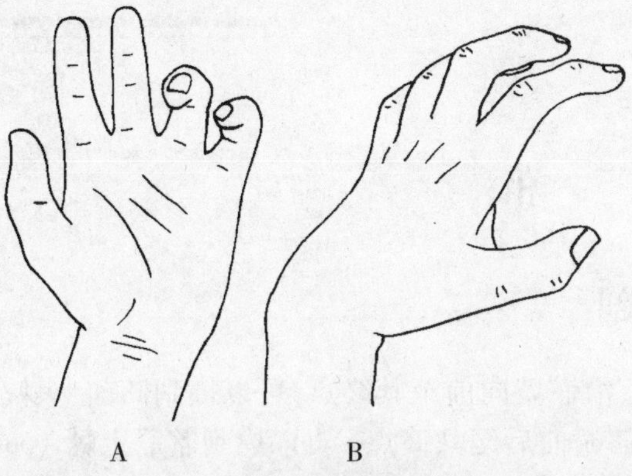

图 11－156 爪形手

A:尺神经瘫痪; B:前臂肌肉缺血性挛缩

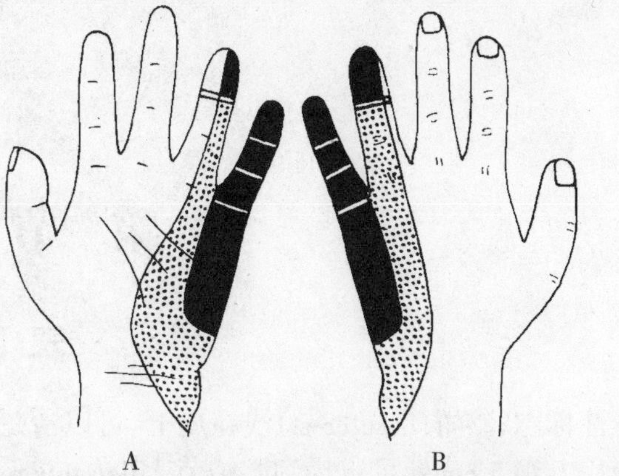

图 11－157 尺神经瘫痪后感觉丧失区

A:手掌; B:手背;黑色区:痛觉及压力丧失;点区:对棉花触觉及刺痛丧失;白条区:关节感觉丧失

尺神经在前臂下部受伤以后,指深屈肌及尺侧腕屈肌的功能无损。没有屈腕及内收腕力减弱的症状。第 4、5 指的屈曲力无损。其他症状与在肘以上损伤者相同。

尺神经与正中神经在肘部同时受伤以后即产生严重的**爪形手**,腕部及掌指关节过伸,指骨间关节屈曲。

肌皮神经损伤:肌皮神经主干损伤以后，即出现供应肌瘫痪及分布区内感觉障碍，但是运动障碍的体征并不特别显著,在手旋后的姿势下前臂仍可借前臂浅层屈肌的作用而屈曲,在手处于中位或旋前位时前臂仍可借桡侧腕长伸肌及肱桡肌的作用而屈曲。单独的肌皮神经损伤很少见。在前臂损伤中伤到肌皮神经末支前臂外侧皮神经以后,即出现分布区内感觉障碍的症状。

第八节 上肢的淋巴回流

淋巴结

浅淋巴结:在肱骨内上髁的上方,有一或数个淋巴结,称为滑车上(肘)淋巴结,沿贵要静脉排列,接收内侧 3 个手指、手掌内侧半及前臂内侧半浅层组织的淋巴,输出管沿贵要静脉进行,汇入腋淋巴结外侧群。

在锁骨下方三角肌与胸大肌之间的沟中，紧靠头静脉有一或两个淋巴结，协助引流拇、食二指及手指与前臂的外侧半,输出管汇入腋淋巴结尖群。

深淋巴结:引流上肢的深淋巴结主要为腋淋巴结外侧群。此外，在尺动脉、桡动脉及骨间动脉的行程线上,以及在肱动脉的下端,皆偶可发现有淋巴结。在肱动脉分叉附近的淋巴结称为肘窝淋巴结。

淋巴管

浅淋巴管:上肢淋巴管可分浅、深两组。浅组淋巴管较多,趋向于随浅静脉进行。手指掌面的淋巴管及手掌大部分淋巴管绕过手指及手掌两侧至手背,与手背部淋巴管汇合。由此可见,手部的淋巴管大部分经前臂的后面上行,少数经前臂的前面上行。前臂后面的淋巴管在上行过程中逐渐绕过两则转至肘前上行,通过上臂内侧,接收上臂后面的淋巴管,逐渐向腋窝集中,汇入腋淋巴结外侧群。

深淋巴管:上肢的深淋巴管较少,随深部血管进行,在前臂分别随桡、尺、骨间以及肱动脉等血管进行,汇入腋淋巴结外侧群。

第十二章 下 肢

第一节 臀 部

表面解剖

骨性标志：髂嵴(iliac crest)浅在皮下，可以清楚地摸到。沿髂嵴向前至其终点，可以摸到髂前上棘。在髂前上棘后方约 5 cm 处可以摸到**髂结节**(iliac tubercle)。沿髂嵴向后至其终点，可以摸到**髂后上棘**(posterior superior iliac spine)，较不明显，位于第 2 骶椎棘突平面，紧靠骶髂关节中心的后方，距离正中线不到一横掌宽。**股骨大转子**(大粗隆)为一显著的标志，顶点约位于耻骨联合上缘及髋关节中心平面，髂前上棘至坐骨结节的中点，距髂嵴约一掌宽，正常者在股外侧上部显一轻度凹陷，消瘦或肌肉萎缩的人在股内收的姿势下呈现明显的隆起。大转子后方的凹陷标志髋关节与股骨颈的后面。**坐骨结节**可以摸到，在伸髋的姿势下为臀大肌下份所掩盖，屈髋时即不为该肌掩盖。

髂坐线(Nelaton 线)为髂前上棘与坐骨结节间的连线，在髋半屈(90°～120°)的姿势下通过大转子的顶点(图 12－1)。当大转子顶点移位至此线的上方或下方时，即表示股骨颈部有异常，常见的是股骨头向后上脱臼至髋骨背面与股骨颈囊内或囊外骨折。唯在实际检查时常因坐骨结节不易准确定位而使此线不实用。

髂股线(Bryant 线)为在平卧姿势下由大转子顶点至通过髂前上棘的垂直线的水平引线，正常者约为 5 cm，缩短时即表示有异常，常见的是股骨头向后上脱臼与股骨颈骨折。**髂股三角**(Bryant 三角)为在平卧姿势下的一个三角区，垂直边由通过髂前上棘的垂直线形成，水平边由髂股线形成，斜边由大转子顶点至髂前上棘的连线形成。在有股骨头向后上脱臼或股骨颈骨折者，水平边即缩短。

肌性标志：臀部(gluteal region)丰满隆起，除因皮下脂肪较厚以外，主要为肌肉所形成，后份有臀大肌，前份有臀中肌、臀小肌与阔筋膜张肌。臀沟(gluteal fold)横行，在伸髋姿势下较为清晰，臀大肌下缘向下外斜行，两者相交叉。髋微屈时臀部即变平，臀沟消失。髋关节有病变时易处于屈曲的姿势，因而早期有臀部变平与臀沟消失的体征。

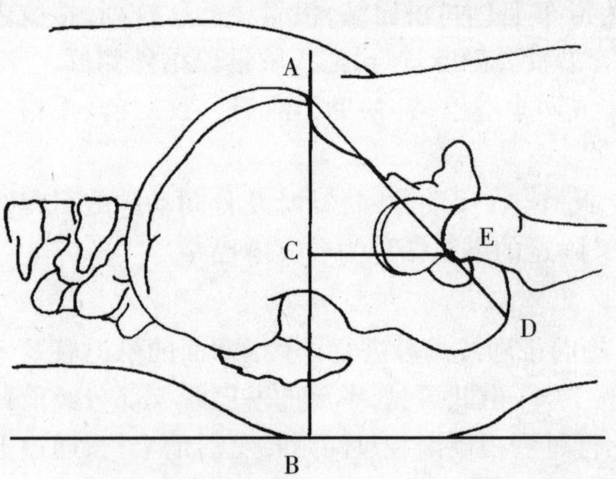

图 12－1 髂坐线与髂股三角的关系

A：髂前上棘；E：大转子顶点；D：坐骨结节；CE：髂股线；AED：髂坐线；ACE：髂股三角

浅层结构

皮肤：臀部皮肤较厚，富含皮脂腺，常患疖。皮肤与深筋膜间有结缔组织小梁相连。

皮下组织：臀部皮下蜂窝组织发达，含有大量脂肪，在女性特别显著。此层组织在臀大肌上、下缘的浅面较厚；在坐骨结节的浅面则较为紧密，而且趋于纤维性，在坐的姿势下有支持体重的衬垫作用。皮下蜂窝组织又为通过其中的一片浅筋膜分为浅、深两层，深层在上部形成腰臀脂肪块，向上与腰部的蜂窝组织相续。臀部偶可发生脂肪瘤，与此层含有大量脂肪有关。此层组织较为疏松，易有大量积血或积脓。

浅部的血管神经：臀部的浅血管位于皮下组织中，皆为至皮肤的分支，无大临床重要性。臀部浅在的神经较多，皆为皮支。最外侧有**末胸神经**的外侧皮支，跨过髂嵴（有的通过骨槽）下行。稍内侧有**髂腹下神经**的外侧皮支，与前者平行。两神经分布于臀部上外侧份的皮肤。股外侧皮神经后支发出小支至臀部外侧份。股后皮神经在离开臀大肌下缘掩盖处发出分支，绕过臀大肌下缘，称为**臀下皮神经**（inferior cluneal nerve），分布于臀部下份皮肤。以上各神经皆为脊神经前支的分支。臀部中份皮肤由**臀上皮神经**（superior cluneal nerve）分布，一般为三支，发自上三腰神经后支，跨过髂嵴下行。臀部内侧皮肤由**臀中皮神经**（middle cluneal nerve）分布，一般也为三支，发自上三骶神经后支。在臀中皮神经与臀下皮神经的分布区之间常有一支臀下内皮神经分布，发自骶丛，或由阴部神经分出，若无此神经，这一部分皮肤即由臀下皮神经分布。臀部的浅淋巴管汇入腹股沟淋巴结浅群外侧组。

臂上皮神经痛常见，易被误为腰肌劳损。此神经由上三腰神经后支的外侧支形成，呈 3 支向外后穿过骶棘肌，出其外缘，再穿过背阔肌腱膜与胸腰筋膜后层（两者在腰部的起始份相混）向下外斜行，跨过髂嵴的后部至臂部上大部分皮肤。内支在距中线约 8～9 cm 处跨过髂嵴，可能通过筋膜的管道或骨槽。中支及外侧支分别穿出筋膜后向下偏外进行，跨过髂嵴的后份。臀上皮神经痛患者主诉多为一侧下腰部疼痛，延及臀部，性质多为阵发性隐痛或剧痛，查体可见臀上皮神经分布区痛觉改变，其他相邻神经分布区感觉正常。分析病因，据笔者对 130 余例臀上皮神经痛的临诊观察，无例外地皆为 3 支分布区同时受累，而且其脊柱旁的皮肤分布区皆不受累，可以推定，仅能是神经在分出至脊柱旁的皮支以后，穿过背阔肌腱膜及胸腰筋膜处以及内侧支跨过髂脊骨槽处受到卡压所致。至于何以皆为 3 支分布区同时受累，则是由于 3 支在上述筋膜及腱膜深处已有交通混杂，虽仅有 1 处受累，体表也会有 3 支分布区的症状，查体时无从确定有几支受累，因而治疗时总是同时注射 3 支穿过筋膜与腱膜处。神经行程中的其他邻属关系，如骶棘肌一般不会构成对神经的刺激。神经跨过髂嵴处除内侧支外一般不紧贴，受到刺激的可能性也不大。关于治疗方法亦以局部注射糖皮质激素为佳。患者取坐位，俯伏在椅子背上，先在体表作好髂嵴与骶棘肌外缘内侧约 1 cm 的标志线。再定 3 个进针点，最下位定在髂嵴上缘，沿标志线向上分别距下一点 1.5～2 cm 再定两点。先在下位点下针，向深处进入，至触及胸腰筋膜与背阔肌腱膜时，即在浅面注入 2～3 mL 药液，再深入至腱膜深处，注入 2～3 mL 药液。拔出针头，再在另两处同法各注入 1/3 药液。

臀外侧皮神经（lateral cluneal cutaneous nerve）**痛**不少见，易被忽略，主诉皆为髋外面疼痛，查体仅可见有臀部外侧份刺痛过敏或减退，范围包括胸 12 外侧支及髂腹下神经外侧支的皮肤分布区，四邻皮肤感觉正常。髂嵴中部可有局限性压痛。分析病因，在两神经至臀部分支的行程上，可能产生刺激的部位，仅有在跨过髂嵴处的骨膜或骨槽。髂嵴以上腹外侧壁的深筋膜不明显，不足以形成对神经的刺激。关于治疗，亦以注射糖皮质激素为佳。患者侧卧或坐位均可，摸清髂嵴定线，在腋后线后方约 2 cm 处下针，略偏下 5°～10°直向髂骨进针，至触及骨骼时即注入少许药液。另一手指在进针线上将腹壁肌肉紧压于髂嵴上，以防针进入腹壁过深。然后试探找寻髂嵴的上后缘，超过此缘针即进入上方的肌肉，可依此确定。确定以后，沿髂嵴向前，在 6 cm 远范围内，分几点贴骨分散注入药液。体表确定髂嵴边缘，在胖人有时不易；在瘦人比较容易，手指深压腹壁肌肉，即可摸清髂嵴的上面，确定其外缘。

臀中皮神经痛不少见。骶神经有 5 对。后根神经节皆位于骶管内。前后根连合后分为前后支。前支出骶前孔，至骨盆内形成骶丛。上四骶神经后支出骶后孔，第 5 骶神经出骶管裂孔。上三骶神经出骶后孔处为骶棘肌覆盖，随即分为内、外支。内支小，供应骶棘肌。各外支之间在骶骨背面相互连接成袢。由袢分支至骶结节韧带外面，在此处再相互连接成袢，位于臀大肌深处。浅支即由后一袢分出，常为 3 支，在由髂后上棘到尾骨尖的连线上穿出臀大肌至皮下，分布于臀内侧中线外约一横掌宽范围的皮肤。大部分神经痛患者主诉为下腰部隐性疼痛。个别主诉为腰骶部困、凉等不适感觉，无明显疼痛，病程皆较久。查体所见，仅为在上述臀中皮神经分布区内刺痛感觉均匀减退，很少为敏感。分析病因，按上述的神经行程，可能有两处受刺激，一处是在神经出骶后孔处，另一处是在穿出臀大肌浅面的深筋膜处。按在此两处与神经四周相邻的结缔组织性质看，以在出骶后处的可能性最大。关于治疗，亦以局部注射糖皮质激素的方法为佳。在注射之前先行定位。患者坐位屈腰，摸清两侧髂嵴最高点以定位其连线间的第 4 腰椎棘突，再依次定位下方的第 5 腰椎棘突、第 1 骶椎棘突与第 2 骶椎棘突。这在瘦人不难，但在胖人则有时不易。第 1 骶后孔位于第 1、2 骶椎棘突之间的水平线上，距正中线平均 3 cm。第 2 骶后孔位于第 1 骶后孔下方约 2 cm，第 3 骶后孔位于第 2 孔下方约

2 cm,但皆逐渐偏内。3 孔皆位于由髂后上棘至尾骨尖的连线上。定位以后画墨水圈或指甲压痕做好标记。骶后孔距皮肤深度,一般人是愈下位愈浅,用一般 7 号短针头即可;在胖人,特别是女性,距离皆较大,7 号短针头有时不够长,要用 8 cm 长针头。注射时按先定好的 3 个孔的位置,由上向下依次直接垂直进针,穿过背阔肌与骶棘肌起始部腱膜及肌肉时可有针感。抵达骨面时,如为骶后孔可有致密结缔组织的针感,如仅为骨面,则表示距孔稍远,注意骨孔是在骨面凹陷中的孔洞,提针再次变更方向寻找骨孔或凹陷部,可有致密结缔组织针感,深入少许注射药液即可。如进入孔过深到骶管内,或更到骶前孔,应将针略回抽。同法下针 3 个骶后孔,各注入药液 5 ~ 6 mL 至孔内及浅处。

据笔者对 60 余例臀中皮神经痛的观察,皆为 3 支同时受累。按上述 3 支神经在到达皮下以前曾两次成袢混杂,某 1 支神经出骨孔处受累即会出现 3 支分布区内症状,查体时难于肯定有几支受累,因而治疗时应同时针对 3 支出骨孔处。从良好的治疗效果看,可证明判断无误。

深筋膜:臀部深筋膜比较坚实,内侧附着于骶尾骨,上方牢固附着于髂嵴,向下掩盖臀中肌,遇臀大肌上缘即分裂为两层而形成该肌鞘,并发出分隔伸入臀大肌的肌束间。臀大肌深面的筋膜附着于骶结节韧带及坐骨。在臀大肌下缘处两层筋膜又合为一层,向下与股后部阔筋膜相续。深筋膜至外侧也分裂为两层,包被阔筋膜张肌,再向前又合为一层,与股前部阔筋膜相续。在臀部外侧的下方,深筋膜特别增强,接收臀大肌的大部分纤维与阔筋膜张肌的全部止点纤维,形成坚韧的髂胫束,由于臀部的深筋膜比较坚实,深处有积血或积脓时不易穿破筋膜到浅处。

肌　肉

臀部肌肉可分浅、中、深三层。浅层有臀大肌与阔筋膜张肌。中层有臀中肌、梨状肌、闭孔内肌、孖肌及股方肌。深层有臀小肌与闭孔外肌(图 12－2)。

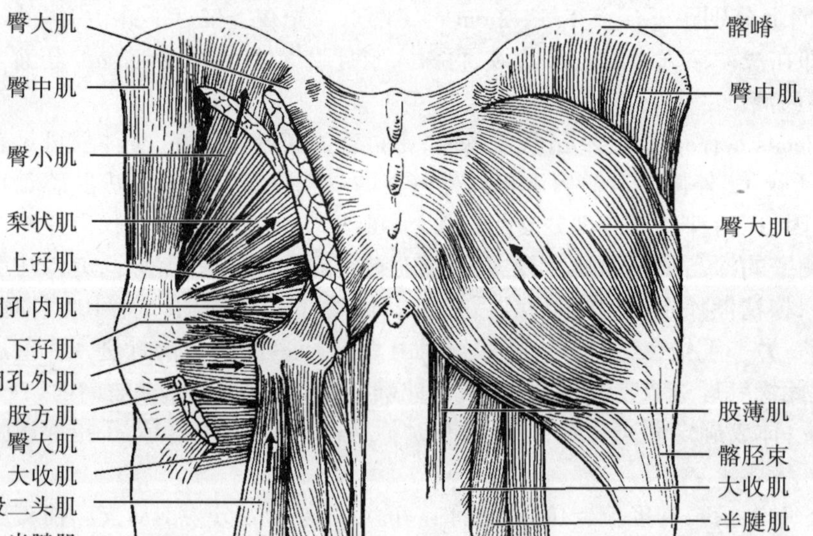

图 12－2　臀部肌肉,箭头指示诸肌的外旋股作用

浅层肌肉

臀大肌(gluteus maximus muscle):此肌呈斜方形,为身体中最粗大最强有力的肌肉,起自髂嵴后份、髂骨臀面**臀后线**(posterior gluteal line)后方、骶骨与尾骨背面、骶结节韧带后面,约呈 45°向外下方向前斜行,下一半的深部一半纤维止于股骨干的上份外面由大转子向下的区域**臀肌粗隆**(gluteal tuberosity),其余 3/4 的纤维跨过大转子与阔筋膜张肌同止于髂胫束的上端。臀大肌的下缘可以由尾骨尖跨过坐骨结节至股骨干的引线表示之。由髂后上棘向外作一线,与臀大肌下缘的投影线平行,通过大转子上方约 2.5 cm 处,即为臀大肌上缘的投影线。臀大肌掩盖髂骨背面的大部分、深部肌肉的大部分、骶结节韧带、骶棘韧带、梨状肌上下孔以及通过孔中的血管神经。臀大肌为强有力的伸股及外旋股的肌肉,由臀下神经供应。神经分成多支由肌肉的深面进入,进入的部位至肌肉起点的距离较至肌肉止点的距离为近。此肌的血液供应来自臀上、下动脉的分支,亦由肌肉的深面进入。由于臀大肌很厚,其深处有积脓时很难查到波动。此肌的肌束较粗而且富有纤维性,分开肌束时可能不使受伤。臀部切口常可沿臀大肌肌束的方向,向下外斜行切开,分开肌束即可到达深处,但须注意上述血管神经进入肌肉深面的部位。

臀大肌的深处常有 3 个**滑囊**,1 个位于臀大肌与坐骨结节之间,1 个位于臀大肌与股外侧肌上部之间,另 1 个位于臀大肌与大转子之间,后者常较大。大转子浅面臀大肌腱与皮肤之间常有 1 个皮下滑囊。各滑囊皆可因摩擦而发生滑囊炎,局部疼痛及压痛,可局部注射糖皮质激素,疗效良好。

阔筋膜张肌(tensor fasciae latae muscle):此肌起自髂嵴前份的外侧唇与邻近的骨面,为阔筋膜包裹,后缘紧邻臀中肌的前缘,向下略偏后行,至大转子平面稍下方止于髂胫束的前份,由臀上神经分支供应。神经通过臀中肌与臀小肌之间,进入阔筋膜张肌的深面。髂胫束止于胫骨外侧髁。因此,阔筋膜张肌的作用为协助臀中肌与臀小肌使髋关节外展及内旋。

中层肌肉

臀中肌 (gluteus medius muscle):此肌有一部分为臀大肌掩盖,主要起自髂骨背面的**臀前线** (anterior gluteal line)与髂嵴之间的区域,向后达**臀后线**(posterior gluteal line),在臀大肌上缘的前方尚有一部分肌纤维起自浅面的深筋膜。臀中肌呈扇形,向下外进行,呈一短腱止于大转子上面的后份,前部纤维的一部分止于大转子的外面。在前部纤维跨大转子处,两者之间常有一滑囊。臀中肌完全掩盖臀小肌,两者之间有臀上血管神经的主要分支。臀中肌由臀上神经血管走在其深处时分支供应,作用在使髋关节外展及内旋。

梨状肌(piriformis muscle):此肌起自骶骨外侧部的盆面,相当于第2、3、4骶椎平面,并有一部分纤维起自坐骨大切迹上缘与骶结节韧带的盆面,出**坐骨大孔**(greater sciatic foramen)向外向前行,呈一圆腱在臀中肌止点部的深处止于大转子上缘的内侧。梨状肌由第1、2骶神经前支在参与构成骶从处分支供应,进入肌肉的盆面,作用为外展股与外旋股。梨状肌的起始部充填于坐骨大孔中,形成骨盆壁的一部分,前邻骶丛及直肠,在臀部上邻臀中肌,下邻上孖肌。梨状肌为臀部的重要标志,在出坐骨大孔处使之形成**梨状肌上、下孔**、孔中有若干血管神经通过。肌肉下缘的表面投影为由髂后上棘至尾骨尖连线的中点至大转子顶点的连线。

闭孔内肌(obturator internus muscle):此肌起自闭孔膜的内面、闭孔的骨缘与闭孔后上方的髋骨盆面,并有一部分起自覆盖肌肉的闭孔内肌筋膜(见图8-15),行经**坐骨小孔**(lesser sciatic foramen)出骨盆,绕过坐骨小切迹的骨缘至臀部,横行跨过髋关节的后面,止于大转子内面转子窝的紧上方。闭孔内肌起始部的上份参与构成骨盆壁,下份在肛提肌起点的下方形成坐骨直肠窝的外侧壁。此肌在臀部的部分,上邻上孖肌,下邻下孖肌。

孖肌:上孖肌(superior gemellus muscle)起自坐骨棘的后面,**下孖肌**(inferor gemellus muscle)起自坐骨结节的上部,分别在闭孔内肌的上、下方一齐向外而与其同止。

股方肌(quadratus femoris muscle):此肌起自坐骨结节的外缘,横行向外,止于股骨后面的转子间嵴。在此肌跨过小转子与闭孔外肌腱处有一滑囊。

闭孔内肌与上孖肌由同名神经供应,出梨状肌下缘,跨过上孖肌浅面,终于闭孔内肌。下孖肌与股方肌由同名神经供应,出梨状肌下缘,行经孖肌与闭孔内肌的深处,分支至下孖肌与髋关节的后面,终于股方肌的深面。四肌的作用主要皆为外旋股。

深层肌肉

臀小肌(gluteus minimus muscle):此肌为臀中肌掩盖,起自髂骨背面臀前线与臀下线(inferior gluteal line)之间,呈扇形,向下止于大转子前面的最上部邻近髋关节囊处。肌肉的前部与大转子间有一滑囊。此肌由臀上神经供应,作用使髋关节外展及内旋。

闭孔外肌(obturator externus nuscle):此肌起自闭孔膜外面以及围绕闭孔的坐骨与耻骨的外面,向后绕过髋关节的下方,再向上跨过髋关节后面的下部,经股方肌的深处,止于股骨转子窝。此肌由闭孔神经分支供应,作用为外旋股。

血管神经

由盆腔至臀部及由臀部至盆腔的深部血管神经,大部分皆通过梨状肌上、下孔。通过梨状肌上孔者有臀上血管及神经。通过梨状肌下孔的结构较多,由外向内计为坐骨神经、至股方肌及下孖肌神经、股后皮神经、臀下神经、臀下动脉、至闭孔内肌与上孖肌神经、阴部内血管及阴部神经。由此可见,臀部深处的血管神经与梨状肌的关系至为密切(图12-3,图12-4)。

通过梨状肌上孔的血管神经

臀上动脉(superior gluteal artery):此血管为髂内动脉后支的分支,出梨状肌上孔至臀部,在通过梨状肌上缘与臀中、小肌的下缘之间分为浅、深二支。浅支迅即分为若干小支，分布于臀大肌上部与浅面皮肤，并分支与臀下动脉、阴部内动脉、旋股内侧动脉、旋髂深动脉及骶外侧动脉等分支吻合。深支与臀上神经伴行，在臀中、小肌之间走向外上，发出一支至髂骨以后再分为上、下二支。上支沿臀小肌的上缘继续向外向前走，分支至臀中、小肌，继续向前至阔筋膜张肌的深处，与旋股外侧动脉的升支及旋髂深动脉的一支吻合。下支于臀中、小肌之间接近横行向外向前走，有臀上神经的主要部分伴行，分支至臀中、小肌以后出现于大转子的浅面，在此处与旋股外侧动脉的升支吻合。下支常发出一支供应髋关节，并在跨过转子窝处发出一支与臀下动脉、旋股内侧动脉升支及股深动脉第一穿支等吻合。臀上动脉的伴行静脉汇入髂内静脉。臀上动脉的主干很短，粗如尺动脉，又靠近骨骼边缘，因此在创伤中止血比较困难，生命危险性较

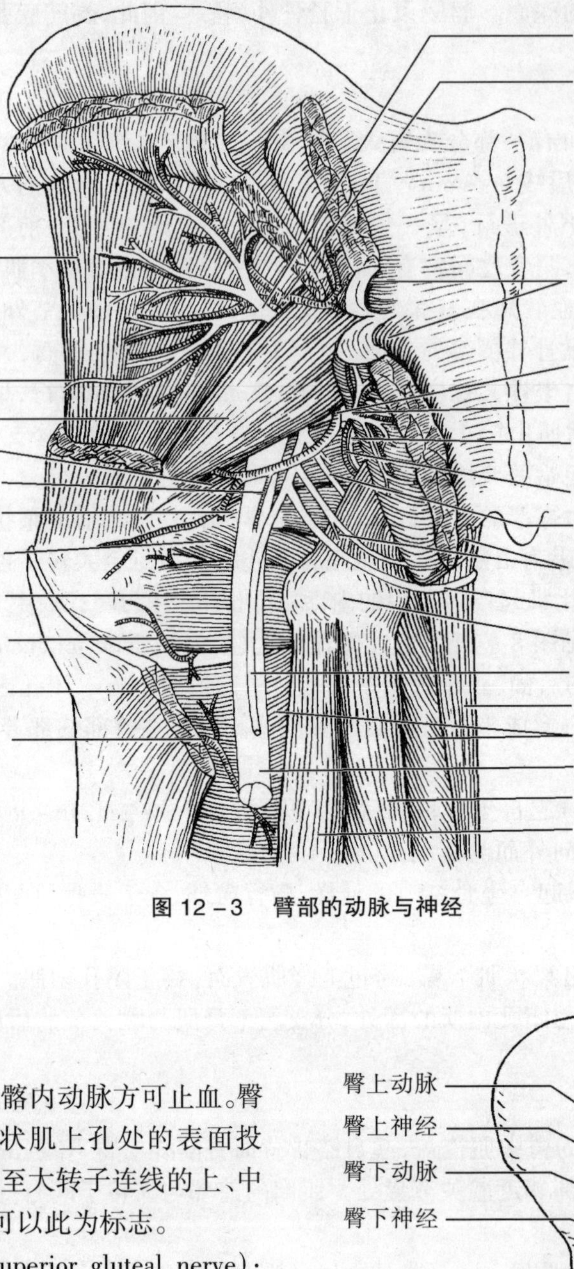

图 12－3　臀部的动脉与神经

大，有时必须结扎髂内动脉方可止血。臀上动脉主干出梨状肌上孔处的表面投影，为由髂后上棘至大转子连线的上、中1/3交点，手术时可以此为标志。

臀上神经(superior gluteal nerve)：此神经起自第4、5腰神经与第1骶神经，与臀上动脉同经梨状肌上孔出骨盆至臀部，与动脉的深支一起向上向外进入臀中肌与臀小肌之间，亦可分为上、下支，或发出几条上支，主要部分随动脉深支的下支横行向外。此神经主要供应臀中肌与臀小肌，末支继续向前，终于阔筋膜张肌的深面。

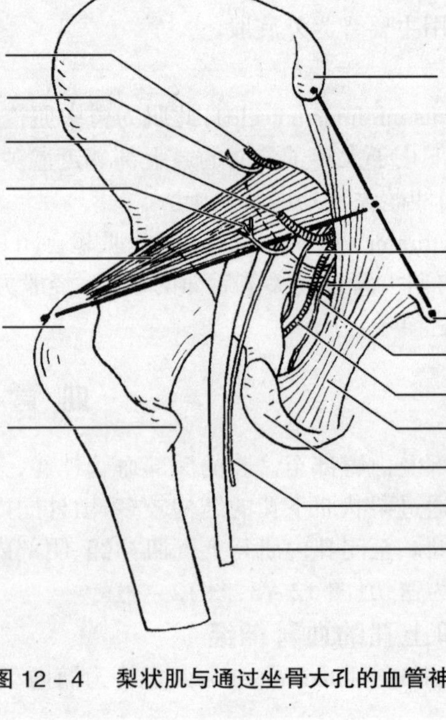

图 12－4　梨状肌与通过坐骨大孔的血管神经

通过梨状肌下孔的血管神经

坐骨神经(sciatic nerve)：此为身体中最大的神经，起自腰4、5及骶1、2、3，通过骶丛，出梨状肌下孔以后，在臀大肌的深处跨过孖肌，股方肌及大收肌的后面，下行至股后部，至臀大肌下缘的下方即位于阔筋膜的深处。神经的表面投影，在出梨状肌下孔处相当于该肌下缘的中点，亦即由髂后上棘至尾骨尖的中点到大转子连线的中点，向下通过坐骨结节到大转子连线的中点(见图12－4)。坐骨神经的外侧无重要结构，沿其外侧分离时可无危险；内侧则有发出至股后屈肌的分支(发出点常高至坐骨结节的平面以上)与其他血管神经等重要结构，手术中应特别注意避免损伤。在臀部显露坐骨神经时，可以坐骨结节到大转子连线的中点为中心作纵行切口，切开皮肤、皮下组织与阔筋膜，即可显露臀大肌下缘及股二头肌。坐骨神经位于两肌的交角内，将臀大肌下缘向上牵开，即可在股二头肌深处的蜂窝组织中找到神经。骶丛的下端及坐骨神经的上端皆不易经盆腔显露，可经臀部切断梨状肌以显露之，必要时可再切断骶结节韧带或者扩大骨缘以扩大坐骨大孔。经此切口亦可结扎臀血管的主干。

坐骨神经与梨状肌的关系不恒定，据不同的统计，神经通过梨状肌下孔者占60.5%～89%，其余则呈现不同的邻属关系，梨状肌可以分为两头，神经也可以完全分成胫神经与腓总神经(图12－5)。可为腓总神经通过梨状肌两头之间，而胫神经则通过肌肉下方。也可为腓总神经与胫神经分别通过不分头的梨状肌上下方。或者为分叉的神经通过梨状肌两头之间。**坐骨神经痛**的某些病例，疼痛可能由于已分支或未分支的坐骨神经通过梨状肌两头间的部分受到肌肉夹窄作用而产生。

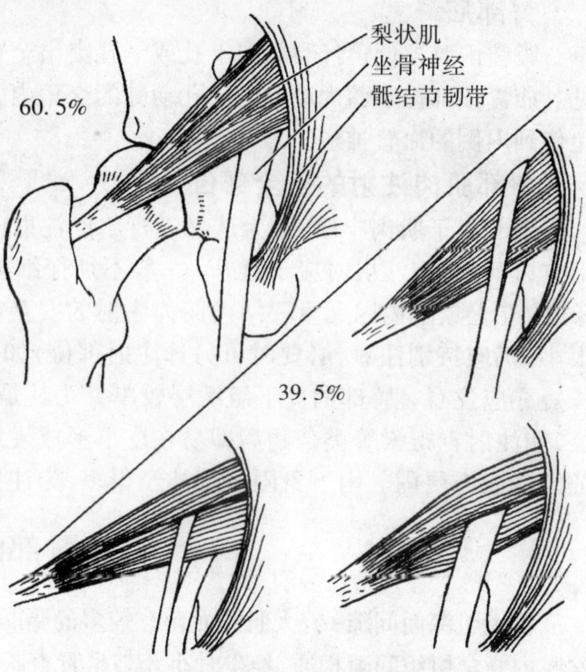

图12－5　坐骨神经与梨状肌的关系

至股方肌与下孖肌的神经：此神经起自腰5与骶1，通过骶丛，经梨肌下孔出骨盆处位于坐骨神经的深处，继经上孖肌、闭孔内肌与下孖肌的深处，发出一支至下孖肌，在闭孔内肌深处又发出一支至髋关节的后面，末支终于股方肌的深面。

股后皮神经(posterior femoral cutaneous nerve)：此神经起自骶1、2、3，通过骶丛，经梨状肌下孔出骨盆处紧位于坐骨神经的内侧，下行途中逐渐走向坐骨神经的表面，有臀下动脉的一条分支伴行。此神经亦称小坐骨神经(small sciatic nerve)，在臀大肌下缘处分出臀下皮神经，绕过该肌下缘向上分布于臀部皮肤；在坐骨结节下方又发出一条会阴支，向前绕过股内侧，分布于阴囊或大阴唇的后份。股后皮神经的主干在股后正中线下降，位于阔筋膜深处，沿途分支穿过阔筋膜至皮下，远至腘窝，也可达小腿后面。

臀下神经(inferior gluteal nerve)：此神经起自腰5与骶1、2，通过骶丛，出梨状肌下孔处紧位于股后皮神经内侧，随即分为若干分支，穿过臀大肌深面的筋膜，有一些分支立即进入臀大肌，另一些分支则在筋膜与肌肉间向外走一段距离再进入该肌。

臀下动脉(inferior gluteal artery)：此动脉为髂内动脉前支的分支，出梨状肌下孔以后迅即分为下列分支。(1)主要分支至臀大肌深面，外旋肌与股后部肌肉上端的浅面。(2)有1～2支穿过骶结节韧带至尾骨背面。(3)有一些小支绕过臀大肌下缘至浅面的皮肤。(4)可有一小支沿股后皮神经下降。(5)有一小支，偶可很大，沿坐骨神经的背面下行，供应此神经。(6)发出关节支，行经孖肌与闭孔内肌深处至髋关节的后面。(7)两条吻合支向外，行经坐骨神经的前方或后方，其中一支至转子窝，与臀上动脉至此窝的分支、旋股内侧动脉的升支及股深动脉第一穿支的升支等吻合。另一条吻合支至大转子后外面，与旋股内、外侧动脉的横支及股深动脉第一穿支等吻合。臀上、下动脉与旋股内、外侧动脉及股深动脉第一穿支间的吻合血管构成“十”字形，常称为**十字吻合**(cruciate anastomosis)，形成髂内、外动脉间的重要侧支循环。在结扎髂外动脉或股动脉发出股深动脉以上的一段后，下肢即依此吻合获得血液供应。臀下动脉的伴行静脉汇入髂内静脉。

臀下动脉主干的表面投影为由髂后上棘至坐骨结节连线的中、下 1/3 交点，手术显露的切口可通过此点与臀大肌纤维平行。

至闭孔内肌与上孖肌神经：此神经起自腰 5 与骶 1、2，通过骶丛，出梨状肌下孔以后位于臀下神经的内侧，向下跨过坐骨棘的基部，分出一小支至上孖肌以后即经坐骨棘的下方转向内走，沿闭孔内肌的浅面通过坐骨小孔至会阴部。由此可见，此神经仅有一段通过臀部。

阴部内动脉(internal pudendal artery)：此动脉发自髂内动脉前支，仅有一小段通过臀部，经梨状肌下缘与坐骨棘之间出骨盆，向下向内跨过坐骨棘的尖部，再进入坐骨小孔至会阴部。在坐骨棘的尖部加压时即可暂时制止会阴部的动脉出血。动脉的两则各有一条伴行静脉。

阴部神经(pudendal nerve)：此神经发自骶 2、3、4，通过骶丛，出梨状肌下孔处位于阴部内动脉的内侧，于坐骨棘的内侧绕过骶棘韧带向前进入坐骨小孔至会阴部。

臀部的淋巴

臀部的浅淋巴管汇入腹股沟淋巴结浅群。深淋巴管与血管伴行，与臀上血管伴行的淋巴管进入骨盆，汇入邻近坐骨大孔上缘的淋巴结；与臀下血管伴行的淋巴管进入骨盆，汇入髂内淋巴结。

臀部疝

腹腔内脏器偶可经梨状肌上孔或下孔突出至臀部而形成疝，多见于女性右侧，经梨状肌下孔突出者较多见。疝囊颈部位于髂内动脉与闭孔动脉的交角内，发生绞窄时手术中应沿梨状肌纤维的方向朝下外扩大，避免伤到内侧的血管神经。

臀部肌肉注射的安全部位

臀部由于肌肉丰厚，常为选择进行肌肉注射的部位。由前述血管神经的分布，可见主要者皆在内侧及下方，进行肌肉注射时应予避开。一般不须仔细测定其位置，可以简单地在臀部画一“十”字而分其为四个象限，外上象限内因无重要结构而为注射的安全部位。此部主要是臀中肌及深处的臀小肌，在婴儿因范围很小，仍应特别注意，必要时可另选注射部位，如股外侧肌，成人亦可于此注射。此外，注射时选用针头的长短亦应注意，臀部的皮下组织层较厚，尤其是在成年女性，用短针头时常只能将药液注射到皮下组织层，如注射青霉素等类药物后即易在皮下形成硬结，消退缓慢。因此宜选用 4 cm 以上的注射针头，才能保证到达肌肉层内。内下象限血管神经很多，为注射的危险部位。

臀部的筋膜间隙

臀大肌深面间隙：臀大肌深面含有较多的脂肪蜂窝组织，形成一个较大的潜在间隙，经梨状肌上、下孔与盆腔内蜂窝组织间隙相通，经坐骨小孔与坐骨直肠窝相通，沿坐骨神经与股后部的骨筋膜间隙相通，经阔膜张肌深处绕过大转子而与股前部的骨筋膜间隙相通。臀部常为进行肌肉注射的部位。此种情况下以及在外伤中，有时在臀大肌深处间隙中发生脓肿。由于臀部深筋膜较为坚实，臀大肌也很厚，以致在此间隙中有积脓时不易呈现于表面，不易查出有波动，一般仅使臀大肌隆起，臀部外观更较健侧丰满，皮肤平滑而光泽，局部变硬。脓液易向下流注，至臀大肌远侧缘，使臀沟消失。此间隙中积脓时可沿上述通道蔓延，也可能侵及髋关节。引流此间隙中积脓的切口，位置较低者可沿臀大肌下缘切开，但须注意避免伤到坐骨神经。积脓位置高者，即可在相应位置沿臀大肌纤维方向作切口，分开纤维引流，但须注意避开前述主要血管神经的主干所在部位。

臀中肌深面间隙：在臀中肌的深面也含有一些疏松结缔组织，形成一个封闭的间隙，其中有感染积脓时易于长期局限，可沿该肌纤维的方向作切口引流。

盆　带

两块髋骨与骶骨形成**盆带**(pelvic girdle)，再加上尾骨形成骨性骨盆，在第八章中已曾述及，本章将述及骨性骨盆与下肢有关的部分。

形态与结构

形态：髋骨(hip bone)由髂、耻、坐三骨接合形成(图 12－6，图 12－7)。**髂骨**(ilium)后份与骶骨构成骶髂关

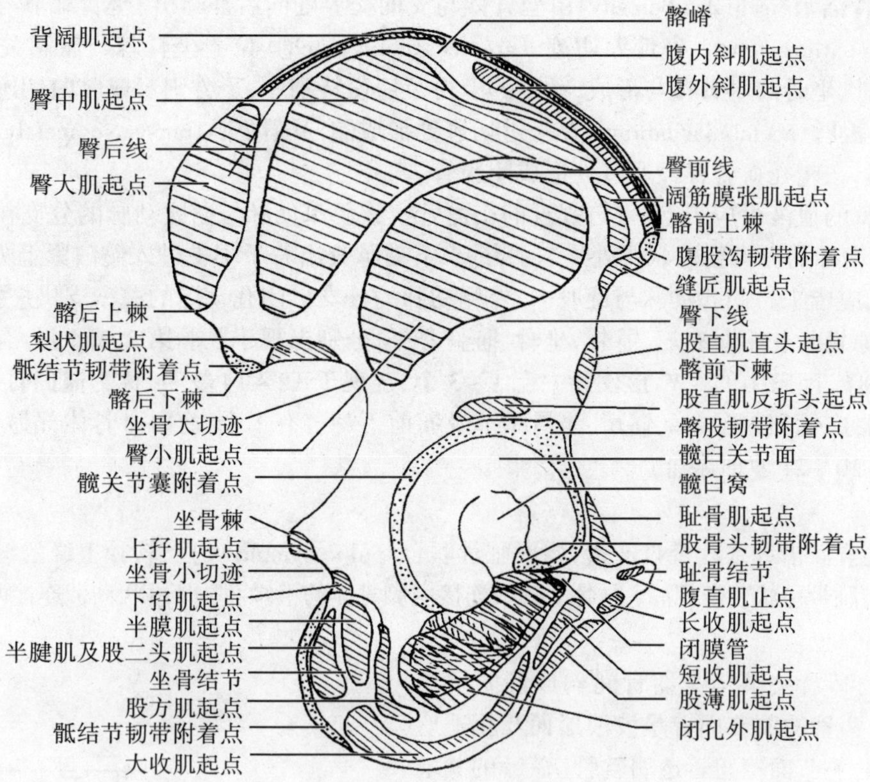

图 12-6 右侧髋骨的外面及肌肉的起止点

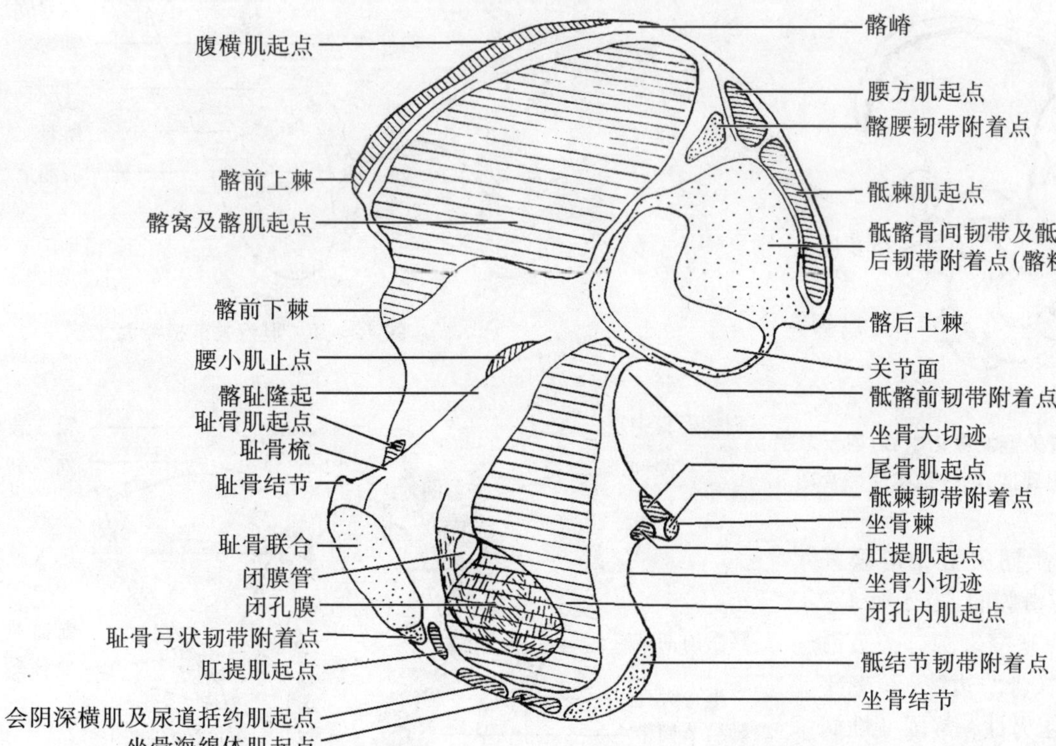

图 12-7 右侧髋骨的内面及肌肉的起止点

节,下份前与耻骨上支接合,后与坐骨上支接合。**髂嵴**后端为**髂后上棘**,为一重要的骨性标志,体表在胖人有时不易摸清楚,但多可借体表的皮肤凹陷区以确定,可以经此进行骨髓穿刺抽查骨髓。**耻骨**(pubis)下支与坐骨下支接合。耻骨体与对侧者构成耻骨联合。耻骨体的上部有**耻骨嵴**,其外侧端为**耻骨结节**(**耻骨棘**)(pubic tubercle, pubic spine)。**耻骨梳**由耻骨结节沿耻骨上支延伸至**髂耻隆起**。**坐骨**(ischium)体的后缘有**坐骨棘**

(ischial spine)。**坐骨结节**(ischial tuberosity)由坐骨体与支的交界处向后外凸出。坐骨结节与**坐骨棘**间形成**坐骨小切迹**（lesser sciatic notch）。**坐骨大切迹**（greater sciatic notch）位于坐骨棘与骶髂关节面之间。**髋臼**(acetabulum)由髂骨、坐骨与耻骨参与形成，承重的上份及后份特别厚，下方则形成**髋臼切迹**。髋臼因纤维骨性盂唇而得加深。**盂唇**(acetabular labrum)在跨过切迹处形成**髋臼横韧带**(transverse acetabular ligament)。闭孔为闭孔膜所封闭，在闭孔血管神经通过处形成闭膜管。

血液供应:髋骨的血液供应丰富，来自邻近的小血管。旋髂深动脉与髂腰动脉的分支在髂窝与邻近髂嵴处进入髂骨。闭孔动脉的分支在弓状线处进入。臀上、下动脉分出若干小支进入髋臼紧上方的髂骨体部。坐骨与耻骨的血液供应皆来自闭孔动脉与旋股内、外侧动脉的分支。闭孔动脉的髋臼支供应髋臼。

骨化:髋骨的原发骨化中心有三，髂骨、坐骨、耻骨各一，分别出现于胚胎第2、3、4月。继发骨化中心有5个或更多(图12-8)。髋臼中的:“Y”形软骨中有1~3个，出现于12~14岁时，称为**髋臼骨**(os acetabule)，约在16岁前后使三骨在髋臼处融合。髂嵴、坐骨结节及髂前下棘各有1个，有时耻骨体部另有1个，皆出现于13~15岁间，约在20~21岁时融合。

耻骨联合

两侧耻骨的关节面借纤维软骨盘连接，构成耻骨联合(pubic symphysis)。软骨上缘的纤维与耻骨上韧带相混，下缘的纤维与耻骨弓状韧带相混。耻骨上韧带连接两侧骨体的上缘。耻骨弓状韧带连接两侧耻骨的下支。

骶髂关节

构成: 骶骨的耳状关节面与髂骨间构成骶髂关节(sacroiliac joint)，两骨的关节面皆呈波浪形而互相适应(图12-9)。骶骨的关节面覆盖着透明软骨。髂骨的关节面覆盖着纤维软骨。

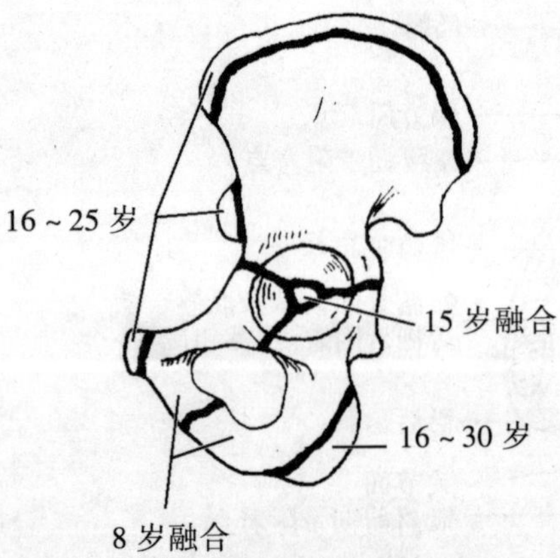

图12-8 髋骨的继发骨化中心，前一数字为出现期，后一数字为融合期

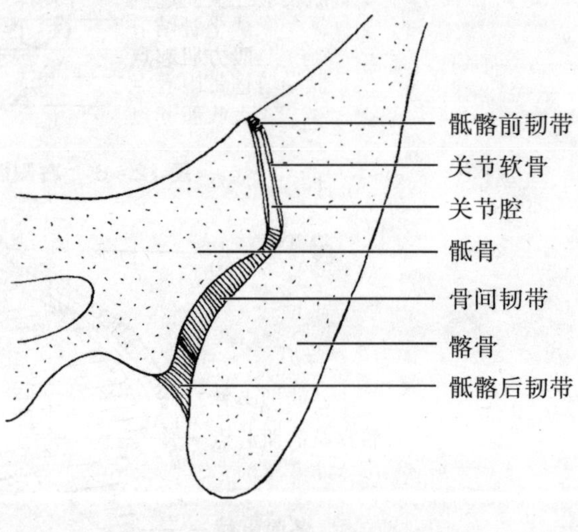

图12-9 骶髂关节横断面

滑膜腔: 骶髂关节为滑膜关节，有一较小的滑膜腔，位于第1、2骶椎平面，为一狭窄裂隙。关节滑膜附着于关节软骨的边缘。至老年时期，特别是在男性，常因变性病变而在关节面间产生纤维或纤维软骨性粘连，使关节腔的一或部全部闭塞，例如骨性关节炎是。

关节囊韧带: 骶髂关节滑膜的外面有一层纤维囊。纤维囊的前部薄，后部厚，形成关节囊韧带。纤维

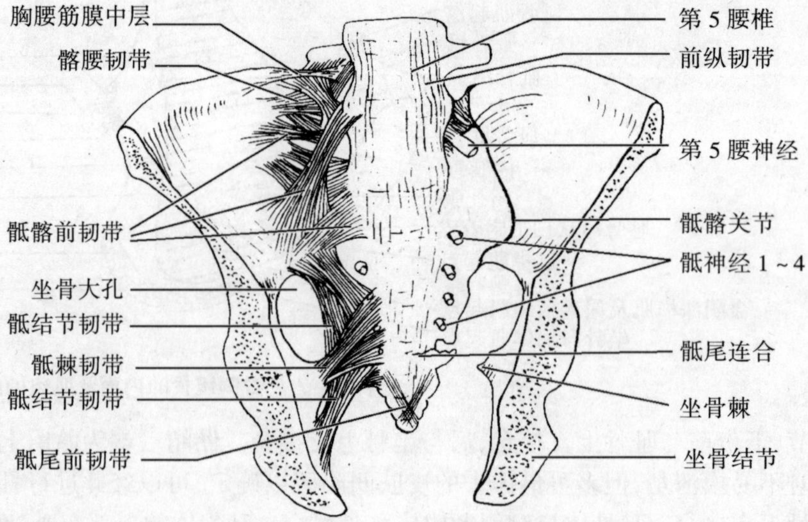

图12-10 骶髂关节前面韧带

囊前部增厚形成的**骶髂前(腹侧)韧带**(ventral sacroiliac ligament),较薄而软弱,呈一薄片,分隔骶髂关节腔与盆腔(图 12-10)。纤维囊的后部则特别增厚,形成骨间韧带与骶髂后韧带。**骶髂骨间韧带**(interosseous sacroiliac ligament)很短,但是很厚而且很坚韧,充填于关节面后部及上部的裂隙中,由**髂粗隆**(iliac tuberosity)伸到骶骨后面。**骶髂后(背侧)韧带**(dorsal sacroiliac ligament)深面与骨间韧带相续,但较长而且位置较斜;上份纤维接近横行,由髂粗隆伸展至第 1、2 骶椎结节;下份纤维较长而且位置更斜,有的接近垂直,由髂后上棘伸展到骶骨背面的第 3 结节(图 12-11)。

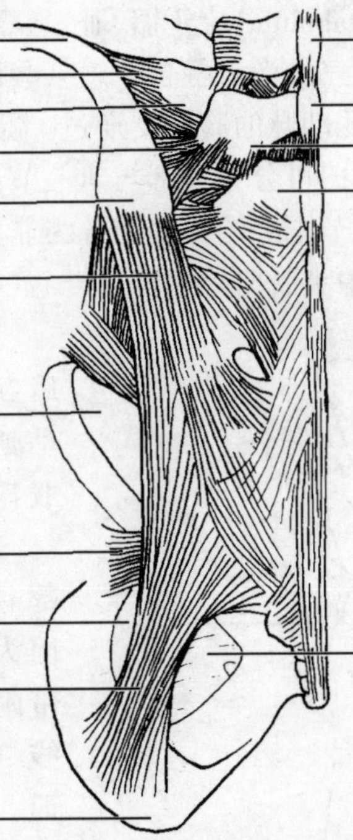

图 12-11 骶髂关节后面韧带

副韧带:骶髂关节的副韧带有骶结节韧带、骶棘韧带与髂腰韧带。**骶结节韧带**(sacrotuberous ligament)上端附着于下三骶椎的后面,一部分附着于髂嵴后部与**髂后上棘及下棘**(posterior superior and inferior iliac spine),并与骶髂背侧韧带相混;下端附着于坐骨结节的内缘。**骶棘韧带**(sacrospinous ligament)较骶结节韧带薄而窄,内侧端较宽,附着于骶骨下部及尾骨,外侧端较为狭窄,附着于坐骨棘的盆面。骶棘韧带的前面与尾骨肌相混。骶棘韧带与坐骨大切迹合而形成**坐骨大孔**,与骶结节韧带及坐骨小切迹合而形成**坐骨小孔**。此两韧带合而具有防止骶骨在两则髋骨间向前下转动的作用,因为骶骨以上的体重有迫使骶骨上端朝向前下方的作用,如无此两韧带时骶骨下端必将向后上移位。**髂腰韧带**(iliolumbar ligament)由第 5 腰椎横突的前下面向下向外伸展至骶骨基部的骶髂前韧带与邻近的髂骨内面。

副骶髂关节:在髂后上棘与骶骨间(第 2 骶孔平面),或在髂粗隆与骶骨侧嵴外侧的粗隆间(第 1 骶孔平面),常另有一滑膜关节,据统计 958 例中占 36%,老年人较多。

血液神经供应:骶髂关节的血液供应来自臀上、髂腰及骶外侧等动脉。神经供应来自臀上神经、骶丛及骶 1、2 后支。

运动:骶骨关节的运动度很小,有上下及前后滑动,并可有轻微的转动。女性在怀孕期中,因内分泌的作用而使韧带变软,可使关节的运动度加大。

骶髂关节损伤:骶髂关节虽为身体中最坚强最稳固的关节,但是仍然常见扭伤或劳损,为下腰部疼痛的常见原因。关节背面有叩痛,髋关节过度内收及外展引起骶髂关节疼痛时,结合外伤史,多可确定诊断,但须注意与椎间盘突出症等其他下腰部病变相鉴别。

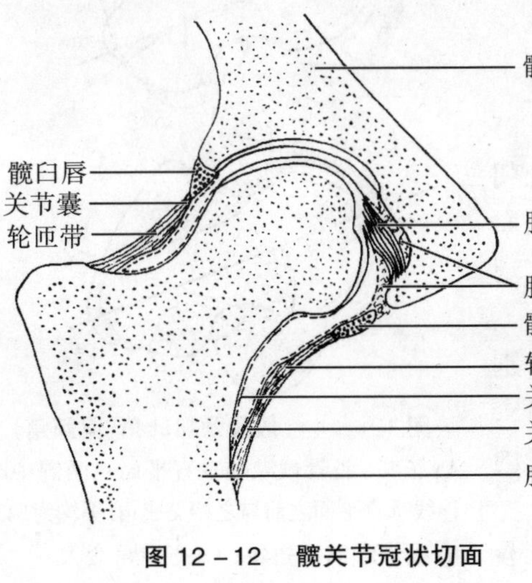

图 12-12 髋关节冠状切面

骶髂关节至老年时期常有部分骨化。骶髂前韧带钙化后即使关节腔在影像照片上不显。在影像照片上出现骶髂关节模糊或增生,常为类风湿性关节炎的早期体征。

髋关节与股骨上端

髋关节的结构

骨性组成:**髋关节**(hip joint)为典型的杵臼关节,由股骨上端与髋臼借坚强的韧带维系形成(图 12-12),因其在支持体重方面需有良好的稳固性,所以运动度不如肩关节大。髋关节的脱臼、畸形及其他伤病,在治疗时必须首先注意保存其稳固性,如果能同时恢复其运动功能则更好。

髋臼(acetabulum)位于髂、耻、坐三骨接合处,呈杯状,直径约 3.5 cm。在 16 岁以前,连接三骨的"Y"形软骨尚未骨化,三骨尚未融合,患某些破坏性病变时三骨可能分离。在**髋臼横韧带**跨跨过**髋臼切迹**处形成一孔,其中有闭孔动脉的髋臼支通过。髋臼切迹与其上方的髋臼底部有股骨头韧带附着。盂唇的两面皆有关节滑膜覆盖。髋臼可分关节部与非关节部。关节部呈马蹄形,上份的骨质很致密,直立时传送身体重力于股骨头。马蹄形关节围绕的中央部分为非关节部,骨质很薄,偶可因承受由股骨头传来的暴力而发生骨折,股骨头向内脱臼(中央脱臼)至骨盆内。盆腔脓肿偶可经此中央部分蔓延至髋关节,反之亦然。

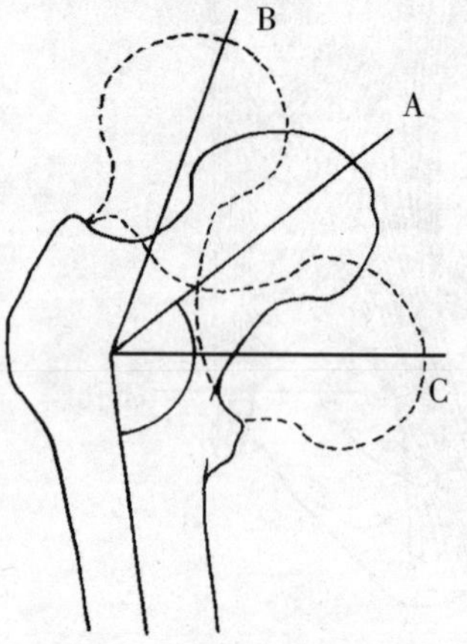

图 12-13 股骨倾斜角

A:正常平均为 127°; B:髋外翻,过度加大;C:髋内翻,小于 90°

股骨头(head)约形成球面的 2/3,表面有关节软骨覆盖,最高点的稍后方有一小的凹陷,称为**股骨头凹**(fovea),**股骨头韧带**附着于此,有一条小动脉经此进入股骨头。股骨头的最大直径处为盂唇所紧包。在直立姿势下股骨头的上面正对髋关节面的髂骨部。

股骨颈(neck)长约 3.7 cm,位置倾斜,连接股骨头与股骨干及转子部。股骨颈的两端较粗,特别是近骨干的一端。股骨颈与股骨干的分界,前为转子间线,后为转子间嵴。**转子间线**(intertrochanteric line)为髂股韧带附着处的粗糙线,上端位于大转子的前方,下段与螺旋线相续。**螺旋线**(spiral line)为一不明显的隆起,绕经小转子的下方到股骨干的后面。**转子间嵴**(intertrochanteric crest)由大转子后面向下延伸至小转子,中部有一圆形结节,为股方肌的止点。**转子窝**(trochanteric fossa)为股骨颈后面与大转子内侧交界处的圆凹,闭孔外肌止于此处。

大转子(greater trochanter)(粗隆)为股骨干外侧面向近侧延续的突起,上缘及后缘游离,后上角为其最高点。**小转子**(lessr trochanter)(粗隆)为钝的锥体形突起,由股骨颈下后部与股骨干交界处向后内凸出。

股骨颈与股干的轴线间形成一角度,称为**倾斜角**(angle of inclination)或垂直颈干角,在幼儿约为 160°,在成人平均为 127°(图 12-13)。股骨颈纵轴的垂直平面与股骨下端两髁中心连线的垂直平面并不一致,两者相交而形成一角度,称为**扭转角或偏倾角**(angle of torsion),平均约为 14°,股骨颈纵轴的垂直平面向前斜(图 12-14)。处理股骨上端骨折时应恢复其正常的角度。颈干角改变过大时可能严重影响髋关节的运动。颈干角过度加大者称为**髋外翻**(coxa valga),可见于先天性髋关节脱臼及广泛的婴儿瘫痪症病人,外伤亦可引起。颈干角减少至90°以下者称为**髋内翻**(coxa vara),扭转角亦同时减小,常因在婴儿时期发生过软骨病、骨软化症、或者股骨颈损伤等病变,股骨颈不能正常地承受体重所致。病变可有三种类型:(1)股骨头的骨骺向下滑;(2)股骨颈向下弯,此型仅发生于4岁以前股骨颈仍为软骨性时期,4岁以后即完全骨化而可支持体重,不至于弯曲;(3)股骨干在大转子下部弯曲,可因患软骨病或局部囊肿所致。此种病人必因股骨颈与骨干的关系改变以后而产生畸形及功能障碍。大转子部上升,较高于健侧,突出明显。患肢外展程度减小。行走时患肢内收及外旋,足趾朝外,可因股骨头至股骨下端的距离减小而出现跛行。可因患肢缩短而引起代偿性脊柱侧凸。如果两则皆有病变,则因两下肢皆内收而出现剪刀形的交叉步态。

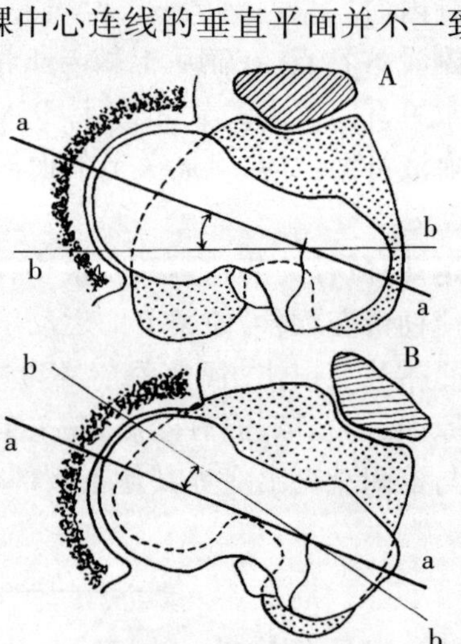

图 12-14 股骨颈扭转角(偏倾角)

A:正常,股骨颈纵轴垂直平面在两髁中心连线垂直平面之前与之相交成角,平均为14°;B:股骨颈向后扭转; C:扭转角变大

股骨上端有 3 个继发**骨化中心**,股骨头及大、小转子部各一,分别出现于 1 岁末、5 岁及 9 岁时,皆在 18 岁左右骨化完全(图 12-15,图12-16)。股骨头的骺线相当于其关节缘,干骺端完全位于关节囊内(图 12-17)。

关节囊:髋关节的关节囊很坚韧。纤维囊的内面有滑膜覆盖。纤维囊的近侧附着于髋臼的骨性部周缘、盂唇及髋臼横韧带。远侧的前方、上外及下内三处附着于股骨颈基部的转子间线，后方附着于转子间嵴内侧约一横指宽处的股骨颈部。由此可见，股骨颈的前面完全位于关节囊内；后面则为内侧 2/3 位于关节囊内，外侧 1/3 位于关节囊外（图 12－18）。纤维囊的前份较为坚韧，后份较为薄弱。纤维囊的纤维依其方向可分两组，大部分由髋骨斜行至股骨，深部有一部分纤维环行。关节囊的后部，股骨颈的后方，无纵行纤维，环行纤维则较为发达而形成**轮匝带**（zona orbicularis）。

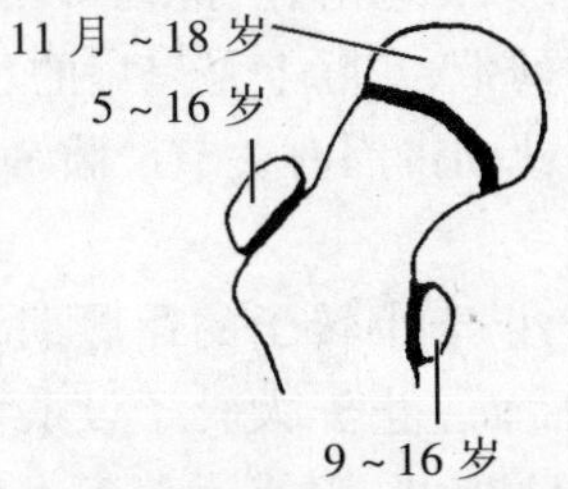

图 12－15　股骨上端的继发骨化中心，前一数字为出现期，后一数字为融合期

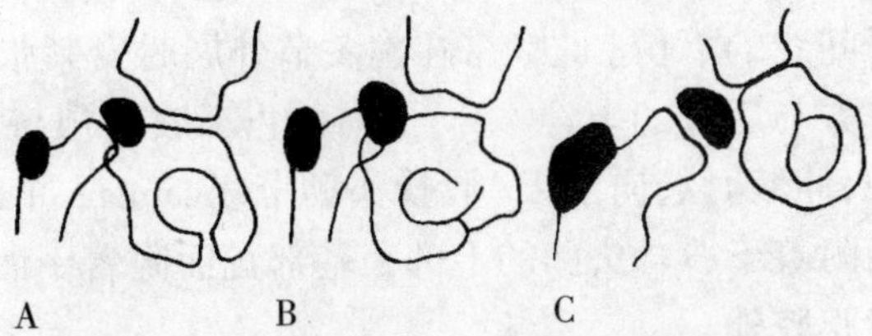

图 12－16　髋部在不同年龄时 X 线所见

A:4 岁； B:7 岁； C:12 岁

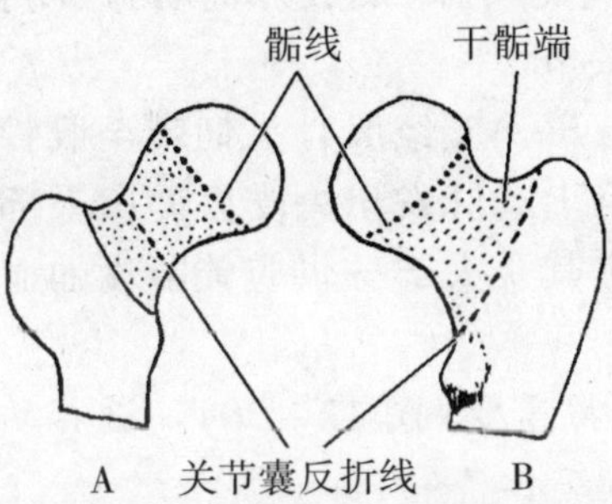

图 12－17　股骨上端的骺线与关节囊反折线的关系

A:后面； B:前面

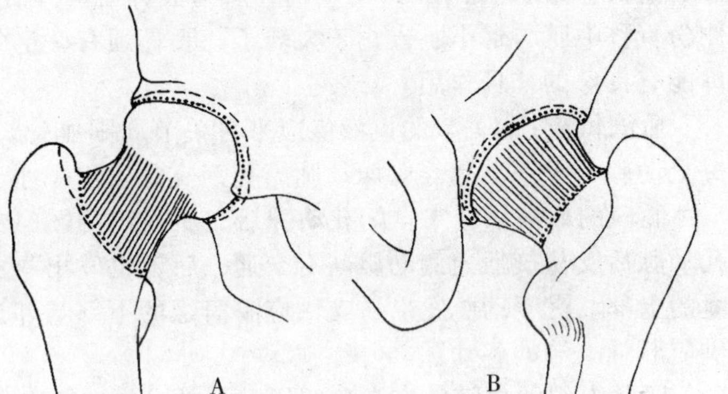

图 12－18　髋关节囊前后面的附着线，虚线表示纤维囊的附着线，点线表示滑膜在骨骼上的反折线，阴影区表示股骨为滑膜覆盖的部分

A:前面； B:后面

关节滑膜：纤维囊的内面有滑膜覆盖，两者除在髋臼与股骨部有的部位分开以外皆紧密相贴。滑膜在近侧附着于盂唇及髋臼缘，但在髋臼切迹处则跨过横韧带而覆盖由髋臼切迹底部向内凸出的脂肪，并由此处反折至股骨头韧带的表面，沿之附着于股骨头凹边缘。在远侧滑膜随纤维囊伸达股骨颈基部的前面、上外面及内下面，因此在这三面股骨颈皆在纤维囊内。在后面两者仅伸达股骨颈的外、中 1/3 交界处，股骨颈外 1/3 的后面因而位于关节囊外。滑膜随纤维伸达股骨颈以后又反折至股骨颈的表面，向近侧延伸到股骨头的关节软骨边缘。纤维囊的最内层纤维也有一些反折到股骨颈的表面，向上延伸一段距离。这些向上反折的纤维并不均匀而形成束状，表面有滑膜覆盖，称为**支持带**（retinacula），切开关节囊即可见到。至股骨颈与头部的血管常走在支持带中，所以有时称为**支持带血管**。在关节的后面，纤维囊的外缘，很少纵行纤维，主要为环行纤维，较为薄弱，滑膜可能由纤维囊的深处凸出，形成闭孔外肌腱深处的滑囊，因而在闭孔外肌腱上方切开时即可进入关节腔。在关节的前面，髂股韧带与耻股韧带上端之间，腰大肌腱跨过的部位，关节囊较薄，与肌腱之间有一小的滑囊相隔，约在 15% 的情况下关节囊在此处有一开口，使滑囊与滑膜腔相通。

增强关节囊的韧带：关节纤维囊在一定的部位增厚形成韧带，增强关节囊，前有髂股韧带，下有耻股韧带，后有坐股韧带（图 12－19）。**髂股韧带**（iliofemoral

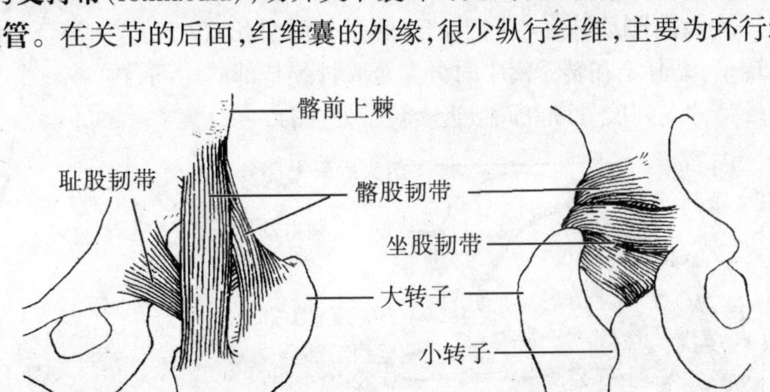

图 12－19　髋关节的主要韧带

A:前面； B:后面

ligament)约呈"人"字形,上端附着于髂前下棘的下部与髂骨体部,向下伸展,分为两支,分别附着于转子间线的上、下份。两分支间遗有一狭窄区域,有旋股外侧动脉升支分出的小支通过。此韧带在成人厚约 0.6 cm,为身体中最坚强的韧带,有人描述此韧需有 250 ~ 750 lb 的力量方可使之撕裂。此韧带在髋关节所有的运动中皆呈紧张状态,主要作用为防止关节过伸。在髋关节脱臼的变化过程中,此韧带占有重要的因素,极少发生撕裂。**耻股韧带**(pubofemoral ligament)起自耻骨体近髋臼处与耻骨上支近闭膜管处,与髂股韧带的下支同止于转子间线的下份。此韧带在髋关节外展时变紧张。**坐股韧带**(ischiofemoral ligament)在三者中最薄弱,起自髋臼下方与后方的坐骨体,向上向外止于股骨颈与大转子交界处,与关节囊的后部相混。此韧带在屈髋时趋向松弛,伸髋时趋向紧张。**股骨头韧带**(ligament of head of femur),亦称股圆韧带,实际上是呈扁的三角形,上端尖而附着于股骨头凹的上部,基部宽而附着于髋臼切迹与髋臼的底部。此韧带因有关节滑膜覆盖而完全位于滑膜腔外。

增强关节的肌肉: 髋关节的稳固性在相当程度上依靠四周的肌肉。止于小转子的髂腰肌紧贴关节囊的前面。梨状肌、孖肌、闭孔内外肌与股方肌等外旋肌皆跨过关节的后面,止于大转子及股骨干的近侧份。臀中肌与臀小肌皆止于大转子。股骨颈有一定的长度,大转子明显凸出,皆使附着于大转子的肌肉能有良好的杠杆作用。

血液供应: 髋关节的血液供应来自关节周围血管,主要有旋股内侧动脉、旋股外侧动脉、闭孔动脉、臀上动脉与臀下动脉。股深动脉第一穿支也发出一小支上行至髋关节。

髋臼的血液供应来自**闭孔动脉**后支所发出的髋臼支,此支又分出一支经股骨头韧带至股骨头。闭孔动脉后支与旋股内侧动脉间有交通,后者也发出一支至髋臼。**臀上动脉**发出一支至髋臼上部与关节囊的上部。**臀下动脉**发出一支供应髋臼缘的下部与邻近的关节囊。其余大部分供应关节囊的血管来自供应股骨上端的各动脉。

股骨上端的血液供应来自四周动脉的分支,在股骨颈骨折中非常重要(图 12 - 20)。滋养动脉至股骨上端的分支,虽然有的学者认为与直接进入股骨上端的血管之间有吻合,但对供应股骨上端的血液来说则无大重要性。供应股骨上端的血管有旋股内侧动脉、旋股外侧动脉、臀上动脉、闭孔动脉及股深动脉第一穿支等所发出的分支。

旋股外侧动脉在髂腰肌外缘发出一些分支至股骨的转子间线,分支供应关节囊的前部,再沿转子间线于关节囊外进入股骨颈的基部。旋股外侧动脉发也发 2 ~ 3 支至大转子的前面与外面,其中一支绕至大转子的后面再进入。

旋股内侧动脉在小转子的近侧进行时分出 2 ~ 3支至小转子,动脉走在转子窝中时分支至股骨颈基部的后面,再向外又分支到股骨颈上面接近大转子处(图12 - 21)。

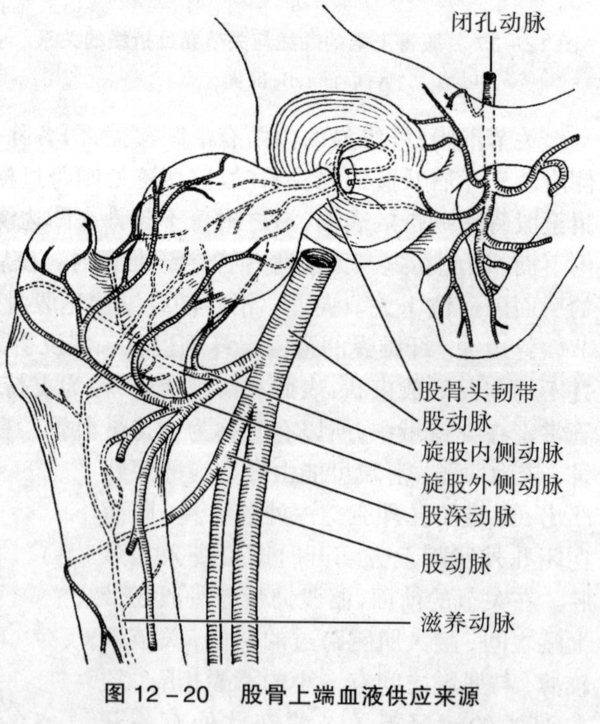

图 12 - 20　股骨上端血液供应来源

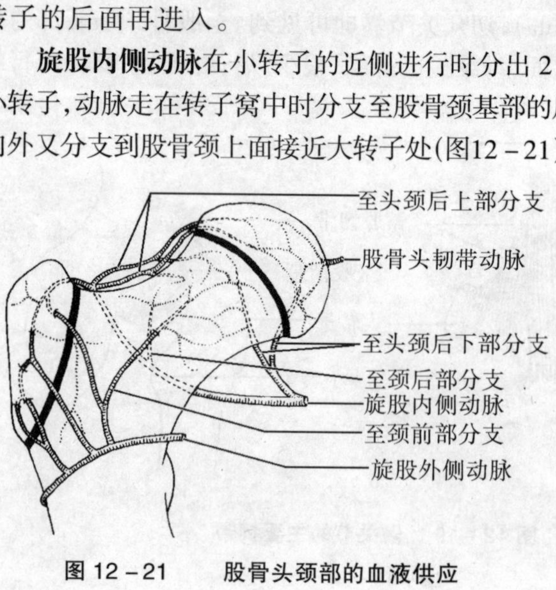

图 12 - 21　股骨头颈部的血液供应

臀上动脉有一些小支至大转子的上外面。**股深动脉**第一穿支发出一支上行,经臀大肌止点深面,参与供应大、小转子的后面。闭孔动脉的髋臼支通过髋臼切迹,供应髋臼中软组织及髋臼骨骼,并分出一支进入股骨头韧带,末支进入股骨头凹。这是唯一由上方进入股骨头的动脉，在股骨颈骨折时不受损伤，但其供应股骨头的区域常很局限。

由上述动脉分布情况，可见旋股内侧动脉、旋股外侧动脉、臀上动脉及股深动脉第一穿支，皆分支供应股骨上端的关节囊外部分；仅前两者分支供股骨上端的关节囊内部分，动脉分支的行径皆相似，皆穿过关节囊附着于股骨处，前面沿转子间线，后面在股骨颈，在滑膜深处沿股骨颈表面走向股骨头，发生股骨颈囊内骨折时极易受伤。这些沿股骨颈上行的血管常被称为**关节囊血管**，实际上是穿过纤维囊而供应骨骼，并不是供应关节囊。

股骨头韧带中的动脉大小及分布区并不恒定。据研究，此动脉在儿童时期，仅与股骨头凹的邻近部分生长有关，不与其他供应股骨头的动脉吻合。此种吻合仅在15岁左右完全骨化以后始可建立。但在成人仍有20%无吻合，此动脉仍然只供应股骨头凹的邻近区域。有吻合者此动脉的大小亦不恒定，当由下沿股骨颈上行的血管被阻断以后，此动脉所能供应的区域也不恒定，可能局限于股骨头凹的附近，也可能供应全部股骨头。因此，对此动脉的重要性意见并不一致。

神经供应：髋关节的神经供应来自几条不同的神经。**股神经**有几条分支至关节囊前面，发自神经未分出肌支以前，或发自其高位肌支。**闭孔神经**发出一支至耻股韧带，有时有一支发自其前支，如有副闭孔神经时也发出一支。**臀上神经**有一分支至关节囊外上部。至股方肌的神经分支至关节囊的后部。各神经至关节的分布区并不恒定（图12-22）。由于膝关节的神经供应亦有股神经与闭孔神经参加，所以，在髋关节有病变时常有牵涉性膝关节疼痛，位于膝关节的前面及髌骨两侧时可能为沿股神经反射所致，位于膝关节后部时可能为沿闭孔神经反射所致。因此对膝关节疼痛的患者，如果局部查不出明显病变时，应考虑到有可能为髋关节病变的牵涉性疼痛，应再详细检查髋关节。治疗髋关节疼痛所进行的神经切断术为切断闭孔神经或再切断至股方肌的神经，由于没有干预到股神经，所以效果不恒定。

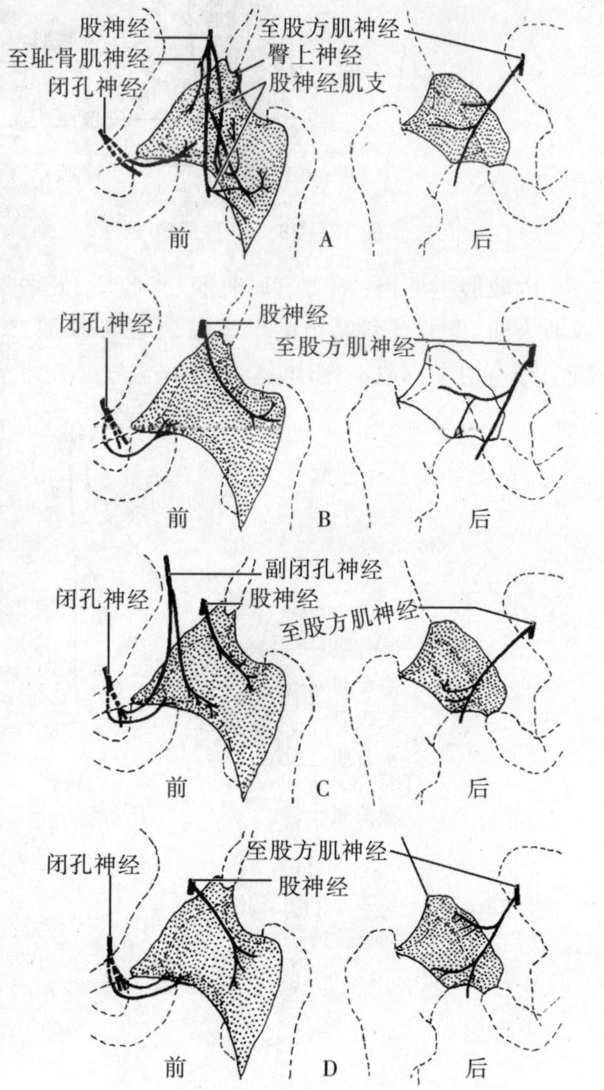

图12-22　髋关节神经供应的不同类型

髋关节的稳固性

直立时躯干以上的身体重力完全由两个股骨头支持。当髋关节屈曲时，重力移位至股骨头前方，由后部的臀大肌与大收肌后部的作用而防止骨盆在股骨头上向前下转动。当髋关节伸直以后，重力移至髋关节的稍后方时，后部的肌肉才能松弛，关节前面的髂股韧带与髂腰肌即承受张力，关节的稳固性最大。因为只有在此种姿势下股骨头嵌入髋臼最深，两骨的关节面接触范围最大，髂股韧带可以发挥最有效的杠杆作用。

髋关节的运动

髋关节为杵臼关节，有伸、屈、外展、内收、环行、内旋及外旋等多种运动。以站立姿势为基准时，屈曲运动较为自如，特别是在屈膝姿势下约可达120°，直至股部遇腹前壁为止，在伸膝姿势下则因股后伸肌的牵制作用而不能超过90°。伸髋运动因有前面髂股韧带及髂腰肌的限制，仅能允许下肢到达躯干直线以后至多20°的范围。内收运动在伸髋并足的姿势下几不可能，在屈髋时可达20°~25°，至遇对侧下肢而止，髂股韧带与坐股韧带的上部亦有限制作用。外展运动的范围较大，平均约为35°，最大可达60°，最后为耻股韧带及内收肌所限。内旋运动的范围很小，在伸髋姿势下为髂股韧带所限，在屈髋姿势下为坐股韧带所限。外旋运动的范围较大，平均约为50°，最大可达70°，至股骨颈后面遇髋臼边缘而止。

伸髋的肌肉主要有臀大肌、大收肌起自坐骨结节的部分、半膜肌、半腱肌及股二头肌等。臀中肌与臀小肌的后份亦有协助伸髋的作用(图 12－23)。由屈髋姿势伸直时梨状肌及闭孔内肌皆可能有协助作用。

屈髋的肌肉主要为髂腰肌与耻骨肌。附着于骨盆前面的肌肉大部分皆有协助屈髋的作用，为阔筋膜张肌、短收肌、缝匠肌、长收肌、大收肌前部、股薄肌、臀中肌与臀小肌的前部等(图 12－24)。在屈膝的姿势下股直肌亦有良好的屈髋作用。

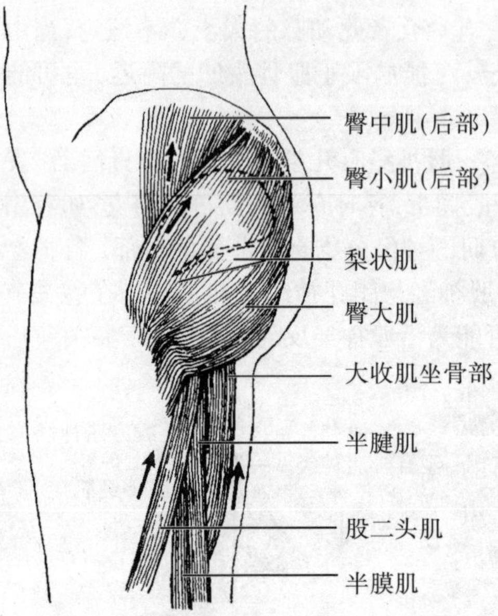

图 12－23　伸股肌肉

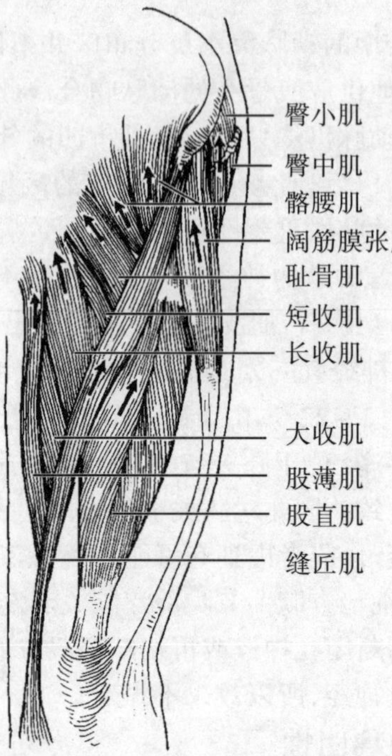

图 12－24　屈股肌肉

内收股的肌肉，前方有耻骨肌、短收肌、长收肌、大收肌及股薄肌(图 12－25)，后方有臀大肌、闭孔外肌及股方肌。起自坐骨结节的半膜肌、半腱肌及股二头肌皆有轻微内收股的作用(图 12－26)。在屈髋姿势下髂腰肌亦有协助内收的作用。

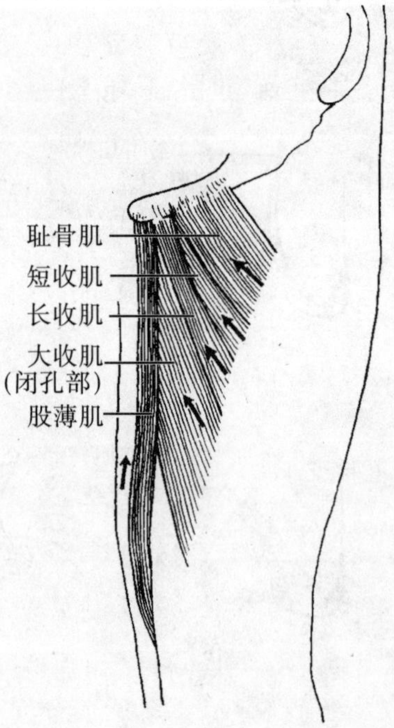

图 12－25　内收股的肌肉一前面

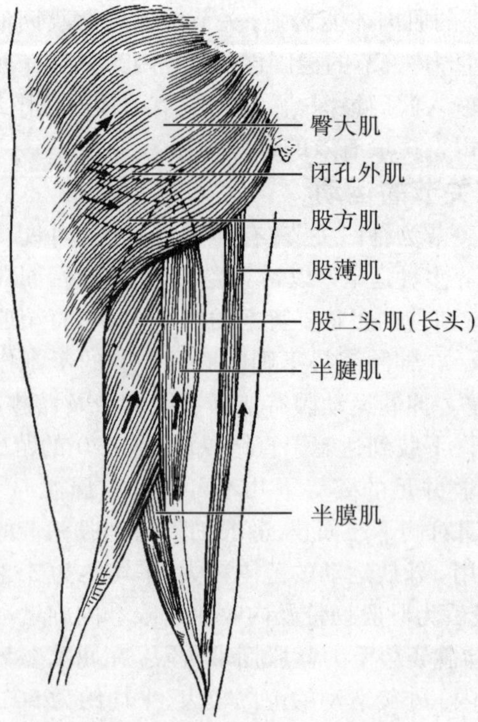

图 12－26　内收股的肌肉一后面

外展股的肌肉主要有臀中肌及臀小肌。阔筋膜张肌、梨状肌及缝匠肌皆有协助外展的作用(图 12－27)。在屈髋的姿势下闭孔内肌亦有协助外展的作用。

内旋股的肌肉主要有臀中肌与臀小肌的前部及阔筋膜张肌。半膜肌与半腱肌可能有轻度协助内旋的作用(图 12－28)。

外旋股的肌肉有臀大肌、梨状肌、闭孔内肌、孖肌、闭孔外肌及股方肌，臀中肌与臀小肌的后部可能亦有协助作用。股薄肌及缝匠肌皆有轻度外旋股的作用(见图 12－2)。髂腰肌与内收肌属有时亦被认为有外旋股的作用。

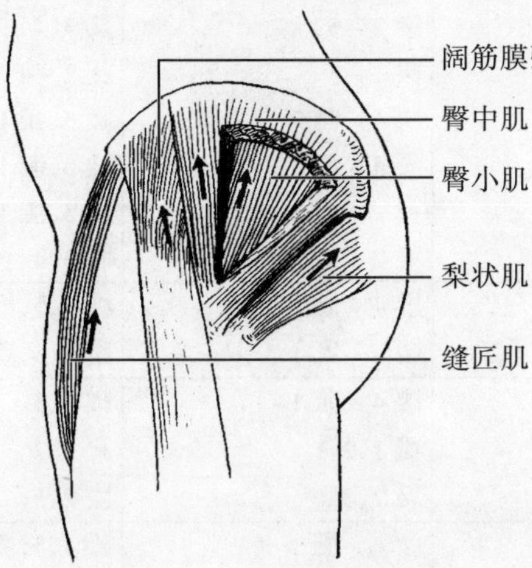

图 12－27　外展股的肌肉

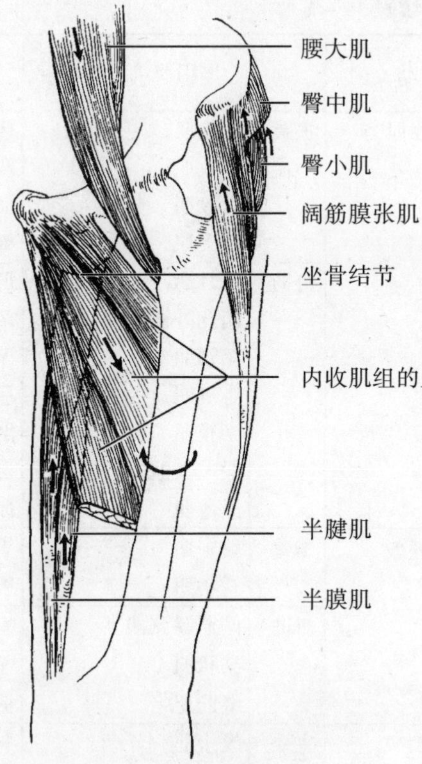

图 12－28　内旋股的肌肉

髋部肌肉挛缩治疗常采取肌腱切断术或神经切断术。由于髋部的每一种运动皆有许多肌肉参加，当出现某一种运动瘫痪时必有广泛的肌肉受累。但是外展运动则属例外，因为外展肌很少，而且全由臀上神经支配。

髋关节的运动、作用肌肉及神经供应如表 12－1。

表 12－1　髋关节的运动方向、作用肌肉及神经供应

运动方向	作用肌肉		神经供应	脊髓节段起源	
				范围	主要节段
伸股	主要	臀大肌	臀下神经	腰 4～骶 3	腰 5，骶 1、2
		大收肌后部	胫神经	腰 3～骶 3	腰 4、5
	协助	半膜肌	胫神经	腰 4～骶 3	腰 5，骶 1
		半腱肌	胫神经	腰 4～骶 3	腰 5，骶 1
		股二头肌长头	胫神经	腰 4～骶 3	腰 5，骶 1、2
		臀中肌	臀上神经	腰 4～骶 2	腰 4、5，骶 1
		臀小肌	臀上神经	腰 4～骶 1	腰 4、5，骶 1
		梨状肌	至梨状肌神经	腰 1～3	骶 1、2
屈股	主要	髂腰肌	至髂腰肌神经	腰 2～5	腰 2～4
		耻骨肌	股神经或闭孔神经	腰 2～4	腰 2、3
		阔筋膜张肌	臀上神经	腰 4～骶 1	腰 4、5
		短收肌	闭孔神经	腰 2～5	腰 3、4
		缝匠肌	股神经	腰 2～4	腰 2、3
	协助	长收肌	闭孔神经	腰 2～4	腰 2、3
		大收肌前部	闭孔神经	腰 2～5	腰 3、4
		股薄肌	闭孔神经	腰 2～5	腰 3、4
		臀中肌	臀上神经	腰 2～骶 2	腰 4、5，骶 1
		臀小肌	臀上神经	腰 4～骶 1	腰 4、5，骶 1

续表 12－1

运动方向	作用肌肉		神经供应	脊髓节段起源	
				范围	主要节段
内收股	主要	短收肌	闭孔神经	腰 2～5	腰 3、4
		长收肌	闭孔神经	腰 2～4	腰 2、3
		大收肌	闭孔神经及胫神经	腰 2～骶 3	腰 3～5
		臀大肌	臀下神经	腰 4～骶 1	腰 5，骶 1、2
	协助	耻骨肌	股神经或闭孔神经	腰 2～4	腰 2、3
		闭孔外肌	闭孔神经	腰 2～5	腰 3、4
		髂腰肌	至髂腰肌神经	腰 1～5	腰 2～4
		半腱肌	胫神经	腰 4～骶 3	腰 5，骶 1
		半膜肌	胫神经	腰 4～骶 3	腰 5，骶 1
		股二头肌	胫神经	腰 4～骶 3	腰 5，骶 1
		股薄肌	闭孔神经	腰 2～5	腰 3、4
外展股	主要	臀中肌	臀上神经	腰 4～骶 2	腰 4、5，骶 1
		臀小肌	臀上神经	腰 4～骶 1	腰 4、5，骶 1
	协助	阔筋膜张肌	臀上神经	腰 4～骶 1	腰 4、5
		梨状肌	至梨状肌神经	骶 1、2	腰 1、2
		缝匠肌	股神经	腰 2、3	腰 2、3
内旋股	主要	臀中肌	臀上神经	腰 4～骶 2	腰 4、5，骶 1
		臀小肌	臀上神经	腰 4～骶 1	腰 4、5，骶 1
		阔筋膜张肌	臀上神经	腰 4～骶 1	腰 4、5
	协助	大收肌后部	胫神经	腰 3～骶 3	腰 4、5
		半腱肌	胫神经	腰 4～骶 3	腰 5，骶 1
		半膜肌	胫神经	腰 4～骶 3	腰 5，骶 1
外旋股	主要	臀大肌	臀下神经	腰 4～骶 3	腰 5，骶 1
		梨状肌	至梨状肌神经	腰 4～骶 2	骶 1、2
		闭孔外肌	闭孔神经	腰 2～5	腰 3、4
		闭孔内肌	至闭孔内肌及上孖肌神经	腰 4～骶 3	腰 5，骶 1、2
		上孖肌	至闭孔内肌及上孖肌神经	腰 4～骶 3	腰 5，骶 1、2
		下孖肌	至股方肌及下孖肌神经	腰 4～骶 1	腰 5，骶 1
		股方肌	至股方肌及下孖肌神经	腰 4～骶 1	腰 5，骶 1
		短收肌	闭孔神经	腰 2～5	腰 3、4
		长收肌	闭孔神经	腰 2～4	腰 2、3
		大收肌前部	闭孔神经	腰 2～5	腰 3、4
		耻骨肌	股神经或闭孔神经	腰 2～4	腰 2、3
	协助	臀中肌	臀上神经	腰 4～骶 2	腰 4、5，骶 1
		臀小肌	臀上神经	腰 4～骶 1	腰 4、5，骶 1
		缝匠肌	股神经	腰 2～4	腰 2～3
		髂腰肌	至髂腰肌神经	腰 1～5	腰 2～4
		股二头肌长头	胫神经	腰 4～骶 3	腰 5，骶 1

髋关节的功能位置

髋关节强直固定的最大功能位置为屈曲 15°～20°，外展 5°～15°，外旋 5°～10°，便于站立、行走及负重。如因工作需要坐的可以屈曲 45°～60°。

髋关节检查

髋关节的位置很深，四周有丰厚的肌肉，检查病变较为困难。检查步态如何，有助于诊断髋关节病变，可能时应使患者脱去外裤行走以便观察，注意有无跛行或自主运动的限制。再使仰卧于硬板床上，标出骨性标志,测定股骨头的位置,测量两侧下肢的长度,观察自主及被动活动。然后再使患者俯卧,用手按住其骶骨部分以固定其骨盆,检查过伸运动,测量下肢举离床面的距离。影像照片检查对于诊断髋关节的病变或损伤至属重要。

股骨头的表面投影，正常者位于两侧大转子最高点的连线与通过腹股沟中点的垂直线的交点。正常人两侧大转子最高点的连线与两侧髂前上棘间的连线平行，一侧髋关节有畸形时此种关系常有改变。在正常的髋关节 X 线照片上闭孔的弧形上缘与股骨颈下缘的弧线相延续,观察时应注意到这一点。

下肢的真正长度测量:测量比较两则下肢的真正长度,对于诊断及治疗髋部的病变或损伤极为重要。两侧下肢的长度差异在 1 cm 以内时因不影响步态而无大重要性。测量之先,必须将骨性标志准确定出,将两侧下肢放在对称位置,骨盆不应有偏斜。两侧髂前上棘之间的连线与躯干纵轴垂直时骨盆即无偏斜。测量髂前上棘至股骨内上髁的距离以及内上髁至内踝尖的距离。或者测量髂前上棘通过髌骨中点至内踝尖的距离。内踝尖易于摸清。髂前上棘则较难准确定点,可以其前下面为准。如此量出两侧下肢的长度若有差异,可再测量大转子顶点至股骨外侧髁远侧缘的距离,相等时即表明一侧缩短的原因在股骨颈有病变,不相等时则表明病变在股骨干(图 12－29)。对髋关节已经强直的患者,应先使患肢移动到使两侧髂前上棘间的连线与躯干纵垂直的位置,再将对侧下肢放在对称的位置,而后依照上法检查。

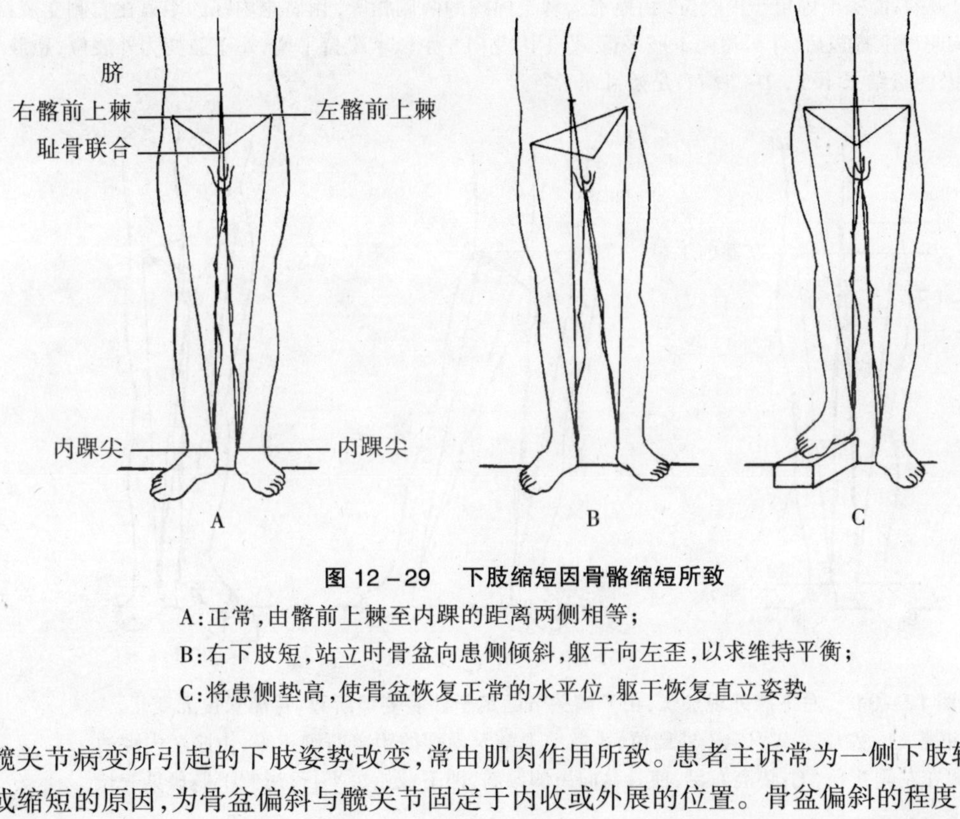

图 12－29　下肢缩短因骨骼缩短所致

A:正常,由髂前上棘至内踝的距离两侧相等;

B:右下肢短,站立时骨盆向患侧倾斜,躯干向左歪,以求维持平衡;

C:将患侧垫高,使骨盆恢复正常的水平位,躯干恢复直立姿势

因患髋关节病变所引起的下肢姿势改变,常由肌肉作用所致。患者主诉常为一侧下肢较长或较短。此种显见增长或缩短的原因,为骨盆偏斜与髋关节固定于内收或外展的位置。骨盆偏斜的程度,可以测量两侧髂前上棘间的连线与躯干纵轴所成的角度决定，正常者两线应垂直相交。如果一侧下肢因肌肉痉挛或关节强直而固定于内收的位置,为使两则下肢平行以便于站立或行走，骨盆的患者即须向上偏斜，将患侧下肢向上提,外观上患侧下肢即较短(图 12－30)。在比较由脐至内踝的距离与由髂前上棘至内踝的距离时,即可看出此种差异。如果一侧下肢因肌肉痉挛或关节强直而固定于外展的位置,骨盆的健侧即向上偏斜,以使两侧下肢平行,健侧下肢即被向上提,使患侧下肢外观较长。显见增加的长度取决于外展的程度。此种假象亦可通过比较由脐至内踝的距离与由髂前上棘至内踝的距离而得分辨(图 12－31)。

如果髋关节已因强直而固定于内收位置,患侧下肢即因骨盆在患侧向上偏斜而显见缩短,可行股骨截骨术,再固定于外展的位置以纠正畸形，或是仅在患则下肢穿一适当高度的厚底鞋，皆可便于行走。如果髋关节已因强直而固定于外展的位置,患侧下肢即因骨盆在患侧向下偏斜而显见加长,在健侧下肢穿一适当高度的厚底鞋即可便于行走。

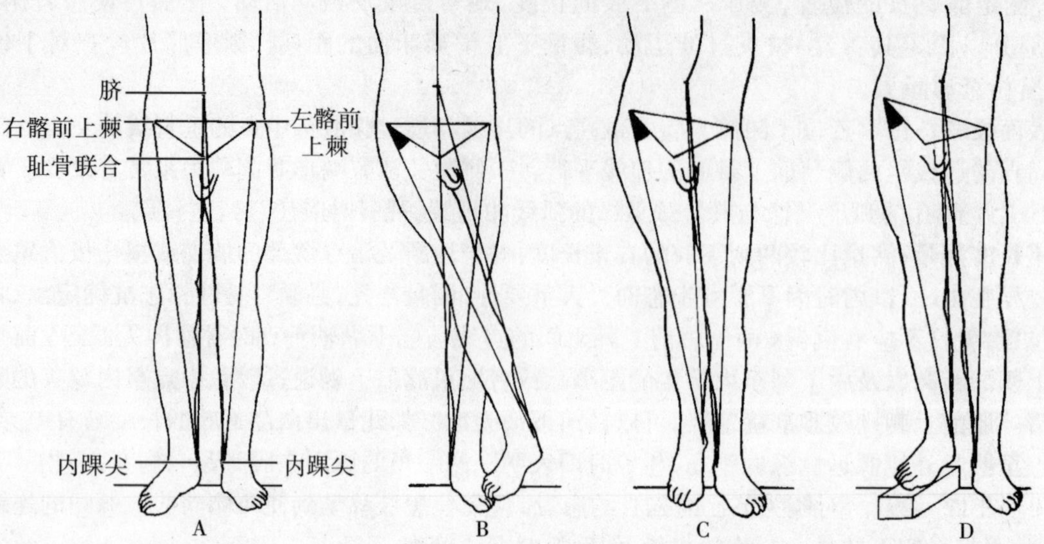

图 12-30　右下肢外观缩短，由于髋关节固定于内收姿势所致，骨骼长度无变化

A：正常；B：右髋关节固定于内收位，由髂前上棘至内踝的两侧相等，由脐至内踝的距离在右侧变短；C：骨盆向患侧上提以后，才可使两下肢平行，躯干因此向左歪以求维持平衡，左下肢变为外展位，患肢显见缩短，测量结果不变；D：垫高右足始可便于行走

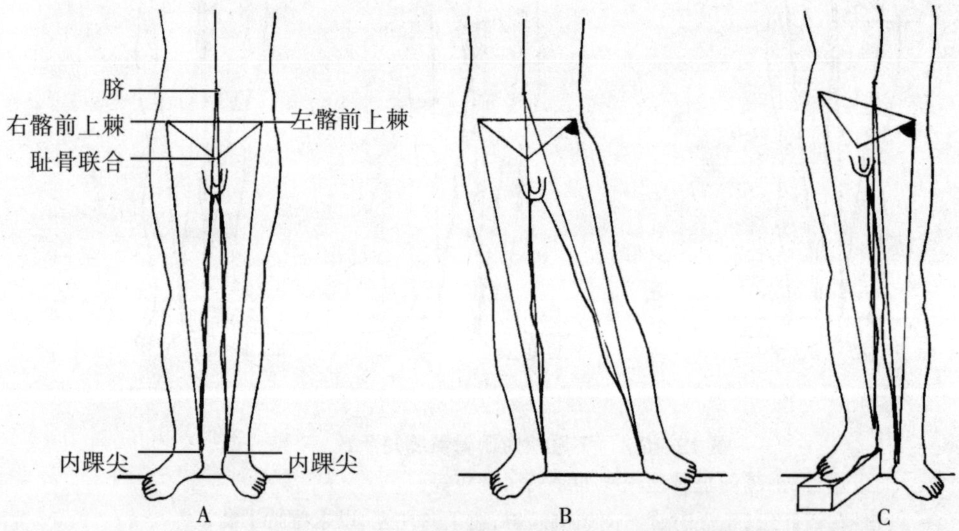

图 12-31　左下肢外观加长，由于髋关节固定于外展姿势所致，骨骼长度无变化

A：正常；B：左髋关节固定于外展位，由髂前上棘至内踝的距离两侧相等，由脐至内踝的距离在左侧变长；C：垫高右足，使骨盆向患侧倾斜，两下肢始可平行，患侧下肢显见变长

髋关节病变时的下肢位置：所有关节的休息位置皆为半屈位。髋关节有渗出液时首先即处于此种位置，因为在此种姿势下关节的三条韧带最松弛，股髋两骨的关节面可远离约 2 cm。股骨颈病变有单纯渗出液时股部即屈曲及轻度外展，当关节滑膜受累时外展程度更加加大，结果出现骨盆的患侧向下倾斜，健侧股部代偿性内收，脊柱胸腰段侧凸以补偿重力中心，患侧下肢外观加长。病变加剧以后，股部屈曲度加大，骨盆向前倾，健侧下肢也随之取屈曲姿势，脊柱腰部前凸的程度加大以免重力中心过度前移。在平卧时此种脊柱前凸可能掩盖一定程度的下肢屈曲，屈曲不严重时可能被忽略。因此，必须使健侧髋关节屈曲，脊柱腰部曲度恢复正常时，才能查清患侧髋关节的真正屈曲畸形程度。股部屈曲、内收及内旋的姿势，常见于髋关节结核病中，可能由于供应关节的闭孔神经受到刺激而引起反射性的内收肌作用所致。同时出现健侧下肢外展及骨盆健侧向下倾斜，以使两下肢平行，并有代偿性脊柱侧凸，以使身体重力由健肢负担。患肢外观缩短。

髋关节寒性脓肿的扩散道路

结核或其他感染发生在髋部者与骨骼及关节的关系密切，常沿一定的解剖学通道蔓延。髋关节结核的发展规律，一般皆侵入滑膜囊内，引起关节腔内化脓。积脓终将在关节囊的弱部穿破，常在后外面及前面，也可能进入盆腔。若在后外面穿破，脓液先聚集在髂骨的外面与诸臀肌之间，再经臀大肌与阔筋膜张肌深处向前蔓延，出现于阔筋膜张肌与缝匠肌之间，也可能向后出现于臀沟处。脓液在关节前面穿破者较少。如果关节腔与髂腰肌下滑囊相通，脓液即可经滑囊向上蔓延至髂窝，或进入髂腰肌鞘。脓液可沿髂腰肌腱下降，再沿旋股内侧动脉经大收肌上缘上方到达股后部，出现于臀沟处；也可沿旋股外侧动脉向外进行，出现于大转子或臀沟附近。起于髋臼的结核，不仅能侵入髋关节，也易于再侵入盆腔。如果穿破的部位在肛提肌的起点以上，即到达盆腔内腹膜外蜂窝组织中，再沿直肠下降，或经闭孔至股部，或经腹股沟韧带深处至股前上部。如果髋关节内积脓在肛提肌起点以下穿破骨盆壁，则到达坐骨直肠窝，出现于肛门附近。因此对有髋关节结核的病人，应注意检查上述各处有无寒性脓肿，特别是应作肛指检查，察看有无盆腔内蔓延。

股骨上端骨折

股骨上端损伤与髋关节的关系密切。在婴儿时期，股骨头与股骨颈虽然皆为软骨性，也有可能发生骨折。在站立时身体向后倒，躯干的力量牵引到髂股韧带，迫使其抵在股骨头与股骨颈的前面，如果此时下肢仍然坚持原姿势，即可迫使股骨颈发生骨折；如果下肢不坚持原姿势，即被牵引屈曲，加于股骨颈的力量瞬即消除。在幼儿时期，股骨颈正处在骨化过程中，受伤时可能发生青枝骨折，为形成髋内翻的常见原因。在青春期时可见发生骨骺分离，如果诊断有误，骨骺在异常的位置愈合以后，髋关切的运动即受到限制。成年以后，活动量大，常见的髋关节损伤为脱臼。至老年时期，骨质发生疏松，尤其是女性在停经以后因内分泌的变化而难免发生，虽然仅受到轻度外伤，亦可能发生股骨颈骨折，多发生在60岁以上者，常因间接暴力所致。在临床上股骨上端骨折可分四种类型(图12－32)：(1)股骨上端骨骺分离；(2)股骨颈关节囊内骨折；(3)股骨颈基部骨折，不完全位于关节囊内；(4)转子部骨折，完全位于关节囊外。引起股骨颈骨折的原因，除火器伤以外，极少为直接暴力，差不多全为间接暴力。

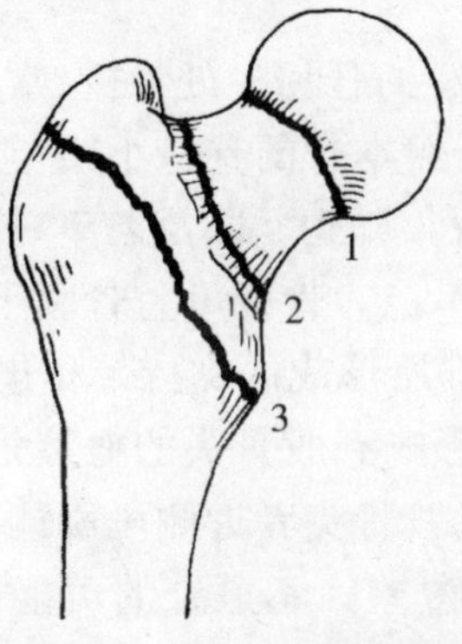

图12－32　股骨颈骨折的类型

1：股骨颈关节囊内骨折；
2：股骨颈基部骨折；
3：转子部骨折

股骨上端骨骺分离：在儿童时期股骨头骨骺为软骨性，不会发生骨骺分离。至青春期骨骺变为骨性，与股骨颈在连接过程中，才会发生骨骺分离。因为在此时期中围绕股骨颈的骨膜变薄，对骨骺的支持作用减小。另一方面，因为此骨骺呈帽状，在婴儿时期骺线呈水平位，与股骨长轴垂直，骨骺不易滑动，至10岁以后，骺线即逐渐转向斜位，才便于骨骺发生滑动性脱位(12－33)。骨骺开始滑脱以后，因受到体重的压力而使滑动的程度逐渐加大，骨骺逐渐转向下后，股骨颈亦随体重而下沉，倾斜角减小至90°或更小，形成外伤性髋内翻(图12－34)。此种股骨上端骨骺分离为真正的骨骺分离，其他部位所发生的骨骺分离，一般皆为干骺端有一部分随骨骺分离，所以实际上是骨折。对于发生骨骺分离的机制尚未能完全肯定，一般多认为由于软骨软弱。

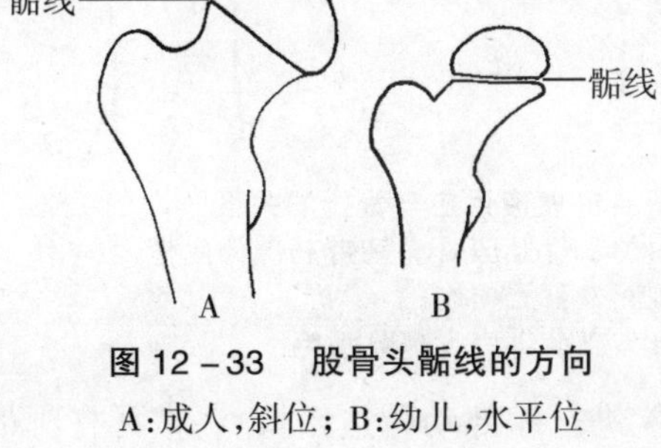

图12－33　股骨头骺线的方向

A：成人，斜位；B：幼儿，水平位

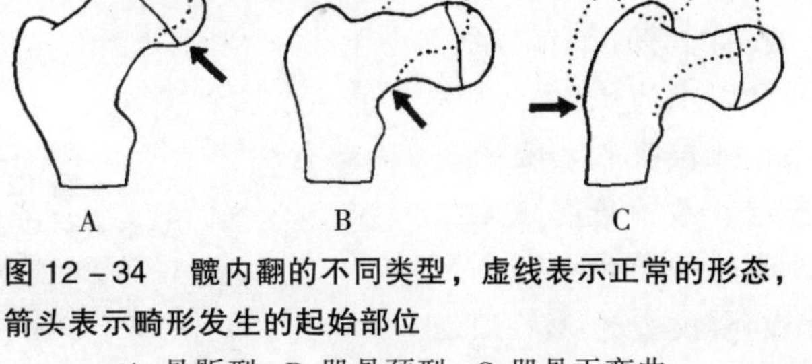

图12－34　髋内翻的不同类型，虚线表示正常的形态，箭头表示畸形发生的起始部位

A：骨骺型；B：股骨颈型；C：股骨干弯曲

骨骺分离常见于过胖的儿童，此种体型者骨化较迟。一般皆发生在下肢过伸的姿势下受到轻度外伤或颠蹶所致，髂股韧带将股骨颈牵引向前，股骨头逐渐被撬离原位。如果仅有部分移位，即有持续性跛行，下肢轻度缩短，外展与内旋运动轻度受限，以及过度外旋等体征。对于青春期儿童诉有髋部或膝部疼痛并有跛行

者，应首先考虑有股头骨骺分离的可能，患者常无肯定受伤的历史。检查时可见大转子明显突出及患肢缩短，易被误为股骨颈骨折或先天性髋关节脱臼。进行 X 线照片检查即不难鉴别，不仅要照前后位，也需要照侧位，发现股骨头与股骨颈交界处上缘的凸出消失，股骨头偏后时，即为开始滑动的象征(图 12－35)，若能及时避免承重，即可使之不再加重。骨骺滑动的程度严重时，可能使位于股骨颈后上面或外面的供应股骨头的血管受伤，股骨头仅能从次要的后下部与股骨头韧带中动脉获得血液供应。在骨骺滑动以后，股骨颈后下部的血管可能缩短，矫正畸形时应注意避免损伤此类血管。

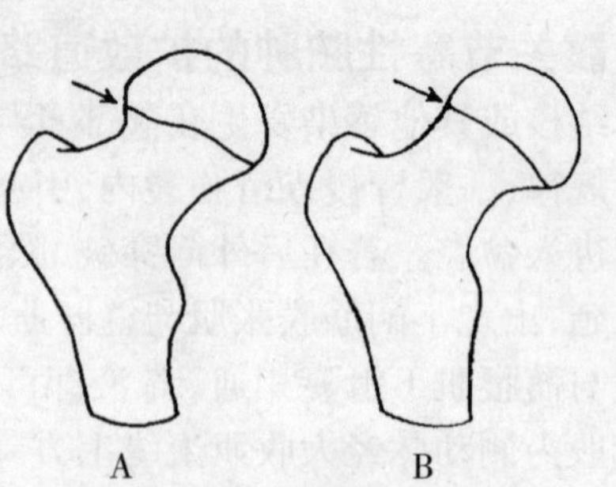

图 12－35　股骨头骨骺滑脱

A：箭头所指为正常股骨头骨颈连接处明显突出；B：骨骺开始脱滑时突起处变平

在治疗方面，对于骨骺初开始滑动，尚无明显畸形者，即应进行适当处理，以免继续发展而产生髋关节畸形。可采取内固定法用钢针将股骨头固定在股骨颈上，再使用腋下拐杖至骨骺板愈合时为止，即可避免产生畸形，恢复正常的髋关节功能。如果骨骺滑脱的程度比较严重，则须手术复位于外翻位置再行固定。对于晚期病例的治疗方法常有三种：(1) 在股骨颈紧邻骨骺处切除一块楔状骨骼，基底在前上；(2) 进行转子部切骨术，恢复正常的倾斜角；(3) 切除股骨颈上面妨碍外展的凸出部。

股骨颈关节囊内骨折：此型骨折包括股骨颈位于关节囊内的部分(股骨颈内 2/3)任何一处骨折，常见部位为股骨头与股骨颈交界处(图 12－36)。此种骨折多发生在老年时期，原因是骨骼本身的支持小梁与伴行血管萎缩，邻近肌肉的保护性反射减退，以及老年时期的股骨颈位置较横而影响到步态不稳。骨折可为骨膜下型，或者是近侧段仅与关节囊反折部所形成的支持带相连。支持带中的血管受损伤，因此常影响到股骨头的血液供应，骨折常不愈合。骨折的部位愈近股骨头者近侧段所能保存的支持带附着愈少，血液供应愈差，不愈合的可能性愈大。相反，骨折部位愈低者，近侧段所能保存的支持带附着愈多，血液供应受损害的程度愈小，不愈合的可能性就愈小。如果是完全骨折而且有移位，由下方上行供应股骨头的血管即完全受伤，近侧段只能从股骨头韧带中的动脉获得血液供应(图 12－37)。由于通过股骨头韧带至股骨头的血管大小并不恒定，因而在临床上所见的股骨颈关节囊内骨折，近侧段是否发生坏死并不恒定。有时虽为紧邻头部的骨折，股骨头韧带中的血管仍不足以供应头部，结果头部坏死被吸收。临床上仅进行一般检查时，无法估计通过关节囊上行血管受伤的程度，也无从知道股骨头韧带中的动脉大小，所以不可能估计到能否愈合。如果能进行髋部动脉造影检查，常可有所帮助。

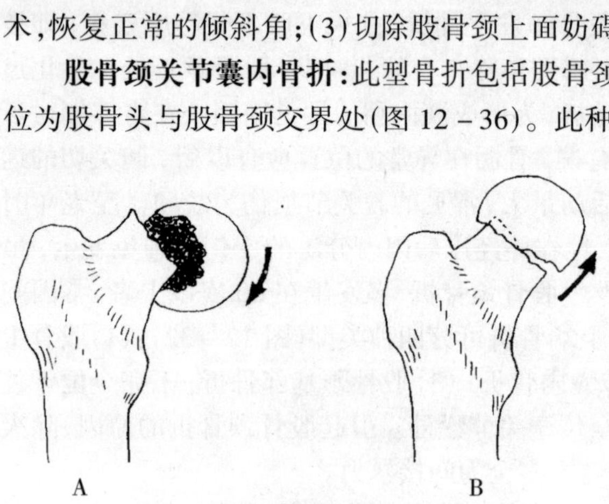

图 12－36　股骨颈紧邻头部骨折

A：内翻不嵌入；B：外翻嵌入

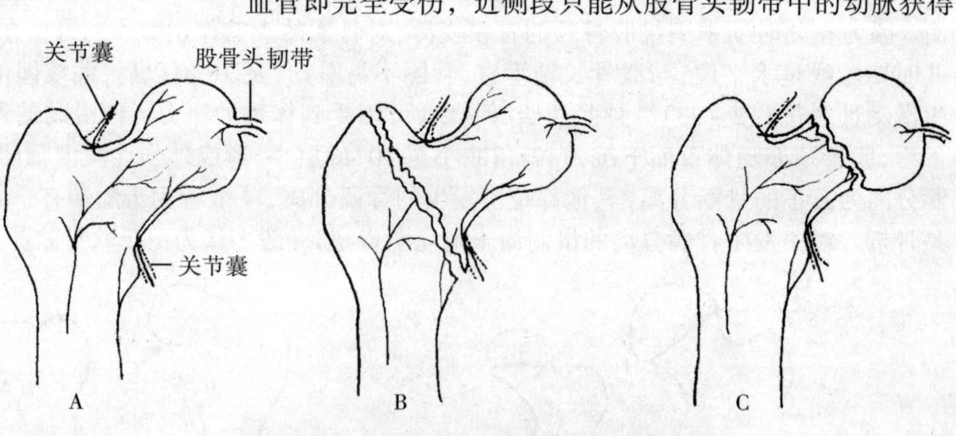

图 12－37　股骨头的血液供应与骨折的关系

A：血液供应来源有骨干、关节囊及股骨头韧带三部分血管；
B：转子部骨折，股骨头血液来源无损伤；
C：头颈交界处骨折，股骨头血液供应大部分断绝

股骨颈基部骨折：由于关节囊在颈部前后附着的部位不同，股骨颈基部(股骨颈外 1/3)骨折的骨折线前部位于关节囊内，后部位于关节囊外。因此，由关节囊后部进入骨近侧段的血管未损伤，又由于此部是松质骨，骨折后易有嵌入，所以复位愈合较好。

股骨颈骨折后如有嵌入，移位即很小。如无嵌入，远侧断段即向上移位，可见大转子上升，大转子与髂嵴间的阔筋膜变松弛，在大转子上方加压时即可觉察到组织阻力较小于健侧，患肢因本身重力及外旋肌的作用（较强于内旋肌）而外旋，并有内收。

转子部骨折：常发生于转子部的骨折，骨折线可与转子间线一致，常有嵌入而移位不大。此部为松质骨，有利于愈合，但如不矫正畸形即易遗有一定程度的髋内翻。骨折线亦可较为横行，通过大、小转子之间。在成人大转子部遭受直接暴力时亦可能发生局部骨折，如果发生在青春期则可能由骺线分离。骨远侧段被止于大转子的肌肉牵引向上向内移位，外展下肢始可复位。由于此部血液供应丰富，不难愈合。单独小转子骨折甚少，常因下肢猛力外展与后伸时髂腰肌承受过分张力而将小转子撕脱，在青春期时可为骨骺分离，应屈髋并略外旋始可复位。

髋关节脱臼

髋关节脱臼的原因有先天性、外伤性及关节病变等。

先天性髋关节脱臼：此为先天性畸形中常见的一种，有统计占 0.15%，半数为双侧，一般皆认为由于髋臼发育异常所致。此种髋臼较浅于正常者，初生时后上部未长出而遗有一槽。以后髋臼窝逐渐形成三角形凹陷，三角形的基底在前下方，尖在后方。髋臼内为过度增生的纤维软骨与股骨头韧带的一部分所充填，表面为关节囊的前部所掩盖。在 X 线照片上可见髂骨外面与髋臼底在同一线上，正常的髋臼上缘突起消失，股骨颈下缘的弧形线不与闭孔上缘的弧形线相续而移位至其上方。股骨头初生时正常，骨化延迟，后来逐渐萎缩变小，内后部变扁。萎缩严重者可无股骨头。股骨颈显著缩短，有的扭转角可加大到 90°。患此畸形的婴儿在开始练习行走后，股骨头即移位至髂骨背面，体重即靠围绕关节的肌肉及韧带支持。久后髂骨背面即有骨质增生，形成新的臼窝以容纳股骨头，两者间有关节囊的折叠部相隔。关节囊肥厚成哑铃形，一部分容纳股骨头，一部分掩盖髋臼。股骨头韧带变细或阙如，也有的肥厚而阻碍复位。

外伤性髋关节脱臼：外伤性髋关节脱臼较肩关节脱臼为少见，在外伤性关节脱臼中约占 2% ~5%。由于髋关节的关节囊韧带与周围的肌肉均较坚强，股骨头嵌入髋臼较深，关节具有相当的稳固性，必须有相当大的外力才可引起脱臼。髋臼的前、上、后三部分均较坚强，而且较深。髋臼的下份则较浅，而且有部分缺少所形成的切迹，成为关节的软弱部分。关节囊本身以后份较为薄弱。在受到足以发生脱臼的外力时，股骨头即常先经此类软弱处脱出，再移到一定的部位。常依脱臼后股骨头所在的位置而将脱臼分为五种类型（图 12－38）：（1）**髂骨部脱臼**为股骨头移位至髂骨背面，紧位于髋臼的后上方（图 12－39），撕裂的闭孔内肌腱上方。（2）**坐骨部脱臼**为股骨头移位至坐骨切迹处，坐骨棘平面的坐骨背面，闭孔内肌的下方。（3）**闭孔部脱臼**为股骨头移位至闭孔处。（4）**耻骨部脱臼**为股骨头移位至耻骨上支的前面（图 12－40）。（5）**中央脱臼**为股骨头突破髋臼的中心部分至骨盆内。髂骨部与坐骨部脱臼皆为后脱臼。闭孔部与耻骨部脱臼皆为前脱臼。

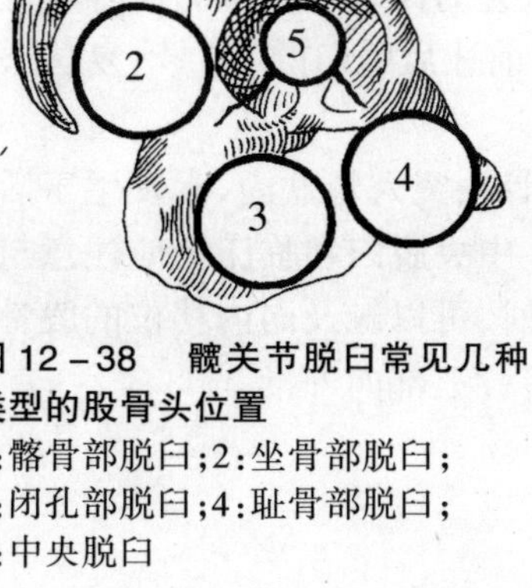

图 12－38　髋关节脱臼常见几种类型的股骨头位置
1：髂骨部脱臼；2：坐骨部脱臼；
3：闭孔部脱臼；4：耻骨部脱臼；
5：中央脱臼

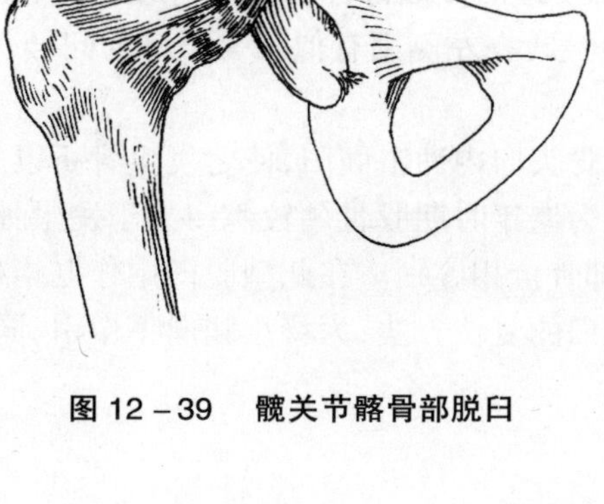

图 12－39　髋关节髂骨部脱臼

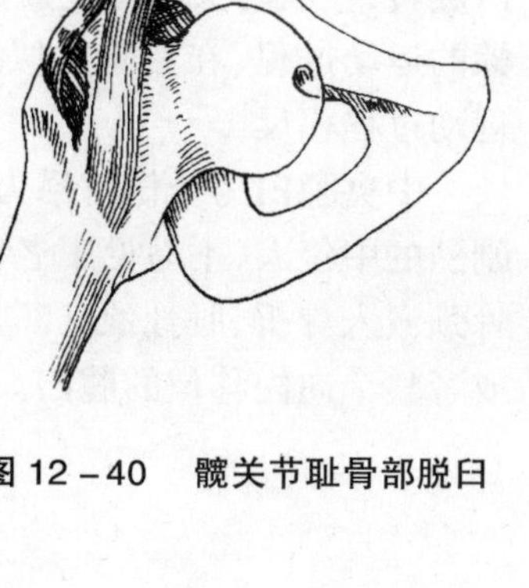

图 12－40　髋关节耻骨部脱臼

后脱臼远较前脱臼为多见，常在股部屈曲、内收及内旋的姿势下膝部或腰骶部遭受暴力而发生。在此种姿势下股骨干形成杠杆的长臂，股骨颈形成短臂，髂股韧带形成支柱，股骨头抵到关节囊的后份而使之撕裂，并常使髋臼后缘骨折。同时发生股骨头骨折者很少见，如有则常为其前下部或下部，近骨折块不一定遗留在髋臼内，也可能附着于股骨头韧带。股骨头韧带常由股骨头撕脱，也可能由髋臼的附着处撕脱。股骨头向后脱出以后，即因外力及臀、股后屈肌与内收肌的作用而移位至坐骨切迹或髂骨背面。一般为向后移位至坐骨切迹，严重者可向上到髂骨背面，主要取决于肢体姿势、外力性质、关节囊撕裂的范围以及闭孔内肌腱与其他小的外旋肌撕伤的程度。受伤时肢体屈曲及内旋的程度愈显著者愈容易至坐骨切迹，屈曲及内旋的程度愈轻者愈容易至髂骨背面。移位至坐骨切迹的股骨头位于闭孔内肌腱的下方。移位至髂骨背面的股骨头位于闭孔内股腱的上方。在此类后脱臼中，髂腰肌皆受极度牵扯，闭孔肌、股方肌、孖肌及梨状肌多有不同程度的撕裂伤，耻骨肌常被撕裂，臀肌亦可能有一部分被撕裂，坐骨神经可能嵌在股骨颈与诸旋肌之间或股骨颈与坐骨结节之间，髂股韧带常无损伤。

在髂骨部脱臼者可在臀部摸到股骨头。股部屈曲、内收及内旋。股骨头的位置愈低时股部屈曲的程度愈显。因股骨头向上移位而致患肢缩短，大转子顶点移位至髂坐线上方。臀部外观改变，大转子后方的正常凹陷消失，臀沟上升，臀部异常丰满。股部不能外展或外旋。坐骨部脱臼的症状大致与此相同，但较不显著，惟股部屈曲及内收的程度有时可能更较显著。髋关节脱臼伴有股骨干骨折时，脱臼可能被忽略，对骨折病人如发现其股骨近侧段呈明显的内收与屈曲位时即应仔细检查有无脱臼。

髋关节后脱臼的**"问号"复位法**，患者仰卧，先将患肢屈曲于骨盆上及内收，同时牵引，使紧张的髂股韧带松弛，并使股骨头沿髋臼后方的斜面下降至关节囊的撕裂处，而后再将股部外展及外旋，使股骨头移对髋臼，并使已松弛的髂股韧带再变紧张而起杠杆作用，促使股骨头向前越过髋臼后缘。完成股部的环行运动以后，随即使之伸直，即可使股骨头经过关节囊的撕裂处向内向上进入髋臼。此种复位步骤的运动过程，在左侧有似画一个问号，在右侧则有似画一个反的问号。

髋关节后脱臼的重力复位法，患者俯卧于台上，患肢下挂于台边，小腿平伸，对侧肢体维持平伸。抓住患肢的踝部，屈膝成 90°角。在膝后小腿上面加一沙袋，加上肢体本身的重力，即可起向下牵引的作用。维持此种姿势直至肌肉松弛以后，稍微摇动肢体即可感觉到股骨头滑回髋臼，不再需其他操作。如果取仰卧姿势，髋膝皆屈曲约 90°，将膝部向上提拉，亦可复位。

前脱臼的发生率仅为后脱臼的 1/7～1/3，由于使股部强力外展所致，在此种姿势下，股骨头被撬低于关节囊的前下份，迫使髂股韧带内侧的关节囊近侧份的下部撕裂。股骨头经此脱出，向前向内移位至闭孔外肌面上而为闭孔部脱臼，或更向前移位至耻骨上支的前方而为耻骨部脱臼。究竟移位至何处，取决于移位时有无伸直及外旋运动，有此类运动时即形成耻骨部脱臼，否则即形成闭孔部脱臼。在前脱臼中，耻骨肌、股薄肌及内收肌等常有不同程度的撕裂，髂腰肌、臀肌及梨状肌等皆特别受到牵扯，闭孔神经可能受到牵扯或被撕裂。在耻骨部脱臼中更可能使股神经受累。

闭孔部脱臼后，髂股韧带与髂腰肌维持肢体于轻度屈曲、外展及外旋位，受到过度牵扯的臀肌与小的外旋肌亦参与作用。大转子较健侧凹陷而不明显，上端抵于髋臼的下缘。患肢外观有似加长，实际上是由于骨盆在患侧向下倾斜所致。耻骨部脱臼的症状大致与此相同，但因股骨头移位至髋臼平面以上而使肢体缩短。

髋关节前脱臼的复位方法，患者仰卧，使股部屈曲 90° 并外展，以使股骨头离开脱臼的位置，再提腿并向内旋转，使股骨头移位到髋臼的后部。最后使股部伸直，即可使股骨头经关节囊的撕裂处复位。此种复位步骤的运动过程，在右侧有似画一个问号，在左侧则有似画一个反的问号，恰与前述后脱臼的"问号"复位法的运动过程相反。

中央脱臼为受伤时暴力促使股骨头向内冲击髋臼，使之发生骨折以后股骨头突入骨盆内，常发生于活动剧烈的中年人，不易见于老年人，因为老年时期股骨颈较髋臼易于发生骨折。中央脱臼在临床上应注意与股骨颈嵌入骨折、股骨颈基部及转子部骨折相鉴别。在此型脱臼中作肛指检查时，可以触及向内移位的股骨头或者整个向内移位的髋臼。此种脱臼的复位方法，为将小腿向下牵引，同时将股上部向外推。

第二节 股 部

表面解剖

在股前上部，髂前上棘、耻骨结节与腹股沟韧带皆可摸清。腹股沟韧带所在处常呈一浅槽，皮肤形成腹股沟皱襞。在肥胖的人，腹股沟皱襞的位置常低于腹股沟韧带。女性的股部因皮下脂肪丰厚而呈圆桶状。肌肉发达的男性股部常显示一定的肌性标志。当举腿跨过对侧膝部时即可见到缝匠肌的隆起。当股部由外展的姿势对抗阻力内收时即可见到长收肌的隆起。腹股沟韧带、缝匠肌与长收肌之间的凹陷为股三角所在，有股神经及股血管通过。由股三角的下角向下至股骨内上髁，表面呈一槽，在屈股并外展时较为明显，标志着股内侧肌与内收肌的分界，缝匠肌沿此下行，深面有收肌管及其中的股血管。

浅层结构

皮肤：股部(thigh)皮肤外侧面较厚，其他部位皆较薄而易于移动，常于股前部切取皮肤移植片。

皮下组织：股前部的皮下蜂窝组织为一片浅在的筋膜分为两层，深层较厚，含有浅血管神经及淋巴结。腹前壁下部皮下组织深层向下跨过腹股沟韧带，在此韧带下方约一横指宽处附着于股部阔筋膜。股后部的皮下蜂窝组织较厚于股前部。

浅部的神经：股部皮肤的神经供应主要发自上腰神经，通过腰丛，计有髂腹股沟神经、腰腹股沟神经（生殖股神经股支）、股内侧皮神经、股中间皮神经、股外侧皮神经及闭孔神经浅支的分支。股后皮神经发自骶丛。

髂腹股沟神经(ilioinguinal nerve)随精索出腹股沟管外环，穿出精索外筋膜，分支供应邻近的股部一小部分皮肤。

生殖股神经 (genitofemoral nerve) 由腰1、2分出的纤维组成，出现于腰大肌的前面，下行途中穿过腰肌鞘，向外下沿腹侧壁斜行，在距腹股沟韧带一定距离处分为股支及生殖支（精索外神经）。**生殖支**穿出腹横筋膜或腹股沟管内环，经腹壁下动脉的外侧进入腹股沟管，在男性沿精索进入阴囊，供应提睾肌，在女性与子宫圆韧带伴行。

生殖股神经股支，亦即**腰腹股沟神经** (lumboinguinal nerve)，沿髂外血管通过腹股沟韧带深处进入股鞘至股部，位于股动脉的外侧偏前，至腹股沟韧带下方约2.5cm处穿过股鞘前壁及阔筋膜，分布于股前面上部皮肤，范围一般约如手掌大，可至股前中点。

腰腹股沟神经痛少见，患者主诉为腹股沟下方疼痛，查体仅见有腹股沟韧带紧下方的神经分布区域内皮肤对针刺痛感觉过敏或减退。按上述腰腹沟神经的起源、行径及分布区考虑，分析可能致病的部位及原因，受卡压的部位，最大可能是在通过股鞘及穿出股鞘前壁及阔筋膜处。如为生殖股神经痛，据报道皆发生在腹股沟疝或其他手术、腰部钝伤、怀孕、分娩或下腰部手术后等情况下，多经手术切除被卡压的神经段而得治愈。患肾绞痛时常有生殖股神经分布区的牵涉性痛，但不会出现感觉改变。

对于确认为腰腹股沟神经痛的治疗，亦以局部注射糖皮质激素至上述神经受累处为佳。患者平卧，摸清股动脉跳动，在腹股沟韧带下方约4 cm处紧贴股动脉外缘进针，皮下注入少许药液然后向深处进入股鞘，紧依股动脉外侧，向上边进针边推药，避免进入血管，再将针抽回至皮下，在阔筋的浅面向上进针，直达腹股沟韧带，沿途注入药液。

股前皮神经(anterior femoral cutaneous nerve)由股神经在腹股沟韧带下方2.5 cm处发出，旋即分为股内侧皮神经与股中间皮神经，两者也可各自发自股神经。

股内侧皮神经(medial femoral cutaneous nerve)发自股神经，分为两支下行，分别在大隐静脉的前后方下降，分布于股内侧面与膝内侧的皮肤，末支终于髌丛。

股中间皮神经(intermediate femoral cutaneous nerve)发自股神经，在腹股沟韧带下方约7 cm处穿出阔筋膜，分布于股前面皮肤，下达膝部。

股前皮神经痛患者主诉仅为股前面疼痛。查体仅可见在股前面上述股中间皮神经分布区或更有股内侧皮神经分布区针刺痛过敏或减退。邻近皮肤其他神经分布区无感觉改变。按上述股前两皮神经的起源,行径及分布,分析可能的病变部位及病因,受累的地方仅能是在神经的起始段。这一段紧在皮下或阔筋膜深处,如有淋巴结炎症累及神经,体表很容易查清楚。如无,对股中间皮神经即仅能认为是受到阔筋膜卡压所致。对股内侧皮神经,由于其是分支分段穿出阔筋膜,不可能是一处受到卡压,只能认为是起始段受到体表尚不能查明的某种原因刺激所致。

对于股前皮神经痛依上述确定诊断以后,考虑治疗,以局部注射糖皮质激素为佳。患者平卧,确定腹股沟韧带,作好标志,摸清股动脉搏动,作好标志,在动脉外侧约 1 cm 处作好纵行引线。由于神经分出点是在腹股沟韧带下约 2.5 cm 处,向下先位于阔筋膜深处,穿出阔筋膜的平面不恒定,故应于稍低位,在腹股沟韧带下方约 8 cm 处下针,向上先进针至阔筋膜深处,沿引线向上进针 5 ~ 6 cm,同时注入半量药液,再将针抽回至皮下,向上进针,注入其余药液。如有股内侧皮神经受累,在阔筋膜深处进针时应偏内可达卵圆窝的外缘。因而在上端注射药液的范围应较宽,以期能覆盖两支神经。

股外侧皮神经(lateral femoral cutaneous nerve)起自腰 1、2、3 前支,由腰大肌外缘向下跨过髂窝,先位于髂筋膜深面,至近腹股沟韧带处即位于髂筋膜中。神经于髂前上棘内侧约 1 cm 处或更稍内,穿过腹股沟韧带的纤维性管道,或经韧带深处至股部,在此处受刺激时,可产生股部疼痛及感觉异常。在有腹横肌起自髂筋膜者,如行手术,仅将神经由腹股沟韧带中游离出来,并不足以消除疼痛,尚须将神经与髂筋膜分离,以免除腹横肌收缩时的刺激。股外侧皮神经进入股部时位于阔筋膜深处,分为前、后两支,在腹股沟韧带外侧端下方约 2.5 ~ 5 cm 处分别穿出阔筋膜。前支分布于股前外侧面皮肤,末支终于髌丛。后支分布于股后外侧面皮肤及臀部外侧下份皮肤。

股外侧皮神经痛比较多见,患者主诉皆为股外面疼痛。在神经分布区查有痛觉改变的体征,别无其他起自腰 1、2、3 分布区的症状。分析病因,神经可能受到刺激的部位,仅能是在通过髂筋膜的一段及穿过腹股沟韧带或其深处时受到卡压,或是在穿过股部阔筋膜处,但以前者可能性较大,神经在此处较易受到刺激。对于股外侧皮神经痛的治疗,早先有手术治疗的方法,将该神经与腹股沟韧带及上方一部分髂筋膜分离开来,消除韧带及或有腹横肌起自髂筋膜者收缩时对神经的刺激。笔者多年以前开始试用强的松龙局部注射疗法,效果良好,近年来广泛应用,看来在一般情况下,似乎可以取代手术。用 2% 利多卡因或 1% 普鲁卡因 10 mL 加强的松龙混悬液 25 mg,4 cm 以上长针头。患者取平卧位,在髂前上棘内下 1cm 处可摸清腹股沟韧带,在韧带下方 1.5 cm 处进针,以 45°向上内碰到腹股沟韧带后注入少许药液。再穿过韧带浸润性注射 2 ~ 3 mL 药液;而后抽针回皮下,经韧带深处,向脐方向深入边进边推药。如此可使神经通过处的韧带及黏附的髂腰筋膜皆浸润到,以使之软化,消除其可能存在的纤维织炎,解除对神经的挤压。注射后即可止痛,慢性者常需重复注射,一般至多重复 2 ~ 3 次,病程长达十余年者均可治愈。

如果经上法注射后,未解除疼痛,可能是注射方法不当,或是神经走在腹股沟韧带处的位置过于偏内,下次注射时应适当纠正方法。

闭孔神经前支常分出一皮支,大小不定,或者阙如。如有此分支,常在股中 1/3 的上份通过股薄肌与长收肌之间,穿过阔筋膜至皮下,分布于股下 2/3 内侧面的皮肤,可远达膝部。此分支常与股内侧皮神经及隐神经的分支在缝匠肌的后方相连而形成缝匠肌下丛(subsartorial plexus)。

股后皮神经(posterior femoral cutaneous nerve)又称小坐骨神经(small sciatic nerve),发自骶 1、2、3,或为 2、3,有时为 1、2,在臀大肌深处下行,至该肌以下先位于坐骨神经浅面,阔筋膜深面,稍向下即与坐骨神经分开而位于股二头肌浅面,于股后正中线下降,沿途发出**臀下皮神经**、**会阴支**及一些分支穿过阔筋膜至股后上部皮肤。股后皮神经的末支常在腘窝上部穿过阔筋膜至皮下,继续下行分布于腘窝及小腿后面上部的一部分皮肤。

股后皮神经痛不少见,患者主诉一般皆为臀下部股后部疼痛,坐位即可诱发,故病人常取立或卧的姿势以减轻疼痛,常被误为坐骨神经痛,查体在股后皮神经本干的分布区内全部皮肤痛觉改变,有的患者另有臀下皮神经或更有会阴支分布区的体征。沿股后正中线上多有浅压痛,无肌肉压痛,臀部下份常有深压痛,其他检查阴性。

按照股后皮神经的起源、行径及邻属，分析病因。如查无同源的其他神经症状，即可确定病变仅在股后皮神经发出以后的行程中，臀大肌下缘以上未分支或分支以后的一段。由于神经至皮肤的分支是在多处分出，通过深筋膜至皮下，本干至腘窝才穿出筋膜，因而神经在穿过深筋膜处受到挤压致病的可能性几乎没有。如果是神经在出梨状肌下孔中受到挤压类刺激致病，即必然尚有同出该孔的坐骨神经或臀下神经受刺激的症状，单独股后皮神经出现症状的可能性极小。神经在出梨状肌下孔下行的起始段位置很深，四周结缔组织较多，也不易致病。神经走近臀大肌下缘的行程中位置逐渐变浅，四周结缔组织渐少，比较易于受到臀大肌或坐位时的压力而致病。

对股后皮神经痛的治疗，亦以局部注糖皮质激素为佳。患者俯卧，使其伸髋以确定臀大肌下缘。在股后臀股襞横行，清晰可见，臀大肌下缘斜行，约在股后正中线上与皱襞交叉，可借此确定肌肉下缘。在正中线上，臀股皱襞稍下方约 2.5 cm 处进针，向上至触及深筋膜时即注入少量药液，然后向臀大肌深处水平进针，同时注入药液，至进入 6～7 cm 为止，可将股后皮神经主干及两分支皆浸润到药液。注意在此种体位下，臀大肌松弛而略形隆起，加上浅处的皮下脂肪，最少有 3～4 cm 厚，神经在肌肉深处下行途中是逐渐由深变浅。进针时略向深处压针，即可比较稳妥地进入肌肉深处的蜂窝组织中。因进针不太深，不易麻醉到紧贴在深处的坐骨神经。一般注射后即可止痛，一周后不愈，可重复注射，至多 2～3 次。

有的病人仅有臀下皮神经痛或会阴支痛，无股后皮神经本干病变体征。可以认为是这两条分支发出后，在较浅处的行程中受累所致，最大可能是在穿出阔筋膜处。由于臀下皮神经在此处已分支，向上绕过臀大肌下缘，会阴支又在稍内侧绕过肌肉下缘，以后穿过深筋膜至浅处。因此，注射方法略有不同。应先准确地定好臀大肌下缘，作好标志线。在股后中线肌肉下缘的外下方约 3 cm 处下针，至触及阔筋膜后沿肌肉下缘向内上进针 6～8 cm 远，分别注射药液至筋膜的浅面与深处。

浅动脉：股部主要的皮下动脉有发自股动脉上段的腹壁浅、旋髂浅、阴部外浅及阴部外深等动脉。前三条动脉可同起自一主干，或有两条起自一主干，或分为别起自股动脉。

腹壁浅动脉（superficial epigastric artery）常起自股动脉的前面，穿过股鞘及掩盖卵圆窝的筛筋膜或邻近的阔筋膜，转而向上跨过腹股沟韧带中部的浅面，于腹壁的皮下组织中走向脐部，在未离开股部时分出一些小支至邻近的腹股沟淋巴结浅群。

旋髂浅动脉（superficial iliac cincumflex artery）在三支中最小，如果单独起始即常发自股动脉的外面，稍低于腹壁浅动脉的起点。旋髂浅动脉穿过股鞘及筛筋膜或阔筋膜，在皮下组织中向外上方进行，与腹股沟韧带平行，分支经腹股沟韧带深面与旋髂深动脉吻合，末支在髂嵴前部的下方与臀上动脉及旋股外侧动脉吻合。

阴部外浅动脉（superficial external pudendal artery）如果单独起始，常发自股动脉的内面，穿过股鞘及筛筋膜或阔筋膜，跨过股静脉前面向内行，在男性跨过精索前面，分布于腹前壁下部一小部分皮肤及阴茎与阴囊的浅部组织，在女性则走向大阴唇。

阴部外深动脉（deep external pudendal artery）由股动脉发出点较低于上述动脉，在阔筋膜深处向内行，至股内侧始穿出阔筋膜，在男性分布于阴囊皮肤，在女性分布于大阴唇皮肤。

浅静脉：股部浅静脉主要为大隐静脉及其属支。**大隐静脉**（greater saphenous vein）起自足背静脉弓的内侧端，经过内踝前方，沿小腿内侧上行而渐偏向右，经股骨内侧髁后方上达股部，再向上又渐偏向前，于皮下蜂窝组织的深层中走向卵圆窝的大隐静脉孔，穿过筛筋膜，汇入股静脉。大隐静脉的终末部有腹壁浅、旋髂浅、阴部外浅、股内侧浅及股外侧浅等静脉汇入。股外侧浅静脉起自髌上静脉网，于股前面上行。股内侧浅静脉起自股部后内面，于股部内侧面上行。

大隐静脉的各属支在上端汇合的方式变化不定（图 12－41）。腹壁浅、旋髂浅及阴部外浅三条静脉可以各自单独汇入大隐静脉，或呈不同型式相连而后汇入大隐静脉。在进行大隐静脉高位结扎术时应注意及此，须先分清各支的终末部，除在靠近股静脉结扎切断大隐静脉以外，各属支皆应分别结扎切断，不得遗漏，以免再建立侧支循环而再发生静脉曲张。结扎各静脉时必须注意避免伤到股静脉，特别是结扎直接汇入股静脉的分支。

大隐静脉汇入股静脉处有时扩大，应注意与股疝鉴别。扩大的静脉在咳嗽或腹部用力时均可有冲动下

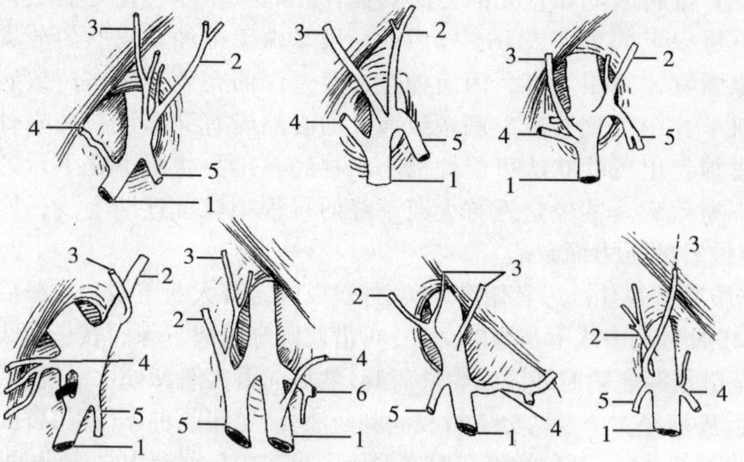

图 12－41　大隐静脉末端汇入支的变化

1:大隐静脉;2:旋髂浅静脉;3:阴部外浅静脉;
5:股外侧浅静脉;6:股内侧浅静脉

传。平卧时扩大即消失。检查时可先使患者平卧，用手指按住其卵圆窝的近侧份，阻止静脉中的血液逆流或股疝向下。再使患者站立，如果在大隐静脉逐渐充盈时再出现隆起，即为静脉的扩大，如果不再隆起即为股疝。

大隐静脉内瓣膜的数目不定，可变动于 6～25 之间，位置也不固定，但绝大部分在上端进入股静脉的开口处有一瓣膜。

淋巴结：腹股沟淋巴结可分浅、深两群。浅群淋巴结较为重要，位于皮下组织深层中，约有 12～20 个，又可分为上、下两组。上组横行排列，与腹股沟韧带平行，位于由腹前壁皮下组织深层向下延伸而附着于阔筋膜一线的下方。下组纵行排列，位于大隐静脉上端附近。下肢的浅淋巴管，除汇入腘淋巴结的足外侧及小腿外侧部分以外，皆汇入腹股沟浅淋巴结的下组，足趾有感染时此组淋巴结常肿大。腹前壁脐平面以下、臀部、会阴部、肛管、阴茎、阴囊、女性外阴及阴道等处的淋巴管，绝大部分皆汇入腹股沟浅淋巴结上组。龟头或阴蒂的淋巴管汇入腹股沟淋巴结深群。腹股沟淋巴结浅群的输出管穿过筛筋膜，有一小部分汇入深群淋巴结，大部分皆通过股鞘（主要通过股管）上行汇入髂外淋巴结。

腹股沟淋巴结深群位于阔筋膜深面，紧邻股静脉的上段，较小于浅淋巴结，常有 4～5 个。最低的 1 个位于大隐静脉汇入股静脉的平面下方。股管内常有 1 个。最高的 1 位于股环内（Cloquet 结）。深群淋巴结接收沿股深部血管来的淋巴管、腘窝淋巴结的输出管、浅淋巴结输出管的一小部分以及龟头或阴蒂来的淋巴管，输出管沿股血管进入盆腔，汇入髂外淋巴结。

腹股沟淋巴结由于引流区广泛，在下肢、臀部、肛管、外生殖器及腹壁脐以下等部分患癌肿时皆可受累。由于足部与小腿的创伤及感染很常见，所以在健康的人也常可摸到腹股沟淋巴结。治疗恶性肿瘤所进行的腹股沟淋巴结清扫手术，切除范围包括腹股沟韧带上下方一定区域内的皮下组织、大隐静脉及其属支在股三角内的部分、股三角内的深浅层筋膜、所有腹股沟淋巴结与脂肪蜂窝组织，仅保留股血管及股神经。同时切断腹股沟韧带，以便经腹膜外切除围绕髂外血管的髂外淋巴结。此外，更有人主张切开腹股沟管，移除围绕输精管及伴行血管的结缔组织，以求切除经此进入盆腔的淋巴管。

深筋膜与骨筋膜间隙

深筋膜：股部深筋膜较为发达，呈腱膜性，亦称**阔筋膜**（fascia lata），包裹全部股部肌肉；上方附着于髂前上棘、腹股沟韧带、耻骨体、耻骨弓、坐骨结节及骶结节韧带，与臀部深筋膜相续；下方附着于髌骨、胫骨内外侧髁及腓骨头，与腘筋膜相续。阔筋膜在各部厚度不一，内侧份较为薄弱，外侧份较为坚强，并为阔筋膜张肌及臀大肌的止点部分所增强而形成髂胫束。

髂胫束（iliotibial tract）上端起于大转子平面，通过臀大肌、阔筋膜张肌及臀中肌浅面的筋膜与髂嵴相连，下端附着于胫骨外侧髁。下端前份发出扩张部，与股四头肌腱扩张部合而形成髌外侧支持带，后份与膝关节囊外侧份相混。髂胫束发生挛缩时，可引起运动障碍、肌肉痉挛、腰骶部或骶髂部压痛及功能性脊柱侧凸等症状；严重者可能产生髋关节屈曲畸形，或更有外展及外转，亦可产生膝关节外旋、屈曲及外翻等畸形；可因骨盆受到异常的牵扯力而产生不良姿势。髂胫束挛缩的部位常在髂嵴与大转子前面之间，在此部切断以后可以改善症状。患脊髓灰质炎以后遗致下肢瘫痪或半瘫的儿童有髂胫束挛缩者，如果未能在开始出现挛缩时即行切断手术，即可能遗留若干畸形。此种病例可在股骨外侧髁上方 5 cm 处切除

2. 5 cm 左右长的 一段髂胫束及外侧肌间隔，并在大转子平面切断阔筋膜的前外侧份及髂胫束，可免畸形加重。髂胫束很坚实，纵行方向可以承受很大的张力，在疝或某些其他手术中可用作良好的修补材料。

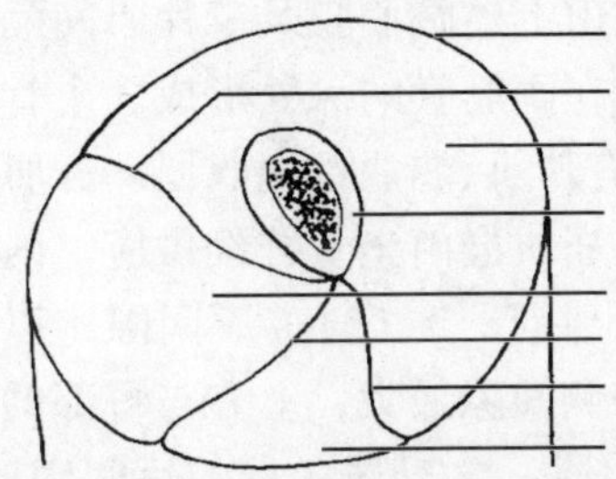

图 12－42　股部肌间隔

肌间隔(intermuscular septum)：在股部的下 2/3 由阔筋膜的深面向深处发出三片肌间隔，分隔股部的三群肌肉(图12－42,图 12－43,图 12－44,图 12－45)。外侧肌间隔较为坚韧，分隔伸肌与屈肌，位于股外侧肌与股二头肌短头之间，由髂胫束的深面伸展至股骨后面股骨粗线外侧唇，上方由大转子下方臀大肌止点最低处以下起，向下延伸到膝关节外面。内侧肌间隔不如外侧者发达，在股中 1/3 较好，分隔伸肌与内收肌，由阔筋膜深面伸展至股骨后面股骨粗线内侧唇，由耻骨肌筋膜向下延伸到收肌结节。内侧肌间隔向内经过内收肌与缝匠肌之间的部分，分为两层，分别绕过股血管的前、后面。前面一层特别增厚形成收肌管的顶(前壁)。后面一层形成收肌管的底(后壁)。后肌间隔分隔内收肌与屈肌，由阔筋膜深面伸展至股骨后面股骨粗线内、外侧唇之间，与围绕坐骨神经的结缔组织相续。

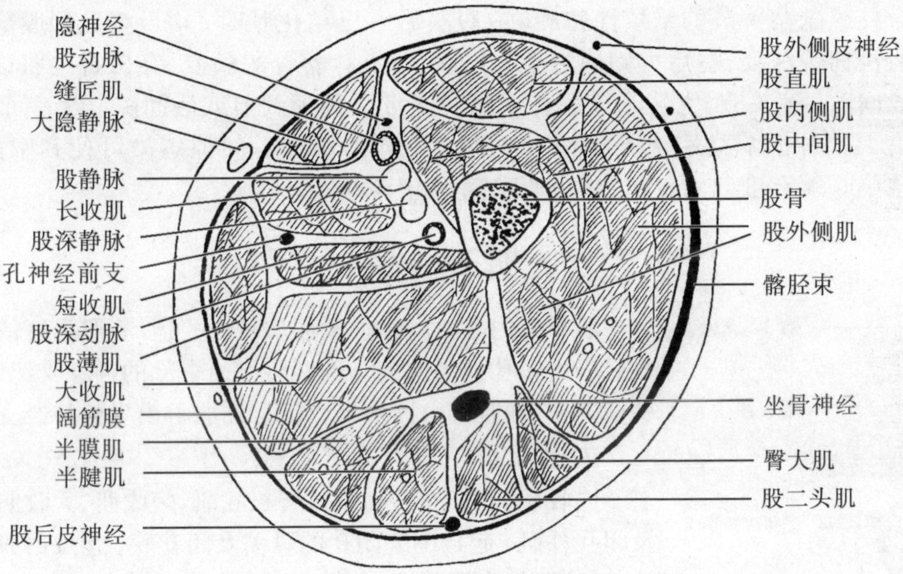

图 12－43　股部上 1/3 横断面

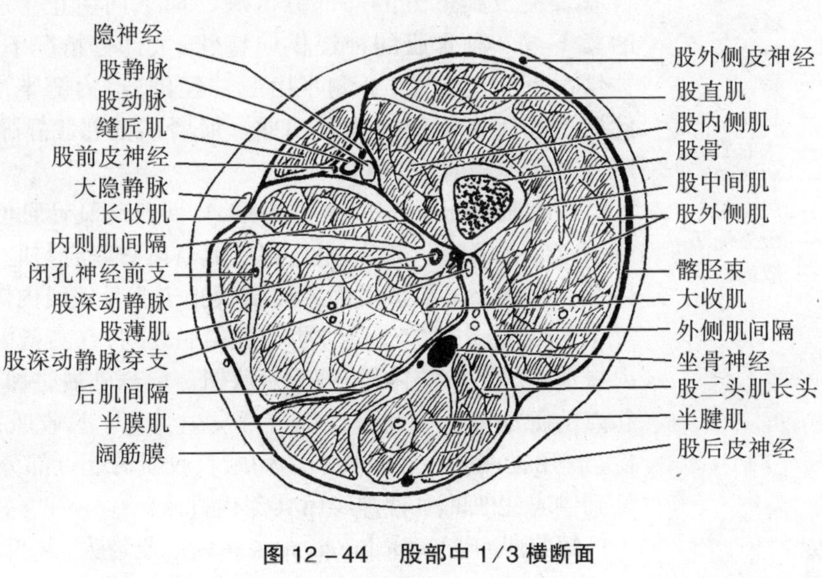

图 12－44　股部中 1/3 横断面

骨筋膜间隙：由上述阔筋膜及三片肌间隔的分布情况，可见在阔筋膜的深处形成3个骨筋膜间隙,分别含有伸肌、屈肌及内收肌。伸肌群由股神经供应。屈肌群由坐骨神经供应。内收肌群由闭孔神经供应。3个骨筋膜间隙中以含有伸肌群的前外侧间隙最大，上方与臀部的臀大肌深处间隙相通。含有屈肌群的后间隙，上方直接与臀大肌深处间隙相延续。由于三片肌间隔只在股部的下2/3明显，所以3个骨筋膜间隙在股上部相通而无明显分隔。

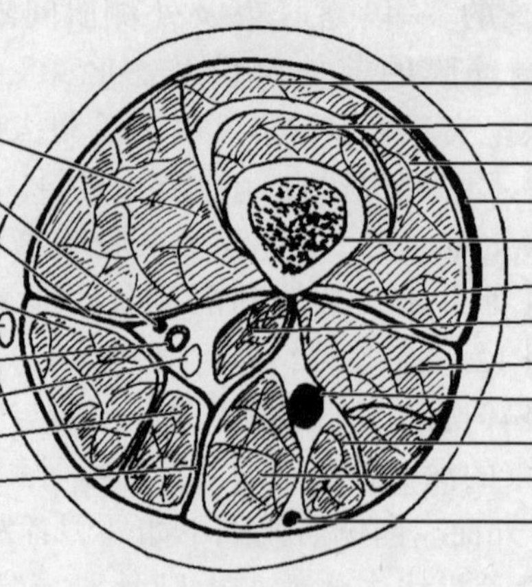

图12-45 股部下1/3横断面

筋膜间隙与感染的扩散：股部骨筋膜间隙中的感染可由邻近部位感染蔓延而来。股部间隙中感染亦可向他处蔓延，在远离原发病灶的部位出现。血源性感染可以局限在股部骨筋膜间隙中。股骨颈骨折后的血肿发生感染时,脓腔可向上延伸至臀大肌深处,或向下延伸至前或后骨筋膜间隙中。感染性栓子可能引起广泛的骨筋膜间隙感染。在股部进行皮下注射或皮下滴注时可能直接引起筋膜间隙感染。脊柱或骶髂关节的结核性脓肿，或腹膜后淋巴结化脓时，均可蔓延到股部的骨筋膜间隙，在前方通过腹股沟韧带深处,在后方则通过梨状肌上、下孔。髂骨的病变,穿破臀中肌以后,可以蔓延到股部的后骨筋膜间隙。髋关节、大转子或股骨干的病变可以蔓延到前或后间隙。当一间隙中感染蔓延到另一间隙以后，常因原发病灶引流不畅而形成持久不愈的窦道。间隙感染可使其中的血管神经干受累。治疗间隙感染时须有准确的定位,确定原发病灶,引流必须通畅。

肌 肉

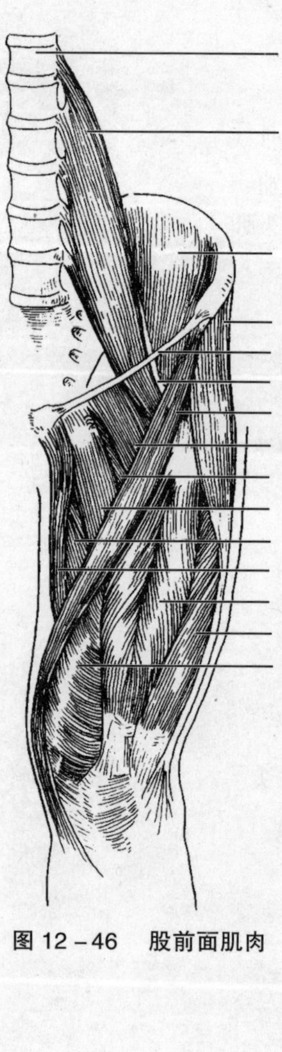

图12-46 股前面肌肉

股部有内收、外展、伸及屈四种主要运动,肌肉可依此分为四群。内收肌群由闭孔神经支配。外展肌群由臀部的神经支配(已在本章第二节中详述)。伸肌群由股神经支配。屈肌群由坐骨神经支配。

内收肌群

内收肌群位于股内侧份,有长收肌、短收肌、大收肌、耻骨肌、股薄肌及闭孔外肌，起自围绕闭孔的骨骼及闭孔膜，止点由股骨转子窝向下延伸,远达胫骨内侧髁(图12-46)。

耻骨肌(pectineus muscle)：此肌形成股三角底上部的一部分，起自耻骨梳及其下方的一部分区域，向下向后止于股骨干近侧小转子的紧下方。耻骨肌的神经供应特殊,大部分情况下由股神经供应,少数情况下有两来源,外侧半由股神经供应,内侧半由闭孔神经供应。此肌的作用在使股内收及屈曲。耻骨肌前邻股静脉及股管，后邻短收肌及闭孔神经前支。

长收肌(adductor longus muscle)：此肌与耻骨肌位于同一平面,形成股三角底上部的一部分,呈一扁腱起自耻骨联合与耻骨嵴交角间的耻骨体部,向下向外,形成宽而薄的腱膜止于股骨粗线内侧唇的下2/3(股骨干中1/3)。此肌位于耻骨肌与股薄肌之间,在三条内收肌中位置最前,内缘形成股三角的内界,后为短收肌。股部外展时即可明显摸到长收肌起点的腱性部分。此腱性部分常发生骨化。长收肌由闭孔神经前支供应，作用在使股内收及屈曲。切断长收肌的起点部分向下翻起时，即可见到供应此肌的血管神经由其深面进入。

短收肌(adductor brevis muscle)：此肌较大，起自耻骨体长收肌起点的下方，于耻骨肌及长收肌的后方向下、向外、向后，止于股骨粗线长收肌止点的上方及后方，高达小转子。短收肌上缘邻闭孔外肌，前为脂肪组织掩盖。脂肪中含有闭孔神经前支及股深动静脉。闭孔神经后支位于短收肌的后方。此肌即由闭孔神经后支供应，作用在使股内收及屈曲。

大收肌(adductor magnus muscle)：此肌在内收肌中位置最后而且最大，起自耻骨下支的下份、坐骨下支全长、直至坐骨结节的下部，止于股骨粗线，向上延伸至股骨粗线外侧唇的延长部臀肌粗隆，向下延伸至股骨粗线内侧唇的延长部内上髁上线，远达内上髁上缘(收肌结节)。起自坐骨结节的纤维接近垂直下行，呈一短腱止于收肌结节。在大收肌的止点处形成一系列的骨筋膜性孔洞。上部四个小孔中有股深动脉的四条穿支通过。最下部的一个大孔，称为**收肌腱裂孔**，有股动静脉通过。大收肌的上缘横行，与股方肌下缘接触，邻近闭孔外肌下缘。大收肌后邻股后屈肌与坐骨神经。大收肌的前上部由闭孔神经后支供应，作用在内收股与轻度屈股，后下部由坐骨神经供应，作用在屈股。

股薄肌(gracilis muscle)：此肌位于股内侧，位置最浅，薄而呈带状，起自耻骨下支的上部及耻骨体的下部，向下经过股骨内上髁后方，止于胫骨上端内面，由闭孔神经前支供应，作用在内收股及屈膝。动脉供应发自闭孔动脉。血管神经进入肌肉的部位距肌肉起点约 10 cm。肌肉的下段有发自股浅动脉的 1 ~ 3 小支供应。股薄肌在内收肌群中最细弱，可以去除而不出现或不明显影响小腿动能。因此常被连同血管神经切除移植到他处。例如移植到手部，代替损伤的肌肉以恢复手指的功能。移植到面部，代替因面神经损伤的面瘫或修补下唇缺损等。在泌尿外科中，男性可用股薄肌转移至盆膈下方，绕尿道球部，重建尿道括约肌。

闭孔外肌(obturator externus muscle)：此肌位置最深，起自闭孔膜外面及闭孔边缘坐、耻骨部分的外面，肌纤维迅即集中，接近横行向外，经过髋关节囊的下方，再转向上跨过股骨颈后面，止于转子窝。闭孔血管位于闭孔外肌与闭孔膜之间。闭孔神经前支行经闭孔外肌的前面，后支则穿过该肌。闭孔外肌由闭孔神经主干或后支分支供应，为强有力的外旋肌。

伸肌群

伸肌群有股四头肌、缝匠肌及髂腰机，由股神经供应，主要作用为伸膝屈髋(见图 12 – 46)。

缝匠肌(sartorius muscle)：此肌为身体中最长的肌肉，起自髂前上棘及其下方切迹边缘的一半，向下偏内斜行跨过股上 1/3，再接近垂直下降，经过膝部内后方，并移行为一薄腱止于胫骨上部内侧面。缝匠肌形成股三角的外侧界及收肌管的顶，由股神经供应，作用在使髋关节屈曲、外展及外旋，使膝关节屈曲及内旋。供应此肌的神经有两条，进入肌肉的上 1/3。

髂肌(iliacus muscle)：此肌起自髂窝，于腰大肌外侧下降，经腹股沟韧带深面，至股部即与腰大肌相混，一部分纤维止于腰大肌腱外侧，其余则与腰大肌腱平行下降，同止于小转子及其下方邻近的股骨干。髂肌由第 2、3 或 3、4 腰神经及股神经分支供应，作用为屈股及轻度外旋股。

腰大肌(psoas major muscle)：此肌起自脊柱侧面，沿骨盆外缘下降，经腹股沟韧带深处，跨过髋关节前面，与髂肌联合，同止于小转子，此肌由第 2 ~ 4 腰神经分支供应，作用与髂肌相同。

髂腰肌在跨过髋关节前面的部分，深面为腱性，与关节囊间有一滑囊相隔。此滑囊常通过关节囊在髂股韧带与耻股韧带之间的裂隙与关节腔相通。滑囊有时发生炎症，局部有压痛，股部处于屈曲、内收及轻度外旋的姿势。

股四头肌(quadriceps femoris muscle)：此肌分股直肌、股内侧肌、股外侧肌及股中间肌。股直肌起自髂骨，余三肌皆起自股骨干，四肌下端相混。

股直肌(rectus femoris muscle)位于前面，位置最浅，股内、外侧肌之间。起始部有两头，皆呈腱性。**直头**(straight head)起自**髂前下棘**(anterior inferior iliac spine)。**反折头**(reflected head)起自髋臼紧上方的髂骨部分，与直头深面相连。反折头深面有一滑囊。两头在髋关节的前方联合成一腱，而后再发出肌纤维，于股前面下行，下端再变成腱性，止于髌骨上缘。股直肌的神经供应由股神经于股三角内分出，有两支，一支由肌肉的上 1/3 深面进入，另一支由肌肉上、中 1/3 交界处内侧进入，手术中沿肌肉的外侧分离时即不会损伤其神经供应。股直肌的反折头中常含有一子骨，紧位于髂前下棘的下方，常被误为髋臼骨。髂前下棘可因受到髂股韧带的牵扯而发生骨折，与反折头中的子骨不易鉴别(图 12 – 47)。

股外侧肌（vastus lateralis muscle）掩盖股中间肌的前外侧面，本身前面有一部分为股直肌与阔筋膜张肌所掩盖，起自股骨干上段接近大转子部的前外侧面、股骨干后外面紧邻臀肌粗隆外侧的部分、股骨粗线外侧唇与外侧肌间隔，肌纤维向下偏前，止于股直肌腱的下部与髌骨的上缘及外缘；腱性纤维最外侧的一部分继续向下，止于胫骨外侧髁的前面，形成髌外侧支持带的一部分。股神经于股三角内分出三支，进入股外侧肌的上 1/3。旋股外侧动脉降支与这些神经分支伴行，可循之分清股外侧肌的前缘。

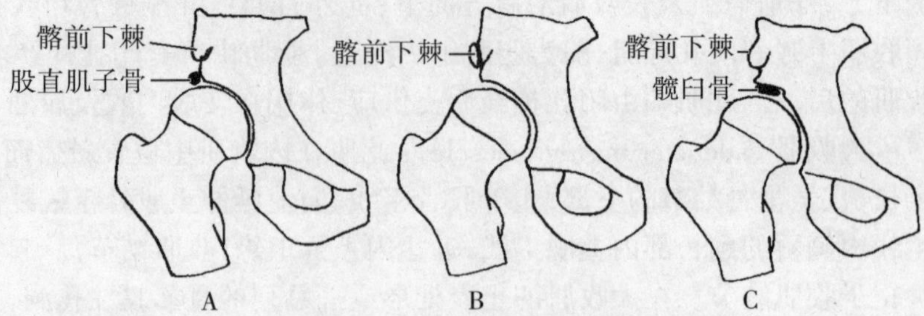

图 12-47　股直肌反折头中子骨

子骨(A)与髂前下棘撕脱(B)及真正髋臼骨(C)的鉴别

股内侧肌(vastus medialis muscle)与股中间肌紧密接触，常不易分清两者的界限。股内侧肌起自转子间线的下份、螺旋线、股骨粗线内侧唇及内上髁上线的上 1/3，下份有些纤维起自大收肌腱。股内侧肌掩盖股骨的内侧面，止于股直肌腱的内缘与髌骨的上缘及内缘；有一部分纤维向下止于胫骨内侧髁的前面，形成髌内侧支持带的一部分。此肌的神经供应，由股神经于股三角内发出的几条分支，在收肌管中下降，进入肌肉的内侧缘，最低一支进入处位于肌肉的中点上方。

股中间肌(vastus intermedius muscle)覆盖股骨前面及两侧的大部分，为股直肌、股外侧肌及股内侧肌所覆盖，起自股骨干前面及两侧的上 2/3，有一部分起自外侧肌间隔的下部，下行止于髌骨上缘的深部及股外侧肌腱的深面。在股中间肌的下部与股骨前面之间有髌上滑囊，为膝关节滑膜囊向上的延伸。股神经在股三角内发出一条分支，由股中间肌的前面进入，末支穿过该肌再供应膝关节肌。供应股外侧肌与股内侧肌的神经皆可能分支协助供应股中间肌。

膝关节肌(articluaris genu muscle)起自股骨前面上 3/4 与下 1/4 交界处，于股中间肌的深处向下，止于膝关节滑膜上反折部的后面。

股四头肌的作用在伸膝。股直肌因跨过髋关节而尚有屈髋的作用。膝关节肌在伸膝时有将滑膜囊向上提的作用，以免其形成皱折而嵌入膝关节内。

股四头肌在足球运动中易发生拉伤，形成血肿，多发生在股直肌。所谓的“髋征”(hip pointer)指的是髂嵴前部挫伤，渗血进入肌肉，也指附着于髂嵴的肌肉撕脱，如髂肌、股直肌、缝匠肌及阔筋膜张肌等。另有所谓的“查理马”(Charley horse)，指的是肌肉挫伤或撕裂以后形成血肿，多见于股四头肌。在板球盛行的国家常用“板球股”(cricket thigh)一词，指的是股四头肌撕裂伤，有时包括股四头肌腱撕裂伤。

所谓的腹股沟拉伤(pulled groin, groin strain)，意为股前部及内侧的肌肉在上方的附着点撕裂伤，包括髂腰肌及股四头肌群，因诸肌的附着点均在腹股沟部，故而出现此部疼痛，多见于短跑运动员，篮球、足球、板球等运动员亦常发生。

剧烈活动中亦常发生股前部肌肉撕裂伤，多见于股四头肌中部，形成较大范围的肿痛，或有血肿形成。

治疗上述各种损伤，均可采用糖皮质激素混悬液局部广泛浸润注射，效果良好。

屈肌群

股后屈肌有半腱肌、半膜肌及股二头肌，皆由坐骨神经供应(图12-48)。三肌总称**腘绳肌**(hamstring muscle)。

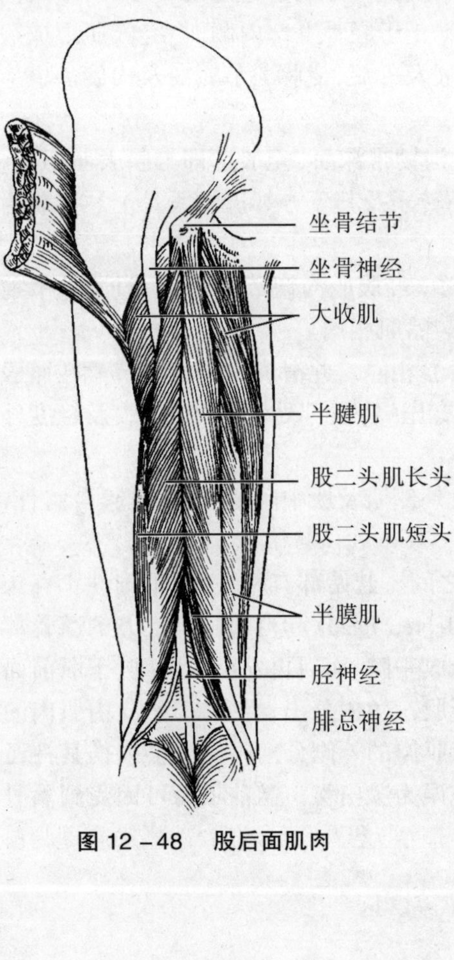

图 12-48　股后面肌肉

半腱肌(semitendinosus muscle):此肌起自坐骨结节的远侧部,与股二头肌长头的起始肌腱相混,向下偏内行,至股中部即开始逐渐形成肌腱,至股骨内侧髁稍上方即完全变为腱性,向下经过股骨内侧髁后方,止于胫骨上段内面,股薄肌与缝匠肌止点的紧后方,并发出扩张部至小腿深筋膜。半腱肌由坐骨神经的胫神经部分发出的两条以上分支供应,或为先分出一支而后再分支,至少有一支进入肌肉未开始形成肌腱的部分,亦即肌肉的上半段,其他进入肌肉的下半。半腱肌由于跨过髋、膝两关节,所以具有伸髋及屈膝的作用,在屈膝的姿势下有使胫骨在股骨上内旋的作用。

半膜肌(semimembranosus muscle):此肌位于半腱肌的深面,起自坐骨结节下部的后外面,位于半腱肌与股二头肌起点的外侧,起始部呈一长的扁腱,于半腱肌的深面下行,位于大收肌的后面,至股中1/3始发出肌纤维,至股骨内侧髁后方又再变为一圆腱,止于胫骨内侧髁后面。半膜肌之所以得名,即由于其起始部为膜性腱。此肌由坐骨神经的胫神经部分出的两条以上分支供应,作用与半腱肌相同。

股二头肌(biceps femoris muscle):此肌有长短二头。**长头**与半腱肌同起于坐骨结节下部的后内面,并有一部分起自骶结节韧带的下分,向下偏外行,肌肉呈梭状,肌纤维延伸到膝部,但肌腱开始形成的部位较高,在股部下1/3即与短头的纤维联合。**短头**起自股骨粗线外侧唇,最高可达臀大肌止点的最下端,向下延及外上髁上线及外侧肌间隔。长、短两头在股部下1/3联合,至膝关节上方形成一总腱,止于腓骨头外面,并发出扩张部至胫骨外侧髁及小腱深筋膜。长头由坐骨神经的胫神经部分发出分支供应,进入肌肉的上端,向下可能另有一分支进入。短头由坐骨神经的腓总神经部分发出分支供应,一条神经损伤,仅影响所供应的一部分肌肉,不影响另一部分。长头的作用在屈膝及伸髋,短头仅能屈膝,在屈膝姿势下两头皆有使小腿外旋的作用。

腘绳肌的长度因人而异,伸膝屈腰时,有的人手可触地,有的人则不能。例如运动员有的人虽经锻炼,而在某些项目中仍不能胜过别人,即因腘绳肌过短所致。在剧烈运动中,例如跑、跳、足球等运动在突然起动的动作中,常使腘绳肌受伤,由起自坐骨结节处撕伤,并伴有肌纤维撕裂或出血,形成血肿。限于阔筋膜深处,伸股痛,局部压痛,伸膝时即可致痛,有些病例形成慢性劳损。采用糖皮质激素混悬液局部广泛浸润注射,效果良好。

股前部的血管神经

股三角

境界:腹股沟韧带、缝匠肌内缘与长收肌内缘之间的三角形区域,称为股三角(femoral triangle)。三角区的深处由内向外为长收肌、耻骨肌及髂腰肌,浅面有阔筋膜覆盖。股三角的高(由腹股沟韧带至侧面两肌边缘相交处)约为15 cm。在髂腰肌与耻骨肌之间形成三角形深窝,称为**髂耻窝**,其尖部深处相当于股骨小转子的位置。股三角内的重要结构有股神经、股动脉、股静脉和股管。

筋膜:股三角内的筋膜分布,与血管神经及股疝的关系密切。阔筋膜至缝匠肌内缘即分为两层。深层位于股神经及股血管的后方,覆盖髂腰肌、耻骨肌及长收肌的前面。浅层跨过股血管的前面,移行至内收群的面上而与深层联合。在股三角内的两层筋膜间形成一间隙,含有股神经、股血管、股管及腹股沟淋巴结深群。此间隙经腹股沟韧带深处与腹膜后间隙相通。

隐静脉裂孔(saphenous opening):股三角内阔筋膜浅层在大隐静脉走向深处汇入股静脉处形成隐静脉裂孔,亦称**卵圆窝**(fossa ovalis),位于腹股沟韧带内侧端的下方。窝的中心位于耻骨结节的外侧及下方各约4 cm处。窝长2.5 cm以上,宽2.5 cm以下,为带有若干小孔的筛筋膜所覆盖。**筛筋膜**(cribriform fascia)由皮下组织中的浅部筋膜形成。卵圆窝的外缘明显,呈镰状,其深面为股鞘的静脉格。**镰状缘**的上角向内弯而附着于耻骨结节,并于其近侧移行为陷窝韧带。镰状缘的下角紧位于大隐脉与股静脉交角的远侧。卵圆窝的内侧缘不明显,由覆盖耻骨肌的筋膜形成,沿筋膜向外即可见其与股鞘后壁融合。卵圆窝的大小及形式并不固定(图12-49)。

股鞘及股管(femoral sheath and femoral canal):髂肌在髂窝的部分表面有一层髂筋膜。腰大肌在腹腔内的部分表面亦有一层腰大肌筋膜。在两肌接触部以下,表面的筋膜即合而形成**髂腰筋膜**(iliopsoas fascia)。股神经位于髂腰筋膜的后方。髂外血管位于髂腰筋膜的前方。在髂腰肌跨过耻骨进入股部以后,髂腰筋膜即与耻骨肌上部表面的筋膜相延续而形成**髂耻筋膜**(iliopectineal fascia)。在髂腰肌及筋膜通过腹股沟韧带深面的部位，覆盖髂肌的筋膜即比较牢固地附着于腹股沟韧带，覆盖腰大肌部分的筋膜与腹股沟韧带之间则隔以股血管。髂腰筋膜在离开腹股沟韧带，经股神经前方至股动脉后方，到耻骨肌表面的部分，特别增厚形成**髂耻韧带**(髂耻弓)(iliopectineal arch)。腹股沟韧带的深面，为髂耻韧带分为内、外两部分(见图 6－24)。外为**肌肉裂孔**,有髂腰肌及股神经通过。内为**血管裂孔**,有股鞘、股血管及股管。髂腰筋膜与耻骨肌筋膜随肌肉延伸至其止点，在股三角内形成深层筋膜。股神经进入股部时即穿过髂腰筋膜而位于其浅处(图 12－50)。

腹前外侧壁的腹横筋膜与覆盖髂腰肌的髂腰筋膜在腹股沟韧带处相延续，在股血管进入股部处，筋膜即沿血管延伸至股部，包绕血管而形成股鞘。**股鞘**的构成与股管的境界,已在第六章第三节中述及。

腰肌鞘脓肿：在第七章第二节中已述及腰大肌脓肿多由相邻的脊柱结核引起，可沿腰大肌筋膜鞘向下蔓延到股部,在股三角内出现寒性脓肿。

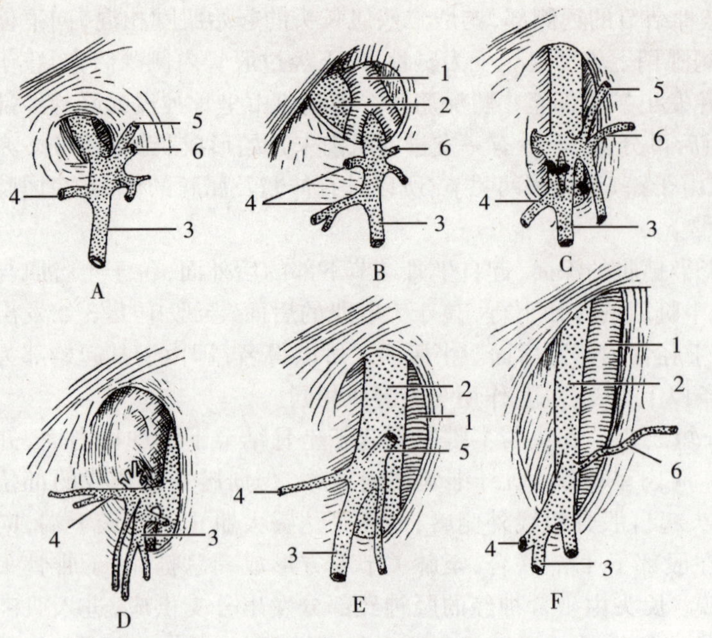

图 12－49　隐静脉裂孔(卵圆窝)的不同形式

1:股动脉;2:股静脉;

3:大隐静脉;4:阴部外浅静脉;

5:腹壁浅静脉;6:旋髂浅静脉

收肌管

收肌管(adductor canal)为股部中 1/3 前内侧的肌性管,由股三角尖部到收肌腱裂孔,亦称 Hanter 管。管的外侧壁为股内侧肌；后壁近侧为长收肌，远侧为大收肌，两肌的浅面有内侧肌间隔覆盖；前壁为缝匠肌及其深面的一层坚强筋膜(缝匠肌下筋膜)。缝匠肌下筋膜位于覆盖内收肌的筋膜与覆盖股内侧肌的筋膜之间，与股内侧肌间隔相续。收肌管内有股血管及隐神经通过。

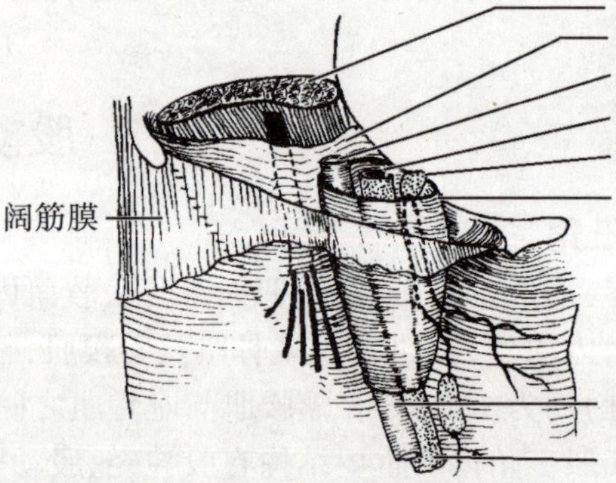

图 12－50　股鞘的形成

血管

股动、静脉及股神经通过股三角。股动、静脉向下通过收肌管。在股三角的上部,股动脉位于中间,外有股神经,内有股静脉。在股三角的尖部,血管的关系转为前后排列,由前向后为股动脉、股静脉、股深静脉及股深动脉(图 12－51,图 12－52)。

股动脉(femoral artery):髂外动脉在髂前上棘到耻骨联合的中点通过腹股沟韧带深面至股部而易名为股动脉。股动脉通过股三角及收肌管,至收肌结节上方约一掌宽处,穿过**收肌腱裂孔**,进入腘窝而移行为**腘动脉**。股动脉由起始到终末接近直线进行,由股前部逐渐转移到内部,表面投影为在股部外展、外旋及屈膝的姿势下,由髂前上棘与耻骨联合间的中点到收肌结节引线的上 2/3 一段。股动脉在股三角内的行程中,与腰大肌之间隔以股鞘后壁及供应耻骨肌的神经,与耻骨肌之间隔以含有股深血管的脂肪垫,与长收肌之间隔以股静脉,与外侧的股神经之间隔以股鞘的外侧壁,浅面有股三角内的浅层筋膜覆盖。股动脉的起始部位置较浅,愈向下位置愈深。股动脉在腹股沟韧带下方约 4 cm 处发出一大分支股深动脉,此点以上常称为**股总动脉**(common femoral artery),以下常称为**股浅动脉**(superficial femoral artery)。下肢动脉硬化症常先发生于股动脉的下半段，其原因有人认为与动脉的搏动使其下端与收肌腱裂孔处的肌腱接触有关。动脉本身因此易受损伤，与腘动脉的交界处易变狭窄及产生病变，可为在年轻肌肉发达的男性发生间歇性跛行及由此平面开始发生血栓形成的一种常见原因。股动脉异常者极罕见。

股动脉至浅部的分支有阴部外浅、腹壁浅及旋髂浅动脉，深部分支有股深动脉、阴部外深动脉、膝降动脉及若干肌支。旋股内、外侧动脉有时发自股总动脉，但是一般皆由股深动脉发出。浅部分支已在浅层结构中述及。

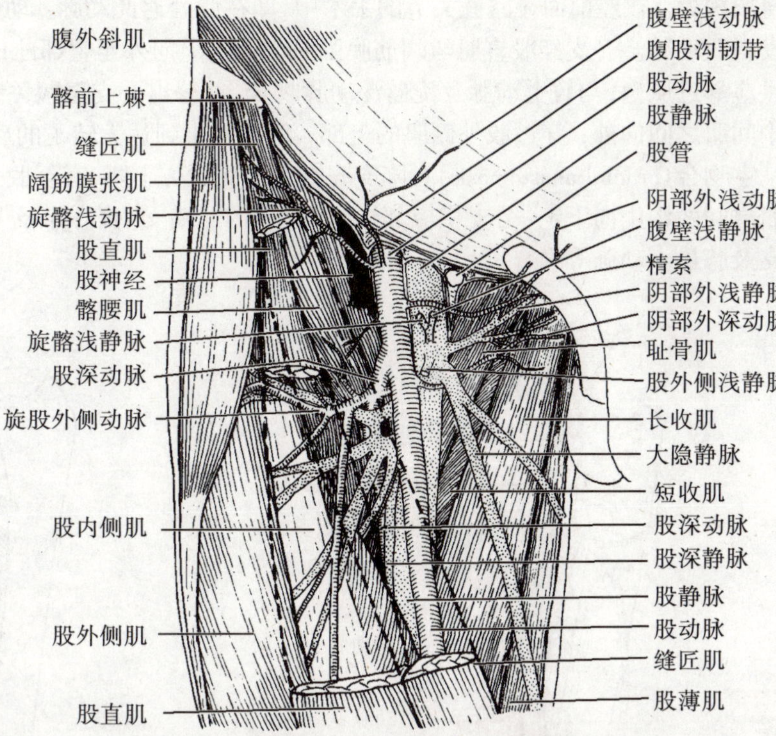

图 12-51　股三角内血管

阴部外深动脉(deep external pudendal artery)：此动脉为一小支，在腹股沟韧带下方约 2.5 cm 处由股动脉发出，横行向内，经过股静脉的前方或后方，跨过耻骨肌、长收肌及股薄肌的前面，至股内侧穿出阔筋膜，到达皮下组织中，协助供应阴囊与阴茎的皮肤，在女性至大阴唇。此动脉有时阙如，或者行程很浅。

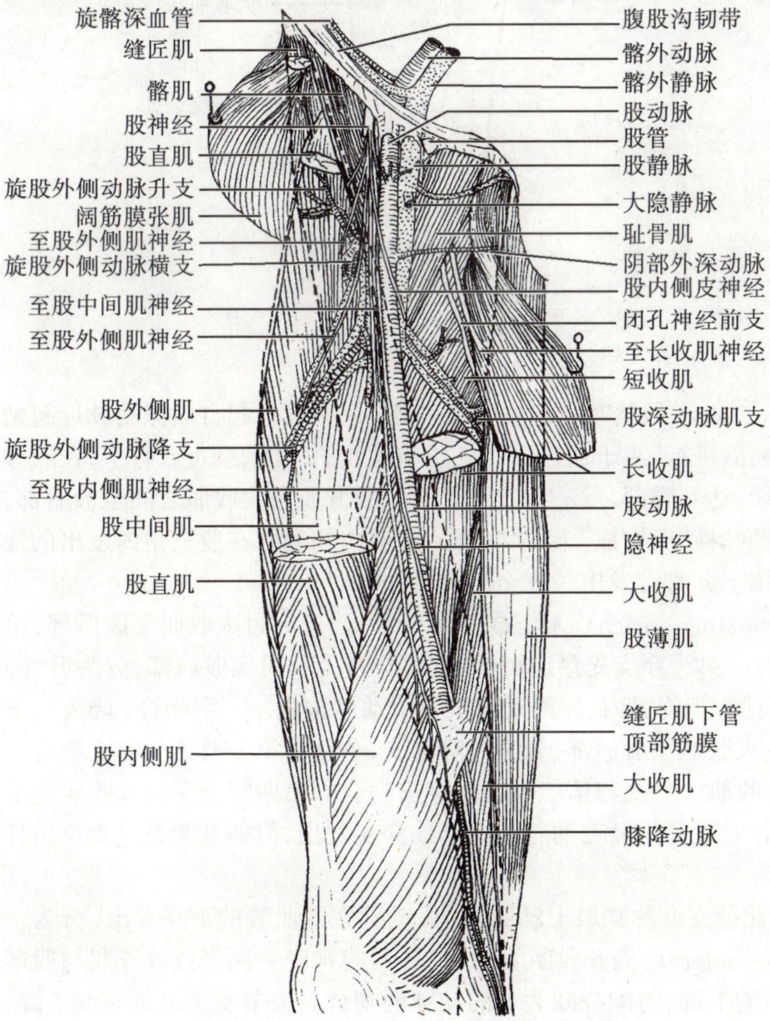

图 12-52　股动脉的行径、邻属及分支

股深动脉(profunda femoris artery)：此为股动脉的最大分支，由股动脉的后外面发出。发出点在腹股沟韧带下方约 2.5～5 cm 处，亦可高至腹股沟韧带平面。股深动脉口径近似股浅动脉，由起始部向后、向内下，走在髂腰肌与耻骨肌的前面，经过股动脉与静脉的后方，到达短收肌的前面，邻近股骨。股深动脉再向下即离开股三角，跨过长收肌上缘而进入其深面，位于大收肌的前面，邻近股骨粗线，与股动、静脉间即借长收肌分隔。股深动脉的末支成为第四**穿支**，在收肌腱裂孔上方不远处穿过该肌至腘窝。股深动脉的行程中前有股深静脉相随。股深动脉在行程中发出的主要分支有旋股内、外侧动脉及 3 条**穿支**，另有一些肌支(图 12-53，图 12-54)。

旋股外侧动脉(lateral femoral circumflex artery)虽然有时起自股总动脉，但一般皆起自股深动脉上端的外面，向外跨过髂腰肌，穿过股神经的分支间，至股三角的外缘即进入缝匠肌与股直股深处。在经前面显露髋关节的手术中，即在此处遇此动脉。动脉在此处分为升、横、降三支，降支有时单独发自股动脉。升支经股直肌与阔筋膜张肌深处向上向外至臀部前份，走到阔筋膜张肌与臀中、小肌之间，分支供应邻近肌肉，与臀上动脉及旋髂深动脉吻合，并分出一支至髋关节前面。横支在三支中最小，经股直股与股中间肌之间向外，穿过股外侧肌的上部，绕股骨干到达大转子的后外面，与旋股内侧动脉吻合，参与形成**"十"字吻合**(crucial anastomosis)。降支先在股直肌后方下降，有至股外侧肌的神经伴行，继于股外侧肌与股中间肌之间的沟中向下走，分支供应邻近肌肉，有的与横支吻合，末支与股深动脉下部穿支、膝上外侧动脉的上行支及膝最上动脉等吻合。

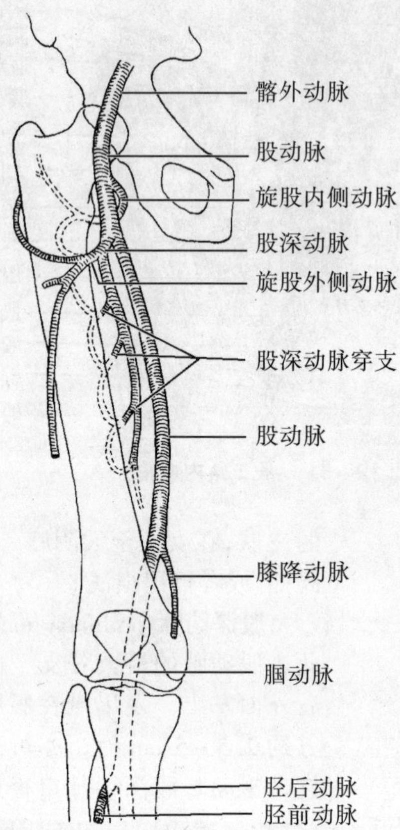

图 12-53　股动脉及其主要分支

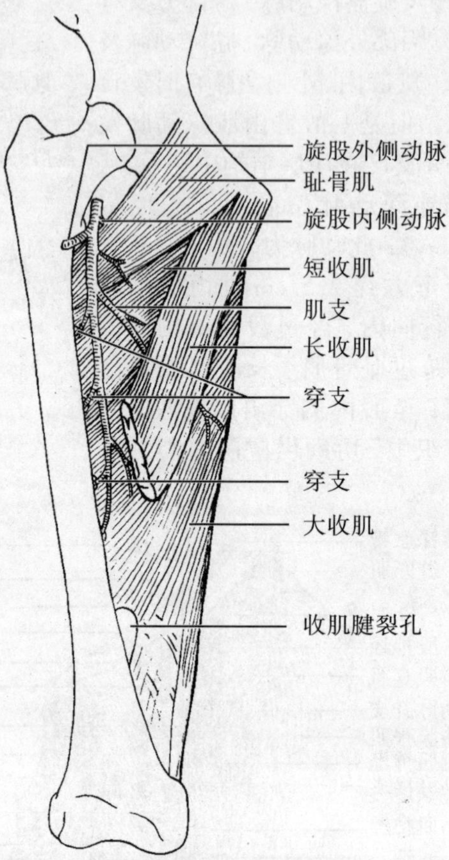

图 12-54　股深动脉

旋股内侧动脉(medial femoral circumflex artery)虽然有时起自股总动脉，但一般皆起自股深动脉近起始部的内面或后内面，经耻骨肌与髂腰肌之间向后进行，主干通过闭孔外肌与短收肌之间，绕过股骨干，在股方肌的前面分为浅、深二支。深支出股方肌上缘，达到臀部。浅支亦即横支，经股方肌与大收肌之间至股后部，与臀下动脉、股深动脉第一穿支及旋股外侧动脉横支，构成"十"字吻合。旋股内侧动脉在股三角内发出的浅支至耻骨肌与内收肌群的上部，在行经股骨颈下方时常发出一支至髋关节。

股深动脉在下行途中发出 3 条**穿支**(perforating branch)，末支成为第四穿支，皆穿过大收肌至股后部，由臀部至腘窝形成一系列的吻合(见图 12-53)。第一穿支先穿过短收肌，再穿过大收肌至股后部，分为升、降两支。升支向上跨过股方股后面，至大转子内侧，与旋股内、外侧动脉及臀下动脉构成"十"字吻合。降支向下与第二穿支吻合。第二穿支亦穿过短收肌及大收肌至股后部，分为升降两支，分别与第一及第三穿支吻合。第三穿支发自短收肌的下方，向后只穿过大收肌，分支与第二及第四穿支吻合。第四穿支穿过大收肌的下部，分支与第三穿支及腘动脉的上段肌支吻合。股骨的滋养动脉常由第二穿支发出，但如有两条时则可由任何两条穿支发出。

膝降动脉(descending genicular artery)：此分支亦称**膝最上动脉**，由股动脉在收肌管的下端发出，分为一浅支及一关节支。浅支亦称**隐动脉**(saphenous artery)，离开收肌管的下端，与隐神经一同经过缝匠肌与股薄肌之间，穿出阔筋膜至皮下，终于小腿内侧面的上部，与围绕膝关节的动脉网吻合。关节支于股骨表面下降，分支供应膝关节，与膝上内侧、膝上外侧及胫前返等动脉吻合，参与构成围绕膝关节的动脉网。偶可见有隐动脉特别粗大者,参与供应小腿深部的血液。

股静脉(femoral vein):股静脉为腘静脉向上的延续,由收肌腱裂孔处起始,通过收肌管及股三角,终于腹股沟韧带中点稍内侧的后方,再向上即移行为髂外静脉。在收肌管中,股静脉先位于股动脉的后外侧,向上即位于动脉的后方,后为大收肌及长收肌,借长收肌与股深血管相隔。在股三角的下部,股静脉仍然位于股动脉的后方,紧位于股深静脉的前方。至股三角的上部,股静脉即转至股动脉的内侧,至腹股沟韧带下方约3~4 cm处进入股鞘的中格。偶见的异常是股静脉在股三角内位于股动脉的前方或外侧。在股三角内股动脉的位置很浅,两者关系密切,易于同时受伤,为常发生动静脉瘘的部位。股静脉在股深静脉汇入处以上有一瓣膜,少数有两个,在股深静脉汇入处以下也常有一或更多的瓣膜。瓣膜一般为两叶,有的为三叶。

股静脉接收与膝最上动脉及一些无名小动脉的伴行静脉,在腹股沟韧带下方约8 cm处接收股深静脉,再向上相继接收旋股内外侧静脉、阴部外深静脉及大隐静脉。在少数情况下旋股外侧静脉汇入股深静脉。股静脉在股深静脉汇入点以上常称为**股总静脉**(common femoral vein),以下称为**股浅静脉**(superficial femoral vein)。

股深静脉 (profunda femoris vein):此静脉位于股深动脉的前方,接收与股深动脉肌支及穿支的伴行静脉。通过穿支静脉与股后部静脉相连。股深静脉较为常见的变化为其下端与股静脉或腘静脉之间有一条大的交通支,临床上具有一定的重要性。小的交通支虽属经常存在,但是偶可见到有腘静脉的上端分叉者,一支延续成股静脉,另一支则汇入股深静脉。另一种情况是在股静脉下段与股深静脉之间有一条较大的交通支。此类交通,有统计约占10%。

下肢静脉与血栓形成:下肢静脉与上肢静脉相似,亦含有浅、深两个静脉系统。浅静脉系统主要由大隐静脉,小隐静脉及其属支组成。深静脉系统由与动脉伴行的静脉组成。浅、深两个静脉系统间交通支很多。

下肢静脉易患静脉炎,可为血栓性静脉炎,或为静脉血栓,或为两者之间的任何阶段。深静脉较浅静脉特别易于受累。股静脉较其他静脉特别易于发生静脉血栓。股深静脉受累的机会很少。当静脉中有血栓形成以后,有可能发生栓子脱落,进入肺动脉,引起肺梗塞或死亡的危险。发生此类病变以后,极易影响静脉血流,如果侧支循环不足,即必引起下肢水肿,或者发生溃疡。如果浅静脉正常,即可有良好的侧支循环。

下肢深静脉发生血栓形成,常由小腿膝部的深静脉中开始,为防止血栓向上蔓延或发生肺梗塞,常须结扎股静脉。结扎股静脉以后的侧支循环,除与动脉系统相似以外,尚有与浅静脉系统间的吻合。结扎股浅静脉后可无严重不良后果,因为在股深静脉与浅静脉系统间存在着有效的侧支循环。在大隐静脉汇入点以上结扎股总静脉以后,侧支循环常不充分,易发生下肢水肿。在大隐静脉汇入点以下结扎股总静脉以后,如果大隐静脉的功能正常,可无不良后果。因此,结扎股静脉的部位,有人主张选择在股深静脉汇入点的紧下方,但是如果检查到股深静脉的下段也有血栓形成时,则应结扎股总静脉。也有人认为,由于在少数情况下股静脉的下端与股深静脉间存在着较大的交通支,所以最好皆结扎股总静脉。另有人主张,对于下肢进行性静脉血栓形成,最好结扎髂总静脉,结扎后的侧支循环较为丰富,较少发生下肢水肿或功能障碍。在腹壁下静脉及旋髂静脉的汇入点以上结扎髂外静脉时,如果下肢浅静脉的功能正常,也可无不良后果。

股血管的手术显露

股三角内股动脉的手术显露:股动脉在股三角内的位置很浅,创伤中易于受伤。尤其是在股三角的上部股动、静脉的位置皆很浅,而且紧密相邻,在创伤中易于同时受伤,为常见发生动静脉瘘的部位。在发生动脉创伤或动静脉瘘以后,若无恢复血管通畅的条件时即须结扎血管。股动脉在股三角内的一段易于手术显露,结扎的部位可视需要而选择在靠近腹股沟韧带处或股三角的尖部。进行心导管检查,常在股三角内显露股动脉插入导管。

在靠近腹股沟韧带处显露股总动脉时,因动脉与股静脉在股鞘内各居一格而易于分离。由腹股沟韧带中点稍内侧开始,沿前述的股动脉投影线向下作长约6 cm的切口,切开皮肤、皮下组织及阔筋膜,摸到动脉搏动以后即可于其前外侧面切开股鞘,分离动脉。手术中应注意避免伤到其内侧的股静脉,如需结扎时可由动脉的内侧向外经动脉深面穿过结扎线,以策安全。结扎股动脉以后的侧支循环,一途为由近侧的髂内动脉所发出的臀上、下动脉与远侧的股深动脉所发出的旋股内、外侧动脉及第一穿支间的吻合,另一途为由髂外动脉所发出的旋髂深动脉与股动脉所发出的旋髂浅动脉及股深动脉所发出的旋股外侧动脉升支间的吻合。

在股三角尖部显露股浅动脉的方法,仍为沿前述的动脉投影线作切口,切开皮肤、皮下组织及阔筋膜,分清缝匠肌以后向外牵开，即可显露股动脉在股三角尖部的一段。分离动脉时应注意避免伤到位于动脉外侧或前面的隐神经与位于动脉后方的股静脉，可于动脉的前外面切开血管鞘分离动脉。在此处结扎股浅动脉以后的侧支循环，通过股深动脉的分支与股浅动脉下段发出的膝最上动脉及腘动脉发出的膝上内、膝上外、膝中动脉之间的吻合。

股深动脉的手术显露：在股三角的下部，沿股动脉的投影线作切口，切开皮肤、皮下组织及阔筋膜，摸清股动脉的搏动以后沿动脉切开血管鞘，纵行分离，分清股动脉及其深面的股静脉与股深静脉，小心向内牵开。外侧有股神经的分支，亦应注意将其向外牵开以免损伤。至此即不难找到位于股深静脉后方的股深动脉。如果切口的位置稍高，在将股浅动脉向内牵开以后，即可在其后方偏外处找到股深动脉，或者显露股动脉分出股深动脉处。

收肌管内股动脉的手术显露：在此处显露股动脉的方法为在股前内面中 1/3 前述的股动脉投影线上作切口，切开皮肤及皮下组织，牵开大隐静脉。切开缝匠肌浅面的阔筋膜，将该肌向内牵开，再切开缝匠肌下筋膜，即可显露股动脉。分离动脉时应注意避免伤到位于其前面的隐神经，在收肌管中结扎股动脉以后的侧支循环与在股三角尖部结扎股动脉以后者相同。

股三角内股静脉的结扎：患下肢深静脉血栓形成或血栓性静脉炎时，为避免血栓脱落而产生致命性的肺栓塞，可以结扎股静脉或髂外静脉。假如症状仅限于小腿下部，没有股静脉受累的迹象时，即可在腹股沟韧带下方结扎股静脉。在腹股沟韧带下方约 2～3 cm 处作与该韧带平行的切口，分离出股静脉。检查股静脉中无血栓时，即可结扎股浅静脉并切断之。如果股浅静脉中已有无粘连的活动血块时，则可切开股浅静脉，取出血块，再结扎切断。如果股总静脉中已有血栓形成时，则不应结扎此静脉，而以结扎髂总静脉的效果较好。

股神经

股神经(femoral nerve)起自腰丛，由第 2、3、4 腰神经前支的后股形成，在腹部位于髂肌与腰大肌之间的沟中，髂腰筋膜的后方，经过腹股沟韧带后方处位于股动脉外侧约 1 cm，与股动脉之间有髂耻弓相隔。股神经进入股部时即穿过髂腰筋膜而至其浅面，与内侧的股动脉间有股鞘的外侧壁相隔。股神经在腹股沟韧带下方约 2. 5 cm 处分为多支，包括皮神经、肌支及至髋关节的分支。

皮神经：股神经的皮支有**股前皮神经**(股内侧皮神经与股中间皮神经)及**隐神经**。股内侧皮神经在缝匠肌的内侧下行，向内跨过股血管的前面，在邻近卵圆窝处发出几小支，穿出阔筋膜，分布于股内侧的上部皮肤；另有一些分支在股中部及下部穿出阔筋膜，紧邻大隐静脉；较长的分支位于阔筋膜深面，沿缝匠肌下行，有一支在股下 1/3 穿出阔筋膜，分布于前面的内侧份皮肤，远达膝部，另有一支在更内侧的部位穿出阔筋膜，分布于股内侧下 1/3 的皮肤，并常分出一支与隐神经交通。股中间皮神经于阔筋膜的深处下降，常再分为内、外两支，至腹股沟韧带下方约 7 cm 处穿出阔筋膜，在股前中部下降，分布于股前面皮肤，下达膝部，末支终于髌丛。外侧支常穿过缝匠肌，并带有供应该肌的纤维。

隐神经(saphenous nerve)沿股神经的方向下行，位于至股内侧肌的神经内侧，股动脉的外侧，至股三角的尖部进入收肌管。隐神经在收肌管中与股血管伴行，先位于股动脉的外侧，下行中渐偏向内跨过动脉的前面而到达其内侧。至收肌管的下端，股血管通过收肌腱裂孔向后；隐神经则在缝匠肌与大收肌之间继续向下，有膝上动脉伴行，至膝内侧即由缝匠肌深面显出，至膝关节平面经缝匠肌与股薄肌之间穿出深筋膜，与大隐静脉伴行，分布于小腿及踝部内侧面的皮肤。经股下部内侧行手术显露腘动脉时，可利用隐神经在此处的位置关系作为找寻收肌管下端的标志。

隐神经在收肌管中分出一小支至**缝匠肌下丛**。股中间皮神经及闭孔神经前支皆有分支至缝匠肌下丛。此丛位于缝匠肌深面，缝匠肌下筋膜的浅面，分支供应阔筋膜与膝内侧的一部分皮肤。

隐神经在收肌管的下端发出一或几条髌下支，穿过缝匠肌或绕过缝匠肌后缘，向前下进行，分布于髌下部皮肤。隐神经有时在膝内侧分出一支至膝关节。

肌支：股神经的肌支有至缝匠肌、耻骨 肌及股四头肌的分支，分出的次序不定(图 12－55，图 12－56)。一般情况下，有两支至缝匠肌，三支至股直肌，两支至股外侧肌，一或两支进入收肌管至股内侧肌的内面。至耻骨肌的分支不常出现，如有此支，则为股神经的最高分支，由其内侧发出，向内行经股血管的后方。至股内、外侧肌的神经，分支供应股中间肌。至股中间肌的神经再分支供应膝关节肌。至股内、外侧肌与股中间肌的神经皆分支供应膝关节。

膝腱反射检查，为在膝半屈的姿势下用叩诊锤叩击髌韧带，冲动上传至脊髓腰2、3、4节段，引起同节段的运动神经元的反射作用，下传至股四头肌，引起收缩。

关节支：股神经至髋关节的分支，可由主干分出，也可由其任何一条肌支分出，主要分布于髂股韧带的下份，也可到关节囊的后上部。

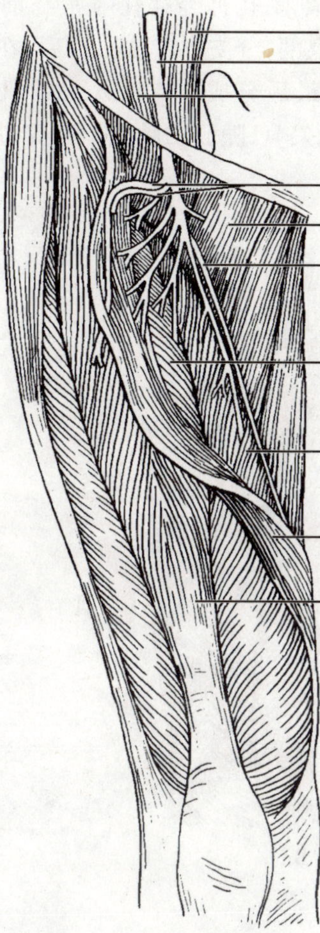

图 12－55　股神经的肌支

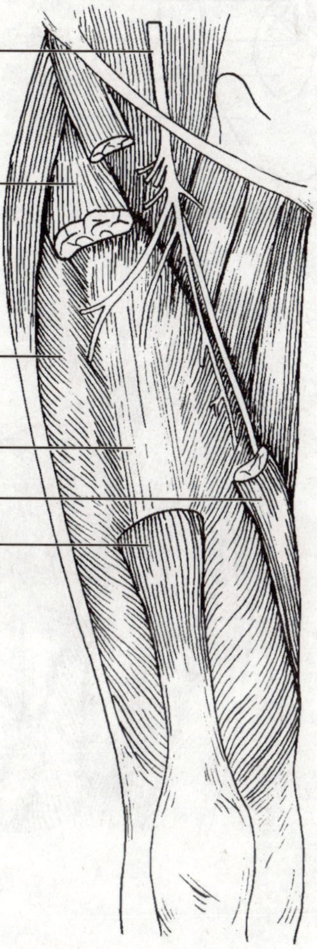

图 12－56　股神经的肌支

股内侧部的血管神经

闭膜管(obturator canal)：闭孔的外上份有一裂隙，呈管道状，称为闭膜管，由骨盆内向前向下通向股部。管长宽各约1 cm，上界为耻骨的闭孔槽，下为闭孔膜及闭孔内、外肌。管的盆腔一端开口通向骨盆内腹膜外间隙，为盆筋膜壁层所掩盖。管的外口位于耻骨肌深面，股静脉的稍内侧。闭孔神经血管通过闭膜管出骨盆至股部。

闭孔血管(obturator vessels)：闭孔动脉由髂内动脉前支发出。闭孔静脉汇入髂内静脉。闭孔血管沿骨盆外侧壁向前向下，与闭孔神经一同进入闭膜管。闭孔动脉起源异常者约占30%。异常的闭孔动脉大部分起自腹壁下动脉，小部分起自髂外动脉。起源异常的闭孔动脉在股部的分布无特殊，但在进行股疝手术中处理疝囊颈时即有其重要性。因为异常的闭孔动脉走向闭孔的途中紧邻股环的外侧或内侧，甚或跨过股环。所以在切开股环时，应先检查有无异常的闭孔动脉存在。

闭孔动脉在闭膜管中即分成前、后支，分别沿闭孔的边缘向前、后进行，位于闭孔外肌的深处，至闭孔的下缘处吻合。前后支皆分支供应闭孔外肌与其他邻近的肌肉，并与旋股内侧动脉的分支吻合。后支在经过髋臼切迹处分出一髋臼支，进入髋关节，并经股骨头韧带延伸至股骨头。

闭孔神经(obturator nerve)：此神经发自第2、3、4腰神经，通过腰丛，穿过腰大肌起始部，跨过骶髂关节，沿骨盆外侧壁进行，进入闭膜管，在管中分为前、后两支出闭膜管(图12－57)。前支跨过闭孔外肌上缘而至

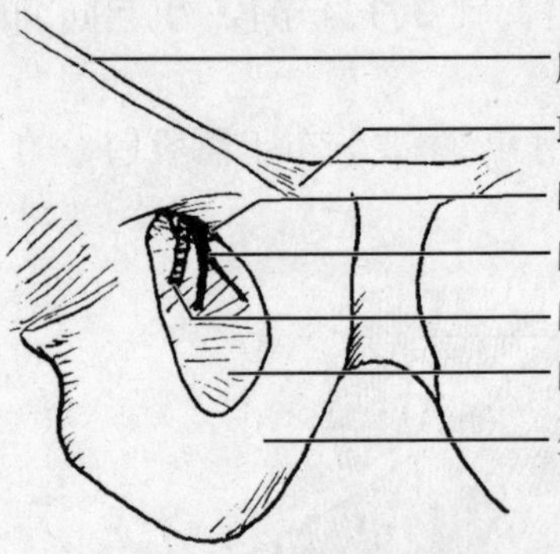

图 12-57　闭孔神经穿出闭膜管

其前面，分出一支至髋关节，而后在短收肌的前面与长收肌之间下行，分支进入长收肌的深面，并常分支供应短收肌，本干终于股薄肌的内侧（图 12-58）。前支又发出一皮支分布于股内侧中部皮肤，可远达小腿上部；发出一分支至股动脉，并随动脉终于膝关节。如有副闭孔神经存在时常与前支间有交通。后支穿过闭孔外肌上部，分支供应该肌以后，在短收肌后面与大收肌之间下行，最后分成数支进入大收肌上份的前面。后支亦分出一支至膝关节，随股动脉或单独穿过大收肌至腘窝。皮支或可阙如。

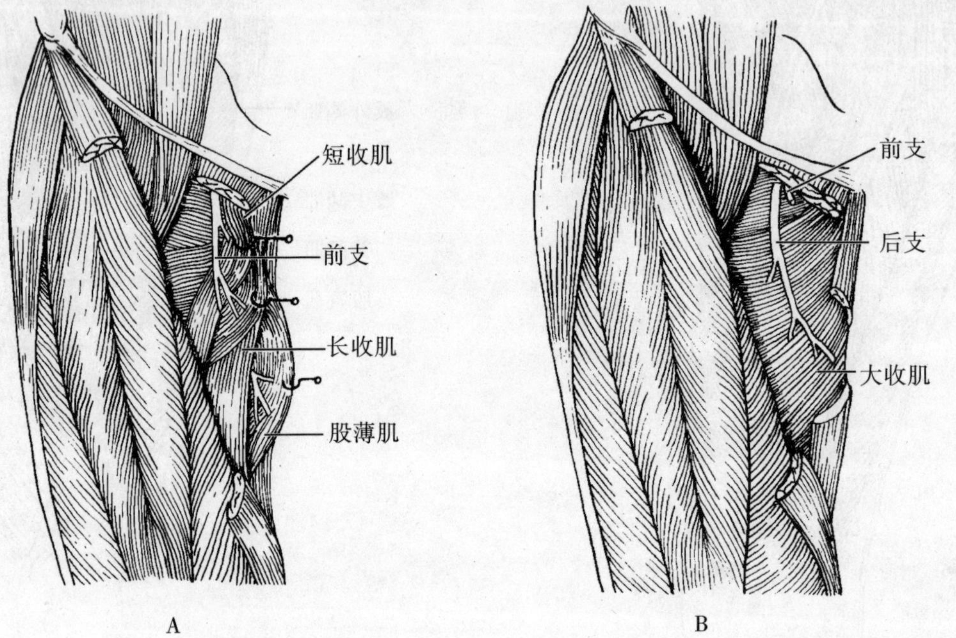

图 12-58　闭孔神经前后支

闭孔神经痛：患者主诉均为髋前部及股内侧阵痛。或有髋不能全伸，走路时易跌倒。查体有股内面中部约手掌大小范围内针刺痛过敏，或减退。髋不能全伸者有明显的内收肌痉挛。查体皆无任何腹部症状，无股前皮神经症状，无髋关节病变可疑症状。

按上述闭孔神经的起源、行径及分布，分析病因。如果病变在神经根，应同时有股神经皮支股前部分布区症状。在闭孔神经形成以后到进入闭膜管的一段，走在盆腔侧壁的途中，可能受到其他病变的所累。例如闭孔疝，多发生于老年女性，为腹腔或盆腔脏器经闭膜管突出至耻骨肌深处的疝。无绞窄者，主要为压迫闭孔神经的症状，病人常屈股使耻骨肌松弛以减轻疼痛，伸股或内旋股时因将疝囊压迫于闭孔外肌而引起剧痛，可以据此细查排除。怀孕的子宫也可能压迫闭孔神经而出现症状，不难排除。也有报道宫外孕的早期症状为闭孔神经痛。在排除由于其他病变引致闭孔神经痛之后，考虑病因在神经的行程中受刺激的最大可能是在出闭膜管处累及神经主干，出现运动与感觉障碍。

闭孔神经痛不多见，易被忽略。对于确诊的闭孔神经痛，排除可见的原因以后，考虑治疗方法，闭膜管口在闭孔上缘，在体表定位较为困难，经皮肤注射不易。有采取在 X 线透视下进针，刺激神经以证实后，注射 65% 乙醇，23 例病人，27 次注射均成功消除内收肌痉挛。笔者采用局部注射糖皮质激素法，按病人体位及人体胖瘦的具体情况，用 9 号 8 cm 长针头在耻骨上支中点下方 3cm 处股静脉的内侧，朝向闭孔上缘下针，沿途注射 2/3 药液至内收肌，希望能浸润到闭孔神经的前后支主干，至深处触及耻骨后再向下滑移至闭孔缘附近，再向深处可触及膜性结构，注射其余 1/3 药液，皆获得成功。内收肌痉挛消失，疼痛消失。

闭孔血管神经的周围有脂肪蜂窝组织包绕，盆腔内腹膜外蜂窝组织借此与股内侧的蜂窝组织连接，两处有感染时可沿之相互扩散。

闭孔疝（obturator hernia）：盆腔内含结构沿闭孔血管神经通过闭膜管突出至股部上内侧份时称为闭孔疝，较为罕见，多发生于老年女性。由于闭膜管的外口位于耻骨肌与长收肌的深面，发生闭孔疝时疝囊常不很大，外部突出常不太明显，仅股内侧上部略形丰满，可能不被疑为疝。突出的疝囊可能压迫到闭孔神经，出现股内侧皮肤的闭孔神经分布区内疼痛。闭孔疝常发生绞窄，病人常屈股使耻骨肌松弛以求减轻疼痛，欲伸股或内旋股时即因将疝囊压迫于闭孔外肌上而引起剧痛。在有肠梗阻症状并且伴有股部内侧疼痛时，应疑为闭孔疝。进行肛指或阴道检查时可以确定诊断。进行闭孔疝切开术时可作纵行切口，经耻骨肌与长收肌之间进入，将耻骨肌向外牵开，必要时可切断其近起点的一部分。将短收肌向内牵开，必要时亦可切断其一部分纤维。疝囊与血管的关系不定，应分离清楚，以便充分显露疝囊颈邻近的结构。

股后部的血管神经

血管：股后部的动脉主要为股深动脉的几条穿支，穿过大收肌靠近股骨粗线处进入股后部，绕骨骼向后，位置很深，供应股后屈股及股外侧肌的大部分。进行股骨干手术中出血不易制止，即常因伤到此类血管。偶可见到臀下动脉的下支很大，沿坐骨神经下行，至膝部与腘动脉的分支连接。此外，在股后部无纵行动脉。

坐骨神经（sciatic nerve）：此神经由臀部下行，通过大转子至坐骨结节连线的中点进入股后部，在股后正中线下降，位于大收肌的后方。坐骨神经在臀大肌下缘的下方为股二头肌长头所掩盖，再向下即为半膜肌所掩盖，继位于半腱肌及半膜肌与股二头肌之间的沟中，常在股后中 1/3 腘窝上角处分为腓总神经与胫神经。坐骨神经的周围含有较多的脂肪蜂窝组织。坐骨神经行径的表面投影，为由大转子至坐骨结节连线的中点到腘窝上角的连线（图 12－59，图 12－60）。

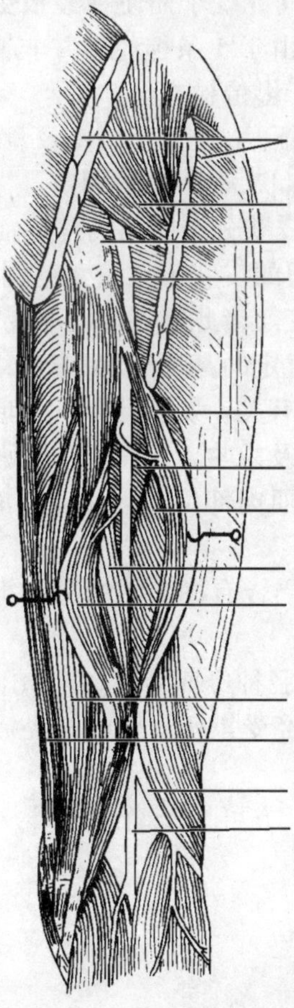

图 12－59 坐骨神经的行径

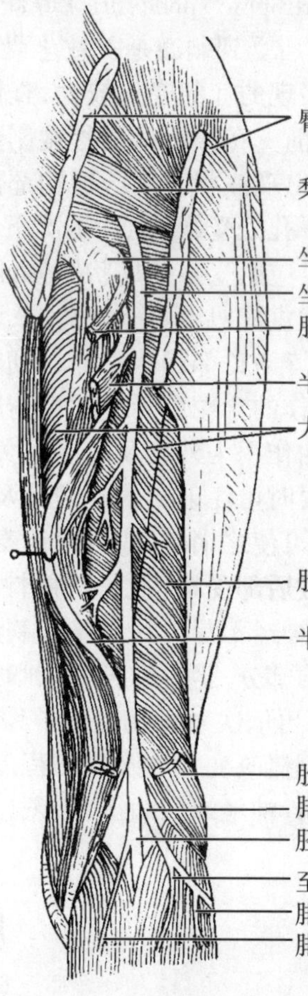

图 12－60 坐骨神经的行径及分支

坐骨神经分为腓总神经与胫神经的部位并不恒定，有的可高到梨状肌下缘。高位分叉者而神经干仍然相依下行。不在高位分叉者，未分叉前两种神经干虽有一结缔组织总鞘包绕，但是神经纤维并不互相交错。在总鞘内胫神经位于内侧偏前，腓总神经位于外侧偏后。坐骨神经的分支中，只有至股二头肌短头的神经由位于外侧的腓总神经在股后中点发出，其余皆由位于内侧的胫神经分出。胫神经部分的分支常在坐骨结节平面至股后中点之间分别发出。有时亦可见各分支先呈一总干直接发自骶丛，在坐骨神经的内侧平行下降。至半腱肌的分支有两条，一条常在坐骨结节平面附近发出。至股二头肌长头的分支相继发出。再向下即分出两条或更多的分支至半膜肌与大收肌。此后又发出分支至半腱肌与半膜肌。各分支的发出次序并不恒定。至各肌肉的分支数目亦不恒定。

坐骨神经的手术显露：显露坐骨神经的上段，可在臀沟处沿神经的投影线作切口。切开皮肤、皮下组织及阔筋膜，将臀大肌下缘向上牵开，将股二头肌向内牵开，即可在脂肪蜂窝组织中找到坐骨神经。在股后中部显露坐骨神经时，沿股后正中线作切口，切开阔筋膜以后，先分清股二头肌与半腱肌及半膜肌的分界，沿之分离，将股二头肌向外牵开，即可显露神经。

坐骨神经痛

坐骨神经痛(sciatica)在临诊上属常见的一种症状，主诉皆为分布区内疼痛。病因复杂，常不易确诊，治疗因而常不尽如人意。对此类患者，考虑其病因，原发性神经炎及因某种周身疾病所引起的神经炎的发生率皆很小，绝大多数为继发性者，在神经的行程中受到相邻的结构病变的刺激所致。应针对前述坐骨神经的起源、组成、行径及邻属、分支及分布区、依次考虑。

椎管内病变：前已述及坐骨神经由腰4、5及骶1、2、3前支通过骶神经丛分出。各神经根在椎管内的行程较长，椎间盘突出症、血管病变或新生物皆可刺激一或数神经根而产生坐骨神经痛的症状。

椎骨病变：脊柱腰骶部活动度很大，易于受伤，如椎弓关节扭伤、骨折、脱臼、椎间盘突出等外伤均可使椎间孔变小，压迫相应的神经根，出现坐骨神经痛。脊柱腰骶部畸形较常见，很容易使一神经根受压而出现症状，如脊椎骨脱离(spondylolysis)及脊椎前移(spondylolisthesis)。其他如类风湿性关节炎(rheumatoid arthritis)、肥大性脊椎炎(hypertrophic spondylitis)等任何增生性病变，均可使椎间孔变小而使神经根受压，出现症状。神经根通过椎间孔前后受到刺激是引致坐骨神经痛的最常见的病因。由于5条神经根并非皆同时受累，常为一或两支受累。所表现的症状变化较大，查体常不易确定，常需借助于影像检查。

神经丛受累：各神经前支在腹后壁及骨盆侧壁的行程中合成腰骶干及骶丛，任何腹后壁及骨盆侧壁的病变，皆可使之受到刺激而出现症状。因压迫的部位及程度不一，所出现的症状，也不是很固定。

坐骨神经出梨状肌下孔处受累：此种情况下为坐骨神经总干受累，除皮肤分布区内的疼痛症状以外，常有轻重不一的某一部分供应肌受累的症状与体征。疼痛的部位与所可查得的皮肤感觉改变范围，很难限于某一皮神经分布区。上述供应肌也可有疼痛、软弱，也可出现跟腱反射改变。诸此靠查体时不易准确。一般所谓的“**梨状肌综合征**”，皆为臀部深压疼痛，下肢出现坐骨神经分布区不肯定的某种症状，未仔细检查分析，或未能肯定病变所在，所作的含糊诊断。此类情况可能与神经在此处受压有关。疑有此种病因时，可查看梨状肌有无压痛。梨状肌的作用为外旋及外展髋关节，查体时可使股部内旋及内收以使梨状肌紧张，观察是否因此而使疼痛加剧。必要时可注射适量麻醉药及糖皮质激素至梨状肌，按肌肉部位分散注入药液，以使肌肉松弛，如有炎症或纤维化可使之消减，或可确诊奏效。

坐骨神经在臀部及股后部受累：此种可能性很小，因为这一段神经四周皆有许多的蜂窝组织围绕，除肿瘤或某些特殊病例以外，神经不易受到卡压或刺激。

坐骨神经分叉以后的部分：坐骨神经进入腘窝向下即分为腓总神经与胫神经而分离，并分出腓肠外侧皮神经及腓肠神经，至踝部再依次发出几支皮神经，不易同时受累。各皮神经受累所产生的神经痛，见各部所述。可按临床所查得的刺痛改变范围及均匀程度确定。

综上所述，对疑为坐骨神经痛的病例，必须以解剖学为依据，仔细检查，方可易于确诊病因，对症治疗，始可获得良好的疗效。

股　骨

分部

股骨(femur)为身体中最长大而且最重的骨骼，长度约为身高的1/4。两侧股骨的长度较胫骨或腓骨易于出现不相等，因而仅约10%的人两下肢等长。股骨可分上、下两端及骨干三部分(图12－61，图12－62)，上端已在本章第二节中述及。

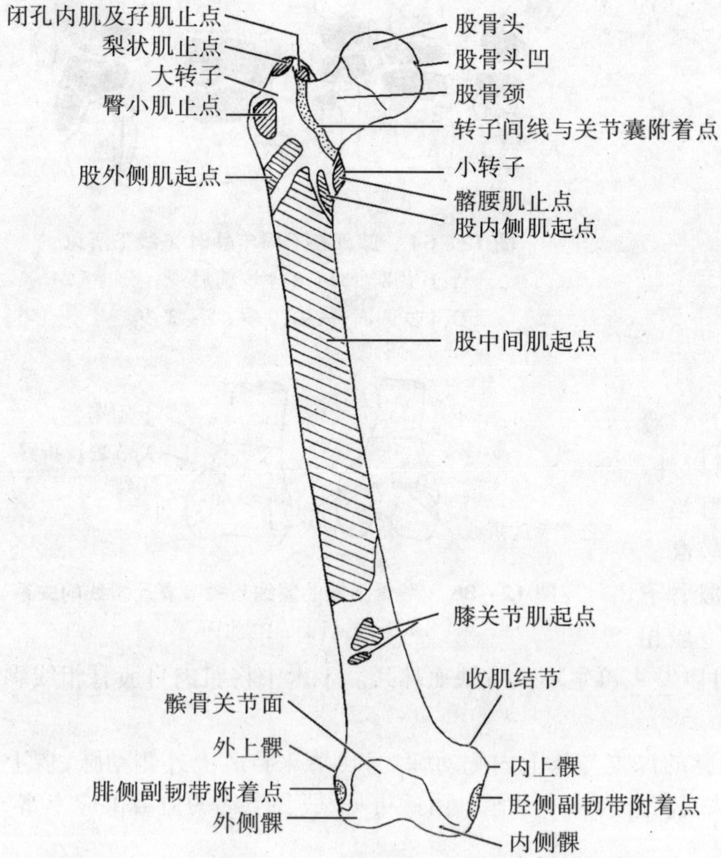

图 12-61 股骨的前面及肌肉起止点

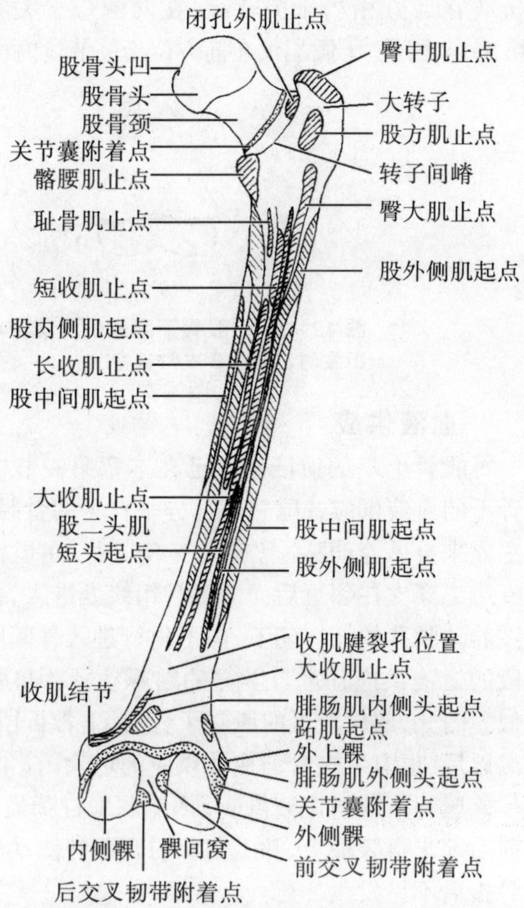

图 12-62 股骨后面及肌肉起止点

骨干：股骨干略向外弯，骨折复位时应恢复其正常曲度，否则即遗致畸形，影响重力传送。股骨干的切面，中 2/3 呈圆形，上下端则呈长椭圆形。在直立姿势下股骨干位于斜位，两侧股骨下端靠近，上端远离。股骨干中 1/3 可分前、内、外三面，由不太明显的内、外缘及明显的后缘（股骨粗线）分隔。**股骨粗线**（linea aspera）在股骨干中 1/3 的后面呈一条宽的粗糙线，分**内**、**外侧唇**（medial and lateral lips），向上分叉为螺旋线与臀肌粗隆，向下分叉为内、外上髁上线。**螺旋线**向上内延续成转子间线。**臀肌粗隆**上升至大转子后面。**内**、**外上髁上线**（medial and lateral supracondylar lines）由股骨粗线分别下降至内、外上髁，形成股骨下端三角形**腘面**（popliteal surface）的两边，三角的另一边为髁间线。股骨干后面上部有**耻骨肌线**（pectineal line），由小转子向下，延伸至臀肌粗隆与股骨粗线内侧唇之间。

下端：股骨下端呈不规则立方形，可分**内侧髁**（medial condyle）、内上髁、**外侧髁**（lateral condyle）、外上髁、收肌结节、髌骨面、髁间切迹及线以及腘肌凹与沟各部。两髁在前方联合，在后方则为**髁间窝**（intercondylar fossa）分开。胫骨上端的上面及膝关节半月板，在屈膝时与股骨两髁后面构成关节，在伸膝时则与两髁下面构成关节。外侧髁较大于内侧髁，外面后份的隆起为**外上髁**（lateral epicondyle），稍下有腘肌起始处的小凹。腘肌腱沟由此凹向上后行，紧邻关节缘。内侧髁较狭窄，弧度较大。股骨干位于垂直位时内侧髁较外侧髁更向下凸出约 0.5 cm，但是正常的斜位时两髁下面则位于同一水平面。在内侧髁后上方的粗糙面为**内上髁**（medial epicondyle）。**内上髁**上缘的**收肌结节**（adductor tubercle）为大收肌腱止点的最下端。髁间窝分隔两髁的下部及后部，为交叉韧带所占有。窝底斜向上后，伸达髁间线。**髁间线**（intercondylar line）为一隆起嵴，分隔髁间切迹与股骨干的腘面。**髌骨面**由上至下向外凸，由一侧到另一侧则向内凹，形成滑车状。外侧髁的髌骨面较大于内侧髁的髌骨面，更向上伸。髌骨面在膝关节伸直时与髌骨构成关节。

骨化

股骨干的原发骨化中心出现于胚胎第七周时。股骨下端有一个继发骨化中心，出现于初生时，至19岁时与骨干融合（图12-63，图12-64）。股骨下端的骺线位于关节面前后份最上限平面，横过收肌结节的中部。关节囊反折线在后方相当于关节缘，在两侧位于关节缘近侧约0.5 cm，因此，干骺端仅在前方位于关节囊内(图12－65)。

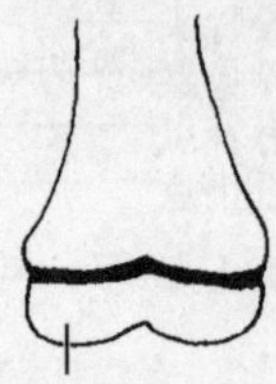

图 12－63　股骨下端原发骨化中心，出生时出现，19 岁时融合

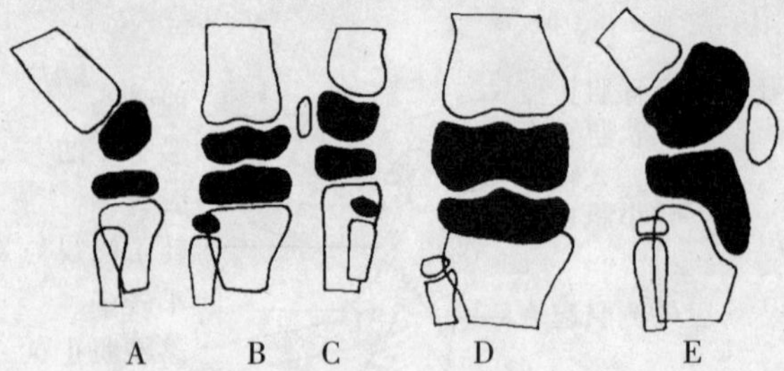

图 12－64　膝部在不同年龄时 X 线下所见

A:1 岁 8 个月；B:4 岁前后观；C:4 岁侧面观；D:9 岁；E:13 岁

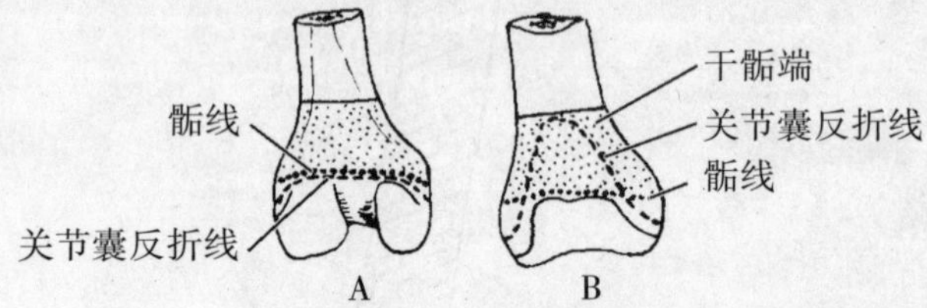

图 12－65　股骨下端的骺线与关节囊反折线的关系

A:后面；B:前面

血液供应

股骨上端的血液供应已在本章第一节中述及。股骨干的血液供应，除一小部分来自小的骨膜血管以外，主要来自**滋养动脉**，常有一支或二支，由股深动脉第一或第二穿支在邻近后面的股骨粗线处进入，位置较高。滋养动脉孔的开口朝下，向上斜行进入骨髓腔。股骨下段的血液供应，来自上方的滋养动脉，与胫骨下段相似。因此，部位较低的股骨干骨折，下骨折段有可以发生再生不良或缺血坏死。手术中将肌肉自股骨粗线剥离以后，也有影响骨骼血液供应的危险。

股骨下端的血液供应，内侧髁来自膝最上动脉的深支与膝上内侧动脉，外侧髁来自膝上外侧动脉，髁上前后部来自膝最上、膝上内侧与膝上外侧动脉，髁间窝来自膝中动脉。由此可见，股骨下端的血液供应丰富，骨折后不易发生坏死。

骨折移位的解剖基础

股骨干骨折常因遭受直接暴力所致，下跌时膝部着力及固定时强力扭转等间接暴力亦可致之。骨折的部位多见于中 1/3。直接暴力所致的骨折钱，一般皆为横行或接近横行。骨折以后一般皆发生骨折端移位重叠。间接暴力所引起的骨折，移位程度常大于直接暴力所致者。骨折移位的程度又取决于致伤力的方向、骨折线的形式、肌肉牵引力及肢体重力等因素，其中以肌肉牵引力较为重要。影响移位作用较强的肌肉为内收肌及股后屈肌。整个股骨可视为一硬弓，弓的凹面对内收肌及屈肌，发生骨折以后此两群肌肉的作用力即促使弓的两端接近，引起成角畸形，凸向前方或前外方，使肢体显著缩短。外旋肌的作用力较大于内旋肌，有使近侧骨折段外旋的倾向。不同平面的骨折，因肌肉作用力所致的移位有所不同(图 12－66)。

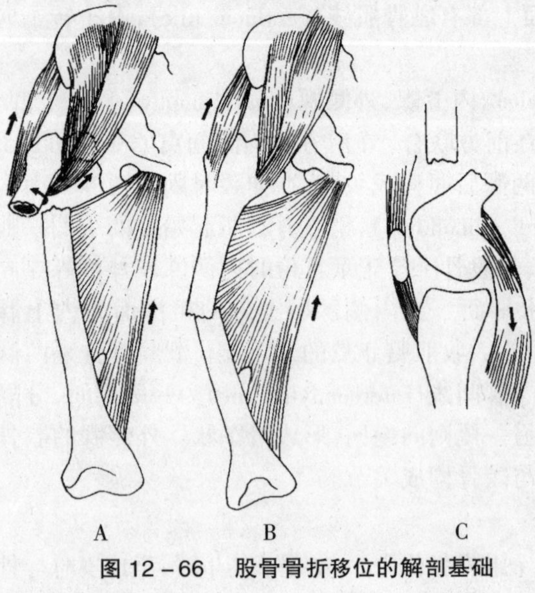

图 12－66　股骨骨折移位的解剖基础

A:上 1/3 骨折；B:中 1/3 骨折；C:髁上骨折

股骨干上 1/3 骨折，近侧段常因髂腰肌与耻骨肌的作用而前屈，因附着于大转子的肌肉作用而外展及外旋，更因远侧段在后方推的作用而使前移的程度加大。远侧段因股后屈肌及内收肌的作用而向后及向上移位，因内收肌的作用及肢体重力而外旋(见图 12－66A)。因此，复位时应将下肢远侧在外展姿势下牵引，屈髋以使伸肌松弛，屈膝以使股后屈肌松弛。股骨骨折以后很少能立即进行手法复位，常须行持续骨骼牵引以克服肌肉的作用力。

股骨干中1/3骨折，移位的解剖基础与上1/3段相似，但是断端重叠的倾向较小，成角畸形的倾向则较大。一般情况下远断端向后、向内及向上移位(见图12－66B)。因间接暴力所致的骨折，断端有时很尖锐，易于嵌入肌肉中、复位较为困难。

股骨干下 1/3 骨折，远侧段因腓肠肌的作用而后倒，骨折部位愈近髁部者后倒的程度愈显，同时为股四头肌与股后屈肌向上牵引到近侧骨折端的后上方(见图12－66C)。腘动脉及腓总神经可能受到远侧骨折端牵扯或刺伤，动脉的位置较深，特别易于受伤。股部外观缩短且变粗，出血所致的肿胀迅即掩盖骨骼畸形。处理此型骨折，可行髁部骨骼牵引，必须屈膝以使腓肠肌松弛，远侧段始易于向前转至原位。如果骨折线过于靠近髁部而不允许上骨牵引针时，可行手法复位，固定于屈膝成90°或更小的角度以及股半屈的姿势，以维持骨折端的对位；或行手术作内固定。

第三节 膝 部

表面解剖

在**膝部**(knee)前方，**髌骨**可以清楚地摸到，其内缘较外缘略显。伸膝使股四头肌松弛时，可将髌骨向两侧移动。当股四头肌收缩时髌骨即被牵向上方而紧贴股骨。屈膝时髌骨即下移到股骨髁间切迹与胫骨间的凹陷中固定。股四头肌用力收缩时**髌韧带**即明显突出。**髌下脂肪垫**在髌韧带两侧略微突出，易被误为关节内积液。当膝关节内有较多的积液时，在伸膝姿势下于髌骨上方紧握股部，即可测出髌骨漂浮感。在膝前下部胫骨粗隆明显突出。

在膝部内侧，大收肌腱、收肌结节、股骨内侧髁及胫骨内侧髁等皆可明显摸清。**收肌结节**为一重要标志，位于股骨内上髁的最高点。摸清股骨内侧髁与胫骨内侧髁时，即可在两者之间确定膝关节线及内侧半月板的位置。

在膝部外侧，股骨外侧髁不若内侧髁明显，腓骨头则明显突出。膝关节微屈时，可在股二头股腱的紧前方摸到腓侧副韧带的上部。在股二头肌腱与髌骨之间，可以摸到髂胫束的下部，呈一圆带下降至胫骨外侧髁，在强力伸膝时特别明显。

浅层结构

皮肤：膝前部皮肤厚度中等，活动度较大。膝后部皮肤薄而光滑，活动度较小。

皮下组织：膝前部的皮下蜂窝组织，在髌骨两侧较为发达，在髌骨前面则几乎阙如。膝后部的皮下蜂窝组织可分浅、深两层。

浅静脉：大隐静脉行经膝部内侧的皮下组织中，通过股骨内侧髁后方。膝后部皮下组织中含有小隐静脉的终末段。

皮神经：隐神经在膝关节平面经缝匠肌与股薄肌之间穿出深筋膜至皮下组织中，沿大隐静脉下行。隐神经在收肌管的下端发出一或数条髌下支，穿过缝匠肌及深筋膜，在皮下组织中向下向前走到髌骨下方，分布于髌下部的皮肤，参与组成髌丛。在膝关节前内侧手术进路的切口中，常切断这些分支。股外侧皮神经的末支分布于膝前外侧上部。股中间皮神经的末支分布于膝前上部。股内侧皮神经末支分布于膝内侧。膝外侧下部皮肤由**腓肠**外侧皮神经分布。膝后面皮肤由股后皮神经末支分布。股内侧、股中间、及股外侧皮神经的末支，与隐神经髌下支在膝前部的皮下组织中组成**髌丛**(patellar plexus)。可以单发髋下支神经痛。

在进行小腿手术采用神经干阻滞麻醉时，隐神经亦须注射，在内髁后方大隐静脉的行程上作皮下浸润即可。

深筋膜：膝部深筋膜为股部阔筋膜向下的延续，附着于骨性隆凸及邻近的腱性结构，向下移行为小腿深筋膜。腘窝部深筋膜厚而致密，有若干小孔，容浅静脉及淋巴管通过。当腘窝内淋巴结发炎，或者其他原因引起腘窝内蜂窝组织感染化脓时，因深筋膜厚而不易出现在表面，常使腘窝变硬，屈膝困难而且使疼痛加剧。患囊肿、腘动脉瘤、或关节囊疝等疾患时，亦因深筋膜致密，无大退让余地，容易压迫神经而引起剧痛。腘窝深筋膜含有环行纤维，形成股后屈肌的支持带，横行切开时裂开不显，可以自行对合，不一定要缝合；纵行切开以后即易于裂开，缝合伤口时应缝合此层。

膝 前 部

股四头肌腱

股四头肌腱(quadriceps tendon)可分髌骨上部、髌骨部及髌韧带(图12－67)。髌骨部由股四头肌的四部

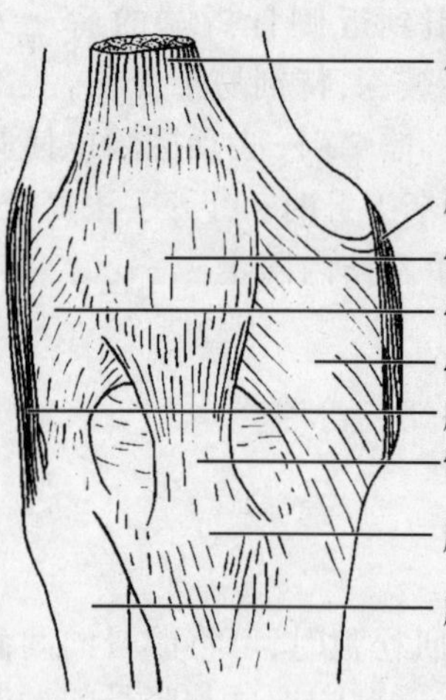

图 12－67 膝关节前面

分组成，止于髌骨的基部及边缘。股直肌有一薄层在正中线上止于髌骨基部前缘，大部分纤维跨过髌骨向下形成髌韧带。股直肌腱的两侧为股内、外侧肌的肌性隆凸及短的总腱。股内、外侧肌主要止于髌骨基部股直肌止点的后方与髌骨上 1/3 的内、外缘。股中间肌在正中线上股直肌腱的深面，止于髌骨基部的更后份。股四头肌的纤维腱性扩张部由股内、外侧肌的下缘起，交叉跨过髌骨前面股直肌腱纤维的深面至两侧，将股四头肌及髌骨固定于包被的筋膜上，使髌骨稳固，并且增强关节囊。**髌韧带**（patellar ligament）的上端附着于髌骨的尖部及后面关节面以下的部分，下端止于胫骨粗隆的下部。**髌骨支持带**分内、外两侧，由股四头肌腱扩张部及阔筋膜形成，张于髌骨两侧与胫骨两髁之间，由髌骨近尖部的边缘伸展到胫骨两髁的前面，纤维坚韧，有固定髌骨尖部防止其脱臼的作用。内侧支持带较宽而且较为坚强，有防止髌骨向外脱臼的作用。老年人股四头肌腱偶可因间接暴力而发生断裂。损伤的部位可以在肌腱与肌肉的连接处，或者在肌腱附着于骨骼处。因间接暴力引起髌骨骨折，同时发生股四头肌腱撕裂的部位，常在髌骨平面。年轻人的股四头肌腱较髌骨为坚韧，因而少见撕裂伤，如有撕裂，多在髌骨下缘处。

滑囊

膝部滑囊最多，分位于皮下组织中及深部。膝部前方及两侧常见的滑囊如下（图 12－68，图 12－69）。

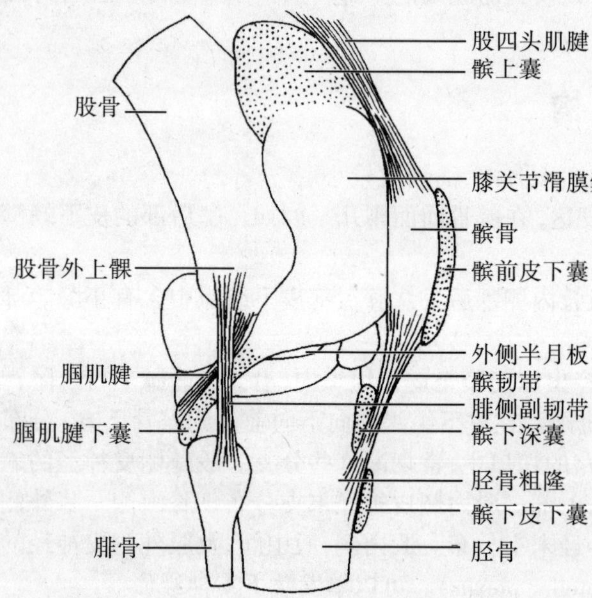

图 12－68 膝关节前方滑囊

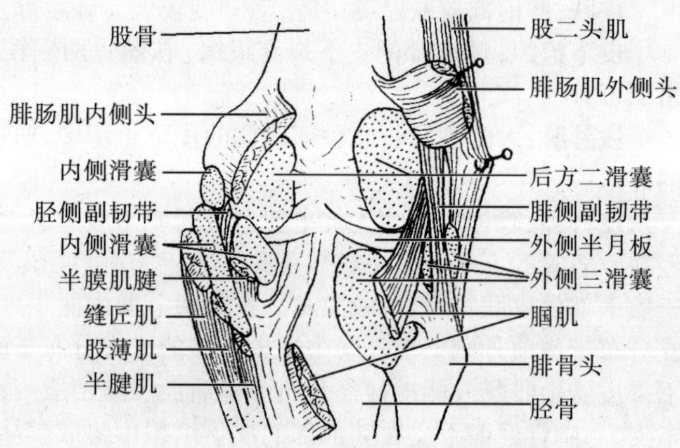

图 12－69 膝关节后方及两侧滑囊

髌前皮下囊（prepatellar subcutaneous bursa）位于髌骨下部及髌韧带的前面与皮肤之间。此囊可能有一部分伸到深筋膜与掩盖髌骨的肌腱之间，甚或伸到肌腱的深面。此囊利于皮肤在髌骨上移动及承受压力，在行膝部骨成形性截肢术中有利于移动髌骨。此囊因位置很浅而易于因皮肤与髌骨经常摩擦而发炎，可发生渗出液，甚至于化脓。经常跪地工作而未用护膝者，易患此病，曾被称为女仆膝（housemaid's knee）。患急性化脓性髌前皮下囊炎时，可在正中线两侧作切口引流；若不引流，脓液可能破入膝周围的皮下蜂窝组织中，引起肿脓，外观有似膝关节渗液。患慢性髌前皮下囊炎症时，可局部注射糖皮质激素混悬液，如无效，可将滑囊全部切除。

髌下皮下囊（infrapatellar subcutaneous bursa）位于胫骨粗隆及髌韧带下部的前方。此滑囊也常患滑囊炎，曾被称为"牧师膝"（clergyman's knee），常发生在屋顶、地板、地毯上工作时未用护膝者。

髌前肌腱下囊（subtendinous prepatellar bursa）位于股四头肌腱与髌骨上端之间。

髌上囊(suprapatellar bursa)位于股骨下段前面与股四头肌腱之间,伸膝时可达髌骨基部以上三横指远。此囊皆与膝关节腔相通,可视为关节腔的一部分,因而当膝关节腔积液稍多时即可在髌骨上方出现。

髌下深囊(deep infrapatellar bursa)位于髌韧带与胫骨之间,有炎症积液时可在髌韧带两侧凸出,使此处原有的凹陷不显,消失或凸出。

外侧有3个滑囊,1个位于股二头肌腱与腓侧副韧带之间,1个位于腓侧副韧带与腘肌腱之间,1个位于腘肌腱与胫骨外侧髁之间。

内侧有3个滑囊,1个位于缝匠肌、股薄肌及半腱肌与胫侧副韧带之间,1个位于半膜肌腱与胫侧副韧带之间,1个位于半膜肌腱与胫骨内侧髁之间。

血管

膝前部的血管主要为腘动脉、膝最上动脉、旋股外侧动脉降支与胫前返动脉等的分支围绕膝关节所形成的**动脉网**。此网在膝前部形成三条明显的动脉弓(图12-70)。最高的弓位于股四头肌浅部纤维中,靠近髌骨上缘。下方两道弓直接横行在髌韧带深面的脂肪组织中。结扎腘动脉以后,小腿以下的血液循环即通过此类吻合弓,比较贫乏,坏死率很高。

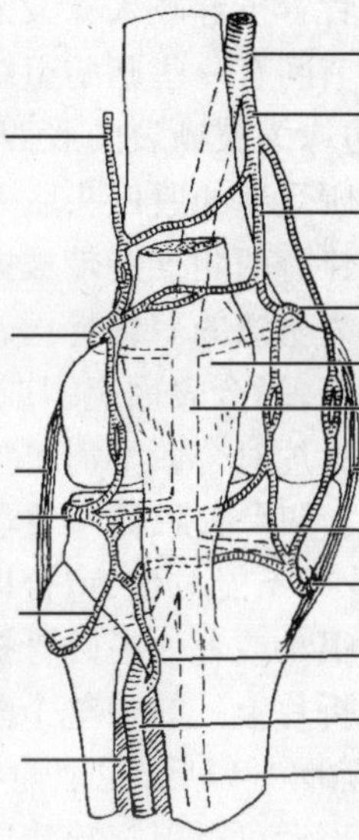

图12-70　膝关节动脉网

膝前部的淋巴管沿大隐静脉汇入腹股沟淋巴结浅群。

髌骨

形态:髌骨(patella)为身体中最大的**子骨**,位于股四头肌腱中,约呈三角形,上为**基部**(base),**尖**(apex)在下,内、外缘呈弧形。前面易于摸清,表面粗糙,有股四头肌腱及髌韧带的纤维附着,但是股四头肌腱主要附着于基部及内、外缘,髌韧带主要附着于尖部的前后面。髌骨的关节面占有后面的大部分,为一纵行的隆起嵴分为内、外两部分,外大内小。关节面以下的非关节面部分,表面粗糙。髌骨的血液供应来自围绕关节的动脉网,主要由其前面进入,供应下部的血管由后面下部非关节面进入。髌骨在初生时仍为软骨,常在3~5岁进出现1个骨化中心,至青春期时骨化完成。

髌骨软化症(chondromalacia patellae)(runner's knee):患者主要症状是髌骨部或深处疼痛,上下楼梯或骑自行车乏力而症状加重,由于股四头肌不平衡或膝部受到压力,使髌骨侧向移动所致,也可因髌骨直接受到打击、过度屈膝、蹲或膝行而引起,多发生在篮球、橄榄球等剧烈而撞击机会多的运动员。检查时可在股四头肌松弛下移动髌骨时有粗糙不平滑感并有疼痛。此病与骨性关节炎在查体时有时不易鉴别。

脱臼:由于股骨干的轴线与胫骨的轴线并不一致,股骨者斜而胫骨者直,因而在伸膝时股四头肌牵引力的方向与髌韧带的方向成一角度,髌骨先在胫骨轴线方向滑过股骨髁,再被向外牵拉而且向外转。因此,髌骨有自然向外滑动的趋势。但是正常股骨外侧髁的髌骨关节隆起较高,股内侧肌的内侧腱性扩张部与髌骨内侧支持带较为坚强,两种因素皆有阻止髌骨向外滑动的作用(图12-71),因而急性髌骨脱臼并不常见。发生髌骨脱臼者几乎全皆向外,可因遭受直接暴力或因股四头肌猛力收缩所致(12-72)。在小腿伸直或稍屈的姿势下,髌骨明显突出,股内、外侧肌的腱性扩张部松弛,如果股骨外侧髁发育不佳,或者有相当程度的膝外翻,即易于发生髌骨脱臼。发生过髌骨脱臼者即易于复发。偶可见到因直接暴力所致的脱臼,髌骨呈旋转性移位,转到90°,一边直接与滑车槽接触,另一边转向前方,股四头肌松弛时即可使之复位。对于习惯性髌骨脱臼,可行手术治疗,将髌韧带的外侧半移植到内侧半的深面,缝到

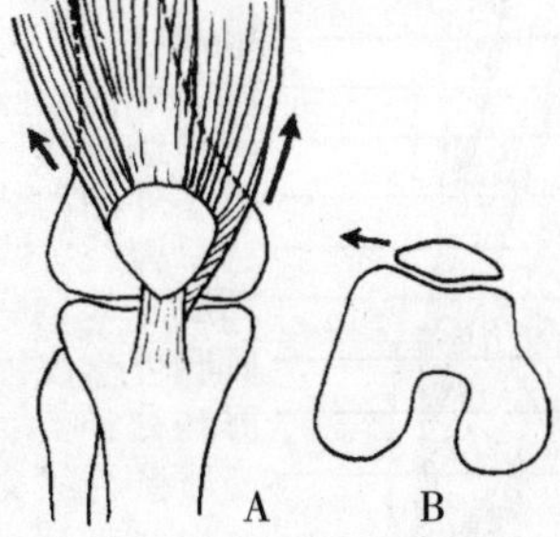

图12-71　防止髌骨向外移位的因素
A:股内侧肌向内侧牵引的力量较大;
B:股骨外侧髁的髌骨关节面较高

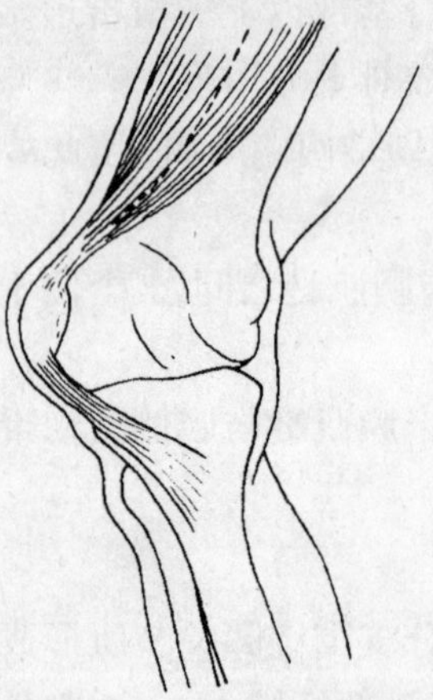

图 12－72 髌骨向外脱臼

胫骨内侧髁的骨膜及缝匠肌腱的扩张部上。此种方法特别适用于儿童胫骨上端骨骺尚未完全骨化以前。在成人因胫骨上端骨骺已与骨干融合,可将髌韧带止点连同胫骨粗隆一齐向下向内移植，以此改变股四头肌的牵引方向，并使肌腱变紧张以使髌骨外缘紧抵于股骨外侧髁上,可以获得良好疗效。

骨折：髌骨由于所在部位及邻属关系而易于受伤，直接暴力或间接暴力均可致之。因下跌或打击膝部的直接暴力所引起的髌骨骨折,常呈星状粉碎骨折,股内外侧肌的腱性扩张部常无损伤，所以骨折片很少分离。间接暴力引起髌骨骨折者纯为肌肉的收缩作用力，一般为在屈膝同时又欲伸股时发生，例如肌肉猛力收缩以防后倒时即如此。因为在股四头肌突然进行猛力收缩，膝关节屈曲程度同时加大之际,必使髌骨承受很大的张力。髌骨基部抵在股骨髁部,髁部即形成支点。髌骨远侧缺乏支持，为强力屈曲的小腿拉向后方。结果不仅使髌骨发生横行骨折，内、外侧支持带也发生广泛撕裂。

一般的髌骨骨折皆破入膝关节,很快即使关节中充满血液。但是髌骨的尖部骨折则不一定破入膝关节,因为此部与关节间有一些脂肪组织及一层滑膜相隔。间接暴力所致的髌骨骨折不可避免地要发生骨折片分离,骨折片的边缘为被撕裂的股四头肌腱纤维所覆盖。骨折片间的裂隙可以很小,也可能大到 5 cm 以上,取决于近骨折片所受到的股四头肌牵引力的大小，同时在相当程度上取决于股内、外侧肌腱扩张部的撕裂程度。髌骨骨折伴有两侧支持带被撕裂时即有功能障碍,不能主动伸腿。

因间接暴力所致的髌骨骨折,骨折片有明显分离者,应及早进行手术。移除嵌在骨折片间的软组织,使骨折片准确对合,缝合表面组织或将骨折片钻孔固定。 股内、外侧肌腱性扩张部的撕裂伤必须缝合,缝合恰当时即可使骨折片对合而不需再缝合骨质。髌骨属于子骨，无骨膜，骨折的愈合仅能依靠骨折面，因而必须使骨折面对合。如果有肌腱撕裂端嵌入骨折片之间未能移除时,骨折片即不能对合,愈合即仅为纤维性连接。如果远端骨折片很小或者为粉碎骨折，可以切除，再将髌韧带缝到近骨折片上。如果整个髌骨呈粉碎骨折，即须全部切除。切除髌骨以后,完全伸小腿的功能较差。对于骨折无明显分离者可行保守疗法，小腿伸直以使股四头肌松弛，同时屈髋以使股直肌进一步松弛。骨折片如有轻度分离，而股四头肌腱扩张部无明显损伤者，即使得不到真正的骨性愈合,亦可获得纤维性愈合。

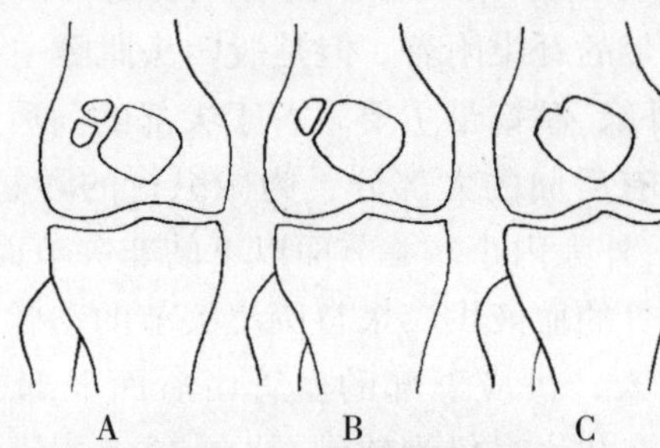

图 12－73 髌骨骨化中心

A:三分髌骨；B:二分髌骨；C:融合不全

畸形：有时可以见到二分髌骨或者三分髌骨，应与骨折鉴别。一般情况下髌骨由 1 个骨化中心形成。但是有时可见在外上部另有 1 个骨化中心，如果两个骨化中心未能融合时即形成二分髌骨。有时可见在外上部有两块小骨，形成所谓的三分髌骨。两个骨化中心如果未能完全融合时则在髌骨外上角形成一切迹。此类畸形常为双侧者,可借此与骨折鉴别(图 12－73)。

膝后部(腘窝)

腘窝的境界

腘窝(popliteal fossa)呈菱形四边形,可分上、下两个三角(图 12－74)。上三角的内壁为半膜肌、半腱肌、缝匠肌及股薄肌，四肌为由深筋膜分出的一片筋膜隔连系在一起,固定于肌骨粗线内侧唇。此筋膜隔有一裂隙，与收肌腱裂孔相续，血管束经此进入腘窝。**缝匠肌**通过股骨

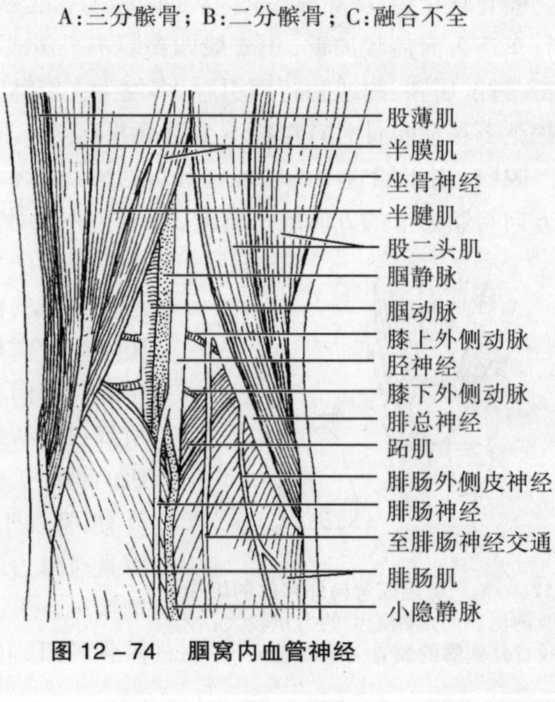

图 12－74 腘窝内血管神经

内上髁后方，再偏前下行，移行为一薄腱，位于股薄肌与半腱肌肌腱的浅面，止于胫骨上段内面，后两肌止点的前方。**股薄肌**通过股骨内上髁后方，止于胫骨上段内面。**半腱肌**在膝部已移行为肌腱，经过股骨内侧髁后方，再向前偏移而止于胫骨上段内面。**半膜肌**至膝部已变为圆腱，止于胫骨内侧髁后面。半腱肌的肌腱通过半膜肌浅面的槽中，为腘窝内上壁明显突出可以摸到的肌腱。

腘窝上三角的外侧壁由**股二头肌**长、短头形成，为由深筋膜分出的一片筋膜隔固定于股骨粗线外侧唇。股二头肌腱呈一圆索，通过股骨外侧髁的稍后方，附着于腓骨头，可以在体表摸到。

腘窝下三角较小，两侧壁由**腓肠肌**（gastrocnemius muscle）的两头形成，外侧壁尚有不恒常出现的**跖肌**（plantaris muscle）参与。三角的下角有**比目鱼肌**（soleus muscle）的起点部。腓肠肌内侧头起自股骨后面内侧髁的上方，外侧头起自外侧髁外面后部，各头皆另有一小部分起自膝关节囊后面。两头向下进行中逐渐靠拢。在腓肠肌外侧头中常含有一小的**子骨**，呈骨性者可以在X线照片上见到，位置对股骨外侧髁。内侧头中出现子骨的机会较少。跖肌很细小，起自股骨外上髁上线，向下偏内进入腓肠肌深面。比目鱼肌的起始部位于腓肠及跖肌的深面。

腘窝的顶部由此部深筋膜形成。

腘窝的底部由股骨下端后面、膝关节囊的后部、腘肌及其筋膜（腘筋膜）形成。**腘筋膜**（poploteal fascia）为由半膜肌发出的扩张部向下向外覆盖腘肌形成，附着于胫骨**比目鱼肌线**（soleal line）。腘血管走在腘筋膜的浅面，终于其下缘。**腘肌**（popliteus muscle）起自股骨外侧髁的外面，肌腱在膝关节的滑膜囊与纤维囊之间向后向下穿出纤维囊的后部，随即形成一扁的三角形肌肉，止于胫骨比目鱼肌线的上方。腘肌另有一部分起自膝关节外侧半月板及弓状韧带。腘肌的起始部分隔外侧半月板与腓侧副韧带。

在伸膝姿势下形成腘窝两侧界的肌肉及腘窝顶的深筋膜皆变紧张，使腘窝的外观变得丰满，腘窝的内含结构亦变紧张，有利于进行手术。在屈膝姿势下肌肉及筋膜皆变松弛，可以摸出腘窝呈槽状，由股下部伸展到膝关节线以下，内侧的半腱肌与外侧的股二头肌腱皆可以明显地摸到。手指用力深按时可以深入腘窝上部摸到腘动脉及胫神经。紧依股二头肌腱的后方可以摸到腓总神经。

滑囊

在膝后部常见的滑囊有4个（见图12－69）。在半膜肌腱与腓肠肌内侧头之间有1个。在腓肠肌内、外侧头与膝关节囊的后面之间各有1个，皆常与关节腔相通。腘肌腱穿出膝关节纤维囊时带出1个滑膜盲囊，称为**腘肌腱下囊**（subpopliteal bursa）可能变大，在股骨外侧髁后方形成囊肿。腓肠肌内侧头与关节囊之间的滑囊常变大，在腘窝内侧出现囊肿，可因压迫到腘静脉而使小腿与足部出现间歇性肿胀，也可能压迫到腘动脉或者胫神经。

腘窝内含结构

腘窝内含有腓总神经、胫神经、腘静脉、腘动脉及淋巴结，各结构为大量脂肪蜂窝组织包绕，神经的位置最浅最外，静脉位于神经的内侧深面，动脉的位置最内且最深（见图12－74）。

胫神经（tibial nerve）：坐骨神经在腘窝上角分为胫神经及腓总神经。胫神经由腘窝上角向下直行至腘窝下角，在上角位于腘血管的后外方，至股骨髁间切迹处即紧位于腘血管的浅面与深筋膜的深面，至下角即转位于血管内侧，至腘肌下缘平面即经比目鱼肌深面进入小腿后格。由此可见，胫神经与腘动脉相距很近，患腘动脉瘤时常压迫神经而引起疼痛。胫神经在腘窝内分支供应肌肉、皮肤及关节。

胫神经在腘窝内的肌支有至腓肠肌、跖肌、腘肌及比目鱼肌的分支，皆在胫神经未进入比目鱼肌深处以前发出（图12－75）。至腓肠肌两头的神经发出部位可在腘窝的上部或中部，两条分支可以分别发出，也可先呈一总干而后分支。至跖肌的分支很小，发出的部位较高，常与至腓肠肌外侧头的神经同起。至比目鱼肌的神经有两支，一支发出部位较低于至腓肠肌的神经，或者与至腓肠肌外侧头的神经同起，在腓肠肌深面下行，进入比目鱼肌上端的浅面。至比目鱼肌的另一条神经分支发出部位常较低，在小腿后部于该肌深处发出。至腘肌的分支起自胫神经的前面，于腘肌的后面下降，绕其下缘而由其前面进入。

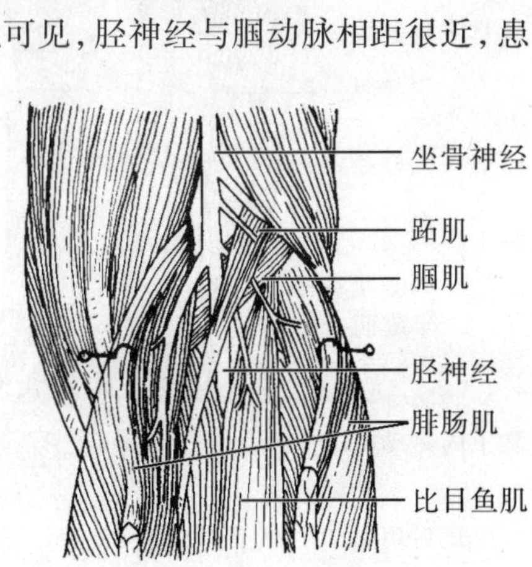

图12－75　胫神经在腘窝内分支

此肌支常又分出小腿骨间神经，在小腿骨间膜的后面下降，远达胫腓远侧关节。

胫神经在腘窝内发出的皮神经为**腓肠内侧皮神经**(medial sural cutaneous nerve)，在腓肠肌两头间下行至该肌浅面，至小腿后面中、下1/3交界处穿出深筋膜。

胫神经至膝关节的分支有2～3条，直接至关节囊，或者与膝上、下内侧动脉或膝中动脉伴行，供应关节囊的内侧份及内侧的韧带，并且穿过关节囊供应交叉韧带。

进行膝以下手术采用神经干阻滞麻醉时，注射胫神经的方法是在腘窝正中线上平膝关节向深处进针即可，在深筋下先麻醉腓肠内侧皮神经，再向深处麻醉胫神经主干。

腓总神经(common peroneal nerve)：此神经在腘窝内紧靠股二头肌腱内侧向下偏外走，到达股二头肌腱与腓肠肌外侧头之间。治疗膝关节挛缩症采取股二头肌腱切断术时，应了解此种邻属关系，避免伤到腓总神经。腓总神经再向下即位于腓骨头后方，紧靠深筋膜深面，继而绕过腓骨颈外面向前穿过腓骨长肌的起始部，在开始绕过腓骨颈时分为**腓浅**及**腓深神经**。腓骨颈骨折的当时，或者骨折愈合期中骨痂增生，均有伤到腓总神经的危险。在腓骨头与颈部上绷带过紧时亦有使腓总神经受到压迫损伤的危险，因此，在小腿上石膏绷带时必须在腓骨头颈部加上衬垫。腓总神经在腘窝内分支供应皮肤及关节，除偶可发出一支至腓骨长肌以外一般不发出肌支。

腓总神经至膝关节的分支，有一条在腘窝内或在腓总神经未与胫神经分开以前发出，下行供应关节囊的前外侧份。另一条关节支由主干在分成浅、深神经处发出，称为膝返神经，绕过腓骨上行，穿过胫骨前肌，分布于小腿骨间膜的上部、胫腓近侧关节及膝关节囊的前面。

腓总神经至皮肤的分支有腓肠外侧皮神经及至腓肠神经的交通支。**腓肠外侧皮神经**(lateral sural cutaneous nerve)约在膝关节平面上方1～2 cm处发出，随腓总神经下行一短行程以后穿过深筋至皮下，分布于小腿后外侧面及外面上部皮肤。至腓肠神经的**交通支**，可以单独发出，或由腓肠外侧皮神经分出，穿出腘窝深筋膜，在皮下组织中下行，至腓肠肌肌腹的下方与发自胫神经的腓肠内侧皮神经联合成**腓肠神经**。

进行膝以下手术采用神经干阻滞麻醉时，注射腓总神经的方法是在膝关节平面上紧依股二头肌腱内缘向深处进针1～2 cm即可，同时在皮下向内侧浸润腓肠外侧皮神经。

腘静脉(popliteal vein)：胫前静脉与胫后静脉在腘肌下缘平面汇合成腘静脉，上行通过腘窝，经过收肌腱裂孔至股前部而移行为股静脉。腘静脉位于胫神经的深面内侧，腘动脉的浅面，下段位于动脉的内侧，向上即逐渐跨过动脉的浅面而转至其外侧(见图12－74)。腘动、静脉密切相依，为一筋膜鞘所包绕，外伤中动、静脉易于同时受伤，可能发生动静脉瘘。腘动脉瘤很容易压迫腘静脉而使之发生血栓及出现小腿水肿，亦可能压迫胫神经而出现小腿疼痛。

腘静脉的最大汇入支为来自腓肠两头的静脉，常在膝关节上方2～4 cm处分别汇入。**小隐静脉**在小腿后面正中线皮下组织中上行，至腘窝中点穿过深筋膜，进入腘窝，汇入腘静脉。腘静脉的下段常可为两支；上端偶可见有分为两支者，一支延续成股静脉，另一支汇入股深静脉。

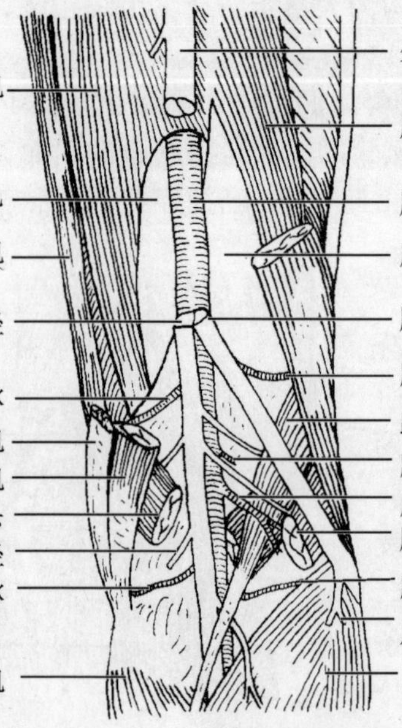

图12－76 腘动脉及其分支

腘动脉(popliteal artery)：股动脉通过收肌腱裂孔进入腘窝，移行为腘动脉，先位于腘窝的上内份，下行中先略向外倾斜，至正中线即垂直向下，通过股骨两髁间，经腘窝下角至小腿后部，在腘肌远侧缘平面(相当于胫骨粗隆下部平面)分为胫前、后动脉。腘动脉的位置较深，行程中前邻股骨下段后面、膝关节囊及腘肌，与股骨仅隔以一层脂肪，与关节囊直接接触。股骨下1/3骨折的远侧骨折端为腓肠肌牵引后倒，有刺伤腘动脉的危险。

腘动脉在行程中发出的分支有膝上内侧、膝上外侧、膝中、膝下内侧及膝下外侧等动脉，另有一些肌支及皮支(图12－76)。**膝上内、外侧动脉**在股骨髁上平面发出，分别向内、外跨过股骨腘面，在内、外上髁的上方紧贴股骨绕至其前面相吻合，并与膝降动脉、旋股外侧动脉降支以及股深动脉第四穿支等吻合，形成围绕髌骨的丛。**膝中动脉**(middle genicular artery)较小，在膝关节平面发出，向前经膝关节囊的后部进入关节，供应交叉韧带及邻近的滑膜，常有胫神经的一条关节支伴行，有时有闭孔神经的一条关节支伴行。膝下内、外侧动脉在腘窝的下部发出。**膝下外侧动脉**(lateral inferior genicular artery)向外跨过腘肌，经过跖肌与腓肠肌外侧头的前面，转而向前，与腓总神经的一条关节支同经腓侧副韧带的深处，至髌韧带深处，与膝下内侧动脉、**膝上外侧动脉**(lateral superior genicular artery)及胫前动脉所发出的胫前返动脉等吻合。**膝下内侧动脉**(medial inferior genicular artery)在胫骨内侧髁的远侧沿腘肌的近侧缘向内走，至膝内侧即转而向前，经过胫骨与胫侧副韧带之间至膝前部，与膝下外侧动脉、**膝上内侧动脉**(medial superior genicular artery)及胫前返动脉等吻合。由此可见，上述各动脉分支互相吻合，形成围绕膝关节的动脉网（见图 12－70），吻合网的浅部分支分布于皮下组织中，深部分支位于股骨下端与胫骨上端的前面，供应邻近的软组织，分支进入膝关节内部。吻合网形成重要的侧支循环，但是不够充分，腘动脉突然发生闭塞以后，远端发生坏死的危险性仍然很大，尤其是梗阻部位较低，靠近各分支的开口处较为严重。

腘动脉的肌支可分上、下两组。上组分布于腘绳肌的远侧，与股深动脉的分支吻合。下组为两大支**腓肠动脉**，在腘动脉未进入腓肠肌两头之间以前发出，分别进入腓肠肌的两头，供应腓肠肌、跖肌及比目鱼肌的上部。此两支为终末动脉，互相之间无吻合，损伤以后有发生供应区内坏死的危险。

腘动脉的皮支分布于腘窝皮肤。有一大支**浅腓肠动脉**(superficial sural artery)沿小隐静脉下降。

腘动脉的分叉平面及终末分支皆可能有变化。分叉部位高者，胫前动脉可能经腘肌前面下降，腓动脉可能起自胫前动脉。腘动脉的终末支可以为两大支或者三大支。如果为两支，可为胫前动脉与胫后动脉，或者为胫前动脉与腓动脉。如果为三支，则为胫前动脉、胫后动脉及腓动脉。偶可见有腘动脉为臀下动脉的延续。腘动脉的分支数目并不恒定。浅腓肠动脉可能很大而称为**小隐动脉**。

腘动脉的创伤较为严重，伤后即行结扎的坏死率据统计有 37%～72.5%，肢体能保存者亦常遗有血液循环不足的症状，因而应尽可能修补或移植以恢复其通畅。如果动脉受伤后遗有搏动性血肿，血肿逐渐增大或者再发生出血，或者在伤后数日再结扎血管者，发生坏死的比率可以较小。如果发生动脉瘤，数月以后再结扎动脉，坏死的危险性也较小。发生腘动脉瘤时，因四周有较多的蜂窝组织，无肌肉支持，长大迅速。动脉瘤发生于关节线附近者，参与形成围绕膝关节动脉网的血管受累者少。动脉瘤发生在关节线远侧者，侧支循环血管开口受影响者较多，发生坏死的危险性即较大。

腘动脉的手术显露：腘动脉的中段位于股骨髁间，紧贴关节囊的后面，很深，手术显露较难，上、下段的位置较浅，易于显露。手术显露腘动脉的上段，可沿半膜肌外缘接近腘窝上部中线处作纵切口。切开皮肤、皮下组织及深筋膜，将半膜肌向向牵开，首先找到胫神经及其深处的腘静脉，向外牵开以后即可在其深处内侧找到腘动脉。在此种切口中应注意勿将半腱肌误为半膜肌。另一种手术进路为紧依大收肌腱作切口，切开深筋膜以后，将缝匠肌向后牵开，找到大收肌牵之向前，将半膜肌及半腱肌向后牵开，向深处分离即可找到腘动脉。在腘窝下 1/3 显露腘动脉时，可在腓肠肌二头之间作纵切口，注意避免伤到小隐静脉，向深处分离，将胫神经向内牵开，将腘静脉向外牵开，即可在深处找到动脉。

淋巴结：腘窝淋巴结分深、浅两组。浅组围绕小隐静脉通过深筋膜处，接收小腿及足外侧份的淋巴，输出管汇入深组淋巴结。深组位于围绕腘血管的蜂窝组织中，接收沿胫后血管上行的来自足底与小腿后部的淋巴管、浅组淋巴结的输出管以及来自膝关节的淋巴管。足底与小腿后部的若干淋巴结直接汇入腹股沟淋巴结。腘窝淋巴结的输出管沿腘血管上行，汇入腹股沟淋巴结深群。

腘窝内蜂窝组织：腘窝内充满蜂窝组织，神经血管皆为之包绕，形成蜂窝组织间隙。此间隙沿坐骨神经与股后部的蜂窝组织连接，沿腘血管通过收肌腱裂孔与股前部的蜂窝组织连接，沿胫神经通过比目鱼肌腱弓所形成的孔与小腿后面深部的蜂窝组织连接。因此，腘窝内有感染时即可沿此类通道蔓延。

腘窝脓肿：足部或小腿感染，可能引起腘窝淋巴结发生炎症化脓。股骨下端的化脓性骨髓炎或者膝关节内的化脓性炎症，皆可能引起腘窝脓肿。腘窝内发生炎症化脓时，由于位置较深，浅处的深筋膜坚实，早期不易在体表显现，但因腘窝壁皆无明显退让余地而常有比较剧烈的疼痛。引流腘窝脓肿的切口，最好通过腘窝外侧壁，经过外侧肌间隔的后方与股二头肌腱之间进入，切开深筋膜以后即可经股二头肌腱与股骨之间伸入止血钳引出脓液,不至于伤到大的血管神经。由于腘窝内含有大量脂肪蜂窝组织,引流后愈合缓慢。

膝部屈曲性挛缩

固定膝部于屈曲的姿势时间过久以后,即可因膝后部软组织挛缩而遗致畸形。腘绳肌主要起自骨盆,止于胫骨,只有附着于股骨的很少一部分有助于产生此种畸形。伸肌受到牵扯,不利于矫正畸形。如果未能及早发现与及时治疗,邻近膝关节的其他结构亦必相继发生挛缩。膝关节囊的后部及腘动脉皆缩短,在进行机械性矫正时可能受伤。如果挛缩同时伴有膝关节病变,即可能发生关节的纤维性或者骨性固定。治疗挛缩的方法有长时间牵引、肌腱切断术及关节囊后部成形术。

肌腱切断术为切断腘绳肌的下端。半膜肌与半腱肌的肌腱易于切断,术中无伤到重要结构的危险。切断股二头肌腱时则应特别注意避免伤到其内侧的腓总神经,尤其是在采取皮下切断术的方法中。虽然在有肌肉挛缩时肌腱的位置更浅,与神经间的距离加大,但是仍以作切口使股腱充分显露而后切断,较为安全。

关节囊后部成形术为将膝关节囊的后部由上方的股骨后面附着处剥离,使之松解。如果同时进行股二头肌腱延长术,更可有利于松弛及胫骨的外旋。髂胫束也限制伸膝,亦须切断。

膝 关 节

骨性组织

膝关节(knee joint)为铰链关节,为身体中最大而且最复杂的关节,由股骨下端、胫骨上端及髌骨组成(图 12-77,图 12-78)。髌骨与股骨滑车构成关节。股骨下端与胫骨上端构成关节,有半月板参与。股胫关节为脂肪垫及滑膜皱襞分为内、外两部分,各又因半月板边围附着于关节纤维囊而可再分为股骨与半月板间以及半月板与胫骨间两部分。不论膝关节在何种姿势下,髌骨皆与股骨接触,股骨皆与胫骨接触。膝关节由于骨骼接触面积大,关节的韧带及四邻肌肉坚强,所以非常稳固,很少发生脱臼。胫腓近侧关节增强胫骨外侧髁,腓侧副韧带借此得有牢固的附着,增加膝关节的稳固性。

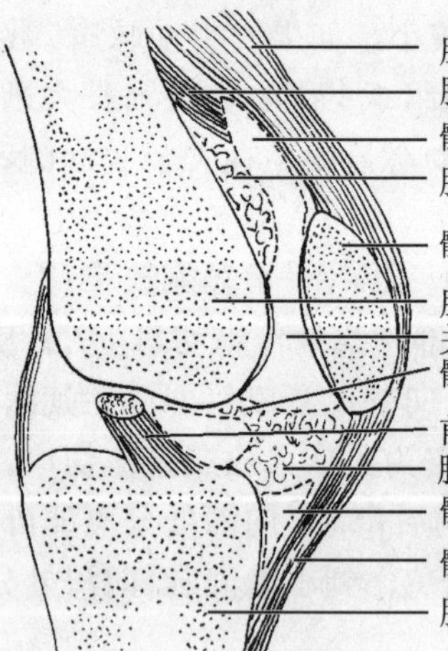

图 12-77 膝关节矢状剖面,虚线表示滑膜

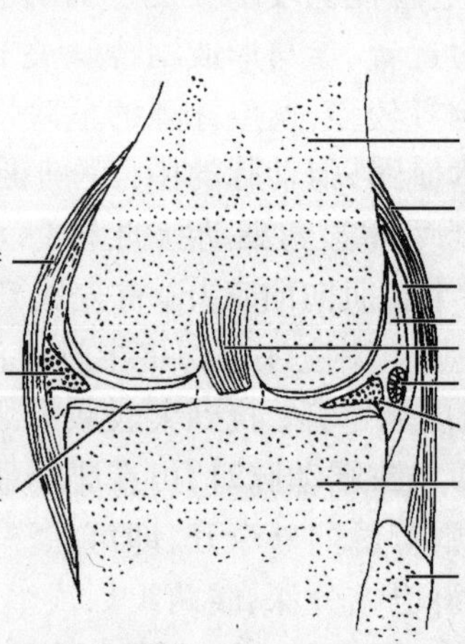

图 12-78 膝关节冠状剖面,虚线表示滑膜

关节囊

纤维囊:膝关节囊的纤维层较薄,后部宽广而呈膜性,两侧较短而且较厚,前面则阙如而代以股四头肌腱、髌骨及髌韧带。纤维囊于股骨的附着线,两侧在髁部距关节缘约 0.6 cm,后面沿髁间线及髁部关节缘紧上方。髁间窝位于纤维囊内,滑膜囊外。纤维囊于胫骨的附着线,在后方及两侧位于关节缘以下约 0.6 cm,在前方为由两侧近关节缘处开始斜向胫骨粗隆两侧的斜行线。

关节滑膜:膝关节滑膜的面积在身体各关节中最大。滑膜的分布由于关节内含有半月板及交叉韧带而很复杂。滑膜覆盖纤维囊的内面、髌下脂肪垫及交叉韧带。滑膜层的附着不与纤维囊一致,在上方附着于股骨的关节面边缘,在下方附着于胫骨内、外侧髁的关节面边缘(图 12-79)。

滑膜在前方附着于髌骨的关节面边缘。由髌骨两则向内、外延伸，紧贴内、外侧支持带。由髌骨下端向下向后，覆盖髌下脂肪垫。形成**髌下滑膜襞**（infrapatellar synovial fold），亦称**黏膜韧带**。滑膜与髌韧带之间隔以髌下脂肪垫。**髌下脂肪垫**（infrapatellar fat pad）位于髌骨下部非关节面及髌韧带上部的后方，在滑膜层外，呈锥体状，中部最厚。脂肪垫向上方及两侧延伸的部分常发生增生，形成葡萄状脂瘤，可能脱落入关节腔而形成关节内游离体。髌下滑膜襞呈三角形，尖部附着于股骨髁间切迹的前缘，覆盖后交叉韧带上端的前面及两侧；基部由髌骨关节面的下方伸展至胫骨的髁间前区，覆盖前交叉韧带的下端；侧面由髌骨两侧向内外横行延伸形成**翼状襞**（alar fold），亦称**翼状韧带**。髌下滑膜襞及翼状襞为胚胎时期关节腔三部分之间的分隔残迹。

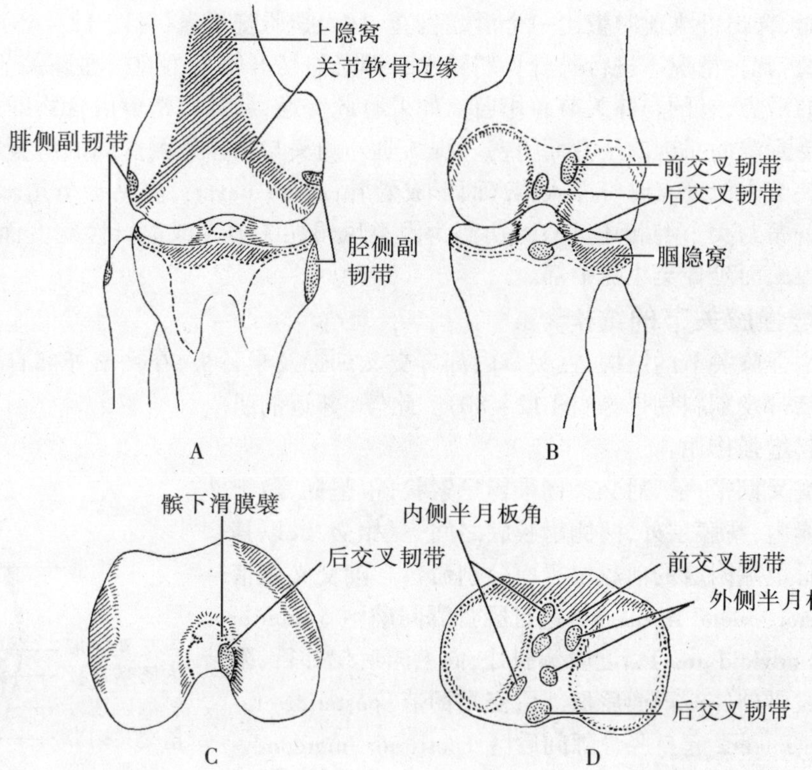

图 12－79

A、B：膝关节骨骼前面及后面；C：股骨下端关节面；D：胫骨上端关节面。短虚线表示关节囊附着线，点线及阴影区表示滑膜在骨面上的反折

滑膜由髌骨上缘起，紧贴股四头肌腱向上延伸一段，再反折至股骨前面，形成一盲囊。盲囊的最高部约达股骨滑车上缘上方约 2.5 cm，但是常与股四头肌与股骨间的髌上滑囊相通（幼儿约占 7%，成人约占 8%）。不论盲囊是否与髌上滑囊相通，滑膜反折部的后面皆接受膝关节肌的止点。屈膝时此盲囊即被牵引向下，因此在进行股骨下端手术时以采取屈膝的姿势较为安全，可免伤到关节腔。滑膜反折到股骨前面即沿之向下，先与骨骼间隔以一层脂肪，继即紧贴股骨前面，终于对髌骨的关面边缘。滑膜在股骨下端前面向下延伸的同时，向两侧扩展，附着于股骨髁侧面的关节缘上方，并覆盖髁部侧面至关节软骨边缘。

滑膜的附着线分别沿股骨内侧髁的内面及外侧髁的外面向后延伸，至两髁后面即达关节面的边缘。沿关节面的边缘绕过两髁后面，再沿髁间切迹的内、外侧缘向前延伸而与髌下滑膜襞相续。滑膜由股骨髁间切迹的两侧边缘向下延伸的部分，分别附着于胫骨两髁关节面的内部边缘。两片滑膜之间的间隙由股骨髁间切迹伸展到胫骨髁间区，其中含有交叉韧带。交叉韧带位于滑膜囊外，前面及两侧皆有滑膜覆盖，后面则无。滑膜由股骨内侧髁的内面及外侧髁的外面附着线沿纤维囊的内面向下延伸，附着于半月板上面的外周边缘，再由半月板下面的外周边缘向下延伸而附着于胫骨两髁关节面外周边缘。

由上述关节滑膜的分布情况，可见关节腔为由股骨髁间切迹至胫骨髁间区的两片滑膜与交叉韧带所形成的中隔分面内、外两部分（见图 12－78）。在胚胎发育过程中，中隔的髌下皱襞与前交叉韧带之间的部分消失而形成一孔，关节腔的内、外两部分即经此孔及髌下滑膜襞的上方相通（见图 12－77）。关节腔的内、外两部分各又为半月板不完全分上、下两部分，上、下两部之间绕半月板的内缘相通。

从膝关节的形态上看，关节腔又可分为前、后两部分，前大后小，其间经狭小的裂隙相通。中间裂隙位于交叉韧带与股骨髁部之间，两侧裂隙在关节囊侧壁与股骨髁部之间。发生化脓性炎症时，此种交通裂隙很容易因滑膜肿胀而消失，使关节腔的前后部不通。此种情况下进行切开引流时常须在关节前后部分别切开，否则即不易达到引流目的。穿刺关节腔宜在坐位屈膝姿势下于髌韧带外侧胫骨上端上方凹陷中进针。

腘肌腱起自股骨外侧髁外面关节纤维囊附着部的深面，斜行跨过膝关节的外面及后面，经过纤维囊与滑膜之间，穿出纤维囊时带出一个滑膜盲囊，称为**腘肌腱下囊**(见图 12－68)。此囊可能与胫腓近侧关节的滑膜腔相通，此种情况下进行腓骨头切除术时即必然切开膝关节腔。在膝关节后面内侧，腓肠肌内侧头与纤维囊之间的滑囊，有的与膝关节腔相通。如果有此交通，屈膝时滑囊内含物即易被挤入膝关节腔内。伸膝时此通道即受到浅面肌肉的压力而闭塞。腓肠肌外侧头与股骨外侧髁间的滑囊很少与膝关节腔相通。

关节内滑液有时可溢入腘窝而形成**囊肿**(Baker's cyst)，多见于小儿，可以很大，少有症状。成人腘窝囊肿常有一蒂与关节腔相通。有的病例为因类风湿性关节炎或退行性病变而有滑液由关节腔溢入腘窝所形成，可以很大而延伸至小腿中部。

增强膝关节的结构

增强膝关节的结构，在关节内部有交叉韧带及半月板，在关节外部有关节纤维囊、股四头股腱与扩张部、侧副韧带及腘斜韧带等(图 12－80)。此外，邻近的肌肉亦起增强作用。

交叉韧带：前、后交叉韧带皆呈索状，很坚韧，位于纤维囊内，滑膜层外，两侧滑膜腔之间，互相交叉，以其在胫骨上端附着的前后位置而分别命名。**前交叉韧带**(anterior crucial ligament) 起自胫骨**髁间前区** (anterior intercondyloid area)邻近内侧髁处，向上向后偏外行，附着于股骨外侧髁内面后份。**后交叉韧带**(posterior crucial ligament) 起自胫骨**髁间后区** (posterior intercondyloid area)，向上向前偏内行，附着于股骨内侧髁外面前份，位于前交叉韧带附着部的前方(图 12－81)。前交叉韧带较后交叉韧带细而长，两者长度比较约为 5∶3。据测前交叉韧带的长度，屈膝成 90°时平均为 2.7 cm，伸膝时平均为 3.8 cm。

关于膝关节在不同姿势下交叉韧带的紧张程度以及其在稳定膝关节的作用方面的意见颇不一致。一般多认为不论膝关节在何种姿势下交叉韧带皆紧张，在膝全伸时前交叉韧带更特别紧张，在膝全屈时后交叉韧带更特别紧张。在屈膝的姿势下，前、后交叉韧带皆有扭转(图 12－82)。前交叉韧带的作用，主要在伸膝

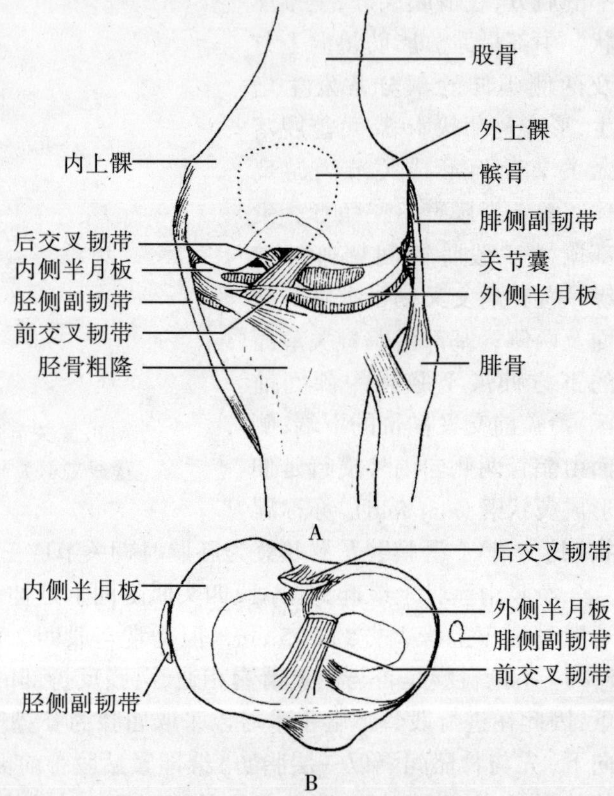

图 12－80　膝关节的主要结构

A：前面观；B：移除股骨后上面观

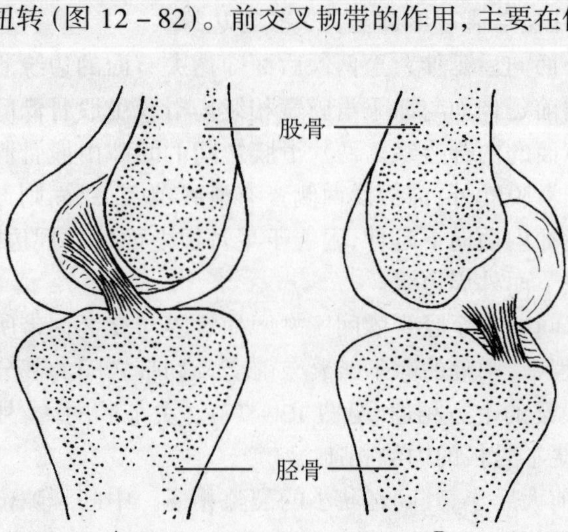

图 12－81　左膝关节交叉韧带

A：前交叉韧带；B：后交叉韧带

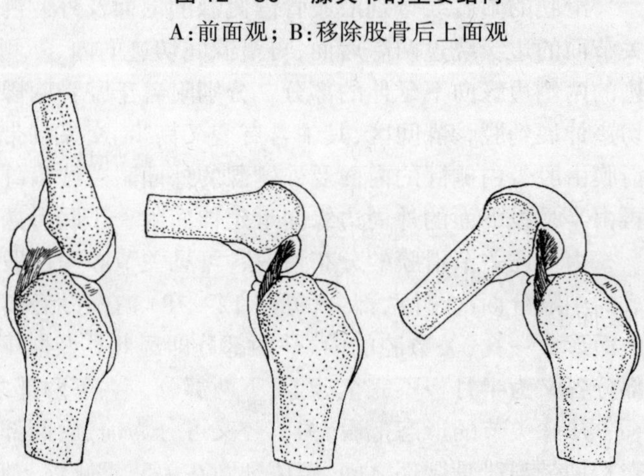

图 12－82　膝关节矢状剖面的内侧一半，表示后交叉韧带在屈膝时有扭转，前交叉韧带在屈膝时也有扭转(未画出)

时防止胫骨在股骨上向前移位，当膝关节伸直时有防止过伸的作用。因此，在猛力伸膝时或胫骨前脱臼时，皆可使前交叉韧带撕裂。后交叉韧带的作用，主要在屈膝时防止胫骨在股骨上向后移位，并有防止过屈的作用。因此，在发生后脱臼时常使后交叉韧带撕裂。此外，交叉韧带尚有防止膝关节旋转移动的作用。股骨在胫骨上外旋交叉韧带即被扭转而变紧张，内旋无此变化，因而交叉韧带有防止股骨外旋的作用。在严重的外展或内收损伤中，前后、交叉韧带皆可能受损伤。交叉韧带有损伤时常伴有关节的其他结构损伤。检查交叉韧带有无损伤的方法，为在屈膝的姿势下查看胫骨在股骨上的移动度。如果胫骨能被过度向前移动时即表示前交叉韧带断裂，能被过度向后移动时即表示后交叉韧带断裂。胫骨可以被前后移动的症状即所谓的"抽屉症状"。

半月板（半月软骨）：膝关节半月板为两片月牙状纤维软骨板，呈楔状嵌在股胫两骨之间，下面平以适应胫骨上端关节面的边围部分，上面凹以适应股骨髁。半月板的外周缘较厚，黏附于关节的纤维囊及滑膜囊，皆借**冠状韧带**（coronary ligament）附着于胫骨髁的边缘；内侧游离缘较薄，朝向关节腔中心。两半月板的前后角皆呈纤维性，附着于胫骨上端两髁之间。半月板覆盖胫骨上端关节面的2/3。外侧半月板稍厚于内侧半月板。半月板的上、下面，在胚胎时期皆有滑膜覆盖，至成年时期即因长久受压而致滑膜消失。

外侧半月板（lateral meniscus）较小，呈圆弧形，前、后角靠近，前、后的宽度接近相等。前角附着于胫骨髁间隆起的紧前方，前交叉韧带附着处的外侧。后角附着于髁间隆起的紧后方，后交叉韧带及内侧半月板附着处的前方。外侧半月板边围部分附着于关节囊的范围较小于内侧半月板，因为在后外部与关节囊之间隔以腘肌腱及其与半月板之间的滑囊，加以外侧半月板不附着于腓侧副韧带，形成活动度较大于内侧半月板的因素。有人有一条纤维称为**板股韧带**（meniscofemoral ligament），由外侧半月板的后角开始，沿后交叉韧带上行，附着于股骨内侧髁，在股骨运动时使外侧半月板较内侧半月板易于受到影响。板股韧带位于交叉韧带的后面者称为**板股后韧带**或 Wrisberg 韧带，位于前面者即称为**板股前韧带**或 Humphry 韧带。

内侧半月板（medial meniscus）较薄，也较为狭窄，弧度较大，约呈半个圆板形，前、后角相距较远，前部窄，后部宽。前角附着于胫骨髁间隆起前方，前交叉韧带附着处前方的凹陷中。后角附着于髁间起后方，后交叉韧带附着处前方的凹陷中。内侧半月板的外周缘附着于关节纤维囊，而胫侧副韧带的后份深部纤维又与纤维囊相混，半月板的后部即因此特别固定，外侧半月板因无此特点而较为活动。

两侧半月板的前角之间可能有一束横行纤维相连，称为**膝横韧带**（transverse ligament of knee），粗细不一，两侧半月板的移动因此而互有牵扯。有些学者认为此韧带为半月板边缘部分纤维的延续，较内侧的纤维附着于胫骨。因此，当半月板的中央部分固定而边缘部分受到作用力时，即可在内、外两组纤维间纵行撕裂，常称为**桶柄式撕裂**。

关节囊的深部纤维连接半月板与股胫两骨，形成冠状韧带，由半月板至胫骨的纤维较短，因而半月板主要随胫骨运动。

胫骨上端非关节面的结构，由前向后为膝横韧带、内侧半月板前角、外侧半月板前角、前交叉韧带、髁间隆起、外侧半月板后角、内侧半月板后角及后交叉韧带（见图12-30）。

半月板在胫骨上端的关节面上有滑动，以适应股骨髁部承受重力时的需要，屈膝时向后滑，伸膝时向前滑（图12-83）。在膝关节伸屈运动中，半月板随胫骨移动而在股骨上滑动，在旋转运动中则为股骨连同半月板在胫骨上滑动。在伸屈运动中，外侧半月板在胫骨上的滑动度较小于内侧半月板。

半月板有消除由肢体上传的冲击力的作用。在某些情况下可能发生半月板损伤，特别是在胫骨支持体重时屈膝的过程中有旋转的情况下易于发生。在膝关节屈曲或半屈的姿势下强力伸小腿并旋转时亦可发生。跑路时脚陷入坑凹中为半月板损伤的常见原因。常在蹲伏姿势下工作的人以及进行剧烈运动的人多见发生半月板损伤。在屈膝姿势下股骨在胫骨上猛力外旋时，外侧半月板即随股骨外侧髁向后滑动，通过膝横韧带牵扯内侧半月板的前角。内侧半月板随股骨内侧髁向前滑动，但其后部因通过关节囊牢固地附着于胫侧副韧带而

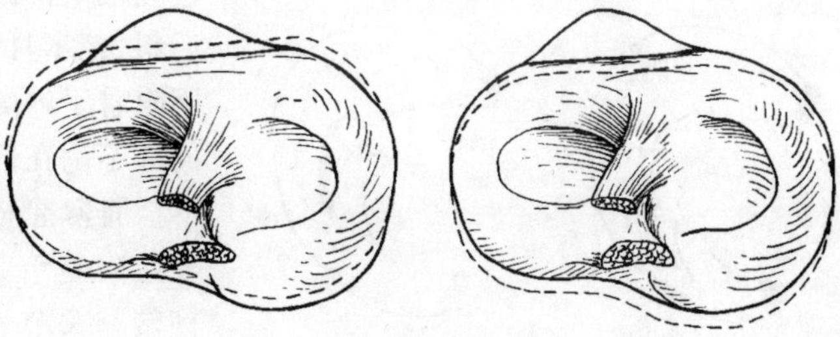

图12-83　膝关节运动时半月板在胫骨上的正常滑动

A：膝伸直时半月板向前移动；B：膝屈曲时半月板向后移动

远较前部为固定，因此，极易引起活动的前部与固定的后部之间发生撕裂，或者使其前端于胫骨的附着处撕脱而被牵向关节的中心。在猛力屈膝并有股骨在胫骨上内旋转时，内侧半月板随股骨内侧髁向后滑动，亦可使其前端附着处撕裂。在膝关节伸直的姿势下，半月板因有股胫两骨关节面的结合、紧张的韧带以及围绕关节的肌肉收缩等因素固定而不易移位，受伤的机会较少。偶可见到因为膝关节囊松弛，能有轻度外展及内收，使关月板易于受伤者。因为在此种情况下，股骨与胫骨分开，易使半月板卡在两骨的关节面之间(图 12－84)。

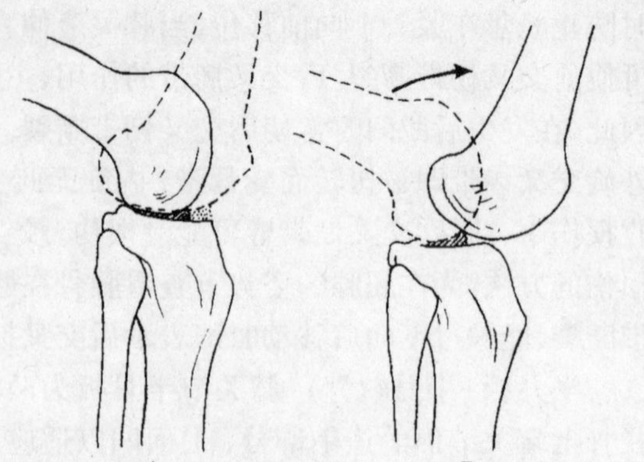

图 12－84　膝关节伸屈运动时半月板在胫骨上滑动
A：屈膝时半月板向后滑动，伸膝时即如虚线所示滑动至前方；B：由屈膝姿势突然伸直时可能使半月板卡在股胫两骨间

半月板的损伤常见部位为前端撕裂、靠近侧副韧带处横行撕裂以及中部分裂等。内侧半月板的前 1/3 内侧月牙形边缘最为软弱，亦为常见破裂的部位(图 12－85)。据多数统计，内侧半月板损伤者较为多见，约为外侧半月板伤的 20 倍。其原因一般皆认为是内侧半月板借关节囊牢固地黏附于胫侧副韧带，活动度小于外侧半月板，外侧半月板因不黏附于腓侧副韧带而有较大的活动度。半月板前部损伤以后，如果有一部分游离，可能被卡在股胫两骨之间，使关节不再能屈曲或伸直，成为膝关节交锁，待半月板游离片松动以后才能再行伸屈。内侧半月板损伤以后，最大压痛点在髌韧带内侧的关节线上，损伤在后角时关节后部有疼痛。外侧半月板损伤以后，最大压痛点在髌韧带外侧的关节线上。半月板的内缘血液供应较差，损伤后愈合较难；外缘血液供应较好，损伤后愈合常较好。半月板损伤以后，采取非手术疗法无效时可行手术切除。有人主张仅切除撕裂的一部分。也有人主张将受伤的半月板全部切除。切除半月板以后无不良后果。

盘状半月板 (discoid meniscus) 为半月板的发育畸形，中央部分未被吸收而停留在胚胎时期的整块平板状，比较厚，绝大部分发生在外侧半月板，而且常为两侧性。盘状半月板易受损伤，大部分病例在青春期前后出现症状，主要为在膝关节活动时出现明显的响声，有的可以在髌韧带外侧摸到包块。症状显著者可行手术切除。

半月板囊肿多见于外侧，常为半月板局部损伤后黏液性变的结果，症状与一般半月板损伤相似，局部有明显包块，可行手术切除半月板与囊肿。

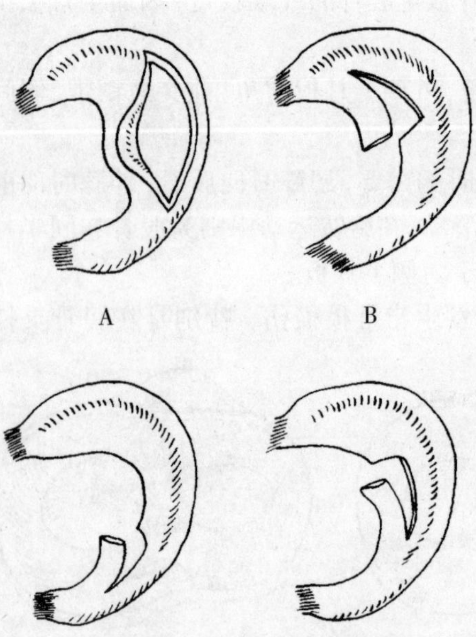

图 12－85　半月板撕裂
A：桶柄式；B：后 1/3；C：前 1/3；D：中 1/3

副韧带：增强膝关节的副韧带有胫侧副韧带、腓侧副韧带、半膜肌腱扩张部、髌韧带及股四头肌腱扩张部等，后两者前已述及。

胫侧副韧带 (tibial collateral ligament) 呈扁而宽的带状，长约 5 cm，紧贴关节囊的内侧面，上端附着于股骨内上髁，下端附着于胫骨干内缘半腱肌止点的后方，增强关节囊的内侧。此韧带可分前、后两部分。前部纤维长而坚韧，笔直向下，与关节囊之间有疏松结缔缔组织相隔。结缔组织中至少含有 1 个滑囊，有时可以多至 3 个。半膜肌腱发出一片扩张部伸入胫侧副韧带深处附着于胫骨。膝下内侧血管通过韧带与扩张部之间。胫侧副韧带的后部纤维短而薄，下行中先向后斜，至半月板平面以下又向前斜，深部纤维与关节囊相混，借此牢固附着于内侧半月板的边缘。胫侧副韧带的后部在屈膝时变松弛，前部不论在何种姿势下均呈紧张状态(图 12－86)。

腓侧副韧带 (fibular collateral ligament) 呈一圆索，长约 5 cm，上端附着于股骨外上髁，下端附着于腓骨头，增强关节的外侧。此韧带与关节囊之间只在上部融合，其余部分皆有脂肪组织相隔。膝下外侧血管通过韧带深面。此韧带跨过外侧半月板处有腘肌腱相隔。股二头肌腱通过腓侧副韧带下份处为韧带分裂为二。腓侧副韧带在伸膝时紧张，屈膝时松弛，但是在屈膝而且旋转时则又变紧张，因而有防止过度旋转的作用（图12－87）。

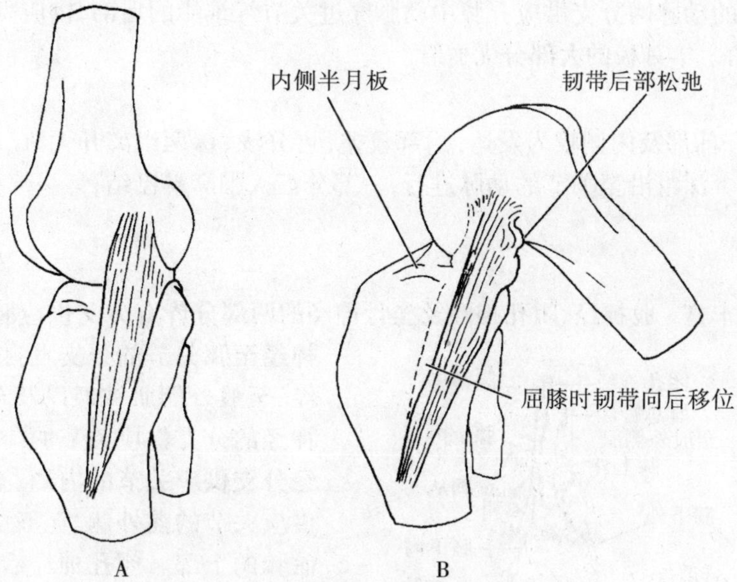

图 12－86　胫侧副韧带

A：伸漆时紧张；B：屈膝时向后移位，后部松弛

侧副韧带有防止膝关节过伸及侧向活动的功用。胫侧副韧带尚有防止过屈的作用。腓侧副韧带尚有防止旋转的作用。两侧副韧带虽然很坚韧，但是在创伤中可以引起半月板损伤的暴力，也可能引起侧副韧带扭伤或撕裂。强力外展时可使胫侧副韧带部分或完全撕裂。强力内收时可使腓侧副韧带损伤。腓侧副韧带完全断裂时常伴有腓总神经牵扯伤。胫侧副韧带完全断裂时常伴有内侧半月板伤及前交叉韧带伤，常发生在足球运动员。若有一侧副韧带完全被撕裂，膝关节的侧向稳固性即遭破坏，局部有压痛。胫侧副韧带常与前交叉韧带同时受伤撕裂。有些学者认为膝关节的稳固性主要依靠股四头股腱与侧副韧带，如果只有前交叉韧带被撕裂，可以无大重要性，不一定要修复；如果侧副韧带与交叉韧带同时受伤撕裂，首先要修复侧副韧带，交叉韧带的修复比较次要。

其他增强关节的结构：在关节囊后方有腘弓状韧带及半膜肌腱的三部分韧带性扩张部增强（图 12－88）。**腘弓状韧带**（arcuate popliteal ligament）位于关节囊后面的外下部，下端附着于腓骨头，向上向内伸展，外侧份纤维向上附着于股骨外侧髁；其余纤维则向上及向内跨过腘肌穿过关节囊的部分，再分散与关节囊的后面相混，下缘形成弓状。腘肌腱黏附于此韧带的深面。半膜肌腱的扩张部，一部分为**腘斜韧带**（oblique popliteal ligament），由半膜肌腱止点处起，向上外斜行，跨过关节囊的后面，伸展到股骨外侧髁的内缘，与关节囊相混，有防止膝关节过伸的作用。腘血管位于此韧带浅面，膝中血管穿过此韧带。第二部分为腘筋膜，由半膜肌腱起，向下外掩盖腘肌，附着于胫骨腘线。第三部分由该肌腱向前延伸至胫侧副韧带深处，附着于胫骨。此外，跨过关节的若干肌肉皆有协助增强关节的作用。

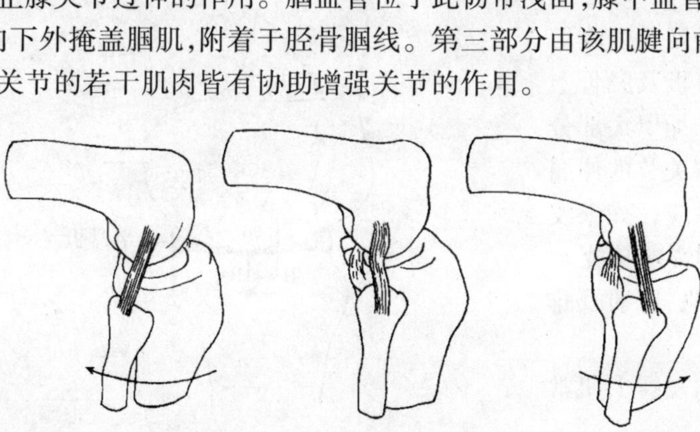

图 12－87　腓侧副韧带

A、C：屈膝小腿向外或向内旋转时皆变紧张；

B：屈膝小腿不旋转时松弛

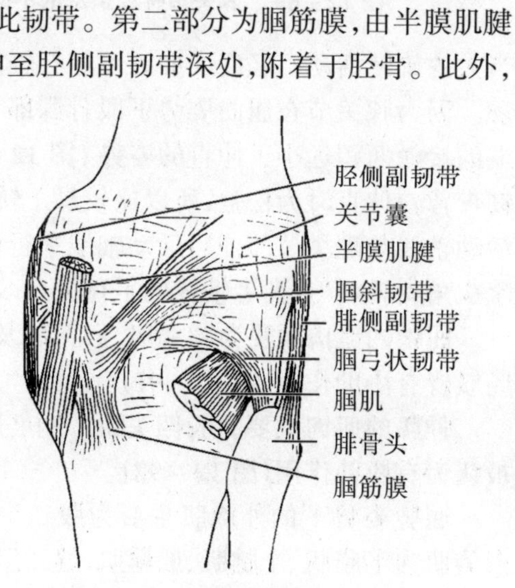

图 12－88　膝关节后面

血液供应

膝关节由围绕关节的动脉网分支供应。膝中动脉穿过关节纤维囊的后部，供应髁间区的组织，包括交叉韧带及半月板的前、后角。半月板的大部分无血管。

淋巴回流

膝关节的淋巴管网，前部及内侧较为发达，后部较差，可分浅、深两组离开关节。浅组沿大隐静脉进行，汇入腹股沟淋巴结浅群。深组沿至关节的动脉进行，一部分汇入腘窝淋巴结，另一部分直接汇入腹股沟淋巴结深群或者进入盆腔。

神经供应

膝关节的神经供应丰富。股神经、闭孔神经及坐骨神经的两部分皆有分支供应膝关节(图 12－89)。股神经至膝关节的分支发自隐神经、至股内侧肌神经、至股外侧肌神经以及至股中间肌的神经。隐神经的分支供应关节的前内侧。至股内侧肌的神经分支供应关节的内侧。至股外侧肌的神经分支供应关节的前外侧。至股中间肌的神经分支供应髌骨的上部。闭孔神经后支发出分支，沿股动脉及腘动脉进行，主要分布于膝关节的后面。胫神经至膝关节的分支先为一支，然后再分支沿诸膝动脉进行，或者直接走向关节囊，分布于关节囊的后部。腓总神经至膝关节的分支常为一支，分布于关节的前外侧。

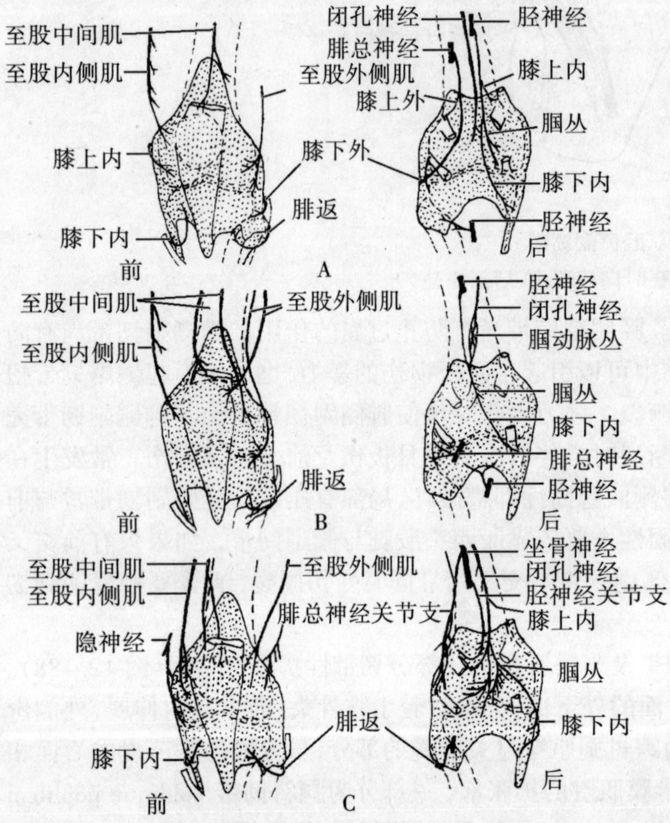

图 12－89　膝关节神经供应的不同类型

膝关节的运动

膝关节的运动主要为伸屈。屈曲运动的同时伴有一定程度的髋关节屈曲。在人体直立的姿势下膝关节并不完全伸直，而由伸、屈肌的张力平衡维持。伸直运动的最后伴有胫骨外旋，使关节锁住，并使除后交叉韧带的前部纤维以外的所有韧带变紧张，关节因此能够承受较重大的扭力而不致损伤。关节完全伸直时即不可能有旋转活动，勉强使之旋转时即必引起损伤。关节开始屈由时，伴有胫骨内旋。关节在 90°屈曲姿势下可以允许有相当大的旋转活动，轻度屈曲时可容有轻度的外展及内收活动。因为膝关节在屈曲姿势下股骨髁部与半月板及胫骨上端的接触面积远小于伸直的姿势(图 12－90)，加以大部分韧带皆较伸直时为松弛，所以比较易于转动。膝关节的伸屈活动轴线与踝关节的伸屈活动轴线平行而相适应，如果发生成角旋转畸形，两者轴线的平行关系改变，即影响功能。

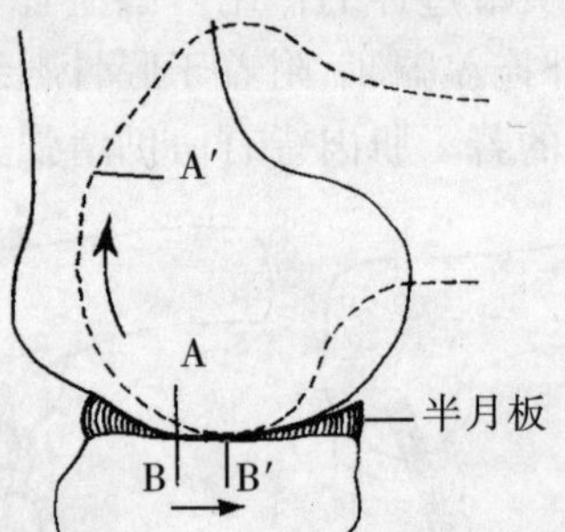

图12－90　膝关节伸屈运动时股骨髁在胫骨上滑动；伸直时股骨胫骨在 AB 线上接触，骨骼的接触面积大；屈曲时则在 B′线上接触，股骨由 AB 线向后滑转到 B′线，原来在 AB 线上的接触点转到 A′，骨骼的接触面积小

屈膝的肌肉主要为腘绳肌、股薄肌及缝匠肌，腘肌及腓肠肌皆有协助作用(图 12－91)。

伸膝的肌肉主要为股四头肌，阔筋膜张肌及臀大肌常被认为有协助作用(图 12－92)。

屈膝姿势下的外旋肌主要为股二头肌与阔筋膜张肌，内旋肌为半膜肌、半腱肌、股薄肌、缝匠肌及腘肌。

在下肢瘫痪症中股四头肌常易受累，可在膝部将腘绳肌的一部分移植到前面以补偿之。常单独移植股二头肌，将其肌腱切离腓骨头，移植到髌骨上。也可将二头肌与半腱肌分别移植到股四头肌两侧。或者将二头肌与缝匠肌一齐移植。半膜肌因有防止膝关节过伸的作用而最好不动。

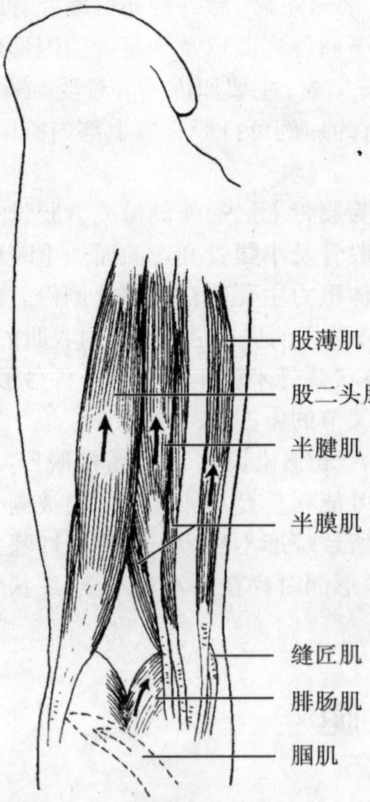

图 12-91　屈膝的肌肉

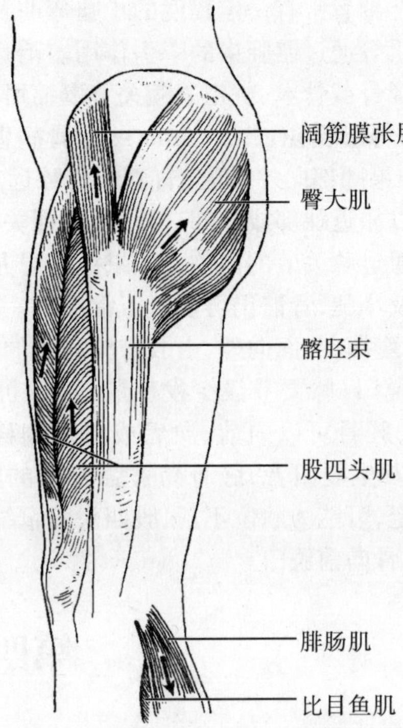

图 12-92　伸膝的肌肉

膝关节的运动、作用肌肉及神经供应如表 12-2。

表 12-2　膝关节的运动方向、作用肌肉及神经供应

运动方向		作用肌肉	神经供应	脊髓节段起源	
				范围	主要节段
屈膝	主要	半膜肌	胫神经	腰 4 ~ 骶 3	腰 5，骶 1
		半腱肌	胫神经	腰 4 ~ 骶 3	腰 5，骶 1
		股二头肌短头	腓总神经	腰 4 ~ 骶 2	腰 5，骶 1
		股薄肌	闭孔神经	腰 2 ~ 5	腰 3、4
		缝匠肌	股神经	腰 2 ~ 4	腰 3、4
	协助	肌腘	胫神经	腰 4 ~ 骶 3	腰 4 ~ 骶 1
		腓肠肌	胫神经	腰 4 ~ 骶 3	骶 1，2
		股二头股长头	胫神经	腰 4 ~ 骶 3	腰 5，骶 1、2
伸膝	主要	股四头肌	股神经	腰 2 ~ 5	腰 3、4
	协助	臀大肌	臀下神经	腰 4 ~ 骶 3	腰 5 ~ 骶 2
		阔筋膜张肌	臀上神经	腰 4 ~ 骶 1	腰 4、5

膝关节的功能位置

膝关节强直固定的最大功能位置为屈曲 10°~15°。

膝关节病变

膝外翻(genu valgum)：正常人直立时两足靠拢，两膝接触，胫骨垂直，股骨干向外上斜，两骨间在外侧形成约 170°角，上方的体重经由股骨头中心向下的垂直线通过膝关节中心、胫骨干及踝关节中心传到足部。股、胫两骨间所形成的角度可以略有变化，取决于骨盆的宽广度，亦即两侧髋臼间距离的大小。女性骨盆较

宽,因而此角较小。软骨病患者由于骺线或邻近骺线处骨化及生长不规则,股骨干远端的内侧份可能过度向下生长,将骨骺的内侧份向下、向后、向外推,而不是笔直向下。此种改变的结果,促使膝部凸向内侧,称为膝外翻,同时有股、胫两骨近膝关节处弯曲,直立时由股骨头中心向下的垂线通过膝关节外侧,股胫两骨骨干间的角度小于 170°,严重者可以接近直角。病变同时伴有足部"八"字形外翻。膝外翻亦可因胫骨内侧髁部生长异常、股骨外侧髁或胫骨外侧髁萎缩或者被吸收、胫骨干髁部以下向外弯曲以及平足等原因形成。因患婴儿瘫而形成膝外翻者常有一定程度的小腿弯曲及外旋,并有髋关节挛缩,主要原因为胫骨受到臀大肌、臀中肌及阔筋膜张肌等通过髂胫束的牵引作用。治疗显著的膝外翻,有的病例可行股骨髁上部内侧楔状截骨术,矫正扭转可行胫骨截骨术,矫正关髋关节挛缩可以切断髂胫束。

膝内翻(弓形腿)(genu valrum):软骨病患者的另一种改变为股骨干远端外侧份或者胫骨干上端外侧份生长过速,结果膝部向外凸出,直立时两膝远离,继而体重又使股骨及小腿骨变弯曲而加重畸形。弯曲最显著的部位可以靠近踝部或膝部,但是皆在踝关节中心的外侧,身体重力主要落在足部外侧份。由股骨头中心向下的垂线通过膝关节的内侧。如果能使患儿足部不着力,在软骨病消失以后,由于内收肌的作用力较强,作用于膝部及小腿,骨骼仍可恢复正常形状。膝内翻有的可行楔状截骨术矫正。另有一种弓形腿,膝关节正常,仅为胫骨弯曲,凸面向外,由股骨头向下的垂线,仍然通过膝关节的中心。

膝关节脱臼:膝关节极少发生脱臼,仅可见于严重创伤或严重感染以后。创伤性脱臼常因极度过伸及扭转所致,胫骨可以向前、向后或向两侧移位。软组织损伤可能很广泛,腘动脉可能被撕裂。因膝关节病变软弱而发生脱臼者,胫骨易被强有力的腓肠肌牵引向后,所致畸形不易矫正。先天性膝关节脱臼的原因尚未能肯定,可能为胎位不正、股四头股挛缩、或与其他先天畸形同时存在的发育不全,症状为膝部固定在过伸位置,胫骨向前脱臼。

第四节 小 腿

表面解剖

骨性标志:胫骨粗隆及胫骨前缘的全长可以明显摸清。胫骨的内面,在缝匠肌与半腱肌止点以下的部分,仅有皮肤及皮下组织覆盖,亦可摸清。胫骨内缘虽不如前缘明显,但也可摸清其全长。腓骨头为一明显标志。腓骨干的上 3/4 为肌肉掩盖,下 1/4 紧位于深筋膜的深处而可以摸到。

肌性标志:当踝关节背屈时,小腿前外面上部所呈现的肌性隆起为胫骨前肌与趾长伸肌,在肌肉发达者两肌间可呈现一沟,可以作为手术中找寻胫前血管神经的标志。腓骨干外面的隆起,上部含有腓骨长肌,下部含有腓骨短肌。在腓骨头后方,腓骨颈外侧,可以摸到腓总神经滑动。小腿后面上部有腓肠肌与比目鱼肌的隆起,足跖屈时特别明显,中间的一条纵沟为腓肠肌两头之间的区域,标志着小隐静脉的终末段。小腿后面下部可以见到明显的跟腱隆起。

浅层结构

皮肤:小腿皮肤较薄,于深部组织的附着较股部略紧。

皮下组织:小腿前内面胫骨浅面的皮下蜂窝组织很稀少,皮肤与骨膜近相接触。因而此部受撞伤时疼痛剧烈,发生溃疡时容易暴露骨质。有周身性水肿时,在此处局部加压,即容易出现明显的凹陷性水肿的体征。

浅部的神经:供应小腿皮肤的神经有隐神经、腓总神经分支、腓浅神经分支、胫神经皮支、股后皮神经的末支等。

小腿前内侧面皮肤由隐神经分布。**隐神经**(saphenous nerve)在膝内侧缝匠肌与股薄肌之间穿出深筋膜至皮下,在小腿内侧沿大隐静脉下行,常于小腿中部分成两支,在大隐静脉前后下行,沿途分支至小腿前内侧面皮肤,末支通过内踝前方,延伸至足部内侧缘,远可达踇趾的跖趾关节平面。治疗大隐静脉曲张在膝以下行剥脱术时可能伤到隐神经主干。在内踝前上方进行静脉切开术时,应注意避免伤到紧密相邻的隐神经。

隐神经痛不太罕见,患者主诉均为小腿内侧疼痛,阵发隐痛或钝痛,病程不定,无其他下肢病变症状。查体仅在小腿内侧隐神经分布区的全部有刺痛过敏或迟钝,有的包括膝内面及前面髌下区。无其他下肢病变的症状与体征。股前面的股前皮神经分布区及上述小腿与隐神经分布区相邻的其他神经分布区均无痛觉改变的体征。分析病因，仅有可能为在膝内面神经穿出深筋膜处受到卡压所致。局部注射的治疗方法，取强的松龙混悬液 25 mg 加 2% 利多卡因或 1% 普鲁卡因 10 mL，用 9 号 8 cm 长针头。在膝半屈的姿势下，在股骨内上髁后方可摸清缝匠肌，再后方为股薄肌，确定两肌，在其间作纵行标志，即可在膝内面关节平面下方约 3 cm 处下针，向上沿标志线进针至关节上 3～4 cm，分别注射药液至深筋膜的浅面及深面即可。

小腿前外侧面及后面的皮肤由腓肠外侧皮神经、腓浅神经及腓肠神经分布。**腓肠外侧皮神经**（lateral sural cutaneous nerve）由腓总神经在膝关节平面上方 2.5～5 cm 处发出，随腓总神经下行一短程，逐渐偏内，约至膝关节平面，即穿出深筋膜至皮下，分布于小腿外面上部及后外面的皮肤。此神经常发出一交通支至腓肠神经，协助供应小腿下部外侧皮肤，有时不与腓肠神经交通而只分布于小腿外面皮肤。此神经分布区的个体差异较大。

腓肠外侧皮神经痛不少见，主诉仅为神经分布区内疼痛，在查无腓总神经病变、腰椎间盘突出症等其他可引起此神经痛的原因以后，即可确定病因是神经在穿出深筋膜处受到卡压所致。治疗方法，亦以局部注射糖皮质激素为佳。先由腓骨头后方起，沿股二头肌腱后缘内侧约 1.5 cm，划一引线，作为注射的入路标志。取 2% 利多卡因或 1% 普鲁卡因 9 mL 加强的松龙混悬液 25 mg，用 9 号 8 cm 的长针在腓骨头后方约 1.5～2 cm 处进针，皮下推药约 2 mL 左右，向上沿上述标志线分别在深筋膜的浅处及深处进针约 5～6 cm，各注入药液 4 mL 即可。

腓浅神经供应腓骨长、短肌以后，于小腿中、下 1/3 交界处前外面穿出深筋膜至皮下，分为两支，下行至足背，行程中先分支至小腿外面皮肤，再分支至小腿前面皮肤，下达足背。

腓浅神经皮支神经痛不少见，在查无腓深神经供应的足背屈肌及踇趾与第 2 趾相邻面的皮肤痛觉改变症状以后，即可确诊。分析病因最大可能是神经在穿出深筋膜处受到卡压所致。治疗方法亦以局部注射糖皮质激素为佳。取强的松龙混悬液 25 mg 加局部麻药 2% 利多卡因或 1% 普鲁卡因 10 mL，用 9 号 8 cm 长针头。在足背屈及外翻动作过程中，可在小腿中下 1/3 交界附近摸清腓骨短肌的前缘与趾长伸肌外缘，划线作标志，于小腿中下 1/3 交界下方约 2 cm 处进针，沿标志线向上进行约 6～8 cm，分别在深筋膜的浅面及深面浸润注射药液。

腓肠神经（sural nerve）分布于小腿后面外侧及外面下部皮肤。此神经由胫神经在膝关节平面稍下方发出，初为**腓肠内侧皮神经**（medial sural cutaneous nerve）在腓肠肌两头之间深筋膜的深面下行，至小腿中部常接收发自腓肠外侧皮神经的一条交通支，即成为腓肠神经，至小腿中、下 1/3 交界处穿出深筋膜至皮下，与小隐静脉伴行，于小腿后正中线上，分布于小腿后面中下部皮肤，发出至足跟外侧的分支以后，经外踝后方下行，至足部外侧成为足背外侧皮神经。

腓肠神经痛不少见，在确定无胫神经主干及以上的病变以后，如腰椎间盘突出症等，可以确定为神经在穿出小腿深筋膜处受到卡压所致，可采取糖皮质激素混悬液局部注射治疗。方法是在小腿后面正中线上，中下 1/3 交点下方约 2 cm 处下针，沿中线向上分别注入药液至深筋膜的浅面及深面，远至小腿中点。

股后皮神经（posterior femoral cutaneous nerve）常延伸至小腿后面上部，与小隐静脉伴行，分布于隐神经与腓肠外侧皮神经的分布区之间。

浅静脉：小腿浅静脉主要为大隐静脉及小隐静脉。**大隐静脉**（greater saphenous vein）起自足背静脉弓的内侧端，经过内踝前方，上行至小腿前内侧面的皮下蜂窝组织中，渐偏向后，越过胫骨内侧髁后缘，上达股部。大隐静脉在膝下部接收后方的弓状静脉。**弓状静脉**起自一些小的连接踝部内侧交通静脉的静脉弓。这些小的静脉弓接收踝部与足跟部的小静脉。弓状静脉在大隐静脉后方上行，患静脉曲张时常受累，汇入其下端的小静脉在内踝后方呈明显的血管瘤样扩大，使内踝后方的凹陷消失。

小隐静脉（small saphenous vein）起自足背静脉弓的外侧端，通过足外缘，绕过外踝后方，上行至小腿后面，走在皮下蜂窝组织中，先沿跟腱外缘进行，继至跟腱与腓肠肌浅面，在小腿后面正中线上行，至小腿上部穿过深筋膜而至其深处，有的至腘窝才穿过深筋膜，上段通过腓肠肌的头两之间，最终汇入腘静脉（见图 12－74）。小隐静脉的下段有腓肠神经伴行，上段紧邻胫神经的内侧或外侧。有的小隐静脉不穿过深筋膜，或者仅有一小的分支穿过深筋膜，主干在皮下组织中上行至股部后内面，汇入大隐静脉的终末部。有的小隐静脉虽然穿过深筋膜，但不汇入腘静脉，或者仅有一小的分支汇入腘静脉，主干上行至股部汇入股深静脉。

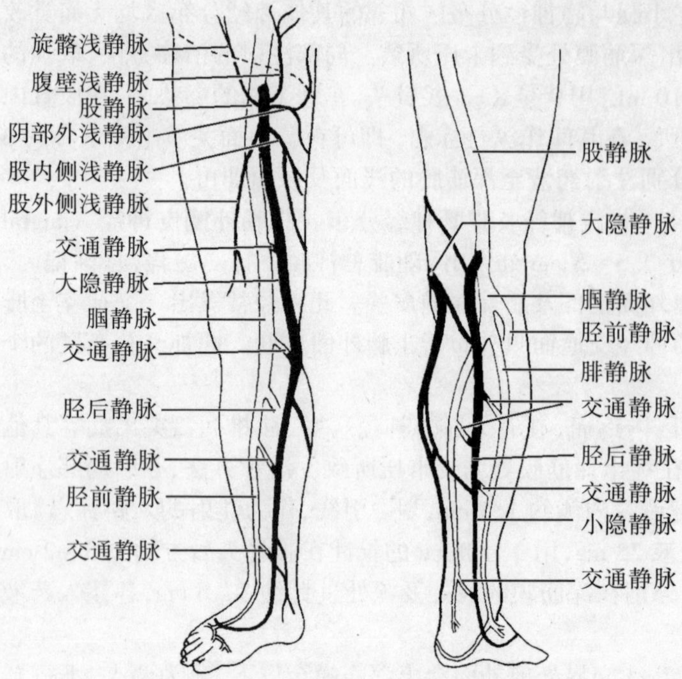

图 12－93　下肢浅深静脉系统间的交通

小隐静脉在行程中接受若干汇入支，其中常有 2～4 支位于小腿中份，直接连接大隐静脉。此类连接静脉中的瓣膜方向仅允许血流由小隐静脉至大隐静脉。小隐静脉可能有一分支上行至股内侧，形成股内侧浅静脉，汇入大隐静脉的终末部。小隐静脉中的瓣膜数目，一般在 7～11 之间，多者可达 13，少可为 4 个。最高位的瓣膜在静脉的终末部，其他皆在与汇入支连接处的下方。

患**静脉曲张**（varicosis）时首先出现于小腿，大隐静脉最常受累，小隐静脉受累者较少。由于两条静脉在小腿皆有感觉神经伴行，所以发生静脉曲张时容易压迫神经而产生疼痛。

交通静脉：大隐静脉及小隐静脉与深部静脉间的交通支（图 12－93），与治疗静脉曲张的手术有密切关系。此种手术除须结扎曲张的大隐静脉或小隐静脉上端以外，尚须确定瓣膜功能不全的交通支部位，同时结扎切断。交通支在股部较少于小腿部，常见的有一条，位于收肌管内，发生瓣膜功能不全者较少，临床重要性不大。

小腿部深、浅静脉间的交通支较多，患静脉曲张时常发生瓣膜功能不全，位置不恒定，多沿肌间隔进行，多数连接大隐静脉或其属支与深静脉，或者连接大、小隐静脉间的交通支与深静脉。最重要的一些交通静脉位于小腿内侧，连接胫后静脉与大隐静脉或其属支，上部的交通支通过胫骨与比目鱼肌之间，下部的交通支通过比目鱼肌与趾长屈肌之间。这些交通静脉常发生瓣膜功能不全。小腿前内面有一些交通静脉连接大隐静脉与胫前静脉，行经胫骨后方，穿过骨间膜，发生瓣膜功能不全的机会较小。小腿前外侧有一些交通静脉，连接大隐静脉与胫前静脉，可分两组。一组在小腿中部，有 3～4 对小静脉，行经胫骨与胫骨前肌之间，在胫骨外缘附近穿过深筋膜，很少发生瓣膜功能不全。另一组有 5～6 条，位置稍偏外，上部者行经胫骨前肌与趾长伸肌之间，下部者通过腓骨长肌与跗长屈肌长之间，皆比较重要，常发生瓣膜功能不全。据上述可见小腿的交通静脉中以位于内侧及后外面者较为重要，常发生瓣膜功能不全，检查时应特别注意及此。

踝部及足部深、浅静脉间交通支的位置与数目皆不恒定，有一些连接足背静脉弓与足部深静脉，有一些连接大隐静脉或其属支与深静脉，内踝前方常有一支，足内缘常有三支，外踝后方有几支，足外侧有几支。

由上述深、浅静脉间的交通支，有的是与大、小隐静脉的属支相连，而不是与大、小隐静脉直接相连，可见在治疗静脉曲张采用大、小隐静脉主干剥脱术时，有关的交通支有一些并不能被拔除。

关于发生下肢静脉曲张的原因，虽然尚无定论，但是隐静脉系统及交通静脉的瓣膜功能不全为一重要改变，进行手术治疗时，必须将瓣膜功能不全的交通静脉全部找出，分离到深筋膜深处，结扎切除。仅行大隐静脉高位结扎并剥脱的手术，如果不结扎瓣膜功能不全的交通静脉，常不能达到治疗目的。进行此种手术以后再发生静脉曲张的原因，常为未能将瓣膜功能不全的交通静脉与汇入大隐静脉上端的浅静脉全部结扎。

深筋膜与骨筋膜间隙

深筋膜：小腿深筋膜上与膝部深筋膜相续，附着于腓骨头、胫骨髁部及粗隆部，下与踝部深筋膜相续。深筋膜在小腿上部因接收股二头肌、股薄肌、缝匠肌及半腱肌等扩张部而得增强。深筋膜并不完全包裹小腿，在胫骨内面及腓骨下部外面皆阙如，由胫骨前缘的附着处起，向外绕过小腿外面及后面，附着于胫骨的后内缘。深筋膜在不同部位的发达程度不一，在小腿前面及外面较为发达，在胫骨前肌上部的浅面尤为发达。胫骨前肌及趾长伸肌皆有一部分起自深筋膜。深筋膜至小腿下部逐渐变薄，至踝部又增厚形成筋膜带，称为伸肌支持带，当运动关节的肌肉作用时有维持肌腱于固定位置的作用(见图 12－103)。**伸肌上支持带**(superior extensor retinaculum)亦称**小腿横韧带**，宽约 3.8 cm，位于小腿前面下部，由腓骨至胫骨，在内侧分裂包绕胫骨前肌腱。伸肌下支持带亦称**十字韧带**，位于踝关节前面远侧。

肌间隔：由小腿深筋膜的深面分出两片筋膜隔至腓骨。前筋膜隔附着于腓骨前缘，分隔前面的伸肌与外侧的腓骨肌。后筋膜隔附着于腓骨后缘，分隔腓骨肌与小腿后部诸屈肌。后部深、浅两组肌肉间又有一片明显的筋膜(图 12－94，图 12－95，图 12－96，图 12－97)。

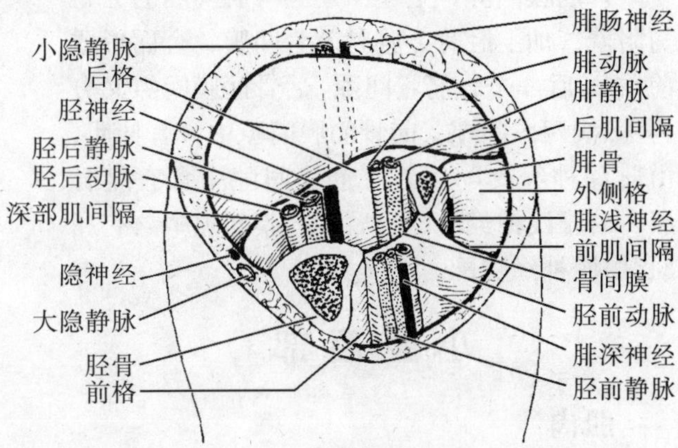

图 12－94 小腿深筋膜与骨筋膜间隙

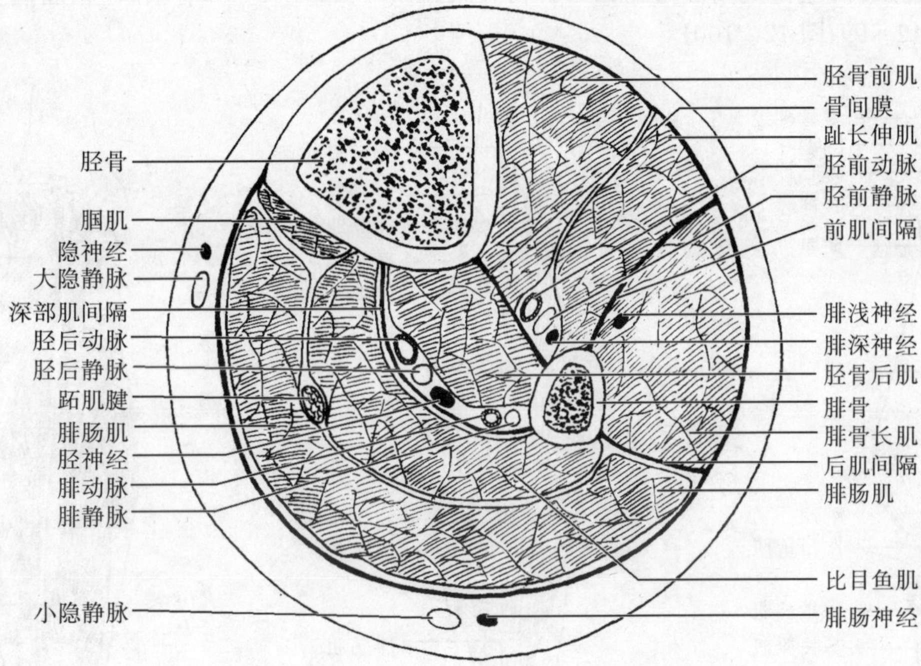

图 12－95 小腿上 1/3 横断面

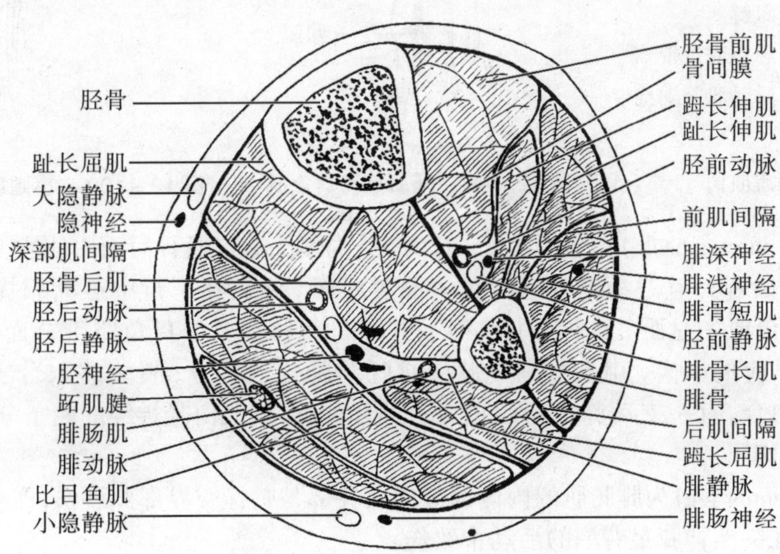

图 12－96 小腿中 1/3 横断面

骨筋膜间隙：上述深筋膜与肌间隔的分布与附着，加上胫骨、腓骨及骨间膜，合而形成前、外、后 3 个骨筋膜间隙，后骨筋膜间隙又分为深、浅两个间隙。前骨筋膜间隙中含有伸肌，由腓深神经支配。外骨筋膜间隙中含有腓骨肌，由腓浅神经支配。后骨筋膜间隙中含有屈肌，由胫神经支配。

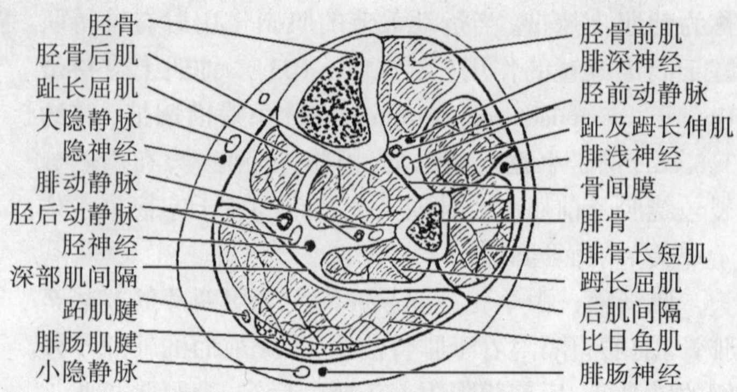

图 12－97　小腿下 1/3 横断面

小腿后部

肌肉

小腿后部的肌肉为屈肌，位于后骨筋膜间隙中，又为一片筋膜隔分为浅、深两组。浅组由浅入深为腓肠肌、跖肌、比目鱼肌。深组由内向外为趾长屈肌、胫骨后肌、𧿹长屈肌，上部有腘肌。诸屈肌皆由胫神经供应(图12－98，图 12－99，图 12－100)。

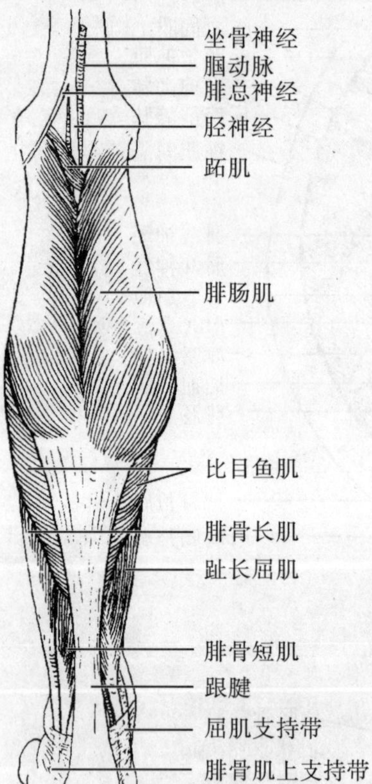

图 12－98　小腿后面浅层肌肉

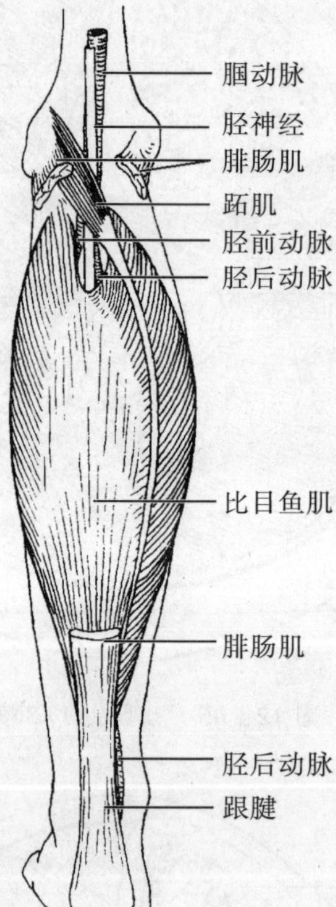

图 12－99　跖肌与比目鱼肌

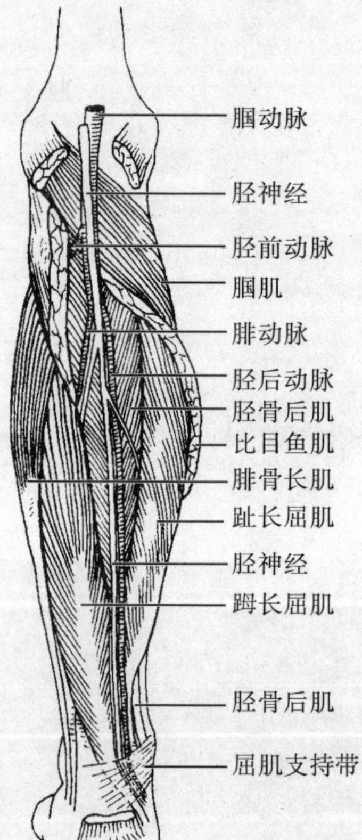

图 12－100　小腿后面深层肌肉、血管、神经

腓肠肌 (gastrocnemius muscle)：此肌起始部有两头，**内侧头**起自股骨后面内侧髁上方，**外侧头**起自股骨外侧髁外面后份。两头皆另有一小部分起自膝关节囊后面。两头在下行中逐渐靠拢，中间有一条沟而不相混，至小腿中部即合成一总腱，至小腿中点稍下方即与跖肌腱及比目鱼肌腱合而形成**跟腱**。腓肠肌为少数仅有一条动脉供应的肌肉，由发自腘动脉的**腓肠动脉**分支供应，皆为终末分支，除毛细血管以外，与其他动脉之间无吻合，有一支动脉伤断后供应区即坏死。腓肠肌由**胫神经**的两条分支供应，各进入一头，作用为屈膝及使足跖侧屈。

所谓的**网球腿**(tennis leg)为腓肠肌的内侧部分或肌性部与腱性交界部撕裂伤，产生小腿后部疼痛，多见于中年网球运动员，在突然伸膝足背屈的活动中致伤。

比目鱼肌 (soleus muscle)：此肌位于腓肠肌的深面，起点主要有两头，腓骨头起自腓骨头部及骨干上 1/

3 的后面，胫骨头起自胫骨后面上部的**腘线**及胫骨内缘的一部分，另有一部分纤维起自连接胫腓两骨起点间的腱弓。比目鱼肌的上半为腓肠肌所掩盖，至小腿中点以下即显露于腓肠肌腱的两侧，先形成一片宽的腱膜，至足跟上方约 15 cm 处参与形成跟腱。比目鱼肌由**胫神经**分支供应，一或二支，主要的一支进入肌肉的浅面，较小的一支进入内侧头的深面，肌肉的作用为使足跖侧屈。

跖肌(plantaris muscle)：此肌很细小，起自股骨外上髁上线，肌腹仅长约 7.5～10 cm，再向下即变为细长的肌腱，在腓肠肌与比目鱼肌之间下行，参与形成跟腱。跖肌腱止于跟骨的情况不一，据统计，止于跟腱止点紧内侧者占 48%，其余有的止于跟腱止点的前方，有的主要部分止于跟腱，少数发出扩张部止于分裂韧带及邻近的深筋膜。跖肌由胫神经分支供应，作用为屈膝及使足跖侧屈。跖肌阙如者占 6.2%～7.5%。腓肠肌、比目鱼肌与跖肌合称**小腿三头肌**。在剧烈的运动中，踝部突然用力背屈，可发生跖肌损伤，细窄的肌腱断裂，疼痛剧烈，多见于篮球、短跑、芭蕾舞等运动员。跖肌腱可被用于手部肌腱移植术，切除后无功能障碍。

跟腱(calcaneal tendon)：跟腱为身体中最强大的肌腱，由小腿中 1/3 腓肠肌肌腹终止处起始，下行中前面继续接收比目鱼肌的纤维一直到踝部平面。跟腱由起始部向下逐渐变窄，至近止点处又变宽大，止于跟骨后面远侧半。参与组成跟腱的三部分肌腱纤维束可以勉强分开，一直到止点。三部分肌腱纤维束在下行中有扭转。在起始部腓肠肌腱位于浅面，跖肌腱位于内侧，比目鱼肌腱位于深处。向下腓肠肌腱束即逐渐转至外侧，比目鱼肌腱束逐渐转至内侧。扭转的程度不一，小者比目鱼肌腱束仅略显于后面，中等者腓肠肌腱束与比目鱼肌腱束并列，大者比目鱼肌腱束的大部分转至后面(图 12－101)。根据此种情况，进行跟腱延长术时，近端切口切断其后 2/3，远端切口切断其内 2/3，即可使之长到所需要的程度。如果上下切口分别作在两侧，虽然各切断其 2/3，可能仍有许多腱纤维未被切断而阻止延长。

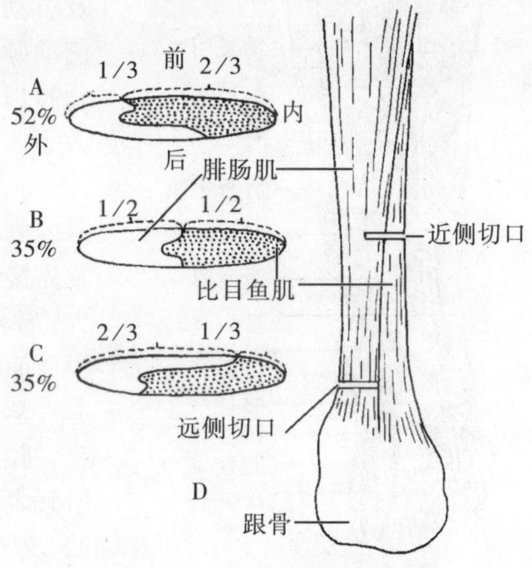

图 12－101　左侧跟腱的组成

A、B、C：在跟腱近止点处腓肠肌与比目鱼肌纤维的位置变化；D：肌腱延长术的切口位置

腘肌(popliteus muscle)：此肌位于小腿后面上部深处，起自股骨外侧髁的外面，向内、向下走，止于胫骨比目鱼肌线的上方。肌肉浅面有一层坚韧的筋膜覆盖，称为腘筋膜，形成腘窝底的下部。腘肌起始部与膝关节囊的关系已在本章第四节中述及。腘肌由胫神经分支供应，主要作用为屈膝，并可使小腿内旋。

踇长屈肌(flexor hallucis longus muscle)：此肌位于小腿后面深部外侧，主要起自腓骨后面下 2/3，比目鱼肌起点的下方，另一部分起自浅面的筋膜及两侧的肌间隔。肌腹较大，覆盖胫骨后肌的一部分。肌腱开始形成的位置很高，下行至踝部屈肌支持带深面始完全变为腱性，通过内踝后方至足底，止于踇趾末节趾骨基部。此肌由胫后神经发出的一或两条分支供应，除屈踇趾以外尚有强力内翻足的作用。

趾长屈肌(flexor digitorum longus muscle)：此肌位于小腿后面深部内侧，起自胫骨后面中 3/5，腘肌止点的下方，另有一部分起自浅面的筋膜及邻近的肌间隔。肌肉下行至踝部上方即移行为肌腱，经过内踝后方，通过屈肌支持带深面至足底，分成四叉，分别止于外侧四趾的末节趾骨基部。此肌由胫神经分出一或数支供应，除屈外侧四趾的末趾节以外，尚有使足内翻及跖侧屈的作用，并有支持足纵弓的功能。

胫骨后肌(tibialis posterior muscle)：此肌位于小腿后面深部，踇长屈肌与趾长屈肌之间，两侧各有一部分为该两肌掩盖。胫骨后肌起自小腿骨间膜的后面及相邻的胫骨与腓骨后面，骨性起点的上端较高于膜性起点，因而肌肉的上端呈分叉状。此肌下行中略向内倾斜，至踝部上方逐渐形成一坚强的扁腱，经过内踝后方，通过屈肌支持带深处至足底，主要部分止于舟骨粗隆及三块楔骨的底面，并分出裂条止于第 2、3、4 跖骨基部及骰骨。肌腱在跨过跟舟足底韧带处常含有一子骨。胫骨后肌由胫神经分出一或数支供应，作用为使足跖屈及内翻，并有支持足纵弓的重要功能。

血管神经

腘动脉(popliteal artery):腘动脉在腘窝下角位于胫神经的稍内侧,与神经同经腓肠肌两头间下行。有人认为间歇性跛行的患者，有的可能由于腘动脉受到连接腓肠肌两头间的纤维带压迫损伤而发生血栓形成所致。腘动脉向下进入比目鱼肌深处,跨过腘肌的后面,约在腘肌下缘平面分为胫前动脉与胫后动脉。此分叉平面偶可高至腘肌后面或上缘以上。胫前动脉向外向前进行,经过腘肌下缘与胫骨后肌上缘之间,跨过骨间膜上缘,到达小腿前部。

胫后动脉(posterior tibial artery)此动脉在比目鱼肌深处下行,穿过深、浅两组肌肉间的筋膜至深处,再向下即略偏内而位于趾长屈肌与胫骨后肌之间的筋膜性管道中,外邻跗长屈肌,内邻趾长屈肌,前邻胫骨后肌浅面的筋膜及胫骨干的下端(图 12-102)。胫后动脉下行至内踝后方屈肌腱支持带深面分为足底内、外侧动脉。

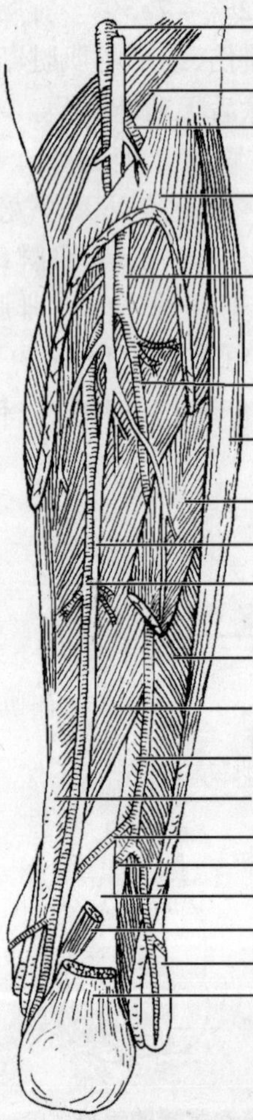

图 12-102 小腿后面的动脉及神经

胫后动脉在起始点下方约 2.5 cm 处为比目鱼肌掩盖的部分发出一大支**腓动脉**,其他分支主要为肌支。至胫骨的滋养动脉由胫后动脉在近起始部发出,穿过趾长屈肌,在其深处向内向下进入胫骨后面腘线紧下方的滋养动脉孔。胫后动脉在踝关节的稍上方接收发自腓动脉的一条交通支;再稍向下又发出一或数支,在内踝部与胫前动脉及腓动脉的分支形成吻合网;至屈肌支持带深处,未分成足底内、外侧动脉以上,发出一或数支跟内侧动脉。偶可见有胫后动脉在分出腓动脉以后即很细小，至踝部接收来自腓动脉的分支以后又变为正常大小。胫后动脉偶可阙如。

胫后动脉有两条静脉及胫神经伴行。胫神经在下行途中先位于动脉内侧,随即转至动脉外侧,沿之下行。两条伴行静脉上行至腘肌下缘,常先接收腓静脉,再与胫前静脉汇合形成腘静脉。此汇合平面的变化较大,常较高。腘静脉在上行中先位于腘动脉的内侧,再逐渐跨过动脉的浅面而转至其外侧。胫后血管的表面投影,为由小腿后面膝关节平面下方一掌宽处的中点至内踝后缘与跟腱内缘中点的连线。

胫后动脉的手术显露:胫后动脉的位置很深,显露其上 2/3 时不宜沿其表面投影线作切口,可在胫骨内缘后方一横指处作纵切口。切开皮肤、皮下组织及深筋膜,显露腓肠肌内侧游离缘,沿之切开深处的比目鱼肌,直达分隔浅、深两组肌肉的筋膜隔。牵开肌肉,切开筋膜隔,将筋膜的外侧部分与深面的肌肉分离,即可在胫骨后肌的浅面找到胫后动脉。动脉的上段内侧紧邻胫神经,分离时应注意避免损伤神经及伴行静脉。结扎胫后动脉以后的侧支循环,通过围绕踝关节的动脉网及足背动脉与足底动脉弓间的吻合。

腓动脉(peroneal artery):此动脉先向外下方进行,跨过胫骨后肌上部后面,再进入由腓骨、胫骨后肌与跗长屈肌所形成的管道中下行,有的在跗长屈肌中下降。腓动脉在下行中分支供应邻近肌肉,有的分支穿过骨间膜供应小腿前面的肌肉;发出至腓骨的滋养动脉;在胫腓远侧关节上方约 2.5 cm 处发出一支向内与胫后动脉吻合;在踝关节上方发出一穿支,穿过骨间膜远侧缘的裂隙至踝关节前面,在外踝前方下降,与胫前动脉至外踝部的分支及足背动脉的跗支吻合。腓动脉的末支常分为一支至外踝部及几支跟外侧动脉，参与构成围绕踝关节的动脉网。

腓动脉有时由腘动脉的分叉部发出。在胫后动脉很细小或阙如的情况下，腓动脉即直接延伸至足底而成为足底外侧动脉。在胫前动脉很细小或者阙如的情况下,腓动脉在踝关节上方发出的穿支,即代替胫前动脉延伸至足背而成为足背动脉。

腓动脉有两条伴行静脉,可以汇入胫后静脉或者胫前静脉,也可直接汇入腘静脉。

腓动脉的手术显露:在腓骨后内缘的浅面作纵切口，切开皮肤、皮下组织及深筋膜，将比目鱼肌向内牵开，切开踇长屈肌，即可在腓骨内缘与骨间膜交界处找到腓动脉。

旋腓动脉(fibular circumflex artery)：胫后动脉的肌支中，上部有一支旋腓动脉，穿过比目鱼肌腓骨头，绕腓骨颈向前，供应腓骨肌，与膝下外侧动脉吻合。此动脉有时可由腘动脉的下段发出，或者由胫前动脉发出。

胫神经(tibial nerve)：胫神经由腘窝下行至小腿后部，先位于腘血管的内侧，随腘血管通过腓肠肌两头之间及比目鱼肌腱弓深面，到达胫骨后肌浅面，深部肌间隔的深面。向下胫神经即位于胫后动脉的内侧，继因动脉向内倾斜而跨过动脉的后面，再转至其外侧。再向下神经血管即位于胫骨后面，至内踝后方一同进入屈肌支持深带处(见图 12－102)。胫神经在此处分为足底内、外侧神经。

胫神经在小腿后面的行程中分支供应三条深肌及比目鱼肌的深部。各支常皆在比目鱼肌深部发出，但任何一支皆可在较高的位置发出或者与至腘肌的神经同起。至比目鱼肌深面的分支发出部位常低于供应此肌的另一分支发出部位 6～8 cm。供应趾长屈肌的分支，如果为一支即常很细长，在该肌后面下降一段距离而后分支进入。供应踇长屈肌的神经可为最低的一条肌支，或者与其他肌支同起，在该肌浅面下降，行程特别长，沿途分支进入该肌。此肌支与腓动脉的上段伴行，分支至此动脉。供应胫骨后肌的神经可为一或数条，常与其他肌支同起，分支供应胫后动脉。胫神经在未分成足底内、外侧神经以前，发出 2～3 支**跟内侧神经**，穿出屈肌支持带，分布于足跟内侧及底面的大部分皮肤。

淋巴管：小腿后面深部淋巴管较少于浅部，常有 4～5 条，与血管伴行，汇入腘窝淋巴结。

小腿蜂窝组织间隙与感染扩散

小腿后面深部血管神经周围含有一定量的脂肪蜂窝组织，在深部筋膜隔的深面形成深在的蜂窝组织间隙。此间隙沿血管神经束与腘窝及足底部的蜂窝组织间隙相通。与血管伴行的淋巴管又引流足底部。因此，在足部刺伤、足底或腘窝的有感染积脓时，皆可引起小腿后面深部蜂窝组织间隙中发生炎症化脓。此间隙中有感染积脓时，由于位置很深，不易早期显现，常先出现周身症状及足与小腿部广泛性水肿，不易出现局限性肿胀及波动的体征。

小腿前外侧部

肌肉

小腿前外侧部的肌肉可分前、外两组。前组为伸肌，位于前骨筋膜间隙中 ，由内向外为胫骨前肌、踇长伸肌、趾长伸肌及第三腓骨肌，皆由腓深神经供应(图 12－103)。外组为外翻肌，由浅入深为腓骨长肌及腓骨短肌，皆由腓浅神经供应(图 12－104)。

胫骨前肌(tibialis anterior muscle)：此肌位于小腿前面，起自胫骨外侧髁下部及骨干外侧面上 2/3 与邻近的骨间膜及深筋膜的深面，沿胫骨外侧面下行，肌腱约在小腿中部开始形成，至小腿下 1/3 全部变成肌腱，沿胫骨前缘向下，于内踝前方跨过胫骨，通过伸肌上、下支持带内侧份所形成的筋膜格，跨过踝关节前面至足背，止于内侧楔骨内面及相邻的第一跖骨基部。胫骨前肌的外侧面，上邻趾长伸肌，下邻踇长伸肌，有与深筋膜相连的一片筋膜隔分隔。此筋膜隔的表面略显凹陷，沿之向深处分离，可以进入含有胫前血管神经束的蜂窝组织间隙。胫骨前肌由腓深神经发出的两条或更多的分支供应，为重要的足背屈肌，同时有使足内翻及内收的作用。胫骨前肌的血液供应完全来自胫前动脉，容易发生缺血。其他小腿前面的肌肉血液供应，除来自胫前动脉的分支以外，尚有小腿后面血管的分支穿过骨间膜至前部供应。

趾长伸肌(extensor digitorum longus muscle)：此肌位于胫骨前肌与踇长伸肌外侧，起自胫骨外侧髁外面、腓骨前面上 3/4 与邻近的骨间膜及深筋膜深面，下行至小腿中、下 1/3 交界处由内侧份开始逐渐变为肌腱，通过伸肌上、下支持带深处，跨过踝关节前面至足背，分为四叉，分别止于外侧四趾中节及远节趾骨基部背面。趾长伸肌由腓深神经发出的两条或更多的分支供应，作用为伸趾及使踝关节背屈。

踇长伸肌(extensor hallucis longus muscle)：此肌位于胫骨前肌与趾长伸肌之间，上部为该两肌掩盖，下部则显露在两肌之间。踇长伸肌起自腓骨前面中 2/5，趾长伸肌起点的内侧，以及邻近的骨间膜。肌肉下行至踝部上方移行为肌腱，经过伸肌上、下支持带深面，跨过踝关节前面至足背，止于踇趾远节趾骨基部背面。此肌由腓深神经发出几条分支供应，作用为伸踇趾，并有使足轻度内翻及踝关节背屈的作用。

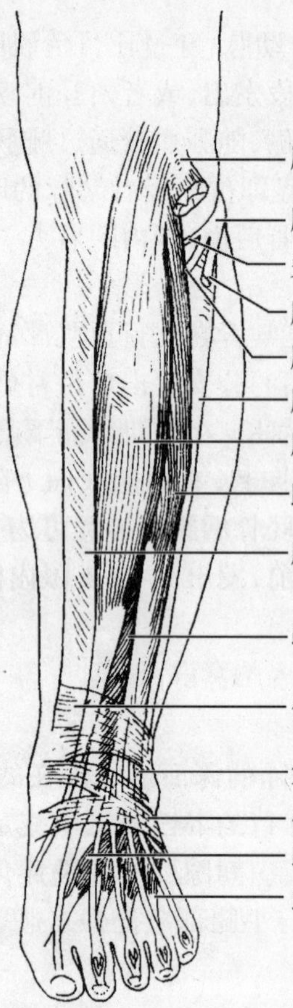

图 12-103　小腿前面的肌肉

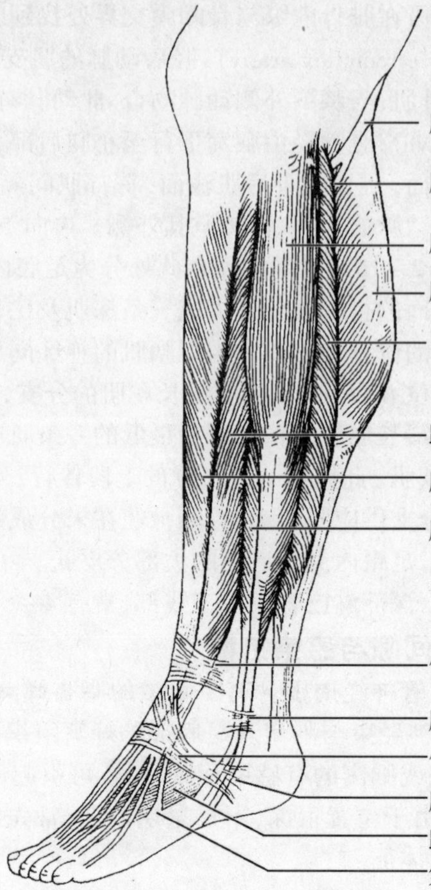

图 12-104　小腿肌肉外侧面观

第三腓骨肌(peroneus tertius muscle):此肌小而不经常出现。有人将此肌视为趾长伸肌的下 1/4 部分。第三腓骨肌起自腓骨前面下 1/3、邻近的骨间膜与前肌间隔，向下形成一条细小的肌腱，在趾长伸肌腱的外侧下降，通过伸肌支持带深处至足背，止于第 5 跖骨基部背面。此肌由供应趾长伸肌的神经向下延伸供应，作用为使踝关节背屈及协助足外翻。

腓骨长肌(peroneus longus muscle):此肌起自腓骨头外侧面、腓骨干上 2/3 外面、浅面的深筋膜及邻近的肌间隔。腓骨头与腓骨干的起点并不相接，其间有一裂隙，有腓总神经通过。肌肉下行至小腿中部以下即逐渐形成一扁腱，位于腓骨短肌的浅面，至接近踝部时即形成一圆腱，与腓骨短肌腱一齐通过外踝后方的沟中，再转而向前下跨过跟骨外面，至足底向前行，止于内侧楔骨及第 1 跖骨基部外面。此肌由腓总神经于分叉附近发出的一条或两条分支供应。若为两支，上支可以起自腓总、腓浅或腓深神经。一般最少有一支起自腓浅神经。腓骨长肌的作用为使足跖侧屈、外展及外翻，并有支持足横弓的作用。

腓骨短肌（peroneus brevis muscle）：此肌起自腓骨干下 2/3 的外面与相邻的两片肌间隔，上部纤维的起点位于腓骨长肌下部起点的前方。腓骨短肌位于腓骨长肌的深处，向下直行，至外踝后方变为肌腱，与腓骨长肌腱一齐绕过外踝后方及下方，向前止于第 5 跖骨基部背面。腓骨短肌由腓浅神经分出一支供应，作用为使足跖屈、外展及外翻。腓骨长、短肌向外牵引足部的作用，与胫骨后肌及足趾屈肌向内牵引足部的作用相均衡。

血管神经

胫前动脉(anterior tibial artery):此动脉由腘动脉在小腿后面分出，穿过小腿骨间膜上端的裂隙到达前骨筋膜间隙，先紧贴骨间膜的前面下降，紧邻腓骨头。动脉再向下即向前倾斜而位于胫骨前肌与趾长伸肌之间，至小腿中部即位于胫骨前肌与跗长伸肌之间，至小腿下部即紧依胫骨前外面而为跗长伸肌所掩盖。跗长伸肌至近踝部即跨过胫前动脉的浅面而至其内侧下行。胫前动脉下行通过小腿横韧带深面，跨过踝关节至足背，移行为足背动脉(图 12-105)。

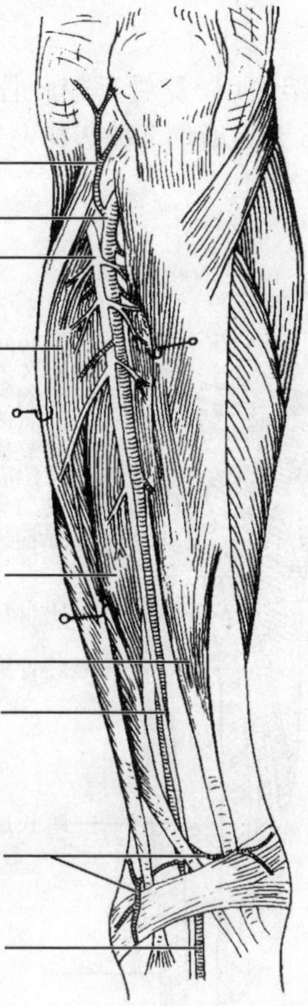

图 12-105 胫前动脉与腓深神经

胫前动脉到达小腿前面以后常发出一支**胫前返动脉**，上行参与构成围绕膝关节的动脉网。胫前返动脉偶可由胫后动脉或腘动脉发出。旋腓动脉偶可由胫前动脉发出。胫前动脉常在近踝部处发出内、外侧踝前动脉，参与构成围绕踝关节的动脉网。**外踝前动脉**(anterior lateral malleolar artery) 较大，经趾长伸肌腱写第三腓骨肌腱深处向外走，与腓动脉的穿支及足背动脉的分支吻合。**内踝前动脉** (anterior medial malleolar artery) 向内经过胫骨前肌腱的深处，至内踝部与胫后动脉的分支吻合。约在半数情况下胫前动脉在踝上约 5 cm 处发出一支外行，加强或代替腓动脉的穿支。

胫前动脉有两条伴行静脉，至小腿后面与胫后静脉汇合成腘静脉。腓深神经在小腿上部紧邻胫前动脉的外侧，至小腿中部即转位于动脉的前面，至小腿下部又转位于动脉的外侧，也可能全程皆位于动脉外侧。血管神经束的上 2/3 位置较深，下 1/3 因肌肉移行为肌腱而变浅，表面投影为由腓骨颈内侧至内、外踝间中点的连线。

胫前动脉的手术显露：沿上述的表面投影线作切口，切开皮肤及皮下组织。在上部胫骨前肌与趾长伸肌间的肌间隔凹陷清晰可见，沿之切开深筋膜。使足背屈以使肌肉松弛，沿肌间隔向深处分离，将胫骨前肌向内牵开，将趾长伸肌或踇长伸屈向外牵开。在小腿上 1/3 动脉紧依骨间膜，外侧有腓深神经。在中 1/3 神经位于动脉的前方。在下 1/3 动脉紧依胫骨，神经在动脉外侧，动脉前有踇长伸肌腱斜行跨越。在不同平面分离动脉时应注意此种邻属关系。胫前动脉与伴行静脉粘着很紧，分离动脉时应注意避免伤到静脉。结扎胫前动脉以后的侧支循环，通过围绕踝关节的动脉网及足背动脉与足底动脉弓间的吻合。

腓深神经(胫前神经)：腓总神经在腓骨颈外侧分为腓浅及腓深神经。腓深神经(deep peroneal nerve)的起始段为腓骨长肌所掩盖，随即穿过前筋膜隔至前骨筋膜间隙，先在趾长伸肌与腓骨之间下行，随即转至骨间膜的前面，紧依胫前动脉的外侧下降，位于趾长伸肌及踇长伸肌与胫骨前肌之间，在小腿中1/3可以位于动脉的前面。神经血管向下一齐经过小腿横韧带的深面，跨过踝关节前面至足背(见图12-105)。

腓深神经在小腿分支供应伸肌，除至第三腓骨肌者为一支以外，至其他肌肉者皆为多支。至胫骨前肌的最高一条分支有时由腓总神经分出。至趾长伸肌的第一条分支也可能由腓总神经发出。至踇长伸肌的分支发出部位较低。至第三腓骨肌的分支，可由腓深神经直接发出，也可为至趾长伸肌神经的延伸。

腓浅神经(superficial peroneal nerve)：此神经先在腓骨与腓骨长肌之间向下向前，继于腓骨长肌与腓短肌之间下行，再向下即位于腓骨短肌与前筋膜隔之间，至小腿中、下1/3交界处即穿过深筋膜至皮下，偏内下行，迅即分为两支，分布于小腿下部外面及足背皮肤。腓骨短肌的前缘可以作为腓浅神经行径的标志。腓浅神经先分出一支至腓骨长肌，在腓骨短肌浅面下行过程中又分出一支至该肌，再向下即纯为感觉支(图12-106)。

淋巴管：小腿前面的淋巴管较少，与胫前血管伴行，有一条汇入位于骨间膜上部的 1 个小淋巴结，其余随血管穿过骨间膜汇入腘窝淋巴结。

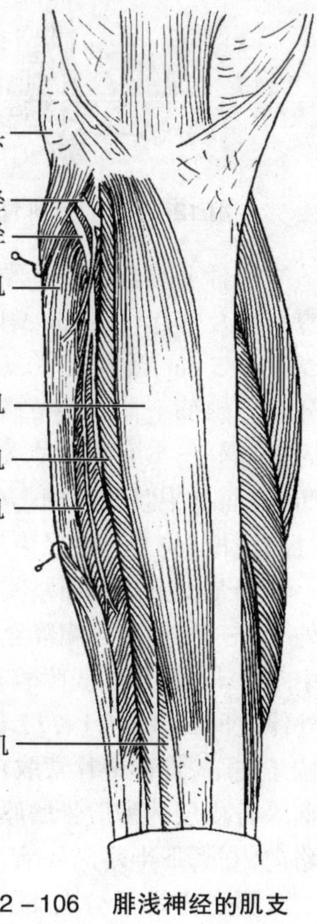

图 12-106 腓浅神经的肌支

小腿骨骼

胫骨与腓骨通过近、远胫腓关节及骨间膜相连。胫骨较粗大，起主要支架作用。腓骨远较胫骨为细，有增强胫骨与承受较大弯曲及扭转力的性能。若无腓骨，胫骨发生骨折的机会将大为增加。偶见有先天性腓骨阙如者，踝关节不如正常人稳固，胫骨向前成角畸形。先天性胫骨阙如者极为罕见。

胫骨

分部：胫骨(tibia)可分上端、骨干及下端三部分(图 12－107，图 12－108)。

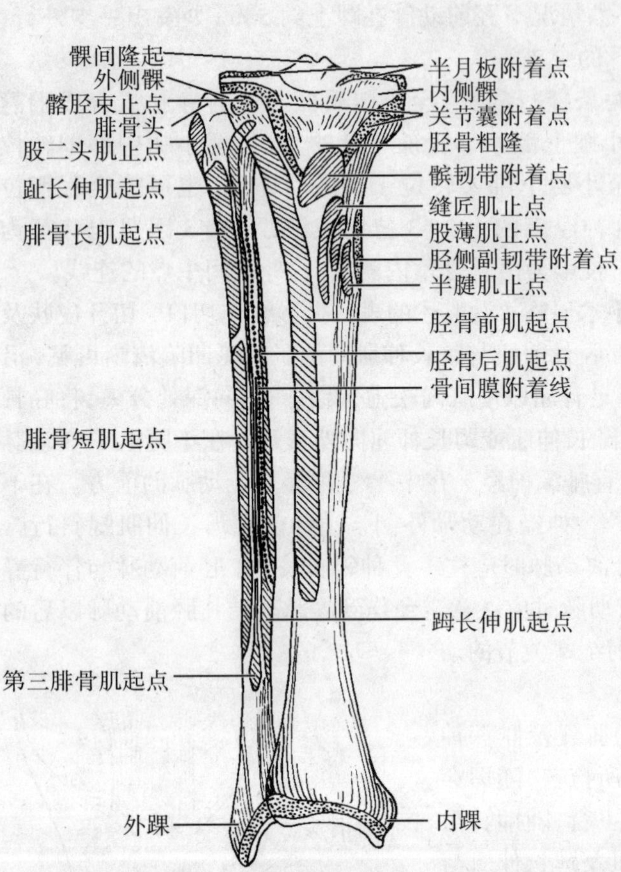

图 12－107　胫腓骨的前面及肌肉起止点

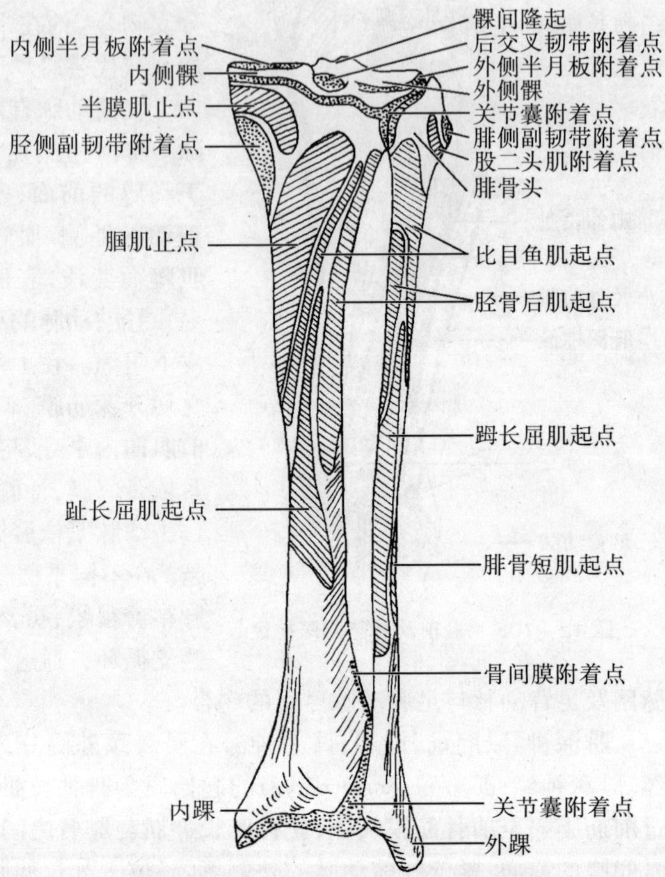

图 12－108　胫腓骨的后面及肌肉起止点

胫骨上端较大于下端，横径较大，略向后倾，可分粗隆、**内侧髁**(medial condyle)、**外侧髁**(lateral condyle)、髁间区及**隆起**(intercondylar eminence)、胫腓关节面及半膜肌腱槽。**粗隆**(tibial tuberosity)位于前方，距上端边缘约 2.5 cm，浅在皮下，易于摸清，下半有髌韧带附着。内、外侧髁的前部在粗隆上方连接，后部为一浅切迹分隔。髁部上面有关节软骨覆盖，形成中心略凹而接近水平的**平台**(tibial plateau)，中部与股骨髁构成关节，周边部分与半月板构成关节。两髁关节面之间为**髁间区**，中心有**髁间隆起**。内侧髁较大于外侧髁，关节面较凹，后面有半膜肌腱槽。外侧髁向外凸出较显，后下面与腓骨头构成关节。此关节面的后上内方有腘肌腱通过的浅槽，前方有髂胫束后部附着。

胫骨干上部厚而坚实，向下即逐渐变细，至中、下 1/3 交界处又略变粗。骨干可分前、骨间、内三缘及内、外、后三面。前缘由粗隆至踝前方均可摸清，下 1/3 较不明显。骨间缘由上端的腓骨关节面至下端的腓骨切迹，中 1/3 较锐，骨间膜附着于此缘。内缘由内侧髁下部至内踝后方，皆可摸到，较为钝圆而不明显。外面为前缘与外缘之间的一面，上 2/3 因有胫骨前肌附着而略凹，下 1/3 略凸。内面为前缘与内缘之间的一面，宽而平滑，紧位于皮下，骨移植片常取自此面。后面为内、外缘之间的一面，上部有比目鱼肌线，由腓骨关节面斜行至内缘。前缘骨皮层的密质骨增厚，中部最致密。靠近骨干两端的骨皮层较薄，包裹较多的松质骨。骨干并不笔直，上半略向内凸，下半略向外凸，骨折复位时应注意恢复此种曲度。胫骨干中下 1/3 交界部最细，骨折多见于此处。

胫骨下端可分五面、内踝及腓切迹。内面位于皮下，向下延伸为内踝。前面圆，为伸肌腱覆盖。后面圆，有胫骨后肌腱通过的槽。下面呈四边形，前边宽于后边，由前至后略凹，由内至外略凸，与距骨上面构成关节。外面为**腓骨切迹**(fibular notch)，呈三角形凹陷，与腓骨构成关节。**内踝**(medial malleolus)尖部有踝关节的三角韧带附着。

骨化：胫骨干的原发骨化中心出现于胚胎第7周时。

胫骨上端有1个继发骨化中心，出生时出现，19岁时骨骺与骨干融合(图12-109)。粗隆部可能由另1个继发骨化中心发育形成，与骨干融合的时间稍晚。胫骨上端骺线靠近关节缘，关节囊附着于关节面边缘，因而干骺端完全位于膝关节囊外，切除关节时不能超过数毫米以上(图12-110)。

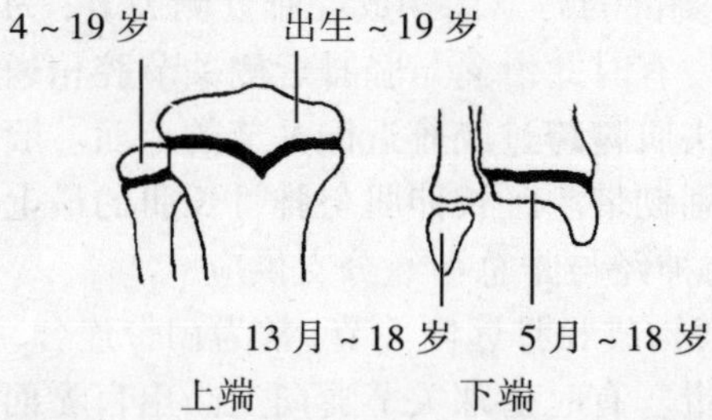

图12-109 胫骨与腓骨上下端的继发骨化中心，前一数字为出现期，后一数字为融合期

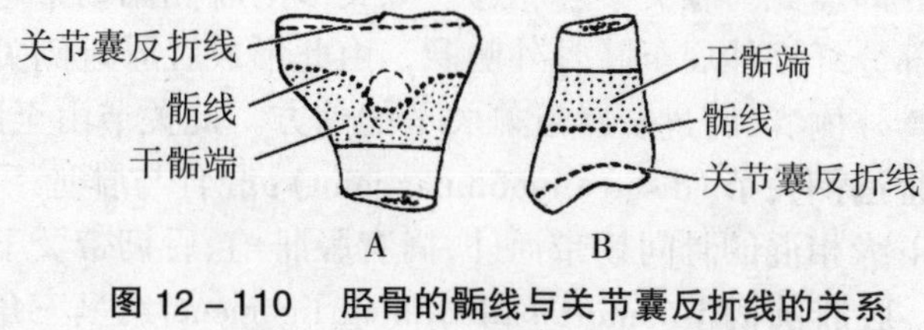

图12-110 胫骨的骺线与关节囊反折线的关系

A：上端；B：下端

胫骨远端有1个继发骨化中心，5个月到1岁时出现，骨骺至18岁时与骨干融合(见图12-109)。内踝偶可另有1个继发骨化中心。胫骨下端骺线呈水平位，距宽大的下端约2.5 cm。关节囊附着于关节面的边缘，因而干骺端完全位于踝关节囊外(见图12-110)。

血液供应：胫骨的血液供应来自胫后动脉上段发出的一条**滋养动脉**。此动脉在长骨的滋养动脉中最大，穿过胫骨后肌，进入胫骨比目鱼肌线紧下方的滋养动脉孔。此孔开口朝上，向下斜行进入骨髓腔。骨折线通过滋养动脉孔时，即极易伤到滋养动脉，影响愈合。胫骨的血液供应比较贫乏，虽无移位的骨折，愈合期也可延长至6个月。胫骨可以切取一段的一半作移植用。

腓骨

分部：**腓骨**(fibula)可分上端、骨干及下端三部分(见图12-107，图12-108)。

腓骨上端可分头、颈及茎突三部分。**头部**(head of fibula)呈不规则的立方形，上面有与胫骨外侧髁构成关节的三角形关节面。茎突由头部后外面向上凸出，尖部有膝关节腓侧副韧带附着。头部浅在皮下，易于摸清，并可摸到走在其后面的腓总神经滑动。头部下方收窄的部分为**颈部**(neck of fibula)。

腓骨干可分为三缘，三面及一嵴。骨间缘不太明显，由颈部延伸至下端内侧三角形区域的尖部。骨间膜附着于此缘。前缘下半锐而明显，上1/4可能与内缘融合。后缘钝，由颈部延伸至外踝后面内缘。外面为位于前后缘之间的一面，上部朝外，下部则扭转向后。前面为前缘与内缘之间的一面，上部很狭窄，下部逐渐变宽。后面为内缘与后缘之间的一面，为一内侧嵴分为两部分。**内侧嵴**(medial crest)由颈部起，延伸至下端上方数寸处的内缘。

腓骨下端亦即**外踝**(lateral malleolus)，呈锥体形，可分四面。内面呈三角形关节面，与距骨构成关节。外面平滑而外凸，紧位于皮下，最下端平面略低于内踝。前面较狭窄。后面有一纵沟，有腓骨长肌腱通过。

骨化：腓骨干的原发骨化中心出现于胚胎第7周时。

腓骨上端有1个继发骨化中心，4岁时出现，19岁时骨骺与骨干融合(见图12-109)。上端骺线位于膨大部的稍下方，关节囊附着于关节面边缘，因而干骺端完全位于关节囊外(图12-111)。

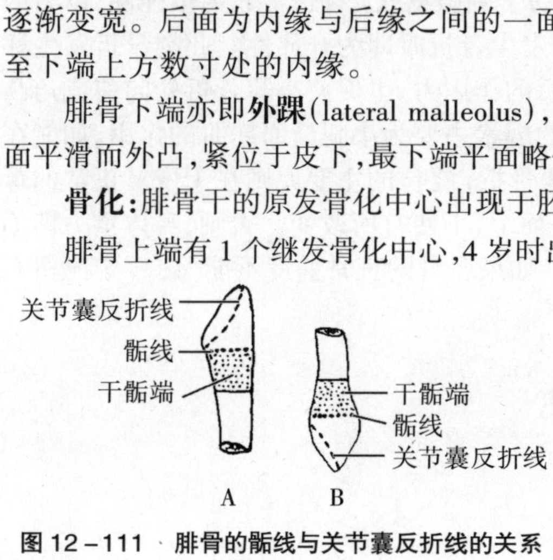

图12-111 腓骨的骺线与关节囊反折线的关系

A：上端；B：下端

腓骨下端有1个继发骨化中心，出现于2岁以内，骨骺至18岁时与骨干融合(见图12-109)。下端骺线位于膨大部的稍上方，关节囊附着于关节面的边缘，因而干骺端完全位于关节囊外(见图12-111)。由于腓骨下端较低于胫骨下端，所以腓骨下端骺线也较低，约平踝关节平面。因此，腓骨干的下端

与胫骨下端骨骺及胫腓远侧关节腔相邻。腓骨干下端有时即部分位于关节囊内,此种情况下,踝关节与腓骨干的病变即易于相互蔓延。

血液供应:腓骨的血液供应来自腓动脉发出的一条**滋养动脉**,进入腓骨后面上、中1/3交界处的滋养动脉孔。此孔位置可能较低而靠近下1/3。孔的开口朝上,向下斜行进入骨髓腔。腓骨常为切取作移植用,切取的骨段必须包括滋养动脉及骨膜,移植后才易于存活。腓骨下端骨骺的出现期与骨化完成期皆早于上端。因此,腓骨不同于其他骨骼的滋养动脉孔走向一端的骨骺后出现先骨化完全的一般的规律。

胫腓关节

胫腓近侧关节(proximal tibiofibular joint):腓骨头与胫骨外侧髁的后下面构成胫腓近侧关节,为滑膜关节,由关节囊维系。腘肌腱及其深处的滑囊跨过此关节的上后方。有时此滑囊与胫腓近侧关节腔相通(7%),此关节腔即经此与膝关节腔相通。膝关节的腓侧副韧带与股二头肌腱跨过胫腓近侧关节的上面。股二头肌腱有一部分纤维伸展至胫骨外侧髁,由此形成胫腓近侧关节的副韧带。趾长伸肌与腓骨长肌的最上部纤维起自胫骨外侧髁,跨过胫腓近侧关节的前方。此关节由至腘肌的神经与腓总神经分支供应。

胫腓远侧关节(distal tibiofibular joint):胫骨与腓骨下端之间构成胫腓远侧关节,常为韧带连合,除有与骨间膜下缘相混的骨间韧带而外,尚有胫腓前、后韧带及下横韧带。有时由踝关节囊向上凸出盲囊而形成滑膜关节。**胫腓前韧带**(anterior tibiofibuar ligament)约呈三角形,由胫骨下端向外向下,尖部附着于腓骨。**胫腓后韧带**(posterior tibiofibular ligament)较小,约呈四边形,亦由胫骨下端向外向下,附着于腓骨。此韧带较前韧带坚强,在严重的关节创伤后韧带可将胫骨下端后部撕脱,骨折延伸入踝关节。**胫腓下横韧带**(transverse tibiofibular ligament)位于胫腓后韧带的下前方。此关节由胫神经与腓深神经分支供应。

骨间膜(interosseous membrane):胫腓两骨除有远、近胫腓关节相连以外,尚有骨间膜相连。骨间膜分别附着于胫骨外缘与腓骨内缘,纤维向下外斜行,上缘到达胫腓近侧关节下面,下端与胫腓远侧关节上缘的**骨间韧带**(interosseous ligament)相混。骨间膜的上端有一卵圆形孔,有胫前血管通过;下端也有一小孔,有腓动脉的穿支通过。

骨折移位的解剖基础

小腿骨骼主要有支持体重的作用,无旋转运动,因而发生骨折后所引起的问题与前臂不同。小腿骨折以后发生任何成角畸形,皆必然引起重力承受轴的改变,使踝关节与膝关节皆受到较大的张力。如果仅有一骨发生骨折,由于尚有另一骨的夹板支撑作用而不允许骨折端有较大的重叠,很少遗致畸形。如果两骨同时发生骨折,即易有移位,容易发生畸形。两骨同时骨折,常因遭受打击或碾压等直接暴力所致,骨折发生于着力处,两骨的骨折线位于同一平面,常为横骨折,并且多为粉碎骨折,一般情况下移位常不很大。如有移位,胫骨上骨折段常向前向下,有时刺破皮肤;下骨折段为小腿后面肌肉牵引向上移位,并因足部重力而有外旋。

间接暴力亦可以引起骨折,常为强力弯曲及扭转。例如当足与踝关节固定,身体倒下时,小腿受到强大的弯曲力,即可能引起胫骨较细的中、下1/3交界处发生骨折。如果作用力很大,两骨可能同时发生骨折,腓骨的骨折线常略高。胫骨的骨折线常斜行,上骨折段的尖在前面,易于刺破皮肤。骨折常先为单纯性,以后因保护不佳或夹板不合适,皮肤为骨折端刺破,变为开放性,也可为发生骨折时即为开放性。此类骨折发生移位的可能性较大。足部重力促使小腿弯曲。小腿屈肌牵引足跟向后的作用力,也促使小腿骨折处向前成角凸出。如果为斜行骨折则可有较大的重叠。有移位的骨折阻碍复位的因素主要为小腿后面屈肌的作用,如能在屈膝的姿势下牵引,即可易于克服此种阻力,以利复位。对于小腿骨折,复位的主要原则在于恢复正常的踝关节重力承受轴,注意踇趾内缘、内踝及髌骨内缘应在同一直线平面上,不使有所改变。否则,身体重力即不能垂直落在足弓上,足部、踝部及膝部在支持体重时即易有疼痛。如果胫骨的正常曲度不能保持,宁愿留有较大的曲度,不能使曲度完全消失。

第五节 踝 部

表面解剖

骨性标志:内、外踝明显凸出,内踝更显著。**外踝**较内踝稍低且略偏后,其尖部较内踝尖低约1 cm,偏后约 1 cm。踝关节平面位于内踝尖部上方约 1 cm。外踝与第三腓骨肌腱之间有一浅的凹陷，标志踝关节平面。**内踝**与胫骨前肌之间亦有凹陷。在这两个凹陷处，踝关节腔距体表很近，有积液时首先在此处出现，使软组织凸出，可经此穿刺关节。当足强力跖屈时，距骨滑向前方，在前面突出，外踝前方最显著。

肌性标志：在**踝部**(ankle region)后面跟腱明显突出，突起部与内、外踝间各有一深槽。在踝部前面伸肌腱的轮廓明显可见，尤以足跖屈时较为显著，由内向外为胫骨前肌、㟁长伸肌、趾长伸肌及第三腓骨肌。内踝的后方有胫骨后肌腱及屈趾肌腱。在外踝后方，紧邻腓骨可以摸到腓骨长、短肌腱。

浅层结构

皮肤：踝部皮肤浅而易于移动。

皮下组织：踝前部皮下蜂窝组织中度发达，疏松而少脂肪，有水肿时在局部加压即出现明显的凹陷性水肿体征。在内、外踝突出部的皮下组织中常各有一滑囊。踝部两侧的皮下蜂窝组织皆不很发达。踝后部的皮下组织发育较差。在跟腱止点处与皮肤之间有时出现一滑囊，可因受刺激而发炎。

浅部的血管神经：在内踝前方的皮下组织中有**大隐静脉与隐神经**的末支通过。**小隐静脉**由足背外侧向后绕过外踝下方，在皮下组织中上行至小腿后面。在踝前中部皮下组织中有**腓浅神经**通过，踝前部皮肤即由此神经分布。踝内侧皮肤由隐神经分布。大隐静脉在内踝前方的位置恒定，常为静脉切开的首选部位，在分离结扎静脉时应特别注意避免伤到紧邻的隐神经，如果神经受伤，即出现足内缘疼痛。胫神经通过内踝后方时发出 2～3 支**跟内侧神经**(medial calcaneal nerve)，穿过屈肌支持带或㟁展肌起始部至皮下，下行分布于足跟后部、内侧及底面。**腓肠神经**由小腿后面下行，经过外踝后方，发出至足跟外侧的分支，再绕经外踝下方向前至足背外侧而成为**足背外侧皮神经**。踝部外面皮肤由腓肠外侧皮神经与腓肠神经分布。踝部后面皮肤亦由腓肠神经分布。根据上述踝部皮肤的神经供应情况，可见来源较多，而且较为分散。

深筋膜：踝前部的深筋膜在下部增厚形成**伸肌下支持带**(inferior extensor retinaculum)，亦称**小腿十字韧带**(cruciate crural ligament)，呈横的"Y"形，外侧一端牢固附着于跟骨上面前部，上支附着于内踝，下支与足内侧缘的深筋膜及足底腱膜相混(图 12－112)。此韧带在伸肌腱通过处分为两层包绕肌腱。在"Y"形的外侧主干部分形成 1 个分格，中有第三腓骨肌腱及趾长伸肌腱通过。内侧的上、下支各形成两个分格，分别有㟁长伸肌腱与胫骨前肌腱通过。但是下支的纤维主要通过肌腱的前方，上支的纤维主要通过㟁长伸肌腱的前方及胫骨前肌腱的后方。

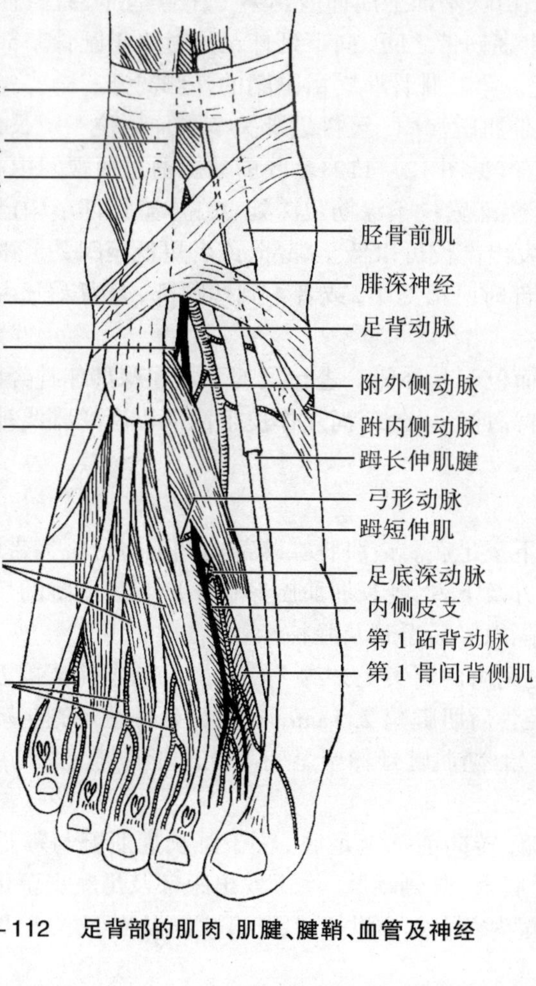

图 12－112　足背部的肌肉、肌腱、腱鞘、血管及神经

踝部内侧的深筋膜在内踝与跟骨结节间增厚形成**屈肌支持带**(flexor retinaculum)，亦称分裂韧带。此支持带呈四边形，上边与小腿深筋膜及小腿后面浅、深两组肌肉间的筋膜隔相续，下边与足底深筋膜的内侧部分相续(图 12－113)。在此韧带与跟骨及内踝间形成骨纤维性管道，称为**踝管**。由分裂韧带深面向深处分出三片筋膜膈至胫骨，使踝管分成 4 个分格，有屈肌腱、胫神经及胫后血管通过。

踝部外侧的深筋膜在两处增厚形成**腓骨肌上、下支持带**，跨过外踝与跟骨间的凹陷，与骨骼间形成骨纤维性管道。**上支持带**(superior peroneal retinaculum)由跟骨外面至外踝，深面形成一管道，将腓骨长、短肌腱固定于外踝后方。**下支持带**(inferior peroneal retinaculum)附着于跟骨外面，前与十字韧带的外侧主干起始部相续，深面发出一分隔，经腓骨长、短肌腱之间附着于跟骨外面的腓骨肌滑车，维持两肌腱于固定的位置(图 12－114)。

踝后部的深筋膜与小腿后面的深筋膜相续，但可分浅、深两层，其间有跟腱通过。

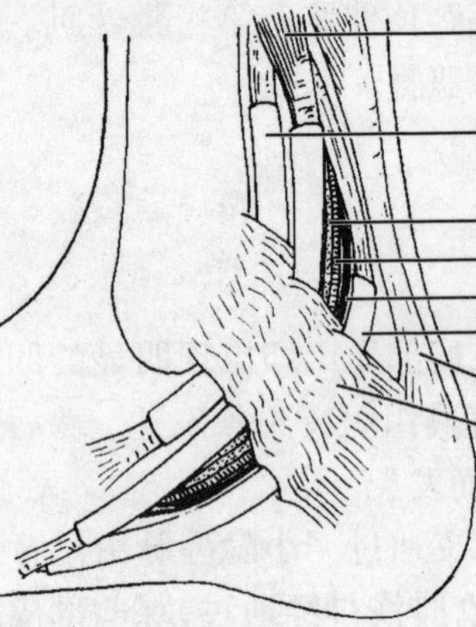

图 12－113　踝部内侧肌腱、腱鞘及血管神经的关系

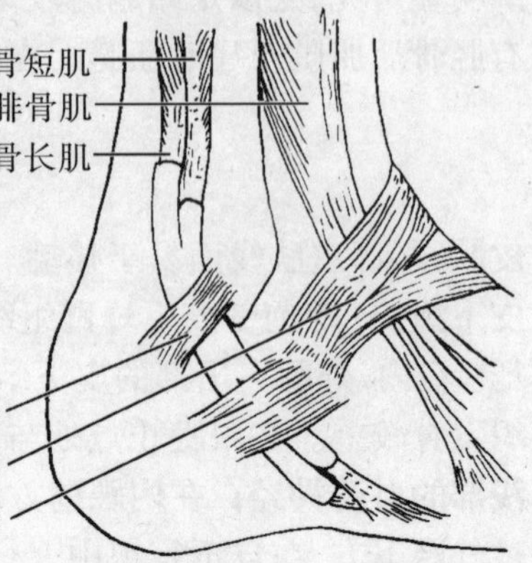

图 12－114　踝部外侧，腓骨长短肌腱鞘及腓骨肌支持带

深层结构

踝前部

肌腱：伸肌腱通过踝前部至足背，由内向外依次为胫骨前肌腱、踇长伸肌腱、趾长伸肌腱及第三腓骨肌腱(见图 12－112)。

腱鞘：伸肌腱通过踝前部的部分具有腱鞘。胫骨前肌腱鞘由小腿横韧带上缘平面伸展至十字韧带下支的上方，相当于踝关节平面的紧下方。踇长伸肌腱鞘由踝基部平面伸展到第 1 跖骨基部。趾长伸肌腱与第三腓骨肌腱紧密相依，共居一鞘，上起小腿横韧带与十字韧带之间，向下延伸至足背终于趾骨基部。此腱鞘在足背随趾长伸肌腱分叉及第三腓骨肌腱分离而变宽。第三腓骨肌腱由腱鞘的外侧离开。

血管：**胫前动脉**与伴行静脉在踝上部位于踇长伸肌腱深面，至接近踝关节平面即位于踇长伸肌腱外侧，紧在深筋膜深处，再向下即行经十字韧带深面至足背(见图 12－112)。胫前动脉通过两踝间中心，至踝关节平面以下即易名为**足背动脉**，至下字韧带下缘以下仍然紧位于深筋膜深处。在本章第四节中已述及胫前动脉在接近踝部时发出**内、外踝前动脉**。此两动脉的发出部位可以低至踝部，或者更低至踝关节平面以下而由足背动脉发出。在很少数情况下，胫前动脉到达踝部时已很细小，或者不到达踝部，足背动脉由腓动脉的穿支代替。

神经：**腓深神经**到达踝部时仍与胫前动脉伴行而位于其外侧。进行足部手术在踝部作神经阻滞麻醉时，在前部除须在两踝间中点进针至深筋膜深处麻醉腓深神经以外，尚须作皮下浸润以麻醉腓浅神经与隐神经的末支。

踝内侧部

肌腱：诸屈肌腱向下经过内踝后方，再转向前下至足底。诸肌腱在踝部内侧通过分裂韧带深面的分格，借之固定于一定的位置。胫骨后肌腱紧依内踝的后方及下方。趾长屈肌腱紧位于胫骨后肌腱的后方及下方。踇长屈肌腱的位置最后且最低，与趾长屈肌腱之间隔以胫后血管及胫神经。

腱鞘：诸屈肌腱在踝部各有一腱鞘。胫骨后肌腱鞘由内踝尖上方约 5 cm 处起始，延伸至接近肌腱止点的舟骨粗隆处。趾长屈肌腱鞘上端起始位置约低于胫骨后肌腱鞘 2.5 cm，随肌腱延伸至足底与踇长屈肌腱交叉处。踇长屈肌腱鞘由分裂韧带上缘紧上方平面开始，随肌腱延伸至足底与趾长屈肌腱交叉处或略远。在分裂韧带下缘以下，诸腱鞘之间可能有交通。

血管：**胫后动脉**及伴行静脉通过分裂韧带深面，转向前下至足底，位于趾长屈肌腱与踇长屈肌腱之间(见图 12－113)。胫后动脉在分裂韧带下缘分为足底内、外侧动脉，主干发出跟部及足底支至足跟内侧软组织。在内踝后方显露胫后动脉，可在内踝后缘至跟腱内缘中点作纵切口，切开皮肤及皮下组织，即可显露分裂韧带。在趾长屈肌腱与𧿹长屈肌腱之间切开分裂韧带,即可在两肌腱之间分出胫后动脉。

神经:胫神经通过踝管的部分紧位于胫后血管的后下方,𧿹长屈肌腱的前方,至分裂韧带下部深处即分为**足底内、外侧神经**。神经血管通过内踝至足跟最突出点间连线的中点。在此处阻滞麻醉胫神经的方法,为在内踝突出点平面,紧依跟腱内缘向前进针,至触及骨骼以后再将针退回 1 cm,即可注射麻药。此为麻醉神经主干,神经在分裂韧带上方发出的跟内侧皮神经仍须在皮下浸润麻药才能进行足跟部手术。如能摸清趾长屈肌腱与𧿹长屈肌腱,于中间进针亦可。治疗跟内侧皮神经痛及足底内外侧**神经痛**,分析病因在胫后神经主干时可如法注射糖皮质激素。

踝外侧部

肌腱:腓骨长肌腱与腓骨短肌腱通过外踝后方及跟骨外面,腓骨肌上、下支持带深处的骨纤维管道中。两肌腱在上部接触,同经上支持带深处。腓骨短肌腱位于前方,位置较深,直接与骨骼接触。两肌腱向前下进行途中即逐渐分开。下支持带深处分为上、下两格。腓骨短肌腱通过上格,经过腓骨肌滑车的前上方,跨过跟骰关节,止于第 5 跖骨基部粗隆的上外面。腓骨长肌腱通过下格,经过腓骨肌滑车的后下方,向前下方进行至足外缘,绕至足底,止于第 1 跖骨基部。在跟骨外面体表可以摸到两肌腱滑动。腓骨长、短肌腱由上、下支持带固定于一定的位置,肌肉猛力收缩时可使支持带撕裂,发生肌腱脱位,向前滑动。

腱鞘:腓骨长、短肌腱通过踝外侧部时共有一腱鞘,延伸到外踝尖部上、下方各约 5 cm 处。鞘的上端分开,包绕腓骨长肌腱的部分长约 2. 5 cm,包绕腓骨短肌腱的部分长约 1 cm。鞘的下段至腓骨肌滑车向下即随肌腱分开而分叉,包绕腓骨短肌腱的部分延伸至距肌腱止点 2. 5 cm 以内,包绕腓骨长肌腱的部分下端位置较低,浅面终于腓骨肌滑车下方 1 cm 以下,深面止于肌腱绕过骰骨的外面及下面处。在骰骨下面,腓骨长肌腱的踝部腱鞘可能与足底部腱鞘相通,若如此两处感染即易于相互扩散。腱鞘患结核性炎症时,须早期切除,以免病变沿腓骨长肌腱蔓延到足底而累及跗骨间关节。

踝后部

在踝后部**跟腱**明显突出,止于跟骨后面远侧半,在踝基部平面最狭窄,至近止点处又变宽。跟腱有腱鞘,由靠近肌腱止点处向上延伸约 7. 5 cm。跟腱与跟骨后面上部之间常有一滑囊,可因受刺激而发炎,多见于长跑运动员,因跟腱与跟骨上部过度摩擦而引起。跟腱与踝关节之间的间隙较大,其中含有较多的脂肪蜂窝组织。跟腱与胫后血管相距较远,有脂肪蜂窝组织相隔,进行跟腱手术时没有伤到血管的危险。跟腱偶可因肌肉猛力收缩而被撕裂,常发生在比较狭窄的部位,但是也可能为附着处的跟骨后下部骨质被撕脱。由于跟腱的位置明显突出,常在外伤中发生断裂。检查**跟腱反射**为用叩诊锤敲击跟腱,引起反射性小腿三头肌收缩。反射中心在脊髓骶 2、3 节段。进行足跟部手术,要在跟腱与外踝间作皮下浸润麻醉腓肠神经末支。

踝　关　节

结构

骨性组成:踝关节(ankle joint)由胫骨及腓骨下端与距骨构成,属于铰链关节。距骨体的上面及内、外面皆嵌入胫骨与腓骨下端合而形成的深槽内(图 12－115)。由于内、外踝经距骨两侧向下突出,分别与距骨的内、外面构成关节,所以主要仅允许关节有前后方向的运动,侧向运动的程度很轻微,关节的稳固性得以增强。由于外踝较内踝更向下突出,因而距骨与外踝接触的关节面较大,与内踝接触的关节面较小。由于距骨的上面前宽后窄,相对的胫腓骨所形成的关节槽也是前宽后窄,因此不易发生距骨向后脱臼。在足跖侧屈时距骨上面较窄的后份即转对上方关节槽的较宽部分,因此,关节的侧向运动度较大于背屈的姿势。身体重力完全通过胫骨下端下面与距骨上面所构成的关节下传。

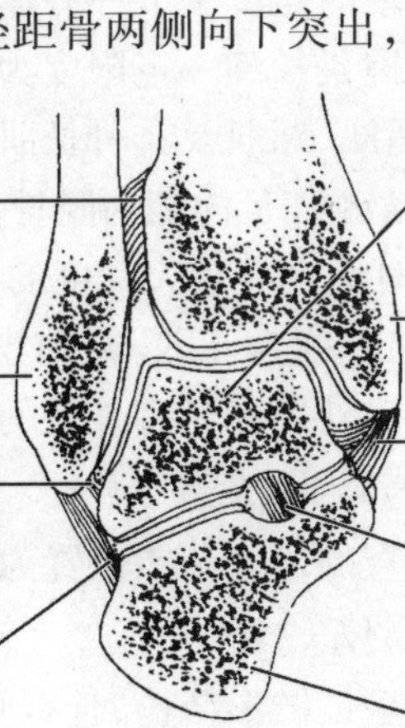

图 12－115　踝关节及距下关节冠状切面

关节囊:踝关节的纤维囊较为薄弱,特别是前后份。纤维囊在近侧附着于胫骨及腓骨的关节面边缘;远侧附着于距骨上关节面的边缘，在前方伸展至距骨颈，因而关节腔内积液时易经前方突出。关节滑膜覆盖纤维囊的内面及距骨颈的关节囊内部分，向上伸展至胫腓骨之间约 0.6 cm，与胫腓远侧关节的滑膜相续。关节滑膜的前后部较为松弛，踝关节前方的穿刺伤或浅部伤口，易有进入关节腔的危险。

增强关节的韧带：踝关节囊的四面皆有韧带增强。前面韧带为一薄片，由横行纤维组成，上方附着于两踝前面及胫骨远端，下方附着于距骨颈上面。关节囊后面的韧带最为薄弱，有时不显，常仅为几条韧带性纤维束，由胫骨下端后缘伸展至距骨后面。关节囊内侧面的韧带较为坚韧，呈三角形，称为**三角韧带**(deltoid ligament)，尖部附着于内踝，宽的基部附着于舟骨粗隆、距骨颈、跟骨载距突、距 骨内面后部及后内侧部以及跟舟足底韧带，因此可以分为**胫舟**、**胫距前**、**胫跟**及**胫距后**四部(图 12－116A)。足强力外翻时常使三角韧带由内踝的附着处撕脱，使韧带本身撕裂者较少。关节囊外侧面的韧带较为薄弱而且不完整，分前、中、后三束(图 12－116B)。前束为**距腓前韧带** (anterior talofibular ligament)，由外踝前面向前向内伸展至距骨颈外侧。中束为**跟腓韧带**(calcaneofibular ligament)，由外踝尖部向下向后伸展到跟骨外面上部，在三束中最长。后束为**距腓后韧带**(posterior talofibular ligament)，由外踝后面向后略偏下伸展至距骨后凸，比较坚韧，很少发生撕裂。

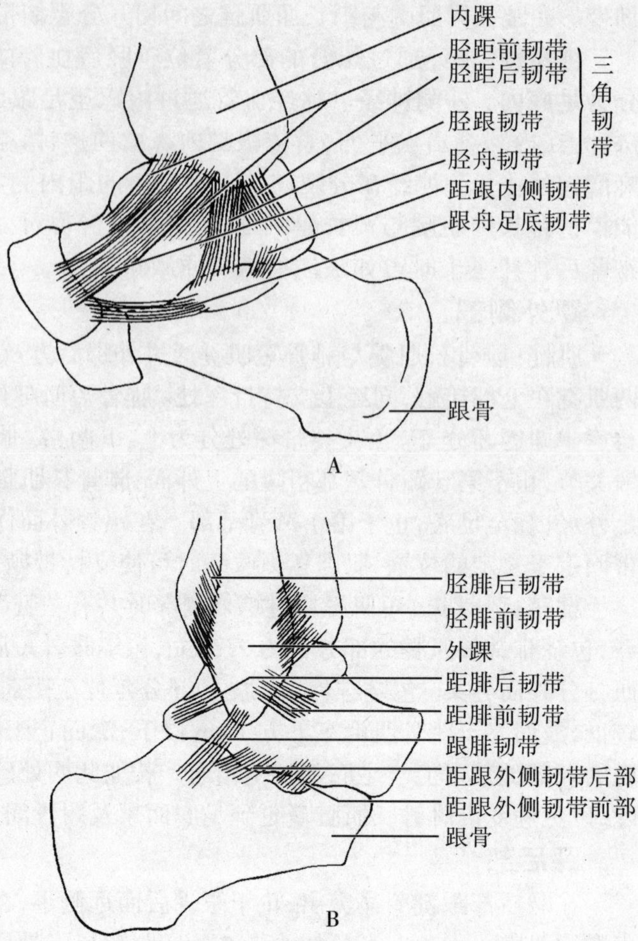

图 12－116　踝关节韧带

A:内侧；B:外侧

增强关节的肌腱：踝关节囊的后面有踇长屈肌腱增强，外面有腓骨长、短肌腱增强，内面有胫骨后肌腱及趾长屈肌腱增强，前面有胫骨前肌腱、踇长伸肌腱及趾长伸肌腱增强。

血液供应：踝关节的血液供应来自胫前动脉与腓动脉的踝部分支。

神经供应：踝关节的神经供应来自胫神经及腓深神经。胫神经在未分成足底内、外侧神经以前，发出一或两支，下行至踝关节后面。跟内侧神经后支发出一支至关节囊的后外面。腓深神经在分成内、外支以前或以后，发出几支至关节囊的前面。

踝关节的运动

踝关节运动时足部关节亦有运动。足的伸屈运动主要在踝关节，但伴有外翻及内翻运动。足背屈的程度至小腿后面肌肉延长到一定限度为止，屈膝时即加大。足跖侧屈为腓肠肌及比目鱼肌的作用，胫骨后肌、踇长屈肌、趾长屈肌、跖肌及腓骨长肌等，皆有协助作用。足背屈为所有通过踝关节前方肌肉的作用，其中以胫骨前肌的作用最强。足内翻为胫骨前肌与胫骨后肌的作用。足外翻为腓骨长肌、腓骨短肌及第三腓骨肌的作用。足跖侧屈时允许有较大程度的内翻，因为此种姿势下距 骨的活动度较大。足绕其长轴旋转，足底向内称为内翻，足底向外称为外翻。足前半向内或向外转，称为内收或外展，运动主要在跗横关节。内翻同时有内收运动称为旋后。外翻同时有外展的运动称为旋前。

踝关节的功能位置

踝关节强直的最大功能位置为背屈稍大于 90°。

踝关节损伤

踝关节因呈铰链形结构，且有坚韧的侧副韧带以及跨过关节的坚强肌腱支持，所以受伤的机会不多。踝部损伤常因下跌或扭转时身体重力下传超出正常的踝关节轴线以外所致。骨折的类型可依伤后所出现的足部变形确定。

扭伤：踝部扭伤常因足部过度内翻所致。强力内翻时使外侧副韧带受到过分张力，距排韧带或连同跟腓韧带一齐被撕裂，或者同时发生外踝尖部被撕脱。如果外侧副韧带未被撕裂，张力即传达腓骨，可引起外踝基部骨折。促使外翻的暴力常引起内踝骨折，很少发生扭伤，因为内侧的三角韧带很坚韧。发生扭伤时被撕裂的韧带附着处有局部压痛及牵扯痛，局部肿胀及皮下溢血常较骨折所出现者为重。

踝关节扭伤在身体关节扭伤中最多见，内翻扭伤多见于外翻扭伤。相关的韧带有不同程度的撕裂，恢复缓慢，遗为慢性劳损者常经月或经年不愈。可以局部注射糖皮质激素，分散至受伤的全范围，效果良好。

外翻骨折（Pott骨折）：使足外翻或外展的暴力，或者合并两种暴力，所引起的胫骨与腓骨骨折，称为外翻骨折，常发生在失足下跌时（图12－117）。此种骨折因发生在足外翻或外展时而有不同的临床表现。在外翻性损伤中，三角韧带先承受张力，韧带本身由于很坚韧而很少发生损伤，张力经韧带达到内踝，常使内踝横行折断，或者同时发生腓骨下段骨折，足向外歪。如果胫腓韧带被撕裂，内踝尖被撕脱，胫骨与腓骨即分开，腓骨下1/3即打弯折断，距骨移位至胫骨关节面的外侧并向上移位，足被牵向外上方，外踝与距骨的关系不变，足内缘朝下，外缘升高。在外展型损伤中，距骨与其他跗骨的关系不弯，但抵在外踝上而使之由腓骨干斜行折断，再使内侧的三角韧带受到张力而被撕脱，或使内踝骨折。旋转力持续时即可再使胫骨下端后缘发生骨折。发生骨折以后距骨即向后滑动而产生足部向后脱臼。此类骨折因伤到关节，必须准确复位，使关节面对合正常，才能恢复正常的重力承受功能。骨折后足外翻及外展，或者伴有后脱臼，胫骨与腓骨易有分离。复位时应先屈膝，使腓肠肌松弛以消除其牵引力，将足跖屈，再行牵引，有向外移位者即须将整个足部内收，有后脱臼者则将其向前移，以后再使足内翻、内收及背屈。

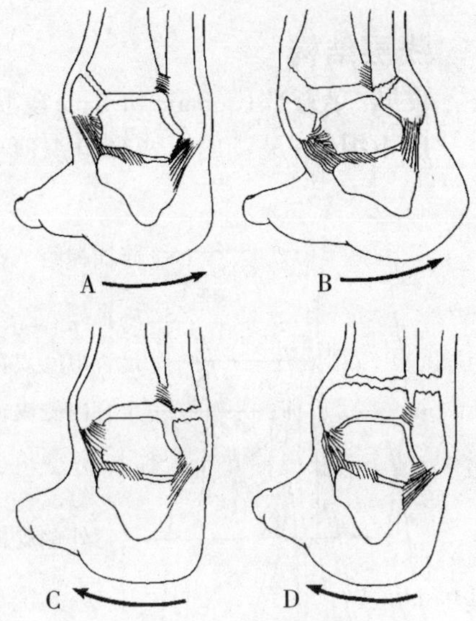

图12－117　踝部骨折

A：外翻；B：外翻；C：内翻；D：内翻

内翻骨折：可以引起踝关节扭伤的内翻暴力亦可引起内翻骨折。作用力使外侧韧带受到牵扯，引起韧带的一部分或全部撕裂，或者使外踝基部在骨间韧带附着点以下骨折。如果暴力再加大，即可迫使距骨抵在内踝上，使内踝尖部折断或使内踝由胫骨纵行裂开，或者再使胫骨关节面的前缘折断。在此种骨折中胫腓骨不分离，足部向后脱臼的倾向也很轻微。复位时使足外展、外翻及充分背屈即可。

脱臼：踝关节脱臼可分前、后、内、外及上方五种类型。前已述及在外翻骨折中可以并发向外及向后脱臼。向内脱臼极为少见，暴力很大时可能发生。单纯向前或向后脱臼而无骨折者不常见。后脱臼较前脱臼多见，常同时发生骨折，多因向前行走时足部突然停止或固定而发生，或因足部极度跖屈而发生。发生单纯后脱臼必伴有广泛的韧带撕裂伤，直至距骨不能滑过胫骨的后缘为止。足后脱臼时外观上足跟特别显著，足部显见缩短，踝部至足跟 的距离加大，踝部至足趾的距离则缩短。由于距骨的上面前宽后窄，所以从解剖学观点上看，似应易于发生前脱臼而不易发生后脱臼，但是实际上脱臼一般皆发生在向前走动时，所以很少发生前脱臼。发生前脱臼时也必有韧带撕裂伤，踝部也可能有骨折。外观上足跟缩小，由足跟至踝部的距离缩小，由踝部至足趾的距离则加大，足部似乎变长，跟腱两侧的凹陷消失，或者可能在胫骨前下方摸到距骨，踝部至足底的距离变小。复位时应先屈膝以使小腿后面的肌肉松弛，再牵引足部，即可易于复位。向上脱臼可能发生在下跌时足着地，胫骨下端被劈裂，腓骨常无损伤，距骨向上移位，外观踝部变宽。

第六节　足　　部

表面解剖

在足背部跗骨不太清楚，仅前足内翻时才可见到距骨头在体表所形成的凸起。在内踝下方约2.5 cm处可以摸到跟骨载距突。在内踝前方约 2. 5 cm 处可以摸到舟骨粗隆。再向前可以摸到第 1 跖骨基部所形成的隆起，以及其后方的内侧楔骨。第 1 跖骨的骨干及头部皆可摸清。跟骨外面大部位于皮下，在外踝前下方约 2. 5 cm 处可以摸到腓骨肌滑车，上有腓骨短肌腱，下有腓骨长肌腱。再向前，距外踝约 6 cm 处，第 5 跖骨基部的粗隆明显突出，标志跗跖关节所在，后方 2. 5 cm 以内为骰骨。由第 5 跖骨基部至外踝尖的中间点稍前方为跟骨与骰骨间的跟骰关节。

足底面约呈三角形，内侧份明显凹陷，仅足跟、踇趾球及足底外侧缘三处为重力支持点。

足 背 部

浅层结构

皮肤：足背部(dorsum of foot)皮肤薄而易于移动，不及足底部皮肤敏感。

皮下组织：足背皮下蜂窝组织薄而疏松，患心、肾疾病或足部炎症所发生的水肿，在此处极为明显。皮下组织中含有浅静脉及皮神经。

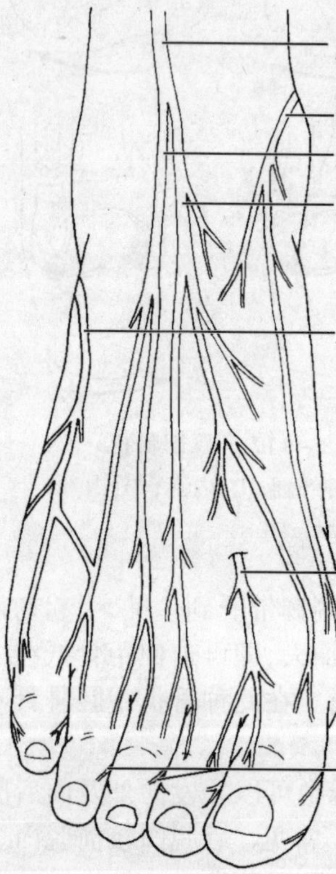

图 12－118　足背部皮神经分布

浅部的神经：足背皮下组织中含有隐神经、腓浅神经、腓深神经及腓肠神经等末支(图 12－118)。

隐神经末支通过内踝前方至足背，沿足内缘延伸一段距离，远可达踇趾的跖趾关节，分布于足背内侧皮肤。

腓浅神经在小腿前面下部即分为内、外两支，跨过踝部前面至足背，分布于足背中间皮肤。内侧支成为**足背内侧皮肤神经**(dorsal medial cutaneous nerve of foot)，在足背又分成两条**趾神经**。内侧趾神经至踇趾内侧，与隐神经末支之间可能有交通，并常有一条交通支至腓深神经末支。外侧趾神经至第 2、3 趾相邻侧面。外侧支成为**足背中间皮神经**(dorsal intermediate cutaneous nerve of foot)，也分成内、外两支，内支至第 3、4 趾相邻侧面，外支至第 4、5 趾相邻侧面，并常接收发自足背外侧皮神经的一条交通支。腓浅神经皮支时见发生神经痛，详见本章第四节。

腓深神经末支在足背下行，分为内外支。外支为肌支。内支位于足背动脉内侧，在对跖骨中点处穿过深筋膜至皮下，至近第 1 趾蹼处分为两支，分布于第 1、2 趾相邻侧面。腓深神经末支偶见发生**神经痛**，查无足背屈肌受累时，可采取糖皮质激素注射治疗，于第 1 跖骨头外侧下针，向上进针，分别注入药液至皮下与深筋膜下，直达跖骨干中点以上即可。

腓肠神经末支绕过外踝后方及下方至足外缘，成为**足背外侧皮神经**(dorsal lateral cutaneous nerve of foot)，分布于足背外侧及小趾外侧，常有一分支与腓浅神经外支相连。

浅静脉：趾背浅静脉上行汇合成 4 条趾总静脉，约至跖骨头平面再相连形成**足背静脉弓**(dorsal venous arch)。弓的内侧端与踇趾内侧的趾静脉及足底内侧的静脉汇合，形成大隐静脉的起始段。静脉弓的外侧端与小趾外侧的趾静脉及足底外侧的静脉汇合，形成小隐静脉的起始段。在足背静脉弓的近侧，静脉呈不规则的网状。小隐静脉沿足背外缘向后走，经过外踝下方及后方至小腿后面。大隐静脉沿足背内侧上行，经内踝前方至小腿。

深筋膜：足背深筋膜为伸肌腱分为浅、深两层。两层在足背内、外缘联合成一层，分别附着于第 1 及第 5 跖骨，与足底深筋膜相续。在足背深筋膜与骨间肌背面的筋膜之间形成一潜在的间隙。

肌肉与肌腱

肌腱：由小腿下行至足背的伸肌腱，有胫骨前肌腱、踇长伸肌腱、趾长伸肌腱、第三腓骨肌腱、腓骨短肌腱及腓骨长肌腱(见图 12－112)。

胫骨前肌腱(tibialis anterior muscle)跨过踝部前面内侧至足背，向内向下止于第 1 跖骨基部内面及相邻的内侧楔骨内下面。在此肌腱跨过内侧楔骨内面处,两者间常有一滑囊。

踇长伸肌腱(extensor hallucis longus muscle tendon)下行至足背,向前止于踇趾远节趾骨基部背面,少数另外发出一部分纤维止于近节趾骨。在此肌腱跨过跗跖关节处,两者间有一滑囊。

趾长伸肌腱(extensor digitorum longus muscle tendon)下行至足背,在十字韧带深面分为4条,分别止于外侧四趾。各条皆在跖趾关节平面与趾短伸肌腱联合,扩张形成跖趾关节囊的背侧部分,接收蚓状肌的肌腱,再分成3条,中间一条止于中节趾骨基部背面,两侧条止于远节趾骨基部背面。

第三腓骨肌腱(peroneus tertius muscle tendon)下行至足背外侧,止于第5跖骨基部背面。

腓骨短肌腱(peroneus brevis muscle tendon)绕过外踝下方,前行至足背外面,止于第5跖骨基部的上外面。

腓骨长肌腱(peroneus longus muscle tendon)绕过外踝下方,向前向下走,跨过骰骨外面至足底。

腱鞘:踇长伸肌腱鞘及趾长伸肌腱鞘皆由踝部向下,随肌腱延伸到足背中部。

肌肉:足背部肌肉有踇短伸肌及趾短伸肌,皆位于趾长伸肌腱深面(见图12-112)。

踇短伸肌(extensor hallucis brevis muscle)起自跟骨上面前外侧份及十字韧带的深面,在趾长伸肌腱的深面前行,跨过第1骨间背侧肌及踇趾的跖趾关节,止于踇趾的近节趾骨基部的背面。

趾短伸肌(extensor digitorum brevis muscle)的起始部与踇短伸肌相混或略可分开,肌性部占有足背的后外侧部分,在通过第三腓骨肌腱深处分成三叉,分别前行,再分别形成肌腱,至跖趾关节背面,分别与至第2、3、4趾的趾长伸肌腱联合。

踇短伸肌及趾短伸肌皆由腓深神经供应,神经进入肌肉的深面。踇短伸肌仅有伸踇趾近节趾骨的作用。趾短伸肌的作用主要为使跖趾关节伸直,使中、远趾节伸直的作用很小。踇短伸肌与趾短伸肌无大临诊重要性,仅在其有挫伤或撕裂伤时,在邻近外踝前内处发生血肿,易被误为关节扭伤。

血管神经

足背动脉(dorsalis pedis artery):胫前动脉下行至踝关节平面即易名为足背动脉,位于踇长伸肌腱的外侧,跨过距骨前面、舟骨及中间楔骨背面,至第2跖骨基部背面分成弓状动脉及足底深动脉(见图12-112)。**足底深动脉**(deep plantar artery)至第1跖骨间隙后端,穿过第1骨间背侧肌的起始部,至足底参与形成足底动脉弓。足背动脉的表面投影为由两踝前方中点至第1跖骨间隙后端的引线。在少数情况下足背动脉有异常,可以阙如、向外移位、向内移位、起自腓动脉的穿支,或者特别细小。对疑有下肢动脉病变患者,在足背踇长伸肌腱的外侧,中间楔骨背面,检查足背动脉的搏动时,应注意可能出现的血管异常。

足背动脉的分支有跗内、外侧动脉。**跗外侧动脉**(lateral tarsal artery)的发出点常在距骨颈与头部交界平面,亦可高至踝关节平面,或者低至距舟关节平面以下。**跗内侧动脉**(medial tarsal artery)的发出点及数目均不恒定,主要有两支,一支起自对舟骨中点处,另一支起于楔舟关节平面以下(图12-119)。

弓状动脉(arcuate artery)向外跨过第3、4跖骨,发出外侧三条**跖背动脉**(dorsal metatarsal artery)。在较少数情况下无弓状动脉,跖背动脉由跗外侧动脉或足底动脉弓的后穿支发出。第一跖背动脉一般皆起自足背动脉,在第1骨间背侧肌的浅面下行。此动脉有时很细小,或者起自足底动脉弓,或者阙如。各跖背动脉在未分成趾背动脉以前,与足底的跖足底动脉之间,在跖骨深横韧带的近侧,有穿过跖骨间隙的一个或两支动脉相连。在少数情况下跖背动脉发自足底动脉。四条跖背动脉下行至趾蹼近侧再各分为两条**趾背动脉**(dorsal digital

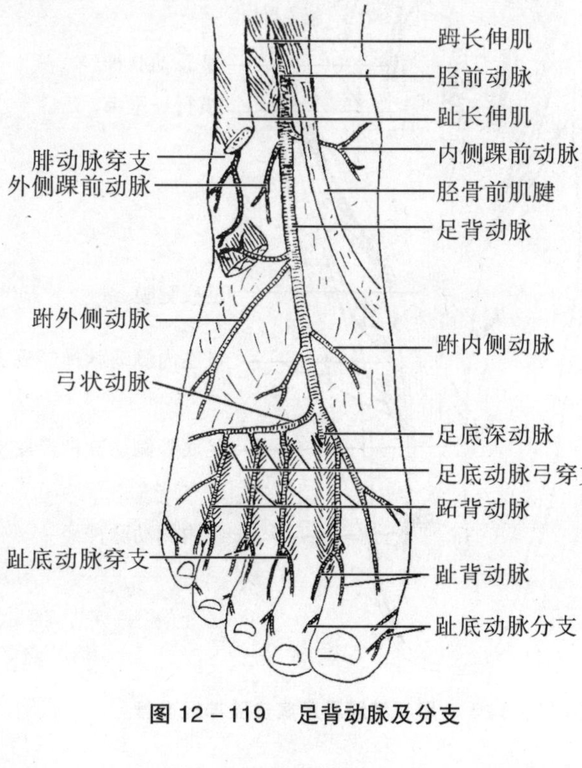

图12-119 足背动脉及分支

artery)至相邻足趾侧面。

腓深神经：此神经通过十字韧带深面下行至足背，位于足背动脉外侧，㧟长伸肌腱与趾长伸肌腱之间，迅即分成内、外两支。内侧支继续下行至第1、2跖骨之间，分出一些关节支，再分为至第1、2趾间的趾神经。外侧支为肌支及关节支，行经㧟短伸肌与趾短伸肌深面，分支至此两肌，发出一些关节支至跗骨间关节、跗跖关节及跖趾关节。

足背动脉的显露：在两踝前方中点至第1跖骨间隙的连线上作切口。切开皮肤及皮下组织。在㧟长伸肌腱外侧切开深筋膜，即可在深处找到足背动脉。如果遇到㧟短伸肌，可将其向外牵开。

足 底 部

浅层结构

皮肤：足底部(sole of foot)皮肤较足背显著增厚，在重力支持点的足跟、㧟趾球及外侧缘等处更特别增厚，而且常有角化。足底皮肤与手掌相似，高度敏感，汗腺较多。

皮下组织：足底部皮下组织与头皮及手掌相似，含有许多短纤维束，非常紧密。纤维束连接皮肤与足底腱膜，分隔皮下脂肪成小叶状。在重力支持点皮下组织特别增厚，在跟骨下面尤为显著。在跟骨结节下面与皮肤间的皮下组织中常有一滑囊，可因受刺激而发生炎症，引致四周的结缔组织发生纤维织炎。跟骨结节底面的前后常发生骨刺，也常引致纤维织炎。此类情况，皆可局部注射糖皮质激素混悬液治疗，效果良好。

浅部的神经：足底内侧神经供应足底内侧份及内侧3个半足趾的跖面及远侧半段的背面。**足底外侧神经**供应足底外侧份及外侧1个半足趾的跖面及远侧半段的背面。发自胫神经的跟内侧神经供应足跟部的下面。

深筋膜：足底部深筋膜与手掌相似，亦可分为内、中、外三部分，内、外侧份较薄，中部显著增厚成为足底腱膜(图12-120)。内侧份覆盖㧟展肌。外侧份稍厚，覆盖小趾展肌。**足底腱膜**(plantar aponeurosis)的后端附着于跟骨结节内侧凸，向前逐渐变宽，至足底中点以前即逐渐分成5条，分别至五足趾，附着于屈肌腱纤维鞘及跖趾关节的两侧与近节趾骨。至各趾的分叉分开处深面有横行纤维束相连。在横行纤维束的远侧，分叉之间，皮下组织即与足底腱膜深面的结缔组织相延续，其中有足趾的血管神经通过。在各分叉跨过趾球处，浅面又有不太发达的横行纤维束相连，称为**跖浅横韧带**(superficial transverse metatarsal ligament)。各分叉至足趾处可能分出一些纤维增强屈肌腱鞘的足底侧面，主要部分分为两条，绕过屈肌腱鞘的两侧而增强之，附着于足底韧带与近节趾骨。由于此种附着关系，足底腱膜有病变时，也可能发生类似手部掌腱膜挛缩的改变，但很少见。足底腱膜有维持足纵弓的作用。

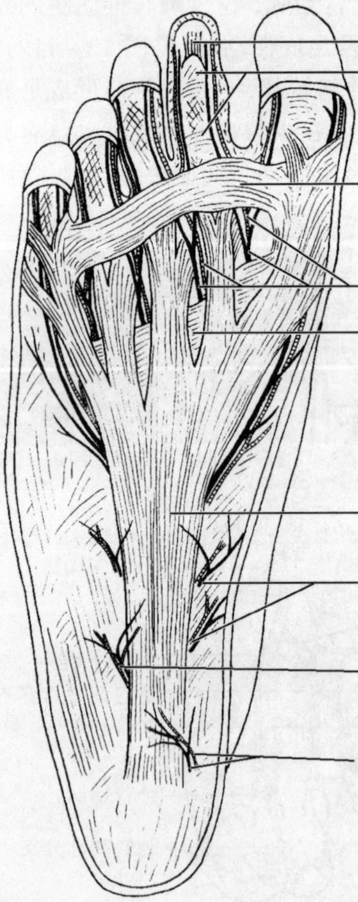

图12-120 足底腱膜及足底皮肤神经血管

在足底内、外侧沟处，由足底腱膜深面向深处分出两片筋膜隔，内侧附着于跟骨、舟骨、内侧楔骨及第1跖骨，外侧隔附着于第5跖骨及腓骨长肌腱鞘，由此将足底分成内、中、外三格(图12-121)。内侧格内含有除㧟收肌以外至㧟趾的肌肉。中间格内含有趾短屈肌、趾长屈肌腱、足底方肌、蚓状肌、㧟收肌、足底动脉弓及足底外侧神经的深支等。外侧格内含有至小趾的肌肉。

肌肉

足底部的肌肉及肌腱可分四层，有筋膜相隔。第二层仅限于中部，因而在两侧第一层与第三层相邻。

第一层：此层肌肉包括㧟展肌、趾短屈肌及小趾展肌

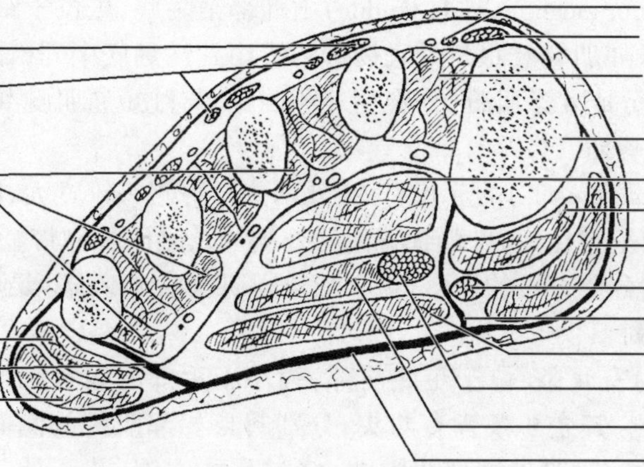

图12-121　足部横断面

(图12-122),主要皆起自跟骨,部分起自邻近膜筋。

踇展肌(abductor hallucis muscle)起自跟骨结节内侧凸、屈肌支持带的下缘、足底腱膜内侧缘以及此肌与趾短屈肌间的筋膜隔,沿足的内缘向前,最终形成扁腱,止于踇趾近节趾骨基部内面,与踇短屈肌内侧头的止点相混,共含踇趾的内侧子骨。此肌由足底内侧神经分支供应,由肌肉的深面进入,作用为外展踇趾。

趾短屈肌(flexor digitorum brevis muscle)起自跟骨结节内侧凸、足底腱膜的近侧份及两侧与踇展肌及小趾展肌分隔的筋膜隔,在足底中间格内前行,分成四束,形成四条肌腱,分别至外侧四趾,位于趾长屈肌腱的浅面,与其共同进入足趾纤维性腱鞘。在腱鞘内趾短屈肌腱分成两条,止于中节趾骨,趾长屈肌腱通过此两条肌腱之间前行。趾短屈肌由足底内侧神经供应,由肌肉的深面进入,作用为屈足趾。

小趾展肌(abductor digiti minimi muscle)起自跟骨结节底面的外侧凸、内侧凸、两突间的区域、浅面的筋膜以及与趾短屈肌之间的筋膜隔,沿足的外缘向前,有一腱性束带由跟骨延伸至第5跖骨基部。在第5跖骨的近侧,肌肉的深面即开始变为腱性,浅面的肌纤维则稍向前延伸。肌腱跨过第5跖骨粗隆,在小趾短屈肌的浅面前行,止于小趾近节趾骨基部外面,外侧份常有一部分纤维止于第5跖骨粗隆底面外侧。此肌由足底外侧神经分支供应,作用为外展小趾。

第二层:此层肌肉包括趾长屈肌腱,足底方肌、蚓状肌及踇长屈肌腱(图12-123)。

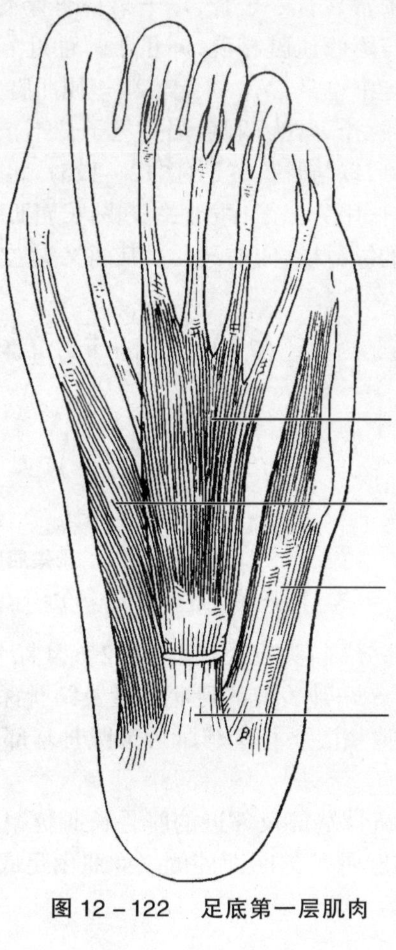

图12-122　足底第一层肌肉

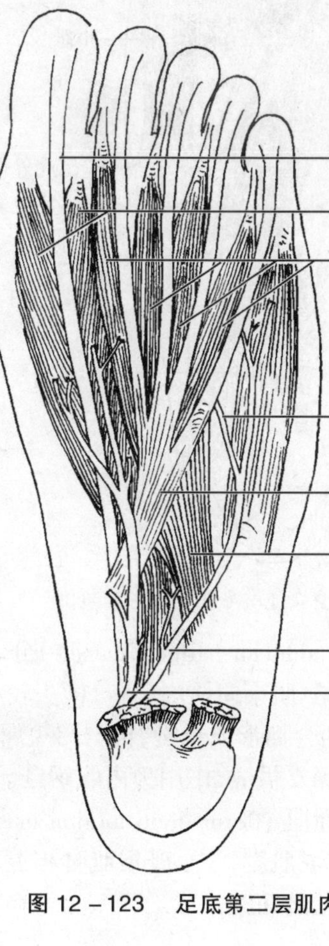

图12-123　足底第二层肌肉

趾长屈肌腱(flexor digitorum longus muscle tendon)由踝部至足底,先位于跟骨载距突的内侧,继向前外进行,经过跗展肌深面,跨过跗长屈肌腱及跟舟足底韧带的浅面到达足底中间格内。趾长屈肌腱再向前即接收足底方肌的止点,在足底中部分成 4 条肌腱,分别至外侧四趾,与趾短屈肌腱共同进入纤维鞘,通过趾短屈肌腱的分叉之间,止于远节趾骨基部。

足底方肌(quadratus plantae muscle)的起点有内、外两头。内侧头较宽大,起自跟骨下面的内侧份及足底长韧带的内缘。外侧头较小而呈腱性,起自跟骨下面的外侧缘及足底长韧带。两头起始部之间隔以足底长韧带的跟骨起始部。两头前行联合成一短的扁肌,止于趾长屈肌腱的分叉部。足底方肌由足底外侧神经分支供应,作用为协助趾长屈肌腱屈趾。

蚓状肌(lumbricle muscle)有 4 条,位于足底前部,较小于手部的蚓状肌,起自趾长屈肌腱,最内侧的一条(第 1)起自第 2 趾肌腱内侧,其余 3 条皆有两头,分别起自相邻肌腱的侧面。各蚓状肌于相应的趾长屈肌腱内侧前行,至跨过跖骨深横韧带处即变为腱性,绕过足趾内侧,止于伸肌腱所形成的腱膜。第 1 蚓状肌由足底内侧神经供应,其余皆由足底外侧神经供应,神经分支进入肌肉的深面,作用在使跖趾关节屈曲,使趾骨间关节伸直。

跗长屈肌腱(flexor hallucis longus muscle tendon)至足底,在足后部通过趾长屈肌腱深面,位于跟舟足底韧带外侧份的浅面,前行至跗趾,止于远节趾骨基部,在近节趾骨足底面具有纤维性腱鞘。

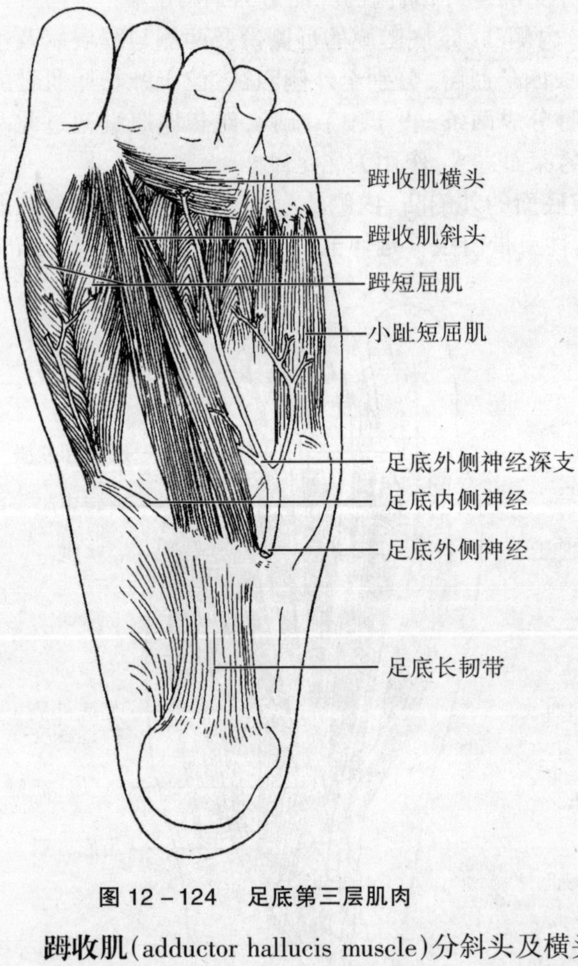

图 12-124　足底第三层肌肉

第三层: 此层肌肉仅限于足底前部,包括跗短屈肌、跗收肌(横头及斜头)及小趾短屈肌(图 12-124)。

跗短屈肌(flexor hallucis brevis muscle)呈腱性起自内侧肌间隔、骰骨下面内缘及相邻的外侧楔骨下面与胫骨后肌腱,前行至接近跗趾的跗跖关节处开始变为肌性,向前覆盖第1跖骨下面,远端分为内、外两叉。内侧叉头的肌腱与跗展肌腱相混,同止于跗趾近节趾骨基部下面内侧,肌腱中常含有一子骨,位于第一跖骨头平面。外侧叉头的肌腱与跗收肌腱相混,同止于跗趾近节趾骨基部下面外侧,肌腱中也常含有一子骨。跗短屈肌腱中的子骨,有时可为3个或4个,常为两侧,当查见子骨不止两个时,应同时检查对侧,以与骨折鉴别(图12-125)。此肌由足底内侧神经供应,作用为屈第1跖趾关节。跗长屈肌腱先通过跗短屈肌浅面的纵行槽,向前又通过其两叉头之间。

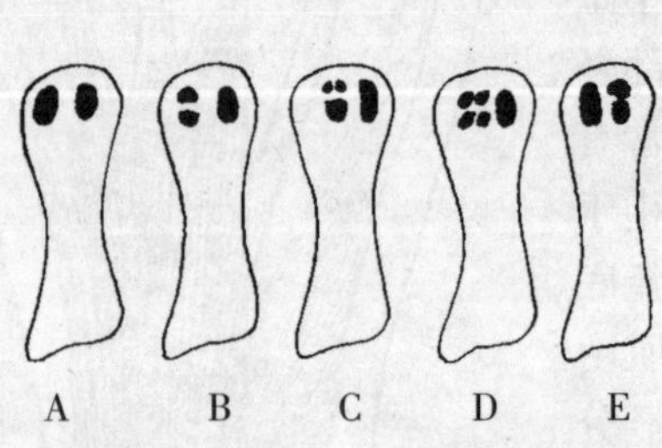

图 12-125　跗短屈肌子骨

A~D:内侧子骨可为 1~4 个; E:外侧子骨可为 2 个

跗收肌(adductor hallucis muscle)分斜头及横头两部分。斜头较大,起自第 2、3、4 跖骨基部跖面及邻近的腓骨长肌腱鞘,肌束向前内斜行。横头较小,起自第 3、4、5 跖趾关节的足底韧带及跖骨深横韧带,肌束向内横行。两头相遇合而形成总腱,再与跗短屈肌外侧头的肌腱相混而止于跗趾近节趾骨基部下面外侧。此肌由足底外侧神经深支供应,作用为内收跗趾。

小趾短屈肌(flexor digiti minimi muscle)起自第 5 跖骨基部及邻近的腓骨长肌腱鞘,在第 5 跖骨跖面前行,终末部形成肌腱,与小趾展肌腱相混,止于小趾近节趾骨基部跖面外侧。此肌由足底外侧神经浅支供应,作用为屈小趾的跖趾关节。

第四层：此层肌肉包括骨间肌、腓骨长肌腱及胫骨后肌腱(图 12－126)。

骨间肌共有 7 条，跖侧 3 条，背侧 4 条，皆位于跖骨之间而起自跖骨。3 条**骨间足底肌**（plantar interosseous muscle）位于外侧 3 个跖骨间隙中，分别起自第 3、4、5 跖骨的跖面，至前部形成肌腱，通过跖骨深横韧带背侧，跨过跖趾关节内侧，分别止于外侧三趾的近节趾骨基部内侧。4 条**骨间背侧肌**（dorsal interosseous muscle），位于 4 个跖骨间隙中，各有两头，分别起自所在跖骨间隙相邻跖骨侧面的背侧部分。两头起点间的近端有小的裂隙，中有动脉通过。各肌皆通过跖骨深横韧带的背侧。第 1 骨间背侧肌止于第 2 趾的近节趾骨基部内面。第 3 骨间背侧肌止于第 2 趾的近节趾骨基部外面。第 3、4 骨间背侧肌分别止于第 3、4 趾的近节趾骨基部外面，所有骨间肌皆由足底外侧神经供应。根据骨间肌的止点部位，可见骨间背侧肌的作用为使第 2、3、4 趾以第 2 趾的中轴为轴线而外展，骨间足底肌的作用为使第 3、4、5 趾以第 2 趾的中轴为轴线而内收。各骨间肌同时有协助跖趾关节屈曲的作用。

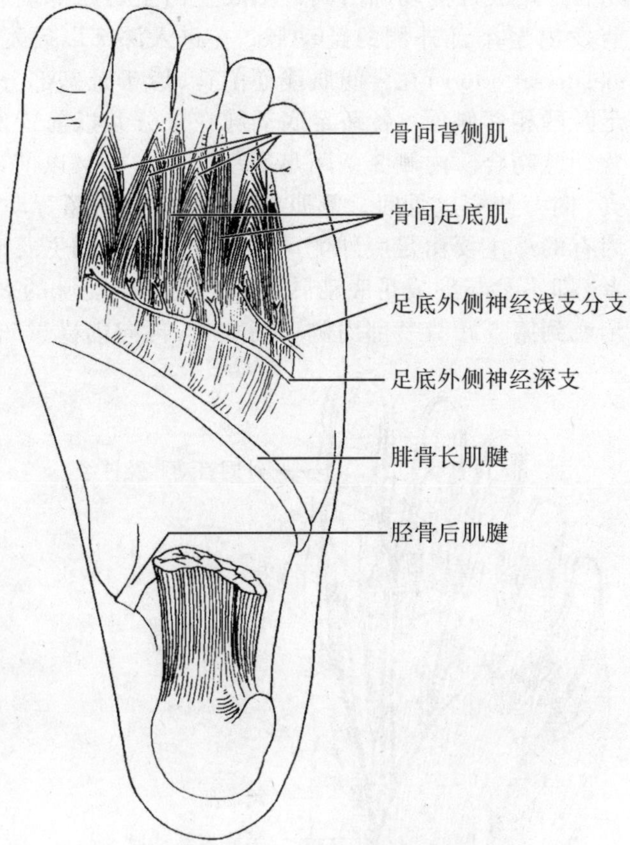

图 12－126 足底第四肌层肉

腓骨长肌腱（peroneus longus muscle tendon）至足底向前内斜行，跨过骰骨跖面的槽中，止于第 1 跖骨基部及内侧楔骨与之相邻的部分。肌腱由足底长韧带发出的纤维所构成的纤维鞘固定于一定的位置。肌腱跨过骰骨外面的部分常含有一子骨，大小不定，常为双侧皆有，可能被误为韦萨留斯骨(图 12－127)。

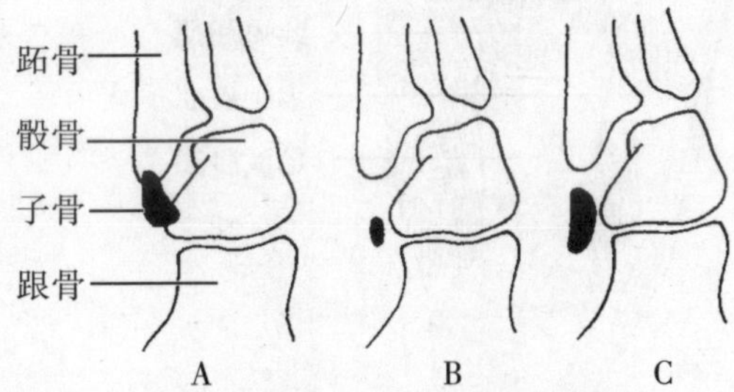

图 12－127 腓骨长肌腱子骨

A：与韦萨留斯骨相似；B：小型；C：大型

胫骨后肌腱（tibialis posterior muscle tendon）至足底以后分成两部分。内侧份较大，止于舟骨粗隆。外侧份分成若干条，止于除距骨以外的所有跗骨以及第 2、3、4 跖骨基部。此肌腱紧位于跟舟足底韧带的跖侧面。在肌腱与舟骨之间，紧靠肌腱止点处，常有一滑囊。

腱鞘：胫骨后肌腱鞘由踝部随肌腱延伸至舟骨粗隆。趾长屈肌腱鞘由踝部随肌腱延伸至足底中部。拇长屈肌腱鞘由踝部随肌腱延伸至第 1 跖骨中部。腓骨长肌腱鞘由踝部随肌腱延伸，跨过足底，到达肌腱止点。

血管神经

血管：胫后动脉在踝部内侧分裂韧带远侧缘处分为足底内、外侧动脉，前者较小(图 12－128，图 12－129)。

足底内侧动脉（medial plantar artery）与伴行静脉及足底内侧神经一同向前，经过拇展肌深处，到达该肌与趾短屈肌间的沟中，位于神经的内侧。动脉主干沿拇长屈肌腱的内侧继续向前，末支至接近拇趾内侧与第一跖足底动脉的分支吻合，再前行至拇趾内侧。足底内侧动脉沿途分支供应拇展肌及趾短屈肌。其他分支较小，有至足底内侧的皮支及 3 条趾支。趾支向外跨过屈肌腱的浅面，与至内侧四趾间的 3 条跖足底动脉吻合。足底内侧动脉的表面投影，相当于由内踝尖与足跟顶点间的中点至拇趾跖面中点的连线。

足底外侧动脉（lateral plantar artery）与伴行静脉及足底外侧神经一同向前外斜行，通过趾短屈肌与足底方肌之间，到达趾短屈肌与小趾展肌之间，在此处有一短程紧位于足底腱膜深处。动脉前行至第5跖骨基部的前外侧又逐渐走向深处，同时急转向内形成**足底动脉弓**（plantar arterial arch）。此弓跨过骨间肌及中间三跖骨基部的跖面，经拇收肌斜头深处，至第 1 跖骨间隙后端，与足背动脉的分支足底深动脉吻合。足底外侧动脉由其近侧段发出至足跟部皮肤的分支、至肌肉及足底皮肤的分支,在未进入深处以前发出至小趾外侧的趾动脉,在进入深部以后发出4条跖足底动脉及3条穿支。**跖足底动脉**(plantar metatarsal artery)在骨间肌浅面前行,皆于趾基部分成两条**趾足底固有动脉**(plantar digital artery),分别至足趾的相邻侧面。各跖足底动脉在未分叉以前皆发出一穿支,向背侧穿过跖骨间隙的前端,与相应的跖背动脉吻合。内侧3条跖足底动脉在未分叉以前皆与足底内侧动脉的浅支吻合。足底动脉弓的3条穿支,向背侧穿过骨间背侧肌的两头之间,与跖背动脉的近端吻合。足底动脉弓的两端口径并不恒定,因为有的弓主要由足底外侧动脉形成,有的则主要由足背动脉的分支足底深动脉形成。足背动脉很细小者,即不参与形成足底动脉弓。足底外侧动脉的表面投影,相当于由内踝尖与足跟顶点间的中点,斜过足底到第5跖骨基部内侧一指宽处,再向内横过跖骨基部的连线。

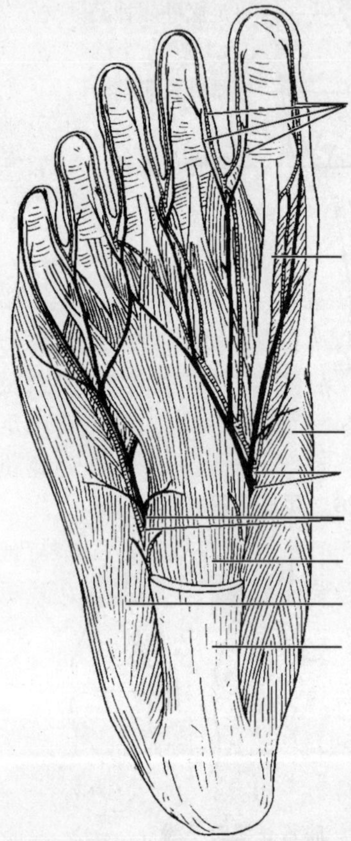

图12-128 移除足底腱膜显示足底内外侧动脉及神经

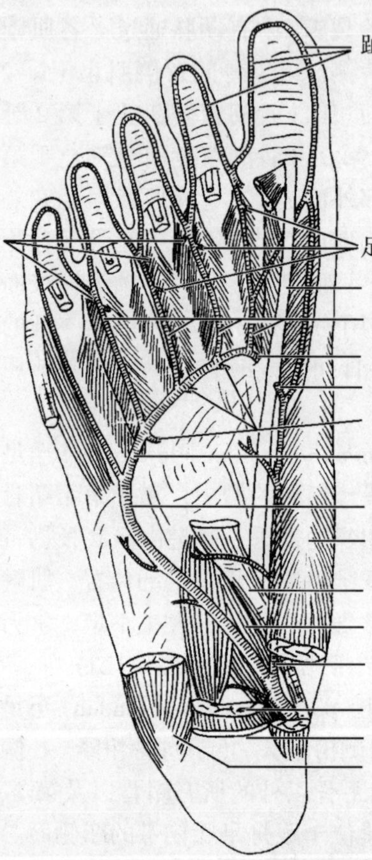

图12-129 足底动脉

足底动脉受伤出血时常可通过局部加压制止。在趾短屈肌两侧作深切口时,应避免伤到足底内、外侧动脉。

足底面的静脉由趾底面的静脉丛开始,形成趾底静脉,上行合成4条跖足底静脉,向上与跖足底动脉伴行,再连接形成**足底静脉弓**(plantar venous arch)。由弓的两端发出足底内、外侧静脉,与同名动脉伴行。

神经:胫神经在踝部分裂韧带下部深面分为足底内、外侧神经,与足底内、外侧动静脉一同进入足底,分别伴行(见图12-123,图12-124,图12-126,图12-128)。

足底内侧神经(medial plantar nerve)在踇展肌深面与足底内侧动脉一同前行,约至足底中部,出现于踇展肌与趾短屈肌之间的沟中,紧位于足底腱膜的深处,在此处分为趾神经。先分出至踇趾内侧的趾固有神经,再分为3条趾足底总神经。**趾足底总神经**(plantar common digital nerve)在足底腱膜的深处前行,与相应的动脉伴行,至足底腱膜的分叉部之间,各又分为两条**趾足底固有神经**(plantar proper digital nerve),分别至内侧四趾的相邻侧面。至第3、4趾的趾足底总神经常接收足底外侧神经的交通支。至踇趾内侧的趾足底固有神经在踇短屈肌的浅面略偏内向前走,至踇趾内侧面。由此可见,足底内侧神经供应3个半足趾的跖面及远侧半段背面的皮肤。

足底内侧神经主干及其所分成的趾神经，在行程中发出若干皮支，穿过足底深筋膜，分布于足底内侧皮肤。由主干发出两条肌支，一支进入踇展肌的深面，一支外行进入趾短屈肌的浅面。至踇趾内侧的趾足底固有神经发出一支至踇短屈肌，由其浅面进入。至第1、2趾间的趾足底总神经发出一支至第一蚓状肌，由其浅面进入。

足底外侧神经（lateral plantar nerve）至踇展肌深面即离开足底内侧神经，与足底外侧动脉一同向外前斜行，穿过内侧肌间隔至趾短屈肌与足底方肌之间，再穿过外侧肌间隔至小趾展肌与趾短屈肌之间，随即分为浅、深两支。浅支在小趾短屈肌浅面继续前行，分成至小趾外侧的趾足底固有神经及至第4、5趾间的趾足底总神经；后者行径与足底内侧神经分出的趾足底总神经相似，常发出一交通支跨过趾短屈肌或屈肌腱的浅面至第3、4趾间的趾足底总神经。深支向深处及前内方进行，通过屈肌腱与骨间肌之间，与足底动脉弓伴行。

足底外侧神经主干及所发出的趾神经，发出若干皮支，穿过足底深筋膜，分布于足底外侧份皮肤。主干在趾短屈肌与足底方肌之间分支至足底方肌及小趾展肌。浅支分支至小趾短屈肌及最外侧两骨间肌（第3骨间足底肌及第4骨间背侧肌）。深支在行程中分支至其余骨间肌及外侧3条蚓状肌，末支供应踇收肌。

足底内、外侧神经皆可发生**神经痛**，痛觉改变的范围视视经受累的部位而定，可以是全支，也可能在行程中某一处，可按查体所见痛觉改变的范围，在其后限下针至足底内或外侧沟，注射糖皮质激素治疗，效果良好。

足底间隙与感染

由前述足底部筋膜与肌肉的层次关系，可见在足底部形成若干间隙（见图12－121）。在内侧格的踇展肌与踇短屈肌之间形成一间隙。在外侧格的小趾展肌与小趾短屈肌之间形成一间隙。在中间格内由浅至深形成4个间隙：(1)足底腱膜与趾短屈肌之间，(2)趾短屈肌与趾长屈肌腱及足底方肌之间，(3)趾长屈肌腱及足底方肌与踇收肌斜头之间，(4)踇收肌斜头与第2、3跖骨及其间的骨间肌之间。中间格内间隙的内外皆以足底腱膜分向深处的筋膜隔为界，某一间隙中有感染时，即易于沿两则的筋膜隔蔓延到其他间隙。足趾的屈肌腱鞘皆终于足底中部，其中有感染时皆可能破入中间格内的间隙。

足底脓肿常因局部刺伤或趾蹼感染向上蔓延所致。浅部脓肿常因局部刺伤引起，发生在足底腱膜与趾短屈肌之间。脓液可穿破足底腱膜至皮下，形成哑铃式脓肿，一部分在皮下，一部分在足底腱膜深处及趾短屈肌中。脓液可能向前蔓延，经足底腱膜分叉部之间出现于趾蹼处；也可向内侧蔓延，出现于趾短屈肌与踇展肌之间的足底内侧沟中；或者向外蔓延，出现于趾短屈肌与小趾展肌之间的足底外侧沟中。深部脓肿常发生在趾短屈肌与趾长屈肌腱及蚓状肌之间，感染常沿趾长屈肌腱向上蔓延至小腿后部，也可能扩散至趾蹼或趾短屈肌两侧的沟中。

足底中间格内4个间隙中有感染时，皆可在足底内侧切开引流，以免瘢痕位于足底承受重力处。较深部位脓肿可沿第1跖骨与踇长短屈肌及踇展肌之间作切口，向外深入，切开内侧筋膜隔引流，必要时可在足底外侧作对穿切口。较浅部脓肿也可在足底凹内或跖骨前部之间作切口引流。

足部骨骼及关节

足部骨骼及关节的形态与结构，主要有利于足部运动及具有缓减震动的功能。如果足部关节有强直，行走及平衡即有困难，必须特别小心，避免损伤。足部骨骼有跗骨、跖骨及趾骨。跗骨与跖骨的重要性较大。趾骨虽有加强中部运动功效的作用，但是丧失后并无严重功能障碍。

骨骼

足部骨骼可分内、外两组。内侧组包括距骨、舟骨、3块楔骨、内侧3条跖骨及相连的趾骨。外侧组有跟骨、骰骨、外侧两条跖骨及相连的趾骨（图12－130，图12－131）。身体重力主要通过内侧组骨骼传送，其中距骨及舟骨受伤的机会较多。外侧组骨骼主要有使身体重力平衡的作用，其中跟骨受伤的机会较多。

附骨（tarsal bone）：跗骨共有7块，可分后、中、前三列，后列有距骨及跟骨，中列为舟骨，前列有3块楔骨及1块骰骨。

距骨（talus）位于跟骨前2/3的上方，胫骨下端的下方，嵌在内、外踝之间，可分体、颈、头三部分。**头部**（head）在前，与舟骨构成关节，下面依附于跟舟足底韧带及跟骨的上面。足内翻时在外髁前方约

2.5 cm 处可以摸到距骨头所形成的圆形隆凸。**颈部**（neck）为距骨的狭窄部，表面因有韧带附着而粗糙。**体部**(body)为嵌在内、外踝之间的部分,上部突出的**滑车**(trochlea)前宽后窄,与胫腓骨构成关节;后面有内、外两结节,隔以踇长屈肌腱所通过的槽。体部下面及头部下面与跟骨构成关节。距骨的关节面较大,皆有软骨覆盖;非关节面较小,有骨膜,血管经此进入。患跗横关节骨性关节炎时,可在距骨颈上面形成骨刺(图 12 - 132)。距骨常患结核。

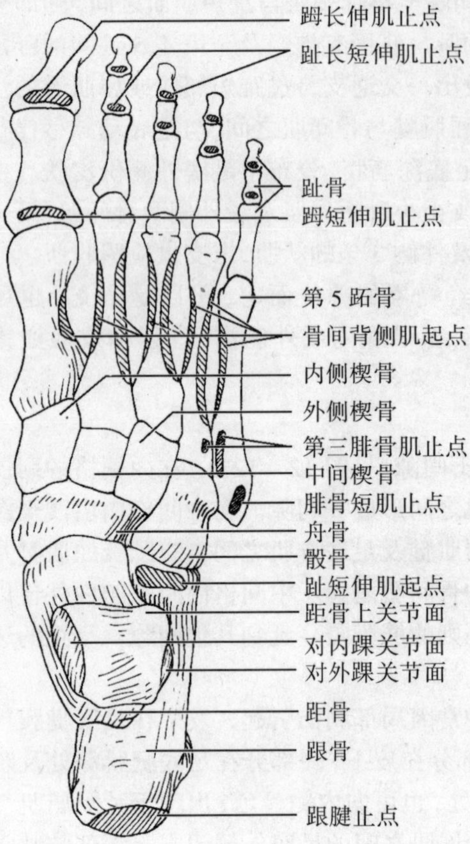

图 12 - 130 足部骨骼背面的肌肉起止点

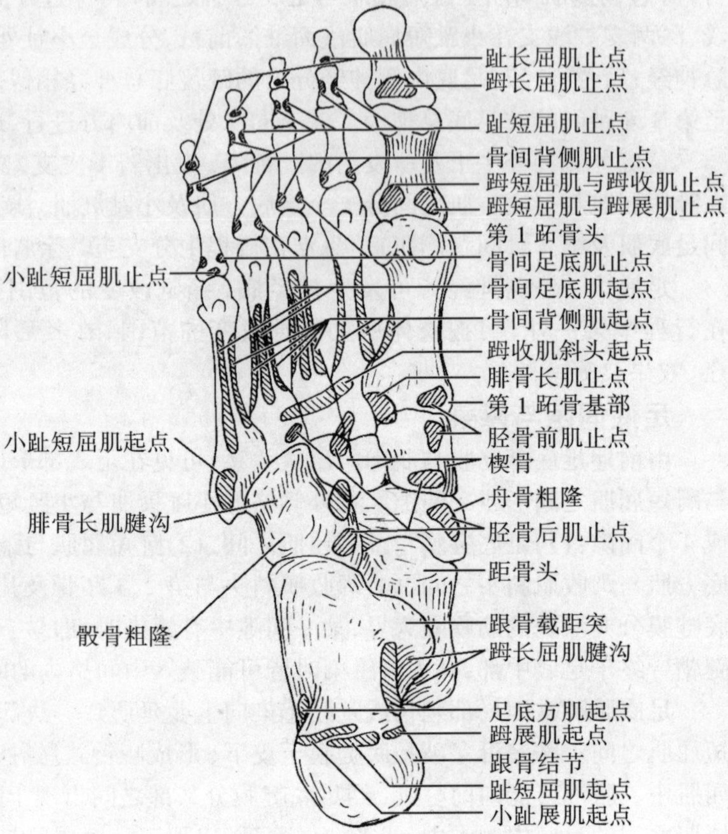

图 12 - 131 足部骨骼跖面的肌肉起止点

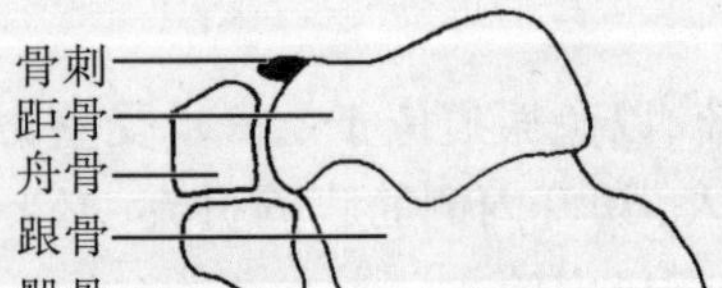

图 12 - 132 距骨颈上面骨刺

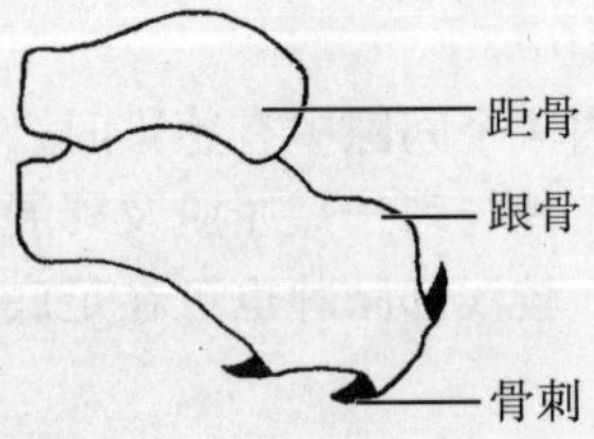

图 12 - 133 跟骨骨刺常见部位

跟骨(calcaneus)前 2/3 长而呈弓状,支持距骨;后 1/3 为体部,形成足跟部的隆凸。跟骨前面与骰骨构成关节。上面后 1/3 呈鞍状,前 2/3 与距骨构成关节。前部内侧份为**载距突**(sustenaculum tali),体表可以摸到,位于内踝下方约一横指宽处。外面几乎完全位于皮下,在外踝下方有**腓骨肌滑车**(peroneal trochlea)。跟骨后端略形膨大,称为**结节**(tuber calcanei)。结节底面前部两侧明显凸出形成内、外侧凸。跟骨可因病变而产生骨刺,由结节部向前伸入足底腱膜中,位置亦可稍后,或者出现于跟腱止点附近,不一定出现症状,在 X 线侧位照片上可以查见(图 12 - 133)。

舟骨 (navicular bone) 位于足内侧，后与距骨头构成关节，前与 3 块楔骨构成关节。内侧凸出的**粗隆**(tuberosity)部为一有实用意义的明显标志,位于内髁的前下方约 3 cm,相当于由足跟后面至踇趾根部连线的中点,易于摸清。

楔骨(cuneiform bone)有三块,横行排列,前与内侧 3 跖骨构成关节,后与舟骨构成关节。相邻的楔骨之间亦构成关节。外侧(第 3)楔骨与骰骨及第 4 跖骨构成关节。由于中间楔骨较短,第 2 跖骨基部较其他跖骨基部略微凸向近侧，两侧面即与第1、3楔骨构成关节。

骰骨(cuboid bone)位于足外侧，后与跟骨构成关节，前与第4、5跖骨构成关节，内面与外侧楔骨及舟骨构成关节，下面有腓骨长肌腱通过的槽。

跖骨(metatarsal bone)：跖骨皆可分基部(近端)、体部、头部(远端)。内侧三跖骨基部与楔骨构成关节。外侧二跖骨基部与骰骨构成关节。相邻的跖骨基部之间亦构成关节。头部与近节趾骨构成关节。体部呈弓状向上凸，切面呈三角形。第1跖骨最短且最粗，而且也最坚固。第5跖骨基部位于其余跖骨基部的稍近侧，外侧凸出的粗隆，形成足外缘的一个明显可以摸到的标志，腓骨短肌止于此处，在足猛力内翻时可被撕脱。对第2跖骨的跖跗关节运动度很少，当足远半突然着力时易于发生第2跖骨骨折。

趾骨(phalanx)：踇趾有两节趾骨，其余各趾皆有三节趾骨。近节趾骨皆与跖骨头构成跖趾关节。相连的趾骨间构成趾骨间关节。趾骨近端为基部，远端为头部。末节趾骨可能生有骨刺，由基部两侧长出，多见于踇趾，常无症状(图12－134)。

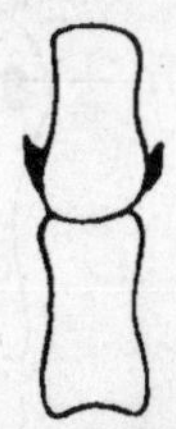

图12－134　趾骨骨刺，多见于踇趾末节趾骨

骨化

距骨有一个原发骨化中心，初生时出现，至青春期以后骨化完全(图12－135，图12－136)。

跟骨有1个原发骨化中心，初生时出，至青春期以后骨化完全。跗骨中只有跟骨后端有1个继发骨化中心，出现于10岁时，骨骺13岁时融合。

舟骨有1个原发骨化中心，出现于4岁时，至青春期以后骨化完全。

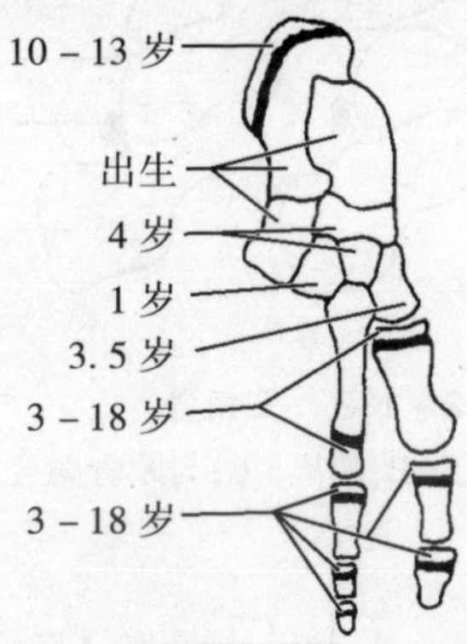

图12－135　足部跗骨的原发骨化中心出现期。跖骨与趾骨的继发骨化中心，3岁时出现，18岁时融合。跟骨的继发骨化中心，10岁时出现，13岁时融合

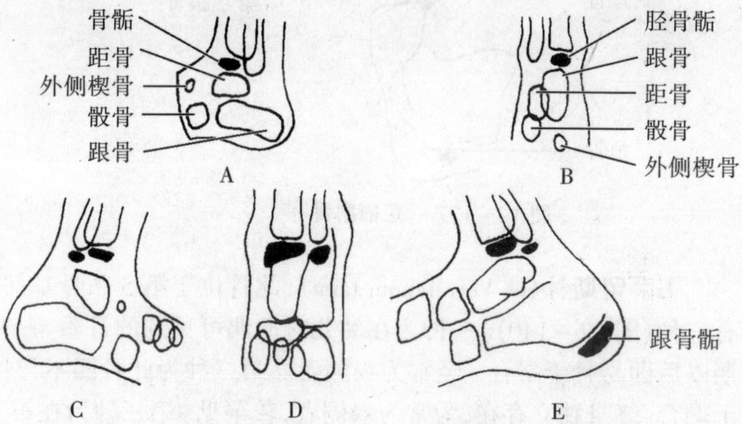

图12－136　足部在不同年龄时X线所见

A：1岁侧面观；B：1岁前后观；C：4岁侧面观；D：10岁前后观；E：10岁侧面观

楔骨的原发骨化中心，内侧者3～4岁时出现，中间者4岁时出现，外侧者1岁时出现，皆在青春期以后骨化完全。

骰骨的原发骨化中心，初生时出现，至青春期以后骨化完全。

跖骨干皆在胚胎第8周时出现1个原发骨化中心，出生后骨化完全。第1跖骨基部及其余跖骨的头部，皆在3岁时出现1个继发骨化中心，骨骺至18岁时融合。第5跖骨基部外面，在某些儿童或少年期，可出现1个继发骨化中心，易被误为骨折，可作双侧影像照片对比，如果皆有则非骨折。

趾骨的骨干与头部有1个原发骨化中心，近节趾骨者出现于胚胎4月末，中节趾骨者出现于胚胎6月至出生期间，远节趾骨者出现于胚胎3月末。各趾骨的基部皆有1个继发骨化中心，3岁时出现，骨骺至18岁时融合。

足部副骨

足部可能存在若干**副骨**(accessory bone)，在X线照片上易被误为骨折(图12－137)。手部副骨很少在X线照片上出现，不如足部副骨重要。副骨可分子骨与真正的副骨两类。真正的副骨为偶可出现在一定部位的小骨，常为双侧同时出现，因而常须行两侧足部X线照片对比。据统计约有25%的人足部含有真正的副骨，部位如图12－137。

外胫骨（os tibiale externum）：此骨亦称**副舟骨**（accessory navicular bone），位于足内缘，舟骨粗隆的内侧，约有 10% ~12% 人体有之，常为双侧，亦可为单侧，大者常被误为舟骨骨折，小者常被误为胫骨后肌腱中子骨（图 12－138）。

三角骨（os trigonum）：此骨亦称**副距骨**（accessory talus），出现率约占 7%，距骨后面外侧结节呈一分离的小骨，在 X 线照片上可见其位于距骨后面与跟骨上面所形成的交角内（图 12－139）。此骨偶可与跟骨上面融合。

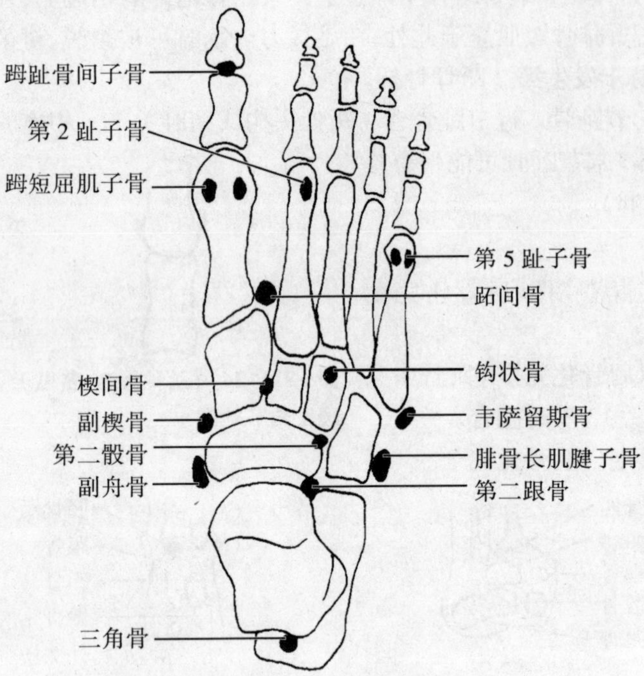

图 12－137 足部副骨

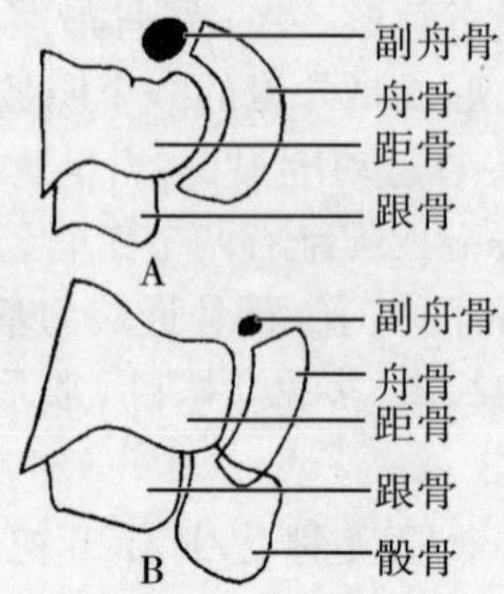

图 12－138 副舟骨

A：大型；B：小型

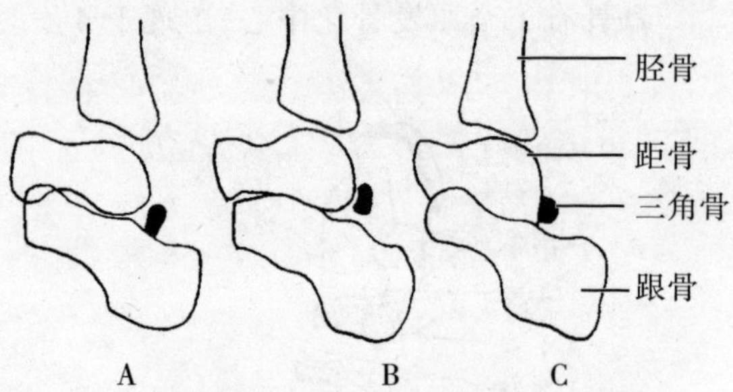

图 12－139 三角骨

A：与跟骨融合；B：游离；C：与距骨融合

韦萨留斯骨（os Vesalianum tarsi）：此骨位于第 5 跖骨基部，有三种（图 12－140）。一种为在幼儿时期偶可见到的骨骺，青春期以后即与骨干融合，经常为双侧者。第二种为此骨骺不与骨干融合，终身独立存在，为常为双侧者，较罕见。第三种为在第 5 跖骨粗隆尖部附近有一小骨，最少见，可为单侧或双侧。

第二跟骨（secondary calcaneus）：此骨罕见，位于距骨、跟骨、舟骨与骰骨等四骨之间（图 12－141）。

第二骰骨（secondary cuboid）：此骨极罕见，位于足底面骰骨与舟骨之间，常与舟骨或骰骨融合（图 12－142）。

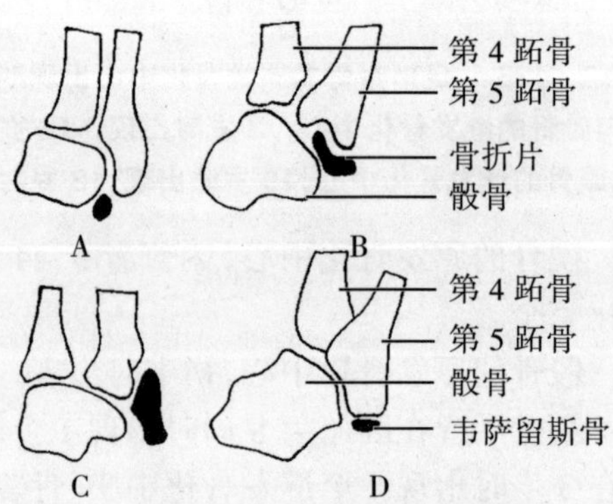

图 12－140 韦萨留斯骨

A、D：韦萨留斯骨；B：第五跖骨粗隆骨折；
C：韦萨留斯骨形成第五跖骨粗隆全部

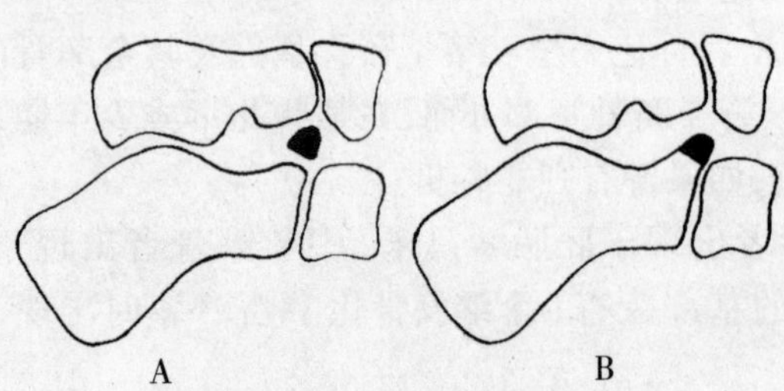

图 12－141 第二跟骨

A：第二跟骨；B：跟骨刺状突起

距舟骨（talo－navicular bone of Pirie）：此骨不太少见，常为双侧，大小不定，位于足背面舟骨与距骨之间，或可与舟骨融合，可被误为骨折（图 12－143）。患距舟关节炎时可能有骨质增生，断离后亦即形成一游离的小骨。

跖间骨（intermetatarseum）：此骨罕见，位于第 1、2 跖骨基部之间，或可与两者之一融合（图 12－144）。

楔间骨（intercuneiform bone）：此骨极罕见，呈楔状，位于足背面舟骨前方，第 1、2 楔骨近侧之间

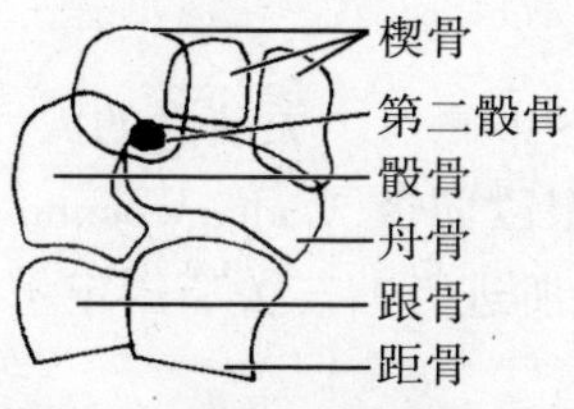

图 12－142　第二骰骨

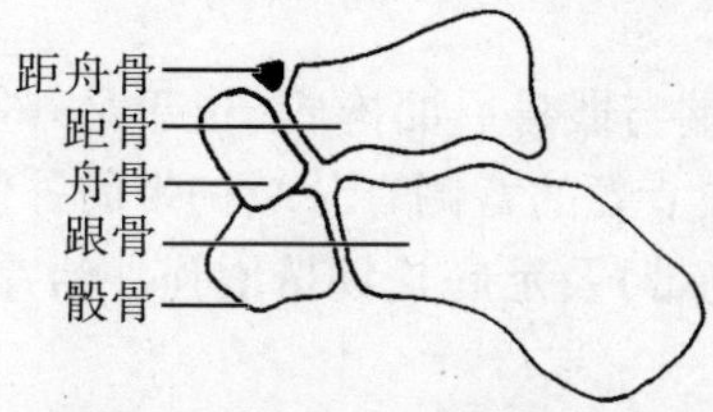

图 12－143　距舟骨

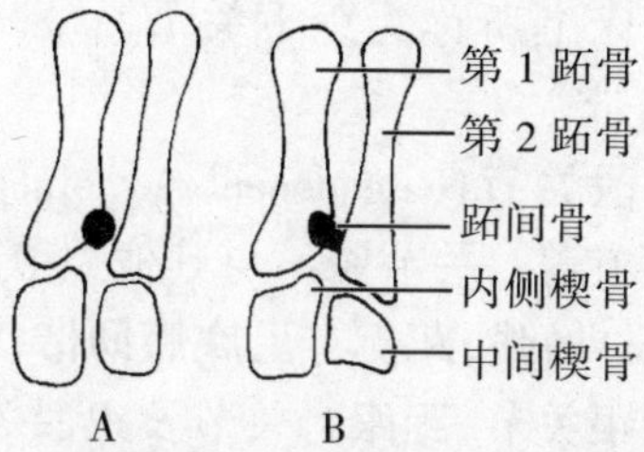

图 12－144　跖间骨

A:游离；B:与第二跖骨融合

(图 12－145)。

副楔骨(paracuneiform bone):此骨很罕见,位于足内缘内侧楔骨与舟骨之间(图 12－146)。

钩状骨(uncinate bone):此骨极罕见,位于外侧楔骨的跖面,可独立存在,或者成为外侧楔骨远侧的钩状突起。

第二距骨(secondary talus):此为一卵圆形小骨,位于距骨颈上方与胫骨的交角内(图 12－147)。

胫下骨(subtibial bone):此为内踝的游离继发骨化中心,位于内踝与距骨的交角内,可以终身游离,或者在后来与骨干融合(图 12－148),易被误为子骨或内踝的骨折片。

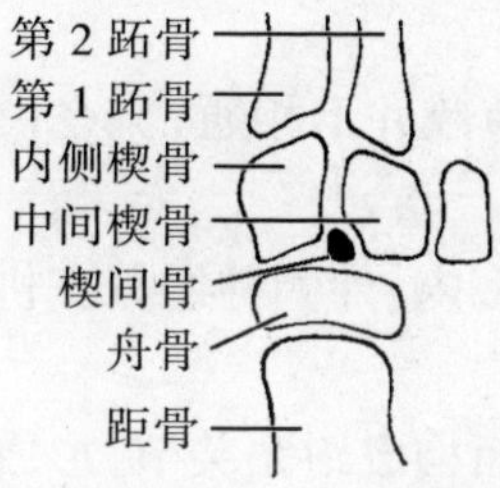

图 12－145　楔间骨

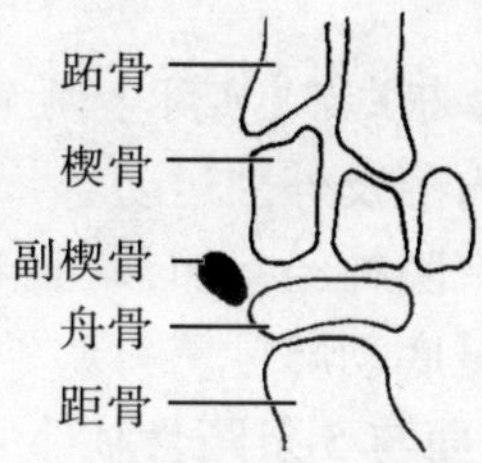

图 12－146　副楔骨

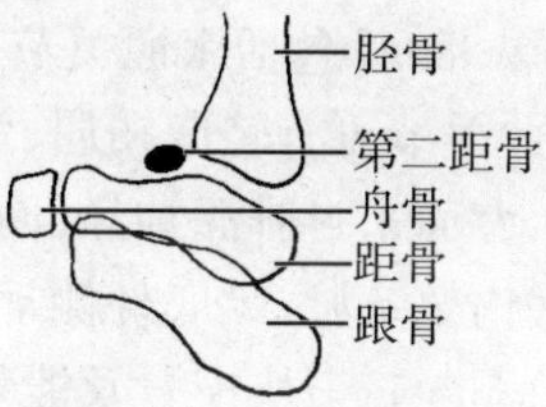

图 12－147　第二距骨

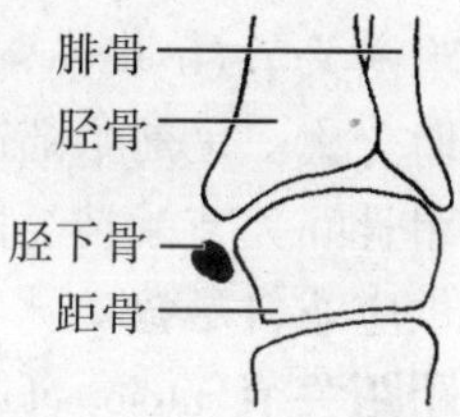

图 12－148　胫下骨

载距突骨(os sustentaculum proprium):此为跟骨载距突后端游离所形成的小骨。

跟骨腓突(peroneal process of calcaneus):此仅为跟骨的腓骨肌滑车过度生长所形成,分隔腓骨长短肌腱。

足部子骨

足部子骨(sesamoid)除前述踇短屈肌及腓骨长肌腱中所含者以外,在踇趾的跖趾关节跖面、第 2 跖趾关节内侧、第 5 跖趾关节两侧、第 4 跖趾关节跖面、第 2 趾的远侧趾骨间关节跖面等处,皆可能出现子骨。

关节

跗骨间关节 (intertarsal joint):此类关节计有距跟关节、距跟舟关节、跟骰关节、楔舟关节、楔骨间关节及楔骰关节等(图 12－149)。距跟舟关节与跟骰关节合称跗横关节。

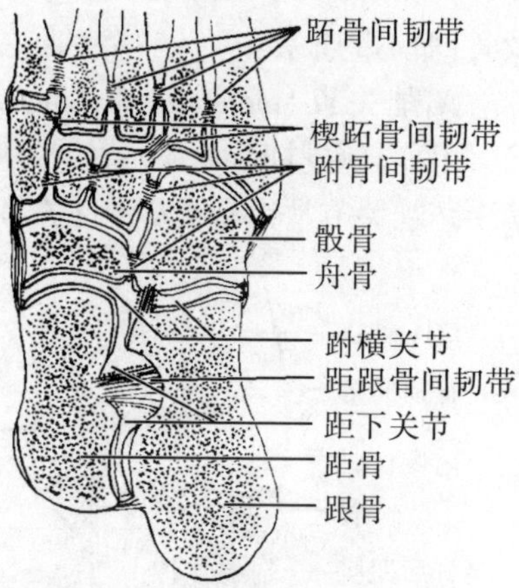

图 12－149　足部后半骨骼与关节的斜行纵切面

距跟关节 (talocalcaneal joint) 由距骨体下面与跟骨上面中部 (后关节面) 构成。关节囊的内面有滑膜覆盖。关节腔不与其他关节腔相通。关节囊韧带附着于两骨关节面的边缘,后部薄弱,两侧较厚,前部与紧密连接两骨的骨间韧带相混。关节囊的四面皆稍增厚,形成前、后、内、外**距跟韧带**。骨间韧带由距骨颈下面的距骨沟中伸展至跟骨上面的跟骨沟。

距跟舟关节 (talo－calcaneo－navicular joint) 由距骨头部的前凸面及跖面,与舟骨的后面、跟骨载距突的上面及载距突前外方的跟骨上面,以及跟舟足底韧带的上面构成,位于足内侧纵弓的最高点。在跟骨与舟骨的关节面之间,内、外皆有空隙。内侧空隙较大,跟舟足底韧带在此部参与构成关节。外侧空隙较小,分歧韧带的跟舟部分在此处参与构成关节。关节滑膜腔不与其他关节腔相通。此关节属于杵臼型,仅在后面及背面有真正的关节囊。关节囊的后部较为薄弱,与距跟两骨间的骨间韧带相混。关节囊的背侧份有距舟韧带加强。

临床上所称为**距下关节**(subtalar joint)者,包括距跟关节与距跟舟关节的距跟部分及距跟两骨间的骨间韧带。

跟骰关节(calcaneocuboid joint)由跟骨前端与骰骨后面构成,位于足外侧纵弓的最高点。关节囊的内面有滑膜覆盖,关节腔不与其他关节腔相通。关节囊的背侧有分歧韧带的外侧部分**跟骰韧带**(calcaneocuboid ligament)增强,跖侧有**足底短韧带**(跟骰足底韧带)及**足底长韧带**增强。治疗畸形足所进行的三关节固定术,包括距跟关节、距跟舟关节及跟骰关节。

楔舟关节(cuneonavicular joint)由舟骨前面与三块楔骨的后面构成。关节腔常与楔跖关节腔及相对的跖骨间关节腔相通。如果舟骨与骰骨构成关节者,其关节腔即为楔舟关节的延续部分。楔舟关节囊的背侧及内侧有楔舟背侧韧带增强,跖侧有**楔舟足底韧带**(plantar cuneonavicular ligament)增强,后者较为坚韧。

楔骰关节(cuneocuboid joint)由外侧楔骨与骰骨构成,关节腔较小,后方与楔舟关节腔不一定相通。关节囊的背面有楔骰背侧韧带增强,跖侧有**楔骰足底韧带**(plantar cuneocuboid ligament)增强。两骨之间有楔骰骨间韧带连接。

楔骨间关节(intercuneiform joint)由相邻的楔骨构成。关节的背侧有横行的楔间背侧韧带增强;跖侧有较坚强的楔间足底韧带增强,并与连接相邻楔骨的骨间韧带相混。骨间韧带分隔楔骨间关节腔为前、后两部分,前部与跗跖关节相连,后部与楔舟关节相连。但是在连接第1、2楔骨的骨间韧带在背侧常不完整,使楔舟关节腔与跗跖关节腔相通。

跗横关节(transverse tarsal joint)包括跟骰关节及距跟舟关节,实际上两个关节腔并不相通,只是由功能着眼而合称。足前半部通过此关节可有轻度跖屈、背屈、内翻及外翻运动。

跗骨间关节的神经供应,背面来自腓深神经,内侧面有隐神经参加,跖面由足底内、外侧神经分支供应。血液供应业自足背动脉、足底内侧动脉、足底外侧动脉及足底动脉弓。

跗跖关节(tarsometatarsal joint):三块楔骨及骰骨的前面与5条跖骨基部的后面构成跗跖关节,形成3个滑膜腔。第1楔骨与第1跖骨基部之间形成1个独立的滑膜腔。第2、3楔骨与第2、3跖骨基部之间形成一个滑膜腔,并与第2、3及3、4跖骨间的关节腔相通。骰骨与第4、5跖骨基部之间形成1个滑膜腔,并与第4、5跖骨间的关节腔相通。跗跖关节借背侧、跖侧及骨间韧带牢固连接,血液神经供应与跗骨间关节相同。此关节的表面投影线,由内斜向外后跨过足背。由于第2楔骨较为短小,第2跖骨基部向后凸出至第1、3楔骨之间,关节投影线在此外即向后凸。

跖骨间关节(intermetatarsal joint):跖骨基部的相邻侧面构成跖骨间关节。在外侧四跖骨之间形成关节腔,并与跗跖关节腔相通。第1、2跖骨基部之间不形成关节腔、仅通过骨间韧带连接。此类关节借背侧、足底及骨间韧带连系。

跖趾关节(metatarsophalangeal joint):跖骨头与近节趾骨基部构成跖趾关节。关节囊附着于关节面的边缘,侧面有侧副韧带加强,背侧较薄而与伸肌腱的扩张部融合,跖面形成厚的足底韧带,并与跖骨深横韧带相连。第1跖趾关节常为痛风及骨性关节炎最早出现症状的部位。

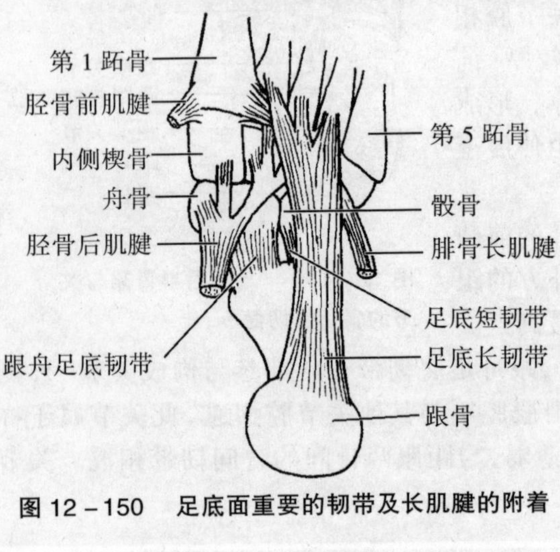

图12-150 足底面重要的韧带及长肌腱的附着

趾骨间关节(interphalangeal joint):相连接的趾骨间构成关节。关节囊的背面与伸肌腱融合,侧面有侧副韧带加强。

韧带:

前述足部各关节的韧带,跖侧者位于足弓的凹面,较背侧韧带为坚韧,重要性较大。跖侧的韧带中比较重要者有足底长韧带、足底短韧带(图12-150)、跟舟足底韧带及跖骨深横韧带。背侧韧带中较为坚韧者有分歧韧带。

足底长韧带(long plantar ligament):此韧带约呈四边形,很坚韧,后端附着于跟骨下面结节以前的大部分,前端附着于骰骨下面的粗隆部,浅部纤维跨过腓骨长肌腱而附着于外侧三或四跖骨基部。此韧带的跖面有足底方肌、小趾短屈肌及踇收肌的起点,上面跨过足底短韧带及跟骰关节,两韧带之间有疏松蜂窝组织相隔。腓骨长肌腱所通过的槽即由此韧带上面与骰骨下面合而形成。足底长韧带为支持外侧纵弓的重要结构。

足底短韧带(short plantar ligament):此韧带又称为跟骰足底韧带,位于足底长韧带深处,由跟骨下面前部伸展至骰骨下面腓骨长肌腱沟后方。

跟舟足底韧带(plantar calcaneonavicular ligament):此韧带宽而且厚,呈纤维软骨性,非常坚韧,后端附着于跟骨载距突的前缘及内缘,向前覆盖距舟关节的内面及下面,前端分散附着于舟骨下面全部、内面的大部分及邻近的上面一部分。此韧带的上面,参与形成距跟舟关节,有滑膜覆盖,与距骨头的下面接触,有支持距骨头的作用,形成支持足内侧纵弓的重要结构。踝关节内侧的三角韧带有一部分纤维附着于跟舟足底韧带的内缘。胫骨后肌腱跨过此韧带的跖面,有支持此韧带的作用。发生平足时距骨头下沉,压迫此韧带,使之受到牵扯,引起疼痛,位于舟骨粗隆后方此韧带所在处。由于跟舟足底韧带为距跟舟关节的副韧带,参与构成关节,在先天性马蹄内翻足的患者,此韧带在距跟舟关节的内侧部分增厚可达 2.5 cm,形成矫正畸形的最大障碍,因而有人认为在此种情况下可行手术切除这一部分韧带组织。

跖骨深横韧带(deep transverse metatarsal ligament):此韧带连接相邻跖骨头的下面,有防止各跖骨头分开,维持跖骨头所形成的横弓的作用。

分歧韧带(bifurcate ligament):此韧带位于足背外侧,厚而坚韧,后端附着于跟骨上面的凹陷内,向前延伸而分为两叉。一叉称为跟舟韧带,附着于舟骨的外面。另一叉称为跟骰韧带,附着于骰骨背面内侧。

运动

跗骨间关节的运动度很小,而且主要是在距下关节及跗横关节。此两关节的运动很复杂,实际上是两关节同时协同运动。足部的内、外翻运动主要在此两关节。内翻的同时伴有背屈及足前半部内收。外翻的同时伴有背屈及足前半部外展。足内翻主要为胫骨前肌与胫骨后肌的作用,足趾屈肌亦有协助作用。足的外翻运动,在足跖侧屈的姿势下为腓骨长肌、腓骨短肌及第三腓骨肌的作用,在足背屈的姿势下为趾长伸肌的作用。

骨折及脱臼

下跌足部着地经常引起足部骨折。跗骨为松质骨,遭受直接或间接暴力时均易受伤。足背软组织稀少,受挤压伤时常发生哆开骨折。

距骨骨折:距骨骨折可以发生在颈部,骨折线斜行或横行,足向外移位成外翻姿势。治疗方法为先将足纠正至正常位置,再用石膏固定。如为距骨体部被压碎,畸形即较难纠正,有的须切除。距骨骨折后将使踝关节运动大受限制。

舟骨骨折:舟骨偶可发生骨折,常因在下跌时足趾着地,上方冲击力传至距骨,将舟骨压迫在楔骨上所致,足背出现蘑菇状的骨性突起。治疗此种骨折时,须先行手法复位,恢复足的正常形状,固定纵弓。如为因强力使足跖屈而发生的舟骨骨折,则须将足固定在背屈的姿势。

跟骨骨折:跗骨骨折中以跟骨骨折最多见,常在下跌或由高处跳下足跟着地时发生。骨折后的畸形常不很大。粉碎程度轻微的骨折易被忽略,在俯卧姿势下的后前位 X 线照片上才易于查明。粉碎程度严重的骨折,可因骨折片向两侧移位而使足跟部横径加大,上下径减小,足内收及外展运动大受限制。在进行 X 线照片检查时,应注意鉴别骨折与跟骨骨骺未融合及可能出现的三角骨。在正常的直立姿势下,跟骨仅后端的结节部着地,跟骨的上关节面后部平面与后 1/3 的体部上面平面约呈 27°~33°角相交,称为**跟骨角**(calcaneal angle)。跟骨发生骨折以后,结节部由于跟腱的牵引作用而向上移位,骨骼正常的弓形消失而变扁平,此角变小或消失,结节部甚至于上升到后关节面的平面以上,跟骨长轴由正常的斜位变为水平位(图 12-151)。同时由于足底部肌内的作用而使结节部向前移位,使粉碎的骨折片分开,结果

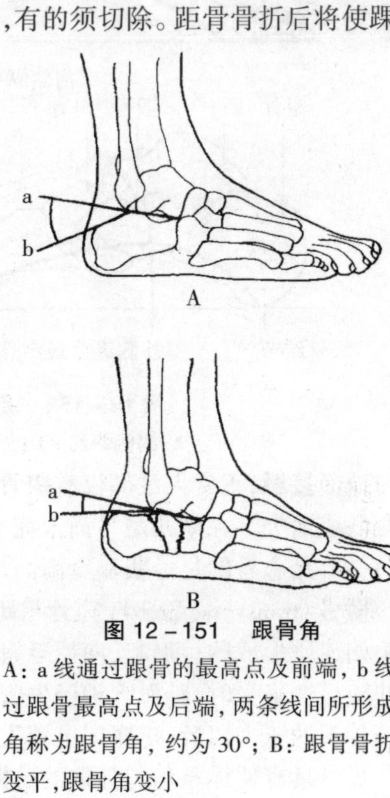

图 12-151 跟骨角

A:a 线通过跟骨的最高点及前端,b 线通过跟骨最高点及后端,两条线间所形成的角称为跟骨角,约为 30°;B:跟骨骨折后变平,跟骨角变小

使跟骨变短变宽。处理跟骨骨折的要点在于恢复其正常的斜度，才能有效地支持体重。复位时沿跟骨正常的轴线牵引，同时在侧面加压，即可对抗上述两组肌肉的作用力而将畸形矫正。此型骨折常比较严重，并且常累及距下关节，产生创伤性关节炎，有的须行关节固定术。

跗骨脱臼：距跟舟关节脱臼，距骨与外踝的关系不变，最常见的一种是足向后移位，距骨重叠在舟骨上方。如果连接距骨与跟骨的韧带有撕裂，跟骨即同时向后移位。足部虽可向两侧或前方移位，但常仅见于同时有骨折者。跗横关节发生脱臼者很少见，常并发于挤压性的哆开创伤中。

跖骨骨折及脱臼：在严重创伤中，可发生跖骨近基部骨折，远断端向外并向背侧移位。足部强力外翻时可发生第5跖骨近基部骨折，或者突出的粗隆部被撕脱。在突然举重物等特殊情况下，可能发生跖骨干骨折。治疗有移位的骨折，应先行手法复位，而后固定。跖骨因其与跗骨所构成的关节不在同一平面，以及稳固连接形成横弓，所以不易发生脱臼。

足趾脱臼：踇趾的跖趾关节向背侧脱臼，在直接创伤中较为常见，且常为哆开性损伤。跖骨头可能嵌在关节囊的结缔组织中或者踇短屈肌的两头之间。复位时须先使踇趾过度屈曲，同时将趾骨基部推向跖侧，至滑过跖骨头为止。如果踇短屈肌有一头滑到趾骨与跖骨头之间，即须将其由近节趾骨附着切断，而后始可复位。其他足趾脱臼常发生在由高处跳下时，近节趾骨常移位至跖骨头背侧，在足底面可以摸到跖骨头，足趾缩短，与邻近足趾间的间隙加大，复位较为困难，而且不易维持。

足弓

构成

足部骨骼借关节囊、骨间韧带及副韧带连接形成下面凹的弓形，称为足弓(foot arch)。前后方向的弓称为纵弓。横行方向的弓称为横弓(图12－152，图12－153)。

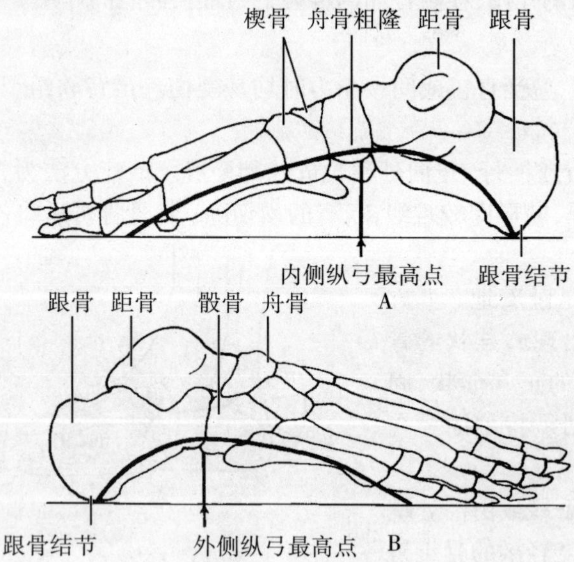

图12－152　足纵弓

A:内侧纵弓；B:外侧纵弓

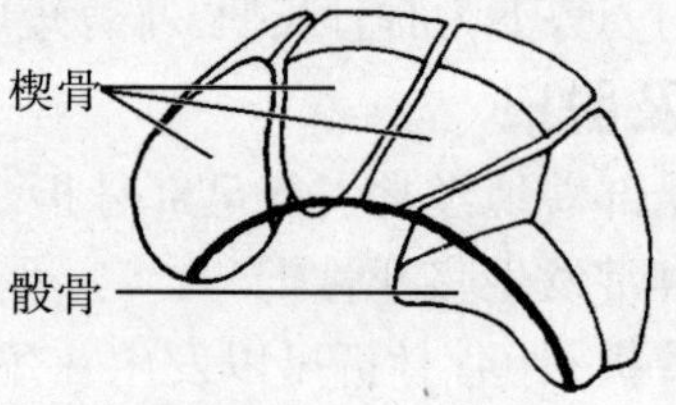

图12－153　足横弓

纵弓(longitudinal arch)：纵弓分内外两部分，后端以跟骨结节为共同支点。内侧纵弓由跟骨结节起，通过跟骨载距突、距骨头、舟骨及三块楔骨，终于内侧三块跖骨头。此部弓形的最高点在距骨头，因此，距骨成为弓形的枢纽部，上方体重即经距骨头下传至足弓部。外侧纵弓由跟骨结节起，通过骰骨，终于外侧二跖骨头。内侧纵弓的组成结构较多于外侧纵弓，弹性较大，在运动中占主要地位。内侧纵弓较高于外侧纵弓，仅有跟骨结节及第1跖骨头的部位着地。外侧纵弓较低，使足外缘全部与地面接触，正常人足部仅有跟骨结节、第1跖骨头及第5跖骨头三点传达体重于地面。内侧纵弓在平足者变低或消失。在幼儿足弓尚未完全发育形成，同时由于足底的脂肪垫较厚，足弓可能被掩盖，外观有似平足。弓形足患者的足弓明显变高。

横弓(transverse arch)：跖骨与跗骨排列形成背面凸跖面凹的弓状，由前向后形成一系列的横弓，前由跖骨头相连所形成的弓形起，向后至舟骨与骰骨所形成的弓形为止，在楔骨部分最显著。当由跖骨头相连而形成的横弓变扁平时，趾血管神经失去保护，足着地时即易受压而引起疼痛，在足底部跖骨头后方加上衬垫，消除跖骨头的压力以后，疼痛即可消失。

足弓具有使体重均匀分散的功能，行走时足部有弹性，跑步及跳跃时的冲击力得以减轻，足底软组织借此免于受压。

支持足弓的结构

足弓由骨骼连接形成，主要由足底面的副韧带维持，肌肉、肌腱、筋膜等结构皆有支持作用(图 12－154)。关节囊软弱，无维持足弓的作用。骨间韧带在维持足弓方面的作用很小。在静止站立的姿势下，体重的一半由跟骨支持，另一半由跖骨头承担，亦即每一足的前半部承担 25% 的体重。足弓所承受的张力亦即足前半部所承担的重力。在行走中一足前部的趾球部着地时，全部体重即落在此处，此足的足弓即承受全部体重的张力，加大到站立时的四倍。在剧烈运动中，足弓所承受的张力可增加到站立时的八倍以上。因此，有的学者认为对如此大的张力，副韧带等足内部结构承受不了，主要由小腿至足部的长肌承担。

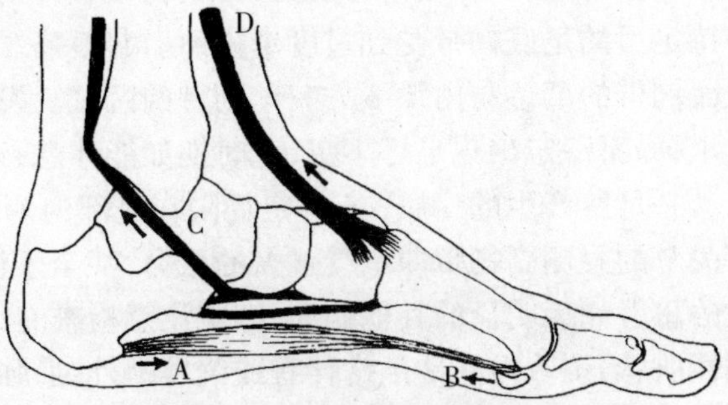

图 12－154　支持足纵弓的结构

A:足底短肌;B:足底韧带;C:胫骨后肌腱;D:胫骨前肌腱

韧带:支持足弓的韧带，主要为足底面的韧带，其中以跟舟足底韧带、足底长韧带及足底短韧带最为重要(见图 212－150)。跟舟足底韧带位于内侧纵弓最高点的距骨头下方，有防止距骨头经跟骨与舟骨之间下沉的作用。此韧带具有一定的弹性，当重力下传到距骨时即迫使距骨头略向下沉，压力消除以后此韧带随即将距骨头推回原位。在平足患者此韧带变长。足底长韧带及足底短韧带皆比较坚韧，紧密维系所附着的骨骼下面，不使分开，防止纵弓下沉。所有骨间韧带皆有协助维持足弓的作用，特别是距骨与跟骨间的骨间韧带。跗骨及附跖关节跖面的韧带皆有支持横弓的作用。连系跖骨头的跖骨深横韧带，有支持跖骨部分所形成的横弓的作用。足底腱膜附着于纵弓的两端，有似弓弦，具有良好的支持纵弓的作用。

肌肉:支持足弓的肌肉有由小腿至足部的长肌及足内部的短肌，作用在于牵引弓的两端或者直接牵引弓的中部向上。足内收及内翻肌使纵弓加高。足外展及外翻肌使纵弓变低。足内部短肌具有良好的承受张力的性能，有时可使弓变高成为弓形足。腓骨长肌腱绕过足外缘，向内跨过足底至足内缘，有似一吊索悬吊纵弓的中部，又有似横梁支持横弓。但是此肌的作用为使足外展及外翻，故有使纵弓降低的作用。有的学者认为此肌瘫痪以后纵弓即变高。胫骨后肌腱绕过足内缘而止于足底面中部，作用为使足内翻及内收，故有支持纵弓的作用，并有支持跟舟足底韧带的作用。此肌支持足弓的作用与腓骨长肌腱相似，但是位于足内侧而与之相均衡。胫骨前肌腱止于足内缘，具有悬吊内侧纵弓的作用。趾长屈肌腱、趾短屈肌与踇长屈肌腱皆有协助支持纵弓的作用。踇收肌横头有支持横弓的作用。

平足

足弓在不同的人有所差异，有的人发育较好，有的人则发育不好，甚至于外观不显。在婴儿时期足弓尚未发育形成，足底近乎平坦，成长后足弓始随足部的一般发育而逐渐形成。正常人足底部接触地面的面积依足部所承受的重力大小而有异。承受重力较大时，使足弓变低，足变长而且变宽，纵弓的前支点向外偏移，距骨头在足内缘更比较明显。此种变化主要在跗横关节。

足弓降低以后即成为**平足**(flatfoot)，足部变为旋前的位置，又称为旋前足，站立时足内缘降低，严重者全长可与地面接触。距骨的长轴向内转，距骨头下沉，使舟骨与跟骨间的距离加大。舟骨粗隆在足内缘明显突出。足内缘的正常凹陷变为向内凸出(图 12－155)。内缘的长度增加，足前半向外偏斜。站立时由髌骨向下通过胫骨粗隆的垂线，在正常者通过第 2 跖骨间隙，在平足患者则因足前半向外偏斜而通过此间隙的内侧。足外缘略微升高。跟骨由正常的平位转为外翻位，外面与外踝远端接触，甚至于构成关节。此种情况下体重的大部分即经外踝传至跟骨。

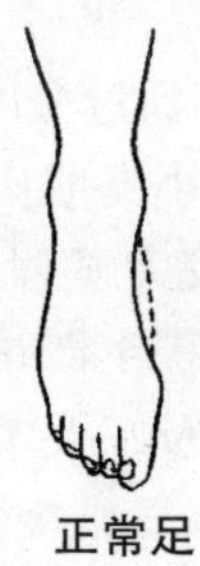

图 12－155　正常足内缘凹，患平足时则突出如虚线所表示

平足可分外伤性及静力性两种。外伤性平足为构成足弓的骨骼有改变，常因跗骨骨折引起。静力性平足由于支持足弓的结构软弱所致，原因很多。身体虚弱、鞋子不合适、姿势不良、韧带软弱松弛、支持足弓的肌肉张力消减等，均可为形成平足的诱因。当足部承受过大的张力或长时间承受张力时，例如体重迅速增加、尚未习惯的长时间站立以及负重等情况，皆有产生平足的趋势。

产生平足以后，足部弹跳力即减弱，吸收冲击力的性能减小，足底凹变浅或消失而使神经易于受到压迫，支持足弓的足底韧带受到过度牵扯而引起疼痛。疼痛为平足最早出现的症状，主要位于舟骨粗隆后方跟舟足底韧带的部位与内踝下方三角韧带的区域。发展迅速的病例可在韧带的浅面及移位的关节线上出现软组织水肿，不一定出现足弓下沉，此时期如能休息，训练肌肉，矫正重力支持轴心，可以治愈。

平足所产生的疼痛，不一定局限在足部内侧，亦可发生在膝部或腰部。因为当体重落在足内缘以内时，膝关节的胫侧副韧带即承受过大的张力，甚至于促使腰部肌肉与韧带承受过大张力。因此，对有此类疼痛症状的患者如无明显的其他病因，即应注意检查有无平足。此外，在平足者足部骨隆凸点承受压力处常产生疼痛性胼胝，怕着地。平足常伴有或继发踇外翻、强直、踇屈曲及锤状趾等。

治疗疼痛性平足的方法，可用鞋垫支持足弓，加高鞋后跟的内侧。待疼痛消失以后即开始练习内收、内翻及旋后运动，以求增强支持足弓的肌肉。练习屈趾可以增强横弓。

畸 形 足

足部畸形大多为先天性，也有一些为后天性，常不易鉴别。脊柱裂、大脑性瘫痪、脊髓灰质炎，或者其他神经疾患，皆可能引起足部畸形。畸形足常伴有肌肉瘫痪或者挛缩。虽然可以只有瘫痪而无挛缩，但是肌肉系统的功能是对抗而且均衡者，一条或者一组肌肉瘫痪以后，与其相对抗的肌肉终必产生挛缩。同理，如果主要原因为挛缩者，与其对抗的肌肉及韧带终必因受到牵扯而变软弱。在治疗方面，对于病因主要为肌肉软弱者，应采取支持疗法，可行肌腱移植，甚至于需要做关节固定术。如果有挛缩，则须行手术使挛缩的组织减少张力，或者行强力手法牵扯挛缩的肌肉。

单纯的畸形足有马蹄足、仰趾足、内翻足及外翻足四种。两种畸形合并存在者也很常见，有马蹄内翻足、马蹄外翻足、仰趾内翻足及仰趾外翻足四种。

马蹄足(talipes equinus)：单纯的马蹄足极少为先天性，常因小腿三头肌挛缩，或者足背屈肌软弱以后使足跖屈肌功能过胜所致。患足不能平放，仅能以前部着地，行走时足趾与上部成直角，严重者足部可以与小腿成一直线。马蹄足常继发足底腱膜挛缩，使足更向背面弓出，足底凹加深，形成弓形足。在先天性马蹄足患者，小腿后面肌肉及足底腱膜缩短为因有先天畸形的继发性改变。在后天性马蹄足患者，小腿前面肌肉瘫痪或半瘫痪，小腿后面肌肉因失去对抗而发生挛缩，因而形成马蹄足。马蹄足如果伴有内收及内翻者即称为马蹄内翻足，如果伴有外展及外翻者则称为马蹄外翻足。治疗马蹄足，可以牵扯小腿后面的肌肉，或做跟腱延长术。

仰趾足(talipes calcaneus)：此种畸形常继发于婴儿瘫痪症累及小腿后面肌肉者，足极度背屈，严重者可以紧贴小腿前面。此种病例，常见的是所有作用于足部的肌肉有半瘫或全瘫，跟骨及距骨处于背屈状态，其余跗骨及足的前部则因足底结构挛缩而跖屈。仰趾足患者，因小腿后面肌肉及足前部的弹性保护作用已消失，以至于产生典型的捣杵样步态，足跟着地处形成厚的脂肪垫。仰趾足亦可伴有内翻或外翻畸形，足弓有无改变则不一定。在仰趾内翻足患者，常因胫骨前、后肌的作用而使足底凹加深，因趾短屈肌作用于纵弓的两端而使弓形的程度加大以及使跖侧副韧带发生挛缩。在仰趾外翻足患者，足弓变低。先天性仰趾足小腿伸肌的肌腱发生挛缩，屈肌受到过分牵扯。后天性仰趾足则因屈肌瘫痪以后伸肌失去对抗肌以后的作用所致。仰趾足的治疗较为困难，对年幼小儿可将胫骨前肌腱与腓骨长肌腱移植到跟腱上；对于年龄稍大者，除移植肌腱以外，尚须行三关节固定术(距跟关节，距跟舟关节，跟骰关节)。

外翻足(talipes valgus)：此种畸形的改变为跟骨外翻，距骨头因无支持而向内及向下倾，纵弓下沉，以致使足的外缘升高，内缘下沉而着地。在先天性外翻足中，腓骨长、短肌缩短，胫骨前、后肌受到过分牵扯。后天性外翻足则由于胫骨前、后肌瘫痪所致。在先天性与后天性合并的畸形中，则不止一格的小腿肌肉有病变。在治疗方面，对于畸形程度轻者，用手法矫正姿势以后用夹板固定，多可奏效。对于畸形较为显著者，须行强力手法矫正，有时须先行手术将短缩的结构延长以后，才能矫正到合适的姿势。对于畸形程度严重者须行手术治疗。如果腓骨肌仍有作用，可将腓骨短肌移植到内侧楔骨上。病程久者，须行切骨术及三关节固定术。

内翻足(talipes varus)：此种畸形为跗横关节扭转，使足底凹及内缘凹加深，足背及外缘异常突出。行走时足背朝前，足底朝后。在先天性内翻足患者，胫骨前、后肌腱及三角韧带皆缩短，胫骨干远端常向内扭转。在后天性内翻足患者，腓骨长肌或腓骨短肌瘫痪，胫骨前、后肌功能过胜。内翻足很少单独存在，常与马蹄足同时存在而成为马蹄内翻足。内翻足的治疗，常须切断足底腱膜及三角韧带，可将胫骨前肌腱移植到足外缘以加强外翻作用力。如果外翻肌已完全瘫痪，可将胫骨前肌腱移植到足背中心，将胫骨后肌腱移植到跟腱的止点部，并且常须行距下关节固定术。

马蹄内翻足(talipes equinovarus)：此种畸形可因在胚胎时期中足部持续于此种位置所致，亦可因生后发育迟缓而形成，足跟提高，足内收及内翻，内缘朝上，外缘朝下。胫骨或者整个下肢向内旋转。病变之初仅为软组织畸形。骨骼形态正常，仅有位置改变，距骨跖屈，跟骨内翻。肌肉发育不好，肌腱细，足底肌肉挛缩，小腿前面肌肉变长。距、跟、舟三骨的内侧及跖面韧带挛缩，跟舟足底韧带小而短。足底腱膜及三角韧带皆可有挛缩。病变久后，即因软组织长期收缩而产生骨骼改变。距骨最先有变化，上面大部分由两踝间脱出而显于足背，因不再受压而逐渐变宽，严重者可使足不能背屈。距骨头及颈部向下向内转，带同舟骨及足前半向下向内转。随后跟、舟，骰三骨亦相继发生改变。跟骨向内旋转，结节部内侧可以靠近内踝。舟骨与骰骨向内移。骰骨的背面可能转而朝下。趾骨跖屈。在治疗方面，应尽早进行。对于早期病例，可行手法矫正，再固定于仰趾外翻的位置，有的有效。对于手法治疗无效者以及晚期病例，可行手术治疗，广泛切除足背面的背侧、骨间及跖骨间韧带与关节囊，或者再将胫骨后肌腱移植到外侧以加强足背屈力及消除引起畸形的力量，或者将胫骨前肌腱移植到外侧，另做跟腱延长术。对于成人病例，只有做骨骼手术，作跗骨楔形切除术。在足外侧作切口，将跟骨及骰骨靠近跟股关节处切除一块楔形骨片，基部在外侧，将距骨头颈部间切除一块楔形骨，基部在上面。再在足内侧切开距舟关节囊及三角韧带。如此即可矫正畸形，再固定于合适的位置。

踇外翻(hallux valgus)：正常者踇趾应向前伸直，与第1跖骨的长轴成一直。如果踇趾向外偏歪，与第1跖骨成一角度，显著者则称为踇外翻。形成此种畸形的原因，常为鞋子不合适，将踇趾挤向外斜，待踇趾与第1跖骨形成一角度以后，即因止于踇趾远节趾骨基部的踇长伸肌腱、踇长屈肌腱、踇收肌及踇短屈肌的一半等处于更有利的机械作用位置，而更使畸形加重(图12-156)。跖骨头的关节面向外偏移。第1跖骨头在体表特别显著，在突出的部位常形成一滑囊。此滑囊常因受压或摩擦而发生炎症(踇囊炎肿，bunion)，有感染时可能累及跖趾关节。第1跖骨头可有骨赘增生，更使成角畸形加重。平足患者因足前半向外偏斜，亦可继发踇外翻。治疗踇外翻的手术主法，主要为削除第1跖骨头内侧的一部分骨骼以消除隆凸，并且重建关节面，以使踇趾能够恢复正常的对位。踇收肌腱应予切断，以消除其向外的牵引力。

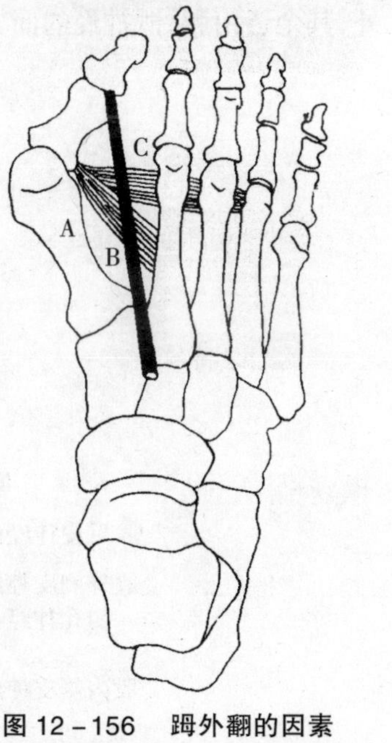

图12-156 踇外翻的因素

A：第一跖骨外翻；B：伸屈长肌腱的牵引作用；C：踇收肌的牵引作用

锤状趾(hammer toe)：此种畸形为某一足趾屈曲成角状，常发生在第2或第3趾，可以单独存在，或与踇外翻同时存在。如果为两足的外侧四趾完全受累者，常为先天性。马蹄足或弓形足患者，由于伸肌腱受到牵扯而使近节趾骨背屈，其余趾骨则仍处于跖屈姿势，因而所有足趾皆有形成锤状趾的趋势。典型锤状趾的跖趾关节及远侧趾骨间关节皆处于过度背屈姿势，近侧趾间关节则处于过度跖屈姿势。在过度跖屈的关节背面或趾尖常形成鸡眼。治疗锤状趾的方法为切除近节趾骨的头部，如此才可使足趾伸直。

嵌甲(ingrowing nail)：踇趾常发生嵌甲。踇趾的正常姿势与其他足趾不同，与足底面平行，趾甲两侧软组织有经常被挤向背侧的趋势。来自上面或下面的压力即迫使趾甲两侧边缘嵌入软组织中，并且逐渐向内捲。鞋子不合适也有密切关系。嵌甲程度严重者行走时易有疼痛，易于发生感染化脓。此种情况下仅拔除趾甲不足以治愈，再生的趾甲仍然极易形成嵌甲。应将趾甲患侧的1/4拔除，刮除这一部分甲基，或者同时切除一部分甲床及邻近的皮肤，即可免再生成嵌甲。

第七节　下肢的神经供应及损伤

下肢神经供应的一般规律

在胚胎时期中，供应下肢的神经先在下肢胚芽的基部形成腰丛与骶丛，长入胚芽以后即分成背侧与腹侧两组，背侧组至伸肌，腹侧组至屈肌。腰丛背侧组中的最大支为股神经，腹侧组中的最大支为闭孔神经。骶丛背侧组中的最大支为腓总神经，腹侧组中的最大支为胫神经。由于肢体绕其长轴旋转的结果，原位于背侧的神经转位于外侧，原位于腹侧的神经转位于内侧，轴线也转位于后面。下肢神经供应的脊髓节段分布规律与上肢不同，不与肢体长轴平行，前面为腰 1～5 由上向下依次分布，后面为骶 1～3 由下向上依次分布(图 12－157)。下肢肌肉的神经供应与神经的组成及分布见表 12－3 及表 12－4。

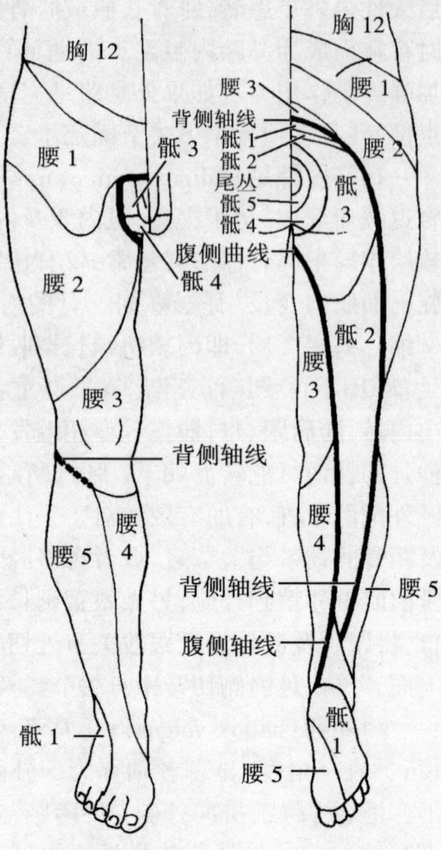

图 12－157　下肢的生皮节，表示脊神经的节段分区，粗黑线表示轴线

下肢皮肤的神经分布

下肢皮肤的神经分布，除臀部一部分由腰、骶神经的后支组成以外，其余皆由腰、骶神经的前支组成，皆通过腰、骶丛(图 12－158)。

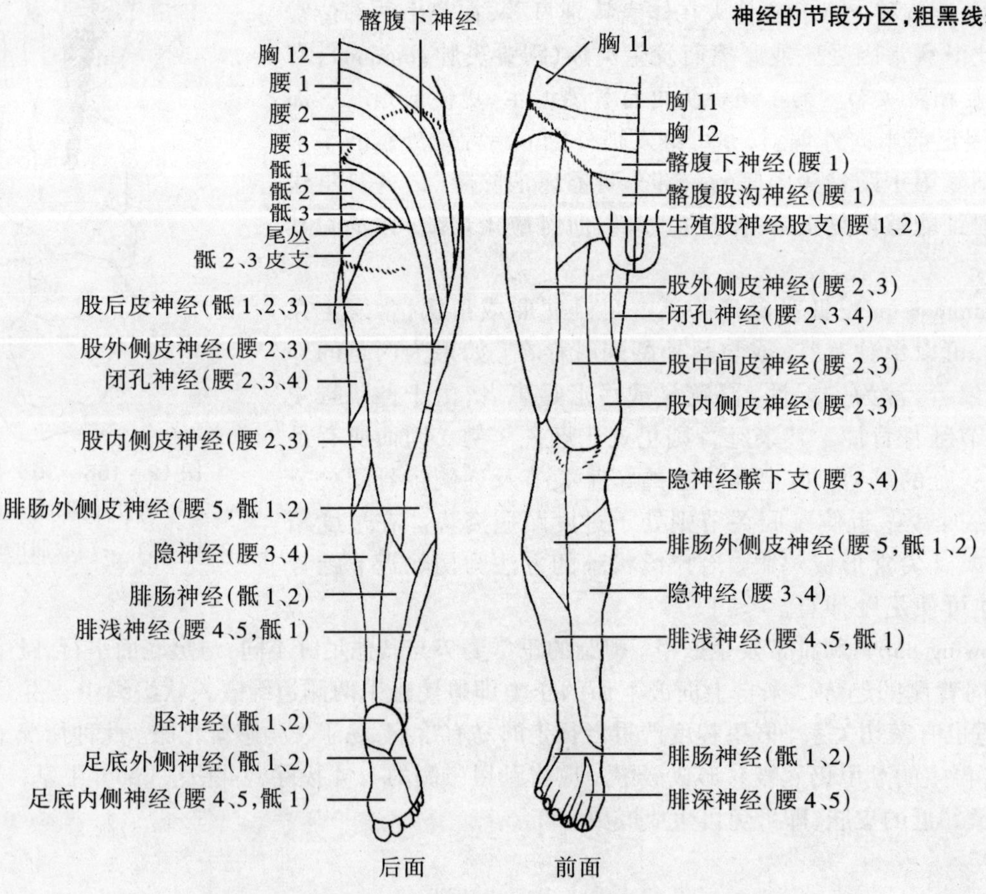

图 12－158　下肢皮肤的神经分布，一般情况，不包括变异

表 12-3　下肢肌肉的神经供应及其脊髓节段起源

肌　群	肌　肉	周围神经供应	脊髓节段起源
髋外部肌	腰方肌	脊神经前支分支	胸 12~腰 3
	髂腰肌	腰丛分支	腰 2~4
	腰小肌	腰丛分支	腰 1、2
臀部肌	臀大肌	臀下神经	腰 5~骶 2
	臀中肌	臀上神经	腰 4~骶 1
	臀小肌	臀上神经	腰 4~骶 1
	阔筋膜张肌	臀上神经	腰 4~骶 1
	梨状肌	至梨状肌神经	骶 1、2
	闭孔内肌	至闭孔内肌及上孖肌神经	腰 5~骶 2
	上孖肌	至闭孔内肌及上孖肌神经	腰 5~骶 2
	下孖肌	至股方肌及下孖肌神经	腰 4~骶 1
	股方肌	至肌方肌及下孖肌神经	腰 4~骶 1
股前部肌	缝匠肌	股神经	腰 2、3
	股四头肌	股神经	腰 2~4
	膝关节肌	股神经	腰 3、4
	耻骨肌	股神经(有时为闭孔神经)	腰 2、3
股前内侧部肌（内收肌）	长收肌	闭孔神经	腰 3、4
	短收肌	闭孔神经	腰 3、4
	股薄肌	闭孔神经	腰 3、4
	大收肌	闭孔神经及坐骨神经(胫神经)	腰 3~5
	闭孔外肌	闭孔神经	腰 3、4
股后部肌（腘绳肌）	半腱肌	坐骨神经(胫神经)	腰 5，骶 1
	半膜肌	坐骨神经(胫神经)	腰 5，骶 1
	股二头肌长头	坐骨神经(胫神经)	腰 5~骶 2
	股二头肌短头	坐骨神经(腓总神经)	腰 5，骶 1
小腿前外侧部肌	胫骨前肌	腓深神经	腰 4~骶 1
	趾长伸肌	腓深神经	腰 4~骶 1
	第三腓骨肌	腓深神经	腰 4~骶 1
	踇长伸肌	腓深神经	腰 4~骶 1
	腓骨长肌	腓浅神经	腰 4~骶 1
	腓骨短肌	腓浅神经	腰 4~骶 1
小腿后部肌	腓肠肌	胫神经	骶 1、2
	比目鱼肌	胫神经	骶 1、2
	跖肌	胫神经	腰 4~骶 1
	腘肌	胫神经	腰 5，骶 1
	胫骨后肌	胫神经	腰 5，骶 1
	趾长屈肌	胫神经	腰 5，骶 1
	踇长屈肌	胫神经	腰 5~骶 2
足背部肌	踇短伸肌	腓深神经	腰 5，骶 1
	趾短伸肌	腓深神经	腰 5，骶 1
足底部肌	踇展肌	足底内侧神经	腰 5，骶 1
	踇短屈肌	足底内侧神经	腰 5，骶 1
	踇收肌	足底外侧神经	腰 1、2
	趾短屈肌	足底内侧神经	腰 5，骶 1
	足底方肌	足底外侧神经	腰 1、2
	小趾短屈肌	足底外侧神经	腰 1、2
	小趾展肌	足底外侧神经	腰 1、2
	第 1 蚓状肌	足底内侧神经	腰 5，骶 1
	外侧三蚓状肌	足底外侧神经	腰 1、2
	骨间肌	足底外侧神经	腰 1、2

表 12－4　下肢神经的组成及分布

	神　经	脊髓节段起源	肌　肉　分　布	皮肤分布
起自腰丛	髂腹股沟神经	(胸 12),腰 1		(阴囊或阴唇)股上部
	生殖股神经	腰 1、2	(提睾肌)	(阴囊或阴唇)股上部
	股外侧皮神经	腰 2、3	无	股部
	股神经	腰 2～4	缝匠肌、股四头肌、膝关节肌、耻骨肌	股部、小腿、足部
	闭孔神经	腰 2～4	耻骨肌(有时)、长收肌、短收肌、大收肌、股薄肌、闭孔外肌	股部
起自骶丛	至股方肌及下孖肌神经	腰 4～骶 1	股方肌、下孖肌	无
	至闭孔内肌及上孖肌神经	腰 5～骶 2	闭孔内肌、上孖肌	无
	至梨状肌神经	(骶 1),骶 2	梨状肌	无
	臀上神经	腰 4～骶 1	臀中肌、臀小肌、阔筋膜张肌	无
	臀下神经	腰 5～骶 2	臀大肌	无
	股后皮神经	腰 1～3	无	股部
	胫神经	腰 4～骶 3	半腱肌、股二头肌长头、半膜肌、所有小腿后部及足底部肌肉	小腿及足部
	腓总神经	腰 4～骶 2	股二头肌短头,所有小腿前部、外侧部及足背部肌肉	小腿及足部

供应下肢的神经损伤

下肢瘫痪多因脊髓下段病变所致。个别神经受伤所引起的瘫痪多为局限性,较少见。

股神经瘫痪:股神经瘫痪患者不能屈髋,平卧时不能坐起,伸膝功能丧失,缝匠肌作用消失,耻骨肌作用部分消失,隐神经、股内侧及股中间等皮神经分布区内感觉丧失。

闭孔神经瘫痪:单独的闭孔神经损伤很少见,可与股神经瘫痪同时存在,可因股疝压迫或分娩时胎头压迫而发生。此神经损伤以后瘫痪的肌肉有内收肌、股薄肌及闭孔外肌。患者不能将两膝靠拢或交叉小腿,向外旋转困难,很少发生皮肤分布区内感觉障碍。

胫神经瘫痪:此神经在腘窝中未发出肌支以上的部分受伤以后,因趾长屈肌、踇长屈肌、胫骨后肌、腓肠肌及比目鱼肌等皆瘫痪,踝关节不能跖屈,足趾皆不能跖屈,足内翻力大减。因足内部肌肉完全瘫痪而致足趾不能内收或外展。足底及小腿后面下部的一部分皮肤出现感觉障碍(图 12－159)。

腓总神经瘫痪:此神经损伤以后即因小腿伸肌瘫痪后形成**垂足**,行走时足趾拖地。因趾长伸肌、踇长伸肌及腓骨肌瘫痪,足不能外翻及背屈。因胫骨前肌瘫痪而有足内收功能不全。伸趾功能因仅存在骨间肌的作用而很微弱。小腿前面、外侧、后面一小部分以及足背的一部分皮肤感觉丧失(图 12－160)。

坐骨神经瘫痪:坐骨神经在较高位置损伤以后,除出现上述两种神经瘫痪的症状以外,尚有因腘绳肌瘫痪而不能屈膝,以及因股方肌与闭孔内肌瘫痪而出现下肢内旋功能不全等症状。

第八节　下肢的淋巴回流

下肢的淋巴管及淋巴结可分浅、深两组,浅组较为重要。深淋巴结很少而且很小。在小腿骨间膜的上部前面,常有一个很小的胫前淋巴结,解剖时不易发现。腘窝淋巴结主要位于围绕腘血管的脂肪组织中,常有 1 个紧位于腘窝深筋膜的深面,紧邻小隐静脉的上端。腹股沟淋巴结位于腹股沟韧带下方,已在本章第二节中述及。

下肢的浅淋巴管很多。足底面的淋巴管绕过足趾两侧、足部及踝部的内外缘,与足背的淋巴管汇合,大部分与大隐静脉伴行。小腿后内面的淋巴管,大部分绕过内面汇入与大隐静脉伴行的淋巴管。小腿后外面、

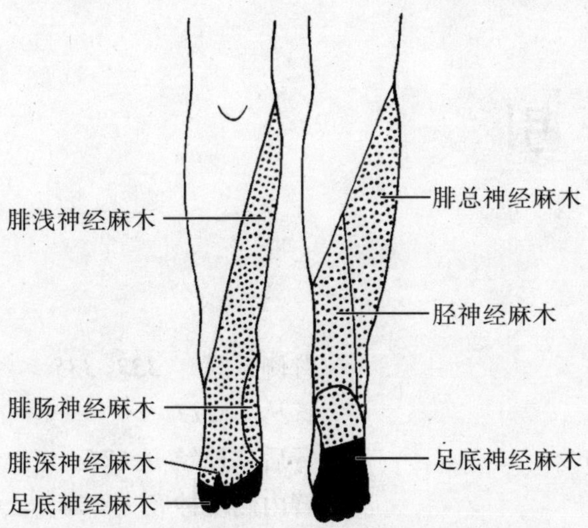

图 12－159　坐骨神经瘫痪后感觉丧失区；黑色区一痛觉及深压力感丧失，点区一对棉花触觉及刺痛丧失；踝关节及全部足关节感觉丧失

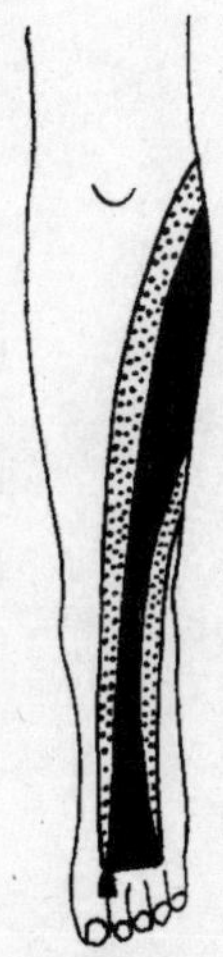

图 12－160　腓总神经瘫痪感觉失区，黑色区一完全丧失，点区一触觉及冷热感觉轻度丧失

外面及前面的淋巴管，主要皆向内汇入与大隐静脉伴行的淋巴管。足部及小腿后面有几条淋巴管沿小隐静脉上行，穿过腘窝的深筋膜，与深淋巴管汇合。在股部后面浅淋巴管皆不纵行，后外面及前面的淋巴管皆绕过前面汇入沿大隐静脉进行的淋巴管，后内面的淋巴管皆绕过内面汇入沿大隐静脉进行的淋巴管。下肢的深淋巴管沿血管进行，与浅淋巴管之间存在着广泛的吻合。

索 引

D

E

F

G

H

J

K

L

M

N

Q

R

S

T

W

X

Y

Z